RUIZ TORRES

DICCIONARIO DE TÉRMINOS MÉDICOS

inglés-español

octava edición
revisada y ampliada

RUIZ TORRES

DICCIONARIO DE TÉRMINOS MÉDICOS

inglés-español

Coordinación:

ERICH RUIZ ALBRECHT
FRANCISCO RUIZ ALBRECHT

GULF PUBLISHING COMPANY

HOUSTON, LONDON, PARIS, ZURICH, TOKYO

© GULF PUBLISHING COMPANY 1995

3301 Allen Parkway. Houston, Texas 77019 - 1986 U.S.A.

© ZIRTABE, S.A. 1995 (ISBN 84- 920507)

© Erich Ruiz Albrecht y Francisco Ruiz Albrecht, 1957, 1961, 1965, 1980, 1986, 1990, 1994, 1995.

Reimpresiones: 1961, 1965, 1980, 1986, 1989, 1991.

ISBN: 0 - 88415 - 268 - 5

Depósito legal: M-16547-1995

Fotocomposición: Focal, S.A.-Valladolid.
Impresión: Pamagrafc - Móstoles (Madrid).
Encuadernación: Larmor - Móstoles (Madrid).

Impreso en España - Printed in Spain

Prólogo a la octava edición

La Experiencia y las nuevas posibilidades que ponen al alcance de los usuarios las nuevas tecnologías, hacen que en esta octava edición se introduzcan importantes innovaciones atendiendo al consejo y a la orientación que médicos y profesionales del comercio del libro nos han dado, aumentando la versatilidad del Diccionario.

La extraordinaria acogida que tuvo la septima edición de este Diccionario –en tan solo cinco meses se nos agotó– nos ha permitido acometer esta nueva edición ampliada con casi mil quinientas voces nuevas, consiguiendo seguir en vanguardia en cuanto a modernidad y actualización de la obra.

En esta edición sólo hemos impreso la versión Inglés-Español, que es la realmente útil a los usuarios de nuestro Diccionario, pero como entendemos que no se debe perder la parte Español-Inglés, junto con el Diccionario entregamos un juego de disquetes para PC con tratamiento de textos en el entorno "Windows", con la versión completa Inglés-Español, Español-Inglés.

Esperamos que esta importante innovación les permita hacer un uso más racional de esta edición, cuya diversificación de uso, no nos cabe la menor duda, redundará en un beneficio muy importante al profesional y al estudioso.

Queremos agradecer al equipo de profesionales que continuamente nos están ayudando a mantener nuestro Diccionario al día, con su investigación y dedicación continua, y a Belén Hernández y Ana Samaniego cuya intervención ha sido decisiva para conseguir estos logros.

Erich Ruiz Albrecht

Prólogo a la séptima edición

Una vez más se demuestra la gran verdad que se encierra en el refrán "El hombre propone y Dios dispone".

Cuando salía a la luz pública la primera reimpresión de la quinta edición de este Diccionario, en febrero de 1989, los accionistas de la Editorial Alhambra, S.A. estábamos culminando la venta de la Sociedad a Longman Group, Ltd., editorial británica con más de doscientos años de existencia y presente en la mayoría de los países del mundo.

Han pasado cuatro años y he tenido la fortuna de recuperar los derechos de edición, que no los de autor, que nunca han dejado de pertenecer a mis hermanos y a mí, en favor de ZIRTABE, S.A. que lanza esta septima edición y que evita que la obra del Dr. Ruiz Torres, mi padre, no siguiera el camino de la desaparición que tantos libros con el sello querido de Alhambra han seguido en los últimos tiempos.

Hoy tengo motivos para sentirme feliz de prologar la séptima edición, puesta al día por la Dra. Susan Bernard Wilkinson con el asesoramiento de diversos catedráticos de la Facultad de Medicina de la Universidad de Valencia, ya que la obra que se presenta en estas postrimerías del siglo XX, cuando el mundo se hace aldea y la comunicación entre los hombres imprescindible, cumple con los propósitos establecidos en lo que se refiere a su actualidad, como en lo que atañe a su utilidad.

Erich Ruiz Albrecht

Justificación de la puesta al día

Ha sido para mí un grato honor y responsabilidad el poder colaborar con la puesta al día de esta obra, que es un aporte invalorable para el quehacer científico.

Para llevar a cabo esta actualización, he trabajado exhaustivamente en el Instituto de Estudios Documentales e Históricos sobre la Ciencia (CSIC) de la Facultad de Medicina de la Universidad de Valencia, realizando una búsqueda de los términos científicos nuevos que han aparecido en los últimos cinco años. A partir de estos vocablos y con el asesoramiento de diversos catedráticos de la Facultad de Medicina, que son alumnos particulares míos, he seleccionado aquellos términos a incluir y he elaborado la deficición más correcta y precisa.

El permanente avance de la medicina, en todos sus aspectos, que sorprende por sus progresos y origina un permanente cambio, desarrollo y evolución de técnicas y conceptos, especialmente en los campos de la inmunología, biología celular, genética, hematología, oncología y diagnóstico por imágenes (resonancia magnética, tomografía computarizada, medicina nuclear, etc.), conlleva a que esta obra de gran valor científico tenga que estar en continua actualización para cumplir con los fines inicialemente propuestos por su autor, el Dr. Ruiz Torres.

Dra. Susan Bernard Wilkinson

Complemento informático de esta Edición

El Diccionario de Térmicos Médicos del Dr. Ruiz Torres, en esta 8.º Edición lleva incorporado un CD-Rom y, alternativamente, además, puede adquirir el mismo programa en un juego de dos disquetes para su uso en un ordenador personal compatible, donde encontrará la versión completa del mismo, es decir, el Inglés-Español y el Español-Inglés.

Todas las entradas que componen el Diccionario de Términos Médicos se incluyen en un CD-Rom o en unos disquetes de 3 1/2" HD.

Se puede encontrar cualquier palabra, de las entradas del Diccionario, para que de una forma inmediata aparezca en pantalla, una vez tecleada la entrada deseada, su traducción y definición.

Para quienes utilizan habitualmente el lector de CD-Rom o el ordenador, esta versión informatizada les permite resolver las dudas sin cambiar de instrumento de trabajo y con una rapidez mucho mayor que la consulta manual.

El usuario sólo necesita:

- **Un lector de CD-Rom.**
- **Un ordenador PC compatible, a partir de un modelo 386, de al menos 512 K de memoria y 5 megas de disco duro.**
- **Sistema Operativo DOS 3.0 o superior.**

Con el CD-Rom y los disquetes van instrucciones de instalación del programa, que son muy sencillas. No se requieren conocimientos especiales de informática para tener acceso al programa, una vez instalado el mismo en el disco duro.

Índice

DICCIONARIO INGLÉS–ESPAÑOL

A. Abreviatura de *absorbance, acommodation, acid, anode, anterior, artery, axial.*

Å. Símbolo del angstrom.

A₂. Segúndo ruido aórtico, cardiaco.

a. Prefijo que significa «sin» o «no». Sin.: An. Símbolo de actividad termodinámica.

α. Primera letra del alfabeto griego.

α-cell. Célula alfa, de los islotes de Langerhans del páncreas.

AA. Alcohólicos anónimos.

AA, aa. «De cada una», en las prescripciones.

Aaron of Alexandría. Aarón de Alejandría. Físico de la primera mitad del siglo VII.

Aaron's sign. Signo de Aaron. [Ch. D. Aaron, médico norteamericano, 1866-1951.] Sensación molesta en el epigastrio o región precordial al presionar en el punto de Mac Burney en la apendicitis.

aasmus. Asma. Enfermedad pulmonar.

ab. Preposición latina que significa «desde». Prefijo que indica «separación».

Ab (antibody). Anticuerpo (AC).

abacterial. Abacteriano. Libre de bacterias.

Abadie's sign. Signo de Abadie. [Ch. A. Abadie, oftalmólogo, París, 1842-1932; J. Abadie, neurólogo francés, 1873-1946.]

abaissement. Depresión.

abalienation. Trastorno mental.

Abano, Pietro D'. Pedro de Abano, físico y astrólogo (1250-1316), profesor en la Universidad de Padua. Conocido como *Petrus Aponus.*

abaptiston abros. *Abaptistan.* Trépano especial, dispuesto para que no se hunda demasiado.

abarognosis. Abarognosis. Pérdida del sentido de percepción del peso.

abarthrosis. Diartrosis.

abarticular. Abarticular. Que no afecta a la articulación.

abarticulation. Diartrosis. Sin.: Dislocación.

abasia. Abasia. ‖ — **atactica.** Imposibilidad de la marcha o inseguridad, por defecto de coordinación. ‖ — **choreic.** A. coreica, debida a corea en las piernas. ‖ — **paralytic.** A. por parálisis muscular de las extremidades inferiores. ‖ — **paroxys-**

mal trepidant. Astasia-abasia. ‖ — **spastic.** A. espástica, por rigidez espástica de las piernas.

abasic. Abásico. Relativo a la abasia.

abate. Abolir. Sin. : Abatir, menguar.

abatement. Reducción. Disminución de la intensidad del proceso o de los síntomas. Sin.: Abatimiento, decaimiento, extenuación.

abatic. Abásico. (V. *abasic.*)

abaxial. Abaxial, abaxil. Parte u órgano situado fuera del eje del cuerpo.

abbau. Productos catabólicos.

Abbé's condenser. Condensador de Abbé. [E.K. Abbé, físico alemán, 1840-1905] Utensilio que se fija al microscopio para hacer más intensa la iluminación.

Abbé's operation, string method. Tratamiento de Abbe, anillos de. [Robert Abbe, Nueva York, 1851-1928.] Anillos de catgut para sostener los extremos del intestino que deben suturarse. ‖ Anastomosis lateral del intestino con anillos de cargut. ‖ División de una estenosis esofágica mediante fricción con bramante, uno de cuyos extremos sale por la boca, y el otro, por la fístula gástrica.

Abbé-Zeiss counting cell, counting chamber. Contador celular de Abbé-Zeis. [E. K. Abbé; C. Zeiss, óptico alemán, 1816-1888.]

Abbott's method. Métodos de Abbott. [E. G. Abbott Portland, 1870-1938.] Método bacteriológico: tinción de los cuerpos bacterianos en rojo y de los esporos en azul. ‖ Método ortopédico: tratamiento de la escoliosis mediante hipocorrección y corsé de yeso.

Abbott-Miller tube. Sonda de Abbott-Miller. [W.O. Abbott, físico norteamericano, 1902-1943; T. G. Miller, médico de Filadelfia nacido en 1886.] Sonda para la descompresión del intestino, de introducción oral.

Abderhalden's reaction. Reacción de Abderhalden, [E. Abderhalden, fisiólogo suizo, 1877-1950.] Reacción sérica basada en que cuando penetra una proteína extraña en la sangre, el organismo reacciona con la formación de un fermento que la desintegra. Hipótesis obsoleta hoy día.

abdomen. Abdomen. Cavidad abdominal.

abdominal. Abdominal. Referente a la cavidad abdominal.

abdominalgia. Abdominalgia. Malestar abdominal.

abdomino-. Abdomino-. En relación con el abdomen.

abdominoanterior. Abdominoanterior.

abdominocentesis. Abdominocentesis. Punción (paracentesis) de la cavidad abdominal.

abdominocystic. Abdominiocístico. Perteneciente al abdomen y a la vesícula biliar.

abdominogenital. Abdominogenital. Perteneciente al abdomen y los órganos de la reproducción.

abdominohysterotomy. Histerotomía abdominal, practicada mediante incisión abdominal.

abdominoposterior. Abdominoposterior.

abdominoscopy. Abdominoscopia. Inspección de la cavidad abdominal mediante endoscopia.

abdominoscrotal. Abdominoescrotal. Relativo al abdomen y al escroto.

abdominothoracic. Abdominotorácico. Relativo a la cavidad abdominal y al tórax.

abdominouterotomy. Uterotomía abdominal. Sin.: Histerectomía abdominal.

abdominovaginal. Abdominovaginal. Relativo al abdomen y a la vagina.

abdominovesical. Abdominovesical. Relativo al abdomen y a la vejiga de la orina.

abducens. Abductor. Que produce la abducción. P. ej., músculo recto externo del ojo. Sexto par craneal. || **—oris.** Elevador del ángulo de la boca.

abducent. Abductor. (V. *abducens.*)

abduct. Abducir. Sin.: Separar.

abduction. Abducción. Acto de abducir.

abductor. Abductor. (V. *muscle.*)

Abegg's rule. Regla de Abegg. [R. Abegg, químico alemán, 1869-1910.] Todos los átomos tienen el mismo número de valencias.

Abel's bacillus. Bacilo de Abel. [C. Abel, naturalista inglés, 1780-1826.] *Klebsiella ozaenae.*

Abelin's reactión (test). Reacción de Abelin. [I. Abelin, fisiopatólogo suizo, nacido en 1883.] Test para demostrar la presencia de arsfenamina en la orina.

abembryonic. Abembriónico. Separado del embrión.

abepithymia. Abepitimia. Parálisis del plexo solar. Sin.: Anepitimia.

Abercrombie's degeneration (syndrome). Denegeración de Abercrombie. [J. Abercrombie, médico escocés, 1780-1844.] Degeneración amiloidea.

Abernethy's fascia. Aponeurosis de Abernethy.[J. Abernethy, cirujano y anatomista inglés. 1764-1831.] Lámina de tejido areolar, por encima de la arteria iliaca externa.|| **— operation.** Operación de A. Ligadura de la arteria iliaca externa mediante una incisión curva desde unos 2,5 cm por dentro y encima de la espina iliaca anterior y superior, a unos 3 cm por fuera y encima del ligamento de Ponpart.|| **— sarcoma.** Sarcoma de A. Variedad de lipoma que se presenta generalmente en el tronco.

aberrant. Aberrante. Desviado de su curso normal.

aberration. Aberración. Desviación del curso normal.|| **— chromatic lateral.** D. cromática lateral.|| **— chromatic longitudinal.** cromática longitudinal.|| **— chromosome.** D. cromosomática. || **— dioptric.** D. esférica.|| **— distantial.** D. debida a la distancia. || **— heterosomal.** Translocación. || **— homosomal.** Que afecta a un solo cromosoma. || **— mental.** D. mental. || **— spherical.** D. esférica. || **— testis.** Situación de los testículos distinta del trayecto normal para su descenso.|| **— zonal.** D. zonal.

aberrometer. Aberrómetro. Aparato que mide los errores en experimentos muy precisos.

abesterase. Esterasa simple que hidroliza las cadenas cortas de los ésteres alifáticos.

abetalipoproteinemia. Abetalipoproteinemia, síndrome de Bassen-Kornz-Weig. Ausencia de lipoproteínas ß en el suero, que se transmite hereditariamente, con carácter recesivo, de presentación rara. Cursa con: esteatorrea, retinitis pigmentaria, ataxia progresiva, retraso mental y tendencia a la acantocitosis.

abeyance. Expectación, espera. Suspensión de la función o de la acción. || Estado de actividad suspendida.

abiatrophy. Abiotrofía. Pérdida prematura y endógena de la vitalidad de la sustancia tisular.

abient. Que evita la fuente de estímulos.

abietate. Sal del ácido abiético.

abietic acid. Acido abiético.

abiochemistry. Abioquímica. Química inorgánica.

abiogenesis. Abiogenesia, abiogénesis. Generación espontánea de la vida.

abiogenetic. Abiogenético. Perteneciente a la generación espontánea.

abiogenous. Abiogénico.

abionarce. Abiotrofia. (V. *abiotrophy.*)

abionergy. Abiotrofia. (V. *abiotrophy.*)

abiophysiology. Abiofisiología. Estudio de los procesos inorgánicos en el organismo vivo.

abiosis. Abiosis. Sin vida. Suspensión aparente de la vida.

abiotic. Abiótico. Incapaz de vivir. Antagonista de la vida.

abiotrophia. Abiotrofia. (V. *abiotrophy.*)

abiotrophy. Abiotrofia. Disminución progresiva de la vitalidad de ciertos tejidos u órganos por alteraciones en su función.

abirritant. Contrairritante.

abirritative. Irritabilidad disminuida.

abiuret. Abiuret. Que no produce la reacción biuret.

abiuretic. Abiuret. (V. *abiuret.*)

ablactation. Ablactación, destete.

ablastemic. Ablastémico. Lo que no germina.

ablastin. Ablastina. Anticuerpo que previene la multiplicación o invasión de los microorganismos.

ablate. Cortar, extirpar.

ablatio. Ablación, amputación, desprendimiento. || **— placentae.** D. prematuro de la placenta. || **— retinae.** D. de la retina.

ablation. Ablación. (V. *ablatio.*)

A

ablepharia. Ablefaria, abléfaron. Reducción o ausencia congénita de los párpados.

ablepharon. Ablefaria, abléfaron. (V. *ablepharia.*)

ablephary. Ablefaria, abléfaron. (V. *ablepharia.*)

ablepsia. Ceguera, ablepsia.

ablepsy. Ablepsia (V. *ablepsia.*)

abluent. Astergente. Sin.: Abluente, detersivo, diluente, lavador.

ablution. Lavado, ablución, loción.

ablutomania. Ablutomanía. Interés anormal en lavarse o bañarse.

abmortal. Abmortal. Dirigido hacia el exterior desde una porción muerta o lesionada. Se aplica a corrientes eléctricas de tejidos lesionados.

abneural. Abneural. Distante del sistema nervioso central.

abnormal. Anormal. No normal.

abnormality. Anormalidad, anomalía, malformación.

abnormity. Anormalidad. (V. *abnormality.*)

abocclusion. Aboclusión. Falta de contacto entre los dientes superiores e inferiores.

aboiement. Semejante al ladrido.

abomasitis. Inflamación del abomaso.

abomasun. Abomaso. Cuajar o cuarto estómago del rumiante.

aborad. Aborad. Dirigido al exterior de la boca.

aboral. Aboral. Fuera de la boca.

aboriginal. Originario, aborigen, primitivo.

abort. Aborto. Acabar con el curso normal del desarrollo.

aborticide. Aborticida.

abortient. Abortivo. Causa del aborto.

abortifacient. Abortivo. Sustancia que induce aborto.

abortin. Abortina. Extracto de glicerina de *Brucella abortus,* utilizado para el diagnóstico de la brucelosis.

abortion. Aborto. ‖ **accidental** —. A. debido a accidente. ‖ **afebrile** —. A. sin fiebre. ‖ **ampullar** —. Variedad del aborto tubárico. ‖ **artificial** —. A. inducido. ‖ **cervical** —. A. cervical. ‖ **complete** —. A. completo. ‖ **contagious** —. A. contagioso. ‖ **criminal** —. A. criminal, ilegal.‖ **habitual** —. Expulsión espontánea en tres o más gestaciones, alrededor del mismo periodo de desarrollo. ‖ **idiopathic** —. A. idiopático, sin causa conocida. ‖ **incomplete** —. A. incompleto. ‖ **induced** —. A. inducido. ‖ **inevitable** —.A. inevitable. ‖ **infected** —. A. asociado a infección. ‖ **infectious** —. A. infeccioso. ‖ **imminent** —. A. inminente. ‖ **justifiable** —. A. terapéutico. ‖ **missed** —. A. inevitable. ‖ **in progress** —. A. con hemorragia profusa. ‖ **recurrent** —. A. habitual. ‖ **septic** —. A. Séptico. ‖ **spontaneous** — A. espontáneo. ‖ **therapeutic** —. A. terapéutico. ‖ **tubal**—. A. tubárico.

abortionist. Abortionista. Que induce al aborto por negocio.

abortive. Abortivo. Desarrollo incompleto.

abortus. Aborto. Feto de menos de 500 g sin posibilidad de supervivencia ‖ **fever** —. Fiebre del aborto.

abouchement. Abocadura. Desembocadura de un vaso en otro de mayor calibre.

aboulia. Abulia.

ABP. Abreviatura de *arterial blood presure* (tensión arterial, TA).

abrachia. Abraquia. Ausencia congénita de brazos.

abrachiatism. Abraquia. (V. *abrachia.*)

abrachiocephalia. Abraquiocefalia. Ausencia congénita de brazos y manos.

abrachiocephalus. Abraquiocéfalo. Sin brazos ni manos.

abrachius. Abraquia. Individuo con abraquia.

abradant. Abrasivo.

abrade. Retirar el recubrimiento externo.

Abrahams' sign. Signo de Abrahams. [R. Abrahams, médico, N. York, 1861-1935.] Sonido mate a la percusión sobre el acromion en los primeros estadios de la tuberculosis del vértice pulmonar.

Abram's reflex. Reflejo de Abrams. [A. Abrams, médico, San Francisco, 1863-1924.] Contracción refleja del pulmón al estimular la pared torácica. ‖ Contracción del miocardio por irritación cutánea de la región precordial.

Abrami's disease. Enfermedad de Abrami. [P. Abrami, médico frances, 1879-1943.] Anemia hemolítica.

abrasio. Abrasión. ‖ — **corneae.** A. cornela. ‖ — **dentium.** Desgaste o rozadura dental.

abrasion. Abrasión.

abrasive. Abrasivo.

abrasor. Abrasor. Instrumento para producir la abrasión.

abreaction. Abreacción. Liberación de una emoción reprimida. Sin.: Catarsis.

Abrikossoff's tumour. Tumor de Abrikossoff. [A. I. Abrikossoff, patólogo, Moscú, 1875-1955.] Mioblastoma.

abrin. Abrina. Toxialbúnima muy venenosa de las semillas del *Abrus precatorius* o jequiriti.

abrism. Abrismo. Intoxicación por abrina.

abrosia. Abrosia, ayuno.

abruptio placentae. Desprendimiento de la placenta. Sin.: *ablatio placentae.*

abrus. Rotura, desgarro, abrupción.

abscess. Absceso. Colección localizada de pus en la cavidad formada por la desintegración de los tejidos. ‖ **acute** —. A. agudo ‖ **alveolar** —. A. alveolar. ‖ **amebic** —. A. amebiano. ‖ **anorectal** —. A. anorrectal. ‖ **apical** —. A. apical. ‖ **appendicular** —. A. apedicular. ‖ **arthrifluent** —. A. artifluente, con punto de origen en la articulación. ‖ **axillary** —. A. axilar. ‖ **bartholinial** —. A. bartolínico. ‖ **bicameral** —. A. bicameral. ‖ **bili duct** —. Colangitis. ‖ **biliary** —. A. biliar. ‖ **Brodie's** —. A. de Brodie. ‖ **bursal** —. A. en una bolsa. ‖ **canalicular** —. A. canalicular (en glándula mamaria). ‖ **caseous** —. A. gaseoso. ‖ **cerebral**—. A. cerebral. ‖ **cholangitic** —. A. intrahepático, complicación de colangitis. ‖ **circumscribed** —. A. circunscrito. ‖ **circumtonsillar** —. A. peritonsilar. ‖ **cold** —. A. frio. ‖ **collar-stud** —. A. anular. ‖ **dental** —. A. dentario. ‖ **diffuse** —. A. difuso. ‖ **Douglas'** —. A. de Douglas (fondo de saco de). ‖ **Dubois'** —. A. de Dubois (del timo). ‖ **embolic** — A. embólico. ‖ **encysted** —. A. enquistado. ‖ **epidural** —. A. epidural. ‖ **extradural** —. A. extradural. ‖ **fecal** —. A. pericólico o perirrectal. ‖ **filarial** —. A. producido por *Filaria.* ‖ **fixation** —. A. de fijación. ‖ **follicular** —. A. folicular. ‖ **frontal** —. A. del lóbulo frontal craneal. ‖ **gangrenous** —. A. gangrenoso. ‖ **gastric** —. A. gástrico. ‖ **gingival** —. A. de la encía. ‖ **hemorragic** —. A. hemorrágico. ‖ **hepatic** —. A. hepático. ‖ **hot** —. A. agudo. ‖ **idiopathic** —. A. idiopático; de causa desconocida. ‖ **intradural** —. A. intradural. ‖ **intramammary** —. A. intramamario. ‖ **intramastoid** —. A. intramastoideo. ‖ **intratonsillar** —. A. amigdalino. ‖ **ischiorectal** —. A. isquiorrectal. ‖ **kidney** — A. renal. ‖ **lumbar**—. A lumbar. ‖ **lymphatic** —. A. linfático. ‖ **mammary** —. A. de la mama. ‖ **marginal** —. A. cercano al ano. ‖ **mastoid** —. A. mastoideo. ‖ **mediastinal** —. A. mediastínico. ‖ **metastatic** —. A. metastásico. ‖ **miliary** —. A. miliar. ‖ **milk** — . A. de la mama, durante la lactación. ‖ **Monro's** —. (V. *psoriasis.*) ‖ **multiple** —. A. múltiple. ‖ **mural** —. A. de la pared abdominal. ‖ **nocardial** —. A. causado por *nocardia.* ‖ **orbital** —. A. orbitario. ‖ **ossifluent** —. A. osifluente. ‖ **palatal** —. A. periapical y periodontal, con extensión al paladar. ‖ **palmar** —. A. palmar (manos). ‖ **pancreatic** —. A. pancreático. ‖ **parafrenal** —. A. de la glándula del prepucio. ‖ **parametrial (parametric)** —. A. parametrial. ‖ **paranephric** —. A.pararrenal. ‖ **parapancreatic** —. A. parapancreático (alrededor del páncreas). ‖ **parietal** —. A. parietal. ‖ **Pautrier's** —. Colección focal de céluas reticulares en epidermis. ‖ **pelvic**—. A. pelviano. ‖ **pelvirectal** —. A. pelvicorrectal. ‖ **periapical** —. A. periapical. ‖ **pericemental** —. A. peridental. ‖ **pericoronal** —. A. alrededor de la corona dental. ‖ **perinephric** —. A. alrededor del riñón. ‖ **periodontal** —. A. peridental. ‖ **peripleuritic** —. A. peripleurítico. ‖ **perirectal** —. A. perirrectal. ‖ **perisinous** —. A. alrededor del seno venoso. ‖ **peritonsillar** —. A. periamigdalino. ‖ **periureteral** —. A. periureteral. ‖ **periurethral** —. A. periuretral. ‖ **perivesical** —. A. perivesical. ‖ **phlegmonous**—. A. asociado con inflamación aguda del tejido conectivo subcutáneo. ‖ **postanal** —. A. de región posterior del ano. Postanal. ‖ **postcecal** —. A. de región posterior del ciego. Postcecal. ‖ **Pott's** —. A. asociado con tuberculosis decolumna. ‖ **psoas** —. A. del psoas. ‖ **pulmonary**—. A. pulmonar. ‖ **pulp** —. A. pulpar. ‖ **pyaemic** —. A. piémico. ‖ **renal** —. A. renal; del parénquima. ‖ **residual** —. A. residual. ‖ **retrocecal** —. A. retrocecal. ‖ **retromammary**—. A. retromamario. ‖ **retroperitoneal** —. A. retroperitoneal. ‖ **retropharyngeal** —. A. retrofaríngeo. ‖ **retrotonsillar** —. A. retroamigdalino. ‖

ring —. A. periférico a la córnea. ‖ **root.** —. A. radicular. ‖ **sacrococcygeal** —. A. sacrococcígeo. ‖ **satellite.** — A. satélite (secundario). ‖ **scrofulous** —. A. tuberculoso. ‖ **secondary** —. A. secundario. ‖ **septicemic** —. A. septicémico. ‖ **serous** —. Periostitis albuminosa. ‖ **spermatic** —. A. espermático. ‖ **spirillar** —. A. con espirilos. ‖ **splenic** —. A. esplénico. ‖ **stercoral** —. A. fecal. ‖ **steril** —. A. estéril. ‖ **stitch** —. A. próximo a la sutura. ‖ **streptococcal** —. A. estreptocócico. ‖ **strumous** —. A. tuberculoso. ‖ **subaponeurotic** —. A. subaponeurótico. ‖ **subareolar** —. A. subareolar. ‖ **subdiaphragmatic** —. A. subdiafragmático. ‖ **subdural** —. A. subdural. ‖ **subfascial** —. A. subfascial. ‖ **subhepatic** —. A. subhepático. ‖ **submammary** —. A. submamario. ‖ **subpectoral** —. A. subpectoral. ‖ **subperiosteal** —. A. subperióstico. ‖ **subperitoneal.** —. A. subperitoneal. ‖ **subphrenic** —. A subfrénico. ‖ **subscapular** —. A. subescapular. ‖ **sudoriparous** —. A. sudoríparo. ‖ **superficial** — A. superficial. ‖ **suprahepatic** —. A. suprahepático. ‖ **syphylitic** —. A. sifilítico. ‖ **thornwaldt** —. A. adenoideo, frecuentemente asociado con hiperplasia adenoidea. ‖ **thymus** —. A. del timo. ‖ **tonsillar** —. A. amigdalino. ‖ **traumatic** —. A. traumático. ‖ **tropical** —. A. amebiano. Tropical. ‖ **tuberculous** —. A. tuberculoso. ‖ **tubo-ovarian** —. A. tubo-ovárico. ‖ **tympanocervical**—. A. timpanocervical. ‖ **tympanomastoid** —. timpanomastoideo. ‖ **urethral** —. A. uretral. ‖ **urinary** —. A. urinario. ‖ **urinous** —. A. con orina en su interior. ‖ **vitreous** —. A. del humor vítreo.

abscissa. Abscisa.

abscission. Abscisión, escisión ‖ **corneal** —. E. de la prominencia corneal en el estofiloma.

absconsio. Absconsio. Cavidad normal o patológica.

abscopal. Efecto en un tejido no irradiado de la irradiación de otros tejidos.

absence. Ausencia. Pérdida temporal de la consciencia, frecuente en diversas formas de epilepsia.

absent. Ausente.

absentia. Ausencia. (V. *absence.*)

absidia. Absidia. Género de hongos de hongos de la familia *Mucoracae.* ‖ **— corymbifera.** Hongo ficomiceto que puede producir micosis localizadas o generalizadas en el hombre.

absinth. Absenta. Extracto de plantas que contiene un 60 por 100 de alcohol.

absinthin. Absintina. Utilizado como antihelmíntico. F.: $C_{30}H_{40}O_6$.

absinthism. Absintismo. Intoxicación por absenta.

absolute. Absoluto. ‖ **— alcohol.** Alcohol a. ‖ **— temperature.** Temperatura a. ‖ **— value.** Valor absoluto.

absorb. Absorber, asimilar, p. ej., en el intestino o el túbulo renal.

absorbance. Capacidad de absorción. En radiología, medida de la capacidad de un medio para absorber la radiación. (V. *absorption.*)

absorbefacient. Absorbefaciente. Favorecedor de la absorción.

absorbe. Antígeno usado para la absorción de anticuerpos homólogos del antisuero.

absorbency. Absorbencia. Capacidad de absorción.

absorbent. Absorbente.

absorptiometer. Absorciómetro. Instrumento para medir la solubilidad del gas en el líquido.

absorption. Absorción. Ingreso de una sustancia a través de los tejidos. ‖ **aglutinin** —. A. de aglutininas. ‖ **cutaneous** —. A. cutánea. ‖ **disjunctive** —. Separación del tejido sano alrededor de una masa necrosada. ‖ **enteral** —. A. interna. ‖ **excrementitial** —. A. patológica. ‖ **external** —. A. externa. ‖ **interstitial** —. A. intersticial. ‖ **intestinal** —. A. intestinal. ‖ **net** —. Relación entre captación y excreción. ‖ **parenteral** —. A. parenteral. ‖ **pathological** —. A. patológica.

absorptive. Absorbente. Relativo a la absorción.

abstergent. Abstergente. Limpiador o purificador.

abstinence. Abstinencia. Referido al alimento, sexo, estimulantes. ‖ **alimentary** —. A. alimenticia. ‖ —. **syndrome.** Síndrome de abstinencia.

abstract. Abstracto. Sumario o resumen de un libro, trabajo o caso clínico.

abstraction. Abstracción.

abterminal. Dirigirse desde el extremo terminal hacia el centro; referido a las corrientes eléctricas en el músculo.

abtorsion. Disclinación. Extorsión de los ojos.

abtropfung. Transición proliferativa de nevus celulares desde la epidermis hacia el interior de la dermis.

Abulcasis o Abulkasim. Médico y tratadista hispanoárabe (936-1013).

abulia. Abulia. Pérdida o disminución de la voluntad de hacer algo. En estados depresivos, histéricos, paranoicos, etc. ‖ **cyclic** —. A. periódica. ‖ **social** —. Inactividad social.

abulic. Abúlico. Relativo a la abulia.

abulomania. Ablomanía. Alteración mental, indecisión de carácter.

abuse. Abuso. Uso excesivo de alguien o algo. ‖ **child** —. A. de menores. ‖ **drug** —. Drogodependencia.

abut. Palpar, unir.

abutmen. Refuerzo. Soporte. Estructura de soporte de presiones laterales o longitudinales. ‖ **auxiliary** —. R. secundario. ‖ **intermediate** —. R. intermedio; relativo a los dientes. ‖ **isolated** —. R. aislado; referente principalmente a prótesis dentaria. ‖ **multiple** —. R. múltiple; referido a dentadura. ‖ **primary** —. R. natural; referido a prótesis dentaria. ‖ **secondary** —. R. auxiliar; referido a prótesis dentaria. ‖ **terminal** — R. terminal; referido a prótesis dentaria.

abwehrfermente. Fermento protector.

AC. Conducción aérea (CA). ‖ Corriente alterna (CA). ‖ Cierre aórtico (CA) ‖ Axiocervical (AC). ‖ Acromioclavicular (AC). ‖ **interval** —. Intervalo entre las ondas auricular y carotídea, en la curva del pulso venoso.

Ac. Símbolo químico del actinio.

a. c. Abreviatura de *ante cibum,* antes de las comidas.

ACA. Abrevitura de *American College of Angiology.*

acacia. Acacia. *Acacia catechu.* Goma arábiga.

acalcerosis. Acalcerosis. Deficiencia sistemática del calcio.

acalcieosis. Acalcieosis. Entidad debida a ausencia de calcio en la dieta.

acalculia. Acalculia. Imposibilidad de realizar sencillos cálculos aritméticos.

acalypha. Acalifa. Planta euforbiácea.

acampsia. Anquilosis. Acampsia. Rigidez de una parte del organismo o de una articulación.

acantha. Acanto. Espina. ‖ Apófisis espinosa de una vertebra.

acanthaceous. Relativo a la acción de los objetos punzantes.

acanthamebiasis. Acantamebiasis. Infección por *Acanthamoeba castellani.*

acanthamoeba. *Acanthameba.* Género de ameba del orden Amoebida. ‖ — **castellani.** Puede causar en el hombre una forma fatal de meningoencefalitis.

acanthesthesia. Acantestesia. Alteración de la sensibilidad, con sensación de pinchazos.

acanthia lectularia. *Cimex lectularius.*

acanthion. Acantión. Punto de la base de la espina nasal anterior.

acantho. Acanto. Relativo a formaciones o extremidades puntiagudas.

acanthocephala. Acantocéfalo. Parásito de cabeza espiculada presente en el tracto digestivo del huésped (nematelminto en algunas clasificaciones).

acanthocephalan. Acantocéfalo. (V. *acanthocephalous.*)

acanthocephaliasis. Acantocefaliasis. Infestación por *Acanthocephala.*

acanthocephalous. *Acanthocephalus.* Perteneciente a o producido por gusanos *Acanthocephala.*

acanthocheilonema. *Acantoqueilonema.* Género de nematodos.

acanthocheilonemiasis. Acantoqueilonemiasis. Infestación por acantoqueilonema.

acanthocyte. Acantocito. Eritrocito deformado, con prolongaciones citoplasmáticas irregulares que le confieren forma «erizada».

acanthocytosis. Acantocitosis. Presencia en sangre de acantocitos; característica de la abetalipoproteinemia.

acanthoid. Espinoso.

acanthokeratodermia. Acantoqueratodermia. Hiperqueratosis de manos y pies.

acantholysis. Acantolisis. Disolución de puentes intercelulares; mecanismo de formación de vesículas intraepidérmicas en pénfigo vulgar.

acantholytic. Acantolítico. Perteneciente o relativo a la acantolisis.

acanthoma. Acantoma. Tumor compuesto por células escamosas. ‖ — **adenoides cysticum.** A. adenoide cístico. ‖ — **basal cell.** Queratosis seborreica.

acanthopelvis. Acantopelvis. Pelvis con cresta púbica muy prominente.

acanthopelyx. Acantopelvis. (V. *acanthopelvis.*)

acanthophacetus. Género de pez pequeño. ‖ —**reticulatus.** *Lebistes reticulatus.* Eliminan las larvas de mosquitos (Barbados).

acanthopterygii. Tipo de teleósteos.

acanthorrhexis. Acantolisis. (V. *acantholysis.*)

acanthosis. Acantosis. Enfermedad de la capa córnea de la piel. ‖ — **nigricans.** A. *nigricans,* formas malignas y benignas. ‖ Pigmentación generalizada, anormal de la piel. ‖ Forma benigna juvenil, asociada con obesidad. ‖ — **seborrheica verrucosa.** Queratosis seborreica.

acanthotic. Acantósico. Referente a acantosis.

acanthrocyte. Acantocito. Eritrocito deformado, con prolongaciones citoplasmáticas irregulares, que le dan aspecto «erizado». (V. *abetalipoproteinemia.*)

acanthrocytosis. Acantocitosis. (V. *acanthocytosis.*)

acapnia. Acapnia. Disminución del ácido carbónico en la sangre.

acapnial. Acápnico.

acapnic. Acápnico.

acapsular. Acapsular. Sin cápsula.

acarbia. Acarbia. Hipocarbia. Disminución del bicarbonato en sangre.

acardia. Acardia. Ausencia de corazón.

acardiac. Acardiaco. Sin corazón.

acardiacus. Acardiaco. Imperfecta formación del corazón en el feto. Se asocia a otras anomalías.

acardiotrophia. Atrofia cardiaca.

acardius. Acardiaco. (V. *acardiacus.*)

acarian. Acariano. Relativo a ácaro.

acariasis. Acariasis. Sarna. ‖ **chorioptic** —. (V. *chorioptes.*) ‖ **demodectic** —. Infestación de folículos pilosos por *Demodex folliculorum.* ‖ **psoroptic** —. Infestación en piel, que produce costras. ‖ **pulmonary** —. Infestación pulmonar en monos. ‖ **sarcoptic** —. Infestación con excavación en la piel. (V. *scabies.*)

acaricide. Acaricida. Tratamiento contra infestación por ácaros.

acaridiasis. Acariasis. (V. *acariasis.*)

acarina. *Acarina.* Clase de arácnidos.

acarine. Acarina. (V. *acarina.*)

acarinosis. Acarinosis. Enfermedad por ácaros.

acarodermatitis. Acarodermatitis. Enfermedad de la piel causada por ácaros.

acaroid. Acaroide. Relativo a los ácaros.

acarologist. Acarólogo. Especialista en acarología.

acarophobia. Acarofobia. Fobia a los ácaros.

acarotoxic. Acarotóxico. Acaricida. Que destruye ácaros.

acartomya. *Acartomya.* Género de mosquitos.

acarus. Acaro. Acárido. Produce enfermedades de la piel. ‖ — **folliculorum.** *Demodex folliculorum.*

‖ —**gallinae.** *Dermanysus gallinae.* ‖ — **hordei.** A. de la cebada; excava en la piel del hombre ‖ — **rhyzoglypticus hyacinthi.** A. de la cebolla. ‖ — **scabiei.** *Sarcoptes scabiei.* ‖ — **siro.** A. de la vainilla. ‖ — **tritici.** *Pyemotes ventricosus.*

acaryote. Acario. Sin núcleo.

acatalasemia. Acatalasia, enfermedad de Takahara: Enzimopatía heredable con carácter recesivo simple, que se manifiesta en la infancia con ausencia de catalasa en sangre y tejidos; con ello no se produce la desintegración del peróxido de hidrógeno formado por estreptococos, lo cual da lugar a necrosis y ulceraciones en la boca y la faringe — piorrea alveolar maligna—, con atrofia de las encias y caida de los dientes.

acatalasia. Acatalasia. Ausencia congénita de catalasa en homozigotos.

acatalepsia. Acatalepsia. Falta de comprensión, deficiencia mental. Duda o incertidumbre.

acatalepsy. Acatalepsia. (V. *acatalepsia.*)

Acataleptic. Acataléptico. Deficiente mental. Dubitativo, incierto.

acataphsia. Acatagrafía. Acatafasia. Agramatismo. Imposibilidad de expresar los propios pensamientos de una forma coherente, por lesión del sistema nervioso central.

acatastasia. Acatastasia. Variación de lo normal.

acatastatic. Acatastásico. Que varía de lo normal.

acathamathesia. Acatamatesia. Acatanoesis. Trastorno en las facultades perceptivas. Debido a lesión central.

acathectic. Acatéctico. Imposibilidad de retener normalmente las secreciones.

acathexia. Acatéctico. (V. *acathectic.*)

acathexis. Acatexia. Incapacidad para retener las secreciones corporales.

acaudal. Acaudal. Acaudado. Falto de cola.

acaudate. Acaudado. (V. *acaudal.*)

acaulinosis. Acaulinosis. Afección micótica eritematosa, con infección y formación de costras. ‖ Producida por el hongo del género *Acaulium (Scopulariopsis).*

ACC. Abreviatura de *anodal closure contractio.*

Acc. Abreviatura de *accommodation.*

accelerant. Acelerador (factor). Factor catalítico.

acceleration. Aceleración. p. ej., de la respiración.

accelerator. Acelerador. Catalizador. Nervio o músculo facilitador. ‖ **linear** —. Aparato que produce aceleración de partículas *serum prothrombin.* ‖ **conversión** —. Factor VII sanguíneo. ‖ **serum thrombotic** —. Factor del suero. ‖ **urinae** —. Músculo bulboesponjoso.

accelerin. Acelerina. Factor VI de la coagulación.

accelerometer. Acelerómetro. Aparato para medir la aceleración de un objeto.

accentuation. Intensificación. Acentuación.

accentuator. Acentuador.

acceptor. Aceptor. Sustancia que absorbe el oxígeno activo formado en los procesos de oxidación y reducción de los tejidos. ‖ — **site.** Lugar aceptor.

Lugar de fijación para una molécula que no media efectos biológicos.

accés pernicieux. Acceso. Ataque. Paroxismo.

accesorius. Accesorio. Ciertas estructuras que sirven como suplemento para una función.

accesory. Accesorio. || — **food factors.** Factor alimenticio. || — **nerve.** Nervio a.

accident. Accidente. Complicación inesperada. || **cerebrovascular** —. A. cerebrovascular.

accidental. Accidental. Casual. Imprevisto.

accidentalism. Accidentalismo. Teoría médica que presta atención sólo al síntoma.

accipiter. Accipiter. Vendaje facial.

ACCI. Abreviatura de *anodal closure clonus.*

acclimatation. Aclimatación.

acclimation. Aclimatización.

acclimatization. Aclimatización.

accolé. Forma poco desarrollada.

accommodation. Acomodación || **absolute** —. A. de cada ojo por separado. || **binocular** —. A. en ambos ojos, coordinada con convergencia. || **excessive** —. A. excesiva. || **histologic** —. Cambios morfológicos y funcionales celulares, en función de nuevas condiciones. || **nerve** —. A. nerviosa. || **positive** —. Ajuste del ojo por contracción del musculo ciliar. || **relative** —. Cambio de a., posible gracias a un aumento de la convergencia. || **subnormal** —. Insuficiente a. del ojo.

accommodative. Acomodativo. Relativo a la acomodación.

accommodometer. Acomodómetro. Que mide la capacidad de acomodación del ojo.

accomplice. Bacteria acompañante del germen principal causante de la infección.

accordance. Consonancia.

accouchée. Parturienta.

accouchement. Trabajo de parto. Parto. || — **forcé.** Dilatación rápida del cérvix con las manos, seguida de extracción inmediata del feto.

accoucheur. Tocólogo. Obstetra.

accoucheuse. Comadrona.

accrementition. Incremento del tamaño por adición de un tejido similar.

accretio. Acreción. Adherencia. Sinequia. || Adición de capas a un tejido. Adherencia de partes naturalmente separadas. || Masa de materia extraña acumulada en una cavidad.

accretion. Acreción. (V. *accretio.*)

accumulator. Acumulador.

ACD. Abreviatura de *acid citrate dextrose.*

ACE. Abreviatura de *adrenocortical extract.*

acebutolol. Acebutolol. Agente bloqueante betaadrenérgico. F.: $C_{18}H_{28}N_2O_4$.

acecainide hydrochloride. Clorhidrato de acecainida. Antiarrítmico cardiaco. F.: $C_{15}H_{23}N_3O_2$•HCl.

aceclidine. Aceclidina. Anticolinérgico. F.: $C_{15}H_{15}O_2$.

acedapsone. Acedapsona. Utilizado para el tratamiento de la lepra y como antimalárico. F.: $C_{16}H_{16}N_2O_4S$.

acedia. Acedia. Trastorno mental caracterizado por apatía y malancolía.

acellular. Acelular. Que no contiene células.

acelomate. Sin celoma o cavidad corporal.

acenesthesia. Acenestesia. Abolición de la sensación de bienestar (melancolía, hipocondría).

acenocoumarol. Acenocumarol. Cumarínico anticoagulante sintético. F.: $C_{29}H_{15}NO_6$.

acentric. Acéntrico. Periférico.

ACEP. Abreviatura de *American College of Emergency Physicians.*

acephalia. Acefalia. Ausencia congenita de cabeza.

acephalism. Acefalia. (V. *acephalia.*)

acephalobrachia. Acefalobraquia. Ausencia de cabeza y brazos.

acephalobrachius. *Acephalobrachius.* Monstruo con acefalobraquia.

acephalocardia. Acefalocardia. Ausencia de cabeza y corazón.

acephalocardius. *Acephalocardius.* Monstruo con acefalocardia.

acephalochiria. Acefaloquiria. Ausencia de cabeza y manos.

acephalochirus. *Acephalochirus.* Monstruo con acefaloquiria.

acephalocyst. Acefalocisto. Hidátide estéril, sin cabeza.

acephalogastria. Acefalogastria. Ausencia congenita de cabeza, tórax y porción superior del abdomen.

acephalopodia. Acefalopodia. Ausencia de cabeza y pies.

acephalopodius. Acefalópodo. Monstruo que presenta acefalopodia.

acephalorrhachia. Acefalorraquia. Ausencia de cabeza y de raquis.

acephalostomia. Acefalostomía. Ausencia de la cabeza, congénita, con una especie de boca en la porción superior.

acephalostomus. Acefalostomo. Monstruo que presenta acefalostomía.

acephalothoracia. Acefalotoracia. Ausencia de cabeza y tórax.

acephalothorus. Acefalotorácico. Monstruo que presenta acefalotoracia.

acephalous. Acéfalo. Sin cabeza. || — **dibrachius.** A. con poco desarrollo de miembros superiores. || — **dipus.** A. con poco desarrollo de miembros inferiores. || — **monobrachius.** A. con un solo miembro superior. || — **monopous.** A. con un solo pie o extremidad inferior. || — **paracephalus.** Monstruo con un cráneo parcialmente formado, sin cerebro. || — **sympus.** A. con las dos extremidades inferiores fusionadas en una.

acephalus. Acéfalo. (V. *acephalous.*)

acephaly. Acefalia.

aceraria. Aceraria. Parásito nematodo.

aceratosis. Aqueratosis.

acervuline. Acervulina. Agregado; dícese de ciertas glándulas.

acervuloma. Acervuloma. Meningioma que contiene psamoma.

acervulus. Acérvulo. Concreciones en las cercanías de la glándula pineal, el plexo coroideo y otras partes del cerebro.

acescence. Acescencia. Acidificación.

acesodyne. Anodino. Inocuo. Que alivia el dolor. || Ineficaz.

acestoma. Acestoma. Masa de granulación.

acetabular. Acetabular. Relativo al acetábulo. || — **bone.** Acetábulo. (V. *acetabulum.*)

acetabulectomy. Acetabulectomía. Supresión del acetábulo.

acetabuloplasty. Acetabuloplastia. Prótesis acetabular.

acetabulum. Acetábulo. Cavidad cotiloidea.

acetal. Acetal. Compuesto formado por aldehído más alcohol.

acetaldehydase. Acetaldehidasa. Enzima que cataliza la oxidación del aldehído acético a ácido acético.

acetaldehyde. Acetaldehído. Líquido inflamable de olor característico. Intermediario en el metabolismo del alcohol. F.: CH_3CHO.

acetamide. Acetamida. Utilizada en síntesis orgánica. F.: CH_3-$CONH_2$.

acetamidine. Acetamidina. Usada en síntesis de pirimidinas e imidazoles. F.: $CH_3CH(NH)$-NH_2.

p-**acetamidobenzene sulfonamide.** Paracetamidobenceno sulfonamida. Forma conjugada. Se elimina por la orina.

acetaminophen. Acetaminofeno. Analgésico y antipirético. F.: $C_8H_9NO_2$.

acetanilida. Acetanilida. Combinación de ácido acético más anilina. Analgésico y antipirético. F.: C_6H_5NH•OC•CH_3.

acetarsone. Acetarsona. Para el tratamiento de la amebiasis intestinal y, tópicamente, para el de la gingivitis ulcerativa necrotizante y para *Trichomonas vaginalis*. F.: $C_8H_{10}AsNO_5$.

acetas. Acetato. (V. *acetate.*)

acetate. Acetato. Sal del ácido acético.

acetazolamide. Acetazolamida. Diurético, inhibidor de la anhidrasa carbónica. || **sterile** — **USP.** Para uso parenteral. F.: $C_4H_6N_4O_3S_2$.

acetenyl. Etinil

acetest. Acetest. Test de acetona.

acetic. Acético. Referente al ácido o al vinagre.

aceticoceptor. Aceptor de radical acético.

acetify. Acetificar.

acetimeter. Acetímetro. Instrumento para determinar el porcentaje de ácido acético en solución.

acetin. Acetin. Gliceril acetato.

acetobacter. *Acetobacter.* Género de esquizomicetos, orden pseudomonas, que interviene en el ciclo del carbono y en la producción del vinagre. Comprende siete especies.

acetochloral. Cloral.

acetoform. Acetoformo. Metenamina. Antibacteriano urinario. || **hippurate** —. A. con ácido hipúrico. || **mandelate** —. A. con ácido mandélico. F.: $C_6H_{12}N_4$.

acetohexamide. Acetohexamida. Hipoblucemiante oral. F.: $C_{15}H_{20}O_4S$.

acetoin. Acetoína. 3-hidroxi-2butanona. Procede de la fermentación de carbohidratos.

acetokinase. Acetoquinasa.

acetolase. Acetolasa. Enzima que cataliza la conversión de alcohol en ácido acético.

acetolysis. Acetólisis. Combinación de hidrólisis y acetilación.

acetomeroctol. Acetomeroctol. Usado como antiséptico tópico. F.: $C_{26}H_{24}HgO_3$.

acetometer. Acetómetro. (V. *acetimeter.*)

acetomorphine. Acetomorfina. Heroína. Utilizada como analgésico y narcótico. F.: $C_{17}H_{17}$-$(O$-OC-$CH_3)_2$•NO.

acetonaphtone. Acetonaftona. Utilizada como repelente de los mosquitos. Algunos derivados se usan como bactericidas. F.: $C_{10}H_7COCH_3$.

acetonation. Acetonación. Combinación con acetona.

acetone. Acetona. Utilizada como disolvente. Sin.: Alcohol mesítico, metilo-acetilo, metona, metilacetona, espíritu piro-acético. F.: CH_3-CO-CH_3.

acetonemia. Acetonemia. Exceso de cuerpos cetónicos en sangre.

acetonemic. Acetonémico. Relativo a la acetonemia.

acetonglycosuria. Glucosuria acetónica.

acetonitrate. Acetonitrato. Compuesto de ácidos acético y nítrico.

acetonitrile. Acetonitrilo. Metilcianuro. Utilizado en la reacción de Hunt, en pacientes con hipertiroidismo. F.: CH_3-CN.

acetonum. Acetona. (V. *acetone.*)

acetonumerator. Acetonumerador. Instrumento que mide el aumento de acetona en la orina.

acetonuria. Acetonuria. Exceso de cuerpos cetónicos en la orina.

aceto-orcein. Orceína disuelta en ácido acético.

acetophenazine maleate. Maleato de acetofenazina. Utilizado como tranquilizante mayor. F.: $C_{23}H_{29}N_3O_2S$-$2C_4H_4O_4$.

acetophenetidin. Acetofenetidina. Fenacetina. Analgésico y antipirético. F.: $C_{10}H_{13}NO_2$.

acetopyrine. Acetopirina. Compuesto de antipirina y ácido acetilsalicílico.

acetosal. Acido acetilsalicílico.

acetosolubre. Acetosoluble.

acetosulfone sodium. Acetosulfona sódica. Utilizado en la lepra y en la dermatitis herpética. F.: $C_{14}N_{14}N_3$-$NaOS_2$.

acetous. Acetósico. Relativo o perteneciente al ácido acético.

acetphenarsine. Acetarsona.

acetphenetidin. Fenacetina. Acetofenetidina.

acetpyrogall. Acetopirogalol. Utilizado como cáustico tópico y como queratolítico. F.: C_6H_3-$(CH_3$-$CO_2)_3$.

acetum. Vinagre. Solución medicinal, diluido en ácido acético.

acetyl-. Acetil. Radical monovalente del ácido acético, CH_3CO. ‖ —**chloride.** A. cloruro. ‖ — **peroxide.** A. peróxido. ‖ — **sulfisoxazole.** A. sulfisoxazol: utilizado como antimicrobiano.

acetylaminobenzene sulfonate. Sulfonato de acetilaminobenceno. Forma en que es excretada la sulfanilamida.

acetylaminobenzine. Acetanilida.

acetylaminofluorene. Acetilaminofluoreno. sustancia cancerígena cuando es ingerida.

acetylanilide. Acetanilida.

acetylarsan. Acetilarsinato. Arsacetina.

acetylation. Acetilación. Acetificación. Introducción de un radical acetilo en la molécula de un compuesto orgánico.

acetylator. Acetilador. Capaz de producir acetilación.

acetyl-*beta*-methylcholine. Acetil-*beta*-metilcolina.

acetylcholine. Acetilcolina. Neurotransmisor. Utilizado como agente parasimpático mimético. F.: CH_3-CO-O-CH_2-CH_2N$(CH_3)_3$-OH.

acetylcholinesterase. Acetilcolinesterasa. Enzima del tejido nervioso y muscular que cataliza la hidrólisis de acetilcolina a colina y ácido acético.

acetyl-CoA. Acetilcoenzima A. Acetil CoA. Intermediario en el ciclo de Krebs.

acetylcysteine. Acetilcisteína. Agente mucolítico. F.: $C_5H_9NO_3S$.

acetyldigitoxin. Acetildigitoxina. Derivado de la digital. Usado como cardiotónico. F.: C_{43}-$H_{66}O_{14}$.

acetylene. Acetileno.

acetylization. Acetilación.

acetylmethadol. Acetato de metadil.

acetylphenylhydrazine. Acetilfenilhidracina. Utilizado en el tratamiento de la policitemia vera y como antipirético. F.: $C_8H_{10}N_2O$.

acetylphosphatase. Acetilfosfatasa. Enzima muscular.

acetylstrophanthidin. Acetilestrofantidina.

acetylsulfadiazine. Acetilsulfadiacina.

acetylsulfaguanidine. Acetilsulfaguanidina. Forma en que se excreta en orina la sulfaguanidina.

acetysulfanilamide. Acetilsulfanilamida. F.: $C_8H_{10}O_3S$.

acetylsulfathiazole. Acetilsulfatiazol. Forma en que se excreta en orina el sulfatiazol.

acetyltransferase. Acetiltransferasa. Enzima catalizadora de la transformación del grupo acetilo. ‖ **acetyl-CoA** —. A. acetil-CoA.‖ **phosphate** —. A. fosfato.

ACG. Abreviatura de *American College of Gastroenterology.*

AcG. Factor V de la coagulación.

ACH. Abreviatura de *hormona adrenocortical.*

ACh. Abreviatura de *acetilcolina.*

achalasia. Acalasia. Trastorno en la relajación de las fibras musculares en el tracto grastrointestinal (megaesófago). ‖ **pelvirectal** —. Ausencia de células gangliónicas en zona distal de intestino grueso (enfermedad de Hirschprung). ‖ **sphincteral** —. A. esfinteral.

Achard-Castaigne method, syndrome. Prueba de Achard-Castaigne. [Ch. Achard, 1860-1944, y V.

Castaigne, 1871-1951, médicos franceses.] Prueba de azul de metileno. ‖ **syndrome** —. Síndrome de Achard-Thiers. Diabetes e hipertricosis en la mujer.

AChE. Acetilcolinesterasa.

ache. Dolor constante.

acheilia. Aqueilia. Ausencia congénita de uno o de los dos labios.

acheilous. Aqueilioso.El que presenta aqueilia.

acheiria. Aqueiria. Aquiria. Ausencia congénita de una o de ambas manos.

acheiropodia. Aqueiropodia. Ausencia congénita de manos y pies.

acheirus. Aqueiroso. Que presente aquiria.

Achenbach syndrome, digital paroxysmal aneurysm. Achenbach, síndrome de. Apoplegía digital [Walter A. internista contemporáneo alemán, nacido en Colonia]. Aparición paroxística de pqueños hematomas, sobre todo en mujeres en la superficie palmar de los dedos, acompañados de dolores intensos; la coagulación de la sangre es normal. La etiología es desconocida.

achillea. *Achillea.* Planta usada como tónico, estimulante.

Achilles bursa, tendom. Tendón de Aquiles.

Achillini, Alexander. Alejandro Achillini. Médico anatomista y filósofo. Bolonia, 1463-1512.

achillobursitis. Aquilobursitis. Aquilodinia. Inflamación de la bolsa y tendón de Aquiles. Enfermedad de Albert.

achillodynia. Aquilodinia. (V. *achillobursitis.*)

achillorrhaphy. Aquilorrafia. Sutura del tendón de Aquiles.

achillotenotomy. Aquilotenotomía. Aquilotomía. Operación reparativa sobre el tendón de Aquiles.

achillotomy. Aquilotomía. (V. *achillotenotomy.*)

achlorhydria. Aclorhydria. Ausencia de ácido clorhídrico en la secreción gástrica. ‖ **apepsia** —. Ausencia de pepsinógeno en la secreción gástrica.

achlorhydric. Aclorhídrico. Caracterizado por aclorhidria.

achloroblepsia. Acloropsia. (V. *achloropsia.*)

achloropsia. Acloropsia. Imposibilidad de distinguir el color verde.

achlya. *Achlya.* Género de hongo ficomiceto.

acholia. Acolia. Disminución o ausencia de la secreción de bilis.

acholic. Acólico. Sin bilis.

acholuria. Acoluria. Ausencia de pigmento biliar en la orina.

acholuric. Acolúrico. Caracterizado por acoluria.

achondrogenesis. Acondrogénesis. Alteración hereditaria caracterizada por hipoplasia ósea.

achondroplasia. Acondroplasia. Acondroplastia. Alteración hereditaria que produce mala formación ósea, resultando huesos deformes.

achondroplastic. Acondroplásico. Acondroplástico. Relativo a la acondroplasia.

achondroplasty. Acondroplastia. Acondroplasia. (V. *achondroplasia.*)

achordal. Acordal.

achordate. Acordado. Hace referencia al animal no cordado.

achorion. *Achorion.* Hongos parásitos de la piel. Tricofitos.

achrestic. Acréstico. Relativo a la no utilización de un principio que está presente en el organismo. || **anemia** —. Situación en la que el organismo no utiliza el principio antianémico.

achroacyte. Acroacito. Linfocito.

achroacytosis. Acroacitosis. Excesivo número de linfocitos. En determinados órganos, p. ej., enfermedad de Mikulicz.

achroglobin. Acroglobina. Pigmento respiratorio que se encuentra en ciertos invertebrados.

achromasia. Albinismo. (V. *achromia.*)

achromat. Acromático.

achromate. Monocromático.

achromatic. Acromático. Ciego al color. || Monocromático. || **lens.** Lente a.

achromatism. Acromatismo.

achromatium. *Achromatium.* Género de microorganismo del agua.

achromatolysis. Acromatólisis. Disolución de la acromatina de la célula.

achromatophil. Acromatófilo. Sin afinidad por los colores.

achromatophilia. Acromatofilia. Propiedad de resistir la acción de los colorantes.

achromatopia. Acromatopsia. (V. *achromatopsia.*)

achromatopic. Acromatópsico.

achromatopsia. Acromatopsia. Ceguera para los colores.

achromatosis. Acromatosis. Acromía. Falta de coloración en tejidos, piel, iris. || **congenital** —. Albinismo. || **cortical** —. Area cerebral sin células ganglionares. || **parasitica** —. A. en la tiña versicolor.

achromatous. Acromatoso. Sin color.

achromaturia. Acromaturia. Estado incoloro de la orina.

achromia. Acromía. Albinismo. Disminución de la pigmentación normal de la piel.

achromic. Acrómico. Descolorido. Incoloro. Relativo a la acromía.

achromin. Acromatina. Hialoplasma del núcleo que no se tiñe o lo hace débilmente.

achromobacter. Acromobacteria. Esquizomiceto. Se han descrito quince especies.

achromobacteraceae. Acromobacteria. (V. *achromobacter.*)

achromocyte. Acromocito. Elemento proeritrocítico con forma de semiluna, en anemias hemolíticas, con difícil tinción.

achromoderma. Acromodermia. Leucodermia. Disminución zonal de pigmentación melánica en la piel. Difiere del vitíligo en la causa, más o menos aparente. || — **acquisitum centrifugum.** *Halus nevus.* || — **colli.** A. sifilítica. || **syphilitic** —. A. en la sífilis secundaria.

achromophil. Acromatófilo. (V. *achromatophil.*)

achromophilous. Acromófilo.

achromotrichia. Acromotriquia.

achromycin. Acromicina. Marca registrada de tetraciclina.

achroocytosis. Acroocitosis. Aumento de linfocitos en un órgano (Mikulicz).

achroodextrin. Acroodextrina. Dextrina de bajo peso molecular, que no se colorea con yodo.

Achúcarro's stain. Tinción de Achúcarro. [N. Achúcarro, histólogo español, 1851-1918.] Impregnación del tejido conjuntivo con un preparado de tanino y plata.

achylia. Aquilia. Ausencia de ácido clorhídrico y pepsinógeno. || —**gastrica hemorrhagica.** A. y hemorragia en estómago. || — **pancreatica.** Ausencia de secreción exocrina pancreática, en obstrucción de Wirsung, pancreatitis atrófica o pancreatitis crónica.

achymia. Aquimia. Ausencia o insuficiencia en la formación del quimo.

achymosis. Aquimia. (V. *achymia.*)

acicular. Acicular. En forma de aguja.

aciculum. Acículo. Espiculación en forma de dedo en ciertos flagelados.

acid. Acido. Opuesto a alcalino. || **acetic** —. A. acético || **acetoacetic** —. A. acetoacético. || **acetylenic** —. A. acetilénico. || **acetylpropionic** —. A. acetilpropiónico. || **acetylsalicylic** —. A.acetilsalicílico. || **acrylic** —. A. acrílico. || **adenosine triphosphoric** —. A. adenosintrifosfórico. || **alloxanic** —. A. aloxánico. || **aminoacetic** —. A.aminoacético. || **aminocaproic** —. A.aminocaproico. || **arachinodic** —. A. araquidónico. || **aromatic** —. A. aromático. || **arsenic** —. A. arsénico. || **ascorbic** —. A. ascórbico; vit. C. || **aspartic** —. A. aspártico. || **barbituric** —. A. barbitúrico. || **basic amino** —. A. aminoácido básico. || **biliaric** —. A. biliar. || **boric** —. A. bórico. || **botulinic** —. A. botulínico. || **caprylic** —. A. caprílico. || **carbonic** —. A. carbónico. || **cerebronic** —. A. cerebrósido. || **chenodeoxycholic** —. A. quenodesoxicólico (en bilis). || **chloracetic** —. A.cloroacético. || **cholic** —. A cólico. || **citric** —. A. cítrico. || **coumaric** —. A. cumárico. || **cyanhydric** —. A. cianhídrico. || **cyclamic** —. A. ciclamínico (aditivo). || **desoxyribonucleic.** —. A. desoxirribonucleico. || **folic** —. A. fólico. || **folinic** —. A. folínico. || **formic** —. A. fórmico. || **fumaric** —. A. fumárico. || **glucuronic** —. A. glucurónico. || **glutamic** —. A. glutámico. || **glycuronic** —. A. glucurónico. || **hyppuric** —. A. hipúrico. || **hyaluronic** —. A. hialurónico. || **inorganic** —. A. inorgánico. || **iodic** —. A. yódico. || **isobutyric** —. A. isobutírico. || **lactic** —. A. láctico. || **linolic** —. A. linoleico. || **malic** —. A. málico. || **malonic** —. A. malónico. || **mandelic** —. A. mandélico. || **methionic** —. A. metiónico. || **nalidixic** —. A. nalidíxico (para infecciones urinarias). || **nitric** —. A. nítrico. || **nucleic** —. A. nucleico. || **organic** —. A. órganico || **osmic** —. A. ósmico. || **oxaloacetic** —. A. oxalacético. ||

oxolinic —. A. oxolínico. || **oxybutiric** —. A. hidroxibutírico. || **palmitic** —. A. palmítico. || **pantothenic** —. A. pantoténico. || **penicillic** —. A. penicilínico. || **phenic** —. A. fénico. || **phosphoric** —. A. fosfórico. || **polybasic** —. A. polibásico. || **pyruvic** —. A. pirúvico. || **retinoic** —. A. retinoico. || **ribonucleic** —. A. ribonucleico. || **salicylic** —. A. salicílico. || **stearic** —. A. esteárico. || **sulfuric** —. A. sulfúrico. || **tannic** —. tánico. || **tartaric** —. A. tartárico. || **uric** —. A. úrico.

acidalbumin. Acidalbúmina.

acidaminuria. Aminoaciduria.

acidemia. Acidemia. Disminución del *p*H en la sangre.

acid-fast. Acidorresistente. Característica de la *Mycobacteria* teñida por Ziehl-Neelsen.

acidic. Acídico. Perteneciente al ácido.

acidifiable. Acidificable. Susceptible de ser acidificado.

acidification. Acidificación.

acidifier. Acidificador. Que causa acidificación.

acidify. Acidular.

acidimeter. Acidímetro. Instrumento para medir la acidez.

acidimetry. Acimetría. Determinación del aumento de acidez.

acidism. Acidismo. Introducción en el organismos de ácidos externos.

acidismus. Acidismo. (V. *acidism.*)

acidity. Acidez. Contenido ácido (iones hidrógeno).

acidogenic. Acidogénico. Que produce acidez, especialmente en la orina.

acidology. Acidología.

acidophil. Acidófilo. (V. *acidophile.*)

acidophile. Acidófilo. De reacción ácida. || Células alfa en la adenohipófisis.

acidophilic. Acidofílico.

acidophilism. Acidofilismo. Situación producida por la presencia de adenoma de células acidófilas en la hipófisis.

acidosic. Acidótico. Caracterizado por acidosis.

acidosis. Acidosis. Depleción de la reserva alcalina. || **compensated** —. A. compensada. || **diabetic** —. A. diabética. || **hipercapnic** —. A. respiratoria. || **hiperchloremic**—. A. hiperclorémica. || **metabolic** —. A. metabólica. || **nonrespiratory** —. A. no respiratoria. || **renal hyperchloremia** —. A. hiperclorémica renal. || **renal tubular** —. A. tubular renal. || **starvation** —. A. cetonémica. || **uremic** —. A. urémica.

acidotic. Acidótico. (V. *acidosic.*)

acidulated. Acidulado. De reacción ácida.

acidulous. Acidulado. Ligeramente ácido.

acidum. Acido. (V. *acid.*)

aciduria. Aciduria. Presencia de ácido en orina. || **acetoacetic.** —. A. acetoacética. Diaceturia. || **beta aminoisobutyric** —. A. beta aminoisobutírica. || **methylmalonic** —. A. metilmalónica. || **pyroglutamic** —. A. piroglutámica, 5-oxiprolinuria.

acies. Borde. Margen.

acinar. Acinar. Perteneciente a los acini.

acinesia. Acinesia. Ausencia o pobreza de movimientos. || Parálisis muscular temporal por inyección de procaína. || **algera** —. Síndrome de Möbius. || **O'Brien** —. Parálisis articular por solución anestésica. || **reflex** —. Disminución de movimientos reflejos.

acinetic. Acinético. Relativo a la acinesia.

acinetobacter. Acinetobacter.Bacilo gramnegativo. || **anitratos** —. *Herellea vaginicola.* || **Iwoffi** —. *Mima polymorpha.*

acinic. Acínico. Perteneciente al acino.

aciniform. Aciniforme. En forma de acinos.

acinitis. Acinitis. Inflamación de los acini glandulares.

acinitrazole. Acinitrazol. Para el tratamiento de las tricomoniasis. F.: $C_5H_5N_3O_3S$.

acinose. Acinoso. Acinar. Relativo a los acini.

acinotubular. Acinotubular. Compuesto de acino y túbulo.

acinous. Acinar. Acinosis. Acinoso.

acinus. Acino. Término anatómico que indica dilatación. Sin.: Alvéolo.|| — **lienalis. lienis.** Folículos linfáticos del bazo. || — **liver.** A. del hígado. || — **renalis Malpighii.** A. del riñón. Corpúsculos de Malpighio. || — **renis Malpighii.** A. del riñón. Corpúsculos de Malpighio.

ackee. Ackee. Nombre en Jamaica del fruto de *Blighia sapida,* árbol muy común en la isla. || — **poisoning.** Intoxicación por ackee.

acladiosis. Acladiosis. Dermatomicosis ulcerativa por *Acladium castellani.*

acladium. *Acladium.* Hongo moniliácco que puede aparecer en infecciones humanas.

aclasis. Aclasia. P. ej., discondroplasia.

aclastic. Aclástico. Relativo a la aclasia. || Que deja pasar los rayos luminosos sin refractarlos.

acleistocardia. Acleistocardia. Oclusión imperfecta del agujero oval.

acme. Acmé. Situación crítica de la enfermedad.

acmesthesia. Acmestesia. Sensación aguda al tocar un punto cutáneo.

acne. Acné. Enfermedad inflamatoria de los folículos pilosebáceos. || **atrophica** —. A. atrófica. || **beatle** —. A. seborreica. || **bromide** —. A. comedoniana. || **cachecticorum** —. A. pustulosa e inflamatoria. || **common** —. A. vulgaris. || **conglobata** —. A. conglobata. || **contagious** —. A. contagiosa. || **erythematosa** —. A. rosácea. || **frontalis** —. A. varioliforme. || **fulminans** —. A. fulminante. || **halogen** —. A. por exposición a halógenos. || **indurata** —. A. indurada. || **keloid** —. A. queloide. || **keratosa** —. A. queratoso. || **necrotica miliaris** —. A. varioliforme. || **neonatorum** —. A. en recién nacidos. || **papulosa** —. A. papular. || **picealis** —. A. por exposición al alquitrán o a sus vapores. || **pre-menstrual** —. A. premenstrual. || **pustulosa** —. A. pustolosa. || **rosacea** —. A. rosácea. || **scrofulosorum** —. A. escrofulosa. || **tropical** —. A. tropical || **varioliformis** —. A. varioliforme. || **vulgaris** —. A. común, corriente.

acneform. Acneiforme

acnegen. Acnígeno. Sustancia que causa acné.

acnegenic. Acnigénico. Sustancia capaz de producir acné.

acneiform. Acneiforme.

acenmia. Acnemia. Atrofia de las pantorrillas.

acnitis. Acnitis. Tubercúlide papulonecrótico.

acoasma. Acoasma. Sonido imaginario. Alucinación.

ACOG. Abreviatura de *American College of Obstetricians and Gynecologists.*

acognosia. Acognosia. (V. *acognosy.*)

acognosy. Acognosia. Conocimiento de los remedios.

acology. Acología. Terapéutica. Ciencia y arte de curar.

acolous. Acolo. Sin miembros.

acomia. Acomia. Calvicie.

aconative. Aconativo. Sin deseo o voluntad.

aconine. Aconina Alcaloide de la aconitina con mucho menor poder tóxico que ésta.

aconitase. Aconitasa. Enzima catalíta (transformación del ácido cítrico en cisaconítico).

aconite. Acónito. Planta de la familia de las ranunculáceas. || Droga venenosa utilizada en otro tiempo como analgésico.

aconitine. Aconitina. Principio activo del acónito.

aconuresis. Aconuresis. Micción involuntaria.

acoprosis. Acoprosis. Ausencia de sustancia fecal en el intestino.

acoprous. Acoprosis. (V. *acoprosis.*)

acor. Acidez. Acrimonia. Acor.

acorea. Acorea. Ausencia congénita del iris.

acoria. Acoria. Aplestia. Forma de polifagia por disminución de la sensación de saciedad.

acorin. Acorin. Glicósido amargo. F.: $C_{36}H_{60}O_6$.

acormus. Acormia. Monstruo fetal con tronco rudimentario.

ACOS. Abreviatura de *American College of Osteopathic Surgeons.*

Acosta's disease. Enfermedad de Acosta. [J. de Acosta, jesuita español de la segunda mitad del siglo XVI.] Mal de las montañas.

acouasm. Acoasma. (V. *acoasma.*)

acouesthesia. Acustesia. Sensibilidad acústica.

acoulalion. Aculalion. Aparato para enseñar a hablar a los sordomudos.

acoumeter. Acúmetro.

acoumetry. Acumetría.

acouphonia. Acufonía. Auscultación combinada con percusión.

acousmatagnosis. Acusmatagnosia. Sordera mental.

acousmatamnesia. Acusmatamnesia. Falta de memoria para reproducir los sonidos.

acousticophobia. Acusticofobia. Fobia a los sonidos.

acoustics. Acústica. Ciencia del sonido.

ACP. Abreviatura de *American College of Pathologists.*

acquired. Adquirido. No genético, sino secundario a influencias externas.

acquisition. Adquisición. En psicología, el período del aprendizaje durante el que pueden medirse incrementos progresivos en la consistencia de las respuestas.

acquisitus. Adquirido. (V. *acquired.*)

ACR. Abreviatura de *American College of Radiology.*

acragnosis. Acragnosis. Ausencia del reconocimiento sensorial de una extremidad.

acral. Acro. Relativo al extremo o ápex. || Perteneciente a las extremidades.

acrania. Acrania. Anormal desarrollo, caracterizado por ausencia total o parcial de cráneo o cuero cabelludo.

acranial. Acraneal. Sin cráneo.

acranius. Acráneo. Monstruo que presenta acrania.

acraturesis. Acraturesis. Dificultad de la micción por atonía vesical.

Acree-Rosenheim, reagent, test. Reacción de Acree-Rosenheim. [S. F. Acree, químico norteamericano, 1875. O. Rosenheim, científico inglés.] Reacción para detectar la presencia de proteínas.

Acrel's ganglion. Ganglio de Acrel. [O. Acrel, cirujano sueco, 1717-1806.] En el tendón del extensor de la muñeca.

acremoniella. *Acremoniella.* Hongo del orden de las monilias, parecido al acremonium.

acremoniosis. Acremoniosis. Infección por el hongo acremonium.

acremonium. Acremonium. Hongo *Acremonium potronii.*

acribometer. Acribómetro. Instrumento para medir objetos diminutos.

acrid. Picante. Irritante. Corrosivo. Que produce irritación.

acridine. Acridina. Dibenzopiridina utilizada en la síntesis de ciertas drogas. F.: $CH:(C_6H_4)_2:N$.

acriflavine. Acriflavina. Utilizada como antiséptico tópico y, oralmente, como antiséptico urinario.

acrimony. Acrimonia. Acre. Calidad de acre.

acrinyl sulfocyanate. Acrinilsulfocianato. Principio irritante hallado en la mostaza blanca.

acrisorcin. Acrisorcín. Antifúngico. Usado en tiña versicolor. F.: $C_{12}H_{18}O_2 \cdot C_{13}H_{10}N_2$.

acritical. Acrítico. Sin crisis.

acritochromacy. Acritocromacia. Acromatopsia. Ceguera al color.

acro. Acro. Prefijo que denota relación con una extremidad o un extremo.

acroaesthesia. Acroestesia. Acrestesia. Dolor en las extremidades.

acroagnosis. Acroagnosis. Ausencia de percepción de un miembro.

acroanesthesia. Acroanestesia. Anestesia de las extremidades.

acroarthritis. Acroartritis. Artritis que afecta a las extremidades.

acroasphyxia. Acroasfixia. Asfixia local de las extremidades. || Dedo muerto. || Enfermedad de Raynaud.

acroataxia. Acroataxia. Ataxia que afecta a los dedos de manos y pies.

acroblast. Acroblasto. Capa exterior del mesoblasto.

acrobrachycephaly. Acrobraquicefalia. Anomalía resultante de la fusión de la sutura coronal, que provoca un acortamiento anormal del diámetro anteroposterior del cráneo.

acrobystiolith. Acrobistiolito. Cálculo prepucial.

acrobystitis. Acrobistitis. Acropostitis. Postitis. Inflamación del prepucio.

acrocephalia. Acrocefalia. Hipsocefalia. Tunicefalia. Forma cónica de la bóveda craneal.

acrocephalosyndactylia. Acrocefalosindactilia. Síndrome I de Apert. Monstruosidad caracterizada por forma cónica de la cabeza y sindactilia en las cuatro extremidades.

acrocephalosyndactyly. Acrocefalosindactilia. Síndrome de Apert; síndrome hereditario raro, caracterizado por deformidad del rostro, con acrocefalia, escafocefalia, hipertelorismo, exoftalmos, sindactilia, enanismo y posible retraso mental.

acrocephaly. Acrocefalia. Hipsocefalia. Turricefalia. (V. *acrocephalia.*)

acrochordon. Acrocordón. *Molluscum fibrosum.* Tumor blando, péndulo, en cuello o párpados de los viejos, fundamentalmente.

acrocinesis. Acrocinesia. Oxicinesia. Libertad anormal de movimientos.

acrocontracture. Acrocontractura. Contracturas articulares de manos y pies.

acrocyanosis. Acrocianosis. Coloración violácea de manos y pies, sin alteraciones tróficas.

acrodermatitis. Acrodermatitis. Dermatitis de las extremidades. || **chronica athrophicans**—. A. crónica atrófica. || **continua**—. A. continua crónica. || **enteropathica** —. A. intestinal y cutánea. || **hallopeaus**—. A. continua. || **perstans**—. A. persistente.

acrodolichomelia. Acrodolicomelia. Longitud excesiva de manos y pies.

acrodynia. Acrodinia. Eritema epidémico. Pedionalgia epidémica. Trofodermatoneurosis. || Enfermedad de Selter-Swift-Feer. || Enfermedad eruptiva: aumento de sensibilidad en pies y manos, con dolor reumatoide y erupción.

acrodysplasia. Acrocefalosindactilia. (V. *acrocephalosyndactylia.*)

acroedema. Acroedema. Edema permanente de manos o pies.

acroesthesia. Acroestesia. Dolor en las extremidades.

acrogeria. Acrogeria. Senilidad prematura de la piel de las manos y de los pies.

acrognosis. Acrognosia. Cenestesia de las extremidades.

acrohypothermy. Acrohipotermia. Frialdad de las extremidades.

acrohyperhidrosis. Acrohiperhidrosis. Sudoración excesiva en manos y pies.

acrohysterosalpingectomy. Acrohisterosalpingectomía. Extracción de ambas trompas de Falopio y de una porción del fondo del útero.

acrokeratosis. Acroqueratosis. Queratosis de las extremidades.

acrokinesia. Acrocinesia. Oxicinesia. (V. *acrocinesis.*)

acrolein. Acroleína. Aldehído acrílico.

acromacria. Aracnodictilia. Longitud excesiva de las extremidades.

acromania. Acromanía. Manía caracterizada por gran actividad motora.

acromastitis. Acromastitis. Telitis. Inflamación del pezón.

acromegalia. Acromegalia. Enfermedad de Marie. Gigantismo congénito de las extremidades por disfunción hipofisaria.

acromegalogigantism. Acromegalogigantismo. Gigantismo por acromegalia después de la pubertad.

acromegaloidism. Acromegaloidismo. Semejante a la acromegalia, pero no debido a trastorno hipofisario.

acromegaly. Acromegalia. (V. *acromegalia.*)

acromelalgia. Acromelalgia. Eritromelalgia. Afección caracterizada por accesos dolorosos y rubefacción en dedos de manos y pies.

acrometagenesis. Acrometagénesis. Deformidad simétrica de las extremidades por afección de la glándula pituitaria.

acromial. Acromial. Relativo al acromion.

acromicria. Acromicria. Atrofia o pequeñez de las extremidades.

acromikria. Acromicria. (V. *acromicria.*)

acromioclavicular. Acromioclavicular. Relativo al acromión y a la clavícula.

acromiocoracoid. Acromiocoracoideo. Relativo al acromion y a la apófisis coracoides.

acromiohumeral. Acromiohumeral. Relativo al acromion y al húmero.

acromion. Acromion. Apófisis del omóplato.

acromionectomy. Acromionectomía. Resección del acromion.

acromioscapular. Acromioescapular. Relativo al acromion y a la escápula.

acromiothoracic. Acromiotorácico. Relativo al acromion y al tórax.

acromphalus. Acrónfalo. Hernia umbilical.

acromycosis. Acromicosis. Micosis de las extremidades.

acromyotonia. Acromiotonía. Miotonía de las extremidades.

acromyotonus. Acromiotonía. (V. *acromyotonia.*)

acronarcotic. Acronarcótico. Irritativo y narcótico.

acroneurosis. Acroneurosis. Trastornos nerviosos de las extremidades.

acronine. Acronina. Agente antineoplásico. F.: $C_{20}H_{19}NO_3$.

acronyx. Acrónix. Uña encarnada.

acro-osteolysis. Acroosteolisis. Osteolisis distal.

acropachy. Acropaquia. Dedos en palillo de tambor.

acropachyderma. Acropaquiderma. Paquiacria. Engrosamiento de la piel de las extremidades.

acroparalysis. Acroparálisis. Parálisis de las extremidades.

acroparesthesia. Acroparestesia. Parestesia extrema. || Parestesia de las extremidades.

acropathology. Acropatología. Patología de las extremidades.

acropathy. Acropatía. Alteraciones genéricas de las extremidades.

acrophobia. Acrofobia. Miedo a permanecer a gran altura.

acroposthitis. Acropostitis. Inflamación del prepucio.

acropurpura. Acropúrpura. Púrpura en las extremidades.

acroscleroderma. Acroescleroderma. Escleroderma distal unido a enfermedad de Raynaud.

acrosclerosis. Acroescleroderma. (V. *acroscleroderma.*)

acrosome. Acrosoma. Corpúsculo en la región anterior de la cabeza del espermatozoide.

acrostealgia. Acrostealgia. Neuralgia de los huesos de las extremidades.

acroteric. Acrotérico. Relativo a la periferia o exterior. || Relativo a las extremidades.

acrotic. Acrótico. Que afecta a la superficie. || Relativo al acrotismo.

acrotism. Acrotismo. Falta o deficiencia de pulso.

acrotrophodynia. Acrotrofodinia. Trastornos tróficos dolorosos en las extremidades.

acrotrophoneurosis. Acrotrofoneurosis. Trastorno trofoneurótico de las extremidades.

acrylamide. Acrilamida. F.: $CH_2{:}CH \bullet CONH_2$.

acrylic. Acrílico. Sustancia termoplástica utilizada en prótesis.

acrylonitrile. Acrilonitrilo. Sus vapores son irritantes. F.: $CH_2{:}CH \bullet CN$.

ACS. Abreviaturas de *American Chemical Society* y de *antireticular cytotoxic serum.*

ACSM. Abreviatura de *American College of Sports Medicine.*

act. Acto. Hecho, acción. || **imperious, compulsive** —. A. compulsivo. || **impulsive** —. A. impulsivo. || **reflex** —. A. reflejo.

actaea. *Actaea.* Género de plantas ranunculáceas; algunas especies tienen propiedades medicamentosas. || — **spicata.** Hierba de San Cristóbal. Empleada como purgante.

ACTH. Abreviatura de hormona adrenocorticotropa. (V. *corticotropin.*)

ACTH-RE. Abreviatura de *corticotropin releasing factor.*

actin. Actina. Proteína muscular filamentosa que, junto a la miosina, causa la contracción.

acting out. Expresión conductista referente al ocultamiento de los conflictos emocionales como mecanismo de defensa análogo a la conversión somática.

actinic. Actínico. Relativo a aquellos rayos lumínicos ultravioletas que producen efectos químicos.

actiniform. Actiniforme. En forma de rayo, radiado.

actinine. Actinina. Una base que se encuentra en la anémona marina *Actinia equina.*

actinism. Actinismo. Propiedad de la energía radiante que produce alteraciones químicas.

actinium. Actinio. Elemento obtenido de compuestos de uranio, radiactivo. Símbolo: Ac.

actino. Actino. Prefijo que indica rayo de luz.

actinobacillosis. Actinobacilosis. Enfermedad en animales causada por *Actinobacillus.*

actinobacillus. Actinobacilo. Género de bacteriáceas de diversas formas. || — **actinoides.** A. que causa neumonía en terneros.|| **—lignieresi.** A. que produce abscesos en ganglios linfáticos en ganado vacuno.

actinocardiogram. Actinocardiograma. Cardiograma obtenido por los cambios de densidad en la pantalla radioscópica.

actinochemistry. Actinoquímica. Fotoquímica. Rama de la química que estudia la acción de los rayos luminosos.

actinocutitis. Actinodermatitis. Radiodermatitis. Inflamación de la piel producida por rayos actínicos.

actinodermatitis. Actinodermatitis.

actinodiastase. Actinodiastasa. Enzima del cuerpo de animales celentéricos que transforma la digestión intracelular característica de estos animales.

actinoerythrin. Actinoeritrina. Ester de bioeritrina.

actinogen. Actinógeno. Sustancia que produce radiación.

actinogenesis. Actinogénesis. Radiogénesis. Producción de rayos.

actinogram. Actinograma. Roentgenograma. Radiografia.

actinograph. Instrumento que registra las variaciones del efecto actínico de los rayos del sol.

actinography. Actinografía. Roentgenograma.

actinohematin. Actinohematina. Pigmento respiratorio rojo, observado en ciertas actinias.

actinolite. Actinolito. Sustancia que se modifica notablemente por la luz.

actinology. Actinología. Ciencia que estudia los tipos de energía radiante. || Zoología: estudio de los radiados.

actinometer. Actinómetro. Aparato para medir el poder penetrante de los rayos actínicos.

actinomycetaceae. Actinomicetáceas. Familia de actinomicetales, con cuatro géneros.

actinomycetales. Actinomicetáles. Orden de esquizomicetos, con dos familias.

actinomycetic. Actinomicético. Relativo a o causado por *actinomyces.*

actinomycetin. Actinomicetina. Sustancia que deriva de los cultivos de *Streptomices albus.*

actinomycin. Actinomicina. Antibiótico aislado de cultivos de *Actinomyces antibioticus.* De acción sobre grampositivos y gramnegativos.

actinomycoma. Actinomicoma. Tumor producido por actinomices.

actinomycosis. Actinomicosis. Discomicosis. Enfermedad de Rivalta. || Enfermedad infecciosa crónica del ganado, transmisible al hombre.

actinomycotin. Actinomicotina. Preparación a base de cultivo de *Actinomyces* para tratamiento de actinomicosis.

actinon. Actinón. Emanación de actinio.

actinoneuritis. Actinoneuritis. Radioneuritis. Neuritis por exposición a sustancias radiactivas.

actinophage. Actinófago. Virus causante de la lisis de actinomicetos.

actinophytosis. Actinofitosis. Estreptotricosis. Infección por *Actinomyces o Nocardia.*

actinopraxis. Actinopraxis. Utilización de las sustancias radiactivas.

actinotherapy. Actinoterapia. Tratamiento de las enfermedades a traves de radiaciones diversas.

actinotoxemia. Actinotoxemia. Toxemia debida a desintegración de tejidos debida a radiaciones.

actinotoxin. Actinotoxina. Toxina derivada de los tentáculos de los anémonas.

action. Acción. Efecto. Proceso. Modo de obrar. || Función o movimiento de una parte o de todo el organismo. || **tampon, buffer** —. A. estabilizadora. Tampón. || **calorigenic** —. A. calorífica. || **capillary** —. A. capilar. || **contact** —. Catálisis. || **cumulative** —. A. acumulativa. || **opsonic** —. A. opsónica (aumento de capacidad fagocitaria). || **reflex** —. A. refleja. || **specific** —. A. específica. || **thermogenic** —. A. termogénica. || **vitaminoid** —. A. vitamínica.

activate. Activar.

activation. Activación. Acto o proceso de hacer activo. || **lymphocite** —. A. linfocítica. || **plasma** —. A. plasmática.

activator. Activador. Sustancia que hace más activa a otra o que posibilita la acción de un fermento. || **tissue** —. Fibrinoquinasa.

active. Activo. Eficaz. Contrario a pasivo.

activity. Actividad. || **displacement** —. Desplazamiento. || **enzyme** —. A. enzimática. || **optical** —. A. óptica. || **specific** —. A. específica.

actometer. Actómetro. Para medir la actividad. P. ej., en hiperquinesia.

actomyosin. Actomiosina. Sustancia contráctil del músculo compuesta por la unión de las proteínas actina y miosina.

actonia. Actonia. Hongo endomiceto que a veces produce falsas membrana faríngeas.

ACTP. Abreviatura de *adrenocorticotropic polipeptide.*

acu-. Acu-. Partícula que denota relación con una aguja.

acuaria spiralis. *Acuaria spiralis.* Filaria presente en aves.

acuclosure. Acuclusión. Detención de hemorragia por compresión con aguja.

acufilopressure. Acufilopresión. Combinación de acupresión y ligadura.

acuity. Agudeza. Claridad, sutileza en los sentidos. P. ej., vista, oído, olfato.

acuminate. Acuminado. Agudizado.

acupoint. Acupunto. Lugar específico de inserción de la aguja de acupuntura en el meridiano corporal.

acupression. Acupresión. Compresión de un vaso con una aguja.

acupressure. Acupresión. (V. *acupression.*)

acupuncture. Acupuntura. Método terpéutico chino por inserción de agujas en la piel.

acusection. Acusección. Corte por bisturí eléctrico.

acusector. Acusector. Aguja eléctrica utilizada como bisturí.

acustic. Acústico. Perteneciente a los sonidos.

acusticus. Acústico. Octavo par craneal, auditivo.

acute. Agudo. Curso breve y relativamente grave. || Penetrante.

acute abdomen at pancreatitis onset. Crisis pancreática de Dieulafoy. [Georges Dieulafoy, 1839-1911, médico francés, n. en París]. Serie de síntomas del abdomen agudo que se producen al comienzo de una pancreatitis hemorrágica. || **Dieulafoy ulcer.** Erosión de Dieulafoy. Defecto de la mucosa gástrica después de una neumonía, que con los actuales tratamientos de esa enfermedad ya no se produce. Al afectar a la submucosa se desarrollan úlceras con hemorragia arterial.

acute anterior poliomyelitis. Enfermedad de Heine-Medin. [Jacob von Heine, 1800-1879, ortopeda, Bad Cannstatt; Oskar Medin, 1847-1927, pediatra, Estocolmo]. Poliomielitis anterior aguda.

acutorsion. Acutorsión. Torsión de un vaso utilizando una aguja, con objeto de detener una hemorragia sanguínea.

acyanoblepsia. Acianoblesia. Variedad de acromatosis que impide distinguir el color azul.

acyanopsia. Acianopsia. Acianoblesia. (V. *acyanoblepsia.*)

acyanotic. Acianótico. Caracterizado por ausencia de cianosis.

acyclia. Aciclia. Falta de movimiento en los líquidos orgánicos.

acyclic. Acíclico. Alifático. Estructura de cadena abierta en química. || Irregular, no sujeto a ciclo determinado.

acyesis. Aciesia. Esterilidad en la mujer.

acyl. Acilo. Radical derivado de un ácido orgánico al suprimir el grupo hidroxilo.

acylase. Acilasa. Enzima catalizadora.

acylation. Acilación. Introducción de un radical ácido en un compuesto.

acylmutase. Acilmutasa. Isomerasa catalítica.

acylphosphatase. Acilfosfatasa. Enzima catalizadora de ciertas reacciones.

acyltransferase. Aciltransferasa. Enzima catalítica.

acystia. Acistia. Falta de vejiga.

acystinervia. Acistineuria. Parálisis vesical.

acystineuria. Acistineuria. (V. *acystinervia.*)

acystosporidia. Acistosporidia. *Haemosporidia.* Hemosporidios. Esporozoos parásitos de los corpúsculos sanguíneos de los vertebrados.

AD. Abreviatura de *diphenylchlorarsine* y de *anodal duration.*

ad. Preposición latina que significa «a», «hacia» y denota proximidad.

ADA. Abreviatura de *American Dental Association, American Diabetic Association, American Dietetic Association.*

adactylia. Adactilia. Adactilismo. Falta congénita de los dedos de la mano o pie.

adactylyl. Adactilismo. Adactilia. (V. *adactylia.*)

Adair-Dighton syndrome. Síndrome de Adair-Dighton. Caracterizado por sordera, fragilidad ósea y escleróticas azules.

Adm's apple. Bocado de Adán. Nuez. Prominencia laríngea.

adamantine. Adamantino. Relativo al esmalte dental.

adamantinoma. Adamantinoma. Tumor de los restos epiteliales del órgano del esmalte. ‖ **pituitary** —. A. pituitario. Craneofaringioma. ‖ **polycysticum** —. Ameloblastoma formado por degeneración cística.

adamantoblast. Adamantoblasto. Ameloblasto. Célula a partir de la cual se desarrolla el esmalte dentario.

adamantoblastoma. Adamantoblastoma. Ameloblastoma. Tumor derivado del ameloblasto.

Adami's theory. Teoría de Adami. [J. G. Adami, patólogo canadiense, 1862-1926.] Hipótesis para explicar la herencia, semejante a la de las cadenas laterales de Ehrlich.

Adamkiewicz's demilunes, test (reaction). Reación semilunar de Adamkiewicz. [A. Adamkiewicz, patólogo polaco, 1850-1921.] Células semilunares debajo del neurilema de las fibras nerviosas meduladas.

Adams' operation. Operación de Adams. [W. Adams, cirujano inglés, 1820-1900.] División intracapsular del fémur en la anquilosis de cadera. ‖ Fasciotomía palmar subcutánea en la contracción de Dupuytren. ‖ Escisión de una cuña del párpado en la cura del ectropión. ‖ Acortamiento de los ligamentos redondos. ‖ Fractura del tabique nasal desviado y colocación de una férula.

Adams-Stokes syndrome. Adams-Stokes, síndrome de. Crisis de pérdida de conocimiento, que puede ser recidivante. [Robert A., 1791-1875, cirujano irlandés n. en Dublín; William St.]. El origen de este síndrome es cardiaco y amenazante para la vida; frecuentemente se acompaña de convulsiones, y está causado por isquemia cerebral debida a interrupción de la actividad cardíaca mecánica por trastornos del ritmo.

adansonia. Adansonia. [De M. Adanson, naturalista francés.] Género de árboles cuyas hojas y corteza son febrífugas.

adaptation. Adaptación. Acomodación. Ajustamiento de un organismo al ambiente. ‖ Disminución de la frecuencia de impulsos en la actividad refleja cuando se repiten varias veces los estímulos sensoriales. ‖ Facultad de la retina para adaptarse. ‖ **color** —. A. al color. ‖ **dark** —. A. a la visión nocturna. ‖ **enzymatic** —. A. enzimática. ‖ **genetic** —. A. genética. ‖ **light** —. A. a la luz. ‖ **phenotypic** —. A. fenotípica. ‖ **scotopic** —. A. escotópica. ‖ **general** —. Síndrome general de adaptación de Selye: suma de reacciones generales del organismo, consecutivas a una exposición a un estrés.

adapter. Adaptador. Ajustador.

adaptometer. Adaptómetro. Instrumento para medir el tiempo que requiere la adaptación de la retina.

adaxial. Adaxial. Adaxil. Situado a un lado o dirigido hacia el eje.

ADCC. Abreviatura de *antibody-dependent cellmediated citotoxicity* (citotoxicidad mediada por células, dependiente de anticuerpo).

add. Abreviatura de «agregar», «añadir», usada en las recetas médicas.

addict. Adicto. Persona que no es capaz de resistir a ciertos hábitos, especialmente al uso de drogas o alcohol, debido a causas fisiológicas o psicológicas.

addiction. Adicción. Situación del adicto. ‖ **alcohol** —. Alcoholismo. ‖ **drug** —. A. a las drogas. ‖ **opium** —. A. al opio.

addiment. Complemento. Aditamento.

Addis count (method, test). Recuento de Addis. [Th. Addis, médico, San Francisco, 1881-1949.] Recuento de glóbulos rojos, leucocitos, células epiteliales, proteína y cilindros, en diagnóstico de enfermedad renal.

addsin. Adisina. Sustancia presente en el jugo gástrico.

Addison's disease. Enfermedad de Addison. [Th. Addison, médico inglés, 1793-1860.] Enfermedad por hipofunción de las glándulas suprarrenales. Cursa con hiperpigmentación cutánea, astenia, hipotensión y anemia progresiva.

addisonism. Addisonismo.

additive. Aditivo. Caracterizado por adición.

adduction. Aducción. Movimiento activo o pasivo que acerca un miembro u otro órgano al plano medio.

adductor. Aductor. Músculo que produce la aducción.

Adelmann's maneuver or method, operation. Maniobra o método de Adelmann. [G.F.B. Adelmann, cirujano alemán, 1811-1888.] Flexión forzada de una extremidad para cohibir la hemorragia arterial. ‖ Desarticulación de un dedo de la mano junto con la cabeza del metacarpiano correspondiente.

adelomorphous. Adelomorfo. Célula adelomorfa. Que no tiene una forma claramente definida.

adelphia. Adelfia. Monstruosidades caracterizadas por la unión de dos cuerpos por su parte superior y separación de las partes inferiores.

aden-. Aden-. Adeno. Prefijo que significa glándula, ganglio.

Aden fever. Fiebre de Adén. Dengue. Ulcera oriental.

adenalgia. Adenalgia. Adenodinia. Dolor de una glándula o un ganglio.

adenase. Adenasa. Enzima que cataliza la conversión de adenina en hipoxantina y amonio.

adenasthenia. Adenastenia. Actividad glandular o ganglionar deficiente.

adendric. Adéndrico. Adendrítico.

adendritic. Adendrítico. Que carece de dendritas.

adenectomy. Adenectomía. Extirpación quirúrgica de una glándula o un ganglio.

adenia. Adenia. Afección crónica, con aumento de los ganglios linfáticos. Enfermedad de Hodgkin. || Linfoma no hodgkiniano. || Seudoleucemia.

adenic. Adénico. Referente a una glándula o ganglio.

adeniform. Adeniforme. Semejante a una glándula o ganglio.

adenine. Adenina. Base que se libera por hidrólisis del ácido desoxirribonucleico.

adenitis. Adenitis. Inflamación glandular de los ganglios o grupos ganglionares. || Flegmasía adenosa, flegmasía glandular. || **cervical**—. A. cervical. || **mesenteric** —. A. mesentérica. || **phlegmonous**—. A. flegmonosa. || **tropicalis** —. Linfogranuloma venéreo.

adenization. Adenización. Degeneración adenoide.

adenoacanthoma. Adenoacantoma. Tumor compuesto de elementos celulares y escamosos.

adenoameloblastoma. Adenoameloblastoma. Tumor odontogénico.

adenoblast. Adenoblasto. Célula secretora o glandular. || Célula embrionaria de la que deriva el tejido glandular o ganglionar.

adenocarcinoma. adenocarcinoma. Adenoma canceroso o maligno; carcinoma adenomatoso. || **acinar** —. A. acinar o acinoso. || **alveolar** —. A. alveolar. || **follicular**—. A. folicular. || **of kidney** —. A. de riñón. || **mucinous** —. A. mucinoso. || **papillary** —. A. papilar. || **polipoyd.** —. A. polipoide.

adenocele. Adenocele.Adenoma. (V. *adenoma*.)

adenocellulitis. Adenocelulitis. Inflamación de una glándula o ganglio y del tejido celular que lo rodea.

adenochirapsology. Adenoquirapsología. Obra de Brown, médico de Carlos II de Inglaterra, en la que se habla del poder de los reyes de curar escrófulos.

adenochondroma. Adenocondroma. Adenoma combinado con condroma.

adenoctopia. Adenoctopia. Malposición o desplazamiento de una glándula o ganglio.

adenocyst. Adenoquiste. Adenoma con formaciones quísticas.

adenocyte. Adenocito. Célula secretora adulta de una glándula.

adenodynia. Adenodinia. Adenalgia. (V. *adenalgia*.)

adenoepithelioma. Adenoepitelioma. Tumor compuesto de elementos glandulares y epiteliales.

adenofibroma. Adenofibroma. Tumor formado por tejido conjuntivo y elementos glandulares.

adenofibrosis. Adenofibrosis. Degeneración fibrosa glandular.

adenogenous. Adenógeno. Originario de tejido glandular.

adenography. Adenografía. Tratado de las glándulas o ganglios. || Radiografía de glándulas o ganglios.

adenohypersthenia. Adenohiperestenia. Actividad glandular aumentada.

adenohypophysectomy. Adenohipofisectomía. Extirpación de la porción glandular hipofisaria.

adenohypophysial. E. adenohipofisiario.

adenohypophysis. Adenohipófisis. Porción anterior de la hipófisis. *Lobus glandularis*. Prehipófisis.

adenoid. Adenoide. Semejante a una glándula o ganglio. || Hipertrofia de tejido ganglionar (vegetaciones adenoides) en nasofaringe de niños.

adenoidectomy. Adenoidectomía. Extirpación de vegetaciones adenoides.

adenoidism. Adenoidismo. Complejo sintomático de quienes sufren vegetaciones.

adenoiditis. Adenoiditis. Inflamación de las adenoides.

adenoleiomyofibroma. Adenoleiomiofibroma. Leiomiofibroma con elementos adenomatosos.

adenolipoma. Adenolipoma. Tumor glandular o ganglionar formado en gran parte por tejido adiposo.

adenolipomatosis. Adenolipomatosis. Desarrollo de múltiples lipomas en cuello, axila e ingle. || Cuello de Madelung.

adenologaditis. Adenologaditis. Oftalmía del recien nacido. || Inflamación ocular y conjuntival.

adenology. Adenología. Conocimientos relativos a las glándulas o ganglios.

adenolymphitis. Linfadenitis. Inflamación de los ganglios linfáticos. || **caseous** —. L. caseosa. Asociada a tuberculosis. || **enteric** —. L. intestinal. || **regional**—. L. regional. Local. || **tuberculoid** —. Similar a la linfadenitis tuberculosa. || **tuberculous** —. L. ganglionar tuberculosa.

adenolymphocele. Adenolinfocele. Dilatación de los vasos linfáticos y engrosamiento ganglionar.

adenoma. Adenoma. Tumor epitelial, normalmente benigno, de estructura semejante a una glándula. || **acidophilic** —. A. acidófilo (de la porción anterior hipofisaria). || **adamantinum** —. Ameloblastoma. || **alveolare** —. A. alveolar. || **basophilic** —. A. basófilo (de la porción anterior hipofisaria. Cushing). || **bronchial** .A. bronquial. || **chromophobe** —. A. cromófobo (de la porción anterior hipofisaria). || **cortical** —. A. cortical (riñón, p. ej.) || **eosinophil** —. A. eosinófilo. || **fibrosum** —. Fibroadenoma. || **follicular** —. A. folicular. || **isleta langerhansian** —. A. de los islotes de Langerhans. || **malignant** —. Adenocarcinoma. || **pituitary** —. A. de hipófisis (benigno). || **pleomorphic**—. A. pleomórifco (mixto). || **racemose** —. A. racimoso. || **sebaceous** —. A. sebáceo. || **sudoriparum** —. A. de glándulas sudoríporas. || **tubular** —. A. de células de Sertoli. || **villous** —. A. velloso.

adenomalacia. Adenomalacia. Reblandecimiento de una glándula o de un ganglio.

adenomatoid. Adenomatoide. Relativo a adenoma.

adenomatosis. Adenomatosis. Estado en el cual un tejido glandular es asiento de grandes tumores adenomatosos. || **multiple endocrine**—. A. poliendocrina. || **oris**—. A. oral. || **pulmonary** —. A. pulmonar. Carcinoma de células alveolares.

adenomegaly. Adenomegalia. Hipertrofia glandular o ganglionar.

A

adenomere. Adenómera. Porción funcional de una glándula.

adenomyoepithelioma. Adenomiopitelioma.

adenomyofibroma. Adenomiofibroma. Fibroma que contiene tejido adenomatoso y miomatoso.

adenomyoma. Adenomioma. Tumor comuesto de tejido glandular y muscular.

adenomyometritis. Adenomiometritis. Inflamación hiperplásica del útero.

adenomyosarcoma. Adenomiosarcoma. Adenosarcoma con elementos musculares. ‖ **embryonal** —. Tumor de Wilms.

adenomyosis. Adenomiosis. Endometriosis. Presencia de endometrio en lugares anormales. ‖ **stromal**—. Estromatosis. ‖ **tubae** —. Salpingitis ístmica.

adenomyxoma. Adenomixoma. Tumor con tejido ganglionar o glandular y tejido mucoso.

adenomyxosarcoma. Adenomixosarcoma. Sarcoma que contiene tanto elementos glandulares como elementos mucosos.

adenoncus. Adenoncosis. Tumefacción de un ganglio.

adenoneural. Adenoneural. Perteneciente a glándula y nervio.

adenopathy. Adenopatía. Enfermedad de los ganglios especialmente de los línfáticos.

adenopharyngitis. Adenofaringitis. Inflamación de amígdalas y faringe.

adenophlegmon. Adenitis flegmonosa.

adenophtalmia. Adenoftalmia. Inflamación de las glándulas de Meibomio.

adenosarcoma. Adenosarcoma. Tumor mixto compuesto de elementos glandulares y sarcomatosos. ‖ **embryonal** —. Tumor de Wilms.

adenosarcorhabdomyoma. Adenosarcorrabdomioma. Tumor compuesto de elementos de adenoma, sarcoma y rabdomioma.

adenosclerosis. Adenoesclerosis. Esclerosis glandular.

adenosinase. Adenosinasa. Enzima que desdobla la adenosina.

adenosine. Adenosina. Nucleótido derivado del ácido nucleico. ‖ El trifosfato de adenosina o ácido adenilfosfórico se encuentra presente en todas las células, principalmente en el tejido muscular estriado (ATP). difosfato (ADP). ‖ **monophospate** —. Monofosfato (AMP). ‖ AMPc, monofosfato cíclico, segundo mensajero. Se activa por la adenilcidasa.

adenosinetriphosphatase. Adenosintrifosfatasa. AT-pasa. Enzima que desdobla el ácido adenosintrifosfórico.

adenosis. Adenosis. Enfermedad de glándulas o ganglios. ‖ Desarrollo o formación de tejido glandular o ganglionar.

adenositis. Adenositis. Reacción inflamatoria, con formación de tejido glandular.

S-adenosylmethionine. S-adenosilmetionina. En reacciones de transmetilación.

adenotome. Adenótomo. Instrumento cortante utilizado para la adenotomía.

adenotomy. Adenotomía. Disección de las glándulas o ganglios.

adenotonsillectomy. Adenotonsilectomía. Extirpación de glándulas y amígdalas.

adenous. Adenoso. Perteneciente al tejido glandular.

adenovirus. Adenovirus. Tipo de virus que miden de 70 a 80 mμ. 31 clases distintas producen fiebre faringotraqueal, conjuntivitis catarral, procesos respiratorios, neumonitis y faringitis.

adenyl. Adenil. Radical químico. ‖ — **ciclasa.** Enzima que forma AMP cíclico a partir del ATP.

adenyl-pyrophosphate. Adenilpirofosfato. Trifosfato de adenosina.

adephagia. Adefagia. Bulimia. Hambre insaciable.

adepns. Grasa. ‖ —**lanae.** Lanolina. ‖ — **lanae hydrosus.** Lanolina hidratada.

adermia. Adermia. Falta congénita de piel.

adermin. Adermina. Piridoxina; vitamina B_6.

adermogenesis. Adermogénesis. Desarrollo imperfecto de la piel.

adermotrophia. Adermotrofia. Atrofia de la piel.

ad grat. acid. Abrevitura de *ad gratum aciditatem.*

ADH. Abreviatura de *antidiuretic hormone* (hormona antidiurética).

adhatoda. Adatoda. Planta acantácea. Sus hojas se emplean en la India para el asma. ‖ Nogal de las Indias. ‖ Arbol de la Carmantina.

adhere. Adherir.

adherence. Adherencia. Unión anormal de partes que deben estar separadas. ‖ Brida entre dos superficies u órganos, de fibrina que se organiza secundariamente, como resultado de la inflamación. ‖ **immune** —. A. en formación de antígeno-anticuerpo.

adhesion. Adhesión. (V. *adherence.*) ‖ **amniotic** —. A. amniótica. ‖ **attic** —. A. ática. Adherencias alrededor de la vejiga biliar y la región pilórica. ‖ **primaria** —. A. de primera intención (cicatrización). ‖ **secondary** —. A. de segunda intención (cicatrización).

adhesiotomy. Adhesiotomía. Sección o corte de adherencias.

adhesive. Adhesivo. Que se adhiere íntimamente. ‖ Ciertos preparados que se adhieren a la piel fácilmente.

adhib. Abreviatura de *adhibendus* (para ser administrado).

ADI. Abreviatura de *acceptable daily intake.*

adiabatic. Adiabático. Que no transmite el calor. ‖ Cambio sin ganancia ni pérdida de calor.

adiactinic. Adiactínico. Impenetrable para los rayos actínicos.

adiadochocinesia. Adiadococinesia. Falta o disminución de la facultad de practicar con rapidez movimientos voluntarios opuestos sucesivos.

adiadochokinesia. Adiadococinesia. (V. *adiadochocinesia.*).

adiantum. Adianto. Helecho de la familia polipodiáceas; demulcente y pectoral.

adiaphoresis. Adiaforesis. Deficiencia o falta de sudor o transpiración.

adiaphoria. Adiaforia. Indiferencia espiritual.

adiaspiromycosis. Adiaspiromicosis. Enfermedad rara en el hombre, causada por inhalación de esporas de ciertos hongos.

adiaspore. Adiaspora. Espora de los hongos *Emmongia parva* y *E. crescens.*

adiathermance. Adiatermia. Impenetrabilidad para las ondas calóricas.

adiathermancy. Adiatermia. (V. *adiathermance.*)

adiastolia. Adiastolia. Ausencia de diástole cardiaca || **Politzer** —. A. de Politzer, en la pericarditis constrictiva.

adicillin. Adicilina. Cefalosporina activa contra los gérmenes grampositivos y gramnegativos.

Adie syndrome. Adie, síndrome de. Arreflexia constitucional. [William J. A. 1886-1935; neurólogo inglés]. Anomalía de la reacción pupilar, conocida también como pupila tónica por lo general unilateral, combinada con trastornos reflejos de los miembros inferiores, más raras veces de los superiores, y con trastornos vegetativos.

adiemorrhysis. Adiemorrisis. Obstrucción o disminución de la circulación sanguínea.

adipectomy. Adipectomía. Lipectomía. Escisión de una masa de tejido adiposo.

adiphenine hydrochloride. Hidrocloruro de adifenina. Antiespasmódico, anticolinérgico. F.: $C_{20}H_{25}NO_2 \cdot HCI$.

adipic. Adiposo.

adipo-. Adipo-. Prefijo relativo a grasa.

adipocele. Adipocele. Hernia con grasa o tejido adiposo.

adipocellular. Adipocelular. Compuesto de tejido conectivo y grasa.

adipocere. Adipocera. Sustancia cérea formada por descomposición incompleta de cadáveres sumergidos en agua. || Grasa de cadáver.

adipocyte. Adipocito. Célula adiposa, que contiene grasa.

adipofibroma. Adipofibroma. Adipoma con elementos fibrosos.

adipogenesis. Adipogénesis. Formación de grasa.

adipohepatic. Adipohepático. Relativo a la degeneración grasa del hígado.

adipoid. Lipoideo. Adipoide.

adipokinesis. Adipoquinesis. Movilización de grasa en el organismo. || Liberación de ácidos grasos en el plasma sanguíneo.

adipokinin. Adipoquinina. Hormona lipolítica teórica.

adipolysis. Adipólisis. Digestión o hidrólisis de grasas.

adipolytic. Adipolítico. Lipolítico. Que produce la digestión o hidrólisis de las grasas.

adipometer. Adipómetro. Instrumento para medir el panículo adiposo.

adiponecrosis. Adiponecrosis. Necrosis del tejido adiposo. || — **subcutanea neonatorum**. A. subcutánea del recien nacido.

adipopexia. Adipopexia. Adipopexis. Fijación o acumulación de grasa.

adipopexis. Adipopexis. (V. *adipopexia.*)

adiposalgia. Adiposalgia. Dolor en las zonas adiposas. || Adiposis dolorosa de Dercum.

adipose. Grasa. Adiposo.

adiposis. Adiposis. Obesidad. || Degeneración adiposa, esteatosis. || **cerebralis** —. Adiposidad de origen cerebral. || **dolorosa** —. Enfermedad de Dercum. Tumefacciones adiposas dolorosas. || **hepatica** —. Degeneración grasa del hígado. || **tuberosa simplex** —. Enfermedad de Anders. || **universalis** —. Depósito generalizado de grasa, incluyendo órganos internos.

adipositas. Adiposidad. Acumulación excesiva de grasa, general o local.

adipositis. Adipositis. Inflamación del tejido adiposo subcutáneo.

adiposity. Adiposidad. (V. *adipositas.*).

adiposuria. Adiposuria. Lipuria. Grasa en orina.

adipsia. Adipsia. Aposia. Ausencia de sed.

adipsy. Aposia. (V, *adipsia.*)

aditus. Aditus. Entrada. Acceso. || — **ad antrum.** Conducto timpanomastoideo. || — **ad aquaeductum cerebri.** Comunicación de la porción posterior del tercer ventrículo con el acueducto del cerebro. || — **glottidis.** Espacio entre cuerdas vocales superiores e inferiores. || — **laryngis.** Abertura superior de la laringe. || — **orbitae.** Abertura de la órbita en el cráneo. || — **vaginae.** Abertura vaginal.

adjunction. Adición. Unión. Adjunción.

adjustment. Ajuste. Respuesta física a nuevas situaciones. || Estado de relativo equilibrio psicológico. || Manipulación vertebral quiropráctica.

adjuvant. Adjutor. Adyuvante. Coadyuvante.

Adler's test. Reacción de Adler. [O. Adler, médico alemán, 1879-1932.] Prueba de la bencidina para demostrar la presencia de sangre (por ejemplo, hemorragias ocultas).

Adler's theory. Teoría de Adler. [A. Adler, neurólogo austriaco, 1870-1937.] El desarrollo de las neurosis obedece a una inferioridad social o física.

ad lib. Abrevitura de *ad libitum* (a voluntad, a propósito).

admedial. Admedial. Admediano. Próximo al plano medio.

admedian. Admedial, admediano. (V. *admedial.*)

adminiculum. Adminiculum. Soporte. || — **lineae albae.** Expansión de las fibras que van desde el ligamento púbico superior a la superficie posterior de la línea alba; ligamento de Cooper.

admission. Ingreso. Admisión. Internación.

ad nauseam. Que produce náuseas.

adnate. Adnata. Túnica adnata. Porción de la conjuntiva en contacto con el globo ocular.

adnerval. Adnerval. Cercano al nervio.

adneural. Adnerval. (V. *adnerval.*)

adnexa. Adnexa. Anexos. || **oculi** —. A. del ojo. || **uteri** —. A. del útero.

adnexectomy. Anexectomía. Extirpación de anexos.

adnexitis. Anexitis. Inflamación de órganos anexos.

adnexogenesis. Anexogénesis. Formación de los anexos.

adnexopexy. Anexopexia. Operación que consiste en elevar y fijar la trompa de Falopio y el ovario en la pared abdominal.

adolescence. Adolescencia. Epoca que sigue a la infancia, hasta que el cuerpo adquiere toda la madurez física.

adolescent. Adolescente. Perteneciente a la adolescencia. || Individuo que se encuentra en periodo de la adolescencia.

adonidin. Adonidina. Glucósido venenoso del *Adonis vernalis*. Se emplea como tónico cardiaco y diurético. Semejante a la digital en sus efectos. F.: $C_{24}H_{42}O_9$.

adonin. Adonina. Glucósido de la *Adonis amurensis*, planta asiática. F.: $C_{20}H_{40}O_9$.

adonis. Género de plantas ranunculáceas venenosas. *A. aestivalis* y el *A. vernalis* son estimulantes cardiacos.

adonite. Adonitol. Alcohol pentahídrico encontrado en el *Adonis vernalis*.

adonitol. Adonitol. (V. *adonite*.)

adoral. Adoral. Próximo a la boca.

adosculation. Adosculación. Impregnación por contacto externo.

ADP. Abreviatura de *adenosinediphosphate* (adenosindifosfato).

ad pond. om. Abreviatura de *ad pondus omnium* (al peso total).

adrenal. Adrenal. Cerca del riñon. || Cápsula suprarrenal. || — **marchand's.** Cuerpos accesorios suprarrenales en el ligamento ancho.

adrenalectomize. Adrenalectomizar. Extirpar las cápsulas suprarrenales.

adrenalectomy. Adrenalectomía. Extirpación de las cápsulas suprarrenales

adrenalin. Adrenalina. Epinefrina. Principio activo de las cápsulas suprarrenales. Produce la excitación del simpático. Sin.: Adrenamina, adrenina, adnefrina, paranefrina, supracapsulina, suprarrenina, suprarrenalina.

adrenalinemia. Adrenalinemia. Tasa de adrenalina en sangre.

adrenalinogenesis. Adrenalinogénesis. Formación de adrenalina.

adrenalinoscope. Adrenalinoscopio. Aparato para detectar la presencia de adrenalina en un líquido.

adrenalinuria. Adrenalinuria. Presencia y tasa de adrenalina en orina.

adrenalism. Adrenalismo. Estado morboso debido a la alteración de las cápsulas suprarrenales.

adrenalitis. Adrenalitis. Adrenitis. Inflamación de las cápsulas suprarrenales.

adrenalone. Adrenalona. Cetona obtenida por oxidación de la adrenalina. Vasoconstrictora. F.: $C_9H_{11}NO_3$.

adrenalopathy. Adrenalopatía. Adrenopatía. Afecciones de las glándulas suprarrenales.

adrenalotropic. Adrenalotrópico. Adrenotrópico. Con especial afinidad a las glándulas suprarrenales.

adrenals. Glándulas suprarrenales.

adrenarche. Adrenarquia. Despertar puberal de la fracción androgénica de la corteza suprarrenal.

adrenergic. Adrenérgico. Activado por la adrenalina; se aplica a las fibras nerviosas simpáticas.

adrenic. Adrénico. Perteneciente a las glándulas suprarrenales.

adrenin. Adrenalina. Epinefrina.

adrenine. Epinefrina. Adrenalina.

adrenitis. Adrenitis. Adrenalitis. (V. *adrenalitis*.)

adreno-. Adreno-. Prefijo que indica relación con las cápsulas suprarrenales.

adrenoceptive. Adrenoceptivo. Adrenoceptor. Perteneciente a los lugares donde actúan los efectores para la transmisión adrenérgica.

adrenoceptor. Receptor adrenérgico. Efector de órganos inervados por fibras adrenérgicas postgangliónicas. Pueden ser α y β-receptores, según su reacción a la adrenalina o noradrenalina.

adrenochrome. Adrenocromo. Derivado de la adrenalina, al que se atribuyen propiedades psicomiméticas. F.: $C_9H_9NO_3$.

adrenocortical. Adrenocortical. Perteneciente a la corteza suprarrenal o a sus hormonas.

adrenocorticohyperplasia. Adrenocorticohiperplasia. Hiperplasia de la corteza suprarrenal.

adrenocorticomimetic. Adrenocorticomimético. De efectos similares a los de las hormonas corticosuprarrenales.

adrenocorticotrophic. Adrenocorticotropo. Corticotropo.

adrenocorticotrophin. Adrenocorticotropina. Corticotropina. Adrenotropina. ACTH. Preparado del principio derivado del lóbulo anterior de la hipófisis, que ejerce efecto trópico sobre la corteza suprarrenal.

adrenocortin. Adrenocrotina. Extracto de la corteza adrenal.

adrenodontia. Adrenodoncia. Predominio de la función suprarrenal que se manifiesta en la forma de los dientes.

adrenoglomerrulotropin. Adrenoglomerulotropina. Hormona que estimula la producción de aldosterona AGTH.

adrenogram. Adrenograma. Radiografía de las glándulas suprarrenales.

adrenokinetc. Adrenocinético. Qué estimula la glándula suprarrenal.

adrenoleukodystrophy. Adrenoleucodistrofia. Enfermedad hereditaria con alteración generalizada de la sustancia blanca cerebral y atrofia adrenal.

adrenolutin. Adrenolutina. Producto de degradación de la adrenalina.

adrenolytic. Adrenolítico. Que inhibe la acción de la adrenalina.

adrenomedullotropic. Adrenomedulotrópico. Estimulante de la actividad hormonal de la médula suprarrenal.

adrenomegaly. Adrenomegalia. Agrandamiento de las glándulas adrenales.

adrenomimetic. Adrenomimético. De acción similar a la de los compuestos adrenales.

adrenopathy. Adrenopatía. Adrenalopatia. (V. *adrenalopathy.*)

adrenopause. Adrenopausia. Cesación o supresión de la actividad adrenal.

adrenoprival. Adrenoprivo. Privado de cápsulas suprarrenales.

adrenoreceptor. Adrenorreceptor. Receptor adrenérgico.

adrenostatic. Adrenostático. Inhibidor de la actividad adrenal.

adrenosterone. Adrenosterona. Esteroide cristalino andrógeno de las cápsulas suprarrenales.

adrenotoxin. Adrenotoxina. Cualquier sustancia tóxica para las suprarrenales.

adrenotrope. Adrenotropo. Con influencia estimulante sobre las suprarrenales. Adrenocorticotropo o adrenomedulotropo (sobre corteza o médula).

adrenotrophin. Adrenotropina. Corticotropina. De la región anterior de la hipófisis. Ejerce efecto trópico sobre la corteza suprarrenal.

adrenotropic. Adrenotrópico. Adrenalotrópico. (V. *adrenalotropic.*)

adrenotropism. Adrenotropismo. Constitución endocrina en la que predomina la influencia suprarrenal.

adrenoxidase. Adrenoxidasa. Secreción adrenal oxigenada.

adrenoxin. Adrenoxina. Sustancia derivada de la oxidación enzimática de la adrenalina con propiedades semejantes a las de la acetilcolina.

adriamycin. Adriamicina. Marca resgistrada de sustancia citolítica.

adromia. Adromía. Falta de conducción nerviosa en nervio o músculo.

adrue. *Cyperus articulatus.* Planta de la India, que posee propiedades tónicas, antieméticas y antihelmínticas.

ADS. Abreviatura de *antidiuretic substance.*

adsorbent. Adsorbente. Sustancia caracterizada por la adsorción.

adsorption. Adsorción. Fenómeno por el que una sustancia disuelta se fija sobre un sólido o sobre partículas de un coloide en suspensión.

adsternal. Adsternal. Cerca del esternón.

adstringentia. Astringencia. Cualidad de astringente.

ADTe. Duración anodal del tétanos. Símbolo utilizado para designar la contracción tetánica producida por la aplicación del polo positivo con el circuito cerrado.

adterminal. Adterminal. Paso hacia el extremo de un músculo, cuando se habla de una corriente eléctrica.

adtorsion. Conclinación. Adtorsión. Intorsión de los ojos; estado en que los meridianos verticales de los ojos convergen hacia arriba. Opuesto a disclinación. Sin.: Conclination.

adult. Adulto. Organismo vivo que ha conseguido el crecimiento y la madurez completos.

adulteration. Adulteración. Alteración fraudulenta de una sutencia alimenticia o medicinal. || Sofisticación.

adumbrate. Delinear. Bosquejar.

ad.u.p. Abreviatura de *ad usum proprium* (para uso médico).

ADV. Abreviatura de *Aleutiam disease virus.*

adv. Abreviatura de *adverse.*

advance. Progreso. Avance. Adelanto.

advancement. Adelantamiento. Avance. Técnica quirúrgica referente a tendones o músculos. || **capsular** —. Referente a la cápsula de Tenon. || **tendon** —. Sólo referente al tendón.

adventitia. Adventicia-o. Túnica adventicia: túnica externa de una arteria. || Accidental o adquirida. || Fuera del lugar normal u ordinario.

adventitious. Adventicia-o. (V. *adventitia.*)

adverse. Adverso, contrario; que se opone. || — **drug reaction.** Reacción adversa a un fármaco. Efecto peligroso de un fármaco.

advise. Consultar, aconsejar, notificar.

advitant. Vitamina.

adynamia. Adinamia. Astenia. Postración. Falta o pérdida de la fuerza normal. Sin.: Asthenia.

Aeby's muscle, plane. Plano de Aeby. [C. Th. Aeby, anatomista suizo, 1835-1885.] Plano medio perpendicular que pasa por el nasión y el bastión.

aedelogy. Edeología. Estudio de los genitales.

aedes. *Aedes.* Género de mosquitos culícidos transmisores de diversas enfermedades.

aedoeocephalus. Edeocéfalo. Monstruo fetal sin boca, cavidad orbitaria única y nariz semejante a un pene.

AEF. Abreviatura de *allogeneic effect.*

aeg. Abreviatura de *aeger.*

aegagropilus. Egagrópilo. Bezoar. Concreción calculosa de variada naturaleza que se halla en el estómago o intestino, constituida por un nucleo de pelos u otros cuerpos extraños. || Cuerpo extraño en el estómago.

aegilops. Egilopia. Ulceración en el ángulo interno del ojo.

aegophony. Egofonía. Variedad de broncofonía, semejante al balido de cabra; voz de polichinela de Laennec.

aegyptianella pullorum. *Aegyptianella pullorum.* Parásito encontrado en la sangre de los pollos.

aeluropsis. Eloropsis. Ojos oblicuos de la raza mongólica.

aequator. Ecuador. Línea o plano que divide un órgano en dos partes iguales.

aequum. Equum. Término de Pirquet para la cantidad de alimento requerida para mantener el peso en determinadas condiciones de actividad.

aer. Atmós. Abreviatura de atmósfera, unidad de presión del aire.

aer-. aero-. Aero-. Prefijo de aire.

aeraemia. Aeremia. Embolismo aéreo. Introducción

de aire en la sangre. Término que indica descompresión rápida. Aeroembolismo de los buzos.

aerase. Aerasa. Anaerasa. Hipotética enzima respiratoria de la bacteria aerobia. Sin.: *anaerase.*

aerasthenia. Aerastenia. Psicoastenia. Falta de confianza en sí mismo. Trastorno mental en pilotos de aviación.

aeration. Aeración. Aireación. Ventilación. Arterialización de la sangre venosa en los pulmones. ‖ Introducción de aire en aguas potables.

aeremia. Aeremia. Embolismo aéreo. (V. *aeraemia.*)

aerendocardia. Aerendocardia. Presencia de gas dentro del corazón.

aerenterectasia. Aerenterectasia. Distensión intestinal por aire o gas.

aerial. Aéreo. Relativo al aire.

aeriferous. Aerífero. Que lleva aire respiratorio.

aeriform. Aeriforme. Como el aire.

aeroanaerobic. Aeroanaerobio. Microorganismo a la vez aerobio y anaerobio.

aeroasthenia. Aeroastenia. Aeroneurosis. Trastornos nerviosos de los aviadores (insomnio, malestar gástrico, aumento de actividad motora).

aerobacter. *Aerobacter.* Género de esquizomicetos. Algunas especies se encuentran normalmente en el intestino.

aerobe. Aerobio. Bacteria que requiere aire u oxígeno libre para vivir. ‖ — **facultative.** A. facultativo (microorganismo que puede vivir en ambiente oxigenado bajo ciertas condiciones). ‖ — **obligate.** Microorganismo al que es indispensable el oxígeno para vivir.

aerobiology. Aerobiología. Rama de la biología que trata de la existencia, transporte, etc., de los microorganismos en el aire libre.

aerobioscope. Aerobioscopio. Aparato para analizar la composición bacteriana del aire.

aerobiosis. Acrobiosis. Vida en presencia de oxígeno.

aerobiotic. Aerobiótico. Relativo a la aerobiosis.

aerocele. Aerocele. Neumatocele. Tumor formado por aire que llena una bolsa adventicia (p. ej., laringocele o traqueocele).

aerocolia. Aerocolia. Distensión gaseosa del colon.

aerocolpos. Aerocolpos. Distensión de la vagina con gas.

aerocystography. Aerocistografía. Radiografía de la vejiga después de haber insuflado aire.

aerocystoscope. Aerocistoscopio. Aerouretroscopio. Aparato para examinar la vejiga previa introducción de aire.

aerodermectasia. Aerodermectasia. Enfisema quirúrgico o subcutáneo.

aerodontalgia. Aerodontalgia. Odontalgia debida a cambios en la presión barométrica.

aerodynamics. Aerodinámica. Ciencia que estudia el aire y gases en movimiento.

aeroembolism. Aeroembolismo. Producido en los aviadores que alcanzan grandes altitudes, debido a la formación de burbujas de nitrógeno en la sangre.

aeroemphysema. Aeroenfisema. Enfisema pulmonar debido a burbujas de nitrógeno en las arteriolas pulmonares.

aerogastria. Aerogastria. Dilatación del estómago con gases o aire.

aerogen. Aerógeno. Bacteria productora del gas.

aerogenesis. Aerogénesis. Producción de gas.

aerogenous. Aerogénico. Productor de gas.

aerogenic. Aerogénico. (V. *aerogenous.*)

aerogram. Aerograma. Radiograma de un órgano después de inyectarle aire.

aerohydrotherapy. Aerohidroterapia. Empleo terapéutico de aire y agua.

aeroionotherapy. Aeroionoterapia. Tratamiento de situaciones respiratorias mediante inhalación de iones.

aeromammography. Aeromamografía. Mamografía realizada tras inyectar dióxido de carbono en el espacio retromamario.

aeromedicine. Aeromedicina. Estudia los problemas fisiológicos y patológicos relativos a la aviación.

aerometer. Aerómetro. Instrumento que pesa el aire o mide su densidad.

aerometric. Aerométrico.

aerometry. Aerometría. Hidrometría.

aeromonas. *Aeromonas.* Género de bacteria de la familia *Pseudomonas.*

aeroneurosis. Aeroneurosis. Aeroastenia. (V. *aeroasthenia.*)

aeroodontalgia. Aeroodontalgia. Ondontalgia por alteraciones en la presión barométrica.

aeroodontodynia. Aerodontalgia. (V. *aeroodontalgia.*)

aerootitis. Aerootitis. Otitis del aviador.

aeropathy. Aeropatía. Estado morboso producido por cambios de la presión atmosférica.

aeropause. Aeropausa. Región entre la estratosfera y otro espacio, donde no existe atmósfera.

aeroperitoneum. Aeroperitoneo. Neumoperitoneo. Presencia de aire o gases en la cavidad peritoneal. Sin.: Pneumoperitoneum.

aerophagia. Aerofagia. Deglución espasmódica de aire, con eructo posterior.

aerophagy. Aerofagia. (V. *aerophagia.*)

aerophil. Aerófilo. (V. *aerophilic.*)

aerophilic. Aerófilo. Que requiere aire para su desarrollo.

aerophobia. Aerofobia. Temor a las corrientes de aire.

aerophore. Aeróforo. Aparato utilizado para la insuflación de aire en los pulmones de recién nacido.

aerophyte. Aerofito. Planta aérea.

aeropiesotherapy. Aeropiesoterapia. Terapia por aumento o disminución de la presión de aire. Natural o artificial.

aeroplankton. Aeroplancton. Organismos presentes en el aire.

aeroplethysmograph. Aeropletismógrafo. Aparato para registrar la cantidad de aire respirado.

aeroporotomy. Aeroporotomía. Operación para hacer entrar el aire; como en la intubación y traqueotomía.

aeroscope. Aeroscopio. Instrumento para el examen microscópico del aire relacionado con su pureza.

aerosialophagy. Sialoaerofagia. Aerosialofagia. Degluación del aire y saliva. Sin.: Sialoaerophagy.

aerosinusitis. Aerosinusitis. Sinusitis producida por variaciones de la presión atmosférica. Sin.: Barosinusitis.

aerosis. Aerosis. Producción de gas en los tejidos u órganos.

aerosol. Aerosol. Solución de un producto destinado a ser inhalado. || Coloide en el que el medio de dispersión es un gas.

aerosolology. Aerosolología. Estudio científico de la terapia por aerosol.

aerosome. Aerosoma. Cuerpo hipotético en el aire de climas tropicales que afectan a la aclimatación de los europeos.

aerosporin. Aerosporina. Polimixina. A partir de cultivos de B. *polymixa o aerosporus* y de *B. colistinus* se han aislado estos antibióticos. Las formas B y E tiene aplicación médica. || — **B.** Activos sobre gramnegativos. || — **E (colistina).** Para afecciones urinarias preferentemente. Sin.: Polymyxin.

aerostatic. Aerostático. Gas en equilibrio.

aerotaxis. Aerotaxis. Influenciade atracción y repulsión ejercida por el oxígeno sobre bacterias aerobias y anaerobias.

aerotitis. Aerootitis. Estado morboso del oído producido por cambios de la presión atmosférica. Sin.: Barotitis.

aerotonometer. Aerotonómetro. Instrumento para medir la tensión de los gases sanguíneos.

aerotropism. Aerotropismo. Reacción de los organismos a la presencia del oxígno. Puede ser positiva o negativa.

aerotympanal. Aerotimpánico. Perteneciente al aire atmosférico (presión) en el oído medio.

aerourethroscope. Aerouretroscopio. Examen de la uretra previa dilatación con aire.

aerourethroscopy. Aerouretroscopio. (V. *aerourethroscope*.)

AES. Abreviatura de *American Encephalographic Society* y de *American Epidermological Society*.

aesculapian. Relativo a Esculapio. (V. *Aesculapius*.)

Aesculapius. Esculapio. Hijo de Apolo y padre de Higea. Dios mitológico de la medicina.

aesculin. Esculina. Glucósido de la corteza del castaño de Indias. Febrífugo. Sin.: Esculin.

aesculus. *Aesculus*. Castaño de Indias. Género de árbol; una especia contiene curarina. Antirreumático, antipalúdico.

aesthesia. Estesia. Sensibilidad. Sensación. Sin.: Esthesia.

aesthesioblast. Estesioblasto. Ganglioblasto. Célula embrionaria de los ganglios espinales. Sin.: Esthesioblast, ganglioblast.

aesthesiomania. Estesiomanía. Perversión de los sentidos. Sin.: Esthesiomanía.

aesthesiometer. Estesiómetro. Instrumento para medir la sensibilidad táctil. Sin.: Esthesiometer.

aesthesioneurone. Estesioneurona. Neurona sensitiva. Sin.: Esthesioneurone.

aesthesioneuroblastoma. Estesioneuroblastoma. Glioma radiosensible de la cavidad nasal. Sin.: Esthesioneuroblastome.

aesthesioneurosis. Estesioneurosis. Neurosis de sensibilidad. Sin.: Esthesioneurosis.

aesthesiophysiology. Estesiofisiología. Fisiología de los sentidos. Sin.: Esthesiophysiology.

aesthesioscopy. Estesioscopia. Determinación de las zonas cutáneas en las que se siente dolor. Sin.: Esthesioscopy.

aesthesodic. Estesódico. Relativo a la conducción de las impresiones sensoriales. Sin.: Esthesodic.

aesthetic. Estético. Estésico. Relativo a la sensación. Sin.: Esthetic.

aet. Abreviatura de *aetas* (edad).

aethusa. *Aethusa*. Género de plantas umbelíferas.

aethylenum. Etileno. hidrocarburo incoloro, tóxico, inflamable. || — **dichloride.** Bicloruro de. Anestésico. || — **bromure.** Bromuro de. Se utiliza en la epilepsia. || Sin.: Ethylene. F.: C_2H_4.

aetiology. Etiología. Parte de la medicina que estudia las causas de las enfermedades. Sin.: Etiology.

AF. Albumosa libre. (V. *tuberculin*.)

AFC. Abreviatura de *antibody-forming cells*.

afebrile. Afebril. Apirético. Sin fiebre.

afetal. Afetal. Sin feto.

affect. Afecto. Término usado por Freud para el complejo emocional asociado a un estado mental.

affection. Afección. Estado morboso, enfermedad. || Sentimiento o emoción.

affectivity. Afectividad. Facultad afectiva; susceptibilidad a los estímulos afectivos.

affectomotor. Afectomotor. Combinación emocional de trastornos con actividad muscular.

affektepilepsie. Afectoepilepsia. Convulsión psicogénica observada en la psicoastenia y en los estados obsesivos.

affenspalte. *Sulcus lunatus*. Pequeño surco semilunar existente a veces en cara externa del lóbulo occipital.

afferent. Aferente. Que va de la periferia al centro.

affinin. Afinina. Amida lipoidea. Anestésico e insecticida.

affinity. Afinidad. Analogía o semejanza. || atracción especial por elementos específicos. || Atracción química. || **constant** —. Constante de afinidad. Cantidad numérica que describe la tendencia de dos o más moléculas a formar un complejo. || **chemical** —. Fuerza que une moléculas. || **elective** —. Fuerza con que una sustancia selecciona para unirse con otra mejor que con las demás. || **residual** —. Fuerza que permite a las moléculas combinarse con otros agregados.

affirmation. Afirmación.

afflux. Aflujo. Afluencia mayor de sangre u otro líquido a un órgano o parte del cuerpo.

affluxion. Aflujo. (V. *afflux.*)

affusion. Afusión. Medio por el que se vierte agua desde cierta altura sobre una parte del cuerpo.

afibrinogenemia. Afibrinogenemia. Ausencia congénita o adquirida de fibrinógeno en sangre.

aflatoxicosis. Aflatoxicosis. Micotoxicosis por *Aspergillus flavus.*

aflatoxin. Aflatoxina. Factor tóxico producido por el *Aspergillus flavus y A. parasiticus.* F.: $C_{17}H_{12}O_6$.

afoot. En actividad, a pie.

AFP. Abreviatura de *alpha-fetoprotein.*

African coast fever. Fiebre de Rodesia. || —**lethargy.** Enfermedad del sueño.

afterbirth. Expulsión de placenta y membranas.

afterbrain. Metencéfalo. Epencéfalo. Porción de encéfalo embrionario en la que se desarrollan el puente de Varolio y el cerebelo; parte anterior del rombencéfalo.

aftercare. Convalecencia. Periodo intermedio entre la enfermedad y la vuelta a la salud.

aftercataract. Catarata secundaria. Opacidad de la cápsula lenticular después de la extirpación de la catarata.

aftercondensation. Condensación posterior.

aftercurrent. Corriente secundaria. Producida en un músculo y un nervio después de cesar una corriente eléctrica que ha pasado por ellos.

afterdamp. Gases tóxicos. Gases encontrados en las minas después de una explosión.

afterdischarge. Descarga secundaria. Respuesta al estímulo en un nervio sensitivo, que persiste incluso al cesar el mismo.

afterhearing. Audición secundaria. Sensación de continuar oyendo sonidos que han cesado.

afterimage. Imagen secundaria. Impresión visual que mantiene la retina después de cesar el estímulo luminoso.

aftermovement. Movimiento secundario. Fenómeno de Kohnstamm: elevación espontánea del brazo después de haberlo mantenido presionado, contra un objeto rígido.

afterpains. Dolores secundarios. Después del parto, debido a contracciones uterinas.

afterperception. Percepción secundaria. Sensación después de cesar el estímulo que la produce.

afterpotential. Potencial secundario. Que obra después de la aplicación.

aftersensation. Sensación secundaria. Sensación que permanece más tiempo que el estímulo que la produce.

aftertaste. Gusto persistente. Gusto que persiste una vez desaparecido el estímulo.

aftertreatment. Tratamiento secundario. Tratamiento en un convaleciente.

aftervision. Visión secundaria. Sensación visual persistente después que la imagen ya no es visible.

afunction. Afunción. Falta o disminución de la función.

Ag. Símbolo químico de la plata. || Abreviatura de *antigen.*

ag. Abreviatura de *atrial gallop.*

AGA. Abreviatura de *American Geriatrics Association.*

agalactia. Agalactia. Agalactosis. Agalorrea. Falta o disminución de la secreción de leche.

agalactosis. Agalactosis. Agalactia. Agalorrea. (V. *agalactia).*

agalactosuria. Agalactosuria. Ausencia de galactosa en la orina.

agalactous. Agalorrea. Agalactia. Agalactosis. (V. *agalactia).*

agalorrea. Agalactia. Agalactosis. Agalorrea. (V. *agalactia).*

agamete. Agámico. Asexual. Que tiene reproducción asexual, sin gametos.

agamic. Asexual. Agámico. (V. *agamete).*

agammaglobulinemia. Agammaglobulinemia. Déficit de gammaglobulina en la sangre, con incremento en la sensibilidad a padecer infecciones repetidas. Problema inmunológico.

agamodistomum. *Agamodistomum.* Trematodo que afecta a los órganos sexuales.

agamofilaria. Agamofilaria. Género de nematodo parásito.

agamogenesis. Agamogénesis. Agamogonia. Esquizogonia. Reproducción por fisión. Sin.: Squizogony.

agamogenetic. Agamogénico. Reproducción asexual.

agamomermis culicis. *Agamomermis culicis.* Nematodo parásito del mosquito.

agamonema. *Agamonema.* Nematodo inmaduro, no identificado, encontrado en la orina.

agamonematodum migrans. *Agamonematodum migrans.* Diminuta larva de nematodo.

agamont. Esquizonto. Forma de desarrollo por esquizogénesis de un protozoo, con alternancia de generaciones.

agamous. Agámico. Sin órganos sexuales reconocibles.

aganglionic. Agangliónico. Sin células glanglionares.

aganglionosis. Aganglionosis. Ausencia congénita de glanglios parasimpáticos en megacolon congénito.

agar-agar. Agar-agar. Medio de cultivo. || Se emplea como laxante.

agaric. Agárico. Hongo del género *Agaricus.* || —**larch, purging.** A. blanco, obtenido del *Polyporus officinalis,* masa esponjosa que se emplea para disminuir las secreciones excesivas. || —**campestris.** A. común. || —**muscarious.** De la *Amanita muscaria.*

agaricales. Agaricales. Orden de basidiomicetos. hongos hymenomicetos.

agaricus. Agárico. (V. *agaric.)*

agastria. Agastria. Ausencia del estómago.

agastric. Agástrico. Aplicado en casos de falta total o parcial del estómago.

agastroneuria. Agastroneuria. Insuficiente tono nervioso en el estómago.

agave. Agave. Agavo. Género de plantas amarilidáceas. Su zumo es el pulque (en México). Laxante y diurético.

AgCl. Cloruro de plata.

AgCN. Cianuro de plata.

age. Edad. Epoca. Periodo. Tiempo transcurrido desde el nacimiento. ‖ **anatomical** —. E. anatómica, fisiológica. ‖ **Binet** —. E. mental, determinada por el test de Binet. ‖ **chronological** —. E. cronológica. ‖ **coital** —. P. coital. Tiempo entre el coito y la fertilización. ‖ **emotional** —. Madurez emocional (hasta que se produce). ‖ **gestational** —. P. gestacional ‖ **mental** —. E. mental. ‖ **postovulatory** —. P. postovulatorio.

aged. Anciano.

agenesia. Agenesia. Agenesis. Desarrollo defectuoso o falta de partes. ‖ — **corticalis.** Falta congénita de desarrollo de las células corticales, especialmente de las piramidales del cerebro, resultado de la parálisis cerebral infantil y de la idiocia. Esterilidad o impotencia (gonadal). ‖ **nuclear** —. Síndrome de Möbius. ‖ **ovarian** —. Síndrome de Turner.

agenesis. Agenesis. Agenesis. (V. *agenesic.*)

agenitalism. Agenitalismo. Falta de la secreción interna de los testículos o de los ovarios.

agenosomia. Agenosomía. Anormalidad del desarrollo mental, caracterizada por ausencia o desarrollo rudimentario de los genitales y eventración de la parte inferior del abdomen.

agenosomous. Agenosomo. Monstruo con agenesia.

agent. Agente. Poder, principio o sustancia capaz de actuar sobre el organismo. ‖ **activating** —. A. activador; induce al desarrollo. ‖ **adrenergic blocking** —. A. bloqueante adrenérgico: α y ß. ‖ **alkylating** —. A. alquilante, que produce alquilación. ‖ **chelating** —. A. quelante: compuesto químico capaz de fijar o secuestrar dentro de su molécula iones metálicos formando compuestos o quelatos. ‖ **reducing** —. A. reductor. ‖ **transforming** —. A. transformador.

agerasia. Agerasia. Aspecto de juventud en la vejez.

ageusia. Ageusia. Ageustia. Falta del sentido del gusto.

ageusic. Agéusico. Relativo a la ageusia.

ageustia. Ageustia. Ageusia. (V. *ageusia.*)

agger. Agger. Eminencia. ‖ — **nasi.** E. nasal. ‖ — **perpendicularis.** E. de la fosa triangular.

agglomerated. Aglomerado. Agrupado en una masa.

agglutinable. Aglutinable. Capaz de producir aglutinación.

agglutinant. Aglutinante. Que produce la cicatrización por adhesión.

agglutination. Aglutinación. Proceso de unión en la curación de una herida. Formación de antígeno anticuerpo por medio de aglutininas. ‖ **bacteriogenic** —. A. debida a la acción bacteriana. ‖ **group** —. A. de grupo. ‖ **macroscopic** —. A. observable a simple vista. ‖ **microscopic** —. A. observable al microscopio. ‖ **spontaneous** —. A. espontánea.

agglutinator. Aglutinante. (V. *agglutinant.*)

agglutinin. Aglutinina. Anticuerpo formado en la sangre, capaz de aglutinar bacterias o células específicas que estimulan su producción. ‖ **anti Rh** —.

A. anti Rh, producida en la mujer Rh negativa embarazada de feto Rh positivo. ‖ **chief** —. A. específica. ‖ **cold** —. A. fría que actúa a baja temperatura. Crioaglutinina. ‖ **group** —. A. de grupo: la que actúa sobre especies afines. ‖ **immune** —. La que existe después de haber pasado la enfermedad. ‖ **major** —. A. específica. ‖ **minor** —. A. parcial. ‖. **partial** ‖. A. parcial. ‖ **platelet** —. A. plaquetaria.

agglutinogen. Aglutinógeno. Sustancia que actúa como antígeno, estimulando la producción de aglutinina. ‖ Sustancia utilizada en pruebas específicas.

agglutinometer. Aglutinómetro. Aglutómetro. Aparato para realizar la reacción de Gruber-Widal sin necesidad de microscopio.

agglutinophilic. Aglutinofílico.

agglutinophore. Aglutinóforo. Constituyente de la aglutinina, al cual se cree debida la capacidad aglutinante.

agglutinoscope. Aglutinoscopio. Aparato para examinar en los tubos de ensayo la reacción de aglutinación.

agglutometer. Aglutómetro. Aglutinómetro. (V. *agglutinometer.*)

aggred. feb. Abreviatura de *aggrediente febre.*

aggregate. Agregado. Masa formada por la unión de diversos cuerpos.

aggregation. Agregación. Masa de diversos materiales. ‖ **platelet** —. A. plaquetaria, *in vitro e in vivo*, como parte de la iniciación en la formación del trombo.

aggregometer. Agregómetro. Aparato para medir la agregación plaquetaria.

aggregometry. Agregometría. Medida de la agregación plaquetaria.

aggressin. Agresina. Sustancia que se cree elaborada en las bacterias y que activa o hace agresiva su acción virulenta, paralizando el mecanismo de defensa de los leucocitos.

aggression. Agresión. Insulto. En biología, todo cuanto atenta contra el equilibrio o integridad orgánica.

AgI. Yoduro de plata.

aging. Cambios producidos gradualmente en el organismo por el transcurso del tiempo.

agit. vas. Abreviatura de *agitato vase.*

agitation. Agitación. Inquietud y actividad aumentadas, con cierto grado de ansiedad, temor y tensión. ‖ Movimiento en un sistema heterogéneo.

agitographia. Agitografía. Excesiva rapidez al escribir con omisión inconsciente de palabras o partes de palabras. Generalmente se asocia a la agitofasia.

agitolalia. Agitolalia. Agitofasia. Excesiva rapidez al hablar, con omisión inconsciente de palabras o sílabas.

agitophasia. Agitofasia. Agitolalia. (V. *agitolalia.*)

agkistrodon. Ancistrodon (V. *ancistrodon.*)

aglaucopsia. Aglaucopsia. Deuteranopia. Ceguera al color verde. Sin.: Deuteranopia, aglaukopsia.

aglobulia. Aglobulia. Oligocitemia. Disminución de

la proporción de glóbulos rojos en la sangre. Sin.: Oligocythemia.

aglomerular. Aglomerular. Sin glomérulos.

aglossia. Aglosia. Falta congénita de lengua. || Imposibilidad de hablar.

aglossostomia. Aglosostomía. Falta de lengua y oclusión de la boca.

aglutition. Aglutición. Imposibilidad de deglutir.

aglycemia. Aglucemia. Falta o deficiencia de azúcar en la sangre.

aglycosuric. Aglucosuria. Falta de glucosa en la orina.

agmatology. Agmatología. Conocimiento de las fracturas.

agminated. Agrupado, en racimo, amontonado.

AGN. Abreviatura de *acute glomerulonephritis*.

agnate. Agnaticio. Agnado. Que padece agnacia.

agnathia. Agnacia. Agnatia. Falta congénita de la mandíbula.

agnea. Agnea. Agnosia. (V. *agnosia*.)

Agnew's splint. Férula de Agnew. [D. H. Agnew, cirujano norteamericano, 1818-1892.] Férula utilizada para la fractura patelar o del metacarpo.

AgNO₃. Nitrato de plata.

agnogenic. Agnogénico. De origen y etiología desconocidos.

agnosia. Agnosia. Agnea. Pérdida de la facultad de transformar sensaciones simples en percepciones propiamente dichas. || **acoustic** —. A. acústica. || **body image** —. A. autotopagnosia. || **ideational** —. A. de la ideación. || **tactile** —. A. táctil. Estereoagnosia. || **time** —. Disminución en la comprensión y duración de los acontecimientos. || **visual** —. A. visual.

agnosterol. Agnoesterol. Esterol poliinsaturado. F.: $C_{30}H_{48}O$.

Ag₂O. Oxido de plata.

agofollin. Estradiol. Esteroide estrógeno, aislado de la orina de la embarazada. Sin.: Estradiol.

-agogue. -agogo. Sufijo griego que indica derivación o conducción de una sustancia (p. ej., colagogo).

agomphiasis. Agonfiasis. Ausencia o falta de dientes.

agomphious. Agonfio. Sin dientes.

agonad. Agonadal. (V. *agonadal*.)

agonadal. Agonadal. Individuo sin gónadas.

agonal. Agonizante. Que agoniza.

agonist. Agonista. Se dice de los músculos que participan en un mismo movimiento. || En farmacología, sustancias que estimulan una acción fisiológica.

agony. Agonía. Dolor grave o sufrimiento extremo. || Estado que precede a la muerte.

agoraphobia. Agorafobia. Temor a hallarse solo en un espacio extenso y libre.

Agostini's test (reaction). Reacción o test de Agostini. Prueba de cloruro de oro y óxido de potasio para determinar dextrosa en la orina.

-agra. -agra. Sufijo griego que indica dolor intenso (p. ej., podagra).

agraemia. Agremia. Estado de la sangre característico en la gota. Sin.: Agremia.

agraffe. Grapa. Pequeñas tiras metálicas para coaptación de la piel en heridas superficiales.

agrammatica. Agramatismo. Acatafasia. Imposibilidad de expresar o escribir los pensamientos de un modo conexo.

agrammatism. Acatafasia. Agramatismo. (V. *agrammatica*.)

agranulocyte. Agranulocito. Leucocito no granuloso. Linfocito. Monocito.

agranulocytosis. Agranulocitosis. Enfermedad aguda grave caracterizada por disminución o ausencia de leucocitos de la serie mieloide || — **Schultz's disease.** Angina de Schultz. Sin.: Aneutrofilia, granulopenia, granulocitopenia, neutropenia maligna, sepsis agranulocítica, mucositis necrótica agranulocítica.

agranuloplastic. Agranuloplástico. Formador de células no granulosas.

agraphia. Agrafia. Imposibilidad de expresar los pensamientos por escrito. || **absolute** —. A. absoluta. || **acoustic** —. A. acústica. || **atactica** —. A. absoluta. || **cerebral** —. A. mental. || **mental** —. Imposibilidad de coordinar una frase. || **motor** —. A. debida al olvido de los movimientos. || **musical** —. A. musical. || **optic** —. A. óptica. || **verbal** —. A. verbal. Posibilidad de escribir letras, pero sin que formen palabras.

agremia. Agremia. (V. *agraemia*.)

agria. Agria. Erupción pustulosa pertinaz.

agrobacterium. *Agrobacterium*. Género de bacterias rizobiáceas que comprende varias especies.

agromania. Agromanía. Deseo de soledad y vagar por los campos.

agrostemma githago. *Agrostemma githago*. Gitago o neguillón. Sus semillas producen el gitagismo.

agrypnia. Agripnia. Ahipnia. Ahiposis. Insomnio. Sin sueño. Sin.: Ahypnia, insomnia.

agrypnocoma. Agripnocoma. Insomnio letárgico. Coma vigil.

agrypnotic. Agripnótico. Que provoca insomnio o impide el sueño.

agrypnode. Agripnótico. (V. *agrypnotic*.)

Ag₂S. Sulfuro de plata.

Ag₂SO₄. Sulfato de plata.

AGTH. (V. *adrenoglomerulotropine*.)

aguamiel. Aguamiel. Jugo con el cual se hace el pulque.

ague. Escalofrío. Fiebre intermitente. Malaria. || En enfermedad causada por inhalación de vapores de cinc.

AGV. Abreviatura de *anilin gencian violet*.

agyria. Agiria. Malformación en la que no está desarrollada la normal circunvolución cerebral.

a.h. Abreviatura de *alternis horis*.

ah. Abreviatura de astigmatismo hipermetrópico.

AHA. Abreviatura de *American Heart Association*.

ahaptoglobinemia. Ahaptoglobinemia. Ausencia o disminución de haptoglobina en el suero sanguíneo.

AHF.AHG. Factor VIII. Factor antihemofílico. Globulina antihemofílica.

Ahlfeld's sign. Signo de Ahlfeld. [F. Ahlfeld, tocólogo alemán, 1843-1929.] Espasmo irregular en el cuello uterino, observado a partir del tercer mes de embarazo.

AHP. Abreviatura de *Assistant House Physician.*

AI. Abreviatura de *aortic incompetence, aortic insufficiency, apical impulse, artificial insemination.*

aichmofobia. Aicmofobia. Temor a los objetos puntiagudos.

aid. Ayudar. Labor de asistencia.

AIDS. Abreviatura de *Acquired Immunodeficiency Syndrome* (síndrome de inmunodeficiencia adquirida, SIDA).

AIH. Abreviatura de *American Institute of Homeopathy.*

AIHA. Abreviatura de *American Industrial Hygiene Association y de autoimmune hemolytic anemia* (anemia hemolítica autoinmune).

ailanthus. *Ailanthus.* Género de árboles simarrubáceos. Solución purgante, tónica, antihelmíntica.

ailment. Dolencia. Indisposición, dolor. Incomodidad.

ailurophobia. Ailurofobia. Elurofobia. Temor morboso a los gatos.

air. Aire. Mezcla gaseosa que forma la atmósfera terrestre. Referido a volumen (aéreo, gaseoso).

airbrasive. Instrumento utilizado en odontología.

airway. Conducto respiratorio. Vía natural de paso del aire que entra y sale de los pulmones. || Vía aérea artificial utilizada durante la anestesia o en el curso de procesos patológicos. || — **oropharyngeal.** Sonda orofaríngea para paso de aire.

Aitken's pill. Píldoras de Aitken. [J. Aitken, cirujano inglés, nacido en 1790.] Píldoras a base de hierro reducido, sulfato de quinina, estricnina y arsénico. || — **operation.** Operación de A.: Pelviotomía doble.

ajellomyces. *Ajellomyces.* Género de ascomiceto. Agente etiológico de la blastomicosis norteamericana.

akaryocyte. Eritrocito. Glóbulo rojo. Célula anucleada.

akaryova. Eritrocito (V. *akaryocyte.*)

akatama. Akatama. Acatama. Neuritis periférica observada en Africa occidental.

akatamathesia. Acatamatesia. Inhabilidad para comprender.

akatanoesis. Acatanoesis. Inhabilidad para entenderse a sí mismo.

akathisia. Acatisia. Psicosis: temor morboso a sentarse: también se denomina catisofobia.

akee. Akee. Pequeño árbol indio, *Blighia sapida,* de frutos venenosos.

Akerlund deformity. Deformidad de Akerlund. [A. O. Akerlund, radiólogo sueco, 1885-1958.] Imagen radiológica de indentación y nicho en úlceras de bulbo duodenal.

akinesia. Acinesia. (V. *acinesia.*)

akinesis. Acinesia. (V. *acinesia.*)

akinesthesia. Acinestesia. Pérdida del sentido del movimiento.

aknephascopia. Acnefascopia. Hemeralopía. Ceguera crepuscular.

akoria. Acoria. Aplestia. Pérdida de la sensación de saciedad.

akromikrie. Acromicria. Delgadez de las extremidades, crecimiento anormal, caída del cabello, sed, amenorrea y acrocianosis.

Akureyri disease. Enfermedad de Akureyri. Enfermedad miálgica benigna.

AI. Símbolo del aluminio.

ALA. Abreviatura de *American Laryngological Association.*

ala. Abreviatura de *alanine* (alanina). ||. Ala. Formaciones situadas a cada lado de un órgano impar y simétrico. || Eminencia o apófisis semejante a un ala. || — **alba.** A. blanca. En suelo de cuarto ventrículo. || — *auris.* Pabellón de la oreja. || — **sphenoidalis.** A. esfenoidal. || — **nasi.** A. de la nariz.

alacrimal. Alagrimal. Sin secreción lagrimal.

alactasia. Síndrome de Durand-Holzel. Déficit de lactasa congénita.

alalia. Alalia. Dislalia. Paralalia. Defecto o imposibilidad del lenguaje por afección local de los órganos vocales o por lesiones nerviosas periféricas. || — **cophica.** A. cófica. Sordomudez. || — **mental.** A. mental o relativa. En los niños, por tartamudez extrema.

alamecin. Alamecina. Sustancia antisódica del *Trichoderma viride.*

alangine. Alangina. Alcaloide amorfo, amarillento, del *Alangium.*

alangium lamarckii. *Alangium lamarckii.* Planta de la India cuya raíz tiene propiedades eméticas, antipiréticas y diuréticas.

alanine. Alanina. Acido aminopropiónico, aminoácido no indispensable en el hombre.

Alanson's amputation. Amputación de Alanson. [E. Alanson, cirujano inglés, 1747-1823.] Amputación circular con muñón en forma de cono hueco.

alantin. Inulina. Variedad de almidón polisacárido encontrado en el rizoma de ciertas plantas. Se emplea para determinar la función renal. Sin.: Inulin.

alanyl-leucine. Alanil-leucina. Dipéptido.

alar. Alar. Relativo a la axila o a un ala.

alastrim. Alastrim. Viruela blanca. Forma de viruela benigna de países tropicales. Sin.: Amaas, milkpox, paravariola, sarna cubana, seudoviruela, viruela de Samoa, *variola minor.*

alate. Alado. Omóplatos alados.

alba. Alba. Sustancia blanca del cerebro. || Pitiriasis alba.

albamycin. Albamicina. Preparación de novobiocina.

Albarrán's disease. Enfermedad de Albarrán. [J. Albarrán, médico cubano, 1860-1912.] Colibaciluria. || — **test.** Prueba en insuficiencia renal fundada en que cuanto mayor es la destrucción del epitelio renal, menos probable es que el órgano responda con aumento de diuresis a la sobrecarga de agua.

A

albedo. *Albedo unguls.* Lúnula ungueal. || — **retinae.** Edema de retina.

Albee's operation. Operación de Albee. [Albee, Nueva York, 1876-1945.] Implantación de un fragmento de tibia en las apófisis espinosas vertebrales con espondilitis tuberculosas. || Refrescamiento de cabeza de fémur y cavidad cotiloidea para conseguir anquilosis de cadera.

Albers-Schönberg's disease. Enfermedad de Albers-Schönberg. [H. G. Albers-Schönberg, radiólogo alemán, 1865-1921.] Esclerosis ósea progresiva con desaparición del conducto medular de los huesos largos. Osteopetrosis.

Albert's diphteria stain, disease, suture. Coloración de Albert. [E. Albert, cirujano austriaco, 1841-1900.] Coloración en difteria. || Enfermedad de Albert. Anquilobursitis o anquilodimia. || Sutura de Albert. Modificación de la sutura de Guerny, en la que la primera serie de hilos atraviesa todas las túnicas intestinales.

albicans. Albicans. Aplícase a los cuerpos blancos mamilares de la base del cerebro.

albiduria. Albiduria. Orina clara.

Albini's nodules. Nódulos de Albini. [G. Albini, médico italiano, 1830-1911.] Nódulos grises observados a veces en el borde libre de las válvulas auriculoventriculares; restos de tejidos fetales.

albinism. Albinismo. Ausencia congénita de pigmento de la piel, pelos y ojos, debido a la no conversión de tironina en melanina. || **localized** —. A. parcial. || **ocular** —. A. ocular. || **total** —. A. completo.

albinuria. Albiduria. (V. *albiduria.*)

Albinus' muscle. Músculo de Albino. Músculo risorio; escaleno medio.

Albrecht's bone. Hueso de Albrecht. Hueso delgado del feto, situado entre el esfenoides y el occipital.

Albright's disease. Albright,síndrome de. Enfermedad de McCune y Sternberg, enfermedad conocida con estos nombres. [Fuller A. 1900, médico norteamericano n. en Boston]. Combinación de una fibroplasia monostótica o poliostótica con manchas cutáneas de color café con leche, preferentemente en cuero cabelludo, espalda, nalgas y muslos, y pubertad precoz como enfermedad constitucional no hereditaria de etiología desconocida; ginecotropía.

albuginea. Albugínea. Capa gruesa, blanca, de tejido fibroso. || **tunica — testis.** Túnica a. del testículo. || — **oculi.** A. de la esclerótica. || — **ovarii.** A. del ovario.

albugineotomy. Albugineotomía. Incisión de la túnica albugínea del testículo.

albuginitis. Albuginitis. Inflamación de una túnica albugínea, especialmente la del testículo.

albugo. Albugo. Opacidad blanca de la córnea. || Trastorno trófico de las uñas. || Clara del huevo.

albukalin. Albucalina. Sustancia presente en la sangre leucémica.

albulactin. Albulactina. Forma soluble de lactalbúmina.

albumen. Albúmina. (V. *albumin.*)

albumimeter. Albuminímetro. (V. *albuminimeter.*)

albumin. Albúmina. Proteína que existe en casi todos los tejidos animales. Soluble en agua y coagulable por el calor. || **acid** —. A. ácida. || **alkali** —. A. alcalina. || **blood** —. A. del suero sanguíneo. Seroalbúmina. || **circulating.** || —. A. circulante por los líquidos del organismo. || **FGG** —. Ovoalbúmina. || **iodinated I 131** —. A. yodada con I 131 (se usa como marcador). || **native** —. A. presente normalmente en el organismo. || **urynary** —. A. urinaria. Presente en orina (albuminuria). || **vegetable** —. A. vegetal.

albuminate. Albuminato. Combinación de albúmina con una base o un ácido. Albúmina derivada o proteína derivada.

albuminaturia. Albuminaturia. Excesiva cantidad de albuminatos en la orina.

albuminemia. Albuminemia. Cantidad anormal de albúmina en sangre.

albuminiferous. Albuminífero. Productor de albúmina.

albuminimeter. Albuminímetro. Instrumento utilizado para determinar la proporción de albúmina en la orina.

albuminocholia. Albuminocolia. Presencia de albúmina o de proteína en la bilis.

albuminocytological. Albuminocitológico. Relación de proteínas y células en el líquido cefalorraquídeo.

albuminoid. Albuminoide-o. Parecido a la albúmina. || Escleroproteínas. || **fibrous protein** —. Proteína fibrosa.

albuminolisis. Albuminólisis. Proteólisis.

albumonolysin. Albuminolisina. Lisina que produce la desintegración de la albúmina. || **anafilactin** —. Anafilactina.

albuminometer. Albuminómetro. (V. *albuminimeter.*)

albuminome. Albuminona. Principio de varios albuminoides, soluble en el alcohol y que no coagula con el calor.

albuminoptysis. Albuminoptisis. Presencia de albúmina en el esputo.

albuminoreaction. Albuminorreacción. Reacción del esputo para la prueba de albúmina.

albuminorrhea. Albuminorrea. Excesiva excreción de albúmina.

albuminose. Albumosa. Albuminosa. Producto de la desintegración incompleta de la albúmina. || Proteína de Bence-Jones.

albuminosis. Albuminosis. Crecimiento anormal de los elementos albuminosos de la sangre.

albuminuretic. Albuminurético. Que causa o aumenta la albuminuria.

albuminuria. Albuminuria. Proteinuria. Presencia en orina de albúmina. (V. *proteinuria.*)

albuminuric. Albuminúrico. Proteinúrico.

albuminurophobia. Albuminurofobia. Temor exagerado a adquirir albuminuria.

albumisol. Albumisol. Marca registrada de preparación de albúmina humana.

albumoscope. Albumoscopio. Aparato para medir el aumento de albúmina en la orina.

albutannin. Tanato de albúmina.

albuterol. Albuterol. Usado como broncodilatador. F.: $C_{13}H_{21}NO_3$.

alcaligenes. *Alcaligenes.* Género de bacterias, cuya especie A. *faecalis* produce cuadros sépticos.

alcapton. Alcaptona. Producto de desintegración incompleta de la albúmina; ácido homogentísico.

alcaptonuria. Alcaptonuria. Presencia de alcaptona en la orina. Sin.: Alkaptonuria.

alchemy. Alquimia. Química de los antiguos.

Alcmaeon of Crotona. Alcmeón de Crotona. Médico griego de Crotona, año 500 a. de J.C.

Alcock's canal. Conducto de Alcock. [T. Alcock, anatomista inglés, 1784-1838.] Vaina fascial de la arteria pudenda interna.

alcohol. Alcohol. Se da este nombre a las combinaciones que resultan de la sustitución de uno o más átomos de hidrógeno de los hidrocarburos alifáticos o de las cadenas laterales de los cíclicos por uno o más grupos hidroxílicos. || **absolute** —. A. absoluto. No contiene más del 1 por 100 de su peso en agua. || **denatured** —. A. desnaturalizado. || **ethyl** —. A. etílico. || **methyl** —. A. metílico. || **nicotinyl** —. A. nicotínico. || **polivinyl** —. A. polivinílico. || **secondary** —. A. secundario. || **wood** —. Metanol. **alcoholaemia.** Alcoholemia. Presencia de alcohol en sangre.

alcoholase. Alcoholasa. Fermento que convierte el ácido láctico en alcohol.

alcoholemia. Alcoholemia. (V. *alcoholaemia.*)

alcoholic. Alcohólico. Que contiene alcohol. || Persona alcoholizada.

alcoholism. Alcoholismo. Intoxicación por alcohol. || **acute** —. A. agudo. Embriaguez, trastorno temporal por abuso de bebidas alcohólicas. || **chronic** —. A. crónico. Estado producido por la ingestión continua de bebidas alcohólicas.

alcoholometer. Alcoholómetro. Aparato para medir la concentración de alcohol en un líquido.

alcoholophilia. Alcoholofilia. Dipsomanía. Apetito morboso por las bebidas alcohólicas.

alcoholuria. Alcoholuria. Presencia de alcohol en la orina.

alcoholysis. Alcohólisis. Proceso análogo a la hidrólisis, pero en el que el alcohol ocupa el lugar del agua.

aldamine. Aldamina. Oxidasas estables.

aldehydase. Aldehidasa. Enzima hepática que oxida ciertos aldehídos a sus correspondientes ácidos.

aldehyde. Aldehído. Compuestos intermedios entre alcoholes y ácidos. || **acetic** —. Acetaldehído. || **benzoic** —. Benzaldehído. || **salicylic** —. Salicilaldehído.

aldin. Aldín. Aldehído base.

aldohexose. Aldohexosa. Hexosa derivada de un aldehído. Clase de azúcar que contiene seis átomos de carbono y un grupo aldehído, como glucosa o manosa.

aldol. Aldol. Aldehído beta oxibutírico.

aldolase. Aldolasa. Enzima muscular que produce condensación de aldol entre la fosfodihidroxiacetona y aldehídos, para producir ácido cetofosfórico.

aldopentose. Aldopentosa. Clase de azúcar que contiene cinco átomos de carbono y un grupo aldehído, como la arabinosa.

aldose. Aldosa. Azúcar que contiene un grupo aldehído.

aldosterone. Aldosterona. Hormona corticoadrenal con un grupo aldehído en C_{18}. Es el mineralcorticoide fisiológico. Interviene en la regulación electrolítica y en el balance líquido.

aldosteronism. Aldosteronismo. Producción excesiva de aldosterona.

aldosteronoma. Aldosteronoma. Tumor secretor de aldosterona.

aldosteronuria. Aldosteronuria. Presencia de aldosterona en la orina.

aldotetrose. Aldotetrosa. Azúcar aldehído que contiene cuatro átomos de carbono.

aldoxime. Aldoxima. Compuesto formado por la unión de un aldehído con hidroxilamina.

Aldrich's mixture, syndrome. Mezcla de Aldrich. [R. A. Aldrich, nacido en 1902.] Solución acuosa al 1 por 100 de violeta de genciana para el tratamiento de las heridas. || Síndrome de Aldrich. Asociación de eccema, púrpura trombopénica e infecciones de repetición.

aleatory. Aleatorio. Al azar.

alecithal. Alecito. Huevo con poca yema.

Aleppo boild. Botón de Alepo o de Oriente. Leishmaniosis. Forúnculo oriental.

aletocyte. Aletocito. Célula errante.

alectorobius talaje. *Alectorobius talaje.* Chinche común en México y América Central. || Planta americana de efecto tónico, antihelmíntico y diurético. Usada contra la amenorrea y dismenorrea.

aletris farinosa. *Aletris farinosa.* Hierba indígena norteamericana. Tónica y diurética.

aleukemia. Aleucemia. Aleucia. Falta de leucocitos en la sangre. || **alimentary toxic** —. A. tóxica alimenticia. || **hemorrhagica** —. A. hemorrágica. Anemia aplásica grave.

aleukia. Aleucia. Aleucemia. (V. *aleukemia.*)

aleurisma. Aleurisma. Género de hongos aislados de lesiones superficiales de la piel del hombre.

aleurites. Aleurites. Género de árbol euforbiáceo tropical.

aleurone. Aleurona. Granos de materias proteicas que se encuentran en los órganos de reserva de los vegetales (semillas).

aleuronoid. Aleuronato. Harina de trigo con elevada proporción de gluten.

Aleutian disease. Enfermedad aleutiana. Infección mortal por parvovirus en una especie de visón originario de las Islas Aleutianas, caracterizada por vasculitis y glomerulonefritis.

Alexander of Tralles. Alejandro de Tralles. Médico griego de Lidia, 525 a. de J. C..

A

Alexander's crown. Corona de Alexander. Porción de diente recubierta de un casquete.

Alexander's operation. Operación de Alexander. [S. Alexander, N. York, 1858-1910.] Acortamiento de los ligamentos redondos del útero en los desplazamientos de este órgano.

Alexander-Adams' operation. Operación de Alexander-Adams. [W. Alexander, cirujano inglés, 1844-1919; A. Adams, ginecólogo, Glasgow, 1857-1930.] Ligaduras de las arterias vertebrales en la epilepsia.

alexeteric. Alexetérico. Efectivo contra infección o intoxicación.

alexia. Alexia. Ceguera verbal, forma de afasia en la que es imposible leer a causa de la pérdida, en los centros cerebrales, de la asociación entre los signos gráficos y los conceptos correspondientes. || **motor** —. El paciente comprende lo que ve escrito, pero no lo puede leer en alta voz. || **musical** —. Pérdida de la facultad de leer música. || **optical** —. El paciente no sabe el significado de lo que ve escrito. || **subcortical** —. Debida a la interrupción de las conexiones entre el centro óptico y la circunvolución angular.

alexidine. Alexidina. Antibacteriano. F.: $C_{23}H_{56}N_{10}$.

alexin. Alexina. Complemento. Sustancia termolábil no específica que existe en el suero sanguíneo. Calentado éste a 55-60°, desaparece (suero inactivado). Sin.: Aditamento, citasa.

alexipharmac. Alexifármaco. Preserva de los efectos nocivos de un veneno.

alexipyretic. Alexipirético. Preventivo de la fiebre. Medicina febrífuga.

alexocyte. Alexocito. Célula con alexina. Término aplicado también a las células eosinófilas.

alexofixagen. Alexofijador. Antígeno que induce a la producción de complementos fijadores de anticuerpos.

aleydigism. Aleydigismo. Ausencia de andrógenos secretados de las células intersticiales de Leydig.

ALG. Abreviatura de *antilinphocitic globuline*.

alga. Alga. Plantas talofitas de estructura sencilla. Algunas, alimenticias. Otras, antihelmínticas.

algal. Algal. Perteneciente o causado por las algas.

alganesthesia. Algestesia. Analgesia.

algedonic. Algedónico. Se refiere al placer y dolor a la vez.

algefacient. Algefaciente. Refrigerante.

algeoscopy. Algeoscopia. Examen físico por presión para descubrir qué produce dolor.

algesia. Algesia. Hiperestesia. Sensibilidad al dolor.

algesichronometer. Algesicronómetro. Instrumento para registrar el tiempo requerido para producir una impresión dolorosa.

algesimeter. Algesímetro. Instrumento usado en la medición de la sensibilidad al dolor, producida puncionando la piel.

algesimetry. Algesimetría.

algesiogenic. Algesiógeno. Que produce dolor.

algesthesia. Algestesia. Percepción del dolor.

algesthesis. Algestesia. (V. *algesthesia*.)

-algia. -algia. Sufijo indicativo de dolor en la parte u órgano señalado por el prefijo (gastralgia, mialgia).

algicide. Algicida. Sustancia que destruye algas.

algid. Algido. Frío, helado; se dice del periodo de la enfermedad caracterizado por frío intenso. || Por extensión, se aplica al periodo más grave de la enfermedad.

algin. Algina. Polisacárido derivado de algas marinas. || Acido algénico.

alginate. Alginato. Sal del ácido algínico, utilizado en odontología.

alginobacter. Alginobacter. Microorganismos de la familia *Escherichia*.

alginomonas. Alginomonas. Microorganismos de la familia de pseudomonas.

alginuresis. Alginuresis. Micción dolorosa.

algioglandular. Algioglandular. Perteneciente a una acción glandular resultante de un estímulo doloroso.

algiometabolic. Algiometabólico. Perteneciente a cambios metabólicos resultantes de estímulos dolorosos.

algiomotor. Algiomotor. Productos de movimientos dolorosos, como espasmos o disperistalsis.

algiomuscular. Algiomuscular. Movimiento muscular causante del dolor.

algiovascular. Algiovascular. Perteneciente a una acción vascular resultante de un estímulo doloroso.

algodystrophy. Algodistrofia. Combinación de dolor y cambios distróficos en el hueso. Atrofia de Sudeck.

algogenesia. Algogenesia. Algogénesis. Producción de dolor.

algogenesis. Algogenesia. Algogénesis. (V. *algonesesia*.)

algolagnia. Algolagnia. Perversión sexual en la que se inflige (forma activa o sadismo) o se sufre dolor (forma pasiva o masoquismo).

algologist. Algologista. Especialista en algología.

algology. Algología. Ciencia que estudia el dolor, manifestaciones y tratamiento.

algomenorrhea. Algomenorrea. Menstruación dolorosa.

algometer. Algómetro. Algesímetro. Instrumento para probar la sensibilidad al estímulo doloroso.

algometry. Algometría. Medición de la sensibilidad al estímulo doloroso.

algophobia. Algofobia. Temor morboso al dolor.

algorithm. Algoritmo. Serie de pasos rutinarios para resolver un problema.

algoscopy. Algoscopia. Determinación de zonas dolorosas de la piel, correspondientes a lesiones de órganos profundos (teoría de Head).

algosis. Algosis. Presencia de algas en una parte del cuerpo.

algospasm. Algospasmo. Calambre o espasmo muscular doloroso.

Ali Abbas. Alí Abbas. Célebre médico persa del siglo X. Autor del «Libro Real» *(Al-Maliki)*.

Ali ben Iza. Alí ben Iza. Oftalmólogo árabe de la primera mitad del siglo XI. Escribió *Libro memorando para oculistas.* Es conocido con el nombre de Jesús Haly.

Alibert's disease, keloid. Enfermedad queloide de Alibert. [J. L. M. Alibert, francés, 1768-1837.] Aquilobursitis o aquilonia. || Queloide de Alibert. Hipertrofia del tejido cicatrizal, que forma verdaderos tumores sésiles o pediculados.

alible. Alible. Nutritivo. Asimilable.

alices. Alices. Manchas rojas precursoras de las pústulas en la viruela.

alicyclic. Alicíclico. Posee las propiedades de dos sustancias, alifática y cíclica.

alidase. Alidasa. Marca registrada de hialuronidasa inyectable.

alienation. Alienación. Término para todos los trastornos mentales.

alienia. Alienia. Falta congénita o adquirida del bazo.

alienism. Alienismo. Estudio o tratamiento de las alteraciones mentales.

alienist. Alienista. Especialista en el estudio y tratamiento de la alienación mental.

aliflurane. Aliflurano. Sustancia utilizada para anestesia por inhalación. F.: $C_4H_3Cl\text{-}F_4O$.

aliform. Aliforme. En forma de ala, en forma de ajo *(alium)*.

alignment. Alineamiento. Acción de poner en línea (p. ej., en odontología).

aliment. Alimento. Toda sustancia que introducida en el organismo sirve para la nutrición de los tejidos.

alimentary. Alimentario. Propio de la alimentación o referente a ella.

alimentation. Alimentación. Acto de dar o recibir alimentos. || **artificial** —. Por otros medios que los ordinarios. || **forced** —. A. forzada. Contra la voluntad de una persona. || **rectal** —. A rectal por enemas. || **total parenteral** —. Hiperalimentación.

alimentology. Alimentología. Ciencia de la alimentación.

alimentotherapy. Alimentoterapia. Tratamiento dietético o por alimentación sistemática.

alinasal. Alinasal. Perteneciente al ala de la nariz.

alinement. Alinemento.

alipamide. Alipamida. Diurético y antihipertensivo. F.: $C_9H_{12}ClN_3O_3S$.

aliphatic. Alifático. Acíclico. (V. *acyclic.*)

alipogenetic. Alipogenético. No lipogenético, no formador de grasa.

alipoidic. Alipoídico. Sin lipoides.

alipotropic. Alipotrópico. Sin influencia sobre el metabolismo graso.

alismin. Alismina. Extracto de *Alisma plantago.*

alisphenoid. Alisfenoides. Perteneciente al ala mayor del esfenoides. || Cartílago del feto que se encuentra a cada lado del cuerpo del esfenoides y a partir del cual se desarrollan las alas mayores del esfenoides.

alive. Vivo.

alizarin. Alizarina: Sustancia colorante roja que se obtiene artificialmente de los derivados del alquitrán de hulla. F.: $C_6H_4 (CO)_2C_6H_2(OH)_2$.

alkalemia. Alcalemia. Alcalinidad mayor de la sangre; disminución de la concentración de iones hidrógeno en sangre.

alkalescence. Alcalescencia. Alcalinidad ligera o incipiente.

alkali. Alcali. Nombre de los compuestos que forman sales con los ácidos. || **caustic** —. A. cáustico. || **fixed** —. A. fijo. Oxidos de potasio, sodio, litio. cesio y rubidio. || **volatil** —. A. volátil. Amoniaco.

alkaligenes. Alcalígeno. (V. *alcaligenes.*)

alkalimeter. Alcalímetro. Instrumento para la medición del álcali contenido en algunas mezclas.

alkalimetry. Alcalimetría. Dosificación química de los álcalis en una sustancia. || **Engels** —. Método de determinación de la alcalinidad de la sangre.

alkaline. Alcalino. Que presenta la reacción o tiene las propiedades de un álcali.

alkalinity. Alcalinidad. Calidad de álcali.

alkalinization. Alcalinización. Acción y efecto de comunicar a una sustancia las propiedades de los álcalis.

alkalinuria. Alacalinuria. Estado alcalino de la orina.

alkalipenia. Alcalipenia. Disminución de la reserva alcalina en el organismo. Acidosis.

alkalitherapy. Alcaliterapia. Administración de alcalinos en hiperclorhidria y úlcera gástrica.

alkalization. Alcalinización. (V. *alkalinization.*)

alkalize. Alcalinizar. Volver alcalino.

alkalizer. Alcalinizador. Medicamento que produce alcalinización.

alkalogenic. Alcalogénico. Que produce alcalinidad, especialmente en la orina.

alkaloid. Alcaloide. Sustancias orgánicas vegetales con propiedades básicas y que forman con los ácidos sales cristalizables. || **animal** —. A. animal. Tomaína o leucomaína. || **artificial** —. A. artificial. Obtenido por proceso químico.

alkalometry. Alcalometría. Administración dosimétrica de los alcaloides.

alkalosis. Alcalosis. Excesiva alcalinidad de los líquidos del organismo. Aumento de la reserva alcalina. || **compensated** _. A. compensada. || **hipokalemic** —. A. hipocaliémica (con disminución de potasio). || **metabolic** —. A. metabólica || **metabolic compensated** —. A. metabólica compensada. || **respiratory** —. A. respiratoria. || **respiratory compensated** —. A. respiratoria compensada.

alkalotherapy. Alcaloterapia.

alkalotic. Alcalótico. Caracterizado por alcalosis.

alkaluria. Alcaluria. Presencia de álcali en la orina.

alkamine. Alcamina. Alcohol que contiene un grupo amido.

alkane. Alcano. Hidrocarburo de parafina.

alkanet. Alcanete. Rojo de *Alcanna tinctoria.*

alkanin. Alcanina. Materia colorante resinosa rojaparda, de la *Alcanna tinctoria.* Se utiliza para preparar papel tornasol para reactivo. Sin.: Ancusina.

alkaptonuria. Alcaptonuria. (V. *alcaptonuria.*)

alkatriene. Alcatrieno. Hidrocarburo alifático insaturado.

alkene. Alqueno. Hidrocarburo alifático insaturado.

alkyl. Alquilo. Radical que se obtiene cuando de un hidrocarburo alifático se elimina un átomo de hidrógeno.

alkylamine. Alquilamina. Amina con un radical alquilo.

alkylating agent. Agente alquilante. Fármaco que reacciona con los componentes del organismo por alquilación, que conduce a formación de complejos estables.

alkylation. Alquilación. Sustitución de un grupo alquilo por un átomo de hidrógeno activo en un compuesto orgánico.

allachaesthesia. Alaquestesia. Aloquestesia. Sensación de tacto en zona distinta de la tocada.

allaitement mixte. Alimentación mixta. Con leche materna y alimentación artificial, en niños.

allantiasis. Alantiasis. Intoxicación por ingestión de embutidos y conservas en mal estado por *Clostridium botulinum.*

allantochorion. Alantocorion. Membrana formada por fusión del alantoides y el corión.

allantogenesis. Alantogénesis. Formación y desarrollo del alantoides.

allantoic. Alantoico. Relativo a la alantosis.

allantoicase. Alantoicasa. Sustancia enzimática necesaria para la conversión por alantoinasa de alantoína en ácido glioxílico.

allantoid. Alantoides. Saco o vesícula que nace en la extremidad posterior del intestino del embrión, derivado del meso e hipoblasto. Forma la vejiga y el uraco, el corión y la placenta.

allantoidean. Alantoideo. Semejante al alantoides. Animal que en el embrión posee un alantoides.

allantoidoangiopagus. *Onfaloangiopagus.* Miembro parásito de unos gemelos monocigóticos asimétricos que no posee corazón y se nutre de los vasos placentarios del autósito más o menos normal. Sin.: Acardio, adelfosito, onfalosito, parásito placentario.

allantoin. Alantoína. Sustancia cristalizable. Se ha empleado para estimular la formación epitelial en heridas y úlceras.

allantoinase. Alantoinasa. Enzima que en contacto con la alantoicasa cataliza el cambio de alantoína en ácido glioxílico.

allantoinuria. Alantoinuria. Presencia de alantoína en la orina.

allantois. (V. *amnion.*)

allantotoxicon. Alantotóxico. Con capacidad de producir alantiasis o botulismo.

allasotherapy. Alasoterapia. Tratamiento de las enfermedades por la producción de cambios o alteraciones biológicas del estado general.

allaxis. Metaformosis. Transformación.

allel. Alelia. Existencia o transmisión de los caracteres alelomórficos.

allele. Alelia. (V. *allel.*)

allelic. Alélico. Que presenta alelia.

allelism. Alelismo. Existencia de alelia o su relación con otro.

allelocatalysis. Alelocatálisis. Activación del desarrollo de un cultivo bacteriano por la adición de células del mismo tipo.

allelocatalytic. Alelocatalítico.

allelochemics. Aleloquímica. Interacciones químicas entre especies.

allelomorph. Alelomorfo. Uno de los caracteres emparejados (en la herencia mendeliana), que aparece alternativamente en los descendientes.

allelomorphic. Alelomórfico. Alélico. Que presenta alelomorfismo.

allelomorphism. Alelomorfismo. Existencia o transmisión de los caracteres alelomórficos. Sin.: Alelia.

allelotaxis. Alelotaxis. Desarrollo de un órgano de varios tejidos embrionarios.

allelotaxy. Alelotaxis. (V. *allelotaxis.*)

Allen syndrome, van. Síndrome de van Allen. Síndrome "tipo Iowa" hereditario de la polineuropatía amiloide; comienza mediada la vida, en brazos y piernas; cursa con hipertensión nefropática, proteinuria y aumento de N en reposo, hiperpotasemia, hepatomegalia asintomática y úlcera duodenal péptica.

Allen's cement. Cemento de Allen. Cemento para sujetar dientes de porcelana.

Allen's paradoxic law. Ley paradójica de Allen. [F. M. Allen, médico norteamericano, 1879-1964.] Mientras que una persona normal gasta tanto más azúcar cuanto más ingiere, en el diabético ocurre todo lo contrario.

Allen's root pliers. Pinza radicular de Allen. Pinzas para coger las esquirlas de las raíces dentarias del proceso alveolar en las extracciones.

Allen's test. Reacción de Allen. [A. H. Allen, químico norteamericano, 1846-1904.] Si se aplica una solución de lugol a una erupción sospechosa, si ésta es causada por la tiña, aparece un color caoba oscuro.

Allen's treatment. Tratamiento de Allen. [F. M. Allen, médico norteamericano, 1879-1964.] Tratamiento de diabetes por la dieta de hambre, seguida de dieta restringida, asociada con determinación de la cantidad de alimento que se puede consumir sin producir glucosuria ni glucemia.

Allen's-Doisy's text, unit. Prueba de Allen-Doisy. [E. V. Allen, anatomista norteamericano, 1892-1943; E. A. Doisy, biólogo norteamericano, n. en 1893.] Para las sustancias estrógenas en los animales de laboratorio.

allenthesis. Alentesis. Penetración de cuerpos extraños en el organismo.

allergen. Alergeno. Sustancia de la naturaleza tóxica que produce alergia. Puede tratarse de una proteína o no. || Extractos de bacterias, polen, etc., empleados para el tratamiento de hipersensibilidad. || **pollen** —. Antígeno polínico.

allergenic. Alergénico. Que induce a la alergia.

allergic. Alérgico. De naturaleza alérgica.

allergin. Alergina. Anticuerpo responsable de la anafilaxia.

allergist. Alergólogo. Especialista en alergia o alergología.

allergization. Alergización. Sensibilización activa o introducción de alérgenos en el organismo.

allergological. Alergológico. Perteneciente a la alergología.

allergologist. Alergólogo. (V. *allergist.*)

allergology. Alergología. Rama de la medicina que estudia la alergia.

Allergosis, allergic disease. Alergosis. Enfermedad desencadenada en la alergia mediante la reacción antígeno-anticuerpo.

allergy. Alergia. Término creado por Von Pirquet para desginar la alteración de la capacidad de reacción del organismo. Fenómenos diversos producidos por la absorción o contacto con ciertas sustancias que producen en el organismo una sensibilidad especial ante una nueva acción de tales sustancias. || **atopic** —. A. atópica. || **bacterial** —. A. bacteriana. || **bronchial** —. Asma bronquial. || **cold** —. A. al frio || **contact** —. A. por contacto || **drug** —. A. por drogas. || **hereditary** —. Atopía. || **induced** —. A. inducida. || **physical** —. A. debida a agentes físicos. || **pollen** —. Fiebre del heno. || **spontaneous** —. A. tópica.

allescheria. *Allescheria.* Género de hongos ascomicetos aislados en infecciones humanas.

allesthesia. Alestesia. Alaquestesia. Sensación de tacto en un punto distante del tocado.

allethrin. Aletreno. Fluido viscoso insoluble en agua. Usado como insecticida. F.: $C_{19}H_{26}O_3$.

alliaceous. Aliáceo. Relativo al ajo o con su olor o sabor.

alligation. Aligación. Proccso dirigido a determinar el coste de una mezcla de ingredientes de los que se conoce la cantidad y el valor. || Proceso dirigido a determinar la cantidad de distintas soluciones de diferente concentración para hacer una mezcla con una concentración determinada.

alligator forceps. Fórceps especial de boca de lagarto. || — **boy.** Niño con ictiosis aguda.

Allingham's operation. Operación de Allingham. [H. W. Allingham, cirujano inglés, 1862-1904.] Colotomía inguinal a través de incisión paralela al ligamento de Poupart.

Allingham's operation, ulcer. Operación de Allingham. [W. Allingham, cirujano inglés, 1829-1908.] Ablación del recto a través de una incisión en la fosa, isquiorrectal extendida hasta el cóccix.

Allis' inhaler. Inhalador de Allis. [O. H. Allis, cirujano norteamericano, 1833-1921.] Para administrar éter durante la anestesia.

alliteration. Aliteración. Disfasia en la que el paciente dispone las palabras según los sonidos.

allithiamine. Alitiamina. Un análogo de la tiamina.

allium. Ajo. Bulbo de *Allium sativum*, de la familia de las liliáceas. Antiséptico, expectorante.

allo-. Alo-. Prefijo que indica otro, distinto.

alloantibody. Aloanticuerpo. Isoanticuerpo. Anticuerpo combinado con un antígeno existente en los tejidos de algunos individuos de la misma especie. Sin.: Isoantibody.

alloantigen. Aloantígeno. Isoantígeno. Antígenos de la misma especie, pero de individuos de distinto genotipo. Sin.: Isoantigen.

alloantiserum. Aloantisuero.

allobarbital. Alobarbital. Utilizado como sedante e hipnótico. f.: $C_{10}H_{12}N_2O_3$.

allobiosis. Alobiosis. Estado de reactividad alterada que manifiesta un organismo en condiciones diferentes de ambientes. Supervivencia de células o tejidos privados de sus funciones.

allobophora agricola. *Allobophora agricola.* Gusano parásito, presente a veces en el intestino del hombre.

allocentric. Alocéntrico. Que considera más a los otros que a sí mismo. Opuesto a egocéntrico.

allocheiria. Aloquiria. Aloestesia. Alteración de la sensibilidad (tabes e histerismo, sobre todo) por lo cual, al pinchar una extremidad, se percibe la sensación en el lado opuesto.

allochezia. Aloquecia. Deposición de materias fecales por un ano anormal o no fecales por uno normal.

allochiria. Aloestesia. Aloquiria. (V. *allocheiria.*)

allochroic. Alocroico. Variable de color.

allochroism. Alocroísmo. Variación de color, como en ciertos minerales.

allochromasia. Alocromasia. Cambio de color del pelo o de la piel.

allocinesia. Alocinesia. Aloquinesia. Situación en la que el paciente ejecuta un movimiento con el miembro opuesto al que se le ordena mover. || Movimiento pasivo o reflejo.

allocortex. Alocorteza. Porción de la corteza cerebral no dispuesta en capas; representante de su área más primitiva.

allocrine. Alocrina. Heterocrina. Secreción de sustancias diferentes. Sin.: Heterocrine.

allodiploid. Alodiploide. Que posee dos clases de cromosomas procedentes de dos especies parentales distintas, como ocurre en el caso de los híbridos.

allodromy. Alodromía. Ritmo cardiaco desigual.

allodynia. Alodinia. Dolor resultante de la acción de un estímulo no dañino sobre la piel normal.

alloerotism. Aloerotismo. Sexualidad normal.

allogamy. Alogamia. Fertilidad cruzada.

allogenic. Alogénico. Que posee tipos celulares antigénicamente distintos. || Aplicado a los trasplantes biológicos, denota individuos o tejidos que son de la misma especie, pero antigénicamente diferentes. También llamados homólogos.

allogothrophia. Alogotrofia. Alimentación de una parte del cuerpo a expensas de la otra.

allograft. Aloinjerto. El que se realiza entre un individuo y otro de diferente constitución genética dentro de la misma especie.

allogromia. *Allogromia.* Género de parásitos encontrados en los protozoos, como la *Amoeba proteus.*

alloimmunization. Aloinmunización. Isoinmunización. (V. *isoimmunization.*)

alloisomerism. Aloisomerismo. Isomerismo que no debe aparecer en la fórmula.

allokeratoplasty. Aloqueratoplastia. Plastia corneal con material extraño.

allokinesis. Aloquinesis. Alocinesis. Movimiento pasivo, reflejo.

allokinetic. Aloquinético. Alocinético. Movimiento involuntario, pasivo, reflejo.

allolactose. Alolactosa. Disacárido, isomérico con la lactosa, que se encuentra en la leche.

allolalia. Alolalia. Defecto del lenguaje, de origen central. Lenguaje incoherente.

allomerism. Alomerismo. Cambio de constitución química, conservando la forma cristalina.

allometric. Alométrico. Indica desproporción entre partes de un organismo.

allometry. Alometría. Medida del cambio de forma de un organismo que aumenta su tamaño, es decir, determinación de la relación que existe entre dos dimensiones variantes, habitualmente lineal.

allomorphism. Alomorfismo. Cambio de forma conservando la constitución química.

allongement. Alongamiento. Elongación. Extensión, estiramiento, distensión.

allonomous. Alónomo. Regulado por estímulos diferentes.

allopath. Alópata. Médico que sigue la doctrina de la alopatía.

allopathy. Alopatía. Doctrina fundada en el aforismo hipocrático *contraria contrariis curantur*, es decir, remedios que en el hombre sano producen efectos diversos de los síntomas de la enfermedad que se quiere combatir.

allophanamide. Alofanamida. Reacción del biuret. Coloración violácea al añadir a una solución albuminoide potasa cáustica y unas gotas de solución de sulfato de cobre.

allophanate. Alofanato. Sal del ácido alofánico.

allophasis. Alofasia. Alolalia. Habla incoherente; delirio.

allophenic. Alofénico. Relativo a la coexistencia ordenada de células con diferentes fenotipos, atribuibles a diferencias conocidas en los genotipos.

allophore. Eritróforo. Cromatóforo con gránulos de pigmento pardo o rojo; alóforo. Sin.: Erytrophore.

allophthalmia. Aloftalmia. Heteroftalmia. Diferencia en el color o dirección de los ejes en ambos ojos. Sin.: Heterophthalmia.

alloplasia. Aloplasia. Heteroplasia. Aloplastia. Sustitución de una falta de sustancia con material no vivo.

alloplasmatic. Aloplasmático. Formado por diferenciación del protoplasma.

alloplast. Aloplasto. Organo que contiene más de una clase de tejido.

alloploid. Aloploide. Que posee un número de cromosomas derivado de diferentes especies ancestrales.

allopolyploid. Alopoliploide. Con un número de cromosomas múltiplo del número haploide básico, como resultado del cruce de especies.

allopregnandiol. Alopregnandiol. Isómero del pregnandiol en la orina de la mujer.

allopregnane. Alopregnano. Sustancia fundamental de la que derivarían los principios esteroides de la corteza suprarrenal.

allopregnenolone. Alopregnonolona. Compuesto químico que puede ser transformado en progesterona, testosterona u otras hormonas esteroideas.

allopsychic. Alopsíquico. Relación del espíritu con el mundo exterior.

allopsychosis. Alopsicosis. Psicosis que se caracteriza por desorientación respecto al mundo exterior.

allopurinol. Alopurinol. Sustancia que reduce la tasa de ácido úrico en suero sanguíneo. F.: $C_5H_4N_4O$.

allorhythmia. Alorritmia. Alteraciones rítmicas del pulso, de forma constante, como bigeminismo.

all or none. Principio de «todo o nada», aplicable al músculo cardiaco y a otros músculos y nervios.

all or none response. Respuesta todo o nada. Respuesta presente o ausente (muerte o supervivencia).

allorphine. Alorfina. Nalorfina. Antagonista de la morfina. F.: $C_{19}H_{21}NO_3$.

allose. Alosa. Azúcar isómero de la glucosa. F.: $C_6H_{12}O_6$.

allosteric. Alostérico. Denota la existencia de una macromolécula (una enzima) cuya capacidad de reacción con otra molécula se altera al combinarse con una tercera molécula que no sea substrato. También se refiere a la inhibición enzimática que resulta de dicha alteración.

allotherm. Alotermo. Poiquilotermo. Organismo cuya temperatura corporal depende de la del ambiente. Sin.: Poikilotherm.

allotopia. Alotopia. Distopia. Situación anómala de un órgano. || Ectopia. || — **testis.** Ectopia testicular. Sin.: Dystopia.

allotoxin. Alotoxina. Sustancia formada por alteración de tejidos dentro del cuerpo, que sirve de defensa contra las toxinas por la neutralización de sus propiedades tóxicas.

allotransplantation. Alotrasplante. Trasplante de tejido en el organismo o miembro de un individuo, procedente de un donador de la misma especie, pero con distinto genotipo.

allotriodontia. Alotriodoncia. Existencia de dientes en lugares anormales.

allotriogeustia. Alotriogeusia. Perversión del sentido del tacto.

allotriolith. Alotriolito. Cálculo en situación anormal o compuesto de materiales no usuales.

allotriophagia. Alotriofagia. Perversión del apetito que induce a comer sustancias no alimenticias. Pica.

allotriosmia. Alotriosmia. Heterosmia. Percepción olfativa anormal; ilusión o alucinación olfativa. Sin.: Heterosmia.

allotriuria. Alotriuria. Situación anómala de la orina o de la micción.

allotrope. Alotropo. Forma alotropica.

allotrophic. Alotrófico. (V. *allotropic.*)

allotropic. Alotrópico. Conversión no nutritiva dentro del proceso de la digestión.

allotropism. Alotropismo. Existencia de un elemento en dos o más formas distintas, con distintas propiedades físicas. ‖ Tropismo entre diferentes estructuras (p. ej., entre espermatozoide y óvulo).

allotropy. Alotropismo. (V. *allotropism.*)

allotrylic. Alotrílico. Se produce por la presencia de un cuerpo o principio extraño.

allotype. Alotipo. Uno de los caracteres alternativos controlados por los genes alelos. ‖ **KM** —. Marcador antigénico en la cadena kappa de inmunoglobulinas humanas. ‖ **O₂** —. Marcador antigénico en la cadena lambda de inmunoglobulinas humanas.

allotypy. Alotipia. Propiedad genética proteica por la que pueden distinguirse distintas formas antigénicas en diferentes miembros de la misma especie.

alloxan. Aloxán. Mesoxalilurea. Forma oxidada del ácido úrico.

alloxantin. Aloxantina. Derivado cristalino del aloxán y del ácido dialúrico.

alloxazine. Aloxacina. Principal constituyente del lipocromo. ‖ Isómero de la isoaloxacina, estructura básica de la riboflavina. F.: $C_{10}H_6N_4$-O_2.

alloxin. Aloxina. Una clase de sustancias básicas derivada de la nucleína del núcleo celular y que por oxidación produce ácido úrico. ‖ Las aloxinas comprenden la xantina, guanina, adenina e hipoxantina.

alloxuremia. Aloxuremia. Presencia de cuerpos úrinicos en la sangre, produciendo una forma de intoxicación.

alloxuria. Aloxuria. Presencia de cuerpos purínicos en la orina.

alloxuric. Aloxúrico. Que contiene bases púricas. ‖ — **bodies.** Cuerpos aloxúricos. Cuerpos purínicos, xánticos.

allspice. *Pimenta officinalis.* Su fruto seco se emplea como aromático, estimulante, carminativo.

allyl. Alilo. Radical monovalente C_3H_5 cuyos compuestos se hallan en el ajo y en otras plantas. ‖ **isothiocyanate** —. Isotiocianato. Esencia de mostaza. ‖ **sulfocarbamide** —. Sulfocarbamida. Tiosinamina. ‖ **tribromide** —. Tribromuro. Usado como antiespasmódico.

allylamine. Alilamina. Líquido cáustico con olor amoniacal. F.: CH_2:CH-CH_2-NH_2.

allylguaiacol. Eugenol. Acido eugénico obtenido de esencia de clavos. Anestésico y antiséptico local utilizado en odontología. Sin.: Eugenol.

almadrate sulfate. Antiácido. F.: $(Al_4H_6Mg_2O_{14}S \cdot \chi H_2O)$.

Almeida's disease. Enfermedad de Almeida. [F. P. de Almeida, médico brasileño contemporáneo.] Forma leve de granuloma coccidioide, blastomicosis.

Almen's reagent, test. Reacción de Almen. [A. T. Almen, fisiólogo sueco, 1833-1903.] Para la albúmina y glucosa de la orina.

almond. Almendra. Semilla del almendro. Pueden ser dulces y amargas. Las amargas contienen un glucósido, la amigdalina. El aceite se emplea como laxante.

alochia. Aloquia. Falta de loquios o derrames después del parto.

aloe. Aloe. Planta. Sustancia resinosa usada en estreñimiento.

alogia. Alogia. Imposibilidad de hablar por lesión de los centros cerebrales. Conducta irrazonable.

Al (OH)₃. Hidróxido de aluminio.

aloin. Aloína. Glucósido cristalino del áloe. Usado en el estreñimiento. F.: $C_{21}H_{22}O_9$.

alonimid. Alonimida. Sedante e hiptnótico. F.: $C_{14}H_{13}NO_3$.

alopecia. Alopecia. Caída del cabello. ‖ — **adnata.** A. congénita. ‖ **celsi, areata.** A. por zonas. Cicunscrita. ‖ — **capitis totalis.** A. total. ‖ **congenital** —. A. congénita, por ausencia de bulbos pilosos. ‖ **drug** —. A. medicamentosa. ‖ — **generalisata.** Caída general en todo el cuerpo. ‖ **physiologic** —. Caída normal del cabello. ‖ **pityroides** —. A. furfurácea. ‖ — **prematura.** A. prematura. Presenil. ‖ **radiation** —. A. producida por exposición a radiaciones ionizantes. ‖ **syphilitica** —. A. de origen sifilítico. ‖ — **totalis.** A. completa; resultado de la progresión de la areata. ‖ **traumatic** —. A. traumática. ‖ — **universalis.** A. en todo el cuerpo. ‖ **X-ray** —. A. por exposición a rayos X.

aloxanthin. Aloxantina. Principio derivado del áloe, obtenido por reducción. Amarillo. F.: $C_{15}H_{10}O_6$.

alpenstich. Neumonía epidémica en los valles alpinos.

Alpers syndrome. Alpers, síndrome de. Atrofia cerebral. [Bcrnhard J.A., 1931, neurocirujano norteamericano n. en Filadelfia]. Enfermedad degenerativa y progresiva, con esclerosis cortical; comienza en el periodo fetal y se hereda con carácter autosómico recesivo. En el periodo neonatal se manifiesta en forma de ataques espasmódicos incontrolables, hipercinesias mioclónicas y a veces también coreoatetosis, tremor cerebral y amaurosis; después se produce demencia progresiva, espasticidad, rigidez de descerebración y estado de mal epiléptico.

alpertine. Alpertina. Tranquilizante. F.: $C_{25}H_{32}N_3O_4$.

alpha. Alfa. α. Primera letra del alfabeto griego. ‖ Primera serie de compuestos isómeros.

alpha-amilose. Alfa amilosa. Usualmente, amilosa.

alpha₁-antitrypsin. Alfa₁-antitripsina. Proteína plasmática producida en el hígado. Su deficiencia se asocia con el desarrollo de enfisema.

alphadione. Alfadiona. Esteroide anestésico.

alpha-estradiol. Alfa estradiol. (V. *estradiol.*)

alphalytic. Alfalítico. Bloqueador de los receptores α-adrenérgicos.

alphamimetic. Alfamimético. Ayuda a la estimulación de los receptores α-adrenérgicos.

A

alphanaphtol. Alfanaftol. Sustancia cristalina, soluble en alcohol. Utilizada en perfumería y en microscopia.

alphaprodine hydrochloride. Hidrocloruro de alfaprodina. Sustancia cristalina utilizada como analgésico y narcótico y cuando es precisa una analgesia rápida. F.: $C_{16}H_{23}NO_2$-HCl.

alphatocopherol. Alfatocoferol. (V. *tocoferol.*)

alpha-tropeine. Alfatropeína. Derivado de la escopolamina.

alphitomorphous. Alfitomorfo. De apariencia farinácea. || Ciertos hongos parásitos.

alphodermia. Alfodermia. Ausencia de pigmentación en la piel.

alphos. Variedad numular en la psoriasis.

Alport's syndrome. Alport, síndrome de. Nefropatía familiar progresiva, con sordera neurógena y afectación ocular. Se hereda con carácter dominante relacionado con el sexo, pero no ligado a él; se manifiesta con hematuria y proteinuria, al principio moderada, entre los cuatro y ocho años, muy pocas veces antes, y en el varón suele dar lugar a insuficiencia renal con necesidad de diálisis en la segunda o tercera décadas de la vida. En la mujer sólo provoca, en ocasiones, eritrocituria, sin trastornos auditivos o todo lo más hipoacusias que a veces se descubren en el audiograma.

alprazolam. Alprazolam. Tranquilizante. F.: $C_{17}H_{13}ClN_4$.

alprenolol hydrochloride. Hidrocloruro de alprenolol. Bloqueante beta-adrenérgico. F.: $C_{15}H_{23}NO_2HCl$.

alprostadil. Alprostadil. Vasodilatador. F.: $C_{20}H_{34}O_6$.

ALROS. Abreviatura de *American Laryngological, Rhinological and Otological Society.*

als. Abreviatura de *antilymphocytic serum.*

alseroxylon. Alseroxilón. Extracto purificado de la *Rauwolfia serpentina.* Utilizado como antihipertensivo y sedante.

Alquié's operation. Operación de Alquié. [A. Alquié, cirujano francés, 1812-1865.] Acortamiento extraperitoneal del ligamento redondo.

alstonine. Alstonina. Alcaloide de plantas apocináceas. Utilizado como tónico, astringente y antipirético.

Alström's syndrome. Síndrome de Alströms. Síndrome hereditario. Retinitis pigmentosa, con nistagmus, obesidad, diabetes mellitus y disminución de la visión central.

alt. dieb. Abreviatura de *alternis diebus* (en días alternos).

alterant. Alterante. Alterativo. (V. *alterative.*)

alterative. Alterativo. Alterante. Medicamentos que alteran de forma favorable el proceso de nutrición y reparación.

alteregoism. Alteregoísmo. Interés y simpatía sólo por las personas que se encuentran en la situación de uno mismo.

alt. hor. Abreviatura de *alternis horis* (en horas alternas).

alternans. Alternante. p. ej., pulso alternante. || **electrical** —. Alternancia eléctrica, en la amplitud de las ondas electrocardiográficas.

alternaria. *Alternaria.* Hongos hifomicetos hallados en infecciones cutáneas en el hombre.

alternariatoxicosis. Toxicosis por *Alternaria.* Micotoxicosis causada por *Alternaria.*

alternating. Alternante. Que ocurre en sucesión regular. || **current**—. Corriente alterna. || **psychosis** —. Psicosis maniacodepresiva.

alternation. Alternación. Fenómenos repetidos de forma más o menos regular. || **cardiac** A. cardiaca. || — **of generations.** A. de generaciones. La prole no se parece a los progenitores. || Metagénesis.

althaea. *Althaea.* Género de plantas malváceas.

Althausen test. Prueba de Althausen. Prueba para determinar la velocidad de absorción intestinal, fijando a intervalos la concentración de galactosa en la sangre después de la administración oral de azúcar.

althiazide. Altiazida. Agente antihipertensivo. F.: $C_{11}H_{14}ClN_3O_4S_3$.

Altmann's fluid. Fluido de Altmann. [R. Altmann, histólogo alemán, 1852-1900.] Fluido fijador usado en histología. Compuesto por ácido ósmico al 2 por 100 y dicromato potásico al 5 por 100. || — **granule.** Gránulos. Pequeñas masas redondas existentes en las células glandulares de los vertebrados. || — **theory.** El protoplasma está formado por bioplastos agrupados en masas e incluidos en una sustancia indiferente.

Altmann-Gersh method. Método de Altmann-Gersh. Preparación del tejido para estudio histológico mediante congelación en seco.

altofrequent. De alta frecuencia.

altrose. Altrosa. Azúcar isómero de la glucosa. F.: $C_6H_{12}O_6$.

alum. Alumbre. Sustancia incolora, astringente. Emético. Localmente se emplea en conjuntivitis, laringitis, leucorrea, etc. || **ammonioferric** —. A. amonicoférrico. Estíptico.

alumina. Alúmina. Oxido de aluminio. Se encuentra en la arcilla y en minerales. || — **and magnesia.** Magnesiada. Usada como antiácido en forma de tabletas. F.: Al_2O_3.

aluminium. Aluminio. Cuerpo metálico, simple. Se obtiene por electrólisis de la alúmina. Se utiliza en la construcción de prótesis. Sus compuestos se utilizan como astringentes. || — **acetate.** Acetato de a. Antiséptico. || — **hydroxide.** Hidróxido de a. Antiácido. || — **monostearate.** Monostearato de a. Se usa para preparación de penicilina G-procaína. || — **phosphate.** Fosfato de a. Se usa para fabricar cemento dental. || — **sulfate.** Sulfato de a. Empleado como pasta antitranspirante.

aluminosis. Aluminosis. Variedad de neumoconiosis producida por polvo de alumbre.

alurate. Alurato. Con propiedades sedantes e hipnóticas. Se utiliza en insomnio y estados irritables. Sedante para la tos persistente.

aluzyme. Alucima. Tableta de levadura de cerveza.

alv. adst. Abreviatura de *alvo adscricta* (en estreñimiento).

alv. deject. Abreviatura de *alvi dejectiones* (deyección albina o blanca).

alveobronchiolitis. Alveobronquiolitis. Inflamación de los bronquios y de los alvéolos pulmonares. Bronconeumonía.

alveolalgia. Alveolalgia. Dolor postoperatorio en el alvéolo dental.

alveolar. Alveolar. Perteneciente a los alvéolos.

alveolectomy. Alveolectomía. Operación para resecar una porción de la apófisis alveolar.

alveoli. Alvéolos. ‖ — **dentales maxilae.** Cavidad maxilar donde se implantan las raíces dentales. ‖ — **pulmonis.** Fondo de saco donde concluyen las ramificaciones bronquiales.

alveolitis. Alveolitis. Inflamación alveolar. ‖ **allergic** —. alérgica. ‖ **extrinsic allergic** —. A. extrínseca alérgica, producida por exposición a alergenos. ‖ **fibrosing** —. Fibrosis intersticial pulmonar difusa.

alveolo-. Alvéolo-. Prefijo que denota relación con alvéolo. Más usado respecto a alvéolo dental.

alveolocapillary. Alveolocapilar. Relativo a alvéolo pulmonar y capilares.

alveoloclasia. Alveoloclasia. Desintegración de la pared del alvéolo dentario, con desimplantación del diente.

alveolodental. Alveolodental. Relacionado con el alvéolo dentario.

alveololabial. Alveololabial. Relativo a los alvéolos y a los labios. ‖ Músculo buccinador.

alveololingual. Alveololingual. Relativo a los alvéolos y a la lengua.

alveolomerotomy. Alveolomerotomía. Escisión de una parte de la apófisis alveolar.

alveolonasal. Alveolonasal. Relativo al punto alveolar y al nasión. ‖ Músculo mirtiforme.

alveolopalatal. Alveolopalatal. Perteneciente a la superficie palatina del proceso alveolar.

alveoloplasty. Alveoloplastia. Plastia alveolar. ‖ **interradicular** —. A. interradicular. ‖ **intraseptal** —. A. intraseptal.

alveolotomy. Alveolotomía. Incisión dentro del alvéolo dentario.

alveolus. Alvéolo.

alveolysis. Alveolisis. Enfermedad periodontal.

alveus. Canal. Tubo. Cavidad. ‖ — **communis.** Utrículo. ‖ — **hippocampi.** Canal del hipocampo.

alvus. Alvo. Alvus. El vientre con sus vísceras, especialmente, el bajo vientre.

alymphia. Alinfia. Deficiencia o ausencia del linfa.

alymphocytosis. Alinfocitosis. Ausencia total o casi total de linfocitos sanguíneos.

alymphoplasia. Alinfoplasia. Alteración en el desarrollo del tejido linfático. ‖ **rhytmic** —. Tipo de agammaglobulinemia congénita.

alymphopotent. Alinfopotente. Incapaz de producir linfocitos o células linfoides.

alypin. Alipina. Clorhidrato de benzoiltetrametildiaminoetilpropanol. Empleado como anestésico local sobre todo en oftalmología.

Alzheimer's disease. Enfermedad de Alzheimer. Demencia presenil de Alzheimer. [Alois A., 1864-1915, neurólogo alemán n. en Munich.] Atrofia progresiva de la corteza cerebral con demencia progresiva, trastornos mentales afaso-apracto-afrósicos y de memoria, con la motilidad relativamente preservada; es de tipo presenil, presentándose con la máxima frecuencia en la quinta y sexta décadas de la vida; se han descrito formas hereditarias. Muestra un cuadro clínico semejante al de la atrofia de Pick; como síntomas focales se producen también logloclonía, afasia, apraxia e intranquilidad motora; eventualmente con síntomas agnósicos. Se discute la posible relación con una infección de virus lentos.

Am. Símbolo del americio y abreviatura de *Allotypic marker on IgA.*

am. Abreviatura de *myopic astimagtism, meterangle y ametropia.*

AMA. Abreviatura de *American Medical Association,* de *Australian Medical Association* y de *antimitochondrial antibodies.*

ama. Ama. Engrosamiento de un conducto semicircular del oído interno.

amaas. Amaas. Forma de viruela benigna o menor, en países tropicales.

amacratic. Amasténico. (V. *amasthenic.*)

amacrinal. Amacrinal. De naturaleza amacrina.

amacrine. Amacrina. Se dice de las células nerviosas desprovistas de cilindro-eje. ‖ Células de la retina consideradas como células nerviosas modificadas. ‖ Espongioblasto.

amadinone acetate. Acetato de amadinona. F.: $C_{22}H_{27}ClO_4$.

amakrine. Amacrina. (V. *amacrine.*)

AMAL. Abreviatura de *Aero-Medical Acceleration Laboratory.*

amalgam. Amalgama. Aleación de mercurio con otro metal. ‖ **dental** —. A. de plata y estaño para empastar dientes. ‖ **emotional** —. Unión de significado emocional con determinada circunstancia, como fobia.

amanita. *Amanita.* Género de hóngos, con algunas especies muy venenosas, como la A. *muscaria, A. phalloides,* etc.

amanitine. Amanitina. Nombre de algunos principios tóxicos obtenidos de hongos del género *Amanita.*

amanitotoxin. Amanitotoxina. Toxina de la *Amanita.*

Amann's test. Reacción de Amann. Para comprobar si la orina contiene indicán.

amantadine hydrochloride. Hidrocloruro de amantadina. Utilizada en el tratamiento del parkinsonismo. F.: $C_{10}H_{27}N•HCl$.

amara. Amara. Amargos. Sustancias que estimulan el apetito.

amaranth. *Amaranth.* Género de hierbas de la familia *Amarantaceae.* Utilizado como colorante en cosméticos y drogas.

amaril. Amaril. Veneno producido por el *Bacillus icteroides,* que se creía productor de la fiebre amarilla.

amarine. Amarina. Base cristalizada de la esencia de almendras amargas.

amaroid. Amaroide. Principio amargo; término general para los derivados vegetales que no son alcaloides ni glucósidos.

amarthritis. Amartritis. Inflamación simultánea de varias articulaciones.

amasesis. Amasesis. Imposibilidad de masticar alimentos.

amasthenic. Amasténico. Que reúne los rayos de luz en un foco. Sin.: Amacratic.

amastia. Amastia. Falta de las mamas.

amathofobia. Amatofobia. Temor morboso al polvo.

amativeness. Amativo. Deseo sexual normal.

amatol. Amatol. Mezcla explosiva de trinitrotolueno y nitrato amónico.

amaurosis. Amaurosis. Ceguera total o parcial por enfermedad del nervio óptico, retina, médula o cerebro; gota serena. ‖ **alburminuric** —. A. albuminúrica, artrítica, diabética, urémica. ‖ **central** —. A. central, por lesión del sistema nervioso central. ‖ **Leber's congenital** —. A. congénita de Leber. Transmitida genéticamente. ‖ **fugax** —. A. fugaz. Ceguera súbita y transitoria. ‖ **hysteric** —. A. histérica. ‖ **reflex** —. A. refleja. Por acción refleja de una irritación lejana. ‖ **toxic** —. A. tóxica. Por un veneno, alcohol o tabaco.

amaurotic. Amaurótico. Que padece amaurosis.

amaxophobia. Amaxofobia. Temor patológico a ir en carruaje.

amazia. Amastia. (V. *amastia.*)

Ambard's constant, formula. Constante de Ambard. [L. Ambard, fisiólogo francés, n. en 1876.] Señala la tasa de urea en las enfermedades renales.

ambenonium chloride. Cloruro de ambenonio. Empleado en el tratamiento de la *Miastenia gravis.* F.: $C_{28}H_{42}Cl_4N_4O_2$.

amber. Ambar. Resina fósil amarillenta. Se consideraba antiespasmódica.

Amberg's line. Línea de Amberg. [F. Amberg, otorrinolaringólogo norteamericano, 1868-1948.] Línea que indica la parte más accesible del seno lateral en las intervenciones sobre la apófisis mastoides y que divide en dos mitades el ángulo que forman el borde anterior de la apófisis mastoides y la línea temporal.

ambi-. Ambi-. Forma prefija que indica ambos.

ambidexter. Ambidextro. Que emplea las dos manos con habilidad.

ambient. Ambiente. Factores externos que pueden influir sobre el organismo.

ambilateral. Ambilateral. Ambiátero. Que afecta a ambos lados.

ambilevous. Ambilevo. Inhábil en el uso de ambas manos.

ambiopia. Ambiopía. Diplopía. Visión doble de los objetos por trastorno de la coordinación de los músculos motores oculares. ‖ **binocular** —. A. en ambos ojos. ‖ **crossed** —. A. cruzada. La imagen desplazada se ve en el lado opuesto al del ojo estrábico. ‖ **direct** —. A. directa, homónima. Inversa a la anterior. ‖ **monocular** —. A. monocular, uniocular. ‖ **paradoxical** —. A. paradójica, cruzada. ‖ **vertical** —. A. vertical. Una imagen es vista encima de la otra. ‖ Sin.: Diplopía.

ambisexual. Ambisexual. Bisexual. Provisto de ambos sexos. Hermafrodita.

ambisinister. Ambilevo. (V. *ambilevous.*)

ambivalence. Ambivalencia. Término para la tendencia en los trastornos mentales, esquizofrenia especialmente, a dar igual expresión a impulsos opuestos. Potencia igual en los sentidos contrarios: amor y odio a la misma persona; bipolaridad.

ambivalent. Ambivalente. Que presenta ambivalencia.

ambiversion. Ambiversión. Tipo de personalidad intermedio entre intro y extraversión.

ambly-. Ambli-. Forma prefija que indica obtuso, romo.

amblyacousia. Ambliacusia. Dureza de oido.

amblyaphia. Ambliafia. Falta de agudeza en el sentido del tacto.

amblychromasia. Amblicromasia. Coloración débil imperfecta. ‖ Escasez de cromatina.

amblygeustia. Ambligeustia. Imperfección en el sentido del gusto.

amblyomma. *Amblyoma.* Género de garrapatas, algunas de cuyas especies son transmisoras de infecciones al ganado y al hombre.

amblyopia. Ambliopía. Visión oscura por imperfecta sensibilidad de la retina, sin lesión orgánica del ojo. Nictalopía. Hemeralopía. ‖ — **alcoholica.** A. alcohólica. ‖ **arsenic** —. A. por arsénico. ‖ **crapulosa** —. A. crapulosa. Debida a lesión cerebral. ‖ **nocturnal** —. A. nocturna. ‖ **postmarital** —. A. producida por excesos sexuales. ‖ **reflex** —. A. refleja. Por irritación periférica. ‖ **strabismic** —. A. estrábica. ‖ **tobacco** —. A. por el uso del tabaco. ‖ **toxic** —. A. tóxica (tabaco, alcohol). ‖ **traumatic** —. A. traumática. ‖ **uremic** —. A. urémica.

amblyopiatrics. Ambliopiatría. Terapeútica o tratamiento de la ambliopía.

amblyoscope. Amblioscopio. Instrumento para entrenar a un amblíopico con objeto de que pueda ver normalmente.

amblystoma. Amblistoma. Género de salamandra.

ambo. Ambo. Ambón. Anillo fibrocartilaginoso de las cavidades óseas en que se alojan las cabezas de los huesos largos.

amboceptor. Amboceptor. Sustancia hipotética termostábil en el suero de la sangre, que sería uno de los elementos activos en la citólisis, siendo el otro elemento el complemento. Posee dos grupos haptóforos: citófilo y complementófilo. ‖ **bacterioly-**

tic —. A. bacteriolítico. ‖ **hemolytic** —. Contribuye a la hemólisis.

amboceptorgen. Amboceptórgeno. Antígeno que da lugar a amboceptores.

ambomalleal. Ambomaleal. Perteneciente al yunque y al martillo del oído.

ambomycin. Ambomicina. Sustancia antibiótica con propiedades antineoplásicas.

ambon. Ambón. (V. *ambo.*)

ambrain. Ambreína. Sustancia grasa cristalina y blanca, semejante al colesterol, obtenida del ámbar gris por digestión en alcohol caliente. F.: $C_{36}H_{49}O_2$.

ambrein. Ambreína. (V. *ambrain.*)

ambrin. Ambreína. (V. *ambrain.*)

ambrosia. *Ambrosia.* Género de plantas compuestas. Empleadas como antihelmínticas y febrífugas. Su polen produce la fiebre del heno.

ambruticin. Ambruticina. Antibiótico antifúngico. F.: $C_{28}H_{42}O_6$.

ambulance. Ambulancia. Vehículo adecuado para transporte de enfermos y heridos.

ambulatory. Ambulatorio. Que va de un sitio a otro. ‖ Formas de tratamiento que no obligan a guardar cama. ‖ Dispensario.

ambuphylline. Ambufilina. Diurético y relajante muscular.

ambustion. Ambustión. Combustión. Cauterización. Quemadura.

ambutoxate hydrochloride. Hidrocloruro de ambutosate. Anestésico raquídeo.

ambystoma. Amblistoma. (V. *amblystoma.*)

amcinafal. Amcinafal. Sustancia antiiflamatoria.

amcinafide. Amcinafida. Sustancia antiinfalamtoria.

amcinomide. Amcinomida. Glucocorticoide. F.: $C_{28}H_{35}FO_7$.

AMDS. Abreviatura de *Association of Military Dental Surgeons.*

ameba. Ameba. Organismo animal protozoario unicelular; simple masa protoplasmática nucleada, que varía constantemente de forma por aparición en la periferia de pseudópodos, gracias a los cuales se mueve y engloba los alimentos. ‖ **artificial** —. A. artificial. Sustancia que se conduce como una ameba viva. ‖ **coprozoic** —. A. en las heces humanas.

amebacidal. Amebicida. (V. *amebacide.*)

amebacide. Amebicida. Que destruye las amebas.

amebadiastase. Amebadiastasa. Amebodiastasa. Enzima intracelular hallada en las amebas.

amebaism. Amebaísmo. Capacidad de realizar movimientos ameboides.

amebiasis. Amebiasis. Estado de infección producido por amebas, como absceso hepático o disentería amebiana.

amebic. Amébico. Relativo a la ameba.

amebicidal. Amebicida. (V. *amebacide.*)

amebiform. Amebiforme. Semejante a una ameba.

amebiosis. Amebiasis. (V. *amebiasis.*)

amebism. Amebismo. Movimiento ameboide. Invasión del sistema por amebas.

amebocyte. Amebocito. (V. *leucocyte.*)

amebocytogenous. Amebocitógeno. Producido por amebocitos.

amebodiastase. Amebodiastasa. Amebadiastasa. (V. *amebadiastase.*)

ameboid. Ameboide. Semejante a una ameba en su forma o en sus movimientos.

ameboidism. Ameboidismo. Tipo de movimiento característico de las amebas y de otras células, resultado de la protrusión de los pseudópodos.

ameboma. Ameboma. Tumor debido a inflamación localizada producida por amebiasis.

amebula. Amébula. Espora de protozoarios que posee pseudópodos como una ameba; por ejemplo, la del parásito del paludismo después de haber penetrado en el hematíe. Sin.: Seudopodiospora.

ameburia. Ameburia. Presencia de amebas en la orina.

amedalin hydrochloride. Hidrocloruro de amedalina. Antidepresivo. F.: $C_{19}H_{22}N_2O$-HCl.

AMEL. Abreviatura de *Aero-Medical Equipment Laboratory.*

amelanotic. Amelanótico. Sin pigmento de melanina.

amelia. Amelia. Falta o desaparición de miembros.

amelification. Amelificación. Formación del esmalte por las células procedentes del órgano embrionario del esmalte.

amelioration. Mejora. Adelanto. Perfeccionamiento.

ameloblast. Ameloblasto. Adamantoblasto. (V. *adamantoblast.*)

ameloblastoma. Ameloblastoma. Adamantoblastoma. (V. *adamantoblastoma.*)

amelodentinal. Amelodentinal. Perteneciente al esmalte y a la dentina de un diente.

amelogenesis. Amelogénesis. Formación del esmalte dental. ‖ — **imperfecta.** Defecto en el desarrollo del esmalte dental.

amelogenin. Amelogenina. Proteína secretada por el ameloblasto.

amelus. Amelo. Monstruo sin miembros.

amenia. Amenia. Amenorrea. Falta de menstruación, primitiva o secundaria, según que no haya aparecido a su debido tiempo o haya cesado después de haber aparecido. ‖ **dietary** —. A. debida a dieta. ‖ **dysponderal** —. A. asociada a obesidad o excesivo adelgazamiento. ‖ **lactation** —. A. durante la lactación. ‖ **physiologic** —. A. debida a alteraciones orgánicas. Embarazo. ‖ **pituitary** —. A. debida a patología hipofisaria. ‖ **premenopausal** —. A. premenopáusica. ‖ **traumatic** —. A. debida a traumatismo.

amenomania. Amenomanía. Alienación con alucinaciones agradables o exagerada gentileza con los demás.

amenorrhea. Amenorrea. Amenia. (V. *amenia.*)

amensalism. Amensalismo. Simbiosis en la cual una población (o individuo) está inhibida y la otra no está afectada.

ament. Amente. Idiota. Persona afecta de idiotez. ‖ **erethistic** —. Erético. Idiota activo. ‖ **mongolian**

—. Mongólico. || **profound** —. A. profundo. Idiocia. || **torpid** —. Tórpido. Idiota inactivo, pasivo. Idiocia. || Sin.: Idiot.

amentia. Amencia, síndrome amencial. Demencia alucinante aguda que se presenta como psicosis sintomática o como psicosíndrome con disgregación del pensamiento, perplejidad, desorientación, ilusiones y, a veces, ideas delirantes secundarias, intranquilidad motora o estupor. En ocasiones pasa a una fase de delirio. Además, como amencia alcohólica es una forma benigna de la psicosis alcohólica.

americium. Americio. Elemento químico con número atómico 95. Símbolo, Am.

amerisia. Amerisia. Término para designar una forma de afasia en la que es imposible articular las palabras en el lenguaje o escritura.

amerism. Amerismo. Cualidad de no dividirse en fragmentos.

ameristic. Amerístico. No deshacerse en segmentos.

Ames test. Prueba de Ames. Método para detectar potenciales mutágenos. No se sabe con seguridad cuántas de las sustancias con prueba de Ames positiva son carcinógenas.

ametabolon. Ametábolo. Animal que no sufre metamorfosis.

ametabolos. Ametábolo. (V. *ametabolon.*)

ametachromophil. Ametacromófilo. Ortocromófilo. Que se tiñe normalmente con colorantes neutros. Sin.: Ortochromophil.

amethocaine hydrochloride. Hidrocloruro de metocaína. Hidrocloruro de tetracaína.

amethopterin. Metotrexate. Utilizado como antineoplásico en diversos tipos de cánceres. Sin.: Methotrexate. F.: $C_{20}H_{22}N_8O_5$.

ametria. Ametría. Sin medida; asimetría, inconsideración.

ametrometer. Ametrómetro. Instrumento para medir el grado de ametromía.

ametropia. Ametropía. Anomalía de refracción del ojo, de modo que las imágenes no se forman bien en la retina, produciendo hipermetropía miopía o astigmatismo. || **axial** —. A. axil. Debida al alargamiento del globo ocular en el sentido del eje óptico. || **refractive** —. A. por refracción.

amh. Abreviatura de *mixed astigmatism with myopia predominating.*

ami. Abreviatura de *acute myocardial infarctation.*

amianthinopsy. Amiantinopsia. Ceguera al color violeta.

amianthoid. Amiantoide. Ciertas fibras observadas en cartílagos degenerados, con aspecto de amianto.

amianthosis. Amiantosis. Asbestosis. (V. *asbestosis.*)

amiasthenia. Amiastenia. Amiostenia. Deficiencia de fuerza muscular. Sensación de debilidad en brazos y piernas. || Miastenia.

amichloral. Amicloral. Utilizado en medicina veterinaria.

Amici's disk, line, striae. Disco de Amici, Membrana de Krause. [G. B. Amici, médico italiano,

1784-1863.] Membrana que separa los discos de las fibras musculares estriadas.

amicine. Amicina. Sustancia del lóbulo posterior de la hipófisis.

amicrobic. Amicróbico. No causado por microbios.

amicroscopic. Amicroscópico. Amicrón. No observable ni al ultramicroscopio.

amidapsone. Amidapsona. Antivírico. F.: $C_{13}H_{13}N_3O_3S$.

amidase. Amidasa. Enzima desamidizante.

amide. Amida. Compuesto derivado del amoniaco por sustitución del hidrógeno por un radical acilo. || **nicotinic acid** —. Niacinamida.

amidin. Amidina. Uno de los constituyentes de los gránulos del almidón; la parte soluble en agua.

amidine-lyase. Amidina liasa. Enzima que cataliza la eliminación de un grupo monovalente.

amidinotransferase. Amidinotransferasa. Transferasa que cataliza la transformación de amidina y arginina a ornitina.

amido-. Amido-. Prefijo químico.

amidoacetal. Amidoacetal. Sustancia muy venenosa que actúa paralizando el centro respiratorio.

amidoazotoluene. Amidoazotolueno. Polvo rojizo derivado de la sal sódica del acido disulfónico o rojo escarlata. Empleado para estimular el crecimiento epitelial.

amidobenzene. Amidobenceno.

amidocephalin. Amidocefalina. Forma de cefalina encontrada en la sustancia cerebral.

amidogen. Amidógeno. Hipotético radical NH_2, que origina los compuestos amidados.

amidohexose. Amidohexosa. Hexosa combinada con el grupo amido.

amidopyrine. Amidopirina. Piramidón. (V. *aminopyrine.*)

amidostomum. *Amidostomum.* Género de gusano. || **— anseris.** Parásito intestinal.

amidoxime. Amidoxima. Compuesto formado de las amidinas por sustitución de un átomo de hidrógeno del grupo amido por el hidroxilo.

amidulin. Amidulina. Granulosa del almidón libre de su envoltura celulosa por acción del ácido clorhídrico; almidón soluble.

amikacin sulfate. Sulfato de amikacina. Aminoglicósido semisintético derivado de la kanamicina. Efectivo contra bacterias gramnegativas. F.: $C_{27}H_{43}N_5O_{13} \cdot 2H_2SO_4$.

amimia. Amimia. Asemia. Pérdida del poder de expresión por el uso de signos o gestos.

aminacrine hydrochloride. Hidrocloruro de aminacrina. Antiséptico. F.: $C_{13}H_{10}N_2 \cdot HCl$.

aminarsone. Aminarsona. Empleado como antiamebiano. Sin.: Carbasone. F.: $C_7H_9AsN_2O_4$.

aminase. Aminasa. Enzima que, con liberación de nitrógeno, divide el grupo amino en sus componentes.

amine. Amina. Miembro de un grupo de compuestos químicos formados a partir del amoniaco por sustitución de uno o más átomos de hidrógeno por un radical. Se denomina mono, di o triaminas, según sean uno, dos o tres los átomos sustituidos.

aminephenazole hydrochloride. Hidrocloruro de aminofenazol. Estimulante respiratorio. F.: $C_9H_9N_3S•HCl$.

aminitrozole. Aminitrozole. (V. *acinitrazole*.)

amino-. Amino-. Prefijo que indica que la sustancia representada por la última parte del nombre presenta una sustitución de un átomo de hidrógeno por el radical NH_2.

aminoacid. Aminoácido. Acido orgánico que contiene los grupos amino y carboxilo. Principios constituyentes de las proteínas.

aminoacidemia. Aminoacidemia. Presencia de aminoácidos en la sangre.

aminoaciduria. Aminoaciduria. Presencia de aminoácidos en la orina.

γ-aminobutirate. γ-aminobutirato. Sal del ácido gamma-aminobutírico.

aminofluorene. Aminofluoreno. Compuesto carcinogénico.

aminoform. Urotropina. Soluble en agua. Se emplea como antiséptico de las vías urinarias y biliares. También, como disolvente del ácido úrico. F.: $C_6H_{12}N_4$.

aminoglutethimide. Aminoglutetimida. Usado en epilepsia como anticolvulsivante. F.: $C_{13}H_{16}N_2O_2$.

aminoglycoside. Aminoglicósidos. Derivados de varias especies de *Streptomyces*, con acción sobre los ribosomas bacterianos.

aminohippurate. Aminohipurato. Sal del ácido aminohipúrico. || — **sodium.** Aminohipurato sódico. Utilizado para medir la capacidad funcional renal. F.: $C_9H_9H_2NaO_3$.

aminolipid. Aminolípido. Sustancia grasa.

aminolipin. Aminolipina. (V. *aminolipid*.)

aminolysis. Aminólisis. Descomposición de una sustancia en elementos amoniacales.

aminometradine. Aminometradina. Diurético no mercurial. F.: $C_9H_{13}N_3O_2$.

aminomyelin. Aminomielina. Fosfátido de la sustancia cerebral.

aminonitrogen. Aminonitrógeno. (V. *nitrogen*.)

aminopentamide sulfate. Sulfato de aminopentamida. Anticolinérgico. F.: $C_{19}H_{24}N_2OH_2SO_4$.

aminopeptidase. Aminopeptidasa. Enzima del intestino delgado.

aminopeptodrate. Aminopeptodrato. Proteína y aminoácido, formando una preparación para suplemento de la dieta.

aminopherase. Aminoferasa. Transaminasa. Enzima que preside los fenómenos de transaminación. || **glutamic-oxaloacetic (GOT).** A. glutamico-oxalacética. || — **glutamic-pyruvic (GTP).** A. glutamicopirúvica. || Ambas aumentan en enfermedades hepáticas con lesión en la célula hepática. Sin.: Transaminase.

aminophylline. Aminofilina. Sal doble de teofilina y etilendiamina; diurético, antiasmático, estimulante cardiaco y sedante en las afecciones coronarias.

aminopolypeptidase. Aminopolipeptidasa. Enzima que hidroliza los polipéptidos.

aminoprotease. Aminoproteasa. Enzima que hidroliza las proteínas.

aminopterin. Aminopterina. Antagonista del ácido fólico empleado en el tratamiento de la leucemia aguda. F.: $C_{19}H_{20}N_8O_5$.

aminopurine. Aminopurina. Purina componente de ácido nucleico y de nucleótidos.

aminopyrine. Piramidón. Amidopirina. Antipirético empleado en medicina. F.: $C_{12}H_{12}ON_3$.

aminosaccharide. Aminosacárido. Azúcar en la que se ha sustituido el grupo OH por NH_2.

aminosalicylate. Aminosalicilato. Sal del ácido aminosalicílico.

aminosis. Aminosis. Producción de aminas o aminoácidos en el cuerpo.

aminosuria. Aminosuria. Aminuria. Exceso de aminas en orina.

aminothiazole. Aminotiazol. Ha sido empleado para el tratamiento del hipertiroidismo.

amiodarone. Amiodarona. Agente vasodilatador cardiaco y antiarrítmico.

amisometradine. Amisometradina. Diurético oral. F.: $C_9H_{13}N_3O_2$.

amithiozone. Amitiozona. Tuberculostático y antileproso. Sin.: Thiacetazone. F.: $C_{10}H_{12}N_3OS$.

amitosis. Amitosis. Divisón celular directa; división celular por simple separación, sin cariocinesis.

amitriptyline hydrochloride. Hidrocloruro de amitriptilina. Antidepresivo. F.: $C_{20}H_{23}N•HCl$.

Am marker. Marcador Am. El determinante alotípico de la cadena pesada de la IgA humana.

ammeter. Ammetro. Instrumento calibrado para leer en amperios la fuerza de una corriente en un circuito.

ammi. *Ammi*. Género de plantas umbelíferas.

ammoaciduria. Ammo-aciduria. Presencia de amonio y aminoácidos en la orina.

ammon. Amon. Abreviatura de amonio.

Ammon's fissure, operation. Operación de Ammon. [A. von Ammon, patólogo alemán, 1799-1861.] Abertura en la esclerótica en la vida embrionaria.

Ammon's horn. Cuerno de Ammón. [Ammón, divinidad del antiguo Egipto.] Hipocampo mayor.

ammonemia. Amoniemia. Presencia de carbonato amónico en la sangre. Existen dos tipos (I y II). Sin.: Hyperammonemia.

ammonia. Ammonia. Amoniaco, denominado así de Júpiter Ammón.

ammoniac. Amoniaco. Gas incoloro de olor penetrante. || Solución de este gas en agua. Sus preparaciones se utilizan como antiácidos y estimulantes respiratorios, al interior; al exterior, como rubefacientes.

ammoniate. Amoniato. Combinado con amonio.

ammoniated mercury. Mercurio amoniacal.

ammonirrhea. Amoniorrea. Excreción de amoniaco por la orina o el sudor.

A

ammonium. Amonio. Radical monovalente, NH_4+. ‖ — **acetate.** Acetato de a. Diaforético y refrigerante. ‖ — **benzoate.** Benzoato de a. Estimulante, diurético. ‖ — **bromide.** Bromuro de a. En epilepsia, reumatismo. ‖ — **carbonate.** Carbonato de a. Expectorante. Estimulante cardiaco. ‖ — **hyposulphite.** Hiposulfito de a. Expectorante. ‖ — **salicylate.** Salicilato de a. Expectorante. ‖ —**valerianate.** Valerianato de a. En afecciones nerviosas.

Ammonius. Ammonius. Amonio. Cirujano de Alejandría, siglo III a. de J. C. Inventó un instrumento para romper los cálculos de vejiga.

ammonolysis. Amonólisis. Proceso parecido a la hidrólisis, siendo reemplazada el agua por amonio.

ammonotelic. Amonotélico. Contiene amonio como el producto excretor importante del metabolismo nitrogenado.

amnalgesia. Amnalgesia. Técnica mediante la cual quedan abolidas por completo la sensación dolorosa y la memoria de una intervención potencialmente dolorosa. Puede llevarse a cabo empleando fármacos o, en intervenciones menores, la hipnosis.

amnesia. Amnesia. Falta o deficiencia de memoria; especialmente, imposibilidad de recordar las palabras propias. ‖ **anterograde** —. A. anterógrada. Falta de memoria de lo ocurrido desde la aparición de la enfermedad. ‖ **auditory** —. A. auditiva. ‖ **Broca's** —. A. de Broca. Imposibilidad de recordar las palabras habladas. ‖ **emotional** —. A. emocional. ‖ **episodic** —. A. episódica. ‖ **localized** —. A. localizada. Pérdida completa del recuerdo, limitada a un tiempo determinado. ‖ **olfactory** —. A. olfatoria. Pérdida del sentido del olfato. ‖ **tactile** —. A. táctil. Astereognosis. ‖ **visual** —. A. visual. Ceguera verbal.

amnesic. Amnésico. Que padece amnesia.

amnestic. Amnésico. (V. *Amnesic.*)

amniocele. Amniocele. Onfalocele. Hernia umbilical. (V. *omphalocele.*)

amniocentesis. Amniocentesis. Punción del amnios para conseguir líquido amniótico.

amniochorial. Amniocorial. Relativo al amnios y al corion.

amniogenesis. Amniogénesis. Formación o desarrollo del amnios.

amniography. Amniografía. Radiografía del útero grávido después de la inyección de un medio opaco en el líquido amniótico.

amnioma. Amnioma. Tumor derivado del amnios.

amnion. Amnios. La más interna de las membranas fetales, que forma el saco que contiene el líquido amniótico y una vaina para el cordón umbilical.

amnionic. Amniótico. Relativo al amnios.

amnionitis. Amnionitis. Inflamación del amnios.

amnirrhea. Amniorrea. Salida del líquido amniótico.

amniorrhexis. Amniorrexia. Ruptura del amnios.

amnioscope. Amnioscopio. Endoscopio para visualizar la cavidad amniótica.

amnioscopy. Amnioscopia. Observación directa del feto y del líquido amniótico mediante endoscopio introducido por el cérvix uterino.

amniota. Amniota. Designación de los animales que poseen amnios: mamíferos, aves y reptiles.

amniotic. Amniótico. (V. *amnionic.*)

amniotin. Amniotina. Preparación estrógena de la orina de yeguas preñadas.

amniotome. Amniotomo. Instrumento para cortar las membranas fetales.

amniotomy. Amniotomía. Ruptura de las membranas amnióticas.

amobarbital. Amobarbital. Sedante e hipnótico. F.: $C_{11}H_{18}N_2O_3$.

amodiaquine hydrochloride. Hidrocloruro de amodiaquina. Antimalárico. F.: $C_{20}H_{22}ClN_3O\bullet$ $2HCl\bullet$ $2H_2O$.

amoeba. Ameba. Amiba. (V. *ameba.*)

amoebobacter. Amebobacteria. Género de bacteria que habita en el agua.

amoeboid. Ameboide. Que se parece a una ameba.

amoeburia. Ameburia. Presencia de amebas en orina.

amok. *Amok.* Voz malaya que significa «impulso homicida». Sin.: Androfomania.

amomum. *Amomum.* Género de plantas que suministran el cardamomo y el jengibre.

amopyrochin hydrochloride. Hidrocloluro de amopiroquina. Sustancia antimalárica.

amor. Amor. Conjunto de fenómenos afectivos y mentales que atraen un sexo hacía otro. ‖ — **lesbicus.** Lesbianismo.

amoralia. Amoral. Degenerado, sin moral.

amorph. Amorfo. Gene inactivo. ‖ Monstruo sin forma. Sin.: Amorphous.

amorpha. Amorfa. Enfermedad cutánea sin cambios patológicos definidos.

amorphia. Amorfia. Amorfismo. Cualidad de amorfo; deformidad orgánica.

amorphinism. Amorfinismo. Amorfia.

amorphism. Amorfismo.

Amoss' sign. Signo de Amoss. [H. L. Amoss, patólogo norteamericano, 1886-1956.] En la flexión dolorosa del raquis, el paciente, para sentarse en la cama estando en posición supina, tiene que apoyarse con las manos aplicadas de plano sobre la cama.

amotio retinae. Desprendimiento de retina.

amoxapine. Amoxapina. Antidepresivo. F.: $C_{17}H_{16}$-ClN_3O.

amoxicillin. Amoxicilina. Antibiótico semisintético derivado de la ampicilina. Efectivo contra bacilos grampositivos y gramnegativos. F.: $C_{16}H_{19}N_3O_5S$.

AMP. Abreviatura de *adenosinmonophosphate* (adenosinmonofosfato). ‖ **cyclic** —. A. cíclico, segundo mensajero, activado por la adenilciclasa.

amp. Abreviatura de *ampere* (amperio).

ampelopsis. *Ampelopsis.* Género de plantas vitáceas.

ampelotherapy. Ampeloterapia. Cura de uvas.

amperage. Amperaje. Medida de la intensidad de una corriente eléctrica en amperios o miliamperios.

ampere. Amperio. Unidad de intensidad de una corriente eléctrica.

amperemeter. Amperímetro. Instrumento para la medición del amperaje.

amphamphoterodiplopia. Anfanfoterodiplopía. Anfodiplopía. Doble visión.

ampheclexis. Anfeclexis. Selección sexual por parte de macho y hembra.

amphetamine. Anfetamina. Bencedrina. Desoxinorefredina racémica. Se emplea al 1 por 100 en inhalación para resfriados y fiebre del heno. Su sulfato estimula el sistema nervioso central y es hipertensor. F.: $C_9H_{13}N$.

amphi-. Anfi-. Prefijo griego que significa alrededor, en ambos sentidos, doble.

amphiarkyochrome. Anfiarquiocroma. Célula nerviosa que en unos puntos se tiñe intensamente y, en otros, débilmente.

amphiarthrosis. ⁻ Anfiartrosis. Articulación en la cual las superficies están unidas por discos de fibrocartílago, como las vértebras o la sínfisis púbica. Esta forma de articulación permite movimientos muy limitados.

amphiaster. Anfiáster. Figura que forman las fibras de cromatina en la cariocinesis, que consiste en dos estrellas unidas por un huso. Diáster.

amphibia. Anfibio. Clase de vertebrados (p. ej., rana).

amphibious. Anfibio. (V. *amphibia.*)

amphiblastula. Anfiblástula. Blástula de segmentos desiguales.

amphiblestritis. Anfiblestritis. Retinitis. Inflamación de la retina. Sin.: Retinitis.

amphibolia. Anfibolia. Periodo incierto de una enfermedad. Periodo de pronóstico dudoso.

amphibolic. Anfibólico. Referente a anfibolia.

amphibolous. Anfibólico (V. *amphibolic.*)

amphicarcinogenic. Anficarcinogénico. Tendente a aumentar o a disminuir la actividad carcinogénica.

amphicelous. Anficelo. Cóncavo o hueco en ambos extremos o lados. Bicóncavo.

amphicentric. Anficéntrico. Que empieza y termina en el mismo vaso, como una rama de la *rete mirabilis.*

amphichroic. Anficromático. Anficroico. (V. *amphichromatic.*)

amphichromatic. Anficroico. Anficromático. Que tiene el poder de volver azul el papel rojo de tornasol y rojo el papel azul.

amphicranea. Anficránea. Cefalalgia en ambos lados de la cabeza.

amphicreatine. Anficreatina. Leucomaína muscular. F.: $C_9H_{19}N_7O_4$.

amphicreatinine. Anficreatina. (V. *amphicreatine.*)

amphicyte. Anficito. Célula que entra en la formación de la cápsula que rodea la célula ganglionar cerebroespinal.

amphidiarthrosis. Anfidiartrosis. Articulación que participa del carácter de anfiartrosis y diartrosis, como la del maxilar inferior.

amphigastrula. Anfigástrula. Ovulo en un periodo avanzado de gastrulación.

amphigony. Anfigonia. Presencia simultánea de tejido ovárico y testicular. Sin.: Anfinixis.

amphikaryon. Aficarión. Núcleo doble, diploide.

amphileptus. *Amphileptus.* Género de protozoario ciliado.

amphimerus. Anfímero. Género de trematodos.

amphimixis. Anfimixis. Unión de los núcleos germinales en la reproducción; reproducción sexual.

amphimorula. Anfimórula. Mórula que resulta de la segmentación desigual, siendo las células de ambos hemisferios de tamaño desigual.

amphinucleus. Anfinúcleo. Núcleo que consta de un cuerpo único de fibras en huso y centrosoma, alrededor del cual se acumula la cromatina. Sin.: Centro núcleo.

amphioxus. Anfioxus. Organismo marino primitivo; el más simple de los vertebrados.

amphipath. Molécula con propiedades anfipáticas.

amphipathic. Anfipático. Relativo a moléculas que contienen grupos con propiedades características diferentes.

amphipeptone. Anfipeptona. Mezcla de antipeptona con hemipeptona formada en la digestión de proteínas.

amphiporine. Anfiporina. Alcaloide del grupo de la nicotina, encontrado en ciertos gusanos.

amphipyrenin. Anfipirenina. Sustancia de la membrana nuclear de una célula.

amphistoma. *Anfistoma.* Género de parásitos de gusanos trematodos.

amphistomiasis. Anfistomiasis. Infección causada por trematodos del género *Amphistoma.*

amphistomum. Anfistoma. (V. *amphistoma.*)

amphitene. Anfiteno. Periodo de la mitosis en el que los cromosomas homólogos efectúan la sinapsis. Sin.: Sinaptene, zygotene.

amphitheater. Anfiteatro. Aula. Sala de disección.

amphithymia. Anfitimia. Estado mental en el que existe depresión y exaltación.

amphitrichate. Anfótrico. Anfítrico. (V. *amphitrichous.*)

amphitrichous. Anfítrico. Anfótrico. Que tiene flagelos en cada extremo.

amphitypy. Anfitipia. Condición o estado de poseer dos tipos.

ampho-. Anfo-. Prefijo griego con la misma significación de anfi-.

amphochromatophil. Anfocromatófilo. Anfófilo. Que puede teñirse con colorantes ácidos o básicos.

amphocyte. Anfocito. Que puede teñirse con colorantes ácidos o básicos.

amphodiplopia. Anfodiplopía. Visión doble en ambos ojos.

amphogenic. Anfogénico. Que produce descendencia de ambos sexos.

ampholyte. Anfolito. Electrólito anfótero.

amphomycin. Anfomicina. Antibiótico producido por *Streptomyces canus.*

amphophil. Anfófilo. Anfocromatófilo. (V. *amphochromatophil.*)

amphophilic. Anfófilo. Anfocromatófilo. (V. *amphochromatophil.*)

amphoric. Anfórico. Denominación de un sonido parecido al que se produce al soplar sobre la boca de una botella, que se percibe auscultando el pecho en diversos estados morbosos.

amphorilochy. Anforiloquia. Anforofonía. Fenómeno por el que al auscultar al enfermo, su voz tiene una resonancia metálica.

amphorophony. Anforofonía. Anforiloquia. (V. *amphorilochy.*)

amphoteric. Anfótero. Anfotérico. Que afecta indistintamente los papeles de tornasol rojo y azul. || Que combina con ácidos y bases igualmente.

amphotericin B. Anfotericina B. Antibiótico obtenido a partir del *Str. nodosus.* Antifúngico.

amphoterism. Anfoterismo. Que posee ambas propiedades, básica y ácida.

amphoterous. Anfotérico. Anfótero. (V. *amphoteric.*)

amphotony. Anfotonía. Estado en el que coexisten simpaticotonía y vagotonía.

ampicillin. Ampicilina. Penicilina semisintética acidorresistente de amplio espectro de acción. F.: $C_{16}H_{19}N_3O_4S.$

amplexation. Amplexación. Ampleción. Fijación de la clavícula fracturada mediante un vendaje que inmoviliza el cuello y el hombro.

amplifier. Amplificador. Ampliador.

amplitude. Amplitud. Extensión. Ampliación. || **— of accommodation.** A. de acomodación. Facultad de acomodación del ojo; diferencia en el poder de refracción del ojo para la visión remota y para la próxima. || **— of convergence.** A. de convergencia. Amplitud necesaria para variar los ojos desde el punto remoto al punto próxima de convergencia.

ampoule. Ampolla. (V. *ampulla.*)

AMPPE. Abreviatura de *acute multifocal placoid pigment epitheliopathy*, epiteliopatía pigmentaria placoide multifocal aguda. Trastorno del epitelio pigmentario de la retina, que se observa en jóvenes adultos y puede llevar a la ceguera. Más frecuente en mujeres.

ampul. Ampolla. (V. *ampulla.*)

ampule. Ampolla. (V. *ampulla.*)

ampulla. Ampolla. Pequeño vaso de cristal que puede cerrarse para que el contenido se mantenga estéril. || En anatomía, dilatación de un conducto, especialmente de los semicirculares del oído interno, oviducto y conductos mamarios. || **Henle's —.** Extremidad del vaso deferente. || **Lieberkühn's —.** A. de Lieberkühn. Terminación de vaso quilífero en la vellosidad intestinal. || **membranaceous —.** A. membranácea. Del laberinto membranoso. || **rectal —.** A. del recto. Porción dilatada, por encima del ano. || **—. of Vater.** Dilatación duodenal, donde desembocan el conducto colédoco y pancreático.

ampullar. Ampular. Relativo a la ampolla.

ampullitis. Ampullitis. Inflamación de una ampolla, especialmente la del conducto deferente.

ampullula. Ampollita. Ampolla pequeña igual a las que se encuentran en los vasos linfáticos.

amputation. Amputación. Separación de un miembro o de parte del mismo, o de una parte saliente del cuerpo. || **Alanson's —.** A. de Alanson. Amputación circular. || **Alouette's —.** De Alouette. A. en la cadera con dos colgajos. || **amniotic —.** Amniótica. A. congénita por bridas amnióticas. || **aperiosteal —.** Aperióstica. A. con desprendimiento completo del periostio. || **Béclard's —.** De Béclard. A. en la cadera. || **Bier's —.** De Bier. A. osteoplástica de la pierna. || **Bunge's —.** De Bunge. A. aperióstica. || **Callander's —.** De Callander. A. por la rodilla. || **Carden's —.** De Carden. A. en muslo, por encima de la rodilla. || **Chopart's —.** De Chopart. A. mediotarsiana en el pie. || **circular —.** A. circular. || **congenital —.** A. congénita. De una parte del feto. || **consecutive —.** A. consecutiva. Después o durante el periodo de supuración. || **in contiguity —.** A. en la contigüidad. Desarticulación. || **in continuity —.** A. en la continuidad. Por una parte que no sea articulación. || **diaclastic —.** A. diaclástica. En la cual se rompen los huesos con un osteoclasto. || **double-flap —.** A. a doble colgajo. || **Dupuytren's —.** A. de Dupuytren. Método de amputar el brazo por el hombro. || **eccentric —.** A. excéntrica. En la cual la cicatriz no está en el centro del muñón. || **Farabeuf's —.** A. de Farabeuf. De la pierna, con gran colgajo externo. || **Forbe's —.** A. de Forbes. Del pie, que conserva calcáneo, astrágalo, escafoides y parte de cuboides. || **forequarter —.** A. interescapulotorácica. || **Gritti's —.** A. de Gritti. Semejante a la de Carden. || **guillotine —.** A. en guillotina. Sin colgajo. || **Guyon's —.** A. de Guyon. De la pierna, por encima de los maléolos. || **Hancock's —.** A. de Hancock. Semejante a la de Pirogoff. || **Hey's —.** A. de Hey. Desarticulación tarsometatarsiana. || **inmmediate —.** A. inmediata. Antes de transcurridas doce horas del trauma. || **interilioabdominal —.** a. interilioabdominal. || **intermediate —.** A. intermedia. Durante la reacción y antes de la supuración. || **intrapyretic —.** A. intermedia. || **intrauterina —.** A. congénita. || **Jaboulay's —.** A. de Jaboulay. Interilioabdominal. || **Kirk's —.** A. de Kirk. Por encima de los cóndilos femorales. || **Kocher's —.** A. de Kocher. Osteoplástica. || **Langenbeck's —.** A. de Langenbeck. Los colgajos se cortan de fuera a dentro. || **Larrey's —.** A. de Larrey. Desarticulación del húmero en el hombro. || **Le Fort's —.** A. de Le Fort. Modificación del método de Pirogoff. || **linear —.** A. lineal. Por división recta de los tejidos. || **Lisfranc's —.** A. de Lisfranc. Amputación de Dupuytren. || **Mackenzie's —.** A. de Mackenzie. Análoga a la de Syme. || **Maisonneuve's —.** A. de Maisonneuve. Que comienza por la fractura del hueso y continúa con la sección de partes blandas. ‖ **major** —. A. mayor. De la pierna por encima del tobillo, o de antebrazo, por encima de la muñeca. ‖ **Malgaigne's** —. A. de Malgaigne. Se conserva el astrágalo. ‖ **mediate** —. A. intermedia. ‖ **mediotarsal** —. A. de Chopart. ‖ **minor** —. A. menor. De una parte pequeña, como un dedo. ‖ **mixed** —. A. mixta. Combinando métodos circular y a colgajos. ‖ **multiple** —. A. múltiple. De dos o más partes. ‖ **oval** —. A. oval. Sección de partes blandas en un plano oblicuo. ‖ **partial** —. A. parcial. De una parte o segmento de miembro. ‖ **Pirogoff's** —. A. de Pirogoff. En la que se conserva una porción del calcáneo en el extremo inferior del colgajo. ‖ **primary** —. A. primaria. Después del shock y antes de la inflamación. ‖ **racket** —. A. en raqueta. ‖ **rectangular** —. A. rectangular. ‖ **Ricard's** —. A. de Ricard. Desarticulación intertibiocalcánea con astragalectomía. ‖ **secondary** —. A. secundaria. Durante la supuración. ‖ **spontaneous** —. A. congénita. ‖ **Syme's** —. A. de Syme. Desarticulación del pie con separación de ambos maléolos. ‖ **Teale's** —. De Teale. A. con colgajo grande de músculo y otro pequeño. ‖ **tertiary** —. A. terciaria. Después del periodo de inflamación. ‖ **by transfixion** —. A. por transfixión. Introduciendo el cuchillo en el miembro y cortando el colgajo de dentro a fuera. ‖ **traumatic** —. A. traumática. Por accidente. ‖ **Tripier's** —. A. de Tripier. Semejante a la de Chopart. ‖ **Vladimiroff-Mikulicz's** —. A. de Vladimiroff-Mikulicz. Resección osteoplástica del pie con escisión del astrágalo y calcáneo.

amrinone. Amrinona. Cardiotónico por vía oral. F.: $C_{10}H_9N_3O$.

AMRL. Abreviatura de *Aerospace Medical Research Laboratories*.

AMS. Abreviatura de *American Meteorological Society*.

ams. Abreviatura de *amount of a substance*.

Amsler's marker. Marcador de Amsler. Tipo de calibrador o compás usado para marcar el punto de aplicación del cauterio en la operación de Gonin.

amu. Abreviatura de *atomic mass unit*.

amusia. Amusia. Imposibilidad de producir o de comprender los sonidos musicales. ‖ **instrumental** —. Pérdida de la facultad de tocar un instrumento musical. ‖ **vocal** —. Imposibilidad de entonar.

Amussat's operation. Operación de Amussat. [J. Z. Amussat, cirujano francés, 1796-1856.] Colostomía lumbar mediante una incisión practicada a través del borde externo del cuadrado lumbar. ‖ — **probe.** Prueba de A. Empleada en litotricia. ‖ — **valves.** Válvulas de A. Pliegues de la mucosa del conducto cístico y cuello de la vesícula biliar.

AMWA. Abreviatura de *American Medical Women's Association* y de *American Medical Writer's Association*.

amychofobia. Amicofobia. Temor a ser arañado.

amyctic. Amíctico. Corosivo, cauterizante.

amyelencephalia. Amielencefalia. Ausencia congénita de cerebro y médula. Sin.: Anencefalomielia.

amyelencephalous. Amielencéfalo. Monstruo fetal que exhibe amielencefalia.

amyelia. Amielia. Panmielositis. Falta congénita de la médula espinal.

amyelic. Amielínico. Sin mielina; que no tiene vaina o cubierta medular.

amyelineuria. Amieloneuria. Parálisis o función defectuosa de la médula espinal.

amyelinic. Amielínico. Amiélico. (V. *amyelic*.)

amyeloidemia. Amieloidemia. Falta de mielocitos en la sangre.

amyelonic. Amielónico. Carente de cordón espinal.

amyelotrophy. Amielotrofia. Atrofia de la médula, principalmente la espinal.

amyelus. Amielo. Feto monstruoso, sin médula espinal.

amygdala. Amígdala. ‖ **accessory** —. A. lingual. Detrás de la V. lingual ‖ — **amara.** Almendra amarga. ‖ — **dulcis.** Almendra dulce. ‖ **palatine** —. A. palatina. A. propiamente dicha; órgano par, ovoideo, rojizo, entre los pilares del velo del paladar.

amygdalase. Amigdalasa. Enzima que desdobla la amigdalosa.

amygdalectomy. Amigdalectomía. Extirpación de una o de ambas amígdalas. Tonsilectomía.

amygdalin. Amigdalina. Glucósido de las almendras amargas y de las hojas de laurel cerezo. Es el origen del ácido cianhídrico en la esencia de almendras amargas.

amygdaline. Amigdalino. Semejante a una almendra. ‖ Relativo a las amígdalas.

amygdalitis. Amigdalitis. Inflamación de las amígdalas. Sin.: Angina, tonsilitis.

amygdaloid. Amigdaloide. Semejante a una amígdala o una almendra.

amygdalolith. Amigdalolito. Concreción o cálculo en una amígdala.

amygdalophaty. Amigdalopatía. Enfermedad amigdalar.

amygdalophenin. Amigdalofenina. Salicil fenetidina. F.: $C_6H_4(OC_2H_5)NH\text{-}OC\text{-}CH(OH)C_6H_5$.

amigdalose. Amigdalosa. Disacárido de la amigdalina. Se desdobla en dos moléculas de dextrosa.

amygdalotome. Amigdalótomo. Instrumento para cortar las amígdalas.

amygdalouvular. Amigdalouvular. Relativo a la amígdala y a la úvula.

amyl. Amilo. Radical monovalente C_5H_{10}. ‖ — **acetate.** Acetato de a. Líquido incoloro. ‖ — **chloride.** Cloruro de a. Anestésico lento, profundo. ‖ — **nitrite.** Nitrito de a. En angina de pecho. ‖ — **salicylate.** Salicilato de a. En reumatismo.

amylaceous. Amiláceo. Que contiene almidón o es de su naturaleza.

amylaemia. Amilemia. Presencia de almidón en la sangre.

amylase. Amilasa. Fermento que convierte el almidón en azúcar. ‖ **pancreatic** —. A. páncreática. Amilopsina. ‖ **salivary** —. A. salival. Ptialina.

amylasuria. Amilasuria. Presencia excesiva de amilasa en orina. Signo de pancreatitis.

amylemia. Amilemia. Presencia de almidón en la sangre.

amylene. Amileno. Hidrocarburo líquido insoluble en agua. Anestésico poco empleado. ‖ — **chloral.** Cloral a. Hipnótico. ‖ — **hydrate.** Hidrato de a. Utilizado como vehículo en farmacia.

amylenization. Amilenización. Anestesia producida con amileno.

amylic. Amílico. Perteneciente al amilo.

amylin. Amilina. Amilopectina. Amidina insoluble. Constituyente de los granos de almidón. Sin.: Celulosa de almidón, amilosa alfa.

amylism. Amilismo. Intoxicación con alcohol amílico.

amylobarbitone. Amilobarbital. Amobarbital. (V. *amobarbital.*)

amylobacter. Amilobacteria. Esquizomiceto caracterizado por contener almidón; agente de la fermentación butírica.

amylocellulose. Amilocelulosa. Amilosa. Constituyente de los granos de almidón. No forma pasta con el agua caliente. ‖ **alpha** —. Alfa a. Amilopectina. ‖ **crystalline** —. A. cristalina.

amyloclastic. Amiloclástico. Amilolítico. Que produce la digestión del almidón.

amylocoagulase. Amilocoagulasa. Fermento de los cereales que coagula el almidón soluble.

amylodextrin. Amilodextrina. Compuesto que se colorea de amarillo por el yodo, formado durante la transformación del almidón en azúcar.

amylodyspepsia. Amilodispepsia. Imposibilidad de digerir los alimentos amiláceos.

amylogenesis. Amilogenia. Formación de almidón. Sin.: Amiloplastia.

amylogenic. Amilogénico.

amylohemicellulose. Amilohemicelulosa. Polisacárido encontrado en las células vegetales.

amylohydrolysis. Amilohidrólisis. Hidrólisis del almidón. Amilólisis.

amyloid. Amiloide. Probablemente, una glicoproteína, cuya composición bioquímica no ha sido exactamente definida. Aspecto semejante al almidón. ‖ — **degeneration.** Degeneración a. Infiltración que afecta varios órganos a la vez, observado en muchas caquexias.

amyloidemia. Amiloidemia. Presencia de amiloide en la sangre.

amyloidosis. Amiloidosis. Degeneración amiloidea. Acumulación de sustancia amiloide en diversos tejidos del organismo. ‖ **cutaneous** —. A. cutánea. ‖ **hereditary neuropathic** —. A. neuropática hereditaria, que afecta a los nervios periféricos. ‖ **pericollagen** —. A. pericolágena. ‖ **primary** —. A. primaria. Sin antecedentes de enfermedad. ‖ **secondary** —. A. secundaria a diversas enfermedades. ‖ **senile** —. A. senil.

amylolysis. Amilólisis. Digestión y desintegración de almidón o su conversión en azúcar.

amylolytic. Amilolítico. Amiloclástico. (V. *amyloclastic.*)

amylopectin. Amilopectina. Amilina. (V. *amylin.*)

amylophagia. Amilofagia. Alimentación con almidón.

amyloplast. Amiloplástico. Amilogénico. (V. *amylogenic.*)

amylopsin. Amilopsina. Fermento pancreático que convierte el almidón en maltosa. Diastasa pancreática.

amylorrhea. Amilorrea. Presencia de almidón en cantidad excesiva en las deposiciones.

amylorrhexis. Amilorrexis. Hidrólisis enzimática del almidón.

amylose. Amilosa. Amilocelulosa. (V. *amylocellulose.*)

amylosis. Amilosis. Amiloidosis. Degeneración almiloidea. Sin.: Amyloidosis.

amylosuria. Amilosuria. Presencia de almidón en la orina. Sin.: Amyluria.

amylosynthease. Amilosinteasa. Enzima que convierte la dextrina en almidón.

amylosynthesis. Amilosíntesis. Síntesis del almidón a partir del azúcar.

amylsine hidrochloride. Hidrocloruro de amilsina. Utilizado en anestesia corneal.

amylum. Almidón. Amilum. Fécula, principalmente de los cereales. Hidrato de carbono producido por las células vegetales por la influencia de la luz sobre la clorofila. ‖ — **iodatum.** A. yodado. Antídoto.

amyocardia. Amiocardia. Debilidad muscular cardiaca.

amyosthesia. Amioestesia. Pérdida del sentido muscular.

amyoplasia. Amioplasia. Falta de formación muscular. ‖ — **congénita.** A. congénita.

amyostasia. Amiostasia. Pérdida del equilibrio tónico muscular; temblor muscular.

amyostatic. Amiostático. Caracterizado por temblores musculares.

amyosthenia. Amiostenia. Amiastenia. (V. *amyastenia.*)

amyotaxia. Amiotaxia. Ataxia. (V. *ataxia.*)

amyotonia. Amiotonía. Estado atónico de la musculatura. Miatonía. ‖ — **congenita.** A. congénita. Enfermedad de Oppenheim.

amyotrophia. Amiotrofia. Atrofia muscular. Miotrofia. ‖ — **of Charcot-Marie.** Atrofia de Hoffmann. ‖ — **of Werding-Hoffmann.** Atrofia de Werding-Hoffmann. Enfermedad infantil que comienza por los músculos de las extremidades inferiores y se continúa por los de los canales vertebrales y tórax. La muerte sobreviene a las tres o cuatro años, por parálisis e infección. ‖ **diabetic** —. A. diabética. ‖ **neuralgic** —. A. neurálgica.

amyous. Amioso. Sin músculos o con músculos débiles.

amyrol. Amirol. Dos principios isoméricos de aceite de madera del sándalo.

amytal. Amital. Nombre del ácido isoametilbarbitúrico.

amyxia. Amixia. Falta de secreción mucosa.

amyxorrhea. Amixorrea. ‖ — **gástrica.** Deficiencia en la secreción de moco gástrico.

An. Abreviatura de *anode, anodal, anisometropia.*

an-, ana-. Prefijo griego que indica hacia, arriba, atrás, contra, exceso, de nuevo.

ANA. Abreviatura de *American Nurse's Association, de American Neurological Association y de antinuclear antibody.*

ana. Se escribe aa y significa en las recetas, después del nombre de dos o más sustancias, a partes iguales.

anabasine. Anabasina. Alcaloide de la planta *Anabasis aphylla*, de efectos muy semejantes a los de la nicotina.

anabasis. Anábasis. Periodo de incremento de una enfermedad.

anabatic. Anabático. Que aumenta o se hace más intenso.

anabiosis. Anabiosis. Acto de volver a la vida después de una muerte aparente. ‖ En células, después de un estado de inmovilidad por desecación.

anabiotic. Anabiótico. Sin vida aparente, pero capaz de vivir todavía.

anabolergy. Anabolergia. Energía gastada en anabolismo o en procesos anabólicos.

anabolic. Anabólico. Perteneciente o relativo al anabolismo.

anabolin. Anabolito. Producto de anabolismo.

anabolism. Anabolismo. Proceso constructivo por el que las sustancias simples se convierten en compuestos más complejos; primera fase del metabolismo. Asimilación.

anabolite. Anabolito. (V. *anabolin.*)

anabrosis. Anabrosis. Ulceración o erosión superficial.

anacamptic. Anacámptico. Relativo a los reflejos, así como a la reflexión de la luz o el sonido.

anacamptometer. Anacamptómetro. Instrumento para medir los reflejos.

anacardium. Anacardio. Planta tropical terebintácea.

anacatadidymus. Anacatadídimo. Monstruo doble unido por la cintura.

anacatesthesia. Anacatestesia. Sensación de suspensión.

anacatharsis. Anacatarsis. Expectoración; vómito grave.

anachlorhydria. Anaclorhidria. Aclorhidria. (V. *achlorhydria.*)

anacholia. Anacolia. Acolia. (V. *acholia.*)

anachoresis. Anacoresis. Propiedad de microbios y ciertas partículas de depositarse en ciertos lugares, fuera de la corriente sanguínea, en áreas de inflamación.

anachronobiology. Anacronobiología. Término que denota el estudio de efectos constructivos.

anacidity. Anacidez. Falta de acidez normal. ‖ **gastric** —. Aclorhidria.

anaclasimeter. Anaclasímetro. Instrumento para medir la refracción del ojo.

anaclasis. Anaclasis. Refracción. Acción refleja. ‖ Flexión forzada de un miembro ruptura de una anquilosis. Sin.: Refracture.

anaclisis. Anaclisis. Decúbito; sobre todo el supino. ‖ En psiquiatría, dependencia emocional.

anacmesis. Anacmesis. Detención de la maduración (p. ej., en la agranulocitosis).

anacobra. Anacobra. Veneno de cobra después del tratamiento con formaldehído.

anacousia. Anacusis. Sordera total.

anacroasia. Anacroasia. Sordera verbal.

anacrotic. Anacrótico. Relativo al anacrotismo.

anacrotism. Anacrotismo. Existencia de una o más elevaciones en la onda ascendente del trazado esfigmográfico.

anaculture. Anacultivo. Cultivo bacteriano tratado con formalina e incubado para ser empleado como vacuna.

anacusis. Anacusis. Sordera total. ‖ Reeducación auditiva.

anadenia. Anadenia. Falta ganglionar o glandular. ‖ Aquilia gástrica.

anadidymus. Anadídimo. Monstruo doble o gemelo separado.

anadipsia. Anadipsia. Sed intensa.

anadrenalism. Anadrenalismo. Falta o deficiencia en la función de las glándulas suprarrenales.

anadrenia. Anadrenia. Anadrenalismo. (V. *anadrenalism.*)

anaerase. Anaerasa. Enzima de las bacterias anaerobias.

anaerobe. Anaerobio. Microorganismo que sólo puede vivir fuera del contacto del aire u oxígeno libre. ‖ **facultative** —. A. facultativo. Microorganismo que ordinariamente vive en el aire, pero que puede vivir fuera de él. ‖ **obligate** —. A. obligado. Microorganismo que sólo vive y se desarrolla fuera del oxígeno libre. ‖ **spore forming** —. *Clostridium.*

anaerobiase. Anaerobiasa. Enzima proteolítica de las bacterias anaerobias.

anaerobiosis. Anaerobiosis. Vida sin oxígeno libre.

anaerogenic. Anaerogénico. ‖ Supresión en la formación de gas bacteriano.

anaeroplasty. Anaeroplastia. Eliminación de aire de heridas.

anaerosis. Anaerosis. Interrupción de la función respiratoria.

anagenesis. Anagénesis. Regeneración de los tejidos destruidos.

anagnosasthenia. Anagnosastenia. Neurastenia, con imposibilidad o dificultad para leer.

anagocytic. Anagocítico. Que retarda el desarrollo celular.

anagoge. Anagoge. Anagogia. Sinónimo antiguo de vómitos o hemoptisis. ‖ Tendencias elevadas y creadoras del inconsciente.

anagogic. Anagógico. Perteneciente a la moral.

anagogy. Anagogia. Anagoge. (V. *anagoge.*)

anagotoxic. Anagotóxico. Que contrarresta la acción de un tóxico.

anahormone. Anahormona. Sustancia capaz de inducir la formación de anticuerpos y/o suprimir la secreción de hormonas proteicas.

anakatadidymus. Anacatadídimo. (V. *anacatadidymus.*)

anakatesthesia. Anacatestesia. (V. *anacatesthesia.*)

anakhre. Anakhre. Gundú. Nombre indígena de una osteítis hipertrófica de los huesos de la nariz y maxilares superiores, en Africa occidental. Sin.: Heupne.

anakmesis. Anacmesis. (V. *anacmesis.*)

anakusis. Anacusis. (V. *anacousia.*)

anal. Anal. Perteneciente al ano.

analbuminemia. Analbuminemia. Estado caracterizado por deficiencia o ausencia de albúmina en el suero sanguíneo.

analeptic. Analéptico. Excitante, estimulante (p. ej., cafeína, amfetamina).

analgesia. Analgesia. Abolición de la sensibilidad al dolor. || — **algera.** A. algera o dolorosa. Dolor agudo, con pérdida de sensibilidad. || **continuous caudal** —. A. caudal continua. Método empleado en cirugía general y obstetricia, que consiste en inyectar de forma continua anestesia en el conducto sacro. || **epidural** —. A. epidural, con introducción del anestésico en el canal vertebral. || **narcolocal** —. A. local, con premedicación. || **relative** —. Anestesia dental. || **surface** —. Anestesia local en cara, ojos, nariz, uretra, etc.

analgesic. Analgésico. Sustancia analgésica.

analgetic. Analgésico. (V. *analgesic.*)

analgia. Analgia. Analgesia.

anallergic. Analérgico. No alérgico; no causante de anafilaxia o hipersensibilidad.

analogous. Análogo. Parte u órgano con la misma función que otro. || **homologous** —. A. homólogo. Con igual estructura, pero diferente función. || **metabolic** —. A. metabólico. || **substrate** —. Sustancia con estructura similar a la del sustrato natural de una enzima y que, debido a esta similitud, inhibe la acción de la enzima, como si se tratara de una inhibición competitiva. || Sin.: Analogue.

analogy. Analogía. Relación de semejanza entre cosas distintas.

analphalipoproteinemia. Analfalipoproteinemia. Enfermeda de Taugiar.

analysand. Quien está siendo psicoanalizado.

analysis. Análisis. Separación en componentes o elementos; determinación de las partes constitutivas de una sustancia. || Psicoanálisis. || **antigenic** —. A. antigénico. || **bloodgas** —. A. de gases en sangre. || **bradycinetic** —. Estudio de la actividad motora. || **cephalometric** —. A. cefalométrico. || **character** —. A. de la personalidad. || **colorimetric** —. A. colorimétrico. || **chromatographic** —. A. cromatográfico. || **densimetric** —. A. densimétrico. || **existential** —. Psicoanálisis. || **gravimetric** —. A. cuantitativo. || **polariscopic** —. A.

polariscópico. || **qualitative** —. A. cualitativo || **quantitative** —. A. cuantitativo. || **radiochemical** —. A. radioquímico. || **spectroscopic** —. A. espectroscópico. || **volumetric** —. A. volumétrico.

analysor. Analizador. Prisma de Nicol de un aparato polarimétrico que elimina los rayos de luz polarizada. || Denominación de Pavlov para indicar una parte especializada del sistema nervioso que controla las reacciones del organismo a los cambios externos. || **amino acid** —. Instrumento que mide los aminoácidos. || **blood gas** —. Instrumento que mide los gases sanguíneos. || **breath** —. Instrumento que determina el volumen y composición de los gases respirados.

analyst. Analista. Quien practica análisis.

analytic. Analítico. Relativo al análisis.

analyzer. Analizador. (V. *analysor.*)

anamirta cocculus. *Anamirta cocculus.* Arbol que suministra la coca de Levante.

anamirtin. Anamirtina. Glicérido de la *Anamirta cocculus.* F.: $C_{19}H_{24}O_{10}$.

anamnesis. Anamnesis. Acto de volver a la memoria las ideas olvidadas. || Examen clínico parcial que reúne datos personales y familiares del enfermo antes de su enfermedad; opuesto a catamnesia.

anamnestic. Anamnéstico. Relativo a la anamnesis.

anamniota. Anamniota. Dícese de los animales desprovistos de amnios en su desarrollo. Sin.: Analantoide.

anamniotic. Anamniótico. Carente de amnios.

anamorphosis. Anamorfosis. Amorfia. Cambio progresivo o regresivo de forma en la evolución de un grupo de animales o plantas. || Alteración de la forma. || Sin forma.

ananabolic. Ananabólico. Caracterizado por ausencia de anabolismo.

ananaphylaxis. Ananafilaxis. Antianafilaxis. Opuesto a la anafilaxis; estado de insensibilidad a los antígenos. || Método de Besredka de vacunación antianafiláctica. || Anergia. Desensibilización.

ananastasia. Ananastasia. Imposibilidad de levantarse estando sentado.

anancastic. Anancastia. Tipo obsesivo, compulsivo.

anandia. Afemia. Afasia motora; más especialmente la subcortical.

anandria. Anandria. Pérdida de los caracteres masculinos. || Anafrodisia.

anangioplasia. Anangioplasia. Disminución congénita del calibre de las arterias. || Insuficiencia vascular.

anapeiratic. Anapeirático. Causado por uso excesivo o repetición profesional de un movimiento.

anapepsia. Anapepsia. Ausencia de pepsina en la secreción gástrica.

anaphalantiasis. Anafalantiasis. Pérdida de pelo, especialmente de las pestañas.

anaphase. Anafase. Estado en el que los cromosomas se separan hacia los polos del huso para formar el diáster.

anaphia. Anafia. Falta del sentido del tacto.

anaphoresis. Anaforesis. Disminución de la actividad de las glándulas sudoríparas.

anaphoria. Anaforia. Restablecimiento de una enfermedad. ‖ Tendencia de los ojos a dirigirse hacia arriba. ‖ Fluxión de sangre hacia la cabeza.

anaphrodisia. Anafrodisia. Falta o disminución del deseo sexual. Sin.: Anestesia sexual, frigidez.

anaphrodisiac. Anafrodisiaco. Que disminuye el deseo sexual. ‖ Medicamento con esta acción.

anaphylactic. Anafiláctico. con propiedades anafilácticas.

anaphylactin. Anafilactina. Anticuerpo en anafilaxia; formado después de la inyección de un antígeno, actuando después de una segunda inyección.

anaphylactogen. Anafilactógeno. Sustancia capaz de producir anafilaxis. Sin.: Alergeno, sensibilina, anafilaxina.

anaphylactogenesis. Anafilactogénesis. Producción de anafilaxia.

anaphylactoid. Anafilactoide. Semejante a la anafilaxis. Sin.: Seudoanafilaxis.

anaphylactotoxin. Anafilactotoxina. Apotoxina. Sustancia tóxica, en anafilaxis. Se produce en suero sanguíneo, durante la fijación del complemento. Su inyección produce síntomas de anafilaxis sistémica.

anaphylatoxin. Apotoxina. Anafilactotoxina. (V. *anaphylactotoxin.*)

anaphylaxis. Anafilaxis. Inusual o exagerada reacción alérgica producida en el organismo ante la introducción de proteínas ajenas o de otras sustancias. ‖ **acquired** —. A. adquirida. ‖ **active** —. A. activa. Por administración de proteína extraña. ‖ **heterologous** —. A. heteróloga. Debida a la inyección de un suero de animal de especie diferente. ‖ **homologous** —. A. homóloga. Por inyección de un suero de animal de la misma especie. ‖ **passive** —. A. pasiva. Resultante de la inyección de un suero de animal o persona sensibilizada. ‖ **reverse** —. A. reversa. Consecutiva a la inyección de antígeno seguida por la de antisuero. ‖ **systemic** —. A. sistémica.

anaphylodiagnosis. Anafilodiagnóstico. Diagnóstico por medio de reacciones anafilácticas.

anaphylotoxin. Anafilotoxina. Anafilatoxina. (V. *anaphylatoxin.*)

anaplasia. Anaplasia. Anaplastia. Disminución de la diferenciación celular, característica de tejido tumoral. ‖ Trasplante. ‖ **monophasic** —. A. monofásica. Reversión de la célula a una forma embrionaria, como en la formación del cáncer. ‖ **polyphasic** —. Cambios ínfimos en el interior de la célula.

anaplasma. Anaplasma. Esporozoario encontrado en los glóbulos rojos.

anaplasmosis. Anaplasmosis. Infección producida por el anaplasma.

anaplastia. Anaplastia. Anaplasia. (V. *anaplasia.*)

anaplastic. Anaplástico. Anaplásico, anaplasia. Reparación (cirugía plástica). ‖ Dícese de las célu-

las caracterizadas por un desarrollo regresivo hacia la indiferenciación.

anapnoic. Anapnoico. Calmante de la disnea; béquico.

anapnometer. Anapnómetro. Espirómetro. Instrumento para medir el aire respirado o capacidad vital del pulmón. Registrador: anapnógrafo.

anapnotherapy. Anapnoterapia. Tratamiento por inhalación de aire o gas, en la resucitación.

anapophysis. Anapófisis. Apófisis vertebral accesoria; especialmente en una vértebra lumbar.

anaptic. Anáptico. Relativo a anafia. (V. *anaphia.*)

anaraxia. Anaraxia. Oclusión dental deficiente.

anaric. Anárico. Sin nariz.

anarithmia. Anarritmia. Incapacidad para contar.

anarrhexis. Anarrexis. Fractura quirúrgica de un hueso mal consolidado como consecuencia de una fractura anterior.

anarthria. Anartria. Imposibilidad de articular los sonidos; afasia motriz subcortical. ‖ — **literalis.** Tartamudez.

anasarca. Anasarca. Edema masivo generalizado.

anastalsis. Anastalsis. Onda de contracción en primera porción del colon durante la digestión, sin onda de inhibición precedente. ‖ Acción astringente.

anastaltic. Anastáltico. Astringente. ‖ Medicamento estíptico.

anastate. Un anabolito.

anastatic. Anastático. Restaurador.

anastigmatic. Anastigmático. Corregido de astigmatismo.

anastole. Anástole. Retracción; p. ej., la que efectúan lor bordes de una herida.

anastomosis. Anastomosis. Comunicación entre dos vasos o nervios. ‖ Formación quirúrgica o patológica de una comunicación entre órganos separados. ‖ **antiperistaltic** —. A. antiperistáltica. La onda peristáltica va, en cada fragmento, en dirección opuesta. ‖ **arteriovenosa** —. A. arteriovenosa. Entre una arteria y una vena. ‖ **Braun's** —. A. de Braun. Entre asas aferente y eferente en gastroenterostomía. ‖ **crucial** —. A. crucial. Comunicación arterial en muslo. ‖ **Galen's** —. A. de Galeno. Unión de nervios laríngeo superior e inferior. ‖ **heterocladic** —. A. heterocládica. Entre ramas de diferentes arterias. ‖ **homocladic** —. A. homocládica. Entre ramas de la misma arteria. ‖ **Hyrtl's** —. A. de Hyrtl. Asa de Hyrtl. ‖ **ileorectal** —. A. ileorrectal. ‖ **intestinal** —. A. intestinal. Entre dos porciones de intestino. ‖ **isoperistaltic** —. A. isoperistáltica. Dos porciones intestinales unidas, con onda peristáltica, en la misma dirección. ‖ **Jacobson's** —. A. de Jacobson. Porción anastomótica del plexo timpánico. ‖ **portosystemic** —. portosistémica. ‖ — **of Riolan.** A. de Riolan. A. entre las mesentéricas superior e inferior. ‖ **terminoterminal** —. A. terminoterminal. Entre dos extremos seccionados de asas intestinales. ‖ **ureterotubal** —. A. entre uréter y trompa de Falopio. ‖ **ureteroureteral** —. A. ureteroureteral.

anastomotic. Anastomótico. Relativo a la anastomosis.

anastomotica magna. Anastomótica magna. Rama de la arteria femoral que irriga la articulación de la rodilla. ‖ Rama de la arteria braquial que va al codo.

anastral. Anastral. Se usa refiriéndose a una figura mitósica.

anastrophy. Anastrofia. Inversión de las vísceras. ‖ Dícese de algunas proteinasas que pueden ser inactivadas y después reactivadas.

anat. Abreviatura de *anatomy, anatomical.*

anatherapeusis. Anaterapéutica. Tratamiento con dosis progresivamente crecientes.

anatomic. Anatómico. Relativo a la anatomía.

anatomical. Anatómico. (v. *anatomic.*)

anatomicomedical. Anatomomédico. Relativo a la anatomía y la medicina.

anatomicopathological. Anatomopatológico. Relativo a la anatomía patológica.

anatomicophysiological. Anatomofisiológico. Relativo a la anatomía y la fisiología.

anatomicosurgical. Anatomoquirúrgico. Relativo a la anatomía y a la cirujía.

anatomist. Anatomista. Que se dedica a la anatomía.

anatomist's snuff-box. Tabaquera anatómica. Hueco en la cara dorsal de la base del primer metacarpiano, formado por los tendones del extensor largo y el extensor corto del pulgar.

anatomopathology. Anatomopatología. Aspectos anatómicos de la patología.

anatomy. Anatomía. Estudio de la estructura de los cuerpos con organización. ‖ Disección de los cuerpos organizados. ‖ **applied** —. A. aplicada. Para diagnóstico y tratamiento. ‖ **artificial** —. A. artificial. Sobre modelos artificiales. ‖ **artistic** —. A. artística. En relación con las bellas artes. ‖ **clastic** —. A. clástica. Por medio de modelos en los que pueden separarse planos. ‖ **comparative** —. A. comparativa. ‖ **corrosion** —. A. por corrosión. Por medio de agentes corrosivos que separan las partes no objeto de estudio. ‖ **descriptive** —. A. descriptiva. Sistemática. ‖ **general** —. A. sistemática. ‖ **gross** —. A. macroscópica. ‖ **histological** —. A. histológica. Microscópica. ‖ **homological** —. A. homológica. Estudio de las partes correlativas del cuerpo. ‖ **medical** —. A. médica. Aplicada al estudio de enfermedades internas. ‖ **physiological** —. A. fisiológica. En relación con las funciones normales orgánicas. ‖ **practical** —. A. práctica. Por medio de demostraciones y disecciones. ‖ **radiological** —. A. radiológica. Mediante visualización radiológica. ‖ **regional** —. A. regional. De diversas porciones del cuerpo. ‖ **special** —. A. especial. De un órgano o corte en particular. ‖ **surgical** —. A. quirúrgica. En relación con enfermedades quirúrgicas. ‖ **topographic** —. A. topográfica. En relación con las partes que rodean determinadas regiones. ‖ **transcendental** —. Morfología general del cuerpo. ‖ **veterinary** —. A. veterinaria. Anatomía de los animales.

anatoxic. Anatóxico. Relativo a la anatoxina.

anatoxin. Anatoxina. Toxina inactivada mediante calor y formol, que ha perdido su acción tóxica, pero conserva su poder de inmunización.

anatrophic. Anatrófico. Lo que remedia o previene la atrofia.

anatropia. Anatropía. Anaforia. Desviación visual del eje ocular de un ojo hacia arriba, estando el otro fijo.

anatropic. Anatrópico. Relativo a la anatropía.

anavenin. Veneno inactivado.

anaxon. Anaxón. Eje asimétrico.

anazolene sodium. Anazoleno sódico. Utilizado para la determinación del volumen sanguíneo. F.: $C_{26}H_{16}N_3Na_3O_{10}S_3$.

anazotic. Anazótico. Sin nitrógeno.

anchone. Anconal. Anconeal. Relativo al codo. Cubital. ‖ Constricción espasmódica del cuello en la histeria.

anchorage. Anclaje. Fijación quirúrgica de una víscera desplazada. ‖ En odontología, puntos de fijación de los puentes.

anchylo-. Anquilo-. Prefijo griego que significa adherencia, soldadura, ángulo, asa, etc. Sin.: Ancylo, ankylo.

anchusa. *Ancusa.* Planta borragínea llamada también orcaneta o piel de paloma, de la que se extrae la ancurina (materia roja). Colorante.

ancipital. Ancipital. Que tiene dos cabezas o cabos. Bicéfalo, bíceps.

ancistrodon. Ancistrodon. Serpiente venenosa de la familia de los crotálidos.

ancistroid. Ancistroide. En forma de anzuelo.

ancon. Anconeal. Anconal. (V. *anchone.*)

anconagra. Anconagra. Gota en el codo.

anconcus. Ancóneo. (músculo).

anconitis. Anconitis. Inflamación del codo.

anconoid. Anconoide. Semejante al codo.

ancrod. Proteinasa obtenida del veneno de una víbora malaya utilizada como anticoagulante en el tratamiento de trombosis.

ancylostoma. *Anquilostoma.* Género de parásitos nematodos. Hay varios tipos.

ancylostomatic. Anquilostomático. Causado por anquilostoma.

ancylostome. Anquilostoma. (V. *ancylostoma.*)

ancylostomiasis. Anquilostomiasis. Enfermedad vermidiana de curso crónico producida tras la infestación a través de la piel de *Ancylostoma duodenale* y *Necator americanus.* Se presenta sobre todo en latitudes meridionales, en minas y en fábricas de tejas y ladrillos. Tras síntomas gastrointestinales no característicos, en especial, en los casos graves, se desarrolla una anemia ferropénica a veces seguida por insuficiencia cardiaca, que puede llegar a ser letal. Se confirma mediante la detección de huevos del gusano en heces frescas.

ancyroid. Anciroide. En forma de áncora.

anda. *Anda.* Género de árboles euforbiáceos. Algunas especies suministran aceite purgante.

Andernach's ossicles. Osículos de Andernach. [J. W. von Andernach, médico alemán, 1487-1574.] Huesos wormianos.

Anders' disease. Enfermedad de Anders. [J. M. Anders, médico norteamericano, 1854-1936.] Adiposis tuberosa simple.

Andersch's glanglion, nerve. Ganglio de Andersch. [C. S. Andersch, anatomista alemán, 1732-1777.] Ganglio del nervio glosofaríngeo en la cara inferior del peñasco, que suministra el nervio de Jakobson. || — **nerve.** Nervio de A. Nervio timpánico.

Andersen's disease, syndrome (triad). Síndrome (tríada) de Andersen. [H. Andersen, patólogo norteamericano, n. en 1901.] Bronquiectasia, fibrosis quística del páncreas y deficiencia de vitamina A.

Anderson splint. Férula de Anderson. [R. Anderson, ortopédico, Seattle, n. en 1891.] Tipo especial de férulas.

Anderson-Goldberg test. Reacción de Anderson-Goldberger. [J. F. Anderson, médico norteamericano, n. en 1873; J. Goldberg, médico norteamericano, 1874-1929.] Utilizada en el tifus.

andira. *Andira.* Género de árboles leguminosos tropicales. Muchas especies suministran venenos activos y otras son antihelmínticas.

andirine. Andirina. Surinamina Alcaloide de la corteza de *Andria retusa* de Surinam. Acción antihelmíntica.

andr-, andro-. Andro-. Forma prefija relacionada con «hombre».

Andrade's indicator. Indicator de Andrade. [E. P. Andrade, bacteriólogo norteamericano, 1872-1906.] Solución de ácido fucsínico en agua.

Andral's decubitus (sign). Decúbito de Andral. [G. Andral, médico francés, 1797-1876.] Decúbito sobre el lado sano en los primeros periodos de la pleuresía.

andranotomy. Andranotomía. Anatomía del hombre.

andreioma. Andreoblastoma. Arrenoblastoma. Adenoma ovárico con células semejantes a las del testículo y producción de caracteres sexuales masculinos secundarios.

Andrewes' operation. Operation de Andrewes. [C. H. Andrewes, médico inglés, n. en 1896.] Método «en botella» para la cura del hidrocele, consistente en la eversión completa del revestimiento endotelial del saco sin necesidad de suturas.

Andrewes' test. Prueba de Andrewes. [G. C. Andrewes, dermatólogo, N. York, n. en 1891.] Test cualitativo para determinar la presencia de uremia.

andrin. Andrina. Hormona sexual masculina o cualquiera de los andrógenos testiculares.

androblastoma. Androblastoma. Tumor benigno, raro, testicular, de histología similar a la del testícu-

lo fetal. || Arrenoblastoma.

androcyte. Androcito. Espermátide. Célula derivada de un espermatocito secundario por fisión, origen del espermatozoide.

androdedotoxin. Androdedotoxina. Principio tóxico de las hojas de rododendro.

androgalactosemia. Androgalactosemia. Secreción de leche por el pecho masculino.

androgen. Andrógeno. Hormona masculina.

androgenesis. Androgénesis. Desarrollo de un huevo que contiene sólo cromosomas y núcleos paternos. || Cualidad para ejercer efectos masculinizantes.

androgenous. Andrógino. De sexo dudoso. || Hermafrodita masculino.

androglossia. Androglosia. Timbre de voz masculino en la mujer.

androgone. Célula espermatogénica.

androgyne. Andrógino. || Hermafrodita masculino.

androgyneity. Androginia. Androginismo. Hermafroditismo masculino con apariencia femenina.

androgynism. Androginismo. Androginia. (V. *androgyneity.*)

androgynoid. Androginoide. Seudohermafrodita.

androgynous. Andrógeno. Que posee actividades masculinizantes; hormona masculina.

android. Androide. Semejante al hombre.

androidal. Androide. (V. *android.*)

androkinin. Androquinina. Término general para designar sustancias androgénicas.

andrology. Andrología. Estudio de la constitución masculina y de sus enfermedades, especialmente del aparato genital.

androma. Arrenoma. Arrenoblastoma. Adenoma de ovario con células semejantes a las del testículo y producción de caracteres sexuales masculinos secundarios.

Andromachus. Andrómaco. Médico de Creta, inventor de la *Theriaca Andromachi.*

andromania. Andromanía. Ninfomanía. Exageración del apetito sexual en la mujer. || Furor uterino, metromanía.

andromeda. *Andromeda.* Género de árboles y arbustos ericáceos. Algunas especies producen un principio narcótico tóxico.

andromedotoxin. Andromedotoxina. Derivado de la andromeda, hipnótico que inhibe los centros respiratorios.

andromerogon. Organismo desarrollado a partir de un huevo que sólo contiene el pronúcleo masculino. Como consecuencia, las células contendrán solamente la serie de cromosomas paternos.

andromimetic. Andromimético. Arrenomimético. Se aplica a ciertos fenómenos de la mujer, semejantes a los naturales del hombre (p. ej., hirsutismo, voz grave, hipertrofia del clítoris).

andromorphus. Andromorfo. De forma humana.

andropathy. Andropatía. Enfermedad exclusiva del hombre.

androphany. Androfanía. Virilismo. Masculinidad o masculinismo; caracteres masculinos en la mujer. || Hermafroditismo femenino con órganos sexuales externos masculinos. || **adrenal** —. V. adrenal o suprarrenal. Debido a alteración de las cápsulas suprarrenales. || **prosopopilary** –. V. prosopopiloso. Caracterizado por vello en la cara. Sin.: Virilism.

androphile. Andrófilo. Se aplica a mosquitos y otros insectos que prefieren la sangre humana a la de otros animales. Sin.: Androphilous, anthropophilic.

androphobia. Androfobia. Terror patológico al género masculino.

androphonomania. Androfonomanía. Locura homicida.

andropogon. *Andropogon.* Género de plantas gramináceas aromáticas. La infusión de *A. sorghum* se emplea como sucedáneo del té en algunos países.

androstane. Androstano. Esteroide del que derivan todas las sustancias androgénicas del organismo.

androstanediol. Androstendiol. Esteroide andrógeno cristalizado. F.: $C_{19}H_{32}O_2$.

androstanedione. Androstanediona. Formada en los testículos. F.: $C_{19}H_{28}O_2$.

androstanolone. Androsterona. Hormona sexual masculina aislada en la orina. F.: $C_{19}H_{30}O_2$.

androstene. Androsteno. Androstano. Esteroide del que se considera derivan todas las sustancias androgénicas del organismo.

androstenediol. Androstendiol. Androstendiona. (V. *androstanediol.*)

androsterone. Androsterona. (V. *androstanolone.*)

androtin. Androtina. Término utilizado en general para las sustancias andrógenas.

anecdotal. Basado en descripciones de casos dispares más que en estudios controlados de una muestra.

anechoic. Sin ecos. Empleado para designar un compartimiento donde se miden los efectos del sonido.

anectasin. Anectasina. Toxina bacteriana que produce vasoconstricción.

anectasis. Anectasia. Atelectasia congénita debida a desarrollo inmaduro.

anedous. Anedo. Monstruo que carece de órganos genitales.

Anel's operation. Operación de Anel. [D. Anel, cirujano francés, 1679-1730.] Ligadura arterial junto a un saco aneurismático del lado del corazón. || Dilatación del conducto lagrimal por medio de una sonda adecuada.

anelectrode. Anelectrodo. Polo positivo de una batería. Anodo.

anelectronous. Anelectrono. Disminución de la excitabilidad de un nervio en la región del ánodo durante el paso de una corriente eléctrica.

anematosis. Anhematopoyesis. Anhematosis. Falta de regeneración de la sangre por insuficiente función medular ósea.

anemia. Anemia. Disminución del número de eritrocitos o de la cantidad de hemoglobina. || **ach-**

restic —. acréstica. Semejante a la perniciosa, pero con otras múltiples causas. || **achylica** —. A. hipocrómica; idiopática. || **acute** —. A. aguda. || **acquired sideroachrestic** —. A. refractaria, sideroblástica. || **aplastic** —. A. aplásica. Falta de regeneración en la médula ósea. || **aregenerative** —. A. arregenerativa. || **chlorotic** —. A. clorótica. || **Cooley's** —. Talasemia. || **deficiency** —. A. por déficit de alguna sustancia || **hemolytic** —. A. hemolítica. || **hemolytic autoimmune** —. A. hemolítica autoinmune. || **hypochromic** —. A. hipocrómica. || **idiopathic** —. A. idiopática. || **macrocytic** —. a. macrocítica. || **mediterranean** —. Talasemia. || **megaloblastic**—. A. megaloblástica. Malabsorción de vitamina B_{12}. || **normochromic** —. A. normocrómica. || **nutritional** —. A. por deficiencia. || **perinicious** —. A. perniciosa. Enfermedad de Addison Biermer. || **scorbutic** —. A. por escorbuto. || **sideroblastic** —. A. sideroblástica. Por déficit de hierro. || **splenetica** —. A. por esplenomegalia.

anemia of Diamond-Blackfan. Síndrome de Diamond-Blackfan. Anemia crónica hipoplásica o aplásica, normocrómica, que comienza al año de vida y se hereda con carácter autosómico dominante; se manifiesta como trastorno selectivo de la formación de eritrocitos, típicamente carencia, eritroblastólisis congénita con reticulocitopenia, en ocasiones, con malformaciones de los conductos genitales, aspecto mongoloide y retraso en el desarrollo físico y psíquico.

anemic. Anémico. Que padece anemia.

anemone. *Anemone.* Género de plantas ranunculáceas.

anemonin. Anemonina. Principio activo de la *Anemone pulsatilla.* antiespasmódico, sedante.

anemonism. anemonismo. Intoxicación por anemonol o anemonina.

anemonol. Anemonol. Esencia muy tóxica de varias especies del género de plantas ranunculáceas.

anemopathy. Anemopatía. Tratamiento por inhalaciones.

anemophobia. Anemofobia. Miedo patológico al viento.

anemotrophy. Anemotrofia. Defecto de nutrición sanguínea.

anemotropism. Anemotropismo. Reacción del organismo ante el viento.

anempeiria. Anempeiria. Anempiria. Falta de experiencia. || Término para designar la incapacidad de aplicar los conocimientos adquiridos.

anencephalia. Anencefalia. Falta de cerebro. || Acrania.

anencephalic. Anencefálico. Sin cerebro.

anencephalohemia. Anencefalohemia. Anemia cerebral.

anencephalous. Anencéfalo. Sin cerebro.

anencephaly. Anencefalia. (V. *anencephalia.*)

anenteroneuria. Anenteroneuria. Atonía intestinal.

anenterous. Anentérico. Sin intestino.

anenzymia. Anenzimia. Estado patológico por

ausencia de enzimas del organismo.

anephric. Anéfrico. Sin riñones.

anephrogenesis. Anefrogénesis. Desarrollo anormal caracterizado por la ausencia de tejido renal.

anepia. Anepia. Imposibilidad de hablar.

anepiploic. Anepiploico. Desprovisto de epiplón.

anepithymia. Anepitimia. Pérdida de los deseos y apetitos. Sin.: Abepitimia.

anerethsia. Aneretisia. Falta o carencia de irritabilidad.

aneretic. Anerético. Destructivo del tejido animal.

anergasia. Anergasia. Falta de actividad funcional.

anergía. Anergía. Diminución o desaparición de la reacción ante antígenos específicos. ‖ **absolute** —. A. absoluta. ‖ **cachectic** —. A. caquéctica. En estado de caquesia. ‖ — **negativa.** Como en la caquesia. ‖ — **positiva.** En el curso de ciertas enfermedades, como la tuberculosis.

anergic. Anérgico. Quepresenta anergia o produceanergia.

anergy. Anergia. (V. *anergia.*)

aneroid. Aneroide.

anerythroblepsia. Aneritroblepsia. Aneritropsia. Ceguera para el color rojo; daltonismo para el rojo.

anerythrocite. Aneritrocito. Corpúsculo rojo sin hemoglobina. Linfoeritrocito.

anerythroplasia. Aneritroplastia. Falta de formación de hematíes.

anerythropoiesis. Aneritropoyesis. Falta de producción de eritrocitos cn la sangre.

anerythropsia. Aneritropsia. Aneritroblepsia. (V. *anerythroblepsia.*)

anesthecinesia. Anestecinesia. Pérdida de sensibilidad y de motilidad.

anesthesia. Anestesia. Privación total o parcial de la sensibilidad, especialmente de la táctil. ‖ **angiospastic** —. A. angiospática. Producida por espasmo vascular. ‖ **balanced** —. A. conseguida por mezclas de drogas. ‖ **Bier's local**—. A. de Bier. Local. ‖ **bullbar** —. A. bulbar. Central por lesión del puente de Varolio. ‖ **caudal** —. A. caudal. Por inyección en el conducto sacro. ‖ **central** —. A. central. Dependiente de enfermedad de centros neriviosos. ‖ **cerebral** —. A. cerebral. Por lesión cerebral. ‖ **closed** —. A. cerrada. Por inhalación. ‖ **colonic** —. A. colónica. Por recto y colon. ‖ **compression** —. A. por compresión. Por compresión de un tronco nervioso. ‖ **Corning's** —. A . de Corning. Anestesia espinal. ‖ **crossed** —. A. cruzada. ‖ **dissociated** —. A. disociada. Sólo para dolor y temperatura. ‖ — **dolorosa.** A. dolorosa. Con dolor en la zona. Sólo táctil. ‖ **electric** —. A. eléctrica. Por paso de una corriente eléctrica. ‖ **endobronchial** —. A. endobronquial. ‖ **endotracheal** —. A. endotraquela. ‖ **epidural** —. A. epidural. Espinal. ‖ **facial** —. A. facial. En zona inervada por el nervio facial. ‖ — **general.** Que afecta a todo el cuerpo. ‖ **Gwathmey's-oil ether** —. Introducción en el recto de una solución de éter en

aceite de oliva. ‖ **hypnosis** —. A. por hipnosis. ‖ **hysterical** —. A. en estado de histeria. ‖ **inhalation** —. A. por inhalación de gases anestésicos. ‖ — **intercostal.** A. local, por inyección intercostal. ‖ — **intraoral.** A. en la cavidad bucal con empleo de spray. ‖ **intravenous** —. A. intravenosa. ‖ **Kulenkampff's** —. A. de Kulenkampff. Por inyección en plexo braquial. ‖ **Meltzer's** —. A. de Meltzer. Por insuflación intratraqueal. ‖ — **mental.** Incapacidad para reconocer los estímulos sensoriales. ‖ — **muscular.** Falta de sentido muscular. ‖ **olfactory** — A. olfatoria. Anosmia. ‖ **peripheral**—. A. periférica. Por lesión de nervios periféricos. ‖ **pressure** —. A. por introducción de líquido anestésico a presión. ‖ **refrigeration**—. A. por refrigeración. Con éter, cloruro de etilo, etc. ‖ **segmental** —. A. segmentaria. Pérdida de sensibilidad en un segmento del cuerpo por lesión de una raíz nerviosa. ‖ **traumatic** —. A. por lesión nerviosa debida a traumatismo. ‖ — **visceral.** Disminución de la sensación visceral.

anesthesimeter. Anestesímetro. Instrumento para regular la cantidad de anestésico administrado.

anesthesiologist. Anestesista. Especialista en anestesiología. Sin.: Anesthesist.

anesthesiology. Anestesiología. Rama de la medicina que se dedica al estudio de la anestesia.

anesthetometer. Anestetómetro. Aparato que mide la mezcla de anestésico con gases.

anesthetospasm. Anestetoespasmo. Espasmo producido con anestesia.

anestrus. Anestrum. Periodo de inactividad sexual que tiene lugar entre dos ciclos menstruales.

anethole. Anetol. Alcanfor de anís. F.: $C_{10}H_{12}O$.

anethum. *Anetum.* Género de plantas que comprende el hinojo y el eneldo. Su fruto es carminativo y estimulante.

anetic. Anético. Ablandante, calmante, anodino.

anetiological. Anetiológico. Sin causa conocida.

anetoderma. Anetodermia. Manchas atróficas diseminadas en la piel. Sin.: Atrofia maculosa cutis.

aneugamy. Unión de gametos que no se acompaña, en uno de ellos o en ambos, de la reducción cromosómica al número normal haploide, lo que da lugar a un cigoto con un número anormal de cromosomas (aneuploidia).

aneuploid. Aneuploide. No euploide; poliploide desequilibrado.

aneuploidy. Aneuploidia. Número cromosómico no múltiplo exacto del número haploide.

aneuria. Aneuria. Falta o defectuosa energía nerviosa. Sin.: Parálisis.

aneuric. Anéurico. Con aneuria.

aneurilemmic. Aneurilémico. Ausencia de neurilema.

aneurin. Aneurina. Tiamina (vitamina B_1).

aneurogenic. Aneurogénico. Caracterizado por la ausencia de formación de fibras nerviosas.

aneurysm. Aneurisma. Bolsa formada por la dilatación o rotura de las paredes de una arteria o vena y llena de sangre circulante. ‖ **abdominal** —. A. de aorta abdominal. ‖ **arteriovenous** —. A. arteriovenoso. ‖ **atherosclerotic** —. A. por placas de ateroma. ‖ **bacterial** —. A. infectado. ‖ **cardiac** —. A. cardiaco. En ventrículo izquierdo, normalmente. ‖ **embolic** —. Forma común de a. micótico. ‖ **false** —. A. falso. En el cual se han roto las capas del vaso, siendo retenida la sangre por los tejidos próximos. ‖ **innominate** —. A. de la arteria innominada. ‖ **Park's** —. A. de Park. Arteriovenoso, en el que la dilatación comunica con dos venas. ‖ **Pott's** —. A. de Pott. Variz aneurismática. ‖ **Rasmussen's**—. A. de Rasmussen. Dilatación de una arteria terminal. ‖ **Richet's** —. A. de Richet. Fusiforme en una carverna pulmonar. ‖ **Rodrigues'** —. A. Rodríguez. A. varicoso con el saco contiguo a la arteria. ‖ **spurious**—. A. falso. ‖ **varicose** —. A. varicoso. En el cual la arteria comunica con una vena contigua por medio del saco.

aneurysmal. Aneurismático. Relativo al aneurisma.

aneurysmatic. Aneurismático. (V. *aneurysmal.*)

aneurysmectomy. Aneurismectomía. Extirpación de un aneurisma por ablación del saco.

aneurysmoplasty. Aneurismoplastia. Restauración plástica de la arteria en el tratamiento de un aneurisma.

aneurysmorrhaphy. Aneurismorrafia. Sutura de un aneurisma. ‖ Procedimiento de Matas.

aneurismotomy. Aneurismotomía. Incisión de la bolsa de un aneurisma.

ANF. Abreviatura de *antinuclear factor.*

anfractuosity. Anfractuosidad. Surco o depresión que separa las circunvoluciones cerebrales.

angi-, angei-, angio-. Formas prefijas que indican vaso (vascular).

angel's wing. Escápula alada.

angelica. *Angélica.* Planta de la familia de las umbelíferas. ‖ Fruto y raíz de *A. officinalis* y *A. archangelica,* aromáticos y estimulantes. Empleados en gota, raumatismo, etc.

Angelucci's syndrome. Síndrome de Angelucci. [A. Angelucci, oftalmólogo italiano, 1854-1933.] Irritabilidad nerviosa, palpitaciones y trastornos vasomotores en pacientes con conjuntivitis primaveral.

angialgia. Angialgia. Dolor en el trayecto de un vaso. Sin.: Vasalgia.

angiasthenia. Angiastenia. Pérdida del tono vascular.

angiectasis. Angiectasia. Dilatación de un vaso sanguíneo.

angiectatic. Angiectático. Vaso sanguíneo dilatado.

angiectomy. Angiectomía. Resección o incisión de un vaso.

angiectopia. Angiectopía. Posición anormal de un vaso.

angiitis. Angeítis. Vasculitis. Inflamación de un vaso sanguíneo o linfático. ‖ **allergic cutaneous**—. A. debida a reacción alérgica. ‖ **consecutive**—. A. por extensión de inflamación tisular. ‖ **necroti-**

zing —. A. necrotizante. ‖ **necrotizing with granulomata** —. A.necrotizante granulomatosa. ‖ **nodular cutaneous** —. A. cutánea nodular. ‖ **visceral** —. A. visceral (periarteritis nodosa, vasculitis alérgica, lupus eritematoso diseminado).

angileucitis. Angileucitis. (V. *lymphangitis.*)

angina. Angina. Inflamación de la amígdalas o zonas adyacentes. ‖ Síndrome caracterizado por sofocación espasmódica. ‖ **abdominal** —. A. abdominal. En esclerosis de vasos abdominales. ‖ **agranulocytic** —. A. agranulocítica. Agranulocitosis. ‖ **acuta** —. A. aguda o simple. ‖ **Bretonneau's** —. A. de Bretonneau. A. diftérica. ‖ — **cruris.** Claudicación intermitente. ‖ — **diphtheritica.** A. diftérica. ‖ — **follicularis.** Tonsilitis folicular. ‖ **epiglottidea** —. Inflamación de los epiglotis. ‖ **hippocratic** —. Absceo retrofaríngeo. ‖ **intestinal** —. Calambre intestinal por isquemia. ‖ **Ludwig's** —. A. de Ludwig. Inflamación purulenta alrededor de la glándula submaxiliar. ‖ **malignant**—. A. gangrenosa. ‖ **neutropenic** —. A. neutropénica. Agranulocitosis. ‖ — **pectoris.** A. de pecho. Dolor precordial por espasmo arterial. ‖ — **pectoris vasomotora.** A. de pecho, vasomotora. Por alteraciones vasomotoras, sin lesión cardiaca. ‖ **Prinzmetal's**—. A. de Prinzmetal. Variante de angina de pecho. ‖ **Schultz's** —. A. de Schultz. Agranulocitosis. ‖ **Vincent's** —. A. de Plaut-Vincent. Gingivitis ulceritiva necrotizante.

anginoid. Anginoide.

anginophobia. Anginofobia. Temor patológico a la angina de pecho.

anginose. Anginosis. Término general para los estados anginosos.

anginous. Anginosis. (V.*anginose.*)

angioasthenia. Angioastenia. Pérdida del tono vascular.

angioataxia. Angioataxia. Tensión irregular de los vasos sanguíneos.

angioblast. Angioblasto. Tejido embrinario del que proceden los vasos.

angioblastic. Angioblástico. Relativo al angioblasto.

angioblastoma. Angioblastoma. Tumor vascular cerebral. Puede ser quístico y asociarse con la enfermedad de Von Hippel-Lindau. ‖ Meningioma angioblástico.

angiocardiogram. Angiocardiograma. Radiografía del corazón y de los grandes vasos.

angiocardiography. Angiocardiografía. Método para explorar defectos del tabique cardiaco y cortocicuitos entre circulación mayor y menor. Previa inyección de sustancia de contraste en venas del cuello o brazo.

angiocardiokinetic. Angiocardiocinético. Que afecta a los movimientos del corazón y de los vasos. ‖ Medicamento que influye en tal sentido.

angiocardiopathy. Angiocardiopatía. Enfermedad del corazón y los vasos.

angiocarditis. Angiocarditis. Inflamación del corazón y los grandes vasos sanguíneos.

angiocavernous. Angiocavernoso. Relativo al angioma cavernoso.

angioceratoma. Angioqueratoma. Enfermedad caracterizada por la aparición de pequeñas tumoraciones telangiectásicas en grupos. || — **circumscriptum.** A. circunscrito. || — **corporis diffusum.** Trastornos vasomotores, edema, hipertrofia ventricular izquierda, hipertensión, albuminuria y lesiones cutáneas difusas.

angiocheiloscope. Angioqueiloscopio. Instrumento para examinar la circulación sanguínea de los capilares de la mucosa labial.

angiocholecystitis. Angiocolecistitis. Inflamación de la vesícula biliar y de los conductos biliares.

angiocholitis. Angiocolitis. Inflamación de los conductos biliares.

angiochondroma. Angiocondroma. Condroma con excesivo desarrollo vascular a su alrededor.

angioclast. Angioclasto. Instrumento semejante a unas pinzas para aplastar una arteria.

angiococcus. *angiococcus.* Género de microorganismos de la familia Miscococales, con dos especies.

angiocrine. Angiocrino. Trastorno vasomotor de origen endocrino.

angiocyst. Angioquiste. Quiste angioblástico.

angiodermatitis. Angiodermatitis. Inflamación de los vasos de la piel.

angiodiascopy. Angiodiascopia. Visualización directa de los vasos sanguíneos a través de tejidos menbranosos por transiluminación.

angiodiathermy. Angiodiatermia. Tratamiento por diatermia del glaucoma.

angiodynia. Angiodinia. Angialgia. (V. *angialgia.*)

angiodysplasia. Angiodisplasia. Pequeñas anormalías vasculares, especialmente en el intestino.

angiodystonia, sensitive heart syndrome. Síndrome de Delius, síndrome de angiodistonía. Serie de trastornos funcionales de la actividad motora de los vasos sanguíneos, en el sentido de vasolabilidad con movimientos espásticos, en forma de sintomatología secundaria o inicial de enfermedades vasculares orgánicas. El desencadenamiento se produce mediante calor/frío, infecciones, endocrinosis, medicamentos, estimulantes y también por causas psíquicas. Se produce eritema transitorio, acrocianosis, sensación de frío, dolores, trastornos de la sensibilidad y aumento de la sudación. || Síndrome cardíaco.

angiodystrophia. Angiodistrofia. Nutrición defectuosa de los vasos sanguíneos.

angiodystrophy. Angiodistrofia. (V. *angiodystrophia.*)

angioedema. Edema angioneurótico. Edema localizado producido por angioneurosis. Enfermedad de Quincke.

angioelephantiasis. Angioelefantiasis. Angiomatosis extensa de los tejidos subcutáneos.

angioendothelioma. Angioendotelioma. Peritelioma. Tumor del peritelio que parece originarse en

la túnica adventicia de los vasos sanguíneos, principalmente del cerebro.

angiofibroma. Angiofibroma. Angioma que contine tejido fibroso. || — **contagiosum tropicum.** A. contagioso de los trópicos. ||— **juvenile.** A. juvenil. || **nasopharyngeo** —. A. nasofaríngeo.

angiofollicular. Angiofolicular. Relativo al folículo linfoide y a los vasos sanguíneos.

angiogenesis. Angiogénesis. Desarrollo del sistema vascular.

angiogenic. Angiogénico. Que presenta angiogénesis.

angioglioma. Angioglioma. Glioma muy vascularizado.

angiogliomatosis. Angiogliomatosis. Estado caracterizado por la formación de múltiles gliomas vascularizados.

angiogram. Angiografía. (V. *angiograph.*)

angiograph. Angiografía. Radiografía de los vasos sanguíneos.

angiography. Angiografía. (V. *angiograph.*)

angiohemophilia. Angiohemofilia. (V. *Von Willebrand's disease.*)

angiohyalinosis. Angiohialinosis. Degeneración hialina de la túnica muscular de los vasos sanguíneos. || — **hemorraghica.** A. hemorrágica. Variedad caracterizada por hemorragia congénita.

angioid. Angioide. Semejante a un vaso.

angiokeratoma. Angioqueratoma. (V.*angioceratoma.*)

angiokinesis. Angioquinesis. Actividad vascular.

angiokinetic. Angioquinético. Relativo a la actividad vascular.

angioleucitis. Angioleucitis. Linfagitis. Inflamación de un vaso linfático. || — **carcinomatosa.** A. carcinomatosa. Infiltración cancerosa. ||—**epizootica.** A. epizoótica. Infección blastomicótica de los caballos. || **ulcerative** —. A. ulcerativa. En caballos y otros equinos.

angiolipoma. Angiolipoma. Angioma que contiene tejido adiposo.

angiolith. Angiolito. Flebolito. Cálculo contenido en la pared de un vaso sanguíneo.

angiology. Angiología. Estudio científico de los vasos sanguíneos y linfático.

angiolupoid. Angiolupoide. Lesión de la piel en forma de placas rojas análogas a las del lupus vulgar.

angiolymphangioma. Angiolinfangioma. Angioma formado por vasos linfáticos y sanguíneos. (V. *linfangioma.*)

angiolysis. Angiolisis. Destrucción, obstrucción, regresión de los vasos, como se observa en el desarrollo embrionario.

angioma. Angioma. Tumor formado por hiperplasia del tejido vascular sanguíneo (hemangioma) o linfático (linfangioma). || — **arteriale racemosum.** A. arterial racemoso. Dilatación y entrecruzamiento de muchos vasos de pequeño calibre. || **arteriovenous ofbrain**—. A. arteriovenoso cerebral. ||—

cavernosum. A. cavernoso. Tumor eréctil de tejido conjuntivo con anchos espacios llenos de sangre. || — **ceruleum.** A. cerúleo. De circulación local muy lenta y en el que la sangre arterial se convierte en venosa. || — **cutis.** A. del cutis. Especie de nevo formado por una red de vasos dilatados. || **fissural** —. A. fisural. A. de las hendiduras branquiales de cara y cuello. || **hereditary hemorrhagic**—. A. hereditario hemorrágico. Enfermedad de Osler-Goldstein. Telangiectasia múltiple hereditaria de Rendu-Osler. || **hypertrophic** —. A. hipertrófico. A. que contiene materiales sólidos formados por la hiperplasia del endotelio. || **infective** —. A. infectivo. a. serpiginoso. || — **lymphaticum.** Linfagioma. || — **pigmentosum atrophicum.** Xeroderma pigmentoso. || **plexiform** —. A. plexiforme. Angioma ordinario de la piel formado por capilares dilatados y tortuosos. || — **senile.** A. senil. || — **serpiginosum.** A. serpigonoso. Pequeños puntos vasculares en la dermis dispuestos en anillos. || **simple** —. A. simple. Nevo o telangiectasia. Tumor formado por una red de pequeños vasos o capilares distendidos unidos por tejido conjuntivo. || **spider**—. Araña vascular. || **strawberry** —. A. cavernoso. || **telangiectatic**—. A. telangiectásico. a. formado por vasos sanguíneos dilatados. || — **tuberosum.** A. tuberoso. A. subcutáneo de aspecto lipomatoso que hace relieve sobre la piel. || — **venosum racemosum.** A. venoso racemoso. Abultamientos producidos por las grandes varices de las venas superficiales.

angiomalacia. Angiomalacia. Reblandecimiento de las paredes vasculares.

angiomatosis. Angiomatosis. Enfermedad de los vasos sanguíneos o linfáticos. || **cerebroretinal** —. A. cerebrorretinal. Enfermedad de Von Hippel-Lindau || **encefalofacial** —. A. encéfalo-trigeminal. Síndrome de Sturge-Weber.|| **hemorrhagis familial** —.A. hemorrágica hereditaria. Enfermedad de Rendu-Osler. || — **of retina.** A. retiniana. Enfermedad de Von Hippel-Lindau.

angiomatous. Angiomatoso. Referente al angioma.

angiomegaly. Angiomegalia. Engrosamiento de los vasos sanguíneos.

angiometer. Angiómetro. Instrumento para medir el diámetro y tensión de los vasos sanguíneos. Esfigmógrafo.

angiomyocardiac. Angiomiocárdico. Relativo a los vasos y músculo cardiaco.

angiomyolipoma. Angiomiolipoma. Tumor benigno que contiene vasos, tejido adiposo y tejido muscular.

angiomyoma. Angiomioma. Mioma que contiene muchos vasos. || — **cutis.** Variedad de leiomioma.

angiomyoneuroma. Angiomioneuroma. Tumor glómico. Pequeño tumor rojo azulado doloroso, formado por vasos sanguíneos tortuosos rodeados de epitelio y fibras musculares, en piel y debajo de las uñas.

angiomyopathy. Angiomiopatía. Afectación de la capa muscular de los vasos y del músculo cardiaco debida a lesiones vasculares.

angiomyosarcoma. Angiomiosarcoma. Tumor formado por elementos de angioma, mioma y sarcoma.

angiomyxoma. Angiomixoma. Tumor placentario formado por numerosos capilares.

angionecrosis. Angionecrosis. Necrosis vascular.

angioneoplasm. Angioneoplasia. Tumor vascular. Angioma.

angioneuralgia. Angioneuralgia. Dolor en extremidades con edema.

angioneuroedema. Angioneuroedema. (V. *Quincke's disease.*)

angioneuroma. Angioneuroma. (V. *glomangioma.*)

angioneuromyoma. Angioneuroma. (V. *glomangioma.*)

angioneuropathy. Angioneuropatía. Neuropatía con afectación primaria de los vasos sanguíneos.

angioneurorectomy. Angioneurorectomía. Escisión de los vasos y nervios.

angioneurosis. Angioneurosis. Neurosis que afecta primitivamente los vasos sanguíneos. Trastorno del sistema vasomotor.

angioneurotic edema. Edema angineurótico. (V. *angioedema.*)

angioneurotomy. Angioneurotomía. Sección de vasos y nervios.

angionoma. Angionoma. Ulceración de un vaso sanguíneo.

angiopancreatitis. Angiopancreatitis. Inflamación de los vasos pancreáticos. || Inflamación del sistema canalicular del páncreas.

angioparalysis. Angioparálisis. Angioparesia. Parálisis de los vasos sanguíneos por defecto vasomotor. Parálisis vasomotora.

angioparesis. Angioparesia. Angioparálisis. (V. *angioparalysis.*)

angiopathology. Angiopatología. Estudio de las enfermedades de los vasos sanguíneos.

angiophakomatosis. Angiofacomatosis. Enfermedad de Von Hippel-Lindau.

angiophaty. Angiopatía. Enfermedad vascular, como arteriopatía, linfangiopatía, macroangiopatía, microangiopatía, venopatía, angioorganopatía. || **diabetic angiopathy.** Angiopatía diabética. Se produce como complicación frecuente en una diabetes mellitus prolongada. Como macroangiopatía se presenta en forma de arteriosclerosis generalizada que interesa sobre todo cerebro, corazón, riñones y vasos periféricos; como microangiopatía es una capilaropatía con depósito de material PAS positivo en la membrana basal, que se manifiesta como retinopatía diabética y nefsopatía diabética. || **labyrinthine angiopathy.** Angiopatía laberíntica. Enfermedad de Ménière. || **traumatic retinal angiopathy.** Angiopatía retiniana traumática. Síndrome de Purtscher.

angioplany. Angioplania. Anomalía en la distribución de los vasos sanguíneos.

angioplasty. Angioplastia. Cirugía plástica de los

vasos sanguíneos. || **percutaneous transluminal** —. A. por medio de la dilatación vascular por catéter con balón.

angiopneumography. Angioneumografía. Radiografía de los vasos pulmonares.

angiopoiesis. Angiopoyesis. Formación de los vasos sanguíneos.

angiopressure. Angiopresión. Hemostasia por presión, mediante una pinza de hemostasia.

angioreticuloendothelioma. Angiorreticuloendotelioma. Sarcoma de Kaposi.

angioreticuloma. Angiorreticuloma. Hemangioma, especialmente del cerebro.

angiorrhaphy. Angiorrafia. Sutura de un vaso o vasos.

angiorrhea. Angiorrea. Rezumamiento de sangre por un vaso.

angiorrhexis. Angiorrexis. Rotura de un vaso.

angiosarcoma. Angiosarcoma. Sarcoma muy vascularizado. || Combinación de angioma y sarcoma.

angiosclerosis. Angiosclerosis. Esclerosis de las paredes vasculares. Arteriosclerosis.

angioscope. Angioscopio. Aparato para el examen de los vasos, especialmente el de los retinianos con el oftalmoscopio.

angioscotoma. Angioscotoma. Escotoma debido a la sombra de un vaso retiniano.

angioscotometry. Angioscotometría. Examen de los escotomas producidos por la sombra de los vasos retinianos.

angiosialitis. Angiosialitis. Inflamación de los conductos salivales.

angiospasm. Angiospasmo. Contracción por espasmo de la túnica muscular de los vasos sanguíneos.

angiostenia. Angiostenia. Tensión vascular.

angiostenosis. Angiostenosis. Estrechez en el calibre de un vaso.

angiosteosis. Angiosteosis. Osificación o calcificación de un vaso.

angiostomy. Angiostomía. Abertura de un vaso sanguíneo.

angiostrongyliasis. Angiostrongiliasis. Infección por *angiostrongylus cantonensis*.

angiostrongylus. *Angiostrongylus.* género de parásito nematodo. || — **cantonensis.** Gusano que parasita el ratón doméstico en Australia e islas del Pacífico. || — **vasorum.** Parasitan las arterias pulmonares de los perros.

angiostrophe. Angiostrofia. (V. *angiostrophy.*)

angiostrophy. Angiostrofia. Torsión de un vaso para detener una hemorragia.

angiosynizesis. Angiosinicesis. Colapso de las paredes vasculares.

angiotelectasis. Angiotelectasia. (V. *telangiectasia.*)

angiotenic. Angioténico. Causado por la distensión de los vasos sanguíneos.

angiotensin. Angiotensina. Sustancia que produce vasoconstricción, se encuentra en la sangre y esta formada por acción de la renina sobre el angiotensinógeno.

angiotensinase. Angiotensinasa. Grupo de peptidasas del plasma que inactivan la angiotensina.

angiotensinogen. Angiotensinógeno. Sustancia hepática que es convertida en angiotensina por acción de la renina.

angiotitis. Angiotitis. Inflamación de los vasos del oído.

angiotome. Angiotomo. Segmento del sistema vascular en el embrión.

angiotomy. Angiotomía. Disección de los vasos sanguíneos.

angiotonase. Angiotonasa. Enzima renal.

angiotonia. Angiotonía. Tono o tensión vascular.

angiotonin. Angiotonina. Polipéptido presente en sangre, formado por la acción catalítica de la renina sobre la angiotensina.

angiotribe. Angiotribo. Pinzas muy fuertes utilizadas para aplastar tejidos que contienen un arteria, con objeto de cohibir una hemorragia. Vasotripsia.

angiotripsy. Vasotripsia. (V. *angiotribe.*)

angiotrophic. Angiotrófico. Relativo a la nutrición vascular.

angiotrophoneurosis. Angiotrofoneurosis. Neurosis de los vasos con trastornos tróficos.

angle. Angulo. Espacio entre dos líneas o planos que se corta. || — **of aberration.** A. de aberración. A. de desviación. || **acromial** —. A. acromial. || **Alsberg's** —. A. de Alsberg. Triángulo de Alsberg. || **Broca's** —. A. de Broca. A. basilar. || **cardiodiaphragmatic** —. A. cardiodiafragmático. || **cardiohepatic** —. A. cardiohepático. || — **of deviation.** A. de desviación. || — **of incidence.** A. de incidencia. || — **of jaw.** A. mandibular. || **kyphotic** —.A. cifótico. || **Loui's or Ludwig's** —. A. del esternón. || **Mikulicz's** —. A. de Mikulicz. A. formado por eje de epífisis del fémur y eje mayor de la diáfisis. || — **of Mulder.** A. de Mulder. A. entre la línea facial de Camper y una línea desde la raíz de la nariz a la sutura occipital. || — **of polarization.** A. de polarización. || **Ranke's** —. A. de Ranke. A. entre el plano horizontal del cráneo y una línea que pasa por el centro del borde alveolar y el centro de la sutura nasofrontal. || — **of reflection.** A. de reflexión o refracción. || — **of reflection.** A. de reflexión o refracción. || — **of Rolando.** A. entre el plano medio y la cisura de Rolando. || — **of Serres.** A. de Serres. A. metafacial. || — **of Virchow.** A. de Virchow. Entre línea nasobasilar y alveolonasal.

Angle's classification of maloclusion. Clasificación de maloclusión de Angle. [E. H. Angle, dentista norteamericano, 1855-1930.] Existen tres clases: neutrooclusión, dextrooclusión, mesiooclusión. || **splint.** Férula de A., usada para seguridad de los dientes en las fracturas de mandíbula.

Anglesey's leg. Pierna artificial de Anglesey.

anglicus sudor. Anglicus (sudor). Fiebre pestilente mortal que ha existido en ocasiones en Inglaterra.

angophrasia. Angofrasia. Consiste en mezclar en las frases vocales repetidas o diptongos.

A

angor. Angor. Angina. Constricción, sofocación. ‖ — **abdominalis.** A. abdominal, en la aortitis abdominal. ‖ — **ocularis.** Angiospasmo ocular con sensación de ceguera inminente. ‖ — **pectoris.** A. de pecho.

angostura. Angostura. Corteza de un abeto rutáceo de América del Sur. Es tónica, amarga y estimulante.

angstrom. Angstrom. Unidad corpuscular y electromagnética, equivalente a 10^{-7} mm. Símbolo, Å.

Angström's law, unit. Ley de Angström. [A. J. Angström, físico sueco, 1814-1874.] Las longitudes de onda de luz absorbidas por una sustancia son las mismas que las comprendidas por ésta cuando es luminosa. ‖ Unidad de Angström: diezmilésima parte de 1 micra.

anguillula. *Anguillula.* Género de parásitos nematodos.

anguilluliasis. Anguiluliasis. Infestación por *Anguillula.*

anguillulina putrefaciens. *Angillula intestinalis.*

angular. Angular. Curvado en ángulo agudo; con ángulos.

angulation. Angulación. Formación de un ángulo capaz de obstruir, p. ej., el intestino.

angulus. Angulo, (V. *angle.*)

anhalamine. Analamina. Alcaloide cristalino. F.: $C_{12}H_{15}$-NO_3.

anhalonine. Analonina. Alcaloide cristalino. F.: $C_{12}H_{15}NO_3$.

anhaphia. Anafia. (V. *anaphia.*)

anhedonia. Anhedonia. Pérdida de la sensación de placer, especialmente en los actos sexuales.

anhelation. Anhelación. Disnea, con respiraciones cortas y frecuentes.

anhematopoiesis. Anhematopoyesis. Anhematosis. Falta de regeneración sanguínea por insuficiencia funcional de la médula ósea.

anhematosis. Anhematosis. Anhematopoyesis. (V. *anhematopoiesis.*)

anhemothigmic. Anhemotígmico. Aplicado a aquellos tejidos en los que la sangre no se coagula.

anhepatia. Anhepatía. Insuficiencia hepática; disminución de la actividad funcional del hígado.

anhidrosis. Anhidrosis. Falta o supresión del sudor.

anhydrase. Anhidrasa. ‖ **carbonic** —. A. carbónica. Enzima que cataliza la reacción $CO_2 + H_2O$ CO_3H_2.

anhydration. (V. *dehydration.*)

anhydremia. Anhidremia. Deficiencia de agua en la sangre.

anhydride. Anhídrido. Comuesto derivado de una sustancia, principalmente un ácido, por sustracción de una o más moléculas de agua. ‖ **acetic** —. A. acético. ‖ **arsenious** —. A. arsénico. ‖ **carbonic** —. A. carbónico. Gas incoloro, inodoro, que estimula por inhalación los centros respiratorio y vasomotor.

anhydrochloric. Aclorhidria. (V. *achlorhydric.*)

anhydromuscarine. Anhidromuscarina. Alcaloide sintético. Utilizado en medicina experimental. F.: $OH(CH_3)_3N \cdot CH_2 CHO$.

anhydromyelia. Anhidromielia. Falta del líquido normal en el canal espinal.

ahydrous. Anhidro. Desprovisto de agua.

anhypnia. Anhipnia. Insomnio.

aniacinamidosis. Aniacinamidosis. Deficiencia de nicotinamida.

aniacinosis. Aniacinosis. Deficiencia en ácido nicotínico o niacina.

anianthinopsy. Aniantinopsia. Imposibilidad de distinguir los tintes violados.

anicteric. Anictérico. Sin ictericia.

anideus. Anideo. Anidio. Monstruo con organización muy simple. Sin.: Amorofo, acardiaco.

anidoxime. Anidoxima. Analgésico. F.: $C_{21}H_{27}N_3O_3$.

anidrosis. Anhidrosis.

anile. Anilidad. Infantilismo o imbecilidad en las ancianas. ‖ Vejez en la mujer.

anileridine. Anileridina. Narcótico y analgésico sintético. F.: $C_{22}H_{28}N_2O_2$.

anilid. anilida. Derivado de la anilina por sustitución del H del grupo NH_2 por un radical ácido orgánico.

anilide. Anilida (V. *anilid.*)

anilinction. Aplicación de la lengua (la boca) al ano.

anilinophile. Anilinófilo. De tinción fácil con los colores de la anilina.

anilism. Anilismo. Intoxicación por los vapores de anilina.

anility. Anilidad. (V. *anile.*)

anilopam hidrochloride. Hidrocloruro de anilopam. Analgésico. F.: $C_{20}H_{26}N_2$-$O \cdot 2HCl$.

anil-quinolina. Anil-quinolina. Quinolina sintética.

anima. Anima. Alma. Antiguamente, principio activo de una droga. ‖ Según Jung, imagen de mujer ideal que existe en el inconsciente masculino.

animal. Animal. Organismo vivo que se mueve voluntariamente. ‖ Relativo o perteneciente a dicho organismo. ‖ **control** —. A. de control. A. testigo. ‖ **decerebrate** —. A. descerebrado. ‖ **experimental** —. A. experimental. Sobre el que se llevan a cabo experimentos. ‖ **Houssay** —. A. de Houssay. Sin hipófisis ni páncreas. ‖ **thalamic** —. A. talámico. A. al que se ha seccionado el tallo cerebral.

animalcule. Animálculo. Organismo microscópico.

animalculism. Animalculismo. Antigua teoría que consideraba el espermatozoide como elemento esencial del desarrollo embrionario.

animality. Animalidad. Cualidades o facultades del animal.

animation. Animación. Manifestación de los actos de la vida animal. ‖ **suspended** —. A. suspendida. Muerte aparente.

animism. Animismo. Doctrina pasada de moda, según la cual el alma es el origen de los procesos normales y patológicos.

animus. Animus. En psicoanálisis (Jung), imagen de varón ideal en el subsconciente de la mujer.

anincretinosis. Anincretinosis. Falta o deficiencia de una secreción interna.

anion. Anión. Elemento que en electrólisis se dirige

al ánodo. || Ion con carga eléctrica negativa.

anionic. Anióico. Perteneciente o relativo al anión.

aniridia. Aniridia. Falta congénita del iris.

anisakiasis. Anisaquiasis. Infección por *Anisakis marina.*

anisakis. *Anisakis.* Género de nematodo.

anisate. Anisato. Sal del ácido anísico. Antiséptico.

anischuria. Anisuria. Incontinencia de orina. Enuresis.

anise. Anís. Fruto de la *Pimpinella anisum,* planta umbelífera. Carminativo y expectorante. || **star —** .A. estrellado.

aniseikonia. Aniseiconía. Estado en el cual la imagen de un objeto en un ojo difiere de la formada en el otro.

anisergy. Anisergia. Variación de la presión sanguínea en distintas partes del cuerpo.

anisindione. Anisindiona. Anticoagulante. F.: $C_{16}H_{12}O_3$.

anisine. Anisina. Bactericida. Fungicida. F.: $C_{22}H_{24}N_2O_3$.

aniso-. Aniso-.Prefijo griego que significa «desigual».

anisoaccommodation. Anisoacomodación. Distinta capacidad de acomodación en ambos ojos.

anisochromasia. Anisocromasia. Situación en la que sólo está coloreada la zona periférica del eritrocito.

anisochromia. Anisocromía. Variación del color de los hematíes debido a contenido desigual en hemoglobina.

anisocoria. Anisocoria. Desigualdad del diámetro pupilar.

anisocytosis. Anisocitosis. Desigualdad en el tamaño celular en particular, en los hematies.

anisodactylous. Anisodáctilo. Que tiene los dedos desiguales.

anisodiametric. Anisodiamétrico. Caracterizado por diferentes medidas de los distintos diámetros.

anisodont. Anisodonte. De dientes desiguales.

anisogamy. Anisogamia. Fusión de gametos desiguales. || Unión de individuos de diferente sexo.

anisognathous. Anisognato. De mandíbulas de tamaño desigual.

anisoiconia. Anisoiconia. (V. *aniseikonia.*)

anisokaryosis. Anisocariosis. Desproporción en el tamaño del núcleo de las células.

anisoleukocytosis. Anisoleucocitosis. Proporción variable en las formas de leucocitos neutríflos.

anisomastia. Anisomastia. Desigual tamaño entre ambas mamas.

anisomelia. Anisomelia. Desigualdad entre miembros pares.

anisomeria. Anisomería. Desigualdad de partes u órganos en series sucesivas.

anisomeric. Anisomérico. No isomérico.

anisometropia. Anisometropía. Diferente refracción en ambos ojos.

anisonormocytosis. Anisonormocitosis. Anisoleucocitosis.

anisophoria. Anisoforia. Los ejes visuales de ambos ojos no se encuentran en el mismo plano horizontal.

anisopia. Anisopía. Distinta visión en cada ojo.

anisopiesis. Anisopiesis. Variación de la presión sanguínea en distintas partes del cuerpo.

anisopoikilocytosis. Anisopoikilocitosis. Presencia en sangre de distintas formas de poiquilocitos.

anisorhythmia. Anisorritmia. Desigualdad entre el ritmo auricular y el ventricular.

anisosmotic. Anisosmótico. Que no contiene la misma concentración efectiva de los componentes osmóticos activos.

anisosphygmia. Anisosfigmia. Pulso de amplitud desigual, pero igualmente espaciado.

anisosporo. Anisosporo. Esporo sexual que unido a otro de sexo opuesto forma un nuevo individuo.

anisostheny. Anisostenia. Fuerza desigual en músculos pares.

anisotony. Anisotonía. Presión osmótica desigual.

anisotropy. Anisotropía. Refringencia variable en distintas direcciones. || Irritabilidad variables en distintas partes del cuerpo.

anisuria. Anisuria. Alternación de oliguria con poliuria. || Eliminación por la orina de principios anisados.

anitrogenous. Anitrogenado. Sin nitrógeno.

Anitschkow's myocyte (cell). Miocito de Anitschkow. [N. N. Anitschkow, patólogo ruso, n. en 1855.} Célula normal cardiaca con estructura nuclear peculiar.

ankle. Maléolo. Tobillo. || **clonus —.** Clono del tobillo. || **jerk —.** Contracción del tobillo. || **tailor's —.** Tobillo de sastre.

ankyl-, ankylo-. Anquil-. Anquilo-. Prefijo que significa «adherencia», «soldadura».

ankyloblepharon. Anquiloblefaron. Adhrencia de los bordes ciliares de los párpados. Sin.: Simbléfaron.

ankylocheilia. Anquiloquilia. Adherencia de los labios entre sí.

ankylocolpos. Anquilocolpos. Atresia o imperfección de la vagina.

ankylodactylia. Anquilodactilia. Adherencias de los dedos de las manos o los pies. Sin.: Sindactilia.

ankylodontia. Anquilodontia. Soldadura de los dientes.

ankyloglossia. Anquiloglosia. Cortedad anormal del frenillo de la lengua, que impide su movimiento normal.

ankylomele. Anquilómelo. Anquilómela. Sonda curva.

ankylomerism. Anquilomerismo. Adherencia anormal de una parte cualquiera.

ankylophobia. Anquilofobia. Temor morboso a la anquilosis.

ankylopoietic. Anquilo poyético. Productor de anquilosis o caracterizado por ello.

ankyloproctia. Anquiloproctia. Estenosis cicatrizal del ano.

ankylorrhinia. Anquilorrinia. Adherencia o soldadura del ala nasal al tabique.

ankylosed. Anquilosado.

ankylosis. Anquilosis. Falta o limitación de movimientos en una articulación movible. ‖ **artificial** —. Artrodesis. ‖ **extracapsular** —. A. extracapsular. Falsa. ‖ **intracapsular** —. A. intracapsular. Debida a los tejidos formados dentro de la articulación. ‖ **osea or vera** —. Unión anormal de los huesos de una articulación. ‖ **spurious** —. A. falsa.

ankylostoma. *Ankylostoma.* Parásito nematodo.

ankylostomiasis. Anquilostomiasis. Enfermedad debida a la presencia en el intestino delgado de un gusano nematodo, el *ankylostoma duodenale.* Sin.: Anemia de los ladrilleros, de los mineros de los túneles. Caquexia acuosa. Clorosis de Egipto. Docmiasis. Uncinariasis.

ankylotia. Anquilotia. Oclusión del meato auditivo externo.

ankylotome. Anquilótomo. Cuchillo para anquiloglosia. ‖ Cualquier cuchillo curvo.

ankylotmy. Anquilotomía. Frenectomía.

ankylurethria. Anquiluretría. Estenosis uretral.

ankyroid. Anquiroide. Ansaroide. Anciroide. en forma de áncora o gancho.

anlage. Anlaje. Area embrionaria en la que aparecen los primeros indicios de una gran parte u órgano. ‖ Blastema.

Annam ulcer. Ulcera de Annam. Ulcera endémica en países tropicales, que afecta a las piernas. Debida a la *Leishmania tropica.*

Annandale's operation. Operación de Annadale. [Th. Annandale, cirujano escocés, 1838-1907.] Resección de los cóndilos del fémur en la genu valgum. ‖ Fijación, por sutura, de los cartílagos desplazados de la rodilla.

annelida. *Annelida.* Gusanos segmentados.

annona. *Annona.* Género de árboles tropicales. Propiedades eméticas.

annoyer. Estímulo que desencadena una respuesta asociada con una sensación desagradable.

annuens. *Annunens.* Músculo recto menor anterior de la cabeza.

annular. Anular. En forma de anillo.

annuloplasty. Anuloplastia. Reparación plástica de las válvulas cardiacas.

annulorrhaphy. Anulorrafia. Oclusión por sutura de un anillo herniario.

annulus. Anillo. Organo o materia de forma anular. ‖ — **abdominalis.** A. inguinal profundo e inguinal superficial. ‖ — **ciliaris.** A. orbicular ciliar. ‖ — **Zinni.** a. de Zinni. Ligamento de Zinni.

anochlesia. Anoclesia. Tranquilidad. ‖ Catalepsia.

anochromasia. Anocromasia. Estado en el que la hemoglobina de los hematíes se acumula en su periferia, dejando pálido el centro.

anociassociation. Anociasociación. Anoclusión. Método para disminuir el efecto del choque quirúrgico por asociación de anestesia local de los centros nerviosos con la general.

anociation. Anoclusión anociasociación. (*V. anociasociation.*)

anocithesia. Anociasociación. (V. *anociassociation.*)

anococcygeal. Anococcígeo. Relativo al ano y al cóccix.

anodal. Anodal. Relativo al ánodo.

anode. Anodo. Polo positivo de la corriente eléctrica.

anoderm. Anodermo. Revestimiento epitelial del conducto anal.

anodinia. Anodinia. Falta de dolor, especialmente en el parto.

anodmia. Anodmia. Anosmia. Falta de sentido del olfato. Sin.: Anosfrasia, anestesia olfatoria, anodinia.

anodontia. Anodontia. Falta congénita de dientes. ‖ — **partial.** A. parcial. ‖ — **total.** A. completa. ‖ — **vera.** Alteración total en el desarrollo de los dientes.

anodyne. Anodino. Sedante. Que calma el dolor. ‖ Agente que calma el dolor (opio, morfina, codeína, hioscina, atropina). ‖ Insignificante. ‖ — **Hoffmann's.** S. de Hoffmann. Eter.

anodynia. Anodinia. (V. *anodinia.*)

anoia. Anoia. Idiotez. Demencia. Estupor agudo.

anol. Anol. Cuerpo polimerizado y carcinógeno.

anomalopia. Anomalopía. Anomalopsia. Defecto en la visión de los colores.

anomaloscope. Anomaloscopio. Instrumento para el examen de la ceguera para los colores.

anomalotrophy. Anomalotrofia. Anormalidad en la nutrición.

anomalus. Anómalo. Que se aparta del tipo normal. Extraño.

anomaly. Anomalía. Irregularidad. Estado contrario al orden natural. ‖ — **Alder's.** A. de Alder. Hereditaria dominante, respecto a los neutrófilos. ‖ — **Chediak's.** A. de Chediak. Esplenohepatomegalia, fiebre, etc. ‖ — **Ebstein's.** A. de Ebstein. Malformación tricúspide. ‖ — **Freund's.** A. de Freund. Estenosis de la abertura torácica superior. ‖ — **Pelger's.** A. de Pelger. A. hereditaria en la forma del núcleo de los leucocitos.

anomia. Anomia. Imposibilidad de nombrar los objetos. Variedad de afasia.

anonacein. Anonaceína. Alcaloide afrodisiaco.

anonaine. Anonaína. Alcaloide de la *Annona reticulata.* F.: $C_{17}H_{17}O_2N$.

anonychia. Anoniquia. Falta congénita de uñas.

anoperineal. Anoperineal. Relativo al ano y al perineo.

anopheles. Anofeles. Mosquito perteneciente al género *Anofeles.* Huésped del parásito palúdico. Lo transmiten por picadura.

anophelicide. Anofelicida. Destructor de mosquitos anofeles.

anophelism. Anofelismo. Infestación de una zona con anofeles.

anophoria. Anoforia. Anotropía. Estado en el cual el eje visual tiende a levantarse por encima del objeto observado. Anoforia. Anopía.

anophtalmia. Anoftalmía. Falta congénita de los ojos.

anophtalmos. Anoftalmía. (V. *anophtalmia.*)

anophtalmus. Anoftalmo. Individuo nacido sin ojos.

anoplasty. Anoplastia. Plastia o reparación del ano.

anoplura. *Anoplura.* Orden de la clase de los insectos al que pertenecen los piojos; subgénero de los hemípteros.

anopsia. Anopía. Anopsia. Falta de función visual con integridad del aparato receptor. || Estrabismo hacia arriba.

anorchia. Anorquismo. (V. *anorchism.*)

anorchidism. Anorquismo. (V. *anorchism.*)

anorchism. Anorquismo. Falta congénita de los testículos. Sin.: Criptorquidia.

anorrectal. Anorrectal. Referente al ano y al recto.

anorectic. Anorético. Anoréxico. Relativo a la anorexia. || Sustancia que disminuye el apetito.

anorectitis. Anorrectitis. Inflamación de recto y ano.

anorectocolonic. Anorrectocólico. Relativo al ano, recto y colon.

anorrectous. Anoréxico. Anorético. (V. *anorectic.*)

anorexia. Anorexia. Falta de apetito. || — **nervosa.** A. nerviosa. Obstinación en no tomar alimento, en estados emotivos o demenciales.

anorexigenic. Anorexígeno. Que produce anorexia.

anorganic. Anorgánico. Fenómeno independiente de una lesión orgánica.

anorgasmy. Anorgasmia. Falta o ausencia de orgasmo en el acto sexual.

anorthography. Anortografía. Agrafia motora; pérdida de la facultad de escribir correctamente.

anorthopia. Anortopía. Visión con distorsión. || Estrabismo.

anorthoscope. Anortoscopio. Instrumento para combinar dos dibujos inconexos entre sí en una imagen visual perfecta.

anorthosis. Anortosis. Pérdida de la propiedad eréctil orgánica.

anoscope. Anoscopio. Espéculo para el examen de la porción inferior del recto.

anoscopy. Anoscopia. Visualización del ano mediante el anoscoio.

anosigmoidoscopy. Anosigmoidoscopia. Examen endoscópico del ano, el resto y el sigma.

anosmia. Anosmia. Anodmia. (V. *anodmia.*)

anosodiaphoria. Anosodiaforia. Indiferencia a la enfermedad.

anosognosia. Anosognosia. Ignorancia de la existencia de una enfermedad o de un miembro paralizado.

anosphrasia. Anosfrasia. Anosmia. (V. *anodmia.*)

anospinal. Anospinal. Relativo al ano y a la médula espinal.

anosteoplasia. Anosteoplasia. Anostosis. Desarrollo defectuoso de los huesos. || Atrofia senil ósea.

anostosis. Anostosis. Anosteoplasia. (V. *anosteoplasia.*)

anotia. Anotia. Falta congénita de orejas.

anotropia. Anotropía. Anopía.

anotus. Anotus. Anoto. Sin orejas.

anovaginal. Anovaginal. Relativo al ano y a la vagina.

anovaria. Anovaria. Anovarismo. Falta o aplasia de los ovarios.

anovarism. Anovarismo. Anovaria. (V. *anovaria.*)

anovesical. Anovesical. Relativo al ano y a la vejiga de la orina.

anovulation. Anovulia. Anovulación. Cese de la ovulación.

anovulatory. Anovulatorio. Medicamento que inhibe la ovulación.

anovulomenorrhea. Anovulomenorrea. Menstruación anovular.

anoxemia. Anoxemia. Disminución de la concentración de oxígeno en la sangre. Anoxia.

anoxia. Anoxia. Término en general para los estados de oxigenación insuficiente. || Ausencia de oxígeno. || **altitude** —. A. debida a la altura. || **anemic** —. A. debida a la presencia de anemia. || **anoxic** —. A. por falta de oxígeno. || — **histotoxica.** A. por alteración tisular. || **myocardial** —. A. miocárdica.

ANS. Abreviatura de *anterior nasal spine* y de *autonomic nervous system.*

ansa. Ansa. Asa. Nombre dado a un órgano o parte curvada en forma de asa. || — **cervicalis.** A. cervical. || — **hypoglossi.** A. cervical || — **lenticularis.** A. lenticular. Fibras nerviosas entre el pie del pedúnculo y el núcleo lenticular. || — **peduncularis.** A. peduncular o de Reil. Sustancia innominada. || — **subclavia.** A. subclavia o de Vieussens. Nervio pequeño entre los cervicales medio e inferior.

Anschütz's sign. Signo de Anschütz. Meteorismo anormal del ciego en caso de obstrucción muy baja del intestino grueso.

anserine. Anserino. Relativo al ganso. || Enfermedad anserina.

ansiform. Ansiforme. Asiforme. En forma de asa.

Anstie's rule (limit). Regla de Anstie. [F. E. Anstie, médico inglés, 1833-1874.] Normas de algunas compañías de seguros respecto a la ingesta alcohólica. || — **test.** Reacción de Anstie. Para determinar la alcoholemia.

ant. Ant. Anterior.

ant-, ante-, anti-. Ant-, ante-, anti-. Formas prefijas que indican anti, contra, frente a.

antacid. Antiácido.

antagonism. Antagonismo. Acción contraria de dos músculos, organismos, medicamentos, etc. || **bacterial** —. A. bacteriano. || **induced bacterial** —. A. por inducción bacteriana || **metabolic** —. A. metabólico. Sin.: Antergia, antistasia.

antagonist. Antagonista. Dícese sobre todo de los músculos y nervios de acción contraria que tienden a neutralizar sus efectos. || **associated** —. A. asociado. Se dice de los que actúan sobre partes

distintas, moviendo éstas de forma paralela. ||
direct —. A. directo. Se dice de los que actúan
sobre una misma parte, resultando ésta inmóvil. ||
metabolic —. A. antimetabólico. || **narcotic** —.
A. narcótico. A. de un narcótico.

antalgesic. Antiálgico. Antálgico. (V. *antalgic.*)

antalgic. Antálgico. Antiálgico. Que calma el dolor;
anodino.

antalkaline. Antialcalino. Antalcalino. Neutraliza-
dor de la alcalinidad.

antaphrodisiac. Antiafrodisiaco. Anafrodisiaco.
Que produce disminución del deseo sexual.

antapopletic. Antiapoplético. Que previene o remedia la apoplejia.

antarthritic. Antiartrítico. Que es útil contra la
artritis.

antasthenic. Antiasténico. Que actúa o previene
contra la astenia.

antasthmatic. Antiasmático. Que previene o cura
los accesos de asma.

antatrophic. Antiatrófico. Que se opone al proceso
de atrofia.

antazoline. Antazolina. Antihistamínico. F.:
$C_{17}H_{19}N_3$. || — **hydrocloride.** Hidrocloruro de a.
Usada contra la alergia. F.: $C_{17}H_{20}ClN_3$. || —
phosphate. Fosfato de a. Usado en disolución
para la conjuntivitis alérgica. F.: $C_{17}H_{19}N_3$ •
H_2PO_4.

antebrachium. Antebrazo. Parte del miembro superior, entre muñeca y codo.

antecardium. Precordio. Región precordial.

antecedent. Antecedente. Circunstancia anterior en
la historia del enfermo.

ante cibum. *Ante cibum.* Antes de las comidas.

antecubital. Antecubital. Situado delante del codo.

antecurvature. Anteflexión. Curvatura angular
anormal hacia adelante.

antefebril. Antefebril. Antes de la aparición de la
fiebre.

anteflect. Anteflexión. (V. *antecurvature.*)

anteflexion. Anteflexión (V. *antecurvature.*)

antegrade. Anterógrado. Que se mueve hacia adelante.

antehypophysis. Antehipófisis. Lóbulo anterior de
la hipófisis.

antemetic. Antiemético. Que previene el vómito.

ante mortem. *Ante mortem.* Antes de la muerte.

antenatal. Antenatal. Prenatal. Antes del parto o
nacimiento.

ante partum. *Ante partum.* Antes del parto.

antephase. Antefase. Parte de la interfase inmediatamente precedente a la mitosis (meiosis).

antephialtic. Antipesadilla. Que previene la aparición de pesadillas.

anteposition. Anteposición. Desplazamiento anterior en el útero.

anteprandial. Anteprandial. Antes de las comidas.

anteprostate. Glándula bulbouretral.

anteprostatitis. Anteprostatitis. Inflamación de la
glándula bulbouretral.

antepyretic. Antepirético. Que ocurre antes de la
aparición de la fiebre.

antergia. Antagonismo. Resistencia.

antergy. Antagonismo.(V. *antergia.*)

anterior. Anterior. Situado delante; del lado de la
cabeza.

antero-. Antero-. Prefijo latino que significa
«delante».

anterodorsal. Anterodorsal. Cara ventral del dorso.

anteroexternal. Anteroexterno.

anteroinferior. Anteroinferior.

anterointernal. Anterointerno.

anterograde. Anterógrado. (V. *antegrade.*)

anterolateral. Anterolateral. Anteroexterno.

anteromedian. Anteromedial. Anterointerno.

anteroposterior. Anteroposterio.

anteroseptal. Anteroseptal.

anterosuperior. Anterosuperior.

anterotic. Antiafrodisiaco. En contra del deseo
sexual.

anterotation. Anterrotación. Que gira hacia adelante.

anteroventral. Anteroventral.

anteversion. Anteversion. Desviación de un órgano
hacia delante.

anthelix. Antehélix. Eminencia curvilínea del pabellón de la oreja.

anthelminthic. Antihelmíntico. (V.*anthelmintic.*)

anthelmintic. Antihelmíntico. Sustancia que destruye las lombrices intestinales. Sin.: Antiscólico,
vermífugo, vermicida.

anthelmycin. Antihelmicina. Antibiótico antihelmíntico.

anthemis. *Anthemis.* Género de plantas al que pertenece la manzanilla común.

anthemorrhagic. Antihemorrágico. Hemostático.
Que cohíbe la hemorragia.

antherpetic. Antiherpético. Que cura el herpes.

anthiomialine. Antiomialina. Estibiotiomalato de
litio. Antihelmíntico.

anthocyanidin. Antocianidina. Pigmento obtenido
por hidrólisis de la antocianina.

anthocyanin. Antocianina. Cualquiera de los pigmentos glucósidos azul, rojo y violeta de las flores.

anthocyaninemia. Antocianinemia. Presencia de
antocianina en sangre.

anthocyaninuria. Antocianinuria. Presencia de
antocianina en orina.

anthomya. *Anthomya.* Mosca pequeña, negra, cuya
larva infesta a veces el intestino del hombre.

anthophobia. Antofobia. Temor morboso a las flores.

anthorisma. Antorisma. Tumefacción difusa, ili-
mitada.

anthrabraquinone. antrabraquinona. Producto
obtenido de la oxidación del antraceno. Propiedades catárticas. F.: $C_{14}H_8O_2$.

anthracene. Antraceno. Hidrocarburo cristalino
usado en la industria de los colorantes.

anthracic. Antrácico. Relativo al ántrax.

anthracoid. Antracoide. Antrax pequeño.

anthracometer. Antracómetro. Instrumento para medir la cantidad de anhídrido carbónico que existe en el aire.

anthracomucin. Antracomucina. Sustancia protectora contra el ántrax, que existe en los tejidos.

anthraconecrosis. Antraconecrosis. Transformación de un tejido en una masa necrótica, negra.

anthracosilicosis. Antracosilicosis. Combinación de antracosis y silicosis. || Asma de los mineros.

anthracosis. Antracosis. Neumoconiosis producida por la inhalación de polvo de carbón. || — **linguae.** A. lingual. Lengua negra o glosofitia.

anthracotherapy. Antracoterapia. Empleo del carbón en finísimas suspensiones inyectables por I.V., como terapia.

anthracotic. Antracótico. El que sufre antracosis. || Relativo al ántrax.

anthracycline. Antraciclina. Fermentación producida por el hongo *Streptomyces peucetius*. Usado como antineoplástico.

anthralin. Antralina. Usado en demartofitosis, eccema crónico, etc., en aplicaciones tópicas. F.: $C_{14}H_{10}O_3$.

anthramycin. Antramicina. Antibiótico antineoplásico. F.: $C_{16}H_{17}N_3O_4$.

anthrarobin. Antrarobina. Usada en psoriasis y otras afecciones de la piel. F.: C_6H_4:$C(OH)$ • CH:$C_6H_2(OH)_2$.

anthras. Antrax. Inflamación circunscrita, dura y dolorosa del tejido subcutáneo. Acumulación de forúnculos que acaba por supuración por diversas aberturas. || **acute**—. A. agudo. Forma fulminante, fatal. ||**chronic** —. A. crónico. De curso benigno, localizado. || **cutaneous**—. A. cutáneo. || **intestinal** —. A. intestinal. A. maligno en intestino. || **malignant**—. A. maligno. Sin.: Absceso gangrenoso, ántrax contagioso, carbunco, enfermedad de los traperos, mal de Chabert, fiebre esplénica, plaga ignis, pústula malinga. || **symptomatic** —. A. sintomático. Producido por el *Clostridium chauvaei*.

anthropo-. Antropo-. Forma prefija que significa «hombre».

anthropobiology. Antropobiología. Biología del hombre.

anthropocentric. Antropocéntrico. Teoría de que el hombre es el centro del universo.

anthropogenesis. Antropogenia. Evolución y desarrollo del hombre.

anthropography. Antropografía. Distribución de las variedades o razas humanas.

anthropoid. Antropoide. De forma humana. Sin.: antropomorfo.

anthropology. Antropología. Historia natural del hombre. || **criminal** —. A. criminal. Rama de la antropología que estudia criminales y crímenes. || **cultural** —. Relación del hombre con su entorno. || **physical** —. A. física. Que trata de las características físicas del hombre.

anthropometer. Antropómetro. Instrumento que se utiliza para medir diversas dimensiones del cuerpo.

anthropometry. Antropometría. Estudio de las propor-

ciones del cuerpo humano por medición. Bertillonaje.

anthropomorphism. Antropomorfismo.

anthroponomy. Antroponomía. Ciencia que trata de las leyes del desarrollo humano en relación con el medio ambiente.

anthropopathy. Antropopatía. Atribución de pasiones y sentimientos humanos a seres no humanos.

anthropophagy. Antropofagia. Canibalismo. Costumbre de algunos salvajes de comer carne humana.

anthropophilic. Andrófilo. (V. *androphile*.)

anthropophobia. Antropofobia. Temor morboso a la sociedad humana. Sin.: Apastropía, misantropía.

anthroposcopy. Antroposcopia. Examen de la configuración externa del hombre.

anthroposophy. Antroposofía. Conocimiento de la naturaleza humana.

anthropotomy. Antropotomía. Anatomía humana.

antiabortifacient. Antiabortivo. Agente que previene el aborto.

antiadrenergic. Antiadrenérgico. Que se opone al efecto de las fibras posganglionares adrenérgicas. Simpaticolítico.

antiagglutinin. Antiaglutinina. Sustancia que se opone a la acción de una aglutinina.

antiaggressin. Antiagresina. Sustancia formada por repetidas inyecciones de una agresina, que tiende a oponerse a la acción de ésta.

antialbumide. Antialbumosa. Producto de la digestión gástrica de la antialbúmina.

antialbumin. Antialbúmina. Producto de la digestión gástrica de la albúmina.

antialexic. Antialéxico. Que se opone a la acción de la alexina.

antialexin. Antialexina. Sustancia que se opone a la acción de la alexina.

antiallergic drug. Fármaco antialérgico. Fármaco para tratar enfermedades alérgicas. || Sustancia utilizada profilácticamente contra enfermedades alérgicas.

antiamboceptor. Antiamboceptor. Sustancia que inhibe la acción de un amboceptor.

antiamebic. Antiamebiano. Que destruye las amebas. || Agente destructor de amebas.

antiamylase. Antiamilasa. Sustancia que inhibe la acción de la amilasa.

antianaphylactin. Antianafilactina. Anticuerpo que se opone a la acción de una anafilactina.

antianaphylaxis. Antianafilaxis. Ananafilaxis. (V.*ananaphilaxis*.)

antiandrogen. Antiandrógeno. Sustancia capaz de inhibir biológicamente los efectos de las hormonas andrógenas.

antianemic. Antianémico. Que actúa contra o previene la anemia.

antiantibody. Antianticuerpo. Inmunoglobulina formada por la administración de un anticuerpo.

antiantidote. Antiantídoto.

antiantitoxin. Antiantitoxina.

antianxiety. Ansiolítico (V. *anxiolytic*.)

antiapoplectic. Antiapopléjico. Que impide la apoplejía.

antiarachnolysin. Antiaracnolisina. Sustancia que contrarresta la acción de la toxina de la araña.

antiarrhytmic. Antiarrítmico. Que previene o trata la arritmia cardiaca.

antiarthritic. Antiartrítico. (V. *antarthritic.*)

antiasthmatic. Antiasmático. (V. *anthasmatic.*)

antiatherogenic. Antiaterogénico. Que combate la formación de placas de ateroma.

antiautolysin. Antiautolisina. Sustancia que se opone a la acción de la autolisina.

antibacterial. Antibacteriano. Que impide el desarrollo de bacterias.

antibechic. Agente que alivia la tos.

antibiosis. Antibiosis. Opuesto a simbiosis.

antibiotic. Antibiótico. Relativo a antibiosis. ‖ Destructor de vida. ‖ Sustancias antimicrobianas. ‖ **bacteriostatic —.** A. bacteriostáticos. ‖ **bactericidal —.** A. bactericidas. ‖ Pueden ser de amplio espectro o no, según las cepas bacterianas contra las que sean eficaces.

antibiotin. Antibiotina. Avidina. Proteína de la clara de huevo que combinada con la biotina la inactiva.

antiblastic. Antiblástico. Que retarda o anula el desarrollo.

antiblennorrhagic. Antiblenorrágico. Que combate la blenorragia.

antibody. Anticuerpo. Sustancia específica de la sangre de los animales inmunes, producida como reacción a la introducción de un antígeno. ‖ **anaphylactic —.** A. anafiláctico. Causado por la primera inyección de una proteína extraña. ‖ **antinuclear —.** A. antinuclear (anti DNA, anti RNA, etc.). ‖ **autologous—.** Autoanticuerpo. ‖ **blocking —.** A. bloqueante. ‖ **cell-fixed —.** Cualquier a. unido a la superficie celular. ‖ **cross-reacting —.** A. capaz de combinarse con un antígeno diferente del que indujo su producción. ‖ **cytotoxic —.** A. específico que al unirse el antígeno activa la vía del complemento o a los linfocitos «killer» (asesinos), lo cual produce la lisis celular. ‖ **cytotropic —.** Cualquiera de los a. que se unen a las células tisulares (mastocitos y basófilos) en su porción Fc para inducir la liberación de sustancias vasoconstrictivas como la histamina. ‖ **heterogenetic —.** A. capaz de reaccionar con antígenos filogenéticamente independientes del que estimuló la producción del anticuerpo. ‖ **immune —.** A. inducido por inmunización o transfusión incompatible. ‖ **inhibiting —.** A. bloqueante. ‖ **monoclonal —.** Monoclonal. Anticuerpo producido por una sola clona de células. ‖ **neutralizing —.** A. que al estar en combinación con un agente infeccioso reduce su titulación. ‖ **reaginic —.** A. que habitualmente no están presentes, pero aparecen cuando individuos Rh — reciben sangre Rh +

antibrachium. Antebrazo. (V. *antebrachium.*)

antibromic. Antibrómico. Desodorizante.

antibubonic. Antibubónico.

anticachectic. Anticaquéctico.

anticalculous. Antilitiásico. Que previene la formación de cálculos o los trata.

anticarcinogenic. Anticarcinógeno. Que previene contra el desarrollo del cáncer.

anticardium. Precordio. (V. *antecardium.*)

anticariogenic. Anticariogénico. Efectivo en la supresión de caries.

anticatalyzer. Anticatalizador.

anticatarrhal. Anticatarral.

anticathode. Anticátodo.

anticephalalgic. Anticefalálgico. Que cura o previene la cefalalgia.

anticheirotonus. Antiqueirotono. Flexión espasmódica del pulgar.

antichlorotic. Anticlorótico. Efectivo contra la clorosis.

anticholelithogenic. Anticolelitogénico. Previene la formación de litiasis biliar.

anticholerin. Anticolerina. Sustancia para combatir el cólera.

anticholesteremic. Anticolesterolémico. Produce la reducción de colesterol en sangre (p. ej., clorofibrato.)

anticholinergic. Anticolinérgico. Agente que bloquea el paso de los impulsos a través de los nervios parasimpáticos.

anticholinesterase. Anticolinesterasa. Sustancia que inhibe la actividad enzimática de la colinesterasa.

anticipation. Anticipación. En genética, enfermedades hereditarias en las primeras etapas de la vida.

anticlinal. Anticlinal. Inclinado en direcciones opuestas.

anticnemion. Espinilla (tibia).

anticoagulant. Anticoagulante. que previene o se opone a la coagulación de la sangre. ‖ **circulating —.** A. circulante. Sustancia presente en la sangre que inhibe su coagulación, causando hemorragia.

anticoagulin. Anticoagulina. Sustancia de acción contraria a la de la coagulina.

anticodon. Anticodon. Un triplete de nucleótidos del RNA de transferencia que es complementario con el codon del RNA mensajero, el cual especifica el aminoácido.

anticollagenase. Anticolagenasa. Antienzima que neutraliza la acción de la colagenasa.

anticomplement. Anticomplemento. Cuerpo que contrarresta la acción de un complemento. Sin.: Anticitasa.

anticonceptive. Anticonceptivo. (V.*contraceptive.*)

anticonvulsant. Anticonvulsivante. Que previene o evita la aparición de convulsiones.

anticonvulsive. Anticonvulsivante. (V. *anticonvulsant.*)

anticus. Anterior. Anticus.

anticytolysin. Anticitolisina. Sustancia que se opone a la acción de la citolisina.

anticytotoxin. Anticitotoxina. Sustancia que se opone a la acción de una citotoxina.

anti-D. Anti-D. Anticuerpo principal del grupo sanguíneo Rh. Anticuerpo IgG.

antidepressant. Antidepresivo. Que actúa contra la depresión. ‖ **tricyclic —.** A. tricíclico.

antidiabetic. Antidiabético. Que previene o mejora la diabetes.

antidiarrheal. Antidiarreico. Que mejora o evita la diarrea.

antidiastase. Antidiastasa. Sustancia sanguínea que se opone a la acción de la diastasa.

antidiuretic. Antidiurético. Que suprime la eliminación urinaria.

antidiuretin. Antidiuretina. (V. *vasopressin.*)

antidote. Antídoto. Sustancia que neutraliza los efectos venenosos de otra. || **chemical**—. A. químico. Varía la naturaleza química del veneno. || **mechanical** —. A. mecánico. || **physiologic** —. A. fisiológico. Contrarresta los efectos de un veneno por producir otros contrarios. || **universal** —. A. universal. Solución de sulfato de hierro (una parte) en dos partes de agua con magnesia.

antidromic. Antidrómico. Que conduce los impulsos en dirección opuesta a la normal.

antidynamic. Antidinámico. Que reduce la fuerza.

antidyscratic. Antidiscrático. Propio contra las discrasias.

antidysenteric. Antidisentérico.

antieczematous. Antieccematoso. Que previene o trata el eccema.

antiedematous. Antiedematoso. Que previene o trata el edema.

antiemetic. Antiemético.

antiemulsin. Antiemulsina.

antiendotoxic. Antiendotóxico. Contra la endotosina.

antienzyme. Antienzima. Agente que neutraliza una enzima.

antiepileptic. Antiepiléptico.

antiepithelial. Antiepitelial. Que destruye las células epiteliales.

antierotica. Anafrodisiaco. Drogas con efecto antierótico.

antiesterase. Antiesterasa. Agente que inhibe la actividad de las enzimas esterolíticas.

antiestrogenic. Antiestrogénico. Sustancia que bloquea la acción estrogénica.

antifebrile. Antifebril. Sin.: antitérmico, antipirético.

antifebrin. Antifebrina. Acetanilida.

antiferment. Antifermento.

antifibrinolytic. Antifibrinolítico. Inhibidor de la fibrinólisis.

antifilarial. Antifilaria.

antiflatulent. Antiflatulento. Que evita o corrige la flatulencia.

antiformin. Antiformina. Mezcla de un hipoclorito y un hidrato alcalinos.

antifungal. Antifúngico. Que destruye los hongos.

antigalactic. Antigaláctico. Agente que suprime la secreción de leche.

antigen. Antígeno. Sustancia que introducida en el organismo animal provoca la formación de anticuerpos. || Sustancia básica empleada en la reacción de fijación del complemento. || **Australia** —. A. Australia. De superficie en la hepatitis B. || **carci-** noembryonic —. A. carcinoembrionario. Fetal || **chic embryo** —. A. de Frei. En la reacción intradérmica de Frei. || — **D.** (V. *anti-D.*) || —**e.** A. HBeAg. En hepatitis. B. || —**F.** A. de Forssman. A. capaz de provocar producción de lisinas. || **flagelar**—. A. H. || **hepatitis B core** —. A. HBcAg. Del cuerpo de la partícula Dane en hepatitis B. || — **HBs Ag.** Llamado a. Australia, en hepatitis B. || **heterogeneic** —. a. heterogénico. Capaz de producir anticuerpos que reaccionan con antígenos sin relación filogénica igualmente que con el antígeno homólogo. || —**HLA.** A. de histocompatibilidad. || **homologous** —. A. homólogo. Isoantígeno. || — **LD.** *Lymphocityc-defined.* Linfocítico definido. || — **Ly.** Antígeno de superficie de linfocitos T de ratón. || **partial** —. A. parcial. A. que produce sólo una precipitación específica al mezclarse con sueros antibacterianos inmunes. || **Sach's** —. A. de Sachs. Extracto alcohólico de corazón de buey colesterinizado. || —**SD.** *Serologically defined.* Definido serológicamente. || **somatic** —. A. somático. || —**Tl.** Antígeno presente en los timocitos. || — **T-dependent.** Antígeno T dependiente, que requiere las ayudas de linfocitos T para inducir respuesta adecuada de anticuerpos. || —**Thy.** Antígeno de superficie de linfocitos T de ratón.

antigenemia. Antigenemia. Presencia de antígenos en sangre.

antigenic. Antigénico. Con las propiedades del antígeno.

antigenicity. Antigenicidad. Capacidad de reaccionar con anticuerpos.

antigenotherapy. Antigenoterapia. Tratamientos de las enfermedades mediante el empleo de antígenos. Vacunoterapia. Proteinoterapia. Bacterioterapia.

antigens. OKT. Antígenos de superficie característicos de los linfocitos T, reconocibles por anticuerpos monoclonales.

antiglobulin, text (Coombs). Antiglobulina. Precipitina de la globulina. || Test de Coombs. Directo o indirecto. El primero sirve para comprobar los anticuerpos incompletos que están ligados a los eritrocitos del recién nacido en la enfermedad hemolítica, y el segundo, para la demostración de anticuerpos incompletos que se presentan en el suero al inmunizar contra un factor de grupos sanguíneos.

antigonadotropic. Antigonadotrópico. Inhibidor de las hormonas gonadotrópicas.

antigonorrheic. Antigonorreico. Que trata o previene la gonorrea.

anti HBc. Anti HBc. Anticuerpo anticore en la hepatitis B (HBcAg).

anti HBs. Anti HBs. Anticuerpo de superficie en la hepatitis B (HBsAg).

antihemagglutinin. Antihemaglutinina. sustancia antagonista de la hemaglutinina.

antihemolysin. Antihemolisina. Sustancia que se opone a la acción de la hemolisina. Sin.: Antihemotoxina.

antihemolytic. Antihemolítico. Que previene la hemólisis.

antihemophilic. Antihemofílico. Factor VIII de la coagulación.

antihemorrhagic. Antihemorrágico. Que cohíbe la hemorragia. Hemostático.

antihidrotic. Antihidrótico. Anhidrótico. (V. *anhidrotic.*)

antihistaminic. Antihistamínico. sustancia que contrarresta la acción de la histamina.

antihormone. Antihormona. Sustancia que inhibe la acción de una hormona. Calona. Coliona.

antihydrophobic. Antihidrofóbico.

antihypercholesterolemic. Antihipercolesterolémico. Que previene la subida de colesterol en sangre.

antihyperglycemic. Antihiperglicémico. Que previene la elevación de glucosa en sangre.

antihyperlipoproteinemic. Antihiperlipoproteinémico. Que produce la reducción de la tasa de lipoproteínas en sangre.

antihypertensive. Antihipertensivo. Disminuye la tensión arterial.

antihypnotic. Antihipnótico.

antihysteric. Antihistérico.

anti-icteric. Antiictérico.

anti-idiotype. Antiidiotipo. Antideterminante antigénico.

anti-infectious. Antiinfeccioso. Contrario a la infección.

anti-inflamatory. Antiinflamatorio.

anti-immune. Antiinmune. Que impide la inmunidad.

anti-insulinic. Antiinsulínico. En contra de la acción de la insulina.

anti-invasin. Antiinvasina. Enzima de plasma sanguíneo normal en hombre y animales. Contrarresta la acción de la hialuronidasa de las bacterias patógenas.

anti-isolysin. Antiisolina.

antikataphylactic. Anticatafiláxico. Que inhibe la catafilaxis.

antikenotoxin. Antiquenotoxina. Sustancia que inhibe la acción de la quenotoxina.

antiketogenesis. Anticetogenia. Impedimento del desarrollo de cuerpos cetónicos.

antiketogenic. Anticetógeno. Anticetogénico.

antikinase. Antiquinasa. Anticinasa. Anticuerpo que inhibe la acción de la cinasa.

antilactase. Antilactasa. Antienzima que contrarresta la acción de la lactasa.

antilactoserum. Antilactosuero. Suero que inhibe la acción del lactosuero.

antilemic. Antilémico. Eficaz contra la peste. Antipestoso.

antileprotic. Antileprótico. Terapia efectiva contra la lepra.

antileptic. Antiléptico. Revulsivo.

antilethargic. Antiletárgico. Que impide el sueño. || Que previene la tendencia al letargo.

antileukocytic. Antileucocítico. Que destruye los glóbulos blancos.

antileukoprotease. Antileucoproteasa. Antienzima del plasma que inhibe la acción de la leucoproteasa.

antileukotoxin. Antileucotoxina. Antileucocidina. Antitoxina del veneno leucocítico de los estreptococos. Sin.: Antileukocidin.

antilewisite. Dimercaptopropanol. Contrarresta la toxicidad de los arsenicales (BAL).

antilipase. Antilipasa. Sustancia que contrarresta la acción de una lipasa.

antilipemic. Antilipémico.

antilithic. Antilítico. Que combate la formación de cálculos.

antilogia. Antilogía. Combinación de síntomas contrarios que hacen dudoso un diagnóstico.

antiluetic. Antiluético. Antisifilítico. Que cura o previene la sífilis.

antilysin. Antilisina. Anticuerpo producido por la lisina.

antilysis. Antilisis. Acción de las lisinas.

antilytic. Antilítico.

antimalarial. Antimalárico. Antipalúdico. Que evita o trata el paludismo.

antimaniacal. Antimaniaco. Que trata o previene las manías.

antimephitic. Antimefítico. Purificante de la atmósfera.

antimere. Antímetro. Parte simétrica de un organismo bilateral. Homotipo.

antimesenteric. Antimesentérico. Parte del intestino opuesta al mesenterio.

antimetabolite. Antimetabolito. Compuesto que interfiere la acción de un metabolito esencial.

antimetropia. Antimetropía. Refracción desigual en ambos ojos.

antimiasmatic. Antimiasmático.

antimicrobic. Antimicrobiano. Que impide el desarrollo de los microbios. Sin.: Antibactérico, antimicrofito.

antimineralocorticoid. Antimineralocorticoide. Que ejerce acción opuesta a los mineralocorticoides.

antimitotic. Antimitótico. Opuesto a la mitosis celular. Acción fundamental para la terapia anticancerosa.

antimongolism. Antimongolismo. Signos opuestos al síndrome de Down.

antimongoloid. Antimongólico.

antimonium. Antimonio.(V. *antimony.*)

antimony. Antimonio. Metaloide de símbolo Sb. Forma sales medicinales y tóxicas. || — **chloride.** Cloruro de a. Cáustico para los pequeños tumores. || — **thioglycollamide.** Tioglicolamida de a. En tratamiento de kala-azar, granuloma inguinal y filariasis. || — **trioxide.** Trióxido de a. Empleado como expectorante.

antimuscarinic. Antimuscarínico. Que se opone a la acción de la muscarina.

antimyasthenic. Antimiasténico. Para tratamiento de la miastenia gravis.

antimycotic. Antimicótico. Fungicida. Antibacteriano.

antimydriactic. Antimidriático. Opuesto a los dilatadores pupilares. Miótico.

antinarcotic. Antinarcótico. De acción opuesta a la de los narcóticos.

antinatriuresis. Antinatriuresis. Inhibición de la excreción de sodio por orina.

antinauseant. Antinauseoso. Que previene la producción de náuseas.

antineoplastic. Antineoplástico. Que inhibe o previene el desarrollo del neoplasma.

antinephritic. Antinefrítico. Contrario a la inflamación renal.

antineuralgic. Antineurálgico. Que trata o previene la neuralgia.

antineuritic. Antineurítico. Que trata o previene la neuritis.

antineurotoxin. Antineurotoxina. De acción contraria a la neurotoxina.

antineutron. Antineutrón. Partícula opuesta al neutrón.

antinion. Antinión. Polo frontal de la cabeza; punto medio frontal más alejado del inión.

antinuclear. Antinuclear. Que destruye el núcleo celular.

antioncotic. Antioncótico. Contrario a los tumores.

antiophidic. Antiofídico. Agente contra el veneno de las serpientes. Antiponzoñoso.

antiophtalmic. Antioftálmico. Contrario a la oftalmía.

antiopsonin. Antiopsonina. Sin.: Antitropina.

antiotomy. Antiotomía. Amigdalectomía. Extirpación de amígdalas.

antiovulatory. Antiovulatorio. Que suprime la ovulación.

antioxidase. Antioxidasa. Sustancia que contrarresta la acción de una oxidasa.

antipaludian. Antipalúdico. Antimalárico. (V. *antimalarial.*)

antiparalytic. Antiparalítico. Contra los síntomas paralíticos.

antiparasitic. Antiparasitario. Sustancia que destruye los parásitos.

antiparastata. Glándula bulbouretral.

antiparastitis. Antiparastitis. Inflamación de la glándula bulbouretral.

antiparasympathomimetic. Antiparasipaticomimétrico.

antiparkinsonian. Antiparkinsoniano. Sustancia para el tratamiento del parkinsonismo.

antiparticle. Antipartícula.

antipathogen. Antipatógeno. Contrario a patógeno.

antipathy. Antipatía. Aversión hacia personas o cosas. || Oposición entre cosas inanimadas.

antipepsin. Antipepsina. De acción contraria a la pepsina.

antiperistalsis. Antiperistalsis. Peristalsis invertida.

antiperspirant. Antitranspirante. Contra la perspiración.

antiphagin. Antifagina. Componente específico de las bacterias virulentas, que las hace resistentes a la fagocitosis.

antiphagocytic. Antifagocítico. Contra la fagocitosis.

antiphologistic. Antiflogístico. Antiinflamatorio.

antiphthisic. Antiftisiaco. Antipediculoso.

antiplasmin. Antiplasmina. Sustancia que inhibe la plasmina en el plasma sanguíneo.

antiplasmodial. Antiplasmódico. Contrario a los plasmodios.

antiplastic. Antiplásico. Contrario al proceso de reparación. || Agente que disminuye la plasticidad de la sangre y que previene la exudación.

antiplatelet. Antiplaquetario. Que destruye las plaquetas.

antipneumococcical. Antineumocócico. Que destruye los neumococos.

antipodagric. Antipodagra. Efectivo contra la gota.

antipode. Antípoda. Situado en puntos diametralmente opuestos.

antipolycythemic. Antipolicitémico. En contra de la policitemia.

antiprecipitin. Antiprecipitina. Anticuerpo que se opone a la formación de precipitina.

antiprotease. Antiproteasa. Sustancia bacteriana que inhibe la acción proteolítica.

antiprothrombin. Antiprotrombina. Sustancia que retarda o impide la coagulación al oponerse a la transformación de la protrombina en trombina.

antiprotozoal. Antiprotozoario. Que destruye los protozoos.

antipruritic. Antiprurítico. Antipruriginoso. Agente que cura o alivia el prurito.

antipsoriatic. Antipsoriático. Que trata la psoriasis.

antipsychomotor. Antipsicomotor.

antipsychotic. Antipsicótico. Contra la psicosis.

antipyic. Antipiógeno. Que impide la supuración.

antipyigenic. Antipiógeno. (V. *antipyic.*)

antipyresis. Antipiresis. Tratamiento efectivo contra la fiebre.

antipyrine. Antipirina. Base orgánica sintética. Antipirética, antirreumática, analgésica. F.: $C_{11}H_{12}N_2O$.

antipyretic. Antipirético. Antifebril. Antitérmico. Febrífugo.

antipyrotic. Antipirótico. Agente eficaz contra las quemaduras.

antirabic. Antirrábico. Contra la rabia.

antirachitic. Antirraquítico. Que cura o corrige el raquitismo.

antiradiation. Antirradiación. Capaz de detener los efectos de la radiación.

anti Rh. Anti Rh. Anti factor Rh.

antirennin. Antirrenina. Antienzima que contrarresta la acción de la renina.

antirheumatic. Antirreumático. Curativo o preventivo del reumatismo.

antirrhinum. *Antirrhinum.* Planta usada como purgante y diurético.

antiscarlatinal. Antiescarlatinoso. Tratamiento y prevención de la escarlatina.

antischistosomal. Antiesquistosómico. Para el tratamiento contra la esquistosomiasis.

antiscorbutic. Antiescorbútico. Que cura el escorbuto.

antiseborrheic. Antiseborreico. Contra la seborrea.

antisensibilisin. Antisensibilisina. (V. *antianaphylactin.*)

antisepsis. Antisepsis. Prevención de la sepsis por destrucción de la causa. || **physiologic** —. A. fisiológica. Autoantisepsis.

antiserum. Antisuero. Suero inmune que contiene los anticuerpos específicos contra la influencia a que ha estado sujeto. || **Reenstierna's** —. A. de Reenstierna. Suero antileproso obtenido inyectando al carnero caldo de cultivo del agente de la lepra.

antisialic. Antisiálico. Contra la secreción salival.

antisideric. Antisidérico. Incompatible con el hierro.

antisocial. Antisocial. Conducta psicopática o contraria al orden social.

antispasmodic. Antiespasmódico. Agente que alivia los espasmos.

antispastic. Antiespástico.

antispermotoxin. Antiespermotoxina. Sustancia que se opone a la acción de la espermotoxina.

antistalsis. Antistalsis. Antiperistalsis.

antistaphylococcic. Antiestafilocócico. Que destruye los estafilococos.

antistaphylolysin. Antiestafilolisina. Que se opone a la acción de la estafilolisina.

antisterility. Antiesterilidad. Que combate la esterilidad.

antistreptococcic. Antiestreptocócico. Que destruye los estreptococos.

antistreptokinase. Antiestreptoquinasa. En contra de la estreptoquinasa.

antistreptolysin. Antiestreptolisina. Sustancia contraria a la estreptolisina.

antisubstance. Antisustancia. (V. *antibody.*)

antisudoral. Antisudoral. Que previene contra el sudor excesivo.

antisudorific. Antisudoral. (V. *antisudoral.*)

antisyphilitic. Antisifilítico. Remedio contra la sífilis.

antitabetic. Antitabético. Que trata la tabes.

antitetanic. Antitetánico. Contrario al tétanos.

antitetanolysin. Antitetanolisina. Anticuerpo antitetanolisina.

antithenar. Antitenar. Situado frente a la palma de la mano.

antithermic. Antitérmico. Antipirético.

antithrombin. Antitrombina. Sustancia que neutraliza la acción de la trombina y previene la coagulación de la sangre.

antithromboplastin. Antitromboplastina. Contra la acción de la tromboplastina.

antithrombotic. Antitrombótico. Que previene la formación de trombos.

antithyroid. Antitiroideo. Contrario al funcionamiento tiroideo.

antithyrotropic. Antitirotrópico. Que inhibe la acción de la hormona tirotrópica.

antitonic. Antitónico. Que reduce la tonicidad.

antitoxic. Antitóxico. Relativo a la antitoxina.

antitoxin. Antitoxina. Proteína defensiva que existe

normalmente o se desarrolla como resultado de la introducción de una toxina. || **botulism** —.A. botulínica. || **diphteria** —. A. diftérica. || **tetanus** —.A. tetánica.

antitragus. Antitrago. Prominencia de la oreja frente al trago.

antitreponemal. Antitreponema. Efectivo contra el *Treponema.*

antitrichomonal. Antitricomona. Efectivo contra *Trichomonas.*

antitrismus. Antitrismo. Espasmo que previene el cierre de la boca.

antitrope. Antitropo. Anticuerpo.

antitropin. Antitropina. (V. *antiopsonin.*)

antitrypanosomal. Antitripanosoma. Que destruye al *Tripanosoma.*

α_1-antitrypsin. α_1.antitripsina. (V. *alpha$_1$-antitrypsin.*)

antitryptase. Antitriptasa. Contrario a la actividad de la triptasa.

antituberculin. Antituberculina. Anticuerpo antituberculina.

antituberculous. Antituberculoso. Terapia eficaz contra la tuberculosis.

antitumorigenic. Antitumoral. Contrario a la formación tumoral.

antitussive. Antitusígeno. || — **drug.** Fármaco antitusígeno. Agente utilizado para suprimir la tos.

antityphoid. Antitifoideo. Terapia contra el tifus.

antityrosinase. Antitirosinasa. Antienzima contra la acción de la tirosinasa.

antiulcerative. Antiulceroso. Previene o trata la úlcera.

antiuratic. Antiurático. Previene la formación de uratos.

antiurease. Antiureasa. Anticuerpo que inhibe la actividad de la ureasa.

antiurokinase. Antiuroquinasa. Sustancia que inhibe la acción de la uroquinasa.

antivenene. Antiveneno. Antídoto.

antivenereal. Antivenéreo. Efectivo contra las enfermedades venéreas.

antivenin. Antídoto. Antiveneno.

antiviral. Antiviral. Que destruye los virus.

antivirus. Antivirus. Término utilizado por Besredka para cultivos bacterianos filtrados y calentados que se emplean para producir inmunidad local.

antivivisection. Antivivisección. Opuesto a la vivisección.

antixenic. Antigénico. Relativo a la reacción de un tejido ante una sustancia extraña.

antixerophtalmic. Antixeroftálmico.

antizymotic. Antizimótico. Anticimótico. Que se opone a las acciones de los fermentos.

Anton's symptom. Síntoma de Anton. [G. Anton, neuropsiquiatra alemán, 1858-1933.] Incapacidad de reconocer la propia ceguera.

Anton-Babinski syndrome. Síndrome de Anton-Babinski. Hemiasomatognosia, el hecho de no percibir hemilateralmente el propio cuerpo y sus defectos en caso de lesión parietal y temporal.

antorphine. Antorfina. (V. *nalorphine.*)

antracele. Antrocele. Acumulación de líquido en el antro maxilar.

antral. Antral. Perteneciente a un antro.

antral-gastrin-cell hyperplasia. Síndrome de Polak. Hiperplasia de las células G de la mucosa gástrica.

antrectomy. Antrectomía. Escisión de las paredes de un antro.

antritis. Antritis. Inflamación de un antro, principalmente el maxilar. Sinusitis maxilar.

antroatticotomy. Antroaticotomía. Abertura del antro y el ático del laberinto.

antrobuccal. Antrobucal. Relativo a la comunicación entre el antro maxilar (seno) y la cavidad bucal.

antrocele. Antrocele. (V. *antracele.*)

antrodynia. Antrodinia. Dolor localizado en una cavidad profunda del cuerpo.

antronalgia. Antronalgia. Dolor en el seno maxilar.

antronasal. Antronasal. Relativo al seno maxilar y la nariz.

antroneurolysis. Antroneurolisis. Desnervación del antro gástrico por disección submucosa.

antrophore. Antróforo. Supositorio.

antropyloric. Antropilórico. Que afecta al píloro, incluyendo el antro.

antroscope. Antroscopio. Instrumento para examinar los antros, especialmente el maxilar.

antroscopy. Antroscopia. Sistema de examen de los antros.

antrostomy. Antrostomía. Antrotomía. Abertura de un antro para ser drenado.

antrotonia. Antrotonía. Tensión en el antro pilórico.

antrotympanic. Antrotimpánico. Relativo al seno mastoideo y a la cavidad timpánica.

antrum. Antro. Antrum. Cavidad o espacio; en especial, dentro de un hueso. ‖ **— auris.** Meato acústico externo. ‖ **ethmoid** —. A. etmoidal. ‖ **frontal** —. Seno frontal. ‖ **mastoid** —. A. mastoideo. ‖ **maxillare** —. A. maxilar. ‖ **pyloric** —. A. pilórico. ‖ **tympanic** —. A. timpánico. ‖ **— of Willis.** A. de Willis. A. pilórico.

antu. Antu. Poderoso y eficaz raticida.

anuclear. Anuclear. Célula sin núcelo.

anulus. Anillo.

anuresis. Anuria. Supresión o disminución de la excreción de orina. ‖ **angioneurotic** —. A. angioneurótica. Debida a trastornos vasomotores. ‖ **calculous** —. A. calculosa. Por existencia de cálculos. ‖ **obstructive** —. A. obstructiva. ‖ **postrenal** —. A. por obstrucción ureteral. ‖ **prerenal** —. A. prerrenal. ‖ **renal** —. A. renal.

anuria. Anuria. (V. *anuresis.*)

anurous. Anuro. Animal sin cola.

anus. Ano. Extremo periférico y abertura del recto. ‖ **artificial** —. A. artificial. ‖ **ectopic** —. A. ectópico. ‖ **— imperforate.** A. imperforado. ‖ **preternatural** —. A. preternatural. Contra natura. ‖ **— of Rusconi.** a. de Rusconi. Blastoporo. ‖ **— vesti-**

bularis A. vulvovaginal. Abertura del recto en la vulva.

anvil. Yunque. Huesecillo del oído.

anxiety. Ansiedad. Angustia, aprensión, asociada con cambios fisiológicos (taquicardia, temblor, etc). ‖ **free-floating** —. Miedo en ausencia de causa de ansiedad. ‖ **neurotic** —. A. neurótica. ‖ Sin.: Angustia, disforia.

anxiolytic. Ansiolítico. Para el tratamiento de la ansiedad.

anypnia. Insomnio. Falta de sueño.

ao. Abreviatura de *anodal opening* y de *opening of the auriculoventricular valves.*

AOA. Abreviatura de *American Optometrics Association, American Orthopaedic Association* y de *American Osteopathic Association.*

aoc. Abreviatura de *anodal opening contraction.*

AOF. Abreviatura de *osteoclasts activator factor.*

AOPA. Abreviatura de *American Orthotics and Prothetics Association.*

aorta. Aorta. Arteria principal del cuerpo. ‖ **abdominal** —. A. abdominal. ‖ **ascending** —. A. ascendente. ‖ **descending** —. A. descendente. ‖ **dextropositioned** —. Dextroposición de la a. ‖ **primitive** —. A. primitiva. ‖ **thoracic, thoracalis** —. A. torácica.

aortalgia. Aortalgia. Dolor en la región de la aorta.

aortarctia. Aortarctia. Aortostenosis.

aortectomy. Aortectomía. Escisión de la aorta.

aorticopulmonary. Aorticopulmonar. Relativo a la aorta y a la arteria pulmonar.

aorticorenal. Aorticorrenal. Relativo a la aorta y el riñón.

aortitis. Aortitis. Inflamación de la aorta. ‖ **Döhle-Heller** —. A. sifilítica. ‖ **luetic** —. A. luética. ‖ **rheumatic** —. A. reumática. ‖ **syphylitic** —. A. sifilítica.

aortoclasia. Aortoclasis. Rotura de la aorta.

aortocoronary. Aortocoronario. Relativo a la comunicación de la aorta con las coronarias.

aortography. Aortografía. Radiografía de la aorta con medio de contraste. ‖ **retrograde** —. A. retrógrada. ‖ **translumbar** —. A. translumbar.

aortolith. Aortolito. Depósito calcáreo o cálculo en la aorta.

aortophaty. Aortopatía. Enfermedad de la aorta.

aortorrhaphy. Aortorrafia. Sutura de la aorta.

aortosclerosis. Aortoesclerosis. Esclerosis de la aorta.

aortostenosis. Aortoestenosis. Estenosis aórtica.

aortotomy. Aortotomía. Incisión de la aorta.

AOS. Abreviatura de *anodal opening sound* y de *American Otological Society.*

aosmic. Inodoro, sin olor.

AOTA. Abreviatura de *American Occupational Therapy Association.*

ap. Abreviatura de *anterior pituitary, angine pectoris, anteroposterior, arterial pressure.*

apa. Abreviatura de *antipernicious anemia factor.*

APA. Abreviatura de *American Pharmaceutical*

Association, American Pediatric Association, American Psichiatric Association, American Psychoanalitic Association, American Psychological Association y de *American Psychopathological Association.*

apaconitine. Apaconitina. Base tóxica derivada de la aconitina.

apallesthesia. Palanestesia. Insensibilidad para las vibraciones.

apancrea. Apáncrea. Ausencia de páncreas.

apandria. Apandria. Aversión al sexo masculino.

apanthropy. Apantropía. Sin.: Antropofobia, misantropia.

aparalytic. Aparalítico. Sin parálisis.

aparathyreosis. Aparatirosis. Ausencia de glándulas paratiroideas.

aparathyrosis. Aparatirosis. (V. *aparathyreosis.*)

apareunia. Apareunia. Coito imposible.

aparthrosis. Apartrosis. (V. *diarthrosis.*).

apastia. Apastia. Abstinencia de alimentos en los trastornos mentales.

apathic. Apático.

apthy. Apatía. Falta de emoción.

apatite. Apatito.

apazone. Apazona. Para el tratamiento de enfermedades reumáticas. F.: $C_{16}H_{20}N_4O_2$.

APC. Abreviatura de *antigen presenting cells* (Células "presentadoras" de antígeno).

apc. Abreviatura de *acetylsalicilyc acid, phenatecin and caffeine.*

ape. Abreviatura de *anterior pituitary extract.*

apeidosis. Apeidosis. Desaparición de las formas características de forma progresiva.

apellous. Sin piel.

apepsia. Apepsia. Aquilia. Disminución del poder digestivo.

aperient. Laxante.

aperiodic. Aperiódico. Sin periodos definidos o regulares.

aperistalsis. Aperistalsis. Ausencia de peristaltismo.

aperitive. Aperitivo. Estimulante.

apertometer. Apertómetro. Aparato para medir el ángulo de apertura de los objetos microscópicos.

Apert syndrome. Síndrome de Apert: acrocefalosindactilia. [Eugenè Apert, 1868-1940, pediatra francés n. en París.] Monstruo con cabeza cónica y sindactilia en las cuatro extremidades. Se utiliza también como sinónimo del síndrome de Hoeve.

apertura. Apertura. Acción de abrir. || Comienzo. || **piriform** —. A. piriforme. || **thoracic superior** —. A. torácica superior.

aperture. Apertura. (V. *apertura.*)

apex. Apex. Apice. Vértice. || — **cordis.** A. cardiaco. || — **of heart.** Cordis. Cardiaco. || — **of tongue.** A de la lengua. || — **vesicae urinariae.** A. de la vejiga de la orina.

apexcardiogram. Apexcardiograma. Registro electrocardiográfico realizado en el ápex cardiaco.

apf. Abreviatura de *animal protein factor.*

aph. Abreviatura de *anterior pituitary hormone.*

APhA. Abreviatura de *American Pharmaceutical Association.*

aphagia. Afagia. Imposibilidad para deglutir.

aphakia. Afaquia. Afacia. Sin cristalino.

aphalangia. Afalangiasis. Pérdida o ausencia de los dedos (lepra).

aphanazoa. Afanozoo. Microorganismo ultramicroscópico.

aphasia. Afasia. Pérdida o trastorno en la facultad de expresión. || **acoustic** —. A. acústica. || **ageusic** —. A. agéusica. Imposibilidad de expresar palabras relativas al gusto. || **anosmic** —. A. anósmica. Relativa al olfato. || **associative** —. A. asociativa. Trastorno de conexión entre las partes que comprenden los órganos centrales. || **ataxic** —. A. atáctica. || **Broca's** — A. de Broca. Expresiva. || **combined** —. A. combinada. De dos o más formas en un paciente. || **commisural** —. A. comisural. || **cortical motor** —. A. cortical motora. || **cortical sensory** —. A. cortical sensorial. || **functional** —. A. funcional. De base histérica. || **graphomotor** —. A. grafomotora. Imposibilidad de expresión por escrito. || **lenticular** —. A. comisural. || **intellectual** —. A. intelectual. Afasia verdadera. || **Kussmaul's** —. A. de Kussmaul. Como en la locura. || **nominal** —. a. nominal. Empleo defectuoso de los nombres. || **semantic** —. A. semántica. No reconocimiento del significado de las palabras. || **sensory** —. A. sensorial. Sordera verbal o psíquica. || **total** —. A. combinada. Motora y sensorial. || **Wernicke's—.** A. de Wernicke. Por lesión del centro acústico.

aphasmidia. *Aphasmidia.* Subclase de nematodos.

aphemia. Afemia. (V.*anaudia.*)

aphephobia. Afefobia. Temor a ser tocado.

apheresis. Aféresis. Amputación. Escisión.

Aphiochaeta ferruginea. *Aphiochaeta ferruginea.* Género de mosca de la India causante de miasis cutáneas.

aphonia. Afonía. Disminución de la voz por causas locales. || **hysteric** —. A. histérica. || **paralytica** —. A. paralítica. Por parálisis o lesión de los nervios laríngeos. || **paranoic—.** A. paranoica. || **spastic** —. A. espástica.

aphonogelia. Afonogelia. Imposibilidad de reír ruidosamente.

aphoresis. Aforesis. Incapacidad de resistencia para el dolor.

aphose. Afosia. Sensación visual debida a la falta de luz.

aphosphorosis. Afosforosis Falta de fósforo en el organismo.

aphotesthesia. Afotestesia. Sensibilidad retiniana disminuida por exposición excesiva al sol.

aphotic. Afótico. Sin luz.

aphrasia. Afrasia. Incapacidad de articular palabras.

aphrenia. Afrenia. Demencia. || Ausencia de diafragma.

aphrodisia. Afrodisia. Exageración del apetito genésico. Sin. : Ninfomanía, satiriasis.

aphta. Afta. Vesícula que se transforma en ulceración blanquecina en la mucosa bucal. ‖ **Bednar's** —. A. de Bednar. En la bóveda palatina, en niños. ‖ **malignant** —. A. maligna.

aphthovirus. Aftovirus. Género de virus causantes de lesiones inflamatorias de boca y pezuñas en algunos animales.

aphtongia. Aftongía. Trastorno espasmódico del lenguaje. Sin.: Reflexafasia.

aphtous. Aftoso. Afectado por aftas.

aphylaxis. Afilaxis. Ausencia de filaxis o inmunidad.

apical. Apical. Relativo a la punta o vértice. ‖ **murmur** —. Murmullo a.

apicectomy. Apicectomía. Escisión del ápex.

apicolysis. Apicólisis. Operación en la pleura que rodea el vértice de un pulmón tuberculoso. Operación de Tuffler.

apicosthomy. Apicostomía. Operación de practicar una abertura a través de la encía y el maxilar hasta la raíz de un diente.

apicotomy. Apicotomía. Punción del vértice del peñasco.

apinealism. Apinealismo. Síntomas producidos por la destrucción de la glándula pineal.

apiotherapy. Apioterapia. Terapia por veneno de abejas.

apiphobia. Apifobia. Temor morboso a las abejas.

apis mellifica. *Apis mellifica.* Abeja.

apitoxin. Apitoxina. Proteína tóxica del veneno de abejas.

apium. *Apium.* Género de plantas umbelíferas que comprende el apio y el perejil.

aplacental. Aplacentario. Que no tiene placenta.

aplanasia. Aplanasia. Sin aberración en la esfericidad.

aplasia. Aplasia. Desarrollo incompleto o defectuoso ‖ — **extracorticalis congenita.** A. extracortical congénita. ‖ **germinal**—. A. gonadal. ‖ **gonadal** —. Incompleto desarrollo de las gónadas. Turner. ‖ **nuclear**—. Síndrome de Möbius. ‖ **pure red cell** —. Anemia normocrómica, con eritroblastopenia y reticulocitosis en una médula ósea normal. Se presenta como forma crónica, primaria o secundaria o trastornos inmunológicos o como forma aguda autolimitada asociada a fármacos o infección. ‖ **thymic** —. A. del timo. ‖ **thymic-parathyroid** —. A. del timo y de las paratiroides. Síndrome de Di George.

aplasmic. Aplásmico. Sin protoplasma o sarcoplasma.

aplastic. Aplático. Perteneciente a la aplasia. ‖ — **anaemia.** Anemia aplástica. Déficit de hemoglobina, junto a disminución de todos los elementos celulares sanguíneos.

aplectana. *Aplectana.* Género de parásitos nematodos.

apleuria. Apleuria. Falta de pleuras o de costillas.

APM. Abreviatura de *Academy of Physical Medicine* y de *Academy of Psychosomatic Medicine.*

apnea. Apnea. Suspensión transitoria de la respiración. ‖ **degluttion** —. Suspensión temporal de la actividad de los centros nerviosos respiratorios durante la deglución. ‖ **initial** —. A. en el niño. ‖

— **neonatorum.** A. en el recien nacido. ‖ **sleep** —. A. en estados de acidosis y de vasoconstricción de las arteriolas pulmonares en el sueño. ‖ **traumatic**—. A. producida por traumatismo.

apneumatosis. Apneumatosis. Colapso de los alvéolos pulmonares. Atelectasia.

apneumia. Apneumia. Falta congénita de pulmones.

apneusis. Apneusis. Estado producido por la escisión del puente (centro neumotáxico), en el que la respiración es muy larga y espasmódica.

apneustic. Apnéustico. Relativo a la apneusis.

apo-. Apo-, ap-. Forma prefija con múltiples significados: origen, derivación, separación, declinación o remisión, conclusión.

apoaconitine. Apoaconitina. Apaconitina. Base tóxica derivada de la aconitina.

apoatropine. Apoatropina. Apatropina. Alcaloide antiespasmódico derivado de la belladona. F.: $C_{17}H_{21}NO_2$.

apobiosis. Apobiosis. Muerte fisiológica. ‖ Disminución de la energía vital.

apocamnosis. Apocamnosis. Fatigabilidad excesiva en ciertos estados como miastenia gravis.

apocarteresis. Apocarteresis. Suicidio por rehusar tomar alimentos.

apocatastasis. Apocatástasis. Retorno a un estado anterior; especialmente, remisión de un absceso o tumor.

apocenosis. Apocenosis. Flujo aumentado de sangre u otros humores.

apochromatic. Apocromático. Sin color; dícese de una lente sin aberración cromática ni esférica.

apocope. Apócope. Herida con pérdida de sustancia; amputación.

apocrine. Apocrina (glándula). Glándula cuya secreción contiene sustancia propia de las células secretantes.

apocrinitis. Apocrinitis. Infección bacteriana de una glándula apocrina.

apocrustic. Astringente y repelente.

apocynum. *Apocynum.* Género de plantas apocináceas. El *A. androsalmifolium* es expectorante y diurético. La raíz del *A. cannabinum* es catártica y expectorante.

apodactylic. Apodáctilico. Apodáctilo. Sin concurso directo de los dedos.

apodal. Apodal. Sin pies.

apodemialgia. Apodemialga. Deseo morboso de abandonar la patria y el hogar.

apodia. Apodia. Falta de pies.

apoenzyme. Apoenzima. Fracción proteica de una enzima que, juntamente con la coenzima, forma una enzima completa (holoenzima).

apoferment. Apofermento. (V. *apoenzyme.*)

apoferritin. Apoferritina. Proteína de la mucosa intestinal. Constituyente de la ferritina.

apogamia. Apogamia. Reproducción sexual. (V. *parthenogenesis.*)

apogamy. Apogamia. (V. *apogamia.*)

apogee. Apogeo. Momento de mayor gravedad de la enfermedad.

apokamnosis. Apocamnosis. (V. *apocamnosis.*)

apolar. Apolar. Sin polos o prolongaciones. Dícese de ciertas células nerviosas.

apolegamy. Apolegamia. Selección en la reproducción especialmente sexual.

apolepsis. Apolepsis. Supresión de un acto natural. || Cesación de una función.

apolipoprotein. Apolipoproteína. Partícula proteica de las lipoproteínas plasmáticas que se fija a la partícula lipídica para constituir la holoproteína.

Apollonia. Santa Apolonia, virgen y mártir del siglo III, patrona de los odontólogos.

Apollonius. Apolonio. Médico de Citio, Chipre, que vivió en el siglo I. || Médico griego que vivió por el año 200 antes de J. C. || Médico griego, del año 180 antes de J. C.

apollysin. Apolisina. Compuesto blanco cristalizado; ácido monoparafenetidincítrico. Analgésico y antipirético.

apomixia. Apomixis.

apomixis. Apomixis. (V. *parthenogenesis.*)

apomorphine. Apomofirna. Alcaloide cristalino derivado de la morfina. Emético, expectorante y relajante. F.: $C_{17}H_{17}NO_2$.

aponeurectomy. Aponeurectomía. Escisión de la aponeurosis de un músculo.

aponeurology. Aponeurología. Conocimientos relativos a las aponeurosis.

aponeurorrhaphy. Aponeurorrafia. Sutura de una aponeurosis.

aponeurosis. Aponeurosis. Membrana fibrosa, blanca, que envuelve a los músculos. || **abdominal** —. A. abdominal. De los músculos oblicuo y transverso abdominales. || **bicipital** —. A. del bíceps braquial. || **Denonvillier's** —. A. de Denonvilliers. Entre recto y próstata. || **palmar** —. A. palmar. En palma de mano y planta del pie. || **perineal** —. A. perineal. Cada una de las tres hojas en los músculos del perineo.|| **vertebral** —. Lámina delgada que encierra parcialmente el músculo erector de la columna vertebral. || **— of Zinn.** A. de Zinn. Ligamento de Zinn.

aponeurositis. Aponeurositis. Inflamación de una aponeurosis.

aponeurotome. Aponeurótomo. Bisturí para escindir la aponeurosis.

aponeurotomy. Aponeurotomía. Sección de una aponeurosis.

aponía. Aponía. Analgesia. || Sin fatiga.

aponomma. *Aponomma.* Género de garrapata que infesta reptiles tropicales.

apopathetic. Apopatético. Conducta individual adaptada a la presencia de otras personas.

apophylaxis. Apofilaxis. Disminución del poder filáctico de la sangre, tal como se observa en la fase negativa de la vacunoterapia.

apophysiari. Apofisario. (V. *apophyseal.*)

apophlegmatic. Apoflegmático. Que produce la expulsión de mucosidad o flemas de las vías aéreas. Sin.: Expectorante.

apophyseal. Apofisario. Relativo o perteneciente a la apófisis.

apophyseopathy. Apofiseopatía. Enfermedad de una apófisis.

apophysial. Apofisario. (V. *apophyseal.*)

apophysis. Apófisis. Eminencia natural de un hueso, que sirve para la articulación o la inserción muscular. || **basilar** —. A. basilar. Cuerpo basilar. || **cerebral** —. Cuerpo pineal. || **odontoid** —. Odontoides. A. del axis. || **pterygoid** —. Pterigoides. A. descendente a cada lado del esfenoides. || A. del palatino. || **— of Rau.** A. de Rau. A. larga del martillo.

apophysitis. Apofisitis. Inflamación de una apófisis. || **— tibial adolescentium.** A. tibial de los adolescentes. Enfermedad de Schlatter.

apoplasmatic. Apoplasmático. Perteneciente a sustancias producidas por células que forman parte de los tejidos de un organismo.

apoplectic. Apoplético. Afecto de apoplejía.

apoplectiform. Apopletiforme. Semejante a la apoplejía. Apoplectoide.

apoplectoid. Apopletiforme. (V. *apoplectiform.*)

apoplexy. Apoplejía. Abolición del funcionalismo cerebral, de diversas causas. || Extravasación de sangre en un órgano. || **abdominal** —. A. abdominal. Hemorragia intraperitoneal espontánea. || **adrenal** —. Hemorragia de las suprarrenales, en síndrome de Waterhouse-Friderichsen. || **bulbar** —. A. bulbar. Efusión sanguínea en el bulbo. || **capillary** —. A. capilar. Producida por rotura de capilares. || **cerebral** —. A. cerebral. || **pancreatic** —. A. pancreática. || **pontine** —. A. pontina. Localizada en el puente de Varolio o protuberancia anular. || **uteroplacental** —. A. uteroplacentaria. Desprendimiento extemporáneo de la placenta, de naturaleza tóxica.

apoprotein. Apoproteína. Fracción lipoproteica. **— C II.** A. de las lipoproteínas de alta densidad y de muy baja densidad que activan la enzima lipoproteinlipasa.

aporepressor. Apoinhibidor. En la teoría genética, un producto de los genes reguladores, de estructura desconocida, que se combina con el correpresor de bajo peso molecular para formar el represor completo, el cual inhibe específicamente la actividad de ciertos genes estructurales.

aposia. Aposia. Falta de sed. Adipsia.

aposome. Aposoma. Constituyente del cuerpo celular producido por la misma célula.

apostasis. Apostasis. Formación de un absceso. || Crisis o final de una enfermedad.

aposthia. Apostia. Falta congénita de prepucio.

Apostoli's treatment. Tratamiento de Apostoli. [G. Apostoli, médico francés, 1847-1900.] Tratamiento eléctrico de las enfermedades uterinas por introducción del polo positivo dentro del útero, con aplicación externa del polo negativo.

apothanasia. Apotanasia. Prolongación de la vida. Retraso de la muerte.

apothecary. Apotecario. Farmacéutico. Boticario.

apothesis. Apótesis. Reducción de una fractura o luxación. ‖ Reposición del cordón umbilical prolapsado.

apotoxin. Apotoxina. Término empleado por Richet para referirse al veneno que produce síntomas de anafilaxis.

apotripsis. Apotripsis. Remoción de la opacidad corneal.

apotropaic. Apotropaico. Profiláctico, que previene de las malas influencias (con amuletos, por ejemplo).

apoxemena. Apoxemena. Remoción de material en el tratamiento de la periodontitis.

apoxesis. Apoxesis. Remoción de detritus de la cavidad periodontal.

apozymase. Apozimasa. Fracción zimática que precisa la presencia de la cozimasa para formar la holozimasa.

apparatus. Aparato. Conjunto de partes que realizan una función. ‖ Instrumento o conjunto de instrumentos utilizados en intervenciones y experimentos. ‖ Apósito o vendaje aplicado al cuerpo para curar una enfermedad. ‖ **acustic**—. A. acústico. ‖ **Barcroft's** —. A. de Barcroft. Manómetro para el estudio de pequeñas muestras de sangre u otros tejidos. ‖ — **Golgi.** a. de Golgi. Red intracelular de fibras finísimas. ‖ **lacrimal**—. A. lagrimal. Glándula, canalículo y saco lagrimales. ‖ **Taylor's** —. A. de Taylor. Soporte para la columna vertebral utilizado en la enfermedad de Pott.

appearance. Apariencia. Manifestación visible de las características de una entidad.

appendage. Anejo, apéndice. Cosa o parte añadida. ‖ **atrial** —. A. auricular. ‖ **cecal**—. A. vermiforme. ‖ — **of the eye.** A. oculares. ‖ — **Of the fetus.** Membranas extraembriónicas (cordón umbilical, amnios y placenta). ‖ **ovarian** —. A. paraovárico. ‖ — **of the skin.** A. cutáneo. ‖ **uterine** —. A. del útero. ‖ **of ventricle of larynx.** Saco laríngeo.

appendagitis. Anexitis, apendicitis. Inflamación de un apéndice (anejo), especialmente de los epiploicos.

appendectomy. Apendicetomía. Extirpación quirúrgica del apéndice vermiforme

appendicectomy. Apendicectomía. (V. *appendectomy.*)

appendicitis. Apendicitis. Inflamación del apéndice vermiforme. ‖ **actinomycotic** —. A. por *Actinomyces israeli.* ‖ **amebic** —. A. por *Entamoeba histolytica.* ‖ — **by contiguity.** A. por contigüidad. ‖ **foreign body** —. A. por cuerpos extraños. Frecuentemente obstructiva. ‖ **fulminating** —. A. fulminante. De desarrollo rápido y fatal. ‖ **gangrenous** —. A. gangrenosa. ‖ — **obliterans.** A. obliterante. Con obliteración luminal. ‖ **perforating** —. A. perforativa. Con perforación del órgano. ‖ **recurrent**—. A. recurrente. Con ataques frecuentes. ‖ **traumatic** —. A. traumática. Causada por un traumatismo externo.

appendicocecostomy. Apendicocecostomía. Drena-

je del apéndice en el ciego por intervención quirúrgica.

appendicocele. Apendicocele. Hernia del apéndice.

appendicoenterostomy Apendicoenterostomía. Anastomosis entre apéndice e intestino por intervención quirúrgica.

appendicolithiasis. Apendicolitiasis. Formación de cálculos en la luz apendicular.

appendicolysis. Apendicólisis. Intervención para liberar de adherencias el apéndice.

appendicopathia. Apendicopatía. Término empleado para designar genéricamente las afecciones apendiculares.

appendicopathy. Apendicopatía. (V. *appendicopathia.*)

appendicostomy. Apendicostomía. Intervención por la que se aboca el apéndice a la pared abdominal. Operación de Weir.

appendicular. Apendicular. Relativo al apéndice.

appendix. Apéndice. Término anatómico que designa una parte suplementaria, accesoria o dependiente de un órgano. ‖ **auriclar** —. Orejuela auricular. ‖ **cecal** —. A. vermiforme. ‖ **ensiform** —. A. xifoideo. ‖ — **Morgagni.** A. de Morgagni. Pirámide de Lalonette. ‖ — **testis.** A. testicular. Hidátide de Morgagni. ‖ **vermiform** —. A. vermiforme. Divertículo del ciego. ‖ — **vesticulosi epoophori.** A. vesicular. Hidátide de Morgagni de la trompa de Falopia. ‖ **xiphoid** —. Xifoides.

apperception. Apercepción. Facultad de recibir, apreciar e interpretar las impresiones sensoriales.

appersonification. Apersonificación. Identificación propia con otra persona.

appestat. El centro cerebral (probablemente hipotalámico) relacionado con el control de la ingesta alimenticia.

appet. Término creado por Dunlap según el cual los pensamientos premonitorios constituyen en realidad deseos del individuo.

appetite. Apetito. Deseo de satisfacer una necesidad orgánica; especialmente, alimentarse. ‖ **excessive** —. Bulimia. ‖ **perverted** —. A. pervertido. Deseo de comer sustancias indigeribles o de practicar actos anfisiológicos.

applanatic. Aplanático. (V. *applanation.*)

applanation. Aplanático. Sin aberración de la esfericidad. En la córnea.

applanometer. Aplanómetro. Instrumento para la determinación de la presión intraocular en el galucoma.

appliance. Cualquier aparato utilizado para realizar o facilitar la práctica de una función determinada. Término con especial aplicación en ortodoncia.

applicator. Aplicador. Instrumento para aplicaciones locales. ‖ **radium** —. A. de radio. ‖ **sonic**—. Transductor electromecánico para aplicación local de ultrasonidos.

apposition. Aposición. Contacto de órganos adyacentes. (V. *juxtaposition.*)

apprehension. Aprenhensión. Percepción y comprensión. ‖ Miedo anticipado o ansiedad.

approach. En cirugía, procedimientos específicos de exposición de un órgano. || En psiquiatría, exposición de los propios sentimientos.

apracxic. Apráxico. Relativo a la apraxia.

apramycin. Apramicina. Antibiótico antibacteriano. F.: C_{21}-H_{41}-N_5O_{11}.

apraxia. Apraxia. Pérdida total de la facultad de realizar movimientos, sin que exista parálisis o ataxia. || **akinetic —.** A. acinética. || **amnestic —.** A. amnéstica. Es posible reproducir movimientos imitiados, pero no acciones espontáneas. || **cortical —.** A. motora. || **ideational —.** A. ideatoria. Uso impropio de los objetos. || **ideokinetic —.** A. ideocinética. No pueden realizarse los movimientos complicados por interrupción entre los centros de ideación y los de los miembros. || **motor —.** A. motriz. Imposibilidad de practicar actos voluntarios. || **transcortical—.** A. ideocinética.

aprindine. Aprindina. Utilizado como antiarrítmico. F.: $C_{22}H_{30}H_2$.

aprobarbital. Aprobarbital. Utilizado como sedante e hipnótico. F.: $C_{10}H_{14}N_2O_3$.

aprocta. Aprocta. Género de filaria.

aproctia. Aproctia. Ausencia congénita de ano o imperforación.

aprosexia. Aprosexia. Pereza intelectual por debilidad mental. Observada a menudo en catarro nasal (*aprosexia nasalis*).

aproxody. Aproxodia. Ausencia de variaciones normales en la intensidad, el tono y el ritmo del lenguaje.

aprosopia. Aproxopia. Ausencia congénita parcial o total de la cara.

aprosopus. Aprosopus. Feto malformado en el que falta parte o toda la cara.

aprotic. Aprótico. Dícese de aquella sustancia que no posee protones lábiles.

aprotinin. Aprotinina. Polipéptido obtenido de órganos animales.

APS. Abreviatura de *American Pediatric Society, American Phisiological society, American Protologic Society, American Psychological* y de *American Psychosomatic Society.*

apselaphesia. Apselafesia. Falta o pérdida del sentido del tacto superficial, conservando las sensaciones táctiles profundas.

APSGN. Abreviatura de *acute poststreptococal glomerulonephritis.*

apsithyria. Apsitiria. Afonía, generalmente histérica.

apsychia. Apsiquia. Disminución o pérdida de la consciencia.

apsychosis. Apsiquia. (V. *apsychia.*)

apt. Abreviatura de *alum-precipitated toxoid.*

APTA. Abreviatura de *American Physical Therapy Association.*

apterous. Aptero. Sin alas.

aptitude. Aptitud. Habilidad natural para ciertas cosas.

aptyalia. Aptialia. Aptialismo. Carencia de saliva. Sin.: Xerostomía.

aptyalism. Aptialismo. Aptialia. (V. *aptyalia.*)

APUD. Iniciales anglosajonas (*amine precursor uptake and decarboxylation*) con las que se designa un grupo de células endocrinas que aparentemente no tienen relación entre sí, pero que poseen una serie de características citoquímicas y ultraestructurales comunes y producen hormonas polipeptídicas y neurotransmisoras.

apudoma. Apudoma. Tumor formado por células APUD. Los más conocidos son argentofinoma (tumor carcinoide), gastrinoma, glucagonoma e insulinoma.

apulmonism. Apulmonismo. Ausencia congénita total o parcial de los pulmones.

apus. Apus. Monstruo fetal sin pies.

apyetous. Apurulento. Que no tiene pus. No supurativo.

apyknomorphous. Apicnomorfo. Célula nerviosa que carece de elementos cromatófilos agrupados de un modo compacto.

apyogenous. Apiógeno. Sin pus. No purulento.

apyous. Apiógeno. (V. *apyogenous.*)

apyrene. Apirenia. Sin núcleo o material nuclear.

apyrexia. Apirexia. Ausencia de fiebre o intervalo sin fiebre en una enfermedad febril.

apyrexial. Apirético. Sin fiebre.

apyrogenetic. Apirógeno. No productor de fiebre.

apyrogenic. Apirógeno. (V. *apyrogenetic.*)

aq. Abreviatura de *achievement quotient.*

Aq. Aq. Abreviatura de *aqua*, agua, || **— pur.** a. pura.

aqua. Agua. Elemento esencial de los tejidos y líquidos orgánicos. || **— amnii.** Líquido amniótico. || **— anisi.** A. de anís. || **— aromática.** A. aromática. || **— destillata.** A. destilada. || **— sterilisata.** A. esterializada. || **— vitae.** Coñac.

aquaeductus. Acueducto. Conducto para la conducción de un líquido o estructura anatómica. || **— cerebri.** A. de silvio. || **— cochleae.** A. de caracol o cóclea. || **— vestibuli.** A. de Cotunnius. En la superficie posterior del peñasco. || **— of Falopius.** A. de Falopio. Para el nervio facial en el peñasco.

aquaphopbia. Acuafobia. Temor patológico al agua.

aquapuncture. Acuapuntura. Inyección subcutánea de agua.

aqueduct. Acueducto. (V. *aquaeductus.*)

aqueductus. Acueducto. (V. *aquaeductus.*)

aqueous. Acuoso. Que contiene mucha agua o secreción acuosa.

aquiparous. Acuíparo. Que produce agua o secreción acuosa.

aquocapsulitis. Acocapsulitis. Iritis serosa.

aquula. Diminutivo de agua. Corriente pequeña. || **— externa.** Perilinfa. || **— interna.** Endolinfa.

AR. Abreviatura de *Alarma Reaction. Aortic Regurgitation* y de *Artificial Respiration.*

Ar. Ar. Símbolo químico del argón.

ARA. Abreviatura de *American Rheumatism Association.*

ara-A. Abreviatura de *adenin arabinoside.*

92

araban. Arabana. Azúcar de la goma arábiga. F.: $(C_5H_{10}O_5)_n$.

arabanase. Arabanasa. Enzima que cataliza la hidrólisis de la arabana a arabinosa.

arabate. Arabato. Sal del ácido arábico.

arabin. Arabina. Hidrato de carbono amorfo, componente de la goma arábiga. F.: $(C_5H_{10}O_5)_2 + H_2O$.

arabinose. Arabinosa. Azúcar de goma soluble en agua fría. F.: $CH_2OH(CHOH)_3CHO$.

arabinosis. Arabinosis. Intoxicación por arabinosa que normalmente produce nefrosis.

arabinosuria. Arabinosuria. Presencia de arabinosa en la orina.

arabite. Arabita. Sustancia cristalizable, dulce. F.: $C_5H_{12}O_5$.

arabitol. Arabitol. Formado por reducción de la arabinosa. F.: $CH_2OH(CHOH)_3CH_2OH$.

ara-C. (V. *cytarabine*.)

arachidate. Araquidato. Forma iónica del ácido araquídico.

arachnephobia. Aracnofobia. Temor patológico a las arañas.

arachnid. Arácnido. Perteneciente a la clase de los arácnidos.

archnida. Arácnidos. Clase de artrópodos que incluye los escorpiones.

arachnidism. Aracnidismo. Estado patológico producido por la picadura de arañas.

arachnitis. Aracnitis. Aracnoiditis. Inflamación de la aracnoides. Sin.: Leptomeningitis externa, meningitis serosa.

arachno-. Aracno-. Prefijo relacionado con la membrana aracnoidea o con la araña.

arachnodactylia. Aracnodactilia. Dedos de arañas. Longitud excesiva de los dedos de mano o pie. Dolicostenomelia. Síndrome de Marfan.

arachnodactyly. Aracnodactilia. (V. *arachnodactylia*.)

arachnogastria. Aracnogastria. Vientre de araña; protuberancia del abdomen, especialmente ascitis en personas delgadas con cirrosis hepática.

arachnoid. Aracnoides. Aracnoides. Aracnoideo. Relativo a picadura de araña. || Membrana meníngea muy delicada. || **cranial** —. A. encefálica. || **spinal** —. A. espinal.

arachnoiditis. Aracnoiditis. Aracnitis. (V. *arachnitis*.)

arachnolysin. Aracnolisina. Principio activo hemolítico del veneno de araña.

arachnophobia. Aracnofobia.(V. *arachnephobia*.)

arachnopia. Aracnopia. Aracnoides y piamadre consideradas como un solo órgano. Piaracnoides.

arachnorhinitis. Aracnorrinitis. Enfermedad de los conductos nasales producida por la presencia de una araña.

arack. Arack. Arrack. Licor alcohólico destilado de los dátiles, arroz, etc., usado en la India.

araiocardia. Araiocardia. Lentitud en la frecuencia cardiaca. Bradicardia.

aralia. Aralia. Género de plantas araliáceas, aromáticas y diaforéticas, muy utilizadas antes en medicina.

Aran-Duchenne's disease. Enfermedad de Aran-Duchenne. [F. A. Aran, médico francés, 1817-1861; G. B. A. Duchenne, neurólogo francés, 1806-1875.] Atrofia muscular progresiva mielógena que comienza por los miembros superiores.

Aran's law. Ley de Aran. [F. A. Aran, médico francés, 1817-1861.] Las fracturas de la base del cráneo debidas a traumatismos en la bóveda se extienden por irradiación, siguiendo la línea del círculo más corto.

Arantius' bodies. Cuerpos (nódulos) de Arancio. [J. C. Arantius, anatomista italiano, 1530-1589.] Tubérculos de fibrocartílago en los vértices de las válvulas semilunares pulmonares y aórticas.

araphia. (V. *dysraphia*.)

arbaprostil. Arbaprostil. Prostaglandina de tipo E. F.: $C_{21}H_{34}O_5$.

arbitrary. Arbitrario. Que depende del propio deseo. || A discreción, no fijo. || Basado en una opinión.

arbor. Arbol. En medicina, toda disposición que recuerde la ramificación vegetal. || — **vitae.** A. de la vida en el cerebelo.

arborescent. Arborescente. Con el aspecto ramificado de un árbol.

arborization. Arborización. Ramificación de ciertas expansiones de las células nerviosas. || Terminación de una fibra nerviosa en una fibra muscular. || Forma de los vasos capilares por efecto de la inflamación.

arborvirus. Arbovirus. Compuesto de virus agrupados basándose en sus caracteres ecológicos. Ocasionan diversas enfermedades.

arbovirus. Arbovirus. (V. *arborvirus*.)

arbutin. Arbutin. Glucósido del *Arbutus*.

arbutus. *Arbutus*. Género de árboles y arbutos ericáceos, como el madroño y la *Uva ursi*.

ARC. Abreviatura de *AIDS-related complex, American Red Cross,* y de *anomalous retinal correspondence.*

arc. Arco. Porción de una línea curva. Organo o porción de órgano con esta forma. || **abdominothoracic** —. A. abdominotorácico. || — **of the aorta.** A. de la aorta. Entre las posiciones ascendente y descendente (cayado). || **crural**—. Ligamento inguinal. || **crural deep** —. A. crural profundo. || **femoral superficial** —. Ligamento inguinal. || **labial** —. A. labial. || **plantar** —. A. plantar. || **superficial palmar** —. A. palmar superficial. || **pulmonary** —. A. pulmonar. El quinto de los arcos aórticos en el lado izquierdo. || **Riolan's** —. A. de Riolano. Formado por el mesocolon transverso. || **Treitz's** —. A. de Treitz. A. compuesto por la arteria cólica superior izquierda y la vena mesentérica, entre la porción ascendente del duodeno y el borde del riñón izquierdo. || **zygomatic** —. A. cigomático o temporal.

arcade. Arcada. Estructura anatómica compuesta

por una serie de arcos. ‖ **alveolar** —. A. alveolar o dentaria. ‖ **Flint's** —. A. de Flint. Arco arteriovenoso en la base de las pirámides renales.

arcaine. Arcaína. Base tóxica aislada de un molusco lamelibranquio.

arcanum. Arcano. Remedio secreto.

arcella. Arcella. Género de ameba.

arch. Arco. (V.*arc.*)

arch-, arche-, archi-. Arc-, arque-, arqui-. Prefijos que indican «comienzo», «original» o «primero».

Archagathus. Arcágato. Cirujano griego establecido en Roma en el año 219, inventor de un emplasto.

archaic. Arcaico. Muy antiguo.

archamphiaster. Arcanfiáster. Anfiáster que produce glóbulos polares.

archangium. *Archangium.* Género de esquizomicetos.

archebiosis. Arquebiosis. Abio´genesis. (V.*abiogenesis.*)

archecentric. Arquecéntrico. Tipo primitivo de estructura del que se derivan los otros tipos en los miembros del grupo.

archegenesis. Arquegénesis. Abiogenesia. (V. *abiogenesis.*)

archegonium. Arquegonio. Organo femenino de una planta criptógama que participa en la formación de esporos sexuales.

archegony. Arquegonía. Abiogenesia. (V. *abiogenesis.*)

archencephalon. Arquencéfalo. Cerebro primitivo. ‖ Vesícula cerebral anterior.

archenteron. Arquenteron. Intestino primitivo. Sin.: Celenterio o celenterón.

archeocinetic. Arqueocinético. Aplicado al tipo primitivo del mecanismo nervioso motor, ganglionar y periférico.

archeocyte. Arqueocipo. Célula amebiana emigrante.

archeokinetic. Arqueocinético. (V. *archeocinetic.*)

archesperm. Arquesperma. El contenido fertilizado de un arquegonio.

archespore. Arquesporio. La masa de células productoras de las células madres.

archesporium. Arquesporio. (V. *archespore.*)

archetype. Arquetipo. Tipo o forma ideal. Sin.: Arquicentro, prototipo.

archiblast. Arquiblasto. Material formativo o protoplasma de un huevo. ‖ Término para la parte fundamental de las capas blastodérmicas, para distinguirla de la porción conjuntiva.

archiblastoma. Arquiblastoma. Tumor derivado de la sustancia arquiblástica o parenquimatosa. Mioma, neuroma, epitelioma, etc.

archicarp. Grupo de células que incluyen el ascogonio.

archicenter. Arquicentro. Arquetipo. (V. *archetype.*)

archicerebellum. Arquicerebelo. Desarrollo primitivo de la porción del cerebelo, relativamente importante en el hombre.

archicortex. Arquipalio. Porción olfatoria del rinencéfalo.

archicyte. Arquicito. Ovulo fertilizado antes de la segmentación.

archicytula. Arquicítula. Huevo fertilizado al principio de la diferenciación nuclear.

archigaster. Arquigastro. Conducto digestivo primitivo del embrión.

archigastrula. Arquigástrula. Gástrula en fase muy primitiva de desarrollo.

Archigenes of Apamea. Arquígenes de Apamea. Médico griego que practicó en Roma a principios del siglo II.

archigenesis. Arquigénesis. (V. *archebiosis.*)

archigonocyte. Arquigonocito. Primitiva célula germen, formada en la segmentación del óvulo fecundado.

archikaryon. Arquicarion. Núcleo del óvulo fecundado.

archil. Arquilo.Liquen *Rocella tinctoria.* ‖ La esencia de la materia.

archimorula. Arquimórula. Masa de células originadas de la división del arquicito, que precede a la arquiblástula y arquigástrula.

archinephron. Arquinefrón. Cuerpo de Wolf.

archineuron. Arquineurona. Neurona motora central (Waldeyer).

archipallium. Arquipalio. Porción olfatoria del rinencéfalo que comprende el hipocampo.

archiplasm. Arquiplasma. La materia viva más primitiva. Sin.: Arquisoma, idiosoma, arcoplasma.

archispore. Arcosporo. (V. *archespore.*)

archistome. Arquistoma (V. *blastopore.*)

archistriatum. Arquistriado. Estriado primitivo, representado en el hombre por el núcleo amigdalino.

architectonic. Arquitectónico. Perteneciente al modelo arquitectónico. ‖ Estructura del cerebro.

architis. Arquitis. Inflamación del ano. ‖ Proctitis.

archo-. Arco-. Prefijo que se refiere a relación con el recto o el ano.

archocele. Arcocele. Rectocele. hernia o prolapso del recto.

archoplasm. Arcoplasma. Sustancia constituyente de la figura acromática. Sin.: Cinoplasma.

archoptosis. Arcoptosis. Prolapso del recto.

archorrhagia. Arcorragia. Hemorragia rectal.

archorrhea. Arcorrea. Flujo líquido por el ano.

archostenosis. Arcostenosis. Estenosis del recto.

archusia. Sustancia hipotética que se pensó que era necesaria para el crecimiento celular.

arciform. Arciforme. En forma de arco (fibras nerviosas del bulbo)

arcospore. Arcospora. Espora contenida en un saco especial o asca.

arctation. Arctacion. Estrechez de un conducto.

arctostaphylos uva-ursi. *Arcostaphylos uva-ursi.* Gayuba. Astringente, diurético.

arcual. Relativo al arco.

arcuate. Arqueado. En forma de arco.

arcus. Arco. (V. *arch.*)
ard. Abreviatura de *acute respiratory disease.*
ardanesthesia. Ardanestesia. (V. *thermanesthesia.*)
ardent. Ardiente. Que produce sensación intensa de calor. Urente.
ardor. Ardor. Calor intenso. || — **urinae.** Dolor quemante en la uretra durante la micción. || — **ventriculi.** Pirosis.
area. Area. Superficie limitada. || Término utilizado en anatomía para designar una región específica o funcional. || — **acústica.** A. vestibular. || **aortic** —. A. aórtica. De proyección de la aorta en el tórax. || **Bamberger's** —. A. de Bamberger. Indicativa de derrame pericárdico. || **Betz cell** —. A. de Betz. A. psicomotora. || **Broca's** —. A. de Broca. Circunvolución en hemisferio cerebral. || — **celsi.** Alopecia areata. || **Cohnheim's**—. A. de Cohnheim. A. oscuras de circunferencia brillante observadas en la sección transversal de una fibra muscular. || **cribriform**—. A. cribosa. Poros en la papila renal. || **embryonic**—. A. embrionaria. A. germinativa. || **excitomotor** —. A. excitomotora. A. cerebral que incita el movimiento voluntario. || **gastric** —. A. gástrica. Zona de proyección en la superficie del cuerpo del estómago. || **germinal** —. A. germinativa. Punto en un lado de la membrana vitelina donde comienza el desarrollo del embrión. || **Kiesselbach's** —. A. de Kiesselbach. A. en la parte anterior del tabique nasal. || **Laimer-Haeckerman** —. A. de Laimer-Haeckerman. Región entre faringe y esófago. || **Little's** —. A. de Little. A. de Kiesselbach. || — **pellucida.** A. pelúcida. Parte central, clara, del á. germinativa. || **psychomotor** —. A. psicomotora. A. situada delante de la cisura central de Rolando. || **rolandic** —. A. rolándica. A. motora. || **sensory** —. A. sensorial. || **septal** —. A. septal. Superficie interna de cada mitad del *septum lucidum.* || **silent**—. A. silenciosa. A. cerebral en la que un traumatismo no produce impresiones motoras ni sensoriales. || **somesthetic** —.A. somestésica. A. destinada a recibir las sensaciones táctiles en la circunvolución poscentral. || **vitellina** —. A. vitelina. En los huevos mesoblásticos. || **Wernicke's** —. A. de Wernicke. Formada por las circunvoluciones angular y supramarginal y dos porciones temporales.
areata. Areata. Por zonas, como en la alopecia areata.
areca. Areca. Género de palmeras asiáticas.
arecoline. Arecolina. Alcaloide líquido miótico y antihelmíntico de la areca. Muy venenoso. F.:$C_8H_{13}NO_2$. || — **hydrobromide.** Bromhidrato de a. Compuesto cristalino blanco, utilizado en el glaucoma y como antihelmíntico.
areflexia. Arreflexia. Ausencia de reflejos.
aregenerative. Arregenerativo. Caracterizado por ausencia de regeneración. En la anemia aplástica especialmente.
arenation. Arenación. Amnoterapia, amoterapia. Tratamiento mediante baños de arena.

arenavirus. Arenavirus. Grupo de virus constituidos por partículas virales pleomórficas, de 50 a 300 mm de diámetro, que contienen cuatro segmentos grandes y de uno a tres segmentos pequeños de RNA monocatenario. Los ribosomas presentes en las partículas virales les confieren una apariencia arenosa. A este grupo pertenecen el virus de la coriomeningitis y los de la fiebre hemorrágica americana. Los huéspedes habituales son los roedores.
arenobufagin. Arenobufagina. Principio tóxico cardiaco de las glándulas cutáneas del sapo *Bufo arenarum.*
arenoid. Arenoide. Semejante a la arena.
areocardia. Areocardia. (V. *bradycardia.*)
areola. Areola. Pequeño espacio o intersticio entre las fibras, láminas o capilares de ciertos tejidos. || Zona oscura que rodea el pezón. || **Chaussier's** —. A. de Chaussier. A. de induración de una pústula malinga. || — **mammae.** A. de la mama. ||— **papillaris.** A. papilar de la mama. || — **second.** A. secundaria. Anillo que rodea la a. papilar durante el embarazo.
areolar. Areolar. Perteneciente a la areola.
areolitis. Areolitis. Inflamación de la areola mamaria.
areometer. Areómetro. (V. *hydrometer.*)
Aretaeus. Areteo. Médico griego; autor de una obra sobre las enfermedades agudas y crónicas.
arg. Abreviatura de *argentum* (plata) y de *arginine* (arginina).
argamblyopia. Argambliopía. Ambliopía por prolongado desuso de la visión.
argas. Argas. Género de garrapatas de la familia de los ixódicos. || — **miniatus persicus.** Chinche de Miana, chinche azul. || — **reflexus.** Acaro hallado en palomos.
argema. Argema. Ulcera de la córnea.
argentaffin. Argentafin. Que se tiñe fácilmente por las sales de plata.
argentaffinoma. Argentafinoma. Tumor carcinoide de tracto digestivo, constituido por células cromargentafines.
argentation. Argentación. Coloración con una sal de plata. || Argiria.
argentic. Argéntico. Que contiene plata.
argentum. Argentum. Plata
argilla. Arcilla. Empleada angituamente en heridas.
argillaceous. Arcilloso. Compuesto de arcilla.
arginase. Arginasa. Enzima hepática que descompone la arginina en urea y ornitina.
arginine. Arginina. Aminoácido producido por la digestión de las proteínas. F.: $C_6H_{14}N_4O_2$.
argininsuccinate. Argininsuccinato. Compuesto formado por la condensación de ácido aspártico y citrulina.
argipressin. Argipresina. 8-α arginina vasopresina.
argon. Argón.
Argyll Robertson pupil (sign). Signo de Argyll Robertson. [D. M. C. Argyll Robertson, médico escocés, 1837-1909.] Pérdida del reflejo pupilar a

la luz, con reflejo de la acomodación conservado. Signo de tabes y parálisis general.

argyremia. Argiremia. Presencia de plata o de sales de plata en la sangre.

argyria. Argiria. Argiriasis. Coloración grisácea de la piel y las mucosas debida al uso interno de preparaciones de plata.

argyriasis. Argiriasis. Argiria. (V. *argyria.*)

argyrol. Argirol. Peptonato, caseinato o vitelinato de plata. Usado en blenorragia, conjuntivitis, etc.

argyrophil. Argirófilo. Que se tiñe facilmente con sales de plata.

argyrosis. Argirosis. (V. *argyria.*)

arhigosis. Arrigosis. Ausencia de sensación de frío.

arhinencephalia. Arrinencefalia. Ausencia congénita de rinencéfalo.

arhinia. Arrinia. Ausencia congénita de la nariz.

arhytmia. Arritmia. (V. *arrhytmia.*)

Arias Stella reaction. Reacción de Arias Stella [J. Arias Stella, médico peruano, n. en 1920.] Cambios en las células del epitelio endometrial.

ariboflavinosis. Arriboflavinosis. Deficiencias de riboflavina en la dieta.

aricine. Aricina. Alcaloide de una clase de corteza de quina.

aril-. Aril-. Arilo-. Prefijo que designa un radical orgánico dela serie aromática.

arildone. Arildona. Agente antiviral. F.: $C_{20}H_{29}ClO_4$.

aristin. Aristina. Principio cristalino de varias especies de *Aristolochia.*

aristocardia. Aristocardia. Desviación del corazón a la izquierda.

aristogenesis. Aristogénesis. Aristogenia. Estudio de las condiciones más favorables para mejorar las futuras generaciones humanas.

aristogenic. Aristogénico. Relativo a la aristogenia.

aristolochia. Aristolochia. Género de plantas dicotiledóneas.

aristolochine. Aristoloquina. Principio tóxico y amargo obtenido de la *Aristolochia serpentaria.*

Aristotle's anomaly. Experimento de Aristóteles. [Aristóteles, filósofo griego.] Poniendo una bolita entre los dedos cruzados de una mano, el sujeto, con los ojos cerrados, percibirá la sensación de dos objetos.

arkyochrome. Arquiocroma. Célula nerviosa cuya sustancia cromática se dispone enforma de red.

Arloing-Curmont test. Reacción de Arloing-Courmont. [S. Arloing, patólogo francés, 1846-1911; P. Courmont.] Reacción de Widal, aplicada a la tuberculosis.

Arlt's operation, recessus sinus, trachoma. Operación de Arlt. [F. R. von Arlt, oftalmólogo vienés, 1812-1887.] Nombre de diversas operaciones oftalmológicas: blefaroplastia, entropión, enucleación, tarsorrafia. || —**sinus.** Seno de A. Pequeña fosita accidental en la parte inferior del sacro lacrimal. || — **trachoma.** Tracoma de A. Conjuntivitis granulosa.

arm. Brazo. Extremidad superior de una estructura || Porción del miembro superior, entre hombro y codo. || En genética, una de las porciones de un cromosoma mitótico a cada lado del centrómero. || **bird** —. Aspecto del antebrazo consecutivo a la atrofia muscular del mismo. || **lawn tennis** —. Codo de tenis.

armadillo. Armadillo. Mamífero de América del Sur, considerado como reservorio del *Trypanosoma cruzi.*

armamentarium. Armamentario. Equipo o instalación que incluye libros, instrumentos, medicamentos y utensilios quirúrgicos.

Armannin-Ebstein cells. Células de Armanni-Ebstein. [L. Armanni, patólogo italiano, 1839-1903; W. Ebstein, médico alemán, 1836-1912.] Células epiteliales con depósitos de glicógeno en la porción terminal del asa de Henle.

armature. Armadura. Organo o estructura protectora.

armigeres. *Armigeres.* Género de mosquito. || — **obturans.** Agente transmisor del dengue.

armillifer. Armillífero. Genero de *Porocephalidae.*

armpit. Axila. Fosa axilar.

Armstrong's disease. Enfermedad de Armstrong. Coriomeningitis linfocítica.

Arndt-Schulz law. Ley de Arndt-Schulz. [R. Arndt, psiquiatra alemán, 1835-1900; H. Schulz, farmacólogo alemán, 1853-1932.] Los estímulos débiles aumentan la actividad y los muy fuertes la inhiben o la suprimen.

Arneth's formula (classification, count, index). Fórmula índice de Arneth. [J. Arneth, médico alemán, 1873-1955.] Clasificación de los leucocitos polimorfonucleares en cinco grupos.

arnica. Arnica. Las flores y raíces del *Arnica montana* se emplean como estimulantes cardiacos.

ARNMD. Abreviatura de *Association for Research in Nervous and Mental Disease.*

Arnold of Villanova. Arnaldo de Vilanova. Famoso médico llamado *el Catalán* (1240-1311), autor de numerosos libros sobre medicina, alquimia y religión.

Arnold's bodies. Cuerpos de Arnold. [J. Arnold, patólogo alemán, 1835-1915.] Eritrocitos segmentados vistos en sangre.

Arnold's canal. Conducto de Arnold. [P. F. Arnold, anatomista alemán, 1803-1890.] Se encuentra en el peñasco y está ocupado por la rama auricular del neumogástrico. || — **ganglion.** Ganglio de a. Situado debajo del agujero oval del esfenoides. || — **operculum.** Opérculo de A. Opérculo de la isla de Reil.

Arnold's test. Reacción de Arnold. [V. Arnold, médico austriaco, n. en 1864.] Muchos alcaloides, triturados con ácido sulfúrico concentrado producen reacciones colorantes específicas añadiendo alcohol o potasa en determinadas proporciones.

Arnold-Chiari's malformation. Deformación de Arnold-Chiari. [J. Arnold, patólogo alemán, 1835-

1915; H. Chiari, patólogo alemán, 1851-1916.] Platibasia, con enclavamiento del bulbo y el cerebelo, junto a defectos como espina bífida, hidrocefalia, etc.

Arnott's bed. Colchón de Arnott. [N. Arnott, médico escocés, 1788-1874.] Colchón de agua.

Arnoux's sign. Signo de Arnoux. Ritmo peculiar del latido cardiaco fetal en el embarazo gemelar, semejante al trote de los caballos.

ARO. Abreviatura de *Association for Research Ophtalmology.*

aroma. Aroma. Fragancia u olor, especialmente de un medicamento, comida o bebida.

aromatase. Aromatasa. Enzima que cataliza la aromatización de su sustrato.

aromatic. Aromático. Que tiene un olor penetrante. ‖ Denominación de los compuestos de carbono derivados del benzeno. ‖ Sustancia medicinal olorosa con propiedades estimulantes.

aromine. Aromina. Alcaloide aromático de las orinas que contienen derivados bencénicos.

Aron's test. Reacción de Aron. [H. Aron, pediatra alemán, n. en 1881.] Variedad de suero antiestreptocócico.

arousal. Alerta, vigilancia. Estado en el que el individuo responde a los estímulos sensoriales.

arprinocid. Arprinocid. Coccidiostático.

arrachement. Extracción de una catarata membranosa mediante la tracción de la cápsula a través de una incisión corneal.

arrack. Arrack (V. *arack.*)

arrangement. Disposición, distribución. La disposición u organización espacial de las partes.

arrector pili. *Arrector pili.* Fibras musculares cuya contracción eriza el cabello.

arrest. Detención, parada. ‖ **cardiac** —. D. cardiaca. ‖ **developmental** —. D. del desarrollo. ‖ **epiphyseal**—. D. epifisaria. ‖ **heart**—. D. cardiaca. ‖ **maturation**—. D. de la maduración.

arrhaphia. Disrafia. Anomalía de la oclusión del tubo neural primitivo u otros rafes laterales.

Arrhenius theory (doctrine). Ley de Arrhenius (teoría de). [S. R. Arrhenius, químico, sueco, 1859-1927.] Sólo las soluciones de elevada disociación electrolítica son eléctricamente conductoras.

arrhenoblastoma. Arrenoblastoma. Arrenoma. Andreoblastoma. (V. *andreioma.*)

arrhenogenic. Arrenogénico. Productor de caracteres masculinos.

arrhenokaryon. Organismo producido por androgénesis.

arrhenoma. Arrenoma. (V. *androma.*)

arrhenoplasm. Arrenoplasma. Elemento o idioplasma masculino.

arrhenotocia. Arrenotocia. Producción exclusivamente de machos.

arrhenotoky. La producción de machos sólo por una madre virgen.

arrhigosis. Arrigosis. Ausencia de la sensación de frío.

arrhincephaly. Arrincefalia. (V. *arhinencephalia.*)

arrhinia. Arrinia. (V. *arhinia.*)

arrhythmia. Arritmia. Alteración del ritmo, fundamentalmente cardiaco. Se incluyen los extrasístoles, bloqueo cardiaco, flutter, fibrilación, etc. ‖ **continous** —.A. continua. Perpetua. ‖ **nodal**—. A. nodal. Ritmo nodal. ‖ **respiratory** —. A. respiratoria. A. cardiaca que coincide con los movimientos respiratorios. ‖ **sinus** —. A. sinusal. Por alteración en el nodo sinoauricular.

arrhytmogenic. Arritmogénico. Productor de arritmia.

arrhytmokinesis. Arritmocinesis. Pérdida de la facultad de realizar movimientos voluntarios siguiendo un ritmo determinado.

arrosion. Arrosión. Erosión.

arrow. Flecha. Instrumento o herramienta acabado en punta.

arrowroot. Arruruz. Fécula obtenida del rizoma de la *Maranta arundinacea.* Antidiarreico.

Arroyo's sing. Signo de Arroyo. [Carlos F. Arroyo, médico sudamericano, 1892-1928.] Astenocoria. Pereza del reflejo pupilar.

ARRS. Abreviatura de *American Roentgen Ray Society.*

ARS. Abreviatura de *American Radium Society.*

arsacetin. Arsacetina. Polvo blanco cristalizado compuesto de arsénico. Empleado en la sífilis y enfermedades por protozoos.

arsamin. Arsamina. Atoxil. Compuesto del que derivan los arsenicales pentavalentes.

arsenate. Arseniato. Sal del ácido arsénico.

arseniasis. Arseniasis. Intoxicación crónica por arsénico.

arsenic. Arsénico. Elemento sólido. Símbolo: As. Sus sales son usadas en diversas enfermedades. ‖ — **disulfide.** Bisulfuro de a. Colorante y, a veces, usado como medicamento. ‖ — **trisulfide.** Trisulfuro de a. Colorante y medicamento.

arsenical. Arsenical. Perteneciente a, o que contiene arsénico.

arsenicalism. Arsenicalismo. Envenenamiento crónico por arsénico.

arsenicophagy. Arsenicofagia. (V. *arsenophagy.*)

arsenide. Arseniuro. Combinación de arsénico con uno o más metales.

arsenious. Arsenioso. Que contiene arsénico.

arsenism. Arsenismo. Envenenamiento crónico por arsénico.

arsenite. Arsenito. Sal de ácido arsenioso.

Arsenization. Arsenización. Tratamiento con compuestos de arsénico.

arseno-. Arseno-. Prefijo que indica presencia de As.

arsenoactivation. Arsenoactivación. Intensificación de las manifestaciones de la sífilis al tratarla con compuestos arsenicales.

arsenoautohemotherapy. Arsenoautohematoterapia. Autohematoterapia en la que la jeringuilla de aspiración lleva la dosis correspondiente del preparado arsenical.

arsenobenzene. Arsenobenceno. Compuesto usado

para el tratamiento de enfermedades producidas por espiroquetas. Salvarsán.

arsenobillon. Arsenobillón. Salvarsán.

arsenoblast. Arsenoblasto. Elemento masculino de una célula sexual. Arrenoplasma.

arsenoceptor. Arsenoceptor. Quimioceptor para las preparaciones arsenicales.

arsenophagy. Arsenofabia. Hábito de ingerir arsénico.

arsenorelapsing. Arsenorrecaída. Recaída después de la curación aparente debida a tratamiento arsenical.

arsenoresistant. Arsenorresistente. Que resiste a la acción del arsénico.

arsenotherapy. Arsenoterapia. Tratamiento medicamentoso con arsénico o preparados arsenicales.

arsenous. Arsenioso. (V. *arsenious.*)

arsenoxide. Arsenóxido. Compuesto tóxico formado en los tejidos por la reducción del salvarsán.

arsenum. Arsénico.

arsine. Arsina. Arseniuro de hidrógeno.

arsonium. Arsonio. radical monovalente AsH_4 que actúa como el amonio en las combinaciones.

arsphenamine. Arsfenamina. Salvarsán en Estados Unidos y Alemania. Empleado para el tratamiento de la sífilis. F.: $[OH \bullet C_6H_2(NH_2\text{-}HCl) \bullet As:]_2$.

arsthinol. Arstinol. Agente activo contra la amebiasis. F.: $C_{11}H_{14}AsNO_3S_2$.

artarine. Artarina. Alcaloide estimulante cardiaco. F.: $C_{21}H_{23}NO_4$.

artefact. Artefacto. Producto artificial. Cambio debido a manipulación.

artemisia. Artemisia. Género de plantas compuestas por varias especies medicinales.

arteralgia. Arteralgia. Dolor arterial.

arterectomy. Arteriectomía. Resección de un segmento arterial.

arterenol. Arterrenol. Norepinefrina.

arteri-. Arteri-. Prefijo que indica relación con arteria o arterias.

arteria. Arteria. (V. *artery.*)

arteriagra. Arteriagra. Afección gotosa de una arteria.

arterial. Arterial. Relativo a una arteria o arterias.

arterialization. Arterialización. Cambio de sangre venosa en arterial, en los pulmones.

arteriasis. Arteriasis. Degeneración de las paredes arteriales.

arteriectasia. Arteriectasia. Dilatación de una arteria.

arteriectasis. Arteriectasia. (V. *arteriectasia.*)

arterictomy. Arteriectomía. (V. *arterectomy.*)

arteriectopia. Arteriectopía. Situación anómala de una arteria.

arteriocapillary. Arteriocapilar. Relativo a arterias y capilares.

arteriochalasis. Arteriocalasia. Relajación de las paredes arteriales.

arteriodilating. Arteriodilatación. Aumento del calibre arterial.

arteriofibrosis. Arteriofibrosis. Fibrosis de la pared arterial.

arteriogenesis. Arteriogénesis. Formación de las arterias.

arteriogram. Arteriograma. Esfigmograma. Gráfica del pulso arterial.

arteriography. Arteriografía. Radiografía arterial tras la inyección de contraste opaco.

arteriola. Arteriola. Pequeña rama arterial.

arteriolar. Arteriolar. Relativo a las arteriolas.

arteriole. Arteriola. (V. *arteriola.*)

arteriolith. Arteriolito. Concreción calcárea en una arteria.

arteriolitis. Arteriolitis. Inflamación de una arteriola.

arteriology. Arteriología. Parte de la anatomía dedicada al estudio de las arterias.

arteriolonecrosis. Arteriolonecrosis. Necrosis arteriolar (en nefroesclerosis, p. ej.).

arteriolosclerosis. Arteriolosclerosis. Esclerosis arteriolar. || **hyaline**—. A. hialina. || **hyperplastic**—. A. hiperplásica.

arteriomalacia. Arteriomalacia. Reblandecimiento de las paredes arteriales.

arteriometer. Arteriómetro. Aparato para medir los cambios de calibre en una arteria pulsátil.

arteriomotor. Arteriomotor. Vasomotor arterial.

arteriomyomatosis. Arteriomiomatosis. Desarrollo irregular de fibras musculares en las paredes arteriales, con engrosamiento de éstas.

arterionecrosis. Arterionecrosis. Necrosis de una arteria o arterias.

arteriopathy. Arteriopatía. Enfermedad de las arterias, en sentido estricto como proceso no inflamatorio. || **obliteration of the supraaortic branch.** obliterante. Cuadro clínico que tiene como base la oclusión orgánica de un tramo arterial. El origen puede ser degenerativo, inflamatorio o mecánico. Su manifestación promordial es el síndrome isquémico. Son paradigmas la arteriosclerosis, la tromboangitis obliterante, la arteritis de Takayasu-Martorell y la enfermedad de Mönckeberg. || **pulmonary arteriopathy.** pulmonar. Enfermedad de Bredt: enfermedad reumática o alérgica de las arterias pulmonares de mediano o pequeño calibre, con aparición de hipertensión pulmonar y cor pulmonale.

arterioperissia. Arterioperisia. Desarrollo arterial exagerado.

arteriophlebotomy. Arterioflebotomía. Sangría local

arterioplania. Arterioplania. Situación en la cual una arteria toma un curso anormal.

arterioplasty. Arterioplastia. Cirugía plástica en las arterias.

arteriopressor. Arteriopresor. Que produce aumento de la presión sanguínea en las arterias.

arteriorenal. Arteriorrenal. Relativo a las arterias y riñón.

arteriorrhagia. Arteriorragia. Hemorragia arterial.

arteriorrhaphy. Arteriorrafia. Sutura de una arteria.

arteriorrhexis. Arteriorrexis. Rotura de una arteria.

arteriosclerosis. Arteriosclerosis. Engrosamiento

anormal con endurecimiento de las paredes arteriales. || **cerebral** —. A. cerebral. || **coronary** —. A. coronaria. || **intimal** —. A. de la capa íntima. || **nodose** —. A. nodular. || **peripheral** —. A. de las extremidades. Periférica. || **senile** —. A. senil.

arteriosclerotic parkinsonism. Síndrome de Lhermitte-McAlpine. Parkinsonismo de etiología arterioesclerótica, degeneraciones tanto piramidales como extrapiramidales, con seudoparálisis bulbar de evolución insidiosa y progresiva, hipertonía muscular y rigidez, en brazos, parálisis agitante; en piernas, espasmo de los abductores; en cabeza y cuello, hipercinesia atetoide-coreiforme, e hiperreflexia.

arteriosity. Arteriosidad. Cualidad de arterial.

arteriospasm. Arteriospasmo. Espasmo arterial.

arteriostenosis. Arteriostenosis. Estrechez arterial.

arteriosteogenesis. Arterioosteogénesis. Calcificación de una arteria.

arteriostosis. Arterioosteosis. Osificación de una arteria.

arteriostrepsis. Arteriostrepsia. Torsión de una arteria para cohibir una hemorragia.

arteriosympathectomy. Arteriosimpatectomía. Simpatectomía periarterial.

arteriotome. Arteriotomo. Instrumento para practicar la arteriotomía.

arteriotomy. Arteriotomía. Sección quirúrgica de una arteria.

arteriotony. Arteriotonía. Tensión intraarterial de la sangre.

arterious. Arterial. Relativo a las arterias.

arteriovenous. Arteriovenoso. Arterial y venoso al mismo tiempo.

arteritides. Plural de arteritis.

arteritis. Arteritis. Inflamación de una arteria. || **giant cell** —. A. de células gigantes. A. temporal. || **Horton's** —. A. de Horton. A. temporal. || **nodosa** —. Periarteritis nodosa. || **— obliterans.** Endarteritis obliterante. || **temporal** —. A. temporal.

arteroversión. Arteroversión. Arteriversión. Eversión quirúrgica de los extremos de una arteria que sangra.

artery. Arteria. Vaso sanguíneo que distribuye la sangre expelida por las cavidades ventriculares del corazón.

arth-. Artro-. (V. *arthro-*.)

arthragra. Artragra. Afección gotosa en una o varias articulaciones simultáneamente.

arthral. Artral. Relativo a las articulaciones.

arthralgia. Artralgia. Dolor en una articulación. Artroneuralgia. Artrodinia. Neuralgia articular.

arthralgic. Artrálgico. Relativo a la artralgia.

artherectomy. Artrectomía. Resección de una articulación. Sinovectomía.

arthrempyesis. Artrempiesis. Supuración en una articulación, artritis supurativa. Piartrosis.

arthresthesia. Artrestesia. Sensibilidad articular.

arthrifuge. Artrífugo. Que actúa contra la gota.

arthritic. Artrítico. Afectado por gota o artritis.

arthritide. Artrítide. Manifestación cutánea dependiente del artritismo.

arthritides. Plural de arthritis.

arthritis. Artritis. Inflamación de una articulación. || **acute** —. A. aguda. Debida a gota, reumatismo, blenorragia, etc. || **acute suppurative** —. Pioartrosis || **Bechterev's** —. A. de Bechterev. Inflamación de los discos intervetebrales. || **chronic inflammatory** —. A. reumatoide. || **— deformans.** A. deformante. Reumatoide. || **— fungosa.** Tuberculosis de una articulación. || **genococcal, gonorrheal** —. A. gonocócica. || **hemophilic** —. A. hemofílica. || **infectional** —. A. infecciosa. || **mutilans.** A. mutilante. || **neuropathic** —. A. neuropática. Enfermedad de Charcot. || **psoriatic** —. A. psoriásica. || **rheumatoid** —. A. reumatoide. A. crónica. || **suppurative** —. A. supurativa. || **syphilitic** —. A. sifilítica. || **tuberculous** —. a. tuberculosa. || **uratic** —. A. urática. Debida a excesiva formación de ácido úrico. || **venereal** —. A. venérea. Síndrome de Reiter.

arthritism. Artritismo. Estado del organismo que predispone a un grupo de enfermedades: gota, diabetes, obesidad, etc.

arthro-. Artro-, artr-. Prefijo relacionado con la articulación.

arthrobacter. *Artrobacter.* Género de microorganismos de la familia *Corynebacteriaceae.*

arthrobacterium. Artrobacteria. Bacteria que se reproduce por separación en articulaciones o artrosporas.

arthrocace. Artrocace. Artritis tuberculosa. Erosión articular.

arthrocele. Artrocele. Tumefacción de una articulación.

arthrocentesis. Artrocentesis. Punción de una articulación.

arthrochalasis. Artrocalasis. Relajación anormal de la articulación.

arthrochondritis. Artrocondritis. Inflamación de los cartílagos de una articulación.

arthroclasia. Artoclasia. Rotura de una anquilosis para asegurar el movimiento libre de una articulación.

arthroclisis. Artroclisis. Aniquilosis o su producción.

arthroderma. *Arhtroderma.* Género de ascomicetos (hongos).

arthrodesia. Artrodesis. Fijación quirúrgica de una articulación. Sin.: Anquilosis artificial, operación de Albert.

arthrodesis. Artrodesis. (V. *arthrodesia.*)

arthrodia. Artrodia. Articulación cuyas superficies articulares son planas o casi planas.

arthrodial. Artrodial. Relativo a la artrodia.

arthrodynia. Artrodinia. Dolor en una articulación. Artralgia.

arthrodysplasia. Artrodisplasia. Situación heredada, que se caracteriza por la deformación de varias articulaciones.

arhtroempyesis. Artroempiesis. Artrempiesis. Artropiosis. Supuración en una articulación.

arthroendoscopy. Artroendoscopia. Artroscopia. Examen directo del interior de una articulación.

arthroereisis. Artroereisis. Limitación quirúrgica del movimiento de una articulación, anormalmente móvil por parálisis.

arthrogenous. Artrógeno. Que forma una articulación o formado en una articulación.

arthrogram. Artograma. Placa radiográfica después de la introducción de contraste opaco en la articulación.

arthrographis. *Arthrographis.* Género de hongo de la familia *Dermaticeae.* || — **Langeroni.** *A. Langeroni.* Especie de hongo que produce onicomicosis en el hombre y comienzo de dermatomicosis en los animales.

arthrography. Artografía. Radiografía de una articulación. || **air** —. Neumoartrografía. Radiografía de una articulación tras introducción de aire.

arthrogryposis. Artrogriposis. Contractura permanente de una articulación.

arthrokatadysis. Artrocatadisis. Hundimiento del fondo del acetábulo, con protrusión de la cabeza femoral en la pelvis.

arthrokleisis. Artroclisis. (V. *arthroclisis.*)

arthrolith. Artrolito. Cuerpo libre en una articulación. Sin.: Artrofilto, ratón articular, tofo artrítico.

arthrolithiasis. Artrolitiasis. Gota.

arthrology. Artrología. Parte de la anatomía que trata del estudio de las articulacines.

arthrolysis. Artrólisis. Intervención que consiste en seccionar la cápsula y ligamentos de una articulación anquilosada, para restablecer el movimiento.

arthromeningitis. Artromeningitis. (V. *synovitis.*)

arthrometer. Artómetro. Instrumento que mide la extensión de la movilidad de una articulación.

arthrometry. Artrometría. Medida de la movilidad de las articulaciones.

arhtromitaceae. *arthromitaceae.* Familia de esquizomicetos.

arthromitus. Artromitus. Bacteria que se encuentra en la pared intestinal de los insectos y los crustáceos.

arthroncus. Artronco. Tumefacción o tumor articular. || Cuerpo libre articular.

arthroneuralgia. Artroneuralgia. Dolor en una articulación. Artralgia.

arthronosos. Artronosos. Enfermedad de las articulaciones. Artritis deformante.

arthro-onychodysplasia. Artro-onicodisplasia. Síndrome hereditario que afecta a la cabeza del radio, con hipoplasia o ausencia de la rótula, espolón iliaco posterior y distrofia de las uñas.

arthro-ophthalmopathy. Artro-oftalmopatía. Asociación de degeneración articular con enfermedad ocular.

arthropathia. Artropatía. Enfermedad articular. || — **ovaripriva.** Artritis menopáusica. ||— **psoriatica.** A. psoriática. (V. *arthropathy.*)

arthropathology. Artropatología. Tratado de las enfermedades articulares.

arthropathy. Artropatía. || **Charcot's**—. A. de Charcot. En ataxia locomotriz, siringomielia, etcétera. || **osteopulmonary** —. A. osteopulmonar. Enfermedad de Marie. || **tabetic** —. A. tabética. De pacientes con tabes dorsal.

arthrophyma. Artrofima. Tumefacción de una articulación.

arthrophyte. Artrofito. Cuerpo extraño articular.

arthroplasty. Artroplastia. Cirugía plástica articular, formación de articulaciones para tratar las anquilosis.

arthropneumography. Artroneumografía. Radiografía de una articulación tras la inyección de aire.

arthropod. Artrópodo.

arthropoda. *Antrópodos.* Animales con órganos de locomoción articulados: insectos, arácnidos, etc.

arthropyosis. Artropiosis. Formación de pus en la cavidad articular.

arthrorheumatism. Reumatismo articular. Inflamación articular.

arthrorisis. Artroereisis. (V. *arthroereisis.*)

arthroscintigraphy. Artrogammagrafia. Gammagrafía articular.

arthrosclerosis. Artrosclerosis. Esclerosis o rigidez articular.

arthroscope. Artroscopio. Aparato endoscópico para examinar el interior de una articulación.

arthroscopy. Artroscopia. Artroendoscopia. (V. *arthroendoscopy.*)

arthrosis. Artrosis. Enfermedad articular, de causas muy diversas, principalmente degenerativa. || — **degenerative arthritis.** Artritis deformante, osteoartrosis deformante; modificación crónica, dolorosa, con incapacitación progresiva de la movilidad de una articulación por desproporción entre la capacidad de soporte y la carga. La artrosis deformante primaria (idiopática) es la artrosis senil causada por desgaste, sobre todo de las articulaciones de la cadera (coxartrosis) y de las rodillas (gonartrosis). La artrosis deformante secundaria es causada por una insuficiencia congénita o adquirida de tejidos y, sobre todo, de cartílagos. Se produce ablandamiento y degeneración fibrosa del cartílogo articular, y formación de quistes, seguidos de esclerosis subcondral y formación de una nueva esponjosa con osteófitos. || — **of the shoulder joint.** Artrosis escapulohumeral: omartrosis; alteración degenerativa de la articulación del hombro, que en general afecta también los tejidos de deslizamiento que rodean dicha articulación. || — **of temporomandibular joint.** Artrosis temporomandibular: artrosis uni o bilateral de la articulación temporomandibular, probablemente secundaria a una lesión del cartílago articular, por luxación habitual, traumatismo, inflamación, etc. Suele producir un obstáculo, indoloro para la apertura de la boca, con desviación de la mandíbula (posición de Bonnet) y chasquido articular durante la apertura, a diferencia del chasquido final de la luxación habitual de la mandíbula.

arthrospore. Artrosporo. Espora bacteriana formada por fisión.

arthrosteitis. Artrosteítis. Inflamación de la estructura ósea de una articulación.

arthrostomy. Artrostomía. Abertura quirúrgica de una articulación para conseguir drenaje.

arthrosynovitis. Artrosinovitis. Inflamación de la membrana sinovial de una articulación.

arthrotome. Artrotomo. Bisturí para incidir una articulación.

arthrotomy. Artrotomía. Incisión quirúrgica de una articulación.

arthrotropic. Artrotrópico. Que tiene afinidad por las articulaciones.

arthrotyphoid. Artrotifoide. Artrotifus. Fiebre tifoidea que se inicia con síntomas semejantes a los del reumatismo articular agudo.

arthroxerosis. Artroserosis. Osteoartristis crónicas. Artritis seca.

arthroxesis. Artroxesis. Raspado de la superficie articular.

Arthus'reaction (phenomenon). Fenómeno de Arthus. [N. M. Arthus, fisiólogo francés, 1862-1945.] Anafilaxia local manifestada por edema y gangrena del tejido subcutáneo del conejo sensibilizado por la inyección del antígeno específico.

article. Artículo. Articulación. ‖ Segmento interarticular. ‖ Cada una de las porciones que forman una serie articulada.

articular. Articular. Perteneciente a la articulación.

articulated. Articulado. Dividido o unido por articulaciones.

articulatio. Articulación. Unión de dos o más huesos. ‖ — **acromioclavicularis.** Acromioclavicular. ‖ — **atlantoaxialis.** Atlantoaxial.‖ — **atlantooccipitalis.** Atlantooccipital. ‖ — **calcaneocuboidea.** Calcaneocuboidea. ‖ — **carpometacarpeae.** Carpometacarpiana. ‖ — **costotransversaria.** Costotransversa. ‖ — **costovertebralis.** Costovertebral. ‖ — **coxae.** Coxofemoral. ‖ — **cubiti.** Cubital.‖ — **genu.** De la rodilla. ‖ — **humeri.** Humeroescapular. ‖ — **humeroradialis.** Humerorradial. ‖ — **interchondralis.** Intercondral. ‖ — **intermetacarpeae.** Intermetacarpianas. ‖ — **intermetatarseae.** Intermetatarsianas. ‖ — **interphalangeae manus.** Interfalángicas de las manos. ‖ — **mandibularis.** Temporomandibular. ‖ — **metacarpophalangeae.** Metacarpofalángicas. ‖ — **ossiculorum auditus.** De los huesecillos del oído. ‖ —**sacroiliaca.** Sacroiliaca. ‖ — **siplex.** Simple. ‖ — **sternoclavicularis.** Esternoclavicular. ‖ — **sternocostalis.** Esternocostal. ‖ — **tarsometatarseae.** Tarsometatarsianas. ‖ — **temporomandibularis.** Temporomandibular.

articulator. Articulador. Instrumento para realizar una unión semejante a una articulación. ‖ **dental**—. Instrumento usado en odontología para acoplar las dentaduras superior e inferior.

articulo mortis (in). *In articulo mortis.* En el momento de la muerte.

articulus. Articulación.

artifact. Artefacto. Cualquier estructura o cambio no natural sino debido a manipulación. En resonancia magnética y en ecografía se denomina así a las falsas señales en la imagen originadas durante su proceso de formación. ‖ **chemical shift** —. A. por desplazamiento químico. Se debe a la diferencia de frecuencia de precesión del núcleo de hidrógeno en los lípidos y en el agua. ‖ **motion** —. A. de movimiento.

artificial. artificial. No natural; patológico. ‖ — **anus.** Ano a. ‖ — **eye.** Ojo a. ‖ — **feeding.** Alimentación a. ‖ — **lung.** Pulmón a. ‖ — **respiration.** Respiración a.

artificial abortion. Interrupción del embarazo. Interrupción provocada del embarazo; en sentido estricto, la permitida por la ley, en oposición al aborto ilegal, a petición de la embarazada y por indicación de una comisión pericial, sin participación del médico ejecutante, después del asesoramiento competente de la mujer gestante por persona autorizada. Puede practicarse solamente en las primeras 12 semanas o por indicación fetal en las primeras 22 semanas. Se consideran indicaciones: la de carácter médico, que incluye el consejo psiquiátrico; la criminológica, antes ética; la fetal, antes augenésica; la psicosocial y la médico social, así como la de situación de emergencia, que no abarca los intentos de intervención antes de los primeros 13 días, el empleo de pesarios intrauterinos ni la ingestión de la píldora del siguiente, supuestos no cubiertos por la ley. Casi siempre se realiza en forma de vaciado por aspiración o provocación farmacológica de la expulsión mediante administración de prostaglandinas.

artiodactyla. *Artiodactyla.* Orden de ungulados (cerdo, antílope, etc.).

arucase. Arucasa. Extracto de *Calea pinnatifida,* utilizado para la amebiasis intestinal.

arum. *Arum.* Género de plantas de la familia de las aráceas. ‖ — **maculatum.** *A. maculatum.* Suministra la fécula llamada «sagú».

aryepiglottic. Ariepiglótico. Aritenoepiglótico.

aryl-. Aril-, arilo-. Prefijo de un radical orgánico de la serie aromática.

arylamina. Arilamina. Amina en la que uno o más átomos de hidrógeno son reemplazados por grupos aromáticos.

arytenectomy. Aritenectomía. Escisión quirúrgica de un cartílago aritenoides.

arytenoepiglottic. Aritenoepiglótico. Relativo al cartílago aritenoides y a la epiglotis.

arytenoid. Aritenoides. Cartílago aritenoides.

arytenoidectomy. Aritenoidectomía. (V. *arytenectomy.*)

arytenoiditis. Aritenoiditis. Inflamación de los músculos o cartílagos aritenoideos.

arytenoidopexy. Aritenoidopexia. Fijación quirúrgica del cartílago aritenoides.

arythmia. Arritmia. (V. *arrhytmia.*)

Arzberger's pear. Pera de Arzberger. [F. Arzberger, físico austriaco, 1833-1905.] Pera para su introducción en el recto.

As. Símbolo del arsénico. También abreviatura de astigmatismo.

as. Abreviatura de *aortic stenosis, arteriosclerosis* y de *auris sinistra* (oído izquierdo).

asa. Abreviatura de *argininsuccinic acid* (ácido argininsuccínico).

ASA. Abreviatura de *American Society of Anesthesiologists, American Standards Association, American Stomatological Association* y de *American Surgical Association.*

asacria. Asacria. Falta congénita del sacro.

asafetida. Asafétida. Gomorresina oleosa obtenida de las raíces de la *Ferula asafoetida*. Usada como carminativo, expectorante y espasmolítoco.

ASAIO. Abreviatura de *American Society for Artificial Internal Organs.*

asaphia. Asafia. Pronunciación indistinta de las palabras.

asaron. *Asarum.* Género de plantas aristoloquiáceas. Usadas como aromáticos.

asarum. *Asarum.* (V. *asaron.*)

ASB. Abreviatura de *American Society of Bacteriologist.*

asbestiform. Asbestiforme. Degeneración asbestiforme. Degeneración fibrosa de la sustancia intercelular del cartílago hialino, sobre todo costal.

asbestos. Asbesto. Mineral semejante al amianto.

a-scan. (V. *scan,* 2.ª acepción.)

ascariasis. Ascariasis. Ascaridiasis. Infestación por ascáridos. En el intestino puede ser causa de obstrucción.

ascaricide. Ascaricida. Agente o sustancia que destruye los ascáridos.

ascaridia. *Ascaridia.* Género de nematodo.

ascaridiasis. Ascaridiasis. Ascariasis. (V. *ascariasis.*)

ascaridoidea. *Ascaridoidea.* Superfamilia de nematodos.

ascaridole. Ascaridol. Su aceite es usado como antihelmíntico.

ascaris. *Ascaris.* Género de gusanos nematodos que parasitan generalmente el intestino de animales vertebrados. ‖ — **alata canis.** Común en el intestino del perro y gato. Raro en el del hombre. ‖ — **lumbricoides.** En el intestino delgado, sobre todo en niños. ‖ — **megalocephala.** En los caballos. ‖ — **vermicularis.** Oxiuro vermicular.

ascarops. *Ascarops.* Género de parásito nematodo.

ascensus. Ascendente. ‖ — **uteri.** Posición anormal del útero.

ascertainment. Reconocimiento. Averiguación. Utilizado en genética. ‖ **complete** —. R. completo. ‖ **single** —. R. sencillo.

ASCH. Abreviatura de *American Society of Clinical Hypnosis.*

Asch's operation, splint. Férula de Asch. [M. J. Asch, laringólogo norteamericano, 1833-1902.]

Férula utilizada para la fractura de los huesos de la nariz.

Ascheim-Zondek test. Prueba de Ascheim-Zondek. [S. Ascheim, ginecólogo alemán 1878-1965; B. Zondek, ginecólogo alemán, n. en 1891.] La inyección subcutánea de orina de mujer embarazada a ratonas jóvenes se sigue de congestión, tumefacción y hemorragia de los ovarios, con maduración precoz de los folículos ováricos.

aschelminthes. *Aschelmintos.* Gusanos que incluyen diversas clases, como *Nematoda, Rotifera,* etc.

Ascherson's membranes, vesicles. Vesículas de Ascherson. [F. M. Ascherson, médico alemán, 1798-1879.] Pequeñas vesículas que se forman al agitar una mezcla de aceite con un líquido albuminoso.

Aschner's phenomenon (test). Fenómeno de Aschner. [B. Aschner, ginecólogo alemán, 1883-1960.] Bradicardia producida porpresión de los globos oculares.

Aschoff's bodies (nodules). Cuerpos o nódulos de Aschoff. [K. A. L. Aschoff, patólogo alemán, 1866-1942.] Nódulos reumáticos en el miocardio.

Aschoff-Tawara's node. Nudo de Aschoff-Tawara. [K. A. L. Aschoff, patólogo alemán, 1866-1942; S. Tawara, patólogo japonés, n. en1873.] Nudosis atrioventricular; constituye uno de los puntos de excitación cardiaca.

ASCI. Abreviatura de *American Society of Clinical Investigation.*

ascia. Forma de vendaje en espiral.

ascites. Ascitis. Acumulación de líquido en la cavidad peritoneal. ‖ **bile** —. Coleperitoneo. ‖ **exudative** —. A. exudativa. ‖ **hemorrhagic** —. A. hemorrágica. ‖ **hydremic** —. A. hidrémica. Debida a un estado acuoso de la sangre. ‖ — **preacox.** A. precoz. En la pericarditis constrictiva. ‖ **transudative** —. A. transudativa.

ascitic. Ascítico. Caracterizado por presentar ascitis.

ascitogenous. Ascitógeno. Que produce ascitis.

Asclepiades. Asclepíades. Famoso médico nacido en Bitinia (126-96 a. de J.C.). Escribió muchos libros.

asclepias. *Asclepias.* Género de plantas asclepiadáceas. La raíz de *A. tuberosa* se emplea en las fiebres del reumatismo, pleuresía y bronquitis.

ASCLT. Abreviatura de *American Society of Clinical Laboratory Techinicians.*

ascobolus. *Ascobolus.* Género de ascomiceto.

ascocotyle. Ascocotilo. Género de parásito nemátodo.

Ascoli's reaction. Reacción de Ascoli. [M. Ascoli, patólogo italiano, 1876-1958.] Reacción de la miostigmina que se utiliza para confirmar la presencia de tumores malignos, enfermedad infecciosa, etc. ‖ — **treatment.** Tratamiento de A. Inyecciones intravenosas de adrenalina en el paludismo.

ascomycetae. Ascomicetos. Grupo de hongos que comprenden las levaduras, aspergilos, etc.

ascorbate. Ascorbato. Derivado del ácido ascórbico.

ascorbemia. Ascorbemia. Presencia de ácido ascórbico en sangre.

ascorbic acid. Acido ascórbico. Compuesto cristalino presente en el jugo de naranja, limón y otros vegetales. Principio de la vitamina C. F.: $C_6H_8O_6$.

ascorburia. Ascorburia. Presencia de ácido ascórbico en orina.

ascorbyl palmitate. Ascorbil palmitato. Utilizado para preservar preparados farmacéuticos. F.: $C_{22}H_{38}O_7$.

ASCP. Abreviatura de *American Society of Clinical Pathologists*.

ascus. Ascus. Estructura del saco donde se forma la arcospora.

-ase. -asa. Sufijo que indica enzima; p. ej., lipasa.

asecretroy. Asecretorio. Sin secreción. Acrínico.

Aselli's pancreas (glands). Páncreas de Aselli. [G. Aselli, anatomista italiano, 1581-1626.] Masas ovoides formadas por ganglios linfáticos aglomerados en la raiz del mesenterio.

asemantic. Asemántico. Perteneciente a la molécula que no es producida por un organismo y no está influenciada por la presencia de semántides en el organismo.

asemasia. Asemasia. Asemia. Forma característica de afasia, con imposibilidad de emplear o entender las palabras correspondientes con las ideas. ‖ — **graphica.** A. gráfica ‖ — **mimica.** A. mímica. ‖ — **verbalis.** A. hablada.

asemia. Asemia. Asemasia. (V. *asemasia*.)

asepsis. Asepsia. Ausencia de material séptico. ‖ Método de prevenir las infecciones.

aseptic. Aséptico. Libre de infección. Estéril.

aseptic talar necrosis. Síndrome de Díaz. Necrósis aséptica de la epífisis del astrágalo.

asetake. Asetake. Hongo venenoso japonés del género *Hebeloma*.

asexual. Asexual. Sin sexo.

asexualization. Asexualización. Esterilización mediante castración o vasectomía.

ASF. Resina sintética, anilina, formaldehído y sulfuro, utilizada para montar preparaciones microscópicas.

ASG. Abreviatura de *American Society for Genetcis*.

ASH. Abreviatura de *American Society for Hematology*.

AsH. Abreviatura de *hypermetropic astigmatism*.

ash. Ceniza. Residuo de la combustión de sustancias orgánicas, principalmente.

ASHA. Abreviatura de *American School Health Association*.

Ashby's agar (culture medium). Agar de Ashby. [E. Ashby, botánico inglés, n. en 1904.] Agar especial para cultivo de células vivas.

ASHI. Abreviatura de *Association for the Study of Human Infertility*.

ASHP. Abreviatura de *American Society of Hospital Pharmacists*.

asialia. Asialia. Falta de saliva, con sequedad de boca consecuente. Sin.: Aptialismo, xerostomía.

asiaticoside. Asiaticoside. Glicósido esteroideo del trisacárido y ácido asiático.

asiderosis. Asiderosis. Disminución anormal de las reservas de hierro.

ASIM. Abreviaturas de *American Society of Internal Medicine*.

asimina. *Asimina*. Género de arbustos y árboles anonáceos de América del Norte. La *A. triloba* posee un fruto con cualidades medicinales.

-asis. -asis. Sufijo que indica «estado o condición».

asitia. Asitia. Pérdida del apetito. Anorexia.

asjike. Beriberi. (V. *beriberi*.)

Askanazy syndrome. Síndrome de Askanazy - Rutishauser: adiposis debida a un trastorno funcional de las glándulas suprarrenales, que cursa con hipertensión y osteoporosis.

askelia. Asquelia. Carencia de piernas o miembros inferiores.

asl. Abreviatura de *antistreptolysin*.

AsM. Abreviatura de *myopic astigmatism*.

Asn. Abreviatura de *asparagine*.

ASO. Abreviatura de *antistreptolysin O* y de *arteriosclerosis obliterans*.

asoma. Asoma. Monstruo con cabeza imperfecta y tronco rudimentario.

asomatophyte. Asomatofito. Planta en la que no hay distinción entre cuerpo y células reproductoras.

ASP. Abreviatura de *American Society of Parasitologists*.

Asp. Abreviatura de *aspartic acid*.

aspalasoma. Aspalasoma. Monstruo con eventración lateral o abdominal media y otras malformaciones.

asparaginasa. Asparaginasa. Nombre químico: L-asparaginasa. Enzima que cataliza la hidrólisis de asparagina en ácido aspártico y amoniaco. Posee actividad antineoplásica, utilizada en la leucemia linfocítica aguda.

asparagine. Asparagina. Alcaloide β-amida del ácido aspártico. De propiedades diuréticas. F.: $C_4H_8N_2O_3$.

asparagus. *Asparagus*. Género de plantas liliáceas. Las yemas del *A. officinalis* tienen propiedades diuréticas.

aspartase. Aspartasa. Enzima que interviene en la descomposición del ácido aspártico en ácido fumárico y amoniaco.

aspartate. Aspartato. Sal del ácido aspártico.

aspartic acid. Acido aspártico. A. asparagínico: a. dibásico de la asparagina.

aspartocin. Aspartocina. Sustancia antibacteriana producida por *Streptomyces griseus*.

aspastic. Aspástico. No espasmódico o espástico.

aspecific. Aspecífico. No específico; no causado por un organismo específico.

aspect. Aspecto. Cara o superficie. ‖ Vista o apariencia. ‖ **dorsal** —. A. dorsal. ‖ **ventral**—. A. ventral.

aspergillar. Aspergilar. Relativo a, o causado por *Aspergillus*.

aspergillin. Aspergilina. Antibiótico negro de las

A

esporas de varias especies de *Aspergillus*. Hematina vegetal.

aspergilloma. Aspergiloma. Tumor formado por la colonización de *Aspergillus* en bronquios o cavidad pulmonar.

aspergillosis. Aspergilosis. Estado patológico producido por el *Aspergillus*. ‖ **aural** —. (V.*otomycosis*.) ‖ **bronchopneumonic** —. A. bronconeumónic. ‖ **pulmonary** —. A. pulmonar.

aspergillus. *Aspergillus*. Género de hongos ascomicetos que se desarrollan sobre materias orgánicas en descomposición. ‖ **—auricularis.** A. auricular. En el cerumen. ‖ **— fumigatus.** En oído, nariz y pulmón. ‖ **— mucoroides.** En tejido pulmonar tuberculoso o con gangrena. ‖ **— nidulans.** Causante del micetoma blanco. ‖ **— niger.** Causa infección en oído.

asperkinasa. Aspercinasa. Enzima proteolítica elaborada por *Aspergillus oryzae.*

aspermatism. Aspermatismo. Aspermia. Falta de secreción o deficiente secreción de esperma. ‖ Ausencia de espermatozoides. Sin.: Aspermia.

aspermatogenesis. Aspermatogénesis. Falta de desarrollo de los espermatozoos.

asphalgesia. Asfalgesia. Sensación dolorosa al tocar ciertos objetos, producida en estado hipnótico.

asphygmia. Asfigmia. Desaparición temporal del pulso.

asphyxia. Asfixia. Supresión de la función respiratoria por causa que se oponga al intercambio gaseoso en los pulmones. ‖ **blue**—. A. lívida. Azul. ‖ **— carbonica.** A. carbónica. Por inhalación de óxido de carbono. ‖ **— cyanotica.** A. lívida. ‖ **— lívida.** A. lívida. Piel lívida por la presencia de óxido de carbono en sangre. ‖ **— pálida.** A. pálida. ‖ **— reticularis.** Livedo reticularis. ‖ **traumatic** —. A. traumática. ‖ **white** —. A. pálida.

asphyxiant. Asfixiante. Sustancia capaz de producir asfixia.

asphyxiation. Sofocación. (V. *suffocation.*)

asphyxiating. Enfermedad de Jeune. Alteración congénita del tórax óseo con dificultad respiratoria.

aspidium. *Aspidium*. Género de polipodiáceas.

aspidosperma. *Aspidosperma*. Género de plantas apocináceas. La corteza de *A. quebracho* se utiliza contra el asma y disnea cardiaca.

aspidospermine. Aspidospermina. Alcaloide del aspidosperma. F.: $C_{22}H_{30}N_2O_2$.

aspiration. Aspiración. Acto de aspirar aire. ‖ Extracción de líquidos o gases por medio de un aspirador. ‖ **meconium** —. A. meconial.

aspirator. Aspirador. Aparato para succionar gases o líquidos de una cavidad. ‖ **Dieulafoy's** —. A. de Dieulafoy. Consta de cuerpo de bomba de cristal y émbolo con dos aberturas.

aspirin. Aspirina. (V. *acetylsalicylic acid.*)

asplenia. Asplenia. Falta de bazo.

asplenium. *Asplenium*. Género de helechos; algunos medicinales.

asporogenic. Asporógeno. No reproducido por esporas.

asporogenous. Asporógeno. (V.*asporogenic.*)

asporous. Sin esporas.

ASRT. Abreviatura de *American Society of Radiologic Technologists.*

ASS. Abreviatura de *anterior superior spine.*

assanation. Sanitación. Establecimiento de condiciones sanitarias.

assay. Ensayo. Examen, prueba, reconocimiento. Determinación de la constitución o mezcla del potencial biológico o farmacológico de una sustancia. ‖ **biological** —. Bioensayo. ‖ **immune** —. Inmunoensayo. ‖ **stem cell** —. Para determinar el efecto de determinadas sustancias sobre el cáncer en el hombre.

Assézat's triangle. Triángulo de Assézat. [J. Assézat, antropólogo francés, 1832-1876.] Triángulo limitado por las líneas que unen los puntos alveolar, basal y nasión.

assident. Generalmente, acompaña a la enfermedad.

assimilable. Asimilable. Susceptible de ser asimilado.

assimilation. Asimilación. Transformación de la materia nutritiva en tejido orgánico. ‖ En psicología, absorción de experiencias nuevas.

assistant. Asitente. Auxiliar.

Assmann's focus (tubercolous infiltrate). Foco de Assmann (infiltrado). [H. Assmann, patólogo alemán, 1882-1950.] Lesión primaria tuberculosa apical.

association. Asociación. Coordinación de funciones de partes similares. En neurología, correlación que supone un grado alto de modificación y consciencia. ‖ En genética, aparición de dos caracteres simultáneos con mayor frecuencia de lo previsible en base a la probabilidad. ‖ **dream** —. Emociones y pensamientos asociados con sueños previos por el paciente en el curso del psicoanálisis. ‖ **free**—. A. libre de términos (método psicoanalítico).

assonance. Asonancia. Tendencia morbosa a la alteración en el lenguaje.

assortment. Distribución al azar de cromosomas heterólogos en las células hijas durante la metafase de la primera división meiótica.

assurin. Asurina. En la sustancia cerebral. F.: $C_{46}H_{94}N_2P_2O_9$.

ast. Abreviatura de *astigmatism.*

astacene. Astacina. (V. *astacin.*).

astacin. Astacina. Carotenoide obtenido de crustáceos del género *Astacus*. F.: $C_{40}H_{48}O_4$.

astasia. Astasia. Incoordinación motora, con imposibilidad de mantenerse de pie. ‖ **— abasia.** Imposibilidad de estar de pie y de andar.

astatine. Astato. Elemento radiactivo con número atómico 85. Utilizado en el tratamiento del hipertiroidismo.

astaxanthin. Astaxantina. Pigmento rojo carotenoide. F.: $C_{40}-H_{52}-O_4$.

asteatodes. Asteatosis. (V. *asteatosis.*).

asteatosis. Asteatosis. Ausencia de secreción sebácea.

aster. Aster. Forma estrellada que rodea al centrosoma en la carioquinesis.

astereocognosy. Astereocognosis. Astereognosia. (V. *astereognosis.*)

astereognosis. Astereognosia. Astereognosis. Imposibilidad de reconocer objetos por el tacto.

asterion. Asterion. Convergencia en la superficie craneal del occipital, parietal y porción mastoidea del temporal.

asterixis. Asterixis. Trastorno motor muscular observado en el coma hepático y otras afecciones. (V. *flapping tremor.*)

asternal. Asternal. No articulado con el esternón.

asternia. Asternia. Falta congénita de esternón.

asterococcus. Asterococo. Género de bacteria causante de pleuroneumonía.

asteroid. Asteroide. Con forma de estrella. Sin.: Astroide.

asth. Abreviatura de *asthenopia.*

asthenia. Astenia. Falta o pérdida de fuerza. ‖ **myalgic** —. A. muscular ‖ **neurocirculatory** —. A. neurocirculatoria. ‖ **pigmentosa** —. A. pigmentosa. Enfermedad de Addison.

asthenic. Astenia. Adinamia. Postración. (V. *adynamia.*)

asthenobiosis. Astenobiossis. Reducción de la actividad biológica en hibernación o estivación, pero no relacionada con la temperatura o humedad.

asthenocoria. Astenocoria. Pereza o debilidad del reflejo pupilar.

asthenometer. Astenómetro. Instrumento para medir el grado de astenia muscular.

asthenopia. Astenopía. Cansancio o debilidad de los órganos visuales, con dolor ocular, cefalalgia, etc. ‖ **accommodative** —. A. acomodativa. ‖ **muscular**—. A. muscular. ‖ **nervous** —. A. nerviosa o retinal. ‖ **tarsal** —. A. tarsal. Por presión de los pápardos sobre la córnea.

asthenospermia. Astenospermia. Deficiente vitalidad de los espermatozoides.

asthma. Asma. Enfermedad caracterizada por ataques de disnea espiratoria, con tos y sibilancias, debidas a contracción bronquial. ‖ **allergic**—. Alérgico. Atópico. ‖ **atopic** —. Atópico. Alérgico. ‖ **bronchial** —. Bronquial. ‖ **cardiac** —. Cardiaco. ‖ **essential** —. Esencial, nervioso o verdadero. ‖ **extrinsic** —. Extrínseco. ‖ **food** —. Alimenticio. ‖ **Heberden's**—. De Heberden. Angina de pecho. ‖ **humid** —. Húmedo. ‖ **infective** —. Infeccioso. ‖ **intrinsic** —. Intrínseco. ‖ **Kopp's** —. De Kopp. Espasmo de glotis. ‖ **Millar's**—. De Millar. Laringitis estridulosa. ‖ **miner's** —. De los mineros. ‖ **nervous** —. Nervioso. ‖ **pollen** —. Fiebre del heno. ‖ **spasmodic** —. Espasmódico. ‖ **steam-fitters** —. Síntomas de a. asociados con asbestosis. ‖ **Wichmann's** —. De Wichmann. Laringitis estridulosa.

asthmogenic. Asmógeno. Que produce ataques de asma.

astigmagraph. Astigmógrafo. Instrumento para demostrar la presencia de astigmatismo.

astigmatism. Astigmatismo. Defecto de la curvatura de las superficies de refracción oculares. ‖ **acquired** —. Adquirido. ‖ **compound** —. Compuesto. ‖ **congenital** —. Congénito. ‖ **corneal** —. Corneal. ‖ **irregular** —. Irregular. ‖ **lenticular** —. Lenticular. Por imperfección del cristalino. ‖ **myopic** —. Miópico. ‖ **mixed** —. Mixto. ‖ **regular** —. Regular. Poder refringente del ojo constante, por lo general, en cada meridiano.

astigmatometer. Astigmatómetro. Astigmómetro. Instrumento utilizado para medir el grado de astigmatismo.

astigmatoscope. Astigmatoscopio. Astigmoscopio. Instrumento para medir el astigmatismo

astigmometer. Astigmómetro. Astigmatómetro. (V. *astigmatometer.*)

astigmometry. Astigmometría. Medida del astigmatismo.

astigmoscope. Astigmoscopio. Astigmatoscopio. (V. *astigmatoscope.*)

astomia. Astomía. Asuencia congénita de boca.

astomus. Feto sin abertura bucal.

astragalar. Astragalar. Relativo al astrágalo.

astragalectomy. Astragalectomía. Resección del astrágalo.

astragalocalcanean. Astragalocalcaneano. Relativo al estrágalo y al calcáneo.

astragalocrural. Astragalocrural. Relativo al astrágalo y a la pierna.

astragaloscaphoid. Astragaloescafoideo. Relativo al astrágalo y al escafoides.

astragalotibial. Astragalotibial. Relativo al astrágalo y a la tibia.

astragalus. *Astragalus.* Género de plantas leguminosas, algunas de cuyas especies suministran goma y otras son tóxicas. ‖ Astrágalo. Hueso del tarso articulado con la tibia y peroné y con el calcáneo y escafoides.

astriction. Astricción. Acción de una sustancia astringente.

astringent. Astringente. Que produce astringencia o sequedad, normalmente después de su aplicación tópica.

astro-. Astro-. Forma prefija de estrella, astro.

astroblast. Astroblasto. Célula que da origen al astrocito.

astroblastoma. Astroblastoma. Astrocitoma de grado II compuesto por células con abundante citoplasma y dos o tres núcleos.

astrocele. Astrocele. Espacio hueco de la astrosfera en la que se encuentra el centrosoma.

astrocinetic. Astrocinético. Relativo a la movilidad de la esfera de atracción en la cariocinesis.

astrocyte. Astrocito. Célula en forma de estrella; célula adulta de la neuroglia; célula de Cajal; célula araña.

astrocytin. Astrocitina. Antígeno presente en la membrana celular del astrocito.

astrocytoma. Astrocitoma. Tumor compuesto por astrocitos, clasificado en cuatro grados según la malignidad. ‖ **anaplastic**—. A. multiforme. ‖ **fibrillare**—. A. fibrilar. ‖ **pilocytic** —. A. pilocítico. ‖ **protoplasmaticum** —. A. protoplasmático.

astrocytosis. Astrocitosis. Proliferación de astrocitos.

astroglia. Astroglia. Tejido de neuroglia compuesto de astrocitos. Sin.: Macroglia.

astrokinetic. Astrocinético. (V. *astrocinetic*.).

astrosphere. Astrosfera. Masa central de un áster; áster con exclusión del centrosoma.

astrostatic. Astrostático. Relativo al centrosoma y su estado en reposo.

asuerotherapy. Asueroterapia. Sistema inventado por el médico español Asuero, que consiste en cauterizar el ganglio esfenopalatino, junto con sugestión.

asyllabia. Asilabia. Ceguera verbal en la cual se reconocen las letras, pero se es incapaz de deletrearlas y de formar sílabas.

asylum. Asilo, Institución donde se asiste a los desvalidos, ancianos, etc.

asymbolia. Asimbolia. Pérdida de la posibilidad de reconocer los símbolos.

asymmetry. Asimetría. Falta de simetría; disimilitud en la simetría de órganos normalmente simétricos.

asymphytous. Separado o distinto.

asymptomatic. Asintomático. Carente de síntomas.

asymptotic. Asintótico.

asynapsis. Asinapsis. Trastorno de los cromosomas homólogos en la meiosis.

asynchronism. Asincronismo. Producción en momentos distintos de fenómenos normalmente sincrónicos.

asynclitism. Asinclitismo. Presentación oblicua del polo fetal en el parto. ‖ **anterior**—. Oblicuidad de Naegele. ‖ **posterior**—. Oblicuidad de Litzmann.

asyndesis. Asindesis. Alteración del lenguaje; modo inconexo de hablar.

asynechia. Asinesia. Falta de continuidad estructural.‖ ofuscamiento de la inteligencia. Sin.: Estupidez.

asynergia. Asinergia. Falta de coordinación de los movimientos elementales en actos complejos; signo de lesión cerebelosa. Sin.: Ataxia.

asynergy. Asinergia. (V. *asynergia*.)

asynodia. Asinodia. Impotencia sexual.

asynovia. Asinovia. Falta de secreción sinovial.

asyntaxia. Asintaxia. Ausencia de desarrollo embrionario.

asystematic. Asistemático. Difuso, no perteneciente a un sistema de fibras nerviosas.

asystole. Asistolia. Sístole incompleta o imperfecta. ‖ Amiocardia.

asystolia. Asistolia. (V. *asystole*.)

asystolic. Asistólico. Relativo a la asistolia.

At. Símbolo químico del astato.

ata. Abreviatura de *alimentary toxic aleukia*.

atactic. Atáctico. Atáxico. Caracterizado por presentar ataxia.

atactilia. Atactilia. Pérdida de la sensibilidad táctil.

ataractic. Ataráxico. Ataráctico. Agente que disminuye la angustia.

ataralgesia. Ataralgesia. Método que combina la sedación con la analgesia.

ataraxia. Ataraxia. Tranquilidad; buen estado de ánimo.

ataraxic. Atarácico. Ataráxico. (V. *ataractic*.)

ataraxy. Ataraxia (V.*ataraxia*.)

atavism. Atavismo. Herencia remota; reaparición en un descendiente de caracteres que no se habían presentado en generaciones intermedias.

atavistic. Atávico. Caracterizado por atavismo.

ataxaphasia. Ataxafasia. Ataxiafasia. Posibilidad de decir palabras, pero no frases.

ataxia. Ataxia. Falta de coordinación principalmente en los movimientos musculares, sin que exista debilidad muscular. ‖ **acute cerebellar** —. A. cerebelar, frecuentemente unilateral. ‖ **alcoholic** —. A. alcohólica. ‖ **autonomic**—. A. autónoma. Incoordinación entre los sistemas simático y parasimpático. ‖ **Briquet's** —. A. de Briquet. En estado histérico. ‖ **Broca's** —. De Broca. A. histérica. ‖ **central**—. A. central. Por lesión de los centros que rigen la coordinación. ‖ **Friedreich's** —. A. de Friedreich. Enfermedad hereditaria acompañada de trastornos del lenguaje, nistagmo, etc. ‖ **frontal**—. A. frontal. ‖ **hereditary** —. A. de Friedreich. ‖ **hysteric** —. Histerismo que simula ataxia. ‖ **intrapsychic**—. A. intrapsíquica. Incoordinación entre la ideación y las reacciones emotivas ‖ **Leyden's** —. A. de Leyden. Seudotabes. ‖ **Marie's**—. De Marie. A. cerebelosa hereditaria. ‖ **professional**—. A. profesional. Neurosis de ocupación. ‖ **Sanger-Brown's**—. De Sanger-Brown. A. espino-cerebelosa. ‖ **spinal** —. A. espinal. ‖ **vestibular** —. Vestibular. A. laberíntica.

ataxiadynamia. Ataxoadinamia. Ataxia asociada con adinamia.

ataxiagram. Ataxiagrama. Línea o dibujo trazado por un paciente atáxico con el ataxiágrafo.

ataxiagraph. Ataxiágrafo. Ataxiámetro. Aparato para medir el grado y extensión de la ataxia.

ataxiameter. Ataxiámetro. Ataxiágrafo. (V. *ataxiagraph*.)

ataxiamnesic. Ataxiamnésico. Caracterizado por ataxia y amnesia.

ataxiaphasia. Ataxiafasia. Ataxafasia. (V. *ataxaphasia*.)

ataxic. Atáxico. Atáctico. (V. *atactic*.)

ataxiophemia. Ataxofemia. Falta de coordinación de los músculos del lenguaje.

ataxiophobia. Ataxofobia. Temor exagerado al desorden o irregularidad.

ataxoadynamia. Ataxoadinamia. (V. *ataxiadynamia*.)

ataxophemia. Ataxofemia. (V. *ataxiophemia*.)

ataxophobia. Ataxofobia. (V. *ataxiophobia*.)

ataxy. Ataxia. (V. *ataxic*.)

atelectasis. Atelectasia. Falta de expansión o dilatación. ‖ Colapso parcial del pulmón. ‖ **acquired** —. Secundaria. ‖ **compression**—. Secundaria por compresión. ‖ **congenital** —. Congénita. ‖ **initial**

—. Primaria. ‖ **obstructive**—. Obstructiva. ‖ **primary**—. Primaria. Congénita. ‖ **secondary** —. Secundaria.

ateleiosis. Ateleiosis. Detención del desarrollo, forma de infantilismo hipofisario. ‖ Enfermedad de Lorain.

atelencephalia. Atelencefalia. Defectuoso desarrollo de cerebro.

atelia. Atelia. Ausencia de un pezón.

ateliosis. Ateliosis. Ateleiosis. (V *ateleiosis.*)

atelo-. Atelo-. Forma prefija que indica incompleto.

atelocardia. Atelocardia. Desarrollo imperfecto del corazón.

atelocephaly. Atelocefalia. Desarrollo imperfecto de la cabeza.

atelocheilia. Ateloqueilia. Desarrollo incompleto de los labios.

atelocheiria. Ateloqueiria. Desarrollo incompleto de la mano.

ateloglossia. Ateloglosia. Desarrollo incompleto de lengua.

atelognathia. Atelognacia. Desarrollo incompleto de la mandíbula.

atelomyelia. Atelomielia. Desarrollo incompleto de la médula espinal.

atelopodia. Atelopodia. Desarrollo incompleto de los pies.

ateloprosopia. Ateloprosopia. Desarrollo defectuoso de la cara.

atelorachidia. Atelorraquidia. Desarrollo incompleto de la columna vertebral.

atelostomia. Atelostomía. Desarrollo imperfecto de la boca.

atenolol. Atenolol. Antiadrenérgico. (β-receptor). F.: $C_{14}H_{22}N_2O_3$.

ATG. Abreviatura de *antithymocyte globulin.*

athalposis. Atalposis. Imposibilidad de percibir el calor.

athelia. Atelia. (V. *atelia.*)

Athenaeus. Ateneo. Médico griego de Cilicia que vivió en el siglo I.

athermal. Atermal. Dícese de los manantiales con temperatura del agua inferior a 15°.

athermancy. Atermancia. Condición de atérmano.

athermanous. Atérmano. Que absorbe el calor radiante y no permite su paso.

athermic. Atérmico. Sin fiebre. Sin.: Apirético afebril.

athermosystaltic. Atermosistáltico. Se aplica a los músculos que no se contraen por ación del calor o el frío.

atheroembolism. Ateroembolismo. Embolismo debido a émbolo de ateroma.

atherogenesis. Aterogénesis. Formación de lesiones ateromatosas en la capa íntima arterial.

atheroma. Ateroma. Placa de degeneración. ‖ Ateromatosis.

atheromatosis. Ateromatosis. Degeneración de la pared arterial con producción de placas de ateroma.

atherosclerosis. Aterosclerosis. Forma más común de arteriosclerosis, debida al depósito de materia lipoide, colesterol y lipófagos en la íntima arterial.

athetoid. Atetoide. Semejante a la atetosis.

athetosis. Atetosis. Alteración caracterizada por movimientos involuntarios, lentos y raros, de manos y dedos, principalmente, por lesión del cuerpo estriado casi siempre. ‖ **double congenital** —. A. congénita doble. Paraplejía espasmódica de la infancia.

athiaminosis. Atiaminosis. Deficiencia en tiamina.

athrepsia. Atrepsia. Atrofia infantil de los primeros meses de la vida. ‖ Marasmo. ‖ Término de Ehrlich para la inmunidad de las células tumorales.

athrepsy. Atrepsia. (V. *athrepsia.*)

athrocytosis. Atrocitosis. Absorción de macromoléculas en los túbulos renales.

athrombia. Atrombasia. Atrombia. Deficiente coagulación de la sangre.

athrophagocytosis. Atrofagocitosis. Fagocitosis no nutritiva.

athymia. Atimia. Demencia. ‖ Pérdida de la conciencia. ‖ Ausencia de timo.

athymism. Atimismo. Ausencia de timo. ‖ Estado producido por la falta o extirpación del timo.

athyrea. Atireosis. Atiria. Ausencia de glándula tiroides. Hipotiroidismo.

athyreosis. Atiria. Atireosis. (V. *athyrea.*)

athyria. Atireosis. (V. *athyrea.*)

athyroidemia. Atiroidemia. Estado normal de la sangre, debido al atiroidismo.

athyroidism. Atiroidismo. Atireosis. (V. *hypothyroidism.*)

athyroidosis. Atireosis. Atiroidismo. (V. *hypothyroidism.*)

athyrosis. Atireosis. Atiroidismo. (V. *hypothyroidism.*)

atite. Atita. Sustancia de la leche que reduce el nitrato a nitrito.

atlantal. Atlántico. Relativo al atlas.

atlantoaxial. Atlantoaxial. Que dice relación al atlas y al axis.

atlantolididymus. Atlodídimo. Monstruo con dos cabezas y un cuerpo.

atlantomastoid. Atlantomastoideo. Relativo al atlas y al proceso mastoideo.

atlanto-odontoid. Atlantoodontoideo. Relativo al atlas y al proceso odontoides del axis.

atlas. Atlas. Primer vértebra cervical.

atloaxoid. Atloaxoideo. Relativo a la primera y segunda vértebra cervicales.

atlodidymus. Atlódimo. (V. *atlantodidymus.*)

atloido-occipital. Atloidooccipital. Relativo al atlas y al occipucio.

atmiatrics. Atmiatría. Atmidiratría. Tratamiento mediante vapores medicamentosos.

atmiatry. Atmidiatría. Atmiatría. (V. *atmiatrics.*)

atm. Abreviatura de *atmosphere.*

atmo-. Atmo-. Prefijo relacionado con vapor.

atmocausis. Atmocausis. Tratamiento mediante aplicación directa de vapor caliente. Vaporización.

atmocautery. Atmocauterio. Instrumento para realizar la atmocausis.

atmograph. Atmógrafo. Instrumento para registrar los movimientos respiratorios.

atmolysis. Atmólisis. Separación de gases de una mezcla a través de una lámina porosa.

atmometer. Atmómetro. Instrumento para medir los vapores exhalados y para medir la cantidad de agua evaporada en un momento dado.

atmos. Atmos. Unidad de presión del aire.

atmosphere. Atmósfera. Ambiente gaseoso que rodea al cuerpo. || Masa de aire que rodea a la tierra.

atmotherapy. Atmoterapia. Tratamiento mediante la educación metódica de la respiración.

atocia. Atocia. Esterilidad femenina.

atolide. Atolide. Anticonvulsivante. F.: $C_{18}H_{23}N_3O$.

atom. Atomo. Partícula de la mólecula. || Menor cantidad posible de un elemento, que conserva las propiedades químicas de éste. || **activated** —. A. ionizado. || **excited** —. A. activado.

atomic. Atómico.— **number.** Número a. || — **weight.** Peso a.

atomicity. Atomicidad. Valencia química.

atomization. Atomización. Reducción a finísimas partículas; pulverización.

atomizer. Atomizador. Instrumento pulverizador de líquidos.

atonia. Atonía. Falta de tono. || **choreatic** —.A. coreica.

atony. Atonía. (V. *atonía.*)

atopen. Atopeno. Antígeno responsable de la atopía.

atopic. Atópico. Ectópico. || Relativo a la atopía.

atopognosia. Atopognosia. Pérdida de la facultad de localizar correctamente una sensación.

atopy. Atopia. Ectpia. || Estado de hipersensibilidad o alergía, de predisposición hereditaria fiebre del heno, asma, eccema, etc). || Un tipo de anticuerpo no frecuente, como la reagina o la IgE, está involucrado en el proceso.

atoxic. Atóxico. No debido a un tóxico.

atoxigenic. Atoxigénico. Que no elabora toxinas.

atp. Abreviatura de *adenosine triphosphate* (adenosin trisfosfato).

ATPase (adenosine triphosphatase). Adenosin trifosfatasa (ATPasa).

atrabiliary. Atrabilis. Nombre antiguo dado a un humor espeso, negro, que suponían secretado por las suprarrenales y al que atribuían la melancolía.

atractoid. Atractoide. En forma de huso; fusiforme.

atransferrinemia. Atransferrinemia. Ausencia de sangre de transferrina.

atraumatic. Atraúmatico. No causado por traumatismo.

atremia. Atremia. Falta de temblor. || Especie de acinesia, en la que el paciente puede realizar movimientos en la cama, pero no estando de pie.

atrepsy. Atrepsia. (V. *athrepsia.*)

atresia. Atresia. Ausencia u oclusión congénita de un órgano tubular. || **anal** —. Ano imperferado. || **aortic** —. Aórtica. || **biliary** —. Biliar. || **duode-nal** —. Duodenal. || **esophageal** —. Esofágica. || **iridis** —. Pupilar. || **mitral** —. Mitral. || **pulmonary** —. Pulmonar. || **tricuspid** —. Triscuspídea.

atreto-. Atreto- forma prefija que indica «imperforado».

atretoblepharia. Atretoblefaria. (V. *symblepharon.*)

atretocephalus. Atretocéfalo. Monstruo sin aberturas nasales y bucal.

atretocormus. Atretocormo. Monstruo sin ninguna abertura.

atretocystia. Atretocistia. Atresia de la vejiga.

atretogastria. Atretogastria. Imperforación del estómago.

atretolemia. Atretolemia. Oclusión de la laringe o del esófago.

atretometria. Atretometría. Imperforación del útero.

atretopsia. Atretopsia. Imperforación de la pupila.

atretorrhinia. Atretorrinia. Atresia de las fosas nasales.

atretostomia. Atretostomía. Imperforación de la boca.

atreturethria. Atreturetria. Imperforación de la uretra.

atrial. Atrial. Relativo al *atrium.*

at'richia. Atriquia. Atricosis. Falta congénita de pelo. || **universal congenital** —. Alopecia congénita.

atrio-. Atrio-. Prefijo relacionado con la aurícula cardiaca.

atriocommissuropexy. Auriculomisuropexia. Fijación de la válvula mitral.

atriomegaly. Auriculomegalia. Dilatación anormal de una aurícula cardiaca.

atrionector. Nodo sinoauricular.

atrioseptopexy. Auriculoseptopexia. Reparación quirúrgica de un defecto en el tabique interauricular.

atrioseptoplasty. Auriculoseptoplastia. Reparación plástica del tabique interauricular.

atriotomy. Auriculotomía. Incisión quirúrgica de una aurícula cardiaca.

atrioventricular. Auriculoventricular. Relativo a la aurícula y ventrículo cardiacos.

atriplicism. Atriplicismo. Intoxicación debida a una especie de espinaca del género *Atriplex.*

atrium. Aurícula, atrium. Cámara. || Aurícula, cardiaca. || Pabellón de la oreja.

atropa. *Atropa.* Género de plantas solanáceas. || Belladona.

atrophedema. Atrofedema. Enfermedad crónica hereditaria, de probable origen angioneurótico.

atrophia. Atrofia. Disminución del volumen y peso de un órgano por defecto de nutrición. || **acute yellow** —. Aguda amarilla (del hígado). || **Aran-Duchenne** —. De Aran-Duchenne. || **Charcot-Marie** —. De Charcot- Marie. || **compression** —. Debida a compresión. || **Dejerine-Sottas** —. De Dejerine-Sottas. Olivopontocerebelar. || **denervated muscle** —. Por desnervación muscular. ||

Erb's —. De Erb.Distrofia seudohipertrófica muscular. ‖ **exhaustion** —. A. endocrina. ‖ **Fuch's** —. De Fuch. A. periférica del nervio óptico. ‖ **healed yellow** —. Cirrosis posnecrótica. ‖ **idiopathic muscular** —. Distrofia muscular progresiva. ‖ **ischemic muscular** —. Contractura de Volkmann. ‖ **linear** —. lineal. De la piel, con producción de líneas blancas y azules. ‖ **lobar** —. Lobular cerebral. ‖ **neuropathic.** —. Neuropática. ‖ **neurotrophic** —. Neurotrófica. ‖ **pallidal** —. De Hunt. ‖ **progressive muscular**—. Muscular progresiva. ‖ **senil** —. Senil.

atrophoderma. Atrofoderma. Atrofia de la piel o de una porción.

atrophodermatosis. Atrofodermatosis. Grupo de afecciones cutáneas cuyo síntoma principal es la atrofia.

atrophy. Atrofia. (V. *atrophia.*)

atropine. Atropina. Alcaloide de la belladona, estimulador del simpático. Anticolinérgico usado como espasmolítico. F.: $C_{17}H_{23}NO_3$.

atropinism. Atropinismo. Atropismo. Intoxicación por atropina.

atropism. Atropismo. Atropinismo. (V. *atropinism.*)

ats. Abreviatura de *antitetanic serum* y de *anxiety tensión state.*

attachement. Unión, ligazón. Estado de unión o fijación. Medios de unión, fijación o estabilización.

attack. Ataque. Invasión más o menos brusca de una enfermedad. ‖ **transient ischemic** —. A. transitorio isquémico. ‖ **vagal**—. vasovagal. ‖ **vasovagal** —. Reacción transitoria vascular.

attar. Attar. Esencia persa.

attempt. Tentativa, intento.

attention. Atención. Concentración psíquica hacia un estímulo determinado exógeno o endógeno.

attenuation. Atenuación. Proceso de debilitación (p. ej., en la toxicidad de un virus).

attic. Atico. Región posterior y superior de la caja del tímpano.

atticitis. Aticitis. Inflamación del ático.

atticoantrotomy. Aticoantrotomía. Intervención de apertura del ático y del antro mastoideo.

atticomastoid. Aticomastoideo. Relativo al ático y al proceso mastoideo.

atticotomy. Aticotomía. Abertura quirúrgica del ático.

attitude. Actitud, postura. Posición del cuerpo. ‖ En obstreticia, relación entre las distintas parte del feto. ‖ **crucifixion** —. En cucifijo. Rigidez del cuerpo, con los brazos extendidos. ‖ **Devergie's** —. De Devergie. Posición cadavérica. ‖ **stereotyped** —. Estereotipada. La mantenida durante mucho tiempo por enfermos mentales.

attraction. Atracción. Fuerza que lleva a un cuerpo hacia otro. ‖ **capillary**—. A. capilar. ‖ **chemical** —. A. química. ‖ **electric** —. A. electrica. ‖ **magnetic** —. A. magnética.

attrition. Atrición. Escoriación superfcial, abrasión.

atypia. Atipia. Estado de no conformidad con determinado tipo.

atypical. Atípico. No conforme con el tipo. ‖ Células tumorales atípicas, de forma y disposición distinta de la normal. ‖ En microbiología, cepas microbianas no usuales.

a.u. Abreviatura de *angström unit.*

Au. Símbolo del oro.

Au-antigenemia. Au-antigenemia. Presencia de antígeno Austrialia en sangre.

Aub-Dubois table. Tabla de Aub-Dubois. [J. Ch. Aub, médico de Bostón, n. en 1890; E. F. Dubois, médico de Nueva York, 1882-1953.] Tabla de metabolismos basales.

Aubert's phenomenon. Fenómeno de aubert. [H. Aubert, fisiólogo alemán, 1826-1892.] Debido a una ilusión óptica, parece que una línea vertical se inclina hacia el lado contrario al que se inclina la cabeza.

AUC. Abreviatura de *area under the curve.*

audile. Perteneciente o relativo a la audición.

audioanalgesia. Audioanalgesia. Supuesta reducción o abolición del dolor lograda mediante la audición de música a través de un equipo de auriculares.

audiogram. Audiograma. Registro de la agudeza auditiva de un individuo.

audiology. Audiología. Ciencia que estudia la audición.

audiometer. Audiómetro. Instrumento para medir la agudeza auditiva. Sin.: Acúmetro, senómetro.

audiometry. Audiometría. Medida de la agudeza auditiva, realizada mediante un audiómetro.

audiovisual. Audiovisual. Estimulación simultánea de los sentidos del oído y de la visión.

audition. Audición. Acto de oír. ‖ **chromatic, colorée**—. A. cromática o coloreada. Sensación de color producida por un sonido. ‖ **gustatory** —. A. gustatoria o gustativa. Ciertos sonidos producen una sensación gustativa.

auditive. Auditivo. Relativo al oído. ‖ Persona que recuerda principalmente por el oído.

audiotognosis. Auditognosis. Sentido con el que se entienden o interpretan los sonidos.

auditory. Auditorio. Relativo al sentido de la audición.

Audouin's microsporon. Microspora de Audouin. [J. V. Audouin, médico francés, 1797-1841.] Parásito de una forma de tiña tonsurante.

Auenbrugger's sign. Signo de Auenbrugger. [L.E. von Auenbrugger, médico austriaco, 1722-1809.] Abultamiento en el epigastrio debido a la extensión de un derrame pericárdico.

Auer's bodies. Cuerpos de Auer. [J. Auer, médico norteamericano, 1875-1948.] Cuerpos alargados que se ven en los linfocitos en ciertos casos de leucemia.

Auerbach's ganglion, plexus. Ganglio, plexo de Auerbach. [L. Auerbach, anatomista alemán, 1828-1897.] Cada uno de los ganglios del plexo de Auerbach, contituido por fibras nerviosas simpáticas entre las túnicas intestinales.

A

Aufrecht's sign. Signo de Aufrecht. [E. Aufrecht, médico alemán, 1844-1933.] Sonido respiratorio débil percibido en la fosa yugular, signo de estenosis traqueal.

augnathus. Augnato. Feto con dos mandíbulas.

Aujeszky's disease, pseudorabies. Enfermedad de Aujeszki. [Aladár Aujeszky, 1869-1933, patólogo húngaro n. Budapest.]: seudorrabia de animales domésticos causada por *Herpesvirus suis.* Es una encefalomielitis que en el hombre puede presentarse como infección de laboratorio, cursando con prurito en las extremidades superiores y debilidad en las inferiores.

aula. Aula. Parte anterior del tercer ventrículo cerebral.

aura. Aura. Fenómeno particular que precede al ataque de una enfermedad. ‖ — **asthmatica.** Asmática. ‖ **auditory** —. Auditiva. ‖ **epigastric** —. Epigástrica. ‖ **epileptic** —. Epiléptica. ‖ **hysterica** —. Histérica. ‖ **kinesthetic** —. Cinestética. Sensación de movimiento en alguna parte del cuerpo. ‖ — **motora.** Motora. ‖ **reminiscent** —. Intelectual. ‖ — **vertiginosa.** Vertiginosa.

aural. Aural. Percibido por el oído. ‖ Relativo al aura.

auramine. Auramina. Pioctanina amarilla.

aurantia. Aurantum. Aurancia. Sustancia colorante anaranjada derivada de la anilina. Utilizada para la tinción de las mitocondrias.

auranofin. Auranofín. Antirreumático. F.: $C_{20}H_{34}AuO_9PS$.

aurantiamarin. Aurantiamarina. Glucósido de la naranja.

aurantiasis. Aurantiasis. Coloración amarilla de la piel tras la ingestión de grandes cantidades de naranjas, zanahorias, etc. Sin.: Carotinemia.

aurelia. *Aurelia.* Género de grandes discóforos que pueden penetrar en la piel humana, produciendo mucho dolor.

aureobasidium. *Aureobasidium.* Género de hongos, orden *Monilia.*

aureolin. Aureolina. Tinte amarillo.

aureomycin. Aureomicina. Antibiótico perteneciente a las tetraciclinas.

aures. Plural de auris.

auriasis. Crisiasis. (V. *chrysiasis.*)

auric. Aurico. Que contiene oro.

auricle. Aurícula. Pabellón de la oreja. ‖ Cada una de las cavidades superiores cardiacas. ‖ **cervical** —. A. cervical. Colgajo de piel y cartílago amarillo observado a veces en el cuello. ‖ — **atrii dextri.** A. derecha cardiaca. ‖ — **atrii sinistri.** A. izquierda cardiaca.

auricula. Aurícula. (V. *auricle.*)

auriculae. Plural de aurícula.

auricular. Auricular. Relativo al oído o a las aurículas cardiacas.

auriculocranial. Auriculocraneal. Relativo al oído y al cráneo.

auriculotemporal. Auriculotemporal. Relativo al oído y a la región temporal.

auriculoventricular. Auriculoventricular. Relativo a una aurícula y un ventrículo.

aurid. Aurides. Lesiones cutáneas observadas en el curso de la crisoterapia.

auriform. Auriforme. En forma de oreja.

aurin. Aurina. Acido rosólico. Usado como indicador y colorante. F.: $C_{19}H_{14}O_3$.

aurinarium. Aurinario. Medicamento en forma de supositorio quese coloca en el conducto auditivo externo.

aurinasal. Aurinasal. Relativo al oído y a la nariz.

auriphone. Aurífono. Forma de trompetilla amplificadora.

auris. Oreja, oído. ‖ — **externa.** O. externo. ‖ — **interna.** O. interno. ‖ — **media.** O. medio.

auriscalpium. Auriscalpo. Instrumento para extraer el cerumen o cuerpo extraño del producto auditivo externo.

auriscope. Auriscopio. Una forma de otoscopio.

aurist. Aurista. Especialista en enfermedades del oído. Sin.: Otólogo, otiatra.

aurochromoderma. Aurocromodermia. Coloración de la piel debida a la inyección de preparaciones de oro.

aurometer. Aurómetro. Utensilio para apreciar la agudeza auditiva.

aurosol. Aurosol. Oro coloidal.

aurotherapy. Auroterapia. Tratamiento con sales de oro. Crisoterapia.

aurothioglucose. Aurotioglucosa. Preparación de oro utilizada en artritis reumatoide y lupus eritematoso no diseminado. F.: $C_6H_{11}AuO_5S$.

aurum. *Aurum.* Oro.

auscult. Auscultar. Examinar los sonidos torácicos o abdominales mediante un estetoscopio.

auscultate. Auscultar. (V. *auscult.*)

auscultation. Auscultación. Método de examen físico por el cual se escuchan los sonidos producidos dentro del cuerpo. ‖ **direct** —. Inmediata. Sin interposición del estetoscopio. ‖ **Korányi's** —. De Korányi. Percusión auscultatoria. ‖ **mediate** —. Mediata. Con interposición de estetoscopio. ‖ **obstetric** —. Obstétrica.

auscultoplectrum. Auscultoplectro. Instrumento usado en la percusión y la auscultación.

auscultoscope. Auscultoscopio. (V. *phonendoscope.*)

Austin's syndrome. Síndrome de Austin. Mucosulfatidosis rara que cursa con alteraciones psicomotrices a partir del tercer año de vida, disminución progresiva de la visión y del oído, hiposomía, deformaciones esqueléticas, hepatomegalia y crisis epileptiformes. ‖ – **Flint murmur.** Soplo de Flint. [Flint A., 1812-1886, médico general norteamericano n. en N. York.] Soplo cardíaco intenso, telediastólico o presistólico, propio de la insuficiencia aórtica, consecutivo a la estenosis mitral funcional que aparece.

autacoid. Autacoide. Término sugerido para reemplazar la palabra hormona; empleado para designar sustancias endógenas fisiológicamente activas.

‖ **duodenal** —. Secretina. ‖ **hormonic**— Hormona. ‖ **restraining**—. Calonas.

autarcesis. Autarcesis. Inmunidad activa. ‖ Resistencia contra la infección mediante la actividad normal de las células orgánicas.

autechoscope. Autecoscopio. Instrumento para auscultar.

autecic. Autécico. Autecio. (V.*autecious.*)

autecious. Autecio. Autéctico. Parásito que pasa todas las fases de su existencia en un mismo huésped.

autemesia. Autemesia. Vómito idiopático o funcional.

autism. Autismo. Tendencia psicológica a desinteresarse del mundo exterior, a ensimismarse. ‖ **infantile** —. A. infantil. Grave alteración en la comunicación.

aut-, auto-. Aut-, auto-. Prefijos que indican relación consigo mismo.

autoactivation. Autoactivación. Activación de una glándula por su propia secreción.

autoagglutination. Autoaglutinación. Aglutinación de partículas antigénicas (p. ej., bacterias, en ausencia de antígenos específicos). ‖ Aglutinación espontánea de los hematíes por el propio suero.

autoagglutinin. Autoaglutinina. Factor del suero autólogo que tiene la facultad de producir la aglutinación del propio elemento celular.

autoallergy. Autoalergia. Sensibilidad a los propios componentes químicos de un individuo. Autoinmunidad.

autoamputation. Autoamputación. Amputación espontánea de una parte del organismo.

autoanalysis. Autoanálisis. Análisis e interpretación por parte de un enfermo nervioso de su estado mental subyacente, empleado como tratamiento.

autoanamnesis. Autoanamnesis. Historia obtenida por el propio paciente.

autoanaphylaxis. Autoanafilaxis. Anafilaxia producida por la inyección del propio suero.

autoantibody. Autoanticuerpo. Anticuerpo (inmunoglobulina) formado como respuesta a antígenos constituyentes del propio organismo.

autoanticomplement. Autoanticomplemento. Anticomplemento formado en el organismo, capaz de neutralizar sus propios complementos.

autoantisepsis. Autoantisepsis. Antisepsia fisiológica.

autoantitoxin. Autoantitoxina. Antitoxina producida por el organismo, que sirve para protegerle contra las enfermedades.

autoaudible. Autoaudible. Audible por uno mismo (ruidos cardiacos).

autobacteriophage. Autobacteriófago. Bacteriófago derivado del propio paciente bajo tratamiento.

autoblast. Autoblasto. Bioblasto independiente y solitario; microorganismo.

autocatalysis. Autocatálisis. Producción por las enzimas de sustancias que aumentan su propia actividad.

autocatharsis. Autocatarsis. Catarsis realizada por el propio paciente.

autocatheterism. Autocateterismo. Cateterismo practicado por el propio paciente.

autocerebrospinal. Autocerebroespinal. Líquido cerebroespinal del propio paciente, empleado contra la meningitis epidémica.

autocholecystectomy. Autocolecistectomía. Invaginación de la vesícula biliar en el intestino, con segregación y expulsión final de aquel órgano.

autochthonous. Autóctono. Con independencia funcional originada en el órgano mismo.

autocinesis. Autocinesis. Movimiento voluntario.

autoclasia. Autoclasis.(V. *autoclasis.*)

autoclasis. Autoclasis. Destrucción de una parte por causas desarrolladas dentro de ella misma.

autoclave. Autoclave. Aparato para esterilizar mediante vapor a presión.

autocondensation. Autocondensación. Sistema raramente empleado hoy día.

autoconduction. Autoconducción. Método de aplicación de corrientes de alta frecuencia colocando al paciente dentro de un gran solenoide.

autocystoplasty. Autocistoplastia. Operación plástica de la vejiga con injertos tomados del propio paciente.

autocytolisin. Autolisina. Lisina desarrollada en un organismo, capaz de lisar las células del mismo.

autocytolysis. Autólisis. Autocitólisis. Autodesintegración de los tejidos de forma espontánea. ‖ Destrucción por autodigestión.

autocytotoxin. Autocitotoxina. Citotoxina perteneciente a las células del organismo en que se ha formado.

autodermic. Autodérmico. Se aplica a los injertos realizados con la piel del propio paciente.

autodesensitization. Autodesensibilización. Desensibilización con la sangre del propio paciente.

autodestruction. Autodestrucción. Especialmente referido a autodigestión por enzimas.

autodigestion. Autodigestión. Autólisis. Digestión de las paredes del estómago por el propio jugo gástrico. (V. *autolysis.*)

autodiploid. Autodiploide. Célula con dos pares de cromosomas, resultado de la replicación de los cromosomas del par haploide.

autodrainage. Autodrenaje. Drenaje de una cavidad por un conducto practicado en los propios tejidos del paciente.

autoecholalia. Autoecolalia. Repetición de las palabras proferidas por el mismo individuo.

autoecious. Dícese de los hongos parásitos que llevan a cabo su ciclo de desarrollo completo en el mismo huésped.

autoeczematization. Autoeccematización. Generalización eccemática a partir de un foco local de eccema.

autoepilation. Autoepilación. Caída espontánea del cabello. Sin.: Tricotilomanía.

autoerotism. Autoerotismo. Autoerastia. Instinto sexual pervertido. Sin.: automonosexualismo, narcisismo, masturbación.

autoerythrophagocytosis. Autoeritrofagocitosis. Fagocitosis de los glóbulos rojos por leucocitos del mismo organismo.

autofluorescence. Autofluorescencia. Fluorescencia tisular producida por sustancias normalmente presentes en tales tejidos.

autofluoroscope. Autofluoroscopia. Tipo de cámara gammagráfica.

autofundoscope. Autofundoscopio. Instrumento fundado en que al mirar un amplio espacio iluminado a través de un agujero, permite ver la imagen de los vasos retinianos del propio ojo observador.

autogamy. Autogamia. Autofecundación por la unión de dos masas de cromatina derivadas del mismo núcleo primitivo.

autogenesis. Autogénesis. Generación espontánea. || Producción en el mismo organismo. Sin.: Abiogénesis.

autogenous. Autógeno. Aplicado a vacunas bacterianas confeccionadas con bacterias del propio paciente.

autognosis. Autognosis. Conocimiento adquirido por la observación de uno mismo.

autograft. Autoplastia. Restauración de partes lesionadas mediante tejidos tomados del propio organismo.

autografting. Autotrasplante. Injerto de una porción del propio organismo a otra parte del mismo.

autogram. Autograma. Señal formada en la piel por la presión de un cuerpo obtuso.

autographism. Autografismo. Dermografismo.

autohemagglutination. Autohemoaglutinación. Aglutinación de eritrocitos autólogos.

autohemagglutinin. Autohemoaglutinina. Hemaglutinina que produce la aglutinación de los eritrocitos autólogos.

autohemolysin. Autohemolisina. Anticuerpo que produce la autohemólisis.

autohemolysis. Autohemólisis. Hemólisis de los eritrocitos producida por el propio suero.

autohemopsonin. Autohemopsonina. Opsonina por la cual los glóbulos rojos son susceptibles de ser destruidos por otras células del propio organismo.

autohemotherapy. Autohemoterapia. Introducción en el paciente de su propia sangre para el tratamiento de enfermedades alérgicas, etc.

autohemotransfusion. Autohemotransfusión. Inyección de la propia sangre.

autohistoradiography. Autohistorradiografía. Autorradiografía. Localización de sustancias radiactivas en los tejidos mediante aplicación de una película radiográfica.

autohormonoclasis. Autohormonoclasis. Inactivación de hormona de una determinada glándula en presencia de la actividad de dicha glándula.

autohypnosis. Autohipnosis. Hipnotismo producido por el propio individuo.

autoimmunity. Autoinmunidad. Situación caracterizada por la respuesta inmune específica humoral o medida por células debida a los autoantígenos del propio tejido orgánico; puede producir reacciones de hipersensibilidad.

autoimnunization. Autoinmunización. Inmunización debida a procesos dentro del propio organismo.

autoimmunosuppresion. Autoinmunosupresión.

autoinfection. Autoinfección. Infección de un organismo debida a gérmenes ya exitentes en su interior.

autoinfusion. Autoinfusion. Acción de forzar la llegada de sangre al corazón mediante diversos procedimientos (vendaje de extremidades, etcétera).

autoinoculation. Autoinoculación.Inoculación de microorganismos existentes en el propio organismo.

autointerference. Autointerferencia. Interferencia mediante replicación de virus por virus atenuados o inactivados.

autointoxication. Autointoxicación. Intoxicación por un veneno producido en el propio organismo. || intestinal —. A. intestinal. Por sustancias venenosas procedentes del intestino.

autoinsolysin. Autoisolisina. Lisina que destruye las células del individuo del cual se ha obtenido.

autokeratoplasty. Autoqueratoplastia. Trasplante corneal con tejido procedente del otro ojo del paciente.

autokinesis. Autocinesis. (V. *autocinesis.*)

autolaryngoscopy. Autolaringoscopia. Observación de la propia laringe.

autolavage. Autolavado. Lavado que la propia persona hace de su estómago, recto, vejiga, etcétera.

autolesion. Autolesión. Traumatismo causado por uno mismo.

autoleukocytotherapy. Autoleucocitoterapia. Tratamiento mediante administración de leucocitos del propio paciente.

autologous. Autólogo. Originado en el mismo organismo.

autolysate. Autolisado. Sustancia producida por autólisis. Autolisados de cáncer se han empleado para el tratamiento del cáncer.

autolysin. Autolisina. (V. *autocytolisin.*)

autolysis. Autocitólisis. Autólisis. (V. *autocytolysis.*)

autolysosome. Autolisosoma. Elemento vacuolar del sistema lisosomial.

automaticity. Automaticidad. Tendencia de un tejido excitable a iniciar impulsos de forma espontánea (miocardio).

automatin. Automatina. Extracto de músculo cardiaco bovino utilizado en alteraciones circulatorias.

automatism. Automatismo. Realización de actos sin voluntad consciente. || Doctrina según la cual todos los procesos dependen de la propia actividad cerebral.

automatograph. Automatógrafo. Instrumento para registrar los movimientos involuntarios.

automixis. Autogamia. (V. *autogamy.*)

automysophobia. Automisofobia. Temor morboso a la suciedad personal.

autonarcosis. Autonarcosis. Insensibilidad debida a la autosugestión.

autonephrectomy. Autonefrectomía. Eliminación natural, parcial o total, de un riñón por obstrucción de un uréter o un cáliz renal.

autonephrotoxin. Autonefrotoxina. Sustancia tóxica para las células renales del organismo en el cual se ha formado.

autonomic. Autónomo. Que tiene una función independiente. || — **nervous system.** Sistema nervioso a.

autonomotropic. Autonomotrópico. Que tiene afinidad por el sistema nervioso autónomo.

autonomous. Autónomo. (V. *autonomic.*)

autonomy. Autonomía. Independencia funcional.

autoophthalmoscope. Autooftalmoscopio. Oftalmoscopio propio para el examen del ojo de la misma persona que lo utiliza.

autooxidation. Antooxidación. Oxidación espontánea.

autopath. Persona con síntomas alérgicos debidos al sistema nervioso autónomo sensitivo.

autopathography. Autopatografía. Descripción escrita de la propia enfermedad.

autopathy. Autopatía. Enfermedad idiopática, sin causa exterior aparente.

autophagia. Autofagia. Acto de comer la propia carne en los alienados. || Nutrición del organismos por consunción de sus propios tejidos.

autophagosome. Autofagosoma. Vacuola intracitoplasmática que contiene elementos citoplasmáticos de las propias células.

autophagy. Autofagia. (V. *autophagia.*)

autopharmacology. Autofarmacología. Regulación química de las funciones corporales mediante los constituyentes naturales de los tejidos del cuerpo.

autophil. Autofilia. Opinión extremadamente favorable de sí mismo. Narcisismo.

autophilia. Autofilia. (V. *autophil.*)

autophobia. Autofobia. Temor patológico a la soledad.

autophonomania. Autofonomanía. Manía suicida.

autophonometry. Autofonometría. Aplicación de vibraciones sonoras al cuerpo de un paciente con objeto de que éste describa las sensaciones que le producen.

autophony. Autofonía. Resonancia de la propia voz del paciente en las enfermedades del oído medio y de las fosas nasales.

autophyte. Autofita. Planta que no se alimenta de material organizado, sino que deriva su nutrición de materias inorgánicas.

autoplasmotherapy. Autoplasmoterapia. Tratamiento de las enfermedades por inyección del propio plasma sanguíneo.

autoplast. Autoplastia. (V. *autograft.*)

autoplasty. Autoplastia. Autoinjerto. (V. *autograft.*)

autoploid. Autoploide. (V. *autopolyploid.*)

autopolymerization. Autopolimerización. Polimerización que sigue a la adición de un activador y un catalizador.

autoprecipitn. Autoprecipitina. Precipitina que

actúa sobre el suero del animal en el cual se ha desarrollado.

autoprotection. Autoprotección. Protección de sí mismo. Protección del organismo mediante desarrollo de autoantitoxinas.

autoproteolysis. Autoproteólisis. (V. *autolysis.*)

autoprothrombin. Autoprotrombina. Término utilizado por Seegers para desginar la activación de los productos de la protrombina.

autopsia. Autopsia. Examen de un cadáver. Necropsia. Realizada para investigar las causas de la muerte.

autopsy. Autopsia. (V. *autopsia.*)

autopsychic. Autopsíquico. Relativo a la propia consciencia.

autopsychorhythmia. Autopsicorritmia. Actividad patológica rítmica del cerebro.

autopsychosis. Autopsicosis. Afección mental en la que se altera la representación del propio yo.

autopsychotherapy. Autopsicoterapia. Psicoterapia adminsitrada por el propio paciente.

autoradiography. Autorradiografía.

autoregulation. Autorregulación. Control de ciertos fenómenos (frecuentemente, en fisiología de la circulación).

autoreinfusión. Autorreinfusión. Introducción intravenosa de sangre o suero acumulado en alguna cavidad del propio paciente.

autorraphy. Autorrafia. Oclusión de una herida mediante el uso de tiras de tejido de la misma herida.

autoscope. Autoscopio. Instrumento para la propia observación de órganos.

autosepticemia. Autosepticemia. Septicemia debida a las toxinas producidas en el propio organismo.

autoserodiagnosis. Autoserodiagnosis. Diagnóstico mediante el suero de la sangre del paciente.

autoserum. Autosuero. Suero empleado para el mismo paciente del cual se ha extraído.

autosite. Autósito. Monstruo capaz de vida independiente. || Miembro de una monstruosidad doble que alimenta al otro miembro, denominado parásito.

autosmia. Autosmia. Percepción del propio olor.

autosomatognosis. Autosomatognosis. Sensación de «miembro fantasma» después de ser amputado.

autosome. Autosoma. Cromosoma ordinario no sexual a diferencia del alosoma.

autospermotoxin. Autospermotoxina. Toxina capaz de aglutinar los espermatozoides del animal en el cual se han formado.

autosplenectomy. Autoesplenectomía. Desaparición del bazo por fibrosis progresiva.

autostimulación. Autoestimulación. Estimulación en un animal mediante material antigénico originado en sus propios tejidos.

autosuggestion. Autosugestión. Aparición en la mente, de forma equivocadamente espontánea, de ideas procedentes del propio individuo.

autotemnous. Capaz de experimentar división expontánea.

autotherapy. Autoterapia. Curación espontánea. ǁ Curación de sí mismo. ǁ Tratamiento mediante productos del propio organismo.

autotomography. Autotomografía. Método radiológico de sección corporal.

autotomy. Autotomía. Autodivisión de un órgano. ǁ Intervención quirúrgica practicada sobre uno mismo. ǁ Fisión.

autotopagnosia. Autotopagnosia. Incapacidad de localizar u orientar correctamente diferentes partes del cuerpo.

autotoxemia. Autotoxemia. Autointoxicación. Intoxicación por toxinas generadas en el propio organismo.

autotoxicosis. Autointoxicación. Autotoxemia. (V. *autotoxemia*.)

autotoxin. Autotoxina. Principio patógeno desarrollado en el organismo por metamorfosis celular.

autotransfusion. Autotranfusión. Reintroducción en el paciente de su propia sangre. Sin.: Autoinfusión autohemotransfusión.

autotransplant. Autotransplante. (V. *autograft*.)

autotrophic. Autotrófico. Que se nutre de sí mismo; bacterias que no requieren carbono ni nitrógeno orgánicos para desarrollarse.

autotuberculin. Autotuberculina. Tuberculina obtenida del esputo del propio paciente en el cual se utiliza.

autovaccination. Autovacunación. Empleo de la autovacuna.

autovaccine. Autovacuna. Vacuna preparada a partir de gérmenes o secreciones del propio paciente al que va a ser administrada.

autoxemia. Autotoxemia. (V. *autotoxicosis*.)

autoxidation. Autooxidación. Oxidación espontánea.

auxanography. Auxanografía. Método para determinar los medios más convenientes para un microbio.

auxanometer. Auxanómetro. Aparato para determinar la auxanografía.

auxesis. Ausexia. Aumento, crecimiento.

auxiliary. Auxiliar. ǁ **torquing** —. Accesorio empleado en odontología.

auxilysin. Auxilisina. Factor del suero de algunas especies que aumentan la acción de la hemolisina.

auxilytic. Auxilítico. Por acción de la auxilisina.

auxin. auxina. Fitohormona que también se halla en la orina y produce el crecimiento vegetal por multiplicación celular.

auxo-. Auxo-. Prefijo que indica «aumento».

auxoaction. Auxoacción. Acción estimulante de una sustancia.

auxoamylase. Auxoamilasa. Sustancia que acelera la acción de la amilasa.

auxochrome. Auxocromo. Que aumenta el color.

auxocyte. Auxocito. Célula relacionada con la reproducción. ǁ Espermatocito en los estados de su desarrollo.

auxohormone. Auxohormona. Una vitamina.

auxometer. Auxómetro. Aparato para medir el poder amplificador de una lente.

auxometry. Auxometría. Determinación de la velocidad de crecimiento (en neoplasias, por ejemplo).

auxoneurotropic. Auxoneurotrópico. Aumento de las propiedades neurotrópicas de una sustancia.

auxotherapy. Auxoterapia. Terapia coadyuvante. ǁ Refuerzo de la acción medicamentosa para obtener el efecto útil máximo.

auxotonic. Auxotónico. Que se contrae ante una resistencia creciente.

auxotrophic. Auxotrófico. Dícese de los microbios mutantes que requieren para su crecimiento un factor innecesario para los individuos de la cepa prototipo. ǁ Necesidad de factores específicos de crecimiento orgánico además de la fuente de carbono.

a-v, av. Abreviaturas de *atrioventricular* y arteriovenous.

avalvular. Avalvular. Desprovisto de válvulas.

avantin. Avantina. Alcohol isopropílico.

acascular. Avascular. Desprovisto de vasos.

avascularization. Avascularización. Expulsión de sangre de una zona, p. ej., mediante un vendaje elástico.

Avellis' syndrome (paralisis). Síndrome de Avellis. [G. Avellis, laringólogo, alemán, 1864-1916.] Parasálisis unilateral del velo del paladar, asociada con parálisis del recurrente del mismo lado.

avena. Avena. Género de plantas gramíneas. Sus semillas son nutritivas y estimulantes.

avenin. Avenina. Albuminoide obtenido de la *Avena sativa*.

avenolith. Avenolito. Cálculo intestinal en niños, compuesto por semillas y fosfatos.

Avenzoar. Avenzoar. Célebre médico árabe. Sevilla, siglo XII. Su principal obra es *Al Tesir*.

Averroes. Averroes. Célebre médico hispanoárabe. Córdoba. 1126-1198. Su principal obra es el *Comentario de Aristóteles*.

Avicenna. Avicena. El más famoso de los médicos árabes (980-1037). Escribió el *Canon*.

avidin. Avidina. Antibiotina. (V. *antibiotin*.)

avidity. Avidez. En inmunología, medida de la cantidad de antígeno-anticuerpo formado en una unidad de tiempo.

avirulent. Avirulento. Carente de virulencia.

avitaminosis. Avitaminosis. Carencia o deficiencia de vitaminas que produce un estado patológico.

avogadro's law (constant). Ley de Avogrado. [A. Avogrado, físico italiano. 1776-1856.] Volúmenes iguales de gases diferentes a la misma presión y temperatura contienen igual número de moléculas.

avogram. Avogramo. $10-^{24}$ de gramo.

avoidance. Reacción consciente o inconsciente a la ansiedad, dolor, peligro, etc.

avoirdupois. Sistema de peso en el que 16 onzas hacen 1 libra = 453,6 g.

avoparcin. Avoparcina. Antibiótico antibacteriano derivado de *strptomyces candidus*.

avulsion. Avulsión. Arrancamiento de una parte u

órgano. ‖ **phrenic** —. A. frénica. Arrancamiento de una porción del nervio frénico.

awu. Abreviatura de *atomic weight unit.*

ax. Abreviatura de *axis.*

axanthopsia. Axantopsia. Ceguera para el color amarillo.

Axenfeld's syndrome. Síndrome de Axenfeld. [T. Axenfeld, oftalmólogo alemán, 1867-1930.] Adherencia de la base del iris, con defectuoso desarrollo de las estructuras angulares del ojo.

Axenfeld's test. Reacción de Axenfeld. [D. Axenfeld, fisiólogo alemán, 1848-1912.] Reacción para la albúmina.

axenic. Axénico. No contaminado. Vida sin gérmenes.

axial. Axial. Perteneciente al eje. ‖ Axil.

axifugal. Axífugo. Centrífugo.

axilemma. Axilema. Axolema. Vaina de un cilindroeje.

axilla. Axila. Hueco existente debajo de la unión del brazo con el hombro.

axio-. Axio-. Prefijo que indica «relación con un eje».

axiobuccal. Axiobucal.

axiobuccocervical. Axiobucocervical.

axiobuccogingival. Axiobucogingival.

axiobuccolingual. Axiobucolingual.

axiocervical. Axiocervical.

axiodistal. Axiodistal.

axiodistocervical. Axiodistocervical.

axiodistogingival. Axiodistogingival.

axiogingival. Axiogingival.

axiolabial. Axiolabial.

axiolabiogingival. Axiolabiogingival.

axiolabiolingual. Axiolabiolingual.

axiolingual. Axiolingual.

axiolinguocervical. Axiolinguocervical.

axiolinguogingival. Axiolinguogingival.

axion. Axión. Encéfalo y médula espinal.

axiopulpal. Axiopulpar. Relativo a la cavidad oral.

axipetal. Centrípeto.

axis. Axis. Eje. ‖ Segunda vértebra cervical. ‖ **adenohypophysial** —. E. adenohipofisiario. ‖ **celiac** —. Tronco celiaco. ‖ **costocervical** —. E. costocervical. ‖ **craniofacial** —. E. craneofacial. ‖ **facial** —. E. basifacial. ‖ **neural** —. Sistema nervioso central. ‖ **optical** —. Línea formada por los principales ejes del sistema óptico. ‖ — **pelvis.** E. pélvico. ‖ **visual** —. E. óptico.

axodendritic. Axodendrítico. Referente a cada una de las fibrillas laterales no medulares del cilindroeje de una célula nerviosa.

axograph. Axógrafo. Aparato para medir ejes.

axoid. Axoide. Relativo a la segunda vértebra cervical.

axolemma. Axolema. Axilema. (V. *axilemma.*)

axolysis. Axólisis. Degeneración del cilindroeje de una célula nerviosa.

axometer. Axómetro. Instrumento para medir un eje.

axon. Axón. Cilindroeje de una célula nerviosa. ‖ Eje del cuerpo. ‖ **giant**—. A. gigante, en algunos invertebrados.

axonapraxia. Axonapraxia. (V. *neurapraxia.*)

axone. Axón. (V. *axon.*)

axoneme. Axonema. Hilo axil del cromosoma donde se halla la combinación de los genes. Sin.: Cromonema.

axonometer. Axonómetro. Aparato para determinar el eje cilíndrico de una lente o para localizar el eje de astigmatismo.

axonotmesis. Axonotmesis. Lesión de las fibras nerviosas, sin sección completa del nervio.

axophage. Axófago. Célula de la neuroglia en la mielitis.

axoplasm. Axoplasma. Materia que rodea las fibrillas del cilindroeje. ‖ Sin.: Neuroplasma.

axopodio. Axopodio. Seudópodo con un elemento central de sostén.

axosomatic. Axosomático. Relativo a la sinapsis entre el axón de una neurona y el cuerpo celular de otra.

axospongium. Axospongia. Estructura reticular que forma el cilindroeje de una célula nerviosa.

axostyle. Axostilo. Elemento central de un axopodio.

Ayala's quotient. Cociente de Ayala. [A. G. Ayala, neurólogo italiano, 1878-1943.] Cociente raquídeo.

Ayer's test. Prueba de Ayer. [J. B. Ayer, neurólogo de Boston, n. en 1882.] Para comprobar si existe bloqueo espinal.

Ayer-Tobey test. Prueba de Ayer-Tobey. [J. B. Ayer; G. L. Tobey, O.R.L. de Boston, 1881-1947.] Compresión de una vena yugular y comprobación del LCR. Si aumenta, existe trombosis del seno lateral opuesto.

Ayerza's disease. Enfermedad de Ayerza. [A. Ayerza, médico argentino, 1861-1918.] Forma de eritremia caracterizada por cianosis, disnea, hepatomegalia, esplenometgalia, hiperplasia medular y esclerosis de la arteria pulmonar.

azathioprine. Azatioprina. Antagonista de las purinas que interfiere la síntesis de DNA. Utilizado como inmunosupresor. F.: $C_9H_7N_7O_2S$.

azigos. Azigos. Acigos. Vena ácigos.

azipramine. Azipramina. Antidepresivo. F.: $C_{26}H_{26}N_3$-HCl.

azoic. Azoico. Compuesto con grupo —N=N—. ‖ Desprovistos de organismos vivientes.

azoospermia. Azoospermia. Falta de espermatozoides en el semen. Nula vitalidad de los espermatozoides.

azorrhea. Azorrea. Exceso de materias nitrogenadas en orina o heces.

azote. Nitrógeno.

azotemia. Azotemia. Azoemia. Presencia de urea u otros cuerpos nitrogenados en la sangre. ‖ **extrarenal**—. A. extrarrenal. Sin afectación renal. ‖ **hypochloremic** —. A. hipoclorémica. Deficiencia de cloruro sódico, fijación del cloro en los tejidos y azoturia. ‖ **prerenal**—. A. prerrenal, extrarrenal.

azotenesis. Azotenesis. Enfermedad debida al exceso de sustancias nitrogenadas.

azothermia. Azotermia. Aumento de la temperatura por presencia de sustancias nitrogenadas en la sangre.

azotobacter. Azotobacteria. Microorganismos de la familia *Azotobacteraceae.*

azotobacteraceae. *Azotobacteraceae.* De la familia esquizomicetos.

azotometer. Azotómetro. Instrumento para medir la proporción de nitrógeno en solución.

azotomonas. *Azotomonas.* Género de microorganismos de la familia *Pseudomonas.*

azotomycin. Azotomicina. Antibiótico antineoplásico.

azoturia. Azoturia. Exceso de urea u otros compuestos nitrogenados en la orina.

AZT. Abreviatura de *3'-azido-3'-deoxythymidine* (azidotimidina). Sustancia utilizada en ensayos clínicos, que posee efectos paliativos sobre sítnomas del SIDA.

azurophil. Azurófilo. Que se tiñe fácilmente con los colorantes azules de la anilina.

azygography. Aziogografía. Radiografía de la vena ácigos previa introducción de contraste.

azymia. Azimia. Falta de un enzima.

azymous. Acimo. Sin levadura o fermento.

B. Símbolo químico del boro.

b. Abreviatura de *bacillus* y de *bucal.*

B27. Antígeno HLA asociado a determinadas enfermedades.

β. Letra griega beta.

Ba. Símbolo químico del bario.

Baastrup syndrome; kissing spine. Síndrome de Baastrup. [Christian Ingerslev Baastrup, 1885-1950, radiólogo danes, n. Copenhague.] Neartrosis, causada por hiperlordosis entre las apófisis espinosas de la columna lumbar que se tocan. Se presenta con : dolor local a la presión, dolores lumbosacros y limitación de movimientos de la columna vertebral.

Babbitt metal. Metal de Babbitt. [I. Babbitt, norteamericano, 1799-1862.] Aleación de estaño, cobre y antimonio utilizada por los odontólogos.

Babcok's operation. Operación de Babcok. [W. W. Babcock, cirujano norteamericano, 1872-1963.] Extirpación de una vena varicosa mediante la introducción de una sonda con oliva en la extremidad.

Babès's treatment, tubercle. Tratamiento, tubérculo de Babès. [V. Babès, bacteriólogo rumano, 1854-1926.] Tratamiento de la rabia por inyección de suspensiones de cordón espinal atenuadas por el calor. ‖ Tubérculo. Agregaciones celulares alrededor de neuronas degeneradas en la *medula oblongata* y de los ganglios espinales en casos de rabia y de otros tipos de encefalitis.

Babès-Ernst granules (bodies). Cuerpos de Babès-Ernst. [V. Babès; P. Ernst, patólogo alemán, 1859-1937.] Gránulos metacromáticos que se encuentran en el interior de algunas bacterias.

babesia. *Babesia.* Género de protozoarios semejantes al piroplasma, de los hematíes, en la sangre de varios animales.

babesiasis. Babesiasis. Infección por protozoarios del género *Babesia.*

Babinski's law. Reflejo (ley) de Babinski. [J. F. F. Babinski, médico, París, 1857-1932.] Extensión del dedo gordo del pie con flexión de los otros dedos, al excitar la plata. En lesión de la vía piramidal. ‖ — **sign.** Signo de B. Disminución o pér-dida del reflejo del tendón de Aquiles en síndrome ciático no histérico.

Babinski-Fröhlich syndrome. Síndrome de Babinski Fröhlich. [J. F. F. Babinski; A. Fröhlich, neurólogo austriaco, 1871-1953.] Distrofia adiposogenital.

Babinski-Nageotte syndrome. Síndrome de Babinski-Nageotte. [J. F. F. Babinski; J. Nageotte, patólogo francés, 1866-1948.] Hemiplejía contralateral; hemianestesia contralateral.

Babinski-Vaquez syndrome. Síndrome de Babinski-Vaquez. [J. F. F. Babinski; L. H. Vaquez, médico frances, 1860-1936.] Asociación de alteraciones cardiacas y arteriales con meningitis sifilítica crónica, tabes dorsal, parálisis general y otras manifestaciones parasifilíticas.

baby. Bebé, niño. ‖ **blue** —. N. azul, por cianosis.

babyhood. Niñez.

bacca. Baya. Fruto de ciertas plantas.

Baccelli's mixture, sign. Signo de Baccelli. [G. Baccelli, médico italiano, 1832-1916.] Pectosiloquia áfona, signo de derrame pleural.

bacciform. Baciforme. En forma de baya.

bacillaceae. *Baciláceas.* Familia de esquizomicetos.

bacillary. Bacilar. Relativo a los bacilos.

bacillemia. Bacilemia. Presencia de bacilos en la sangre.

bacilli. Plural de *bacillus.*

bacilliferous. Bacilífero. Portador de bacilos.

bacilliform. Baciliforme. Con apariencia bacilar.

bacilligenic. Bacilógeno. Causado por bacilos.

bacillin. Bacilina. Sustancia antibiótica aislada de cepas de *Bacillus subtilis.*

bacilliparous. Bacilíparo. Productor de bacilos.

bacillogenic. Bacilógeno. (V. *bacilligenic.*)

bacilluria. Baciluria. Presencia de bacilos en orina.

bacillus. Bacilo. Bacterias en forma de bastoncillo. ‖ — **abortus.** B. del ántrax. ‖ — **botulinus.** B. botulínico. ‖ — **coli.** *Escherichia coli.* ‖ — **dysenteriae.** *Shigella dysenteriae.* ‖ —**fragilis.** *Bacterioides fragilis.* ‖ —**typhi.** *Salmonella typhosa.* Salmonella tífica.

bacillus. Bacilo. Organismo del género *Bacillus.* ‖

Bordet-Gengou —. *Bordetella pertusis.* || **Ducre-yi** —. *Haemophylus ducreyi.* || **Fich** —. *Proteus vulgaris.* || **Friedländer** —. *Klebsiella pneumoniae.* || **Gartner** —. *Salmonella enteritidis.* || **Morgan.** —. *Proteus morgani.* || **typhoid** —. *Salmonella typhosa.*

bacitracin. Bacitracina. Antibiótico obtenido del cultivo de *Bacilus subtilis.*

back. Espalda. Parte posterior del tronco. Dorso. || **Hollow** —. Lordosis.|| **Poker** —. Espondilitis reumatoide. || **Saddle** —. (V. *lordosis.*)

backalgia. Dorsalgia. Dolor en espalda.

backbone. Columna vertebral. Raquis; conjunto óseo formado por las vértebras.

back-cross. En genética, apareamiento entre un individuo heterocigótico y otro homocigótico.

bacflow. En dirección contraria a lo normal. || Regurgitación.

backknee. *Genu recurvatum.* Curvatura anormal de convexidad posterior de la rodilla.

back-raking. Extracción de heces impactadas del recto de un animal.

backscatter. En radiología, radiación desviada más de 90° de la dirección original del rayo, por la existencia de procesos diseminados.

back-up. Distancia a través de la que una corriente de alto voltaje pasará a la atmósfera.

backwardness. Retraso mental. Debido a enfermedades o a otras causas.

BaCl$_2$. fórmula del cloruro de bario.

baclofen. Baclofén. Relajante muscular. F.: C$_{10}$H$_{12}$ClNO$_2$.

Bacon's anoscope. Anoscopio de Bacon. [H. E. Bacon, proctólogo norteamericano, n. en 1900.] Aparato provisto de un sistema de visualización e iluminación para el examen del ano-recto.

bact. Abreviatura de *bacterium.*

bacteria. *Bacteria.* Género de esquizomicetos, familia bacteriácea.

bacteriaceae. Bacteriaceae. Familia de eubacteriales que comprenden las formas en bastoncillo.

bacterial. Bacterial. Causado por bacterias.

bactericholia. Bacteriocolia. Presencia de bacterias en los conductos biliares.

bactericidal. Bactericida. Destructor de bacterias.

bactericide. Bactericida. (V. *bactericidal.*)

bactericidins. Bactericidina. Sustancia protectora natural del suero, como puede ser un anticuerpo, que actúa por medio de citólisis, favorecimiento de fagocitos, etc.

bacterid. Bactéride. Erupción cutánea producida por bacterias.

bacteridium. Bacteridium. Término empleado como nombre genérico para designar ciertos bacilos.

bacteriemia. Bacteriemia. Permanencia temporal de bacterias en la sangre después de su entrada en la corriente circulatoria a partir de focos patógenos de tipo purulento-inflamatorio. Según el número y la virulencia de los agentes patógenos y el estado de defensa del organismo, conduce en ocasiones a enfermedades posteriores.

bacteriform. Bacteriforme. Bacterioide. Que recuerda a las bacterias por su forma.

bacterin. Bacterina. Vacuna bactérica.

bacterinia. Bacterinia. Acción desfavorable consecutiva algunas veces a la inoculación con vacunas bacterianas.

bacterioagglutinin. Bacterioaglutinina. Sustancia que produce la aglutinación de las bacterias.

bacteriocidin. Bacteriocidina. Sustancia bactericida.

bacteriocin. Bacteriocina. Sustancia bactericida.

bacterioclasis. Bacteriólisis. Destrucción de las bacterias dentro o fuera del organismo.

bacteriogenic. Bacteriógeno. De origen bacteriano.

bacteriogenous. Bacteriógeno. (V. *bacteriogenic.*)

bacteriohemolysin. Bacteriohemolisina. Hemolisina formada en el cuerpo en respuesta a un antígeno bacteriano.

bacterioid. Bacterioide. En forma de bacteria, semejante a ella.

bacteriology. Bacteriología. Ciencia que trata de las bacterias. Microbiología. || **hygienic** —. Higiénica o sanitaria. || **medical** —. Médica o patológica. Trata de los efectos bacterianos en el cuerpo animal. || **pathological** —. Médica. || **systematic** —. Sistemática. La que estudia la clasificación y relaciones bacterianas.

bacteriolysin. Bacteriolisina. Anticuerpo que produce la destrucción bacteriana.

bacteriolysis. Bacteriólisis. (V. *bacterioclasis.*)

bacterio-opsonin. Bacterio-opsonina. Opsonina que actúa sobre la bacteria.

bacteriopexia. Bacteriopexia. Fijación de la bacteria por histiocitos.

bacteriopexy. Bacteriopexia. (V. *bacteriopexia.*)

bacteriophage. Bacteriófago. Virus que lisa las bacterias. || **temperate** —. B. cuyo material genético pasa a formar parte de la bacteria persistiendo en su interior durante muchos periodos de división celular.

bacteriophagia. Bacteriofagia. Destrucción de la bacteria por un agente lítico.

bacteriophytoma. Bacteriofitoma. Lesión reactiva causada por bacterias.

bacterioprecipitin. Bacterioprecipitina. Precipitina orgánica producida por acción bacteriana.

bacterioprotein. Bacterioproteína. Endotoxina; toxina contenida en el mismo cuerpo de las bacterias.

bacteriopsonin. Bacterioopsonina. Un anticuerpo que actúa sobre la bacteria haciéndola más susceptible a la ingestión por los fagocitos.

bacterioscopy. Bacterioscopia. Baciloscopia. Estudio microscópico de las bacterias.

bacteriosis. Bacteriosis. Enfermedad bacteriana.

bacteriospermia. Bacteriospermia. Presencia de bacterias en el semen.

bacteriostasis. Bacteriostasis. Detención del desarrollo bacteriano.

bacteriostatic. Bacteriostático. Que inhibe el desarrollo bacteriano.

bacteriotherapy. Bacterioterapia. Tratamiento de la enfermedad mediante introducción de bacterias en el organismo.

bacteriotoxaemia. Bacteriotoxemia. Presencia de toxinas bacterianas en la sangre.

bacteriotoxin. Bacteriotoxina. Toxina que destruye bacterias. || Toxina producida por bacterias.

bacteriotropic. Bacteriotrópico. Que modifica o cambia las bacterias. Opsónico.

bacteriotropin. Bacteriotropina. Sustancia termolábil que nace más aptas a las bacterias para ser fagocitadas y destruidas. Sin.: Opsonina.

bacterium. Bacilo, bacteria, bacterium. Género de bacteriáceas. || — **aerogenes.** *Aerobacter aerogenes.* || — **aeruginosum.** *Pseudomonas aeruginosa.* || — **coli.** *Escherichia coli.* || — **dysenteriae.** *Shigella disenteriae.* || **heterotrophic** —. Heterotrófica. || **hemophilic** —. *Hemophilus, Bordetella.* || — **sonnei.** *Shigella sonnei.* || — **tularense.** *Francisella tularensis.*

bacteriuria. Bacteriuria. Presencia de bacterias en la orina.

bacteroid. Bacteroide. Semejante a una bacteria.

bacteroides. Bacteroides. Género de bacterias anaerobias, no obligatoriamente esporuladas, que se encuentran en la boca y el intestino. Algunas no son patógonas.

bacteroidosis. Bacteroidosis. Enfermedad infecciosa causada por *Bacteroides;* por lo general se presenta como infección mixta que discurre con participación de bacterias coliformes en el segmento inferior del intestino, como puede ser el apendicitis; en sentido estricto es la septicemia causada por *Bacteroides fragilis.*

baculiform. Baculiforme. En forma de báculo o bastón.

baculovirus. Baculovirus. Grupo de virus que infectan insectos y producen inclusiones granulares en la cápsula celular.

baculum. Baculum. Hueso heterotópico desarrollado en el septo fibroso, entre cuerpo cavernoso y uretra.

Badal's operation. Operación de Badal. [A. J. Badal, oftalmólogo francés, 1840-1929.] Dilaceración del nervio infratroclear para calmar el dolor en el glaucoma.

von Baelz's disease, chelitis glandularis. Síndrome de von Baelz. [Erwin von Baelz, 1849-1912, médico general alemán, n. Stuttgart.] Inflamación de los labios, probablemente infecciosa, con tumefacción nodular de las glándulas salivales y posterior formación de úlceras.

Baer's vesicle, cavity, law. Vesícula de Baer. [K. E. von Baer, anatomista ruso, 1792-1876.] El óvulo. || — **law.** Ley de B. Las formas y órganos más especializados se originan de los más generales mediante cambios graduales.

Baer's method. Método de Baer. [W. S. Baer, cirujano ortopedista norteamericano, 1872-1931.] Rotura de adherencias en una articulación anquilosada, seguida de inyecciones de aceite esterilizado, para prevenir la formación de nuevas adherencias.

Baerensprung's erythrasma. Eritrasma de Baerensprung. [F. W. Baerensprung, médico alemán, 1822-1864.] Eccema marginado de los muslos.

Baeyer's test. Reacción de Baeyer. [A. von Baeyer, químico alemán, 1835-1917.] Formación del índigo al hervir líquido glucosado con ácido ortonitrofenilpropiónico.

BAF. Abreviatura de *B-cell-activating factor.*

Bäfverstedt's syndrome. Síndrome de Bäfverstedt. [Bo Bäfverstedt, dermatólogo sueco.] Aparición de infiltrados linfocíticos cutáneos benignos, de color azulado, nodulares o lisos, a veces ulcerosos, que se presentan de forma aislada o en grupos numerosos y están formados por tejido linforreticular.

bag. Saco, bolsa. || **colostomy** —. S. de colostomía (de descarga). || **Douglas** —. S. de Douglas. Fondo de saco peritoneal situado delante del recto. || **ileostomy** —. S. de ileostomía. || **micturition** —. Receptáculo para contener la orina en pacientes ambulatorios. || — **of waters.** Bolsa de las aguas, en la mujer embarazada.

bagassosis. Bagazosis. Neumoconiosis por inhalación de polvo de bagazo (de la caña de azúcar).

Bagdad sore. Ulcera de Bagdad. Furúnculo oriental. Afección contagiosa consistente en inflamación cutánea, de larga duración y deja una cicatriz indeleble.

Baillarger's lines (bands, striae), sign. Capa de Baillarger (signo de). [J. G. F. Baillarger, psiquiatra francés, 1809-1890.] Capa de corteza cerebral formada por fibras cortas, paralelas a la superficie. Las externas son visibles a simple vista alrededor de la cisura calcárea.

bake. Cocer. Desecar.

Baker's cyst. Quiste de Baker. [W. M. Baker, cirujano inglés, 1839-1896.] Hernia de la membrana sinovial de una articulación a través de una abertura de la cápsula articular.

BAL. Abreviatura de *British Anti-Lewisite.*

balance. Balance. Equilibrio. Estado de un cuerpo en el que fuerzas opuestas se contrarrestan exactamente. || **acid base** —. B. acidobásico. || **nitrogen** —. B. nitrogenado. Proteínico.

balanic. Balánico. Relativo al glande del pene o del clítoris.

balanitis. Balanitis. Inflamación del glande, generalmente asociada a la del prepucio. || — **circinata.** B. circinata. Atribuida a la *Spirochaeta balanitidis.* || —**diabética.** B. diabética. || — **xerotica obliterans.** B. obliterante xerótica. Semejante a la craurosis, con estenosis del meato.

balano. Bálano. Glande.

balanoblennorrhea. Balanoblenorrea. Inflamación gonorreica del bálano.

B

balanocele. Balanocele. Protrusión del glande por rotura del prepucio.

balanochlamyditis. Balanoclamiditis. Inflamación del glande clitorídeo; balanopostitis de la mujer.

balanoplasty. Balanoplastia. Cirugía plástica del glande.

balanoposthitis. Balanopostitis. Inflamación del glande y del prepucio. ‖ **gangrenous and ulcerative** —. B. gangrenosa y ulcerativa específica. Producida por una espiroqueta (cuarta enfermedad venérea).

balanoposthomycosis. Balanopostomicosis. Balanitis gangrenosa.

balanopreputial. Balanoprepucial. Referente al bálano y al prepucio.

balanorrhagia. Balanorragia. Balanitis con salida libre de pus.

balantidiasis. Balantidiasis. Infección del bálano por parásitos del género *Balantidium.*

balantidium. *Balantidum.* Género de protozoarios ciliados. ‖ — **coli.** Unico infusorio parásito del hombre. Presente por lo general en el cerdo, puede contaminar al hombre, al que produce síndorme similar a la disentería amebiana.

balanus. Bálano. (V. *balano.*)

Balbiani's body, nucleus. Cuerpo de Balbiani. [E. G. Balbiani, embriólogo francés, 1823-1899.] Núcleo de la yema del huevo.

baldness. Alopecia. Falta de cabello.

Baldwin's operation. Operación de Baldwin. [J. F. Baldwin, ginecólogo norteamericano, 1850-1936.] Creación de una bagina artificial mediante injerto.

Baldy's operation. Operación de Baldy. [J. M. Baldy, ginecólogo norteamericano, 1860-1934.] Paso de los ligamentos redondos por repliegues sobre sí y fijación en la cara posterior del útero en la rctroflexión de éste.

Balfour's infective granule. Enfermedad de Balfour. [A. Balfour, médico, Kartum, 1873-1931.] Cloroma. Tumor maligno de color verdoso que aparece en el tejido mielógeno.

Bálint syndrome. Síndrome de Balint. [Rudolph Bálint, 1874-1929, neurólogo húngaro, n. Budapest.] Incapacidad para percibir varios objetos con percepción simultánea detallada de uno de ellos mediante concentración mental; estrechamiento del campo visual por disminución de la atención óptica; da como resultado una alteración de la medida óptica con ataxia de la mirada. La causa es un trastorno de las vias de asociación entre ambas cortezas visuales.

Balkan splint. Férula de los Balcanes. Aparato para el tratamiento por suspensión de las fracturas del fémur.

ball. Bola. Masa esférica. ‖ **fatty of Bichat** —. B. de Bichat, en el niño pequeño. ‖ **fungus** —. Aspergioloma. ‖ **Pleural fibrin's** —. Cuerpos de fibrina en el espacio pleural. ‖ **wool** —. Tricobezoar.

Ball's operation (valve). Operación de Ball. [Ch.

B. Ball, cirujano irlandés, 1851-1916.] Ano artificial por incisión en la línea semilunar izquierda. ‖ Intervención para el prurito. ‖ Tratamiento de la hernia inguinal.

Ballance's sign. Signo de Ballance. [Ch. A. Ballance, cirujano inglés, 1856-1936.] Resonancia derecha en posición decúbito lateral izquierdo. Signo de rotura esplénica.

Ballantyne-Runge syndrome, postmaturity-syndrome, placental dysfunction syndrome, dysmaturity. Síndrome de Ballantyne-Runge. [John William Ballantyne, 1861-1923, ginecólogo escocés, n. Edinmburgo; Hans Runge, 1892-1964, ginecólogo alemán, n. Heidelberg.] Sintomatología en caso de afección del feto debido a insuficiencia placentaria. En la madre se produce oligohidramnios y en el feto, distrofia y descamación de vérnix caseosa y lanugo, así como piel plegada, escamada y apergaminada con maceraciones; en ocasiones, es también signo de aspiración de líquido amniótico, neumonía, atelectasia, y de lesión del SNC.

Ballet's disease. Enfermedad de Ballet. [G. Ballet, neurólogo francés, 1853-1916.] Oftalmoplejía externa. ‖ **sign** —. Signo de B. Pérdida de los movimientos voluntarios del globo ocular, con mantenimiento de los movimentos automáticos.

Ballingall's disease. Enfermedad de Ballingal. [G. Ballingal, cirujano inglés, 1780-1855.] Micetoma.

ballism. Balismo. Temblor, parálisis agitante, corea.

ballismus. Balismo. (V. *ballism.*)

ballistic. Balístico. Relativo al balismo. ‖ Causado por proyectiles.

ballistocardiography. Balistocardiografía. Exploración gráfica que registra los movimientos producidos por el impacto de la columna de sangre del corazón y grandes vasos.

balloon. Balón. Saco que contiene un gas (oxígeno), para inhalación.

ballooning. Balonaje. Distensión de una cavidad con aire o agua.

ballottement. Bamboleo. Maniobra de palpalación para percibir objetos que flotan. Se aplica fundamentalmente en el embarazo.

balm. Bálsamo. Preparación farmacéutica para aplicación exterior. (V. *balsam.*)

Balme's cough. Tos de Balme. [P. J. Balme, médico francés nacido en 1857.] Tos en posición decúbito, observada en la obstrucción nasofaríngea.

balneology. Balneología. Ciencia los baños y aguas minerales.

balneotherapy. Balneoterapia. Tratamiento de las enfermedades mediante baños y aguas minerales.

balneum. Balneum. Baño. ‖ — **arenae.** Amoterapia. ‖ — **pneumaticum.** B. de aire.

Balo's disease, concentric periaxial encephalomyelitis. Enfermedad de Baló. [József Baló, 1896, neuropatólogo húngaro, n. Budapest.] Encefalomielitis periaxial que se presenta con desmielinización; se trata probablemente de una forma especial de la esclerosis múltiple.

balopticon. Balopticón. Aparato utilizado para proyectar en una pantalla la imagen aumentada de un objeto opaco.

balsam. Bálsamo. Producto alcohólico, resinoso u oleoso que se aplica de forma externa. ‖ **Canada** —. De Canadá. Usado en microscopia. ‖ **tolu** —. De Tolú. Estimulante, expectorante. ‖ **Turlington's** —. De Turlington. Tintura de benjuí compuesta.

Balser's fatty necrosis. Necrosis de Balser. [W. Balser, cirujano alemán.] Pancreatitis gangrenosa con inflamación de epiplón y necrosis de tejido adiposo.

BALT. Abreviatura de *Bronchus Associate Lymphoid Tissue.*

balteum. Cinturón. Vendaje.

Baltimore. Baltimore. [D. Baltimore, biólogo norteamericano.] Premio Nobel en 1975 por los descubrimientos relativos a la interacción entre los virus tumorales y el material genético celular.

Bamberger's albuminuria. Albuminuria de Bamberger. [H. von Bamberger, médico austriaco, 1822-1888.] Albuminuria en anemia muy grave. ‖ **bulbar pulse** —. Pulsación en la vena yugular interna, en la insuficiencia tricuspídea, sincrónica con la sístole.

Bamberger-Marie disease. Enfermedad de Bamberger-Marie. [E. Bamberger, médico austriaco, 1858-1921; P. Marie, médico francés, 1853-1940.] Osteoartropatía pulmonar hipertrófica.

bambermycine. Bambermicina. Antibiótico antibacteriano.

bamboo. Bambú. Arbol tropical. El *Bambusa arundinacea* es antihelmíntico y depurativo.

bamnidazole. Bamnidazol. Antiprotozoario efectivo contra *Trichomonas.* F.: $C_7H_{10}N_4O_4$.

Bancroft's filariasis. Filiariasis de Bancroft. [J. Bancroft, médico inglés, 1836-1894.] Producida por una filaria (*filaria sanguinis hominis*) en la sangre.

bancroftosis. Bancroftosis. Infección producida por *Wuchereria bancrofti.*

band. Banda. Faja. Venda. En anatomía, parte estrecha, alargada. ‖ **absorption** —. De absorción. ‖ **Büngner's**—. De Büngner. En los nervios periféricos. ‖ **Clado's** —. De Clado. Ligamento suspensorio del ovario. ‖ **of colon** —. Del colon. Tenias musculares del intestino grueso. ‖ **Giacomini's** — De Giacomini. Extremo anterior de la fascia dentada del hipocampo. ‖ **Henle's** —. De Henle. Por debajo del pliegue de Douglas. ‖ **Maissiat's** —. De Maissiat. B. iliotibial. ‖ **— of Reil.** De Reil. Lemnisco interno. Fascículo muscular a través del ventrículo derecho del corazón. ‖ **Soret's** —. De soret. B. en el extremo violeta del espectro de la hemoglobina.

bandage. Vendaje. Cura, apósito o aparato con vendas. ‖ **abdominal** —. Abdominal. ‖ **Barton's** —. De Barton. V. en ocho, en fracturas de maxilar inferior. ‖ **Borch's** —. De Borch. V. ocular doble.

‖ **circular** —. Circular. ‖ **compression** —. Compresivo. ‖ **crucial** —. V. en T. ‖ **elastic** —. Elástico. ‖ **Fricke's** —. De Fricke. Para testículo y epidídimo. ‖ **Galen's** —. De Galeno. V. divida en tres cabos, para occipucio y frente. ‖ **Hippocrate's** —. De Hipócrates. Capelina. ‖ **Maisonneuve's** —. De Maisonneuve. V. con lienzos enyesados sujetados por vendas. ‖ **pressure** —. A. presión. ‖ **Richet's** —. De Richet. V. de yeso y gelatina. ‖ **spiral** —. Espiral. ‖ **suspensory** —. Suspensorio. Para el escroto o la mama. ‖ **Velpeau's** —. De Velpeau. En la fractura de clavícula.

bandicoot. Bandicot. Pequeño marsupial insectívoro de Australia, del género Parameles, reservorio de rickettsias.

banding. Vendar. Acción de rodear algo con tiras de un material. ‖ Técnica de tinción cromosómica que produce unas bandas claras y oscuras. ‖ **pulmonary artery** —. Intervención quirúrgica para controlar el flujo pulmonar de sangre en los niños con ciertas cardiopatías congénitas.

Bandl's ring. Anillo de Bandl. [L. Bandl, obstetra alemán, 1842-1892.] Engrosamiento anular del útero en el parto, sobre el orificio interno.

bandwidth. Anchura de banda. Término general que expresa un rango de frecuencias (Resonancia magnética).

bandy legs. Piernas en equis. Signo de raquitismo, etcétera.

bane. Veneno. Plaga.

Bang's disease, bacillus. Enfermedad de Bang. [B. L. F. Bang, médico danés, 1848-1932.] Aborto infeccioso en vacas por *Brucella abortus.*

Bang's method. Método de Bang. [I. Bang, fisiólogo sueco, 1869-1918.] Determinación de azúcar, urea, etc., en sangre mediante examen de gotas recogidas en papel secante.

banian. Baniano. Higuera de la India. Sus semillas y corteza son tónicas, antifebriles y diuréticas.

banisterine. Banisterina. Alcaloide de *Banisteria caapi.* Se ha usado en la encefalitis letárgica.

bank. Banco. Institución para la conservación de tejido o material para su utilización posterior.

Bannister's disease. Enfermedad de Bannister. [H. M. Bannister, médico norteamericano, 1844-1920.] Edema angioneurótico.

Banti's disease, hepatolineal fibrosis. Síndrome de Banti. [Guido Banti, 1852-1925, patólogo italiano, n. Florencia.] Cuadro clínico en una enfermedad primaria y secundaria del bazo, que se acompaña de esplenomegalia y hepatomegalia.

Banting. Frederick Grant Banting, médico canadiense, 1891-1941. Codescubridor de la insulina en 1922.

Banting's treatment (diet, cure). Tratamiento de Banting. [W. Banting, inglés, 1787-1878.] Tratamiento de la obesidad.

baptisia. *Baptisia.* Género de plantas leguminosas. ‖ **— leucantha.** Produce envenenamiento en caballos y vacas.

B

121

baptisin. Baptisina. Glucósido de la *Baptisia tinctoria,* planta leguminosa.

Bar's incision. Incisión de Bar. [P. Bar, obstetra francés, 1853-1945.] Incisión para practicar la cesárea, en la línea media del abdomen, por encima del ombligo.

Bar syndrome, colibacillosis gravidarum. Síndrome de Bar. Infección general causada por colibacterias durante el embarazo; se presenta con colecistitis, ureteritis y pielitis con bacteriuria y en ocasiones también apendicitis.

Barach's index. Indice de Barach. [A. L. Barach, médico norteamericano nacido en 1895.] Indice de operabilidad de un paciente, fundado en la función cardiaca.

baragnosis. Baragnosis. Falta de reconocimiento de los pesos.

Bárány's symptom (sign, test). Signo de Bárány. [R. Bárány, otólogo austriaco, 1876-1936.] En los trastornos de equilibrio del aparato vestibular, la dirección de la cabeza influye en la caída. ‖ Nistagmo producido al irrigar el oído normal con agua caliente.

barbaloin. Barbalóina. Antraquinona.

barbaralalia. Barbaralalia. Forma de dislalia observada mejor cuando se habla un idioma extranjero.

barbital. Barbital. Utilizado como hipnótico y sedante. F.: $C_8H_{12}N_2O_3$.

barbiturate. Barbiturato. Sal derivada del ácido barbitúrico.

barbituric acid. Acido barbitúrico. Sustancia cristalina de la que deriva el barbital o veronal.

barbotage. Bombeo. Procedimiento de anestesia espinal.

Barcoo disease. Enfermedad de Barcoo. Enfermedad caracterizada por náuseas, vómitos y, a veces, erupción que puede alcanzar el tejido subcutáneo.

Barcroft's apparatus. Aparato de Barcroft. [Sir. J. Barcroft, fisiológo inglés, 1872-1947.] Manómetro diferencial para el estudio de pequeñas muestras de sangre u otros tejidos.

Bard's sign. Signo de Bard. [L. Bard, médico francés, 1857-1930.] En el nistagmo orgánico las oscilaciones del ojo aumentan al seguir un dedo en movimiento, pero en el nistagmo congénito desaparecen.

Bard-Pic syndrome. Síndrome de Bard-Pic. [L. Bard; A. Pic, médico francés, 1862-1944.] Ictericia, dilatación de la vesícula biliar y adelgazamiento progresivo en el cáncer de páncreas.

Bardach's test. Reacción de Bardach. [B. Bardach, químico austriaco.] Formación de agujas amarillas al reaccionar yoduro de mercurio y álcali en presencia de otros elementos.

Bardenheuer's extension. Extensión de Bardenheuer. [B. Bardenheuer, cirujano alemán, 1839-1913.] Extensión para miembros fracturados mediante tracciones.

Bardet-Biedl syndrome. Síndrome de Bardet-Biedl. [G. Bardet, médico francés nacido en 1885; L. Biedl.] Obesidad, hipogenitalismo, retinitis pigmentaria, insuficiencia mental, defectos craneanos y otros sindactilismos.

Bardinet's ligament. Ligamento de Bardinet. [B. A. Bardinet, médico francés, 1819-1874.] Fascículo posterior del ligamento lateral interno de la articulación del codo.

baresthesia. Barestesia. Sensibilidad al peso y a la presión.

baresthesiometer. Barestesiómetro. Instrumento para medir la sensibilidad al peso y presión.

Baréty's method. Método de Baréty. [J. P. Baréty, cirujano francés, 1887-1912.] Método de extensión para el tratamiento de las afecciones de cadera y fracturas de fémur.

Barfoed's reagent, test. Reacción de Barfoed. [C. T. Barfoed, médico sueco, 1815-1899.] La dextrosa reduce una solución de acetato de cobre en ácido acético fuerte.

Bargen's serum. Suero de Bargen. [J. Arnold Bargen, médico norteamericano nacido en 1894.] Suero preparado con cultivos tomados de lesiones de colitis ulcerosa.

baritosis. Baritosis. Neumoconiosis producida a la inhalación de barita o polvo de bario.

barium. Bario. Metal amarillo cuyas sales son venenosas. ‖ **— arsenate.** Arseniato de b., usado en enfermedades de la piel. ‖ **— bromide.** Bromuro de b., usado como tónico cardiaco. ‖ **— chloride.** Cloruro de b., usado como estimulante cardiaco. ‖ **— sulfate.** Sulfato de b., usado para opacificar el tracto gastrointestinal en exploraciones radiográficas. ‖ **— sulfide.** Sulfuro de b., usado como agente depilatorio.

bark. Corteza de árbol. Corteza de plantas. Cáscara. ‖ Descortezar.

Barkan's operation. Operación de Barkan. [O. Barkan, oftalmólogo norteamericano, n. en 1887.] Goniotomía. Abertura del conducto de Schlemin en el glaucoma de ángulo abierto, con profundidad normal de la cámara anterior.

Barkow's ligament. Ligamento de Barkow. [H. L. Barkow, anatomista alemán, 1798-1873.] Ligamentos anterior y posterior de la articulación del codo.

Barlow's disease. Enfermedad de Barlow. [Sir Th. Barlow, médico inglés, 1845-1945.] Escorbuto infantil.

barn. Unidad de medida nuclear equivalente a 10^{-24} centímetros cuadrados.

Barnes's bag (dilator), curve. Dilator de Barnes. [R. Barnes, obstetra inglés, 1817-1907.] Utilizado para dilatar el cuello uterino. ‖ **— cervical zone.** Zona cervical de B. Porción más inferior de la superficie interna del útero. ‖ **— curve.** Curva de B. Segmento de circunferencia cuyo centro es el promontorio del sacro.

baro-. Baro-. Prefijo que indica «peso» o «presión».

baroagnosis. Barognosis. Baragnosis. (V. *baragnosis.*)

baroceptor. Barorreceptor. Receptor nervioso sensible a las variaciones de la presión arterial.

baroelectroesthesiometer. Baroelectroestesiómetro. Instrumento para medir la presión y sensibilidad eléctrica hasta conseguir una sensación dolorosa.

barograph. Barógrafo. Forma de barómetro registrador.

baromacrometer. Baromacrómetro. Instrumento para la medida y peso de los recién nacidos.

barometer. Barómetro. Instrumento para medir la presión atmosférica. || Balanza.

baro-otitis. Barotitis. Estado patológico del oído producido por cambios de la presión atmosférica.

barophilic. Barófilo. Que se desarrolla mejor en condiciones de alta presión atmosférica.

baroreceptor. Barorreceptor. (V. *baroceptor.*)

baroscope. Baroscopio. Instrumento utilizado en la determinación cuantitativa de la urea.

barosinusitis. Barosinusitis. Inflamación de uno o más senos paranasales debida a diferencias de presión atmosféricas. || Sin.: Aerosinusitis.

barospirator. Baroespirador. Aparato para producir respiración artificial mediante variaciones de presión en una cámara cerrada.

barotaxis. Barotaxis. Influencia de la gravedad o de los cambios de presión en el desarrollo de los organismos.

barotitis. Barotitis. (V. *baro-otitis, aerotitis.*)

barotrauma. Barotrauma. Lesión producida por cambios de la presión atmosférica, especialmente en el timpano de los aviadores.

barotropism. Barotropismo. (V. *barotaxis.*)

Barr body. Cuerpo de Barr. [M. Ll. Barr, anatomista canadiense, n. en 1908.] Masa de cromatina en el núcleo de las células femeninas, no en las masculinas.

Barraquer's disease. Enfermedad de Barraquer. [L. Barraquer, médico español, 1855-1928.] Liposdistrofia progresiva.

Barraquer's operation. Operación de Barraquer. [I. Barraquer, oftalmólogo español, 1884-1965.] Facoéresis. Método de extracción de la catarata por aspiración mediante el erisífaco.

Barré-Guillain syndrome. Síndrome de Barré-Guillain. Polineuritis aguda febril.

Barré-Liéou syndrome. Síndrome de Barré-Liéou. Conjunto de síntomas producidos en enfermedades de la columna cervical, fundamentalmente en osteocondrosis y espondilartrosis; se manifiesta con dolor occipital, mareo, zumbido de oidos y trastornos en la regulación circulatoria, con descenso de la presión sanguínea; la causa desencadenante es probablemente una estimulación del simpático cervical por modificación de la columna.

barren. Estéril. Sin.: Infructuoso, infecundo, infructífero.

Barrett's hernia. Hernia de Barrett. [Norma R. Barrett, 1903, cirujano.] Hernia de diafragma — hernia de hiato — con desplazamiento del esófago abdominal y parte proximal del estómago a la cavidad torácica, produciéndose un braquiesófago secundario. || — **syndrome,** — **esophagus,** —

columnarlined esophagus. Síndrome de Barrett. Sintomatología que se presenta con anomalias epiteliales de la porción esofágica inferior como braquiesófago; esofagitis de reflujo y ulceración (**úlcera de Barrett**) con procesos subsiguientes de retracción, que dan lugar a braquiesófago secundario.

barrier. Obstrucción. Barrera. || **blood-air** —. Membrana alveocapilar. || **blood-cerebral** —. B. que separa la sangre parenquimotosa del sistema nervioso central. || **gastric-mucosal** —. B. gastricomucosa. || **placental** —. B. placentaria.

Barrier's vacuoles. Vacuolas de Barrier. [F. M. Barrier, médico francés, 1813-1870.] Absceso peribronquial.

Barry's retinacula. Retináculos de Barry. [M. Barry, biólogo inglés, 1802-1855.] Serie de filamentos en las vesículas de Graaf.

Bartenwerfer's syndrome. Enfermedad de Bartenwerfer. [Kurt Bartenwerfer, 1892-1946, ortopeda, n. Görlitz.] Tipo de disostosismetaepifisaria endocondral con síntomas del síndrome de Morquio y ángulo palpebral mongoloide, epicanto y fisonomía típica de hipertelorismo.

Barth's hernia. Hernia de Barth. [J. B. Ph. Barth, médico alemán, 1806-1877.] Hernia de un asa intestinal entre la serosa de la pared abdominal y la del conducto onfalomesentérico persistente.

Barthélemy's disease. Enfermedad de Barthélemy [P. T. Barthélemy, dermatólogo francés, 1850-1906.] Acné agmimata. Tuberculosis papulonecrótica.

Bartholin's duct, gland. Conducto. Foramen. Glándulas de Bartholin. [C. Th. Bartholin, anatomista danés, 1655-1738.] Conducto de las glándulas de Bartholin. Conducto mayor y más largo de las glándulas sublinguales. || — **foramen.** Agujero de B. Agujero obturador. || — **glands.** Glándulas de B. Glándulas vulvovaginales.

bartholinitis. Bartolinitis. Inflamación de las glándulas de Bartholin.

Barton's bandage. Vendaje de Barton. [J. R. Barton, cirujano norteamericano, 1794-1871.] Vendaje utilizado en las fracturas de la mandíbula. || — **fracture.** Fractura de B. Fractura de la superficie articular del extremo inferior del radio.

bartonella bacilliformis. *Bartonela bacilliformis.* Género de la familia de las bartoneláceas, agente de la fiebre de Oroya y de la verruga peruana.

bartonellaceae. *Bartonaláceas.* Familia del orden de las rickettsias, que incluyen varios géneros.

bartonelliasis. Bartoneliasis. Infección producida por *Bartonella.*

bartonellosis. Bartonelosis. Enfermedad infecciosa que se produce en Sudamérica, a menudo mortal, con fiebre persistente, anemia macrocítica y dolores esqueléticos, seguida a veces de exantema papuloso en el rostro y las extremidades, verruga peruana; también puede presentarse sin los síntomas citados. El agente causante es *Bartonella*

B

bacilliformis, transmitido por el mosquito *Phlebotomus verrucarrum.*

Bärtschi-Rochaix syndrome, cervical vertigo syndrome. Síndrome de Bärtschi-Rochaix. [W. Bärtschi y Rochaix médicos suizos, n. Berna.] Cefalea hemilateral y paroxística, acompañada de trastornos de la visión y la audición, que se produce como consecuencia de una osteocondrosis y espondilartrosis de la columna cervical, articulaciones uncovertebrales CI-III; las molestias se deben a la afectación de la arteria vertebral y de los nervios espinales de la zona cervical que pasan por los agujeros de conjunción.

Bartter-like syndrome. Seudosíndrome de Bartter. [Frederic C. Bartter, endocrinólogo, n. Besthesda.] Sintomatología del síndrome de Bartter pero sin hiperpotasuria. Consiste en una pérdida elevada de electrólitos debido a una resistencia a la angiotensina en los vasos, como pueda ser por abuso de laxantes. || **— syndrome, syndrome of inappropiate antidiuretic hormone secretion.** Síndrome de Bartter. Síndrome de secreción inapropiada de ADH; prostaglandinismo primario por enfermedad con aumento en la formación de prostaglandina (PGE$_2$; probablemente en las células intersticiales de la médula renal), que se transmite con carácter autosómico; el aumento de prostaglandina conduce a un incremento en la formación de renina-angiotensina, hipertrofia del órgano yuxtaglomerular, y a la estimulación de la formación de aldosterona, del sistema nervioso simpático y del sistema calicreína-cinina, confiere resistencia contra la adrenalina; el resultado es la pérdida de potasio a través de la orina no concentrada. Clínicamente se manifiesta con miastenia dolorosa, trastornos circulatorios con presión sanguínea normal o reducida y edema.

Baruch's sign. Signo de Baruch. [S. Baruch, médico norteamericano, 1840-1921.] Persistencia de la temperatura rectal de un enfermo sometido durante quince minutos a un baño a 24°. Signo de fiebre tifoidea.

baruria. Baruria. Emisión de orina más densa de lo normal.

Barwell's operation. Operación de Barwell. [R. Barwell, cirujano inglés, 1826-1916.] División de los extremos de la tibia en el tratamiento del genu valgo.

baryencephalia. Bariencefalia. Obnubilación del intelecto.

baryesthesia. Bariestesia. Barestesia. (V. *baresthesia.*)

baryglossia. Bariglosia. Barilalia. Lenguaje pesado, difícil.

barylalia. barilalia. Bariglosia. (V. *baryglossia.*)

baryphonia. Barifonía. Voz baja, grave.

baryta. Barita. Oxido de bario, BaO.

barythymia. Baritimia. Melancolía. Inteligencia pesada, lenta.

barytosis. Baritosis. (V. *baritosis.*)

barytron. Baritrón. Partícula eléctrica más ligera que un protón pero más pesada que un electrón, y con cargas positiva y negativa.

basal. Basal. Perteneciente o situado cerca de la base.

basaloid. Basaloide. Que recuerda a las células basales de la piel.

basaloma. Basalioma. Carcinoma de células basales.

base. Base. Porción inferior o fundamento de una parte. || Sustancia que, combinada con un ácido, forma una sal. || En una receta, fármaco principal. || **alloxuric —.** B. aloxúrica. Purina. || **hexone —.** B. hexona. Arginina, histidina y lisina. || **pyrimidine —.** B. pirimidínica. Citosina, timina y uracilo.

basedoid. Basedoide. Basedowoide. Estado semejante a la enfermedad de Basedow.

Basedow's disease, triad. Enfermedad de Basedow. [C. A. von Basedow, médico alemán, 1799-1854.] Bocio exoftálmico.

basedowian. Basedowiano. Afectado por la enfermedad de Basedow.

basedowiform. Basedowiforme. Semejante a la enfermedad de Basedow.

baseplate. Material plástico utilizado en odontología y urología.

bas-fond. Fondo, especialmente de la vejiga de la orina.

Basham's mixture. Mixtura de Basham. [W. R. Basham, médico inglés, 1804-1877.] Solución de acetato ferricoamónico.

basi-, basio-. Basi-, basio-. Prefijos latinos que indican relación con una base.

basial. Basial. Perteneciente al basión.

basialveolar. Basialveolar. Que se extiende desde el basión hasta el punto alveolar.

basiarachnitis. Basiaracnitis. Basiaracnoiditis. Inflamación de la porción basilar de la aracnoides.

basiarachnoiditis. Basiaracnoiditis. Basiaracnitis. (V. *basiarachnitis.*)

basic. Básico. Que tiene las propiedades de base. || Capaz de neutralizar ácidos. || Fundalmental.

basicaryoplastin. Basicarioplastina. Paraplastina basófila del núcleo celular.

basichromatin. Basicromatina. Porción basófila de la cromatina de una célula.

basichromiole. Basicromiolo. Cada una de las partículas basófilas que forman la cromatina del núcleo.

basicity. Basicidad. Cualidad de base. || Poder combinador de un ácido.

basicranial. Basicraneal. Relativo a la base del cráneo.

basicytoparaplastin. Basicitoparaplastina. Paraplastina basófila del citoplasma.

basidiomycetes. *Basidiomicetos.* Orden de hongos cuyas esporas se hallan en unos órganos en forma de maza (basidios).

basidiospore. Basidiospora. Espora formada en un basidio.

basidium. Basidio. Organo productor de esporas en los hongos basidiomicetos.

basifacial. Basifacial. Relativo a la parte inferior de la cara.

basigenous. Basígeno. Capaz de formar una base química.

basihyal. Basihidial. Basihioides. Cuerpo del hueso hioides.

basihyoid. Basihioides. Basihidial. (V. *basihyal.*)

basil. Albahaca. Planta aromática perteneciente al género *Osimum.*

basilar. Basal. (V. *basal.*)

basilaris. Basilar. Situado en la base.

basilemma. Basilema. Neuroglia. Red finísima que compone el tejido de sostén de los centros nerviosos.

basilic. Basílico. Importante o prominente.

basilicon. Basilicón. Nombre popular de varios ungüentos.

basiloma. Basiloma. Epitelioma de células basales.

basilysis. Basílisis. Craneotomía. Basiotripsia.

basin. Pelvis. Cintura ósea del extremo inferior del tronco. (V. *pelvis.*)

basinasial. Basinasial. Relativo al basión y al nasión.

basioccipital. Basioccipital. Relativo a la apófisis basilar del occipital.

basioglossus. Basiogloso. Porción del músculo hiogloso.

basion. Basión. Centro del borde anterior del agujero occipital.

basiotribe. Basiotribo. Instrumento para llevar a cabo la basiotripsia.

basiotripsy. Basiotripsia. Craneotomía para facilitar la extracción del feto.

basiparachromatin. Basiparacromatina. (V. *basicaryoplastin.*)

basiparaplastin. Basiparaplatina. Porción basófila de la paraplastina.

basiphobia. Basofobia. Temor patológico de caer al andar.

basirhinal. Basirrinal. Relativo a la base del cerebro y a la nariz.

basis. Base. (V. *base.*)

basisphenoid. Basisfenoides. Hueso embrionario que llega a ser la porción posterior del cuerpo del esfenoides.

basitemporal. Basitemporal. Perteneciente a la porción inferior del hueso temporal.

basivertebral. Basivertebral. Relativo al cuerpo de la vértebra.

basket. Célula inferior estrellada de la corteza cerebelosa. || Una de las condensaciones de las neurofibrillas intracelulares en la demencia senil. || Degeneración neurofibrilar de Alzheimer.

Basle nomina anatomica (BNA). Nomenclatura de Basilea. Terminología anatómica aceptada en Bsilea en 1895.

BaSO₄. Sulfato de bario.

basocyte. Basocito. Célula basófila o leucocito.

basocytopenia. Basocitopenia. Leucocitopenia basófila.

basocytosis. Basocitosis. Leucocitosis basófila.

basoerythrocyte. Basoeritrocito. Eritrocito con gránulos basófilos.

basograph. Basógrafo. Instrumento para registrar anomalías de la marcha.

basophil. Basófilo. Leucocito con núcleo biobulado y protoplasma granuloso. || Relativo a la basofilia. || Elementode fácil tinción con los colorantes básicos.

basophilia. Basofilia. Afinidad por los colorantes básicos. || Degeneración eritrocítica, con desarrollo de gránulos basófilos. || Aumento anormal de basófilos en sangre.

basophilism. Basofilismo. Aumento anormal de células basófilas.|| **Cushing's b. pituitary** —. B. pituitario. Enfermedad de Cushing.

basophobia. Basofobia. Temor patológico de caer al andar.

Bassen-Kornzweig syndrome. Síndrome de Kornzweig. Abetalipoproteinemia.

Basset's operation. Operación de Basset. [A. Basset, cirujano francés, 1882-1951.] Método de disección inguinal en la intervención de cáncer de vulva.

Bassini's operation. Operación de Bassini. [E. Bassini, cirujano italiano, 1844-1924.] Operación radical en la hernia inguinal.

Bassler's sign. Signo de Bassler. [A. Bassler, médico norteamericano, 1874-1959.] En la apendicitis, dolor agudo al comprimir el apéndice entre el pulgar y el músculo iliaco.

bassorin. Basorina. Principio vegetal de la goma de tragacanto y otras.

bastard. Bastardo. Ilegítimo. || De inferior calidad. || Que varía en intensidad o síntomas.

Bastedo's sign. Signo de Bastedo. [W. A. Bastedo, médico norteamericano, 1873-1952.] Producción de dolor en la fosa iliaca derecha mediante insuflación de aire en el colon. Signo de apendicitis.

Bastian-Bruns law (sign). Ley de Bastian-Bruns. [H. Ch. Bastian, neurólogo inglés, 1837-1915; L. Bruns, neurólogo alemán, 1856-1916.] Si existe una lesión transversal completa en la médula espinal en el engrosamiento lumbar, quedan abolidos los reflejos tendinosos de las extremidades inferiores, con parálisis fláccida.

Bastianelli's method. Método de Bastianelli. [R. Bastianelli, cirujano italiano.] Esterilización de la piel antes de la operación con una solución de yodo con bencina.

Bateman's disease. Enfermedad de Bateman. [Th. Bateman, médico inglés, 1778-1821.] *Molluscum contagiosum.*

bath. Baño. Inmersión del cuerpo en determinado medio para la conservación o restablecimiento de la salud. || Pieza de un aparato donde se sumergen los cuerpos. || **acid** —. Acido. || **alkaline** —. Alcalino. || **antipyretic** —. Antipirético. || **antiseptic** —. Antiséptico. || **aromatic** —. Aromático. || **Brand** —. De Brand. Baño frío en las fiebres tifoideas. || **Charcot's** —. De Charcot. Con agua caliente en los pies y fría en el resto del cuerpo. ||

B

B

cold —. Frío (18 °). || **emolient** –. Emoliente. || **herb** —. De hierbas aromáticas. || **Nauheim** —. De Nauheim. En agua caliente carbonatada. || **oxygen** —. Oxigenada. || **paraffin** —. De parafina. || **stimulating** —. Tónico, estimulador. || **vapor** —. De vapor.

bathesthesia. Batiestesia. Sensibilidad profunda por debajo de la piel.

bathmism. Batmismo. Fuerza que actúa en los procesos de nutrición y crecimiento.

bathmotropic. Batmotrópico. Aplicado a la influencia de estímulos naturales y medicamentosos sobre la excitabilidad del micardio.

bathmotropism. Batmotropismo. Incluencia sobre la excitabilidad del miocardio.

batho-, bathy-. Bato-, bati-. Prefijos que indican «profundidad».

bathochromy. Batocromía. Desplazamiento de la banda de absorción hacia frecuencias más bajas con variación de color del amarillo al rojo y del rojo al negro.

bathomorphic. Batomórfico. Que padece de miopía en un ojo.

bathophobia. Batofobia. Temor patológico a las profundidades contempladas desde lo alto.

bathrocephaly. Batrocefalia. Desarrollo craneal anormal.

bathyanesthesia. Batianestesia. Falta de sensibilidad profunda.

bathycardia. Baticardia. Posición baja del corazón debida a condiciones anatómicas y no a enfermedad.

bathycentesis. Baticentesis. Punción quirúrgica profunda.

bathyesthesia. Batiestesia. Sensibilidad profunda.

bathyhyperesthesia. Batihiperestesia. Aumento de la sensibilidad en las estructuras profundas del cuerpo.

bathygastria. Batigastria. Gastroptosis. Caída o descenso del estómago.

bathyhypesthesia. Batihipestesia. Disminución de la sensibilidad de las estructuras profundas del cuerpo.

bathypnea. Batipnea. Respiración profunda.

batonet. (V. *pseudochromosome.*)

batophobia. Batofobia. Temor patológico a pasar cerca de objetos altos, como edificios, montañas, etc.

batrachoplasty. Batracoplastia. Operación quirúrgica para curar la ránula.

battarism. Tartamudez.

Batten syndrome, myotonic dystrophy. Síndrome de Batten. [Frederic Eustace Batten, 1865-1918, pediatra y neurólogo inglés, n. Londres.] Síndrome de Steinert, Curschmann y Batten.

battery. Batería. Serie de células. || Serie de pruebas.

Battey disease (tuberculosis-like). Enfermedad de Battey. Infección pulmonar por una micobacteria atípica, *Mycobacterium intracellulare,* de sintomatología similar a la tuberculosis, pero no transmisible de una persona a otra.

batteyin. Producto preparado a partir de bacilos Battey, comparable a la tuberculina.

Battey's operation. Operación de Battey. [R. Battey, cirujano norteamericano, 1828-1895.] Ovariotomía. Castración.

Battle's operation. Incisión de Battle. [W. H. Battle, cirujano inglés, 1855-1936.] Incisión para laparotomía.

Baudelocque's diameter (line). Diámetro de Baudelocque. [J. L. Baudelocque, obstetra frances, 1746-1810.] El conjugado externo de la pelvis.

Bauhin's valve. Válvula de Bauhin. [G. Bauhin, anatomista suizo, 1560-1624.] Válvula ileocecal.

Baumé's scale. Escala de Baumé. [A. Baumé, químico francés, 1728-1804.] Hidrómetro para determinar el peso específico de los líquidos.

Baumès' law. Ley de Baumès. [P. P. Fr. Baumès, médico francés, 1791-1871.] La madre de un niño sifilítico, por herencia paterna, no se infecta durante la lactancia.

Baumès' sign. Signo de Baumès. [J. B. T. Baumès, médico francés, 1756-1828.] Dolor retroesternal en la angina de pecho.

bay lacrimal. Depresión lagrimal. Depresión en el borde del ojo, donde está situado el canalículo lagrimal.

baycuru. Baycuru. Raíz del *Statice brazilensis,* astringente.

Bayer 205. Bayer 205. Germanina. Eficaz contra la tripanosomiasis.

Bayle's disease. Enfermedad de Bayle. [A. L. J. Bayle, médico francés, 1799-1858.] Parálisis general progresiva en los alienados.

Bayle's granulations. Granulaciones de Bayle. [G. L. Bayle, médico francés, 1774-1816.] Tubérculos grises que han sufrido degeneración fibroide.

Baynton's bandage. Cura o vendaje de Baynton. [Th. Baynton, cirujano inglés, 1761-1820.] Método de tratamiento de las úlceras atónicas mediante aplicación de tiras de esparadrapo que cubren totalmente la úlcera.

Bayrac's test. Prueba de Bayrac. [H. P. Bayrac, médico francés.] Método de determinación de ácido úrico en la orina.

bayogo. Bayogo. Planta mimosácea de Filipinas utilizada como purgante y, cocida, en enfermedades de la piel.

Bazex syndrome, psoriasiform acrokeratotic dermatosis. Síndrome de Bazex. Trastorno de la queratinización de partes acras de tipo psoriasiforme que se presenta en relación con un carcinoma de la región bucofaríngea; se presenta con eritrocianosis pruriginosa en cara y manos, y trastornos del crecimiento de las uñas.

Bazin's disease. Enfermedad de Bazin. [A. P. E. Bazin, dermatólogo francés, 1807-1878.] Psoriasis bucal; acné varioliforme. Tuberculosis indicativa.

Bazy's disease. Enfermedad de Bazy. [Pierre Jean B. Bazy, 1853-1934, cirujano francés, n. en París.] Hidronefrosis de intensidad variable en caso de desarrollo insuficiente, aplasia, de la musculatura lisa de la pelvis y cálices renales. || **— point.** Punto de Bazy. Punto de corte de una línea horizontal que pasa por el ombligo y una vertical que pasa por el punto de MacBurney; corresponde aproximadamente a la salida del uréter de la pelvis renal; típico como punto de presión en la pielitis, pielonefritis y nefrolitiasis.

BBB. Abreviatura de *blood-brain barrier.*

BBT. Abreviatura de *basal body temperature.*

BCDF. Abreviatura de *B cell differentiation factors.*

BCG. Abreviatura de *Bacille Calmette Guérin.*

BCGF. Abreviatura de *B cell growth factor* (factor de crecimiento de las células B).

b.d. Abreviatura de *bis die.*

BDA. Abreviatura de *British Dental Association.*

bdella. Sanguijuela. Ventosa.

bdellepithecium. Bedelepitesis. Aplicación de sanguijuelas.

bdellium. Bedelio. Gomorresina aromática.

bdellometer. Bedelómetro Sustitución mecánica de las sanguijuelas.

bdellotomy. Bedelotomía. Sección de una sanguijuela mientras está adherida.

bdelygmia. Náusea.

Be. Símbolo químico del berilio.

bead. Cuenta. Pequeña estructura esférica. ‖ **rachitic** —. C. raquítica. Prominencias visibles en las articulaciones costales.

Beadle, G. W. Bioquímico norteamericano nacido en 1903, ganador del premio Nobel en 1958 por el descubrimiento de procesos reguladores químicos específicos genéticos.

beaker. Vaso para análisis. Utilizado por químicos y farmacéuticos.

Beale's ganglion cells. Células de Beale. [L. S. Beale, médico inglés 1828-1906.] Célula ganglionar bipolar con una prolongación enrollada en la obra.

beam. Emisión unidireccional de radiación electromagnética o de partículas.

beamtherapy. Cromoterapia. (V. *chromotherapy.*)

bead. Cuenta. Pequeña estructura esférico

Bean syndrome, blue rubber bleb nevus disease. Síndrome de Bean. [William B. Bean, médico norteamericano, n. en Iowa City.] Síndrome neurocutáneo hereditario con carácter autosómico dominante, con formación de numerosos hemangiomas azulados y cavernosos, como vesículas, con tendencia a hemorragias en piel y vísceras internas.

Beard's disease. Enfermedad de Beard. [G.M. Beard, psiquiatra norteamericano, 1839-1883.] Neurastenia.

Beare-Dodge-Nevin syndrome. Beare-Dodge-Nevin, síndrome de. Deformaciones congénitas múltiples de etiología desconocida en forma de hipertelorismo, epicanto, deformaciones y descenso del pabellón auricular, entropión, *cutis verticis gyrata,* en el rostro y en la zona pilosa de la cabeza, acantosis *nigricans,* anomalías dentales, trastornos en el crecimiento de las uñas, pezones hendidos, escroto partido, nanismo y subdesarrollo psíquico.

bearing. Paciencia. Sostén. Cojinete. ‖ **central** —. Aplicación de fuerza entre la mandibula y el maxilar. ‖ — **down.** Esfuerzo de expulsión en el parto.

beat. Latido. ‖ **apex** —. L. de la punta. ‖ **forced** —. Extrasístole producido por la estimulación artificial del corazón. ‖ **premature** —. Extrasístole.

Beatson's operation. Operación de Beatson. [G. Th. Beatson, cirujano inglés, 1848-1933.] Castración ovárica quirúrgica en el cáncer inoperable de mama.

Beau's disease, syndrome. Enfermedad de Beau. [J. H. S. Beau, médico francés, 1806-1865.] Asistolia, insuficiencia cardiaca. ‖ — **lines.** Líneas de B. Líneas transversas de las uñas de los dedos en enfermedades consuntivas.

bebeerine. Bebirina. Alcaloide obtenido de la corteza del bebirú, con propiedades tónicas y febrífugas. F.: $C_{36}H_{38}N_2O_6$.

bebeeru. Bebirú. Arbol de Amércia tropical. Su corteza es amarga y astringente. Utilizado como tónico en la malaria.

becanthone hydrochloride. Hidrocloruro de becantona. Agente antiesquistozoma. F.: $C_{22}H_{28}N_2O_2S \cdot HCl$

Beccari process. Signo de Beccari. [G. Beccari, médico italiano.] Sensación de pulsación dolorosa en el occipucio, en el embarazo.

Bechterev's accesory lemniscus or tract. Lemnisco, enfermedad. Capa. Núcleo. Signo de Bechterev. [V. M. Bechterev, neurólogo ruso, 1857-1927.] ‖ — **lemniscus.** Porción central del tegumento, entre la parte medial del cuerpo de la oliva superior. ‖ — **disease.** Aniquilosis vertebral. ‖ — **layer.** Capa de fibras paralelas, situadas entre las fibras tangenciales y la capa de Baillarger en la corteza cerebral. ‖ — **nucleus.** Núcleo en la porción vestibular del nervio auditivo. ‖ — **sign.** Anestesia del hueso poplíteo en la tabes dorsal.

Bechterew's disease, ankylosing spondylitis. Enfermedad de von Bechterew. [Wladimir Michailowitsch von Bechterew, 1857-1927, neurólogo ruso, n. en San Petesburgo.] En sentido estricto, espondilartritis anquilopoyética que afecta exclusivamente la columna vertebral y las articulaciones sacroilíacas. Si se afectan también las grandes articulaciones de las extremidades se trata de la enfermedad de Bechterew-Marie-Strümpell. ‖ — **orbicularis reflex.** Reflejo de Bechterew. Reflejo ocular; Contracción del músculo orbicular de ambos lados al golpear la región frontotemporal. ‖ — **plantar reflex.** Reflejo del talón. Contracción de los dedos del pie al golpear la base del talón o el borde exterior del pie; equivale al reflejo de Rossolimo. ‖ — **pronation reflex.** Reflejo de pronación. Contracción de los músculos de pronación del antebrazo al golpear el extremo inferior del radio; es un signo de lesión de las vías piramidales. ‖ — **paradoxal pupillary reflex.** Reflejo pupilar paradójico. Al colocar el ojo en la sombra se contrae la pupila y al incidir luz se dilata; es un sítoma que se presenta en la tabes dorsal, en la parálisis progresiva y en los tumores de los tubérculos cuadrigéminos.

Beck's gastrostomy. Gastrostomía de Beck. [C. Beck, cirujano norteamericano, 1856-1911.] Fístula gástrica a través de un tubo constituido por la curvatura mayor del estómago.

Beck's triad. Tríada de Beck. [C. S. Beck, cirujano norteamericano, n. en 1894.] Signos de comprensión cardiaca. resión venosa elevada. Tensión arterial baja. Corazón pequeño.

Becker's muscular dystrophy. Síndrome de Becker-Kiener. [Peter E. Becker, nacido en 1908, genetista humano alemán, n. en Gotinga; F. Kiener, médico alemán, n. en Berlín.] Distrofia muscular que se hereda con carácter recesivo ligado al sexo, con los mismos síntomas que el síndrome de Duchenne-von Leyden, del que se considera una forma benigna, por su comienzo más tardío y su evolución lenta

Becker's sign. Signo de Becker. [O. H. E. Becker, oculista alemán, 1828-1890.] Pulsación de las arterias de la retina en el bocio exftálmico.

Beckmann's apparatus. Aparato de Beckmann. [E. O. Beckmann, químico alemán, 1853-1923.] Aparato para determinar el peso molecular de una sustancia.

Béclard's hernia. Hernia de Béclard. [P. A. Béclard, anatomista francés, 1785-1825.] Hernia crural a través de la abertura safena. ‖ — **nucleus.** Núcleo de B. Núcleo óseo que aparece en la epífisis distal del fémur hacia el final del noveno mes de la vida fetal.

beclomethasone dipropionate. Dipropionato de beclometasona. Glucocorticoide administrado en aerosol para el tratamiento del asma bronquial. F.: $C_{28}H_{37}ClO_7$.

Becquerel's rays. Rayos de Becquerel. [A. II. Becquerel, físico francés, 1852-1908.] Ganador del premio Nobel de física, junto al matrimonio Curie en 1903. ‖ Rayos emitidos por el uranio, con las propiedades de penetración de los rayos X.

bed. Cama. ‖ **aire** —. De aire. ‖ **Arnott's** —. De Arnott. Colchón de goma lleno de agua. ‖ **Bandeloux's** —. De Bandeloux. Colchón insuflable con aire. ‖ **Klondike** —. De Klondike. C. para el aire libre. ‖ **Sanders** —. De Sanders. C. para realizar ejercicios posturales pasivos.

bedburg. Chinche. De la familia *Cimicidae,* género *Cimex.*

bedding. Ropa de cama.

Bedlam. Bedlam (corrupcion de *Betleem*). Célebre manicomio de Londres fundado en 1547 y reedificado en 1812.

Bednar's aphtae. Aftas de Bednar. [A. Bednar, médico austriaco, 1816-1888.] Pequeñas manchas blancas de la bóveda palatina a los lados del rafe medio en los lactantes.

bedpan. Cuña. Recipiente para recoger la orina y la deposición de un paciente encamado.

bedsonia. *Chlamydia.* (V. *chlamydia.*)

bedsore. Ulcera de decúbito. Ulceración formada por decúbito prolongado.

Beer's collyrium, knife, operation. Colirio, cuchillo, operación de Beer. [G. J. Beer, oftalmólogo alemán, 1763-1821.] El colirio de Beer es un extracto de plomo, agua de rosas y espíritu de romero. ‖ El cuchillo de Beer tiene hoja triangular y se utiliza en las operaciones de cataratas y para escindir el estafiloma de la córnea.

beeswax. Cera de abejas.

Beevor's sign. Signo de Beevor. [Ch. E. Beevor, neurólogo inglés, 1854-1908.] Signo de parálisis funcional. Imposibilidad de impedir la acción de los músculos antagonistas. ‖ Ascenso del ombligo en la parálisis de la porción inferior de los músculos abdominales.

Begbie's disease. Enfermedad de Begbie. [J. Begbie, médico escocés, 1798-1869.] Bocio exoftálmico, enfermedad de Graves. Corea rítmica localizada.

beget. Engendrar. Procrear.

beggiatoa. Beggiatoa. Esquizomicetos que crecen en aguas pantanosas y contaminadas.

beggiatoaceae. *Beggiatoáceas.* Familia de esquizomicetos, orden beggiatoales, que incluye las begniatoas.

beggiatoales. *Beggiatoales.* Género de bacterias filamentosas, orden tiobacteriales, que crecen en el agua.

begma. Tos. Material expulsado por el esputo.

behavior. Conducta. Una o toda la actividad de la persona. ‖ **automatic** —. Automatismo. ‖ **invariable** —. C. invariable. ‖ **protean** —. Se cuencia impredecible de movimientos. ‖ **variable** —. C. variable.

behaviorism. Behaviorismo. Estudio psicológico basado en la observación y análisis objetivo de la conducta, no relacionado con la conciencia.

Bchçet disease. Enfermedad de Behçet. [Hulushi Behçet, 1889-1948, dermatólogo turco, n. en Estambul.] Enfermedad inflamatoria crónica y recidivante, caracterizada por la tríada de hipopióniritis, aftas de la mucosa bucal y genital, y nódulos cutáneos en las piernas; se manifiesta también con tromboflebitis, eritema, epididimitis recidivante, fenómenos reumatoides y mielitis recidivante perivascular.

Béhier-Hardy sign. Síntoma de Béhier-Hardy. [L. J. Béhier, médico francés, 1813-1876; L. P. A. Hardy, médico francés, 1811-1893.] Afonía; síntoma precoz de la gangrena pulmonar.

Behla's bodies Cuerpos de Behla. [R. F. Behla, médico alemán, 1850-1921.] Cuerpos de Plimmer. Pequeños cuerpos redondos, encapsulados, enel cáncer.

Behr's complicated form of infantile hereditary optic atrophy. Enfermedad de Behr. Atrofia del nervio óptico, hereditaria familiar y bilateral, que se presenta con degeneración de la mácula, escotomas centrales y parecentrales, signos de piramidalismo, ataxia, trastorno en el vaciado de la vejiga y ligera oligofrenia.

Behring's law. Ley de Behring. [E. A. von Behring, bacteriólogo alemán, 1854-1917.] La sangre y el suero de un individuo inmunizado, transferidos a otro individuo, le confieren inmunidad.

Beigel's disease. Enfermedad de Beigel. [Hermann Beigel, 1830-1879, dermatólogo inglés, n. Londres.] Piedra blanca como esporofitia del vello de la barba, previamente dañado, causada por *Trichosporon beigelii*. Se forman pequeños nódulos en forma de manguito a lo largo de pelos frágiles.

bejel. Bejel. Sífilis no venérea.

bel. Bel. Decibelio. Unidad de percepción auditiva.

Belascaris mystax. *Belascaris mystax.* Ascáride común en el perro, a veces encontrado en el intestino de los niños.

belching. Eructo. Expulsión por la boca de aire del estómago.

belemnoid. Belemnoides. En forma de dardo. Se aplica a la apófisis estiloides del cúbito o del hueso temporal.

Belfield's operation. Operación de Belfield. [W. Th. Belfield, cirujano norteamericano, 1856-1929.] Vasotomía.

Bell's paralysis, phenomenon. Parálisis de Bell. [Sir Ch. Bell, fisiólogo escocés, 1774-1842.] Parálisis facial periférica. || — **phenomenon.** Fenómeno dc B. Movimiento del globo ocular hacia fuera y arriba al intentar cerrar el ojo, en el lado afecto por parálisis facial periférica.

Bell's mania. Manía de Bell. [L. V. Bell, médico norteamericano, 1806-1862.] Periencefalitis aguda. Delirio agudo.

Bell's muscle. Músculo de Bell. [J. Bell, anatomista y cirujano escocés, 1763-1820.] Fibras lisas circulares del uréter.

Bell's treatment. Tratamiento de Bell. [W. B. Bell, ginecólogo inglés, 1871-1936.] Tratamiento contra el cáncer mediante inyecciones de una preparación de plomo coloidal.

belladonna. Belladona. Planta solanácea. Utilizada en medicina por sus propiedades narcóticas, antiespasmódicas.

belladonnine. Belladonina. Alcaloide derivado de la belladona. F.: $C_{34}H_{42}N_2O_4$.

Bellini's ducts (tubules), ligament. Conductos de Bellini. [L. Bellini, anatomista italiano, 1643-1704.] Tubos excretores del riñon. || — **ligament.** Ligamento de B. Fibras ligamentosas desde la cápsula coxofemoral al trocánter mayor. ||— **tubes.** Tubos de B. Cada uno de los canalículos tapizados de epitelio que forman parte del conducto de las vesículas seminales.

Bellocq's cannula (sound, tube). Sonda o cánula de Bellocq. [J. J. Bellocq, cirujano francés, 1732-1807.] Utilizada para el taponamiento posterior de las fosas nasales.

belly. Abdomen. Parte del cuerpo comprendida entre tórax y pelvis.

belonephobia. Belonefobia. Miedo a las agujas y alfileres.

belonoid. Estiloides. (V. *styloid.*)

belonoskiascopy. Belonosquiascopia. Método de retinoscopia.

beloxamide. Beloxamida. Agente anticolesterolínico. F.: C_{18}-H_{21}-NO_2.

belt. Cinturón. Banda alrededor de la cintura o abdomen.

bemidone. Bemidona. Compuesto cristalino, solubre en agua, utilizado como narcótico y analgésico. F.: $C_{15}H_2NO_3$.

benactyzine hydrochloride. Hidrocloruro de benactizina. Anticolinérgico. F.: $C_{20}H_{26}ClNO_3$.

benadryl. Benadrilo. Clorhidrato de difenilhidramina, antihistamínico.

Bence-Jones protein. Proteína de Bence-Jones. [H. Bence-Jones, médico inglés, 1814-1873.] Proteína de bajo peso molecular, en el mieloma múltiple, en orina. || — **cylinders.** Cilindros de B. Cuerpos gelatinosos cilíndricos que forman parte del conducto de las vesículas seminales.

bend. Parte flexible o curva. || **head** —. Flexma cefálica. || **neck**—. Flexma cervical.

bends. Dolor en abdomen por reducción de la presión; igualmente, en miembros.

Benedict's test. Reacción de Benedict. [S. R. Benedict, fisiólogo norteamericano, 1884-1936.] Prueba para determinar la presencia de glucosa en orina.

Benedikt's syndrome. Síndrome de Benedikt. [Moritz Benedikt, 1835-1920, neurólogo austriaco, n. en Viena.] Síndrome de la calota del pedúnculo cerebral tras lesión asilada del núcleo rojo situado en el mesencéfalo; parálisis homolateral del nervio oculomotor combinado con hemiparesia, hemirrigidez, hemiataxia, hemicoreatetosis, temblor y miorritmias del lado opuesto.

benefit-risk evaluation. Evaluación de beneficio-riesgo. Evaluación del beneficio potencial de un fármaco, frente al riesgo de causar daño al individuo.

benign. Benigno. Que no es maligno; que no recidiva.

benignant. Benigno (V. *benign.*)

Bèniqué's sound. Sonda de Bèniqué. [P. J. Bèniqué, médico francés, 1806-1851.] Sonda uretral de Bèniqué.

Bennet's corpuscles. Corpúsculos de Bennet. [J. H. Bennet, obstetra inglés, 1816-1891.] Células epiteliales grandes con detritus de grasa, encontradas en algunos quistes ováricos.

Bennett's disease. Enfermedad de Bennett. [J. H. Bennett, médico inglés, 1812-1875.] (V. *leukemia.*)

Bennett's fracture. Fractura de Bennett. [E.H. Bennett, cirujano irlandés, 1837-1907.] Fractura longitudinal del primer metacarpiano, complicada con luxación.

Benoist's scale. Escala de Benoist. [L. Benoist, físico francés del siglo XIX.] Escala en la medición de la dureza de los rayos X a su paso por hojas de aluminio.

benorterone. Benorterona. Antiandrógeno. F.: $C_{19}H_{28}O_2$.

benoxaprofen. Benoxaprofen. Antiinflamatorio, analgésico. F.: $C_{16}H_{12}ClNO_3$.

benserazide. Benseracida. Inhibidor de la descarboxilasa. F.: $C_{10}H_{15}N_3O_5$.

Benson's disease. Enfermedad de Benson. [A. H. Benson, oftalmólogo irlandés, 1852-1912.] Hialosis asteroide.

bentazepam. Bentazepam. Tranquilizante. F.: $C_{17}H_{16}N_2OS$.

bent. Curvatura. Inclinación.

benthos. Flora y fauna del fondo del mar.

bentonite. Bentonita. Silicato de aluminio hidratado coloidal.

benzaldehyde. Benzaldehído. Aldehído de la esencia de almendras amargas.

benzamidase. Benzamidasa. Enzima que cataliza el paso de ácido benzoico a benzamida.

benzamine. Benzamina. (V. *eucaine.*)

benzedrine. Bencedrina. Anfetamina. Su sulfato es estimulante del sistema nervioso central e hipertensor.

benzene. Benceno. Benzol. Hidrocarbuno, C_6H_6, volátil. || Se ha utilizado como antiséptico pulmonar. || — **hexachloride.** Hexacloruro de B. Insecticida potente. || — **methyl.** Tolueno.

benzidine. Bencidina. Compuesto cristalino, incoloro, usado como reactivo de la sangre. || —. **test.** Reacción de Adler. Utilizada para pigmentos sanguíneos.

benzin. Bencina. (V. *benzine.*)

benzine. Bencina. Líquido volátil, formado por hidrocarburos de la serie del metano. En terapéutica, usada como tenicida.

benzoate. Benzoato. Sal de ácido benzoico.

benzocaine. Benzocaína. Sustancia blanca, cristalina, anestésico local. F.: $C_9H_{11}NO_2$.

benzodepa. Benzodepa. Antineoplástico. F.: $C_{12}H_{16}N_3O_3P$.

benzodiazepine. Benzodiacepina. Grupo de tranquilizantes menores.

benzoin. Benzoína. Resina obtenida del árbol asiático *Styra benzoin.*

benzoyl. Benzol. Benceno. (V. *benzene.*)

benzolism. Benzolismo. Intoxicación por benzol.

benzomethamine. Benzometamina. Produce bloqueo parasimpático.

benzopyrin. Benzopirina. Benzoato de antipirina.

benzotherapy. Bentzoterpia. Tratamiento con benzoatos.

benzol. Benzoílo. Radical C_6H_5CO, del ácido benzoico.

benzpyrene. Benzopireno. Hidrocarburo $C_{20}H_{12}$; sustancia cancerígena.

benzpyrrole. Benzopirrol. (V. *indole.*)

benzthiazide. Benzotiacida. Agente antihipertensivo. F.: $C_{15}H_{14}ClN_3O_4S_3$.

benzyl. Bencilo. Radical hidrocarburo C_7H_7. $C_6H_5CH_2$. || — **benzoate.** Benzoato de B. || — **bromide.** Bromuro de B. Gas lacrimógeno.

benzylpenicillin. Benzipenicilina. Penicilina G.

Béraneck's tuberculin. Tuberculina de Béraneck. [E. Béraneck, bacteriólogo suizo, 1859-1920.] Tuberculina obtenida por filtrado de bacilos tuberculosos.

Bérard, aneurysm. Aneurisma de Bérad. [A. Bérard, cirujano francés, 1802-1846.] Aneurisma varicoso en los tejidos alrededor de una vena.

Béraud's ligament. Ligamento de Béraud. [B. J. J. Béraud, cirujano francés, 1825-1865.] Ligamento suspensorio del pericardio, que se extiende a la tercera y cuarta vértebras dorsales. || — **valve.** Válvula de B. Pliegue en el fondo del saco lagrimal, sobre el conducto nasal.

berberine. *Berberina.* Alcaloide obtenido del *Hydrastis canadensis.*

berberis. *Berberis.* Género de arbustos berberidáceos. La especie *B. vulgaris* es tónica y astringente.

bergamot. *Bergamota.* Fruto de *Citrus bergamia,* semejante a la naranja.

Bergenhem's operation. Operación de Bergenhem. [B. Bergenhem, cirujano sueco, n. en 1898.] Implantación del uréter en el recto.

Berger's operation. Operación de Berger. [P. Berger, cirujano francés, 1845-1908.] Amputación interescapulotorácica. || — **paresthesia.** Parestesia de Berger. Sensaciones anormales en las extremidades inferiores, con debilidad de las mismas.

Berger's rhytm. Ritmo de Berger. [H. Berger, neurólogo, Jena, 1873-1941.] En el encefalograma del adulto.

Berger's sign. Signo de Berger. [E. Berger, oftalmólogo austriaco, 1855-1926.] Pupila irregular en los primeros periodos de la tabes dorsal, demencia paralítica y otros tipos de parálisis.

Bergeron's disease. Enfermedad de Bergeron. [E. J. Bergeron, médico francés, 1817-1900.] Corea histérica.

Bergmann's fibers, cells, cords. Fibras de Bergmann. [G. H. Bergmann, médico alemán, 1830-1907.] Prolongaciones de células neuróglicas del cerebelo, que penetran en la piamadre. || — **incision.** Incisión de B. Para poner al descubierto el riñón.

Bergonié, treatment. Tratamiento de Bergonié. [J. A. Bergonié, médico frances, 1857-1925.] Faradización para tratamiento de la obesidad.

Bergonié-Tridbondeau law. Ley de Bergonié-Tridbondeau. [J. A. Bergonié; L. Tribondeau, médico naval francés, 1872-1918.] Los rayos X actúan sobre las células con tanta mayor intensidad cuanto mayor es su actividad reproductora.

beriberi. Beriberi. Polineuritis periférica grave producida por deficiencia de vitamina B_1. || **atrophic** —. Atrófico. B. seco. || **infantile** —. Infantil. En las Filipinas.

Berkefeld filter. Filtro de Berkefeld. [W. Berkefeld, fabricante, 1836-1897.] Filtro en el cual el líquido pasa a través de una preparación de algas diatomáceas.

Berlin's disease. Enfermedad de Berlin. [R. Belin, oculista alemán, 1833-1897.] Edema traumático de la retina.

Bernard's canal. Conducto de Bernard. [C. Bernard, fisiólogo francés, 1813-1878.] Conducto pancreático suplementario.

Bernard-Horner syndrome. Síndrome de Bernard-Horner. [C. Bernard; J. F. Horner, oftalmólogo suizo, 1831-1886.] Miosis, ptosis palpebral, enoftalmia y anhidrosis, por parálisis del simpático cervical.

Bernhardt's disease, paresthesia. Parestesia, enfermedad de Bernhardt. [M. Bernhardt, neurólogo alemán, 1844-1915.] Meralgia parestésica.

Bernhardt-Rot syndrome. Síndrome de Bernhardt-Rot. [M. Bernhardt; V. K. Rot, neurólogo ruso, 1848-1916.] Meralgia parestésica de la pierna.

Bernheim's syndrome. Síndrome de Bernheim. Trastorno de la hemodinámica cardíaca debido a protusión del septo ventricular como consecuencia de una dilatación e hipertrofia del corazón izquierdo, que puede producirse en la hipertensión y la estenosis aórtica

Bernheimer's fibers. Fibras de Bernheimer. [S. Bernheimer, oftalmólogo austriaco, 1861-1918.] Fibras nerviosas del cerebro, desde la vía óptica al cuerpo de Luys.

berry. Baya. Fruto carnoso de ciertas plantas.

Berry's ligaments. Ligamentos de Berry. [Sir J. Berry, cirujano canadiense,1860-1946.] Ligamentos laterales del tiroides.

Berthollet's fluid, law. Líquido, ley de Berthollet. [C. L. Berthollet, químico francés, 1748-1822.] Mezcla de soluciones de cloruro de sodio e hipclorito de sodio. ‖ Si dos sales en solución, por doble descomposición, pueden producir una sal menos soluble, se producirá ésta.

bertiella. *Bertiella.* Género de gusanos *Anoplocephalidae.*

bertillonage. Bertillonaje. Aplicación de la antropometría a la identificación y clasificación de personas, particularmente de criminales.

Bertin's bone. Hueso de Bertin. [E. J. Bertin, anatomista francés, 1712-1782.] Cornete esfenoidal. ‖ **column.** Columna de Bertin. Prolongaciones de la sustancia cortical del riñón entre dos pirámides de Malpighi. ‖ — **ligament.** Ligamento de B. Ligamento iliofemoral.

Bertrand's test. Prueba de Bertrand. [G. Bertrand, biólogo francés, n. en 1867.] Solución de Fehling para la determinación de dextrosa.

berylliosis. Beriliosis. Neumoconiosis causada por berilio.

beryllyum. Berilio. Elemento metálico blanco.

berythromycin. Beritromicina. Antiamebiano y antibacteriano. F.: $C_{37}H_{67}NO_{12}$.

Berzelius's test. Reacción de Berzelius. [J. J. Berzelius, químico sueco, 1779-1848.] Prueba de ácido metafosfórico para determinación de albúmina.

besiclometer. Besiclómetro. Instrumento para medir la frente.

Besnier's rheumatism. Reumatismo de Besnier. [E. Besnier, dermatólogo francés, 1831-1909.] Artrosinovitis crónica.

Besnier-Boeck disease. Enfermedad de Besnier-Boeck. [E. Besnier; P. M. Boeck, dermatólogo noruego, 1845-1917.] Sarcoidosis.

besnoitia. Besnoitia. Género de esporozoo.

besnoitiosis. Besnoitiosis. Enfermedad de animales herbívoros causada por parásitos del género *Besnoitia.*

Besredka's reaction. Reacción de Besredka. [A. Besredka, patólogo ruso,1870-1940.] Desviación del complemento en la tuberculosis.

Best's disease. Enfermedad de Best. [F. Best, oftalmólogo alemán, n. en Giessen.] Forma hereditaria de la degeneración de la mácula.

Best's operation. Operación de Best. [V. Best, cirujano escocés, 1836-1875.] Sutura subcutánea del anillo abdominal externo en la hernia inguinal.

bestiality. Bestialidad. Relación sexual con animales. Sodomía.

bestower. Donador. Persona que suministra sangre o un órgano para trasplante.

beta. *Beta.* Género de plantas. Remolacha. ‖ Beta. Segunda letra del alfabeto griego, β.

betacism. Betacismo. Uso excesivo de la letra be en el lenguaje hablado.

beta-estradiol. Beta estradiol. (V. *gestradiol.*)

betaglobulin. Betaglobulina. (V. *globulin.*) ‖ **pregnancy-specific** —. B. secretada por la placenta.

beta-hypophamine. Beta hipofamina. (V. *vasopressin.*)

betaine. Betaína. Derivado trimetilado de los aminoácidos.

betalysin. Betalisina. Lisina que actúa sobre las bacterias grampositivas.

betamethasone. Betametasona. Glucocorticoide sintético; el más activo de los esteroides antiinflamatorios.

betamicin sulfate. Sulfato de betamicina. Antibacteriano. F.: $C_{19}H_{38}N_4O_{10} \cdot \chi H_2SO_4$.

betanaphtol. Betanaftol. Usado en la alopecia y como antihelmíntico. F.: $C_{10}H_8O$.

betanin. Betanina. Pigmento rojo.

beta-oxybutyria. Betaoxibutiria. Presencia de ácido oxibutírico en la orina.

betatron. Betatrón. Aparato acelerador de electrones mediante inducción magnética.

bethanidine sulfate. Sulfato de betanidina. Anticolinérgico.

Bethea's sign. Signo de Bethea. [O. W. Bethea, médico norteamericano, 1878-1963.] La disminución unilateral de la expansión torácica se aprecia aplicando la punta de los dedos en las costillas de la parte superior de las axilas.

betonica. *Betonica.* Género de plantas labiadas. Las raíces de *B. officinalis* se empleaban como eméticas y catárticas.

Bettendorff's test. Reacción de Bettendorff. [A. J.

H. M. Bettendorff, químico alemán, 1839-1902.] Para determinar la presencia de arsénico.

betula. Betula. Género de árboles al que pertenece el abedul.

betweenbrain. Diencéfalo. División posterior del prosencéfalo. (V. *diencephalon*.)

Betz's cells, cell area. Células o pirámides gigantes de Betz. [V. A. Betz, anatomista ruso, 1834-1894.] Células ganglionares grandes que contribuyen a formar una capa del área motora de la sustancia gris.

Beurmann's disease. Enfermedad de Beurmann. [L. de Beurmann, médico francés, 1851-1923.] Esporotricosis gomosa diseminada.

Bevan's incision. Incisión de Bevan. [A. D. Bevan, cirujano norteamericano, 1861-1942.] Incisión vertical a lo largo del borde externo del músculo recto abdominal derecho, para poner al descubierto la vesícula biliar.

bezoar. Bezoar. Egagrópilo. (V. *aegagropilus*.)

Bezold's ganglion. Ganglio de Bezold. [A. von Bezold, fisiólogo alemán, 1836-1868.] Células ganglionares en el tabique interauricular.

Bezold's abscess. Absceso de Bezold. [F. Bezold, otólogo alemán, 1842-1908.] Absceso debido a una mastoiditis por perforación de la pared mastoidea. ‖ — **symptom.** Síntoma de B. Tumefacción inflamatoria debajo de la apófisis mastoides, que indica la presencia de supuración.

BF. Abreviatura de *blastogenic factor.*

Bf. Abreviatura de *properdin factor B.*

BFP. Abrevitura de *biologic false positive reaction.*

Bi. Símbolo químico de bismuto.

bi-. Bi-. Prefijo que significa «dos veces».

Bial's test. Reacción de Bial. [M. Bial, médico alemán, 1869-1908.] Para la pentosa urinaria.

Bianchi's nodules. Nódulos de Bianchi. [G. B. Bianchi, anatomista italiano, 1681-1761.] Cuerpos de Arancio. Tubérculos de fibrocartílago en los vértices de las válvulas semilunares pulmonares y aórticas.

Bianchi's syndrome. Síndrome de Bianchi. [Leonard Bianchi, 1848-1927, psiquiatra italiano, n. en Nápoles.] Afasia sensorial con apraxia y alexia en procesos del lóbulo parietal del hemisferio cerebral dominante.

biarticular. Biarticular. Relativo a dos articulaciones.

biasteric. Biastérico. Relativo al asterión de cada lado del cráneo.

biauricular. Biauricular. Relativo a las dos aurículas u oídos.

bibasic. Bibásico. Doblemente básico. Con dos átomos de hidrógeno sustituibles por metales.

bibliomania. Bibliomanía. Pasión exagerada por los libros.

bibliotherapy. Biblioterapia. Lectura de libros, para el tratamiento de enfermedades nerviosas.

bibulous. Bíbulo. Que tiene la propiedad de absorber la humedad . Secante.

bicameral. Bicameral. Que posee dos cámaras.

bicapsular. Bicapsular. Provisto de dos cápsulas.

bicarbonate. Bicarbonato. Sal del ácido carbónico en la que un átomo de hidrógeno ha sido sustituido por una base. ‖ — **blood.** B. sanguíneo. Indica la reserva alcalina.

bicardiogram. Bicardiograma. Electrocardiograma que registra los fenómenos eléctricos del corazón derecho y del izquierdo.

bicellular. Bicelular. Que tiene dos células.

bicephalus. Bicéfalo. Que tiene dos cabezas.

biceps. Bíceps. Músculo bíceps, con dos cabezas.

Bichat's canal. Canal de Bichat. [M. F. X. Bichat, anatomista y fisiólogo francés, 1771-1802.] Conducto aracnoideo. ‖ — **fisure.** Fisura de B. De forma curva, pasa por debajo del esplenio, correspondiendo sus extremidades con el comienzo de la fisura de Silvio.

bichloride. Bicloruro. Cloruro con dos átomos de cloro.

bicipital. Bicipital. Que tiene dos cabezas. Músculo bíceps.

biconcave. Bicóncavo. Con dos superficies cóncavas.

biconvex. Biconvexo. Que tiene dos superficies convexas.

bicornate. Bicórneo. Bicornio. Que tiene dos cuernos.

bicornuate. Bicornio. Bicórneo. (V. *bicornate*.)

bicorporate. bicorporal. Que tiene dos cuerpos.

biscupid. Bicúspide. Que tiene dos cúspides o puntas. Válvula bicúspide, mitral.

b.id. Abreviatura de *bis in die*, dos veces al día.

Bidder's ganglion. Ganglio de Bidder. [H. F. Bidder, anatomista alemán, 1810-1894.] Grupo de células nerviosas en la implantación de la válvula auriculoventricular izquierda.

bidental. Bidentado. Que tiene dos dientes.

bidermoma. Bidermoma. Tumor queratoide que contiene dos capas germinativas.

biduotertian. Biduoterciana. Terciana con recurrencia prácticamente continua.

biduous. Dos veces al día.

Biederman's sign. Signo de Biederman. [J. B. Biederman, médico norteamericano n. en 1907.] Color rojo oscuro en las fauces de enfermos sifilíticos no tratados.

Biedl's syndrome. Síndrome de Biedl. [A. Biedl, médico autriaco, 1869-1933.] Síndrome de Laurence Moon-Biedl.

Bielchowsky's method. Coloración de Bielchowsky. [M. Bielchowsky, neuropatólogo alemán 1869-1940.] coloración de neurofibrillas y cilindroejes con plata amoniacal.

Bier's hyperemia. Hiperemia de Bier. [A. K. G. Bier, cirujano alemán, 1861-1949.] Congestión venosa artificial utilizada en el tratamiento de las inflamaciones crónicas. ‖ — **local anesthesia.** Anestesia local de B. Producida por la inyección de novocaína.

Biermer's anemia (disease). Anemia de Biermer. [A. Biermer, médico alemán, 1827-1892.] Anemia perniciosa debida a la falta de factor intrínseco.

Biernacki's sign. Signo de Biernacki.[E. Biernacki,

médico polaco, 1866-1911.] Analgesia del nervio cubital en la demencia paralítica y en la tabes dorsal.

Biesiadecki's fossa. Fosa de Biesiadecki. [A. von Biesiadecki, médico polaco, 1839-1888.] Hueco peritoneal en la zona del músculo psoas.

Biett's collar (disease). Collar de Biett. [L. Th. Biett, dermatólogo francés, 1781-1840.] Anillo blanquecino que forma la descamación epidérmica enla periferia de una pápula sifilítica.

Bietti's syndrome. Síndrome de Bietti. [Giambattista Bietti, oftalmólogo italiano, fallecido en 1976.] Anomalía ocular mesodérmica, probablemente hereditaria, en el sentido del síndrome de RIEGER deformación pupilar, opacidad de la córnea, atrofia de la hoja anterior del iris, hidroftalmos glaucómico y serosa de la conjuntiva.

bifid. Bífido. Hendido en dos partes.

bifidus. Bífido. (V. *bifid.*)

bifocal. Bifocal. Que tiene dos focos.

biforate. Biforado. Que tiene dos aberturas.

bifuraction. Bifurcación. División en dos ramas.

Bigelow's ligament. Ligamento de Bigelow. [H. J. Bigelow, cirujano norteamericano, 1818-1890.] Ligamento iliofemoral. ‖ —**septum.** Tabique de B. Capa de tejido óseo compacto en el cuello del fémur.

bigeminal. Bigeminado. Pulso bigémino.

bigeminy. Bigeminismo. Dos pulsaciones en sucesión rápida; pulso acoplado.

bigerminal. Bigerminal. Relativo a dos gérmenes.

bighead. Abombamiento de los huesos del cráneo de un animal debido a osteomalacia. ‖ Enfermedad infecciosa aguda de la ternera producida por *Clostridium novyi.*

bilabe. Bilabio. Instrumento para extraer cuerpos extraños de la vejiga.

bilaminar. Bilaminar. Que comprende dos láminas.

bilateral. Bilateral. Que tiene dos lados. Relativo a dos lados.

bilateral hiliar lymphome syndrome. Síndrome de Löfgren. [Sven Halvar Löfgren, 1946.] Forma especial de sarcoidosis pulmonar, confirmación histológica en el 80% de los casos, que se presenta con inflamación masiva bilateral, benigna, de frecuente curación espontánea, de los ganglios linfáticos hiliares, acompañada de eritema nudoso y dolores articulares.

bilateralism. Bilateralismo. Simetría bilateral.

bile. Bilis. Sustancia viscosa amarillo-verdosa, de sabor amargo, secretada por el hígado. ‖ — **A. B. C.** B. obtenida del colédoco, vesícula biliar y conducto hepático, respectivamente. ‖ **cystic—.** B. Cística. Retenida en la vesícula biliar. ‖ **Platner's crystallized** —. B. cristalizada de Platner. Sustancia obtenida por la acción del éter sobre un extracto alcohólico de bilis.

bilharzia. *Bilharzia.* Género de trematodos.

bilharziasis. (V. *shistosomiasis.*)

bilharzioma. Tumor de la piel y mucosa producido por *Bilharzia.*

bili-. Bili-. Prefijo latino relacionado con la bilis.

biliary. Biliar. Relativo a la bilis y conductos biliares.

biliation. Biliación. Secreción de bilis.

bilicyanin. Bilicianina. Pigmento azul derivado de la biliverdina.

biliflavin. Biliflavina. Pigmento amarillo obtenido de la biliverdina.

bilifulvin. Bilifulvina. Bilifeína. Bilirrubina impura.

bilifuscin. Bilifuscina. Pigmento de la bilis humana y de los cálculos biliares.

biligenesis. Biligénesis. Formación de bilis.

biligulate. Biligulado. Que se presenta como dos lenguas.

bilihumin. Bilihumina. Componente insoluble de los cálculos biliares.

bilin. Bilina. Constituyente de la bilis.

bilious. Bilioso. Caracterizado por bilis o exceso de bilis.

biliousness. Biliosidad. Estado bilioso.

biliprasin. Biliprasina. Bilifuscina. Pigmento biliar.

bilirhachia. Bilirraquia. Presencia de bilis en el líquido cefalorraquídeo.

bilirubin. Bilirrubina. Pigmento biliar rojo. Su presencia en piel y mucosas produce ictericia. ‖ **direct, conjugated** —. B. directa, conjugada. ‖ **indirect, unconjugated** —. B. indirecta, no conjugada.

bilirubinate. Bilirrubinato. Sal de la bilirrubina.

bilirubinemia. Bilirrubinemia. Presencia de bilirrubina en la sangre.

bilirubinuria. Bilirrubinuria. Presencia de bilirrubina en orina.

biliuria. Biliuria. Presencia de bilis o de sales biliares en orina.

biliverdin. Biliverdina. Pigmento verde formado por la oxidación de la bilirrubina.

biliverdinate. Biliverdinato. Sal de la biliverdina.

bilixanthin. Bilixantina. (V. *choletelin.*)

Billroth's disease. Enfermedad de Billroth. [Ch. A. Th. Billroth, cirujano austriaco, 1829-1894.] Meningocele falso o espurio. ‖ — **operation.** Operación de B. Técnicas para la gastrectomía, tipos I y II.

bilobate. Bilobulado. Que posee dos lóbulos.

bilocular. Bilocular. Que tiene dos cavidades.

biloma. Biloma. Colección de bilis encapsulada, en la cavidad peritoneal.

bimanual. Bimanual. Practicado con ambos manos.

bimastoid. Bimastoideo. Relativo a las dos apófisis mastoides.

bimaxillary. Bimaxilar. Relativo a los dos maxilares.

bimodal. Bimodal. Que tiene o presenta dos modos.

bimolecular. Bimolecular. Formado por dos moléculas.

binangle. Biangular. Que tiene dos ángulos.

binary. Binario. compuesto de dos elementos.

binauricular. Binauricular. Relativo a las aurículas de los oídos.

binder abdominal. Vendaje abdominal.

binding site. Lugar de unión. Parte de cualquier molécula que puede formar un complejo con otra molécula sin mediar respuesta biológica.

Binet's test. Prueba de Binet. [A. Binet, fisiólogo francés, 1857-1911.] Metodo para apreciar la capacidad mental de los niños.

Binet-Simon test. Prueba de Binet-Simon. (V. *Binet's test.*)

Bing's test. Prueba de Bing. [A. Bing, otólogo alemán, 1844-1922.] Si un paciente no oye sino con una trompetilla aplicada a una sonda introducida en la trompa de Eustaquio, es posible que exista lesión del yunque o el martillo.

biniramycin. Biniramicina. Sustancia antibacteriana.

binocular. Binocular. Relativo a los dos ojos.

binomial distribution. Distribución binomial. Probabilidad de observar cualquier número de éxitos en una serie de ensayos.

binoscope. Binoscopio. Instrumento que facilita la visión binocular en el estrabismo.

binovular. Binovular. Relativo a dos huevos distintos.

Binswanger's dementia (encephalitis). Demencia de Binswanger. [O. Binswanger, neurólogo, alemán, 1852-1929.] Demencia presenil caracterizada por pérdida de memoria y torpeza mental.

binuclear. Binuclear, binucleado. Que posee dos núcleos.

Binz's test. Reacción de Binz. [K. Binz, farmacólogo alemán, 1832-1913.] Reacción utilizada para demostrar la presencia de quinina en la orina.

bio-. Bio-. Prefijo que indica «vida».

bioacoustics. Bioacústica. Ciencia que trata de la comunicación sonora entre los animales.

bioactive. Bioactivo. Que afecta o desencadena una respuesta del tejido vivo.

bioamine. Bioamina. Amina biogénica.

bioaminergic. Bioaminérgico. De o perteneciente a las neuronas que secretan aminas biogénicas.

bioassay. Bioensayo. Determinación del poder activo de una sustancia mediante el ensayo de su acción sobre los animales.

bioavailability. Biodisponibilidad. Cantidad del fármaco que se libera y queda disponible para su absorción. || Proporción de fármaco absorbida a nivel intestinal.

bioblast. Bioblasto. Elemento fundamental relacionado con la actividad celular. || Gránulo de Altmann.

biocenosis. Biocenosis. Comunidad de vida; relaciones de diversos organismos que viven en comunidad.

biochemistry. Bioquímica. Química de los seres vivos y de los procesos vitales.

bioclimatology. Bioclimatología. Estudio de las influencias climatológicas sobre los seres vivos.

biocompatible. Biocompatible. Sin efecto tóxico o traumático sobre la función biológica.

biocybernetics. Biocibernética. Ciencia de la comunicación y control entre los animales.

biocycle. Biociclo. Repetición rítmica de ciertos fenómenos observados en los organismos vivos.

biodegradable. Biodegradable. Susceptible de degradación mediante procesos biológicos.

biodetritus. Biodetritus. Detritus derivados de la degradación y descomposición de los organismos vivos.

biodynamics. Biodinámica. Dinámica de los seres vivos. || Estudio de la naturaleza y circunstancias que actúan sobre los seres vivos.

bioelectricity. Bioelectricidad. Fenómenos electricos de los tejidos vivos.

bioelement. Bioelemento. Elemento que forma parte de los seres vivos.

bioenergetics. Bioenergética. Estudio de la energía transformada en los organismos vivos.

bioenergy. Bioenergía. Fuerza realizada por el organismo vivo.

bioequivalence. Bioequivalencia. Biodisponibilidad comparativa.

bioequivalent. Bioequivalente. Sustancia farmacológica con potencia y biodisponibilidad similar a otra, administradas a la misma dosis.

biofeedback. Proceso de suministro de una información individual (generalmente visual o auditiva) sobre el estado de una o más constantes vitales.

biogenesis. Biogénesis. Origen de la vida o de los seres vivos. || Teoría que establece que los seres vivos sólo proceden de seres vivos.

biogenic substance. Sustancia biógena. Sustancia formada mediante procesos metabólicos en los organismos vivos.

biogeography. Biogeografía. Estudio científico de la distribución geográfica de los organismos vivos.

biograph. Biógrafo. Instrumento para analizar y visualizar los movimientos de los animales.

bioimplant. Bioimplante. Prótesis de material biosintético.

biokinetics. Biocinética. Ciencia que estudia los movimientos en el curso del desarrollo de los organismos.

biological. Biológico. Relativo a la biología. || — **assay.** Ensayo biológico. Determinación de la concentración de sustancias activas a través de las respuestas de tejidos vivos.

biologicals. Preparaciones médicas de organismos vivos y sus productos, incluyendo sueros, vacunas, antígenos, antitoxinas, etc.

biology. Biología. Ciencia de la vida en general. || **molecular** —. B. molecular. Estudio de la estructura molecular. || **radiation** —. B. radiactiva. Estudio de los efectos de radiaciones iónicas sobre los organismos vivos.

bioluminiscence. Bioluminiscencia. Quimioluminiscencia en las células vivas que produce una luz fría, especialmente como resultado de la oxidación celular, en presencia de una enzima (luciferasa).

biolysis. Biólisis. Descomposición química de la materia orgánica por acción de los organismos vivos.

biomass. Biomasa. Conjunto de organismos vivos del reino animal y vegetal en una región determinada.

biomaterial. Material sintético con propiedades de

protección selectiva (barrera selectiva) utilizado en el tratamiento de los quemados.

biomechanics. Biomecánica. Aplicación de las leyes mecánicas a las estructuras vitales (aparato locomotor, especialmente).

biomedicine. biomedicina. Medicina clínica basada en los principios de las ciencias naturales (biología, bioquímica, etc.).

biometeorology. Biometeorología. Rama de la ecología que estudia los efectos de los fenómenos del entorno sobre los organismos vivos.

biometry. Biometría. Cálculo de la probable duración de la vida. || Aplicación de métodos estadísticos a los hechos biológicos.

biomicroscopy. Biomicroscopia. Examen microscópico de los tejidos vivos. || Examen de la córnea con lámpara de hendidura junto con microscopia corneal.

biomolecule. Biomolécula. Molécula producida por una célula viva, como proteína, lípido, carbohidrato.

biomotor. Biomotor. Aparato para producir respiración artificial.

bion. Bión. Organismo vivo individual.

bionecrosis. Bionecrosis. (V. *necrobiosis*.)

bionics. Biónica. Ciencia que estudia las funciones y fenómenos característicos del mundo viviente y su aplicación a la mecánica.

bionomics. Bionomía. Estudio de las relaciones de los organismos con su entorno. Ecología.

bionosis. Bionosis. Enfermedad producida por agentes vivos.

biophagism. Biofagia. (V. *biophagy*.)

biophagy. Biofagia. Ingestión o absorción de materia viva.

biopharmaceutics. Biofarmacia. Estudio de la influencia de las propiedades químicas y físicas de la formulación de un fármaco sobre los acontecimientos farmacodinámicos y farmacocinéticos consecuentes a su adminsitración.

biophore. Bióforo. Portador de vida. Teoría de Weismann.

biophotometer. Biofotómetro. Instrumento para medir la adaptación del ojo a la oscuridad.

biophysics. Biofísica. Física de los procesos vitales.

biophysiology. Biofisiología. Parte de la biología que incluye la organogenia, la morfología y la fisiología.

bioplasia. Bioplasia. Acumulación de energía alimentaria en formas de desarrollo.

bioplasm. Bioplasma. Protoplasma. || La porción más esencial del citoplasma.

bioplast. Bioplasto. Masa independiente de materia viva. || Célula ameboide. Bióforo. Micela.

biopsy. Biopsia. Extracción y examen, habitualmente microscópico, de tejidos o materias procedentes del organismo vivo, con fines diagnósticos. || **aspiration** —. Por aspiración. || **endoscopic** —. Por endoscopia. || **exploratory** —. Exploradora. || **incisional**—. Por incisión. || **surgical** —. Quirúrgica. || **total** —. Con extirpación total.

biopsychology. Biopsicología. (V. *psychobiology*.)

bioptome. Bioptomo. Instrumento para tomar especímenes biópsicos.

biorbital. Biorbitario. Relativo a las dos órbitas.

biorgan. Biórgano. Organo fisiológico distinto del órgano morfológico o idórgano.

biorhythm. Biorritmo. Producción cíclica de hechos fisiológicos, como el ritmo cicardiano.

bios. Bios. Miembro de un grupo de factores de crecimiento para organismos unicelulares. Biotina. Inositol.

bioscopy. Bioscopia. Examen en vida. || Examen del cuerpo para demostrar la existencia de vida.

biosis. Biosis. Vitalidad, vida.

biosmosis. Biósmosis. Osmosis realizada a través de una membrana viva.

biospectroscopy. Bioespectroscopia. Espectroscopia de tejidos vivos.

biosphere. Biosfera. Parte del globo terráqueo ocupado por los seres vivos.

biostatics. Biostática. Biología estática.

biostatistics. Bioestadística. Estadística vital.

biosynthesis. Biosíntesis. Formación de compuestos químicos por procesos fisiológicos de organismos vivos.

Biot's respiration (breathing). Repiración de Biot [C. Biot, médico francés del siglo XIX.] Respiración meningítica.

biotaxy. Biotaxia. Clasificación de los organismos vivos. || Propiedades de selección y disposición de las células vivas. || Taxonomía.

biotherapy. Bioterapia. Método terapéutico por cultivos vivos o por productos orgánicos.

biotic. Biótico. Relativo a la materia viva.

biotin. Biotina. Compuesto cristalino incoloro, idéntico a la vitamina H. F.: $C_{10}H_{16}O_3N_2S$.

biotomy. Biotomía. Anatomía del ser vivo; vivisección.

biotoxin. Biotoxina. Toxina que deriva de los tejidos del organismo.

biotransformation. Biotranformación. Serie de alteraciones químicas de un compuesto por actividad enzimática.

biotype. Biotipo. Grupo de individuos con el mismo genotipo.

biovular. Biovular. Derivado de dos óvulos; que tiene dos óvulos.

bipara. Bipara. Mujer que ha parido dos veces.

biparasitic. Biparásito. Parásito sobre otro parásito.

biparietal. Biparietal. Relativo a los dos parietales.

biparous. Bípara. (V. *bipara*.)

bipartite. Bipartido. Que tiene dos partes o divisiones.

biped. Bípedo. Que tiene dos pies.

bipenniform. Bipennado. Bipenniforme. Díces de los músculos cuyas fibras se hallan a cada lado de un tendón, como las barbas de una pluma.

biperforate. Biperforado. Que presenta dos perforaciones.

biperiden. Biperidina. Sustancia anticolinérgica, de acción midriática y espasmolítica. F.: $C_{21}H_{29}NO$.

biphenamine hydrochloride. Hidrocloruro de bifenamina. Sustancia antibacteriana, antifúngica y anestésica en aplicación tópica. F.: $C_{19}H_{23}NO_3 \cdot HCl$.

2,3-biphosphoglycerate. 2,3-bifosfoglicerato. Sal o éster del ácido bifosfoglicérico; contenido en el eritrocito, donde desempeña un papel en la liberación de oxígeno por la hemoglobina en la circulación periférica.

bipolar. Bipolar. Que tiene dos polos. || Relativo a los dos polos. || Célula nerviosa con dos prolongaciones.

bipositive. Bipositivo. Que posee dos cargas positivas, como el Ca++.

bipotentiality. Bipotencialidad. Poder de acción o desarrollo en dos posibles caminos o vías. || — **of the gonad.** B. gonadal. Capaz de actuar sobre el desarrollo del ovario o del testículo.

biramous. Birramal. Que posee dos ramas.

Bird's formula, treatment. Fórmula de Bird. [G. Bird, médico inglés, 1814-1854.] Las dos últimas cifras del peso específico de la orina representan casi el peso en miligramos de los sólidos por cada gramo de orina. || — **treatment.** Tratamiento de B. Curación de las úlceras de decúbito por medio de corrientes galvánicas débiles.

Bird's sign. Signo de Bird. [S. Bird. Médico australiano.] Area definida de matidez, sin sonido respiratorio, en los quistes hidatídicos de pulmón.

bird-arm. (V. *arm.*)

bird-face. (V. *face.*)

bird-leg. (V. *leg.*)

birefringence. Birrefringencia. Cualidad de reflejar un rayo de luz en diferentes direcciones. || **crystallyne** —. B. cristalina. Independiente del índice de refracción del medio. || **flow** —. Cuando la sustancia está en solución. || **instrinsic** —. B. cristalina. || **strain** —. B. observada ocasionalmente en estructuras isotrópicas sujetas a presión.

birhinia. Birrina. Nariz doble.

Birkett's hernia. Hernia de Birkett. [J. Birkett, cirujano inglés, 1815-1904.] Hernia inguinal intraperitoneal.

Birkhaug's test. Prueba, toxina de Birkhaug. [K. E. Birkhaug, bacteriólogo noruego, n.en 1892.] Dermorreacción en el reumatismo por inyección intracutánea de solución al 1 por 100 de toxina estreptocócica tomada de paciente con reumatismo.

Birnberg bow. Ch. H. Birnberg, obstetra norteamericano nacido en 1900. (V. *bow.*)

birth. Nacimiento. Acto o proceso de nacer. || **complete** —. Separación completa del niño del cuerpo materno. || **multiple** —. N. múltiple. || **premature** —. N. prematuro.

birthmark. Nevus. Anomalía congénita de la piel, circunscrita, por exceso de pigmentación, excesivo crecimiento vascular o hipertrofia de tejido epidérmico o conjuntivo. (V. *nevus.*)

bis-. Bis-. Prefijo que significa «dos veces».

bisacodyl. Biscodil. Sustancia cristalina, catártica,

administrada por vía oral o en supositorios. F.: $C_{22}H_{19}NO_4$.

bisacromial. Biacromial. (V. *biacromial.*)

bisalbuminemia. Bisalbuminemia. Anormalidad congénita caracterizada por la presencia de dos sueros de albúmina que difieren en sus carácteres electroforéticos.

bisaxillary. Biaxilar. Relativo a ambas axilas.

Bischoff's operation. Operación de Bischoff. [J. J. Bischoff, ginecólogo alemán, 1841-1913.] Escisión completa del útero gravido por vía abdominal.

Bischoff's test. Reacción de Bischoff. [C. A. Bischoff, químico alemán, 1855-1908.] Reacción para determinar los ácidos biliares.

biscuit. Biscuit. Tipo de porcelana utilizada en odontología.

bisection. Bisección. División en dos partes.

biseptate. Dividido en partes por un tabique.

bisexual. Bisexual. Provisto de ambos sexos. || Hermafrodita. || Heterosexual y homosexual. || Relativo a los dos sexos.

bisferious. Bisferiens. Relativo a cierta cualidad del pulso.

Bishop's sphygmoscope. Esfigmoscopio de Bishop. [L. F. Bishop. médico norteamericano, 1864-1941.] Instrumento para medir la tensión sanguínea.

bishydroxycoumarin. Dicumarol. (V. *dicumarol.*)

bisiliac. Bisiliaco. Relativo a los dos puntos más lejanos de las crestas ilíacas.

Biskra boil. Botón de Oriente. Furúnculo oriental o de Alepo, producido por una *Leishmania.*

Bismarck brown. Pardo de Bismarck. Colorante básico de anilina para tinción histológica.

bismuth. Bismuto. Metal de color blanco plateado. Sus sales se utilizan en medicina para diversas enfermedades. || — **albuminate.** Albuminato de b. Para calambres intestinales. || — **benzoate.** Benzoato de b. Antiséptico. || — **carbonate.** Carbonato de b. Antiácido. || — **citrate.** Citrato de b. Para preparar otros compuestos. || — **phosphate.** Fosfato de b. Astringente intestinal. || — **salicylate.** Salicilato de b. Astringuente inestinal. || — **tribomphenate.** Tribromofenato de b. Xeroformo.

bismuthia. Bismutia. Decoloración azulada de piel y mucosas por administración de compuestos de bismuto.

bismuthism. Bismutismo. Intoxicación crónica por bismuto.

bismuthosis. Bismutismo. (V. *bismuthism.*)

bistephanic. Biestefánico. Relativo a los dos estefaniones.

biston betularia. *Biston betularia,* utilizada en el estudio del melanismo industrial.

bistort. Bistorta. Planta poligonácea cuya raíz tiene propiedades astringentes.

bistoury. Bisturí. Cuchillo quirúrgico largo y estrecho, utilizado para realizar incisiones.

bistratal. Biestratal. Dispuesto en dos capas o estratos.

bisulfate. Bisulfato. Sulfato ácido.

bisulfide. Bisulfuro. (V. *disulfide.*)

bite. Mordedura. Huella dejada por los dientes. ‖ Impresión de los dientes sobre material maleable. ‖ Oclusión.

bite-block. (V. *rim.*)

bitemporal. Bitemporal. Relativo a los dos huesos temporales.

bithional. Bitional. Agente bacteriostático. F.: - $C_{12}H_6Cl_4O_2S$.

bitolterol. Bitolterol. Sustancia broncodilatadora. F.: $C_{28}H_{31}NO_5$.

Bitot's spots. Manchas de Bitot. [P. A. Bitot, médico francés, 1822-1888.] Xerosis conjuntival.

bitrochanteric. Bitrocantéreo. Relativo a los dos trocánteres.

bitter. Amargo. Agente medicinal utilizado como tónico para aumentar el apetito. ‖ **Swedish** —. A. sueco. Tintura compuesta de áloe.

Bittorf's reaction. Signo de Bittorf. [A. Bittorf, médico alemán, 1876-1949.] En el cólico nefrítico, la presión del testículo u ovario despierta dolor irradiado hacia el riñón.

bituminosis. Bituminosis. Forma de neumoconiosis debida a la inhalación de polvos bituminosos.

biurate. Biurato. Sal monobásica del ácido úrico.

biuret. Biuret. Sustancia derivada de la urea. F.: NCO • NH • CO • NH$_2$. ‖ — **test.** Para proteínas. Añadiendo a la solución de un albuminoide, una albumosa o una peptona, unas gotas de solución de potasa cáustica y de sulfato de cobre, aparece una coloración violácea.

bivalence. Bivalencia. Valencia química doble de la del átomo de hidrógeno.

bivalent. Bivalente. Caracterizado por presentar bivalencia. ‖ Cromosomas homólogos asociados en pares.

bivalve. Bivalvo. Que tiene dos válvulas o valvas.

biventral. Biventral. Que tiene dos vientres; digástrico.

biventricular. Biventricular. Relativo a los dos ventrículos del corazón.

bivitelline. Bivitelino. Huevo con dos núcleos.

bixin. Bixina. Colorante rojo. F.: $C_{25}H_{30}O_4$.

bizygomatic. Bicigomático. Relativo a los dos arcos cigomáticos.

Bizzozero's corpuscles. Corpúsculos de Bizzozero. [G. Bizzozero, médico italiano, 1846-1901.] Plaquetas de B. Corpúsculos elípticos o redondos que se encuentran en la sangre de los mamíferos e incluso en el hombre.

BJ. Abreviatura de *Bence Jones.*

Bjerrum's scotoma (sign). Signo de Bjerrum. [J. P. Bjerrum, oftalmólogo danés, 1851-1920.] Escotoma semilunar cerca del punto ciego en las primeras fases del glaucoma.

Björnstad's syndrome. Síndrome de Björnstad. Sordera hereditaria congénita del oído interno con anomalías en el cabello.

Bk. Símbolo químico del berquelio.

black. Negro. ‖ **bone** —. Carbón animal.

Black's formula. Fórmula de Black. [J. A. Black,

cirujano inglés.] Fórmula de Piguet: F = H - (C+W).

Black's test. Reacción de Black. [O. F. Black, químico nortemaericano, 1867-1933.] Utilizada para el ácido beta-oxibutírico.

blackhead. Comedón. Enfermedad de los pavos (histomoniasis). (V. *comedo.*)

blackleg. Enfermedad aguda debida a gérmenes anaerobios *(Clostridium chauvoei).*

blackout. Situación caracterizada por disminución de la visión y momentánea perdida de la conciencia.

Blackwater fever. Fiebre de Blackwater. Fiebre hemoglobinúrica.

bladder. Vejiga. Saco que sirve de reservorio para la orina. ‖ Ampolla cutánea llena de líquido seroso. ‖ **atonic** —. Atónica. ‖ **automatic** —. Automática. Evacuación espontánea de la vejiga por sección transversal de la médula espinal. ‖ **cord** —. Automática. ‖ **denervated** —. Autónoma. ‖ **neurogenic**—. Neurogénica. ‖ **reflex** —. Refleja. ‖ **spastic** —. Espástica. ‖ **tabetic** —. Atónica neurogénica.

blain. Pústula, llaga, ampolla.

Blainville's ear. Oreja de Blainville. [H. M. D. de Blainville, zoólogo francés, 1777-1850.] Asimetría de las orejas.

Blake's disk. Disco de Blake. [C. J. Blake, otólogo norteamericano, 1843-1919.] Disco de papel aplicado sobre el tímpano después de la operación por otitis.

Blalock-Taussig operation. Operación de Blalock-Taussig. [A. Blalock, cirujano norteamericano, 1899-1964; H. B. Taussig, pediatra norteamericano nacida en 1898.] Anastomosis quirúrgica de una rama de la aorta con la arteria pulmonar (en la tetralogía de Fallot y otras cardiopatías congénitas).

Blanchard's treatment. Tratamiento de Blanchard. [W. Blanchard, cirujano norteamericano, 1848-1922.] Repleción de las cavidades óseas tuberculosas con una mezcla de cera blanca y vaselina.

bland. Suave.

Bland-White-Garland syndrome. Síndrome de Bland-White-Garland. Anomalía de las arterias coronarias con lesión miocárdica en los primeros meses después del nacimiento, debida a anoxia del miocardio a consecuencia del paso de sangre arterializada de la circulación coronaria a los pulmones. Síntomas: taquipnea, tos, cianosis de los labios, dolores pectanginosos, ensanchamiento e hipertrofia del corazón, sobre todo izquierdo, y trastornos del desarrollo; Electrocardiograma: inversión T obligada. Comporta la muerte del paciente.

Blandin's glands. Glándulas de Blandin. [Ph. F. Blandin, cirujano francés, 1798-1849.] Glándulas sublinguales anteriores. ‖ — **ganglion.** Ganglio de B. Sublingual.

blas. Distorsión. Influencia que altera un análisis. ‖ Tendencia mental irracional. ‖ Error sistemático (sesgo).

Blasius' duct. Conducto de Blasius. [G. Blasius, anatomista alemán del siglo XVII.] Conducto parotídeo.

blast. Blasto. Estadio inmaduro del desarrollo celular. || Onda expansiva de una explosión, que puede ser origen de lesiones orgánicas. || **inmersion** —. Lesión interna producida por la transmisión de la onda expansiva a través del agua.

blastema. Blastema. Sustancia germinativa rudimentaria de la cual derivan células, tejidos y órganos. || Grupo de células que pueden dar origen a un nuevo individuo.

blastid. Blastoide. Indicativo de un núcleo organizado en el huevo fertilizado.

blastide. Blastoide. (V. *blastid.*)

blastin. Blastina. Sustancia estimulante de la proliferación y nutrición celular.

blasto-. Blasto-. Prefijo que se refiere a un estadio embrionario, a la formación primitiva de un elemento o célula.

blastocaulis. *Blastocaulis.* Género de microorganismo de la familia *Pasteuriaceae.*

blastocele. Blastocele. Cavidad de la blástula.

blastochyle. Blastoquilo. Líquido contenido en el blastocele.

blastocoele. Blatocele. (V. *blastocele.*).

blastocyst. Blastocisto. Blástula. Periodo del desarrollo embrionario consecutivo a la segmentación del huevo.

blastocystis. *Blastocystis.* Microorganismos de incierta clasificación. || — **hominis.** Protozoo presente en el intestino humano.

blastocyte. Blastocito. Célula embrionaria aún no diferenciada.

blastocytoma. Blastocitoma. Blastoma. Neoformación con elementos no bien diferenciados. || **pluricentric** —. B. multicéntrico. || **unicentric** —. B. unicéntrico.

blastodendriosis. Candidiasis. (V. *candidiasis.*)

blastoderm. Blastodermo. Acumulamiento celular primitivo del embrión. || **bilaminar** —. Bilaminar. Embrión representado por dos hojas. || **embryonic** —. Embrionario. || **trilaminar** —. Trilaminar. Embrión representado por tres hojas.

blastodis. Blastodisco. Disco o masa que cubre el polo animal del huevo.

blastogenesis. Blastogénesis. Desarrollo de un organismo por reproducción asexual. || Transmisión de los caracteres hereditarios por el plasma germinativo.

blastogenic. Blastogénico. Originado en la célula germinal.

blastokinin. Blastoquinina, uteroglobulina. Globulina localizada en la luz uterina de algunos mamíferos.

blastolysis. Blastólisis. Destrucción de la materia germinativa.

blastoma. Blastoma. Blastocitoma. (V. *blastocytoma.*)

blastomatosis. Blastomatosis. Formación de blastomas; formación tumoral.

blastomere. Blastómero. Cualquiera de las células formadas por segmentación del óvulo fecundado.

blastomerotomy. Blastomerotomía. Destrucción de los blastómetros.

blastomyces. *Blastomyces.* Género de levaduras morfológicamente semejantes a los sacaromicetos.

blastomycete. Blastomiceto. Organismo del género *Blastomyces.*

blastomycin. Blastomicina. Filtrado de caldo estéril proveniente del cultivo de *Blastomyces dermatitidis.*

blastomycosis. Blastomicosis. Infección causada por organismos del género *Blastomyces.* || **Brazilian** —. Paracoccidioidomicosis brasileña. || **cutaneous** —. B. cutánea (de Norteamérica). || **keloidal** —. B. queloide. || **systemic** —. B. sistémica.

blastoneuropore. Blastoneuroporo. Abertura formada por la coalescencia del blastoporo y el neuroporo en algunos embriones.

blastophore. Blastóforo. Porción de espermatoblasto que no se convierte en espermatozoo.

blastophtoria. Blastoftoria. Degeneración de las células germinales.

blastopore. Blastoporo. Abertura que comunica con el exterior el arquenterón de la gástrula.

blastosphere. Blastosfera. Blástula. Fase del desarrollo embrionario consecutiva a la segmentación del huevo, cuando las blastómeras se han constituido en blastodermo. Sin.: Vesícula germinativa o blastodérmica, mórula vesicular.

blastostroma. Blastostroma. Parte del huevo que toma parte activa en la formación del blastodermo.

blastozooid. Blastozoide. Desarrollo individual, resultado de reproducción asexual.

blastula. Blástula. Blastosfera. (V. *blastosphere.*)

blastulation. Blastulación. Formación de la blástula.

blatta. *Blatta.* Género de insectos que, pulverizados, se han usado en algunos lugares como diuréticos.

Blaud's pills. Píldoras de Blaud. [P. Blaud, médico francés, 1774-1858.] Partes iguales de sulfato de hierro y carbonato potásico.

blaze. Mechón, anormal, de pelo blanco.

bleaching. Blanqueamiento. || — **powder.** Polvos de b.

bleb. Vesícula fláccida.

bleed. Sangrar. Extraer sangre.

bleeding. Sangría. Hemorragia. Salida de sangre por traumatismo. || Flebotomía. || **functional**—. Funcional. Sangrado uterino sin lesiones orgánicas presentes. || **implantation** —. Sangrado que se produce durante la implantación del huevo fertilizado en la decidua. || **occult** —. Oculta. No perceptible a simple vista. || **summer**—. Hemorragia dérmica parasitaria.

Blencke's syndrome. Síndrome de Blencke. [August Blencke, 1868-1937, ortopeda alemán, n. en Magdeburgo.] Apofisitis del calcáneo, similar al síndrome de HAGLUND, con formación de osificaciones o núcleos secundarios de osificación, en la inserción de los tendones.

blenn-, blenno-. Blen-, blena-, bleno-. Prefijos que indicna «mucosidad».

blennadenitis. Blenadenitis. Inflamación de las glándulas mucosas.

blennemesis. Blenemesis. Vómito mucoso.

blennogenic. Blenogénico. Producto de moco.

blennoid. Blenoideo, mucoideo, muciforme. Semejante al moco.

blennophtalmia. Blenoftalmía. Conjuntivitis catarral.

blennorrhagia. Blenorragia. Descarga excesiva de moco. || Inflamación de la mucosa genital debida al gonococo.

blennorrhea. Blenorrea. Flujo blenorrágico por vagina o uretra. || — **adultorum.** B. de los adultos. Oftalmia blenorrágica. || — **neonatorum.** B. de los recién nacidos. Oftalmia neonatorum || **Stoerk's** —. B. de Stoerk. Blenorrea con supuración crónica que produce hipertrofia de la mucosa de la nariz, faringe y laringe.

blennostasis. Blenostasis. Blenostático. Agente que suprime la secreción mucosa.

blennothorax. Blenotórax. Acumulación de moco en los pulmones.

blennuria. Blenuria. Presencia de moco en la orina.

bleomycin. Bleomicina. Antibiótico polipeptídico con propiedades antineoplásicas. || — **sulfate.** Sulfato de b. Utilizado en la enfermedad de Hodgkin y otros linfomas.

blephar-, blephard-. Blefaro-. Forma prefija indica «párpado».

blepharadenitis. Blefaradenitis. Inflamación de las glándulas de Meibomio.

blepharectomy. Blefarectomía. Escisión de una lesión de los párpados.

blepharelosis. Blefarelosis. (V. *entropion.*)

blepharism. Blefarismo. Espasmo de los párpardos; guiño continuo.

blepharitis. Blefaritis. Inflamación de los párpados. || — **angularis.** B. angular. || — **squamosa.** B. escamosa. || — **ulcerosa.** B. ulcerosa.

blepharoadenoma. Blefaroadenoma. Adenoma de los párpados.

blepharoatheroma. Blefaroateroma. Tumor quístico o quiste sebáceo del párpardo.

blepharochalasis. Blefarocalasia. Relajación de la piel del párpado por atrofia del tejido subcutáneo. Dermatólisis palpebral.

blepharochromidrosis. Blefarocromidrosis. Escreción de sudor coloreado por los párapados.

blepharoclonus. Blefaroclono. Espasmo clónico del músculo orbicular de los párpados.

blepharoconjunctivitis. Blefaroconjuntivitis. Inflamación de párpardos y conjuntiva. Conjuntivitis palpebral.

blepharodiastasis. Blefarodiastasis. Separación exagerada de los párpardos.

blepharoncus. Blefaroncosis, tumor o tumefacción de los párpados.

blepharopachynsis. Blefaropaquinsis. Engrosamiento morboso de un párpado.

blepharophimosis. Blefarofimosis. Estrechez de la abertura palpebral.

blepharophthalmia. Blefaroftalmía. Inflamación de los párpardos y del ojo.

blepharoplast. Blefaroplasto. Gránulo que forma parte del cinetoplasto, de donde nace el axonema.

blepharoplasty. Blefaroplastia. Cirugía plástica de los párpardos.

blepharoplegia. Blefaroplejía. Parálisis del párpado. Blefaroptosis.

blepharoptosis. Blefaroptosis. Caída del párpado superior, producida por parálisis.

blepharopyorrhea. Blefaropiorrea. Oftalmía purulenta.

blepharorrhaphy. Blefarorrafia. Sutura de los párpardos. Tarsorrafia.

blepharospasm. Blefarospasmo. Espasmo de los párpardos. Blefarismo. || **essential** —. B. esencial. Sin que haya anormalidad en el ojo o trigémino. || **symptomatic** —. En asociación con lesión del ojo o del trigémino.

blepharostat. Blefaróstato. Instrumento para mantener separados los párpados durante las intervenciones sobre el ojo.

blepharostenosis. Blefarostenosis. Estenosis anormal de la abertura palpebral.

blepharosynechia. Blefarosinequia. Adherencia de los párpados.

blepharotomy. Blefarotomía. Incisión quirúrgica del párpado.

blepharoxysis. Blefaroxisis. Tratamiento de Hipócrates para el tracoma, por raspado de la cara interna de los párpados.

Blessig's cyst. Quiste de Blessig. [R. Blessig, médico alemán, 1830-1878.] Fosa pequeña del ojo embrionario.

blind. Ciego. Privado de la vista.

blindgut. Intestino ciego. (V. *cecum.*)

blindness. Ceguera. Pérdida de la visión. || **amnesic color** —. Amnésica para los colores. || **blue** —. Imposibilidad de distinguir el color azul. || **Bright's** —. De Bright. Pérdida o disminución de la visión sin lesión de la retina. En la uremia. || **cortical** —. Cortical. Debida a lesión cortical. || **day** —. Hemeralopia. || **mind** —. Psíquica. || **psychic**—. Psíquica. Visión sin reconocimiento. || **total** —. Total. Ceguera absoluta.

blink. Parpadear. Abrir y cerrar los párpados.

blister. Bulla. Vesícula. Flictena. || **blood** —. Con contenido hemático. || **fever** —. Herpes simple. || **water** —. Ampolla con contenido acuoso.

bloat. Distensión. Hinchazón. Timpanismo gástrico o cecal. || Enteritis acompañada por distensión gaseosa abdominal.

Bloch, Konrad. Bioquímico alemán nacido en 1912. Coganador del premio Nobel en 1964 por su investigación sobre la biosíntesis del colesterol y los ácidos grasos.

Bloch's scale. Escala de Bloch. [M. Bloch, patólogo francés, 1885-1925.] Para determinar la cuantificación de albúmina.

Bloch-Siemens syndrome, Asboe/Hansen's incon-

tinentia pigmenti. Síndrome de Bloch-Sulzberger. Síndrome de malformación ectodérmica, herediario, por lo general con un carácter dominante ligado al cromosoma X, que sólo afecta al sexo femenino, pues da lugar a letalidad embrionaria precoz en el sexo masculino. Síntomas principales: posibles malformaciones del sistema nervioso central, con microcefalia, malformaciones oculares y de la dentadura y alopecia. La *incontinentia pigmenti* comienza en los neonatos con la formación de vesículas y pápulas, pasa después a queratinizaciones verrucosas y a manchas pigmentadas de color pardo grisáceo o gris acerado, filamentosas y ramificadas, que desaparecen hacia los diez años.

Bloch-Sulzberger syndrome. Síndrome de Bloch-Suzlberger. [B. Bloch, dermatólogo suizo, 1878-1933; M. M. Sulzberger, dermatólogo norteamericano nacido en 1895.] Incontinencia pigmentaria.

block. Bloqueo. Obstrucción. Interrupción de la conducción en una vía nerviosa. || Anestesia regional. || **alveolar-capillary** —. Alveolocapilar. || **heart** —. B. cardiaco. || **stellate** —. B. del ganglio estrellado. || **vagal** —. B. vagal, por inyección anestésica. || **Wenckebach** —. B. de Wenckebach. Bloqueo cardiaco parcial.

blockade. Bloqueo. || **terapeutic** —. Impedir el efecto de un fármaco por administración de una sustancia. || **adrenergic** —. Inhibición selectiva de la respuesta a un estímulo simpático. || **alfa** —. || **beta** —. || **renal** —. Uropatía obstructiva que afecta a la parte superior del aparato genitourinario distal a los túbulos colectores. || **virus** —. Interferencia de la acción de un virus por la de otro.

blocker/block. Bloqueador/bloqueo. Fármaco capaz de ejercer un efecto bloqueante cuando ocupa un receptor, sin activarlo.

blocking. Bloqueo. Interrupción de una vía nerviosa aferente como, por ejemplo, mediante una inyección de cocaína. || **— of thought.** B. de pensamiento.

Blocq's disease. Enfermedad de blocq. [P. Oscar Blocq, médico francés, 1860-1896.] Astasia-abasia.

blood. Sangre. Fluido que circula por corazón, arterias y venas, que transporta oxígeno y sustancias nutricias a las células del cuerpo. || **arterial** —. S. arterial. Oxigenada. || **— bank.** Banco de sangre. || **— brain.** Hematoencefálico. Relativo a la sangre y al encéfalo. || **— count.** Hematimetría. || **defibrinated** —. S. desfibrinada. || **— group.** Grupo sanguíneo. Cada uno de los tipos en que se ha clasificado la sangre, fundamentalmente por medio de reacciones de aglutinación producidas por antisueros o por aglutininas extraídas de las plantas. *ABO:* Sistema principal de clasificación de los grupos o tipos sanguíneos. *Auberger: Cartwright; Diego; Dombrock; Duffy, high frequency:* Antígenos eritrocíticos hallados en más del 99 por 100 de los individuos («antígenos públicos»). *Kell; Kidd; Lewis, low frequency:* Antígenos eritrocíticos

hallados en menos de 1 por 100 de los individuos («antígenos privados»). **Lutheran; MN; P; Rh.** || **— plasma.** Plasma sanguíneo. Fracción líquida de la sangre en la cual están suspendidas las partículas sanguíneas. || **— pressure.** Presión sanguínea. || **— serum.** Suero sanguíneo. Plasma de la sangre desprovisto de fibrinógeno. || **occult** —. S. oculta. Detectada sólo por reacciones químicas. || **venous** —. S. venosa. Procedente de los capilares.

Bloodgood's disease. Enfermedad de Bloodgood. [J. C. Bloodgood, cirujano norteamericano, 1866-1935.] Enfermedad quística de la mama.

bloodless. Exangüe. Privado de sangre. Sin.: Incruento, anémico.

Bloom's syndrome. Síndrome de Bloom. Enfermedad heriditaria rara, de carácter autosómico recesivo, con nanismo, "rostro afilado" y rubefacción telangiectásica de la piel del rostro y de los brazos. Se observan roturas de cromosomas y frecuentes tumoraciones malignas.

Bloor's method. Método de Bloor. [W. R. Bloor, bioquímico norteamericano nacido en 1877.] Método para la determinación de fosfolípidos.

blotch. Lunar.

Blount's disease; deformative osteochondrosis of the tibia. Síndrome de Blount (—Barber). Necrosis ósea juvenil aséptica de la protuberancia tibial interna; la forma **infantil** suele ser bilateral y en ocasiones cura de manera espontánea, mientras que la **juvenil**, entre los sies y doce años de edad, es con más frecuencia unilateral. Debido a una hipertrofia secundaria de compensación del cóndilo interno del fémur se produce una posición en 0 de las piernas.

BLROA. Abreviatura de *British Laryngological, Rhinological and Otological Association.*

blue. Azul. Quinto color del espectro. || Color de la piel en la cianosis. || **aniline** —. Anilina. || **Berlin** —. Azul Prusia. || **China** —. Anilina. || **Congo** —. Azul trípano. || **diamine** —. Diamina. Uno de los colores del alquitrán de hulla. || **indigo** —. Indigo. Indigotina. || **Löffler's** —. De Löffler. Solución alcohólica de azul de metileno, potasa y agua destilada. || **methylene** —. A. de metileno. Derivado de la brea de hulla. || **toluidine** —. A. de toluidina. Colorante usado en histología y bacteriología.

bluestone. Sulfato de cobre. (V. *cupric sulfate.*)

Blum's reagent, test. Reación de Blum. [L. Blum, médico alemán, 1878-1930.] Para medir la albúmina en orina.

Blum's syndrome. Síndrome de Blum. [P. Blum, médico francés, 1878-1933.] Azoemia hipoclorémica.

Blumberg's sign. Signo de Blumberg. [J. M. Blumberg, cirujano y ginecólogo alemán, 1873-1955.] La descompresión brusca de la región cecal es más dolorosa que la comprensión en caso de apendicitis con peritonitis.

Blumenau's nucleus. Núcleo de Blumenau. [L. W. Blumenau, neurólogo ruso, 1862-1931.] Porción lateral del núcleo de Burdach.

Blumenbach's clivus. Declive de Blumenbach. [J. F. Blumenbach, fisiólogo alemán, 1752-1840.] Inclinación de la lámina cuadrilátera del esfenoides, entre la silla turca y la apófisis basilar del occipital. ‖ **process.** Apófisis unciforme.

Blumenthal's disease. Enfermedad de Blumenthal. [F. Blumenthal, médico alemán nacido en 1870.] Eritroleucemia.

blunthook. Embriótomo. Instrumento utilizado para la embriotomía.

blush. Ruborizarse. Eritema de cara y cuello, debido a emoción o calor.

Blymphocyte. Linfocito B. Linfocito cuya maduración depende de la bolsa de Fabricio (en las aves o de su equivalente en otras especies animales.] Sin.: Célula B.

Blyth's test. Reacción de Blyth. [A. W. Blyth, médico inglés, 1844-1921.] Para determinar la presencia de plomo en el agua potable.

BMA. Abreviatura de *British Medical Association.*

BMR. Abreviatura de *basal metabolic rate.*

BNA. Abrevitura de *Basle Nomina Anatomica.* (Nomenclatura anatómica de Basilea.)

BOA. Abrevitura de *British Orthopedic Association.*

board. Pieza de madera o de otro material. ‖ Grupo de expertos en determinada función. ‖ **angle** —. Angulo. En radiología odontológica.

Boas' algesimeter (test). Prueba de Boas. [I. I. Boas, médico alemán, 1858-1938.] Para medir el ClH libre en el contenido estomacal.

Boas-Oppler bacillus. Bacilo de Boas-Oppler. [I. I. Boas; B. Oppler, médico alemán.] Lactobacilo.

Bobroff's operation. Operación de Bobroff. [V. F. Bobroff, cirujano ruso nacido en 1858.] Osteoplastia en la espina bífida.

Bochdalek's hernia, foramen. Hiato de Bochdalek. [V. A. Bochdalek, anatomista checo, 1801-1883.] Orificio del diafragma fetal. ‖ — **valve.** Válvula de B. Pliegue de mucosa en el conducto lagrimal. ‖ — **ganglion.** Ganglio de B. Engrosamiento en la unión de los nervios dentales superior y medio.

Bock's nerve. Nervio de Bock. [A. C. bock, anatomista alemán, 1782-1833.] Rama eferente posterior del ganglio esfenopalatino.

Bockhart's impetigo. Impétigo de Bockart. [M. Bockhart, médico alemán del siglo XIX.] Impétigo simple por estafilococos.

bodo. Bodo. Género de bodónidos, con dos flagelos anteriores. ‖ — **caudatus.** Flagelado común en las heces humanas. ‖ — **saltans.** Flagelado descubierto en las úlceras. ‖ **urinaria.** Especie descubierta en la orina.

bodonidae. *Bodonidae.* Familia de flagelados que se encuentra en ocasiones en las heces humanas.

body. Cuerpo. El tronco, con sus órganos. ‖ Parte más importante de un órgano. ‖ Masa de tejido especializado. ‖ **Amato's** —. De Amato. En leucocitos, en la escarlatina. ‖ **amylaceous** —. Amiláceo. Corpúsculo amiláceo. ‖ — **of Arantius.** De arancio. en válvulas pulmonares y aórticas. ‖

Aschoff's —. De Aschoff. Nódulos reumáticos en el miocardio. ‖ **Auer's** —. De Auer. En los linfocitos, en la leucemia. ‖ **Bence-Jones** —. Proteína de Bence-Jones. ‖ **chromophilous** —. De Nissl. ‖ — **Cowdry type A.** De Cowdry tipo A. Inclusión intranuclear acidófila por virus herpes simple. ‖ **elementary** —. Plaqueta. ‖ **falciform** —. Esporozoíto. ‖ **fuchsin** —. De Russell. ‖ **geniculate** —. Geniculado (lateral y medial). ‖ **intercarotid** —. *Glomus caroticum.* ‖ **ketone** —. Cetónico. ‖ **mallory's** —. De Mallory. En la escalatina y en la cirrosis. ‖ **Nissl** —. De Nissl. Gránulos gruesos en la célula nerviosa. ‖ **vitreous** —. Vítreo.

body of Luys syndrome, hemiballism. Hemibalismo. Síndrome del cuerpo de Luys: balismo de la mitad del cuerpo contraria a una lesión unilateral del cuerpo de Luys o núcleo hipotalámico.

Boeck's disease. Enfermedad de Boeck. [C. P. M. Boeck, dermatólogo noruego, 1845-1913.] Variedad de sarcoide múltiple benigno.

Boedeker's test. Reacción de Boedeker. [C. H. D. Boedeker, químico alemán, 1815-1895.] Para determinar la albúmina.

Boerhaave's glands. Glándulas de Boerhaave. [H. Boerhaave, médico holándes, 1668-1738.] Glándulas sudoríparas.

Boerhaave's syndrome. Síndrome de Boerhaave. [Hermann Boerhaave, 1668-1738, médico, n. en Leyden.] Desgarro espontáneo de la pared del esófago en varones ancianos bebedores, acompañado de vómitos muy violentos, como forma más grave del síndrome de MALLORY-WEISS, donde sólo hay desgarro de mucosa. Se inicia con una súbita sensación de decaimiento extremo, vómitos de sangre, violentísima epigastropretoracalgia y schock; aparecen después dificultades crecientes en la respiración, tensión de defensa abdominal y enfisema cutáneo en el cuello y en el rostro. En la radiografía aparecen hoces de aire subfrénicas. Ocurre después de esfuerzos violentos para vomitar, tras comidas copiosas y excesos del alcohol. Exige cirugía de urgencia.

Boettcher's cells. Células de Boettcher. [A. Boettcher, anatomista alemán, 1831-1889.] Células del caracol en capa simple en la membrana basilar. ‖ **crystals** —. Cristales microscópicos que se forman al añadir una gota de una solución de fosfato amónico a una gota de líquido prostático.

van Bogaert-Divry syndrome. Síndrome de van Bogaert-Divry. Enfermedad hereditaria neurocutánea de carácter recesivo ligada al sexo, que cursa con hemangiomas de las meninges blandas y de la piel y con defectos del sistema nervioso central; sintomatología: demencia, epilepsia, trastornos motores y hemianopsia.

van Bogaert-Hozay syndrome. Síndrome de van Bogaert-Hozay. Displasia mesoectodérmica hereditaria con carácter recisivo.

van Bogaert-Scherer-Epstein syndrome. Síndrome de van Bogaert-Scherer-Epstein. Trastorno

B

familiar del metabolismo del colesterol; conduce a la formación de depósitos de colesterol en el sistema nervioso central y en el tejido conjuntivo, sin granulomatosis.

Bogdan-Duday disease. Enfermedad de Bogdan-Duday. Enfermedad séptica, producida después de una herida, compañada de fiebre alta, provocada por *Corynebacterium pyogenes anaerobium;* aparecen numerosos abcesos en hígado, bazo, pulmones y músculos.

Bogomolets' serum. Suero de Bogomolets. [A. A. Bogomolets, fisiopatólogo ruso, 1881-1946.] Suero antirreticular citotóxico.

Bogros' space. Espacio de Bogros. [A. J. Bogros anatomista francesa, 1786-1823.] Espacio en el cual suele encontrarse la porción inferior de la arteria iliaca externa, sin incidir el peritoneo.

Böhler splint. Férula de Böhler. [L. Böhler, cirujano austriaco, n. en 1885.] Férula axilar.

bohun upas. *Bohun upas.* Venéno del árbol de Java *(Antiaris toxicaria).*

boil. Furúnculo. Inflamación circunscrita al aparato pilosebáceo de la piel. Leishmaniosis cutáena. || **Aleppo—.** Botón de Aleppo. || **oriental** —. F. oriental. || **tropical** —. F. tropical.

boldine. Boldina. Alcaloide del boldo, con las propiedades de éste.

boldo. Boldo. Arbusto de Chile cuyas hojas se emplearon como tónicas y febrífugas, útiles en las afecciones hepáticas.

bolenol. Bolenol. Agente anabolizante. F.: $C_{20}H_{32}O$.

boletus. *Boletus.* Género de hongos himenomicetos.

Bolk's theory. Teoría de Bolk. [L. Bolk, anatomista holandés, 1866-1930.] Disposición del cerebro fundamentada en la anatomía comparada en la embriología.

Bollinger's granules. Gránulos de Bollinger. [O. von Bollinger, patólogo alemán, 1843-1909.] Corpúsculos que contienen micrococos en el tejido de granulación de la botriomicosis.

bolometer. Bolómetro. Instrumento para apreciar la fuerza del latido cardiaco. || Instrumento para medir pequeñas diferencias de calor radiante.

boloscopio. Boloscopio. Aparato para detectar y localizar cuerpos extraños métalicos en los tejidos.

Boltz reaction. Reacción de Boltz. [O. H. Boltz, neurólogo norteamericano, n. en 1895.] Para el diagnóstico de la parálisis general.

bolus. Bolo. Bolo alimenticio. || En farmacia, píldora mayor de lo normal. || **— alba.** Caolín.

bomb. Bomba. Aparato que contiene cierta cantidad de radio o de otro elemento radiactivo, utilizado en tratamientos de irradiación.

bombard. Bombardeo. Exposición de un tejido específico a la acción de una radiacción ionizente.

bond. Enlace. Unión entre dós átomos o radicales de un compuesto químico. || **covalent** —. E. covalente. || **disulfide** —. E. bisulfuro (puentes bisulfuro). || **energy-rich** —. E. de alta energía. || **energy-rich phosphate** —. E. de fosfato de alta energía. ||

hydrogen —. E. de hidrógeno. || **hydrophobic** —. E. hidrófobo. || **ionic** —. E. iónico. || **peptide** —. E. peptídico. || **Van der Waals** —. E. debido a la existencia de fuerzas de Van der Waals.

bone. Hueso. || **cancellous** —. H. Esponjoso. || — **conduction.** Conducción ósea. || **flat** —. H. plano. || **long** —. H. largo. || **basi-occipital** —. H. basioccipital. || **Bertin's** —. H. de Bertin. || **bregmatic** —. H. bregmático. || **calcaneum** —. H. calcáneo. || — **calibrator.** Calibrador de huesos. || **capitate** —. H. grande del carpo. || **cuboid** —. Cuboides. || **cuneiform** —. Cuneiforme. || **epicteric** —. Epictérico. || **ethmoid** —. Etmoides. || **femur** —. Fémur. || **bibula** —. Peroné. || **frontal** —. Frontal. || **hamate** —. Carpo. || **hip** —. Coxal o iliaco. || **humerus** —. Húmero. || **hyoid** —. Hioides. || **innominate** —. Innominado. || **intermaxillary** —. Intermaxilar. || **interparietal** —. Interparietal. || **ischium** —. Isquium. || **lacrimal** —. Lagrimal o unguis. || **lunate** —. Semilunar. || **malar** —. Malar o pómulo. || **mandible** —. Mandíbula inferior. || **marrow purging.** Eliminación de células de la médula ósea. Los hematólogos utilizan la palabra inglesa "purging" porque en español no existe un equivalente de este término. || **maxilla** —. Maxilar. || **nasal** —. Nasal. || **navicular pedis** —. Escafoides del tarso. || **occipital**—. Occipital. || **palatine** —. Palatino. || **parietal** —. Parietal. || **pisiform** —. Pisiforme. || **pubic** —. Pubis. || **radius** —. Radio. || **scaphoid** —. Escafoide. || **scaphoid pedis** —. Escafoide del tarso. || **sphenoid** —. Esfenoides. || **talus** —. Astrágalo. || **temporal** —. Temporal. || **tibia** —. Tibia. || **trapezium** —. Trapecio. || **trapezoid** —.Trapezoide. || **triquetral** —. Piramidal. || **timpanic** —. Timpánico. || **ulna** —. Radio. || **unciform** —. Unciforme. || **vomer** —. Vómer. || **wormian**—. Vormiano. || **zygomatic** –. Cigomático.

bonelet. Huesecillo.

Bonfil's disease. Enfermedad de Bonfils. [E. Bonfils, médico francés del siglo XIX.] Enfermedad de Hodgkin.

Bonhoeffer's simpton. Síntoma de Bonhoeffer. [K. Bonhoeffer, psiquiatra alemán, 1868-1948.] Pérdida del tono muscular normal en el corea.

Bonnaire's method. Maniobra de Bonnaire. [E. Bonnaire, obstetra francés, 1858-1918.] Procedimiento para acelerar el parto.

Bonnet's capsule. Cápsula de Bonnet. [Amédée Bonnet, 1802-1858, cirujano francés, n. en Lyon.] Porción posterior de la fascia de TENON, a partir de la entrada en el músculo recto del ojo. || — **position.** Posición de — Posición de descarga a la cadera en caso de derrame, como abducción, flexión, y rotación externa. De manera análoga, la posición de descarga de la articulación maxilar en la artritis aguda: boca abierta y mandíbular desplazada hacia el lado sano. || — **rule.** Regla de — Regla que afirma que, en caso de artritis con derrame, el miembro afectado adopta aquella posición en la que la cavidad articular presenta el máximo volumen. ‖ — **sign.** Signo de —. Ciática desencadenada por aducción de la pierna, como indicio de síndrome ciático. ‖ — **syndrome.** Síndrome de —. [Paul Bonnet, 1884-1959, oftalmólogo francés.] Recorrido tortuoso de los vasos retinianos como signo de trastorno del riego de la retina, debido a hipertensión arterial, en caso de coartación aórtica. Serie de síntomas vasomotores en la zona del nervio trigémino en caso de inflamación de la base sensorial del mismo; como causalgia, neuralgia y síndrome de HORNER.

Bonnier's syndrome. Síndrome de Bonnier. [P. Bonnier, médico francés, 1861-1918.] Lesión del núcleo de Deiters del conducto vestibular, que produce vértigo y trastornos oculares.

Bonwill triangle. Triángulo de Bonwill. [W. G. Bonwill, odontólogo norteamericano, 1833-1889.] Espacio entre el borde alveolar de la mandíbula y la apófisis de cada lado y otra línea que une ambas hipófisis.

boophilus. *Boophilus.* Género de ácaros del ganado vacuno.

boopia. Boopía. Ojo de buey; mirada lánguida en los pacientes histéricos.

booester (patch —). Bomba cardiaca artificial permanente de goma siliconada y dracon que se dispone sujeta en una banda alrededor de la cintura. (V. *dose.*)

boot. Bota. Calzado protector. ‖ **Junod's** —. Bota que mediante un mecanismo de producción de vacío favorece el flujo de sangre hacia las partes contenidas en ella.

borate. Borato. Sal del ácido bórico.

borax. Bórax. Tetraborato de sodio Na_2B_4O + $10H_2O$, usado como tópico en afecciones de boca y garganta.

borborygmus. Borborigmo. Ruido intestinal causado por la mezcla de gases y líquidos.

Borchardt's syndrome. Síndrome de Borchardt. Tríada sintomática del vólvulo gástrico.

border. Borde. Margen, límite de algo. ‖ **denture** —. B. dentario.

Bordert's phenomenon. Fenómeno de Bordet. [J. J. -B. V. Bordet, bacteriólogo belga, 1870-1961.] Prueba del suero de Bordet.

Bordet-Gengou phenomenon. Fenómeno de Bordet-Gengou. [J. J. -B. V. Bordet; O. Gengou, bacteriólogo francés, 1875-1957.] Fijación del complemento.

bordetella. *Bordetella.* Género de microorganismos de la familia de las bruceláceas.

borism. Borismo. Intoxicación por los compuestos del boro.

Borna disease. Enfermedad de Borna. [Borna. Distrito de Sajonia.] Encefalitis de caballos, bueyes y carneros producida por un virus.

Bornholm disease. Enfermedad de Bornholm. [Bornholm, isla danesa.] Pleurodinia epidémica.

boroglicerin. Boroglicerina. Compuesto de dos partes de ácido bórico y tres de glicerina, utilizado como antiséptico.

boron. Boro. Elemento no metálico trivalente.

borrelia. *Borrelia.* Género de espiroquetas al que se refieren muchas especies antes clasificadas en el género *Spirochaeta.*

borreliosis. Borreliosis. Infección causada por *Borrelia.*

Borsieri's line. Línea de Borsieri. [G. B. Borsieri, médico francés, 1725-1785.] Línea blanquecina que aparece en la piel rascada por la uña al comienzo de la escarlatina.

Borthen's operation. Operación de Borthen. [J. Borthen, oftalmólogo noruego contemporáneo.] Iridotaxis.

Bose's hooks. Ganchos de Bose. [H. Bose, cirujano alemán, 1840-1900.] Usados en la traqueotomía.

boss. Protuberancia. Eminencia, apósifis. ‖ **parietal** —. P. parietal.

Bossi's dilator. Dilatador de Bossi. [L. M. Bossi, ginecólogo italiano, 1895-1919.] Dilatador del cuello uterino.

Bostock's disease (catarrh). Enfermedad de Bostock. [J. Bostock, médico inglés, 1773-1846.] Fiebre del heno.

Boston's sign. Signo de Boston. [N. Boston, médico norteamericano, 1871-1931.] En el bocio exoftálmico, al dirigir hacia abajo el globo ocular, se produce un espasmo.

Bosviel syndrome. Síndrome de Martin-Bosviel. Hematoma del velo del paladar de carácter agudo.

Botallo's duct, foramen. Orificio de, conducto de Botal o Botallo. [L. Botallo, cirujano italiano nacido en 1530.] Conducto. En el feto, desde la arteria pulmonar a la aorta. ‖ — **foramen.** Agujero de B. Orificio oval que comunica las aurículas en el corazón fetal.

botany. Botánica. Ciencia que estudia las plantas o vegetales. ‖ **medical** —. Botánica aplicada a la medicina.

Botelho test. Prueba de Botelbo. [Botelho, doctor francés.] Prueba del cáncer con ácido nítrico y yodina.

bothridium. Botrio. Ventosa en la cabeza de algunas tenias, a las cuales caracteriza.

bothriocephalus. Botriocéfalo. (V. *diphyllobothrium.*)

bothrium. Ventosa con forma estriada como la que se observa a los lados de la cabeza de *Diphyllobotohium latum.*

botryoid. Botrioideo. Semejante a un racimo de uvas.

botryomycoma. Botriomicoma. Lesión de la botriomicosis.

botryomices. *Botryomyces.* Género de esquizomicetos.

botryomycosis. Botriomicosis. Infección purulenta en animales, con formación de granulomas, causados por el *Staphylococcus aureus.*

botryotherapy. Botrioterapia. Cura de uvas.

botrytis. *Botrytis.* Género de hongos moniliáceos.

Bottini's operation. Operación de Bottini. [F. Botti-

B

ni, cirujano italiano, 1837-1903.] Formación de un conducto en la próstata, en la hipertrofia de ésta.

bottle. Botella. Vasija de vidrio de cuello estrecho. || **Senoran** —. B. de Senoran. Utilizada para la extracción del contenido gástrico.

botulin. Botulina. Neurotoxina producida por el *Clostridium botulinum.*

botulinogenic. Botulinogénico. Que produce o contiene botulina.

botulism. Botulismo. Intoxicación por ingestión de conservas en mal estado debida al *Clostridium botulinum.*

bouba yaws. *Bouba yaws.* Leishmaniosis cutánea.

Bouchard's disease, nodes. Enfermedad de Bouchard. [Ch. J. Bouchard, médico francés, 1837-1915.] Dilatación del estómago por presentar una capa muscular débil. || — **nodes.** Nudosidades. Abultamiento de las segundas articulaciones de los dedos. Cambios producidos en las articulaciones interfalángicas, similares a los nódulos de Heberden.

Bouchardat's treatment. Tratamiento de Bouchardat. [A. Bouchardat, químico francés, 1806-1886.] Régimen utilizado para la diabetes mellitus, excluyendo los hidrocarbonos de la dieta.

Bouchut's respiration, tubes. Respiración de Bouchut. [J. A. E. Bouchut, médico francés, 1818-1867.] Intubación laríngea.

Boudin's law. Ley de Boudin. [J. Ch. M. F. J. Boudin, médico francés, 1806-1867.] Antagonismo de la malaria y la tuberculosis.

bougie. Bujía. Instrumento cilíndrico que puede introducirse en la uretra u otros órganos huecos para producir su dilatación. || **cylindrical** —. Cilíndrica. || **elastic** —. Elástica. || **Hurst's** —. De Hurst. Para dilatar el esófago. || **Maloney's** —. De Maloney. Similar a la de Hurst. || **olive-tipped**—. Que acaba en una oliva.

bougienage. Introducción de una bujía en una estructura tubular.

Bouillaud's disease. Enfermedad de Bouillaud. [J. B. Bouillaud, médico francés, 1796-1881.] Endocarditis reumática.

bouillon. Caldo. Líquido usado como alimento y como caldo de cultivo.

Bouin's fluid (solution). Líquido de Bouin. [P. Bouin, anatomista francés, 1870-1962.] Líquido fijador compuesto por solución de ácido pícrico, ácido acético glacial y formalina.

bound. Ligado, unido. Restringido, no libre, sujeto. || Mantenido en combinación química.

Bourget's test. Reacción de Bourget. [L. Bourget, médico suizo, 1856-1913.] Para determinar los yoduros en la saliva y en la orina.

Bourneville's disease. Enfermedad de Bourneville. [D. M. Bourneville, neurólogo francés, 1840-1909.] Esclerosis tuberosa.

bout. Espisodio o ataque de una enfermedad.

bouton. Botón. (V. *button.*)

boutonnière. Ojal. Incisión, hendidura en un conducto o cavidad natural.

Bouveret's disease. Enfermedad de Bouveret. [L. Bouveret, médico francés, 1850-1929.] Taquicardia paroxística. || — **sign.** signo de B. Gran distensión del ciego en la obstrucción intestinal.

Boveris's test. Prueba de Boveri. [P. Boveri, neurólogo italiano, 1879-1932.] Prueba con permanganato potásico para comprobar el exceso de globulina en el líquido cefalorraquídeo.

Bovet, Daniel. Farmacólogo suizo nacido en 1907, ganador del premio Nobel en 1957.

bovovaccine. Bovovacuna. Vacuna de bacilos tuberculosos del hombre atenuados.

bow. Arco. Con forma de arco. || **Birnberg** —. Dispositivo contraceptivo intrauterino.

Bowditch's law. Ley de Bowditch. [H. P. Bowditch, fisiólogo norteamericano, 1840-1911.] Cuando se contrae la fibra muscular cardiaca mediante un estímulo adecuado, el efecto es siempre máximo.

bowel. Intestino. Porción del tubo digestivo entre estómago y ano.

Bowen's disease (precancerous dermatosis). Enfermedad de Bowen. [T. Bowen, dermatólogo norteamericano, 1857-1941.] Disqueratosis cutánea que puede evolucionar hacia la transformación cancerosa.

bowleg. Genu varum. Piernas en O.

Bowman's capsule. Cápsula de Bowman. [Sir W. Bowman, médico inglés, 1816-1892.] Corpúsculo de Malpighi. Dilatación globular que forma el comienzo de un tubo urinífero dentro del riñón. || — **discs.** Discos de B. Productos de la rotura de fibras musculares en dirección de la estriación transversal. || — **glands.** Glándulas de B. tubos idénticos en su estructura a las glándulas serosas encontradas en las membranas mucosas. || — **membrane.** Membrana de B. Lámina elástica anterior de la corneal. || — **muscle.** Músculo de B. Músculo ciliar. || — **probe.** Prueba de B. Para la dilatación de la estenosis del conducto lagrimal || — **sarcous elements**. Elementos de B. Casquetes musculares. Prismas pequeños alargados de sustancia contráctil que hacen que aparezcan las estrías oscuras en los músculos voluntarios. || — **tubes.** Tubos de B. Tubos artificiales formados entre las láminas de la córnea al inyectar aire o un líquido colorante.

box. Caja. En anatomía, espacio cerrado, de paredes óseas. || Instrumentos utilizados en autopsias.

box-note. Sonido a la percusión en el enfisema.

Boyd-Stearns syndrome. Síndrome de Boyd-Stearns. [Julia Deigh Boyd y Genieve Stearns, médicas norteamericanas.] Parálisis paroxística y nanismo asociados a insuficiencia renal tubular con acidosis; se cree que el causante es un ácido, todavia desconocido, del metabolismo intermediario.

Boyer's bursa, cyst. Bolsa de Boyer. [A. de Boyer, cirujano francés, 1757-1833.] Bolsa subhioidea. || — **cyst.** Quiste de la bolsa subhioidea.

Boyle's law. Ley de Boyle. [R. Boyle, físico inglés,

1627-1691.] A igualdad de temperatura, los volúmenes de los gases están en razón inversa a la presión.

Bozeman's catheter. Catéter de Bozeman. [N. Bozeman, cirujano norteamericano, 1825-1905.] Sonda uterina de doble corriente.

Bozzolo's sign. Signo de Bozzolo. [C. Bozzolo, médico italiano, 1845-1920.] Pulsación visible de las arterias en los vestíbulos de las fosas nasales en el aneurismo de aorta torácica.

BP. Abreviatura de *bood pressure.*

BPA. Abreviatura de *British Pediatric Association.*

BPI. Abreviatura de *bactericidal permeability-increasing protein.*

Br. Símbolo químico del bromo.

brace. Abrazadera. Aparato ortopédico y odontológico.

bracelet. Brazalete. Brazal pequeño. ‖ **Nusbaum** —. B. de Nusbaum. Pequeño aparato que aplicado a la mano permite escribir.

brachi-. Braqui-. Forma prefija que significa «brazo».

brachia. Plural de *brachium.*

brachial. Braquial. Perteneciente al brazo.

brachialgia. Braquialgia. Dolor neurálgico en el brazo o los brazos.

brachiocephalic. Braquiocefálico. Relativo al brazo y la cabeza.

brachiocrural. Braquiocrural. Relativo al brazo y la pierna.

brachiocubital. Braquiocubital. Relativo al brazo y al antebrazo.

brachicyllosis. Braquiocilosis. Curvatura del brazo.

brachiocyrtosis. Braquiocilosis. (V. *brachiocyllosis.*)

brachiofacial. Braquiofacial. Relativo al brazo y la cara.

brachiotomy. Braquiotomía. Amputación del brazo en la embriotomía.

brachium. Brazo u órgano semejante al brazo. ‖ — **conjunctivum cerebeli.** Pedúnculos superiores cerebelosos. ‖ — **quadrigeminum inferius, superius.** *Colliculi caudalis y rostralis.*

Bracht-Wächter's bodies. Cuerpos de Bracht-Wächter. Zonas necróticas del miocardio con exudado seroso y leucocitos polimorfonucleares, en la endocarditis infecciosa.

brachy-. Braqui-. Forma prefija que significa «corto».

brachybasia. Braquibasia. Marcha a pasos cortos.

brachycephaly. Braquicefalia. Cabeza corta, aplanada en la parte posterior.

brachychronic. Braquicrónico. Agudo, de corta duración.

brachydactyly. Braquidactilia. Anormal cortedad de los dedos de manos o pies.

brachyesophagus. Braquiesófago. Esófago corto.

brachyfacial. Braquifacial. Con la cara ancha y corta.

brachygnatia. Braquignatia. Anormal cortedad de la mandíbula inferior.

brachymetropy. Braquimetropía. Miopía.

brachymorphic. Braquimorfo. Caracterizado por cortedad y anchura de la figura.

brachyskelous. Braquisquelo. De piernas cortas.

brachystaphyline. Braquistafilino. que tiene cortos el paladar o la campanilla.

brachytherapy. Braquiterapia. Teleterapia.

bracing. Resistencia a los componentes horizontales de la fuerza de masticación.

brady-. Brady-. Forma prefija que indica «lento».

bradyacusia. Bradiacusia. Disminución de la audición.

bradyarthria. Bradiartria. (V. *bradylalia.*)

bradycardia. Bradicardia. Lentitud anormal del pulso. ‖ **Branham's** —. B. de Branham. Debida a comunicación arteriovenosa. ‖ **cardiomuscular** —. B. cardiomuscular. Por enfermedad miocárdica. ‖ **central** —. B. central. Por afección del sistema nervioso central. ‖ **essential** —. Enfermedad de Stokes-Adams. ‖ **postinfective** —. B. postinfecciosa. ‖ **vagal** —. B. vagal.

bradycinesia. Bradicinesia. Lentitud anormal del movimiento.

bradycrotic. Bradicrótico. Caracterizado por lentitud del pulso.

bradydiastalsis. Bradidiastalsis. Movimiento intestinal lento.

bradyecoia. Bradiecoia. Bradiacusia.

bradyesthesia. Bradiestesia. Disminución de la percepción.

bradyglossia. Bradiglosia. Bradilalia. Lentitud anormal del lenguaje; articulación lenta de las palabras.

bradykinesia. Bradicinesia. (V. *bradycinesia.*)

bradykinin. Bradiquinina. Quinina compuesta por una cadena de nueve aminoácidos; produce trastornos en la permeabilidad capilar.

bradylalia. Bradilalia. Bradiglosia. (V. *bradyglossia.*)

bradylexia. Bradilexia. Lentitud anormal en la lectura.

bradilogia. Bradilogía. (V. *bradylalia.*)

bradymenorrhea. Bradimenorrea. Menstruación de duración larga.

bradyphagia. Bradifagia. Hábito de comer muy lentamente.

bradyphasia. Bradifasia. (V. *bradylalia.*)

bradyphemia. Bradifemia. Bradifasia. (V. *bradylalia.*)

bradyphrenia. Bradifrenia. Lentitud anormal de las funciones intelectivas y afectivas.

bradypnea. Bradipnea. Respiración lenta.

bradypragia. Bradipraxia. Lentitud de las acciones.

bradyrhythmia. Bradirritmia. Bradicardia. (V. *bradycardia.*)

bradysphygmia. Bradisfigmia. Lentitud anormal del pulso.

bradystalsis. Bradistalsis. Disminuación anormal de la peristalsis.

bradystesia. Lentitud en la percepción de las sensaciones.

bradyteleocinesia. Braditeleocinesia. Fenómeno de incoordinación motora.

bradyteleokinesis. Braditeleocinesia. (V. *bradyteleocinesia.*)

bradytocia. Braditocia. Parto lento.

B

bradytrophia. Braditrofia. Lentitud de los procesos nutritivos.

bradyuria. Bradiuria. Emisión anormalmente lenta de la orina.

braidism. Braidismo. (v. *hypnotism.*)

Brailey's operation. Operación de Brailey. [W. A. Brailey, oftalmólogo inglés, 1845-1915.] Elongación del nervio supraorbitario para aliviar el dolor en el glaucoma.

Braille, Louis. Maestro francés, 1809-1852, inventor de un alfabeto en relieve para ciegos.

brain. Cerebro. Porción principal del encéfalo. ‖ **old** —. Paleoencéfalo. ‖ **smell** —. Rinencéfalo. ‖ —. **stem.** Tronco cerebral. Porción del cerebro que conecta los hemisferios cerebrales con la médula espinal.

Brain's reflex. Reflejo de Brain. [W. R. Brain, neurólogo inglés, 1895-1966.] Extensión del brazo hemipléjico flexionado cuando el paciente se pone a gatas.

brainswashing. Lavado de cerebro.

brake. Freno. Mecanismo que produce la inhibición de una actividad. ‖ **duodenal** —. Mecanismo que produce la inhibición de la motilidad y secreción gástricas.

branch. Rama. Especialmente, división de vasos sanguíneos, nerviosos o linfáticos.

branchia. Branquia. Organo respiratorio de los peces, representado en el feto humano por las hendiduras y arcos branquiales.

branchiogenous. Branquiógeno. Formado por un arco branquial.

branchioma. Branquioma. Tumor con origen en restos epiteliales.

branchiomere. Branquiómera. Segmento embrionario a partir del cual se desarrollan los arcos branquiales.

Brand's bath. Baño de Brand. [E. Brand, médico alemán, 1827-1897.] Para el tratamiento de la fiebre tifoidea.

Brande's test. Reacción de Brande. [W. Th. Brande, químico inglés, 1788-1866.] Utilizada para la quinina.

Brandt's method (treatment). Método de Brandt. [Th. Brandt, médico sueco, 1819-1895.] Tratamiento de las afecciones de las trompas de Falopio, realizando presión de su contenido mediante masaje.

Branham's sign. Signo de Branham. [H. H. Branham, cirujano norteamericano del siglo XIX.] Al ocluir una comunicación arteriovenosa se produce bradicardia, aumento de la tensión distólica y desaparición del soplo cardiaco.

brash. Pirosis. Sensación de ardor que sube del estómago hacia la faringe.

brassica. *Brassica.* Género de plantas crucíferas; p. ej., col, nabo, mostaza, etc.

Braun's anastomosis. Anastomosis de Braun. [H. Braun, cirujano alemán, 1847-1911.] Anastomosis entre dos asas en la gastroenterostomía.

Braun's canal. Conducto de Braun. [C. von Braun, obstetra austriaco, 1822-1891]. Canal neurentérico.

Braun's hook. Gancho de Braun. [G. Braun, ginecólogo austriaco, 1829-1911.] Basiotribo. Para la decapitación del feto.

Braun's test. Reacción de Braun. [C. H. Braun, médico alemán, n. en 1847.] Utilizada para la determinación de dextrosa en la orina.

Braune's canal. Canal de Braune. [Ch. W. Braune, anatomista alemán, 1831-1892.] Cavidad uterina y vaginal conjuntamente, después de la dilatación total del cuello durante el parto.

Braxton Hicks' sign. Signo de Braxton Hicks. [J. B. Braxton Hicks, ginecólogo inglés, 1823-1897.] Contracción intermitente del útero después del tercer mes de embarazo; también puede producirse por la presencia de un tumor uterino.

breadth. Diámetro. Medida. Medida longitudinal de una distancia.

break. Interrupción de la continuidad, especialmente en el hueso (fractura).

breast. Mama. Organo glandular en la región anterior del tórax. ‖ **caked** —. Mastitis por estancamiento. ‖ **funnel** —. Tórax en embudo. ‖ **pigeon** —. Tórax de pichón. ‖ **proemial** —. Estado de la mama previo a la aparición de alteraciones patológicas. ‖ **shotty** —. Enfermedad quística de la mama. ‖ **thrush** —. Apariencia moteada del miocardio vista a través del endocardio en la denegeneración grasa del corazón.

breast-feeding. Lactancia natural.

breath. Respiración. Aliento. Aire inspirado y espirado mediante los movimientos torácicos. ‖ **liver** —. *Fetor hepaticus.* ‖ **bad**-. Mal aliento. ‖ **out of** —. Sin aliento. ‖ —**sound.** Murmullo. ‖ — **holding.** R. mantenida, entrecortada.

breathe. Respirar. ‖ **shortness of** —. Disnea.

breathing. Respiración. (V. *respiration.*) ‖ **cogwheel**—. R. estridulosa. ‖ **labored** —. Disnea.

Breda's disease. Enfermedad de Breda. [A. Breda, dermatólogo italiano, 1850-1933.] Pian o yaws.

bredouillement. Defecto de pronunciación que consiste en pronunciar sólo una parte de la palabra por excesiva rapidez del habla.

breech. Nalgas. Masas carnosas situadas debajo de la espalda, formadas principalmente por los músculos glúteos. ‖ **frank** —. (V. *presentation.*)

bregma. Bregma. Punto de unión de las suturas sagital y frontal en el cráneo.

bregmatodymia. Bregmatodimia. Monstruosidad caracterizada por la unión de dos gemelos por el bregma.

Brehmer's mehtod (treatment). Método de Brehmer. [H. Brehmer, médico alemán, 1826-1889.] Tratamiento físico y dietético de la tuberculosis.

Breisky's disease. Enfermedad de Breisky. [A. Breisky, ginecólogo alemán, 1832-1889.] Craurosis vulvar.

Bremer's test. Reacción de Bremer. [L. Bremer, médico norteamericano, 1844-1914.] Para la sangre del diabético.

Brennemann's syndrome. Síndrome de Brennemann. [J. Brennemann, pediatra norteamericano, 1872-1944.] Linfadenitis mesentérica y retroperitoneal por infecciones de la faringe.

Brenner's formula (test). Fórmula de Brenner. [R. Brenner, médico alemán, 1821-1884.] Cesación de la intensidad del sonido producido al situar el cátodo en el meato externo cuando se interrumpe el circuito, lo cual no ocurre cuando se aplica el ánodo.

Brenner's operation. Operación de Brenner. [A. Brenner, cirujano austriaco, 1859-1936.] Modificación de la operación de Bassini.

Brenner's tumor. Tumor de Brenner. [F. Brenner, patólogo alemán, n. en 1877.] Ooforoma folicular.

brephic. Bréfico. Embrionario.

brephoplasty. Brefoplastia. Trasplante de tejidos embrionarios a organismos adultos.

brephothrophic. Brefotrófico. Relativo a la nutrición de los niños.

Breschet' s canals, veins. Conductos o venas de Breschet. [G. Breschet, anatomista francés, 1784-1845.] Canales o venas del diploe. || — **bones.** Huesos de B. H. supraesternales. || — **helicotrema.** Helicotrema de B. || — **sinus.** seno de B. S. esfenoparietal.

Bretonneau's diphteria (angina, disease). Difteria de Bretonneau. [P. F. Bretonneau, médico francés, 1778-1862.] Difteria faríngea. || — **treatment.** Tratamiento. Administración de quinina en una dosis única, alta, después de producirse el paroxismo en la malaria.

bretylium tosylate. Tosilato de bretilio. Bloqueante adrenérgico. F.: $C_{18}H_{24}BrNO_3S$.

Breus mole. Mola de Breus. [C. Breus, obstetra austriaco, 1852-1914.] Hematomola. Deformidad del huevo con hematoma subcorial de la caduca.

brevibacteriaceae. *Brevibacteriáceas.* Familia de esquizomicetos, orden eubacteriales.

brevibacterium. *Brevibacterium.* Microorganismos de la familia de las brevibacteriáceas, que incluye 23 especies.

brevicollis. Brevicollis. De cuello corto.

breviductor. Breviductor. Músculo aductor corto.

breviflexor. Bleviflexor. Músculo flexor corto.

brevilineal. Brevilíneo. De cortas dimensiones. Braquimorfo. Pícnico.

brevissimus oculi. Brevissimus oculi. Músculo oblicuo inferior del ojo.

Brewer's infarct, point. Infarto de Brewer. [G. E. Brewer, cirujano norteamericanmo, 1861-1939.] Zonas de color rojo oscuro en el riñón, en la pielonefritis.

brickpox. Forma de erisipela causada por *Erysipelothrix insidiosa.*

bridge. Puente. Prótesis dental. || Estructura protoplásmica que une elementos adyacentes de la célula. || **Gaskell's** —. P. de Gaskell. Fascículo de His. || — **of Varolius.** P. de Varolio.

bridgework. Puente. Dentadura parcial.

bridle. Frenillo, brida.

Brieger's reaction, cachexia. Reacción de Brieger.

[L. Brieger, médico alemán, 1848-1932.] Aumento del poder antitríptico en tumores malignos y otras enfermedades que producen caquexia.

Bright's blindness, disease eye. Ceguera, mal de Bright. [R. Bright, médico alemán, 1789-1858.] Ceguera parcial o completa en la uremia. || — **disease.** Enfermedad de B. Nefritis agua o crónica.

brightic. Afectado por glomerulonefritis.

Brill's disease. Enfermedad de Brill. [N. E. Brill, médico norteamericano, 1860-1925.] Enfermedad semejante al tifus infeccioso, con menor gravedad.

brim. Abertura de la pelvis superior.

brinolase. Brinolasa. Enzima fibrinolítica producida por el hongo *Aspergillus oryzae.*

Brinton's disease. Enfermedad de Brinton. [W. Bringon, médico inglés, 1823-1867.] Escorbuto infantil. Linitis plástica.

Briquet's ataxia. Ataxia de Briquet. [P. Briquet, médico francés, 1796-1881.] Ataxia histérica. Astasia-Abasia.

brisement. Referente a la rotura o el desgarro de algo.

Brissaud's disease, infantilism. Enfermedad, infantilismo de Brissaud. [E. Brissaud, médico francés, 1852-1909.] Infantilismo mixedematoso.

Brissaud-Marie syndrom. Síndrome de Brissaud-Marie. Espasmo histérico unilateral de la lengua y de los labios.

Brissaud-Sicard syndrom. Síndrome de Brissaud-Sicard. [E. Brissaud; J. A. Sicard, neurólogo francés, 1872-1929.] Hemiespasmo facial con trastornos motores en los miembros del lado opuesto, debidos a lesión del puente.

broach. Instrumento utilizado en odontología para extraer la pulpa dentaria.

Broadbent's sign. Signo de Broadbent. [Sir W. H. Broadbent, médico inglés, 1835-1907.] Apoplejía. || En caso de adherencia pericárdica, existe una retracción visible en el hermitórax izquierdo, a la altura de la undécima y duodécima costillas.

Broca's aphasia. Afasia de Broca. [P. P. Broca, anatomista y cirujano francés, 1824-1880.] Forma de afasia con ausencia de lenguaje por lesión del centro correspondiente. Sin.: Afasia motora. || — **area.** Area de B. Circunvolución en la cara interna del hemisferio cerebral. || — **centre.** Centro de B. C. del lenguaje. || — **convolution.** Circunvolución de B. Tercera c. frontal. || — **olfactory area.** Area olfatoria. Trígono olfatorio. || — **point.** Punto de B. Centro del meato auditivo externo. || — **pouch.** Saco de B. S. situado en los tejidos de los labios mayores. No posee fibras musculares.

Brock's syndrome. Síndrome de Brock. [R. C. Brock, cirujano inglés, n. en 1903.] Síndrome del lóbulo medio.

Broders' index. Indice de Broders. [A. C. Broders, patólogo norteamericano, 1885-1964.] Indice de malignidad de los tumores, según la diferenciación celular.

Brodie's abscess, disease. Absceso de Brodie. [Sir

B

B. C. Brodie, cirujano inglés, 1783-1862.] Absceso piógeno crónico del hueso, comúnmente en la cabeza de la tibia. ‖ — **disease.** Enfermedad de B. Sinovitis, crónica, fundamentalmente de la rodilla, con degeneración pultácea de las partes afectadas. ‖ — **joint.** Articulación de B. Artroneuralgia histérica. ‖ — **pain.** Dolor de B. Originado al producir un pliegue cutáneo próximo a una articulación en la neuralgia articular.

Brodie's ligament. Ligamento de Brodie. [J. G. Brodie, anatomista escocés, 1786-1818.] Ligamento transverso del húmero.

Brodmann's areas. Areas de Brodmann. [K. Brodmann, neurólogo alemán, 1868-1918.] Campos de la corteza cerebral con la misma estratificación celular.

Broesike's fossa. Fosa de Broesike. [G. Broesike, anatomista alemán, n. en 1853.] Fosa parayeyunal.

broken wind. (V. *heaves.*)

brom-, bromo-. Brom-, bromo-. Prefijo que indica la presencia de bromo.

bromatology. Bromatología. Tratado de los alimentos y dietética.

bromatotherapy. Bromatoterapia. Empleo de los alimentos para el tratamiento de las enfermedades.

bromatotoxin. Bromatotoxina. Toxina formada en los alimentos.

bromazepam. Bromazepam. Tranquilizante menor. F.: $C_{14}H_{10}BrN_3O$.

bromhidrosiphobia. Bromidrosifobia. Temor morboso a los olores del cuerpo.

bromhidrosis. Bromidrosis. Sudoración fétida.

bromide. Bromuro. Compuesto binario de bromo que produce depresión del sistema nervioso central.

bromine. Bromo. Elemento líquido, de símbolo Br. La mayoría de sus compuestos son sedantes. Su solución acuosa se ha empleado como desinfectante.

brominis. Bromismo. Intoxicación causada por abuso de bromo o de sus compuestos.

bromism. Bromismo. (V. *brominism.*)

bromochlorotrifluorethane. Bromoclorotrifluoretano. Halotano. Anestésico.

bromocriptine. Bromocriptina. 2-bromo-α-ergocriptina, agonista de la dopamina; utilizada para suprimir la secreción de prolactina.

bromoderma. Brómide. Bromoderma. Erupción cutánea producida por el bromo o sus compuestos.

bromoiodism. Bromoyodismo. Envenenamiento por bromo y yodo o sus compuestos.

bromomania. Bromomanía. Alteración mental debida al abuso de compuestos de bromo.

bromomenorrhea. Bromomenorrea. Flujo menstrual de olor fétido.

bromopnea. Bromopnea. Aliento fétido. Halitosis.

bronchadenitis. Brnocoadenitis. Inflamación de los ganglios bronquiales.

bronchi. Bronquios.

bronchia. Bronquiolos.

bronchial. Bronquial. Relativo a uno o más bronquios. ‖ **hyperreactivity.** Hipersensibilidad respiratoria.

bronchiarctia. Bronquiarctia. Broncoestenosis.

bronchiectasia. Bronquiectasia. Dilatación bronquial congénita o adquirida por inflamación crónica. ‖ **capillary** —. Dilatación bronquiolar. ‖ **cystic** —. Quística. ‖ **follicular** —. Con aumento del tejido linfoide.

bronchiectasis. Bronquiectasia. (V. *bronchiectasia.*)

bronchiloquy. Bronquiloquia. Pectoriloquia pronunciada, debida a consolidación pulmonar.

bronchiocele. Broncocele. Dilatación bronquial.

bronchiogenic. Broncógeno. Originado en un bronquio.

bronchiole. Bronquiolo. Fina división bronquial. ‖ **alveolar** —. Respiratorio. ‖ **lobular** —. Terminal. ‖ **respiratory** —. Final de la rama bronquiolar. ‖ **terminal** —. Terminal. Subdivisión final, que se abre en el alvéolo.

bronchiolectasis. Bronquiolectasia. Dilatación de los bronquiolos.

bronchiolith. Broncolito. Cálculo bronquial.

bronchiolitis. Bronquiolitis. Inflamación de los bronquiolos. ‖ — **exudativa.** B. exudativa. ‖ — **fibrosa obliterans.** B. fibrosa obliterante. ‖ — **vesicular.** Bronconeumonía.

bronchiolus. Bronquiolo. (V. *bronchiole.*)

bronchiospasm. Broncospasmo. Espasmo de músculos bronquiales que produce broncoestenosis.

bronchiostenosis. Broncostenosis. Disminución anormal del calibre bronquial.

bronchitis. Bronquitis. Inflamación de uno o más bronquios. ‖ **acute** —. Aguda. ‖ **capillary** —. Capilar. Bronquiolitis. ‖ **catarrhal** —. Catarral. Con derrame mucopurulento difuso. ‖ **chronic** —. Crónica. ‖ **exudative** —. Exudativa. Crupal. ‖ **hemorrhagic** —. Hemorrágica. Broncospiroquetosis. ‖ **membranous** —. Membranosa. Crupal. ‖ **obliterans** —. Obliterante. ‖ **secondary** —. Secundaria. ‖ **vesicular** —. Vesicular.

bronchium. Bronquio. Cada una de las ramas principales de la tráquea y sus subdivisiones.

bronchoalveolar. Broncoalveolar. Relativo al bronquio y al alvéolo.

bronchoalveolitis. Broncoalveolitis. (V. *bronchopneumonia.*)

bronchoaspergillosis. Broncoaspergilosis. Enfermedad bronquial debida a infección por *Aspergillus*.

bronchoblastomycosis. Broncoblastomicosis. Blastomicosis pulmonar de Norteamérica. Infección por *Blastomyces.*

bronchoblennorrhea. Broncoblenorrea. Catarro bronquial con gran excreción de moco.

bronchocandidiasis. Broncocandidiasis. Candidiasis del tracto respiratorio.

bronchocavernous. Broncocavernoso. Bronquial y cavernoso.

bronchocele. Broncocele. Dilatación localizada de un bronquio.

bronchoconstrictor. Broncoconstrictor. Productor de constricción de la luz bronquial.

bronchodilator. Broncodilatador. Que produce dilatación de la luz bronquial.

B

bronchoegophony. Broncoegofonía. (V. *egobronchophony.*)

bronchoesophageal. Broncoesofágico. Relativo a, o que comunica bronquio con esófago.

bronchoesophagoscopy. Broncoesofagoscopia. Examen visual del esófago y los bronquios.

bronchofibroscopy. Broncofibroscopia. Examen bronquial mediante broncofibroscopio.

bronchogenic. Broncógeno. (V. *bronchiogenic.*)

bronchography. Broncografía. Radiología bronquial previa inyección de un medio opaco.

broncholith. Broncolito. Cálculo bronquial.

broncholithiasis. Broncolitiasis. Formación de broncolitos.

bronchology. Broncología. Estudio y tratamiento de las enfermedades del árbol traqueobronquial.

bronchomalacia. Broncomalacia. Alteración del cartílago bronquial.

bronchomotor. Broncomotor. Que afecta al calibre bronquial.

bronchomycosis. Broncomicosis. Afección bronquial debida a hongos.

bronchopathy. Broncopatía. Término general que se refiere a las enfermedades bronquiales.

bronchophony. Broncofonía. Resonancia de la voz en los bronquios, oída por auscultación. Sin.: Soplo tubárico. || **pectoriloquous** —. B. con pectoriloquia.

bronchoplasty. Broncoplastia. Cirugía plástica de la tráquea o bronquios.

bronchoplegia. Broncoplejía. Parálisis de los bronquios.

bronchopleural. Broncopleural. Relativo a los bronquios y la pleura.

bronchopneumonia. Bronconeumonía. Inflamación pulmonar que comienza generalmente a nivel de los bronquios. Sin.: Bronconeumonitis, neumonía lobar, neumonía catarral.

bronchopulmonary. Broncopulmonar. Relativo a los pulmones y sus vías aéreas.

bronchoradiography. Broncorradiografía. Radiografía bronquial.

bronchorrhagia. Broncorragia. Hemorragia bronquial.

bronchorrhaphy. Broncorrafia. Oclusión por sutura bronquial.

bronchorrhea. Broncorrea. Secreción excesiva de moco en los bronquios.

bronchoscope. Broncoscopio. Instrumento para visualizar los bronquios.

bronchoscopy. Broncoscopia. Visualización de los bronquios mediante el broncoscopio.

bronchospasm. Broncospasmo. (V. *bronchiospasm.*)

bronchospirochetosis. Broncospiroquetosis. Bronquitis hemorrágica de Castellani. Enfermedad debida a la infección por *Spirochaeta bronchialis*. Sin.: Bronquitis hemorrágica, espiroquetosis broncopulmonar.

bronchospirometry. Broncospirometría. Determinación de la capacidad vital.

bronchostenosis. Broncostenosis. (V. *bronchiostenosis.*)

bronchtomy. Broncostomía. Abertura quirúrgica de un bronquio en la pared torácica.

bronchotomy. Broncotomía. Abertura quirúrgica de un bronquio.

bronchotracheal. Broncotraqueal. Relativo al bronquio y tráquea.

bronchotyphus. Broncotifus. Tifus con complicaciones bronquiales.

bronchovesicular. Broncovesicular. Bronquial y vesicular. Bronquioalveolar.

bronchus. Bronquio. (V. *bronchium.*)

Brooke's disease. Enfermedad de Brooke. [H. A. G. Brooke, dermatólogo inglés, 1854-1919.] Queratosis vesicular.

Brophy's operation. Operación de Brophy. [T. W. Brophy, cirujano norteamericano, 1848-1928.] Refrescamiento, aproximación y suturación de los huesos de la hendidura del paladar.

broth. Caldo. Cocción de carne y/o vegetales. || Caldo de cultivo.

broussaisism. Brousesismo. [De F. J. V. Broussais, médico francés, 1772-1838.] Antigua doctrina según la cual las fiebres serían manifestación de la inflamación del estómago e intestino.

brow. Ceja. Borde óseo superciliar y vello que lo cubre. || Frente.

Brown-Symmers disease. Enfermedad de Brown-Symmers. [Charles Leon Brown, 1899-1959, internista, New Jersey; Douglas Symmers, médico general, n. en Nueva York.] Encefalitis serosa, muy aguda y por lo general mortal, con meningismo, síntomas bulbares y gastrointestinales, coma y espasmos; se presenta sobre todo en niños pequeños.

Brown's test (reaction). Prueba de Brown. [Th. K. Brown, ginecólogo norteamericano, 1898-1951.] Modificación de la prueba de Friedman, utilizando suero sanguíneo en lugar de orina.

Brown Séquard's paralysis. Parálisis, signo de Brown Séquard. [Ch. E. Brown Séquard, fisiólogo francés, 1817-1894.] Parálisis e hiperestesia de un lado, con anestesia del otro lado del cuerpo.

browne's symptom. Síntoma de Browne. Temblor del ángulo de la boca y el palpebral externo, en la parálisis general incipiente.

brownian movement. Movimiento browniano. [De R. Brown, botánico inglés, 1773-1858.] Pédesis.

BRS. Abreviatura de *British Roentgen Society*.

Bruce's septicemia. Septicemia de Bruce. [Sir D. Bruce, cirujano inglés, 1855-1931.] Brucelosis. Fiebre de Malta.

Bruce's tract. Tracto de Bruce. [A. Bruce, anatomista escocés, 1854-1911.] Tracto septomarginal. Porción posteromedia descendente de la médula espinal.

brucella. *Brucella*. Género de bacteriáceas. Producen la brucelosis. Existen varios tipos: *abortus, canis, ovis*, etc.

brucellaceae. *Bruceláceas.* Familia de esquizomicetos que incluye ocho géneros. (*Brucella, Pasteurella,* etc.).

brucellosis. Brucelosis. Infección generalizada en el hombre, que afecta primariamente al tejido reticuloendotelial, causada por especies de *Brucella.* Sin.: Fiebre de Malta, fiebre mediterránea.

Bruch's glands. Glándulas de Bruch. [K. W. Z. Bruch, anatomista alemán, 1819-1884.] Folículos linfáticos de la conjuntiva del párpado inferior.

von Buchem's syndrome. Síndrome de von Buchem. Hiperostosis cortical generalizada familiar.

brucine. Brucina. Alcaloide tóxico amargo, con las propiedades de la estricnina.

Bruck's disease. Enfermedad de Bruck. [A. Bruck, médico alemán, n. en 1865.] Deformidad ósea, fracturas múltiples, anquilosis articular y atrofia muscular.

Brücke's lines. Bandas de Brücke. [E. W. von Brücke, fisiólogo austriaco, 1819-1892.] Bandas anchas que alternan con las membranas de Krause en las fibrillas de los músculos estriados. || — **muscle.** Músculo de B. Porción longitudinal del músculo ciliar.

Brudzinski's sign. Signo de Brudzinski. [J. Brudzinski, médico polaco, 1874-1917.] En la meningitis, al doblar la cabeza se produce una flexión de los muslos y las piernas.

brugia. *Brugia.* Género de filaria.

bruise. Contusión. Lesión superficial producida por un golpe.

bruit. Sonido, murmullo, soplo. Sonido o murmullo que se escucha al auscultar y que habitualmente connota la existencia de una alteración patológica. || **aneurysmal** —. S. soplante que se escucha en la auscultación sobre la superficie de un aneurisma. || — **bois.** S. mate al percutir sobre un pneumotórax. || — **cuir neuf.** S. crepitante. || — **frolement.** S. por fricción pleural o pericárdica (roce). || — **tabourka.** Timbre metálico. || **false** —. S. debido a la circulación sanguínea del auscultador a nivel del oído. || **Leudet's** —. (V. *tinnitus.*) || **sistolic** —. S. auscultatorio que tiene lugar durante la sístole del corazón.

Brunn's membrane, epithelial nests. Membrana de Brunn. [A. von Brunn, anatomista alemán 1849-1895.] Capa epitelial de la región olfatoria de la pituitaria.

Brunner's glands. Glándulas de Brunner. [J. C. Brunner, anatomista suizo, 1653-1727.] Glándulas acinosas de la mucosa duodenal.

Brünninghausen's method. Método de Brünninghausen. [H. J. Brünninghausen, médico alemán, 1761-1834.] Inducción del parto mediante dilatación del cuello uterino.

brunonianism. Brunonianismo. [De J. Brown, médico escocés, 1735-1788.] Teoría antigua por la que todas las enfermedades se deberían a una falta de estímulo o a un exceso del mismo.

Brun's disease. Enfermedad de Bruns. [J. D. Bruns, médico norteamericano, 1836-1833.] Neumopaludismo.

Bruns' syndrome. Síndrome de Bruns. [Ludwing Bruns, 1858-1916, neurólogo, n. en Halle, Saale.] Ataques de cefalea, malestar, vómitos y mareo, sobre todo después de movimientos súbitos de la cabeza, en caso de presencia de cisticercos libres en el 4º ventrículo. No es patognomónico, puesto que se presenta también en caso de aracnoiditis de la fosa craneal posterior, en las anomalías de la charnela atlantooccipital, en los tumores cerebelosos y en el síndrome vertebral cervical y sincopal.

Brunschwig's operation. Operación de Brunschwig. [A. Brunschwig, cirujano norteamericano, 1901-1969.] Pancreatoduodenoctomía por cáncer de cabeza del páncreas.

brush. Cepillo, escobilla. || — **of Ruffini.** Organo de Ruffini.

bruxism. Bruxismo. Rechinar de dientes.

bruxomania. Bruxomanía. Bricomanía. Hábito de rechinar los dientes.

bryant's ampulla, triangle, line. Ampolla (triángulo, línea) de Bryant. [Th. Bryant, cirujano inglés, 1828-1914.] || — **ampulla.** Ampolla de B. Distensión aparente de una arteria por encima de una ligadura. || — **triangle.** Triángulo de B. T. iliofemoral formado por la línea de Nélaton, una horizontal que pasa por la espina iliaca anterior y superior, y otra que va desde ésta al trocánter mayor. || — **line.** Línea de B. Lado vertical del triángulo iliofemoral.

Bryce's test. Prueba de Bryce. [J. Bryce, médico escocés del siglo XIX.] Determinación del grado de inmunidad contra la viruela conferido por la vacuna.

Bryce-Teacher ovum. Huevo de Bryce-Teacher. [Th. H. Bryce, anatomista escocés, 1862-1946; J. H. Teacher, patólogo escocés, 1869-1930.] Huevo estudiado por estos autores en 1908, hoy día considerado patológico.

brychomania. Bricomanía. (V. *bruxism.*)

bryobia. Briobia. Género de araña. || **praetiosa.** Pequeña araña roja de picadura irritante.

bryonia. *Bryonia.* Género de plantas cucurbitáceas.

Bryson's sign. Signo de Bryson. [A. Bryson, médico inglés, 1802-1869.] Expansión torácica disminuida, observada ocasionalmente en el bocio exoftálmico.

BS. Abreviatura de *Bachelor of Surgery, Bachelor of Sciencia y blood sugar.*

BSA. Abreviatura de *body surface area y de bovine serum albumin.*

BSP. Abreviatura de *bromosulphtaleine.*

BTP. Abreviatura de *bismuth iodoform paraffin.*

buba. Buba. Nombre vulgar de la pústula.

bubo. Bubón. Tumefacción inflamatoria de un ganglio linfático. || **bullet** —. Característico de la sífilis. || **chancroidal** —. Chancroide. Supuración acompañada o seguida de chancro. || **climatic** —. Linfogranuloma venéreo. || **gonorrheal** —. Gonorreico. || **indolent** —. Indurado. || **strumous** —. Linfogranuloma venéreo. || **venereal**. —. Venéreo. || **virulent** —. Chancroide.

bubon d'emblée. Bubón de origen venéreo, sin lesión primaria visible.

bubonalgia. Bubonalgia. Dolor en la ingle.

bubonocele. Bubonocele. Hernia inguinal que forma tumoración en la ingle.

bubonulus. Bubónulo. Pequeño nódulo inflamatorio en los linfáticos del dorso del pene.

bucainide maleate. Maleato de bucainida. Depresor cardiaco con acción antiarrítmica.

bucardia. Bucardia. Hipertrofia idiopática cardiaca (*cor borinum*).

bucca. Boca. Cavidad en la cara; primera porción del tubo digestivo.

buccinator. Buccinador. Músculo de la mejilla.

buccocervical. Bucocervical. Relativo al cuello y a la cara bucal de un diente. || Bucogingival.

buccoclusión. Bucooclusión. Maloclusión bucal.

buccodistal. Bucodistal. Relativo a las caras bucal y distal del diente.

buccolabial. Bucolabial. Relativo a las mejillas y a los labios.

buccolingual. Bucolingual. Relativo a las mejillas y a la lengua.

buccomaxillary. Bucomaxilar. Relativo a las mejillas y al maxilar.

buccopharyngeal. Bucofaríngeo. Relativo a la boca y a la faringe.

bucephalus. *Bucephalus*. Género de trematodos.

von Buchem's syndrome. Síndrome de von Buchen. Hiperostosis cortical generalizada familiar.

Buchman's disease. Enfermedad de Buchman. Osteonecrosis de la cresta iliaca.

Buchner's bodies. Cuerpos de Buchner. [H. Buchner, bacteriólogo alemán, 1850-1902.] Proteínas que defienden contra el padecimiento de una infección ya sufrida.

buchu. Buchú. Nombre de varias especies del género *Barosma*. Sus hojas son diuréticas y se emplean en infecciones urinarias.

Buck's extension, operation, fascia. Extensión de Buck, [G. Buck cirujano norteamericano, 1807-1877.] Extensión continua en la fractura de la pierna. || — **fascia**. Fascia de B. Aponeurosis de B. Continuación sobre el pene de la aponeurosis de Colles.

bucket. Cubeta. Recipiente empleado en el laboratorio.

Bucky diaphragm, rays. Diafragma, rayos de Bucky. [G. P. Bucky, radiólogo alemán, 1880-1963.] Tipo especial de diafragma utilizado en radiología. || — **rays**. Rayos de B. R. límite.

bucnemia. Bucnemia. Tumefacción inflamatoria, a tensión, de la pierna.

bucrylate. Bucrilato. Tejido adhesivo. F.: $C_8H_{11}NO_2$.

bud. Yema, botón germinal, papila. || En embriología se aplica a las excrecencias que presenta el embrión a partir de las cuales se forman nuevas estructuras (yema uretral, por ejemplo). || **gustatory** —. Papila gustatoria.

Budd's cirrhosis (disease). Enfermedad (cirrosis) de Budd. [G. Budd, médico inglés, 1808-1882.] Hipertrofia crónica hepática causada por intoxicación intestinal. || — **acute yellow atrophy of liver**. Atrofía aguda amarilla de hígado.

Budd-Chiari syndrome (disease). Síndrome de Budd-Chiari. [G. Budd; H. Chiari, patólogo austriaco, 1851-1916.] Trombosis de las venas suprahepáticas.

budding. Gemación. Forma de reproducción asexual.

Budge's center. Centro de Budge. [J. L. Budge, fisiólogo alemán, 1811-1888.] Centro cilioespinal en la médula cervical. || Centro genitoespinal en la médula lumbar.

Budin's joint. Articulación de Budin. [P. C. Budin, ginecólogo francés, 1846-1907.] Articulación situada entre los huesos extraoccipital y supraoccipital en el cráneo fetal y en el infantil.

Buerger's disease. Enfermedad de Buerger. [L. Buerger, médico norteamericano, 1879-1943.] Tromboangeítis obliterante.

buffer. Buffer (tampón). Sustancia que amortigua o previene una acción o reacción naturales. || Sistema físico o fisiológico que tiende a mantener las constantes.

buffering. Acción producida por el buffer.

buffy coat. Linfa cuajada.

bufonin. Bufonina. Principio tóxico de la secreción glandular de la piel del sapo.

buformin. Buformina. Agente hipoglucémico oral. F.: $C_6H_{15}N_5$.

bufotenin. Bufotenina. Sustancia hipertensora. F.: $C_{12}H_{16}N_2O$.

bufotherapy. Bufoterapia. Empleo terapeútico de las toxinas derivadas del sapo.

bufotoxin. Bufotoxina. Toxina derivada de la piel de lagartos y sapos.

bug. Escarabajo. Insecto del orden *Hemiptera*.

buggery. Sodomía. Coito anal. || Bestialismo.

Buhl's desquamative pneumonia. Neumonía descamativa de Buhl. [L. von Buhl, patólogo alemán, 1816-1880.] || — **disease**. Enfermedad de B. Degeneración adiposa aguda del hígado en los recién nacidos, asociada con icteria y hermorragia intestinal.

Buhl-Bittrich law. Ley de Buhl-Bittrich. [L. von Buhl; F. Bittrich, patólogo alemánz, 1815-1859.] En todos los casos de tuberculosis miliar aguda existe previamente un foco de caseificación antiguo.

Buist's method. Método de Buist. [R. C. Buist, obstetra escocés, 1860-1939.] Respiración artificial utilizada en la asfixia del recién nacido.

bulb. Bulbo. Organo o masa redondeada. || Médula oblongada. || — **of aorta**. Aórtico. || **auditory** —. Auditivo. || — **of Krause**. B. de Krause. Cuerpos ovoideos con una o más fibras nerviosas en boca, glande y clítoris. || — **of Rouget**. B. de Rouget. B. del ovario. || **terminal** —. B. terminal. En los

B

extremos de las ramas de los nervios sensitivos. ‖ **vaginal** —. B. vaginal.

bulbar. Bulbar. Relativo al bulbo.

bulbitis. Bulbitis. Inflamación del bulbo de la uretra.

bulbocavernosus. Bulbocavernoso. Músculo que acelera la emisión de la orina.

bulbogastrone. Bulbogastrona. Polipéptido secretado en el bulbo duodenal.

bulbopontine. Bulbopontino. Región del encéfalo constituida por el puente y zona adyacente del bulbo.

bulbourethral. Bulbouretral. Relativo al bulbo de la uretra.

bulbous. Bulboso. Que tiene forma de bulbo.

bulbus. Bulbo. (V. *bulb.*)

bulesis. Bulesis. Voluntad o acto de la voluntad.

bulimia. Bulimia. Apetito insaciable. Sin.: Hiperorexia, cinorexia, polifagia.

bulkage. Material que produce un incremento de la magnitud del contenido intestinal y, por tanto, estimula la peristalsis.

bull. Abreviatura de **bulliat**.

bulla. Bulla. Ampolla. Vesícula grande de 2 cm. o más de diámetro. ‖ **ethmoid** —. B. etmoidal. Eminencia redondeada, en el meato medio de la nariz, debida a una célula etmoidal.

bullae. Plural de bulla.

bullation. Situación caracterizada por la presencia de bullas.

Buller's shield (bandage). Escudo de Buller. [F. Buller, oftalmólogo canadiense, 1844-1905.] Especie de vidrio de reloj que se adapta al ojo para protegerlo de la infección blenorrágica.

bullosis. Bullosis. Situación caracterizada por la presencia de lesiones bullosas.

bullous. Bullar. Con bullas o ampollas.

Bumke's pupil. Pupila de Bumke. [O. C. E. Bunke, neurólogo alemán, 1877-1950.] Dilatación de la pupila por estímulo psíquico.

bumps. Síntoma de la forma primaria de coccidioidomicosis.

BUN. Abreviatura de *blood urea nitrogen.*

bundle. Haz. Fascículo. Grupo de fibras musculares o nerviosas. ‖ **aberrant** —. Aberrante. Fascículo de Monakow. ‖ **atrioventricular** —. H. de His. ‖ **Bachmann's** —. H. de Bachmann. Entre las bases de los apéndices auriculares. ‖ — **branch.** Rama del fascículo de His. ‖ **Bruce's** —. H. de Bruce. Fascículo cornucomisural. ‖ — **of His.** H. de His. Auriculonventricular. ‖ **Keith's** — . H. de Keith. En la pared auricular izquierda. ‖ **Kent's** —. H. de Kent. De His. ‖ **Monakow's** —. H. de Monakow. Tracto rubroespinal. ‖ **Türck's** —. H. de Türck. Tracto temporopontino. ‖ **Weissmann's** —. H. de Weissmann. Fascículo de fibras estriadas de un huso neuromuscular.

Bunge's amputation. Amputación de Bunge. [R. Bunge, cirujano alemán, n. en 1870.] Amputación aperióstica.

Bunge's law. Ley de Bunge. [G. von Bunge, fisió-

logo alemán, 1844-1920.] Las células secretoras mamarias en diversos animales toman del plasma la cantidad exacta de sales para el desarrollo de la prole.

Büngner's bands (cell cordons). Bandas de Büngner. [O. von Büngner, neurólogo alemán, 1858-1905.] Bandas formadas por la unión de células de la vaina en la regeneración de los nervios periféricos.

buninoid. Buninoide. Tumefacción en forma de bunio.

Bunion. Bunio. Tumefacción de la bolsa mucosa de la articulación metatarsofalángica del dedo gordo del pie.

bunionectomy. Bunionectomía. Escisión quirúrgica del bunio.

Bunsen burner. Mechero de Bunsen. [R. W. D. von Bunsen, químico alemán, 1811-1899.]

bunyamwera. Bunyamwera (palabra africana). Forma de artritis aguda producida por *Bunyavirus*. Descrita originalmente en Africa.

bunyavirus. Bunyavirus. Género de virus ARN que se transmite por mosquitos al hombre y produce encefalitis y artritis.

buphanine. Bufanina. Alcaloide amorfo, intensamente básico, de acción fisiológica anticolinérgica.

buphtalmia. Buftalmia. Hidroftalmia de grado elevado. Queratoglobo.

Buphtalmos. Buftalmia. (V. *buphtalmia.*)

bupivacaine hydrochloride. Clorhidrato de bupivacaina. Anestésico local ($C_{18}H_{28}N_2OHCl$). Se emplea para el bloqueo del nervio periférico, infiltraciones y bloqueo simpático, caudal o epidural.

bur. Especie de trépano utilizado en odontología.

Burckhardt's corpuscles. Corpúsculos de Burckhardt. Cuerpos amarillos en la secreción de tracoma.

Burdach's columns. Columnas de Burdach. [K. F. Burdach, fisiólogo alemán, 1776-1847.] Cordones posteroexternos de la médula espinal. ‖ — **fissure.** Fisura de B. Pequeña f. entre la isla de Reil y el opérculo. ‖ — **nucleus.** Núcleo de B. Continuación en el bulbo del fascículo de B. o cuneiforme.

buret. Bureta. Tubo de vidrio graduado, utilizado en química para medir líquidos.

Bürger-Grütz syndrome, hyperlipoproteinemia type I. Síndrome de Bürger-Grütz. Enfermedad por depósito de lipoides, de tipo familiar, herencia autosómica recesiva, que se manifiesta con formación de xantomas eruptivos que al desaparecer dejan pigmentación. Se observa hepatosplenomegalia y en ocasiones pancreatitis con hipoglucemia. Existen formas oligosintomáticas y aun formas inaparentes de diagnóstico casual. Es característico el aspecto cremoso del plasma en ayunas.

Burghart's symptom (sign). Síntoma de Burghart. [H. G. Burghart, médico alemán, 1862-1932.] Síntoma precoz de tuberculosis pulmonar. Estertores finos en el borde anteroinferior del pulmón.

burimamide. Burimamida. Antagonista de la histamina.

Burkitt's lymphoma. Linfoma de Burkitt. Forma de linfoma maligno frecuente en Africa, que afecta más a menudo la mandíbula, aunque en muchos casos existe también afectación visceral. Su causa es el virus de Epstein-Barr.

burn. Quemadura. Lesión producida en los tejidos, debida al calor en sus diversas formas. ‖ **chemical** —. Química. ‖ **contact** —. Por corriente eléctrica. ‖ **flash** —. Debida a exposición a calor radiante de alta intensidad. ‖ **radiation**—. Debida a radiación X, atómica u otro tipo de energía radiante. ‖ **thermal** —. Térmica.

Burnam's test. Reacción de Burnam. [C. F. Burnam, cirujano norteamericano, 1877-1947.] Para investigar la presencia de formaldehído en orina.

Burnet. Sir Frank Macfarlane, médico australiano, coganador del premio Nobel en 1960. Nacido en 1899.

Burnett's solution (desinfecting fluid). Solución de Burnett. [Sir W. Burnett, cirujano inglés, 1779-1861.] Solución de cloruro de cinc con una pequeña cantidad de cloruro de hierro.

Burns' amaurosis. Amaurosis de Burns. [J. Burns, médico escocés, 1774-1850.] Ambliopía por exceso sexual.

Burns' ligament. Ligamento de Burns. [A. Burns, anatomista escocés, 1781-1813.] Prolongación falciforme de la fascia lata. ‖ — **space.** Espacio de B. Comprendido entre las capas de la aponeurosis cervical profunda que, a veces, contiene un ganglio linfático.

Burow's operation, vein. Vena de Burow. [K. A. Burow, cirujano alemán, 1809-1874.] Vena formada por las dos epigástricas inferiroes y otra procedente de la vejiga, que se une a la porta.

bursa. Bolsa. Especialmente, bolsa mucosa. ‖ — **of Fabricius.** B. de Fabricio (en el embrión). ‖ **synovial** —. B. sinovial.

bursae. Plural de bursa.

bursata. *Bursata.* Grupo de nematodos.

bursectomy. Bursectomía. Escisión de una bolsa.

bursitis. bursitis. Inflamación de una bolsa.

bursolith. Bursolito. Cálculo en una bolsa serosa.

bursopathy. Bursopatía. En general, afección a las bolsas.

bursotomy. Bursotomía. Escisión de una bolsa.

burst. Prorrupción. Incremento intenso y repentino ‖ **respiratory** —. Aumento brusco del consumo de oxígeno y de la producción de superóxido y peróxido que tiene lugar al comienzo de la fagocitosis en los leucocitos.

bursula. Búrsula. Escroto.

burton's line (sign). Ribete de Burton. [H. Burton, médico inglés, 1799-1849.] Línea azulada en la encía, carcterística de intoxicación por plomo.

Bury's disease. Enfermedad de Bury. [J. S. Bury, médico inglés, 1852-1944.] Eritema elevado ditínum.

Buscaino's test. Reacción de Buscaino. [V. M. Buscaino, neurólogo italiano, n. en 1887.] Investigación de patología urinaria.

buschke's disease. Enfermedad de Buschke. [A. Buschke, dermatólogo alemán, 1868-1943.] Escleredema o escleroderma edematoso.

Busquet's disease. Enfermedad de Busquet. [P. Busquet, médico francés contemporáneo.] Exóstosis del dorso del pie por osteoperiostitis de los metatarsianos.

Busse-Buschke disease. Enfermedad de Busse-Bushcke. [O. Busse, médico alemán, 1867-1922; A. Buschke, dermatólogo alemán, 1868-1943.] Criptococosis.

busulfan. Busulfán. Sustancia antineoplásica utilizada en la leucemia mielocítica. De administración oral. F.: $C_6H_{14}O_6S_2$.

butane. Butano. Hidrocarburo saturado; anestésico.

Butcher's saw. Sierra de Butcher. [R. G. H. Butcher, cirujano irlandés, 1819-1891.] Sierra utilizada para amputar, cuya hoja puede disponerse en varios ángulos.

butterfly. Mariposa. En forma de mariposa; por ejemplo, la erupción facial exantemática que se observa en el lupus erictematoso sistémico.

buttock. Nalga. Prominencia glútea.

button. Botón. Elevación o estructura elevada. ‖ Aparato par anastomosis viscerales. ‖ Furúnculo o pápula. ‖ **Aleppo** —. Leishmaniosis cutánea. ‖ **Chlumsky's** —. De Chlumsky. B. para la sutura intestinal. ‖ **Murphy's**—. De Murphy. Para anastomosar los extremos intestinales. ‖ **Villard's** —. De Villard. Variación del botón de Murphy.

buttonhole incisión. Incisión. Pequeña incisión lienal.

butyl. Butilo. Hidrocarburo radical monovalente. F.: C_4H_9.

butylene. Butileno. Hidrocarburo gaseoso.

buytryraceous. Butiráceo. De consistencia y olor mantecoso.

butyrate. Butirato. Sal del ácido butírico.

butyric acid. Acido butírico. Producto de la desintegración proteica. F.: $CH_3\text{-}CH_2\text{-}CH_2\text{-}COOH$.

butyrin. Butirina. Glicérido contenido en la manteca, de sabor amargo.

butyrometer. Butirómetro. Aparato para medir la proporción de manteca en la leche.

butyrophenone. Butirofenona. Tranquilizante mayor, utilizado para el tratamiento de estados de agitación.

butyroscope. Butiroscopio. (V. *butyrometer.*)

bypass. Anastomosis. Bypass. Shunt. ‖ **aortocoronary** —. Aortocoronaria. ‖ **aortorenal** —. Aortorrenal. ‖ **femoropopliteal** —. Femoropoplítea. ‖ **yeyunoileal** —. Yeyunoileal.

byssinosis. Bisinosis. Forma de neumoconiosis debida a la inhalación de polvo de algodón.

byssophthisis. Bisoftisis. (V. *byssinosis.*)

byssus. Algodón.

B

153

C. Símbolo químico del carbono. ‖ Abreviatura de *cathode, closure, contraction, cylinder, cervical, clonus, clearance* y *centigrade.*

c. Abreviatura de *contact, curie.*

c'. Abreviatura de *complement.*

C$_L$. Abreviatura de *constant domain of L chain.*

(C$_1$)$_{máx}$. Concentración plasmática máxima alcanzada después de una dosis única.

C$_3$nef. Abreviatura de *C$_3$ nephritic factor.*

C$_3$nephritis factor. Factor nefrítico C$_3$. Del complemento cuya síntesis excesiva acompaña a algunas gomerulonefritis.

C$_3$PA. Abreviatura de *C$_3$ proactivator.*

CA. Abreviatura de *chronological age.*

Ca. Símbolo del calcio. ‖ Abreviatura de *cathodal, cancer.*

Cabot's ring bodies. Cuerpos anulares de Cabot. [R. C. Cabot, médico norteamericano, 1868-1939.] Cuerpos observados en los hematíes, dispuestos en forma de anillo.

Cabot's splint. Férula de Cabot. [A. T. Cabot, cirujano norteamericano, 1852-1912.] Aparato compuesto por dos alambres gruesos, paralelos, acodados, aplicable al miembro inferior.

cacaerometer. Cacerómetro. Instrumento para medir el grado de impureza del aire.

cacao. Cacao. Semilla del *Theobroma cacao.*

cacation. Defecación.

cacatory. Diarrea grave.

cacergasia. Cacergasia. Función orgánica o mental escasa o mala.

cacesthesia. Cacestesia. Sensación morbosa o trastorno de la sensibilidad.

cachectic. Caquéctico. Caracterizado por presentar caquexia.

cachet. Cápsula. Cápsula para introducir una dosis de medicamento.

cachexia. Caquexia. Estado de trastorno constitucional profundo y progresivo, producido por infecciones, tumoración, intoxicaciones, etc. ‖ **cancerous** —. Cancerosa. ‖ **flouric** —. Fluórica. ‖ **hyposphyseal**—. Panhipopituitarismo. ‖ **mercurialis**—. Mercurial. ‖ **saturnine**—. Saturnina.

Intoxicación por plomo. ‖ **Thyroid** —. Enfermedad de Graves. ‖ **tropical** —. Tropical.

cachinnation. Caquinación. Risa excesiva y desordenada.

cacidrosis. Cacidrosis. Sudoración maloliente. Sin.: Bromidrosis, caquidrosis.

caco-, cac-. Caco-. Prefijo que indica «malo».

cacochylia. Cacoquilia. Estado de alteración de los jugos digestivos.

cacodemonomania. Cacodemonomanía. Creencia de estar poseído por los demonios.

cacodilate. Cacodilato. Sal del ácido cacodílico empleada en enfermedades de la piel.

cacondontia. Cacodoncia. Mal estado de los dientes.

cacodylic acid. Acido cacodílico. Acido cristalizable, con las mismas indicaciones que sus sales.

cacoethic. Caquéctico. Maligno.

cacogenesis. Cacogénesis. Anormalidad en la estructura y desarrollo.

cacogenic. Cacogénico. Degeneración de la raza.

cacogeusia. Cacogeusia. Mal sabor.

cacomelia. Cacomelia. Deformidad congéniga de un miembro.

cacomorphosis. Cacomorfosis. Deformidad o malformación.

cacoplastic. Cacoplasia. Organización o regeneración imperfecta.

cacorrythmia. Cacorritmia. Ritmo irregular.

cacosmia. Cacosmia. Olor fétido.

cacostomia. Cacostomía. Fetidez del aliento. ‖ Gangrena de la boca.

cacothenics. Cacoténica. Degeneración de la raza por un ambiente nuevo impropio.

cacothymia. Cacotomía. Trastorno de las facultades mentales.

cacotrophy. Cacotrofía. Desnutrición. ‖ Nutrición alterada.

cactinomycin. Cactinomicina. Antibiótico del grupo de la actinomicina.

cacumen. Cacumen. Punta o vértice de los órganos.

cadaver. Cadáver. Cuerpo muerto; aplicado generalmente al cuerpo humano.

cadaverine. Cadaverina. Líquido de olor fétido producido durante la descomposición del organismo F.: $NH_2\text{-}CH_2(CH_2)_3CH_2\text{-}NH_2$.

cadaverous. Cadavérico. Semejante a un cadáver.

caderas. Mal de caderas. Enfermedad de caballos y mulos en Africa del Sur y Brasil, por *Trypanosoma equinuum.*

Cade's fuming liquid. Líquido fumante de Cadet. [L. C. Cadet, médico francés, 1731-1799.] Líquido inflamable, venenoso, producido por la mezcla de ácido arsenioso con un acetato alcalino.

cadmiosis. Cadmiosis. Neumoconiosis producida por polvo de cadmio.

cadmium. Cadmio. Metal bivalente. Símbolo. Cd.

caduca. Caduca. Tejido membranoso que se expulsa después del parto. Sin.: Decidua.

caduceus. Caduceo. Símbolo y emblema de la profesión médica.

caecitas. Ceguera. (V. *blindness.)*

cafard. Forma aguda de depresión mental.

caffeine. Cafeína. Alcaloide del café, mate, etc. Estimulante nervioso y cardiaco.

caffeinism. Cafeísmo. Intoxicación por abuso de cafeína.

Caffey's disease, Caffey-Smith syndrome. Síndrome de Caffey. [J. Caffey, pediatra norteamericano, 1895-1936.] Síndrome de Silverman, síndrome de Caffey-Smith. Poliosteopatía deformante connatal regresiva: hiperostosis cortical, engrosamiento del tejido compacto del hueso y esclerosis del esponjoso, limitada a las diáfisis de los huesos de las extremidades, la clavícula y el maxilar inferior. Se trata de una enfermedad poco frecuente, que aparece durante el primer año de viday se presenta acompañada de inflamación de partes blandas, seudoparesias, fiebre inconstante, VSG acelerada, anemia, leucocitosis y aumento de las fosfatasas alcalinas. Evoluciona a recaídas durante meses y cura de manera espontánea; se desconoce su etiología.

CAH. Abreviatura de *chronic active hepatitis.*

Cairns postmeningitic CSF block. Síndrome de Cairns. [Sir H. Cairns, 1896-1952, neurocirujano inglés, n. en Oxford.] Hidrocefalia comunicante a consecuencia de un bloqueo basal de la circulación del LCR, sobre todo después de meningitis tuberculosa.

Cajal's cells, interstitial nucleus stain. Células de Cajal. [S. Ramón y Cajal, histólogo español, 1852-1934; premio Nobel en 1906.] Situadas en la superficie de la corteza cerebral, presentan dos o más prolongaciones cilindroaxiales.

Cal. Abreviatura de *large calorie.*

cal. Abrevitura de *small calorie* (caloría).

calamine. Calamina. Carbonato de cinc nativo. Astringente y secante.

calamus. Cálamo. Planta de la familia de las aráceas; su rizoma es tónico || —**scriptorius.** Surco en el suelo del cuarto ventrículo.

calcaneitis. Calcaneítis. Inflamación del hueso calcáneo.

calcaneoapophysitis. Calcaneoapofisitis. Inflamación con dolor en el punto de inserción del tendón de Aquiles en el calcáneo.

calcaneoastragaloid. Calcaneoastragaloideo. Relativo al calcáneo y al astrágalo.

calcaneocavus. Calcaneocavo. Combinación de pie calcáneo y cavo.

calcaneoplantar. Calcaneoplantar. Relativo al calcáneo. Hueso del talón.

calcaneus. Calcáneo. (V. *calcaneum.*)

calcanodynia. Calcanodinia. Dolor del talón.

calcar. Calcar. Espolón. || — **avis.** Hipocampo menor. || — **femorale.** Lámina vertical de tejido denso delante del troquíter, que refuerza el cuello del fémur. ||— **pedis.** Talón.

calcarea. Calcáreo. Que contiene cal.

calcareous. Calcáreo. (V. *calcarea.*)

calcarine. Calcarino. En forma de espolón. || Relativo al calcar.

calcariuria. Calcariuria. Eliminación de sales de cal por la orina.

calcaroid. Calcaroide. Semejante a la cal.

calcemia. Calcemia. Presencia de calcio en la sangre.

calcibilia. Calcibilia. Presencia de calcio en la bilis.

calcicosis. Calcicosis. Neumoconiosis por inhalación de polvo de cal o de mármol.

calcidiol. Calcidiol. 25-hidroxicolecalciferol.

calcifediol. Calcidiol. (V. *calcidiol.*)

calciferol. Calciferol. Ergocalciferol. (V. *vitamine D.*)

calcification. Calcificación. Degeneración de un tejido por depósito de sales de cal. || **dystrophic** —. Distrófica. || **metastatic**—. Metastásica. || **Mönckeberg** —. De Mönckeberg. Esclerosis de Mönckeberg.

calcigerous. Calcígero. Que produce o transporta sales cálcicas.

calcimeter. Calcímetro. Instrumento para determinar la cantidad de calcio de un líquido.

calcination. Calcinación. Proceso de eliminación de los elementos volatilizables de una sustancia mediante calor elevado.

calcinosis. Calcinosis. Depósito de sales de calcio en los tejidos. || — **circumscripta.** Circunscrita. Depósito de cal en el tejido subcutáneo. || — **cutis.** Depósito de cal en la piel. || — **interstitialis.** Intersticial. Depósito en el tejido conectivo.

calciorrhachia. Calciorraquia. Presencia de sales de calcio en el líquido cefalorraquídeo.

calciotropism. Calciotropismo. Capacidad de reacción de las células a la administración de calcio.

calcipenia. Calcipenia. Deficiencia de calcio en el organismo.

calcipexy. Calcipexia. Fijación de las sales de calcio en el tejido orgánico.

calciphilia. Calcifilia. Tendencia a la absorción de calcio de la sangre.

calciprivia. Calciprivia. Pérdida de calcio.

calcitonin. Calcitonina. Hormona secretada por las células parafoliculares del tiroides, con acción hipocalcemiante. || Utilizada para el tratamiento de la enfermedad de Paget del hueso.

calcium. Calcio. Metal alcalinotérreo. Símbolo, Ca. || **carbonate** —. Carbonato. En los huesos, cáscara de huevo, etc. || **gluconate**—. Gluconato. Muy empleado en la medicación cálcica en inyecciones intramusculares o intravenosas. || **permanganate** —. Permanganato. Utilizado para la diarrea en niños. || **radioactive** —. Radiactivo.

calciuria. Calciuria. Presencia de calcio en la orina.

calcoglobulin. Calcoglobulina. Globulina presente en el tejido calcificado.

calcospherite. Calcosferitas. Gránulos formados durante la calcificación.

calculifragous. Calculífrago. Que rompe cálculos. Litotrítico.

calculogenesis. Calculogénesis. Formación de cálculos.

calculosis. Calculosis. (V. *lithiasis.*)

calculus. Cálculo. Concreción anormal formada en el organismo. || **alternating** —. Alternante. C. urinario formado por capas sucesivas de diversa constitución. || **alvine** —. Alvino. Concreción intestinal por endurecimiento del contenido fecal. || **articular**—. Artrítico. Depósito gotoso en una articulación. || **biliary calculi** —. Colelitiasis. || **encysted** —. Enquistado. || **hematogenic** —. Producido por la sangre. || **lacrimal** —. Dacriolito. || **lung** —. Bronquial. || **renal** —. Renal. || **salivary** —. Salival. || **spermatic** —. Espermático. En la vesícula seminal. || **urate** —. De uratos. || **uric acid** —. De ácido úrico. || **vesical** —. De la vejiga de la orina. || **xanthic** —. De xantina.

Caldani's ligament. Ligamento de Caldani. [L. M. Caldani, anatomista italiano, 1725-1813.] Ligamento deltoideo.

Caldwel-Luc operation. Operación de Caldwell-Luc [G. W. Caldwell, médico norteamericano, 1834-1918; H. Luc, laringólogo francés, 1855-1925.] Abertura del antro de Higmoro por incisión en la fosa supradentaria.

Caldwell-Moloy classification. Clasificación de Caldwell-Moloy. [W. E. Caldwell, obstetra norteamericano, 1880-1943; H. C. Moloy, obstetra norteamericano, 1903-1953.] Clasificación morfológica de las pelvis femeninas.

calefacient. Calefaciente. Que produce calor o sensación de calor.

calendula. *Caléndula.* Género de plantas compuestas. Se utilizaban como vulneraria.

calentura. Calentura. Nombre aplicado a diversas variedades de fiebres tropicales.

calf. Pantorrilla. Masa formada por los gastrocnemios en la pierna.

caliber. Calibre. Diámetro de un canal o tubo.

calibrator. Calibrador. Instrumento para dilatar una estructura tubular.

caliceal. Calicial. Relativo al cáliz.

calicectomy. Calicectomía. Escisión del cáliz renal.

calicivirus. Calicivirus. Subgrupo de picornavirus.

caliculus. Calículo. Organo en forma de cáliz o

copa. || — **gustatorius.** Gustatorio. Papila gustativa. || — **ophthalmicus.** Oftálmico. Vesícula óptica del embrión.

caliectasis. Caliectasia. Dilatación de los cálices renales.

caligation. Caligación. Caligo. (V. *caligo.*)

caligo. Caligo. Caligación. Disminución de la visión. || — **corneae.** Corneal. Debida a opacidad corneal. || — **lentis.** Catarata. || —**pupilae.** Disminución de la visión por contracción de la pupila. Sinicesis.

calipers. Compás de brazos curvos. Instrumento para medir diámetros.

calisthenics. Calisténica. Sistema de gimnasia rítmica para desarrollar fuerza y gracia en los movimientos.

calix. Caliz. Organo en forma de cáliz. || **renal calices.** Cálices renales.

CALLA. Abreviatura de *common acute lymphocytic leukemia antigen.*

Callander's amputation. Amputación de Callander. [C. L. Callander, cirujano norteamericano, 1892-1947.] Amputación por la rodilla con colgajos largos.

Callaway's test. Prueba de Callaway. [Th. Callaway, médico inglés, 1791-1848.] Procedimiento para reconocer la luxación de la cabeza del húmero.

Calleja's islets. Islotes de Calleja. [C. Calleja, anatomista español, n. en 1913.] Masas de células estrelladas y piramidales en el hipocampo.

calliphora. *Calliphora.* Moscas que depositan sus huevos en las heridas o aberturas del cuerpo.

Callison's fluid. Líquido de Callison. [J. S. Callison, médico norteamericano, n. en1873.] Líquido empleado como diluyente para el recuento de glóbulos rojos.

callomania. Calomanía. Creencia ilusoria sobre la propia belleza personal. Narcisismo.

callosal. Calloso. Relativo al cuerpo calloso.

callosity. Callosidad. Dureza semejante al callo, pero menos profunda.

callosomarginal. Callosomarginal. Relativo al cuerpo calloso y a la cisura marginal.

callosum. Cuerpo calloso. Comisura mayor del cerebro, en el fondo de la cisura longitudinal.

callus. Callo. Endurecimiento de la piel debido a roce o presión. || **central** —. Central. Formado dentro de la cavidad medular del hueso. Provisional. || **definitive** —. Definitivo. Exudado formado entre los extremos fracturados del hueso. || **intermediate** —. Definitivo. || **myelogenous** —. Central. || **temporary** —. Provisional.

calmative. Calmante. Sedante. Agente que disminuye la excitación, irritación o dolor.

Calmette reaction. Reacción de Calmette. [A. L. Ch. Calmette, bacteriólogo francés, 1863-1933.] Reacción oftálmica, local, de la conjuntiva, después de instilar toxinas de cultivos de bacilos tíficos o tuberculosos.

calomel. Calomelanos. Calomel. Cloruro mercurioso. Raramente utilizado como catártico.

calor. Calor (V. *heat.*)

caloradiance. Calor radiante. Calor transmitido en forma de ondas.

calorescence. Calorescencia. Conversión de los rayos calóricos en luminosos.

Calori's bursa. Bolsa de Calori. [L. Calori, anatomista italiano, 1807-1896.] Bolsa situada entre la tráquea y el arco de la aorta.

calorie. Caloría. Unidad de calor. || **large** —. Kilocaloría (kcal.). || **samll**—. Caloría pequeña (cal.).

calorifacient. Calorificación. Mantenimiento y producción de calor.

calorific. Calorífico. Productor de calor.

calorigenic. Calorígeno. Productor de calor. Calorífico.

calorimeter. Calorímetro. Instrumento para medir el calor producido en un sistema.

calorimetry. Calorimetría. Medida de la cantidad de calor absorbida o desprendida. || **direct** —. Directa. || **indirect** —. Indirecta.

caloripuncture. Caloripuntura. Punción de los tejidos enfermos con agujas incandescentes. Ignipuntura.

caloriscope. Caloriscopio. Tabla de valores calóricos para los niños.

Calot's operation. Operación de Calot. [J. F. Calot, cirujano francés, 1861-1944.] Corrección sin anestesia de una gibosidad vertebral.

calotte. Calota. Porción superior de la bóveda craneal.

calutron. Calutrón. Aparato para separar los isótopos del uranio.

calvacin. Calvacina. Sustancia antineoplásica derivada del hongo *Clavatia gigantea.*

calvaria. Calvaria. Calvario. Bóveda del cráneo; el cráneo.

Calvé disease. Enfermedad de Calvé. Conocida con el nombre de *vértebra plana:* Aplanamiento de un cuerpo vertebral por osteonecrosis o granuloma eosinófilo.

Calvé-Perthes disease. Enfermedad de Calvé Perthes. [J. Calvé, ortopedista francés, 1875-1954; G. C. Perthes, cirujano alemán, 1869-1927.] Osteocondritis deformante de la cadera, en los jóvenes.

Calvert's test. Prueba de Calvert [E. G. B. Calvert, médico inglés.] Para determinación de la urea en orina.

calvities. Calvicie. (V.*baldness.)*

calx. Calx. Talón. || Cenizas.

calyceal. Calicial. (V. *caliceal.*)

calycectomy. Calicectomía. (V. *calicectomy.*)

calyculus. Calículo. (V. *caliculus.*)

calyx. Cáliz (V. *calix.*)

cambogia. Cambogia.

cameloid. Cameloide. Aplicado a los eritrocitos de forma oval, por ser normales en el camello.

camera. Cámara. Caja, compartimiento. || Espacio cerrado. || — **anterior bulbi.** Anterior del ojo. || — **lucida.** Lúcida. Aparato para dibujar objetos observados al microscopio. || — **oculi.** Ocular. || — **posterior bulbi.** Posterior del ojo.

Camerer's law. Ley de Camerer. [J. F. W. Camerer, pediatra alemán, 1842-1910.] Los niños de igual peso requieren la misma cantidad de alimento, sin considerar la edad.

Cammidge reaction (test). Reacción de Cammidge. [P. J. Cammidge, médico inglés, n. en 1872.] Para el diagnóstico de pancreatitis o de una enfermedad maligna del páncreas.

CAMP. Abrevitura de *cyclic adenosine monphosphate.*

Campbell's ligament. Ligamento de Campbell. [W. E. Campbell, cirujano norteamericano, 1867-1926.] Ligamento suspensorio de la axila.

Camper's angle, fascia, ligament, etc. Angulo de Camper. [P. Camper, médico holándes, 1722-1789.] Angulo facial. || — **chiasma.** Quiasma. En los tendones del flexor sublinis del dedo. || — **fascia.** Fascia. Capa superior de la aponeurosis superficial en la región inferior del abdomen. || — **ligament.** Ligamento. Aponeurosis perineal profunda. || — **line.** Línea que pasa por el meato auditivo externo hasta llegar debajo de la espina nasal.

camphor. Alcanfor. Cetona aromática de acción sobre los centros respiratorio, vasomotor y cardiaco. || **artificial** —. Artificial ($C_{10}H_{16}HCl$). || **monobromated** —. Monobromado. Antinervioso. || F.: $C_{10}H_{16}O$.

camphorism. Alcanforismo. Intoxicación por alcanfor.

campimeter. Campímetro. Instrumento para medir el campo visual.

campimetry. Campimetría. Medida del campo visual.

campospasm. Campoespasmo. (V. *camptocormia.*)

campotomy. Campotomía. Técnica quirúrgica esterotáxica utilizada para la enfermedad de Parkinson.

camptocormia. Camptocormia. Deformidad que consiste en la flexión estática del tronco hacia delante.

camptodactylia. Camptodactilia. Flexión permanente de uno o más dedos.

camptodactyly. Camptodactilia. (V. *camptodactylia.*)

campylobacter. *Campylobacter.* Género de bacteria de la familia *Spirillaceae.*

Canada-Cronkhite syndrom. Síndrome de Canada-Cronkhite. [W. J. Canada, radiólogo norteamericano; L. W. Cronkhite, médico norteamericano, n. en 1919.] Poliposis familiar gastrointestinal.

canal. Canal. Conducto abierto. || **abdominal**—. Abdominal. C. inguinal. || **Alcok's** —. De Alcock. C. pudendo. || **alimentary** —. Tracto alimenticio. || **atrioventricular** —. Primitivo auriculoventricular. || **auditory** —. Auditivo.|| **carpal** —. Carpiano. || **Cloquet's** —. De Cloquet. C. hialoideo. || **digestive** —. C. alimenticio. || **eustachian** —. C. de Eustaquio. || **intestinal** — Intestinal. || **neural** —. Neural. || **optic** —. Optico. || **Santorini's**—. De Santorini. || **semicircular**—. Semicircular. || **seminal** —. Seminal. || — **of Wirsung.** De Wirsung. Conducto pancreático.

canaliculorhinostomy. Dacriocistorrinostomía. (V. *dacryocystorhinostomy.*)

canaliculus. Canalículo. Conducto pequeño. ‖ **biliary** —. Biliar. ‖ — **lacrimalis.** Lacrimal. ‖ **mastoid** —. Mastoideo. ‖ **tympanic** —. Timánico.

canalis. Canalis. Canal, conducto. ‖ — **adductorius.** Aductor. ‖ — **alimentarius.** Alimenticio. ‖ — **carpi.** Del carpo. ‖ — **Femoralis.** Femoral. ‖ — **obturatorius.** Obturador. ‖ — **pudendalis.** Pudendo. ‖ — **semicircularis.** Semicircular.

canalization. Canalización. Formación de canales o conductos naturales o patológicos.

canaloplasty. Canaloplastia. Reconstrucción plástica de un canal.

canavalin. Canavalina. Sustancia antibacteriana.

Canavan's syndrome. Síndrome de Canavan. [Myrtelle Canavan, médico norteamericano.] Síndrome de van Bogaert-Bertrand, enfermedad heredodegenerativa del sistema nervioso central, que se presenta a edad temprana, entre el 2° y el 6° mes de vida, y que consiste en una distrofia esponjosa difusa; presenta detención del crecimiento y del desarrollo psicomotor, deterioro progresivo de las funciones estáticas, transtorno del tono muscular de las extremidades, ceguera, crisis cerebrales y por último rigidez de descerebración y muerte en pocos meses o excepcionalmente años.

cancellated. Canceloso. De forma reticular o esponjosa.

cancellous. Canceloso. (V. *cancellated.*)

Cancer. Cáncer. Tumor maligno cuyo curso natural es fatal. ‖ **acinous** —. Adenocarcinoma. ‖ **alveolar** —. Adenocarcinoma. ‖ **black** —. Melanoma maligno. ‖ **boring** —. Epitelioma de la piel de la cara. ‖ **Butter's** — De Butter. Carcinoma del ángulo hepático del colon. ‖ **scirrhous**—. Escirro. ‖ **tubular** —. Tubular.

canceremia. Canceremía. Presencia de células cancerosas en sangre.

cancericidal. Cancericida. Que destruye el cáncer o las células malignas.

cancerigenic. Cancerígeno. Que provoca el desarrollo de cáncer.

cancerism. Cancerismo. Tendencia al desarrollo de cáncer.

cancerization. Cancerización. Transformación de células sanas en células malignas.

cancerophobia. Cancerofobia. Temor patológico a padecer cáncer.

cancerous. Canceroso. Relativo al cáncer.

cancriform. Cancriforme. Semejante al cáncer.

cancroid. Cancroide. Parecido al cáncer. ‖ Cáncer de la piel, de moderado grado de malignidad.

cancrum. Cáncer. (V. *cancer.*)

candicidin. Candicidina. Antibiótico antifúngico.

candida. *Candida.* Género de hongos semejantes a la levadura. ‖ — **albicans.** Albicans. Productor de candidiasis (muguet, vaginitis, etc.).

candidemia. Candidemia. Presencia en sangre de *Candida.*

candidiasis. Candidiasis. Infección por *Candida.*

candiduria. Candiduria. Presencia de *Candida* en orina.

candle. Vela, candela, bujía. Masa de material con forma cilíndrica empleada como filtro en microbiología.

cane. Bastón. ‖ **quadripod** —. B. caudrípode diseñado para aumentar la estabilidad. ‖ **tripod** —. Trípode.

canescent. Blanquecino, canoso.

canine. Canino. Diente canino.

caninus. Canino. Músculo elevador del ángulo de la boca.

canities. Canas. Cabellos blancos.

canker. Ulceración. Gangrena.

cannabinol. Canabinol. Esencia derivada del *Cannabis indica;* es el principio más activo del cáñamo y el componente eficaz del hachís. F.: $C_{21}H_{24}O_2$.

cannabis. *Cannabis.* Género de plantas urticáceas, de usos medicinales. Alucinógeno.

cannabism. Canabismo. Situación patológica debida al abuso en el consumo de *Cannabis, marihuana o hachís.*

cannibalism. Canibalismo. Fagocitosis de una célula maligna por otra. ‖ Antropofagia.

Cannizzaro's reation. Reacción de Cannizzaro. [S. Cannizzaro, químico italiano, 1826-1910.] Reacción de los aldehídos en contacto con los tejidos animales.

Cannon's ring (point). Anillo de Cannon. [W. B. Cannon, fisiólogo norteamericano, 1871-1945.] Contracciones tónicas a menudo perceptibles en la mitad derecha del colon transverso.

cannula. Cánula. Tubo abierto por ambos extremos, que se introduce por una abertura natural, generalmente con un trócar en su interior. ‖ **Bellocq's** —. De Bellocq. ‖ **Lindemann's** —. De Lindemann. Para la transfusión de sangre. ‖ **Trendelenburg's**—. De Trendelenburg. Para cerrar la tráquea después de la traqueotomía.

cannulation. Canulación. Introducción de la cánula.

canon. Canon. Regla de las proporciones de la figura humana.

cant. Canto. Angulo de los párpados. ‖ — **of mandible.** De la mandíbula.

Cantani's treatment. Tratamiento de Cantani [A. Cantani, médico italiano, 1837-1893.] Sueroterapia empleada en enfermedades infecciosas.

canthariasis. Cantariasis. Infestación por larvas de coleópteros.

cantharides. Cantárida. Insecto coleóptero. Mosca de España. A dosis moderada es diurético. A dosis altas es muy tóxico.

cantharidin. Cantaridina. Principio activo de las cantáridas.

cantharidism. Cantaridismo. Enfermedad producida por abuso de cantáridas.

canthectomy. Cantectomía. Escisión quirúrgica de un ángulo del ojo.

159

canthitis. Cantitis. Inflamación del ángulo o ángulos del ojo.

cantholysis. Cantólisis. División quirúrgica del ángulo del ojo.

canthoplasty. Cantoplastia. Cirugía plástica de la abertura palpebral.

canthorrhaphy. Cantorrafia. Sutura de la abertura palpebral.

canthotomy. Cantotomía. División quirúrgica del ángulo del ojo.

canthus. Canto. Angulos que forman los párpados.

Cantlie's foot tetter. Epidermofitosis de los dedos del pie de Cantlie. [Sir J. Cantlie, médico inglés, 1851-1926.]

cantus galli. Laringismo estriduloso.

canula. Cánula. (V. *cannula.*)

CaO. Oxido de cal.

Ca(OH). Hidróxido de cal.

caoutchouc. Caucho. Goma elástica soluble en cloroformo y éter.

CAP. Abreviatura de *College of American Pathologists.*

cap. Gorro, casquete. || **acrosomal**—. Acrosoma. || **bishop's** —. Porción superior del duodeno. || **dutch** —. Diafragma cervical anticonceptivo. || — **of zinn.** Prominencia radiográfica del arco pulmonar en la porción superior izquierda de la silueta cardiaca que aparece en caso de conducto arterioso persistente.

capacity. Capacidad. Poder de retener, mantener o contener. Facultad de absorber. || Disposición mental para comprender. || **cranial** —. Craneal. Espacio dentro del cráneo. || **functional residual** —. Funcional residual (pulmonar). || **inspiratory** —. Inspiratoria. || **respiratoria**—. Respiratoria. || **vital** —. Vital.

capillarectasia. Ectasia capilar. Dilatación de los capilares.

capillaria. *Capillaria.* Género de nematodos.

capillariasis. Capilariasis. Infestación por *Capillaria.*

capillaritis. Capilaritis. Inflamación de los capilares.

capillarity. Capilaridad. Propiedad de atraer un cuerpo sólido y hacer subir por sus paredes un líquido que las moja.

capillaropathy. Capilorapitía. Enfermedad de los capilares.

capillaroscopy. Capilaroscopia. Diagnóstico por examen de los capilares al microscopio.

capillary. Capilar. Semejante a un cabello. || Vaso diminuto que conecta arteriolas con vénulas. || **bile** —. Canalículo biliar. || **lymphatic** —. Ramas más pequeñas de los vasos linfáticos. || **Meig's** —. De Meigs. C. miocárdicos.

capillus. Cabello. Pelo de la cabeza.

capistration. Fimosis. (V. *phimosis.*)

capital. Capital. Relativo a la cabeza o a la parte más alta de un cuerpo. || De mucha importancia. || Relativo a la cabeza del fémur.

capitatum. Capitatum. Hueso grande del carpo.

capitellum. Capitellum. Cabeza ósea del húmero.

capitonnage. Capitonaje. Procedimiento quirúrgico. Sutura de colchonero.

capitulum. Capítulo. Cabeza ósea o eminencia articular pequeña. || — **costae.** Cabeza del extremo posterior de las costillas. || — **humeri.** Capitellum. || — **mallei.** Cabeza del martillo. || — **mandibulae.** Cabeza del maxilar inferio. || — **radii.** Cabeza del radio. || — **ulnae.** Cabeza del cúbito (extremo inferior).

Caplan's syndrome. Síndrome de Caplan. Neumoconiosis reumatoide.

capnophilic. Capnófilo. Dícese de los organismos que se desarrollan mejor en presencia de anhídrido carbónico.

caprate. Caprato. Sal de ácido cáprico.

capreolate. Capreolado. Sinuoso, como los vasos espermáticos.

capreomycin. Capreomicina. Antibiótico polipéptido producido por el *Streptomyces capreolus.*

caprid acid. Acido cáprico. Principio cristalino graso de la manteca.

capriloquism. Capriloquismo. (V. *egophony.*)

caprin. Caprina. Ester de la glicerina.

caprizant. Saltón. Referente a la cualidad del pulso.

caproate. Caproato. Sal del ácido caproico.

caprylate. Caprilato. Sal del ácido caprílico.

capsicum. *Capsicum.* Género de plantas solanáceas.

caspid. Cáspide. Cubierta proteica de los virus.

capsitis. Capsulitis. Inflamación de una cápsula.

capsomer. Capsómera. Nombre dado a cada unidad proteica que forma la cápside.

capsula. Cápsula. Ligamento capsular. || Envoltura que rodea a un órgano. || Envoltura para contener una dosis de medicamento. || — **articularis.** Articular. || — **Glissoni.** De Glisson (hepática, fibrosa). || — **glomeruli.** Glomerular.

capsulation. Capsulación. Introducción de un medicamento en una cápsula.

capsulectomy. Capsulectomía. Escisión de la cápsula que rodea un órgano o estructura articular.

capsulitis. Capsulitis. Inflamación de una cápsula.

capsulolenticular. Relativo al cristalino y a su cápsula.

capsuloma. Capsuloma. tumor capsular o subcapsular de riñón.

capsuloplasty. Capsuloplastia. Operación plática sobre una cápsula articular.

capsulorrhaphy. Capsulorrafía. Sutura de una cápsula articular.

capsulotome. Capsulótomo. Instrumento usado para incidir las cápsulas.

capsulotomy. Capsulotomía. Incisión de una cápsula, especialmente la del cristalino.

captation. Captación. Primera fase del hipnotismo.

captopril. Captopril. Principio que inhibe la actividad de las enzimas angiotensina-couvertina. Hipotensor.

Capuron's points. Puntos de Capuron. [J. Capuron, médico francés,1767-1850.] Los cuatro puntos del estrecho superior de la pelvis.

caput. Cabeza. Extremidad superior del cuerpo. ‖ Parte superior o proximal de una estructura (músculo, etc.). ‖ — **medusae.** De medusa. Dilatación venosa cutánea alrededor del ombligo en cirrosis hepática. ‖ — **pancreatis.** Del páncreas. ‖ — **succedaneum.** En el feto, durante el parto.

Carabelli tubercle. Tubérculo de Carabelli. [G. C. Carabelli, dentista austriaco, 1787-1842.] Quinto tubérculo que se observa a veces en la superficie lingual de un molar.

Carassini's spoon. Cucharilla de Carassini. Instrumento cortante, de aluminio, utilizado para realizar la anastomosis intestinal.

carat. Quilate. Medida de la pureza del oro.

caraway. Alcaravea. Planta umbelífera cuyas semillas son estimulantes o carminativas.

carbamate. Carbamato. Ester del ácido carbámico.

carbamazepine. Carbamacepina. Anticonvulsivante y analgésico. F.: $C_{15}H_{12}N_2O$.

carbamide. Carbamida. Urea.

carbaril. Carbaril. Insecticida. F.: $C_{12}H_{11}NO_2$.

carbarsone. Aminarsona. (V. *aminarsone.*)

carbasus. Gasa. (V. *cotton.*)

carbenicillin. Carbenicilina. Penicilina semisintética. F.: $C_{17}H_{18}H_2O_6S$.

carbhemoglobin. Carbohemoglobina. Hemoglobina combinada con anhídrido carbónico.

carbimazole. Carbimazol. Inhibidor de la hormona tiroidea.

carbo. Carbón. Producto de la combustión incompleta de materia orgánica. ‖ — **activatus.** C. activado ‖ — **animalis.** C. animal. ‖ — **ligni.** C. vegetal.

carbogaseous. Carbogaseoso. Con dióxido de carbono gaseoso.

carbohemia. Carbohemia. Oxidación imperfecta de la sangre.

carbohemoglobin. Carbohemoglobina. (V. *carbhemoglobin.*)

carbohydrase. Carbohidrasa. Enzima que cataliza la hidrólisis de los carbohidratos superiores para su conversión en azúcares simples.

carbohydrate. Carbohidrato. Hidrato de carbono.

carbohydraturia. Carbohidraturia. Exceso de hidratos de carbono en la orina.

carbolate. Fenolato. Fenol.

carbolfuchsin. Carbolfucsina. Líquido colorante utilizado en histología.

carbolism. Carbolismo. Intoxicación por ácido fénico o carbólico.

carboluria. Carboluria. Presencia de fenol en la orina.

carbomycin. Carbomicina. Antibiótico derivado de *Streptomyces halstedii,* bacteriostático contra gérmenes grampositivos.

carbon. Carbono. Elemento no metálico, tetravalente, en estado puro en el diamante. Símbo, C. ‖ — C^{13}. Isótopo del carbón, de masa atómica 13, utilizado como trazador. ‖ — **dioxide.** Dióxido de c. Se utiliza como anestésico. ‖ — **disulfide.** Disulfuro de c. Anestésico local. Disolvente ‖ — **monoxide.** Monóxido de c. Muy tóxico. Produce muerte por asfixia. ‖ — **tetrachloride.** Tetracloruro de c. Antihelmíntico.

carbonate. Carbonato. Sal del ácido carbónico.

carbonemia. Carbonemia. (V. *carbohemia.*)

carbonuria. Carbonuria. Presencia de dióxido de carbono y otros componentes de carbono en la orina. ‖ — **dysoxidative.** Desoxidante. Oxidación insuficiente de los compuestos de carbono.

carbonyl. Carbonilo. Grupo C=O; actúa como divalente.

carbophilic. Carbofílico. (V. *capnophilic.*)

carboxydismutase. Carboxidismutasa. Enzima utilizada en la fijación autotrófica del dióxido de carbono.

carboxydomonas. Carboxidomonas. Bacterias capaces de crecer en ausencia de materia orgánica.

carboxyhemoglobin. Carboxihemoglobina. Combinación de óxido de carbono y hemoglobina que puede producirse en la sangre.

carboxyl. Carboxilo. Radical monovalente CO: OH, en casi todos los ácidos orgánicos.

carboxylase. Carboxilasa. Enzima que descompone el ácido pirúvico, produciendo acetaldehído y dióxido de carbono. ‖ **Acetyl-CoA.** Enzima que cataliza la conversión de ATP, acetil-CoA, CO_2 y agua en ADP, ortofosfato y malonil-CoA.

carboxilation. Carboxilación. Adición de un grupo carboxilo.

carboxypeptidase. Carboxipeptidasa. Enzima proteolítica de la secreción pancreática.

carbromal. Carbromal. Sedante, con actividad hipnótica. F.: $C_7H_{13}BrN_2O$.

carbuncle. Carbunco. Infección necrotizante de la piel y el tejido subcutáneo, con furúnculos, debida generalmente al *Staphylococcus aureus.* ‖ **malignant** —. Antrax. ‖ **renal** —. Supuración masiva localizada en el parénquima, subsiguiente a una metástasis bacteriana.

carbuncular. Carbuncular. Semejante al carbunco.

carbunculosis. Carbunculosis. Situación caracterizada por el desarrollo de carbuncos.

carbutamide. Carbutamida. Agente hipoglucemiante. F.: $C_{11}H_{17}N_3O_3S$.

carcass. Cuerpo muerto. Término aplicado generalmente a un cuerpo no humano.

Carcassone's ligament. Ligamento de Carcassone. [G. G. Carcassone, cirujano francés, n. en 1728.] Aponeurosis media del periné.

carceag. Carciag. Nombre de una enfermedad de los carneros en los países balcánicos.

carcinectomy. Carcinectomía. Escisión de un carcinoma.

carcinemia. Carcinemia. Caquexia cancerosa.

carcino-. Carcino-. Prefijo relacionado con «carcinoma».

carcinoembryonic. Carcinoembrionario. Relativo al carcinoma y la fase embrionaria. (V. *antigen.*)

carcinogen. Carcinógeno, que produce cáncer.

carcinogenesis. Carcinogénesis. Producción de carcinoma.

carcinogenicity. Carcinogenicidad. Tendencia a la producción de cáncer.

carcinoid. Carcinoide. Tumor amarillento, circunscrito en el intestino delgado, apéndice y estómago.

carcinoid syndrome, endocard fibrosis dueto. Síndrome de Hedinger. Síndrome carcinoide. Fibrosis endocárdica debida a crisis de hipertensión arterial con afección de la válvula tricúspide y a veces también de la pulmonar, de la aurícula derecha y del ventrículo derecho; frecuentemente va seguida de estenosis e insuficiencia de dichas válvulas y de insuficiencia cardíaca secundaria.

carcinolysis. Carcinólisis. Destrucción o disolución de las células cancerosas.

carcinolytic. Carcinoma. Tumor maligno de células epiteliales que tiende a infiltrar los tejidos circundantes y a producir metástasis. || **acinous** —. Adenocarcinoma. || **alveolar** —. C. alveolar, coloide || **basocellulare** —. C. basocelular. || **bronchiolar** —. C. de células alveolares. || — **comedo.** Comedocarcionma. || **cylindrical** —. C. de células cilíndricas. || **epidermoid** —. C. de células cilíndricas. || **epidermoid** —. C. epidermoide. || **giant cell** —. C. de células gigantes. || **glandular**—. Adenocarcinoma. || **hepatocellular** —. Hepatoma (tumor primario de hígado). || **hypernephroid** —. Hipernefroma. || **lenticular** —. C. lenticular. Escirro de la piel. || **mucinous** —. C. productor de mucina. || **scirrhous** —. Escirro. || **simplex** —. C. indiferenciado. || **squamous** —. C. de células escamosas. || **tuberous** —. C. tuberoso. Escirro de piel con formaciones nodulares.

carcinomata. Plural de carcinoma.

carcinomatophobia. Carcinomatofobia. (V. *cancerphobia.*)

carcinomatosis. Carcinomatosis. Diseminación de carcinomas por el cuerpo.

carcinomatous. Carcinomatoso. Maligno; relativo al cáncer.

carcinomectomy. Carcinomectomía. (V. *carcinectomy.*)

carcinomelcosis. Carcinomelcosis. Ulceración maligna o cancerosa.

carcinophylia. Carcinofilia. Especial afinidad por el tejido canceroso.

carcinosarcoma. Carcinosarcoma. Tumor con elementos carcinomatosos y sarcomatosos.

carcinosis. Carcinosis. Tendencia al desarrollo de cáncer. || Carcinomatosis.

carcinostatic. Carcinostático. Que tiende a contener el crecimiento de un carcinoma.

cardamom. Cardamomo. Planta del Asia tropical; aromática y carminativa.

Cardarelli's sign (symptom). Signo (síntoma) de Cardarelli [A. Cardarelli, médico italiano, 1831-1927.] Movimientos laterales de la tráquea en el aneurisma aórtico.

Carden's amputation. Amputación de Carden. [H. D. Carden, cirujano inglés del siglo XIX.] Amputación con un solo colgajo del muslo, por encima de la rodilla.

-cardia. -cardia. Sufijo griego que indica relación con el corazón.

cardiac. Cardiaco. Relativo al corazón. || Medicamento que actúa sobre el corazón, restaurando su función. || Relativo a la porción de estómago en contacto con el esófago (cardias).

cardiagra. Cardiagra. Gota o dolor en el corazón.

cardialgia. Cardialgia. Dolor precordial. Sensación molesta en episgastrio. Sin.: Epigastralgia, gastralgia.

cardiameter. Cardiámetro. Instrumento para determinar la posición del cardias.

cardiamorphia. Cardiamorfia. Malformación cardiaca.

cardianesthesia. Cardianestesia. Falta de sensibilidad en el corazón.

cardianeuria. Cardianeuria. Deficiencia del tono cardiaco.

cardiant. Cardiotónico. Agente estimulador del corazón.

cardiasthenia. Cardiastenia. Debilidad cardiaca. || Astenia neurocirculatoria.

cardiasthma. Asma cardiaco. Debido a insuficiencia miocárdica.

cardiataxia. Cardiataxia. Incoordinación en los movimientos cardiacos.

cardicentesis. Cardiocentesis. Punción del corazón.

cardiectasis. Cardiectasia. Dilatación cardiaca.

cardiectomy. Cardioectomía. Escisión cardiaca. || Escisión del cardias.

cardinal. Cardinal. De importancia principal. || Punto. Vena.

cardio-, card-. Cardio-. Prefijo que indica relación con el corazón.

cardioaccelerator. Cardioacelerador. Que acelera la acción del corazón.

cardioactive. Cardioactivo. Con efecto activador sobre el corazón.

cardioangiography. Cardioangiografía. (V. *angiocardiography.*)

cardioangiology. Cardioangiología. Estudio del corazón y de los vasos.

cardioaortic. Cardioaórtico. Relativo al corazón y a la aorta.

cardioarterial. Cardioarterial. Relativo al corazón y a las arterias.

cardiocairograph. Cardiocairógrafo. Aparato para sincronizar las exposiciones con los movimientos cardiacos en las radiografías torácicas.

cardiocele. Cardiocele. Protrusión del corazón. *Hernia cordis.*

cardiocentesis. Cardiocentesis. Incisión quirúrgica en el corazón.

cardiochalasia. Cardiocalasia. Relajación o incompetencia de la acción de cardias.

cardiocinetic. Cardiocinético. Excitante y regulador del corazón.

cardiocirculatory. Cardiocirculatorio. Perteneciente al corazón y al sistema circulatorio vascular.

cardiocirrhosis. Cardiocirrosis. Cirrosis hepática secundaria a enfermedad cardiaca.

cardioclasis. Cardioclasis. Rotura cardiaca.

cardiodiaphragmatic. Cardiodiafragmático. Relativo al corazón y al diafragma.

cardiodilator. Cardiodilatador. Instrumento para dilatar el cardias.

cardiodiosis. Cardiodiosis. Dilatación del cardias.

cardiodynamics. Cardiodinámica. Ciencia que estudia la dinámica cardiaca.

cardiodynia. Cardiodinia. Dolor en la región cardiaca. Cardialgia.

cardioesophageal. Cardioesofágico. Relativo al esófago y al cardias.

cardiogenesis. Cardiogénesis. Desarrollo cardiaco en el embrión.

cardiogenic. Cardiogénico. Con origen en el propio corazón.

cardiogram. Cardiograma. Trazado obtenido con el cardiógrafo.

cardiograph. Cardiógrafo. Instrumento para registrar el movimiento cardiaco.

cardiography. Cardiografía. Estudio de los movimientos del corazón. Sin.: Electrocardiografía, ecocardiografía, fonocardiografía, etc.

cardiohepatic. Cardiohepático. Relativo al corazón y al hígado.

cardiohepatomegaly. Cardiohepatomegalia. Agrandamiento cadiaco y hepático.

cardioid. Cardioide. Cardiforme. En forma de corazón.

cardioinhibitor. Cardioinhibidor. Que inhibe los movimientos cardiacos.

cardiokinetic. Cardiocinético. (V. *cardiocinetic.*)

cardiolipin. Cardiolipina. Fosfolípido sintetizado en la mitocondria, muy abundante en la membrana de la célula bacteriana.

cardiolith. Cardiolito. Cálculo o concreción dentro del corazón.

cardiologist. Cardiólogo. Médico especializado en el diagnóstico y tratamiento de las enfermedades del corazón.

cardiology. Cardiología. Estudio del corazón y sus funciones.

cardiolysin. Cardiolisina. Citotoxina que actúa sobre el músculo cardiaco.

cardiolysis. Cardiólisis. Operación de liberar el pericardio de sus adherencias con el periostio esternal.

cardiomalacia. Cardiomalacia. Reblandecimiento de las fibras musculares del corazón.

cardiomegaly. Cardiomegalia. Aumento del tamaño cadiaco por hipertrofia miocárdica. || **glycogenic** —. C. glucógena. Hipertrofia con depósitos de glucógeno en la fibra miocárdica.

cardiomelanosis. Cardiomelanosis. Melanosis en el corazón.

cardiometer. Cardiómetro. Aparato para llevar a cabo la cardiometría.

cardiometry. Cardiometría. Medida de la fuerza de la acción cardiaca.

cardiomotility. Cardiomotilidad. Movimientos cardiacos; motilidad del corazón.

cardiomyoliposis. Cardiomioliposis. Degeneración del músculo cardiaco.

cardiomyopathy. Miocardiopatía. Enfermedad primaria del miocardio, de etiología desconocida o no suficientemente aclarada. || **alcoholic** —. C. alcohólica. || **congestive** —. C. congestiva. || **peripartum** —. C. en los últimos meses de la gestación. || **postpartum** —. C. posparto. || **secondary** —. C. secundaria.

cardiomyopexy. Cardiomiopexia. Operación que consiste en fijar un colgajo del músculo pectoral sobre el miocardio para mejorar la vascularización cardiaca.

cardiomyotomy. Cardiomiotomía. (V. *esophagogastromyotomy.*)

cardionecrosis. Cardionecrosis. Necrosis o gangrena cardiaca.

cardionector. Cardionector. Estructuras que regulan el latido cardiaco.

cardionephric. Cardiorrenal. Relativo al corazón y al riñon.

cardioneurosis. Cardioneurosis. Neurosis cardiaca. Astenia neurocirculatoria.

cardioomentopexy. Cardioomentopexia. Intervención por medio de la cual se sutura un fragmento de epiplón en el corazón.

cardiopalmus. Cardiopalmia. Cardiopalmos. Palpitaciones cardiacas.

cardiopaludism. Cardiopaludismo. Afección cardiaca debida al paludismo.

cardiopath. Cardiópata. Persona afecta de enfermedad cardiaca.

cardiopathy. Cardiopatía. Término que expresa en general enfermedad cardiaca.

cardiopericardiopexy. Cardiopericardiopexia. Operación practicada con el fin de producir una pericarditis adhesiva.

cardiopericarditis. Cardiopericarditis. Inflamación del corazón y del pericardio.

cardiophobia. Cardiofobia. Temor patológico a padecer una afección cardiaca.

cardiophone. Cardiófono. instrumento para escuchar el sonido el músculo cardiaco.

cardiophrenia. Cardiofrenia. Frenocardia. Estado patológico psíquico, con síntomas cardiacos.

cardioplasty. Cardioplastia. Operación plásticas sobre el cardias.

cardioplegia. Cardioplejía. Parada de la contracción miocárdica, a veces inducida por agentes farmacológicos o por el frío.

cardiopneumatic. Cardioneumático. Relativo al corazón y a la respiración.

cardiopneumograph. Cardioneumógrafo. Aparato que registra los movimientos cardioneumáticos.

cardioptosia. Cardioptosis. (V. *cardioptosis.*)

cardioptosis. Cardioptosis. Desplazamiento del corazón hacia abajo por hipotonía de los grandes vasos.

cardiopulmonary. Cardiopulmonar. Relativo al corazón y a los pulmones.

cardiopuncture. Cardiocentesis (V. *cardiocentesis.*)

cardiopyloric. Cardiopilórico. Relativo al cardias y al píloro.

cardiorenal. Cardiorenal. Relativo al corazón y al riñón.

cardiorrahphy. Cardiorrafia. Sutura de una herida en el miocardio.

cardiorrhexis. Cardiorrexis. Rotura del corazón.

cardioschisis. Cardiosquisis. Desprendimiento de las adherencias existentes en la pericarditis adhesiva.

cardiosclerosis. Cardiosclerosis. Induración fibrosa del corazón.

cardioscope. Cardioscopio. Instrumento que explora los movimientos cardiacos. || Cardiófono. Para escuchar el sonido del miocardio.

cardioselective. Cardioselectivo. Que actúa selectivamente sobre el tejido cardiaco.

cardiospasm. Cardiospasmo. Acalasia del esófago.

cardiosphygmograph. Cardiosfigmógrafo. Combinación de cardiógrafo y esfigmógrafo.

cardiosplenopexy. Cardiosplenopexia. Sutura del parénquima esplénico a la superficie del corazón para revascularizar el miocardio.

cardiosymphysis. Cardiosínfisis. Fijación del corazón por medio de adhrencias con el mediastino.

cardiotachometer. Cardiotacómetro. Cardiotaquímetro. Instrumento para contar el número de latidos cardiacos durante periodos largos de tiempo.

cardiotherapy. Cardioterapia. Tratamiento de las enfermedades cardiacas.

cardiothyrotoxicosis. Cardiotirotoxicosis. Cardiotireosis. Hipertiroidismo con alteraciones cardiacas.

cardiotocography. Cardiotocografía. Registro del latido fetal y de las contracciones uterinas.

cardiotomy. Cardiotomía. Incisión quirúrgica en el corazón. || Incisión en el cardias.

cardiotonic. Cardiotónico. Tónico cardiaco.

cardiotopometry. Cardiotopometría. Medida de la zona de matidez cardiaca.

cardiotoxic. Cardiotóxico. Tóxico para el corazón.

cardiovalvular. Cardiovalvular. Relativo a las válvulas cardiacas.

cardiovalvulitis. Cardiovalvulitis. Inflamación de las válvulas cardiacas.

cardiovalvulotomy. Cardiovalvulotomía. Incisión de una válvula cardiaca.

cardiovascular. Cardiovascular. Relativo al corazón y a los vasos sanguíneos.

cardioversion. Cardioversión. Recuperación del ritmo cardiaco normal mediante choque eléctrico.

carditis. Carditis. Inflamación del corazón. || **rheumatic** —. C. reumática. || **streptococal** —. C. estreptocócica.

cardol. Cardol. Líquido oleoso irritante. || Tibromosalol. Antiséptico intestinal, hipnótico y analgésico.

caries. Caries. Necrosis molecular del hueso, que se vuelve poroso. || **cemental** —. C. del cemento dentario. || **central** —. C. central. En el interio de un hueso. || **necrotic** —. C. necrótica. || **spinal**—. C. vertebral. Enfermedad de Pott.

carina. Carina. Parte u órgano en forma de quilla. Separación bronquial. || — **fornicis.** Reborde en el trígono cerebral. || — **urethralis vaginae.** Columna rugosa anterior vaginal.

carinate. Carinado. En forma de quilla.

cariogenesis. Cariogénesis. Desarrollo del núcleo de las células. || Desarrollo de caries.

cariology. Cariología. Estudio del núcleo celular y de la actividad cromosómica en su interior.

carious. Cariado. Afetado por caries.

Carleton's spost. Manchas de Carleton. [B. G. Carleton, médico norteamericano, 1856-1914.] Puntos de esclerosis ósea en la infección gonocócica.

carmalum. Carmalum. Colorante compuesto por carmín, alumbre y agua.

carminative. Carminativo. Dícese de los agentes que previenen la formación de gases en el aparato digestivo o aumentan la expulsión de los mismos.

carminophil. Carminófilo. Que se tiñe fácilmente con carmín.

carneous. Carnoso. Semejante a la carne, formada por carne o con mucha carne.

carnification. Carnificación. Cambios en los tejidos de ciertos órganos, que toman apariencia carnosa.

carnine. Carnina. Leucomanía tóxica derivada del extracto de carne y de las levaduras.

carnitine. Carnitna. Aminoácido que interviene en la oxidación mitocondrial de cadenas largas de ácidos grasos. F.: C_7H_{15}-NO_3.

carnivorous. Carnívoro. Que se alimenta de carne.

Carnochan's operation. Operación de Carnochan. [J. M. Carnochan, cirujano norteamericano, 1817-1887.] Extirpación del ganglio de Meckel y de una gran parte del quinto par en la neuralgia.

carnophobia. Carnofobia. Aversión anormal a comer carne.

carnosinase. Carnosinasa. Enzima que hidroliza la carnosina.

carnosine. Carnosina. Dipéptido compuesto por histidina y alanina en los músculos estriados de los vertebrados. F.: $C_9H_{14}N_4O_2$.

carnosinemia. Carnosinemia. Aumento excesivo de carnosina en sangre.

carnosinuria. Carnosinuria. aminoaciduria caracterizada por exceso de carnosina en orina.

carnosity. Carnosidad. Excrecencia carnosa anormal.

Carnot's solution. Solución de Carnot. [P. Carnot, médico francés, 1869-1957.] Solución de gelatina en suero fisiológico al 5 ó 10 por 100 para la hemostasia local.

caro. Caro. Carne o tejido muscular. || — **quadrata manus.** Músculo palmar breve o corto. || — **quadrata sylvii.** Músculo cuadrado plantar.

carotenase. Carotenasa. Enzima capaz de convertir el caroteno en vitamina A.

carotene. Caroteno. Pigmento de color naranja presente en ciertos vegetales, yema de huevo, etc. Puede convertirse en vitamina A dentro del organismo.

carotenemia. Carotenemia. Presencia de caroteno en sangre.

carotenodermia. Carotenodermia. Manchas amarillas en la piel por carotenemia.

carotenosis. Carotenosis. Aurantiasis. Coloración amarillo oro de la piel producida por ingestión de grandes cantidades de zanahoria, naranjas, etc.

carotic. Carótico. Relativo al estupor o de su naturaleza.

caroticotympanic. Caroticotimpánico. Relativo al conducto carotídeo y al timpano.

carotid. Carótida. Arteria principal del cuello.

carotidynia. Carotidinia. Dolor al comprimir la carótida primitiva, que se refleja periorbitariamente y en la nuca.

carotin. Caroteno. (V. *carotene.*)

carotinase. Carotinasa. (V. *carotenase.*)

carotinemia. Carotinemia. (V *carotenemia.*)

carotodynia. Carotidinia. (V. *carotidynia.*)

carpaine. Carpaína. Papaína.

carpal. Carpalia. Huesos del carpo.

carpale. Carpo. Hueso del carpo.

carpectomy. Carpectomía. Escisión de huesos del carpo.

carphology. Carfología. Movimiento involutario de las manos. Sin.: Crocidismo, flocilación, flocilegio.

carpometacarpal. Carpometacarpiano. Relativo al carpo y al metacarpo.

carpopedal. Carpopedal. Que afecta al carpo y al pie.

carpophalangical. Carpofalángico. Relativo a la muñeca y a las falanges.

carpoptosis. Carpoptosis. Caída de la muñeca. Parálisis de los músculos extensores de mano y dedos.

Carpue's operation, rhinoplasty. Operación de Carpue. [J. C. Carpue, cirujano inglés, 1764-1846.] Método de realizar la rinoplastia.

carpus. Carpo. Muñeca; conjunto de huesos que se articulan con el antebrazo y mano.

Carr-Price text. Reacción de Carr-Price. [F. H. Carr, químico inglés, n. en 1874; E. A. Price.] Reacción cromática cuantitativa para la investigación de vitamina A en aceites.

carrefour. Decusación. Cruzamiento en X. Quiasma.

Carrel's method, treatment. Método, tratamiento de Carrel. [A. Carrel, cirujano francés, 1873-1944.] Tratamiento de las heridas sistematizado. ‖ **— mixture.** Mixtura de C. Preparación para fijar los injertos sobre una superficie ulcerada.

Carrel-Dakin fluid. Líquido de Carrel-Dakin. [A. Carrel; H. D. Dakin, químico norteamericano, 1880-1952.] Solución acuosa de hipoclorito sódico.

carrier. Portador. Persona enferma, convaleciente o sana que lleva en su cuerpo el germen productor de una enfermedad. ‖ **—free.** Término que se refiere al radisótopo de un elemento en forma pura. ‖ **— mediated diffusion.** Difusión mediada por transportador, difusión facilitada.

Carrion's disease. Enfermedad de Carrión. [D. A. Carrión, estudiante peruano, 1850-1885.] Fiebre de Oraya y verruga peruana.

carrot. Carota. Planta umbelífera con características diuréticas y estimulantes.

carry-over effect. Efecto remanente; supera ampliamente al tiempo de administración de un fármaco.

Carswell's grapes. Granulaciones de Carswell. [Sir R. Carswell, médico inglés, 1793-1857.] Infiltración tuberculosa en forma de pequeños racimos alrededor de los bronquios pequeños.

cart. Carro. Pequeño vehículo para transportar enfermos o equipo en el hospital. ‖ **crash —.** C. de resucitación.

Carter's fever. Fiebre de Carte. [H. V. Carter, médico angloindio, 1831-1897.] Fiebre recurrente asiática.

Carte's operation. Operación de Carter. [W. W. Carter, rinólogo norteamericano, n. en 1869.] Formación de un dorso artificial para la nariz mediante trasplante de un fragmento de costilla. ‖ Formación de una pupila artificial a través de una pequeña abertura en la córnea.

cartilage. Cartílago. Sustancia elástica, variedad del tejido conectivo fibroso, que forma ciertas partes del esqueleto. ‖ **accessory —.** Accesorio. ‖ **branchial—.** Branquial (en el embrión). ‖ **calcified —.** Calcificado. ‖ **cricoid—.** Cricoide. ‖ **floating —.** Flotante. Porción libre de cartílago articular. ‖ **hyaline —.** Hialino. Con escaso tejido fibroso. ‖ **obducent —.** Articular. ‖ **Santorini's —.** De Santorini. En el vértice del cartílago aritenoides.

cartilagin. Cartilagina. Principio inmediato del tejido cartilaginoso.

cartiliginification. Cartiliginificación. Conversión en cartílago.

cartiliginiform. Cartiliginiforme. Semejante al cartílago.

cartilaginous. Cartilaginoso. Que tiene la naturaleza del cartílago.

cartilago. Cartílago. (V. *cartilage.*)

cartilago-hair-hypoplasia McKusick. Síndrome de MacKusick. Síndrome de Holt-Oram. Hipoplasia cartílago-pelo, con nanismo, a menudo combinada con malabsorción megacolon.

cartilagotropic. Cartilagotrópico. Que tiene afinidad por el cartílago.

carum. Alcaravea. Planta umbelífera de semillas aromáticas, estimulantes y carminativas.

caruncle. Carúncula. Pequeña eminencia carnosa, normal o anormal. ‖ **amniotic —.** Aminiótica. ‖ **hymenal —.** Himeneal. ‖ **Morgagni's —.** De Morgagni. Lóbulo medio de la próstata. ‖ **myrtiform —.** Mirtiforme. Pequeñas elevaciones que rodean el orificio vaginal. ‖ **urethral —.** Uretral. Pequeña eminencia roja patológica en la membrama mucosa del meato urinario de la mujer.

caruncula. Carúncula. (V. *caruncle.*)

Carus' curve. Curva de Carus. [K. G. Carus, obstetra alemán, 1789-1869.] Eje normal del conducto uterovaginal.

carvacrol. Carvacrol. Esencia estimulante de alcanfor, alcaravea, etc.

carvene. Carveno. Terpeno de la esencia de alcaravea.

carver. Instrumento utilizado en odontología, en dientes artificiales.

caryo-. Cario-. Prefijo que se refiere al núcleo.

caryococcus. Cariococo. Género de bacterias parásitas del núcleo de ciertos protozoos.

caryokinesis. Cariocinesis. División celular o nuclear; mitosis.

caryophil. Cariófilo. Clavo de especia. Capullo seco de las mirtáceas, carminativo y antiemético.

carysomya bezziana. *Carysomya bezziana.* Mosca de India y Africa cuyas larvas sólo pueden desarrollarse en los tejidos vivos.

Casal's necklace. Collar de Casal. [G. Casal, médico español, 1679-1759.] Erupción pelagrosa en forma de arco, en el cuello.

cascade. Cascada. Una serie de fases o estadios (de un proceso fisiológico, por ejemplo) que una vez iniciada continúa hasta la fase final en virtud de que cada etapa es desencadenada por la anterior .|| **complement**—. Activación en cascada del sistema de complemento. C. del complemento.

cascara. Cáscara. Nombre de cortezas empleadas en medicina. || — **amarga.** De *Picramnia antidesma,* tónica. || —**sagrada.** De *Rhamnus purshiana,* laxante, catártica y estimulante.

casease. Caseasa. Enzima derivada de cultivos bacterianos, capaz de disolver la albúmina y la caseína de la leche y el queso.

caseation. Caseificación. Efecto de transformación en caseína. || Necrobiosis en la que los tejidos se convierten en una masa semejante al queso.

casein. Caseína. Fosfoproteína, principal proteína de la leche. Sus sales se utilizan en medicina.

caseinate. Caseinato. Sal de la caseína.

caseinogen. Caseinógeno. Término inglés para designar la caseína.

cascinogenate. Caseinogenato. Sal del caseinógeno.

caseose. Caseoso. Semejante al queso o cuajo.

caseoserum. Caseosuero. Antisuero producido por inmunización con caseína.

caseous. Caseoso (V.*caseose.*)

caseum. Caseum. Materia con aspecto de queso que procede de la caseificación.

caseworm. Equinococo. (V. *echinococcus.*)

CaSO₄. Sulfato de calcio.

Casoni's reaction. Reacción de Casoni. [T. Casoni, médico italiano, 1880-1933.] Reacción cutánea positiva previa inyección dérmica de líquido hidatídico en casos de enfermedad hidatídica.

Casselberry's position. Posición de Casselberry. [W. E. Casselberry, laringólogo norteamericano, 1859-1916.] Posición prona utilizada después de la intubación.

Casserio's fontanell. Fontanela de Casserio [G. Casserio, anatomista italiano, 1156-1616.] Fontanela formada por los huesos temporal, occipital y parietal.|| — **muscle.** Músculo de C. ligamento anterior del martillo. || — **perforating nerve.** Nervio perforante de C. N. musculocutáneo del brazo.

cassia. *Cassia.* Género de plantas leguminosas.

Cassirer's syndrome. Síndrome de Cassirer (-Crocq). [Richard Cassirer, 1868-1925, neurólogo alemán, n. en Berlín.] Acrocianosis crónica hipertrófica; vasoneurosis constitucional, desencadenada en ocasiones por noxas endógenas o exógenas, con acrocianosis y acrohipoxia, sobre todo de las extremidades superiores; extremidades frías y húmedas, trastornos de la sensibilidad, hipersensibilid frente al frío y trastornos tróficos.

cast. Molde. De un túbulo renal, de un bronquiolo; etc. || Molde dentario. || **bacterial** —. Bacteriano. || **dental**—. Dental. || **fibrinous** —. Fibrinoso. || **hair** —. Tricobezoar. || **hyaline** —. Hialino. || **mucous** —. Cilíndrico. || **renal** —. Urinario (cilindro). || **waxy** —. cilindro urinario de sustancia amiloide.

castellanella. *Castellanella.* Género de tripanosomas.

Castellani's bronchitis, mixture, paint, tect. Bronquitis de Castellani. [A. Castellani, médico italiano, 1877-1971.] Broncospiroquetosis. || — **mixture.** Mixtura de C. Para el tratamiento de la frambesia. || — **reaction.** Reacción de C. Anillo blanco formado por contacto de orina con albúmina con fenol líquido. || Reacción de aglutinación para investigar la presencia de una reacción mixta.

Castellani-Low symptom. Síntoma de Castellani-Low. [A. Castellani; G. C. Low, médico inglés, 1872-1952.] Temblor fino de la lengua en la enfermedad del sueño.

Castellanos syndrome. Síndrome de Castellanos. Tetralogía de Fallot con defecto del tabique auricular y duplicación de la vena cava superior.

casting. Objeto formado por solidificación de material plástico.

Castle's factor. Factor de Castle. [W. B. Castle, médico norteamericano, n. en 1897.] Factor intrínseco grástico. || Cianocobalamina (factor extrínseco).

Castleman's lymphoma. Síndrome de Castleman. Hiperplasia ganglionar hialinizante y plasmocelular. || Proteinosis alveolar.

castration. Castración. Extirpación de las glándulas genitales o destrucción de las mismas por radiación o por parásitos. || **male**—. Orquidectomía bilateral. || **parasitic** —. Parasitaria. Debida a desarrollo, con infestación, por parásitos. || **complex** —. Complejo de castración.

castroid. Castroide.(V. *eunochoid.*)

casual. Casual. Relativo a un traumatismo accidental.

casualty. Accidente. Casualidad.

casuistics. Casuística. Registro y estudio de los casos de una enfermedad.

CAT. Abrevitura de *computerized axial tomography* (tomografía axial computerizada, TAC).

cata-. Cata-. Prefijo que significa hacia abajo, contra.

catabasial. Catabasial. Que tiene el basión más bajo que el opistion.

catabasis. Catabasis. Período de declinación de una enfermedad.

catabiosis. Catabiosis que se desarrolla en armonía consigo mismo.

catabolergy. Catabolergia. Energía consumida en un proceso catabólico.

catabolic. Catabólico. Relativo al catabolismo; retrógado.

catabolin. Catabolito. Producto resultante del catabolismo.

catabolism. Catabolismo. Metabolismo destructivo. Sin.: Desasimilación, desintegración.

catabolite. Catabolito. (V. *catabolin.*)

catacausis. Catacausis. Combustión espontánea.

catacrotic. Catacrótico. Elevación de la línea descendente de un esfigmograma.

catacrotism. Catacrotismo. Irregularidad del pulso, consistente en la interrupción de la onda descendente del trazado esfigmográfico por una o más elevaciones.

catadicrotic. Catadicrótico. Caracterizado por catadicrotismo.

catadicrotism. Catadicrotismo. Anomalía del pulso puesta en evidencia por la aparición de dos ondas en la curva descendente del trazado esfigmográfico.

catadidymus. Catadídimo. Monstruo doble soldado por la parte posterior.

catadioptric. Catadióptrico. Catóptrico y dióptrico a la vez.

catagenesis. Catagénesis. Evolución regresiva. Sin.: Involución.

catagmatic. Catagmático. Agente que favorece la consolidación de una fractura.

catalase. Catalasa. Enzima oxidante que descompone el agua oxigenada.

catalepsy. Catalepsia. Estado caracterizado por rigidez muscular de las extremidades.

cataleptiform. Cataleptiforme. Semejante a la catalepsia.

cataleptoid. Cataleptoide. Cataleptiforme.

catalogia. Catalogía. (V. *verbigeration.*)

catalysis. Catálisis. Alteración de la velocidad de una reacción química producida por la presencia de una sustancia que no participa de la reacción. || **surface**—. C. de superficie. Las sustancias reaccionantes son absorbidas por la superficie del catalizador, donde reaccionan.

catalytic. Catalítico. Que produce catálisis.

catalizator, catalyst, catalyzer. Catalizador. Que acelera o retrasa un proceso físico o químico.

catamenia. Catamenia. Flujo uterino cíclico. Menstruación.

catamenial. Catamenial. Relativo a la menstruación.

catamenogenic. Catamenogénico. Inductor de la menstruación.

catamite. Sodomite. En psiquiatría, muchacho sometido a pederastia.

catamnesis. Catamnesis. Historia clínica del enfermo a partir del primer examen.

catapasm. Catapasma. Medicamento en forma de polvo, para ser esparcido sobre superficies traumatizadas.

cataphasia. Catafasia. Repetición continua de la misma respuesta a una pregunta.

cataphora. Catáfora. Letargo con intervalos de vigilia imperfecta.

cataphoresis. Cataforesis. Electroforesis catódica. Paso de partículas cargadas al polo negativo (cátodo).

cataphoria. Cataforia. Descenso del eje visual. Sin.: Heteroforia.

cataphrenia. Catafrenia. Estado de demencia o debilidad mental, con tendencia al restablecimiento.

cataphylasys. Catafilaxis. Movimiento de los leucocitos y anticuerpos hacia el punto de infección. || Destrucción de las defensas naturales del organismo contra la infección.

cataplasia. Cataplasia. Forma de atrofia en la que los tejidos vuelven a la forma embrionaria.

cataplasm. Cataplasma. Aplicación externa de una sustancia de consistencia papillosa.

cataplexy. Cataplejía. Pérdida de fuerza y tono muscular debido a una emoción.

cataract. Catarata. Opacidad del cristalino o de su cápsula. || — **aridosiliquose.** C. aridosilicuosa. || — **black.** C. negra. || — **bluedot.** C. azul o cerúlea. || — **brunecens.** C. brunecens. || - **cachectic.** C. caquéctica. || — **calcarea.** C. Calcárea. || — **capsular.** C. capsular. || — **capsulolenticular.** C. capsulolenticular. || — **chalky.** C. aridosilicuosa. || — **choroidal.** C. coroidal. || — **coerulea.** C. cerúlea. || — **complicated.** C. complicada. || — **concussion.** C. traumática. || — **coronary.** C. coraliforme o coronaria. || — **cortical.** C. Cortical. || — **cuneiform.** C. cuneiforme. || — **dermatogenous.** C. dermatógena. || — **diabetica.** C. diabética. || — **dilacerated.** C. dilacerada. || — **dustlike.** C. perinuclear puntiforme. || — **endocrine.** C. endrocrina. || — **fusiform.** C. fusiforme. || — **gypseous.** C. silicuosa. || — **hard.** C. dura. || — **heterochromic.** C. heterocrómica. || — **hypermature.** C. hipermadura. || — **immature.** C. inmadura. || — **intumescens.** C. intumescente. || — **lactea.** C. láctea. || — **lamellar.** C. lamelar o laminar. || — **mature.** C. madura || — **morgagnian.** C. de Morgagni. || — **nigra.** C. negra. || — **nuclear.** C. nuclear. || — **ossea.** C. ósea. || — **perinuclear punctate.** C. perinuclear punteada. || — **polaris.** C. pólar. || — **posterior saucershaped.** C. cupuliforme. || — **punctiform.** C. punteada. || — **pyramidal.** C. piramidal. || — **radiational.** C. radiacinal. || — **secondary.** C. secundaria. || — **senil.** C. senil. || — **snowflake.** C. flocular. || — **soft.** C. blanda. || — **subcapsular.** C. subcapsular. || — **total.** C. total. || — **zonular.** C. zonular.

cataractogenic. Cataratogénico. Que induce a la formación de cataratas.

cataractopiesis. Cataratopiesis. Reclinación de la catarata.

cataria. Cataria. Planta de olor aromático; la infusión de sus hojas es carminativa y estimulante del sistema nervioso.

catarrh. Catarro. Inflamación mucosa con secreción, especialmente referido a las vías aéreas. ‖ **atrophic.** —. C. atrófico. ‖ **autunmal.**—. Fiebre del heno. ‖ **Bostock's**—. C. de Bostock. Fiebre del heno ‖ **epidemic** —. Gripe. ‖ **hypertrophic** —. C. hipertrófico. ‖ **Laennec's** —. C. de Laennec. Broncorrea aguda. ‖ **postnasal**—. Rinofaringitis crónica. ‖ **russian** —. Gripe. ‖ **suffocative** —. C. sofocante. Asma.

catarrhal. Catarral. Relativo al catarro.

catastate. Catástato. Resultado del catabolismo.

catatasis. Catatasis. Extensión, para la reducción de fracturas.

catathymic. Catatimia. Trastorno psíquico. Deformación primaria de la percepción de la realidad por tendencia afectiva predominante.

catatonia. Catatonía. Forma esquizofrénica. ‖ Contracción tónica de ciertos músculos con actitudes persistentes.

catatonic. Catatónico. Individuo afecto de esquizofrenia catatónica.

catatony. Catatonía. (V. *catatonia.*)

catatricrotism. Cataticrotismo. Anomalía del pulso caracterizada por la aparición de tres ondas en la curva descendente esfigmográfica.

catatropia. Catatropía. Cataforia. Descenso del eje visual. Heteroforia.

catechol. Catecol. Pirocatecol. ‖ Catequina.

catecholamine. Catecolamina. Nombre de las aminas derivadas del catecol, de acción simpaticomimética. Las más importantes son: adrelalina, noradrenalina y dopamina.

catechu. Catecú. Astringente de gran poder.

catelectrotonus. Catelectrotonía. Aumento de la irritabilidad de un nervio o músculo estando cerca del cátodo; opuesto a anelectrotomía.

catenabacterium. *Catenabacterium.* Género de esquizomicctos que se hallan en el intestino, donde pueden ser patógenos.

catenating. Que forman parte de una cadena de síntomas.

catenoide. Catenoide. Semejante a una cadena.

catgut. Catgut. Hilo estéril, absorbible, obtenido del intestino del carnero, utilizado en cirugía.

cath. Abreviatura de *cathartic* (catártico, cat).

catharsis. Catarsis. Purgación, evacuación. ‖ Tratamiento psiquiátrico. Sin.: Psicotarsis.

cathartic. Catártico. Purgante que produce un aumento de la peristalsis. ‖ **lubricant** —. C. lubricante. ‖ **saline**—. C. salino. ‖ **stimulant** —. C. estimulante.

Cathelin's method. Método de Cathelin. [F. Cathelin, urólogo francés, n. en 1873.] Inyección de un medicamento en el espacio epidural del conducto sacro.

catheresis. Catéresis. Debilidad producida por medicamentos. ‖ Acción débil.

catheter. Catéter. Instrumento tubular flexible quirúrgico para extraer o introducir líquido en cavidades corporales. ‖ **acorn-tipped** —. C. utilizado

para ureteropielografía. ‖ **angiographic** —. C. angiográfico. ‖ **central venous** —. C. venoso central. ‖ **indwelling** —. C. permanente. ‖ **swan-ganz** —. C. con balón para medir la presión pulmonar arterial.

catheterization. Cateterismo. Cateterización. Paso de un catéter por un conducto o cavidad. ‖ **cardiac** —. Cardiaco. ‖ **laryngeal**—. Laríngeo. ‖ **retrourethral** —. Retrouretral.

catheterostat. Cateteróstato. Utensilio pra contener y esterilizar catéteres.

cathexis. Catexis. Energía mental o afectiva aplicada a una idea u objeto.

cathisophobia. Catisofobia. (V. *akathisia.*)

cathode. Cátodo. Electrodo negativo de un circuito galvánico.

cathodic. Catódico. Relativo al cátodo.

catholicon. Panacea. Medicina universal.

catholyte. Catolito. Porción de un electrolito unida al cátodo.

cation. Catión. Elemento electropositivo opuesto al anión.

catlin. Legra. Instrumento empleado en cirugía y odontología.

catling. Legra. (V. *catlin.*)

catoptrics. Catóptrico. Fenómeno relativo a la reflexión de rayos luminosos.

catoptrophobia. Catoptrofobia. Miedo patológico a los espejos.

catoptroscope. Catoptroscopio. Instrumento para examinar los objetos por la luz reflejada.

catotropia. Cataforia. (V. *cataphoria.*)

Cattani's serum. Suero de Cattani. [G. Cattani, patóloga italiana, 1859-1915.] Suero compuesto de agua, cloruro de sodio y carbonato de sodio. Utilizado en enfermedades infecciosas.

cauda. Cauda. Cola. Tallo. ‖ **— cerebello.** Vermis cerebelli. ‖ **— corporis striati.** Núcleo caudado. ‖ **— epididymis.** T. dc epidídimo. ‖ **— equina.** C. de caballo. ‖ **— nuclei caudati.** T. del núcleo caudado. ‖ **— pancreatis.**C. del páncreas.

caudae. Plural de cauda.

caudal. Cadal. Relativo a la cola.

caudal tegmentum syndrome. Síndrome de Gasperini. Síndrome tegmentario caudal. Parálisis que se presenta en procesos patológicos de la parte caudal del tegmento y que se presenta con: paresia homolateral abductora, facial y del trigémino, a veces sordera y afectación sensitiva de las extremidades, contralateral a la lesión.

caudalward. En dirección caudal.

caudamoeba sinensis. *Entamoeba histolytica.*

caudatum. Caudatum. Núcleo caudado.

caul. Epiplón mayor.

caulobacter. Caulobacter. Género de microorganismo de la familia *Caulobacteraceae.*

caulobacteraceae. Caulobacteriáceas. Familia de esquizomicetos.

caumesthesia. Caumestesia. Sensación de quemadura.

causal. Causal. Relativo a la causa.

causalgia. Causalgia. Neuralgia con sensación de trastornos tróficos cutáneos por lesión nerviosa periférica.

causation. Causalidad. Ligado a la ciencia y método científico.

cause. Causa. Lo que produce un efecto; el origen de algo. ‖ **constitutional** —. Constitucional. La que reside dentro del organismo. ‖ **exciting**—. Excitante. Determinante. ‖ **inmediate** —. Inmediata. Toda causa que actúa al comienzo de la enfermedad. ‖ **predisposing** —. predisponente. ‖ **primary** —. Primaria. ‖ **proximate** —. Próxima. ‖ **remote** —. Remota. ‖ **secondary** —. Secundaria. ‖ **specific** —. Específica. ‖ **ultimate** —. Ultima.

caustic. Cáustico. Quemante o corrosivo; agente que destruye los tejidos orgánicos. ‖ **Churchill's** —. De Churchill. Solución cáustica de yodo y yoduro potásico en agua. ‖ **Filho's** —. De Filho. Mezcla de potasa cáustica y cal en forma de cilindros. ‖ **Landolfi's**—. De Landolfi. Compuesto de antimonio, bromo, oro y cinc. ‖ **lunar** —. Lunar. Nitrato de plata. ‖ **Vienna** —. De Viena. Mezcla de cal viva y potasa cáustica pulverizadas y conservadas en seco.

cauterant. Cáustico. (V. *caustic.*)

cauterization. Cauterización. Aplicación terapéutica de un cauterio.

cautery. Cauterio. Agente utilizado para producir la cauterización. ‖ **actual** —. Actual. Aplicación de un agente que quema la carne. ‖ **Corrigan's** —. De Corrigan. Cauterio olivar. ‖ **chemical** —. Químico. ‖ **galvanic** —. Galvánico. ‖ **cold** —. Frío. Criocauterio. ‖ **potential** —. Potencial. Que actúa por sus propiedades químicas. ‖ **solar**—. Solar. Por medio de los rayos solares.

cava. Cava. Vena cava; plural de cavum. ‖ Hueco, cavidad.

caval. Caval. Relativo a la ven cava.

cavascope. Cavascopio. Instrumento para iluminar y examinar una cavidad.

caveola. Picnosoma. Vesícula citoplasmática formada durante la picnocitosis.

cavern. Caverna. Cavidad patológica; p. ej., en los pulmones por proceso tuberculoso. ‖ **Schnabel's** —. C. de Schnabel. Espacios patológicos del nervio óptico en el glaucoma.

caverna. Caverna. Cavidad. (V. *cavity.*)

caverniloquy. Caverniloquia. Pectoriloquia de tono bajo, que indica la existencia de una cavidad.

cavernitis. Cavernitis. Inflamación de los cuerpos cavernosos del pene.

cavernoma. Cavernoma. Angioma cavernoso.

cavernoscopy. Cavernoscopia. Inspección de las cavidades pulmonares mediante el cavernoscopio a través de un espacio intercostal.

cavernostomy. Cavernostomía. Drenaje de una caverna o absceso pulmonar.

cavernous. Cavernoso. Con cavernas o espacios huecos.

cavia cobaya. *Cavia cobaya.* Conejillo de Indias.

cavilla. Esfenoides. (V *sphenoidale.*)

cavitary. Cavitario. Caracterizado por la presencia de una cavidad.

cavitas. Cavidad. ‖ — **glenoidalis**. C. glenoidea.

cavitation. Cavitación. Formación de cavidades, como en la tuberculosis pulmonar.

Cavite fever. Fiebre de Cavite. Fiebre endémica semejante al dengue.

cavitis. Cavitis. Inflamación de una vena cava.

cavity. Cavidad. Espacio hueco en el cuerpo o en una de sus partes. ‖ **abdominal**—. Abdominal. ‖ **amniotic** —. Amniótica. ‖ **Baer's** —. De Baer. Segmentación del blastodermo. ‖ **buccal**—. Bucal. ‖ **cotyloid** —. Cotileoidea. ‖ **cranial** —. Craneal. ‖ **laryngeal** —. *Cavum laryngis.* ‖ **pleural** —. Pleural. ‖ **Rosenmüller's** —. De Ronsemüller. Receso faríngeo. ‖ **serous** —. Serosa. En pleura y peritoneo. ‖ **tension** —. A tensión.

cavography. Cavografía. Visualización radiográfica de la vena cava.

cavosurface. Superficie cavitaria, como en el diente.

cavovalgus. Cavovalgus. Pie cavo complicado con valgus.

cavum. Cavidad. (V. *cavity.*)

cavus. Cavus. Pie cavo.

Cazenave's disease, vitiligo. Enfermedad de Cazenave. [P. L. A. Cazenave, dermatólogo francés, 1795-1877.] Lupus eritematoso. ‖ Pénfigo foliáceo.

cbf. Abreviatura de *cerebral blood flow.*

cbs. Abreviatura de *chronic brain syndrome.*

cc. Abreviatura de *cubic centimeter.*

CC.914. Tioarseniato utilizado en el tratamiento de la amebiasis intestinal.

CC.1037. (V. *CC.914.*)

ccc. Abreviatura de *cathodal closure contraction.*

CCF. Abreviatura de *crystal-induced chemotactic factor.*

cck. Abreviatura de *cholecystokinin.*

CCK-179. Sustancia vasodilatadora utilizada en la hipertensión.

CCl$_4$. Tetracloruro de carbono.

CCl$_3$-CHO. Cloral.

CCl$_3$-CH(OH)$_2$. Hidrato de cloral.

c.cm. Abreviatura de *cubic centimeter.*

Ccr. Abreviatura de *creatinine clearance.*

Cd. Abreviatura de *caudal.* ‖ Símbolo químico del cadmio.

cd. Abreviatura de *cluster of differentiation.*

CD$_4$. Marcador antigénico de células T Helper/inductoras.

CD$_{50}$. Dosis media curativa.

CDC. Abreviatura de *Centers for Disease Control.*

cea. Abreviatura de *carcinoembryonic antigen.*

ceasmic. Ceásmico. Caracterizado por la persistencia de hendiduras o fisuras embrionarias.

cebocephaly. Cebocefalia. Desarrollo anormal caracterizado por deformidad de la cabeza y cara, con nariz defectuosa y ojos muy juntos.

cecal. Cecal. Que termina en fondo de saco. ‖ Relativo al ciego.

cecectomy. Cecectomía. Escesión quirúrgica del ciego.

cecitis. Cecitis. Inflamación del ciego. ‖ Teflitis.

cecocele. Cecocele. Hernia del ciego. Tiflocele.

cecocolic. Cecocólico. Relativo al ciego y al colon.

cecocolostomy. Cecocolostomía. Anastomosis entre el ciego y el colon descendente.

cecofixation. Cecopexia. (V. *cecopexy.*)

cecoileostomy. Cecoileostomía. (V. *ileocecostomuy.*)

cecopexy. Cecopexia. Enteropexia del ciego. Fijación para impedir una movilidad excesiva.

cecoplication. Cecoplicación. Reducción de la cavidad cecal anormalmente dilatada y caída, mediante plicatura.

cecoptosis. Cecoptosis. Desplazamiento anormal del ciego.

cecorrhaphy. Cecorrafía. Sutura del ciego.

cecosigmoidostomy. Cecosigmoidostomía. Anastomosis quirúrgica del ciego con el sigmoides.

cecostomy. Cecostomía. Formación de un ano artificial por cirugía sobre el ciego.

cecotomy. Cecotomía. Incisión en el ciego.

cecum. Ciego. Primera porción del intestino grueso. ‖ Privado de la vista.

Ceelen-Gellerstedt syndrome, essential pulmonar hemosiderosis. Síndrome de Ceelen-Gellerstedt. [W. Ceelen, 1884-1964; Nils Gellerstedt, n. en 1896, patólogos alemán y sueco, n. en Bonn y Upsala.] Hemosiderosis pulmonar idiopática; se producen hemorragias crónicas y recidivantes en el pulmón con graves fases de anemia hipocrómica. Sintomatología: disnea, cianosis, vómitos, taquicardia, soplo cardíaco y en ocasiones hepatosplenomegalia discreta; radiologicamente se observan opacidades reticuladas en los campos medio e inferior dcl pulmón. Suele comenzar en edad temprana, a menudo con carácter familiar; tiene pronóstico desfavorable, aunque es posible la curación espontánea. La extirpación del bazo, propuesta en principio, sólo va seguida de mejoría en algún caso.

cefazolin. Cefazolina. Cefalosporina.

Cel. Abreviatura de *Celsius.*

cel. Unidad de velocidad (1 cm/seg).

celarium. Celario (V. *mesothelium.*)

-cele. -cele. Forma sufija que indica tumor, hernia, tumefacción.

celectome. Celéctomo. Instrumento para escindir un trozo de tumor.

celenteron. Celenterón. (V. *archenteron.*)

celiac. Celiaco. Relativo al abdomen.

celiac disease, nontropical sprue. Síndrome de celiaquía. Enteropatía secundaria por intolerancia al gluten: casi siempre de aparición precoz en la infancia con fracaso digestivo manifiesto debido a intolerancia a la α-gliadina; constituye una forma del esprúe endémico, con atrofia de las vellosidades intestinales y malabsorción. Se presenta con distrofia, infantilismo intestinal con vientre globuloso,

seudoascitis, por distensión de asas intestinales con alto contenido líquido, en relación con la enteropatía con pérdida proteica, y deposiciones pastosas abundantes y espumosas, inestabilidad del metabolismo hídrico; anemia hipocrómica secundaria a malabsorción del hierro, osteoporosis y raquitismo refractario al tratamiento; así como estados vitamínicos carenciales. Eventualmente se presenta como forma menor. El pronóstico es favorable si se elimina totalmente la gliadina de la dieta.

celiaca. Celiaca. Enfermedad celiaca de los niños.

celialgia. Celialgia. Dolor abdominal.

celiectomy. Celiectomía. Escisión quirúrgica de un órgano abdominal. ‖ Escisión de las ramas celiacas del neumogástrico.

celio-. Celio-. (V. *cele-.*)

celiocentesis. Celiocentesis. Punción abdominal.

celiocolpotomy. Celiocolpotomía. Incisión abdominal por la vagina.

celioenterotomy. Celioenterotomía. Incisión intestinal a través de la pared del abdomen.

celiogastrotomy. Celiogastrotomía. Incisión gástrica a través de la pared abdominal.

celiohysterectomy. Celiohisterectomía. Escisión del útero a través de una abertura abdominal. ‖ Cesárea.

celioma. Celioma. Tumor abdominal.

celiomyomectomy. Celiomiomectomía. Miomectomía a través de una incisión abdominal.

celiomyositis. Celiomiositis. Inflamación de los músculos abdominales.

celioparacentesis. Celioparacentesis. Paracentesis de la cavidad abdominal.

celiopathy. Celiopatía. Enfermedad abdominal.

celiopyosis. Celiopiosis. Supuración de la cavidad abdominal.

celiorrhaphy. Celiorrafia. Sutura de la pared abdominal.

celiosalpingectomy. Celiosalpingectomía. Escisión de una trompa de Falopio mediante una incisión abdominal.

celioscopy. Celioscopia. Examen de la cavidad abdominal mediante el celioscopio.

celiotomy. Celiotomía. Incisión quirúrgica de la cavidad abdominal. Laparotomía.

celitis. Celitis. Inflamación abdominal.

cell. Célula. El elemento más simple de los tejidos organizados, dotado de vida propia. ‖ Cavidad cerrada. ‖ **acid** —. Acida. ‖ **acoustic** —. Acústica. ‖ **adipose** —. Adiposa. ‖ **adventicia**—. C. de Marchand. ‖ **alpha** —. Alfa. En los islotes de Langerhans. ‖ **alveolar** —. Alveolar. ‖ **Alzheimer's** —. De Alzheimer. ‖ **apocrine** —. Apocrina. ‖ **argentaffin** —. Argentafín. ‖ **Aschoff's** —. De Aschoff. En un nódulo reumático. ‖ **basal** —. Basal. ‖ **basophilic** —. Basófila. ‖ **beta** —. Beta. En los islotes de Langerhans. ‖ **blood** —. Sanguínea. ‖ **Cajal** —. Astrocito. ‖ **chromaffin** —. Cromafín . ‖ **ciliated** —. Ciliada. ‖ **contrasuppressor** —. Contrasupresora. ‖ **cuboid** —. Cuboide. ‖ **dendritic** —. Dendrítica. ‖ **endothelial**. Endotelial

‖ **endotheliod** —. Endotelioide. ‖ **germinal** —. Germinal. ‖ **giant cell multinucleate** —. Célula gigante multinucleada. ‖ **giatn pyramidal** —. De Betz. ‖ **Golgi's** — De Golgi. ‖ **Helper**—. Subtipo de linfocito-T. ‖ **Hodgkin's** . De Reed-Sternber. ‖ **indiferent**—. Indiferenciada. ‖ **initial** —. Germinal. ‖ **interstitial** —. De Leydig. ‖ **killer** —. Asesina. ‖ **Kupfer's** —. De Kupffer. En el hígado. ‖ **natural killer** —. Célula citotóxica («asesina») natural. Sin.: Célula NK. ‖ **nucleated** —. Nucleada. ‖ **pavement** —. Pavimentada. ‖ **sexual** —. Germinal. ‖ **squamous** —. Escamosa. ‖ **vacuolated** —. Vacuolada.

cella. Celda. Compartimento cerrado.

cellphane. Celofán. Tejido transparente utilizado en vendas, etc.

cellularity. Celularidad. Tipo de tejido según las células que lo constituyen.

cellulary. Celular. Relacionado con la célula.

cellulase. Celulasa. Enzima que hidroliza la celulosa en celobiosa.

cellulicidal. Celulicida. Destructor de células.

cellulifugal. Celulífugo. Que se aparta de la célula.

cellulipetal. Celulípeto. Que se dirige hacia las células.

cellulitis. Celulitis. Inflamación del tejido celular conectivo. ‖ **anaerobic** —. Anaerobia. ‖ **gangrenous** —. Gangrenosa. ‖ **indurated** —. Indurada. ‖ **ulcerative** —. Ulcerativa.

celluloid. Celuloide. Sustancia usada en odontología y cirugía, compuesta en gran parte de piroxilina y alcanfor.

cellulomonas. Celulomonas. Microorganismo de la familia de las corinobacteriáceas.

cellulose. Celulosa. Hidrato de carbono muy abundante en la naturaleza.

celo-. Celo-. Prefijo que indica relación con una cavidad.

celosomia. Celosomía. Defecto congénito de la pared abdominal o torácica con protrusión de una víscera.

celosomus. Celosomo. Monstruo con altcraciones o falta de esternón y protrusión de los órganos torácicos o abdominales.

celothel. Mesotelio. (V. *mesothelium.*)

celothelioma. Mesotelioma. (V. *mesothelioma.*)

celotomy. Celotomía. Quelotomía. (V. *herniotomy.*)

celovirus. Celovirus.

celozoic. Celozoico. Parásito intestinal. Sin.: Celósito.

Celsius scale, thermometer. Escala de Celsius. [A. Celsius, astrónomo sueco, 1701-1744.] Escala dividida en 100 grados.

Celsus, Aulus Cornelius. Aulo Cornelio Celso. Médico y escritor romano del siglo I. ‖ **quadrilateral** —. Cuadrilátero de C. Los cuatro síntomas de la inflamación: calor, tumor, rubor, dolor.

cement. Cemento. Sustancia que une dos superficies entre sí. ‖ Capa de tejido óseo que cubre la raíz del diente. ‖ Material empleado en odontología. ‖ **intercellular**—. C. intercelular. Materia plástica que une las células.

cementation. Cementación. Acto de tapar con cemento los agujeros dentarios.

cementin. Cementina. Material que mantiene unidas las células del endotelio escamoso.

cementitis. Cementitis. Inflamación del cemento dentario.

cementoblast. Cementoblasto. Célula a partir de la cual se desarrolla el cemento dentario.

cementoblastoma. Cementoblastoma. Fibroma dentario formado a partir del cementoblasto.

cementoclasia. Cementoclasia. Desintegración del cemento dentario.

cementocyte. Cementocito. Célula del cemento celular.

cemento-exostosis. Cementoexóstosis. Neoformación del tejido óseo del cemento dentario por periodontitis.

cementogenesis. Cementogénesis. Desarrollo del cemento.

cementoma. Cementoma. Odontoma formado por una especie de cemento análogo al dentario.

cementopathia. Cementopatía. Periodontitis por enfermedad o alteración del cemento.

cementoperiostitis. Cementoperiostitis. Piorrea alveolar.

cementosis. Cementosis. Desarrollo de cemento o de un cementoma.

cementum. Cemento. (V. *cement.*)

cenadelphus. Cenadelfo. Monstruo doble con ambas partes igualmente desarrolladas, cuya parte común contiene uno o más órganos necesarios para la vida.

cenencephalocele. Cenecefalocele. Encefalocele o protrusión de una parte del cerebro, sin formar un quiste.

cenesthesia. Cenestesia. Conjunto de sensaciones procedentes de los diversos órganos.

cenesthesiopathy. Cenestesiopatía. Trastorno de la cenestesia.

cenobium. Cenobio, Cenobium. Colonias de células u organismos independientes con una cubierta común.

cenogenesis. Cenogénesis. Aparición de características nuevas durante el desarrollo de respuesta a las condiciones ambientales.

cenosis. Cenosis. Descarga patológica.

cenotype. Cenotipo. Tipo primitivo del cual derivan todas las formas.

censor. Censor. Término freudiano que indica la influencia psíquica capaz de impedir que ciertos pensamientos lleguen a la consciencia.

center. Centro. Punto medio de una parte del cuerpo. ‖ Grupo de células nerviosas que presiden una determinada función. ‖ **accelerating** —. Acelerador. Centro que envía fibras aceleradoras al corazón. ‖ **acoustic** —. Acústico o auditivo. ‖ **anospinal** —. Anospinal. ‖ **brain** —. Cerebral. ‖ **Broca's** —. De Broca. Centro del lenguaje. ‖ **Budge's** —. De Budge. C. cilioespinal. ‖ **cardiomotor** —. Cardiomotor. ‖ **couching** —. De la tos. ‖ **Kupresoff's**

171

—. De Kupresoff. C. espinal para el esfínter de la vejiga. || **motor** —. Motor. || **pneumotaxic** —. Neumotáxico. || **respiratory**—. Respiratorio. || **vasodilator**—. Vasodilatador. || **vesical**—. Vesical.

centesimal. Centesimal. Dividido en centésimas.

-centesis. -centesis. Sufijo que indica perforación o incisión de la zona señalada en el prefijo.

centibar. Centibar. Unidad de medida de la presión atmosférica.

centigrade. Centígrado. Centésima parte, en la escala de Celsius.

centigram. Centigramo. Centésima parte de un gramo.

centiliter. Centilitro. Centésima parte de un litro.

centimeter. Centímetro. Centésima parte de un metro.

centimorgan. Centimorgan. Unidad de distancia en un cromosoma, equivalente a una frecuencia del 1% de la recombinación de genes ligados íntimamente. Se denominan también unidad de mapa.

centinormal. Centinormal. Que tiene una centésima parte de la fuerza tipo.

centipede. Centípedo. Artrópodo ciempiés.

central. Central. No periférico.

centraphose. Sensación de oscuridad que tiene su origen en los centros de la visión.

centre. Centro (V. *center.*)

centrencephalic. Centroencefálico. Relativo al centro del encéfalo.

centriciput. Centricipucio. Parte central de la superficie de la cabeza.

centrifugal. Centrífugo. Que se aleja del centro.

centrifugation. Centrifugación. Acto de centrifugar.

centrifuge. Centrífugo (V. *centrifugal.*)

centrilobular. Centrilobular. Relativo a la porción central de un lóbulo.

centriole. Centriolo. Centrosoma. Corpúsculo en el citoplasma o núcleo celular, que tiene una función importante en la cariocinesis.

centripetal. Centrípeto. Que se acerca al centro.

centrocinesia. Centrocinesia. Movimiento originado por estímulo central vasomotor.

centrodesmus. Centrodesmo. Materia que une los centrosomas de una célula y forma el comienzo del huso central.

centrokinesia. Centrocinesia (V. *centrocinesia.*)

centrolecithal. Centrolecital. Huevos con la yema en el centro, rodeada de protoplasma ovular.

centromere. Centrómero. Parte del cromosoma por la que se separarán las dos cromátides.

centronucleus. Centronúcleo. (V. *amphinucleus.*)

centro-osteosclerosis. Centrosclerosis. Osteosclerosis de las cavidades centrales de los huesos.

centrophose. Centrofosia. Sensación visual que tiene su origen en los centros visuales.

centroplasm. Centroplasma. Sustancia del centrosoma.

centrosclerosis. Centrosclerosis. (V. *centro-os-teos-clerosis*).

centrosome. Centrosoma. (V. *centriole.*)

centrosphere. Centrosfera. Esfera de atracción en la mitosis.

centrostaltic. Centrostáltico. Relativo a un centro de movimiento.

centrum. Centro (V. *center.*)

cephalalgia. Cefalalgia. Dolor de cabeza. || **histamine** —. C. histamínica. || **pharingotympanic** —. C. faringotimpánica.

cephaledema. Cefaledema. Edema de cabeza.

cephalematocele. Cefalematocele. Tumor sanguíneo debajo del pericráneo. que comunica con uno o más senos de la duramadre.

cephalohematoma. Cefalohematoma. *Caput succedaneum.*

cephalexin. Cefalexina. Cefalosporina C. F.: $C_{16}H_{17}N_3O_4S \cdot H_2O$.

cephalhydrocele. Cefalohidrocele. Acumulación serosa bajo el pericráneo.

cephalic. Cefálico. Relativo a la cabeza o cráneo.

cephalin. Cefalina. Fosfatina análoga a la lecitina.

cephalization. Cefalización. Principio del desarrollo hacia la cabeza del embrión.

cephalocathartic. Cefalocatártico. Que despeja o limpia la cabeza.

cephalocaudal. Cefalocaudal. Relativo a la cabeza y cola.

cephalocele. Cefalocele. Encefalocele. Protrusión de una parte del contenido craneal.

cephalocentesis. Cefalocentesis. Punción quirúrgica de la cabeza.

cephalocord. Cefalocordio. Porción intracraneal de la cuerda dorsal embrionaria.

cephalocyst. Cefalocisto. Quiste cerebral. || Larva de cestodo.

cephalodactily. Cefalodactilia. Malformación de la cabeza y los dedos.

cephalodymus. Cefalódimo. Monstruo doble con soldadura de las cabezas.

cephalodynia. Cefalodinia (V. *cephalalgia.*)

cephalogenesis. Cefalogénesis. Desarrollo de la cabeza en el embrión.

cephalogram. Cefalogram. Imagen radiográfica de las estructuras anatómicas de la cabeza.

cephalogyric. Cefalógico. que hace girar la cabeza.

cephalomelus. Cefalómelo. Monstruo fetal con un miembro accesorio en la cabeza.

cephalomenia. Cefalomenia. Menstruación vicariante que afecta a la cabeza.

cephalometry. Cefalometría. Medida científica de las dimensiones del cráneo.

cephalonia. Cefalonía. Macrocefalia con hipertrofia del cerebro. Sin.: Megalocefalia.

cephalopagus. Cefalópago. Monstruo doble con las cabezas unidas por el vértice.

cephalopathy. Cefalopatía. Enfermedad de la cabeza.

cephalopelvic. Cefalopélvico. Relativo a la relación de la cabeza fetal con la pelvis materna.

cephalopharyngeus. Cefalofaríngeo. Músculo constrictor superior de la faringe.

cephaloplegia. Cefaloplejía. Parálisis de los músculos de cabeza y cara.

cephalopoda. Cefalópodos. Moluscos marinos.

cephalorhachidian. Cefalorraquídeo. Relativo a la cabeza y a la columna vertebral.

cephalosporin. Cefalosporina. Antibíótico de acción bactericida que se administra por vía intramuscular o intravenosa.

cephalosporiosis. Cefalosporiosis. Infección producida por esporótricos del género *Cephalosporium.*

cephalosporium. *Cephalosporium.* Género de hongos de la familia *Moniliaceae.*

cephalostat. Cefalóstato. Medio para sujetar la cabeza.

cephalostyle. Cefalóstilo. Extremo craneal del notocordio.

cephalotetanus. Cefalotétanos. Tétanos por herida en la cabeza.

cephalothin. Cefalotina. Cefalosporina C. F.: $C_{16}H_{16}N_2O_6S_2$.

cephalothoracic. Cefalotorácico. Relativo a la cabeza y el tórax.

cephalothoracopagus. Cefalotoracópago. Doble monstruo unido por el tórax y el cuello.

cephalotomy. Cefalotomía. Decapitación del feto muerto para facilitar la extracción.

cephamycin. Cefamicina. Antibiótico antibacteriano.

ceptor. Ceptor. Término de Ehrlich, sinónimo de cuerpo intermediario. || Organo nervioso que recibe estímulos externos y los transmite a los centros nerviosos.

cera. Cera.Sustancia que fabrican algunos insectos. || — **alba.** C.blanca. || — **flava.** C. amarilla.

caraceous. Céreo. De aspecto parecido a la cera.

ceramics. Cerámica. || **dental** —. C. dental.

cerasin. Cerasina. Cerebrósido del sistema nervioso.

cerate. Cerato. Preparación médica de aplicación externa. || **simple** —. C. simple.

ceratophyllus. *Ceratophyllus.* Género de pulgas, algunas de las cuales transmiten agentes infecciosos.

cercaria. Ceracaria. Forma larval con cola de ciertos gusanos trematodos.

cercaricidal. Cercaricida. Que destruye cercarias.

cerclage. Cerclaje. Procedimiento para tratar las fracturas óseas.

cercomonas. Cercomonas. Género de protozoarios flagelados en las deposiciones.

cerebellar. Cerebeloso. Relativo al cerebelo.

cerebellitis. Cerebelitis. Inflamación del cerebelo.

cerebellopontile. Pontocerebeloso. Relativo al cerebelo y al puente de Varolio.

cerebellorubral. Cerebelorrubral. Relativo al cerebelo y al núcleo rojo.

cerebellospinal. Cerebelospinal. Relativo al cerebelo y a la médula.

cerebellum. Cerebelo. Porción del encéfalo en la parte posterior e inferior del cráneo.

cerebral. Cerebral. Relativo al cerebro.

cerebration. Cerebration. Actividad funcional del cerebro. || Control por parte del cerebro. || **unconscious** —. C. inconsciente.

cerebriform. Cerebriforme. Semejante al cerebro.

cerebrifugal. Cerebrífugo. Que conduce los impulsos desde el cerebro.

cerebripetal. Cerebrípeto. Que conduce hacia el cerebro.

cerebritis. Cerebritis. Inflamación del cerebro. || **saturnine**—. Saturnina. Por intoxiación con plomo.

cerebrocardiac. Cerebrocardiaco. Relativo al cerebro y al corazón.

cerebrocerebellar. Cerebrocerebeloso. Relativo al cerebro y al cerebelo.

cerebrology. Cerebrología. Suma de conocimientos relativos al cerebro.

cerebroma. Cerebroma. Nombre de ciertas deformaciones de la sustancia blanca del cerebro, fundamentalmente.

cerebromalacia. Cerebromalacia. Reblandecimiento del cerebro.

cerebromeningeal. Cerebromeníngeo. Relativo al cerebro y a las meninges.

cerebromeningitis. Cerebromeningitis. Inflamación del cerebro y de las meninges. Sin.: Meningoencefalitis.

cerebron. Cerebrón. Cerebrósido del tejido cerebral. Frenosina.

cerebro-ocular. Cerebrocular. Relativo al cerebro y el ojo.

cerebropathy. Cerebropatía. Término que engloba las enfermedades del cerebro. || **psychica toxemica** —. C. psíquica toxémica. Psicosis de Korsakow.

cerebrophysiology. Cerebrofisiología. Fisiología cerebral.

cerebropontile. Pontocerebral. Relativo al cerebro y al puente de Varolio.

cerebrosclerosis. Cerebrosclerosis. Endurecimiento de la sustancia cerebral.

cerebrose. Cerebrosa. Galactosa cerebral (cerebrósido).

cerebroside. Cerebrósido. Grupo de compuestos del tejido cerebral y nervioso.

cerebrosidosis. Cerebrosidosis. Lipoidosis, con acumulación grasa, como la enfermedad de Gaucher.

cerebrosis. Cerebrosis. Enfermedad del cerebro.

cerebrospinal. Cerebrospinal. Relativo al cerebro y a la médula espinal.

cerebrospinal fluid diagnosis. Análisis de LCR (Líquido cefalorraquídeo). Exámen analítico del LCR, con vistas al diagnóstico de neuropatías, en busca de agentes patógenos, presencia de sangre o alteraciones de su composición normal, tanto desde el punto de vista citológico como bioquímico, estudio del sedimento, presencia de azúcares, etc. Se estudia su presión, reacciones serológicas y su patrón electroforético, sometiéndose igualmente a diversos medios de inmunoanálisis y reacciones coloidales. || **below-block CSF.** — LCR bloqueado. LCR que queda en la parte distal de un bloqueo existente; síndrome de NONNE-FROIN. || **CSF changes in general paresis.** LCR en la parálisis. Hallazgos que se obtienen del LCR típico de la parálisis progresiva.

C

cerebrostomy. Cerebrostomía. Apertura artificial del cerebro.

cerebrotomy. Cerebrotomía. Anatomía o disección del cerebro.

cerebrovascular. Cerebrovascular. Relativo a los vasos sanguíneos del cerebro.

cerebrum. Cerebro. Porción principal del encéfalo que ocupa la parte superior del cráneo.

Cerenkov radiation. Radiación de Cerenkov. [P. A. Cerenkov, físico ruso.] Emisión luminosa cuando se produce la penetración de partículas en una sustancia a velocidad superior a la de la luz.

cerevisiae fermentum. Levadura de cerveza.

cerium. Cerio. Elemento metálico. Simbólo, Ce. Utilizado su oxalato para irritabilidad gástrica y tos.

ceroidlipofuscinosis. Ceroidelipofuscinosis, síndrome de Batten-Spilmeyer-Vogt. Gangliosidosis familiar como enfermedad acumulativa con depósito de gangliósidos y ceroidelipofuscina, como puede ser en células nerviosas, parénquima visceral y musculatura. Se presenta como forma infantil y tardía de Jansky-Bielschowsky con crisis cerebrales, ataxia, espasmos y detención del desarrollo; como forma juvenil de Spielmeyer-Sjögren se manifiesta con degeneración nerviosa cerebrorretiniana, que conduce a amaurosis, imbecilidad progresiva y espasmos con contracturas flexoras; y como forma adulta con síntomas cerebelosos y extrapiramidales motores, psicosíndromes y demencia. A diferencia de la enfermedad de Tay-Schs, se presenta sin la típica mancha de color rojo cereza.

cerolysin. Cerolisina. Lisina que descompone la cera.

ceroma. Ceroma. Tumor de tejido que ha sufrido degeneración cérea.

ceroplasty. Ceroplastia. Modelación anatómica en cera.

certifiable. Certificable. Susceptible de ser certificado. || Enfermedades infecciosas de denuncia obligatoria.

ceruloplasmin. Ceruloplasmina. Globulina alfa-2, del plasma, que transporta prácticamente la totalidad del cobre plasmático.

cerumen. Cerumen. Cera formada en el oído.

ceruminal. Ceruminoso. Relativo al cerumen.

ceruminoma. Ceruminoma. Tumor de las glándulas productoras de cerumen.

ceruminosis. Ceruminosis. Secreción excesiva de cerumen.

ceruse. Cerusita. Carbonato básico de plomo, tóxico. Sin.: Albayalde.

cervical. Cervical. Relativo al cuello.

cervicectomy. Cervicectomía. Escisión del cuello del útero. Traquelectomía.

cervichobrachial. Cervicobraquial. Relativo al cuello y brazo.

cervicitis. Cervicitis. Inflamación de cuello uterino. Traquelitis. || **granulomatous** —. C. granulomatosa. || **traumatic**—. C. traumática.

cervicoaxillary. Cervicoaxilar. Relativo al cuello y la axila.

cervicocolpitis. Cervicocolpitis. Inflamación del cuello uterino y de la vagina.

cervicodorsal. Cervicodorsal. Relativo al cuello y al dorso.

cervicodynia. Cervicodina. Dolor en el cuello.

cervicofacial. Cervicofacial. Relativo al cuello y a la cara.

cervicolabial. Cervicolabial. Se designa así la superficie labial del cuello de los caninos o incisivos.

cervico-occipital. Cervicooccipital. Relativo al cuello y al occipucio.

cervicoplasty. Cervicoplastia. Cirugía plástica en el cuello.

cervicoscapular. Cervicoscapular. Relativo al cuello y a la escápula.

cervicothoracic. Cervicotorácido. Relativo al cuello y al tórax.

cervicovaginitis. Cervicovaginitis. Inflamación del cuello uterino y de la vagina.

cervicovesical. Cervicovesical. Relativo al cuello del útero y a la vejiga de la orina.

cervimeter. Cervímetro. Aparato para medir el cuello uterino.

cervix. Cérvix. Cuello o porción estrecha en forma de cuello. || — **cornu.** Porción estrecha del asta dorsal (cuerno). || — **dentis.** C. dentario. Cuello de un diente. || — **glandis.** C. de la glándula peneana. || — **uteri.** Cuello del útero.

ces. Abreviatura de *central excitatory state.*

Cesaris Demel bodie. Cuerpo de Cesaris Demel. [A. Cesaris Demel, patólogo italiano, n. en 1866.] Gránulos de degeneración en los leucocitos después de anemias graves.

cesium. Cesio. Elemento metálico monovalente. Símbolo, Cs.

Cestan-Chenais syndrome. Síndrome de Cestan-Chenais. [E. J. M. R. Cestan, neurólogo francés, 1872-1934.] Semejante al síndrome de Babinsky-Nageotte, por lesiones en el sistema nervioso central.

Cestan-Lejonne muscular dystrophy. Síndrome de Cestan-Lejonne. Tipo escápulo-húmerodistal benigno de la distrofia muscular progresiva, que se hereda con carácter ligado al cromosoma X.

Cestan-Raymond syndrome. Síndrome de Cestan-Raymond. [E. J. M. R. Cestan; F. Raymond, neurólogo francés, 1844-1910.] Síndrome con parálisis de los movimientos de lateralidad ocular, movimientos coreoatetósicos, parálisis facial y trastornos de la sensibilidad.

cestoda. Cestodos. Platelmintos.

cf. Abreviatura de *cardiac failure* y de *complement fixation.*

cfa. Abreviatura de *colonization factor antigens.*

CFT. Abreviatura de *complement-fixation text* (prueba de fijación del complemento, PFC).

cfu. Abreviatura de *colony-forming unit.*

cfu-c. Abreviatura de *colony-forming unit of cells grown in culture.*

cfu-s. Abreviatura de *colony-forming unit of cells grown in the spleen.*

cg. Abreviatura de *centigram* (centigramo).

cgd. Abreviatura de *chronic granulomatous disease.*

cGMP. Abreviatura de *cicle guanosine nomophosphate.*

C$_H$. Abreviatura de *constant domain of H chain.*

CH$_4$. Metano.

C$_2$H$_2$. Acetileno.

C$_2$H$_4$. Etileno.

C$_6$H$_6$. Benceno.

Chabert's disease. Enfermedad de Chabert. [Ph. Chabert, veterinario francés, 1737-1814.] Antrax sintomático.

Chaddock's reflex (sign). Singo de Chaddock.[Ch. G. Chaddock, neurólogo norteamericano, 1861-1936.] Extensión de los dedos de los pies cuando se irrita la piel de la región maleolar externa.

Chagas' disease, South American trypanosomiasis. Enfermedad de Chagas (–Cruz), tripanosomiasis sudamericana. [Carlos Chagas, 1879-1934, bacteriólogo brasileño, n. en Río de Janeiro.] Enfermedad provocada por *Trypanosoma cruzi* que se presenta en América Central y del Sur. El agente transmisor son diversas especies de chinches depredadoras, *Triatoma;* la picadura infectante suele producirse en el rostro, cercanías de los ojos, labios y barba. Sus síntomas son: reacción cutánea, **chagoma,** inflamación de los ganglios linfáticos regionales; después de 1 - 2 semenas fiebre, linfadenitis generalizada, hipertrofia del bazo y del hígado, taquicardia e hipotensión, y hasta en el 50% de los casos, sobre todo en niños pequeños, significa la muerte. En la forma crónica se afectan principalmente el corazón y los vasos, el sistema nervioso central y el sistema endocrino. Como secuela posterior se produce el desarrollo de un **megaesófago de Chagas,** con ensanchamiento, a veces notable, del esófago en la zona afectada, con distalsis y aperistalsis a consecuencia de lesiones toxicoalérgicas del plexo intramural causadas por neurotoxinas; el megasíndrome afecta en ocasiones al colon.

chagasia. Chagasia. Género de mosquitos anofeles de América del Sur.

chagoma. Chagoma. Tumor cutáneo de la enfermedad de Chagas.

chailletia. Chailletia. Género de árboles y arbustos con semillas y frutos venenosos.

chain. Cadena. Serie de elementos enlazados entre sí. || **closed** —. C. cerrada. || **kappa** —. C. kappa. || **lambda** —. C. lambda. || **open** —. C. abierta.

chalazion. Chalación. Tumoración en el borde libre del párpado. sin.: Calacio.

chalcitis. Calquitis. Inflamación de los ojos restregados con manos que han estado en contacto con latón.

chalcosis. Calcosis. Depósitos metálicos en los tejidos.

chalicosis. Calicosis. Variedad de neumoconiosis debida a la inhalación de finas partículas de mine-rales o piedra. Sin.: Mal de San Roque. Tisis de los picapedreros.

chalinoplasty. Calinoplastia. Cirugía plástica en el ángulo de la boca.

chalk. Tiza, greda, yeso. Carbonato de calcio impuro.

chalkitis. Calquitis. (V.*chalcitis.*)

challenge. En inmunología, administrar un antígeno a un individuo sensibilizado para evocar una respuesta de tipo inmune.

chamaecephalic. Camecefálico. Con índice cefálico inferior a 70°.

chamaeprosopic. Cameprosópico. Con índice facial inferior a 51°.

chamber. Cámara. (V. *camera.*)

Chamberland filter. Filtro de Chamberland. [Ch. E. Chamberland, bacteriólogo francés, 1851-1908.] Aparato para filtrar agua.

Chamberlen forceps. Fórceps de Chamberlen. [P. Chamberlen, obstetra inglés, 1560-1631.] Primitivo fórceps, con una sola curva en las ramas, para la cabeza fetal.

chamecephaly. Camecefalia. Con la bóveda craneal aplastada. Sin.: Platiceflia.

chameprosopic. Cameprosopia. Con índice facial de 90° o inferior.

chance. Casualidad. Fortuito, con cualquier posible desenlace (la randomización se usa para permitir que actúe la casualidad).

chancre. Chancro. Lesión primaria de la sífilis. || Lesión primaria cutánea por esporotricosis o tuberculosis.

chancriform. Chancriforme. Semejante al chancro.

chancroid. Chancro blando. Ulcera venérea no sifilítica.

change. Cambio. Alteración.

channel. Canal. (V. *canal.*)

Chantemesse's reaction. Reacción de Chantemesse. [A. Chantemesse, bacteriólogo francés, 1851-1919.] Reacción oftálmica para la fiebre tifoidea.

Chaoul therapy. Tratamiento de Chaoul. [H. Chaoul, radiólogo libanés, 1887-1964.] Terapia con rayos X a bajo voltaje. || **tube** —. Tubo de Ch. Variedad de ampolla para la radioterapia a corta distancia y bajo voltaje.

chappa. Chapa. Chappa. Enfermedad del Africa Occidental, semejante a la sífilis.

Chaput's method. Método de Chaput. [H. Chaput, cirujano francés,1857-1919.] Tratamiento de la osteomielitis por raspado y relleno de la cavidad con grasa del muslo o abdomen.

character. Carácter. Cualidad o atributo indicativo de la naturaleza de un objeto u organismo. || **acquired** —. Adquirido. || **dominant** —. Dominante. || **mendelian** —. Mendeliano. || **recessive**—. Recesivo. || **secondary sex**—. Sexual secundario. || **sex-linked**—. Ligado al sexo.

characterology. Caracterología. Estudio del carácter y personalidad.

charbon. Antrax. (V. *anthrax.*)

charcoal. Carbón. Producto de la combustión

incompleta de materia orgánica. ‖ **activated** —. C. activado. ‖ **animal**—. C. animal.

Charcot's artery. Arteria de Charcot. [J. M. Charcot, neurólogo francés, 1825-1893.] La lentícula estriada, cuya rotura produce hemorragia cerebral. ‖ — **cirrhosis.** Cirrosis de Ch. Cirrosis hipertrófica de hígado. ‖ — **crystals.** Cristales de Ch.- Leyden. Cristales octaédricos diminutos, posiblemente de fostatos orgánicos que se encuentran en los esputos del asma y la bronquitis. ‖ — **disease.** Enfermedad de Ch. Esclerosis cerebroespinal múltiple asociada con inflamaciones articulares múltiples y fragilidad de los huesos, atrofias de las extremidades y luxaciones. ‖ — **fever.** Fiebre de Ch. Fiebre séptica resultado del enclavamiento de cálculos biliares con ictericia consecutiva. ‖ — **gait.** Marcha de Ch. La marcha propia de la ataxia de Friedreich. ‖ — **joints.** Articulaciones de Ch. Articulaciones alargadas que se encuentran en la enfermedad de Ch., generalmente asociadas a la tabes dorsal. ‖ — **pain.** Dolor de Ch. Dolor histérico en la región ovárica. ‖ — **posterior root-zone.** Zona de ch. (V. *Burdach's column.*) ‖ — **sensory crossway.** Cruce de Ch. Tercio posterior del borde posterior de la cápsula interna. ‖ — **sign.** Signo de Ch. Elevación de la ceja en la parálisis facial periférica y descenso de la misma parte en la contracción facial. ‖ — **syndrome.** Síndrome de Ch. Claudicación intermitente, afección conectada con arteriosclerosis de las extremidades inferiores. ‖ — **triad.** Tríada de Ch. Nistagmo, temblor intencional y habla escandido; signo precoz de esclerosis diseminada. ‖ —**zones.** Zonas de Ch. Las zonas histerógenas.

Charcot-leyden's crystals. Cristales de Charcot-Leyden. [J. M. Charcot; V. von Leyden, médico aléman, 1832-1910.] (V. *Charcot's crystals.*)

Charcot-Marie-Tooth disease; CMT disease. Síndrome de Charcot-Merie-Tooth-Hoffmann. [Pierre Marie, Howard H. Tooth y Johann Hoffmann.] Distrofia muscular, crónica y progresiva, que suele comenzar en la segunda infancia o en la adolescencia, que se hereda con carácter autosómico dominante o, más raras veces, recesivo, aunque se han descrito casos ligados al cromosoma X, lo cual explica el discreto predominio en varones. Sus síntomas son: parálisis atróficas simétricas de los músculos menores del pie y parte inferior de la pierna, lo que da el aspecto virtualmente patognomónico de "piernas de cigüeña", abolición del reflejo aquíleo, parestesias, dolores de tipo calambre y trastornos tróficos en la parte afectada. En fase avanzada pueden atrofiarse los músculos de las manos y de los antebrazos. El curso es lentamente progresivo, hasta llegar a la incapacidad motriz en la edad media de la vida.

Charcot-Neumann crystals. Cristales de Charcot-Neumann. [J. M. Charcot; Neumann.] Diminutos cristales de fosfato de espermina encontrados en el semen y en otros tejidos animales.

Charcot-Vigoroux sign. Signo de Charcot-Vigoroux. [J. M. Charcot; R. Vigoroux, médico francés del siglo XIX.] Signo de Vigoroux. Disminución de la resistencia eléctrica de la piel en el bocio exoftálmico.

charlatan. Charlatán. Curandero.

charlatanism. Charlatanismo. Curanderismo.

Charley horse. Dolorimiento y rigidez de un músculo debido a un esfuerzo excesivo o a una contusión (aplicable solamente al músculo cuádriceps).

Charlin's syndrome. Síndrome de Charlin-Sluder. [Carlos Charlin, 1886-1940, oftalmólogo chileno, n. en Santiago.] Neuritis del nervio nasociliar y del ganglio ciliar como consecuencia de procesos inflamatorios en la zona nasoetmoidal. Se presenta con rinitis unilateral, dolores irradiantes y síntomas oculares.

Charlouis's disease. Enfermedad de Charlouis. [M. Charlouis, médico holandés.] Yaws o pian.

Charmot's syndrome. Enfermedad de Charmot. Síndrome de hepatosplenomegalia que se observa en Africa Central con macroglobulinemia e hipergammaglobulinemia, como fase final de una disproteinemia.

Charrière scale. Escala de Charrière. [J. F. B. Charrière, fabricante de instrumentos francés, 1803-1876.] Escala de graduación del calibre de las sondas uretrales.

Charrin's disease. Enfermedad de Charrin. [A. Charrin, patólogo francés, 1857-1907.] Infección piociánica.

charring. Carbonización. Conversión de una materia orgánica en carbón.

chart. Gráfica simplificada. Representación gráfica simplificada, p. ej., del pulso, temperatura, respiración, etc.

charta. Charta. Papel impregnado con una sustancia medicinal.

chartaceous. Papiráceo. (V. *papyraceous.*)

chartula. Chartula. Papel que envuelve una dosis de polvo medicinal.

Chassaignac's paralysis, painful brachial palsy. Síndrome de Chassaignac. [Charles M. E. Chassaignac, 1805-1879, cirujano francés, n. en París.] Nódulo en la rama anteior de la apófisis transversa de la sexta vértebra cervical, punto de referencia de la carótida primitiva. Parálisis dolorosa del brazo, seudoparesia, en niños pequeños a consecuencia de tracción del brazo. Sus síntomas son: brazo en posición de pronación, colgante, y con dolor durante los movimientos pasivos, especialmente en supinación. Actualmente se conoce como "pronación dolorosa". **intracutaneous suture (Chassaignac).** ‖ —sutura de. Sutura intracutánea continua sin puntos visibles; su desarrollo posterior condujo a la sutura de HALSTED.

chaude-pisse. Escozor urinario. Sensación quemante durante la micción.

Chauffard's syndrome. Síndrome de Chauffard. [A. M. E. Chauffard, médico francés, 1855-1932.] Forma anictérica del cáncer de cuerpo del páncreas. ‖ Crisis epigástricas con trastornos digestivos, adelgazamiento y pigmentación, sobre todo en epigastrio.

Chauffard-Still syndrome. Síndrome de Chauffard-Still. [A. M. E. Chauffard; Sir G. F. Still, médico inglés, 1868-1941.] Reumatismo crónico y esplenomegalia.

Chaussier's areola, line. Aréola (línea) de Chaussier. [F. Chaussier, cirujano y anatomista francés, 1746-1828.] Aréola de induración de una pústula maligna. ‖ — **line.** Línea de Ch. Rafe medio del cuerpo calloso.

C₂H₅Br. *Ethyl bromide* (bromuro de etilo).

CHCl₃. *Chloroform* (cloroformo).

C₂H₅Cl. *Ethyl chloride* (cloruro de etilo).

CH₃-COOH. *Acetic acid* (ácido acético).

CHD. Abreviatura de *cornary heart disease.*

ChD. Abreviatura de *Doctor of Surgery.*

ChE. Abreviatura de *cholinesterase.*

Cheadle's disease. Enfermedad de Cheadle. [W. B. Cheadle, pediatra inglés, 1835-1910.] Escorbuto infantil.

Chediak-Higashi syndrome; CHS. Síndrome de Chediak-Steinbrinck-Higashi. [O. Higashi, médico japonés contemporáneo.] Enfermedad metabólica muy rara, de carácter hereditario autosómico recesivo, caracterizada por gránulos gigantes en el citoplasma de los granulocitos neutrófilos y eosinófilos, linfocitos y monocitos; también existe una carencia general de pigmentos, distrofia pigmentaria, fotofobia, infecciones purulentas repetidas, hiperhidrosis, disminución de la secreción lacrimal, hepatosplenomegalia, linfadenopatías, anemia, leucopenia y trombopenia. Los pacientes mueren antes de los diez años, a causa de las infecciones o por hemorragia.

Chediak test (reaction). Reacción de Chediak. [A. Chediak, médico cubano contemporáneo.] Reacción de Meinicke microscópica, empleando una gota de sangre desfibrinada.

cheek. Protuberancia. Especialmente en la cara. ‖ **bone**—. Hueso malar.

cheesy. Caseoso. Semejante al queso o cuajo.

cheilectomy. Queilectomía. Escisión del labio. ‖ Operación de eleminar las irregularidades de los bordes óseos de una cavidad articular.

cheilectropion. Queilectropión. Eversión del labio.

cheilitis. Queilitis. Inflamación de los labios. ‖ **actinic**—. Actínia. Debido a los rayos solares. ‖ **acute**—. Aguda. ‖ **apostematous** —. Apostematosa. Con dolor y costras negruzcas. ‖ **exfoliativa** —. Exfoliativa. ‖ **glandularis** —. Glandular. Enfermedad de Puente. ‖ **impetiginous** —. Impetiginosa. ‖ **venenata**—. Tóxica. Debida a un agente químico.

cheiloangioscopy. Queiloangioscopia. Observación microscópica de la circulación sanguínea de los labios.

cheilocarcinoma. Queilocarcinoma. Carcinoma de labio.

cheilognathopalatoschisis. Queilognatopalastosquisis. Boca de lobo. Labio leporino.

cheilognathoschisis. Queilognatosquisis. Labio leporino con extensión de la hendidura al maxilar.

cheilophagia. Queilofagia. Hábito patológico de morderse los labios.

cheiloplasty. Queiloplastia. Cirugía plástica de los labios.

cheilorrhaphy. Queilorrafia. Sutura de una herida en el labio.

cheiloschisis. Queilosquisis. Labio leporino.

cheilosis. Queilosis. Afección de los labios debida a avitaminosis por deficiencia de riboflavina.

cheilostomatoplasty. Queilostomatoplastia. Cirugía plástica de los labios y boca.

cheilotomy. Queilotomía. Incisión del labio.

cheiragra. Quiragra. Dolor en la mano, fundamentalmente de etiología gotosa.

cheiralgia. Quiralgia. Dolor en la mano, de naturaleza neurálgica.

cheirarthritis. Quirartritis. Artritis de la mano o de los dedos.

cheiro-, cheir-. Quiro-. Prefijo que indica relación con la mano.

cheirobrachialgia. Quirobraquialgia. Parestesia y dolor en la mano, brazo y dedos.

cheirognomy. Quirognomía. Estudio de la mano para conocer las características del individuo.

cheirognostic. Quirognóstico. Facultad de distinguir el lado del cuerpo que ha sido tocado.

cheirokinesthesia. Quirocinestesia. Percepción subjetiva de los movimientos de la mano.

cheiromegaly. Quiromegalia. Aumento anormal de las manos.

cheiroplasty. Quiroplastia. Cirugía plástica de la mano.

cheiropodalgia. Quiropodalgia. Dolor en las manos y pies.

cheiropompholyx. Quiroponfólix. Enfermedad caracterizada por erupción aguda dc múltiples vesículas en la capa mucosa dc manos y pies.

cheiroscope. Quiroscopio. Instrumento para realizar ejercicios ortópticos.

cheirospasm. Quirospasmo. Espasmo de los músculos de la mano.

chelation. Quelación. Propiedad de separar iones inorgánicos incorporándolos a complejos orgánicos no disociables.

cheloid. Queloide. (V. *keloid.*)

cheloma. Queloma. (V. *keloid.*)

chemicogenesis. Quimicogénesis. Desarrollo de un huevo por estimulación química.

cheminosis. Quiminosis. Enfermedad debida a agentes químicos.

chemism. Quimismo. Actividad química.

chemisorption. Quimiabsorción.

chemistry. Química. Ciencia que trata de los elementos y de sus combinaciones. ‖ **analytical** —. Q. analítica. ‖ **biological** —. Q. biológica. ‖ **colloid** —. Q. coloidal ‖ **inorganic** —. Q. inorgáni-

C

ca. ‖ **organic** —. Q. orgánica. ‖ **physiological** —. Q. Bioquímica.

chemo-. Quimio-. Prefijo que indica relación con la química.

chemobiotic. Quimiobiótico. Combinación de un agente quimioterápico y un antibiótico.

chemocautery. Quimiocauterización. Destrucción tisular por aplicación de una sustancia química cáustica.

chemocoagulation. Quimiocoagulación. Coagulación o destrucción de un neoplasma por la aplicación de sustancias químicas.

chemodectoma. Quimiodectoma. Tumor del sistema quimiorreceptor.

chemohormonal. Quimiohormonal. Relativo a sustancias con actividad hormonal.

chemoinmunology. Quimioinmunología. Estudio de los procesos químicos presente en la inmunidad.

chemokinesis. Quimiocinesis. Aumento de la actividad de un elemento debido a la presencia de sustancias químicas.

chemoluminiscence. Quimioluminiscencia. Luz producida por acción química o luz que produce una reacción química.

chemolysis. Quimiólisis. Destrucción química.

chemonucleolysis. Quimionucleólisis. Disolución del núcleo pulposo de un disco intervertebral por inyección de un agente quimiolítico.

chemopallidectomy. Quimioplaidectomía. Formación de una lesión en el *globus pallidus* por destrucción del tejido mediante un agente químico.

chemopharmacodynamic. Quimiofarmacodinámica. Relación entre la constitución química y la actividad biológica o farmacológica.

chemoprophylaxis. Quimioprofilaxis. Profilaxis por medio de sustancias químicas.

chemoreceptor. Quimiorreceptor. Receptor adaptado a la excitación de sustancias químicas o a órganos sensoriales (cuerpos carotídeo o aórtico). ‖ Supuesto grupo atómico del protoplasma celular.

chemoreflex. Quimiorreflejo. Reflejo que resulta de una acción química.

chemoresistance. Quimiorresistencia. Resistencia específica adquirida por las células contra la acción de sustancias químicas.

chemosis. Quemosis. Edema inflamatorio de la conjuntiva ocular.

chemosynthesis. Quimiosíntesis. Síntesis de compuestos químicos orgánicos mediante la energía derivada de reacciones químicas.

chemotactic factors. Factores quimiotácticos. Sustancias que ejercen acción quimiotáctica.

chemotaxis. Quimiotaxis. Quimiotactismo. Tendencia de las células a moverse en una dirección determinada por estímulos químicos. ‖ **leukocyte** —. Q. leucocitaria. ‖ **negative** —. Q. negativa. Movimiento desde la zona con mayor concentración hacia la de menor concentración de un elemento. ‖ **positive** —. Q. opuesta a la negativa.

chemotherapy. Quimioterapia. Tratamiento de la enfermedad mediante agentes químicos.

chemotic. Quimiótico. Afectado por quemosis. ‖ Agente que aumenta la producción de linfa en la conjuntiva ocular.

Chenais syndrome, Cestan's paralysis. Síndrome de Cestan-Chenais. [Louis Jean Chenais, médico francés, n. en 1872.] Parálisis alterna en lesiones de porciones laterales del bulbo; en el lado de la lesión se producen fallos de los pares craneales IX y X, parálisis del velo del paladar y de las cuerdas vocales, parálisis parcial del constrictor de la faringe, síndrome de Horner y ataxia cerebelosa; hemiparálisis contralateral.

chenodiol. Quenodiol. Angente anticolelitogénico. F.: $C_{24}H_{40}O_4$.

chenotherapy. Quenoterapia. Tratamiento con ácido quenodesoxicólico para la disolución de los cálculos biliares.

Cherchevski's disease. Enfermedad de Cherchevski. [M. Cherchvski, médico ruso.] Ileo de origen nervioso.

cheromania. Queromanía. Alegría exagerada.

Cheron's serum. Suero de Cheron. [J. Cheron, ginecólogo francés, 1837-1900.] Suero utilizado en enfermedades infecciosas.

cherophobia. Querofobia. Fobia por la alegría de otros.

cherubism. Querubismo. Hinchazón bilateral y progresiva del ángulo mandibular, de carácter hereditario, que a veces afecta a toda la mandíbula.

Chervin's treatment (method). Tratamiento de Chervin. [C. Chervin, maestro francés, 1824-1896.] Tratamiento de la tartamudez.

chest. Tórax. (V. *thorax.*)

Cheyne's nystagmus. Nistagmo de Cheyne. [J. Cheyne, médico escocés, 1777-1836.] Nistagmo con variación rítmica.

Cheyne-Stokes asthma. Asma de Cheyne-Stokes. [J. Cheyne; W. Stokes, médico irlandés, 1804-1878.] Disnea debida a congestión pulmonar, con fallo cardiaco izquierdo. ‖ — **respiration.** Respiración de ritmo periódico que se presenta en ciertas situaciones graves.

CHF. Abreviatura de *congestive heart failure.*

CHI₃. *Iodoform* (yodoformo).

C₂H₅I. *Ethyl iodide* (yoduro de etilo).

Chiari-Frommel syndrome. Síndrome de Chiari-Frommel. [Johann B. Chiari, 1817-1854, ginecólogo austriaco, n. en Viena.] Lactancia que continúa meses o años después de un parto; galactorrea con amenorrea secundaria; compárese con el síndrome de Argonz— del Castillo como galactorrea fuera del período de lactancia post parto; forma de hiperprolactinemia.

Chiari's network (reticulum). Retículo de Chiari. [H. Chiari, patólogo austriaco, 1851-1916.] Red de fibras delicadas observadas a veces en el interior de la aurícula derecha cardiaca. ‖ — **disease.** Enfermedad de Ch. Endoflebitis obliterante hepática.

chiasm. Quiasma. Decusación o cruzamiento en X. ‖ **optic** —. Q. óptico.

chiastometer. Quiastómetro. Aparato para medir la desviación de los ejes ópticos.

chichism. Chichismo. Enfermedad semejante a la pelagra, de América del Sur.

chickenpox. Varicela. Enfermedad contagiosa causada por el virus del herpes zoster.

chickungunya. *Chickungunya* (palabra africana). Enfermedad viral parecida al dengue.

Chienne's operation. Operación de Chienne. [J. Chienne, cirujano escocés, 1843-1923.] Técnica de intervención de la rodilla valga.

Chievitz's layer, organ. Capa, órgano de Chievitz. [J. H. Chievitz, anatomista danés, 1850-1901.] Capa fibrosa que separa las capas neuroblásticas de la vesícula óptica. ‖ — **organ.** Organo de Ch. Rama mandibular del conducto parotídeo.

chigger. *Turga penetrans.*

Chilaiditi's syndrome, subphrenic displacement of the colon. Síndrome de Chilaiditi. [Demetrius Chilaiditi, 1883-1951, radiólogo, Viena, Estambul.] Interposición espontánea, permanente o transitoria, del intestino grueso o, más raras veces, del intestino delgado entre el lóbulo hepático derecho y la cúpula diafragmática; se presenta sobre todo en caso de anomalías del hígado, del diafragma, o del colon. Son sus síntomas: presión local, dolores espasmódicos, en ocasiones estreñimiento, flatulencia, estenocardias.

chilblain. Sabañón. Eritema pernio, tumefacción de la piel que aparece en invierno.

child. Niño. ‖ **preschool** —. Entre los dos y los seis años. **school**—. Entre los seis y los doce años.

childbed. Puerperio. Periodo o estado puerperal.

childbirth. Parto. Trabajo o labor del parto.

childhood. Infancia. Periodo de la vida del niño considerado hasta la pubertad.

chill. Entremecimiento, escalofrío. Contracciones musculares involuntarias con sensación de frío y con palidez de la piel.

chilomastix. *Chilomastix.* Género de protozoos. ‖ — **mesnili.** Flagelado que puede ser transmitido al hombre.

chimera. Quimera. Organismo cuyas células proceden de dos o más estirpes cigóticas distintas.

chin. Mentón. Prominencia anterior de la mandíbula inferior.

chinacrine. Quinacrina. (V. *quinacrine.*)

chincap. Aparato utilizado en ortodoncia para hacer presión sobre el mentón.

chinchonism. Cinconismo. Intoxicación con quinina.

chionablepsia. Quionablepsia. Ceguera debida a la nieve.

chip. Trocito. Fragmento de pequeño tamaño (consecutivo a la rotura de algo).

chip-blower. (V. *syringe.*)

chir-, chiro-. Quiro-. Prefijo que se refiere a la mano.

chiropodist. Quiropodista. Pedicuro, callista.

chiropractic. Quiropráctica. Quiropraxia. Sistema terapéutico basado en que la enfermedad es causada por una función anormal del sistema nervioso central, que consiste en manipular y tratar principalmente la columna vertebral.

chitin. Quitina. Principal constituyente del exoesqueleto de los artrópodos. F.: $C_{30}H_{50}O_{19}N_4$.

chiufa. Inflamación gangrenosa del colon en regiones montañosas de Sudamérica y Sudáfrica.

chlamydia. *Chlamydia.* Género de la familia *Chlamydaceae*, formado por *Miyagawanella, Bedsonia y Chlamydozoon*.

chlamydiosis. Clamidiosis. Infección causada por *Chlamydia.*

chlamydospore. Clamidospora. Organo reproductor de ciertos hongos.

chlamydozoon. Clamidozoo. Germen gramnegativo.

chloasma. Cloasma. Coloración oscura, principalmente en la cara de mujeres grávidas. ‖ — **hepaticum.** C. hepático. Pigmentación de la piel en alteraciones hepáticas. ‖ — **uterinum.** C. uterino. Pigmentación de la piel en el embarazo.

chloracetization. Cloracetización. Producción de anestesia local mediante aplicación de cloroformo y ácido acético glacial a partes iguales.

chloracne. Cloracné. Acné clórica.

chloral. Cloral. Debido a la acción del cloro sobre el alcohol. Hipnótico y antiespasmódico. F.: $Cl_3C\text{-}CHO$.

chloralism. Cloralismo. Estado patolótico debido al abuso de cloral.

chloralose. Cloralosa. Sustancia utilizada como hipnótico y anestésico en investigación animal. F.: $C_8H_{11}C_3O_6$.

chlorambucil. Clorambucil. Mostaza nitrogenada, utilizada en la enfermedad de Hodgkin, leucemia linfocítica crónica y linfosarcoma. F.: $C_{14}H_{19}Cl_2NO_2$.

chloramine-T. Cloramina-T. Sustancia utilizada como antiséptico tópico. F.: $C_7H_7\text{-}ClNNaO_2S$.

chloramphenicol. Cloranfenicol. Antibiótico extraído de *Streptomyces venezuelae*, hoy día, sintético. F.: $C_{11}\text{-}H_{12}Cl_2N_2O_5$.

chlorate. Clorato. Sal del ácido clórico.

chloremia. Cloremia. Clorosis. ‖ Exceso de cloruros en sangre.

chlorhydria. Clorhidria. Exceso de ácido clorhídrico en el estómago.

chloric. Clórico. Derivado del cloro o que lo contiene.

chloride. Cloruro. Sal metálica del ácido clorhídrico.

chloridimetry. Cloridimetría. Determinación del contenido en cloruros de un líquido.

chloriduria. Cloriduria. Exceso de cloruros en orina.

chlorine. Cloro. Gas amarillo utilizado como desinfectante y decolorante.

chlorobrightism. Clorobrightismo. Clorosis con albuminuria.

chlorobutanol. Clorobutanol. Cloretona. Hipnótico y anestésico local.

chloroform. Cloroformo. Líquido volátil, incoloro, empleado como anestésico. F.: $CHCl_3$.

chloroformism. Cloroformismo. Empleo habitual de cloroformo. || Efecto anestésico del vapor de cloroformo.

chloroformization. Cloroformización. Administración de cloroformo.

chloroma. Cloroma. Tumor maligno de color verdoso que aparece en el tejido mieloide.

chlorometry. Clorometría. Determinación de la cantidad de cloruros en un líquido.

chloromycetin. Cloromicetina. (V. *chloramfenicol.*)

chloromyeloma. Cloromieloma. Cloroma con neoformaciones en médula ósea.

chloropexia. Cloropexia. Fijación de cloruros en los tejidos orgánicos.

chlorophane. Clorófano. Pigmento amarillo verdoso de la retina.

chlorophyll. Clorofila. Materia colorante verde vegetal; empleada como colorante y desodorante.

chloroprivic. Cloroprivo. Debido a la pérdida de cloruros; desprovisto de cloruros.

chloropsia. Cloropsia. Cloropía. Trastrono de la visión en el que todos los objetos aparecen teñidos de verde.

chloroquine. Cloroquina. Compuesto utilizado como antimalárico. F.: $C_{18}H_{26}ClN_3$.

chlorosis. Clorosis. Palidcz verdosa de la piel en mujeres jóvenes, hoy apenas observada.

chlorothiazide. Clorotiacida. Diurético utilizado por vía oral. F.: $C_7H_6ClN_3O_4S_2$.

chloroxine. Cloroxina. Antibacteriano. F.: $C_9H_5Cl_2NO$.

chloroxylenol. Cloroxilenol. Antibacteriano. F.: C_8H_9ClO.

chlorpromazine. Clorpromacina. Utilizado como antiemético y tranquilizante. F.: $C_{17}H_{19}ClN_2S$.

chlorthalidone. Clortalidona. Diurético. F.: $C_{14}H_{11}ClN_2O_4S$.

chloruresis. Cloruresis. Excreción de cloruros por la orina.

chloruretic. Clorurético. Que produce la excreción de cloruros por la orina.

chloruria. Cloruria. Presencia de cloruros en orina.

Chlumsky's button. Botón de Chlumsky. [V. Chlumsky, cirujano checo, 1867-1943.] Botón para la sutura intestinal, reabsorbible.

choana. Coana. Cavidad en embudo o infundíbulo. || Abertura posterior de las fosas nasales.

choking. Ahogo, sofocamiento.

choky. Sofocante. Que produce sofocación.

chol-, chole-. Cole-. pefijo que indica bilis.

cholagogue. Colagogo. Que estimula la producción de bilis.

cholaneresis. Colaneresis. Aumento de la eliminación de ácidos biliares.

cholangiectasis. Colangiectasia. Dilatación de los conductos biliares.

cholangioadenoma. Colangiadenoma. Adenoma benigno de hígado.

cholangioenterostomy. Colangioenterostomía. Anastomosis quirúrgica del conducto biliar con el intestino.

cholangiogastrostomy. Colangiogastrostomía. Anastomosis quirúrgica del conducto biliar con el estómago.

cholangiography. Colangiografía. Visualización radiográfica de los conductos biliares mediante inyección de contraste.

cholangiohepatitis of Hong-Kong. Colangiohepatitis de Hong-Kong. Síndrome de las vías biliares obturadas observado sólo en los chinos. Colangiolitits purulenta con colangiohepatitis y formación de cálculos en las vías biliares principales, pero no en la vesícula biliar. Puede ser como consecuencia de una clonorquiasis por infección con *C. coli* o estafilococos.

cholangiohepatoma. Colangiohepatoma. Carcinoma primario de hígado con células mixtas, de hígado y de conducto biliar.

cholangiole. Colangiolo. Conductillo biliar.

cholangiolitis. Colangiolitis. Inflamación de los conductillos biliares.

cholangioma. Colangioma. Carcinoma conlangiocelular.

cholangiostomy. Colangiostomía. Abertura en la piel de un conducto biliar.

cholangiotomy. Colangiotomía. Incisión de un conducto biliar.

cholangitis. Colangitis. Inflamación de los conductos biliares.

cholanopoiesis. Colanopoyesis. Síntesis de ácido cólico.

cholascos. Colasco. Colección de bilis en la cavidad peritoneal.

cholate. Colato. Sal o éster del ácido cólico.

cholecalciferol. Colecalciferol. Vitamina antirraquítica. F.: $C_{27}H_{44}O$.

cholecyst. Colecisto. Vesícula biliar.

cholecystagogue. Colecistagogo. Que aumenta la evacuación de la vesícula biliar.

cholecystalgia. Colecistalgia. Cólico vesicular.

cholecystectasia. Colecistectasia. Distensión de la vesícula biliar.

cholecystectomy. Colecistectomía. Extirpación de la vesícula biliar.

cholecystenterostomy. Colecistenterostomía. Establecimiento de una comunicación entre vesícula biliar e intestino.

cholecystenterorrhaphy. Colecistenterorrafia. Sutura de la vesícula biliar y el intestino delgado.

cholecystitis. Colecistitis. Inflamación de la vesícula biliar.

cholecystocolostomy. Colecistocolostomía. Anastomosis quirúrgica de vesícula biliar con colon.

cholecystocolotomy. Colecistocolotomía. Incisión quirúrgica en vesícula biliar y colon.

cholecystoduodenostomy. Colecistoduodenostomía. Anastomosis quirúrgica entre vesícula biliar y duodeno.

cholecystogastrostomy. Colecistogastrostomía. Comunicación establecida entre vesícula biliar y estómago.

cholecystography. Colecistografía. Visualización radiográfica de la vesícula biliar.

cholecystoileostomy. Colecistoileostomía. Comunicación entre vesícula biliar e íleon.

cholecystokinase. Colecistoquinasa. Enzima sanguínea que cataliza la descomposición de la colecistoquinina.

cholecystokinin. Colecistoquinina. Hormona secretada en el intestino delgado que estimula la contracción de la vesícula biliar.

cholecystolithiasis. Colecistolitiasis. Colelitiasis. (V. *cholelithiasis.*)

cholecystolithrotripsy. Colecistolitotripsia. Trituración de los cálculos de la vesícula biliar.

cholecystonephrostomy. Colecistonefrostomía. Anastomosis de la vesícula biliar con la pelvis renal derecha.

cholecystopathy. Colecistopatía. Enfermedad de la vesícula biliar.

cholecystopexy. Colecistopexia. Sutura de la vesícula biliar a la pared abdominal.

cholecystoptosis. Colecistoptosis. Caída de la vesícula biliar.

cholecystorrhaphy. Colecistorrafia. Sutura de la vesícula biliar.

cholecystotostomy. Colecistotostomía. Formación de una abertura permanente en la vesícula biliar a través de la pared del abdomen.

cholecystotomy. Colecistotomía. Incisión quirúrgica de la vesícula biliar.

choledochectomy. Coledocectomía. Escisión del conducto colédoco.

choledochitis. Coledocitis. Inflamación del colédoco.

choledochoduodenostomy. Coledocoduodenostomía. Anastomosis entre colédoco y duodeno.

choledochoenterostomy. Coledocoenterostomía. Comunicación quirúrgica entre colédoco e intestino.

choledochogastrostomy. Coledocogastrostomía. Anastomosis quirúrgica entre colédoco y estómago.

choledochography. Coledocografía. Visualización radiológica del colédoco.

choledocholith. Coledocolito. Cálculo en el colédoco.

choledocholithiasis. Coledocolitiasis. Presencia de cálculos en el colédoco.

choledocholithotomy. Coledocolitotomía. Incisión del colédoco para extraer cálculos.

choledocholithotripsy. Coledocolitotripsia. Trituración de un cálculo biliar en el colédoco.

choledochoplasty. Coledocoplastia. Cirugía plástica del colédoco.

choledochorrhaphy. Coledocorrafia. Sutura de una incisión en el colédoco.

choledoscope. Coledoscopio. Instrumento para visualizar el colédoco.

choledochostomy. Coledocostomía. Abocamiento del colédoco a la pared abdominal.

choledochotomy. Coledocotomía. Incisión del colédoco.

choledochus. Colédoco. Conducto biliar común.

choleic. Coleico. Perteneciente a/o derivado de la bilis.

cholelith. Colelito. Cálculo biliar.

cholelithiasis. Colelitiasis. Formación o presencia de cálculos biliares.

cholelithic. Colelítico. Perteneciente a/o causado por cálculos biliares.

cholelithotomy. Colelitotomía. Extracción de un cálculo biliar por medio de una incisión.

cholelithotripsy. Colelitotripsia. Trituración de los cálculos biliares.

cholemesis. Colemesis. Vómito de carácter biliar.

cholemia. Colemia. Presencia de bilis o pigmentos biliares en la sangre. ‖ **Gilbert's** —. Enfermedad de Gilbert.

cholemimetry. Colemimetría. Medición de la cantidad de pigmento biliar en sangre.

cholepathia. Colepatía. Afección de las vías biliares en general.

choleperitoneum. Coleperitoneo. Colección de bilis en el peritoneo.

cholepoiesis. Colepoyesis. Secreción o formación de bilis.

choleprasin. Coleprasina. Pigmento biliar aislado en el cálculo biliar.

cholera. Cólera. Enfermedad aguda (cólera asiático). ‖ Ira, enfado. ‖ **dry** —. C. seco. Fulminante. ‖ **fulminans** —. C. fulminante. ‖ **infantum** —. Diarrea no contagiosa de los niños en época estival. ‖ **tiphoid** —. C. tifoideo.

choleresis. Coleresis. Secreción y excreción de bilis en el hígado.

choleric. Colérico. Irascible.

choleriform. Coleriforme. Semejante al cólera.

cholerigenic. Colerigénico. Que causa cólera.

cholerine. Colerina. Diarrea semejante a la del cólera, pero no tan grave.

choleroid. Coleroide. Semejante al cólera.

choleromania. Coleromanía. Temor patológico a sufrir cólera. Sin.: Colerofobia.

cholestasis. Colestasis. Retención biliar.

cholesteatoma. Colesteatoma. Tumor del oído medio.

cholesteatosis. Colesteatosis. Degeneración adiposa debida a los ésteres del colesterol.

cholesterogenesis. Colesterogénesis. Síntesis del colesterol.

cholesterol. Colesterol. El más importante esterol animal. Presente en cálculos biliares y placas de ateroma. F.: $C_{28}H_{45}OH$.

cholesterolemia. Colesterolemia. Exceso de colesterol en sangre (hipercolesterolemia).

cholesteroluria. Colesteroluria. Presencia de colesterol en orina.

cholesterosis. Colesterosis. Depósito anormal de colesterol en los tejidos.

choletherapy. Coleterapia. Tratamiento de ciertas enfermedades mediante administración de bilis.

choline. Colina. Sustancia existente en la bilis y en tejidos vegetales y animales. F.: CH_2OH-$CH_2N+(CH_3)_3$. ‖ **acetylase** —. C. acetilasa. ‖

acetyltransferase —. Enzima que interviene en la síntesis de acetilcolina.

cholinergic. Colinérgico. Transmitido por la acetilcolina. Parasimpaticomimético.

cholinesterase. Colinesterasa. Esterasa que hidroliza la acetilcolina en ácido acético y colina.

cholinoceptor. Colinoceptor. Receptor colinérgico.

cholinolytic. Colinolítico. Bloqueante de la acción de la acetilcolina o de los agentes colinérgicos.

cholinomimetic. Colinomimético. De acción semejante a la de la acetilcolina. Parasimpaticomimético.

cholochrome. Colocromo. Pigmento biliar.

cholocyanin. Colocianina (V. *bilicyanin.*)

cologenetic. Cologénico. Productor de bilis.

cholohematin. Colohematina. Pigmento biliar marrón.

cholohemothorax. Colohemotórax. Presencia de bilis y sangre en el tórax.

chololith. Cololito. Colelito. (V. *cholelith.*)

cholorrhea. Colorrea. Colitis mucosa.

choluria. Coluria. Presencia de bilis en la orina.

chondr-, chondro-. Condro-. Prefijo que indica cartílago.

chondral. Condral. Relativo al cartílago; cartilaginoso.

chondralgia. Condralgia. Dolor en un cartílago.

chondrectomy. Condrectomía. Escisión quirúrgica de un cartílago.

chondric. Cartilaginoso. Relativo al cartílago.

chondrification. Condrificación. Formación o transformación en cartílago.

chondrin. Condrina. Proteína del cartílago.

chondriosome. Condriosoma. (V. *mitochondrion.*)

chondritis. Condritis. Inflamación del cartílago.

chondroadenoma. Condroadenoma. (V. *adenochondroma.*)

chondroangioma. Condroangioma. Tumor que contiene elementos condromatosos y angiomatosos.

chondroblast. Condroblasto. Célula embrionaria de la cual se origina el cartílago.

chondroblastoma. Condroblastoma. Tumor benigno constituido por tejido cartilaginoso.

cholocyanin. Colocianina (V. *choletith.*) salces de calcio, especialmente de pirofosfato cálcico, en el tejido cartilaginoso de una o más articulaciones.

chondrocarcinoma. Condrocarcinoma. Carcinoma con elementos cartilaginosos.

chondroclast. Condroclasto. Célula gigante que desintegra el cartílago.

chondrocostal. Condrocostal. Relativo a las costillas y los cartílagos costales.

chondrocranium. Condrocráneo. Cráneo embrionario.

chondrocyte. Condrocito. Célula cartilaginosa.

chondrodermatitis. Condrodermatitis. Inflamación de cartílago y piel.

chondrodynia. Condrodinia. Condralgia.

chondrodysplasia. Condrodisplasia. Irregular formación del cartílago.

chondrodystrophia. Condrodistrofia. Acondroplasia. Raquitismo fetal. ‖ **hereditary deforming** —.

C. hereditaria defomante. ‖ **hyperplastic** —. C. hiperplásica. ‖ **hypoplastic** —. C. hipoplásica. ‖ **malacia** —. C. malácica. Condromalacia.

chondroendothelioma. Condroendotelioma. Endotelioma con elementos cartilaginosos.

chondrofibroma. Condrobifroma. Condroma con elementos fibrosos.

chondrogenesis. Condrogénesis. Formación de cartílago.

chondroglossus. Condrogloso. Músculo inconstante de la lengua.

chondrography. Condrografía. Descripción de los cartílagos.

chondroid. Condroide. Semejante al cartílago.

chondroitic acid. Acido condroítico. Acido condroitinsulfúrico.

chondroitin. Condroitina. Sustancia que se forma por la descomposición del ácido condroítico.

chondrolipoma. Condrolipoma. Tumor con tejido cartilaginoso y adiposo.

chondrology. Condrología. Suma de conocimientos relativos a los cartílagos.

chondrolysis. Condrólisis. Degeneración de las células cartilaginosas en procesos de osificación intracartilaginosa.

chondroma. Condroma. Tumor formado por tejido cartilaginoso.

chondromalacia. Condromalacia. Reblandecimiento anormal de los cartílagos. ‖ — **fetalis**. C. fetal. Miembros del feto blandos y plegables.

chondromatosis. Condromatosis. Formación múltiple de condromas. ‖ **synovial** —. C. sinovial. Entidad rara en la que se forma cartílago en las membranas sinoviales de las articulaciones.

chondromere. Condrómera. Vértebra cartilaginosa embrionaria.

chondrometaplasia. Condrometaplasia. Situación caracterizada por actividad metaplásica de los condroblastos.

chondromucin. Condromucina. Sustancia densa del cartílago compuesta por una proteína y ácido condroítico.

chondromucoprotein. Condromucoproteína. Principal constituyente de la sustancia cartilaginosa.

chondromyces. *Chondromyces.* Género de bacteria de la familia *Polyangiaceae.*

chondromyoma. Condromioma. Mioma con elementos cartilaginosos.

chondromyxoma. Condromixoma. Mixoma con elementos cartilaginosos.

chondronecrosis. Condronecrosis. Necrosis del cartílago.

chondro-osteodystrophy. Condroosteodistrofia. Enfermedad de Morquio.

chondropathy. Condropatía. Enfermedad cartilagionosa.

chondrophyte. Condrofito. Excrecencia cartilaginosa en el extremo articular de un hueso.

chondroplasia. Condroplasia. Formación de cartílago por células especializadas (condrocitos).

chondroplasty. Condroplastia. Cirugía plástica del cartílago.

chondroporosis. Condroporosis. Formación de espacios en el cartílago.

chondroprotein. Condroproteína. Proteína normal del cartílago.

chondrosamine. Condrosamina. Galactosamina derivada de la condromina.

chondrosarcoma. Condrosarcoma. Sarcoma con elementos cartilaginosos.

chondroseptum. Condroséptum. Porción cartilaginosa del tabique nasal.

chondrosin. Condrosina. Disacárido obtenido por hidrólisis de condroitina y del condroitin sulfato. F.: $C_{12}H_{21}NO_{11}$.

chondrosis. Condrosis. Formación de tejido cartilaginoso.

chondroskeleton. Condroesqueleto. Esqueleto cartilaginoso.

chondrotome. Condrótomo. Instrumento para cortar los cartílagos.

chondrotomy. Condrotomía. División quirúrgica de los cartílagos.

chondroxiphoid. Condroxifoideo. Relativo al apéndice xifoides.

chondrus. *Chondrus.* Género de hierba marina útil para afecciones bronquiales y renales.

Chopart's articulation. Articulación de Chopart. [F. Chopart, cirujano francés, 1743-1795.] Articulación mediotarsal ‖ **— amputation.** Amputación mediotarsiana del pie.

chorangioma. Corioangioma. (V. *choriangioma.*)

chorda. Cuerda, cordón. Organo en forma de cuerda. **dorsalis.** C. dorsal. Notocordio. ‖ **— magna.** Tendón del calcáneo. ‖ **— spermatica.** C. espermática. ‖ **— tendineae cordis.** C. tendinosa. ‖ **— tympani.** C. del tímpano. ‖ **— umbilicalis.** C. umbilical. ‖ **— *vocalis.** C. vocales.

chordal. Cordal. Que tiene relación con el notocordio.

chordectomy. Cordectomía. Escisión de una cuerda vocal.

chordee. Inflamación periuretral. Erección del pene hacia abajo, dolorosa.

chorditis. Corditis. Inflamación de las cuerdas vocales. ‖ Inflamación del cordón espermático. ‖ **— fibrinosa.** C. fibrinosa. Laringitis aguda con depósito de fibrina. ‖ **— nodosa.** C. nudosa o tuberosa. ‖ **— vocalis inferior.** C. vocal inferior. Laringitis subglótica.

chordoblastoma. Cordoblastoma. Tumor cuyas células tienden a tomar el aspecto de las células de la notocorda.

chordoma. Cordoma. Tumor maligno de aspecto cartilaginoso, que se deriva de los restos del notocordio.

chordopexy. Cordopexia. Implantación de una cuerda vocal por sutura.

chorea. Corea. Enfermedad nerviosa, convulsiva, con contracciones musculares clónicas involuntarias. ‖

acute —. C. de Sydenham. ‖ **automatic** —. C. automático. ‖ **Bergeron's** —. C. de Bergeron. Espasmos rítmicos, benignos. ‖ **hereditary** —. C. de Huntington. Corea progresivo con deterioro mental. ‖ **paralytic** —. C. paralítica. ‖ **saltatory** —. C. saltatoria.

choreiform. Coreiforme. Semejante a la corea.

choreathetosis. Coreatetosis. Estado caracterizado por movimientos coreicos y atetósicos.

choreomania. Coreomanía. Corea epidémica; tarantismo.

choreophrasia. Coreofrasia. Alteración del lenguaje, con emisión de frases sin forma ni sentido.

chorial. Corial. Referente al corion.

chorioadenoma. Corioadenoma. Tumor adenomatoso del corión.

chorioallantosis. Estructura extraembrionaria que sirve para realizar el intercambio gaseoso.

chorioangiofibroma. Coriangiofibroma. Angiofibroma del corión.

chorioangioma. Coriangioma. Tumor angiomatoso del corión.

chorioblastosis. Corioblastosis. Neoformación en el corion. ‖ Nombre de algunas afecciones polimorfas de la piel.

choriocarcinoma. Coriocarcinoma. Corioepitelioma. Carcinoma del corion que incluye el coriosarcoma y el sincitioma.

choriocarcinoma. Corioepitelioma. Coriocarcioma.

choriocele. Coriocele. Protusión a través de la coroides.

choriogenesis. Coriogénesis. Desarrollo del corion.

chorioma. Corioma. Proliferación trofoblástica, maligan o benigna.

choriomeningitis. Coriomeningitis. Meningitis con infiltración de los plexos corideos. ‖ **limphocytic** —. C. linfocítica. Meningitis benigna.

chorion. Corion. Membrana exterior del huevo uterino. ‖ Estroma endometrial. ‖ **— frondosum.** C. frondoso. Parte de corion recubierta de vellosidades. ‖ **— laeve.** Porción membranosa lisa del corion. ‖ **primitive** —. C. primitivo. Membrana vitelina. ‖ **shaggy** —. C. frondoso.

chorionic. Coriónico. Relativo al corion.

chorionitis. Inflamación del corion de la piel.

chorioplacental. Corioplacental. Relativo al corion y a la placenta.

choriptes. *Chorioptes.* Género de parásitos.

chorioretinis. Coriorretinitis. Inflamación de la coroides y de la retina.

chorista. Desarrollo defectuoso caracterizado por el desplazamiento del primordio.

choristoblastoma. Coristoblastoma. Coristoma. Tumor formado por elementos extraños al tejido en que se desarrolla.

choristoma. Coristoma. Coristoblastoma. (V. *choristoblastoma.*)

choroid. Coroides. Capa vascular del ojo, entre esclerótica y retina.

choroidea. Coroides. (V. *choroid.*)

choroidectomy. Coroidectomía. Destrucción qui-

C

183

rúrgica del plexo coroideo de los ventrículos laterales cerebrales.

choroideremia. Coroideremia. Falta de coroides.

choroiditis. Coroiditis. Inflamación de la coroides. || **anterior** —. Anterior. Con puntos de exudación en la periferia. || **areolar** —. Areolar. La que se inicia alrededor de la mácula lútea. || **central** —. Central. Con exudación en la mácula lútea. || **Doyne's** —. De Doyne. Degenerativa hereditaria. || **exudative** —. Exudativa. || **metastatic**—. Metastásica. || **suppurative** —. Supurativa.

choroidocyclitis. Coroidociclitis. Inflamación de la coroides y de los procesos ciliares.

choroidoiritis. Coroidoiritis. Inflamación de la coroides y del iris.

choroidopathy. Coriodopatía. Proceso patológico que afecta a la coroides.

choroidoretinitis. Coroidorretinitis. Inflamación de la coroides y de la retina.

choromania. Coromanía. (V. *choreomania.*)

Chotzen's syndrome, Saethre-Chotzen's syndrome, acrocephalosyndactyly type III. Síndrome de Chotzen-Saethre. Acrocefalosindactilia hereditaria con carácter dominante. Son sus síntomas: acrobraquicefalia, malformaciones faciales y malformaciones digitales.

Christ-Siemens-Touraine syndrome. Síndrome de Christ-Siemens-Touraine-Welch. [Josef Christ, 1871-1948, médico alemán, n. en Wiesbaden; Hermann W. Siemens; Henri Touraine.] Anhidrosis hipotricósica polidisplásica.

Christian's syndrome. Síndrome de Christian. [H. A. Christian, médico norteamericana, 1876-1951.] Síndrome de Hand-Schüller-Christian. Diabetes insípida, exoftalmus y depósitos de colesterol.

Christian-Weber disease. Enfermedad de Christian-Weber. [H. A. Christian; F. P. Weber, médico inglés, 1863-1962.] Paniculitis nodular no supurativa.

Christison's formula. Fórmula de Christison. [Sir R. Christison, médico escocés, 1797-1882.] Fórmula de Trapp.

Christmas disease. Enfermedad de Christmas. Hemofilia tipo B; falta del factor Christmas (primer enfermo estudiado).

chromaffin. Cromafín. Intensamente coloreable por las sales de cromo.

chromaffinoma. Cromafinoma. Tumor que contiene células cromafines.

chromate. Cromato. Sal del ácido crómico.

chromatelopsia. Cromatelopsia. Visión imperfecta de los colores.

chromatid. Cromátide. Cualquiera de los dos cuerpos resultantes de la división de un cromosoma.

chromatin. Cromatina. Porción más coloreada del núcleo celular. Sin.: Cariomitoma, cromoplasma.

chromatinorrhexis. Cromatinorrexis. Desdoblamiento de la cromatina.

chromatism. Cromatismo. Percepción alucinatoria de color.

chromatium. *Chromatium.* Género de bacteria acuática.

chromato-. Cromato-. Forma prefija que indica color.

chromatoblast. Cromatoblasto. Cromatóforo. Portador de pigmentos.

chromatodysopsia. Cromatodisopsia. (V. *chromatelopsia.*)

chromatogenous. Cromatógeno. Sustancia que puede originar una materia colorante.

chromatography. Cromatografía. Método de análisis químico por producción de bandas de diversos colores.

chromatokinesis. Cromatocinesis. Movimiento de la cromatina durante la vida y división celular.

chromatology. Cromatología. Ciencia que estudia los colores.

chromatolysis. Cromatólisis. Desintegración de la cromatina del núcleo. || Desintegración de los cuerpos de Nissl.

chromatometer. Cromatómetro. Instrumento para medir el color o la percepción del color.

chromatophagus. Cromatófago. Destructor de pigmentos.

chromatophore. Cromatóforo. Célula pigmentaria que produce o almacena pigmento.

chromatophorotropic. Cromatoforotrópico. Que actúa sobre los cromatóforos.

chromatoplasm. Cromatoplasma. Sustancia coloreada del protoplasma de la célula pigmentaria.

chromatopseudopsis. Cromatoseudopsia. Discromatopsia. Percepción anormal del color.

chromatopsia. Cromatopsia. Anormal visión de los colores. Sin.: Xautopsia.

chromatoptometer. Cromatoptómetro. Instrumento para medir la facultad de percepción de los colores.

chromatosis. Cromatosis. Pigmentación anormal de la piel.

chromatoskiameter. Cromatosquiámetro. Aparato para el examen y determinación del sentido del color.

chromatosome. Cromatosoma. (V. *chromosome.*)

chromatotaxis. Cromatotaxis. Atracción o influencia de ciertas sustancias sobre la cromatina del núcleo celular.

chromaturia. Cromatura. Pigmentación anormal de la orina.

chromenteropathy. Cromenteropatía. Enfermedad gastrointestinal, inflamatoria o ulcerativa, generalmente profesional y causada por cromo; en ocasiones se manifiesta como un "cáncer por cromo". Síntomas: además de coloración amarillenta de los dientes y de la lengua y periodontitis, también anorexia, dolores gástricos, vómitos, diarrea, más tarde colitis y lesiones hepáticas.

chromesthesia. Cromestesia. Asociación de sensaciones imaginarias de color con sensaciones reales auditivas, gustatorias u olfatorias.

chromidium. Cromidio. Gránulo de cromatina extracelular.

chromhidrosis. Cromhidrosis. Cromidrosis. Sudoración coloreada.

chromidiosis. Cromidiosis. Paso de sustancia nuclear y cromatina desde el núcleo al citoplasma.

chromidium. Cromidio. Gránulo de cromatina extranuclear en el citoplasma de una célula que se tiñe con colorantes básicos.

chromiole. Cromiolo. Cromómero. Gránulo de cromatina que forma parte del cromosoma.

chromium. Cromo. Metal muy duro. Símbolo, Cr. Sus sales son tóxicas. ‖ — **oxide.** Oxido de c. Empleado en odontología. ‖ — **trioxide.** Trióxido de c. Acido crómico.

chromobacterium. Cromobacterias. Género de microorganismos de la familia *Rhizobiaceae*.

chromoblast. Cromoblasto. Célula embrionaria que se desarrolla en una célula pigmentaria.

chromoblastomycosis. Cromoblastomicosis. Dermatitis verrugosa.

chromocholoscopy. Cromocoloscopia. Prueba de función biliar mediante excreción de sustancia colorante inyectada.

chromocrinia. Cromocrinia. Excreción o secreción de color.

chromocystoscopy. Cromocistoscopia. Cistoscopia tras inyección de sustancia colorante que se elimina por la orina.

chromocyte. Cromocito. Célula coloreada o corpúsculo pigmentado.

chromodacryorrhea. Cromodacriorrea. Secreción lagrimal coloreada.

chromodiagnosis. Cromodiagnosis. Diagnóstico basado en el cambio de color. ‖ Diagnóstico mediante prueba de excreción de sustancias colorantes previamente inyectadas.

chromogen. Cromógeno. Sustancia que puede orginar una materia colorante.

chromogenesis. Cromogénesis. Formación de color o pigmentos.

chromoisomerism. Cromoisomerismo. Isomerismo en el cual los isómeros tienen diferente color.

chromomere. Cromómero. Gránulo de cromatina constituyente del cromosoma.

chromometer. Cromómetro. Colorímetro. Cromocitómetro.

chromomycosis. Cromomicosis. Dermatitis verrugosa.

chromonema. Cromonema. Filamento cromático de uno a otro extremo de la cromátide. Sin.: Axonema.

chromoparic. Crompáro. Que produce u origina color.

chromopexy. Cromopexia. Fijación de pigmentos.

chromophage. Cromófago. Pigmentófago.

chromophane. Cromófano. Pigmento del cono retiniano.

chromophil. Cromófilo. Que se tiñe fácilmente.

chromophobe. Cromófobo. Que se tiñe poco o nada.

chromophore. Cromóforo. Grupo químico cuya presencia proporciona un color determinado. ‖ Célula que produce o almacena pigmento.

chromophototherapy. Cromofototerapia. Terapia basada en las luces de color.

chromoplasm. Cromoplasma. Sustancia coloreada del protoplasma. celular.

chromoplast. Cromoplasto. Cromatóforo. Portador de pigmentos.

chromoprotein. Cromoproteína. Proteína conjugada coloreada.

chromopsia. Cromopsia. (V. *chromatopsia.*)

chromoradiometer. Cromorradiómetro. Aparato para medir el poder de penetración de los rayos X.

chromoretinography. Cromorretinografía. Fotografía en color de la retina.

chromorhirnorreha. Cromorrinorrea. Derrame por la nariz de secreción coloreada.

chromoscope. Cromoscopio. Instrumento para el examen de la percepción de los colores.

chromoscopy. Cromoscopia. Examen de la visión de los colores. ‖ Estudio de la función secretora después de la administración de colorantes.

chromosome. Cromosoma. Pequeños cuerpos en forma de bastoncillos en que se divide la cromatina durante la mitosis. ‖ **Philadelphia** —. C. Filadelfia. En la leucemia mieloide crónica. ‖ **ring** —. C. en anillo. ‖ **sex**—. C. sexual.

chromotoxic. Cromotóxico. Destructor de hemoglobina o debido a la destrucción de hemoglobina.

chronaximeter. Cronaxímetro. Instrumento para medir cronaxias.

chronaxy. Cronaxia. Duración mínima que necesita una corriente para producir excitación muscular o nerviosa.

chronic. Crónico. Prolongado durante mucho tiempo.

chronic idiopathic hipertrophic osteoarthropathy. Síndrome de Uehlinger. [Erwin Uehlinber, patólogo suizo, n. en Zurich en 1899.] Síndrome idiopático, con comienzo en la pubertad en los varones, y que tras unos años asintomático presenta hiperqueratosis con osificación de bandas musculares y de pequeñas articulaciones, engrosamiento de la piel y dedos en palillo de tambor.

chroniosepsis. Croniosepsis. Septicemia de curso muy lento.

chrono-. Crono-. Prefijo que indica «tiempo».

chronobiology. Cronobiología. Estudio de la duración de la vida.

chronognosis. Cronognosis. Sensación subjetiva del paso del tiempo.

chronograph. Cronógrafo. Instrumento para medir pequeños intervalos de tiempo.

chronopharmacology. Cronofarmacología. Estudio de la acción de los fármacos en el trascurso de variados periodos de tiempo.

chronosphygmograph. Cronosfigmógrafo. Instrumento para registrar el tipo y ritmo de pulso.

chronotropism. Cronotropismo. Acción sobre la regularidad de la función cardiaca.

chryptosporidiosis. Criptosporidiosis. Enfermedad del grupo de las diarreas del viajero, como las que se producen en las islas del Caribe, causada por

C

185

Cryptosporodium, presente en el agua o en los alimentos contaminados. Se presentan con diarreas acuosas, de más de 5 a 22 días, y sensación generalizada de enfermedad con cefaleas de hasta seis semanas de duración. Se ha observado también en los enfermos de SIDA en los que la infección, no autolimitada, es muy grave.

chrysarobin. Crisarrobina. Polvo amarillo, cristalino, extraído del polvo de Goa. aplicado en algunas dermatosis.

chrysiasis. Crisiasis. Depósito de sales de oro en los tejidos orgánicos.

chryso-. Criso-. Prefijo que significa «oro».

chrysoderma. Crisoderma. Pigmentación de la piel por depósito de oro.

chrysomia. *Chrysomia.* Género de moscas de Africa, Australia y algunas zonas de Asia.

chrysotherapy. Crisoterapia. Tratamiento con sales de oro.

CHS. Abreviatura de *Chédiak-Higashi Syndrome.*

Churg-Strauss syndrome. Síndrome de Churg-Strauss. Angitis granulomatosa alérgica: vasculitis necrosante sistémica con sintomatología respiratoria, sobre todo asma bronquial de tipo intrínseco; en ocasiones sólo bronquitis o neumonía con infiltrados del tamaño de nódulos pequeños o afectación de todo un lóbulo pulmonar, a veces necrosante y con formación de cavernas, y eosinofilia sanguínea. La vasculitis se produce sobre todo en las arterias medias y menores y en los capilares y las vénulas, a diferencia de la arteritis temporal que interesa también los vasos pulmonares. Son otros síntomas: fiebre, pérdida general de fuerza y pérdida de peso; ocasionalmente se presenta con púrpura, petequias, infarto y formación de nódulos subcutáneos en la piel, mononeuritis múltiple, afección de los pares craneales, rinitis, pólipos nasales, perforación del tabique nasal; insuficiencia cardíaca con taquicardia, pericarditis exudativa y diarrea sanguinolenta.

Chvostek's sign. Signo de Chvostek. [F. Chvostek, cirujano austriaco, 1835-1884.] Espasmo al golpear ligeramente las mejillas, en la tetania postoperatoria.

chylangioma. Quilangioma. Tumor compuesto por vasos linfáticos intestinales.

chyle. Quilo. Líquido lechoso alcalino que toman los vasos quilíferos del intestino después de la digestión.

chylemia. Quilemia. Presencia de quilo en sangre.

chylifaction. Quilifacción. Formación de quilo.

chyliferous. Quilífero. Que lleva quilo.

chylification. Quilificación. Formación de quilo.

chyliform. Quiliforme. Semajante al quilo.

chylocele. Quilocele. Hidrocele con quilo en su interior.

chylocist. Quilocisto. Receptáculo del quilo.

chyloderma. Quilodermia. Elefantiasis por filaria.

chylomediastinum. Quilomediastino. Presencia de quilo en el mediastino.

chylomicron. Quilomicrón. Gota estable que con-

tiene triglicéridos, colesterol, fosfolípidos y proteína, formada en el intestino y presente en sangre durante la digestión de grasas.

chylopericardium. Quilopericardio. Presencia de quilo en el pericardio.

chyloperitoneum. Quiloperitoneo. Presencia de quilo en el peritoneo.

chylopneumothorax. Quiloneumotórax. Presencia de quilo y de aire en la cavidad pleural.

chylopoiesis. Quilopoyesis. Formación de quilo.

chylorreha. Quilorrea. Derrame de quilo por rotura del conducto torácico. ‖ Diarrea quilosa por rotura linfática en el intestino.

chylosis. Quilosis. Conversión del alimento en quilo y absorción de éste en los tejidos.

chylothorax. Quilotórax. Presencia de quilo en la cavidad torácica.

chylous. Quiloso. De naturaleza quilosa.

chuyluria. Quiluria. Presencia de quilo en la orina.

chymase. Quimasa. Enzima del jugo gástrico.

chyme. Quimo. Materia espesa en que se convierte el alimento por digestión gástrica.

chymification. Quimificación. Formación de quimo.

chymotrypsin. Quimotripsina. Enzima proteolítica intestinal que interviene en la conversión de las protcínas en polipéptidos y aminoácidos.

chymotrypsinogen. Quimotripsinógeno. Enzima pancreática que origina la quimotripsina.

CI. Abreviatura de *colour index.*

Ciaccio's glands. Glándulas de Ciaccio. [G. V. Ciaccio, anatomista italiano, 1824-1901.] Glándulas conjuntivales.

Ciaccio's method. Método de Ciaccio. [C. Ciacio, patólogo italiano, n. en 1877.] Fijación de los tejidos con solución cromatada y coloración por Sudán III.

Ciarrochi's disease. Enfermedad de Ciarrochi. [G. Ciarrochi, dermatólogo italiano, 1857-1924.] Dermatitis del tercer espacio interdigital.

Ciaglinski's tract. Fascículo de Ciaglinski. Fibras sensoriales en la comisura gris, entre el borde anterior de los cordones posteriores y el conducto central.

cib. Abreviatura de *cibus* (alimento).

cicatrectomy. Cicatrectomía. Escisión de una cicatriz.

cicatricial. Cicatricial. Relativo a la cicatriz.

cicatrix. Cicatriz. Tejido de reparación. ‖ **hypertrophyc**—. C. hipertrófica. ‖ **manometric** —. C. manométrica. De la membrana timpánica. ‖ **vicious** —. C. viciosa. Que produce deformidad.

cicatrization. Cicatrización. Proceso de curación que produce cicatriz.

cicatrize. Cicatrizar.

cicloprofen. Cicloprofeno. Antiinflamatorio. F.: $C_{16}H_{14}O_2$.

cicuta. Cicuta. Planta umbelífera venenosa.

ciguatera. Ciguatera. Enfermedad de América Central y del Sur, probablemente por ingestión de pescado tóxico.

CIH. Abreviatura de *Certificate in Industrial Health.*

cilia. Pestañas. Flagelos.

ciliaroscope. Ciliaroscopio. Instrumento para examinar la región ciliar del ojo.

ciliarotomy. Ciliarotomía. Escisión quirúrgica de la zona ciliar en el glaucoma.

ciliary. Ciliar. Semejante o relativo a las pestañas.

ciliata. *Ciliata.* Subclase de infusorios que poseen cilios o pestañas.

ciliated. Ciliado. Provisto de pestañas o flagelos.

ciliectomy. Ciliectomía. Escisión del borde ciliar del párpado.

ciliospinal reflex. Reflejo ciliospinal. Dilatación pupilar por estímulo homolateral en la piel del cuello.

ciliotomy. Ciliotomía. Escisión quirúrgica de los nervios ciliares.

cilium. Cilio. Pestaña. Párpado o su borde libre. ‖ Filamento vibrátil en la superficie de una célula o bacteria.

cillois. Cilosis. Temblor espasmódico del párpado.

cimbia. Franja de color blanco situada a lo largo de la cara ventral del *drus cerebri.*

cimetidine. Cimetidina. Antagonista de los receptores histamínicos H_2. F.: $C_{10}H_{16}N_6 2$.

cimex. Chinche. Género de insecto. ‖ — **lectularios.** Ch. común.

Cin. Abreviatura de *insulin clearance.*

cinchona. Cinchona. Arbol de la quina.

cinclisis. Cinclisis. Pestañeo muy rápido.

cineangiogrphy. Cineangiografía. Sucesión de imágenes fluoroscópicas de los vasos sanguíneos.

cinedensigraphy. Cinedensigrafía. Registro del movimiento de estructuras internas del cuerpo.

cinemascopy. Cinemascopia. Empleo de la cinematografía para estudiar los movimientos del cuerpo.

cinephlebography. Cineflebografía. Cinerradiografía de las venas previa administración de un medio de contraste.

cineradiography. Cinerradiografía. Radiografía cinematográfica.

cinerea. Cinérea. Sustancia gris del sistema nervioso.

cinesalgia. Cinesalgia. Dolor muscular producido por el movimiento.

cingulum. Cíngulo. Porción de circunvolución que rodea al cuerpo calloso. ‖ Cuello de un diente. ‖ Cinturón muscular abdominal.

cionectomy. Cionectomía. Escisión de la úvula.

cionitis. Cionitis. Inflamación de la úvula.

cionoptosis. Cionoptosis. Elogación excesiva de la úvula.

cionorrhaphy. Cionorrafia. Reparación plástica de la úvula.

cionotomy. Cionotomía. Escisión quirúrgica de la úvula.

circadian. Circadiano. Relativo al periodo de 24 horas aproximadamente; repetición rítmica de ciertos fenómenos en ese espacio de tiempo.

circannual. Circanual. Que ocurre cada año.

circinate. Circinado. En forma de anillo.

circle. Círculo. Superficie contenida en un anillo

circunferencia; disposición de ciertas arterias o venas. ‖ — **of Willis.** C. de Willis. C. arterioso cerebral.

circuit. Circuito. Camino seguido por una corriente eléctrica. ‖ En cirugía, comunicación entre dos conductos. ‖ **magnetic** —. C. magnético. ‖ **open**—. C. abierto. ‖ **reflex**—. C. reflejo. En el acto reflejo.

circular. Circular. Que se presenta en círculos o periodos.

circulation. Circulación. Movimiento regular por el curso de un circuito. ‖ **collateral** —. Colateral. ‖ **coronary** —. Coronaria. ‖ **extracorporeal**—. Extracorpórea. ‖ **placental** —. Placentaria. ‖ **portal** —. Portal. ‖ **pulmonary** —. Pulmonar. ‖ **systemic** —. Sistémica.

circum-. Circum-. Prefijo que indica «alrededor».

circumanal. Alrededor del ano.

circumcision. Circuncisión. Escisión del prepucio. Sin.: Peritomía, postectomía, posteotomía.

circumduction. Circunducción. Movimiento circular o semicircular de un miembro alrededor del eje del cuerpo. Sin.: Helicopodia.

circumference. Circunferencia. Perímetro, contorno. ‖ **articular** —. C. articular.

circumferentia. Circunferencia. (V. *circumference.*)

circumflex. Circunflejo. Curvo como un arco.

circumgemmal. Circumgemal. Dícese de lo que rodea a una yema; se aplica a determinadas terminaciones nerviosas en las que el corpúsculo terminal está rodeado por fibrillas.

circumoral. Circumoral. Alrededor de la boca.

circumorbital. Circumorbital. Alrededor de la órbita ocular.

circumpolarization. Circumpolarización. Rotación de un rayo de luz polarizada.

circumrenal. Circumrenal. Próximo al riñón.

circumscribed. Circunscrito. Limitado a un espacio reducido.

circumvallate. Circunvallado. Rodeado de un borde. ‖ Papila caliciforme.

cirrhogenous. Cirrógeno. Que produce cirrosis.

cirrhonosus. Cirronosis. Enfermedad fetal que presenta coloración amarilla oro en pleura y peritoneo.

cirrhosis. Cirrosis. Enfermedad hepática, con fibrosis y regeneración nodular. ‖ **alcoholic** —. Alcohólica. Por ingestión continuada de alcohol. ‖ **atrophic** —. Atrófica. Dismiución de tamaño del hígado. ‖ **biliary** —. Biliar. Por obstrucción o infección de los conductos hepáticos. ‖ **calculus** —. Calculosa. C. secundaria a obstrucción por cálculos. ‖ **cardiac** —. Cardiaca. ‖ **Charcot's** —. De Charcot. C. Biliar primaria. ‖ **fatty** —. Grasa. ‖ **hypertrophic** —. Hipertrófica. Biliar primaria. ‖ **Laennec's** —. De Laennec. Por ingesta excesiva de alcohol. ‖ **periportal**—. Periportal. Posnecrótica. ‖ **posthepatitic** —. Poshepatitis. C. macronodular. ‖ **posnecrotic** —. Posnecrótica. Por hepatitis tóxica. ‖ **primary biliary** —. Biliar primaria. ‖ **toxic** —. Tóxica. Posnecrótica.

cirrhotic. Cirrótico. Relativo a la cirrosis.

cirsectomy. Cirsectomía. Escisión de una vena varicosa.

cirsenchysis. Cirsenquisis. Tratamiento de las varices mediante inyecciones esclerosantes.

cirso-. Cirso-. Prefijo que se refiere a «variz».

cirsocele. Cirsocele. (V. *varicocele.*)

cirsodesis. Cirsodesis. Ligadura de venas varicosas.

cirsoid. Cirsoide. Semejante a una variz.

cirsomphalos. Cirsónfalo. Cabeza de medusa. Estado varicoso de las venas periumbilicales.

cirsophtalmia. Cirsoftalmia. Varices en los vasos de la conjuntiva.

cirsotomy. Cirsotomía. Incisión de venas varicosas.

cis-platinum. Cisplatinium. Antineoplásico utilizado para el tratamiento del cáncer de ovario, metástasis testiculares, etc., F.: $Cl_2H_6N_2Pt$.

cistern. Cisterna. Espacio linfático. ‖ Espacio cerrado que sirve de reservorio para fluidos. ‖ **basal** —. C. interpenducular. ‖ **— of sylvius.** C. de Silvio. ‖ **— magna.** C. magna.

cisternography. Cisternografía. Observación radiográfica de las cisternas cerebrales tras inyección de medio de contraste.

Citelli's syndrome. Síndrome de Citelli. [S. Citelli, laringólogo italiano, 1875-1947.] Retraso mental, somnolencia o insomnio en pacientes con vegetaciones adenoides o infección de senos.

citrate. Citrato. Sal del ácido cítrico. ‖ **cupric** —. C. cúprico. Astringente. ‖ **ferric** —. C. férrico. Usado como reactivo.

citrated. Citratado. Que contiene citrato.

citric acid. Acido cítrico. Presente en limón y otras plantas. Antiescorbútico. F.: $C_6H_8O_7$.

citromyces. *Citromyces.* Especie de penicilina.

Civatte´s disease. Enfermedad de Civatte. [A. Civatte, dermatólogo francés, 1877-1956.] Poiquilodermia.

Civiale's operation. Operación de Civiale. [J. Civiale, médico francés, 1792-1867.] Cistotomía mediobilateral.

Civinini's process (spine). Espina, proceso de Civinini. [F. Civinini, anatomista italiano, 1805-1844.] Pequeña eminencia en la apófisis pterigoides, en la que se inserta el ligamento pterigoespinoso.

Cl. Símbolo del cloro.

cl. Abreviatura de *centiliter.*

cladiosis. Cladiosis. Enfermedad producida por hongos.

Clado's ligament. Ligamento de Clado. [S. Clado, ginecólogo francés, n. en 1856.] Ligamento apendiculoovárico. ‖ **— anastomosis.** Anastomosis. Punto sensible en la apendicitis, en el borde externo del músculo recto del abdomen.

Cladosporium. *Cladosporium.* Género de bacterias. *C. mansoni* causa la tiña.

cladothricosis. Cladotricosis. (V. *nocardiosis.*)

Cladothrix. *Cladotrix.* Género de bacterias.

clamp. Clamp. Instrumento quirúrgico para realizar compresión. ‖ **Gant's** —. De Gant. Pinzas utilizadas en la intervención de hemorroides. ‖ **Goldblatt's** —. De goldblatt. Pinza para la compresión de la arteria renal. ‖ **pedicle** —. Fórceps.

clap. Gonorrea (V. *gonorrhea.*)

clarification. Clarificación. Aclaramiento de un líquido turbio.

Clark's sign. Signo de Clark. [A. Clark, médico norteamericano, 1807-1887.] Desaparición de la matidez hepática en la distensión abdominal.

Clarke's column. Columna de Clarke. [J. A. L. Clarke, anatomista y médico inglés, 1817-1880.] Vía nerviosa en el ángulo interno del cuerno posterior de la sustancia gris medular. ‖ **— cells.** Células nerviosas de la columna de C.

Clarke-Howel syndrome. Síndrome de Clarke-Howel-Evans-McConnel. Trastorno familiar de queratinización como queratosis palmoplantar, unida a hiperhidrosis; no se manifiesta hasta la pubertad; el 30% de los casos aproximadamente presentan después carcinoma de esófago.

clasmatocyte. Clasmatocito. Célula grande del tejido conjuntivo. ‖ Macrófago.

clasmatosis. Clasmatosis. Pérdida de las partes que componen una célula. ‖ Proceso de fragmentación por el cual las células plasmáticas liberan, al parecer, las inmunoglobulinas sintetizadas.

class I antigen. Antígeno clase I, de histocompatibilidad, clasificado en el humano por los loci A, B y C, y en el ratón, por los loci D y K. ‖ **— II antigen.** Antígeno clase II, de histocompatibilidad, codificado en el humano por los loci DR, MB, MT y Te, y en el ratón, por el loci I y otros loci. ‖ **— III antigens.** Antígenos clase III. Factor C_4 y factor B del complemento, codificados dentro del MHC *(major histocompatibility complex).*

classic X-linked recessive muscular dystrophy. Síndrome de Duchenne-von Leyden. Forma con afectación de la cintura pelviana de la distrofia muscular progresiva, que se presenta acompañada de seudohipertrofia de la musculatura interesada.

clastic. Clástico. Que produce división en partes; separable en partes.

clastothrix. Clastotrix. Tricorrexis nudosa.

Clauberg's culture, medium. Medio, prueba de Clauberg. [K. Wm. Clauberg, bacteriólogo alemán, n. en 1893.] Método biológico para la titulación de la progesterona.

Claude's syndrome. Síndrome de Claude (— Loyez). [Henri Charl. J. Claude, 1869-1945, neurólogo francés, n. en París.] Síndrome inferior del núcleo rojo en caso de lesión localmente delimitada del mismo, debido a trastornos del riego, inflamación o tumor. Síntomas: parálisis oculomotora homolateral, combinada con parálisis hemilateral y temblor intencional en la mitad contralateral del cuerpo; es un síndrome parcial del síndrome de Benedikt.

claudication. Claudicación. ‖ **intermittent** —. Intermitente. Trastorno intermitente de una función. ‖ **venous** —. Venosa. Por estasis venosa.

Claudius' cell. Células de Claudius. [F. M. Claudius, anatomista austriaco, 1822-1869.] Células grandes nucleadas a cada lado de los arcos de Corti. ‖ — **fossa.** Fosa de C. Espacio triangular en el que se halla alojado el ovario.

claustrophilia. Claustrofilia. Afición patológica a permanecer encerrado.

claustrophobia. Claustrofobia. Temor patológico a permanecer encerrado.

claustrum. Claustro. Capa delgada de sustancia gris por fuera de la cápsula externa del cerebro. ‖ — **oris.** Velo del paladar. ‖ — **virginale.** Himen.

clava. Clava. Maza. ‖ Engrosamiento del *funiculus gracilis* en la médula oblongada.

clavacin. Clavacina. Antibiótico obtenido de cultivo de *Aspergillus clavatus.*

clavate. Claviforme. En forma de clava o maza.

clavelization. Clavelización. Inoculación con el virus de la viruela de los carneros.

claviceps. *Claviceps.* Género de hongos parásitos que infectan las semillas de varias plantas.

clavicle. Clavícula. Hueso largo que se articula con esternón y escápula.

clavicotomy. Clavicotomía. Incisión de la clavícula.

claviculus. Clavículo. Fibra de Sharpey.

claviformin. Claviformina. Antibiótico idéntico a la clavacina.

clavipectoral. Clavipectoral. Relativo a la clavícula y al tórax.

clavus. Clavo. Cuerno cutáneo. ‖ — **hystericus.** C. histérico. Sensación de clavo en la cabeza. ‖ — **secalinus.** C. secalino. Cornezuelo de centeno.

clawfoot. Pie en garra.

clawhand. Mano en garra.

clear. Eliminar mediante el empleo de algunas sustancias la turbidez de las preparaciones microscópicas.

clearance. Aclaramiento. Acto de aclarar; específicamente aplicado al aclaramiento de una sustancia en un volumen dado de sangre, por unidad de tiempo. ‖ **creatinine** —. De creatinina. ‖ **inulin** —. De inulina. ‖ **plasma** —. Plasmático. ‖ **urca** —. De urea en sangre.

cleavage. División. Segmentación mitótica del huevo fertilizado. ‖ **accesory** —. Accesoria. ‖ **complete** —. Holoblástica. ‖ **incomplete** —. Incompleta. ‖ **partial** —. Parcial. Meroblástica. ‖ **total** —. Total. Holoblástica.

cleft. Fisura. Hendidura, surco. Especialmente, por defecto en el desarrollo embrionario. ‖ **anal** —. Anal ‖ **corneal** —. Corneal. ‖ **interdental** —. Diastema dentario.

cleid-, cleido-. Cleid-, cleido-. Formas prefijas que significan «clavícula».

cleidagra. Cleidagra. Dolor gotoso en la clavícula.

cleidarthritis. Cleidartritis. Inflamación de las articulaciones de la clavícula.

cleidocostal. Cleidocostal. Relativo a las clavículas y a las costillas.

cleidocranial. Cleidocraneal. Relativo a las clavículas y al cráneo.

cleidotomy. Cleidotomía. Sección de las clavículas en el feto para permitir la salida de los hombros.

cleisagra. Cleidagra. Cleisagra.. (V. *cleidagra.*)

clenching. Respuesta neuromuscular oral que tiene lugar durante el sueño, o de forma inconsciente durante la vigilia por la cual la mandíbula se mantiene cerrada con fuerza y los dientes apretados, observándose una contracción pulsátil continua de los músculos temporales y pterigomaseterinos.

cleoid. Cleoide. Instrumento dental utilizado para la restauración dentaria.

cleptomania. Cleptomanía. Impulso patológico al robo.

cleptophobia. Cleptofobia. Temor patólogico a robar o ser robado.

click. Clic. Ruido breve, metálico, en el corazón. ‖ **ejection** —. C. de eyección. ‖ **systolic** —. C. sistólico.

climacteric. Climaterio. Síndrome endocrino, somático y psíquico producido al final del periodo sexual en la mujer (menopausia). En el hombre, andropausia.

climatology. Climatología. Suma de conocimientos relativos a la influencia del clima sobre el organismo.

climatotherapy. Climatoterapia. Tratamiento de la enfermedad mediante la acción de los diversos climas.

climax. Clímax. Acmé, periodo de intensidad elevada, en el curso de una enfermedad, o en excitación sexual (orgasmo).

clinarthrosis. Clinartrosis. Desviación anormal en el alineamiento de los huesos de una articulación.

clindamycin. Clindamicina. Análogo semisintético de lincomicina. F.: $C_{18}H_{33}ClN_2O_5S$.

cline. Serie consecutiva de diferencias estructurales o funcionales que muestran los miembros de una especie dentro de unos márgenes de variabilidad.

clinic. Clínica. Institución en la que se enseña práctica médica. ‖ Fundado en la observación de los pacientes.

clinical research. Investigación clínica en que el individuo puede esperar algún beneficio. ‖ — **trial.** Ensayo clínico. (V. *therapeutic trial.*)

clinician. Clínico. Médico que examina y trata a los pacientes encamados. ‖ Médico que enseña medicina en la cabecera del enfermo.

clinitest. Clinitest. Tiras para medir la presencia de azúcar en orina.

clinocephaly. Clinocefalia. Aplastamiento congénito del vértice de la cabeza.

clinodactily. Clinodactilia. Desviación anormal de uno o más dedos.

clinoid. Clinoides. Apófisis clinoides.

clinology. Clinología. Estudio de la declinación de un organismo animal.

clinometer. Clinómetro. Instrumento para medir el ángulo de desviación.

clinostatism. Clinostatismo. Posición en decúbito.

clinotherapy. Clinoterapia. Tratamiento mediante cura en cama.

clip. Clip. Instrumento metálico para aproximar bordes o prevenir hemorragias, mediante prensión de vasos sanguíneos.

clisis. Clisis. Inclinación o atracción.

clitoridectomy. Clitoridectomía. Clitorectomía. Escisión del clítoris.

clitoritis. Clitoritis. Inflamación del clítoris.

clitoris. Clítoris. Organo eréctil situado en la vulva.

clitorism. Clitorismo. Hipertrofia del clítoris. ‖ Erección persistente del clítoris.

clitoroplasty. Clitoroplastia. Cirugía plástica del clítoris.

clitorotomy. Clitorotomía. Incisión quirúrgica del clítoris.

clivography. Clivografía. Visualización radiográfica del clivus.

clivus. Clivus. Superficie en la fosa posterior del cráneo. ‖ — **basilaris.** Hueso occipital. ‖ — **ossis sphenoidalis.** Hueso esfenoidal. Superficie inclinada de la lámina cuadrilátera del esfenoides.

cloaca. Cloaca. Cavidad común en que concluyen el conducto urogenital y el intestino en algunos vertebrados. ‖ En el embrión, orificio común al intestino y al alantoides. ‖ En patología, abertura en un hueso necrosado. ‖ **congenital** —. Congénita. Persistente. ‖ **ectodermal** —. Ectodérmica. ‖ **endodermal** —. Endodérmica. ‖ **persistent** —. Persistente.

cloacal. Cloacal. Perteneciente a la cloaca.

cloacitis. Cloacitis. Enfermedad infecciosa caracterizada por ulceración de la cloaca y flujo purulento.

clofibrate. Clofibrato. Agente hipolipemiante. F.: $C_{12}H_{15}ClO_3$.

clonal anergia. Anergia clonal. Teoría según la cual la tolerancia de las células B es inducida por el contacto de estas células con el antígeno durante la fase paralizable obligatoria de la diferenciación de las células B. ‖ — **deletion.** Deleción clonal. Concepto relacionado con la teoría de la selección clonal de Burnet, que sugiere que la tolerancia a los antígenos propios es el resultado de la deleción de las clonas de linfocitos reactivos en la vida embrionaria.

clone. Clona. Población originada por replicación asexual de un organismo o célula.

clonic. Clónico. Relativo al clonus o clono.

clonism. Clonismo. Sucesión de espasmos clónicos.

clonograph. Clonógrafo. Aparato que registra los movimientos espasmódicos y reflejos tendinosos.

clonorchiasis. Clonorquiasis. Infestación por *Clonorchis.*

clonorchis. *Clonorchis.* Género de gusanos trematodos.

clonospasm. Clonospasmo. Espasmo clónico.

clonus. Clonus. Clono. Contracciones rítmicas e involuntarias de un músculo o grupo muscular por extensión brusca y pasiva de sus tendones.

Cloquet's canal. Conducto de Cloquet. [J. G. Cloquet, cirujano francés, 1790-1883.] Conducto hialoide en el cuerpo vítreo del feto. ‖ — **fascia.** Fascia de C. Septum crural. ‖ — **hernia.** Hernia de C. H. femoral.

Cloquet's ganglion. Ganglio de Cloquet. [H. Cloquet, anatomista francés, 1787-1840.] Engrosamiento del nervio nasopalatino en el conducto palatino anterior.

clorophene. Clorofeno. Desinfectante. F.: $C_{14}H_{17}ClN_2O_3S$.

Clostridium. *Clostridium.* Género de esquizomicetos de la familia *Bacillaceae* que comprenden muchas especies.

closure. Cierre. Acción de unir dos partes, una de las cuales puede ser móvil. ‖ **velopharingeal** —. C. de la salida de aire a través de la nariz por elevación del paladar blando y contracción de la pared faríngea posterior.

clot. Coágulo. Masa blanda formada por la coagulación de un liquido.

clouding. Disminución de la percepción o desarrollo del entorno.

Clouston's syndrome. Síndrome de Clouston. [H. R. Clouston.] Displasia hidrótica ectodérmica.

clownismo. Clownismo. Gestos grotescos en el ataque de histeria.

cloxacillin sodium. Cloxacilina sódica. Penicilina semisintética, penicilina resistente. F.: $C_{19}H_{17}ClN_3NaO_5SH_2O$.

clubbed fingers. Dedos en palillo de tambor.

clubfoot. Talipes. Pie zambo o contrahecho en general.

clubhand. Anomalía semejante al pie zambo, en la mano.

clumping. Aglutinación. (V. *agglutination.*)

clunis. Clunis. Nalga.

cluttering. Pronunciación anormalmente rápida en personas nerviosas.

Clutton's joints. Síndrome de Clutton. [Henry H. Clutton, 1850-1909, cirujano inglés, n. en Londres.] Hidrartosis infantil simétrica indolora que se presenta en caso de sífilis congénita, afectando a las articulaciones mayores, rodilla, cadera, en ocasiones con signos ya existentes de sífilis congénita. Se manifiesta entre los 9 y los 17 años de edad.

clysma. Clisma. Enema.

clyster. Clister. Enema.

Cm. Símbolo químico del curio.

cM. Abreviatura de *centimorgan.*

cm. Abreviatura de *centimeter* (centímetro).

CMA. Abreviatura de *certified medical assitant.*

CMC. Abreviatura de *chronic mucocutaneous candidiasis.*

CMI. Abreviatura de *cell-mediated innumity.*

CML. Abreviatura de *cell-mediated lympholysis.*

C. mm. Abreviatura de *cubic millimeter.*

CMPGN. Abreviatura de *chronic membranoproliferative glomerulonephritis.*

CMR. Abreviatura de *cerebral metabolic rate.*

CMV. Abreviatura de *cytomegalovirus* (citomegalovirus).

c-myc. Abreviatura de *an oncogene.*

C-MYC Gene. Gen *C-MYC.* Perteneciente a un

grupo de genes relacionados con el cáncer u oncógenes.

c.n. Abreviatura de *cras nocte* (mañana por la noche).

cnemial. Referente a la espinilla (tibia).

cnemis. Espinilla. Cresta de la tibia.

cnemoscoliosis. Cnemoscoliosis. Curvatura lateral de la pierna.

CNOH. Acido ciánico.

CNS. Sulfocianato.

CNS. Abreviatura de *central nervous system.*

CO. Monóxido de carbono.

CO_2. Dióxido de carbono.

Co. Símbolo del cobalto.

CoA. Coenzima A.

coacervate. Coacervato. Producto de la mezcla de dos coloides hidrófilos de signo opuesto.

coagglutination. Coaglutinación. Aglutinación de grupo. || Agrupación departículas antigéncias combinadas con aglutininas de más de una especificidad.

coagulant. Coagulante. Que produce coagulación de la sangre.

coagulase. Coagulasa. Sustancia antigénica de origen bacteriano que puede causar la formación del trombo.

coagulation. Coagulación. Proceso de formación del coágulo. || Conversión de un líquido en una masa blanda por modificaciones isoméricas. || En química, tranformación de un sol en gel.

coagulopathy. Coagulopatía. Trastorno en la coagulación sanguínea.

coagulum. Coágulo. (V. *clot.*)

Coakley's operation. Operación de Coakley. [C. G. Coakley, laringólogo nortemaericano, 1862-1934.] Abertura del seno maxilar a través de la mejilla.

coalescence. Coalescencia. Adherencia de superficies en contacto.

coarctation. Coartación. Estrechez, estenosis. || — of aorta. C. de la aorta.

coarticulation. Coarticulación. Sinartrosis.

coat. Túnica. Membrana u otra estructura que cubre un parte u órgano.

Coats' disease. Enfermedad de Coats. [G. Coats, oftalmólogo inglés 1876-1915.] Retinitis exudativa.

cobalamin. Cobalamina. Copuesto de cobalto común a los miembros del grupo vitamínico B_{12}.

cobalt. Cobalto. Metal de símbolo Co. || Utilizados sus isótopos radiactivos como marcadores metabólicos o en radioterapia.

cobra. Cobra. Serpiente que segrega veneno tóxico.

COC. Abreviatura de *cathodal opening contraction.*

coca. Coca. Hojas de *Erythroxylon coca,* de Sudamérica, que contiene alcaloides como la cocaína.

cocaine. Cocaína. Alcaloide cristalino utilizado principalmente como anestésico superficial. F.: $C_{17}H_{21}NO_4$.

cocainism. Cocainismo. Intoxicación por abuso de cocaína.

cocainization. Cocainización. Acto de anestesiar con cocaína.

cocarboxylase. Cocarboxilasa. Pirofosfato de tiamina; coenzima de la carboxilasa.

cocarcinogen. Cocarcinógeno. Factor que, en combinación con otros, produce cáncer.

coccidia. *Coccidia.* Género de parásitos protozoarios.

coccidioides. *Coccidioides.* Género de hongos parásitos endomicetos.

coccidioidomycosis. Coccidioidomicosis. Micosis producida por *Coccidioides immitis.*

coccidiosis. Coccidiosis. Infección producida por coccidios.

coccidum. *Coccidium.* Género de esporozoos del orden *Coccidia.*

coccigenic. Coccigénico. Producido por cocos.

coccobacillus. Cocobacilo. Microorganismo de forma intermedia entre un bacilo y un coco.

coccus. Cocos. Bacterias redondeadas.

coccyalgia. Coccialgia. Dolor en el cóccix.

coccygeal. Coccígeo. Relativo al cóccix.

coccygectomia. Coccigectomía. Sección o escisión del cóccix.

coccygeus. Coccígeo. Relativo al cóccix.

coccygodynia. Coccigodinia. Dolor en el cóccix.

coccygotomy. Coccigotomía. Incisión del cóccix.

coccyx. Cóccix. Hueso en el extremo caudal de la columna vertebral en el hombre.

cochlea. Cóclea. Organo en forma de espiral. || Organo esencial del óido interno.

cochlearia. Coclearia. Género de plantas crucíferas utilizadas antes como diuréticas y estimulantes.

cochleitis. Cocleítis. Inflamación de la cóclea.

cochleovestibular. Cocleovestibular. Relativo a la cóclea y el vestíbulo del óido.

Cochrane's syndrome. Síndrome de Cochrane. [W. A. Cochrane, pediatra inglés, n. en Londres.] Hipoglucemia sensible a la leucina, que se presenta en la primera infancia.

Cock's operation. Operación de Cock. [E. Cock, cirujano inglés, 1805-1892.] Uretrotomía por incisión en la línea media del periné.

Cockayne's syndrome. Síndrome de Cockayne. [Edward A. Cockayne, 1880-1956, pediatra inglés, n. en Londres.] Displasia compleja hereditaria, probablemente con carácter autosómico recesivo, que se manifiesta como síndrome polimalformativo con hipocrecimiento, a partir del 2º año de vida. Se manifiesta con enanismo desproporcionado, progeria, tórax en tonel, microcefalia, orejas toscas, enoftalmos, cataratas, retinitis pigmentosa, prognatismo, dificultades de audición, incluso sordera, hipersensibilidad de la piel a la luz solar, temblor intenso, déficit intelectual y radiológicamente, "epífisis de marfil".

cocktail. Cóctel. Bebida compuesta por varios ingredientes. || **lytic** —. C. lítico. || **Rivers'** —. C. de Rivers. Solución de dextrosa en solución salina isotónica.

coconsciousness. Coconciencia. Estado de conciencia inadvertido.

coction. Cocción. Acción de cocer.

coctolabile. coctolábil. Destruible por ebullición o calor del agua.

coctoprecipitin. Coctoprecipitina. Precipitina producida por la inyección de un antígeno calentado.

coctostabile. Coctostable. No alterado por el calor del agua en ebullición.

code. Código. Conjunto de reglas que gobiernan la conducta. || Sistema para transmitir información. || **genetic** —. Disposición de los nucleótidos en la cadena de polinucleótidos del cromosoma que controla la transmisión de información genética a las proteínas.

codeine. Codeína. Alcaloide del opio, analgésico y antitusígeno. F.: $C_{18}H_{21}NO_3$-H_2O.

codex. Formulario. Farmacopea francesa.

Codivilla's operation. Operación de Codivilla. [A. Codivilla, cirujano italiano, 1861-1912.] Extensión continua de un hueso por tracción.

Codman's sign. Signo de Codman. [E. A. Codman, cirujano norteamericano, 1869-1940.] En la rotura del tendón del supraspinoso.

codon. Codón. Serie de tres bases en una molécula de DNA o RNA que codifica un aminoácido específico.

coefficient. Coeficiente. Expresión del cambio o efecto producido por la variación en ciertos factores. Cifra representativa de un valor. || **absorption** — De absorción. || **biological** —. Biológico. || **homogeneity** —. De homogeneidad. || **velocity** — . De velocidad. || En los definidos por nombres propios, consultar éstos.

coel-, coele-. Cele-, celi, celio-. Forma prefija que indica «cavidad», «vientre», «hueco».

coelarium. Celario. Membrana que tapiza la cavidad somática o celoma.

coelenteron. Celentéreo. (V. *archenteron.*)

coeliac. Celíaco. (V. *celiac.*)

coelom. Celoma. Cavidad del cuerpo del embrión entre la somatopleura y la esplacnopleura. || **extra-embryonic**—. Extraembrionario. Cavidad limitada por el mesodermo coriónico y el del amnios y saco vitelino.

coelomic. Celómico. Referente al celoma.

coelomocyte. Celomocito. Fagocito ameboide migratorio que se encuentra en todos los animales invertebrados que contienen un celoma.

coelosomy. Celosomía. Desarrollo anormal caracterizado por la protrusión de una víscera y su presencia fuera de la cavidad corporal.

coenurus cerebralis. *Coenurus cerebralis.* Escólex o larva de *Taenia coenurus o multiceps.*

coenzyme. Coenzima. Sustancia termoestable que, unida a la apoenzima, excita la actividad fermentativa.

coexcitation. Coexcitación. Excitación simultánea.

cofactor. Cofactor. Elemento o principio bioquímico, p. ej., un coenzima, al que debe unirse otro para desempeñar así un función determinada.

coferment. Cofermento. Coenzima.

Cogan's syndrome. Síndrome de Cogan. [David Gl. Cogan, nacido en 1908, oftalmólogo norteamericano, n. en Boston.] Queratitis intersticial no sifilítica y reducida uveítis, dolores oftálmicos y reducción de la capacidad visual, combinada con trastornos vestibulococleares, sobre todo accesos en forma de mareo parecidos a la enfermedad de Ménière, zumbido en los oidos y sordera; se produce también en ocasiones en vasculitis generalizada. || Apraxia oculomotora parcial, congénita y casi siempre aislada. A partir de los 3 a 5 años de edad se produce incapacidad de los movimientos voluntarios, no de los reflejos, laterales de la visión y de guía, que se compensan mediante giros de cabeza; al girar la cabeza se produce además una desviación refleja de los ojos en sentido contrario.

cognition. Cognición. Conocimiento, razonamiento, comprensión.

cohesión. Cohesión. Fuerza que mantiene unidas las moléculas de un cuerpo.

cohesive. Cohesivo. Caracterizado por presentar cohesión.

Cohn's test. Prueba de Cohn. [H. L. Cohn, oculista alemán, 1838-1906.] Examen de la percepción de los colores por medio de bordados de diverso color.

Cohnheim areas. Areas de Cohnheim. [J. F. Cohnheim, patólogo alemán, 1839-1884.] Areas oscuras de circunferencia brillante, observadas en la sección transversal de una fibra muscular. || — **frog.** Rana de C. R. que se deja exangüe y se reemplaza su sangre con una solución salina. || — **theory.** Teoría de C. La emigración de los leucocitos es el carácter esencial de la inflamación. || — **tumour germs.** Gérmenes tumorales de C. Masas pequeñas aberrantes de tejido embrionario, de las que pueden originarse nuevos crecimientos.

cohobation. Cohobación. Destilación repetida de una misma sustancia.

Co I. Coenzima I (nicotinamida-adenina dinucleótido).

Co II. Coenzima II (nicotinamida- adenina dinucleótido fosfato).

coil. Espiral. Cualquier cosa enrollada en espiral.

coisegeneic. Coisogénico. Relativo a cepas de animales genéticamente idénticos salvo por una diferencia en un locus.

coitophobia. Coitofobia. Temor patológico a realizar el coito.

coitus. Coito. Cópula, cohabitación. || — **interruptus.** Interruptus. || — **resevatus.** Reservado. || — **a la vache.** Con la mujer en posición genupectoral.

colation. Filtración. Paso de un líquido por un filtro o tamiz.

colature. Coladura. Líquido obtenido por filtración.

colchicine. Colchicina. Alcaloide empleado en la gota. F.: $C_{22}H_{25}NO_6$.

colchicum. Cólquico. Planta liliáceo. Sus semillas son catártica, eméticas e irritantes locales.

cold. Coriza. Catarro. Afección catarral del tracto respiratorio alto. ‖ **allergic** —. Fiebre del heno. ‖ **common** —. C. Común.

coldsore. (V. *herpes simplex.*)

cole-. Cole-. Forma prefija de «bilis».

Cole's sign. Signo de Cole. [L. G. Cole, radiólogo norteamericano, 1874-1954.] Deformidad del contorno duodenal en radiografía.

colectomy. Colectomía. Extirpación total o parcial del colon.

Coleman-Shaffer diet. Dieta de Coleman-Shaffer. [W. Coleman, médico norteamericano, 1869-1948; Ph. a. Shaffer, bioquímico norteamericano, n. en 1881.] Dieta rica en proteínas e hidratos de carbono y pobre en grasas.

Coleman's syndrome. Síndrome de Coleman (–Meredith). [Claude Coleman, 1879-1953, neurocijano norteamericano, n. en Richmond, Virginia.] Síndrome postraumático, después de herida por lo general contusa, que afecta a la vez la región occipital, la columna vertebral cervical y la cintura escapular, que se manifiesta como contusión cerebral, fractura de la base de cráneo y múltiples fracturas y dislocaciones de la forma cervical, con disfunciones neurológicas en parte irreversibles.

Coley's toxin. Toxina de Coley. [W. B. Coley, cirujano norteamericano, 1862-1936.] Combinación de cultivos de determinadas bacterias.

colibacillemia. Colibacilemia. Presencia de *Escherichia coli* en la sangre.

colibacillosis. Colibacilosis. Infección por *Escherichia coli* en la sangre.

colibacilluria. Colibaciluria. Presencia de *Escherichia coli* en orina.

colibacillus. Colibacilo. *Escherichia coli.*

colic. Cólico. Relativo al colon. ‖ Dolor abdominal agudo. ‖ **appendicular** —. Apendicular. ‖ **biliary**—. Biliar. ‖ **gallstone**—. Biliar. Por cálculos biliares. ‖ **intestinal** —. Intestinal. ‖ **pancreatic** —. Pancreático. ‖ **salivary** —. Salival. Por cálculos en glándulas salivales. ‖ **ureteral** —. Ureteral. ‖ **uterine** —. Uterino. ‖ **verminous** —. Verminoso. Por presencia de gusanos intestinales.

colicoplegia. Colicoplejía. Parálisis de colon o intestinal.

coliform. Coliforme. Término general para designar a los bacilos entéricos gramnegativos fermentantes y a veces sólo a los que fermentan la lactosa *(Escherichia, Klebsiella, Enterobacter, Citrobacter).*

colisepsis. Colisepsis. Infección por *coli.*

colistin. Colistina. Antibiótico polipeptídico del grupo de la polimixina.

colitis. Colitis. Inflamación del colon. ‖ **amebic** —. Amebiana. ‖ **granulomatous** —. Granulomatosa. ‖ **ischemic** —. Isquémica. ‖ **mucous** —. Mucosa. ‖ **myxomembranous** —. Mucosa. ‖ **pseudomembranous** —. Seudomembranosa. ‖ **ulcerative**—. Ulcerativa.

colitoxemia. Colitoxemia. Toxemia debida a infección por *Escherichia coli.*

colitoxicosis. Colitoxicosis. Intoxiación causada por *Escherichia coli.*

colitoxin. Colitoxina. Sustancia contenida en la *Escherichia coli,* causa de colitoxicosis.

coliuria. Coliuria. Presencia de *Escherichia coli* en orina.

collagen. Colágeno. Sustancia proteica del tejido conectivo.

collagenase. Colagenasa. Enzima que cataliza la hidrólisis del colágeno.

collagenitis. Colagenitis. Inflamación de las fibras de colágeno.

collagenolysis. Colagenólisis. Disolución o digestión del colágeno.

collagenosis. Colagenosis. Enfermedad del colágeno.

collapse. Colapso. Estado de postración extrema y depresión repentina. ‖ **circulatory** —. Circulatorio. Shock. ‖ — **of the lung.** Pulmonar.

collar. Collar. Lesión generalmente alrededor del cuello. ‖ **Biett's** —. De Biett. Anillo periférico en una pápula sifilítica. ‖ **Casal's** —. De Casal. Erupción pelagrosa en el cuello. ‖ **Spanish** —. Parafimosis. ‖ **— of Stokes.** De Stokes. Edema del cuello y dilatación venosa en la obstrucción de la cava superior. ‖ **— of Venus.** De Venus. Leucoderma sifilítico en el cuello.

collarette. Collarete. Collar pequeño; dermatitis de la pelagra. ‖ Zona ciliar. ‖ En la piel, en zonas circunscritas, especialmente en moniliasis y pitiriasis.

collateral. Colateral. Secundario, accesorio. ‖ Rama (vascular o nerviosa).

Colles' fascia. Aponeurosis de Colles. [A. Colles, cirujano irlandés, 1773-1843.] Capa profunda de la aponeurosis perineal superficial. ‖ **— ligament.** Ligamento de C. Fascia triangular. ‖ **— fracture.** Fractura de C. De tercio inferior de cúbito y radio.

Colles-Baumès law. Ley de Colles-Baumès. [A. Colles; P. P. F. Baumès, médico francés, 1791-1871.] El hijo lactante afecto de sífilis congénita por herencia paterna no contagia a la madre.

Collet's syndrome. Síndrome de Collet. [F. J. Collet, laringólogo francés, n. en1870.] Síndrome de Villaret. ‖ Parálisis de los cuatro últimos pares craneales con asociación del simpático cervical.

Collet-Sicard syndrome. Síndrome de Collet. [Frédéric J. Collet, 1870-1966, otólogo francés, n. en Lyon, J. A. Sicard, 1872-1929, neurólogo francés.] Síndrome del agujero yugular con parálisis de los pares craneales IX-XII; en sentido estricto es el síndrome de Sicard.

collibacilosis. Síndrome de Gilbert. [Nicolas Aug. Gilbert, 1858-1937, médico internista francés, n. en París.] Icteria con hiperbilirrubinemia no conjugada o indirecta, secundaria a una deficiencia parcial en la conjugación de la bilirrubina. ‖ **choriogenetic gynecomastia.** Endocrinopatía con ginecomastia. [Judson B. Gilbert, urólogo norteamericano, n. en Schenectady en 1898.] Síndrome producido por un tumor testicular hormonalmente activo, maligno y con metástasis masivas en el pulmón.

colliculectomy. Coliculectomía. Escisión quirúrgica del colículo seminal.

colliculitis. Coliculitis. Inflamación alrededor del colículo.

colliculus. Colículo. Pequeña elevación o eminencia. ‖ **facial** —. Eminencia Teres. ‖ **seminal** —. Verumontanum.

collimation. Colimación. Proceso de alineación de los ejes ópticos de un sistema. ‖ En radiología, eliminación de rayos X periféricos.

collimator. Colimador. Diafragma que absorbe radiaciones y dirige los rayos en una dirección.

colliquation. Colicuación. Degeneración licuefactiva del tejido.

collision. Colisión. En el parto gemelar, cuando las partes que se presentan entran a la vez en el estrecho superior.

collodion. Colodión. Solución que adopta forma elástica. Utilizado en heridas, quemaduras, etcétera.

colloid. Coloide. Estado de la materia diseminada en un medio de dispersión. ‖ **hydrophilic** —. Hidrófilo. ‖ **hydrophobic** —. Hidrófobo. ‖ **lyophilic** —. Liófilo. ‖ **protective** —. Protector.

colloidoclasis. Coloidoclasia. Rotura brusca del equilibrio físico de los coloides orgánicos.

colloidophagy. Coloidofagia. Reabsorción coloidea debida a macrófagos bajo la influencia de la hormona estimulante tiroidea.

colloma. Coloma. Cáncer coloideo.

collum. Cuello. Porción entre cabeza y tórax. ‖ Estrechamiento en un órgano o hueso, después de porción ensanchada.

collutorium. Colutorio. Lavado o enjuague de la boca. Gargarismo.

collutory. Colutorio. (V. *collutorium.*)

collyrium. Colirio. Medicamento empleado como tópico en las enfermedades oculares.

coloboma. Coloboma. Fisura congénita en alguna parte del ojo. ‖ **bridge** —. En puente. ‖ **— of choroid.** De coroides. ‖ **Fuchs'** —. De Fuchs. Defecto en el borde inferior del disco óptico. ‖ **palpebrale** —. Palpebral. ‖ **— of retina.** De la retina. ‖ **— of vitreous.** Del vítreo.

colocentesis. Colocentesis. Punción del colon para disminuir su distensión.

coloclysis. Coloclisis. Irrigación del colon.

coloclyster. Coloclister. (V. *coloclysis*)

colocolostomy. Colocolostomía. Anastomosis quirúrgica entre dos porciones de colon.

colocynthin. colocintina. Glucósido amargo de la coloquíntida. Citrulina. F.: $C_{38}H_{54}O_{13}$.

colodyspepsia. Colodispepsia. Dispepsia refleja por afección del colon.

colofixation. Colifijación. Colopexia.

colohepatopexy. Colohepatopexia. Sutura del colon al hígado.

cololisis. Colólisis. Liberación quirúrgica de las adherencias del colon.

colon. Colon. Porción de intestino grueso entre ciego y recto. ‖ **ascending** —. Ascendente. ‖ **descen-**

ding —. Descendente. ‖ **giant** —. Megacolon. ‖ **irritable** —. Irritable. ‖ **pelvic** —. Sigmoideo. ‖ **transverse**—. Transverso.

colonalgia. Colonalgia. Dolor en el colon.

colonic. Colónico. Relativo al colon.

colonization. Colonización. (V. *innidiation.*)

colonopathy. Colonopatía. Enfermedad del colon.

colonorrhagia. Colonorragia. Hemorragia del colon.

colonorrhea. Colonorrea. Colitis mucosa.

colonoscopy. Colonoscopia. Examen endoscópico del colon mediante introducción del sigmoidoscopio.

colony. Colonia. Grupo de bacterias en cultivo. ‖ Reunión de personas con características comunes.

colopexy. Colopexia. Fijación del colon por medios quirúrgicos.

colophony. Colofonia. Residuo de la destilación de la trementina. Sin.: Pez griega.

coloplication. Coloplicación. Operación para disminuir el diámetro del colon.

coloproctitis. Coloproctitis. Inflamación del colon y del recto.

coloptosis. Coloptosis. Prolapso del colon.

color. Color. Impresión producida en la vista por descomposición de la luz. ‖ **complementary** —. Complementario. ‖ **incidental** —. Incidental. ‖ **primary** —. Primitivo.

coloration. Coloración. Estado de un cuerpo con color.

colorectal. Colorrectal. Referente al colon y al recto.

colorimeter. Colorímetro. Instrumento para medir las diferencias de color. Cromómetro.

colorrhaphy. Colorrafía. Sutura del colon.

colorrhea. Colorrea. Expulsión de moco por el colon.

colostomy. Colostomía. Abertura artificial en el colon practicada quirúrgicamente.

colostrum. Calostro. Primer líquido secretado por la glándula mamaria antes o después del parto.

colotomy. Colostomía. (V. *colostomy.*)

colotyphoid. Colotifoidea. Tifoidea en la que existe una ulceración del colon que se extiende al intestino delgado.

colovaginal. Colovaginal. Relativo al colon y a la vagina. Fístula colovaginal.

colovesical. Colovesical. Relativo al colon y la vejiga de la orina. Fístula colovesical.

colp-, colpo-. Colp-, colpo-. Prefijo que indica «vagina».

colpalgia. Colpalgia. Dolor vaginal.

colpatresia. Colpatresia. Atresia vaginal.

colpectasia. Colpectasia. Dilatación vaginal.

copectomy. Colpectomía. Escisión de la vagina.

colpeurynter. Colpeurinter. Saco dilatable para distender la vagina.

colpeurysis. Colpeurisis. Dilatación quirúrgica de la vagina.

colpitis. Colpitis. Inflamación de la vagina.

colpocele. Colpocele. Hernia del recto o la vejiga en la vagina.

colpoceliotomy. Colpoceliotomía. Celiotomía vaginal.

colpocleisis. Colpocleisis. Oclusión quirúrgica del conducto vaginal por sutura de las paredes.

colpocystitis. Colpocistitis. Inflamación de la vagina y de la vejiga.

colpocystocele. Colpocistocele. Herniación de la vejiga en la vagina.

colpocystotomy. Colpocistotomía. Cistotomía vaginal.

colpocystoureterocystotomy. Colpocistoureterostomía. Operación para poner al descubierto los orificios uretrales.

colpocytology. Colpocitología. Citología vaginal.

colpodynia. Colpodinia. Dolor vaginal.

colpohyperplasia. Colpohiperplasia. Excesivo desarrollo de la mucosa y la pared vaginal.

colpomicroscopy. Colpomicroscopia. Examen de los tejidos del cérvix mediante el colpomicroscopio.

colpomyomectomy. Colpomiomectomía. Miomectomía realizada por incisión vaginal.

colpoperineoplasty. Colpoperineoplastia. Cirugía plástica de vagina y periné.

colpoperineorrhaphy. Colpoperineorrafia. Sutura de periné y vagina por ruptura.

colpopexy. Colpopexia. Sutura de la vagina relajada a la pared abdominal.

colpoplasty. Colpoplastia. Cirugía plástica de la vagina.

colpopoiesis. Colpopoyesis. Formación de una vagina por cirugía.

colpoptosis. Colpoptosis. Prolapso vaginal.

colporrhagia. Colporragia. Hemorragia vaginal.

colporrhaphy. Colporrafia. Suturación de la vagina.

colporrhexis. Colporrexis. Desgarro de la vagina.

colposcope. Colposcopio. Espéculo vaginal.

colpostat. Colpóstato. Medio para sostener algo en la vagina.

colpostenosis. Colpostenosis. Estrechez vaginal.

colpotomy. Colpotomía. Incisión quirúrgica en la vagina.

colposcopy. Colposcopia. Examen vaginal mediante colposcopio.

colpospasm. Colpospasmo. Espasmo vaginal.

colpostat. Colpóstato. Medio para sostenter algo en la vagina.

colpoureterocystotomy. Colpoureterocistotomía. (V. *colpocystoureterocystotomy.*)

colpoureterotomy. Colpoureterotomía. Incisión del uréter a través de la vagina.

colpoxerosis. Colpoxerosis. Sequedad patológica de la vagina.

columella. Columela. Columna pequeña. || Eje del caracol.

column. Columna. Parte cilíndrica en forma de pilar. || **anterior of spinal cord** —. Anterior de la médula espinal. || — **of Bertin.** De Bertin. Columnas renales. || — **of Burdach.** De Burdach (fascículo). En la médula. || **dorsal** —. Dorsal. C. vertebral.

columnization. Columnización. Soporte con tampones vaginales para evitar el prolapso del útero.

coma. Coma. Estado de inconsciencia con abolición de sensibilidad, conocimiento y movilidad. || **alcoholic** —. Alcohólico. || **diabetic** —. Diabético. || **hepatic** —. Hepático. || **irreversible** —. Irreversible. || **metabolic** —. Metabólico. || **uremic** —. Urémico.

comatose. Comatoso. Relativo al estado de coma.

combustion. Combustión. Oxidación rápida, con emisión de calor.

comedo. Comedón. Tapón sebáceo en un conducto excretor de la glándula sebácea.

comedocarcinoma. Comedocarcinoma. Carcinoma intraductal de mama.

comedogenic. Comedogénico. Que produce comedones.

comedomastitis. Comedomastitis. Ectasia ductal mamaria.

comes. Comes. Arteria o vena que acompaña un tronco nervioso.

commensal. Comensal, simbionte. Microorganismo que habita en otro sin daño para el huésped.

commensalism. Comensalismo. Asociación parasitaria. Simbiosis.

comminuted. Conminuto. Fractura conminuta.

comminution. Conminución. Rotura en pequeños fragmentos.

commissura. Comisura. Punto de reunión de los bordes de una abertura. || — **anterior cerebri.** Anterior del cerebro. || — **labiorum oris.** Labial de la boca. || — **posterior cerebri.** Posterior del cerebro. || — **superior.** Supraóptica, de Meynert.

commissurotomy. Comisurotomía. Incisión quirúrgica o apertura digital de los componentes de una comisura, como en la estenosis mitral.

commotio. Commoción. Trastorno de una parte u órgano por golpe o concusión. || — **cerebri.** Cerebral || — **retinae.** Retiniana. || — **spinalis.** Medular.

communicable. Contagioso. Capaz de ser transmitido de una persona o animal a otro.

communicans. Comunicante. En anatomía, para indicar la comunicación de estructuras.

community. Comunidad. Conjunto de individuos organizados con un interés común.

Comolli's sign. Signo de Comolli. [A. Comolli, patólogo italiano, n. en 1879.] Tumefacción triangular en la fractura de escápula.

compact. Compacto. Denso; que tiene una estructura densa.

comparator. Comparador. Colorímetro muy simple.

compartment. Compartimiento. Región del organismo en que la concentración de fármaco siempre es uniforme.

compatibility. Compatibilidad. Con la cualidad de ser compatible.

compatible. Compatible. Capaz de una coexistencia armónica. || Que puede administrarse junto a otro medicamento.

compensation. Compensación. Alteración para remediar el defecto o lesión de un órgano.

compensatory. Compensador. || **hipertrophy** —. Hipertrofia c. || **pause** —. Pausa c.

competence. Competencia. Capacidad de un órgano

o una parte del mismo para llevar a cabo su función con normalidad. || En embriología, capacidad de las células del embrión para diferenciarse en tipos celulares bajo la influencia determinante de factores inductores.

competition. Competición. Fenómeno por el cual dos moléculas de estructura similar compiten por un único punto de unión existente en una tercera molécula. || Competencia. Sin.: Antagonismo.

complaint. Síntoma, enfermedad. (V *symptom; disease; disorder.*)

complement. Complemento. Sustancia del suero que combinada con el complejo antígeno-anticuerpo produce la lisis cuando el antígeno es una célula. ||**deviation of** —. Desviación del c. || **fixation of**—. Fijación del c.

complementarity. Complementaridad. En genética, el término indica que más de un gen es necesario para la expresión de un rasgo particular.

complementary. Complementario. Que suple un defecto. Accesorio.

complementation. Complementación. En virología, interacción de dos bacteriófagos.

complementoid. Complementoide. Complemento que ha perdido su actividad.

complementophil. Complementófilo. Que posee afinidad por un complemento.

complex. Complejo. Complicado. || Asociación de síntomas. || En psiquiatría, asociación de ideas delirante. || Parte que representa la sístole, en electrocardiografía. || **antigen-antibody** —. Antígeno-anticuerpo. || **castration** —. De castración. || **Eisenmenger** —. De Eisenmenger (situación). || **hemoglobin-haptoglobin** —. Hemoglobina-haptoglobina. || **inmune** —. Inmunocomplejo. || **Oedipus** —. De Edipo. || **ventricular** —. Ventricular. QRS en el ECG.

complexion. Complexión. Color y aspecto de la cara. || Constitución física.

complexus. Complexo. Músculo complexo.

compliance. Compliance. Adaptabilidad. Cualidad de adaptarse a los cambios de presión o fuerza.

complication. Complicación. Enfermedad o enfermedades que se producen en el transcurso de otra enfermedad, agravándola.

component. Componente. Elemento constituyente. || En neurología, serie de neuronas que forman un sistena funcional.

compos mentis. *Compos mentis.* De Espíritu sano.

compound. Compuesto. Formado por dos o más materiales o ingredientes. || **aliphatic** —. Alifático. Perteneciente a la cadena abierta. || **aromatic** —. Aromático. || **binary** —. Binario. || **inorganic** —. Inorgánico. || **organic** —. Orgánico. || **quaternary** —. Cuaternario. || **tertiary** —. Terciario.

compress. Compresa. Gasa, lienzo u otro material doblado para hacer presión. || **cribiform** —. Cribiforme. Con varios orificios. || **fenestrated** —. Fenestrada. Con un orificio. || **graduated** —. Graduada. || **Priessnitz** —. De Priessnitz. Compresa húmeda, fría, sumergida en mezcla de alcohol alcanforado y agua fría.

compression. Compresión. Acción ejercida sobre un cuerpo por una fuerza exterior. || — **of the brain.** Cerebral. || **digital** —. Digital. || **instrumental** —. Instrumental.

compressor. Compresor. Instrumento utilizado para comprimir.

Compton effect. Efecto de Compton. [A. H. Compton, físico norteamericano, 1892-1962.] Cambio en la longitud de onda de rayos dispersos.

compulsion. Compulsión. Impulso irresistible a realizar un acto contrario a la voluntad del sujeto.

computer. Computadora. Instrumento para procesar datos o hacer cálculos, según instrucciones predeterminadas.

Con A. Abreviatura de *concanavalin A.*

conarium. Conario. Glándula pineal, epífisis.

conation. Conación. Conjunto de funciones volitivas.

concanavilin. Concanavilina. Cada una de las dos fitohemaglutininas aisladas, junto con la canavalina, de la *Canavalia ensiformis* y otras especies de *Canavalia,* que producen hemaglutinación en los mamíferos.

concatenation. Concatenación. Serie de acontecimientos secuenciales.

Concato's disease. Enfermedad de Concato. [L. M. Concato, médico italiano, 1825-1882.] Tuberculosis de varios órganos afectados sucesivamente.

concavity. Concavidad. Superficie hueca de un órgano.

concavoconcave. Bicóncavo. Concavidad en cada una de dos superficies opuestas.

concavoconvex. Concavoconvexo. Cóncavo en una superficie y convexo en otra.

concentrate. Concentrado. Reunido en un punto. || Sustancia cuya fuerza va aumentando por evaporación de sus partes inactivas.

concentration. Concentración. Aumento de la fuerza de una sustancia por evaporación del agua que contiene. || Número de átomos o equivalentes por unidad de volumen. || **hydrogen ion** —. De iones de hidrógeno. || **ionic** —. Iónica. || **molar** —. Molar.

concentric. Concéntrico. Con un centro común.

concentric periaxial encephalomyelitis, Balo's disease. Véase Baló, enfermedad de.

concept. Concepto. Idea, opinión.

conception. Concepción. Fecundación del óvulo. || Concepto.

conceptive. conceptivo. Relativo a la concepción.

conceptus. Concepto. Producto de la concepción durante todo el embarazo.

concha. Concha. Cavidad (seno). Cornete. || — **of auricle.** Auricular (de la oreja). || — **of eye.** Orbitaria. || — **nasalis.** Nasal. || **sphenoidal** —. Esfenoidal.

conchitis. Conchitis. Inflamación de las conchas o cornetes.

conchoscope. Concoscopio. Instrumento para explorar los cornetes nasales.

conchotome. Concótomo. Instrumento para la incisión de los cornetes.

contchotomy. Concotomía. Incisión de los cornetes.

conclination. Conclinación. Situación en que los meridianos verticales de ambos ojos convergen hacia arriba.

concoction. Concocción. Mezcla de sustancias medicinales preparadas por medio de calor.

concomitant. Concomitante. Que acompaña; accesorio.

concrescence. Concrescencia. Conjunto de partes, crecimiento; unión de partes separadas.

concretion. Concreción. Cálculo o masa inorgánica en una cavidad natural o en los tejidos de un organismo. || Unión anormal de partes adyacentes. || Solidificación. || **alvine** —. Alvina. Bezoar. || **preputial** —. Prepucial (por esmegma). || **tophic**—. Tofo.

concussion. Concusión. Contusión violenta. || **abdominal** —. Abdominal. || **— of thebrain**. Cerebral. || **pulmonary** —. Pulmonar. || **— of the retina**. Retiniana.

concussor. Concusor. Instrumento para el masaje vibratorio.

condensation. Condensación. Acto de condensar o hacer más compacto. || Fusión de ideas (concepto freudiano). || Paso de vapor a líquido.

condenser. Condensador. Aparato para producir la condensación de gases. || Instrumento para iluminar objetos microscópicos. || Aparato eléctrico. || **Abbe's** —. De Abbé. Acoplado al microscopio, para iluminar intensamente. || **paraboloid** —. Paraboloide. Para iluminar preparaciones en el microscopio de campo oscuro.

conditioning. Condicionamiento.

condom. Condón. Preservativo.

conductance. Conductancia. Capacidad para conducir.

conduction. Conducción. Transmisión de ondas sonoras, eléctricas, etc. || **aerial** —. Aérea. || **anomalous** —. Anómala. || **bone** —. Osea. || **synaptic** —. Sináptica.

conductivity. Conductibilidad. Capacidad de conducir una corriente.

conductor. Conductor. Transmisor. Material que posee conductibilidad. || Sonda utilizada en cirugía. || Transmisor sano de una enfermedad hereditaria.

conduplicato corporis. *Conduplicato corporis.* Actitud fetal doblada en la presentación transversa.

Condy's fluid. Líquido de Condy. [H. B. Condy, médico inglés del siglo XIX.] Solución de permanganto de sodio y potasio.

condylar. Condilar. Relativo al cóndilo.

condylarthrosis. Condilartrosis. Articulación condiloidea.

condyle. Cóndilo. Eminencia redondeada en el extremo de un hueso.

condylectomy. Condilectomía. Resección de un cóndilo.

condylion. Condilión. Punto más lateral del cóndilo del maxilar inferior.

condyloid. Condiloideo. Semejante a un cóndilo.

condyloma. Condiloma. Acuminación. ||—**acuminatum.** Acuminado. Excrecencia semejante a una verruga cerca de ano, vulva, prepucio, etcétera. || — **latum.** Plano. C. sifilítico. || **pointed** —. Acuminado.

condylomata. Plural de condyloma.

condylomatosis. Condilomatosis. Existencia de numerosos condilomas.

condylotomy. Condilotomía. Escisión de un cóndilo.

condylus. Cóndilo. (V. *condyle.*)

cone. Cono. Pirámide de base circular. || En radiología, colimador. || **acrosomal** —. Acrosómico. Cuerpo en el espermatozoide, entre la granulación acrosómica y el núcleo. || **atraction** —. De atracción. Eminencia en la superficie del óculo. || **medullary** —. Medular. Extremo inferior de la médula. || **retinal** —. Retinal. En la segunda capa retiniana.

confabulation. Confabulación. Recitación de hechos imaginarios.

confection. Confección. Medicamento compuesto de varias sustancias pulverizadas.

confertus. *Confertus.* Confluente, no diseminado. Referido a erupciones cutáneas.

configuration. Configuración. Forma general de un cuerpo.

confinement. Confinamiento. Restringido a un área específica; término del embarazo.

conflict. Conflicto. Choque entre dos deseos opuestos.

confluence. Confluencia. Punto de reunión de conductos.

confluens sinuum. *Confluens sinuum.* Prensa de Herófilo.

confluent. Confluente. Que se acumula. || Opuesto a discreto.

conformation. Conformación. (V. *configuration.*)

confrication. Confricación. Reducción a polvo de una droga por fricción.

confrontation. Confrontación. Técnica en alteraciones psicológicas. || Enfrentamiento de los labios o bordes de una herida.

confusión. Confusión. Orientación alterada respecto al tiempo, lugar, personas, etc.

congelation. Congelación. (V. *freezing.*)

congenerous. Congénere. Del mismo género.

congenital. Congénito. Que existe desde el nacimiento o desde antes. No adquirido.

congenital aleukia. Síndrome de Vaal-Seynhaeve. Disgenesia reticular.

congenital amyotonia. Enfermedad de Oppenheim-Werdnig-Hoffmann. Amiotonía congénita tipo **Oppenheim-Tobler.**

congenital diskeratosis. Síndrome de Zinsser-Engman-Cole. [Ferdinand Zinsser 1865-1952, médico dermatólogo alemán, n. en Leipzig.] Polidisplasia ectodérmica: displasia mesoectodérmica progresiva, hereditaria, manifiesta entre los diez y quince años de edad, que se presenta con alteraciones cutáneas, en forma de hiperqueratosis y pigmentaciones que recuerdan la poiquilodermia, leucoplaquia, hiperhidrosis palmoplantar, así como trastornos del crecimiento ungueal y obstrucción de los puntos lacrimales; eventualmente agranulocitosis, constitucional, o panmieloptisis con púrpura trombopénica e hipogonadismo; hasta el momento sólo observada en varones.

congenital hyperpituitarism of hypothalamic origin, (Berardinelli's syndrome). Síndrome de Berardinelli. [W. Berardinelli, endocrinólogo brasileño, n. en Río de Janeiro.] Hiperfunción congénita de la hipófisis con aumento de la producción de somatotropina y de hormonas androgénicas. Se presenta clínicamente con gigantismo acromegaloide, hipergenitalismo, hipertrofia muscular, distrofia del tejido subcutáneo, hepatosplenomegalia, con degeneración a cirrosis hepática, acantosis *nigricans* benigna y exceso de lípidos y lipoproteínas circulantes.

congenital methemoglobinemia. Síndrome de Stokvis-Talma. Metahemoglobinemia idiopática familiar, sobre todo de niños pequeños. Se acompaña de cianosis, diarreas y mal estado general. Su duración prolongada da lugar al fenómeno de dedos en palillo de tambor.

congenital nonhemolytic jaundice. Síndrome de Crigler-Najjar. [John F. Crigler; Viktor A. Najjar, pediatras norteamericanos.] Hiperbilirrubinemia idiopática; ictericia del neonato, con carácter congénito, familiar y no hemolítico, que se debe a la ausencia de glucuroniltransferasa. Síntomas: hiperbilirrubinemia y a menudo encefalopatía por bilirrubina e hipoplasia del esmalte dentario, a consecuencia de trombos en los canalículos dentales.

congenital paramyotonia. Síndrome de Eulenburg. [Albert Eulenburg, 1840-1917, neurólogo alemán, n. en Berlín.] Paramiotonía congénita.

congenital type of amaurotic idiocy. Síndrome de Norman-Wood. Gangliosidosis con microcefalia y anomalías cerebrales en grado elevado, así como depósitos extracelulares de colesterol.

congested. Congestionado. En estado de congestión.

congestin. Congestina. Sustancia tóxica de las anémonas, que produce congestión y hemorragia.

congestión. Congestión. Excesiva acumulación de sangre en los vasos de un área. ‖ **active** —. Activa. Por mayor aflujo de sangre arterial. ‖ **functional** —. funcional. ‖ **hypostatic** —. Hipostática. En la parte inferior de un órgano. ‖ **neuroparalytic** —. Neuroparalítica. Por parálisis de las fibras constrictoras de los nervios vasomotores. ‖ **neurotonic** —. Neurotónica. Por irritación de los nervios vasodilatadores. ‖ **venous.** —. Venosa. Pasiva.

congestive. Congestivo. Caracterizado por congestión.

conglobate. Conglobado. Reunido en masa o montón.

conglomerate. Conglomerado. Reunido en pelotón o racimo.

conglutin. Conglutina. Proteína de almendras y semillas de algunas plantas leguminosas.

conglutination. Conglutinación. Adherencia de tejidos entre sí. ‖ Aglutinación de eritrocitos sensibilizados por la presencia de conglutina.

conglutinin. Conglutinina. Sustancia del suero de buey que produce la aglutinación de hematíes en presencia de complemento.

congressus. Coito. (V. *coitus.*)

Congo red. Rojo Congo. Colorante rojo para detección de sustancia amiloide.

CO(NH₂)₂. (V. *urea.*)

conidiospore. Conidiospora (V. *conidium.*)

conidium. Conidio. Conidiospora. Espora asexual fúngica que se desprende en el estado de madurez. También llamada exoespora.

coniine. Conina. Coniína. Líquido alcaloide venenoso. F.: $C_8H_{17}N$.

coniofibrosis. Coniofibrosis. Forma de neumoconiosis caracterizada por desarrollo exuberante de tejido conjuntivo.

coniology. Coniología. Estudio científico del polvo, su influencia y sus efectos.

coniolymphostasis. Coniolinfostasis. Forma de neumoconiosis causada por obstrucción linfática debida al polvo.

coniometer. Coniómetro. (V. *konometer.*)

coniophage. Coniófago. Macrófago que engloba partículas de polvo.

coniosis. Coniosis. Enfermedad causada por la inhalación de polvo.

coniospurium. *Coniosporium.* Género de hongo saprofito productor de coniosporosis.

coniosporosis. Coniosporosis. Situación caracterizada por síntomas asmáticos y neumonitis aguda por inhalación de esporas de *Coniosporium corticale.*

coniotomy. Coniotomía. Incisión a través del cono elástico de la laringe.

conium. *Conium.* Género de plantas umbelíferas, como la cicuta.

conization. Conización. Resección de un cono de tejido.

conjugata. Conjugata. Diámetro anteroposterior de la abertura superior de la pelvis menor.

conjugation. Conjugación. Forma de reproducción sexual en genética bacteriana. ‖ En química, unión de dos compuestos, que produce un tercero.

conjunctiva. Conjuntiva. Delicada membrana que tapiza los párpados.

conjunctival. Conjuntival. Relativo a la conjuntiva.

conjunctivitis. Conjuntivitis. Inflamación de la conjuntiva. ‖ **actinic** —. Actínica. Producida por rayos ultravioleta. ‖ **acute contagious** —. Aguda contagiosa. ‖ **acute hemorrhagic** —. Aguda hemorrágica. ‖ **allergic** —. Fiebre del heno ‖ **angular** —. Angular. ‖ **atopic** —. Atópica. ‖ **blennorrheal** —. Blenorrágica. ‖ **catarrhal** —. Catarral. ‖ **chemical** —. Química. ‖ **epidemic** —. Epidémica. ‖ **granular** —. Tracoma. ‖ **membranous** —. Membranosa. ‖ **Parinaud's** —. De Parinaud. Leptocricosis conjuntival ‖ **shipyard** —. Queratoconjuntivitis epidémica. ‖ **spring** —. Primaveral. ‖ **Widmark's** —. De Widmark. Conjuntivitis inferior tarsal.

conjunctivoma. Conjuntivoma. Tumor del párpado formado por tejido conjuntivo.

conjunctivoplasty. Conjuntivoplastia. Reparación plástica de un defecto conjuntival.

Conn's syndrome. Síndrome de Conn. [J. W. Conn, médico norteamericano, n. en 1907.] Hiperaldosteronismo primario.

connate. Connato. Congénito. Innato.

connection. Conexión. Acto de conectar o estado de estar conectado.

connective. Conectivo. ‖ **tissue** —. Tejido c.

Connell's suture. Sutura de Connell. [F. G. Connell, cirujano norteamericano, 1875-1968.] Variedad de sutura circular del intestino.

conoid. Conoide. En forma de cono. Coniforme.

Conolly's system. Sistema de Conolly. [J. Conolly, alienista ingles, 1794-1866.] Tratamiento de la alienación sin métodos restrictivos.

conomyoidin. Conomioidina. Materia protoplásmica de los bastoncillos de la retina.

conophatalmus. Conoftalmia. Estafiloma córneo. Queratocono.

conorhinus. *Conorhinus*. Insectos de la familia *Reduviidae*. El *C. magsitus* transmite el tripanosoma de la enfermedad de Chagas.

conquinine. Conquinina. (V. *quinidine*.)

Conradi disease. Síndrome de Conradi-Hünermann (—Raap). [Erich Conradi, Carl Hünermann, pediatras alemanes contemporáneos, de Colonia.] Condrodistrofia calcificante congénita hereditaria con carácter autosómico dominante, que se manifiesta radiológicamente por un punteado más o menos intenso, semejante al de la osteopoiquilia, pero con manifestaciones clínicas, como acortamiento asimétrico de las extremidades, displasias vertebrales, cifoscoliosis, cataratas y retraso mental incostante.

Conradi's line. Línea de Conradi. [A. Ch. Conradi, médico noruego, 1809-1869.] Desde la base del apéndice xifoides a la región del choque de la punta.

consanguinity. Consanguinidad. Relacionados por la sangre.

conscience. Conciencia. Conjunto individual de normas morales. ‖ Superego en la terminología psicoanalítica.

conscious. Consciente, despierto, alerta. Capaz de responder a estímulos sensoriales y tener experiencias subjetivas.

consciousness. Consciencia. ‖ **colon** —. Enfermedad en la que el paciente tiene conciencia de las actividades del colon. ‖ **double** —. Personalidad múltiple. ‖ **noetic** —. Conocimiento o conciencia noética en la que la experiencia se percibe en gran medida con carácter cognitivo.

consensual. Consensual. Excitado por estímulo reflejo (en reflejo pupilar, especialmente).

consent. Consentimiento. Aceptación de algo planificado por otra persona. Sin.: Consentimiento informado.

conservative. Conservador. Que preserva o restaura una función. Cirugía conservadora (por métodos no radicales).

conserve. Conserva. Preparación farmacéutica.

consolidation. Consolidación. Solidificación del pulmón en la neumonía; del callo de fractura, etc.

constant. Constante. Inalterable, no sujeto a cambios. ‖ **Ambard's** —. De Ambard. Fórmula de Ambard: señala el índice de urea en las enfermedades de riñón. ‖ **Avogadro's** —. De Avogadro. ‖ **dielectric** —. Dieléctrica.

Consten's syndrome. Síndrome de Costen. [James Bray Costen, 1895-1962, otólogo norteamericano, n. en St. Louis.] Ausencia de molares posteriores por una anomalía de la dentadura o artrosis de la articulación mandibular causada por una prótesis mal colocada, con dolores que irradian al oido, cefalea frontal y ocular y lengua seca.

constipation. Constipación. Estreñimiento. Dificultad para la evacuación de heces. ‖ **atonic** —. Atónica. Por atonía intestinal. ‖ **proctogenous** —. Proctógena. Estado en que las materias fecales no excitan el reflejo de defecación.

constitution. Constitución. Hábito funcional del cuerpo. ‖ En química, configuración atómica. ‖ **ideoobsessional** —. Ideoobsesional. ‖ **lymphatic** —. Linfática. ‖ **neuropathic** —. Neuropática. ‖ **psychopathic** —. Psicopática.

constitutional visceroptosis and vasomotor weakness. Síndrome de Stiller. [Berthold Stiller, 1837-1922, internista húngaro, n. en Budapest.] Astenia general congénita como anomalía constitucional, en el sentido de una debilidad del tejido de origen mesenquimatoso; estatura corporal alta, tórax estrecho y cuello largo, décima costilla flotante, músculos subdesarrollados y laxos, al igual que tendones y ligamentos; posibles pies planos y con frecuencia también enteroptosis.

constriction. Constricción. Estrechamiento. ‖ Opresión o apretura, con disminución de la espontaneidad (en psiquiatría).

constrictor. Constrictor. Músculo que contrae o cierra una cavidad. ‖ Instrumento usado para producir constricción.

consult. Consulta. Reunión de médicos para tratar sobre el diagnóstico y tratamiento de la enfermedad.

consultation. Consulta. (V. *consult*.)

consumption. Consunción. Proceso de ser consumido. Emaciación general del organismo.

consumptive. Consuntivo. Afectado por la consunción.

contact. Contacto. Estado de cuerpos o individuos que se toca. ‖ Individuo u objeto que ha estado en contacto con un infectado. ‖ **direct, inmediate** —. Directo, inmediato. ‖ **lens.** lentilla.

contagion. Contagio. Comunicación de enfermedad entre una persona y otra. ‖ **immediate** —. Inmediato. ‖ **mediate** —. Mediato. ‖ **psychic** —. Psíquico.

contagious. Contagioso. Capaz de transmitir una enfermedad de una persona a otra.

contaminatión. Contaminación. Infección de personas u objetos por contacto. || Radiactiva. Por radiación.

content. Contenido. Lo que se contiene dentro de algo. || **latent** —. Latente. || **manifest** —. Manifiesto.

contiguity. Contigüidad. Contacto o proximidad.

continence. Continencia. Restricción de los apetitos o deseos, sobre todo sexuales. || **fecal** —. Fecal. || **urinary** —. Urinaria.

contingency. Contingencia, acontecimiento posible. || Que depende de la casualidad.

continued. Continuado. Sin remisión o interrupción.

contra-. Contra-. Prefijo que indica «oposición».

contra-aperture. Contraabertura. Segunda abertura practicada en un absceso; p. ej., contraincisión, contrapunción.

contraception. Contracepción. Prevención de la fecundación. || **intrauterine** —. Intrauterina.

contraceptive. Contraceptivo. Método que previene la concepción. || **intrauterine** —. Intrauterino. || **oral** —. Oral.

contractility. Contractilidad. Capacidad de contraerse. || **cardiac** —. Cardiaca. || **galvanic** —. Galvánica. || **idiomuscular** —. Idiomuscular. En los músculos degenerados. || **neuromuscular** —. Neuromuscular.

contraction. Contracción. Manifestación de contractilidad; acortamiento de un músculo en respuesta a un estímulo nervioso. || **anodal** —. Anodal. C. clónica muscular en el ánodo al interrumpir el circuito o al abrirlo (cerrada o abierta). || **carpopedal** —. Carpopedal. Especie de tetania en los niños. || **cathodal** —. Como la anódica, pero en el cátodo. || **cicatricial** —. Cicatricial. || **Dupuytren's** —. De Dupuytren. En dedos y palma de la mano. || **fibrillary** —. Fibrilar. || **isometric** —. Isométrica. || **isotonic** —. Isotónica. || **palmar** —. Enfermedad de Dupuytren. **paradoxical** —. Paradójica. || **tetanic** —. Tetánica. || **uterine** —. Uterina.

contracture. Contractura. Contracción involuntaria muscular. || **Dupuytren's** —. De Dupuytren. || **ischemic** —. Isquémica. || **Volkmann's** —. De Volkmann. Después de traumatismo grave en el codo o por vendaje muy apretado.

contraindication. Contraindicación. Situación, especialmente patológica, que hace impropio un modo de tratamiento.

contralateral. Contralateral. Situado, perteneciente o que afecta al lado opuesto.

contrast. Contraste. Comparación en orden a establecer diferencias. || Medio para visualización radiográfica.

contrastimulant. Contraestimulante. Que se opone a la estimulación.

contravolitional. Contravolitivo. Contrario a la voluntad, involuntario.

contrecoup. Contragolpe. Lesión resultante de un golpe en una parte lejana.

control. Control. Gobierno o limitación de ciertos objetos o sucesos.

Controlled Substances Law. Ley federal que regula la prescripción y venta de sustancias psicoactivas.

contusión. Contusión. Lesión por traumatismo brusco. || **brain** —. Cerebral. || **contrecoup** —. Por contragolpe.

conus. Conus. Estafiloma posterior del ojo miope. || Estructura cónica. || — **arteriosus**. Angulo superior anterior del ventrículo derecho. || — **terminalis**. Medular terminal.

convalescence. Convalecencia. Etapa de recuperación que sigue a la enfermedad.

convalescent. Convaleciente. Relativo a la convalecencia. || Paciente que se recupera de una enfermedad u operación.

convection. Convección. Transmisión del calor en líquidos o gases mediante el movimiento de capas calentadas desigualmente.

convergence. Convergencia. Punto de mira de líneas convergentes. || Movimiento coordinado de los ojos. || **negative** —. Desviación hacia fuera de los ejes visuales. || **positive** —. Opuesto a la negativa.

conversión. Conversión. Concepto freudiano por el cual las emociones se transforman en manifestaciones físicas. || Corrección, mediante manipulación, de una malposición fetal.

convertase. Convertasa. Enzima que convierte una sustancia en su estado activo.

convertin. Convertina. Factor VII de la coagulación.

convex. Convexo. Más prominente el centro que los bordes.

convexobasia. Convexobasia. Base del cráneo prominente hacia la cavidad.

convexoconcave. Convexocóncavo. Convexo en un lado y cóncavo en el otro.

convexoconvexe. Convexoconveso. Biconvexo.

convolution. Convolución. Eminencia sinuosa en la superficie del cerebro. || **Broca's** —. De Broca. Tercera circunvolución frontal.

convulsant. Convulsionante. Que produce convulsiones.

convulsion. Convulsión. Contracción violenta, involuntaria, de los músculos voluntarios. || **central** —. De origen central. || **clonic** —. Clónica. || **coordinate** —. Coordinada. || **epileptiform** —. Epileptiforme. || **febrile** —. Febril. || **hysterical** —. Histérica. || **tetanic** —. Tetánica. || **uremic** —. Urémica.

convulsivant. Convulsionante. (V. *convulsant.*)

Cooley's anemia. Anemia de Cooley. [Th. B. Cooley, pediatra norteamericano, 1871-1945.] (V. *thalassemia.*)

Coolidge's tube. Tubo de Coolidge. [W. D. Coolidge, físico norteamericano, n. en 1873.] Ampolla de rayos X con cátodo en espiral de tungsteno.

cooling. Enfriamiento. Proceso de reducir la temperatura, especialmente del cuerpo de pacientes y en animales de experimentación.

Coombs' test. Prueba de Coombs. [R. R. A. Coombs, inmunólogo inglés contemporáneo.] Prueba para determinar la presencia de anticuerpos (Rh, p. ej.).

cooperativity. Cooperatividad, para describir la morfología de la curva concentración-efecto para un determinado fármaco.

Cooper's fascia. Aponeurosis de Cooper. [Sir A. P. Cooper, cirujano inglés, 1768-1841.] Aponeurosis transversa entre músculo transverso y peritoneo. || — **hernia**. Hernia enquistada de la túnica vaginal. || — **ligament**. Ligamento pectíneo. || — **operation**. Ligadura de la arteria iliaca por incisión paralela al arco de Poupart. || — **testis**. Neuralgia testicular.

Coopernail's sign. Signo de Coopernail. [G. Peter Coopernail, médico norteamericano, n. en 1876.] Signo de fractura de pelvis. Equimosis de periné y escroto.

coordination. Coordinación. funcionamiento armónico de partes y órganos interrelacionados.

COPD. Abreviatura de *chronic obstructive pulmonary disease*. Enfermedad pulmonar obstructiva crónica (EPOC).

copiopia. Copiopía. Fatiga ocular por uso inapropiado de los ojos.

copodyskinesia. Copodiscinesia. Neurosis de ocupación.

copper. Cobre. Metal rojizo. Símbolo, Cu. Sus sales son tóxicas. Algunas se han empleado como astringentes.

copracrasia. Copracrasia. Incontinencia fecal.

copragogue. Copragogo. Catártico.

coprecipitin. Coprecipitina. Precipitina que coexiste en el mismo suero con otras.

copremesis. Copremesis. Vómito fecaloideo.

copro-. Copro-. Prefijo que indica relación con el excremento. || — **antibody**. Coproanticupero. Anticuerpo IgA que previene la implantación de poliovirus en el intestino.

coprolagnia. Coprolagnia. Placer provocado por el acto de defecar (aberración sexual).

coprolalia. Coprolalia. Uso de lenguaje obsceno, particularmente referido a las heces.

coprolith. Coprolito. Concreción fecal dura.

coprology. Coprología. Estudio de las heces.

coprophagy. Coprofagia. Perversión que consiste en ingerir excrementos.

coprophilia. Coprofilia. Interés psicopatológico por los excrementos.

coprophobia. Coprofobia. Repugnancia anormal por la defecación y las heces.

coproporphyria. Coproporfiria. Porfiria hereditaria caracterizada por excreción excesiva de coproporfirina.

coproporphyrin. Coproporfirina. Formada en el intestino a partir de la bilirrubina. F.: $C_{36}H_{38}O_8N_4$.

coproporphynuria. Coproporfinuria. Presencia de coproporfirina en la orina.

coprostasis. Coprostasis. Detención de las heces en el intestino.

coprosterol. Coprosterol. Esterol saturado. F.: $C_{27}H_{48}O$.

copula. Cópula. Organo o parte que conecta. || — **linguae**. Elevación media en la lengua embrionaria.

copulation. Copulación. coito. || Conjugación de los elementos sexuales masculino y femenino.

coq. Abreviatura que indica «cocción».

cor. Corazón. Organo muscular que mantiene la circulación.

coracoacromial. Coracoacromial. Relativo a la apófisis coracoides y al acromion.

coracoid. Coracoideo. Relativo a la apófisis coracoides.

coracoiditis. Coracoiditis. Inflamación de la apófisis coracoides.

coralliform. Coraliforme. Con apariencia de coral. Dícese de ciertos cálculos pielocaliciares en el riñón.

corallin. Coralina. Lipocromo pigmentario.

Corbus' disease. Enfermedad de Corbus. [B. C. Corbus, urólogo norteamericano, 1876-1954.] Balanitis gangrenosa.

cord. Cordón. Estructura larga, redondeada, flexible. Cuerda. Funículo. || **Billroth's** —. De Billroth, en el bazo. || **spermatic** —. Espermático. || **vocal** —. Vocal. || **False** —. C. vocal falsa.

cordate. Cordiforme. En forma de corazón.

cordectomy. Cordectomía. Escisión de una cuerda vocal.

cordial. Cordial. Estimulante cardiaco.

corditis. Corditis. Inflamación de las cuerdas vocales. || Inflamación del cordón espermático. Funiculitis.

cordopexy. Cordopexia. Sutura de una cuerda vocal.

cordotomy. Cordotomía. Sección de una cuerda vocal. || Sección del cordón anterolateral de la médula.

core. Core, núcleo, centro, corazón. Parte central de una estructura (un virus, un furúnculo, etc.). || El hueso de una fruta.

coreclisis. Coreclisis. Oclusión de la pupila.

corectasis. Corectasis. Dilatación anormal de la pupila.

corectomy. Corectomía. (V. *iridectomy.*)

corectopia. Corectopía. Situación anormal de la pupila.

coredialysis. Corediálisis. (V. *iridodyalisis.*)

corediastasis. Corediastasis. Dilatación de la pupila.

corelysis. Corélisis. Operación de destruir la pupila.

coremorphosis. Coremorfosis. Formación quirúrgica de una pupila artificial.

corenclisis. Corenclisis. (V. *iridencleisis.*)

coreometer. Coreómetro. Aparato utilizado para medir la pupila.

coreoplasty. Coreoplastia. Cirugía de la pupila.

corestenoma. Corestenoma. Estrechez o contracción de la pupila.

coretomedyalisis. Coretomediálisis. Operación para formación de una pupila artificial.

coretomy. Coretomía. (V. *iridotomy.*)

coriaceous. Coriáceo. Semejante al cuero.

coriander. Coriandro. Planta umbelífera cuyas semillas son carminativas.

coriaria. *Coriaria.* Planta tóxica.

corium. Corium. Piel o dermis.

corn. Cuerno. Callo. Induración del estrato córneo. Masa que produce dolor e inflamación. ‖ Cornezuelo de ciertos cereales.

cornea. Córnea. Parte anterior de la cara externa del globo ocular. ‖ **conical** —. Queratocono. ‖ — **globosa.** Globosa. Buftalmia. ‖ — **opaca.** Esclerótica. ‖ — **plana.** Plana. Deformidad congénita de la córnea.

corneitis. Corneítis. (V. *keratitis.*)

corneoblepharon. Corneobléfaron. Adherencia entre el párpado y la córnea.

corneoiritis. Corneoiritis. Inflamación de la córnea y del iris.

corneous. Córneo. Semejante al cuerno o de naturaleza córnea.

Corne's tampon. Tampón de Corner. [E. M. Corner, cirujano inglés, 1873-1950.] Masa de epiplón introducida en una herida gástrica o intestinal.

Cornet's forceps. Pinzas de Cornet. [G. Cornet, bacteriólogo alemán, 1858-1915.] Pinzas finas para manipular porta y cubreobjetos.

corneum. *Corneum.* Capa córnea de la piel.

cornification. Cornificación. Conversión en tejido córneo. Sin.: Queratinización.

Corning's anesthesia. Anestesia de Corning. [J. L. Corning, neurólogo norteamericano, 1855-1923.] Anestesia espinal.

cornu. Cuerno. Excrecencia en la superficie de ciertos órganos. ‖ — **ammonis.** De Ammón. Pie del hipocampo. ‖ **ethmoid** —. Etmoidal. Cornete medio.

cornucommisural. Cornucomisural. Relativo a un cuerno y a una comisura.

cornucopia. Cornucopia. Extensión del plexo corideo en cada fosita lateral del cuarto ventrículo.

corometer. Corómetro. Pupilómetro.

corona. Corona. Organo con disposición circular. ‖ — **ciliaris.** Ciliar de la coroides. ‖ — **dentis.** Dentaria. ‖ — **of glans penis.** Del glande. ‖ — **seborrheica.** Seborreica. ‖ — **veneris.** De Venus. ‖ **Zinn's** —. De Zinn. Círculo arterial de Haller.

coronal. Coronal. Relativo a una corona. ‖ Situado en dirección a la sutura coronaria. ‖ **coronale** —. Punto de la sutura coronal situado en el extremo del diámetro frontal máximo.

coronaritis. Coronaritis. Arteritis coronaria.

coronary. Coronaria. Nombre de varias arterias cardiacas, de la curvatura menor del estómago, esófago y labios.

coronavirus. Coronavirus. Grupo de virus morfológicamente similares.

coronoid. Coronodies. En forma de corona. ‖ Apófisis coronoides.

coronoidectomy. Coronoidectomía. Extirpación quirúrgica del proceso coronoides.

coroscopy. Coroscopia. (V. *retinoscopy.*)

corotomy. Corotomía. (V. *iridotomy.*)

corpora. *Corpora.* Plural de *corpus.*

corpse. Cadáver.

corpulency. Corpulencia. Obesidad.

corpus. Cuerpo. Masa de material. ‖ En anatomía, para designar todo el organismo ‖ — **adiposum bucae.** Boca de Bichat. ‖ — **albicans.** En la superficie del ovario. ‖ — **callosum.** C. calloso. ‖ — **fornicis.** Porción media del trígono cerebral. ‖ — **luteum.** C. amarilo luteínico. ‖ — **striatum.** Estriado. C. estriado.

corpuscle. Corpúsculo. Cuerpo o masa pequeños. ‖ **Alzheimer's** —. De Alzheimer. En la oligodendroglia. ‖ **amylaceous** —. Amiláceo. ‖ **axile** —. Axil. ‖ **blood** —. Sanguíneo. ‖ **chromophil** —. Cromófilo. C. de Nissl. ‖ **Meissner's** —. De Meissner.

corpuscular. Corpuscular. De la naturaleza de los corpúsculos.

correction. Corrección. Cristales para mejorar la visión, p. ej.

correlation. Correlación. Interdependencia entre órganos de un cuerpo. ‖ — **coefficient.** Coeficiente de correlación. Proporciona en una cifra una valoración del punto hasta el que dos variables guardan una relación lineal.

Corrigan's disease. Enfermedad de Corrigan. [Sir Dominic J. Corrigan, 1802-1880, médico irlandés, n. en Dublín.] Insuficiencia de la válvula aórtica reumática. ‖ **Corrigan's pulse.** —pulso de Pulso rápido. Se encuentra en caso de insuficiencia aórtica, seguida de colapso súbito. ‖ **Corrigan's line.** Línea de C.L. rojo púrpura de las encías en intoxicación por cobre.

corrosion. Corrosión. Destrucción de un tejido por acción de un corrosivo.

corrosive. Corrosivo. Sustancia que destruye los tejidos.

corrugation. Corrugación. Fruncimiento de la piel.

corset. Corsé. Sostén ortopédico para deformidades de columna, etc.

cortex. Corteza. Capa externa de un órgano. ‖ **adrenal** —. Adrenal. C. de la glándula suprarrenal. ‖ **cerebellar** —. Cerebelosa. ‖ **cerebral** —. Cerebral. ‖ —. **of kidney.** Renal ‖ **visual**—. Visual.

Corti's arch. Arco de Corti. [A. Corti, anatomista italiano, 1822-1888.] Se forma en el órgano de Corti por dos filas de fibras. ‖ — **canal.** Conducto de C. Espacio entre los bastones internos y externos de corti. ‖ — **cells.** Células de C. Células filamentosas en la superficie externa del órgano de Corti. ‖ — **fibres.** Fibras de C. Bastoncillos de C. ‖ — **ganglion.** Ganglio de C. Ganglio entre las hojas de la lámina espiral, que envía filamentos al órgano de C.‖ — **membrane.** Membrana de C. Membrana tectoria. ‖ — **organ.** Organo de C. Aparato espiral. ‖ — **teeth.** Dientes de C. Los dientes de C. son una serie de puntos en la lámina espiral del caracol.

cortical. Cortical. Relativo a la corteza.

corticectomy. Corticectomía. Extirpación de un área de la corteza cerebral para el tratamiento de la epilepsia.

corticoadrenal. Corticoadrenal. Perteneciente a la corteza suprarrenal.

corticoafferent. Corticoaferente. Que se dirige hacia la corteza cerebral.

corticobulbar. Corticolbulbar. Relativo a la corteza cerebral y al bulbo.

corticocerebral. Corticocerebral. Relativo a la corteza del cerebro.

corticoefferent. Corticoeferente. Que transporta las impresiones hacia la corteza cerebral.

corticoid. Corticoide. Esteoride de la corteza suprarrenal.

corticospinal. Corticospinal. Relativo a la corteza cerebral y a la médula espinal.

corticosteroid. Corticosteroide. Uno de los esteroides de la corteza suprarrenal.

corticosterone. Corticosterona. Hormona esteroide de la corteza suprarrenal. F.: $C_{21}H_{30}O_4$.

corticotropin. Corticotropina. (V. *ACTH, adreno-corticotropin.*)

cortisol. Cortisol. El más importante glucocorticoide fisiológico producido por la corteza suprarrenal.

cortisone. Cortisona. Esteroide de la corteza suprarrenal. F.: $C_{21}H_{28}O_5$.

coruscation. Coruscación. Sensación de llamaradas delante de los ojos.

Corvisart's disease. Enfermedad de Corvisart. [J. N. Corvisart, médico francés, 1755-1821.] Miocarditis hipertófica crónica. ‖ **facies** —. Facies de C. Aspecto de la cara en la insuficiencia cardiaca.

corybantism. Coribantismo. Delirio furioso.

corynebacterium. *Corynebacterium.* Género de microorganismos de la familia de las corynebacteriáceas, generalmente aerobios, grampositivos.

coryza. Coriza. Afección catarral de la mucosa nasal, junto a derrame mucoso abundante. ‖ **allergic**—. C. alérgica. Fiebre del heno. ‖ — **foetida.** C. fétida. Ocena. ‖ — **oedematosa.** C. edematosa.

COS. Abreviatura de *Clinal Orthopaedic Society.*

cosmetic. Cosmético. Que embellece, que tiende a conservar la hermosura.

Cossio-Berconsky syndrome. Síndrome de Cossio-Berconsky. Modificación del electrocardiograma —T coronaria ensanchada, plano-negativa o afilada con complejo QRS normal— como expresión de pequeñas necrosis subepicárdicas tras varios días de taquicardia paroxística ventricular o, más raras veces, supraventicular; por lo general la regresión es completa, en ocasiones pasando por una fase de leucocitosis y aumento de la velocidad de sedimentación de la sangre y de la presión arterial.

Cossio's syndrome. Síndrome de Cossio (—Lutembacher). [P. Cossio, cardiólogo argentino.] Malformación cardíaca con defecto grande del tabique auricular y estenosis de la válvula mitral con cor-tocircuito izquierda-derecha y la resultante carga volumétrica del ventrículo derecho y de los vasos pulmonares.

costa. Costilla. Uno de los veinticuatro arcos torácicos, doce a cada lado, que forman las paredes del tórax.

costalgia. Costalgia. Dolor en las costillas.

costectomy. Costectomía. Extirpación de una costilla.

Costen's syndrome. Síndrome de Costen. [J. B. Costen, otorrinolaringólogo norteamericano, 1895-1962.] Síntomas asociados a la destrucción lenta de la articulación temporomandibular.

costiferous. Costífero. Que lleva costillas, como las vértebras dorsales del hombre.

costiform. Costiforme. En forma de costilla.

costo-. Costo-. Prefijo que indica «costilla».

costochondral. Costocondral. Relativo a la costilla y a su cartílago.

costochondritis. Costocondritis. Inflamación del cartílago costal. Sin.: Condritis costal.

costoclavicular. Costoclavicular. Relativo a la costilla y la clavícula.

costocoracoid. Costocoracoideo. Relativo a la costilla y a la apófisis coracoides.

costogenic. Costogénico. Con origen en las costillas.

costophrenic. Costofrénico. Relativo a las costillas y al diafragma.

costopneumopexy. Costoneumopexia. Operación de fijar el pulmón a una costilla.

costotome. Costótomo. Instrumento para cortar las costillas.

costotomy. Resección de una o varias costillas.

costotransverse. Costotransverso. Relativo a las costillas y a las apófisis transversas.

costovertebral. Costovertebral. Relativo a una costilla y a una vértebra.

Cotard's syndrome. Síndrome de Cotard. [J. Cotard, neurólogo francés, 1840-1889.] Paranoia con delirio de negación, tendencia al suicidio y trastornos sensoriales.

Cotte's operation. Operación de Cotte. [G. Cotte, cirujano francés, 1879-1951.] Resección del nervio presacro.

Cotting's operation. Operación de Cotting. [B. E. Cotting, cirujano norteamericano, 1812-1898.] Sección lateral del lecho ungueal en la uña encarnada.

cotton. Algodón. Material textil de las semillas de varias especies de *Gossypium.* ‖ **absorbent** –. A. Absorbente. Purificado. ‖ **styptic** —. A. estíptico. Impregnado en solución estíptica y secado.

Cotunnius aqueduct. Acueducto de Cotunnius. [D. Cotugno, anatomista italiano, 1736-1822.] Acueducto del vestíbulo. ‖ — **disease.** Enfermedad de C. Ciática. ‖ — **liquor.** Líquido de C. Perilinfa del laberinto óseo del oído. ‖ — **nerve.** Nervio de C. Nervio nasopalatino. ‖ — **space.** Espacio de C. Saco endolinfático del oído interno.

cotyledon. Cotiledón. Subdivisión de la superficie uterina. ‖ Vellosidad ensanchada del corión.

cotilopubic. Cotilopúbico. Relativo a la cavidad cotiloidea y al pubis.

C

couching. Desplazamiento quirúrgico del cristalino en la catarata.

cough. Tos. Expulsión violenta de aire de los pulmones. ‖ **aneurysmal** —. T. aneurismática. T. asociada con aneurisma. ‖ **Balme's** —. T. de Balme. T. por obstrucción de la nasofaringe. ‖ **compression** —. T. por compresión. ‖ **dry**—. T. seca. Sin expectoración. ‖ **productive.** T. productiva. Con expectoración.

coulomb. Columbio. Unidad de carga eléctrica.

coumarin. Cumarina. Anticoagulante. F.: $C_9H_6O_2$.

count. Recuento. Computación numérica. ‖ **Addis** —. R. de Addis. R. de células en orina. ‖ **blood** —. R. sanguíneo. ‖ **differential** —. R. Diferencial. ‖ **direct platelet**—. R. directo, de plaquetas.

counter. Contador. Aparato para realizar el recuento. ‖ **Coulter** —. C. Coulter. Para el recuento de células sanguíneas en sangre periférica.

counterdepressant. Antidepresivo. Cualquier medicamento que impide o antagoniza la acción depresora de otro fármaco.

counterextension. Contraextensión. Tracción en dirección proximal, junto a tracción en dirección opuesta.

counterincision. Contraincisión. Contraabertura por incisión.

counteirritant. Contrairritante. Sustancia que estimula las terminaciones nerviosas sensitivas, para aliviar el dolor.

counterirritation. Contrairritación. Irritación superficial para disminuir otra más profunda.

counteropening. Contraabertura. Segunda abertura practicada para facilitar el drenaje.

counterpoison. Contraveneno. Antídoto.

counterpuncture. Contrapunción. Contraabertura por punción.

counterstain. Contracoloración. Coloración de contraste para hacer más visibles los efectos de otro colorante.

countertransference. Contratransferencia. (V. transference.)

Courvoisier's law. Ley de Courvoisier. [L. G. Courvoisier, cirujano suizo, 1843-1918.] La dilatación de la vesícula biliar por obstrucción del colédoco es rara.

Courvoisier-Terrier syndrome. Síndrome de Courvoisier-Terrier. [L. G. Courvoisier; L. F. Terrier, cirujano francés, 1837-1908.] Dilatación de la vesícula biliar por obstrucción tumoral (cabeza de páncreas).

Coutard's method. Método de Coutard. [H. Coutard, radiólogo francés, 1876-1950.] Radioterapia fraccionada durante tiempo prolongado.

covalent bond. Enlace covalente. Enlace entre dos átomos que comparten electrones.

covariance. Covarianza. Medida del punto hasta el que dos variables guardan correlación entre sí.

cover. Cubierta. Cobertura. Protección, en profilaxis.

coverglass. Cubreobjeto. Lámina delgada de vidrio para recubrir preparaciones microscópicas.

Cowden's disease. Enfermedad de Cowden. Complejo raro de malformaciones, llamado así en recuerdo del primer paciente en el que se observó, que consiste en: cara de pájaro con rostro adenoide, hipoplasia del maxilar superior, papilomatosis hiperqueratósica y de los labios, la boca y la garganta, numerosos adenomas tiroideos, hiperplasia quística de las mamas, con tendencia a la malignidad, cifoscoliosis y trastornos neurológicos.

Cowper's glands. Glándulas de Cowper. [W. Cowper, cirujano inglés, 1666-1709.] Glándulas acinosas de la uretra. ‖ — **ligament.** Ligamento de C. Porción de la fascia lata que se inserta en la cresta del pubis. ‖ — **cyst.** Quiste de C. Formado por la dilatación de una glándula de C.

cowperitis. Cowperitis. Inflamación de las glándulas de Cowper.

cowpox. Enfermedad eruptiva cutánea de carácter leve que afecta a las vacas productoras de leche provocada por el virus de la vacuna. Transmisible al hombre por inoculación o contacto. (V. vaccinia.)

coxa. Cadera. Coxa. Región lateral de la pelvis. ‖ — **adducta.** C. vara. ‖ — **plana.** C. plana. ‖ — **valga.** C. valga.

coxalgia. Coxalgia. Dolor en la cadera.

coxarthropathy. Coxartropatía. Término general para las afecciones de la articulación de la cadera.

coxitis. Coxitis. Inflamación de la articulación de la cadera.

coxofemoral. Coxofemoral. Relativo a la cadera y al muslo.

coxotomy. Coxotomía. Abertura quirúrgica de la articulación de la cadera.

Coxsackievirus. Virus de Coxsackie. Uno de los grupos heterogéneos de enterovirus, productores de una especie de poliomielitis sin parálisis.

cozymase. Cozimasa. Dinucleótido de nicotinamida-adenina (NAD).

CP. Abreviatura de chemically pure.

CPGN. Abreviatura de chronic proliferative glomerulonephritis.

CPK. Abreviatura de creatine phosphokinase.

c.p.m. Abreviatura de counts per minute.

CPPD. Abreviatura de calcium pyrofosfate deposition disease.

CPR. Abreviatura de cardiopulmonary resuscitation.

c.p.s. Abreviatura de cycles per second.

CR. Abreviatura de conditional reflex.

Cr. Símbolo del cromo.

crab. Ladilla. Insecto parásito.

crackle. Crepitación. ‖ **pleural** —. C. pleural. C. en la fase aguda de la pleuresía fibrinosa.

cradle. Armazón situado sobre el paciente que debe mantenerse en cama para evitar el contacto de las ropas o para permitir la aplicación de calor o frío.

Craft's test. Prueba de Craft. [L. M. Craft, neurólogo norteamericano, 1863-1938.] En las afecciones orgánicas del cordón piramidal.

Cramer's splint. Férula de Cramer. [F. Cramer,

cirujano alemán, 1847-1903.] Férula parecida a una escalera pequeña.

cramp. Calambre. contracción involuntaria, dolorosa, de un músculo. || **accessory** —. Torticolis. || **intermittent**—. C. intermitente. Tetania.

Crampton's muscle. Músculo de Crampton. [Sir Ph. Crampton, cirujano irlandés, 1777-1858.] Músculo ciliar.

Crampton's test. Prueba de Crampton. [Ch. W. Crampton, médico norteamericano, n. en 1877.] Prueba de resistencia física fundada en diferencias entre pulso y presión sanguínea en diferentes posiciones.

cranial. Craneal. Perteneciente al cráneo.

craniamphitomy. Craneoanfitomía. Incisión de la circunferencia craneal para descomprimir.

craniectomy. Craniectomía. Escisión de una parte del cráneo.

craniocele. Craneocele. Encefalocele. Hernia del encéfalo a través de una abertura craneal.

craniocerebral. Craneocerebral. Relativo al cráneo y al cerebro.

cranioclasis. Craneoclasis. Aplastamiento de la cabeza del feto muerto para facilitar su extracción.

cranioclast. Craneoclasto. Instrumento para realizar la craneoclasis.

craniofacial. Craneofacial. Relativo al cráneo y a la cara.

craniognomy. Craneognomía. Estudio de la forma del cráneo.

craniolacunia. Craneolacunia. Estado de la bóveda craneal fetal o infantil, caracterizado por zonas de reabsorción.

craniology. Craneología. Estudio científico de los cráneos.

craniomalacia. Craneomalacia. Reblandecimiento anormal del cráneo.

craniometry. Crancometría. Medición de los diámetros craneales.

craniopagus. Cefalópago. (V. *cephalopagus.*)

craniopathy. Craneopatía. Enfermedad del cráneo.

craniopharyngioma. Craneofaringioma. Tumor congénito de la hipófisis.

craniophore. Craneófor. Instrumento para mantener fijo el cráneo.

cranioplasty. Craneoplastia. Cirugía plástica del cráneo.

craniorachischisis. Craneorraquisquisis. Hendidura congénita del cráneo y de la columna vertebral.

cranioschisis. Craneosquisis. Fisura congénita del cráneo.

craniosclerosis. Craneosclerosis. Osteosclerosis de los huesos del cráneo.

cranioscopy. Craneoscopia. Examen disgnóstico de la cabeza.

craniostenosis. Craneostenosis. Osificación prematura de las suturas craneanas.

craniostosis. Craneostosis. Osificación prematura de las fisuras.

craniotabes. Craneotabes. Disminución de la mineralización del cráneo en sífilis y raquitismo.

craniotomy. Craneotomía. Abertura o perforación del cráneo.

craniotrypesis. Craneotripesis. Trepanación del cráneo.

cranitis. Cranitis. Inflamación de los huesos del cráneo.

cranium. Cráneo. Conjunto de huesos que limitan la cavidad craneal. || — **bifidum.** Fisura congénita. || — **cerebrale.** C. propiamente dicho. || — **viscerale.** Conjunto de los huesos de la cara.

crasis. Crasis. Calidad de la sangre.

crateriform. Crateriforme. Deprimido como un cráter.

craw-craw. Craw-craw. Forma de eccema pruriginoso en Africa Occidental, debido a *Onchocerca volvulus.*

cream. Crema. Nata de la leche. || Preparación terapéutica.

creamometer. Cremómetro. Instrumento para medir el porcentaje de crema de la leche.

crease. Pliegue, arruga.

creatinase. Creatinasa. Enzima que cataliza la transformación de creatina en urea y amoniaco.

creatine. Creatina. Compuesto cristalizado nitrogenado. || — **kinase.** Quinasa ATP. Creatinfosfotransferasa.

creatinemia. Creatinemia. Exceso de creatina en sangre.

creatinine. Creatinina. Creatina anhidra excretada por la orina.

creatinuria. Creatinuria. Presencia de creatina en la orina.

creatorrhea. Creatorrea. Presencia de carne sin digerir en las heces.

creatotoxism. Creatotoxismo. Intoxicación por la carne.

Credé's maneuver. Maniobra de Credé. [K. S. F. Credé, ginecólogo alemán, 1819-1892.] Instilación en los ojos del recién nacido de una gota de solución de nitrato de plata al 2 por 100.

C-region (constant region). Región C (región constante). Porción carboxílica terminal de las cadenas H o L que es idéntica en moléculas de inmunoglobulinas de una clase o subclase dadas, aparte del polimorfismo genético.

CREGS. Abreviatura de *cross-reactive groups.*

cremaster. Cremáster. Músculo cremáster.

cremation. Cremación. Incineración de los cadáveres.

cremor. Crema. (V. *cream.*)

crena. Crena. Hendidura, surco. || — **ani.** C. anal. || — **clunium.** C. ani. || — **cordis.** Surco longitudinal interventricular.

crenation. Crenación. Apariencia anormal dentellada.

crenocyte. Crenocito. Eritrocito crenado.

crenocytosis. Crenocitosis. Abundancia de crenocitos en sangre.

crenology. Crenología. Tratado de los manantiales de aguas minerales.

crenotherapy. Crenoterapia. Tratamiento por aguas minerales.

crenothris. *Crenothris.* Género de clamidobacteriales.

creophagy. Creofagia. Uso de la carne como alimento.

creosote. Creosota. Líquido incoloro que contiene guayacol y cresol. Utilizado como cáustico.

crepitation. Crepitación. Sonido producido al pasar el aire por los conductillos pulmonares. ‖ Ruido al rozar los extremos fracturados de un hueso.

crepitus. Salida ruidosa de gases intestinales. ‖ Crepitación. ‖ **bony** —. C. al rozar los extremos de un hueso fracturado. ‖ **false** —. C. articular.

crepuscular. Crepuscular. Imperfectamente luminoso o lúcido.

crescent. Creciente. En forma de media luna. ‖ **articular**—. C. articular. ‖ **epithelial** —. C. epitelial.

cresol. Cresol. Derivado de la brea de hulla. F.: $CH_3C_6H_4OH$.

cresomania. Cresomanía. Alucinación en la que el sujeto se cree poseedor de grandes riquezas.

crest. Cresta. Reborde; eminencia ósea estrecha y alargada. ‖ **acoustic** —. C. acústica. En los conductos semicirculares. ‖ **deltoid** —. C. deltoidea. ‖ **dental** —. C. dentaria. ‖ **frontal**—. C. frontal. ‖ **nasal** —. C. nasal. ‖ **sacral** —. C. sacra. ‖ — **syndrome.** Síndrome Crest. Variante de la esclerosis sistémica progresiva,que cursa con: calcinosis, Raynaud, dismotilidad esofágica, esclerodactilia y telangiectasia.

cretinism. Cretinismo. Estado congénito debido a alteración tiroidea (hipotiroidismo).

cretinoid. Cretinoide. Semejante al cretino.

Creutzfeldt-Jacob disease. Síndrome de Creutzfeldt-Jacob. [H. G. Creutzfeldt, psiquiatra alemán, 1885-1964; A. M. Jacob, psiquiatra alemán, 1884-1931.] Estado demencial y síndrome piramidal y extrapiramidal.

crevice. Fisura longitudinal.

CRF. Abrevitura de *corticotropin releasing factor.*

cribration. Cribación. Tamización a través de una criba.

cribriform. Cribiforme. Perforado. Semejante a una criba.

cribrum. Cribrum. Lámina cribosa.

Crichton-Browne's sign. Signo de Crichton-Browne. [Sir J. Crichton-Browne, médico inglés, 1840-1938.] Temblor de las comisuras labial y palpebral en la fase precoz de la demencia paralítica.

cricoarytenoid. Cricoaritenoideo. Relativo al cricoides y los cartílagos aritenoides.

cricoid. Cricoides. Cartílago cricoides.

cricoidectomy. Cricoidectomía. Extirpación del cartílago cricoides.

cricothyroid. Cricotiroideo. Relativo al cartílago cricoides y al tiroides.

cricotomy. Cricotomía. Incisión del cartílago cricoides.

cricotracheotomy. Cricotraqueotomía. Incisión del cartílago cricoides y de la tráquea.

criminology. Criminología. Estudio científico del crimen y los criminales.

crinis. Crin. Cabello ‖ — **capitis.** C. de la cabeza.

crisis. Crisis. Cambio rápido en una enfermedad cíclica. ‖ **addisonian** —. Addisoniana. ‖ **anaphylactoid** —. Anafiláctica. ‖ **asthmatic** —. Asmática. ‖ **blast** —. Blástica. ‖ **cardiac** —. Cardiaca. ‖ **hepatic** — Hepática. ‖ **oculogyric** —. Oculógira. ‖ **thyrotoxic** —. Tirotóxica.

Crismer's test. Reacción de Crismer. [L. Crismer, médico belga, n. en 1858.] Para determinación de la glucosa en un líquido.

crispation. Crispación. Contracción espasmódica muscular.

crista. Cresta. (V. *crest.*)

Critchett's operation. Operación de Critchett. [G. Critchett, cirujano oftalmológico inglés, 1817-1882.] Escisión de la porción anterior del globo ocular.

crithidia. *Crithidia.* Género de protozoarios de la familia *Trypanosomatidae.*

critical. Crítico. Relativo a la crisis o de su naturaleza.

CRM. Abreviatura de *cross-reacting material.*

Crockett syndrome. Síndrome de Crockett. Comprensión de la vena ilíaca por la arteria ilíaca poco antes de su desembocadura en la vena cava inferior.

Crocq's disease. Enfermedad de Crocq. [J. B. Crocq., médico belga, 1868-1925.] Acrocianosis.

Crohn's disease. Enfermedad de Crohn. [B. B. Crohn, médico norteamericano, n. en 1884.] Ileítis regional.

Cronkhite-Canada syndrome. Síndrome de Cronkhite-Canada. [Leonard W. Cronkhite, internista norteamericano, n. en Boston; Wilma J. Canada, radiólogo, n. en New Bedford.] Poliposis gastrointestinal con síndrome de malabsorción, alopecia difusa no cicatrizante, distrofia de las uñas, con coloración amarillenta, hipotonía muscular, hipocalcemia e hipomagnesemia, anemia normocrónica.

Crooke's changes. Cambios de Crooke. [A. C. Crooke, patólogo inglés.] Hialinización citoplasmática de las células basófilas hipofisarias, desaparición de sus granulaciones basófilas, balonización de sus núcleos y multinucleación celular.

Crookes's tube. Tubo de Crookes. [Sir W. Crookes, físico inglés, 1832-1919.] Ampolla de vidrio con gran vacío y dos electrodos, usada para producir rayos X.

cross. Cruce, cruz. Cualquier estructura en forma de cruz. ‖ Cualquier organismo vivo producido por hibridación. ‖ — **immuniti.** Inmunidad cruzada. ‖ — **over-trial.** Ensayo cruzado, por el que cada individuo o grupo recibe a su vez cada uno de los tratamientos. ‖ — **tolerance.** Tolerancia cruzada que afecta también a fármacos pertenecientes a un grupo químico similar.

Cross syndrome, oculocerebral syndrome. Síndrome de Cross-McKusick-Breen. [Herold E. Cross, William Breen, médicos norteamericanos; Víctor A. McKusic, genetista humano norteamericano, n. en Baltimore.] Síndrome oculocerebral hereditario con carácter autosómico recesivo. Se presenta con un enlentecimiento creciente del desarrollo psíquico y psicomotor, diplejía espástica, espasmos tonicoclónicos, albinismo, microftalmía, opacidad corneal y amaurosis.

crossbite. Cierre incompleto de la boca por diversas anomalías dentales.

crossbreeding. Hibridización.

crossed. Decusación.

crossing over. Cruzamiento. Intercambio de material genético entre diferentes cromátides de la pareja de cromosomas homólogos durante la primera división miótica que da lugar a nuevas combinaciones de genes.

cross-reactivation. Activación de un virus inactivo por otro activo o inactivo situado en la misma célula.

cross-sensitización. Sensibilización a una sustancia inducida por la exposición a otra que posee antígenos de reacción cruzada con los de aquélla.

crotaphion. Crotafión. Punto craniométrico en el vértice del ala mayor del esfenoides.

crotin. Crotina. Sustancia tóxica de las semillas de crotón.

crounotherapy. Crounoterapia. Crenoterapia.

Crouzon's disease. Síndrome de Crouzon; disostosis craneofacial. [Octave Couzon, 1874-1938, neurólogo francés, n. en París.] Pirgocefalia por sinostosis precoz de la sutura coronal, proptosis ocular, hipertelorismo, trastorno visual, progeria, sordera del oido interno y a veces oligofrenia. || **En radiología:** cráneo en panal, progresivo por presión craneal creciente.

crown. Corona. (V. *corona.*)

CRP. Abreviatura de *C-reactive protein.*

C-R-syndrome, sponge kidney. Síndrome de Cacchi-Ricci. Riñón esponjoso.

cruciform. Cruciforme. En forma de cruz.

crude. Crudo. No cocido.

cruor. Crúor. Sangre desfibrinada.

crup. Crup. Situación resultante de la obstrucción aguda de la laringe. || **catarrhal** —. C. catarral. || **diphteritic** —. C. diftérico. || **false** —. C. espasmódico o falso. || **membranous** —. C. membranoso. || **spasmodic** —. C. espasmódico. Laringismo.

crural. Crural. Relativo a la pierna o muslo; femoral.

crureus. Vasto intermedio. Músculo del muslo.

crus. Crus. Pierna o parte semejante a una pierna; pedúnculo. || **— cerebelli.** Pedúnculos cerebelosos. || **— helicis.** Hélix. Extremo anterior del hélix.

crush syndrome. Síndrome de aplastamiento.

crusta. Crusta. Pie del pedúnculo cerebral. || Costra. || **milk** —. C. de leche.

crutch. Muleta. Aparato para sujetar o sostener el peso del cuerpo en lesiones o parálisis de los miembros superiores.

Cruveilhier's atrophy. Atrofia de Cruveilhier. [J. Cruveilhier, patólogo francés, 1791-1874.] Atrofia muscular pogresiva. || **— fascia.** Fascia de C. Plexo de la región cervical posterior. Plexo de venas varicosas. || **— ulcer.** Ulcera de C. U. gástrica.

Cruveilhier-Baumgarten disease. Enfermedad de Cruveilhier-von Baumgarten. [P.C. von Baumgarten, 1848-1928, patólogo alemán.] Persistencia de la vena umbilical embrionaria, deformada y comunicada con el sistema hipoplásico de la porta; se manifiesta clínicamente en la juventud mediante circulación abdominal en cabeza de Medusa, con soplos venosos en la región del ombligo, frémito en región hipogástrica, hipertensión portal, esplenomegalia y cirrosis. || **—syndrome.** —, síndrome de. Reapertura de la vena umbilical obliterada con dilatación de las venas de la región umbilical, por recanalización con dilatación de las venas de la región umbilical, por recanalización en la región de la porta, que se produce en la cirrosis hepática con hipertensión portal; síntomas: cabeza de Medusa, ruidos vasculares, ruido de CRUVEILHIER, en la región umbilical, esplenomegalia, ascitis y edema.

cry. Grito. Sonido vocal fuerte, súbito. || **epilectic** —. G. epiléptico. || **hydrocephalic** —. G. hidrocefálico.

cryalgesia. Crialgesia. Dolor a la aplicación de frío.

cryanesthesia. Crianestesia. Pérdida de la percepción del frío.

crymodinia. Crimodinia. Dolor reumatoideo causado por el frío o tiempo húmedo.

cryoglobulin. Crioglobulina. Globulina anómala que precipita a baja temperatura.

cryoglobulinemia. Crioglobulinemia. Presencia de crioglobulinas en sangre.

cryopathy. Criopatía. Situación patológica causada por el frío.

cryoprecipitatión. Precipitación de una sustancia en solución cuando es expuesta a baja temperatura.

cryoprotein. Crioproteína. Proteína hemática que precipita por el frío.

cryoscopy. Crioscopia. Determinación del grado de congelación de un líquido.

cryosurgery. Criocirugía. Destrucción de tejidos por aplicación de frío.

criotherapy. Tratamiento mediante el frío.

crypt. Cripta. Orificio o hueco sobre una superficie libre. || **alveolar** —. Alveolar. || **dental** —. Dentaria. || **— of iris.** Del iris. || **— of Lieberkühn.** De Lieberkühn. En la mucosa intestinal. || **— of Morgagni.** De Morgagni. En la superficie del recto. || **tonsillar** —. Amigdalina.

cryptesthesia. Criptestesia. Percepción subconsciente de fenómenos no perceptibles ordinariamente por los sentidos.

cryptic. Críptico. Escondido, larvado. || Relativo a una cripta.

cryptitis. Criptitis. Inflamación de una cripta.

crypto-. Cripto-. Prefijo que indica «escondido».

cryptocephalus. Criptocéfalo. Monstruo fetal cuya cabeza no es muy manifiesta.

cryptococcosis. Criptococosis. Enfermedad producida por organismos del género *Cryptococcus*.

cryptococcus. *Cryptococcus.* Género de microorganismos de la familia *Cryptococaceae.*

cryptodidymus. Criptodídimo. Monstruosidad en la cual un gemelo está dentro de otro.

cryptogenic. Criptogénico. De origen oscuro, ignorado.

cryptoleukemia. Criptoleucemia. Forma larvada de leucemia.

cryptolith. Criptolito. Cálculo en una cripta.

cryptomenorrhea. Criptomenorrea. Menstruación sin hemorragia externa.

cryptomnesia. Criptomnesia. Memoria subconsciente.

crytophthalmos. Criptoftalmia. Desarrollo anormal por el que existe una adherencia completa de los párpados.

cryptopodia. Criptopodia. Tumefacción de la parte inferior de la pierna que oculta el pie.

cryptopsychism. Criptopsiquismo. (V. *parapsychology.*)

cryptorchid. Criptorquidia. Ausencia de uno o ambos testículos del escroto por detención de estos órganos en el abdomen o en el conducto inguinal.

cryptorrhea. Criptorrea. Secreción interna.

cryptoscopy. Criptoscopia. (V. *fluoroscopy.*)

cryptotoxic. Criptotóxico. De propiedades tóxicas ocultas.

crystal. Cristal. Sólido poliédrico producido de forma natural. || **asthma** –. En el asma. C. de Charcot-Leyden. || **Platner's** —. De Platner. De las sales biliares. || **Teichmann's** —. De Teichmann. De hemina.

crystalbumin. Cristalbúmina. Sustancia albuminoidea del cristalino.

crystallin. Cristalina. Globlulina existente en el cristalino del ojo.

crystalline. Cristalino. De cristal o semejante al cristal.

crystallitis. Cristalitis. Facitis. (V. *phakitis.*)

crystallization. Cristalización. Formación de cristales.

crystalloid. Cristaloide. Semejante al cristal; sustancia no coloide.

crystalluria. Cristaluria. Presencia de cristales en la orina.

CS. Abreviatura de *cesarea section.*

Cs. Símbolo químico del cesio.

CSA. Abreviatura de *colony-stimulating activity.*

CSF. Abreviatura de *cerebrospinal fluid y de colony-stimulating factor.*

CSM. Abreviatura de *cerebrospinal meningitis.*

CST. Abreviatura de *convulsive shock therapy.*

CT. Abreviatura de *computerized tomography* (tomografía axial computerizada, TAC).

CTL. Abreviatura de *cytotoxic-lymphocytes.*

CTLL. Abreviatura de *cloned mouse cytotoxic T lymphocytic line.*

Cu. Símbolo químico del cobre.

cubilose. Cubilosa. Principio nutritivo mucilaginoso.

cubital. Cubital. Relativo al antebrazo o al cúbito.

cubitus. Cúbito. Codo. Antebrazo. || — **valgus.** C. valgo. || — **varus.** C. varo.

cuboid. Cuboides. De forma cuboidea. || Hueso cuboides.

cu. cm. Abreviatura de *cubic centimeter.*

cuff. Manguito. Estructura con forma de franja que rodea o circunda a otra (el manguito de la tensión arterial, p. ej.). || **musculotendinous** —. M. formado por una mezcla de fibras musculares y tendinosas.

cuffing. Formación de una banda con forma de manguito que se sitúa alrededor de una estructura (acúmulo de leucocitos alrededor de los vasos, p. ej.).

cul-de-sac. Fondo de saco.

culdocentesis. Culdocentesis. Aspiración de líquido rectouterino por punción vaginal.

culdoscopy. Culdoscopia. Endoscopia del fondo de saco de Douglas.

culex. *Culex.* Género de mosquitos.

culicidae. Culícidos. Familia de insectos dípteros.

culicide. Culicida. Agente destructor de mosquitos.

Cullen's sign. Signo de Cullen. [Th. S. Cullen, cirujano norteamericano, 1868-1953.] En la pancreatitis aguda hemorrágica.

culling. Criba. Proceso de extracción selectiva. Se aplica a la acción del bazo al eliminar de la circulación los eritrocitos anormales.

culmen. Culmen. Porción superior y anterior en el vermis superior del cerebelo.

culture. Cultivo. Propagación artificial de microorganismos, células o tejidos. || Medio donde se propagan artificialmente los microorganismos. || **attenuated** —. Atenuado. || **chorioallantoid** —. Corioalantoideo. || **direct** —. Directo. || **fractional** —. Fraccional. || **primary** —. Primario. || **tube** —. En tubo.

cu. mm. Abreviatura de cubic millimeter.

cumulus. Montículo.

cuneiform. Cuneiforme. En forma de cuña. || Nombre de tres huesos del tarso.

cuneocuboid. Cuneocuboide. Relativo a los huesos cuneiforme y cuboides.

cuneus. Cuña. Porción en forma de cuña en el lóbulo occipital del cerebro.

cuniculus. Cunículo. Nombre de los surcos o galerías del ácaro.

cunnilingus. *Cunnilingus.* Estimulación oral de los genitales femeninos.

cunnus. Vulva.

cup. Ventosa, aplicar ventosas. Parte o estructura con forma de ventosa.

cupping. Escarificación. || **glass** —. Ventosa.

cuprea. *Cuprea.* Su corteza contiene quinina.

cupremia. Cupremia. Presencia de cobre en sangre.

cupric sulphate. Sufato de cobre.

cupula. Cúpula. En el vértice de la cóclea y del conducto espiral || — **pleurae.** Pleura cervical.

curare. Curare. Tóxico extraído de varias especies de plantas. Utilizado como anestésico (tubocurarina).

curative. Curativo. Que procura la curación de la enfermedad.

curcumin. Curcumina. Principio colorante vegetal. F.: $C_{21}H_{20}O_6$.

curd. Cuajada. Coágulo de leche.

cure. Cura. Tratamiento de una enfermedad. ‖ Aplicación de sustancias o materiales para tratar una herida o lesión. ‖ **diet** —. C. dietética. ‖ **milk** —. C. de leche. ‖ **mind** —. Psicoterapia. ‖ **water** —. hidroterapia.

curet. Cucharilla. Pequeña cuchara para practicar raspado del útero, focos de caries, etc.

curettage. Curetaje, legrado. Eliminar excrecencias de una pared o una cavidad (habitualmente el endometrio) con una cureta o cucharilla cortante.

curie. Curie. Unidad de radiactividad.

curietherapy. Curieterapia. Radiumterapia.

curium. Curio. símbolo, Cm. Elemento químico obtenido por bombardeo de uranio y plutonio.

curling. En forma de espiral o tirabuzón; se aplica a la apariencia del esófago en el espasmo esofágico difuso.

Curling's ulcer. Ulcera de Curling. [Th. B. Curling, médico inglés, 1811-1888.] Ulcera duodenal debida a una quemadura extensa de la piel.

current. Corriente. Curso de un fluido, especialmente eléctrico. ‖ **abnerval** —. C. eléctrica que va de un nervio a un músculo. ‖ **action** —. De acción. Débil, producida en la contracción muscular. ‖ **alternating** —. Alterna. ‖ **ascending** —. Centrípeta. ‖ **centrifugal** —. Centrífuga. ‖ **demarcation** —. De demarcación. En un músculo lesionado. ‖ **electric** —. Eléctrica. ‖ **galvanic** —. Galvánica. ‖ **induced** —. Inducida. ‖ **— of injury**. De lesión.

Curschmann's spiral. Espirales de Curschmann. [H. Curschmann, médico alemán, 1846-1910.] Fibrillas de mucina enrolladas encontradas a veces en los esputos en el asma bronquial.

curvature. Curvatura. Desviación de la dirección recta. ‖ **— ventriculi major.** C. mayor del estómago. ‖ **— ventriculi minor.** C. menor del estómago.

curve. Curva. Desviación de la recta, sin formar ángulos. ‖ **Barnes's** —. De Barnes. Segmento de circunferencia cuyo centro es el promontorio del sacro. ‖ **Damoiseau's** —. De Ellis-Damoiseau. En los derrames pleurales. ‖ **glucemic** —. De glucemia. ‖ **temperature** —. De temperatura.

Cusco's speculum. Espéculo de Cusco. [F. G. Cusco, cirujano francés, 1819-1894.] Espéculo vaginal.

Cushing's silver clips. Clip de plata de Cushing. [Harvey W. Cushing, 1869-1939, cirujano norteamericano, n. en Filadelfia.] Grapa de plata o tántalo en forma de U o V, utilizada para clampar vasos sanguíneos de difícil acceso o que se desgarran con facilidad. ‖ **Cushing's procedure, subtemporal flap; Cushing's procedure, fractionated trigeminal neurotomy.** —enfermedad de, véase síndrome I de Bushing; —operación de. Descompresión subtemporal realizada en caso de compresión cerebral, por medio de una trepanación de descarga osteoplástica; se forma la válvula de Cushing, brecha hueso-duramadre, en la región roma del lóbulo temporal derecho. ‖ Exposición del ganglio de Gasser y porción del v par por vía directa infraarterial; neurotomía del trigémino en caso de neuralgia de este nervio; por lo general se realiza fraccionada, es decir, sólo en las ramas 2 y 3. ‖ **Cushing's syndrome.** I, síndrome de Crooke-Apert-Gallais. Cuadro clínico producido por un exceso de glucocorticoides. Clínicamente se presenta con: facies de luna llena, enrojecida, adiposis del tronco, plétora, estrías cutáneas, hipertensión arterial, debilidad general, psicosíndrome endocrino, osteoporosis, diabetes mellitus, impotencia, oligomenorrea o amenorrea, trastornos del crecimiento en los niños y eosinopenia. Aumenta el valor de corticoides en la sangre y desaparece el ritmo circadiano. Cabe distinguir entre el **síndrome de Cushing central,** enfermedad de Cushing; en caso de aumento de la secreción ACTH hipofisaria, el **síndrome de Cushing suprarrenal,** por aumento en la liberación de glucocorticoides y en ocasiones de mineralocorticoides a partir de adenomas de la corteza suprarrenal; los corticoides dan lugar a una supresión de la secreción de ACTH, y el **síndrome paraneoplásico de Cushing,** por liberación ectópica de ACTH a partir de tumores malignos. Está también el **síndrome hipotálamico-hipofisario de Cushing episódico,** que es raro; sin embargo, la causa más frecuente es la farmacoterapia con glucocorticoides. Se presenta también como seudosíndrome de Cushing o síndrome de Cushing transitorio, que presenta síntomas de una manera transitoria. ‖ **angel tumor syndrome.** —II, síndrome de. Sintomatología del síndrome pontinocerebeloso en caso de tumor del cerebelo o del puente de Varolio, neurinoma del nervio acústico, o procesos vasculares o inflamatorios locales; se caracteriza por el fallo de los pares homolaterales VI y VII y, en ocasiones, también del VIII, síntomas cerebelosos y también signos de hipertensión intacraneal. ‖ **Cushing's tumor.** —tumor de: meningioma que parte de las alas menores del esfenoides. ‖ **Cushing's ulcer.** —úlcera de: úlcera por estrés producida en enfermedades del sistema nervioso central o tras intervenciones neuroquirúrgicas.

cushion. Almohadilla, cojín. Estructura anatómica de fibras elásticas (digital).

cusp. Cúspide. Eminencia. Proyección. Cada uno de los segmentos triangulares de las válvulas cardiacas auriculoventriculares. ‖ **semilunar** —. Semilunar.

cuspid. Cuspídeo. Diente canino.

cutaneous. Cutáneo. Relativo a la piel.

cutdown. Reducir, segar. Venostomía. Disección de una vena para inserción de una cánula o aguja con objeto de administrar medicamentos o líquidos por vía venosa.

cuticle. Cutícula. Capa exterior de la piel. ‖ **dental** —. Dentaria. ‖ **enamel** —. C. *dentis.* ‖ **keratose** —. Queratosa.

cutireaction. Cutirreacción. Reacción cutánea local. || **differential** —. C. Diferencial.

cutis. Cutis. Piel. || — **anserina**. C. anserina. Carne de gallina. || — **elastica**. C. elástica. || — **laxa**. C. laxa. Dermatólisis. || — **pendula**. C. laxa.

cuvette. Cubeta. Recipiente de vidrio para prácticas de laboratorio.

Cuvier's canal. Conducto de Cuvier. [G. L. Ch. de la Cuvier, naturalista francés, 1769-1832.] Nombre de dos troncos venosos cortos, en el feto, que se abren en la aurícula; el tronco derecho forma la cava superior.

CV. Abreviatura de *cardiovascular*.

CVA. Abreviatura de *costovertebral angle*.

CVP. Abreviatura de *central venous pressure* (presión venosa central. PVC).

CVS. Abreviatura de *cardiovascular system* (sistema cardiovascular, SCV).

Cx. Abreviatura de *cervix; convex*.

Cy. Abreviatura de *cyanogen*.

cyanhemiglobin. Cianhemoglobina. Compuesto formado en la sangre por acción del ácido cianhídrico sobre la hemoglobina.

cyanocobalamin. Cianocobalamina. Sustancia con actividad hemopoyética (vitamina B_{12}). F.: $C_{63}H_{88}CoN_{14}O_{14}P$.

cyanogen. Cianógeno. Grupo CN.

cyanophil. Cianófilo. Que se tiñe por los colorantes azules.

cyanopsia. Cianopsia. Visión azul de los objetos.

cyanosis. Cianosis. Coloración azulada de la piel y mucosas por insuficiente oxigenación de la sangre.

cyanuria. Cianuria. Emisión de orina azul.

cyanurin. Cianurina. Azul índigo en la orina por adición de un ácido mineral.

cybernetics. Cibernética. Ciencia que estudia los procesos de comunicación y control entre el animal y la máquina.

cyclamate. Ciclamato. Sal del ácido ciclámico. Usada como edulcorante y aditiva.

cyclamin. Ciclamina. Glucóxido tóxico, purgante y emético.

cyclase. Ciclasa. Enzima que cataliza la formación del fosfodiéster cíclico. || — **adenyl**. Adenilciclasa.

cycle. Ciclo. Serie de cambios regulares. || **aberrant** —. Aberrante. || **anovulatory** —. Anovulatorio. || **asexual** —. Asexuado. || **cardiac** —. Cardiaco. || **Krebs'** —. De Krebs. || **menstrual** —. Menstrual. || **ovarian** —. Ovárico. || **uterine** —. Uterino.

cyclencephaly. Ciclocefalia. Monstruosidad caracterizada por la fusión de los ojos y por ausencia de los órganos de la olfación.

cyclic. Cíclico. Relativo a un ciclo. || — **AMP**. AMP cíclico. Monofosfato de adenosina 3,5' -cíclico. Sustancia producida a partir del ATP (trifosfato de adenosina) que actúa como «segundo mensajero» intracelular. || — **GMP**. GMP cíclico. Monofosfato cíclico de guanina (otro «segundo mansayero»).

cyclitis. Ciclitis. Inflamación del cuerpo ciliar. ||

plastic —. Plástica. Con exudación fibrinosa en la cámara anterior del ojo. || **pure** —. Pura. Sin complicación del iris. || **purulent** —. Purulenta. Supuración en el cuerpo ciliar. || **serous** —. Serosa. Inflamación simple del cuerpo ciliar.

cyclo-. Ciclo-. Prefijo que indica «ciclo».

cyclobarbital. Ciclobarbital. Hipnótico. F.: $C_{12}H_{16}N_2O_3$.

cyclocephalous. Ciclocéfalo. (V. *cyclops*.)

cyclochoroiditis. Ciclocoroiditis. Inflamación de la coroides y del cuerpo ciliar.

cyclodialysis. Ciclodiálisis. Comunicación entre la cámara anterior del ojo y el espacio supracoroideo.

cyclogeny. Ciclogenia. Ciclo de desarrollo de un microorganismo.

cyclopentanophenanthrene. Ciclopentanofenantreno. Hidrocarburo que representa la estructura básica de los esteroides.

cyclophoria. Cicloforia. Circulación de los líquidos en el cuerpo. || Rotación del globo ocular.

cyclophosphamide. Ciclofosfamida. Antineoplásico. F.: $C_7H_{15}Cl_2N_2O_2P \cdot H_2O$.

cycloplegia. Ciclopejía. Parálisis del músculo ciliar (y de la acomodación).

cyclopropane. Ciclopropano. Anestésico general. Trimetileno. F.: C_3H_6.

cyclops. Cíclope. Monstruo fetal con atrofia del aparato nasal y con un solo ojo o con los dos unidos.

cyclosis. Ciclosis. Circulación.

cyclospasm. Ciclospasmo. Espasmo de acomodación de los ojos.

cyclotherapy. Cicloterapia. Empleo de la bicicleta en el tratamiento.

cyclothimia. Ciclotimia. Psicosis con fases periódicas de depresión.

cyclotome. Ciclótomo. Instrumento cortante empleado en las operaciones del ojo.

cyclotomy. Ciclotomía. Sección quirúrgica del músculo ciliar.

cyclotron. Ciclotrón. Aparato acelerador de protones.

cyema. Ciema. Producto de la concepción en sus primeros estadios.

cyemology. Ciemología. Embriología.

cyesis. Embarazo. (V. *pregnancy*.)

cylicotomy. Cilicotomía. Escisión quirúrgica del músculo ciliar.

cylinder. Cilindro. Sólido en forma de columna. Cilindro urinario. || **Bence-Jones** —. De Bence-Jones. || **Leydig's** —. De Leydig. || **Ruffini's** —. De Ruffini.

cylindroma. Cilindroma. Carcinoma quístico adenoide. || Tumor benigno de piel.

cylindruria. Cilindruria. Presencia de cilindros en orina.

cyllosis. Cilosis. Deformidad del pie o de la pierna. Talipes. || Espasmo del párpado.

cyllosoma. Cilósomo. Monstruo fetal con eventración lateral en el abdomen y desarrollo imperfecto de la extremidad inferior homolateral.

cymbocephalia. Cimbocefalia. (V. *scaphocephaly.*)

cynanthropy. Cinantropía. Forma de zoantropía en la que el paciente se considera un perro.

cynophobia. Cinofobia. Temor patológico a los perros.

cynorexia. Cinorexia. Hambre canina. Bulimia.

Cyriax syndrome. Síndrome de Cyriax. [E.F. Cyriax, ortopeda inglés, n. en Londres.] Dolor agudo de la pared torácica, intensificado de manera sincrónica con la respiración, que se produce en la línea axilar anterior después de una lesión, por la general indirecta, de la caja torácica; con dolor por presión sobre los extremos de las costillas VIII-X; en ocasiones la dislocación es palpable y audible. El dolor es consecuencia de la presión ejercida sobre la pleura y los nervios intercostales por el cartílago de las costillas, suelto de sus fijaciones ligamentosas.

Cys. Abreviatura de *cysteine* (cisteína).

cyst. Quiste. Cavidad cerrada o saco que contiene líquido o material semisólido. || Estadio en el ciclo de ciertos parásitos. || **alveolar** —. Alveolar. || **amnionic** —. Amniónico. || **arachnoid** —. Aracnoideo. || **atheromatous** —. Ateromatoso. || **blood** —. Sanguíneo. || **branchial** —. Branquiógeno. || **bronchial** —. Broncogénico. || **epidermoid** —. Epidermoide. || **follicular** —. Folicular. || **hemorrhagic** —. Hemorrágico. || **morgagnian** —. Hidátide de Morgagni. || **mucous** —. Mucoso. || **multilocular** —. Multilocular. || **neural** —. Neural. || **pancreatic** —. Pancreático. || **sebaceous** —. Sebáceo. || **secondary** —. Secundario.

cystadenoma. Cistadenoma. Adenoma con elementos quísticos. || **adamantinum** —. Adamantino. Adamantoma. || **mucinous** —. Mucinoso. || **papillary** —. Papilar. || **serous** —. Seroso.

cystalgia. Cistalgia. Dolor en la vejiga de la orina. || Dolor en la vesícula biliar.

cystatrophia. Cistatrofia. Atrofia de la vejiga de la orina.

cystauchenitis. Cistauquenitis. Inflamacón del cuello de la vegija de la orina.

cystauchenotomy. Cistauquenotomía. Incisión quirúrgica del cuello de la vejiga.

cystectasia. Cistectasia. Dilatación de una vejiga o vesícula.

cystectasy. Cistectasia. (V. *cystectasia.*)

cystectomy. Cistectomía. Resección total o parcial de la vejiga de la orina.

cysteine. Cisteína. Aminoácido procedente de la hidrólisis enzimática de las proteínas.

cystelcosis. Cistelcosis. Ulceración de la vejiga urinaria.

cystencephalus. Cistencéfalo. Monstruo fetal con cerebro en forma de saco membranoso.

cystendesis. Cistendesis. Sutura de una herida de la vejiga urinaria o de la vesícula biliar.

cysterethism. Cisteretismo. Irritabilidad de la vejiga urinaria.

cystic. Cístico. Relativo a una vejiga o quiste.

cysticercosis. Cisticercosis. Infestación por ingestión de cisticercos.

cysticercus. Cisticerco. Forma larvada de tenia, en la que el escólex está incluido en un quiste.

cysticotomy. Cisticotomía. Incisión del conducto cístico.

cystiform. Cistiforme. En forma de quiste o vejiga.

cystigerous. Cistígero. Que contiene quistes.

cystine. Cistina. Amonoácido producido por hidrólisis de las proteínas. F.: $[S\text{-}CH_2\text{-}CH\,(NH_2)\bullet COOH]_2$.

cystinemia. Cistinemia. Presencia de cistina en sangre.

cystinosis. Cistinosis. Error congénito del metabolismo.

cystinuria. Cistinuria. Enfermedad hereditaria, con presencia de cistina en la orina.

cystistaxis. Cististaxis. Rezumamiento de sangre en la vejiga.

cystitis. Cistitis. Inflamación de la vejiga de la orina. || **allergir** —. Alérgica. || **acute**—. Aguda, catarral. || **croupous** —. Diftérica. || **diphteric** —. Diftérica. || **eosinophilic** —. Eosinofílica. || **follicularis** —. Folicular. || **interstitial chronic** —. Crónica intestinal. || **mechanical** —. Mecánica. || **submucous**—. Submucosa.

cystitomy. Cistitomía. Escisión quirúrgica de la cápsula del cristalino.

cysto-, cyst-, cysti-. Cisto-. Prefijo que indica «vejiga», «quiste», «saco».

cystoblast. Cistoblasto. Capa de células que tapiza la cavidad amniótica del embrión primitivo.

cystocarcinoma. Cistocarcinoma. Carcinoma con degeneración cística.

cystocele. Cistocele. Protrusión herniaria de una parte de la vejiga de la orina en la vagina.

cystocolostomy. Cistocolostomía. Formación quirúrgica dc un paso permanente entre la vejiga y el colon.

cystodinia. Cistodinia. Cistalgia. Dolor en la vejiga urinaria.

cystoenterocele. Cistoenterocele. Hernia de la vejiga y del intestino.

cystoepiplocele. Cistoepiplocele. Hernia que contiene parte de vejiga y de epiplón.

cystoepithelioma. Cistoepitelioma. Tumor con epitelio y quistes.

cystofibroma. Cistofibroma. Fibroma con cavidades quísticas.

cystography. Cistografía. Radiografía de la vejiga después de la introducción de contraste.

cystoid. Cistoide. Semejante a un quiste. || Colección circunscrita, pero sin cápsula.

cystolith. Cistolito. Cálculo en la vejiga urinaria.

cystolithectomy. Cistolitectomía. Extracción de un cálculo de la vejiga.

cystolithiasis. Cistolitiasis. Formación de cálculos en la vejiga.

cystolutein. Cistoluteína. Pigmento amarillo en ciertos quistes de ovario.

cystoma. Cistoma. Tumorque contiene quistes de origen neoplásico.

cystomerocele. Cistomerocele. Cistocele crural o femoral.

cystometer. Cistómetro. Instrumento para medir el mecanismo neuromuscular de la vejiga.

cystomorphous. Cistomorfo. Semejante a un quiste o una vejiga.

cystonephrosis. Cistonefrosis. Dilatación quística del riñón.

cystoparalysis. Cistoplejia. (V. *cystoplegia.*)

cystopexy. Cistopexia. Fijación de la vejiga urinaria a la pared abdominal.

cystophthisis. Cistotisis. Tuberculosis de la vejiga.

cystoplasty. Cistoplastia. Operación plástica sobre la vejiga.

cystoplegia. Cistoplejia. Parálisis de la vejiga urinaria.

cystoptosis. Cistoptosis. Prolapso de parte de la vejiga en la uretra.

cystopyelitis. Cistopielitis. Inflamación de la vejiga y de la pelvis renal.

cystoradiography. Cistorradiografía. Radiografía de la vejiga urinaria.

cystorrhagia. Cistorragia. Hemorragia por la vejiga.

cystorrhaphy. Cistorrafia. Sutura de la vejiga urinaria.

cystosarcoma. Cistosarcoma. Sarcoma con cavidades quísticas.

cystoschisis. Cistosquisis. Fisura de la vejiga.

cystosclerosis. Cistosclerosis. Esclerosis de un quiste o de la vejiga.

cystoscopy. Cistoscopia. Examen de la vejiga urinaria mediante el citoscopio.

cystospasm. Cistospasmo. Contracción espasmódica de la vejiga.

cystospermitis. Cistospermitis. Inflamación de la vesícula seminal.

cystostomy. Cistostomía. Formación de una abertura en la vejiga urinaria.

cystotomy. Cistotomía. Incisión en la vejiga.

cystourethritis. Cistouretritis. Inflamación de la vejiga y de la uretra.

cystourethrography. Cistouretrografía. Visualización radiológica de la vejiga y de la uretra.

cytarabine. Citarabina. Es un análogo de la desoxitidina. arabinósido de citacina (ara-C). Se utiliza como antineoplásico para inducir la remisión de la leucemia linfocítica aguda y de la leucemia mielocítica aguda en niños y adultos, generalmente como parte de un tratamiento quimioterapéutico combinado.

cyotoxic. Citotóxico, que posee la acción de una citotixina.

cytase. Citasa. Fermento citolítico. || Complemento.

cytaster. Aster (V. *aster.*)

cytheromania. Citeromanía. (V. *nymphomania.*)

cytidine. Citidina. Nucleósido del ácido nucleico.

cystisine. Citisina. Base blanca utilizada como diurético y emético. F.: $C_{11}H_{14}N_2O$.

cyto-, cyt-. Cito-. Prefijo que indica «célula».

cytoarchitectonic. Citoarquitectónico. Relativo a la estructura celular.

cytobiology. Citobiología. Biología celular.

cytoblast. Citoblasto. Núcleo celular.

cytocentrum. Citocentro. Centrosoma.

cytochemistry. Citoquímica. Química celular.

cytochrome. Citocromo. Hemoproteína relacionada con los mecanismos de la oxidación. || — **P450.** Citocromo P450. Sitema enzimático oxidativo de función mixta.

cytochylema. Citoquilema. (V. *hylaplasm.*)

cytocidal. Citocida, que mata las células vivas.

cytocide. Citocida. Destructor de células.

cytoclasis. Citoclasis. Destrucción celular.

cytode. Cítodo. Célula no nucleada o elemento celular.

cytodendrite. Citodendrita. Dendrita.

cytodesma. Citodesma. Tejido intercelular que une las células.

cytodiagnosis. Citodiagnóstico. Diagnóstico basado en el examen celular.|| **exfoliative** —. C. exfoliativo. El que estudia las células descamadas.

cytodieresis. Citodiéresis. División celular. Meiosis o mitosis.

cytodifferentiation. Citodiferenciación. Desarrollo de estructuras y funciones especializadas en las células embrionarias.

cytogenesis. Citogénesis. Origen y desarrollo de las células.

cytoid. Citoide. Semejante a una célula.

cytokine. Citoquina. Factor como la linfoquina o la monoquina, de las células que afectan a otras.

cytokinesis. Citoquinesis. Cambios en el citoplasma durante la división celular.

cytology. Citología. Estudio de las células. || **aspiration biopsy** —. C. por aspiración biópsica. || **exfoliative** —. C. por exfoliación.

cytolymph. Citolinfa. Hialoplasma.

cytolysin. Citolisina. Sustancia que produce la disolución de determinados elementos celulares.

cytolysis. Citólisis. Destrucción celular. || **inmune**—. C. inmune. Lisis celular producida por un anticuerpo, con la participación del complemento.

cytomachia. Citomaquia. Lucha celular.

cytomegalovirus. Citomegalovirus. Grupo de virus que afectan al hombre y producen inclusiones intranucleares.

cytomere. Citómero. Cuerpo formado en la división del trofozoito.

cytometaplasia. Citometaplasia. Alteración en la forma o función celular.

cytometry. Citometría. Recuento de células sanguíneas.

cytomitome. Citomitoma. Estructura fibrilar del citoplasma.

cytomorphosis. Citomorfosis. Serie de cambios celulares en procesos de formación, desarrollo, etc.

cyton. Citón. Cuerpo celular de una neurona.

cytopathology. Citopatología. Patología celular.

cytopenia. Citopenia. Deficiencia de elementos celulares.

cytophagy. Citofagia. Ingestión de células por otras células.

cytophil. Citófilo. Que tiene afinidad por las células.

cytophylaxis. Citofilaxis. Protección celular.

cytoplasm. Citoplasma. Protoplasma celular con exclusión del plasma nuclear.

cytoscopy. Citoscopia. Examen de las células.

cytosine. Citosina. Producto de la desintegración del ácido nucleico. F.: $C_4H_5N_3O$.

cytosome. Citosoma. Cuerpo de la célula, con exclusión del núcleo.

cytostatic. Citostático. Que suprime el crecimiento y multiplicación celular.

cytostome. Citostoma. Abertura bucal de ciertos protozoos.

cytotaxis. Citotaxis. Selección y ordenación celular respecto a determinados cambios de la estimulación.

cytotherapy. Citoterapia. Tratamiento mediante la administración de células animales. ‖ Empleo terapéutico de sueros citotóxicos.

cytothesis. Citotesis. Restitución de las células lesionadas a su estado normal.

cytotoxicity. Citotoxicidad. Producción de muerte de la célula, con lisis.

cytotoxin. Citotoxina. Toxina que aparece en el suero después de la inyección de células.

cytotrochin. Citotroquina. Parte de una toxina que transporta el elemento activo a la célula.

cytotrophoblast. Citotrofoblasto. Capa de Langhaus.

cytotropism. Citotropismo. Movimiento celular como respuesta a un estímulo externo.

cytozoic. Citozoico. Que vive dentro de las células.

cytula. Cítula. Ovulo impregnado.

cyturia. Cituria. Presencia de células en la orina.

Czermak's spaces. Espacios de Czermak. [J. N. Czermak, médico alemán, 1828-1873.] Espacios huecos irregulares en la sustancia interglobular de la dentina.

Czerny's anemia. anemia de Czerny. [A. Czerny, pediatra alemán, 1863-1941.] Anemia infantil.

Czerny suture. Sutura de Czerny. [V. Czerny, cirujano alemán, 1842-1916.] Sutura intestinal circular en la que el hilo sólo pasa por la mucosa.

C

D. Símbolo del deuterio.

d. Abreviatura de *dosis, dorsal, distal*.

d-. Abreviatura de *dextro*.

Δ, δ. Cuarta letra del alfabeto griego, delta.

Dabney's grip. Gripe de Dabney. [W. C. Dabney, médico norteamericano, 1849-1894.] Pleurodinia epidémica.

dacnomania. Dacnomanía. Locura que impele a morder o morderse.

Da Costa's syndrome. Síndrome de Da Costa. [Jacob Mendes Da Costa, 1833-1900, médico brasileño nacionalizado norteamericano, Filadelfia.] Sintomatología cardíaca y respiratoria, casi siempre de carácter espontáneo y —al contrario que la angina de pecho— independiente del esfuerzo. "Astenia neurocirculatoria" que comprende sensación de pinchazos en la región precordial, taquicardia, extrasistolia, astenia, sensación de mareo, así como "hambre de aire" con respiración en forma de suspiros e hiperventilación paroxística, en ocasiones seguida de tetania. El pronóstico es bueno.

dacry-, dacryo-. Dacri, dacrio-. Prefijo que indica «lágrima»

dacryadenalgia. Dacriadenalgia. Dolor en una glándula lagrimal.

dacryadenitis. Dacriadenitis. Inflamación de la glándula lagrimal.

dacryadenoscirrhus. Dacriadenoscirro. Escirro de una glándula lagrimal.

dacryagogatresia. Dacriagogatresia. Atresia de un conducto lagrimal.

dacryagogue. Dacriagogo. Que provoca el flujo de lágrimas.

dacrycistalgia. Dacricistalgia. Dolor en un saco lagrimal.

dacrycistitis. Dacricistitis. Dacriocistitis. Inflamacón del saco lagrimal con tumefacción dolorosa y derrame purulento.

dacrielcosis. Dacrielcosis. Ulceración del aparato lagrimal.

dacryoadenectomy. Dacriadenectomía. Escisión de una glándula lagrimal.

dacryoadenitis. Dacrioadenitis. Inflamación de la glándula lagrimal.

dacryoblenorrhea. Dacrioblenorrea. Derrame mucoso de los conductos lagrimales en la dacriocistitis crónica.

dacryocanaliculitis. Dacriocanaliculitis. Inflamación de los conductos lagrimales.

dacryocele. Dacriocele.

dacryocyst. Dacrioquiste. Saco lagrimal.

dacryocistalgia. Dacriocistalgia. (V. *dacrycistalgia*.)

dacryocystectasia. Dacriocistectasia. Dilatación del saco lagrimal.

dacryocystectomy. Dacriocistectomía. Escisión de la pared del saco lagrimal.

dacryocistitis. Dacriocistitis. (V. *dacrycistitis*.)

dacryocystoblenorrhea. Dacriocistoblenorrea. Dacriocistitis crónica.

dacryocystoptosis. Dacriocistoptosis. Prolapso o desplazamiento del saco lagrimal.

dacryocystorrhinostenosis. Dacriocistorrinostenosis. Estenosis del conducto lagrimal.

dacryocystorrhinostomy. Dacriocistorrinostomía. Operación para comunicar el saco lagrimal y el meato medio de la nariz.

dacryocystorrhinotomy. Dacriocistorrinotomía. Incisión del conducto nasolagrimal.

dacryocystostenosis. Dacriocistostenosis. Estenosis del saco lagrimal.

dacryocystotomy. Dacriocistotomía. Punción quirúrgica del saco lagrimal.

dracryogenyc. Dacriogénico. Estimulante de la secreción lagrimal.

dacryohelcosis. Dacrioelcosis. Ulceración del saco o del conducto lagrimal.

dacryohemorrhea. Dacriohemorragia. Dacriohemorrea. Hemorragia por las vías lagrimales.

dacryolith. Dacriolito. Cálculo lagrimal.

dacryolithiasis. Dacriolitiasis. Presencia de cálculos en el conducto lagrimal.

dacryoma. Dacrioma. Tumor de la glándula lagrimal.

dacryon. Dacrión. Punto lagrimal.

dacryops. Dacriops. Quiste de la glándula lagrimal por retención.

dacryopyorrhea. Dacriopiorrea. Flujo de lágrimas con pus.

dacryopyosis. Dacriopiosis. Supuración en el aparato lagrimal.

dacryorrhea. Dacriorrea. Flujo lagrimal abundante.

dacryoscintigraphy. Dacriogammagrafía. Gammagrafía de los conductos lagrimales.

dacryosolenitis. Dacriosolenitis. Inflamación de un conducto lagrimal.

dacryostenosis. Dacriostenosis. Estrechez de un conducto lagrimal.

dacryosyrinx. Dacriosírinx. Fístula lagrimal.

dactyl. Dedo. (V. *finger.*)

dactyl-, dactylo-. Dactilo-. Prefijo que indica «dedo».

dactylate. Dactiliforme. Dactilado. En forma de dedo; que posee dedos.

dactyledema. Dactiledema. Edema de los dedos.

dactylitis. Dactilitis. Inflamación de un dedo.

dactylocampsodynia. Dactilocampsodinia. Flexión dolorosa de los dedos.

dactylogram. Dactilograma. Impresión digital, para identificación.

dactylography. Dactilografía. Estudio de las impresiones digitales.

dactylogryposis. Dactilogriposis. Flexión permanente de los dedos.

dactylology. Dactilología. Modo de expresión por medio de signos realizados con los dedos.

dactylolysis. Dactilólisis. Pérdida de los dedos de la mano o pie.

dactylomegaly. Dactilomegalia. Tamaño excesivo de los dedos.

dactyloscopy. Dactiloscopia. Examen de las huellas digitales.

dactylospasm. Dactilospasmo. Espasmo o calambre de los dedos.

dactylus. Dedo. (V. *finger.*)

DAH. Abreviatura de *disordered action of the heart.*

dahlin. Dalina. (V. *inulin.*)

Dale's reaction. Reacción de Dale. [Sir. H. H. Dale, fisiólogo inglés, 1875-1968.] Contracción de un asa intestinal o de un cuerno uterino en el cobayo cuando tales tejidos se exponen a la acción de determinados antígenos.

Dalrymple's disease. Enfermedad de Dalrymple. [J. Dalrymple, oculista inglés, 1804-1852.] Ciclo-queratitis.

dalton. Unidad de medida.

Dalton's law. Ley de Dalton. [J. Dalton, químico y físico inglés. 1766-1844.] Aunque el volumen de un gas absorbido por un líquido es constante, su peso varía con la presión.

Dalton-Henry law. Ley de Dalton-Henry. [J. Dalton; J. Henry, físico norteamericano, 1797-1878.] Si un líquido absorbe una mezcla de gases, absorberá de cada uno tanto como hubiera absorbido por separado.

daltonism. Daltonismo. Ceguera para algunos colores, especialmente el rojo.

damiana. Damiana. Extracto de plantas *Turnera aphrodisiaca.* Tónico, diurético, afrodisiaco.

dammar. Dammar. Resina transparente de color ambarino, del *Dammara orientalis.*

dämmerschlaf. Sueño crepuscular.

Damoiseau's curve. Curva de Damoiseau. (V. *Ellis's line.*)

damp. Aire impuro de la mina.

Dana's operation. Operación de Dana. [Ch. L. Dana, neurólogo norteamericano, 1852-1935.] Resección de las raíces posteriores del nervio espinal.

dance. Danza. Movimiento de tipo rítmico, inusual o exagerado. || **brachial** —. D. braquial. En las arterias braquiales, en la arteriosclerosis.

Dance's sign. Signo de Dance. [J. B. H. Dance, médico francés, 1797-1832.] Depresión en la región iliaca derecha en la invaginación intestinal.

dandruff. Caspa. Escamillas de origen epidérmico que se forman en la raíz de los pelos.

Dandy-Walker syndrome. Síndrome de Dandy-Walker. [W. E. Dandy, cirujano norteamericano, 1886-1946; A. E. Walker, cirujano norteamericano, n. en 1907.] Atresia del agujero de Magendie.

Danielssen's disease. Enfermedad de Danielssen. [D. C. Danielssen, médico noruego, 1815-1894.] Lepra anestésica.

Danlo's syndrome (disease). Enfermedad de Danlos. [H. A. Danlos, dermatólogo francés, 1844-1912.] (V. *Ehlers-Danlos syndrome.*)

Danysz's phenomenon. Fenómeno de Danysz. [J. Danysz, patólogo polaco, 1860-1928.] Disminución de la influencia neutralizante de una antitoxina cuando se le añade la toxina de forma fraccionada.

daphne. *Daphne.* Género de árboles estimulantes y purgantes.

daphnia. *Dafnia.* Género de crustáceos cuya especie más conocida se utiliza en investigaciones biológicas.

daphnin. Dafnina. Glucósido de propiedades vesicantes. F.: $C_{15}H_{16}O_9+2H_2O$.

daphnism. Dafnismo. Intoxicación por especies del género *Daphne.*

dapsone. Dapsona. Antibacteriano. F.: $C_{12}H_{12}N_2O_2S$.

Darányi's test. Reacción de Darányi. [J. V. Darányi, bacteriólogo húngaro, n. en 1888.] En la tuberculosis pulmonar.

Dar es Salaam bacterium. Bacteria de Dar es Salaam. Forma de *Escherichia coli* en casos de intoxicación alimenticia.

Darier's disease. Enfermedad de Darier. [F. J. Darier, dermatólogo francés, 1856-1938.] Queratosis folicular.

Darkshevich's fibers. Fibras de Darkshevich. [L. O. Darkshevich, neurólogo ruso, 1858-1925.] Fibras que pasan desde el canal óptico al ganglio habenular. || — **nucleus.** Núcleo o ganglio de D. N. de células nerviosas a cada lado de la porción superior del acueducto de Silvio.

Darling's disease. Enfermedad de Darling. [S. T. Darling, médico norteamericano, 1872-1925.] Histoplasmosis.

d'arsonvalism, d'arsonvalization. Arsonvalización. Uso terapéutico de las corrientes de alta frecuencia.

dartoic. Dartoico, dartoides. De la naturaleza del dartos.

dartos. Dartos. Tejido contráctil que forma una túnica del testículo por debajo de la piel del escroto.

dartre. Dartre. Término genérico de muchas enfermedades de la piel, especialmente eccema, herpes y psoriasis.

Darwin's ear. Oreja de Darwin. [Ch. R. Darwin, naturalista inglés, 1809-1882.] Oreja con una eminencia en el borde superior del hélix. ‖ — **tubercle.** Tubérculo de D. Eminencia que se encuentra a veces en el borde del hélix.

darwinism. Darwinismo. Teoría de la evolución, según la cual los organismos más evolucionados proceden de otros más inferiores.

dasetherapy. Dasoterapia. Tratamiento de las enfermedades por la permanencia en regiones pobladas de bosques.

Dastre-Morat law. Ley de Dastre-Morat. [A. Dastre, biólogo francés, 1844-1917; J. P. Morat, fisiólogo francés, 1846-1920.] La dilatación de los vasos esplácnicos se asocia paralelamente con la constricción de los vasos periféricos, y viceversa.

dasymeter. Dasímetro. Instrumento para medir la densidad de un gas.

dasypus. *Dasypus.* Género de armadillos tropicales en cuyas especies existen reservorios de *Tripanosoma cruzi.*

data. Información, material o colección de datos.

datura. *Datura.* Género de plantas solanáceas.

daturine. Daturina. (V. *hyoscyamine.*)

daturism. Daturismo. Intoxicación por estramonio.

Daubenton's angle, line. Angulo de, línea de Daubenton. [L. J. M. Daubenton, médico francés, 1716-1800.] Angulo y línea occipitales; índices antropométricos del cráneo. ‖ — **plane.** Plano de D. P. transversal que pasa por el borde inferior de las órbitas.

dauernarkose. Narcosis prolongada.

dauerschlaf. Sueño prolongado.

daunorubicin. Daunorubicina. Antibiótico usado como antineoplásico en la leucemia linfocítica aguda, y en la leucemia nolinfoblástica aguda.

davainea. Davainea. [C. J. Davaine, médico francés, 1812-1882.] Género de tenias.

David's disease. Enfermedad de David. [J. P. David, cirujano francés, 1737-1784.] Mal de Pott. ‖ Afección hemorrágica de las mucosas y encías de origen disendocrino.

Davidoff's cells. Células de Davidoff. [M. von Davidoff, histólogo alemán, f. en 1904.] Células de Paneth en la mucosa del intestino delgado.

Davidsohn's sign. Signo de Davidsohn. [H. Davidsohn, médico prusiano, 1842-1911.] Disminución de la iluminación de la pupila por transiluminación en el tumor o exudado del antro maxilar.

Daviel's operation, spoon. Operación y cuchara de Daviel. [J. Daviel, oculista francés, 1696-1762.] Instrumento utilizado para la extirpación del cristalino. ‖ Extracción de la catarata a través de una incisión de la córnea sin seccionar el iris.

Davis's graft. Injerto de Davis. [J. S. Davis, cirujano norteamericano, 1872-1946.]

Davy's test. Reacción de Davy. [E. W. Davy, médico irlandés, 1826-1899.] Para detectar la presencia de fenol.

Dawbarn's sign. Signo de Dawbarn. [R. H. H. Dawbarn, cirujano norteamericano, 1860-1915.] En la bursitis subacromial aguda, la palpación sobre la bolsa produce dolor al estar los brazos péndulos.

Day's test. Reacción de Day. [R. H. Day, médico norteamericano, 1813-1892.] Prueba del guayaco para la detección de sangre.

dayblindness. Hemeralopía. Disminución de la agudeza visual con luz poco intensa. Sin.: Ceguera nocturna, ambioplía crepuscular.

db. Abreviatura de *decibel.*

DBI. Abreviatura de *diazepam binding inhibitor.*

DC. Abreviatura de *direct current* (corriente continua, cc).

DCA. Abreviatura de *desoxycorticosterone acetate.*

DCc. Abreviatura de *double concave.*

DCH. Abreviatura de *Diploma in Child Health.*

DCx. Abreviatura de *double convexe.*

DDD. Abreviatura de *defined daly dose* (dosis diaria definida). Estimación de la dosis media de mantenimiento de un fármaco para su indicación principal.

DDS. Abreviatura de *Doctor of Dental Surgery.*

dds. Abreviatura de *dapsone.*

DD.Sc. Abreviatura de *Doctor of Denial Science.*

DDT. Clorofenotano. Insecticida.

de-. De-. Prefijo que significa «dentro», «desde».

deacidification. Desacidificación. Neutralización de un ácido.

deactivation. Desactivación. Proceso de hacerse inactivo.

dead. Muerto.

deaf. Sordo. Con disminución importante de la audición.

deaf-mute. Sordomudo. Individuo que no puede oír ni hablar.

deafness. Sordera. Falta del sentido de la audición. ‖ **central** —. Central. ‖ **cortical** —. Cortical o cerebral. ‖ **hysterical** —. Histérica. ‖ **labyrinthine** —. Laberíntica. ‖ **music** —. Musical. Amusia. ‖ **paradoxic** —. Paradójica. ‖ **perceptive** —. De percepción. ‖ **toxic** —. Tóxica. ‖ **vascular** —. Vascular.

dealcoholization. Desalcoholización. Separación del alcohol de un objeto.

deallergization. Desalergización. Desensibilización de un organismo alérgico.

deamidase. Desamidasa. Enzima que desdobla las amidas.

deamidation. Desamidación. Sustitución del grupo NH_2 de las amidas por otro radical.

deaminase. Desaminasa. Enzima que produce la desaminación o eliminación del grupo amino de una molécula.

deamination. Desaminación. Eliminación del grupo amino por un proceso reductor u oxidante.

dearterialization. Desarterialización. Conversión de la sangre arterial en venosa.

dearticulation. Desarticulación. Exarticulación; dislocación de una articulación.

death. Muerte. Cesación de la vida. || **apparent** —. Aparente. || **brain** —. Cerebral. || **cell** —. Celular. || **fetal** —. Fetal. || **liver** —. Hepática. || **somatic** —. Somática.

Deaver's incision. Incisión de Deaver. [J. B. Deaver, cirujano norteamericano, 1855-1931.] Incisión para apendicectomía, a través de la vaina del músculo recto abdominal derecho.

debility. Debilidad. Falta de fuerzas.

Débove's disease. Enfermedad de Débove. [G. M. Débove, médico francés, 1845-1920.] Esplenomegalia. || **membrane.** Membrana de D. M. basal de la mucosa traqueal, bronquial e intestinal.

Debré-Marie syndrome. Síndrome de Debré-Marie. Variante del enanismo hipofisohipotalámico, combinado con trastorno del equilibrio hídrico a consecuencia de insuficiencia del lóbulo anterior de la hipófisis en caso de hiperfunción del sistema hipotálamo-lóbulo posterior de la hipófisis. Clínicamente se manifiesta de la siguiente manera: infantilismo, hipogenitalismo, adiposidad, oligodipsia, oliguria, hipotermia, hipotensión e hipoglucemia.

débridement. Desbridamiento. Escisión de los tejidos contaminados adyacentes a una herida o lesión infectada. || **enzymatic** —. Enzimático.

decacurie. Decacurio. Unidad de radiactividad.

decalcification. Descalcificación. Disminución de la sustancia calcárea de un hueso o diente.

decalvant. Decalvante. Destructor de cabellos.

decamethonium. Decametonio. D.: $C_{16}H_{38}N_2$. || — **bromide.** Bromuro de d. Relajante muscular. || — **iodide.** Yoduro de d. Relajante muscular.

decannulation. Descanulación. supresión de la cánula, especialmente de la de traqueostomía.

decantation. Decantación. Eliminación del líquido, dejando el poso o sedimento.

decapitation. Decapitación. Escisión de la cabeza del feto o de un hueso. Sin.: Decolación, derotomía, embriotomía.

decapitator. Decapitador. Instrumento para suprimir la cabeza de un feto en embriotomía.

decapsulation. Descapsulación. Extirpación de una cápsula, especialmente la renal.

decarbazine. Descarbacina. Sustancia antineoplásica. F.: $C_6H_{10}N_6O_3$.

decarbonization. Descarbonización. Separación del carbono de la sangre.

decarboxylase. Descarboxilasa. Enzima que cataliza la descarboxilación.

decarboxilation. Descarboxilación. Eliminación de una molécula de dióxido de carbono.

decay. Degeneración. Descomposición gradual de la materia orgánica muerta. || Proceso de declinación.

deceit. Decepción.

decentered. Descentrado. Referido especialmente a una lente con el eje fuera de su centro óptico.

decerebration. Descerebración. Extirpación del cerebro. || Daño cerebral cuyo resultado es una sintomatología similar a la del animal al que se ha extirpado el cerebro.

dechloruration. Descloruración. Disminución de la excreción de cloruros por la orina.

decibel. Decibelio. Décima parte del bel; unidad de sensación auditiva.

decidua. Decidua. Caduca. Tejido constituido por la mucosa uterina durante la gestación, que se expulsa después del parto. || **basal** —. Basal. Caduca serotina. || **capsular** —. Capsular. Caduca refleja. || **menstrual** —. Menstrual. || **serotina** —. Serotina. Caduca interuteroplacentaria || — **vera.** Verdadera. La que tapiza el útero.

deciduitis. Deciduitis. inflamación de la decidua.

deciduoma. Deciduoma. Neoplasia intrauterina que contiene células deciduales. || **malignum.** Maligno. Cariocarcinoma.

deciduos. Deciduo. No permanente; utilizado para la dentición no definitiva.

decigram. Decigramo. Décima parte de un gramo.

deciliter. Decilitro. Décima parte de un litro.

decimeter. Decímetro. Décima parte de un metro.

decinormal. Decinormal. Que tiene un décimo de concentración normal.

declination. Declinación. Desviación de la posición vertical normal; rotación del ojo alrededor de su diámetro anteroposterior.

declinator. Declinador. Instrumento para separar (como las meninges en una operación de cerebro).

decline. Declinación. Periodo de remisión de una enfermedad o crisis paroxística.

declive. Declive. Inclinación, pendiente. || **declivis cerebelli.** *Declivis cerebellis.* Porción posterior inclinada del montículo cuya parte anterior es el culmen.

decoagulant. Descoagulante. Sustancia que inhibe la coagulación de la sangre.

decoction. Decocción. Acto de hervir. || Medicina o sustancia que debe prepararse por cocción.

decollation. Decapitación. (V. *decapitation.*)

decolliment. Desprendimiento.

decoloration. Decoloración. Blanqueamiento. || Pérdida de la coloración normal.

decompensation. Descompensación. Alteración en la compensación (cardiaca, p. ej.). || En psiquiatría, fallo de los mecanismos de defensa.

decomposition. Descomposición. Separación de los cuerpos compuestos en sus partes componentes. || **anaerobic** —. D. anaerobia. || **of movement.** D. del movimiento.

decompression. Descompresión. Disminución de la

presión del aire sobre la superficie del cuerpo. ||
cerebral —. Cerebral. Escisión de un fragmento
craneal para reducir la presión intracraneal. || **— of
heart**. Pericardiotomía.

decongestive. Descongestivo. Que reduce la congestión.

decontamination. Descontaminación. Liberación
en una persona u objeto de una sustancia contami-
nante (p. ej., radiactividad).

decortication. Decorticación. Extirpación de la cor-
tical de un órgano (cerebro, riñón, etc.). || **arterial**
—. Arterial. Simpatectomía periarterial. || **renal**
—. Renal.

decrement. Decremento. Disminución, declinación.

decrepitation. Decrepitación. Ruido semejante a
pequeñas explosiones en ciertas sales que pierden
agua al entrar en contacto con el fuego.

decrepitude. Decrepitud. Ultimo grado de la vejez.

decrudescence. Decrudescencia. Disminución de la
intensidad de los síntomas.

decub. Abreviatura de *decubitus.*

decubation. Decubación. Periodo desde la desaparición de los síntomas hasta la recuperación completa en el curso de la enfermedad infecciosa.

decubitus. Decúbito. Posición en reposo del cuerpo
sobre un plano horizontal. || Ulcera de decúbito. ||
dorsal —. D. supino. || **ventral** —. D. prono. ||
lateral —. D. lateral.

decurrent. Que se mueve o se extiende en dirección
cráneo-caudal.

decussate. Decusado. Cruzado en forma de equis.

decussation. Decusación. Cruzamiento en equis;
quiasma. || **— of Forel**. De de Forel. De las fibras
nerviosas en la corteza de los cuerpos cuadrigémi-
nos anteriores. || **motor** —. D. motora. D. pirami-
dal. || **optic** —. D. óptica. Quiasma óptico. || **pyra-
midal** —. D. piramidal.

decussorium. Decusorio. Instrumento para deprimir
la duramadre en la trepanación.

dedentition. Dedentición. Cambiar los dientes.

dedifferentiation. Dediferenciación. (V. *anaplasia.*)

de d. in d. Abreviatura de *de die in diem* (de día en
día).

dedolation. Dedolación. Cortar oblicuamente alguna parte del cuerpo.

deemanate. Desemanado. Privado de la propiedad
de emitir emanaciones radiactivas.

Deen's test. Reacción de Deen. [I. A. von Deen,
fisiólogo holandés, 1804-1869.] Investigación de
la presencia de sangre en el jugo gástrico con guayaco.

deep. Profundo. No superficial; hondo.

de-epicardialization. Desepicardialización. Tratamiento quirúrgico de la angina de pecho intratable.

Deetjen's bodies. Cuerpos de Deetjen. [H. Deetjen,
médico alemán, 1867-1915.] Plaquetas sanguíneas.

defatted. Desgrasado. Privado en grasa.

defaunate. Desfaunado. Destrucción de una población animal (bacterias del trato intestinal, p. ej.).

defecation. Defecación. Evacuación de materias
fecales por el ano. || **fragmentary** —. D. fragmen-
taria. D. de pequeña cantidad de heces cada cierto
tiempo.

defect. Defecto. Imperfección. Falta. Ausencia. ||
acquired —. D. adquirido, secundario. || **aortic
septal** —. D. de la pared aórtica. || **atrial septal** —
. D. de la pared interauricular. || **congenital**. D.
congénito. || **ventricular septal** —. D. de la pared
ventricular.

defeminization. Defeminación. Disminución de las
características sexuales femeninas.

defense. Defensa. Medios por los que el individuo
se defiende de agentes que tratan de destruirlo.

deferent. Deferente. Que conduce hacia fuera. ||
ductus deferens. Conducto deferente.

deferentectomy. Deferentectomía. Vasectomía.
Extirpación quirúrgica de un conducto deferente.

deferentitis. Deferentitis. Inflamación de un conducto deferente.

defervescence. Defervescencia. Periodo de declinación de la fiebre.

defibrillation. Desfibrilación. Terminación de la
fibrilación auricular o ventricular por electrocho-
que normalmente. || Separación de las fibras de un
tejido.

defibrillator. Desfibrilador. Aparato electrónico
para producir la terminación de la fibrilación por
electrochoque.

defibrination. Desfibrinación. Separación de la
fibrina de la sangre.

deficiency. Deficiencia. Defecto, imperfección, fal-
ta. || **mental** —. D. mental. || **oxigen** —. Hipoxe-
mia. || **vitamin** —. D. vitamínica.

deficit. Déficit. Deficiencia, falta.

define. Definir, concretar el significado de algo.

definition. Definición, precisión exacta del significado de una palabra.

deflection. Desvío. En psicoanálisis, escape constante de ideas de la atención consciente.

defloration. Desfloración. Ruptura del himen. Des-
virgación.

deflorescence. Deflorescencia. Desaparición de la
erupción de una enfermedad exatémica.

defluvium. Defluvium. Desaparición. || **— capillo-
rum**. Pérdida súbita de los cabellos.

defluxio. Defluxión. Pérdida súbita; flujo abundante.

deformation. Deformación. Deformidad. Altera-
ción en la forma o estructura de un órgano. || Mal-
formación. || **Arnold-Chiari** —. D. de Arnold-
Chiari. || **gun stock** —. Cúbito varo. || **Made-
lung's** —. D. de Madelung. Torsión del extremo
inferior del radio.

deformity. Deformidad. Deformación. (V. *deformation.*)

defundation. Defundación. Escisión del fondo del
útero.

defurfuration. Defurfuración. Descamación de la
piel en escamillas.

219

deg. Abreviatura de *degeneration* y *degree*.

degassing. Desintoxicación por gases. Tratamiento de las personas intoxicadas por gas.

degeneration. Degeneración. Deterioro. Alteración de los tejidos con pérdida de sus caracteres esenciales y de sus funciones. ‖ Depósito de materias anormales en los tejidos. ‖ **albuminous** —. D. albuminoidea o albuminosa. ‖ **amyloid** —. D. amiloidea. ‖ **ascending** —. D. ascendente. ‖ **calcareous** —. D. calcárea. ‖ **caseous** —. D. caseosa. ‖ **colloid** —. D. coloidea. ‖ **cystic** —. D. quística. ‖ **descending** —. D. descendente. ‖ **fatty** —. D. adiposa. ‖ **fibrous** —. D. fibrosa. ‖ **grey** —. D. gris. ‖ **hyaline** —. D. hialina. ‖ **hydropic** —. D. hidrópica. ‖ **lardaceous** —. D. lardácea. ‖ **lipoidal** —. D. Lipoide. ‖ **mucoid** —. D. mucoidea. ‖ **Nissl's** —. D. de Nissl. ‖ **parenchymatous** —. D. parenquimatosa. ‖ **pigmentary** —. D. pigmentaria. ‖ **primary neuronal** —. D. primaria neuronal. ‖ **secondary neuronal** —. D. secundaria neuronal. ‖ **senile** —. D. senil. ‖ **Wallerian** —. D. walleriana o de Waller. ‖ **Zenker's** —. D. de Zenker.

degenerative. Degenerativo. Relativo a la degeneración.

degloving. Exposición quirúrgica intraoral de los huesos de la mandíbula, que puede llevarse a cabo en la región posterior si es necesario.

deglutible. Deglutible. Capaz de ser deglutido.

deglutition. Deglución. Acción de deglutir.

Degos's disease. Síndrome de Degos, síndrome de Degos-Dechaume. [Robert G. Degos, dermatólogo francés, nacido en París en 1904.] Avitaminosis grave de vitamina C con glositis, atrofia de las papilas linguales, queilitis, fisuras de los labios, deformaciones de las uñas, coiloniquia, y carencia de ácido clorhídrico, hipoclorhidria.

degradation. Degradación. Reducción de un compuesto químico a otro más simple. ‖ Degeneración.

degranulation. Desgranulación. Proceso por el cual los gránulos citoplasmáticos de las células fagocíticas se fusionan con los fagosomas y vierten su contenido en los fagolisosomas.

degree. Grado. Unidad de medida de la temperatura. ‖ Graduación escolar o universitaria.

degrowth. Decremento. Decrecimiento, disminución.

degustation. Degustación. Acción de gustar una sustancia.

dehab. Surra. (V. *surra.*)

dehematize. Deshematizar. Privar de sangre.

Dehio's test. Prueba de Dehio. [K. D. Dehio, médico ruso, 1851-1927.] Si la bradicardia cede con atropina, era debida a irritación del vago. Si no, a afección miocárdica.

dehiscence. Dehiscencia. Apertura espontánea de una parte u órgano. ‖ **wound** —. De los bordes de una herida quirúrgica.

dehumanization. Deshumanización. Disminución de las cualidades humanas.

dehydrant. Deshidratante. Que reduce la hidratación.

dehydration. Deshidratación. Pérdida de agua de una sustancia. ‖ Resultado de una excesiva pérdida de agua. ‖ **absolute** —. D. absoluta. ‖ **hypernatremic** —. D. hipernatrémica. ‖ **relative** —. D. relativa. ‖ **voluntary** —. D. voluntaria.

dehydroandrosterone. Dehidroandrosterona.

dehydrobilirubin. Dehidrobilirrubina. Biliverdina.

dehydrocholate. Dehidrocolato. Sal del ácido hidrocólico.

dehydrocholesterol. Dehidrocolesterol. Esterol presente en la piel, que se transforma en vitamina D por radiación.

dehydroepiandrosterone. Dehidroepiandrosterona. Andrógeno. F.: $C_{19}H_{28}O_2$.

dehydrogenase. Deshidrogenasa. Enzima oxidativa por movilización del hidrógeno. ‖ **acetaldehyde** —. De acetaldehído. Convierte al acetaldehído en ácido acético y agua. ‖ **aerobic** —. Aerobia. ‖ **anaerobic** —. Anaerobia. ‖ **formic** —. Fórmica. ‖ **glutamic** —. Glutámica (ácido glutámico). ‖ **pyruvic** —. Pirúvica.

dehydrogenation. Deshidrogenación. Separación del hidrógeno de un compuesto.

dehydromorphine. Dehidromorfina. (V. *pseudomorphine.*)

dehypnotize. Deshipnotizar. Hacer desaparecer el estado hipnótico.

deinsectization. Desinsectación. Desinfestación; destrucción de insectos y parásitos.

deionization. Desionización. Producción de un estado mineral libre por eliminación de iones (resinas de intercambio).

Deiter's cells. Células de Deiters. [O. F. C. Deiters, anatomista alemán, 1834-1863.] Astrocitos o células de neuroglía. ‖ **formation** —. Formación de D. F. reticular. ‖ **nucleus** —. Núcleo de D. Situado en la médula oblongada. ‖ **phalanges** —. Falanges de D. Procesos de las células de Deiters, en el órgano de Corti. ‖ — **process**. Prolongaciones de D. P. cilindroaxiales de las células nerviosas; neuroaxón o neuroeje.

déjà vu. Fenómeno de lo *ya visto* (ilusión).

dejecta. Excremento.

dejection. Deyección. Postración, despegue. ‖ Deposición de excrementos.

Déjerine's disease. Enfermedad de Déjerine. [J. J. Déjerine, neurólogo francés, 1849-1917.] Neuritis intersticial de la infancia. ‖ — **sign**. Signo de D. Agravación de los síntomas de radiculitis por la tos u otros esfuerzos. ‖ — **syndrome**. Síndrome de D. Conjunto de síntomas semejantes a la tabes dorsal con disminución de la sensibilidad profunda y sentido del tacto normal.

Déjerine-Klumpke paralysis. Parálisis de Déjerine-Klumpke. [A. Déjerine-Klumpke, neuróloga francesa, 1859-1927.] Asociación de parálisis radicular inferior del plexo braquial, con trastronos oculares por lesión en el primer par raquídeo dorsal.

Déjerine-Landouzy dystrophy (tipe). Distrofia de Déjerine-Landouzy. [J. J. Déjerine; L. T. J. Landouzy, médico francés, 1845-1917.] Forma de neuritis atrófica familiar con signos de Romberg, Argyll-Robertson, dolores fulgurantes, ataxia y atrofia muscular.

Déjerine-Lichtein phenomenon. Fenómeno de Déjerine-Lichtein. [J. J. Déjerine; L. Lichtein, médico alemán, 1845-1928.] En la afasia motriz subcortical el paciente no puede hablar, pero sí expresar los números con los dedos.

Déjerine-Roussy syndrome, thalamic syndrome. Síndrome de Déjerine-Roussy. [J. J. Déjerine, G. Roussy, 1874-1948, patólogo francés.] Serie de trastornos de la visión y la sensibilidad causados por déficit del tálamo. Se produce una hemianopsia homónima y, en el lado contralateral a la lesión, hiperreflexia de los reflejos osteotendinosos, así como disminución de la sensibilidad cutánea con hemialgias y hemihiperpatía, especialmente en la frente, las órbitas, las mejillas y los dedos de las manos y los pies, y trastornos de la sensibilidad profunda, acompañados en ocasiones de atrofia musculosquelética.

Déjerine-Sottas atrophy, hypertrophic neuropathy. Síndrome de Déjerine-Sottas. [Jules Sottas, neurólogo francés, n. en París en 1866.] Neuropatía periférica con proliferación de las células de Schwann, que se hereda con carácter autosómico dominante. Neuritis intersticial hipertrófica de la infancia, caracterizada por cifoscoliosis y atrofia muscular generalizada.

Del Rio Hortega, Pio. Descubridor de la microglía [Médico español, 1882-1945.] Descubrió nuevos métodos para el extudio del tejido nervioso.

delacrimation. Delacrimación. Flujo excesivo y anormal de lágrimas.

delactation. Delactación. Destete, ablactación.

Delafield's hematoxylin. Hematoxilina de Delafield. [F. Delafield, patólogo norteamericano, 1841-1915.] Solución de hematoxilina, alcohol, solución clorurada de alumbre, filtrada, a la que se añade glicerina y alcohol.

delamination. Delaminación. Separación en capas.

Delbet's sign. Signo de Delbet. [P. Delbet, cirujano francés, 1861-1925.] En el aneurisma de la arteria principal de un miembro la circulación lateral es eficaz si la nutrición del extremo se conserva, aunque no haya pulso.

deleterious. Deletéreo. Que produce daño.

deletion. Deleción. En genética, alteración cromosómica: pérdida de una porción de un cromosoma.

delimitation. Delimitación. Proceso de limitación.

delinquency. Delincuencia. Conducta antisocial, ilegal o criminal.

deliquescence. Delicuescencia. Propiedad de una sustancia sólida de absorber agua de la atmósfera.

deliquium. Deliquio. Desmayo o síncope. ‖ Disminución de las facultades mentales.

deliriant. Delirante. Capaz de causar delirio.

delirium. Delirio. Trastorno mental caracterizado por alucinaciones, ilusiones, excitación cerebral e incoherencia psíquica. ‖ **acute** —. Agudo. ‖ — **alcoholicum.** Alcohólico. ‖ — **febrile.** Febril. ‖ **oneiric** —. Onírico. ‖ **schizophrenoides** —. Esquizofrénico. ‖ **toxic** —. Tóxico. ‖ — **tremens.** Delirium tremens.

delitescence. Delitescencia. Desaparición súbita de los síntomas objetivos de una enfermedad. ‖ Periodo de latencia de un veneno.

delivery. Alumbramiento. Expulsión o extracción del feto. Labor del parto. ‖ **abdominal** —. Por vía abdominal. ‖ **breech** —. Parto de nalgas. ‖ **forceps** —. Parto con ayuda de fórceps. ‖ **post mortem** —. Postmorten. ‖ **spontaneous** —. Espontáneo. ‖ **vaginal** —. Por vía vaginal.

dell. Depresión ligera. Hoyuelo.

delle. Area clara en el centro de un eritrocito teñido.

delling. Depresión discreta.

delomorphic. Delomórfico. Delomorfo. De forma y límites bien definidos.

delomorphous. Delomorfo. (V. *delomorphic.*)

Delore's method. Método de Delore. [X. Delore, médico francés, 1828-1916.] Corrección manual del genu valgum.

Délorme's operation. Operación de Délorme. [E. Délorme, cirujano francés, 1847-1929] Pleurectomía u operación de Fowler.

Delpech's abscess. Absceso de Delpech. [J. M. Delpech, cirujano francés, 1777-1832.] Absceso de desarrollo muy rápido, con gran postración. ‖ — **operation.** Operación de D. Ligadura de la arteria axilar entre el pectoral mayor y el deltoides.

delphinine. Delfinina. Alcaloide tóxico del *delphinium.* Utilizado en neuralgias, reumatismo y parálisis. F.: $C_{33}H_{45}NO_9$.

delphinium. *Dephinium.* Género de plantas ranunculáceas

delta. Delta. Espacio triangular. ‖ Cuarta letra del alfabeto griego (∂, Δ).

deltoid. Deltoideo. De forma triangular. ‖ Músculo deltoides.

delusión. Delusión. Ilusión, delirio. ‖ **depressive** —. Depresiva. ‖ — **of grandeur.** Delirio de grandeza. ‖ — **of persecution.** Delirio de persecución. ‖ **systematized** —. Sistematizada. ‖ **unsystematized** —. No sistematizada.

delusional. Delusional. Referente a la delusión.

demarcation. Demarcación. Señalización de límites o términos.

Demarquay's sign. Signo de Demarquay. [J. N. Demarquay, cirujano francés, 1811-1875.] Inmovilidad de la laringe durante la deglución y fonación.

demasculinization. Demasculinización. Disminución de los caracteres masculinos, con atrofia testicular e involución prostática.

dematiun. *Dematium.* Género de hongos. Algunas variedades producen alteraciones en el hombre.

dement. Demente. Persona afectada de demencia.

dementia. Demencia. Disminución de la función intelectual. ‖ **Alzheimer's** —. De Alzheimer. Demencia presenil. ‖ **paralytic** —. Paralítica.

Parálisis general de los dementes. || **paranoides** —. Paranoide. || **primary** —. Primaria. || **secondary** —. Secundaria. || **senile** —. Senil. || **tabetic** —. Tabética. || **terminal** —. Terminal. || **toxic** —. Tóxica.

demethylation. Desmetilación. Supresión de un grupo metilo, -CH₃.

demi-. Demi-. Prefijo que significa «medio».

demibain (sitz bath). Baño de asiento.

demifacet. Mitad de una superficie articular adaptada para articularse con dos huesos.

demigauntlet. Vendaje especial para la mano y los dedos.

demilune. Media luna. || — **of Adamkiewicz**. De Adamkiewicz (células semilunares). (V. *Adamkiewicz demilune cells.*)

demimonstrosity. Deformidad congénita.

demineralization. Desmineralización. Eliminación excesiva de sales minerales en ciertas enfermedades.

demodex. *Demodex*. Género de ácaros; algunos producen sarna. || — **folliculorum**. En los folículos pilosos (comedones).

demography. Demografía. Estudio de las colectividades humanas.

demonology. Demonología. La primera aproximación al problema de la alteración mental.

demonomania. Demonomanía. Monomanía en la que el paciente se considera poseído por los demonios.

demonophobia. Demonofobia. Miedo patológico al demonio.

De Morgan's spots. Manchas de De Morgan [C. De Morgan, médico inglés, 1811-1876.] Manchas rojizas en la piel de algunos enfermos de cáncer.

demorphinization. Desmorfinizacion. Deshabituación gradual a la morfina.

Demours' membrane. Membrana de Demours. [P. Demours, oftalmólogo francés, 1702-1795.] Lámina basal posterior de la córnea.

demucosation. Desmucosación. Eliminación de la parte de la membrana mucosa.

demulcent. Dcmulcente. Que ablanda y relaja las zonas inflamadas. Sin.: Emoliente.

De Mussy's point (sign). Punto, signo de De Mussy. [N. F. O. G. De Mussy, médico francés, 1813-1885.] Punto muy doloroso a la presión en la pleuresía diafragmática, por excitación del nervio frénico.

demyelination. Desmielinización. Destrucción de la mielina que recubre los nervios.

denaturation. Desnaturalización. Destrucción de los caracteres de una sustancia. || Pérdida de las propiedades químicas y físicas de las proteínas por acción de agentes desnaturalizantes.

dendraxon. Dendráxon. Célula nerviosa cuyo cilindroeje se divide en filamentos nada más abandonar la célula. Sin.: Inaxón.

dendric. Dendrítico. Relativo a la dendrita.

dendriceptor. Dendriceptor. Punto sensitivo de los extremos de la dendrita, que recibe el estímulo motor de otra neurona.

dendriform. Dendriforme. Que se ramifica.

dendrite. Dendrita. Prolongación citoplasmática de la neurona.

dendritic. Dendrítico. Relativo a la dendrita.

dendrodendritic. Dendrodendrítico. Relativo a la sinapsis entre dendritas de dos neuronas.

dendroid. Dendroide. (V. *dendriform.*)

dendron. Dendrón. (V. *dendrite.*)

dendrophagocytosis. Dendrofagocitosis. Absorción por las células de la microglía de fragmentos de astrocitos degenerados.

denervation. Desnervación. Resección de los nervios de un órgano o zona.

dengue. Dengue. Enfermedad aguda infecciosa. Sin.: Fiebre solar, fiebre roja, fiebre dandy, fiebre rompehuesos.

denicotinized. Desnicotinizado. Privado de nicotina.

denidation. Denidación. Degeneración y expulsión de la mucosa uterina (endometrio).

Denigés's test. Reacción de Denigès. [G. Denigès, químico francés, 1859-1951.] Para el ácido úrico.

Deniker, Pierre. [Médico psiquiatra francés, n. 1917.] Descubridor de los tranquilizantes gracias a sus experimentos en compañía de Jean Delay, en París en 1952, con la cloropromacina. Padre de los «tranquilizantes», contra la ansiedad.

Denis' plasmin. Plasmina de Denis. [W. G. Denis, bioquímico norteamericano, n. en 1879.] Enzima proteolítica encontrada en el plasma.

denitrification. Desnitrificación. Liberación del nitrógeno de los nitritos y nitratos.

denitrogenation. Desnitrogenación. Eliminación del nitrógeno disuelto en el organismo.

Denman's evolution (version). Evolución o versión de Denman. [Th. Denman, obstetra inglés, 1733-1815.] Forma de versión utilizada en la presentación de hombro.

Denny-Brown sensory neuropathy. Síndrome de Denny-Brown. [D. Denny-Brown, neurólogo británico.] Trastorno neuromuscular y del sistema nervioso central que se presenta como un síndrome paraneoplásico en los carcinomas, sobre todo en caso de carcinoma bronquial de células pequeñas; en ocasiones como sintomatología precoz, es decir, antes de la manifestación clínica del tumor. Se manifiesta con ataxia, nistagmo, temblor, mareos, arreflexia, parestesias y miastenia resistente a la prostigmina.

Denonvillier's aponeurosis. Aponeurosis de Denonvilliers. [Ch. P. Denonvilliers, cirujano francés, 1808-1872.] Fascia retrovesical entre la próstata y el recto. || — **operation**. Operación de D. Autoplastia del ala de la nariz con colgajo triangular de la mejilla.

dens. Diente. Estructuras que sirven para la masticación en la boca.

densimeter. Densímetro. Aparato para determinar la densidad de un líquido. || Instrumento para medir el grado de desarrollo fotográfico o de rayos X mediante una fotocélula.

densitometer. Densítometro. (V. *densimeter.*)

density. Densidad. Cualidad de ser compacto o denso.

densography. Densografía. Determinación exacta del contraste de densidades en el negativo radiográfico por medio de célula fotoeléctrica.

dentagra. Dentagra. Pinzas o llave para arrancar los dientes.

dental. Dental. Relativo a los dientes.

dentalgia. Dentalgia. (V. *odontalgia.*)

dentata. Dentata. Segunda vértebra cervical o axis.

dentate. Dentado. Que tiene dientes, prolongaciones o proyecciones semejantes a dientes.

dentatothalamic. Dentotalámico. Relativo al núcleo dentado y al tálamo.

dentatum. Dentatum. Núcleo dentado.

dentia. Relativo al desarrollo de los dientes.

dentibuccal. Dentibucal. Relativo a los dientes y a la boca.

denticle. Dentículo. Pequeña masa calcificada en la pulpa de un diente. || Diente pequeño.

dentification. Dentificación. Formación de la sustancia propia del diente.

dentiform. Dentiforme. En forma de diente. Odontoide.

dentifrice. Dentífrico. Preparado compuesto para el lavado de la dentadura.

dentigerous. Dentígero. Provisto de dientes.

dentilabial. Dentilabial. Relativo a los dientes y labios.

dentilingual. Dentilingual. Relativo a los dientes y a la lengua.

dentimeter. Dentímetro. Instrumento para la medición de los dientes.

dentin. Dentina. Sustancia principal de los dientes. || **adventitious** —. Adventicia o secundaria. Depósitos de dentina en la cavidad de la pulpa. || **sensitive** —. Sensible. Estado de sensibilidad de la dentina. || **transparent** —. Transparente. Dentina con los canalículos esclerosados o calcificados.

dentinal. Dentinal. Relativo a la dentina.

dentinification. Dentinificación. Formación de dentina; dentificación.

dentinitis. Dentinitis. Inflamación de los canalículos de la dentina.

dentinoblast. Dentinoblasto. Célula formadora de dentina.

dentinogenesis. Dentinogénesis. Formación de la dentina.

dentinogenic. Dentinogénico. Que forma o produce dentina.

dentinoid. Dentinoide. Semejante a la dentina.

dentinoma. Dentinoma. Tumor de origen odontogénico.

dentinosteoid. Dentinosteoide. Tumor que contiene dentina y hueso.

dentiparous. Dentíparo. Relativo a la producción de dientes.

dentist. Dentista. Médico especializado en las enfermedades dentales. Odontólogo.

dentistry. Dentistería. Odontología. Estudio de los dientes, sus enfermedades y tratamiento de las mismas.

dentition. Dentición. Situación de los dientes en el arco dentario. || Formación y salida de los dientes. || **artificial** —. Artificial. || **natural** —. Natural. || **permanent** —. Permanente. || **primary** —. Primaria. Primera dentición. || **secondary** —. Secundaria. Segunda dentición.

dentoalveolar. Dentoalveolar. Relativo a los dientes y a sus alvéolos.

dentoalveolitis. Dentoalveolitis. Piorrea alveolar.

dentoid. Dentoide. Odontoide. En forma de diente.

dentoidin. Dentoidina. Sustancia orgánica del diente.

dentolegal. Dentolegal. Relativo a la jurisprudencia dental.

dentoma. Dentoma. (V. *dientinoma.*)

dentonomy. Dentonomía. Clasificación de los dientes.

denture. Dentadura. Conjunto de las piezas dentarias. || **artificial** —. Dentadura artificial.

Denucé's ligament. Ligamento de Denucé. [J. H. M. Denucé, cirujano francés, 1859-1924.] Lámina fibrosa, cuadrilátera, que se extiende del cúbito al radio en la articulación superior.

denucleated. Desnucleado. Sin núcleo.

denudation. Denudación. Eliminación quirúrgica o patológica de la cubierta epitelial de una superficie.

desnutrition. Desnutrición. Trastorno de la nutrición, con atrofia y degeneración como consecuencia.

Deny's tuberculin. Tuberculina de Denys. [J. Denis, bacteriólogo belga, n. en 1932.] Tuberculina BF.

deodorant. Desodorante. Sustancia que suprime el mal olor.

deolepsy. Deolepsia. Pensar que está poseído por un dios.

deontology. Deontología. Tratado de los deberes y ética profesionales.

deoppilant. Deobstruyente. Que elimina las obstrucciones.

deorsumduction. Deorsumducción. Conducción hacia abajo, especialmente de los ojos.

deorsumversion. Deorsumversión. Versión hacia abajo.

deossification. Desosificación. Dismunución de los elementos minerales del hueso.

deoxidation. Desoxidación. Eliminación del oxígeno de un compuesto químico.

deoxigenation. Desoxigenación. Privación de oxígeno.

deoxiyhemoglobin. Desoxihemoglobina. Hemoglobina no combinada con oxígeno.

deoxyribonuclease. Desoxirribonucleasa. Enzima que cataliza la hidrólisis del ácido desoxirribonucleico (DNA).

deoxythymidine diphosphate. Difosfato de deoxitimidina. Sustancia relacionada con la azidotimidina, para paliar ciertos síntomas del SIDA. || —. **monophosphate.** Monofosfato de deoxitimidina. Sustancia de idénticas características

depancreatize. Despancreatización. Remoción del páncreas.

dependence. Dependencia. Estado psicológico debido al uso prolongado de dosis incrementadas de ciertas drogas.

depepsinized. Despepsinado. Privado de pepsina.

depersonalization. Despersonalización. Pérdida de la personalidad.

dephosphorylation. Defosforilización. Pérdida del grupo trivalente PO$_3$ en la molécula orgánica.

depigmentation. Despigmentación. Pérdida de la pigmentación (generalmente, de melanina).

depilation. Depilación. (V. *epilation.*)

depilatory. Depilatorio. Que produce la caída de los pelos.

depletion. Depleción. Disminución de líquidos, como la sangre. ‖ Estado producido por excesiva pérdida de sangre.

depolarization. Despolarización. Proceso o acto de neutralizar la polaridad. ‖ — **block.** Bloqueo por despolarización. Bloqueo neuromuscular, cuando la placa motora se despolariza y se inactiva el mecanismo de los canales de sodio.

depolarize. Despolarizar. Eliminar la polaridad.

depolarizer. Despolarizador. Agente químico que provoca la despolarización.

depolimerization. Despolimerización. Conversión de un compuesto en otro del menor peso molecular y propiedades físicas diferentes sin modificación en el porcentaje proporcional de elementos que lo componen.

deposit. Depósito. Sedimento, precipitado.

depot. Depot. Area corporal en la que una sustancia (una droga, p. ej.) puede acumularse para reabsorberse lentamente. ‖ — **formulation.** Formulación depot. Fármaco en formulación de absorción lenta.

depravation. Depravación. Deterioro; cambio en el peor sentido.

depraved. Depravado. Pervertido, viciado.

depressant. Depresivo. Depresor. Que disminuye la actividad funcional. ‖ **cardiac** —. D. cardiaco.

depressed. Deprimido. Que presenta depresión.

depression. Depresión. Espacio deprimido. ‖ Disminución de la actividad funcional. ‖ Síndrome psiquiátrico.

depressomotor. Depresomotor. Que retrasa o disminuye el movimiento.

depressor. Depresor. Aparato para bajar, deprimir una parte. ‖ Músculo con la misma acción. ‖ Nervio aferente cuya estimulación causa una bajada de la tensión sanguínea.

deprimens oculi. Músculo recto inferior del ojo.

deprivation. Deprivación. Pérdida, ausencia de partes, órganos, etc.

deproteinization. Desproteinización. Pérdida de proteínas.

depside. Dépsido. Clase de compuestos con productos de la condensación de dos o más moléculas de hidroxiácidos de benceno.

depth. Profundidad. Expresión de la distancia que separa las superficies proximal y distal de un objeto.

depurant. Depurador. Depurante. Sustancia o medicamento que tiene una acción depurante.

depuration. Depuración. Acto por el cual el organismo se libera de sustancias nocivas.

depurator. Depurator. (V. *depurant.*)

der-. Der-. Combinación que significa relación con el cuello.

deradelphus. Deradelfo. Monstruo formado por dos gemelos unidos por el ombligo, con una sola cabeza.

deranencephalia. Deranencefalia. Monstruosidad caracterizada por la falta de encéfalo y parte superior de la médula espinal.

derangement. Trastorno mental.

Dercum's disease. Enfermedad de Dercum. [F. X. Dercum, médico norteamericano, 1856-1931.] Adiposis dolorosa.

dereism. Dereísmo. Estado mental de fantasía; autismo.

dereistic. Dereístico. Caracterizado por dereísmo.

derencephalocele. Derencefalocele. Monstruosidad caracterizada por la protrusión de sustancia encefálica a través de una fisura de una o más vértebras cervicales.

derepression. Derrepresión. Aumento del nivel de una enzima por disminución de la concentración del correpresor o por una mutación que hace disminuir la formación del aporrepresor o reduce la respuesta del receptor completo. ‖ En genética, inhibición de la sustancia represora producida por el gen regulador.

dericin. Dericina. Aceite coloreado, derivado del aceite de castor.

derivation. Derivación. En electrocardiografía, lugar de registro. ‖ Comunicación, cortocircuito, anastomosis.

derivative. Derivativo. Que produce derivación.

derma-, dermato-. Derm-, derma-. Prefijo que significa «piel».

dermacentor. *Dermacentor.* Género de garrapatas transmisores de enfermedades.

dermal. Dermal. Dérmico. Relativo a la piel.

dermadrome. Dermádromo. Nombre para referirse a las manifestaciones cutáneas de procesos internos.

dermagen. Dermágeno. Anticuerpo presente en la sangre, causa de reacciones muy específicas en la piel.

dermalaxia. Dermalaxia. Reblandecimiento anormal de la piel.

dermalgia. Dermalgia. Dolor en la piel, sin lesión visible.

dermamyasis. Dermamiasis. Dermatosis producida por larvas de mosca. (V. *dermatomyasis.*)

dermanaplasty. Dermanaplastia. Injerto cutáneo.

dermanyssus avium et gallinae. Piojo de las aves domésticas. Acaro parásito de la gallina; en el hombre produce enfermedad cutánea.

dermapostasis. Enfermedad de la piel, con formación de abscesos.

dermaskeleton. Exosqueleto. (V. *exoskeleton.*)

dermat-, dermato-. Dermat-, derm-, derma-. Prefijo que indica «piel».

dermatalgia. Dermatalgia. (V. *dermalgia.*)

dermataneuria. Dermataneuria. Trastorno nervioso de la piel.

dermatrophia. Dermatrofia. Atrofia de la piel.

dermatauxe. Dermatauxa. Hipertrofia de la piel.

dermatergosis. Dermatergosis. Dermatosis profesional.

dermathemia. Dermatemia. Congestión de la piel.

dermatic. Dermal. (V. *dermal.*)

dermatitis. Dermatitis. Inflamación de la piel. || **actinic** —. Actínica. || **allergic** —. Alérgica. || **artefacta** —. Artificial. || **atopic** —. Atópica. || **calorica** —. Calórica. || **cosmetic** —. Por cosméticos. || **dysmenorrhoeica** —. Dismenorreica. || **exfoliative** — Exfoliativa. || **herpetiformis** —. Herpética. || **hypostatica** —. Hipostática. || **industrial** —. Industrial. || **medicamentosa** —. Medicamentosa. || **photocontact** —. Por fotocontacto. || **phototoxic** —. Fototóxica. || **precancerous** —. Precancerosa. || **seborrheic** —. Seborreica. || **vegetans** —. Vegetante. || **vesicular** —. Vesicular.

dermatoarthritis. Dermatoartritis. Enfermedad cutánea asociada con artritis.

dermatoautoplasty. Dermatoautoplastia. Injerto cutáneo realizado con piel del mismo paciente.

dermatobia. *Dermatobia.* Género de moscas tropicales, algunas de cuyas especies parasitan al hombre.

dermatobiasis. Dermatobiasis. Presencia de *Dermatobias* en el cuerpo.

dermatocele. Dermatocele. Cutis laxa, cutis péndula.

dermatocellulitis. Dermatocelulitis. Inflamación de la piel y el tejido celular subcutáneo.

dermatochalasis. Dermatocalasis. Relajación anormal de la piel.

dermatococcus. Dermatocco. Diplococo encontrado a veces en la elefantiasis.

dermatoconiosis. Dermatoconiosis. Afección de la piel producida por el polvo.

dermatoconjuntivitis. Dermatoconjuntivitis. Inflamación de la conjuntiva y de la piel que circunda el ojo.

dermatocyst. Dermatocisto. Quiste cutáneo.

dermatodynia. Dermatodinia, dermatalgia, dermalgia. Dolor en la piel sin lesión aparente, habitualmente debido a lesión nerviosa.

dermatodysplasia. Dermatodisplasia. Afección caracterizada por un desarrollo anormal de la piel.

dermatofibroma. Dermatofibroma. Nódulo fibroso dérmico de tipo tumoral. || — **protuberans**. Nódulo fibroso de gran tamaño con tendencia a recidivar después de su extirpación.

dermatofibrosarcoma. Dermatofibrosarcoma. Fibrosarcoma cutáneo. || — **protuberans**. Dermatofibroma protuberans.

dermatofibrosis. Dermatofibrosis. Afección cutánea caracterizada por la aparición de alteraciones fibrosas de la piel. || — **lenticularis disseminata**. D. lenticular diseminada. Afección hereditaria de la piel, asociada con osteopoiquilisis y con la presencia de fibromas papulares en la espalda, los brazos y los muslos. También denominada síndrome de Buschke-Ollendorff.

dermatogen. Dermatógeno. Antígeno presente en algunas afecciones cutáneas. || Productor de la piel.

dermatoglyphics. Dermatoglifia. Estudio de las eminencias de la piel de los dedos, las palmas de las manos y las plantas de los pies que tiene aplicación en antropología y en medicina legal como medio de identificación y que sirve en genética como indicador, sobre todo, de anomalías cromosómicas.

dermatograph. Dermatógrafo. Instrumento empleado para demarcar áreas cutáneas o escribir sobre la piel. || Dermógrafo. (V. *dermograph.*)

dermatographism. Dermatografía. Urticaria debida a alergia física en la que al rayar la piel con un instrumento romo se produce una roncha pálida con bordes de color rojo vivo.

dermatoheteroplasty. Dermatoheteroplastia. Colocación de un injerto cutáneo procedente de un individuo de otra especie.

dermatoid. Dermoide. (V. *dermoid.*)

dermatologic. Dermatológico. Relativo a la dermatología.

dermatologist. Dermatólogo.

dermatology. Dermatología. Especialidad médica destinada al diagnóstico y tratamiento de las enfermedades de la piel.

dermatolysis. Dermatólisis. Relajación anormal de la piel. || — **palpebrarum**. (V. *blepharochalasis.*)

dermatome. Dermatoma, dermatomo. Area cutánea inervada por las fibras nerviosas aferentes que proceden de una sola raíz espinal. || Porción lateral del somita mesodérmico. || Instrumento utilizado para obtener tiras delgadas de piel destinadas a la realización de injertos.

dermatomegaly. Dermatomegalia. (V. *dermatochalasis.*)

dermatomere. Dermatómero. Cualquier segmento metamérico de la piel del embrión.

dermatomyces. Dermatomices. (V. *dermatophyte.*)

dermatomycin. Dermatomicina. Cualquiera de los antígenos derivados de los hongos que se emplean en el diagnóstico y tratamiento de las dermatomicosis.

dermatomycosis. Dermatomicosis. Infección superficial de la piel o de sus anejos producida por hongos, incluidas las diversas formas de tiña cutánea y también las infecciones profundas por hongos.

dermatomyasis. Dermatomiasis. Contaminación o infestación de la piel producida por moscas o larvas de insectos.

dermatomyositis. Dermatomiositis. Inflamación no supurada de la piel, el tejido celular subcutáneo y los músculos con necrosis de las fibras musculares; pertenece al grupo de las denominadas enfermedades del colágeno. Cuando la piel está indemne, se denomina polimiositis.

dermatoneurology. Dermatoneurología. Estudio de

los nervios de la piel desde el punto de vista fisiológico y patológico.

dermato-ophtalmitis. Dermatoftalmitis. Inflamación de la piel y de los ojos, incluida la conjuntiva, la córnea, etc.

dermatopathic. Dermopático. Relativo a la enfermedad de la piel, p. ej., linfadenopatía dermopática.

dermatopathology. Dermopatología. Relativo al aspecto microscópico de las lesiones cutáneas (anatomopatología de la piel).

dermatophagoides. Dermatofagoides. Género de acáridos sarctoptiformes que normalmente habitan en la piel de los pollos. || — **pteronyssimus.** Acaro de polvo de las casas que actúa como antígeno y produce reacciones asmáticas alérgicas en las personas predispuestas.

dermatophiliasis. Dermatofiliasis. (V. *tungiasis, dermatophilosis.*)

dermatophilosis. Dermatofilosis. Enfermedad actinomicótica producida por *Dermatophilus congolense* que afecta a diversos animales y a veces al hombre.

dermatophilus. Dermatófilo. (V. *tunga.*) Género de actinomiceto. || — **congolensis.** (V. *dermatophilosis.*) (Su agente productor.) || — **penetrans.** (V. *Tunga penetrans.*)

dermatophylaxis. Dermatofilaxia. Protección de la piel contra la infección.

dermatophyte. Dermatofito. Hongo parásito de la superficie cutánea. El término engloba a los denominados hongos cutáneos y *Dermatomyces.*

dermatophytid. Dermatofítide. Erupción cutánea secundaria a la infección por dermatofitos que expresa una reacción de hipersensibilidad, especialmente al género *Epidermophyton.*

dermatophytosis. Dermatofitosis. Infección por hongos que afecta a la piel; habitualmente se utiliza para denominar la infección de los pies (tiña de los pies).

dermatoplasty. Dermatoplastia. Intervención de cirugía plástica de la piel con fines de reposición del tejido cutáneo destruido.

dermatopolyneuritis. Dermatopolineuritis. Acrodinia.

dermatorrhagia. Dermatorragia. hemorragia que se produce en la piel o a partir de ella. || — **parasitica.** Enfermedad cutánea que afecta al ganado equino en Europa y Asia caracterizada por el acúmulo de sangre entre las capas de la piel y originada por la presencia de *Parafilaria multipapillosa.*

dermatorrhexis. Dermatorrexis. Rotura de los capilares cutáneos com sucede en la enfermedad de Ehlers-Danlos.

dermatosclerosis. Dermatoesclerosis. Esclerodermia.

dermatoses. Dermatosis. Plural de dermatosis.

dermatosis. Dermatosis. Cualquier enfermedad de la piel, especialmente aquellas que no se caracterizan por inflamación. || **angioneurotic** —. Edema angioneurótico. || **Bowen's precancerous** —. Enfermedad de Bowen. || **industrial** —. Dermatitis secundaria a determinadas actividades labora-

les. || **lichenoid** —. Enfermedad cutánea caracterizada por la aparición de pequeñas pápulas. || **precancerous** —. Enfermedad cutánea cuyas lesiones probablemente sufran una degeneración maligna. || **Schamberg's** —. Dermatitis pigmentaria progresiva. || **Unna's** —. Dermatitis seborreica.

dermatosome. Dermatosoma. Engrosamiento de cada cuerpo fusiforme en la región ecuatorial durante la mitosis.

dermatosparaxis. Dermatosparaxis. Enfermedad que afecta al ganado y las ovejas, relacionada con el síndrome de Ehlers-Danlos, debida a una disminución de la actividad de la enzima procolágeno-peptidasa.

dermatohalasia. Dermatotalasia. Tendencia patológica a producirse lesiones cutáneas por pellizcos y golpes.

dermatotropic. Dermatotropo. Se aplica a determinados microorganismos con tendencia a infectar o contaminar la piel.

dermatozoiasis. Dermatozoonosis. (V. *dermatozoonosis.*)

dermatozoon. Dermatozoo. Animal parásito cutáneo; ectoparásito.

dermatozoonosis. Dermatozoonosis. Enfermedad de la piel producida por un dermatozoo.

dermenchysis. Dermenquisis. Administración hipodérmica de medicamentos.

dermic. Dérmico.

dermis. Dermis. La piel, especialmente el corion.

dermitis. Dermatitis. Inflamación de la piel (V. *dermatitis.*)

dermo-. Dermo-. (V. *dermato-.*)

dermoanergy. Dermatoanergia. Falta de respuesta cutánea de hipersensibilidad a la administración de un antígeno; ausencia de reactividad inmunológica cutánea.

dermoblast. Dermoblasto. Aquella parte del mesoblasto a partir de la que se forma la piel o corion.

dermocyma. Dermocima. Monstruosidad en la que un feto queda englobado en el interior de otro.

dermograph. Dermógrafo. Elevación de la piel en el dermografismo.

dermographism. Dermografismo. (V. *dermatographism.*)

dermohygrometer. Dermohigrómetro. Instrumento de medida de la resistencia de la piel sin que se induzca una corriente continua en su interior.

dermoid. Dermoide. Que recuerda la apariencia de la piel. || Quiste dermoide. || **cyst** —. Quiste d. || **implantation** —. Quiste d. secundario a un traumatismo sufrido por el embrión. || **inclusion** —. Quiste d. debido a la inclusión de tejido extraño en una hendidura embrionaria. || **thyroid** —. Quiste d. que nace a partir de un quiste de retención del conducto tiroideo persistente o del conducto tirolingual. || **tubal** —. Quiste d. del oviducto.

dermoidectomy. Dermoidectomía. Extracción de un quiste dermoide.

dermolipoma. Dermolipoma. Excrecencia grasa de

color amarillo y carácter congénito situada bajo la conjuntiva bulbar.

dermolysin. Dermolisina. Sustancia circulante en la sangre capaz de disolver la piel.

dermolysis. Dermólisis. Disolución de la piel.

dermometer. Dermometro. Instrumento utilizado en dermometría.

dermometry. Dermometría. Medición de la resistencia de las áreas cutáneas al paso de una corriente eléctrica.

dermomycosis. Dermomicosis. Afección cutánea causada por hongos. (V. *dermatophytosis.*)

dermomyotome. Dermomiotomo. Todo el somita mesodérmico menos el esclerotomo.

dermonecrotic. Dermonecrótico. Gangrena de la piel.

dermoneuresis. Dermoneuresis.

dermoneurotropic. Dermoneurotrópico. Con afinidad por la piel y el tejido nervioso.

dermonosology. Dermonosología. Clasificación de las afecciones cutáneas.

dermopath. Dermatólogo, dermopatólogo.

dermopathic. Dermopático. (V. *dermatopathic.*)

dermopathic lymphadenopathy. Síndrome de Woringer. [Peter Woringer, pediatra francés.] Trastorno funcional hepático preferentemente de la edad infantil, como consecuencia de dispepsia por sobrealimentación o hepatitis anictérica. Síntomas: hepatomegalia, abdomen voluminoso, cólicos, náuseas, vómitos, sensación de plenitud, anorexia y eventualmente sensación de sed, halitosis, irritabilidad, debilidad general e insomio. Química sanguínea normal. Las molestias desaparecen con una dieta pobre en grasas y rica en hidratos de carbono, y son desencadenadas con la ingestión de grasas.

dermopathic lymphadenopathy. Síndrome de Pautrier-Woringer. Linfadenitis dermatopática, reticulohistiocitomatosis: adenopatías localizadas o generalizadas que no se adhieren entre sí, alcanzando en la mayoría de los casos el tamaño de una nuez. Reticulosis lipomelanótica. Se observa como manifestación secundaria de dermatosis, sobre todo en mujeres de edad avanzada; se presenta frecuentemente con melanodermia, "melaninuria", eosinofilia y anemia.

dermopathy. Dermopatía. Cualquier trastorno cutáneo. ‖ **diabetic** —. D. diabética; cualquiera de las manifestaciones cutáneas secundarias a la diabetes.

dermophlebitis. Dermoflebitis. Inflamación de las venas de la piel.

dermophobe. Dermófobo.

dermophylaxis. Dermofilaxis. (V. *dermatophilaxis.*)

dermophyte. Dermofito. (V. *dermatophyte.*)

dermoplasty. Dermoplastia. (V. *dermatoplasty.*)

dermorreaction. Dermorreacción. (V. *cutirreacción.*)

dermoskeleton. Dermosqueleto. (V. *exoskeleton.*)

dermostenosis. Dermoestenosis. Contracción de la piel.

dermostosis. Dermostosis. Osificación cutánea; osteomas cutáneos.

dermosynovitis. Dermosinovitis. Inflamación de la piel que recubre una bolsa serosa o una vaina tendinosa inflamada.

dermosyphilography. Dermosifilografía. Descripción de las lesiones cutáneas debidas a la sífilis.

dermosyphilopathy. Dermosifilopatía. Afección sifilítica de la piel.

dermotactile. Dermotáctil. Relativo a la sensibilidad táctil de la piel.

dermotoxin. Dermotoxina. Toxina estafilocócica que produce un área de necrosis cutánea al ser inyectada.

dermotropic. Dermotrópico. (V. *dermatotropic.*)

dermovaccine. Dermovacuna. Vacuna vírica mantenida por inoculaciones dérmicas que se prepara a partir del raspado de las lesiones cutáneas.

dermovascular. Dermovascular. Relativo a los vasos sanguíneos de la piel.

dermovirus. Dermovirus. Virus cutáneo; dermovacuna.

derodidymus. Derodídimo. Monstruo bicéfalo, con dos espinas y un solo tronco.

derrengadera. Murrina. Variedad de tripanosomiasis que afecta al ganado equino en Centro y Sudamérica.

Derrien's test. Reacción de Derrien. Reacción destinada a demostrar la presencia de alfadinitrofenol en orina.

derriengue. Derriengue. Forma paralítica de la rabia que afecta al ganado vacuno desde México al norte de Argentina, transmitida por los murciélagos.

derris. Derris. Planta de las islas del Mar del Sur cuyas raíces se emplean para fabricar insecticidas.

desalination. Desalinación. Eliminar el contenido de sal de una sustancia.

desalivation. Desalivación, sialorrea. Flujo excesivo de saliva.

desamidization. Desamidación. Separación de amoniaco de una amida; sustitución del grupo NH_2 por otro radical.

desaminase. Desaminasa. Enzima que cataliza la reacción de desaminación.

desamination. Desaminación. Eliminación del grupo NH_2 de una amina compuesta mediante hidrólisis, reducción u oxidación.

desanimania. Amencia, desanimanía. Falta de inteligencia; sobre todo se aplica a los casos de carácter congénito.

desaturase. Desaturasa. Cualquier enzima que catalice la desaturación de un ácido graso.

desaturation. Desaturación. Proceso de introducción de un doble enlace entre los átomos de carbono de un ácido graso.

Desault's apparatus or bandage. Aparato o vendaje de Desault. [Pierre Desault, cirujano francés, 1744-1795.] Vendaje empleado para el tratamiento de la fractura de clavícula.

Descartes's body. Cuerpo de Descartes. Cuerpo de la glándula pineal.

Descemet's membrane. Membrana de Descemet. Lámina elástica que limita la córnea por la región posterior.

descemetitis. Descemetitis. Inflamación de la membrana de Descemet; ciclitis o iritis serosa.

descemetocele. Descemetocele. Herniación de la membrana de Descemet; queratocele.

descendens. Descendente.

descending. Descendiendo. Que desciende.

descensus. Descenso. ‖ — **testis.** El descenso de los testículos desde su posición intraabdominal en el feto hacia el escroto. ‖ — **uteri.** Prolapso uterino. ‖ — **ventriculi.** Gastroptosis.

Deschamps' compressor, needle. Compresor y aguja de Deschamps. [L. Deschamps, cirujano francés, 1740-1824.] Instrumento utilizado para la compresión directa de la arteria. Aguja con el ojo cerca de la punta y un mango largo conectado a la misma utilizada para ligar arterias.

descinolone acetonide. Acetónido de descinolona. Glucocorticoide.

describe. Describir.

desensin. Desensina. Hormona hipotética del cuerpo lúteo.

desensitization. Desensibilización. Acción de impedir o reducir las reacciones de hipersensibilidad inmediata por administración de dosis preestablecidas de alergeno. ‖ En tratamiento conductista, eliminación de las fobias.

desensitize. Desensibilizar. Privar de sensación. ‖ Extraer el anticuerpo de las células sensibilizadas para impedir la aparición de alergia o anafilaxia.

desequestration. Liberación de material retenido o secuestrado por medios mecánicos o fisiológicos.

deserpidine. Deserpidina. Alcaloide de *Rauwolfia canescens* con efecto antihipertensivo y tranquilizante que se administra por vía oral.

desert sore. Ulcera del desierto.

desexualize. Castrar. Privar de los caracteres sexuales.

desferrioxamine. Deferroxamina.

deshydremia. Anhidremia. Falta de agua en sangre.

desiccant. Desecante. Que origina sequedad.

desiccate. Desecado.

desiccation. Desecación. ‖ **electric** —. Tratamiento de un tumor u otra enfermedad por desecación mediante el empleo de una corriente eléctrica monopolar de alta frecuencia y alta tensión.

design. Proyectar, diseño, propósito.

desipramine hydrochloride. Hidrocloruro de desipramina. Metabolito de la imipramina empleado como antidepresivo por vía oral.

-desis. Terminación o sufijo que significa unión o fusión.

desival. Liofilización.

desjardin's point. Punto de Desjardins. [Abel Desjardins, cirujano francés.] Punto situado a 5 ó 7 cm. del ombligo sobre una línea imaginaria traza-

da desde éste hasta la axila derecha, que corresponde a la cabeza del páncreas.

deslanoside. Deslanósido. Glucósido digitálico empleado como cardiotónico que se administra por vía intramuscular o intravenosa.

desm-. (V. *desmo-*.)

desmalgia. Desmalgia. Dolor en un ligamento, también se denomina desmodinia.

Desmarres' dacryolith. Dacriolito de Desmarres. Acúmulo de microorganismos *Nocardia foersteri* en el conducto lagrimal.

desmectasis. Desmectasia. Distención de un ligamento.

desmepithelium. Desmepitelio. Epitelio dérmico o endotelio de los vasos sanguíneos y linfáticos y de las membranas sinoviales.

desmid. Desmido. Alga acuática unicelular.

desmiognathus. Desmiognato. Monstruo con una cabeza supernumeraria e imperfecta unida a la mandíbula por un pedículo.

desmitis. Desmitis. Inflamación de un ligamento.

desmo-. Desmo-. Prefijo griego que significa banda de unión o ligamento.

desmobacteriaceae. *Desmobacteriaceae.* Familia de esquimocetos de la clasificación bacteriana de Lehmann y Newman, a la que pertenecen las tricobacterias.

desmocranium. Desmocráneo. Masa mesodérmica en el extremo craneal de la notocorda embrionaria que forma el cráneo más primitivo.

desmocyte. Desmocito, fibroblasto.

desmocytoma. Desmocitoma, fibroma.

desmodynia. Desmodinia. (V. *desmalgia*.)

desmoenzyme. Desmoenzima.

desmogenous. Desmógeno. De origen ligamentoso.

desmography. Desmografía. Descripción de los ligamentos.

desmohemoblast. Desmohemoblasto. Mesénquima.

desmoid. Desmoide. Tumor fibromatoso de la vaina muscular. ‖ Fibroso o fibroide.

desmolase. Desmolasa. Enzima que cataliza la adición o la extracción de un grupo químico o de un substrato.

desmology. Desmología. Anatomía de los ligamentos.

desmona. Desmoma. Fibroma o tumor del tejido conjuntivo.

desmon. Desmon. (V. *amboceptor*.)

desmopexia. Desmopexia. Fijación de los ligamentos redondos de la pared abdominal o vaginal para la correción del desplazamiento uterino.

desmoplasia. Desmoplasia. Formación y desarrollo de tejido fibroso.

desmopressin. Desmopresina. Compuesto sintético de características análogas a la vasopresina empleado como antidiurético en la diabetes insípida.

desmopyknosis. Desmopicnosis. Operación de acortamiento de los ligamentos redondos.

desmorrhexis. Desmorrexis. Rotura de ligamentos.

desmosine. Desmosina. Uno de los dos aminoácidos raros hallados en la elastina.

desmosis. Desmosis. Desmopatía; afección de los ligamentos.

desmosome. Desmosoma. Cuerpo denso, circular, de pequeño tamaño, que constituye el punto de unión entre ciertas células epiteliales. ‖ **half** —. Hemidesmosoma.

desmosterol. Desmosterol. Precursor inmediato del colesterol que no suele detectarse en sangre con los medios habituales.

desmostomy. Desmostomía. Acción de cortar o dividir ligamentos.

desmotropism. Desmotropismo, tautomerismo. (V. *tautomerism.*)

desmotrypsin. Desmotripsina.

Desnos' disease. Enfermedad de Desnos. Esplenomegalia.

desnocodeine. Desnocodeína. Dehidrodesoxicodeína.

desoleolecithin. Desoleolecitina. Uno de los componentes, el otro es el ácido oleico, en los que se escinde la licitina por acción del veneno de cobra.

desomorphine. Desomorfina. Dehidroxidesoximorfina; analgésico narcótico.

desonide. Desonido. Corticosteroide sintético empleado en el tratamiento de algunas dermatosis por vía tópica.

desoximetasone. Desoximetasona. Corticosteroide con acción antiinflamatoria, antipruriginosa y vasoconstrictiva empleado en el tratamiento de algunas dermatosis. F.: $C_{22}H_{29}FO_4$.

desoxy-. Desoxi-. Prefijo utilizado en nombres de compuestos químicos que significa desoxidado o alude a un producto de reducción.

desoxycholaneresis. Desoxicolaneresis. Aumento del ácido desoxicólico en la bilis.

desoxicorticosterone. Desoxicorticosterona. Mineralcorticoide sin actividad glucocorticoidea. F. $C_{21}H_{30}O_3$. ‖ — **acetate**. Acetato de d.

desoxycortone. Desoxicorticosterona.

desoxyephedrine. Desoxiefedrina, fenilisopropilmetilamina. Sustancia derivada de la anfetamina y la efedrina; estimulante cerebral y vasoconstrictor. (V. *metamphetamine.*)

desoxymorphine. Desoximorfina. Producto de reducción de la morfina.

desoxyphenobarbital. Desoxifenobarbital. Primidona. (V. *primidone.*)

desoxyribonuclease. Desoxirribonucleasa. (V. *deoxiribonuclease.*)

desoxyribose. Desoxirribosa. (V. *deoxyribose.*)

desoxy-sugar. Desoxiazúcar. Un azúcar que contiene un átomo menos de oxígeno que su monosacárido.

despeciation. Despeciación. Desviación o pérdida de las características de la especie.

d'Espine's sign. Signo de d'Espine. [Adolphe d'Espine, médico francés, 1846-1930.] Al auscultar, en las personas normales, sobre las apófisis espinosas se comprueba que la pectoriloquia cesa a nivel de la bifurcación traqueal, o a nivel de la séptima vértebra cervical en los niños. Cuando se percibe aquélla a un nivel más bajo indica hipertrofia de los ganglios bronquiales.

despite. A pesar de.

despumation. Despumación. Acción de quitar la espuma de la superficie de un líquido.

despyrin. Despirina. Ester tartárico del ácido salicílico. Sus indicaciones son similares a las de este último.

desquamation. Descamación, exfoliación. Descamación de elementos epiteliales, sobre todo cutáneos. ‖ — **furfuraceous**. De. furfurácea. ‖ **lamellar of the new born** —. D. laminar del recién nacido. (V. *exofoliation.*)

desthiobiotin. Destiobitoina. Biotina en la que el sulfuro ha sido reemplazado por dos átomos de hidrógeno.

destil. Abreviatura de la voz latina *destilla.*

desulphydrase. Desulfidrasa. Enzima que escinde la cisteína en sulfuro de hidrógeno, amoniaco y ácido pirúvico.

desulfovibrio. Desulfovibrio. Género de microorganismo de la familia *Espirillaceae*, del orden de los Pseudomonadales y del suborden Pseudomonadineae.

desulfurase. Desulfurasa, desulfidrasa. (V. *desulfhydrase.*)

desvoidea obturans. *Desvoidea obturans.* Dengue transmitido por mosquitos.

det. Abreviatura de la voz latina *detur.*

detachment. Desunión, desconexión, desprendimiento. ‖ **retina d.**: De retina.

detector. Detector. ‖ **lie** —. D. de mentiras. ‖ **radiation** —. D. de energía radiante.

detelectasis. Detelectasia. Colapso.

deterenol hidrochloride. Hidrocloruro de deterenol. Sustancia adrenérgica empleada en oftalmología. F.: $C_{11}H_{12}NO_2 \cdot HCl$.

detergent. Detergente. Sustancia que limpia o purifica.

determinant. Determinante. Un factor que sirve para determinar o establecer la naturaleza de un ser o un hecho. (V. *biophore.*) ‖ **antigenic** —. Componente de una molécula antigénica, responsable de la interacción específica con el anticuerpo. ‖ **germcell** -. Ovosoma. ‖ **hidden** —. D. antigénico localizado en una región no expuesta de una molécula.

dethyroidism. Destiroidismo. Estado consecutivo a la abolición del funcionamiento de la glándula tiroides.

det. in dup. Abreviatura de la expresión latina *detur in duplo.*

dethyroidize. Destiroidizar. Privar de la función tiroidea por medios químicos o quirúrgicos.

detorsion. Destorsión. Corrección de una curvadura o deformidad. ‖ Falta de torsión o torsión insuficiente como puede ocurrir en los primeros estados del desarrollo del corazón.

detoxification. Destoxificación. Reducción de las propiedades tóxicas de los venenos. ‖ Tratamiento destinado a suprimir el hábito del consumo de dro-

D

gas. || **metabolic** —. Reducción de las propiedades tóxicas de una sustancia por cambios químicos inducidos en el interior del organismo.

detoxify. Eliminar el carácter tóxico de una sustancia.

Detre's reaction. Reacción de Detre. [Lazlo Detre, médico húngaro, 1875-1939.] Cutirreacción diferencial entre las infecciones tuberculosas bovina y humana que se realiza mediante la inoculación subcutánea de filtrados procedentes de individuos con tuberculosis bovina y humana.

detrition. Detrición. Desgaste por frotamiento.

detritus. Detritus, detrito. Materia particulada producida por el desgaste o la desintegración de una sustancia o un tejido.

detruncation. Decapitación. Aplicado principalmente al feto.

detrusion. Detrusión, desplazamiento.

detrusor. Detrusor. || — **urinae.** D. de la orina; término que se aplica al conjunto de fibras muculares lisas que forman la pared muscular de la vejiga urinaria. También se denomina músculo detrusor.

d. et s. Abreviatura de la expresión latina *detur et signetur.*

detubation. Desintubación.

detumescence. Detumescencia. El descenso de la hinchazón o la turgencia.

deutan. Individuo que presenta deuteranomalopia o deuteranopia, caracterizadas por la alteración o pérdida de los mecanismos de sensibilidad para distinguir el color rojo del color verde sin desplazamiento notable del espectro de luminosidad o reducción del mismo.

deutencephalon. Deutencéfalo, talamencéfalo. (V. *diencephalon.*)

deuteranomalopia. Deuteranomalopia. Una variante problemática de la visión normal del color en la que no hay una pérdida de ninguno de los constituyentes necesarios para la percepción cromática completa, sino que para conseguir un amarillo sódico fijo se precisa una proporción mayor de verde talio que de rojo litio. Se considera como una etapa de transición hacia la ceguera para el verde.

deuteranomaly. Deuteranomalopia.

deuteranopia. Deuteranopia. Visión defectuosa del color de tipo dicromática caracterizada por el mantenimiento del mecanismo sensorial para dos colores solamente (azul y amarillo) y la pérdida de mecanismo para el verde y el rojo.

deuterate. Deuterar. Tratamiento con deuterio.

deuterium. Deuterio. Hidrógeno pesado cuyo símbolo es H^2 o D.

deutero-, deuto-. Deutero-, deuto-. Prefijo que significa segundo.

deuteroalbumose. Deuteroalbumosa, deuteroproteosa. Albumosa soluble en agua que se forma durante la digestión proteolítica.

deuteroconidium. Deuteroconidio. Elemento reproductor de una hemiespora.

deuteroelastose. Deuteroelastosa.

deuterofat. Deuterograsa. Grasa que contiene deuterio.

deuterofibrinose. Deuterofibrinoa.

deuteroglobulose. Deuteroglobulosa.

deuterohemin. Deuterohemina. Derivado de la hemina [$C_{30}H_{28}O_4N_4FeCl$].

deuterohemophilia. Deuterohemofilia. Grupo de trastornos hemorrágicos que se asemejan a la hemofilia clásica debidos a la deficiencia de un factor de la coagulación o a la acción de ciertos anticoagulantes.

deuteromyces. Deutermyces. (V. *deuteromycete.*)

deuteromycete. Deuteromiceto. Cualquier individuo del género Deuteromycetes; hongo imperfecto.

deuteromyosinose. Deuteromiosinosa. Albumosa derivada de la digestión de la miosina.

deuteron. Deuterón. El núcleo del deuterio o hidrógeno pesado.

deuteropathy. Deuteropatía. Enfermedad secundaria desarrollada bajo la influencia de otra.

deuteropine. Deuteropina. Alcaloide del opio. F.: $C_{20}H_{21}O_3N$.

deuteroplasm. Deuteroplasma. Materiales inactivos localizados en el protoplasma empleados para la nutrición.

deuteroporphyrin. Deuteroporfirina. Un derivado de la hemoporfirina. F.: $C_{20}H_{30}O_4N_4$.

deuterosome. Deuterosoma. Organelo citoplasmático de las células epiteliales ciliadas, precursor del procentriolo.

deuterotocia. Deuterotocia. Reproducción asexual en que la hembra tiene descendencia de ambos sexos.

deuterotoxin. Deuterotoxina. Segundo de los tres grupos en que se dividen las toxinas en base a su afinidad por la antitoxina.

deuthyalosome. Deutialosoma. Núcleo maduro del óvulo.

deutoiodide. Deutoyoduro.

deuto-. (V. *deutero-.*)

deutomerite. Deutoporción. Porción posterior de ciertos protozoos gregarios.

deuton. Deutón, deuterio.

deutonephron. Deutonefrón. Mesonefros o cuerpo de Wolff.

deutoplasm. Deuteroplasma.

deutoplasmolysis. Deutoplasmólisis. Desintegración del deuteroplasma.

Deutchländer's disease. Enfermedad de Deutchländer. [Ernst Deutchländer, cirujano alemán, 1872-1942.] Fractura ignorada del tercer metacarpiano que sólo se descubre al formarse el callo.

devasation. Devasación, desvascularización. Interrupción del riego sanguíneo de un órgano por obstrucción o destrucción de los vasos. || **senile cortical** —. Interrupción de la circulación sanguínea de la corteza cerebral por obstrucción debida a arteriosclerosis.

development. Desarrollo. Proceso de crecimiento y

diferenciación. || **cognitive** —. D. intelectual. || **mosaic** —. D. de un embrión de forma inalterable en la que las regiones locales son porciones independientes de un todo. || **regulative** —. En el embrión, el d. de varios órganos y porciones que se consigue por la acción de unos inductores.

Deventer's diameter. Diámetro de Deventer. [Hendrik van Deventer, obstetra alemán, 1651-1724.] Diámetro oblicuo de la pelvis.

Devergie's attitude, disease. Acitud de, enfermedad de Devergie. [M. Guillaume Devergie, médico francés, 1798-1879.] Posición cadavérica caracterizada por la flexión de los codos y rodillas, el cierre de las manos y la extensión de los pies (actitud de combate).

Devergie's disease. Enfermedad de Devergie. (V. *pityriasis rubra pilaris*.)

deviation. Desviación. || **axis** —. Dirección del complejo QRS medio. || **complement** —. Inhibición de la hemólisis inmune mediada por el complemento. || **conjugated** —. D. conjugada (hacia la misma dirección al mismo tiempo). || **inmune** —. Modificación de la respuesta inmune a un antígeno por inoculación previa del mismo. || **latent** —. Heteroforia. (V. *heterophoria*.) || **manifest** —. Estrabismo. || **sexual** —. Parafilia. (V. *paraphilia*.) || **skew** —. D. infero-interna del ojo del lado de la lesión cerebelosa y supero-externa del ojo del lado opuesto. || **squint** —. (V. *squint angle*.) || — **to the left**. Desplazamiento a la izquierda. || — **to the right**. Desplazamiento a la derecha.

Devic's syndrome. Síndrome de Devic. Neoromielitis óptica; afección medular por desmielinización nerviosa que cursa con alteraciones visuales y parálisis.

device. Aparato, artificio, proyecto, recurso, dispositivo. Algo proyectado con un fin concreto. || **contraceptive** —. Dispositivo empleado para impedir el embarazo o la concepción (diafragma, condón, dispositivo intrauterino). || **left ventricular assist** —. Bomba con dos conductos, aferente y eferente, conectada a la punta del ventrículo izquierdo y la aorta ascendente, que se sitúa en la pared torácica externa y está conectada a una fuente neumática. Colabora al mantenimiento de la circulación.

deviometer. Desviómetro. Instrumento que mide el grado de desviación en el estrabismo.

devisceration. Evisceración. Extracción de una víscera.

devitalitation. Desvitalización. Privación de la vitalidad de un tejido. || **pulp** —. D. de la pulpa del diente.

devolution. Devolución. Lo contrario de evolución. || Cambio consecutivo al catabolismo.

devorative. Devorativo. Que traga sin masticar.

De Vries theory. Teoría de De Vries. [Hugo de Vries, botánico holandés, 1848-1935.]

dewatered. Desecado, desaguado. Algo a lo que se le ha extraído el agua.

Dewees' carminative, sign. Tintura de, signo de Dewees. Preparación de guayaco, carbonato de sodio y alcohol. || Expectoración de una mucosidad espesa y blanquecina en las mujeres embarazadas.

deworming. Desgusanar. Eliminar los gusanos en un individuo infectado.

dexamethasone. Dexametasona. Glucocorticoide sintético empleado principalmente como antiinflamatorio por vía oral o tópica. F.: $C_{22}H_{29}FO_5$. || — **acetate**. Ester de la d. (acetato de). || — **sodium phosphate**. Ester de la d. (fosfato sódico de).

dexamisole. Dexamisol. Antidepresivo. F.: $C_{11}H_{12}N_2S$.

dexbrompheniramine. Dexbromofeniramina. Antihistamínico. F.: $C_{16}H_{19}BrN_2$.

dexchlorpheniramine. Dexclorfeniramina. Isómero dextrógiro de la clorofeniramina. F.: $C_{16}H_{19}ClN_2$.

dexclamol hydrocloride. Hidrocloruro de dexclamol. Sedante. F.: $C_{24}H_{29}NO \cdot HCl$.

deximafen. Antidepresivo. F.: $C_{11}H_{13}N_3$.

dexiocardia. Dexiocardia, dextrocardia. (V. *dextrocarcia*.)

dexiotropic. Dexiotrópico. Arrollado en espiral de derecha a izquierda.

dexicavaine. Dexicavaína. Anestésico. F.: $C_{15}H_{22}N_2O$.

dexpanthenol. Dexpantenol. Análogo alcohólico del ácido pantoténico, al que se le atribuye la propiedad de ser precursor de la coenzima A. Utilizado para incrementar el peristaltismo en la atonía y la parálisis intestinal baja. F.: $C_9H_{19}NO_4$.

dexpropranolol hydrochloride. Hidrocloruro de dextropropranolol. Isómero dextrógiro del propranolol. Depresor y antiarrítmico cardiaco. F.: $C_{16}H_{21}NO_2 \cdot HCl$.

dexter-. Dextro-. Prefijo latino que significa derecha.

dextrad. Hacia la derecha.

dextral. Diestro. De la derecha. || Persona diestra.

dextran. Dextrano. Polisacárido de elevado peso molecular, soluble en agua, empleado como expansor del plasma.

dextranomer. Preparación de polímeros de dextrano de carácter muy hidrófilo empleado en el desbridamiento de las heridas que producen secreción, como las úlceras por estasis venoso.

dextransucrase. Dextransucrasa. Ezcima que sintetiza dextrano a partir de la sucrosa.

dextrase. Dextrasa. Enzima que transforma la dextrosa en ácido láctico.

dextrates. Tableta compuesta por una mezcla de azúcares que provienen de la hidrólisis controlada del almidón.

dextraural. Dextraural. Que oye mejor con el oído derecho.

dextriferron. Dextriferrón. Complejo de hidróxido férrico y dextrina parcialmente hidrolizada que se emplea en el tratamiento de la anemia ferropénica.

dextrin. Dextrina. Cualquiera de los productos intermediarios formados durante la hidrólisis del almidón o la mezcla de éstos. (V. *erythrodextrin.*) F.: $(C_6H_{10}O_5)_n$.

dextrinase. Dextrinasa. Enzima que cataliza la conversión del almidón en isomaltosa.

dextrinize. Dextrinizar. Convertir en dextrina.

dextrinose. Dextrinosa. Isomaltosa.

dextrinosis. Dextrinosis. Acumulación de un polisacárido anormal en los tejidos.

dextrinuria. Dextrinuria. Presencia de dextrina en orina.

dextro-. Dextro-. Relativo a la derecha. ‖ Prefijo químico que indica el enantiomorfo dextrógiro.

dextroamphetamine. Dextroanfetamina. Isómero dextrógiro de la anfetamina con mayor actividad estimulante del sistema nervioso central que la forma levógira; produce dependencia. ‖ — **phosphate.** Fosfato de d. ‖ — **sulfate.** Sulfato de d.; como la anterior, empleada en algunos tratamientos psiquiátricos bajo riguroso control.

dextrocardia. Dextrocardia. Localización del corazón en el hemitórax derecho con la punta dirigida a la derecha; se puede asociar o no a la transposición de las vísceras abdominales. ‖ **mirror-image** —. D. con imagen especular. ‖ **secondary** —. Desplazamiento a la derecha del corazón consecutivo a una enfermedad pleural, diafragmática o pulmonar.

dextrocardiogram. Dextrocardiograma. Parte del electrocardiograma normal que representa el funcionamiento del corazón derecho.

dextrocerebral. Dextrocerebral. Supremacía o predominio del hemisferio cerebral derecho sobre el izquierdo.

dextroclination. Dextroinclinación. Rotación de los polos superiores del meridiano vertical de los ojos hacia la derecha.

dextrococaine. Isococaína. Anestésico local semejante a la procaína, pero con un mayor efecto tóxico.

dextrocompound. Dextrocompuesto. Compuesto dextrógiro.

dextrocular. Dextrocular. Afectado de dextroocularidad.

dextrocularity. Dextroocularidad. Mayor poder visual con el ojo derecho, por lo que se usa más que el izquierdo.

dextrocycloduction. Dextroinclinación. (V. *dextroclination.*)

dextroduction. Retroducción. Movimiento de cada uno de los dos ojos hacia la derecha.

dextrogastria. Dextrogastria. Desplazamiento del estómago a la derecha; puede ser simple o como consecuencia de un *situs inversus.*

dextroglucosa. Dextrosa. Hexosa dextrógira que se encuentra en algunas frutas. F.: $C_6H_{12}O_6$.

dextrogram. Dextrograma. Electrocardiograma cuyo trazado muestra una desviación del eje a la derecha.

dextrogyral. Dextrógiro, dextrorrotatorio. (V. *dextrorotatory.*)

dextromanual. Diestro. Que emplea con preferencia la mano derecha.

dextromenthol. Dextromentol. Producto de la oxidación del mentol.

dextromethorphan hydrobromide. Hidrobromuro de dextrometorfán. Antitusígeno de administración oral. F.: $C_{18}H_{25}NO • HBr • H_2O$.

dextropedal. Dextropedal. Que utiliza con preferencia el pie derecho.

dextrophobia. Dextrofobia. Temor morboso a los objetos situados a la derecha del cuerpo.

dextroposition. Dextroposición. Desplazamiento a la derecha.

dextrorrotatory. Dextrógiro. Desviación del plano de polarización o de los rayos de luz hacia la derecha.

dextrosaccharin. Dextrosacarina. Compuesto de sacarina y dextrosa.

dextrosamine. Dextrosamina, glucosamina. (V. *glucosamine.*)

dextrose. Dextrosa. Monosácarido conocido como glucosa en bioquímica y fisiología. Utilizado sobre todo como nutriente en forma de infusión intravenosa; también como diurético y con otros fines. F.: $C_6H_{12}O_6H_{20}$.

dextrosinistral. Dextrosinistral. Que se extiende de derecha a izquierda. ‖ Zurdo educado en el empleo de la mano derecha para determinadas acciones.

dextrosuria. Dextrosuria. Presencia de dextrosa en orina.

dextrothyroxine sodium. Dextrotiroxina sódica. Sal sódica del isómero dextrógiro de la tiroxina. Utilizada como anticolesterolémico oral en pacientes eutiroideos. F.: $C_{15}H_{10}I_4NNaO_4 • \chi H_2O$.

dextrotorsion. Dextrotorsión. (V. *dextroclination.*)

dextrotropic. Dextrotrópico. (V. *dexiotropic.*)

dextroversion. Dextroversión. Llevar hacia el lado derecho; aplicado especialmente al movimiento de los ojos. ‖ Localización del corazón en el hemitórax derecho con el ventrículo izquierdo en el lado izquierdo, pero situado por delante del ventrículo derecho.

dezocine. Dezocina. Analgésico. F.: $C_{16}H_{23}NO$.

DFDT. Potente insecticida, difluoro-difeniltricloroetano.

DFP. (V. *isofluorophate.*)

dg. Abreviatura de *decibram* (decigramo).

DGI. Abreviatura de *disseminated gonococcal infection.*

D'Herelle phenomenon. Fenómeno de D'Herelle. [Félix d'Herelle, del Instituto Pasteur de París, 1873-1949.] Fenómeno de lisis bacteriana transmisible atribuido a un bacteriófago o una enzima autolítica bacteriana.

dhobie itch. *Tinea cruris.* (V. *itch.*)

di-. Di-. Prefijo que significa doble, dos veces. ‖ Variante fonética de *de-, dia-, dis-.*

diabetes. Diabetes. Término amplio para referirse a los trastornos caracterizados por poliuria, como la diabetes mellitus y la diabetes insípida. Cuando se utiliza, sólo hace referencia a la diabetes mellitus. ‖

adult-onset —. D. del adulto. ‖ **albuminurius** —. D. asociada con nefrosis. ‖ **artifical** —. D. experimental. ‖ **brittle** —. D. difícil de controlar, caracterizada por oscilaciones inexplicables entre hipoglucemia y acidosis. ‖ **bronzed** —. D. bronceada; hemocromatosis. ‖ **gestational.** —. D. del embarazo; que se manifiesta sólo durante éste; prediabetes. ‖ **gouty** —. D. asociada con diátesis gotosa. ‖ **grown onset** —. D. juvenil. ‖ **innocens** —. Enfermedad caracterizada por la presencia de glucosuria sin afectación pancreática. ‖ **inositus** —. D. en que el azúcar sanguíneo es el inositol. ‖ **insipidus** —. D. insípida; insuficiente producción o liberación de hormona antidiurética. ‖ **insulin deficient** —. D. juvenil. ‖ **ketosis-prone** —. D. juvenil. ‖ **ketosis-resistant** —. D. del adulto. ‖ **lancereaux** —. De. mellitus con gran emanciación. ‖ **latent** —. D. química. ‖ **lipoatrophic** —. Caracterizada por déficit o ausencia de almacén de grasa en el organismo. ‖ **lipuric** —. Caracterizada por la presencia de grasa en orina. ‖ **masked** —. Obesidad sin d. ‖ **mellitus** —. Trastorno metabólico caracterizado por la disminución o pérdida de la capacidad para oxidar los carbohidratos. ‖ **Mosler's** —. Inosituria con poliuria. ‖ **neurogenous** —. Debida a ciertas lesiones cerebrales. ‖ **overt** —. Sintomática, al contrario de la d. química. ‖ **phosphate** —. Fracaso de la reabosrción tubular de fosfatos condicionado genéticamente, que produce osteoamalacia. ‖ **puncture** —. Provocada por la punción del IV ventrículo. ‖ **steroid** —. Inducida por la administración prolongada de glucorticoides. ‖ **subclinical** —. Sin síntomas, pero con alteraciones en la tolerancia a la glucosa. ‖ **toxic** —. Debida a la administración de productos tóxicos.

diabetid. Diabétide. Dermopatía diabética.

diabetograph. Diabetógrafo. Instrumento utilizado en el análisis de orina que indica el contenido proporcional de glucosa.

diabetometer. Diabetómetro. Polariscopio empleado para estimar el porcentaje de azúcar en orina.

diabolepsy. Diabolpesia. Estado en que el sujeto se cree poseído por un demonio o se atribuye poderes sobrenaturales.

diabrosis. Diabrosis. Perforación secundaria a un proceso corrosivo; úlcera perforante.

diabrotic. Cáustico, ulcerativo, diabrótico.

diacele. Diacele, diacelia. Tercer ventrículo.

diacetanilid. Diacetanilida. Derivado de la acetanilida fisiológicamente más activo.

diacetate. Diacetato. Cualquier sal del ácido acetoacético. (ácido diacético).

diacetonuria. Diaceturia, diacetonuria.

diacetyl. Diacetilo. Líquido amarillo con olor a mantequilla. F.: $CH_3-COCOCH_3$. ‖ — **peroxid.** Compuesto utilizado en solución como antiséptico.

diacetylamidoazotoluene. Diacetilamidoazotolueno. Pelidol.

diacetylmorphine. Diacetilmorfina. El éster diacético de la morfina; analgésico narcótico con gran poder adictivo.

diachesis. Diaquesis. Estado de confusión mental.

diachorema. Diacorema. Heces, excrementos.

diachylon. Diaquilón. Parche o emplasto utilizado como adhesivo para proteger excoriaciones y heridas.

diacid. Diácido. Que tiene dos átomos de hidrógeno reemplazables.

diaclasis. diaclasia. (V. *osteoclasis.*)

diaclast. Diaclasto. Instrumento para perforar el cráneo fetal en la craniectomía.

diacoele. Diacelia. Tercer ventrículo.

diacrinous. Diacrino. Que expulsa la secreción directamente como de un filtro; se aplica a las células glandulares, como las del riñón.

diacrisis. Diacrisis. Diagnóstico. ‖ Una enfermedad caracterizada por el estado morboso de las secreciones. ‖ Excrecreción crítica.

diacritic. Diagnóstico.

diactinic. Diactínico. Capacidad para transmitir rayos químicamente activos.

diad. Diad. Radical bivalente. (V. *dyad.*)

diaderm. Diadermo. Dícese del blastodermo durante la etapa en la que consta de un ectodermo y un endodermo.

diadermic. Diadérmico. Perteneciente al diadermo ‖ Que pasa a través de la piel.

diadochocinesia, diadochokinesia. Diadococinesia. Capacidad de llevar a cabo movimientos rápidos, sucesivos y antagónicos.

diaeresis. Diéresis. Solución de continuidad. ‖ Sección accidental o quirúrgica.

diagnose. Diagnostircar. Reconocer la naturaleza de un ataque de una enfermedad.

diagraph. Diágrafo. Instrumento empleado para trazar contornos o perfiles.

diakinesis. Diaquinesis, diacinesis. Estado terminal de la profase meiótica en el que desaparece el núcleo y la cubierta nuclear y se forma el cuerpo fusiforme.

dial. Dial, contador. Area circular graduada con una aguja fijada en el centro que marca los valores. ‖ Abreviatura de *diallylmalonylurea.*

dialectrolisis. Dialectrólisis. Ionización.

diallyl. Dialilo. Cualquier compuesto que contenga dos grupos de alilo. ‖ Hidrocarburo líquido insaturado.

diallylbisnortoxiferin dichloride. Dicloruro de diallilbisnortoxiferina. Cloruro de alcuzonio.

dialurate. dialurato. Sal del ácido dialúrico.

dialysance. Parámetro empleado en la cinética cortical del riñon que equivale al aclaramiento en el riñón normal.

dialysis. Diálisis. Separación, por un proceso de ósmosis, de las sustancias coloides y cristaloides. ‖ **Abderhalden's** —. Reacción de Abderhalden. ‖ **equilibrium** —. D. técnica empleada para medir la interacción primaria del apteno y el anticuerpo. ‖ **lymph** —. Eliminación de la urea y otros elementos de la linfa del conducto torácico. ‖ **retinae** —. Desgarro de la retina en la ora serrata.

diamagnetic. Diamagnético.

diamanus. *Diamanus.* Género de moscas. ‖ — **montanus.** Mosca del oeste de los EE.UU. a la que se atribuye la transmisión de la peste selvática.

diameter. Diámetro. ‖ — **of Baudelocave.** Conjugado externo pelviano. ‖ **biischial** —. Diisquiático. ‖ **budin** —. Suboccipitomentoniano de la cabeza fetal. ‖ — **of deventer.** D. oblicuo de la pelvis. ‖ **geopubico** —. Distancia desde la punta del coxis al borde inferior de la sínfisis del pubis. ‖ **extracanthic** —. Distancia entre los puntos de unión externos de los párpados superior e inferior de ambos ojos. ‖ **pelvic** —. Cualquier diámetro pelviano. ‖ **pubotuberous** —. Distancia desde la tuberosidad del isquión a un punto de la rama ascendente del pubis situado en la perpendicular de la tuberosidad. ‖ — **of pelvic outlet.** Distancia entre las superficies mediales de las tuberosidades isquiáticas.

diamide. Diamida. Compuesto con dos grupos amido. ‖ Hidrazina. (V. *hydrazine.*)

diamine. Diamina. Compuesto que contiene dos grupos amino.

diaminoacridina. Diaminocridina. Proflavina.

diaminodiphenylsulfone. Diaminodifenilsulfona. Dapsona; sulfamida eficaz contra los estreptococos.

diaminodiphosphatide. Diaminodifosfátido. Fosfátido que posee dos átomos de nitrógeno y uno de fósforo.

diamniotic. Bivitelino.

diamonds. Diamonds. Forma urticarial de erisipela caracterizada por manchas cuadrangulares y rómbicas en la piel.

diamorphine. Diacetilmorfina. (V. *diacetylmorphine.*)

diamorphosis. Diamorfosis. Desarrollo normal.

diamylene. Diamileno. (V. *dipentene.*)

diandry. Triploidía de origen paterno.

dianoetic. Dianoético. Relativo a las funciones intelectuales.

diantebrachia. Diantebraquial. Anomalía del desarrollo caracterizada por la duplicación de un antebrazo.

diapamide. Diapamida. Diurético y antihipertensivo. F.: $C_9H_{11}ClN_2O_3S$.

diapause. Estado de inactividad y cansancio asociado con una disminución del metabolismo.

diapedesis. Diapedesis. Paso de elementos corpusculares a través de la pared intacta de los vasos sanguíneos de dentro afuera.

diaphane. Diáfano. Pequeña lámpara eléctrica empleada para producir transiluminación. ‖ Transparente, translúcido.

diaphanometer. Diafanómetro. Aparato que mide la transparencia de un líquido.

diaphanoscope. Diafanoscopio. Instrumento empleado para transiluminar una cavidad corporal.

diaphax. Diaphax. Película muy sensible para rayos X.

diaphemetry. Diafemetría. Medición de la sensibilidad táctil.

diaphorase. Diaforasa. Flavoproteína que cataliza la oxidación de la coenzima I.

diaphoresis. Diaforesis. Perspiración profusa; sudoración.

diaphragm. Diafragma. Tabique musculomembranoso que separa las cavidades torácica y abdominal. ‖ Cualquier membrana o estructura de separación. ‖ Disco de abertura regulable. ‖ Dispositivo anticonceptivo. ‖ **Akerwud** —. D. empleado en radiología. ‖ **Bucky** —. D. empleado en radiología para obtener mejor contraste. ‖ — **of mouth**. Músculo milohioideo. ‖ **optic** —. Iris. ‖ — **of sella turcica**. D. de la silla turca; capa de duramadre. ‖ **urogenital** —. Capa musculomembranosa situada más superficialmente que el diafragma pelviano.

diaphragmata. Diafragmas. Plural de *diaphragma.*

diaphragmatocele. Diafragmatocele. Hernia diafragmática.

diaphysary. Diafisario. Relativo a la diáfisis de un hueso largo.

diapiresis. Diapiresis. Diapedesis.

diaplacental. Diaplacentario. A través de la placenta.

diaplasis. Diaplasis. Reducción de una fractura o dislocación.

diaplex. Diaplexo. Plexo coroideo del tercer ventrículo.

diapophysis. Diapófisis. Porción superior de la apófisis transversa de una vértebra.

diaptomus. Género de crustáceos cuyas especies actúan como huéspedes de la larva de *Diphyllobothrium latum.*

diapyesis. Diapiesis. Supuración.

diarrhea. Diarrea. Deposición líquida anormalmente frecuente. ‖ — **ablactatorum**. D. de los niños en el destete. ‖ — **chylosa**. D. de contenido mucopurulento que recuerda al quilo. ‖ **Cochin-china** —. Esprue. ‖ Estrongiloidiais. ‖ **colliquative** —. Colicuativa; muy frecuente y copiosa. ‖ **congenital chloride** —. D. por un trastorno familiar del intercambio de cloruro-bicarbonato. ‖ **crapulous** —. Crapulosa; debida a excesos culinarios. ‖ **critical** —. Crítica; que ocurre en la crisis de una enfermedad o desencadena ésta. ‖ **dysenteric** —. Con heces muco-sanguinolentas. ‖ **enteral** —. Entérica; por infección del tracto gastrointestinal. ‖ **fragellate** —. Con presencia de microorganismos flagelados (biardia) en las heces. ‖ **hill** —. Típica de climas cálidos y sólo a muchos metros de altitud. ‖ **irritative** —. Por ingestión de tóxicos o alimentos en malas condiciones. ‖ **lienteric** —. Líquida con alimentos no digeridos. ‖ **mechanical** —. Por obstrucción de la circulación portal. ‖ **morning** —. Que sólo se produce por la mañana. ‖ **osmotic** —. Por presencia de solutos u osmóticamente activos. ‖ **paradoxical** —. Estercorácea; por retención de productos irritativos. Diarrea falsa. ‖ **parenteral** —. Por infección extragastrointestinal. || **summer** —. Estival. || **traveler's** —. Del turista. || **watery** —. Acuosa, serosa. || **white** —. Heces con moco delgado blanco en tiras.

diarthric. Diártrico, diarticular. Que afecta a dos articulaciones diferentes.

diarthrosis. Diartrosis. Articulación que se mueve libremente; comprende varias modalidades: artrodia, guínglimo, etc.

diaschisis. Diasquisis. Interrupción de la continuidad funcional entre neuronas o centros nerviosos.

diascope. Diascopio. Lamina de cristal que comprime la piel para observar los cambios que ocurren en la piel subyacente al interrumpir el flujo sanguíneo.

diascopy. Diascopia. Examen con el diascopio. || Transiluminación.

diasostic. Diasóstico. Higiénico.

diaspironecrobiosis. Diaspironecrobiosis. Necrobiosis diseminada.

diastalsis. Diastalsis. Onda de contracción intestinal precedida de otra de inhibición.

diastase. Diastasa. Enzima amorfa, soluble, que se produce durante la germinación de las semillas de cebada; presente en la malta. Convierte el almidón en dextrina y glucosa.

diastasemia. Diastasemia. Disociación de los elementos corpusculares de la sangre.

diastasis. Diastasis. Separación de dos huesos contiguos sin dislocación. || Separación sin fractura de la diáfisis en su punto de unión con la epífisis.

diastema. Diastema. Espacio, fisura, hendidura.

diastematocrania. Diastematocrania. Fisura longitudinal congénita del cráneo.

diastematomyelia. Diastematomielia. Separación congénita de las dos mitades laterales de la médula.

diastematopyelia. Diastematopielia. Fisura congénita de la pelvis.

diaster. Diáster. Anfiáster. (V. *amphiaster.*)

diastereoisomerism. Diastereoisomerismo. Tipo especial de isomerismo óptico en el que las respectivas moléculas de los compuestos no muestran nunca una relación de imagen en espejo (o enantiomórfica) entre sí.

diastole. Diástole.

diastrophic. Diastrófico. Curvado; deformación de una estructura en este sentido.

diataxia. Diataxia. Ataxia bilateral.

diatele. Diatela. Techo membranoso del tercer ventrículo.

diathermic. Diatérmico. Relativo a la diatermia; calentado mediante una radiación electromagnética de alta frecuencia.

diathesis. Diátesis. Constitución o estado del organismo que hace reaccionar de un modo especial a los tejidos frente a determinados estímulos externos y hace que la persona sea más suceptible a ciertas enfermedades. || **aneurysmal** —. Propensión al padecimiento de aneurismas. || **asthenic** —. Vitalidad baja o escasa. || **bilious** —. Tendencia a padecer síntomas gastrointestinales inespecíficos. || **contractural** —. Contracturas musculares. ||

hemorragic —. Tendencia a sangrar. || **inopectic** —. Predisposición a la trombosis y embolismos. || **lupus, psichopatic,** etc.

diatom. Diatomeas. Algas unicelulares, bacilariófilas, que habitan en el fondo limoso de algunas aguas.

diatomic. Diatómico. Formado por dos átomos. || Dibásico. || Diatomeáceo.

diatrizoate. Diatrizoato. || **— meglumine.** Medio de contraste radiopaco. || **— sodic.** Medio de contraste radiopaco.

diauchenos. Diauquenos. Monstruo bicéfalo con dos cuellos.

diauxil. Diáuxico. Que implica dos periodos de crecimiento separados por un periodo de retraso. Aplicado al crecimiento bacteriano.

diaxon. Diaxona. Célula nerviosa de dos cilindroejes.

diazepam. Diazepam. Tranquilizantes benzodiazepínicos. F.: $C_{16}H_{13}ClN_2O$.

diazine. Diacina. Compuesto con un anillo de cuatro carbonos y dos átomos de nitrógeno.

diazo-. Diazo-. Prefijo que indica posesión del grupo —N_2—.

diazoma. Diazoma. El diafragma.

diazonal. Diazonal. Situado a través o uniendo dos zonas.

diazoxide. Dizóxido. Antihipertensivo que guarda relación con la clorotiazida, pero carece de propiedades diuréticas. F.: $C_8H_7ClN_2O_2S$.

dibasic. Dibásico. Que contiene dos átomos de hidrógeno reemplazables por bases y, por tanto, da lugar a dos series de sales como es el caso de H_2SO_4.

dibenzanthracene. Dibenzantraceno. Hidrocarburo policíclico que produce cáncer experimental en los animales.

dibiosis. Dibiosis. Capacidad de comportarse como microorganismo aerobio o anaerobio según el medio en que estén.

dibenz-dibutyl anthraquinol. Dibenzodibutilantraquinol. Sustancia estrogénica que produce cáncer.

dibenzepin hydrochloride. Hidrocloruro de dibenzepina. Antidepresivo tricíclico. F.: $C_{18}H_{21}N_3O \cdot HCl$.

dibenzothiazine. Dibenzotiacina. Fenotiacina.

diblastula. Diblástula. Gástrula. Una blástula en la que están presentes el ectodermo y el endodermo.

dibothriocephalus latus. Dibotriocéfalo latus (V. *diphyllobothrium.*)

dibrachia. Dibraquia. Anomalía del desarrollo caracterizada por la duplicación de un brazo.

dibromide. Dibromuro.

dibromoketone. Dibromocetona. Gas empleado con fines bélicos. F.: $CH_3COHBrCH_2Br$.

dibucaine. Dibucaína. Potente anestésico local. F.: $C_{20}H_{29}N_3O_2$.

dibutoline sulfate. Sulfato de dibutolina. Anticolinérgico de amonio cuaternario empleado como cicloplejico y antiespasmódico gastrointestinal por vía intravenosa o subcutánea. F.: $C_{30}H_{66}N_4O_8S$.

D

dibutyl. Dibutil. Hidrocarburo del aceite mineral. F.: C_8H_{18}.

DIC. Abreviatura de *disseminated intravascular coagulation*.

dicelous. Abierto por los dos lados. || Que posee dos cavidades. (V. *amphicelous*.)

dicentric. Dicéntrico. Relativo, que tiene o que se ha desarrollado a partir de dos centros. || En genética, que tiene dos centrómetros.

dicephalous. Dicéfalo. Que tiene dos cabezas.

dicheilia. Diqueilia. Con aspecto de labio doble.

dicheiria. Diqueiria. Anomalía del desarrollo caracterizada por la duplicación de una mano.

dichloride. Dicloruro. Combinación de una base o un metal con dos átomos de cloro.

dichloroisoproterenol. Dicloroisoproterenol. Beta bloqueante adrenérgico. F.: $C_{11}H_{15}Cl_2NO$.

dichlorvos. Diclorvos. Insecticida organofosforado y antihelmíntico. F.: $C_4H_7Cl_2O_4P$.

dichogeny. Dicogenia. Desarrollo de los tejidos de forma diferente según los cambios en las condiciones a las que están sometidos.

dichorial. Dicorial, dicoriónico. Que tienen dos coriones diferentes; dícese de los gemelos dicigóticos.

dichorionic. Dicorial, dicoriónico. (V. *dichorial*.)

dichotomy. Dicotomía. Proceso o resultado de dividir algo en dos partes.

dichroism. Dicroísmo. Cualidad o estado de las sustancias que ofrecen un color diferente según reflejen o transmitan la luz.

dichromat. Dicromato. Cualquier sal que lleve el radical Cr_2O_7.

dichromatism. Dicromatismo. La cualidad de mostrar o existir en dos colores distintos. || Dicromatopsia.

dichromatopsia. Dicromatopsia. Estado caracterizado por la capacidad para distinguir sólo dos de los 160 colores que puede discriminar el ojo normal.

dichromophilism. Dicromofilia. Capacidad de teñirse con los tintes ácidos y básico.

Dick serum test, toxin. Prueba de, toxina de Dick. [George Dick, 1881-1967, y Gladys Dick, 1881-1963, médicos norteamericanos.] Enrojecimiento de la piel tras la inyección cutánea de 0,1 cc de un filtrado diluido del estreptococo hemolítico de la escarlatina. || Toxina de Dick, la que se aísla en los cultivos de estreptococos productores de escarlatina.

Dickey's fibres or suspensory ligament. Fibras de o ligamento suspensorio de Dickey. Fibras que parten del tendón del escaleno anterior que llegan hasta la pleura cervical.

dicliditis. Dicliditis. Inflamación de una válvula, especialmente cardiaca.

diclidostosis. Diclidostosis. Osificación de las válvulas venosas.

diclidotomy. Diclidotomía. Incisión de una válvula.

dicloxacillin sodium. Dicloxacilina sódica. Penicilina semisintética resistente a la penicilinasa. F.: $C_{19}H_{16}Cl_2N_3NaO_5S \cdot H_2O$.

dicoria. Dicoria. Pupila doble.

dicoumarin. Dicumarina. Anticoagulante potente que inhibe los factores que intervienen en la formación de trombina.

dicoumarol. Dicumarina, dicumarol.

dicrocoelium. *Dicrocoelium*. Género de trematodos.

dicrotic. Dicroto. Caracterizado por tener dos ondas esfigmográficas o elevaciones en cada latido del pulso.

dictyocaulus. *Dictiocaulus*. Género de nematodos.

dictyoma. Dictioma. Tumor de la retina.

dictyocyte. Dictiocito. Célula poligonal del mesénquima.

dictyosome. Dictiosoma. Conjunto de laminillas o cisternas a las que están conectados túbulos y vesículas y que se hallan en el citoplasma de diversas células. (V. *Golgi complex*.)

dictyotene. Dictioteno. Estadio que recuerda a la profase interrumpida en el que los oocitos primarios persisten desde el final de la vida fetal hasta que son eliminados por el ovario después de la pubertad.

dicyclic. Dicíclico. En química, estructura molecular que contiene dos anillos.

dicysteine. Cistina.

didactylism. Didactilismo. Existencia congénita de sólo dos dedos en manos y pies.

didelphia. Didelfia. Estado caracterizado por la presencia de un útero doble.

didermoma. Didermoma.

didymitis. Didimitis. Orquitis.

didymous. Dídimo. que tiene lugar en parejas. || testículo. || Gemelo.

die. Morir.

dieb. alt. Abreviatura del latín que significa días alternos.

dieb. tert. Abreviatura del latín que significa cada tres días.

diechoscope. Diecoscopio. Instrumento para la percepción simultánea de dos sonidos diferentes durante la auscultación.

diecious. Diecio, dioico. Sexualmente distinto; que tiene los dos sexos en individuos separados.

Dieffenbach's operation. Intervención de Dieffenbach. [J. Friedrich Dieffenbach, cirujano prusiano, 1792-1847.] Intervención previa a la amputación de la articulación de la cadera.

dielectric. Dieléctrico. Que transmite los efectos eléctricos por inducción, pero no por conducción.

dielectric constant. Constante dieléctrica.

dielectrolysis. Dielectrólisis. Método de introducción de los medicamentos por electrólisis de un fármaco.

diembryony. Diembrión. Producción de dos embriones a partir de un solo huevo.

diencephalic. Diencefálico. Perteneciente al diencéfalo.

diencephalon. Diencefalón. Parte posterior del prosencéfalo constituida por tálamo e hipotálamo (incluido el epitálamo). || La más posterior de las dos vesículas craneales formadas por especializacion del prosencéfalo.

dienestrol. Dienestrol. Estrógeno sintético. F.: $C_{18}H_{18}O_2$.

Dienst's test. Prueba de Dienst. [Arthur Dienst, ginecólogo alemán, n. en 1871.] Prueba de embarazo basada en el aumento de antitrombina en el suero y la orina de la futura madre.

dientamoeba. *Dientamoeba.* Género de protozoos pequeños de clase Carcodina, orden Amoebida que se localizan en el colon y el apéndice del hombre. ‖ **— fragilis.** Posible especie patógena asociada con la aparición de diarrea.

dieresis. Diéresis. Separación de partes normalmente unidas. ‖ Sección quirúrgica.

Dierk's layer or zone. Capa o zona de Dierk. Zona de conificación del epitelio vaginal en el periodo de mayor espesor durante el ciclo menstrual.

diesophagus. Diesófago. Duplicación del esófago.

diestrum. Diestro. Intervalo corto de tiempo entre dos periodos de celo en los animales. ‖ **gestational** —. El periodo de inactividad sexual de las hembras de los mamíferos durante el embarazo. ‖ **lactational** —. Periodo de inactividad sexual durante la lactancia en las hembras de los mamíferos.

diet. Dieta. Las costumbres adquiridas en cuanto a la ingesta sólida y líquida. ‖ **absolute** —. Ayuno. ‖ **acid-ash** —. D. de acidificación de la orina. ‖ **adequate** —. Que permite el crecimiento y la reproducción. ‖ **Banting** —. (V. *treatment.*) ‖ **basal** —. Suficiente para las necesidades del metabolismo basal. ‖ **basic** —. Predominio de residuos alcalinos para tratar algún tipo de litiasis urinarias. ‖ **bland** —. Sin alimentos irritantes o estimulantes. ‖ **Coleman-Shaffer** —. Empleada en la fiebre tifoidea. ‖ **elimination** —. Empleada para detectar alergias alimentarias. ‖ **Feingold** —. Para niños hiperactivos. ‖ **Giordano-Giovannetti** —. Pocas proteínas (insuficiencia renal). **gluten free** —. Para el esprue. ‖ **gouty** —. Restringida en nitrógeno y purinas. ‖ **high calories** —. 3.500-4.000/día. ‖ **high fat** —. Cetógena. ‖ **high fibers** —. Alto contenido en fibra (estreñimiento). ‖ **Karell** —. Nefritis y pacientes cardiacos. ‖ **Keith's low ioinic** —. Pocos iones (nefritis crónica). ‖ **Kemptner's** —. Hipertensión y enfermedad renal crónica. ‖ **low calories** —. Menos de 1.200/día. ‖ **low oxalate** —. Pobre en oxalatos (cálculos). ‖ **low purine** —. Pobre en purina. ‖ **low salt**—. Pobre en sal (hipertensión). ‖ **Meulengracht** —. Para la úlcera péptica. ‖ **Moro-Heisler** —. Para diarreas en niños. ‖ **rachitic** —. Raquitismo. ‖ **Schmidt** —. Diarreas de diversas causas. ‖ **Taylor**—. Para medir los cloruros. ‖ **Wilder** —. Poco potasio (Addison).

diethylamine. Dietilamina. Tomaína líquida, no tóxica, del pescado y los embutidos putrefactos.

diethylene diamine. Dieltilendiamina. Piperacina.

diethylmalonilurea. Dietilmalonilurea. Barbital.

diethylstilbestrol. Dietilestilbestrol. Estrógeno sintético no esteroideo. F.: $C_{18}H_{20}O_2$.

Dietl's crisis. Crisis de Dietl. [Josef Dietl, médico polaco, 1804-1878.] Afección aguda posiblemente por torsión del riñón sobre su pedículo que produce dolor intenso gástrico y renal, escalofríos, fiebre, náuseas y colapso generalizado.

Dietlen's syndrome. Síndrome de Dietlen. [Hans Dietlen, 1879-1955, médico internista alemán, n. en Saarbrücken.] Imagen radiológica en caso de extensas adherencias del pericardio con el diafragma.

Dietrich's disease. Enfermedad de Dietrich. [Hans Dietrich, 1891-1956, cirujano alemán.] Necrosis aséptica de las epífisis metacarpianas, sobre todo en las de los metacarpianos II y III.

Dieudonne's medium. Medio de cultivo de Dieudonne. [Adolf Dieudonne, sexólogo alemán, 1864-1945.] Caldo con agar al 30 por 100, siete partes, y mezcla de sangre de buey e hidróxido de sodio, tres partes.

Dieulafoy's aspirator, triad. Aspirador de, tríada de Dieulafoy. [George Dieulafoy, médico francés, 1840-1911.] Aparato formado por un cuerpo de bomba de cristal y un émbolo con dos aberturas, una para la cánula y el trócar, otra para el tubo de salida. ‖ Tríada de Dieulafoy. Hipersensibilidad cutánea, contracción muscular refleja (defensa) y dolor a la presión en el punto de Mac Burney.

diffluence. Difluencia. Fluir esparciéndose.

diffraction. Difracción. Propiedad de los rayos luminosos y de todas las ondas calóricas, acústicas, etc., de desviarse o descomponerse cuando atraviesan un obstáculo.

diffuse. Difuso, diseminado. Mal definido; ampliamente distribuido. ‖ Pasar o difundir a través de un tejido.

diffusión. Difusión, diálisis.

dig. Abreviatura de digestible, del latín *digeratur.*

digametic. Digamético. Relativo a, o que produce gametos o células sexuales de dos tipos diferentes, femenina (óvulo) y masculina (espermatozoide).

digastric. Digástrico. Que posee dos abdómenes. ‖ Músculo digastrico.

digenea. *Digenea.* Subclase de endoparásitos trematodos que incluye todos los parásitos planos del hombre.

digenesis. Digénesis. Generación alternante.

digestant. Digestivo. Agente que estimula la digestión.

digestion. Digestión. Proceso por el que el alimento se convierte en sustancias químicas que pueden ser absorbidas y asimiladas. ‖ **artificial** —. Artificial. Fuera del cuerpo. ‖ **biliary** —. Biliar. ‖ **gastric** —. Gástrica. ‖ **gastrointestinal** —. Gastrointestinal. ‖ **intercellular** —. Intercelular. ‖ **intracellular** —. Intracelular. ‖ **pancreatic** —. Pancreática. ‖ **parenteral** —. Parenteral. Fuera del tubo digestivo. ‖ **salivary** —. Salival.

digestive. Digestivo. Relativo a la digestión.

digit. Dedo. (V. *finger.*)

digital. Digital. Referido a los dedos. ‖ Perteneciente a métodos numéricos.

digitalin. digitalina. Glucósido cardiaco extraído de la *Digitalis purpurea.* Empleado como tónico cardiaco; sobre el miocardio tiene función inotropa pasiva y cronotropa negativa. F.: C_{36}-$H_{56}O_{14}$.

digitalism. Digitalismo. Intoxicación por digitalina o sus glucósidos.

digitalization. Digitalización. Administración de digital sistemáticamente.

digitaloid. Digitaloide. Semejante o relacionado con la digital.

digitation. Digitación. Prolongación semejante a un dedo. ‖ Amputación con muñón a modo de horquilla. ‖ — **hippocampi.** D. del hipocampo. Prolongaciones irregulares en el pie del hipocampo.

digitiform. Digitiforme. Semejante a un dedo.

digitonin. Digitonina. Glucósido cristalino, blanco, de la digital.

digitoplantar. Digitoplantar. Relativo a los dedos y planta del pie.

digitoxin. Digitoxina. Componente más activo de la digital. F.: $C_{41}H_{64}O_{13}$.

digitus. Dedo. (V. *finger.*)

diglossia. Diglosia. Lengua bífida.

diglyceride. Diglicérido. Glicérido con dos moléculas de ácido graso.

dignatus. Dignato. Monstruo fetal con dos mandíbulas.

digoxin. Digoxina. Glucósido cardiaco obtenido de la *Digitalis lanata.* F.: $C_{41}H_{64}O_{14}$.

diheterozygote. Diheterocigoto. Heterocigoto con un par de genes.

dihybrid. Dihíbrido. Descendiente de padres que difieren en dos caracteres.

dihydrate. Dihidrato. Compuesto con dos grupos hidroxilo.

dihydric. Dihídrico. Que tiene dos átomos de hidrógeno en cada molécula.

dihydrocoenzyme I. Dihidrocoenzima I. Enzima que reduce el dinucleótido de nicotinamida adenina (NAD).

dihydrostreptomycin. Dihidroestreptomicina. Antibiótico producido por hidrogenación de la estreptomicina. F.: $C_{21}H_{41}N_7O_{12}$.

dihydrotachysterol. Dihidrotaquisterol. Esteroideo sintético utilizado en la tetania hipocalcémica. F.: $C_{28}H_{46}O$.

dihydrotestosterone. Dihidrotestosterona. Hormona androgénica. F.: $C_{19}H_{30}O_2$.

dihydroxicholecalciferol. Dihidroxicolecalciferol. Grupo de metabolitos activos del colecalciferol (vitamina D_3).

dihysteria. Dihisteria. Utero doble.

diiodide. Diyoduro. Yoduro con dos átomos de yodo en la molécula.

diiodotyrosine. Diyodotirosina. Precursor de la tirosina u hormona tiroidea.

diketone. Dicetona. Cetona con dos grupos carbonilo.

diktyoma. Dictioma. Tumor de la retina.

dil. Abreviatura del latín *diluatur* (disuélvase).

dilaceration. Dilaceración. Desgarro, división violenta.

dilatation. Dilatación. Aumento de una abertura o tubo. ‖ Acto de dilatar. ‖ **digital** —. Con los dedos. ‖ **idiopathic** —. D. idiopática. ‖ **gastric** —. D. gástrica. ‖ **post-stenotic** —. D. postestenótica.

dilator. dilatador. Músculo que produce la dilatación de las cavidades en que se inserta. ‖ Instrumento utilizado para producir dilatación. ‖ **Arnott's** —. Para las estrecheces uretrales. ‖ **Barnes's** —. Para el cuello de la matriz. ‖ **Hegar's** —. Para el cuello uterino. ‖ **Starck** —. Para la zona cardioesofágica.

dilecanus. Dilecanus. (V. *dipygus.*)

diluent. Deluente. Agente que diluye o hace menos irritante o potente.

dilution. Dilución. Proceso de diluir. ‖ En homeopatía, difusión de una cantidad de medicamento en 10 ó 100 veces la misma cantidad de agua.

dim. Abreviatura de *dimidius* (medio).

dimargarin. Dimargarina. Glicérido con dos moléculas de ácido margárico.

dimelia. Dimelia. Anomalía del desarrollo caracterizada por la duplicación de un miembro.

dimensión. Dimensión. Expresión numérica de la medida de un objeto.

dimer. Dímero. Compuesto formado por la combinación de dos moléculas idénticas.

dimercaprol. Dimercaprol. Sustancia que contrarresta los efectos tóxicos de los arsenicales.

dimerous. Dímero. Formado de dos partes.

dimetallic. Dimetálico. Que contiene dos átomos o equivalentes de un elemento metálico en la molécula.

dimethylacetal. Dimetilacetal. Líquido anestésico, volátil, incoloro. F.: CH_3-$CH(OCH_3)_2$.

dimethylamine. Dimetilamina. Tomaína líquida y gaseosa de la gelatina alterada, pescado podrido, etc. F.: $(CH_3)_2NH$.

dimetria. Dimetría. Utero doble.

diminution. Disminución. Reducción, decrecimiento.

Dimmer's keratitis. Queratitis de Dimmer. [F. Dimmer, oftalmólogo austriaco. 1855-1926.] *Queratitis nummularis.*

dimorphic. Dimorfo. Con dos formas.

dimorphism. Dimorfismo. Propiedad de presentarse en dos formas. ‖ **sexual** —. Con los caracteres de ambos sexos.

dimorphobiotic. Dimorfobiótico. Que muestra alternancia de generaciones y tiene un periodo parasitario y otro no parsitario.

dimple. Depresión pequeña. P. Ej., en la barbilla.

dineuric. Dinéurico. Con dos neuronas.

dinical. Dínico. Que remedia el aturdimiento o vértigo.

dinitrate. Dinitrato.

dinitrobenzene. Dinitrobenceno. Sustancia tóxica. F.: $C_6H_4(NO_2)_2$.

dinitrocellulose. Dinitrocelulosa. (V. *pyroxylin.*)

dinitrocresol. Dinitrocresol. Usado como insecticida. F.: $CH_3C_6H_2(NO_2)_2OH$.

dinitrophenol. Dinitrofenol. Nombre de los tres compuestos usados en la fabricación de colorantes. F.: $C_6H_3(OH)(NO_2)_2$.

dinomania. Dinomanía. Corea epidémica. Sin.: Coreomanía.

dinophobia. Dinofobia. Miedo patológico al vértigo o a lo que lo produce.

d. in p. aeq. Abreviatura de *divide in partes aequales* (divídase en partes iguales).

dinucleotide. Dinucleótico. Resultado de la desintegración de un tetranucleótido. En ocasiones puede desdoblarse a su vez en dos mononucleótidos.

Diocles of Carystus. Diocles de Caristo. Médico griego del siglo IV a. de J. Quedan algunos fragmentos de sus obras.

dioctophyma. *Dioctophyma.* Género de nematodos. || — **renale.** El mayor nematodo conocido. Se encuentra raramente en el hombre.

diodon. *Diodon.* Género de peces plectognatos tropicales. Algunas especies son tóxicas y se han empleado con fines criminales.

diodoquin. Diodoquina. Para la preparación del yodoquinol.

diogenism. Diogenismo. Tendencia a una vida natural distinta de la artificial actual.

diopsimeter. Diopsímetro. Aparato para medir la extensión del campo visual.

diopter. Dioptría. Unidad de potencia refringente dada por una lente que tiene una distancia focal de un metro.

dioptometry. Dioptometría. Medida de la acomodación y refracción del ojo.

dioptoscopy. Dioptoscopia. Examen de la refracción ocular por medio del oftalmoscopio.

dioptroscopy. Dioptroscopia. (V. *dioptoscopy.*)

dyoptry. Dioptría. (V. *diopter.*).

dioscorea. *Dioscorea.* Género de plantas de la familia *Dioscoreae* utilizadas como expectorantes y diuréticas.

Dioscorides of anazarbos. Dioscórides de Anazarbos. Médico griego del siglo I.

dioscorine. Dioscorina. Alcaloide obtenido de la *Dioscorea.*

diose. Diosa. Azúcar monosacárido. F.: CH_2OH-CHO.

diovulatory. Diovulatorio. Descarga ordinaria de dos óvulos en un ciclo ovárico.

dioxide. Dióxido. Compuesto que contiene dos iones óxido.

DIP. Abreviatura de *defective interfering particles,* partícular llamadas originalmente «virus incompletos».

dipeptidase. Dipeptidasa. Peptidasa que cataliza la hidrólisis de la cadena peptídica en dipéptido.

dipeptide. Dipéptido. Proteína que resulta de la unión de dos aminoácidos.

diphallia. Difalia. Duplicidad del pene.

diphasic. Difásico. Que ocurre en dos fases.

diphenadione. Difenadiona. Anticoagulante. F.: $C_{23}H_{26}O_3$.

diphenhydramine hydrochloride. Hidrocloruro de difenhidramina. Antihistamínico. F.: $C_{17}H_{21}$ $NO\bullet HCl$.

diphenidol. Difenidol. Antiemético de administración rectal. F.: $C_{21}H_{27}NO$.

diphenyl. Difenilo. Compuesto incoloro del alquitrán de hulla. F.: $C_6H_5C_6H_5$.

diphenylamine. Difenilamina. Compuesto empleado como reactivo del ácido nítrico y el cloro. F.: $(C_6H_5)_2NH$.

diphenylchlorarsine. Difenilclorarsina. Gas tóxico utilizado en la guerra. F.: $(C_6 \bullet H_5)_2AsCl$. Sin.: Clark I y AD.

diphenylhydantoin. Difenilhidantoína. Sustancia blanca, antiepiléptica. F.: $C_{15}H_{12}N_2O_2$. Sin.: *Phenytoin.*

diphonia. Difonía. Estado en el que se producen dos tonos diferentes al hablar.

diphosgene. Difosgeno. Gas tóxico muy irritante para los pulmones. F.: $ClCOOCl_3$.

diphteria. Difteria. Enfermedad aguda, infecciosa, epidérmica. || **Bretonneau's** —. Difteria verdadera. || **cutaneous**—. D. cutánea. || **false** —. D. falsa. Difteroide. || **gangrenous** —. D. gangrenosa. || **gravis** —. D. maligna. || **surgical** —. D. quirúrgica.

diphteroid. Difteroide. Semejante a la difteria.

diphterotoxin. Difterotoxina. Toxina obtenida del cultivo del bacilo diftérico.

diphtongia. Diftongia. Difonía. (V. *diphonia.*)

diphyllobothriasis. Difilobotriosis. Infestación por gusanos del género *Diphyllobothrium.*

diphyllobothrium. *Diphyllobothrium.* Género de gusanos cestodos. || — **latum.** Tenia encontrada en el intestino humano.

diphyodont. Difiodonte. Animal que cambia los dientes en el curso de su vida.

diplacusis. Diplacusis. Audición simultánea de dos sonidos diferentes originados por un único estímulo. || **disharmonic**—. D. disarmónica. Percepción diferente en uno y otro oído. || **echo** —. D. ecoica o en eco. Percepción por un oído y luego por el otro, con menor intensidad.

diplasmatic. Diplasmático. Que contiene otras sustancias además de protoplasma.

diplegia. Diplejía. Parálisis que afecta partes iguales a cada lado del cuerpo. || **atonic** —. D. atónica. Con predominio de la atonía sobre la espasticidad. || **facial**—. D. facial. || **facial congenital** —. Síndrome de Möbius. || **masticatory** —. D. de los músculos de la masticación. || **spastic** —. Enfermedad de Little.

diplo-. Diplo-. Prefijo que significa «doble».

diploalbuminuria. Diploalbuminuria. Existencia de albuminuria fisiológica y patológica.

diplobacullus. Diplobacilo. Bacilo apareado. || **Morax's** —. D. de Morax. *Moraxella lacunata,* agente productor de un tipo de conjuntivitis.

diplobacterium. Diplobacteria. Forma bacteriana constituida por dos células unidas.

diplobastic. Diplobástico. Formado en dos capas germinativas.

diplocardia. Diplocardia. Situación en la que el corazón derecho está separado del izquierdo por una cisura.

diplocephalus. Diplocéfalo. (V.*dicephalus.*)

diplocephaly. Diplocefalia. (V. *dicephaly.*)

diplococcemia. Diplococemia. Presencia de diplococos en la sangre.

diplococcoid. Diplococoide. Semejante a un diplococo.

diplococcus. Diplococo. Microorganismo constituido por dos cocos.

diplococcus. *Diplococcus.* Género de bacterías del orden *Eubacteriales.*

diplocoria. Diplocoria. Doble pupila.

diplodia. *Diplodia.* Género de hongos parásitos de plantas cultivadas.

diploë. Diploe. Tejido de hueso esponjoso entre las láminas compactas de los huesos del cráneo.

diplogaster. *Diplogaster.* Género de gusanos nematodos que viven libremente en las heces.

diplogenesis. Diplogénesis. Término para indicar las monstruosidades dobles.

diplogram. Diplograma. Radiograma que contiene dos exposiciones.

diploic. Diploico. Doble.

diploid. Diploide. Cromosoma después del desdoblamiento de los cromosomas primitivos de las células germinativas.

diploidy. Diploidia. Constitución cromosómica doble.

diplokarion. Diplocarión. Núcleo con el doble número diploide de cromosomas.

diplomate. Diplomado. Profesional que obtiene un diploma.

diplomellituria. Diplomelituria. Aparición alterna o simultánea de glucosuria diabética y no diabética.

diplomyelia. Diplomielia. Fisura longitudinal que hace aparecer como doble a la médula espinal. Sin.: Diastematomielia.

diplonema. Cromosomas dobles en la mitosis.

diploneural. Diploneural. Con doble inervación.

diplopagus. Diplópago. Monstruo doble de gemelos igualmente desarrollados o con uno o más órganos vitales comunes.

diplophase. Diplofase. Fase de la vida de ciertos organismos en que el núcleo era diploide.

diplophonia. Diplofonía. (V. *diphtongia.*)

diplopia. Diplopía. ambiopía. (V. *ambiopia.*)

diplopiometer. Diplopiómetro. Instrumento para medir el grado de diplopía.

diploscope. Diploscopio. Aparato para el estudio de la visión binocular.

diplosome. Diplosoma. Centrosoma o centriolo doble.

diplotene. Diploteno. Periodo de la meiosis.

diploteratology. Diploteratología. Suma de conocimientos relativos a las monstruosidades dobles.

dipodia. Dipodia. Desarrollo anormal caracterizado por la existencia de un pie doble.

Dippel's animal oil. Aceite animal de Dippel. [J. K.

Dippel, médico alemán, 1673-1734.] Aceite producido por destilación de huesos, cuernos, etc.

dipping. Palpación del hígado mediante movimientos de depresión de los dedos.

dippoldism. Dipoldismo. Flagelación.

diprosopus. Diprósopo. Monstruo con dos caras.

dipsesis. Dipsesis. Dipsosis. Sed, especialmente la patológica.

dipsophobia. Dipsofobia. Temor patológico a l ingesta de licor.

dipsotherapy. Dipsoterapia. Cura de sed; tratamiento por la limitación de la ingesta de líquidos.

dipstick. Tira de celulosa impregnada de sustancias químicas para detectar la presencia de proteínas, glucosa u otras sustancias en orina.

diptera. *Dipteras.* Insectos entre los que se encuentran las moscas y los mosquitos.

dipterocarpus. *Dipeterocarpus.* Género de árboles que suministran jugos resinosos y balsámicos, como el bálsamo gurjún.

dipterous. Díptero. Insecto con dos alas.

dipygus. Dípigo. Monstruo con pelvis doble.

dipylidiasis. Dipilidiasis. Infestación por gusanos del género *Dipylidium.*

dipylidium. *Dipylidium.* Género de gusanos encontrados en el perro y el gato. También en el hombre.

dipyridamole. Dipiridamol. Vasodilatador coronario. F.: $C_{24}H_{40}N_8O_4$.

dipyrone. Dipirona. Analgésico y antipirético. F.: $C_{13}H_{18}N_3NaO_5S$.

director. Director. Persona o cosa que dirige. ‖ **grooved —**. Instrumento acanalado utilizado para dirigir un bisturí.

directoscope. Directoscopio. Instrumento para el examen directo de la laringe.

dirigation. Dirigación. Facultad de fijar la atención en alguna parte del cuerpo, causando alteraciones funcionales en ella.

dirigomotor. Dirigomotor. Que preside la actividad muscular.

dirofilaria. *Dirofilaria.* Género de filarias de cuerpo muy largo y cutícula estriada.

dir. prop. Abreviatura de *directione propria* (en la propia dirección).

dis-. Dis-. Prefijo que indica «separación» o «duplicación».

disability. Incapacidad.

disaccharide. Disacárido. Comprende los azúcares de caña, leche, la maltosa, etc.

disaccariduria. Disacariduria. Presencia de disacáridos en la orina.

disacidify. Desacidificar. Neutralizar un ácido.

disaggregation. Desagregación. Despersonalización, en la histeria.

disallergization. Desalergización. Desensibilización alérgica.

disarticulation. Desarticulación. Amputación o separación de superficies articulares.

disassimilation. Desasimilación. Proceso inverso de la asimilación. Catabolismo.

disazo-. Diazo-. Prefijo que indica posesión de un grupo N_2.

disc. Disco. (V. *disk.*)

discharge. Descarga. Liberación. Materia liberada. || **epileptic** —. D. epiléptica. || **nervous** —. D. nerviosa. || **systolic** —. D. sistólica.

dischromatopsy. Discromatopsia. Ceguera incompleta para los colores.

dischronation. Discronismo. Alteración en la relación de tiempo.

disciform. Disciforme. En forma de disco.

discission. Discisión. Incisión, división, separación. || — **of cataract.** D. de la catarata. || — **of cervix uteri.** D. del cuello uterino.

discitis. Discitis. (V. *diskitis.*)

disclination. Disclinación. Extorsión de los ojos.

discoblastic. Discoblástico. Relativo a la discoblástula.

discoblastula. Discoblástula. Blástula especializada formada por la división del telolecito fertilizado.

discogastrula. Discogástrula. Gástrula segmentada en forma de disco sobre el vitelo nutritivo.

discogenic. Discogénico. Causado por la alteración de un disco intervertebral.

discoid. Discoide. En forma de disco. || Instrumento dental de hoja semejante a un disco.

discomyces. *Discomyces.* Género de hongos encontrados en el micetoma. A veces, sinónimo de *Actinomyces* y *Nocardia.*

discomycosis. Discomicosis. Enfermedad producida por *Discomyces.*

discopathy. Discopatía. Enfermedad del disco intervertebral.

discoplacenta. Discoplacenta. Placenta discoidea.

discoplasm. Discoplasma. Estroma de los glóbulos rojos.

discord. Discorde. Emisión simultánea de dos o más sonidos disarmónicos.

discoria. Discoria. (V. *dyscoria.*)

discrete. Discreto. Formado de partes separadas. || Moderado.

discus. Disco. (V. *disk.*)

disdiaclast. Disdiaclasto. Disco elemental birrefringente de la fibra muscular primitiva.

disdiadochokinesia. Disdiadococinesia. Trastorno de la función de diadococinesia.

disease. Enfermedad. Alteración del estado fisiológico normal en una o varias partes del cuerpo.

disengagement. Liberación del feto por el canal vaginal.

disequilibrium. Desequilibrio. Liberación del estado de equilibrio.

disesthesia. Disestesia. (V. *dysesthesia.*)

disgerminoma. Disgerminoma. (V. *dysgerminoma.*)

dish. Cubeta de cultivo.

disharmony. Disarmonía. Discordancia (entre superficies de dientes, p. ej.).

disimmune. Desinmunizado. Privado de inmunidad.

disimmunity. Desinmunidad. Estado que resulta de la disminución de la inmunidad.

disimmunize. Desinmunizar. Privar de la inmunidad.

disinfect. Desinfectar. Liberar de organismos patógenos.

disinfectant. Desinfectante. Agente que libera de la infección.

disinfection. Desinfección. Acción de desinfectar.

disinfestation. Desinfestación. Destrucción de parásitos en personas u objetos.

disinhibition. Desinhibición. Abolición de la inhibición.

disinomenine. Disinomenina. Alcaloide formado por la oxidación de la sinomenina. F.: $C_{19}H_{25}O_4N$.

desinsection. Desinsectación. Destrucción de insectos parásitos.

disinsectization. Desinsectación. (V. *disinsection.*)

disinsertion. Desinserción. Rotura de las inserciones de un tendón en el hueso. || Desprendimiento de retina.

disintegration. Desintegración. Proceso de descomposición. || **radioactive** —. D. radiactiva.

disintoxication. Desintoxicación. Eliminación de sustancias tóxicas.

disjoint. Desarticular. Producir la desarticulación.

disjunction. Disyunción. División, separación de partes contiguas. || En genética, movimiento de los cromosomas bivalentes en la primera fase de la meiosis.

disk. Disco. Organo o parte redondeada. || **Amici's** —. D. de Amici. Membrana de Krause. || **articular** —. D. articular. || **Blake's** —. D. de Blake. Disco de papel aplicado sobre el tímpano después de la intervención por otitis. || **optic** —. D. óptico. Papila óptica. || **Ranvier's** —. D. de Ranvier. Terminación táctil de las fibras nerviosas. || **stenopeic** —. D. estenopeico. Para el examen del astigmatismo. || **stroboscopic** —. D. estroboscópico.

diskectomy. Discectomía. Exirpación de un disco intervertebral.

diskitis. Discitis. Inflamación de un disco, particularmente intervertebral.

diskography. Discografía. Radiografía para la visualización de un disco intervertebral.

dislocation. Dislocación. Desplazamiento, cambio de lugar, especialmente referido a un hueso. || Luxación.

dismemberment. Desmembramiento. Amputación de un miembro o de una porción.

dismutase. Dismutasa. Enzima catalizadora en diferentes estados de oxidación.

dismutation. Dismutación. Complejo proceso enzimático que resulta en oxidación, reducción (simultáneas) o decarboxilación.

disodic. Disódico. Que tiene dos átomos de sodio en cada molécula.

disome. Disomo. Monstruo doble.

disorder. Desarreglo, trastorno. Anormalidad funcional. Estado patológico físico o psíquico. || **affective** —. D. afectivo. || **character** —. T. del carácter. || **conduct** —. D. de la conducta. || **personality** —. T. de la personalidad.

disorganization. Desorganización. Proceso de destrucción de un tejido orgánico; cambios profundos en la estructura de un tejido u órgano.

disorientation. Desorientación. Estado de confusión mental respecto al tiempo, lugar o identidad. || **spatial** —. D. espacial.

disoxidation. Desoxidación. (V. *deoxidation.*)

dispar. Desigual. Expresión de las partes que no tienen la misma forma o de los fenómenos que se efectúan sin regularidad.

disparate. Discorde, desigual. Que no corresponde.

dispensary. Dispensario. Lugar donde se dispensa asistencia medicofarmacéutica.

dispermine. Dispermina. (V. *piperazine.*)

dispermy. Dispermia. Penetración de dos espermatozoides en el óvulo.

disperse. Dispersas. Desviar los componentes, p. ej., de una suspensión coloidal.

dispersion. Dispersión. Acción de separar. || Incorporación de las partículas de una sustancia dentro del cuerpo de otra. || **colloid** —. D. coloidal. || **molecular** —. D. molecular.

dispersity. Dispersidad. Grado de dispersión de un coloide; grado de reducción de las partículas dispersas.

dispersoid. Dispersoide. Coloide.

dispersonalization. Despersonalización. (V. *depersonalization.*)

dispira. Dispirema. (V. *dispireme.*)

dispireme. Dispirema. Perido de división celular que sigue al diáster.

displacement. Desplazamiento. Cambio de lugar. || Mecanismo mental por el que las ideas son transferidas a otras.

disporous. Diespóro. Que tiene dos esporos.

disposable. Desechable, de un solo uso.

disposition. Disposición. Predisposición. Tendencia al padecimiento de ciertas enfermedades.

disproportion. Desproporción. Falta de relación adecuada entre dos elementos o factores. || **cephalopelvic** —. D. cefalopélvica.

disruption. Disrupción. Estado de separación anormal.

Disse's spaces. Espacios de Disse. [J. Disse, anatomista alemán, 1852-1912.] Espacios en el hígado, entre los capilares y las células hepáticas.

dissect. Disecar. Separar.

dissection. Disección. Acción de disecar. || División metódica de partes del cuerpo.

dissector. Disector. Que diseca.

disseminated. Diseminado. Esparcido en un área considerable.

dissepiment. Partición. Separación.

dissimilate. Desasimilar. Descomponer una sustancia en sus elementos simples.

dissimilation. Desasimilación. Proceso inverso de la asimilación.

dissociation. Disociación. Acción y efecto de separar. || Descomposición de un agregado molecular en sus moléculas. || Mecanismo mental por el que un grupo de ideas funciona independientemente. ||

albuminocytologic —. D. albuminocitológica. || **atrioventricular** —. D. auriculoventricular . || **syringomyelic** —. D. siringomiélica.

dissogeny. Disogenia. Posesión de madurez sexual en dos periodos, larval y adulto.

dissolution. Disolución. Proceso por el que una sustancia se disuelve en otra. || Separación de un compuesto en sus componentes por acción química. || Relajación.

dissolvent. Disolvente. Que disuelve. || Medicamento capaz de disolver concreciones dentro del organismo.

distad. En dirección distal.

distal. Distal. Remoto; alejado del punto de referencia.

distally. En dirección distal.

distance. Distancia. Medida del espacio entre dos objetos. || **angular** —. D. angular. Del ojo. || **focal** —. D. focal. || **interocular** —. D. interocular. || **pupillary** —. D. pupilar.

distensibility. Distensibilidad. Capacidad de ser distendido.

distention. Distensión. Acto de distender; estado de ser distendido.

distichia. Distiquia. Distiquiasis. Presencia de dos filas de pestañas, una de las cuales está invertida hacia el ojo.

distichiasis. Distiquiasis. (V. *distichia.*)

distillation. Destilación. Separación mediante el calor de los principios volátiles de una sustancia, con posterior condensación. || **fractional** —. D. fraccionada. || **vacuum** —. A vacío.

distobuccal. Distobucal. Relativo a las superficies distal y bucal de un diente.

distocervical. Distocervical. Relativo a la superficie distal y al cuello del diente.

distoclusion. Distoclusión. Relación defectuosa entre los arcos mandibular y maxilar.

distolabial. Distolabial. Relativo a las superficies distal y labial del diente.

distolingual. Distolingual. Relativo a las superficies distal y lingual del diente.

distoma. *Distoma.* Nombre primitivo de un género de gusanos trematodos.

distomiasis. Distomiasis. Infestación por trematodos.

distomolar. Distomolar. Molar supernumerario.

distomus. Distomo. Monstruo fetal con dos bocas.

disto-occlusal. Distoclusal. Relativo a las superficies distal y oclusal del diente.

distoplacement. Desplazamiento dentario. Desplazamiento distal de un diente.

distortion. Distorsión. Estado de desplazamiento de la posición normal. || Término utilizado en psiquiatría y en radiología.

distoversion. Distoversión. Distancia superior a lo normal de un diente a la línea media.

distractibility. Distractibilidad. Variación patológica de la atención.

distraction. Distracción. Desviación de la atención. || Espacio excesivo entre los fragmentos fracturados. || Separación quirúrgica de dos fragmentos óseos. || Forma de dislocación.

D

distress. Insuficiencia. Alteración. ‖ **respiratory** —. I. respiratoria.

distribution. Distribución. Localización de objetos o acontecimientos en el espacio o tiempo. ‖ Ramas, p. ej., arteriales.

distrix. Distrix. Distrigmia. División de los cabellos en sus extremos.

disturbance. Perturbación, alteración. Diferente de lo que es considerado normal (estado de perturbación). ‖ **emotional** —. A. mental. ‖ **sexual orientation** —. P. de la orientación sexual.

disubstituted. Disustitución. Con dos átomos en cada molécula reemplazados por otros átomos o radicales.

disulfate. Disulfato. Compuesto con dos iones sulfato.

disvolution. Disvolución. Trastorno de la evolución en sentido regresivo o degenerativo.

ditaine. Ditaína. Alcaloide tóxico semejante al curare.

dithio. Ditio. Designación de un grupo químico S_2.

dithranol. Ditranol. (V. *anthralin*.)

Dittel's operation. Operación de Dittel. [L. R. von Dittel, urólogo austriaco, 1815-1898.] Enucleación de los lóbulos laterales de la próstata hipertrofiada a través de una incisión externa.

Dittrich's plugs. Tapones de Ditrich. [F. Dittrich, patólogo alemán, 1815-1859.] Masas blanquecinas o parduscas en el esputo, en la bronquitis séptica y gangrena pulmonar.

diureide. Diureido. Ureido derivado de una doble molécula de urea por sustitución del H por un radical.

diuresis. Diuresis. Secreción abundante de orina.

diuretic. Diurético. Que aumenta la secreción de orina. ‖ **cardiac** —. D. cardiaco. ‖ **hemopiesic** —. D. hemopiésico. Agente que actúa elevando la tensión arterial. ‖ **hydragogue** —. D. hidragogo. Agente que aumenta sólo la cantidad de agua eliminada por la orina. ‖ **mechanical** —. D. mecánico.

diuria. Diuria. Diuresis diurna.

diurnal. Diurno. Que ocurre durante el día.

divagation. Divagación. Discurso incoherente.

divalent. Divalente. Bivalente. Con dos valencias.

divarication. Divaricación. Separación, divergencia. Diastasis.

divergence. Divergencia. Separación. En oftalmología, separación simultánea de ambos ojos.

diverticular. Diverticular. Semejante a un divertículo.

diverticulectomy. Diverticulectomía. Extirpación de un divertículo.

diverticulitis. Diverticulitis. Inflamación de un divertículo.

diverticulogram. Diverticulograma. Radiograma de un divertículo.

diverticulopexy. Diverticulopexia. Fijación quirúrgica de un divertículo.

diverticulosis. Diverticulosis. Presencia de divertículos.

diverticulum. Divertículo. Bolsa o saco hueco producido por herniación de la membrana mucosa en un órgano tubular. ‖ **acquired** —. D. secundario. ‖ **calyceal** —. D. calicial. ‖ **— of colon**. D. del colon. ‖ **false** —. D. falso. ‖ **Graser's** —. D. de Graser. En el colon. ‖ **Zenker's** —. D. de Zenker. Faringoesofágico.

divi-divi. Dividivi. Capullos de leguminosa que contienen tanino (astringente.)

división. División. Acto de separarse en dos o más ramas. ‖ **cell** —. D. celular. ‖ **maturation** —. Meiosis.

divulsion. Divulsión. Acto de separar, arrancar.

divulsor. Divulsor. Instrumento para dilatar la uretra.

dizygotic. Dicigótico. Derivado de dos cigotos separados.

dizziness. Vértigo. Alteración del sentido de relación con el espacio. Desequilibrio.

dle. Abreviatura de *discoid lupus erythematosus*.

dm. Abreviatura de *diastolic murmur*.

dmelcos. Dmelcos. Cultivo de bacilos de Ducrey en gelosa.

dmt. Abreviatura de *dimethyltryptamine*.

DNA. Abreviatura de *deoxyribonucleic acid* (ácido desoxirribonucleico, ADN). ‖ **— polymerase**. Abreviatura de *desoxyribonucleic acid polymerase*. ‖ **— viruses**. Abreviatura de *desoxyribonucleic acid viruses* (virus ADN).

DNase. Abreviatura de *deoxyribonuclease*.

Dobell's solution. Solución de Dobell. [H. B. Dobell, médico inglés, 1828-1917.] Solución para realizar aspersiones en nariz y garganta.

Dobie's globules. Glóbulos de Dobie. [W. M. Dobie, médico inglés, 1828-1915.] Corpúsculos coloreables en medio del disco transparente de una fibrilla muscular. ‖ **— line**. Línea de D. Membrana que separa los discos de las fibras musculares estriadas.

dobutamine. Dobutamina. Catecolamina sintética de acción adrenérgica. F.: $C_{18}H_{23}NO_3$.

Dochez's serum. Suero de Dochez. [A. R. Dochez, bacteriólogo norteamericano, n. en 1882.] Suero antitóxico de caballos inmunizados con toxinas del estreptococo de la escarlatina.

docimasia. Docimasia. Ensayo o examen; prueba oficial. ‖ **auricular** —. D. auricular. En el recién nacido. ‖ **hepatic** —. D. hepática. Investigación de glucosa y glucógeno en el hígado de un cadáver. ‖ **pulmonary** —. D. pulmonar. Determinación de la presencia de aire en los pulmones de un recién nacido muerto.

doctor. Doctor. Médico. Especialmente después de cursar el doctorado.

doctrine. Doctrina. Teoría aportada por autoridades en la materia que goza de general aceptación.

dodecadactylitis. Duodenitis. (V. *duodenitis.*)

dodecadactylon. Duodeno. (V. *duodenum.*)

Döderlein's bacillus. Bacilo de Döderlein. [A. S. Döderlein, obstetra y ginecólogo alemán, 1860-1941.] Bacilo normal en la secreción vaginal.

Doege-Potter syndrome. Síndrome de Doege-Potter. Accesos de hipoglucemia con valores normales de insulina en sangre como síndrome paraneoplásico, que se produce en diversos tumores que tiene su origen en el tejido conjuntivo. Desaparece una vez eliminado el tumor

Dogiel's corpuscles. Corpúsculos de Dogiel. [J. von Dogiel, fisiólogo ruso, 1830-1916.] Terminaciones de los nervios sensitivos en la membrana mucosa de los genitales externos.

dogmatist. Dogmatista. La primera de las escuelas poshipocráticas de medicina.

Döhle's bodies. Cuerpos de Döhle. [P. Döhle, patólogo alemán, 1855-1928.] Corpúsculos de los leucocitos en la escarlatina.

Döhler-Heller aortitis. Aortitis de Döhler-Heller. [K. G. P. Döhler; A. L. G. Heller, patólogo alemán, 1840-1913.] Aortitis sifilítica.

dol. Unidad de sensibilidad al dolor.

dolabriform. Dolabriforme. En forma de hacha.

Dold's test. Reacción de Dold. [H. Dold, bacteriólogo alemán, n. en 1882.] reacción de floculación en la sífilis.

Doléris' operation. Operación de Doléris. [J. A. Doléris, ginecólogo francés, 1852-1938.] Acortamiento de los ligamentos redondos y fijación en el músculo recto.

dolicho-. Dolico-. Prefijo que significa «largo».

dolichocephalic. Dolicocéfalo. Que tiene el diámetro anteroposterior craneal largo.

dolichocephaly. Dolicocefalia. Cualidad de ser dolicocéfalo.

dolichocolon. Dolicocolon. Colon anormalmente largo.

dolichoderus. Dolicodero. Que tiene el cuello anormalmente largo.

dolichofacial. Dolicofacial. Que tiene la cara anormalmente grande.

dolichomorphic. Dolicomórfico. Con líneas delgadas y largas.

dolichosigma. Dolicosigma. Sigma anormalmente largo.

dolichostenomelia. Dolicostenomelia. (V. *arachnodactily.*)

Döllinger's ring. Anillo de Döllinger (J. I. J. Döllinger, fisiólogo alemán, 1770-1841.] Anillo elástico pericorneal por engrosamiento de la membrana de Descemet.

dolor. Dolor. (V. *pain.*)

dolorific. Dolorífico. Que causa dolor.

Domagk, Gerhard. [Bioquímico alemán, 1895-1964.]. Descubrió los efectos terapéuticos de las sulfamidas, revolucionando el tratamiento de las infecciones.

dominance. Dominancia. Supremacía. ‖ Aparición, en el heterocigoto, de una o dos características de parentesco.

Dominici's tube. Tubo de Dominici. [H. Dominici, médico francés, 1867-1919.] Tubo de plata empleado en radioterapia.

Donath-Landsteiner's test. Prueba de Donath-Landsteiner. [J. Donath, inmunólogo alemán, 1870-1950; K. Landsteiner, médico austriaco, 1868-1943.] Hemólisis manifiesta en el paciente con hemoglobinuria paroxística.

donator. Donador. Persona que suministra sangre o un órgano para trasplante.

Donders' glaucoma. Glaucoma de Donders. [F. C. Donders, oftalmólogo holandés, 1818-1889.] Glaucoma simple atrófico. ‖ — **law.** Ley de D. Relativa a la rotación del ojo. ‖ **rings.** Anillos de D. En el ris, en pacientes con glaucoma o cataratas (por difracción de la luz).

Donnan's equilibrium. Equilibrio de Donnan. [F. G. Donnan, químico inglés, 1870-1956.] Equilibrio de membrana.

Donné's corpuscles. Corpúsculos de Donné. [A. Donné, médico francés, 1801-1878.] Células grandes granulosas del calostro. ‖ — **test.** Prueba de D. Al añadir lejía a una orina con pus se forma un depósito blanco, gelatinoso.

donor. Donante. (V. *donator.*)

donovan bodies. Cuerpos de Donovan. [Ch. Donovan, médico irlandés, 1863-1951.] *Donovania granulomatosis.*

donovanosis. Donovanosis. Granuloma inguinal.

dopa. Dopa. Dihidroxifenilalanina. Aminoácido producido por oxidación de la tirosina en tirosinasa. Precursor de la dopamina.

dopamine. Dopamina. Monoamina formada en el organismo por decarboxilación de la dopa. F.: $C_8H_{11}NO_2$.

dopaminergic. Dopaminérgico. Activado o transmitido por la dopamina.

dopa-oxidase. Dopaoxidasa. Enzima que oxida la dopa a melanina en la piel.

Doppler's phenomenon. Fenómeno de Doppler. [Ch. J. Doppler, físico austriaco, 1803-1853.] Cambio del sonido de un cuerpo que se mueve con rapidez respecto a otro cuerpo.

Doppler's operation. Operación de Doppler. [K. Doppler, cirujano austriaco, n. en 1887.] Inyección de fenol en los tejidos que rodean el nervio simpático que va a las gónadas.

doraphobia. Dorafobia. Temor patológico la piel de los animales.

Dorendorf's sign. Signo de Dorendorf. [H. Dorendorf, médico alemán, n. en 1866.] Plenitud del hueco supraclavicular de un lado cuando existe un aneurisma del arco aórtico.

dormancy. Dormancia. Durmancia. En bacteriología, propiedad de algunas bacterias de estar inactivas antes del desarrollo. ‖ Sueño, letargo.

dormant. Inactivo. Sin.: Quiescente.

dornase. Dornasa. Desoxirribonucleasa. ‖ **pancreatic.** —. D. pancreática. Actúa como fluidificante.

Dorn-Sugarman test. Prueba de Dorn-Sugarman. [J. H. Dorn, tocólogo norteamericano; E. J. Sugarman, químico norteamericano.] Prueba para el diagnóstico del sexo del feto durante el embarazo.

Dorno's rays. Rayos de Dorno. [C. W. Dorno, climatólogo suizo, 1865-1942.] Rayos ultravioleta biológicamente activos.

doromania. Doromanía. Afición patológica a hacer regalos.

dorsad. Hacia la espalda.

dorsal. Dorsal. Perteneciente al dorso. ‖ Parte posterior en anatomía humana.

dorsalgia. Dorsalgia. Dolor en la espalda.

dorsalis. Dorsal. (V. *dorsal.*)

dorsi-, dorso-. Dorsi-, dorso-. Referido a la parte posterior o espalda.

dorsiduct. Que atrae hacia la espalda o dorso.

dorsiflexion. Dorsiflexión. Flexión hacia el dorso.

dorsimesial. Dorsomedial. Relativo a la línea media de la espalda.

dorsispinal. Dorsoespinal. Relativo a la espalda y a la columna vertebral.

dorsoanterior. Dorsoanterior. Cuando la espalda del feto está dirigida hacia la parte frontal de la madre.

dorsocephalad. Hacia el dorso de la cabeza.

dorsodynia. Dorsalgia. (V. *dorsalgia.*)

dorsointercostal. Dorsointercostal. Relativo a la espalda y la zona intercostal.

dorsolumbar. Dorsolumbar. Relativo a la espalda y la zona lumbar.

dorsomesial. Dorsomedial. (V. *dorsimesial.*)

dorsonasal. Dorsonasal. Relativo al dorso de la nariz.

dorsonuchal. Dorsonucal. Relativo a la nuca.

dorsoposterior. Dorsoposterior. La espalda del feto dirigida hacia la espalda de la madre.

dorsoradial. Dorsorradial. Relativo a la cara radial del dorso del antebrazo o de la mano.

dorsoscapular. Dorsoscapular. Relativo a la cara posterior de la escápula.

dorsoventral. Dorsoventral. Relativo a la espalda y a la zona ventral. ‖ Dirigido desde el dorso hacia la parte ventral.

dorsum. Dorso. (V. *back.*)

dosage. Dosificación. Determinación y regulación de las dosis.

dose. Dosis. Cantidad administrada en determinado tiempo de medicación, radiación, etc. ‖ **booster** —. D. de refuerzo. ‖ **curative** —. D. curativa. ‖ **effective** —. D. efectiva. ‖ **fatal** —. D. letal. ‖ **maximum** —. D. máxima. ‖ **maximum permissible** —. D. máxima permisible. ‖ **optimal** —. D. óptima. ‖ **permissible** —. D. permisible. ‖ **ratio.** Relación de dosis. Medida cuantitativa del efecto de una determinada concentración de un fármaco antagonista. ‖ **toxic** —. D. tóxica.

dosimeter. Dosímetro. Instrumento empleado para medir la exposición a los rayos X.

doximetry. Dosimetría. Determinación exacta, por medios científicos, de las dosis de radiación y de medicamentos.

dosis. Dosis. (V. *dose.*)

dossier. Conjunto de datos sobre el paciente (historia, exploraciones, etc.).

dot. Punto. Pequeña mácula. ‖ **Gunn's sign** —. Signo de Gunn. Cuando una arteria rígida retiniana cruza una vena es indistinguible a partir de ese punto.

dotage. Senilidad. Psicosis senil.

double-blind. Ensayo doble ciego. Procedimiento experimental en que ni el paciente ni el observador conocen el tratamiento a administrar.

douche. Ducha. Proyección de un chorro de agua, aire, vapor o gas sobre el cuerpo o una parte del mismo. ‖ **air** —. De aire. ‖ **alternating** —. D. alternativa.

Douglas cry. Grito de Douglas. [J. Doublas, anatomista escocés, 1675-1742.] Grito de algunas pacientes al manipular el fondo de saco de Douglas. ‖ — **cul de sac.** Fondo de saco. Bolsa formada por el pliegue rectouterino del peritoneo. ‖ — **line.** Línea de D. Borde curvo inferior de la capa interna de la aponeurosis del músculo oblicuo interno. ‖ **spetum.** Tabique de D. En el feto, el formado por la unión del pliegue de Rathke.

douglascele. Douglascele. Hernia vaginal posterior.

douglasitis. Douglasitis. Inflamación del saco de Douglas.

dourine. Dourina. Durina. Enfermedad contagiosa de los caballos transmitida por contacto sexual.

Dover's powder. Polvo de Dover. [Th. Dover, médico inglés, 1660-1742.] Polvo de opio e ipecacuana.

Dowell's test. Prueba de Dowell. [D. M. Dowell, médico norteamericano, n. en 1904.] En la embarazada, la inyección intracutánea de extracto de hipófisis anterior produce eritema.

down. Lanugo. (V. *lanugo.*)

Down's syndrome. Síndrome de Down, trisomía 21, mongolismo. [John Langdon H. Down, 1828-1896, médico inglés, n. en Londres.] Síndrome de trisomía con retraso mental de grado variable y diversas características corporales. En caso de sospecha, debe averiguarse la trisomía del cromosoma 21 mediante análisis cromosómico. No es posible un tratamiento etiológico. Los retrasos existentes, como el del habla, sobre todo activa, se pueden compensar mediante educación adecuada y corrección maxilo-ortopédica; es necesaria una gimnasia intensiva en caso de hipotonía muscular, debilidad del tejido conjuntivo o eventuales trastornos del movimiento. Mediante educación y estimulación temprana en la familia, de lo contrario existe el peligro de un síndrome de carencia afectiva, se consigue una aceptable capacidad de inserción social; por lo general sigue siendo necesaria la ayuda debido a los retrasos persistentes. La sensibilidad a las infecciones, sobre todo de las vias aéreas superiores, en caso de disminución de la inmunidad humoral y celular, requiere a menudo la utilización de antibióticos y en ocasiones terapéutica sustitutiva con inmunoglobulinas. En caso de defectos cardíacos congénitos y malformaciones del conducto gastrointestinal, se requiere un asesoramiento especializado.

D

doxogenic. Doxogénico. Producido por concepción o representación mental.

doxycycline. Doxiciclina. Antibiótico semisintético, del grupo de las tetraciclinas. F.: $C_{22}H_{24}N_2O_8 \cdot H_2O$.

Doyen's clamp. Fórceps de Doyen. [E. L. Doyen, cirujano francés, 1859-1916.] Fórceps para sujetar los tejidos en las intervenciones gástricas. || — **operation.** Operación de D. Eversión de la túnica vaginal para tratar el hidrocele. || Exposición del corazón mediante incisión en «U» de los cartílagos costales. || Paracentesis pericárdica. || Histerectomía por vía abdominal.

Doyère's eminence (hillock). Eminencia de Doyère. [L. M. F. Doyère, fisiólogo francés, 1811-1863.] Papila por donde un filamento nervioso penetra en una fibra muscular.

Doyne's familial honeycombed choroiditis. Coroiditis de Doyne [R. W. Doyne, oftalmólogo inglés, 1857-1916.] Coroiditis degenerativa hereditaria, con formación de placas blanquecinas en la proximidad del disco óptico.

DP. Abreviatura de *Doctor of Pharmacy.*

DPN. Abreviatura de diphospropyridine nucleotide.

DPT. Abreviatura de *diphteria-pertussi-tetanus (vaccine).*

DR. Abreviatura de *reaction of degeneration.*

drachm. Dracma. Octava parte de una onza (= 3,594 gramos).

dracontiasis. Dracontiasis. Dracunculosis. Estado producido por la infestación debida a parásitos del género *Dracunculus.*

dracunculiasis. Dracunculosis. Dracontiasis. (V. *dracontiasis.)*

dracunculus. *Dracunculus.* Género de parásitos nematodos filáridos. || — **medinensis.** Filaria que infesta el tejido subcutáneo e intermuscular del hombre.

draft. Poción. Dosis.

dragée. Gragea. Forma de preparación terapéutica.

Dragendorff's test. Reacción de Dragendorff. [G. J. N. Dragendorff, médico alemán, 1836-1898.] Para los pigmentos biliares.

drain. Dren. Medio para practicar el drenaje.

drainage. Drenaje. Salida sistemática de líquidos de una herida, acceso a cavidad. || **basal** —. D. basal. De LCR por el espacio subaracnoideo basal. || **capillary** —. D. capilar. Efectuado con hilos de seda, catgut, etc. || **closed**—. D. cerrado. || **open**—. D. abierto. || **suction** —. D. con aspiración.

dramatism. Dramatismo. Actitud dramática y lenguaje pomposo en alteraciones mentales.

drapetomania. Drapetomanía. Afición patológica al vagabundeo. Dromomanía.

drastic. Drástico. Que actúa con fuerza y eficacia. || Purgante enérgico.

dream. Sueño. Imágenes durante el sueño, fundamentalmente en la fase REM.

Drechsel's test. Reacción de Drechsel.[E. Drechsel, químico suizo, 1843-1897.] Para los ácidos biliares.

drepanocyte. Drepanocito. Glóbulo rojo falciforme.

drepanocytemia. Drepanocitemia. Anemia hemolítica en negros, con presencia de drepanocitos.

drepanocytosis. Drepanocitosis. Presencia de drepanocitos en sangre.

Dresbach's anemia (syndrome). Anemia de Dresbach. [M. Dresbach, médico norteamericano, 1874-1946.] Enfermedad hereditaria de los negros en la que los hematíes adquieren una forma en hoz o semiluna.

dressing. Hilas, vendajes. Diversos materiales utilizados para cubrir o proteger una herida.

Dressler's disease. Enfermedad de Dressler. [Dressler, médico alemán.] Hemoglobinuria intermitente. || Síndrome de Dressler. Cardiopatía autoinmune que se desarrolla tras infarto de miocardio consecutivo a obstrucción coronaria. Sin.: Síndrome posinfarto de miocardio.

Dressler's myocarditis. Síndrome de Dressler. [William Dressler, médico norteamericano, nacido en 1900.] Síndrome posterior a un infarto de miocardio, que se produce días o semanas después del mismo y cuyos síntomas son: fiebre permanente o recidivante, dolor torácico, en ocasiones pectanginoso, pericarditis abacteriana, pleuritis y ausencia de datos de laboratorio o en electrocardiograma sobre un nuevo infarto de miocardio. Se trata probablemente de una reacción autoinmune.

Dreyer formula. Fórmula de Dreyer. [G. Dreyer, médico inglés, 1873-1934.] Expresa la capacidad vital de los pulmones en función de la superficie corporal.

DRF. Abreviatura de *dose range finding* (en ratas).

drift. Variación, cambio. || **antigenic** —. V. antigénica. Cambio en la estructura antigénica del virus, por selección natural.

drill. Taladro. Trépano. Instrumento para perforar hueso o diente.

drink. Bebida.

Drinker respirator. Respirador de Drinker. [Ph. Drinker, ingeniero norteamericano, n. en 1894.] Respirador artificial.

drip intravenous. Gota a gota. Infusión intravenosa con gotero.

dromo-. Dromo-. Prefijo que indica «conducir» o «correr».

dromograph. Dromógrafo. Hemodromómetro registrador.

dromomania. Dromomanía. Inclinación irresistible a andar, en ciertos alienados.

dromophobia. Dromofobia. Miedo a correr.

dromotropic. Dromotropo. Relativo a la conductividad de una fibra nerviosa o muscular.

dromotropism. Dromotropismo. Influencia en la conductividad de una fibra muscular o nerviosa. || **negative** —. D. negativo. || **positive** —. D. positivo.

drop. Gota. Pequeña masa de líquido en forma de esfera.

dropacism. Dropacismo. Arrancamiento de los pelos por medio de un emplasto. Sin.: Picacismo.

droplet. Gota diminuta. Gotitas que difunden la infección por el aire.

dropper. Cuentagotas. Pipeta o tubo para administrar el líquido en gotas.

dropsical. Hidrópico. Relativo a la hidropesía.

dropsy. Hidropesía. Acumulación anormal de líquido seroso en el tejido celular o en cavidades del cuerpo. || **abdominal** —. Ascitis. || — **of amnion.** Hidramnios. || **cardiac** —. H. cardiaca. || **cutaneous** —. Edema. || **nutritional** —. Edema nutricional. || **peritoneal** —. Ascitis. || **war** —. Edema nutricional.

drosophila *Drosophila.* Género de mosca. || — **melanogaster.** utilizada para estudios genéticos experimentales.

drowning. Sofocación y muerte por llenado pulmonar con agua u otras sustancias o líquidos.

drug. Droga. Compuesto químico que puede ser empleado en animales o humanos para diagnóstico, prevención o tratamientos de enfermedades. || Narcótico.|| **antagonistic** —. D. antagonista. Que neutraliza el efecto de otra droga. || — **lag.** Demora farmacológica. Retraso en la introducción de agentes farmacológica. || — **safety.** Seguridad de fármacos. || — **screening.** Despistaje farmacológico. Identificación, mediante pruebas, de los compuestos con efecto deseado. || — **utilization.** Utilización de fármacos.

drug-fast. Drogo-resistent. (V. *drug-resistant.*)

druggist. Farmacéutico. (V. *pharmacist.*)

drug-resistant. Drogo-resistente. Que presenta resistencia a la acción de una droga.

drugs as tools. Fármacos como instrumentos. Algunos fármacos selectivos se utilizan como instrumentos para dilucidar procesos biológicos.

drum. Membrana timpánica. Oído medio.

drumhead. Membrana timpánica.

Drummond's sign. Signo de Drummond. [Sir D. Drummond, médico inglés, 1852-1932.] Soplo débil percibido en el aneurisma de la aorta, escuchado cuando el paciente respira, cerca de su boca abierta.

Drummond-Morison operation. Operación de Drummond-Morison. [Sir D. Drummond; J. R. Morison, cirujano inglés, 1853-1939.] Para el tratamiento de la ascitis.

drusen. Drusas. Excrecencias hialinas en la membrana de Bruch (lámina basal coroidea). || Granulaciones producidas en las lesiones por actinomicosis.

Drysdale's corpuscles. Corpúsculos de Drysdale. [Th. M. Drysdale, ginecólogo norteamericano, 1831-1904.] Células transparentes en el líquido de los quistes de ovario.

DSCG. Abreviatura de *disodium cromoglycate.*

DSMB. Abreviatura de *data and safety monitoring board.*

DT. Abreviatura de *duration tetany.*

DTH. Abreviatura de *delayed-hypersensitivity.*

dualism. Dualismo. Teoría que admite la coexistencia de dos principios.

dualist. Dualista. Partidario del dualismo.

Duane's syndrome. Síndrome de Duane. [A. Duane, oftalmólogo norteamericano, 1858-1926.] Estrechamiento de la abertura palpebral cuando el paciente mira hacia el lado opuesto de la zona de recto extremo paralizado. || —**test.** Prueba de D. Examen del grado de heterofobia ocular por medio de prismas y de la luz de una vela.

Dubin-Johnson's syndrome. Síndrome de Dubin-Johnson-Sprinz. [Isadore Nathan Dubin, patólogo norteamericano, nacido en Washington en 1913.] Icterica ligera y a menudo fluctuante, presente en niños y adultos, con carácter familiar, debida a un trastorno de la excreción de bilirrubina conjugada; se presenta combinada con depósitos de pigmentos en las células hepáticas y ligero aumento de tamaño del hígado, que adquiere una coloración achocolatada. Durante los brotes se produce un aumento de la bilirrubina directa e indirecta, que se regurgita desde las células hepáticas a la sangre, y secreción de pigmentos biliares en la orina. Se altera así mismo la excreción de bromosulftaleína y de medios de contraste yodados.

Dubini's disease, electric chorea. Síndrome de Dubini. [Angelo Dubini, 1813-1902, médico italiano, n. en Milán.] Corea eléctrica; forma rara de mioclonía de la encefalitis, probablemente epidémica. Se producen rápidas contracciones y mioclónicas del rostro y de las extremidades, y en ocasiones parálisis polineuríticas. Con frecuencia es letal.

Dubois's abscess. Absceso de Dubois. [P. Dubois, obstreta francés, 1795-1871.] Absceso del timo en la sífilis congénita.

Du Bois-Reymond's law. Ley de Du Bois-Reymond. [E. H. Du Bois-Reymond, fisiólogo alemán, 1818-1896.] La variación de la intensidad de la corriente es la que actúa estimulando a un músculo o un nervio motor.

Dubos enzyme. Enzima de Dubos. [R. J. Dubos, bioquímico francés, n. en 1901.] Tirotricina.

Duboscq colorimeter. Colorímetro de Duboscq. [L. J. Duboscq, óptico francés, 1817-1886.]

Dubreuil-Chambardel's syndrome. Síndrome de Dubreuil-Chambardel. [Georges L. Dubreuil, 1879-1970, médico francés, n. en Lyon.] Forma evolutiva de la caries dental en adolescentes. Comienza en los incisivos superiores y afecta después al resto de la dentadura.

Duchenne's disease. Enfermedad de Duchenne. [G. B. A. Duchenne, neurólogo francés, 1806-1875.] Tabes dorsal. Parálisis bulbar. || — **paralysis.** Parálisis de D. Distrofia muscular progresiva con seudohipertrofia. || **trocar.** Trócar de D. Instrumento para extirpar pequeñas porciones de tejido profundo. || — **type.** Tipo de D. Distrofia de D.

Duchenne-Aran disease. Enfermedad de Duchenne-Aran. [G. B. A. Duchenne; F. A. Aran.] Atrofia muscular progresiva espiral.

Duchenne-Erb paralysis. Parálisis de Duchenn-

247

Erb. [G. B. A. Duchenne; W. H. Erb, médico alemán, 1840-1921.] Parálisis radicular superior del plexo braquial.

Duchenne-Landouzy dystrophy. Distrofia de Duchenne-Landouzy. [G. B. A. Duchenne; L. T. J. Landouzy.] Distrofia muscular fascioescapulohumeral.

Duckworth's phenomenon. Fenómeno de Duckworth. [Sir D. Duckworth, médico inglés, 1840-1928.] Parada respiratoria antes de la parada cardiaca en ciertas afecciones cerebrales.

Ducrey's bacillus. Bacilo de Ducrey. [A. Ducrey, dermatólogo italiano, 1860-1940.] Bacilo productor del chancro blando.

duct. Conducto. (V. *ductus.*)

ductal. Ductal. Relativo al conducto.

ductule. Conductillo. Conducto pequeño.

ductus. Conducto. Término que señala, generalmente, un canal para el paso de excrecciones o secreciones. || — **Arantii.** C. de Arancio. || **arterial** —. C. arterial. || **cochlear.** —. C. coclear. || — **deferens.** C. deferente. || **deferent** —. C. deferente. || — **lacrimalis.** C. lacrimal. || **pancreatic** —. C. pancreático. || **semicircular** —. C. semicircular. || **thoracic** —. C. torácico. || **thiroglossal** —. C. tirogloso. || **venosus** —. C. venoso.

Duddell's membrane. Membrana de Duddell. [B. Duddell, médico inglés del siglo XVIII.] Membrana de Descemet o de Demours.

Dudley's operation. Operación de Dudley. [E. C. Dudley, ginecólogo norteamericano, 1850-1928.] Sutura del útero en retroversión. || Incisión posterior del cuello uterino en la dismenorrea y esterilidad.

Dugas'test. Prueba de Dugas. [L. A. Dugas, médico norteamericano, 1806-1884.] En la luxación del hombro, limitación articular.

Duhot's line. Línea de Duhot. [R. Duhot, urólogo y dermatólogo belga, n. en 1867.] Línea desde la espina iliaca posterosuperior hasta el vértice del sacro.

Duhring's disease. Enfermedad de Duhring. [L. A. Duhring, dermatólogo norteamericano, 1845-1913.] Dermatitis herpetiforme.

Dührssen's operation. Operación de Dührssen. [A. Dührssen, ginecólogo alemán, 1862-1933.] Fijación del útero en la vagina. || Taponamiento vaginal con gasa impregnada en yodoformo en la hemorragia uterina.

Duke's test. Prueba de Duke. [W. W. Duke, patólogo norteamericano, 1883-1945.] Para el tiempo de hemorragia.

Dukes' disease. Enfermedad de Dukes. [C. Dukes, médico inglés, 1845-1925.] Exantema súbito.

dulcite. Dulcita. Alcohol polihídrico de diversas plantas.

dull. No resonante a la percusión. Amortiguado. Mate. Opaco. Romo.

dullness. Disminución de la resonancia a la percusión.

dumb. Mudo. Incapaz de hablar.

dumbness. Mutismo. Afasia.

dummy. Placebo. (V. *placebo.*)

Dumontpallier's test. Reacción de Dumontpallier. [V. A. A. Dumontpallier, médico francés, 1826-1899.] Para comprobar la existencia de pigmentos biliares en orina.

dumping syndrome. Síndrome dumping. Trastornos gástricos, palpitaciones y sudoración fría, producidos a veces después de una gastrectomía.

Dunbar's serum. Suero de Dunbar. [W. Ph. Dunbar, médico norteamericano, 1863-1922.] Para el tratamiento de la fiebre del heno.

Duncan's folds. Pliegues de Duncan. [J. M. Duncan, ginecólogo inglés, 1826-1890.] Pliegues peritoneales que cubren el útero inmediatamente después del parto. || — **position.** Posición de D. P. de la placenta con el borde en el orificio uterino. || **ventricle.** Ventrículo de D. Quinto ventrículo de Silvio.

Duncan's method. Método de Duncan. [Ch. H. Duncan, médico norteamericano, n. en 1880.] Autoterapia. Tratamiento con productos del propio paciente.

Dunfermline scale. Escala de Dunfermline. [Dunfermline, ciudad escocesa.] Escala para clasificar a los niños según su grado de nutrición.

Dungern's test. Reacción de Dungern. [E. F. von Dungern, bacteriólogo alemán, n. en 1867.] Aplicación de la fijación de complemento en el diagnóstico de las enfermedades malignas.

Dunham's solution. Solución de Dunham. [E. K. Dunham, patólogo norteamericano, 1860-1922.] En la reacción del indol.

duodenal. Duodenal. Relativo al duodeno.

duodenectomy. Duodenectomía. Escisión total o parcial del duodeno.

duodenitis. Duodenitis. Inflamación de la mucosa duodenal.

duodenocholangeitis. Duodenocolangeítis. Inflamación del duodeno y del colédoco.

duodenocholecystostomy. Duodenocistostomía. Formación de una abertura entre el duodeno y la vesícula biliar.

duodenocholedochotomy. Duodenocoledocotomía. Incisión quirúrgica de duodeno y colédoco.

duodenocolic. Duodenocólico. Relativo al duodeno y al colon.

duodenocystostomy. Duodenocistostomía. Formación quirúrgica de una comunicación entre el duodeno y la vesícula biliar.

duodenoduodenostomy. Duodenoduodenostomía. Anastomosis de dos porciones duodenales.

duodenoenterostomy. Duodenoenterostomía. Formación quirúrgica de una comunicación entre el duodeno y otra parte del intestino delgado.

duodenography. Duodenografía. Radiografía del duodeno.

duodenohepatic. Duodenohepático. Relativo al duodeno y al hígado.

duodenoileostomy. Duodenoileostomía. Formación quirúrgica de una comunicación entre el duodeno y el íleo.

duodenojejunostomy. Duodenoyeyunostomía. Formación quirúrgica de una comunicación entre duodeno y yeyuno.

duodenolisis. Duodenólisis. Operación de liberar el duodeno de adhrencias.

duodenopancreatectomy. Duodenopancreatectomía. Extirpación de duodeno y páncreas.

duodenorrhaphy. Duodenorrafia. Sutura del duodeno.

duodenoscopy. Duodenoscopia. Examen endoscópico del duodeno.

duodenostomy. Duodenostomía. Formación quirúrgica de un orificio permanente en el duodeno.

duodenotomy. Duodenotomía. Incisión del duodeno.

duodenum. Duodeno. Primera porción del intestino delgado.

duoparental. Duoparental. Derivado de dos padres o dos elementos sexuales.

Duplay's bursitis. Bursitis de Duplay. [S. E. Duplay, cirujano francés, 1836-1924.] Bursitis subdeltoidea. ‖ **operation.** Operación de D. Para el tratamiento de epispadias.

duplication. Duplicación. En genética, presencia de un fragmento extra cromosomático.

duplicitas. Duplicidad. Duplicación. Diplogénesis. ‖ — **anterior.** D. de la región cefálica. ‖ **asymmetros** —. D. asimétrica. ‖ — **posterior.** D. de la región pélvica.

duplitized. Duplicado. Aplicado a rayos X.

Dupré's disease. Enfermedad de Dupré. [E. P. Dupré, médico francés, 1862-1921.] Congestión pulmonar. ‖ Meningismo.

Dupuytren's contracture. Contractura de Dupuytren. [G. Dupuytren, cirujano francés, 1777-1835.] Contractura de la fascia palmar. ‖ — **fracture.** Fractura del extremo inferior del peroné. ‖ — **hydrocele.** Hidrocele bilocular de la túnica vaginal del testículo. ‖ — **sign.** Crepitación a la presión en sarcoma de huesos largos.

dura, duramater. Duramadre. La más externa de las meninges.

dural. Dural. Relativo a la duramadre.

Duran-Reynals' factor. Factor de Duran-Reynals. [F. Duran-Reynals, bacteriólogo norteamericano, 1899-1958.] Sustancia que aumenta la permeabilidad de los tejidos.

Durand's disease. Enfermedad de Durand. [P. Durand, médico francés, n. en 1895.] Enfermedad por virus, caracterizada por cefaleas y síntomas respiratorios.

Durand-Nicolas-Favre's disease. Enfermedad de Durand-Nicolas-Favre. [J. Durand, J. Nicolas, M. Favre, médicos franceses.] Linfogranuloma venéreo.

duraplasty. Duraplasia. Operación plástica en la duramadre.

Dürck's nodes. Nódulos de Dürck. [H. Dürck, patólogo alemán, n. en 1869.] Granulomas en la corteza cerebral, en la tripanosomiasis.

durematoma. Durematoma. Hematoma de la duramadre.

Duret's lesion. Lesión de Duret. [H. Duret, neurocirujano francés, 1849-1921.] Hemorragia en el cuarto ventrículo debida a traumatismo discreto.

Durham's tube. Tubo de Durham. [F. A. Durham, cirujano inglés, 1834-1895.] Cánula articulada utilizada para traqueotomía.

duritis. Duritis. Inflamación de la duramadre. Paquimeningitis.

duroarachnitis. Duroaracnitis. Inflamación de la duramadre y del aracnoides.

Duroziez's disease. Enfermedad de Duroziez. [P. L. Duroziez, médico francés, 1826-1897.] Estenosis mitral congénita. ‖ — **murmur.** Murmullo de D. Doble m. percibido por encima de la arteria femoral en la insuficiencia aórtica, estenosis mitral o intoxicación por plomo.

Dutton's disease. Enfermedad de Dutton. [J. E. Dutton, médico inglés, 1877-1905.] Tripanosomiasis.

duttonella. *Duttonella.* Género de tripanosomas.

Duval's nucleus. Núcleo de Duval [M. M. Duval, anatomista francés, 1844-1907.] Masa de células ganglionares en la región anterolateral del núcleo de origen del hipogloso en el bulbo.

Duverney's foramen. Agujero de Duverney. [J. G. Duverney, anatomista francés, 1648-1730.] Orificio de Winslow. ‖ **gland.** Glándula de D. G. de Bartholin.

dwarf. Enano. Malformación referente a la estatura. ‖ **achondroplastic** —. E. acondroplásico. ‖ **asexual**—. E. asexual. ‖ **cretin** —. E. cretino. ‖ **hypophyseal** —. E. hipofisario. ‖ **hypothyroid** —. E. hipotiroideo. ‖ **pituitary** —. E. pituitario.

dwarfism. Enanismo. Desarrollo del cuerpo inferior a lo normal.

dyacetilmorphine. Heroína. Acetomorfina. (V. *acetomorphine.*)

dyad. Cromosoma doble.

dyaster. Diáster. (V. *amphiaster.*)

dye. Color. Tinte. ‖ **acid** —. C. ácido. ‖ **basic** —. C. básico. ‖ **metachromatic** —. C. metacromático. Que se tiñe de un color distinto del empleado. ‖ **ortochromatic**—. C. ortocromático. Que se tiñe normalmente.

Dyggve-Melchior-Clausen disease. Síndrome de Dyggve-Melchior-Clausen. Disostosis endocondral metaepifisaria, con enanismo desproporcionado, platispondilia y malformaciones de la pelvis; se acompaña de retraso mental.

Dyke-Young anemia. Síndrome de Dyke-Young. Anemia hemolítica macrocitaria con reducción de la resistencia osmótica de los eritrocitos, ligero aumento del índice cromático, esplenomegalia y aumento en la hematopoyesis. Cursa con formas megaloblastoides y reticulocitosis, con remisiones y recidivas.

dynamic. Dinámico. Que manifiesta fuerza. Funcional.

dynamo-. Dinamo-. Prefijo ue indica «fuerza».

dynamogenesis. Dinamogénesis. Desarrollo de energía o fuerza.

D

dynamogenic. Dinamógeno. Que produce o favorece el desarrollo de fuerza.

dynamograph. Dinamógrafo. Dinamómetro autorregistrador.

dynamometer. Dinamómetro. Instrumento para medir la fuerza de la contracción muscular.

dynamoneure. Dinamoneurón. Neurona espinal en conexión con los músculos.

dynamopathic. Dinamopático. Que afecta a la función.

dynamophore. Dinamóforo. Que suministra energía.

dynamoscopy. Dinamoscopia. Examen de la función de un órgano.

dyne. Dina. Unidad de fuerza.

dyphylline. Difilina. Sustancia derivada de la teofilina. Vasodilatador periférico, broncodilatador. F.: $C_{10}H_{14}N_4O_4$.

dys-. Dis-. Prefijo que indica «dificultad», «desorden», «imperfección», «mal estado».

dysacusis. Disacusia. Audición imperfecta.

dysadrenalism. Disadrenalismo. Función alterada de las cápsulas suprarrenales.

dysallilognathia. Disalelognatia. Desproporción entre el maxilar y la mandíbula.

dysanagnosia. Disanagnosia. Forma de dislexia en que se leen palabras distintas de las escritas.

dysantigraphia. Disantigrafía. Imposibilidad de copiar escritos por lesión en las vías de asociación.

dysaphia. Disafia. Alteración del sentido del tacto.

dysarteriotony. Disarteriotonía. Alteración de la tensión arterial.

dysarthria. Disartria. Trastorno de la expresión. Dislalia.

dysarthrosis. Disartrosis. Deformidad o malformación de una articulación. || Disartria.

dysautonomia. Disautonomía. Enfermedad hereditaria transmitida con carácter autosómico recesivo (disfunción familiar autónoma, síndrome de Riley-Day).

dysbarism. Disbarismo. Síndrome causado por diferencia entre la presión atmosférica y la presión gaseosa en diversos tejidos del organismo.

dysbasia. Disbasia. Dificultad para la marcha.

dysbetalipoproteinemia. Disbetalipoproteinemia. Acumulación de ß-lipoproteínas anormales en sangre.

dysbulia. Disbulia. Debilidad anormal de la voluntad.

dyscephaly. Discefalia. Malformación del cráneo y de los huesos de la cara.

dyschesia. Disquesia. Disquecia. Dificultad para la evacuación de las heces por el recto.

dyschriria. Disquiria. Alteración de la coordinación funcional de las manos.

dyscholia. Discolia. Alteración de la bilis.

dyschondroplasia. Discondroplasia. (V. *enchondromatosis.*)

dyschondrosteosis. Discondrosteosis. Forma de condrodisplasia con micromelia acentuada.

dyschromatopsia. Discromatopsia. Discromasia. Ceguera incompleta para los colores.

dyschromia. Discromia. Alteración en la pigmentación de la piel y el cabello.

dyschronism. Discronismo. Separación en el tiempo.

dyschylia. Disquilia. Alteración del quilo.

dyscoria. Discoria. Desigualdad en la reacción pupilar.

dyscrasia. Discrasia. Término que indicaba alteración en los humores. || **blood** —. D. sanguínea. Alteración de la sangre.

dyscrinism. Discrinismo. Trastorno endocrino.

dysdiadochokinesia. Disdiadococinesia. Trastorno de la diadococinesia.

dysdipsia. Disdipsia. Dificultad para la deglución de líquidos.

dysecoia. Disacusis. (V. *dysacusis.*)

dysembryoma. Disembrioma. (V. *teratoma.*)

dysembryoplasia. Disembrioplasia. Malformación ocurrida durante la vida embrionaria.

dysencephalia. Disencefalia. Anormal conformación craneal. || — **splachnocystica.** D. esplacnoquística. Asociación de encefalocele con quistes en riñón, hígado y páncreas.

dysentery. Disentería. Enfermedad con alteraciones intestinales. || **amebic** —. D. amebiana. || **bacillary**—. D. bacilar. || **balantidial** —. Balantidiana. || **catarrhal** —. D. crónica. || **malignant** —. D. maligna. || **viral** —. D. vírica.

dysequilibrium. Desequilibrio. Trastorno del propio balance.

dyserethesia. Diseretesia. Trastorno de la sensibilidad a los estímulos.

dysergasia. Disergasia. Trastorno psíquico debido a cerebración deficiente.

dysergia. Disergia. Incoordinación motora por alteración del impulso nervioso eferente.

dysesthesia. Disestesia. Trastorno de la sensibilidad, especialmente del tacto.

dysfunction. Disfunción. Alteración funcional de un órgano. || **constitutional hepatic** —. D. constitucional hepática. Enfermedad de Gilbert.

dysgalactia. Disgalactia. Alteración en la secreción de leche.

dysgammaglobulinemia. Disgammaglobulinemia. Deficiencia inmunológica caracterizada por déficit selectivo de una o más inmunoglobulinas.

dysgenesia. Disgenesia. Alteración en la facultad de procreación. || Desarrollo defectuoso. || **epiphyseal** —. D. epifisaria. || **gonadal** —. D. gonadal. Síndrome de Turner. Hermafroditismo. || **seminiferous tubule**—. D. seminífera tubular. Síndrome de Klinefelter.

dysgenitalism. Disgenitalismo. Desarrollo genital anormal.

dysgenopathy. Disgenopatía. Alteración en el desarrollo corporal.

dysgerminoma. Disgerminoma. Tumor maligno de ovario o testículo, derivado del epitelio germinativo.

dysgeusia. Disgeusia. Perversión del gusto.

dysglandular. Disglandular. Debido a alteración de la función glandular.

D

dysglobulinemia. Disglobulinemia. Alteración de las globulinas sanguíneas.

dysglycemia. Disglicemia. Alteración del metabolismo del azúcar sanguíneo.

dysgnathia. Disgnatia. Defectuoso desarrollo del maxiliar y la mandíbula.

dysgnosia. Disgnosia. Alteración de la función intelectual.

dysgonesis. Disgonesis. Alteración funcional de los genitales.

dysgrammatism. Disgramatismo. Agramatismo moderado.

dysgraphia. Disgrafía. Alteración en la escritura.

dyshematopoiesis. Dishematopoyesis. Alteración en la formación de la sangre.

dyshepatia. Dishepatía. Alteración de las funciones hepáticas.

dyshesion. Alteración en la adherencia celular.

dyshidrosis. Dishidrosis. Trastorno de la sudoración.

dyshormonal. Dishormonal. Debido a alteración hormonal o endocrina.

dysimmunity. Disinmunidad. Alteración de la inmunidad.

dyskeratosis. Disqueratosis. Alteración en la queratinización de las células epidérmicas. Enfermedad de Darier.

dyskinesia. Disquinesia. Discinesia. Incoordinación, dificultad para realizar movimientos voluntarios. || — **algera**. D. álgera. Con movimiento doloroso. || — **intermittens**. D. intermitente.

dyskoimesis. Discoimesis. Dificultad para dormirse.

dyslalia. Dislalia. Trastorno del lenguaje.

dyslexia. Dislexia. Alexia moderada.

dyslipidosis. Dislipidosis. Alteración en el metabolismo de los lípidos.

dyslipoproteinemia. Dislipoproteinemia. Presencia de lipoproteínas anormales en sangre.

dyslochia. Alteración del flujo loquial.

dyslogia. Dislogia. Alteración en la facultad de razonar.

dysmaturity. Dismadurez. Disfunción placentaria.

dysmegalopsia. Dismegalopsia Dismetropsia. Alteración en la apreciación visual del tamaño de los objetos.

dysmelia. Dismelia. Alteración de uno o varios miembros por trastorno congénito.

dysmenorrhea. Dismenorrea. Alteración de la menstruación. || **acquired** —. D. secundaria. || **primary** —. D. primaria. || **spasmodic** —. D. espasmódica.

dysmetabolism. Dismetabolismo. Alteración del metabolismo.

dysmetria. Dismetría. Alteración al medir la distancia en los movimientos musculares.

dysmimia. Dismimia. Incapacidad para la imitación.

dysmnesia. Dismnesia. Alteración de la memoria.

dysmorphism. Dismorfismo. Aparición de formas morfológicamente distintas.

dysmorphophobia. Dismorfofobia. Temor patológico a las deformidades.

dysmiotonia. Dismiotonía. Distonía muscular.

dysodontiasis. Disodontiasis. Dificultad en la erupción dentaria.

dysopia. Disopia. Disopsia. Visión defectuosa.

dysorexia. Disorexia. Alteración del apetito.

dysorganoplasia. Disorganoplasia. Desarrollo anormal de un órgano.

dysoria. Anormalidad en la permeabilidad vascular.

dysosmia. Disosmia. Alteración del olfato.

dysostosis. Disóstosis. Osificación defectuosa. || **cleidocranial** —. D. cleidocraneana. || **craniofacial** —. D. craneofacial.

dyspareunia. Dispareunia. Coito doloroso.

dyspepsia. Dispepsia. Alteración en la digestión. || **catarrhal** —. D. catarral. Con inflamación gástrica. || **flatulent** —. D. flatulenta. Con formación de gas en el estómago. || **functional**—. D. funcional. || **gastric** —. D. gástrica. || **nervous** —. D. nerviosa. Funcional.

dysphagia. Disfagia. Dificultad para la deglución. || **sideropenic** —. D. sideorpénica. Enfermedad de Plummer-Vinson.

dysphasia. Disfasia. Falta de coordinación de las palabras.

dysphemia. Disfemia. Trastorno que afecta al lenguaje.

dysphonia. Disfonía. Trastorno de la fonación.

dysphoria. Disforia. Inquietud, malestar.

dysphrasia. Disfrasia. Imperfección en la pronunciación de las palabras.

dysphrenia. Disfrenia. Psicosis secundaria.

dysplasia. Displasia. Alteración del desarrollo.

dysplasia metaphysaria, type Vaandrager-Pena. Síndrome de Vaandrager-Pena. Osteodisplasia metafisaria de carácter hereditario; enfermedad rara de aparición precoz durante la infancia; se caracteriza por un retraso en el crecimiento generalizado y proporcional, con alargamiento óseo en forma de palillo a nivel radial, ulnar y femoral.

dyspnea. Disnea. Dificultad respiratoria. || **cardiac** —. D. cardiaca. || **functional** —. D. funcional. || **nocturnal** —. D. nocturna.

dyspragia. Dispragia. Alteración en los movimientos.

dysproteinemia. Disproteinemia. Alteración de las proteínas plasmáticas.

dysrithmia. Disritmia. Alteración del ritmo.

dyssomnia. Disomnia. Alteración del sueño.

dysspermia. Dispermia. Trastorno en la producción o eyaculación del semen.

dysstasia. Distasia. Dificultad para la bipedestación.

dyssynergia. Disinergia. Alteración en la coordinación muscular.

dystaxia. Distaxia. Ataxia parcial.

dysteleology. Disteleología. Estudio de los órganos rudimentarios o imperfectos.

dysthymia. Distimia. Exageración del estado afectivo.

dysthyroidism. Distiroidismo. Anormal desarrollo y función de la glándula tiroides.

dysthitia. Distitia. Amamantamiento difícil o doloroso.

dystocia. Distocia. Parto doloroso.

D

dystonia. Distonía. Alteración del tono muscular.

dystopia. Distopia. Malposición. Posición anormal de un órgano.

dystrophia. Distrofia. Alteración debida a mala nutrición. ‖ **adiposogenital** —. D. adiposogenital. Síndrome de Fröhlich. ‖ **Albright's** —. D. de Albright.

dystrophy. Distrofia. (V. *dystrophia.*)

dystrypsia. Distripsia. Alteración digestiva por falta de tripsina.

dysuria. Disuria. Dolor o dificultad para la emisión de orina.

dysvitaminosis. Disvitaminosis. Alteración por deficiencia vitamínica.

dyszoospermia. Diszoospermia. Alteración en la formación del espermatozoo.

E. Abreviatura de *emmetropia, eye, experimenter.*

EA. Abreviatura de *early antigens.*

EAC. Abreviatura de *erythrocyte amboceptor complement.*

ead. Abreviatura de *eadem* (el mismo).

EAE. Abreviatura de *experimental allergic encephalitis or encephalomyelitis.*

Eagle test. Reacción de Eagle. [H. Eagle, médico norteamericano, n. en 1905.] Reación para la sífilis.

EAHF. Indicativo de eccema, asma, fiebre, del heno.

Eales' disease. Síndrome de Eales. [Henry Eales, 1852-1913, oftalmólogo británico, n. en Birmingham.] Angiopatia retiniana juvenil, perifeblitis retiniana; serie repetida de hemorragias de causa desconocida que se produce en la retina y que por regla general afecta a varones jóvenes.

EAN. Abreviatura de *experimental allergic neuritis.*

ear. Oído. Oreja. Organo de la audición.

earache. Otalgia. Dolor de oído.

eardrum. Oído medio. Membrana de tímpano.

early. Temprano, precoz.

earth. Arenilla. Polvo.

earwax. Cerumen.

EB. Abreviatura de *elementary body.*

Ebbinghaus test. Prueba de Ebbinghaus. [H. Ebbinghaus, piscólogo alemán, 1850-1909.] En enfermedades mentales, omisión de palabras para que las cite el paciente.

Eberth's lines. Líneas de Eberth. [K. J. Eberth, patólogo alemán, 1835-1926.] Líneas escalariformes en la unión de las fibras musculares cardiacas.

eberthella. Eberthella. [K. J. Eberth.] Bacilo de Eberth, incluido en el género *Salmonella.*

EBNA. Abreviatura de *Epstein-Barr virus nuclear antigen.*

Ebner's reticulum. Retículo de Ebner. [V. Ebner, histólogo austriaco, 1842-1925.] Red celular en los tubos seminíferos.

ebonation. Remoción de los fragmentos óseos después de un tramatismo.

ébranlement. Extirpación de un pólipo mediante torsión del pedículo.

ebrietas. Embriaguez. Borrachera.

Ebstein's disease. Enfermedad de Ebstein. [W. Ebstein, médico alemán. 1836-1912.] Degeneración hialina y necrosis de las células epiteliales de los tubos renales, en la diabetes. ‖ — **lesion.** Lesión de E. De Armanni-Ehrlich. ‖ —**treatment.** Tratamiento de E. En la obesidad.

ebullition. Ebullición. Proceso de hervir.

eburnation. Eburnación. Conversión del hueso en una masa semejante al marfil. ‖ Osificación cartilaginosa.

eburneous. Ebúrneo. Semejante al marfil.

EBV. Abreviatura de *Epstein-Barr virus.*

écarteur. Retractor.

ecbolic. Ecbólico. (V. *oxytocic.*)

eccentric. Excéntrico. Situado fuera de un centro. ‖ Que procede de un centro.

eccentrochondrodysplasia. Eccentrocondrodisplasia. Enfermedad de Morquio.

eccphalosis. Eccefalosis. Craneotomía.

ecchondroma. Endroma. Tumor cartilaginoso, especialmente en costillas.

ecchondrosis. Econdrosis. Econdroma.

ecchondrotome. Econdrótomo. Instrumento para escindir el tejido cartilaginoso.

ecchordosis physaliphora. Encondrosis fisaliforme. Tumor de aspecto cartilaginoso en la base del cerebro o en la región sacrococcígea. Cordoma.

ecchymosis. Esquimosis. Extravasación sanguínea en el interior de los tejidos.

eccorotic. Ecoprótico. Catártico.

eccrine. Ecrino. Exocrino.

eccrinology. Ecrinología. Estudio de las secreciones y excrecciones.

eccrisis. Ecrisis. Excreción de los productos de desecho.

eccyesis. Ecciesis. Embarazo extrauterino.

ecdemic. Ecdémico. No endémico; enfermedades con origen lejano a su lugar de producción.

ecdysis. Ecdisis. Descamación, esfacelo.

ECF. Abreviatura de *extracellular fluid* y de *eosinophil chemotactic factor.*

ECF-A. Abreviatura de *eosinophil chemotactic factor of anaphilaxis.*

ECG. Abreviatura de *electrocardiogram.*

ecgonine. Ecgonina. Alcaloide derivado de la cocaína. F.: $C_9H_{15}NO_3$.

echidnin. Equidnina. Principios venenosos del veneno de las serpientes.

echidnovaccine. Equidnovacuna. Vacuna contra el veneno de la víbora.

echinococcosis. Equinococosis. Enfermedad hidatídica.

echinococcotomy. Equinococotomía. Evacuación de un quiste hidatídico.

echinococcus. Equinococo. Género de gusano que produce el quiste hidatídico en el hombre u otros animales.

echinophtalmia. Equinoftalmía. Inflamación de los párpados.

echinosis. Equinosis. Forma irregular de los hematíes.

echinostoma. *Echinostoma.* Género de gusanos trematodos parásitos.

echinulate. Equinulado. Que presenta pequeñas púas o espinas.

echo. Eco. Repetición de un sonido por reverberación.

echoacusia. Ecoacusia. Audición subjetiva de ecos después de sonidos normales.

echocardiograhpy. Ecocardiografía. Registro gráfico de los movimientos y posición cardiacos efectuado mediante ondas ultrasónicas.

echoencephalography. Ecoencefalografía. Procedimiento diagnóstico mediante ecos reflejados en las estructuras cerebrales.

echogenic. Ecogénico. Término empleado en ultrasonografía para indicar una estructura que produce ecos.

echographia. Ecografía. Estado de afasia.

echography. Ecografía. Ultrasonografía. Procedimiento diagnóstico que utiliza los ultrasonidos.

echokinesis. Ecoquinesis. (V. *echopraxia.*)

echolalia. Ecolalia. Repetición automática de las palabras.

echopathy. Ecopatía. Neurosis caracterizada por repetición absurada de palabras o actos.

echophony. Ecofonía. Eco percibido inmediatamente después de un sonido vocal en la auscultación torácica.

echophotony. Ecofotonía. Asociación de ciertos colores con ciertos sonidos.

echophraxia. Ecofrasia. (V. *echolalia.*)

echopraxia. Ecopraxia. Imitación involuntaria y pasmódica de movimientos.

echo-ranging. Término usado en ultrasonografía.

ECHO virus. Virus ECHO (*enteric cytopathic, human, orphan:* enteropático, humano y«huérfano») || **chovirus**—. Tipo de virus aislados en el hombre.

Ech's fistula. Fístula de Eck. [N. V. Eck, fisiólogo ruso, 1847-1908.] Anastomosis artificial entre la vena porta y la vena cava inferior.

Ecker's convolution. Circunvolución de Ecker. [A. Ecker, anatomista alemán, 1816-1887.] La más posterior de las circunvoluciones occipitales. || **sulcus.** Cisura de E. C. occipital anterior o transversal.

Ecker's fluid. Líquido de Ecker. [E. E. Ecker, bacteriólogo norteamericano, n. en1859.] Líquido utilizado en el recuento de plaquetas.

eclabium. Eclabio. Eversión del labio.

eclampsia. Eclampsia. Convulsiones y coma en la mujer puérpera. || **puerperal** —. E. puerperal. || **uremic** —. E. urémica.

eclampsism. Eclampsismo. Preeclampsia, generalmente sin convulsiones.

eclecticism. Eclecticismo. Elección de lo mejor de cada escuela.

eclysis. Síncope discreto.

ecmnesia. Ecmnesia. Olvido de lo presente y recuerdo de lo remoto.

ecochleation. Ecocleación. Extirpación de la cóclea.

ecogenetics. Ecogenética. Estudio de la relación entre los factores genéticos y la respuesta a los agentes del medio.

ecology. Ecología. Ciencia que estudia el modo de vivir de animales y plantas y sus relaciones ambientales.

ecomania. Ecomanía. Alteración mental caracterizada por mal humor con los familiares.

von Economo encephalitis. Enfermedad de von Economo, enfermedad del sueño europea, encefalitis epidérmica, encefalitis letárgica. [Constantin von Economo, barón de San Serff, 1876-1931, neurólogo austriaco, n. en Viena.] Encefalitis de causa desconocida, que se produjo de forma epidémica en la primera Guerra Mundial y después ha aparecido sólo de forma endémica. Se trata de una polioencefalitis del mesencéfalo y el cerebelo, también del hipotálamo que afecta la sustancia negra con la tríada de von Economo, fiebre, somnolencia y parálisis de los nervios craneales, como síntomas principales. Después de la curación da lugar a parkinsonismo postencefalítico.

economy. Economía. Ser organizado, en su conjunto.

ecostate. Sin costillas.

ecosystem. Ecosistema. Unión fundamental en ecología entre los organismos vivos y los no vivos.

écouvillon. Escobillón. Pequeña escoba para limpiar el interior de una sonda o cánula.

ECP. Abreviatura de *eosinophil cationic protein.*

ecphoria. Ecforia. Representación de un engrama.

ecphory. Ecforia. (V. *ecphoria.*)

ecphylaxis. Ecfilaxis. Impotencia de los anticuerpos sanguíneos.

écraseur. Instrumento para comprimir o aplastar.

ECS. Abreviatura de *electroconvulsive shock.*

ecsomatics. Ecsomático. Estudio de materias extraídas del cuerpo por métodos de laboratorio.

ecstasy. Extasis. Estado fijo de contemplación con exaltación mental.

ECT. Abreviatura de *electroconvulsive therapy.*

ectacolia. Ectacolia. Ectasia de una porción del colon.

ectal. Externo. Superficial.

ectasia. Ectasia. Dilatación, expansión o distensión de una parte u órgano.

ectental. Ectental. Relativo al ectodermo y endodermo.

ecterograph. Ecterógrafo. Aparato para registrar gráficamente el movimiento intestinal.

ectethmoid. Ectetmoides. Una de las masas laterales del etmoides.

ecthyma. Ectima. Forma ulcerativa del impétigo.

ecthymiform. Ectimiforme. Semejante al ectima.

ecthyreosis. Ectireosis. Ausencia de glándula tiroides o disminución de la función glandular.

ecto-. Ecto-. Prefijo que indica «fuera».

ectoantigen. Ectoantígeno. Antígeno formado en el ectoplasma de una bacteria o superficialmente adherido a la superficie bacteriana.

ectobiology. Ectobiología. Estudio de las propiedades y de la constitución bioquímica de la superficie celular y de sus enzimas específicas.

ectoblast. Ectoblasto. Ectodermo o epiblasto. ‖ Membrana celular.

ectocardia. Ectocardia. Posición anormal del corazón.

ectocinerea. Ectocinérea. Sustancia gris cortical del cerebro.

ectocolon. Ectocolon. Dilatación del colon.

ectocolostomy. Ectocolostomía. Formación quirúrgica de una abertura entre el colon y la pared abdominal.

ectocondyle. Ectocóndilo. Cóndilo externo del hueso.

ectocuneiform. Ectocuneiforme. Hueso cuneiforme externo.

ectocytic. Ectocítico. Extracelular.

ectoderm. Ectodermo. Hoja externa del blastodermo. Sin.: Ectoblasto, epiblasto.

ectodermal hereditary polydisplasia. Síndrome de Siemens (—Schäfer). Trastorno congénito y hereditario, androtropía, autosómico dominante de la piel, como parte del síndrome de paquioniquia. Presenta una hiperqueratosis folicular y queratosis palmoplantar, con hiperhidrosis, leucoqueratosis de la mucosa bucal, hipotricosis areata y trastornos de la visión y del desarrollo en general.

ectodermosis. Ectodermosis. Alteración producida por anormal desarrollo de los órganos derivados del ectodermo.

ectoentad. De fuera adentro.

ectoenzyme. Ectoenzima. Enzima extracelular.

ectogenous. Ectógeno. Exógeno. Originado en el exterior del cuerpo.

ectoglia. Ectoglia. Capa exterior del tubo primitivo medular embrionario.

ectogony. Ectogonía. Influencia ejercida sobre la madre por el embrión en desarrollo.

ectokelostomy. Ectoquelostomía. Desplazamiento de un saco herniario a través de la pared abdominal, mantenido abierto y con drenaje, antes de la intervención definitiva.

ectolecithal. Ectolecito. Huevo cuyo vitelo nutritivo ocupa la periferia al comienzo de la segmentación.

ectolysis. Ectólisis. Lisis del ectoplasma.

ectomere. Ectómetro. Blastómero que contribuye a la formación del ectodermo.

ectomorph. Ectomorfo. Con predominio de los tejidos derivados del ectoblasto, en asociación con el concepto de fragilidad estructural.

ectomy. Ectomía. Escisión de un órgano o parte.

ectonuclear. Ectonuclear. Fuera del núcleo celular.

ectopagus. Ectópago. Monstruo gemelo unido por el tórax.

ectoparasite. Ectoparásito. Parásito que vive en la superficie exterior del cuerpo.

ectopectoralis. Ectopectoral. Músculo pectoral mayor.

ectoperitonitis. Ectoperitonitis. Inflamación de la superficie exterior del peritoneo.

ectophyte. Ectófito. Parásito vegetal que vive en la parte exterior. Sin.: Epífito.

ectopia. Ectopia. Desplazamiento o malposición, especialmente congénita.

ectoplacenta. Ectoplacenta. Zona del ectodermo en que el huevo se suelda a la mucosa uterina.

ectoplasm. Ectoplasma. Capa exterior del citoplasma. Sin.: Ectoplasto, ectosarco, exoplasma.

ectoplast. Ectoplasto. Membrana celular.

ectoplastic. Ectoplástico. Con poder formativo en la superficie.

ectopotomy. Ectopotomía. Embriotomía en el embarazo ectópico.

ectopterygoid. Ectopterigoideo. Músculo pterigoideo externo.

ectosarc. Ectosarco. Membrana plasmática. Ectoplasma.

ectoscopy. Ectoscopia. Método diagnóstico basado en la observación de los movimientos abdominales.

ectosphenoid. Ectosfenoides. Hueso cuneiforme externo.

ectosphere. Ectosfera. Zona exterior de la centrosfera.

ectostosis. Ectostosis. Osificación desde fuera del pericondrio.

ectosuggestion. Ectosugestión. Sugestión originada desde fuera.

ectothrix. Ectótrix. Hongo tricófito.

ectotoxemia. Ectotoxemia. Toxemia producida por una sustancia introducida en el cuerpo desde fuera.

ectotrichophyton. *Ectotrichophyton*. Especie de hongo que invade el cuero cabelludo.

ectozoon. Ectozoo. Ectoparásito.

ectrodactylia. Ectrodactilia. Ausencia congénita, total o parcial, de uno o más dedos.

ectrogeny. Ectrogenia. Ausencia congénita de un órgano.

ectromelia. Ectromelia. Monstruosidad por falta o desarrollo defectuoso de uno o varios miembros.

ectromelus. Ectromelo. Monstruo caracterizado por la ausencia o desarrollo anormal de uno o varios miembros.

ectropion. Ectropión. Versión hacia fuera del borde del párpado inferior o de otra parte. ‖ **cervical —**.

Eversión del cuello uterino. || **cicatricial** —. E. cicatrizal. || **luxurians** —. E. sarcomatoso. Por engrosamiento de la conjuntiva. || **uveae** —. E. uveal.

ectrosis. Ectrosis. Aborto. || Tratamiento abortivo de la enfermedad.

ectrosyndactyly. Ectrosindactilia. Falta congénita de un dedo, con sindactilia de los restantes.

ectrotic. Ectrótico. Abortivo. || Método empleado para abortar una enfermedad.

ectypia. Ectipia. Desviación del tipo normal.

eczema. Eccema. Proceso inflamatorio agudo de la piel. || **contact** —. E. de contacto. || **impetiginous** —. E. impetiginoso. || **nummulare** —. E. numular. En forma de moneda.

eczematid. Eccemátide. Erupción eccematosa.

eczematogenic. Eccematógeno. Que produce eccema.

eczematoid. Eccematoide. Parecido al eccema.

ED. Abreviatura de *erythema dose* y *effective dose*.

ED$_{50}$. Abreviatura de *median effective dose*. De$_{50}$. Dosis de un fármaco qe produce respuesta todo o nada determinada en el 50% de los individuos. || Concentración de un fármaco que produce un 50% de respuesta máxima en un tejido con respuesta gradual.

Eddowes' syndrome. Síndrome de Eddowes. [A. Eddowes, médico inglés, 1850-1946.] Síndrome familiar caracterizado por fragilidad ósea y color azulado de las escleróticas.

Edehols' operation. Operación de Edbohls. [G. M. Edebohls, cirujano norteamericano, 1853-1908.] Descapsulación renal de la enfermedad de Bright. || **— position.** Posición de E. P. dorsal, con las piernas y muslos en flexión.

Edelmann's anemia. Anemia de Edelmann. [A. Edelmann, médico austriaco, 1885-1939.] Anemia infecciosa crónica.

edema. Edema. Presencia de cantidad anormalmente elevada de líquido en el espacio intercelular del cuerpo. || **alimentary** —. E. alimentario. || **blue** —. E. azul. En el histerismo. || **brain** —. E. cerebral. || **circumscribed** —. E. circunscrito. Antioneurótico. || **Quincke's**—. De Quincke. Angioneurótico de la piel. || **wandering** —. E. angioneurótico.

edematization. Edematización. Acción y efecto de producirse el edema.

edematogenic. Edematógeno. Que produce o causa edema.

edematous. Edematoso. Perteneciente a, o afectado por edema.

edentulate. Edentado. Sin dientes.

edentulous. Edentado. (V. *edentulate.)*

edge. Borde. Margen.

edge-strength. Resistencia ofrecida por un borde a una fuerza de fractura.

Edinger's nucleus. Núcleo de Edinger. [L. Edinger, neurólogo alemán, 1855-1918.] Masa gris debajo del acueducto de Silvio, origen de fibras nerviosas.

Edinger-Westphal nucleus. Núcleo de Edinger-Wesphal. [L. Edinger; C. F. O. Westphal, neuróло-

go alemán, 1833-1890.] Núcleo bulbar accesorio del tercer par craneal en el cuerpo anterior cuadrigémino.

edipism. Edipismo. Traumatismo ocular intencionado por parte del propio paciente.

Edlefsen's reagent test. Reactivo de Edlefsen. [G. J. J. F. Edlefsen, médico alemán, 1842-1910.] Solución de permanganato para detectar glucosuria.

EDR. Abreviatura de *effective direct radiation.*

Edsall's disease. Enfermedad de Edsall. [D. L. Edsall, médico norteamericano, 1869-1945.] Calambre producido por el calor.

eduction. Proceso de retorno al estado fisiológico normal, p. ej., en un anestesiado.

Edward's syndrome. Síndrome de Edward. Incluye: microftalmos, catarata, opacidad corneal, colobomas uveales, displasia retiniana, hipertelorismo, etc. Sin.: trisomía 18.

EEG. Abreviatura de *electroencephalogram.*

EFA. Abreviatura de *enhanving factor of ollergy* y de *essential fatty acids.*

effect. Efecto. Resultado de una acción. || **additive** —. E. de adición. Debido a la acción de uno o más agentes. || **Compton** —. E. de Compton. Cambio en la longitud de onda en la radiación profunda. || **Staub-Traugott** —. E. de Staub-Traugott. Una segunda dosis de dextrosa no aumenta la glucemia en un individuo normal.

effector. Efector. Organo que responde a estímulo.

effemination. Feminización. (V. *feminization.)*

efferent. Eferente. Centrífugo; que conduce desde un centro.

effervescent. Efervescente. Que desprende gas en el interior de un líquido.

effleurage. Forma de masaje en el sentido de la corriente venosa.

efflorescence. Eflorescencia. Erupción cutánea. || Lesión cutánea.

effluvium. Efluvio. Desprendimiento de partículas de un cuerpo. || Emanación, exhalación.

effluxion. Efluxión. Expulsión inadvertida del huevo en los primeros días del embarazo.

effraction. Efracción. Solución de continuidad.

effusion. Efusión. Escape de fluido a un tejido. Derrame. Exudado. Trasudado.

egagropilus. Egagrópilo (V. *trichobezoar.)*

egersis. Egersis.Insomnio.

egesta. Egesta. Materia excretada.

egg. Huevo. Gameto femenino. || Oocito.

Eggleston's method. Método de Eggleston.[C. Eggleston, médico norteamericano, 1884-1966.] Administración frecuente de grandes dosis de digital.

egilops. Egilopia. Ulceración en el ángulo interno del ojo.

ego. Ego. Parte central de la personalidad. Yo.

egobronchophony. Egobroncofonía. Alteración de la resonancia vocal en la pleuroneumonía.

egocentric. Egocéntrico. Persona en quien convergen las propias ideas.

egoism. Egoísmo. Autoventaja a expensas de los otros.

egomania. Egomanía. Egoísmo patológico.

egophony. Egofonía. (V. *aegophony.*)

ego-syntonic. Egosintónico. En armonía con el ego.

Ehlers-Danlos syndrome, hyperelastic skin. Síndrome de Ehlers-Danlos-Meekeren. [Edward Ehlers, 1863-1937, dermatólogo danés; Henri A. Danlos, 1844-1912, médico francés.] Fibrodisplasia elástica generalizada; mesenquimosis de carácter hereditario aotosómico dominante o recesivo, con típicas alteraciones de la piel y de las porciones blandas: cutis hiperlástica, labilidad anormal de la piel a las heridas, flacidez de cicatrices, hiperelasticidad de las articulaciones, hipotensión de la musculatura y osteoporosis, desprendimiento de retina, fragilidad vascular que da lugar a hemorragias, etc. A menudo se presenta mezclada con otras malformaciones. Histológicamente se observa una ramificación defectuosa de las redes rígidas de fibras de colágeno, formación defectuosa de la lámina elástica y cavidades císticas.

Ehrenritter's ganglion. Ganglio de Ehrenritter. [J. Ehrenritter, anatomista austriaco, n. en 1790.] Ganglio yugular.

Ehret's disease. Enfermedad de Ehret. [H. Ehret, médico alemán, n. en 1870.] Parálisis de los músculos peroneos, con contracción de los antagonistas.

Ehrlich's reaction. Reacción de Ehrlich. [P. Ehrlich, bacteriólogo alemán, 1854-1915.] En la orina de ciertos enfermos febriles (sobre todo en la tifoidea), aparición de color rojo. ‖ — **theory.** Teoría de E. Existencia de una afinidad química específica entre las células vivas específicas y las sustancias químicas específicas. ‖ — **solution.** Solución de E. A. base de un color de anilina básico en aceite de anilina y agua. ‖ Es el padre de la quimioterpia moderna. Gracias a sus investigaciones se han conseguido medicamentos específicos para acabar con bacterias concretas.

Ehrlich-Hata preparation. Preparación de Ehrlich-Hata. [P. Ehrlich; S. Hata, médico japonés, 1872-1938.] Salvarsán.

EIA. Abreviatura de *enzyme immunoassay.*

Eichhorst's atrophy. Atrofia de Eichhorst. [H. L. Eichhorst, médico suizo, 1849-1921.] Atrofia muscular progresiva. ‖ — **corpuscles.** Corpúsculos de E. Variedad de microcitos en la sangre de pacientes con anemia perniciosa. ‖ — **neuritis.** Neuritis de E. N. en la que las lesiones de las vainas nerviosas afectan el tejido intesticial de los músculos inervados por los nervios afectados.

Eichtedt's disease. Enfermedad de Eichstedt. [K. F. Eichstedt, médico alemán, 1816-1892.] Pitiriasis versicolor.

eiconometer. Eiconómetro. Instrumento empleado para el examen de la aniseicomía.

eicosanoids. Eiconsanoides. Derivados del ácido araquidónico.

eidetic. Eideísmo. Facultad de evocar la imagen visual de un objeto.

eidogen. Eidógeno. Sustancia capaz de modificar la forma de un órgano embrionario.

eidoptometry. Eidoptometría. Medición de la agudeza visual para la percepción de formas.

Eijkman's test. Reacción de Eijkman. [Ch. Eijkman, fisiólogo holandés, 1858-1930.] Prueba para determinar el fenol ‖ Consiguió descubrir y aislar la vitamina B en las cortezas del arroz y otros cereales por lo que se pudo combatir eficazmente la enfermedad del beriberi. Le fue concedido el Premio Nobel en 1929.

eikonometer. Eiconómetro. (V. *eiconometer.*)

eiloid. Eiloide. En forma de espiral.

eimeria. *Eimeria.* [G. H. Th. Eimer, zoólogo alemán, 1843-1898.] Género de esporozoos.

Einthoven's galvanometer. Galvanómetro de Einthoven. [W. Einthoven, fisiólogo holandés, 1860-1927.] Para medir corrientes eléctricas por sus efectos magnéticos. ‖ — **triangle.** Triángulo de E. En las derivaciones electrocardiográficas I, II y III.

eisanthema. Eisantema. Enantema.

Eisenmenger's complex. Complejo de Eisenmenger. [V. Eisenmenger, médico alemán, 1864-1932.] Asociación de comunicación interventricular con dilatación de la arteria pulmonar y ectopia de la aorta.

eisodic. Eisódico. Aferente o centrípeto.

Eitelberg's test. Prueba de Eitelberg. [A. Eitelberg, médico austriaco, n. en 1847.] Con el diapasón, en la sordera.

ejaculation. Eyaculación. Emisión súbita, p. ej., de semen.

ejaculator. Eyaculador. Que conduce a la eyaculación.

ejecta. Eyección. Material de excremento.

ejection. Eyección. Acto de eyectar.

EKG. Abreviatura de *electrocardiogram.*

ekiri. Alteración cerebral aguda y cardiovascular en niños con shigelosis en Japón.

elaborate. Complicado.

elaboration. Elaboración. Proceso de producir materiales complejos a partir de otros simples. ‖ Término utilizado en psiquiatría.

elacine. Elacina. Tejido elástico degenerado.

elaeometer. Elayómetro. Instrumento para determinar el porcentaje de aceite en una mezcla.

elaiopathy. Eleopatía. Edema graso difuso.

elastase. Elastasa. Enzima que cataliza la digestión del tejido elástico.

elastic. Elástico. Capaz de ejercer una comprensión continua. ‖ Capaz de recobrar la forma original.

elasticity. Elasticidad. Cualidad de ser elástico.

elastin. Elastina. Escleroproteína amarilla presente en las fibras del tejido conjuntivo.

elastogel. Elastogel. Gel que posee gran elasticidad.

elastoid. Elastoide. Sustancia formada por degeneración hialina de la lámina elástica interna de los vasos sanguíneos.

elastolysis. Elastólisis. Digestión del tejido o sustancia elásticos.

elastoma. Elastoma. Tumor formado por hiperplasia de tejido elástico.

elastometer. Elastómetro. Instrumento para determinar la elasticidad de los tejidos.

elastopathy. Elastopatía. Alteración del tejido elástico.

elastorrhexis. Elastorrexis. Rotura de las fibras que componen el tejido elástico.

elastose. Elastosa. Albumosa formada por tratamiento de elastina con fermentos, ácidos o álcalis.

elastosis. Elastosis. Degeneración del tejido elástico.

elation. Elación. Excitación emocional.

elbow. Codo. Angulo del brazo.

Eldridge-Berlin-Money-McKusic syndrome. Síndrome de Eldridge. [Roswell Eldridge, genetista norteamericano.] Síndrome de Strasburger-Hawkins-Eldridge. ‖ Síndrome de Eldridge-Berlín-Money-McKusick; sordera bilateral, congénita y hereditaria del oido interno, con miopía, retraso, en el desarrollo del lenguaje y ligero autismo.

Electra complex. Complejo de Electra. Antagonismo hacia el progenitor del mismo sexo y amor hacia el de sexo opuesto.

electro-. Electro-. Prefijo que se refiere a «electricidad».

electroacupuncture. Electroacupuntura. Acupuntura en la cual las agujas son estimuladas eléctricamente.

electroanalgesia. Electroanalgesia. Reducción del dolor por estimulación eléctrica de los nervios periféricos.

electrobasograph. Electrobasógrafo. Aparato eléctrico par registrar la marcha.

electrobiology. Electrobiología. Estudio de los fenómenos eléctricos en el ser vivo.

electrobioscopy. Electrobioscopia. Determinación de la presencia o ausencia de vida por medio de la corriente eléctrica.

electrocardiogram. Electrocardiograma. Trazado óptico de las variaciones eléctricas de potencial producidas en la excitación del músculo cardiaco.

electrocardiograph. Electrocardiógrafo. Instrumento para realizar la electrocardiografía.

electrocardiography. Electrocardiografía. Registro óptico de las variaciones eléctricas de potencial causadas por la actividad eléctrica del corazón.

electrocatalysis. Electrocatálisis. Efectos catalíticos producidos por la electricidad en los procesos orgánicos.

electrocautery. Electrocauterio. Aparato para cauterizar tejidos.

electrochemistry. Electroquímica. Estudio de los cambios químicos producidos por la acción de la electricidad.

electrocoagulation. Electrocoagulación. Coagulación por medio de una corriente de alta frecuencia.

electrocontractility. Electrocontractilidad. Contractilidad producida como respuesta a la estimulación eléctrica.

electrocution. Electrocución. Muerte real o aparente por descarga eléctrica sobre el cuerpo.

electrode. Electrodo. Polo de una pila eléctrica. ‖ **active** —. E. activo. ‖ **depolarizing** —. E. depolarizante. ‖ **exciting** —. E. activo. ‖ **silent** —. E. indiferente.

electrodiagnosis. Utilización de la electricidad para el diagnóstico.

electrodiaphany. Diafanoscopia. (V. *diaphanoscopy.*)

electroencephalogram. Electroencefalograma. Trazado gráfico obtenido por aplicación de electrodos en el cráneo.

electroencephalography. Electroencefalografía. Método de registro de los fenómenos eléctricos que se producen en el cerebro.

electrography. Electrografía. Registro gráfico de las contracciones musculares de un órgano.

electrohemostasis. Electrohemostasis. Hemostasia conseguida por medios eléctricos.

electroinmunodiffusion. Electroinmunodifusión. Inmunodifusión acelerada mediante la aplicación de una corriente eléctrica.

electrolepsy. Electrolepsia. Corea eléctrico.

electrolithotrity. Electrolitotricia. Desintegración de cálculos mediante la aplicación de una corriente eléctrica.

electrolysis. Electrólisis. Descomposición producida por una corriente galvánica eléctrica.

electrolyte. Electrólito. Elemento que puede ser descompuesto por electrólisis.

electromagnetism. Electromagnetismo. Magnetismo producido por una corriente eléctrica.

electromanometer. Electromanómetro. Instrumento para medir la presión de gases o líquidos mediante medios electrónicos.

electrometer. Electrómetro. Instrumento para medir diferencias de potencial eléctrico.

electromyography. Electromiografía. Registro gráfico de las corrientes eléctricas producidas como reacción del músculo al estímulo eléctrico.

electron. Electrón. Unidad de electricidad negativa.

electronarcosis. Electronarcosis. Narcosis producida por aplicación de corriente eléctrica.

electronegative. Electronegativo. Que tiene carga eléctrica negativa.

electroneurography. Electroneurografía. Medida de la velocidad de conducción y latencia de los nervios periféricos.

electroneurolysis. Electroneurolisis. Neurólisis por medio de una aguja eléctrica.

electronic. Electrónica. Ciencia o estudio de los electrones.

electropathology. Electropatología. Estudio de los efectos patológicos de la electricidad.

electrophoresis. Electroforesis. Desplazamiento de partículas en suspensión cargadas por la influencia de una corriente eléctrica.

electrophorus. Electróforo. Instrumento para obtener electricidad estática mediante inducción.

electrophysiology. Electrofisiología. Ciencia que estudia las relaciones de la fisiología con la electricidad.

electropyrexia. Electropirexia. Pirexia provocada por medio de la electricidad.

electroretinography. Electrorretinografía. Registro de los cambios eléctricos de potencial en la retina después de estímulos luminosos.

electroscope. Electroscopio. Instrumento para determinar la existencia de electricidad estática.

electroshock. Electrochoque. Choque producido por la aplicación de corriente eléctrica en el cerebro.

electrosol. Electrosol. Metal coloidal.

electrostatic. Electrostático. Relativo a la electricidad estática.

electrosurgery. Electrocirugía. Utilización quirúrgica de corrientes eléctricas.

electrotaxis. Electrotaxis. Movimiento de organismos o células por la corriente eléctrica.

electrotherapy. Electroterapia. Tratamiento por medio de la electricidad.

electrotherm. Electrotermia. Producción de calor por la electricidad.

electrotome. Electrótomo. Electrodo para la sección diatérmica de los tejidos.

electrotonus. Electrotono. Estado de un nervio o músculo sometido al paso de una corriente eléctrica constante.

electrotrephine. Electrotrépano. Trépano que actúa mediante acción de la electricidad.

electropism. Electropismo. Electrotaxis. Atracción o repulsión de los estímulos eléctricos sobre el organismo.

electrovagogram. Electrovagograma. Vagograma obtenido eléctricamente.

electroversión. Electroversión. Terminación eléctrica de una disritmia cardiaca.

electuary. Electuario. Mediación que tiene como base miel o jarabe.

eleidin. Eleidina. Sustancia oleosa del estrato lúcido de la epidermis. Sin.: Proqueratógeno, queratohialina.

element. Elemento. Una de las partes constituyentes de una cosa.

elementary. Elemental. No divisible en partes o componentes.

eleoma. Eleoma. Tumor producido por la inyección de aceite dentro de los tejidos.

elephantiasis. Elefantiasis. Enfermedad producida por obstrucción de linfáticos en ciertos tipos de filariasis.

elevation. Elevación. Protuberancia, eminencia.

elevator. Elevador. Instrumento quirúrgico utilizado para elevar tejidos. || **Cryer's** —. E. de Cryer. Instrumento para extraer raíces dentarias.

elimination. Eliminación. Expulsión de productos de desecho, principalmente.

elinguation. Elinguación. Ablación de la lengua.

elinin. Elinina. Fracción lipoproteica del glóbulo rojo que contiene los factores Rh, A y B.

ELISA. Abreviatura de *enzyme linked immunospecific assay enzimoinmunoanálisis.*

elixir. Elixir. Licor que contiene sustancias medicinales disueltas en alcohol, éter, etc.

Elliot's operation. Operación de Elliot. [R. H. Elliot, cirujano inglés,1864-1936.] Trepanación corneoescleral en el glaucoma crónico.

Elliot's position. Posición de Elliot. [J. W. Elliot, cirujano norteamericano, 1852-1925.] Posición dorsal con un soporte debajo, a nivel de las costillas.

Elliot's sign. Signo de Elliot. [G. T. Elliot, dermatólogo norteamericano, 1851-1935.] Induración del borde en una lesión cutánea sifilítica.

ellipsis. Elipsis. En psiquiatría, omisión de palabras o ideas en el curso del psicoanálisis.

ellipsoid. Elipsoide. Cuerpo lenticular entre los artículos interno y externo de los bastoncillos retinianos.

elliptocyte. Eliptocito. Eritrocito elíptico.

elliptocytosis. Eliptocitosis, síndrome de Dresbach. Aparición de eliptocitos en la sangre como un carácter herditario dominante. Por lo general se presenta como una alteración de la forma eritrocitaria sin importancia clínica, hasta el 10% se considera normal, mientras que en los portadores homocigotos, a partir del 30% de células de este tipo, puede presentarse anemia hemolítica.

Ellis' line. Línea de Ellis. [C. Ellis, médico norteamericano, 1826-1883.] Línea que indica el límite alto de los derrames pleurales. || — **sign.** Signo de E. Línea de E.

elongation. Elongación. Alongamiento. (V. *allongement.*)

Elsberg's solution. Solución de Elsberg. [Ch. A. Elsberg, cirujano norteamericano, 1871-1948.] Solución de yodina al 20 por 100 en alcohol y éter.

Elsner's asthma. Asma de Elsner. [Ch. F. Elsner, médico alemán, 1749-1820.] Angina de pecho.

Elsner's medium. Cultivo de Elsner. [M. Elsner, histólogo alemán, 1861-1935.] Medio de cultivo constituido por patata y gelatina.

eluate. Eluato. Producto obtenido por elución.

elution. Elución. Liberación de una sustancia del medio que la ha absorbido.

elutriation. Elutriación. Separación de las partículas más finas de una sustancia que se ha pulverizado y mezclado con agua.

Ely's test. Prueba de Ely. [L. W. Ely, cirujano norteamericano, 1868-1944.] Flexión de pierna sobre el muslo en posición prona en afecciones sacroiliacas.

elytro-. Elitro-. Prefijo que indica «vagina», «estuche».

elytritis. Elitritis. Inflamación de la vagina. Colpitis.

elytrocele. Elitrocele. Hernia vaginal. Colpocele.

elytroclasia. Elitroclasia. Rotura vaginal.

elytrocleisis. Elitrocleisis. Oclusión de la vagina. Sin.: Elitroclisia.

elytroplasty. Elitroplastia. Intervención plástica sobre la vagina.

elytroptosis. Elitroptosis. Prolapso vaginal.

elytrorrhaphy. Elitrorrafia. Colporrafia.

elytrotomy. Elitrotomía. Colpotomía.

Elzholz's bodies. Cuerpos de Elzholz. [A. Elzoholz,

E

alienista austriaco, 1863-1925.] Cuerpos en las fibras nerviosas medulares degeneradas. || — **mixture.** Mixtura de E. Solución de eosina en glicerina y agua.

Em. Abreviatura de *emmetropia.*

emaciation. Emaciación. Adelgazamiento extremo.

emanation. Emanación. Efluvio, radiación.

emancipation. Emancipación. Establecmiento de autonomía local en un embrión en vías de desarrollo.

emasculation. Emasculación. Castración.

embalming. Embalsamamiento. Conservación de los cuerpos muertos.

embarrass. Obstruir. Impedir una función.

embedding. Fijación de un tejido en un medio firme.

embolectomy. Embolectomía. Extracción de un émbolo de un vaso.

embolism. Embolismo. Embolia. Obstrucción de un vaso producida por un cuerpo presente en la sangre. || **air** —. E. aérea. || **bacillary** —. E. bacilar. || **infective** —. E. infecciosa. || **tumor**—. E. tumoral.

embolization. Embolización. Introducción terapéutica de una sustancia en el interior de un vaso, con objeto de ocluirlo.

embololalia. Embololalia. Interpolación en el lenguaje de palabras sin ningún significado.

embolus. Embolo. Coágulo o cuerpo extraño que obstruye o dificulta la circulación sanguínea.

emboly. Embolia. (V. *embolism.*)

embrocation. Embrocación. Aplicación de medicamento líquido sobre la superficie del cuerpo.

embryectomy. Embriectomía. Extirpación del embrión en el embarazo extrauterino.

embryo. Embrión. Producto de la concepción.

embryocardia. Embriocardia. Ritmo cardiaco semejante al del feto.

embryoctony. Embrioctonía. Destrucción artificial del feto en vías de desarrollo.

embryogenesis. Embriogénesis. Desarrollo de órganos embrionarios.

embryography. Embriografía. Tratado o descripción del embrión.

embryology. Embriología. Ciencia que estudia el desarrollo del organismo a partir del óvulo.

embryoma. Embrioma. Tumor formado por elementos embrionarios.

embryomorphous. Embriomorfo. Semejante a un embrión.

embryonization. Embrionización. Regresión de un órgano o tejido a su forma embrionaria.

embryopathia. Embriopatía. Alteración resultante de un desarrollo embrionario anormal.

embryopathy. Embriopatía. (V. *embryopathia.*)

embryoscope. Embrioscopio. Instrumento para observar el desarrollo del embrión.

embryotocia. Embriotocia. Aborto.

embryotome. Embriótomo. Instrumento para practicar la embriotomía.

embryotomy. Embriotomía. Desmembramiento del feto en el útero o vagina, para facilitar su extracción.

embryotoxon. Embriotoxon. Opacidad congénita del borde de la córnea. *Arcus juvenalis.*

embryothrophy. Embriotrofía. Nutrición del embrión.

embryulcia. Embriulcia. Extracción artificial del feto.

emedullate. Extracción de la médula.

emergency. Emergencia. Lugar por donde emerge un nervio, p. ej. || Necesidad urgente.

Emery-Guthrie syndrome. Síndrome de Emery-Guthrie. Síndrome adrenogenital causado por andrógenos procedentes de un tumor androgenoactivo de la corteza suprarrenal.

emesis. Emesis. Vómito. || — **gravidarum.** V. del embarazo.

emetatrophia. Emetatrofia. Decaimiento debido a la persistencia de los vómitos.

emetic. Emético. Que causa o produce vómito.

emeticology. Emeticología. Tratado sobre los eméticos.

emetine. Emetina. Alcaloide de la raíz de ipecacuana. Empleado como expectorante. F.: $C_{29}H_{40}N_2O_4$.

emetocathartic. Emetocatártico. Emético y catártico a la vez.

emf. Abreviatura de *electromotive force* y de *erythrocyte maturation factor.*

emg. Abreviatura de *electromyogram.*

emigration. Emigración. Diapédesis.

eminence. Eminencia. Protuberancia sobre una superfice. || **antithenar** —. E. antitenar. Borde de la palma opuesta al pulgar. || **canine** —. E. canina. || **nasal** —. E. nasal.

emissary. Emisario. Conducto aferente. || Vena emisaria o de Santorini.

emission. Emisión. Expulsión, descarga.

EMIT. Abreviatura de *enzyme multiple immunoassay technique.*

emmenagogue. Emenagogo. Que estimula el flujo menstrual.

emmenia. Menstruación.

emmeniopathy. Emenopatía. Trastorno de la menstrución.

emmenology. Emenología. Tratado sobre la menstruación y sus trastornos.

Emmet's operation. Operación de Emmet. [Th. A. Emmet, ginecólogo norteamericano, 1828-1919.] Traquelorrafía.

emmetrope. Emétrope. Persona u ojo que presentan emetropía.

emmetropia. Emetropía. Refracción normal en el ojo.

emollient. Emoliente. Relajante de zonas inflamadas.

emotion. Emoción. Estado de excitación mental.

emotional. Emocional. Relativo a la emoción.

emotive. Emotivo. Caracterizado por la emoción.

emotivity. Emotividad. Capacidad para sentir emoción.

empathy. Empatía. Grado de relación con las personas y el ambiente circundante.

emphrasis. Enfraxis. Obstrucción, infarto.

emphysatherapy. Enfisaterapia. Inyección de gas en un órgano o cavidad con finalidad terapéutica.

emphysema. Enfisema. Acumulación patológica de aire en tejidos u órganos. || **alveolar** —. E. alveolar. || **atrophic** —. E. atrófico. Senil. || **bulbous** —. E. bulboso. || **compensating** —. E. compensador. || **ectatic** —. E. vesicular. || **gangrenous** —. E. gangrenoso. || **lobar** —. E. lobar. || **localized** —. E. localizado. || **mediastinal** —. E. mediastínico. || **obstructive** —. E. obstructivo. || **pulmonary** —. E. pulmonar. || **subcutaneous** —. E. subcutáneo. || **traumatic**—. E. traumático.

emphysematous. Enfisematoso. Que tiene la naturaleza del enfisema.

empiricism. Empirismo. Sistema de la escuela de medicina empírica.

emplastrum. Emplasto. Preparación para uso externo.

emprosthotonos. Emprostótonos. Forma de espasmo tetánico que produce una actitud fetal.

emptysis. Emptisis. Expectoración. Si es de sangre, hemoptisis.

empyema. Empiema. Formación o derrame de pus en una cavidad existente.

empyesis. Empiesis. Acumulación de pus en la cámara anterior del ojo, p. ej. || Proceso caracterizado por la presencia de vesículas purulentas.

empyocele. Empiocele. Hernia purulenta.

epyreuma. Empireuma. Olor peculiar de la materia vegetal o animal sometida al fuego.

emul. Abreviatura de *emulsion*

emulgent. Emulgente. Que efectúa un proceso de purificación. || Arteria o vena renal.

emulsin. Emulsina. Enzima hidrosoluble que transforma la amigdalina y otros beta-glucósidos.

emulsion. Emulsión. Líquido que mantiene en su interior partículas en suspensión insolubles. || **Butschli's** —. E. de Butschli. Utilizada en microscopia. || **chylomicron** —. Quilomicrón. E. gruesa en sangre. || **Pusey's** —. E. de Pusey. E. antieccematosa.

emulsive. Emulsivo. Capaz de emulsionar una sustancia.

emulsoid. Emulsoide. Emulsión coloide.

emulsum. Emuntorio. Órgano o conducto excretor.

ENA. Abreviatura de *extractable nuclear antigen.*

enalapril. Inhibidor de la enzima convertasa de angiotensina usado como hipertensivo

enamel. Esmalte. Sustancia compacta, dura, que protege la dentina. Sin.: Sustancia adamantina.

enanthema. Enantema. Erupción en una superficie mucosa.

enanthrope. Enantrópico. Endógeno.

enantiobiosis. Enantiobiosis. Término opuesto a simbiosis.

enantiomorphous. Enantiomorfo. De forma semejante, pero antagónica.

enantiomorphism. Enantiomorfismo. Tipo especial de isomerismo óptico.

enantiopathia. Enantiopatía. Enfermedad antagónica o que cura otra.

enantiothamnus. *Enantiothamnus.* Género de hongos.

enarkyochrome. Enarquiocroma. Célula nerviosa que contiene una sustancia cromática en forma de red.

enarthritis. Enartritis. Inflamación de una enartrosis.

enarthrodial. Enartrodial. Enartrósico. Relativo a una enartrosis.

enarthrosis. Enartrosis. Diartrosis formada por una cabeza que encaja en una cavidad y se mueve en todos los sentidos.

en bloc. En bloque.

encanthis. Encantis. Excrecencia roja de la carúncula lagrimal; pliegue semilunar.

encapsulation. Encapsulación. Proceso de inclusión en una cápsula.

enceinte. Encinta. Preñada, embarazada.

encelialgia. Encelialgia. Dolor en una víscera abdominal.

enceliitis. Encelitis. Inflamación de un órgano abdominal.

encephalalgia. Encefalalgia. Dolor que afecta a la cabeza.

encephalotrophy. Encefalotrofía. Atrofia del cerebro.

encephalauxe. Encefalauxa. Hipertrofia del cerebro.

encephalemia. Encefalemia. Congestión del cerebro.

encephalic. Encefálico. Relativo al encéfalo.

encephaline. Encefalina. Opioide endógeno cerebral.

encephalitic. Encefalítico. Relativo o afectado por encefalitis.

encephalitis. Encefalitis. Inflamación del cerebro. || **acute necrotizing** —. E. aguda necrotizante. || **herpetic** —. E. herpética. || **lethargic** —. E. letárgica. || **Von Economo's** —. E. de Von Economo. Letárgica.

encephalo-. Encefalo-. Prefijo que indica relación con el cerebro.

encephalo-arteriography. Encefaloarteriografía. Combinación de encefalografía y arteriografía.

encephalo-ophthalmic syndrome, encephalo-ophthalmodysplasia, Reese-Blodi-Krause syndrome. Síndrome de Reese-Blodi-Krause. [Algeron B. Reese; Frederick D. Blodi; Arlington Krause, oftalmólogos nortamericanos de Nueva York.] Síndrome oculocerebral hereditario, con malformaciones que aparecen en ambos órganos y que también afectan numerosas zonas intestinales y del esqueleto. || Malformaciones de los ojos, entre otras, displasia de la retina, con reducción de la capacidad visual, llegando hasta la amaurosis, parálisis y trastornos psíquicos.

encephalocele. Encefalocele. Hernia del cerebro por traumatismo o congénita.

encephaloclastic. Encefaloclástico. Que presenta restos de una lesión destructiva del cerebro.

encephalocystocele. Encefalocistocele. Hernia del cerebro con una colección líquida que comunica con el ventrículo.

encephalodialysis. Encefalodiálisis. Reblandecimiento del cerebro. Sin.: Encefalomalacia.

encephalodysplasia. Encefalodisplasia. Anomalía congénita del cerebro.

encephalography. Encefalografía. Radiografía cerebral después de extraer el líquido cefalorraquídeo e inyectar aire u otro gas.

encephaloid. Encefaloide. Semejante al cerebro.

encephalolith. Encefalolito. Cálculo cerebral.

encephalology. Encefalología. Estudio del encéfalo, sus funciones y enfermedades.

encephaloma. Encefaloma. Tumor del encéfalo.

encephalomalacia. Encefalomalacia. Reblandecimiento cerebral.

encephalomeningitis. Encefalomeningitis. (V. *meningoencephalitis.*)

encephalomeningocele. Encefalomeningocele. (V. *meningoencephalocele.*)

encephalomeningopathy. Encefalomeningopatía. (V. *meningoencephalopathy.*)

encephalomere. Encefalómero. Segmento constitutivo del encéfalo embrionario.

encephalometer. Encefalómetro. Instrumento para medir el cráneo.

encephalomyelitis. Encefalomielitis. Inflamación del cerebro y de la médula. || **acute disseminated** —. E. aguda diseminada. || **equine** —. E. equina. || **experimental allergic** —. E. experimental alérgica. || **granulomatous** —. E. granulomatosa. || **toxoplasmic** —. E. toxoplásmica.

encephalomyelopathy. Encefalomielopatía. Enfermedad que afecta al encéfalo y la médula espinal.

encephalomyocarditis virus. Virus de la encefalomiocarditis.

encephalon. Encéfalo. Parte del sistema nervioso central contenida dentro del cráneo. || Cerebro.

encephalonarcosis. Encefalonarcosis. Estupor debido a enfermedad cerebral.

encephalopathy. Encefalopatía. Enfermedad del encéfalo. || **biliary** —. E. biliar. Kernicterus. || **hepatic** —. E. hepática. Coma hepático (encefalopatía portal). || **hypernatremic** —. E. hipertensiva. || **hypoglycemic** —. hipoglucémica.

encephalopsy. Encefalopsia. Estado en el que el paciente asocia ciertos colores con determinadas palabras.

encephalopyosis. Encefalopiosis. Supuración o absceso cerebral.

encephalorrhagia. Encefalorragia. Hemorragia en el encéfalo.

encephalosclerosis. Encefalosclerosis. Esclerosis cerebral.

encephaloscopy. Encefaloscopia. Inspección del cerebro.

encephalosepsis. Encefalosepsis. Infección del tejido cerebral.

encephalosis. Encefalosis. Encefalopatía orgánica de carácter degenerativo.

encephalospinal. Encefalospinal. Relativo al encéfalo y a la médula espinal.

encephalothlipsis. Encefalotlipsis. Compresión del encéfalo.

encephalotomy. Encefalotomía. Destrucción de la cabeza del feto para facilitar su salida. || Disección del cerebro.

encheiresis. Enquiresis. Maniobra, procedimiento.

enchondroma. Encondroma. Tumor cartilaginoso que se desarrolla en el interior de un hueso.

enchondrosis. Encondrosis. (V. *enchondroma.*)

enchylema. Enquilema. Sin.: Hialoplasma, citolinfa.

enchyma. Enquima. Sustancia formada por la absorción de materiales nutritivos.

enclitic. Enclítico. Que se presenta oblicuamente.

enconding. Codificación. || **frequency** —. C. de frecuencia || **phase.** —. C. de fase.

encolpism. Encolpismo. Medicación administrada por vía vaginal.

encopresis. Encopresis. Incontinencia de heces.

encyesis. Enciesis. Embarazo uterino normal.

encysted. Enquistado. Encerrado en un saco.

encystment. Enquistamiento. Proceso de ser enquistado.

endamoeba. *Entameba.* Género de amebas.

endangiitis. Endangeítis. Inflamación del endangio.

endangium. Endangio. Túnica interna de un vaso sanguíneo.

endaortic. Endaórtico. Perteneciente al interior de la aorta.

endaortitis. Endaortitis. Inflamación de la túnica interna de la aorta.

endarterectomy. Endarterectomía. Extirpación de la túnica interna de una arteria.

endarteritis. Endarteritis. Inflamación de la túnica interna de las arterias. || — **obliterans.** E. obliterante. || — **proliferans.** E. proliferativa.

end-bud. Cuerpo ovoide o esferoideo localizado en la terminación de la fibra nerviosa.

endemia. Endemia. Enfermedad endémica.

endemic. Endémico. Presente en una comunidad en épocas fijas.

endemiology. Endemiología. Estudio de los factores que condicionan la presencia de enfermedades endémicas.

endergic. Endérgico. Reacción con liberación de energía.

endergonic. Endergónico. Reacción química que absorbe energía.

enderon. Enderon. Parte profunda de la piel o mucosa.

Enders, John. [Microbiólogo norteamericano, 1897-1985.]. Estudia sobre los virus, atenuando su virulencia, puede ser utilizado para inmunizar al paciente. Gracias a sus investigaciones se consigue desarrollar una vacuna inactivada para la poliomelitis (vacuna de Salk). En 1954, recibe el Premio Nobel y consigue aislar el virus del sarampión.

ending. Terminación o final.

end-nuclei. Núcleo terminal.

endo-, end-. Endo-. Prefijo que indica «dentro».

Endo's medium. Medio de Endo. [S. Endo, médico japonés, 1870-1937.] Medio de cultivo formado por agar lactosa con hidróxido de sodio, fenolftaleína, fucsina y sulfito de sodio.

endoabdominal. Endoabdominal. Relativo al interior del abdomen.

endoaneurysmorrhaphy. Endoaneurismorrafia,

Abertura del saco aneurísmatico y oclusión de los orificios internos por sutura.

endoantitoxin. Endoantitoxina. Antitoxina contenida dentro de la célula que la elabora.

endoappendicitis. Endoapendicitis. Inflamación de la mucosa del apéndice vermiforme.

endoauscultation. Endoauscultación. Auscultación del corazón y órganos torácicos por medios de una sonda intraesofágica.

endobacillary. Endobacilar. Contenido dentro de un bacilo.

endobiotic. Endobiosis. Vida parasitaria en el interior de un organismo.

endoblast. Endoblasto. Capa interna del blastodermo primitivo.

endocarditis. Endocarditis. Alteraciones exudativas y profiliferativas del endocardio. || **atypical verrucous** —. E. atípica verrugosa. || **bacterial** —. E. bacteriana. || — **chordalis.** E. cordal. || **fungal** —. E. micótica. || **chronic** —.E. crónica. || **infective** —. E. infecciosa. || **septic** —. E. séptica. Maligna. || **valvular** —. E. valvular.

endocardium. Endocardio. Membrana endotelial que tapiza el interior de las cavidades cardiacas.

endoceliar. Endoceliaco. Que ocurre dentro de una cavidad del cuerpo.

endocellular. Endocelular. Intracelular.

endocervical. Endocervical. Relativo al interior del cuello uterino.

endocervicitis. Endocervicitis. Inflamación de la mucosa del cuello uterino.

endochondral. Endocondral. Que se desarrolla dentro del cartílago.

endochorion. Endocorion. Capa interna del corion.

endocolitis. Endocolitis. Inflamación de la membrana del colon.

endocorpusucular. Endocorpuscular. Situado dentro del corpúsculo.

endocranial. Endocraneal. Situado dentro del cráneo. Intracraneal.

endocranitis. Endocranitis. Inflamación del endocráneo.

endocranium. Endocráneo. Superficie interior del cáneo. Duramadre encefálica.

endocrinasthenia. Endocrinastenia. Agotamiento hormonal que produce psiconeurosis.

endocrine. Endocrino. De secreción interna.

endocrinology. Endocrinología. Estudio de las glándulas de secreción interna.

endocrinopathy. Endocrinopatía. Enfermedad por alteración del sistema endocrino.

endocrinosis. Endocrinosis. Disfunción de las glándulas endocrinas.

endocrinotherapy. Endocrinoterapia. Tratamiento por administración de preparaciones endocrinas.

endocrinous. Endocrino. (V. *endocrine.*)

endocyst. Endoquiste. Membrana embrionaria del quiste hidatidico.

endocystitis. Endocistitis. Inflamación de la mucosa de una vejiga, especialmente la urinaria.

endocyte. Endocito. Inclusión celular.

endocytosis. Endocitosis. Proceso por el cual un material extraño a la célula es incorporado en su citoplasma. El proceso consiste en pinocitosis y fagocitosis.

endoderm. Endodermo. Entoblasto. Entodermo.

endodermophyton. *Endodermophyton.* Género de hongos parásitos muy semejantes al *Trychophyton.*

endodiascopy. Endodiascopia. Examen radioscópico de una cavidad corporal.

endodontics. Endodoncia. Rama que estudia la etiología, prevención, diagnosis y tratamiento de enfermedades que afectan al diente, raíz y tejido periapical.

endodontitis. Endodontitis. Inflamación de la pulpa de su diente.

endodontology. Endodoncia. (V. *endodontics.*)

endoectothrix. *Endoectotrix.* Hongo parásito que produce esporas en el interior y exterior de los pelos.

endoenteritis. Endoenteritis. Inflamación de la mucosa del intestino.

endoenzyme. Endoenzima. Enzima intracelular.

endoergic. Endérgico. Caracterizado por la absorción de energía libre.

endoexoteric. Endoexotérico. Que resulta de ciertas causas internas del cuerpo.

endogamy. Endogamia. Fecundación por la unión de células con el mismo origen. || Matrimonio entre personas de la misma comunidad.

endogastric. Endográstrico. Relativo al interior del estómago.

endogastritis. Endogastritis. Inflamación de la mucosa del estómago.

endogenous. Endógeno. Originado dentro del organismo.

endoglobular. Endoglobular. Situado dentro de los glóbulos sanguíneos.

endognathion. Endogantio. Segmento interno del hueso incisivo.

endointoxication. Endointoxicación. Intoxicación interna.

endolabyrinthitis. Endolaberintitis. Inflamación del laberinto membranoso.

endolaryngeal. Endolaríngeo. Situado o que se produce en el interior de la laringe.

endolarynx. Endolaringe. Interior de la cavidad laríngea.

endolimax. *Endolimax.* Género de ameba. || — **Nana.** *Nana.* Comensal común del intestino humano.

endolymph. Endolinfa. Líquido contenido en el laberinto membranoso del oído.

endolysin. Endolisina. Sustancia bactericida celular.

endolysis. Endólisis. Destrucción del citoplasma celular.

endometrectomy. Endometrectomía. Raspado uterino.

endometrioma. Endometrioma. Tumor que contiene tejido endometrial.

endometriosis. Endometriosis. Presencia de tejido

E

endometrial en localizaciones diversas. Sin.: Adenomyosis.

endometritis. Endometritis. Inflamación de la mucosa uterina.

endometrium. Endometrio. Membrana mucosa de la cavidad uterina.

endometry. Endometría. Medida de la capacidad de una cavidad.

endomixis. Endomixis. Desintegración y reorganización del núcleo en los organismos protozoarios, que a veces suple a la conjugación.

endomorphy. Endomorfia. Tipo de constitución en el que predominan los tejidos derivados del endodermo.

endomyces. *Endomyces.* Género de hongos ascomicetos del micelio segmentado.

endomyocarditis. Endomiocarditis. Inflamación del endocardio y del miocardio.

endomysium. Endomisio. Perimisio interno.

endonasal. Endonasal. Situado en el interior de la nariz.

endoneural. Endoneural. Situado dentro del nervio.

endoneuritis. Endoneuritis. Inflamación del endoneurio.

endoneurium. Endoneurio. Endoneuro. Tejido conectivo intersticial en el nervio periférico.

endonuclear. Endonuclear. En el interior del núcleo celular.

endoparasite. Endoparásito. Parásito que vive dentro del huésped.

endopelvic. Endopélvico. Situado dentro de la pelvis.

endoperiarteritis. Endoperiarteritis. Endarteritis y periarteritis.

endopericardial. Endopericárdico. Relativo al endocardio y al pericardio.

endopericarditis. Endopericarditis. Inflamación que afecta al endocardio y al pericardio.

endoperitoneal. Endoperitoncal. Situado en el interior del peritoneo.

endophasia. Endofasia. Reproducción interior de voces.

endophlebitis. Endoflebitis. Inflamación de la íntima venosa. || **— hepatica obliterans.** Síndrome de Budd-Chiari. || **proliferative —.** E. proliferativa. Flebosclerosis.

endophthalmitis. Endoftalmía. Inflamación de los tejidos internos del ojo.

endophyte. Endófito. Organismo parásito que se desarrolla dentro de un animal o planta.

endoplasm. Endoplasma. Porción central del citoplasma celular.

endoplast. Endoplasto. Núcleo de una célula.

endoradiography. Endorradiografía. Visualización radiográfica de los órganos internos, utilizando medios de contraste.

end-organ. Organo terminal.

endorhinitis. Endorrinitis. Inflamación de la mucosa de las fosas nasales.

endorphin. Endorfina. Grupo de sustancias cerebrales endógenas mediadoras.

endorphine. Endorfina. Opioide endógeno. Se habla de su posible relación con enfermedades psíquicas.

endosalpingitis. Endosalpingitis. Inflamación de la mucosa de la trompa de Falopio.

endosalpinx. Endosalpinge. Mucosa de la trompa de Falopio.

endosarc. Endosarco. (V. *endoplasm.*)

endoscope. Endoscopio. Instrumento utilizado para realizar endoscopia.

endoscopy. Endoscopia. Inspección directa de una cavidad o conducto por medio del endoscopio.

endosecretory. Endosecretor. Endocrino.

endosepsis. Endosepsis. Septicemia originada dentro del propio organismo.

endoskeleton. Endosqueleto. Esqueleto óseo de los vertebrados superiores.

endosmometer. Endosmómetro. Instrumento para determinar el grado y extensión de la endósmosis y los fenómenos osmóticos.

endosmosis. Endósmosis. Corriente que va de fuera adentro, en la ósmosis.

endosome. Endosoma. Sustancia que llena el cuerpo de una célula.

endospore. Endospora. Espora formada en el interior del esporangio.

endosteitis. Endosteítis. Inflamación del endostio.

endosteoma. Endosteoma. Tumor en la cavidad medular de un hueso.

endosteum. Endostio. Periostio interno.

endothelial. Endotelial. Relativo al endotelio.

endotheliitis. Endotelitis. Inflamación del endotelio.

endothelioblastoma. Endotelioblastoma. Tumor de origen mesenquimatosos derivado de tejido neoformativo vascular.

endotheliocyte. Endoteliocito. Fagocito grande, mononuclear, probablemente derivado del endotelio vascular proliferativo.

endothelioid. Endotelioide. Semejante al endotelio.

endotheliolysin. Endoteliolisina. Anticuerpo capaz de producir la desintegración del tejido endotelial.

endothelioma. Endotelioma. Tumor originado por la proliferación de células endoteliales.

endotheliosarcoma. Endoteliosarcoma. Sarcoma de Kaposi.

endotheliotoxin. Endoteliotoxina. (V. *endotheliolysin.*)

endothelium. Endotelio. Membrana que constituye la superficie libre de las membranas serosas y la túnica interna vascular.

endothermy. Endotermia. (V. *diathermy.*)

endothrix. Endótrix. Forma de tricofito que invade el interior del tallo del pelo.

endothyropexy. Endotiropexia. Operación de liberar el tiroides de la tráquea.

endotoxemia. Endotoxemia. Presencia de endotoxina en sangre.

endotoxin. Endotoxina. Toxina presente en la célula bacteriana, que no se separa de ella sino por disgregación de la misma.

endotracheal. Endotraqueal. Relativo o situado en el interior de la tráquea.

endotracheitis. Endotraqueítis. Inflamación de la mucosa traqueal.

endourethral. Endouretral. Relativo al interior de la uretra.

endouterine. Endouterino. Relativo al interior del útero.

endovaccination. Endovacunación. Vacunación por vía oral.

endovenous. Endovenoso. Intravenoso.

end-piece. Fracción seudoglobulínica del suero de cobaya que corresponde al componente C_2 del complemento.

end-plate. Placa terminal. Terminación intramuscular de una axón motor.

end-pleasure. Placer producido por el orgasmo sexual.

end product. Producto final. Compuesto químico resultante de la realización total de la secuencia de una reacción metabólica.

enema. Enema. Inyección de un líquido en el recto. || **barium** —. E. de bario. || **contrast** —. E. de contraste. || **double contrast** —. E. de doble contraste. || **nutrient**—. E. nutritivo.

energetics. Energética. Estudio de la energía.

energid. Enérgida. Núcleo y citoplasma.

energometer. Energómetro. Aparato para examinar el pulso.

energy. Energía. Capacidad de un cuerpo de producir trabajo o calor. || **atomic** —. Atómica. || **biotic** —. Biótica. || **chemical** —. Química. || **free** —. Libre.

enervation. Enervación. Falta de energía nerviosa. || Sección de un nervio.

enflurane. Enflurano. Inhalador anestésico. F.: $C_3H_2ClF_5O$.

ENG. Abreviatura de *electronystagmography.*

engagement. Encajamiento. En obstetricia, cabeza fetal encajada.

engastrius. Engastrio. Doble monstruo en el que un feto está incluido en el abdomen del otro.

Engelmann's disease, progressive diaphyseal dysplasia. Síndrome de Camurati-Engelmann. [M. Camurati, médico italiano; Guido Engelmann ortopeda alemán, n. en 1876.] Osteo-sclerosis generalizada que se transmite con carácter autosómico dominante; se trata de una periostiosclerosis e hiperostosis diafisaria simétrica de los huesos largos, en especial fémur, tibia y peroné, que no afecta a las epífisis. Síntomas: cansancio muscular, "andares de pato", debido a hipotonía muscular, en ocasiones crecimiento desproporcionado, extremidades largas.

Engermann's disk. Disco de Engelmann. [T. W. Engelmann, fisiólogo alemán, 1843-1909.] Zona estrecha de una sustancia homogénea y transparente, a cada lado de la membrana de Krause.

englobing. Englobamiento. Penetración dentro de una célula de un microorganismo, partícula inorgánica o resto celular.

Engman's disease. Enfermedad de engman. [M. F. Engman, dermatólogo norteamericano, 1869-1953.] Dermatitis eccematosa infeciosa.

engorgement. Congestión. Hiperemia. Acumulación de sangre.

engram. Engrama. Marca o trazado debido a un estímulo sobre el tejido nervioso.

engraphia. Engrafía. Proceso hipotético por el que los estímulos dejarían señales permanentes.

enhancement. Inmunoestimulación. || Establecimiento tumoral y su mantenimiento.

enkephalin. Encefalina. Pentapéptido aislado en el cerebro.

enlargement. Alargamiento. (V. *hypetrophy e hyperplasia.*)

enolase. Enolasa. Enzima que interviene en la transformación del ácido 2-fosfoglicérico en ácido fosfoenolpirúvico.

enophtalmos. Enoftalmos. Hundimiento anormal del ojo.

enostosis. Enóstosis. Excrecencia ósea u osteoma que se desarrolla dentro de una cavidad ósea o del cráneo.

enoxidase. Enoxidasa. Fermento que agria los vinos.

ensiform. Ensiforme. Sin.: Xifoide.

ensisternun. Ensisternón. Apófisis xifoide del esternón.

ensomphalus. Ensónfalo. Monstruo doble, de dos cuerpos unidos, con dos ombligos separados y dos cordones umbilicales. Sin.: Xipófago.

enstrophe. Enstrofia. Inversión, p. ej., de los bordes palpebrales.

ENT. Abreviatura de *ear, nose* y *throat.*

entad. De fuera hacia dentro.

ental. Central.

entamoeba. Entameba. (V. *endamoeba.*)

entasis. Entasis. Contracción muscular espamósdica.

entelechy. Entelequia. Total desarrollo o realización. || Supuesto principio vital.

entepicondyle. Entepicóndilo. Epicóndilo interno del húmero.

enter-, entero-. Enter-, entero-. Prefijo que indica «intestino».

enteradenitis. Enteradenitis. Inflamación de los ganglios linfáticos intestinales.

enteral. Enteral. Relativo al intestino delgado. || — **druga administration.** Administración enteral (por vía oral o rectal) de fármacos.

enteralgia. Enteralgia. Dolor intestinal. Sin.: Enterodinia. Cólico intestinal.

enteramine. Enteramina. Serotonina.

enterangiemphraxis. Enterangienfraxis. Obstrucción de los vasos sanguíneos intestinales.

enterauxe. Enterauxa. Hipertrofia de la pared intestinal.

enterectasis. Enterectasia. Dilatación intestinal.

enterectomy. Enterectomía. Resección de una porción intestinal.

enteric. Entérico. Relativo al intestino delgado. || — **coating.** Recubrimiento entérico. Fármacos recu-

E

biertos por alguna sustancia resistente a la secreción gástrica.

enteritis. Enteritis. Inflamación del intestino, especialmente del delgado. ‖ **choleriform** —. E. coleriforme. ‖ **chronic cicatrizing** —. Enfermedad de Crohn. ‖ — **nodularis.** E. nodular. ‖ **terminal** —. Enfermedad de Crohn. ‖ **tuberculous** —. E. tuberculosa.

enteroanastomosis. Enteroanastomosis. Comunicación de dos asas intestinales.

enteroantigen. Enteroantígeno. Antígeno derivado del intestino.

enteroapokleisis. Enteroapocleisis. Enterectomía.

enterobacteriaceae. Enterobacteriáceas. Familia de esquizomicetos; muchos de ellos son parásitos intestinales.

enterobiasis. Enterobiasis. Infección por gusanos nematodos.

enterobiliary. Enterobiliar. Relativo al intestino delgado y a las vías biliares.

enterobius. *Enterobius.* Género de gusanos nematodos, algunas de cuyas especies parasitan el intestino grueso.

enterocele. Enterocele. Hernia intestinal.

enterocentesis. Enterocentesis. Punción quirúrgica del intestino.

enterocholecystostomy. Enterocolecistostomía. Anastomosis quirúrgica entre la vesícula biliar y el intestino delgado.

enterocinesia. Enterocinesis. Peristalsis.

enterocleisis. Enterocleisis. Oclusión de una herida intestinal. ‖ Oclusión de la luz intestinal.

enteroclysis. Enteroclisis. Inyección de líquido en el intestino por el recto.

enterococcus. Enterococo. Estreptococo capsulado, encontrado en el intestino.

enterocolectomy. Enterocolectomía. Resección de íleon, ciego y colon ascendente.

enterocolitis. Enterocolitis. Inflamación del intestino delgado y del colon. ‖ **hemorrhagic** —. E. hemorrágica. ‖ **necrotizing** —. E. necrotizante. ‖ **pseudomembranous** —. E. seudomembranosa. ‖ **regional**—. Enfermedad de Crohn.

enterocolostomy. Enterocolostomía. Intervención que establece una comunicación entre el intestino delgado y el grueso.

enterocrinin. Enterocrinina. Hormona del intestino delgado que estimula la secreción intestinal.

enterocyst. Enterocisto. Quiste del tejido subperitoneal.

enterocystocele. Enterocistocele. Hernia de la vejiga y del intestino.

enterocystoma. Enterocistoma. Quiste vitelino.

enterocyte. Enterocito. Célula epitelial intestinal.

enterodynia. Enterodinia. Enteralgia.

enteroenterostomy. Enteroenterostomía. Anastomosis quirúrgica entre dos segmentos intestinales.

enteroepiplocele. Enteroepiplocele. Hernia del intestino delgado y el epiplón.

enterogastric. Enterogástrico. Relativo al intestino y estómago.

enterogastrone. Enterogastrona. Hormona de la mucosa intestinal superior que inhibe la motilidad y secreción gástricas.

enterogenous. Enterógeno. Que se origina dentro del intestino.

enterography. Enterografía. Registro de los movimientos intestinales.

enterohepatitis. Enterohepatitis. Inflamación del intestino y del hígado.

enterohepatocele. Enterohepatocele. Hernia del hígado e intestino.

enterohydrocele. Enterohidrocele. Hernia con hidrocele.

enteroidea. Enteroidea. Fiebres intestinales.

enterokinase. Enteroquinasa. (V. *enteropeptidase.*)

enterokinin. Enteroquinina. Hormona intestinal que estimula la motilidad intestinal.

enterolith. Enterolito. Cálculo intestinal.

enterolithiasis. Enterolitiasis. Calculosis intestinal.

enterology. Enterología. Suma de conocimientos relativos al intestino.

enterolysis. Enterólisis. Liberación quirúrgica de las adherencias intestinales.

enteromegaly. Enteromegalia. Aumento parcial o total del intestino.

enteromere. Enterómera. Segmento del tubo digestivo embrionario.

enteromerocele. Enteromerocele. Hernia intestinal crural.

enteromonas. *Enteromonas.* Género de flagelados que causan enteritis a veces graves.

enteromycosis. Enteromicosis. Enfermedad intestinal debida a hongos o bacterias.

enteromyasis. Enteromiasis. Afección intestinal producida por larvas de moscas.

enteron. Enteron. Intestino.

enteroneuritis. Enteroneuritis. Inflamación de los nervios del intestino.

enteronitis. Enteronitis. Enteritis.

enteroparesis. Enteroparesia. Paresia intestinal.

enteropathy. Enteropatía. Enfermedad intestinal.

enteropeptidase. Enteropeptidasa. Enzima intestinal que actúa en la conversión de tripsinógeno en tripsina.

enteropexy. Enteropexia. Fijación quirúrgica del intestino a la pared del abdomen.

enteroplasty. Enteroplastía. Cirugía plástica intestinal.

enteroplegia. Enteroplejía. Parálisis intestinal.

enteroplexy. Enteroplexia. Unión de porciones intestinales.

enteroproctia. Enteroprocia. Ano artificial.

enteroptosis. Enteroptosis. Desplazamiento del intestino en la cavida abdominal.

enterorenal. Enterorrenal. Relativo al intestino y al riñón.

enterorrhagia. Enteorragia. Hemorragia inestinal.

enterrorrhaphy. Enterorrafia. Sutura intestinal.

ennterorrhexis. Enterorrexis. Rotura del intestino.

enteroscopy. Enteroscopia. Endoscopia del intestino.

enterosepsis. Enterosepsis. Sepsis intestinal por putrefacción del contenido.

enterospasm. Enterospasmo. Espasmo intestinal.

enterostasis. Enterostasis. Estasis intestinal.

enterostaxis. Enterostaxis. Hemorragia lenta por la mucosa intestinal.

enterostenosis. Enterostenosis. Estenosis intestinal.

enterostomy. Enterostomía. Formación quirúrgica de una abertura permanente del intestino a través de la pared abdominal.

enterotome. Enterótomo. Instrumento para cortar el intestino.

enterotomy. Enterotomía. Incisión del intestino.

enterotoxemia. Enterotoxemia. Presencia en sangre de toxinas intestinales.

enterotoxin. Enterotoxina. Toxina producida en el intestino.

enterotropic. Enterotrópico. Que tiene especial afinidad por el intestino.

enterovesical. Enterovesical. Relativo al intestino y la vejiga de la orina.

enterovirus. Entrovirus. Subgrupo de picornavirus que infectan el tracto digestivo.

enterozoon. Enterozoo. Organismo parasitario en el intestino.

enteruria. Enteruria. Presencia de heces en la orina.

enthesis. Entesis. Empleo de material artificial para reparar alguna deformidad del cuerpo.

enthetobiosis. Entetobiosis. Dependencia de una implantación mecánica.

enthalasis. Entalasis. Fractura conminuta del cráneo con hundimiento de los fragmentos óseos.

entiris. Entiris. Capa posterior de pigmentos del iris.

entity. Entidad. Realidad. Esencia de algo.

ento-. Ento-. Prefijo que indica «dentro».

entocele. Entocele. Hernia interna.

entochondrostosis. Entocondrostosis. Desarrollo de hueso dentro del cartílago.

entochoroidea. Entocoroides. Capa interna de la membrana coroidea.

entocornea. Entocórnea. Lámina limitante posterior de la córnea.

entocranial. Entrocraneal. Endocraneal.

entocuneiform. Entocuneiforme. Hueso cuneiforme interno del pie.

entocyte. Entocito. Contenido celular.

entoderm. Entodermo. Endodermo. Hipoblasto.

entoectad. De dentro afuera.

entome. Entomo. Instrumento para escindir las estrecheces uretrales.

entomere. Entómera. Blastómera que forma el entodermo.

entomion. Entomión. Punto craniométrico en el vértice del ángulo mastoideo del hueso parietal.

entomology. Entomología. Estudio de los insectos.

entophthalmia. Entoftalmía. Endoftalmía.

entophyte. Entófito. (V. *endophyte.*)

entopic. Entópico. Que ocurre en su propio lugar.

entoplasm. Entoplasma. Endoplasma

entoptic. Entóptico. Relativo al interior del ojo.

entoptoscopy. Entoptoscopia. Examen del ojo por medios refringentes en especial.

entoretina. Entorretina. Porción interna de la retina.

entosarc. Entosarco. Endoplasma.

entosthoblast. Entostoblasto. Hipotético núcleo del nucleolo.

entotic. Entótico. Situado dentro del oído.

entotympanic. Entotimpánico. Dentro del tímpano.

entozoon. Entozoo. Parásito que vive dentro de otro animal.

entripsis. Entripsis. Fricción. Inunción.

entropion. Entropión. Versión del borde del párpado hacia dentro.

entropy. Entropía. Versión hacia dentro. ‖ Medida del desorden de un sistema.

enucleation. Enucleación. Liberación de un órgano o tumor de sus adherencias. ‖ Extirpación del globo ocular.

enuresis. Enuresis. Micción involuntaria. Micción nocturna.

envelope. Envoltura. Membrana.

envenomation. Envenenamiento.

environment. Entorno. Medio ambiente.

enzyma. Enzima. Proteína celular capaz de catalizar una reacción química. ‖ **activating** —. Activadora. ‖ **autolytic** —. Autolítica. ‖ **converting** —. Convertidora. ‖ **inhibitory** —. Inhibidora.

enzymoinmunoelectrophoresis. Enzimoinmunoelectroforesis. Inmunoelectroforesis mediante identificación de proteínas con,actividad enzimática.

enzymology. Enzimología. Estudio de las enzimas.

enzymolysis. Enzimólisis. Acción desintegradora producida por un enzima.

enzymopathy. Enzimopatía. Error metabólico que consiste en el defecto o ausencia de enzimas.

enzymuria. Enzimuria. Presencia de enzimas en la orina.

eonismo. Eonismo. Transvestismo.

eosin. Eosina. Colorante utilizado para teñir los hematíes y las fibras musculares, principalmente. F.: $C_{20}H_6Br_4Na_2O_5$.

eosinopenia. Eosinopenia. Disminución del número de eosinófilos.

eosinophil. Eosinófilo. Variedad de leucocito. ‖ Célula que se tiñe fácilmente con la eosina.

eosinophilia. Eosinofilia. Aumento anormal de eosinófilos en sangre.

E.P. Abreviatura de *endogenous pyrogen.*

epacme. Fase de desarrollo.

epactal. Epactal. Supernumerario.

epallobiosis. Epallobiosis. Dependencia externa de un sistema vital para conservar la vida (hemodiálisis).

eparsalgia. Eparsalgia. Trastorno por esfuerzo de una parte.

eparterial. Eparterial. Situado encima de una arteria.

EPEC. Abreviatura de *enteropathogenic.*

epencephalon. Epencéfalo. Cerebro posterior. ‖ Cerebelo. ‖ Metencéfalo.

ependyma. Epéndimo. Membrana que tapiza los

ventrículos cerebrales y el conducto central de la médula espinal.

ependymal. Ependimario. Relativo al epéndimo.

ependymitis. Ependimitis. Inflamación del epéndimo.

ependymoblast. Ependimoblasto. Célula embrionaria del epéndimo.

ependymoblastoma. Ependimoblastoma. Tumor maligno formado por ependimoblastos.

ependymoma. Ependimoma. Tumor que contiene células ependimarias adultas.

ephebic. Efébico. Relativo al periodo de la pubertad.

ephebogenesis. Efebogénesis. Cambios originados durante la pubertad.

ephebology. Efebología. Estudio de la pubertad.

ephedrine. Efedrina. Sustancia adrenérgica utilizada en el asma y otros procesos. F.: $C_{10}H_{15}NO$.

ephelides. Efélides. Pecas.

ephemeral. Efímero. De escasa duración.

epi-, ep-. Epi-. Prefijo que indica sobre, encima, después.

epiallopregnanolone. Epialopregnanolona. Hormona de la mujer embarazada.

epiandrosterone. Epiandrosterona. Esteroide androgénico.

epiblast. Epiblasto. Capa externa del bastodermo.

epiblepharon. Epibléfaron. Pliegue congénito en el párpardo inferior que produce la inversión de las pestañas.

epibole, epiboly. Epibolia. Inclusión de una serie de células en segmentación dentro de otra serie.

epicanthus. Epicanto. Pliegue de piel que cubre el ángulo interno del ojo. En mongólicos.

epicardia. Epicardias. Porción esofágica desde el cardias hasta el hiato esofágico. ‖ Anormal elevación del corazón.

epicardial. Epicárdico. Relativo al epicardias o al epicardio.

epicardiectomy. Epicardiectomía. Intervención sobre el pericardio para mejorar la circulación colateral.

epicardium. Epicardio. Hoja visceral del pericardio.

epicauma. Epicauma. Ulceración del ojo por quemadura.

epichordal. Epicordal. Situado hacia el dorso del notocordio.

epichorion. Epicorion. Caduca.

epicomus. Epicomo. Monstruo fetal con gemelo parásito reducido a una cabeza accesoria unida al vértice de su cráneo.

epicondylalgia. Epicondilalgia. Dolor en los músculos o tendones que se insertan en el epicóndilo del brazo.

epincondyle. Epicóndilo. Eminencia ósea encima de un cóndilo, especialmente en el brazo.

epicondylitis. Epicondilitis. Inflamación del epicóndilo o de los tejidos adyacentes en el epicóndilo del húmero.

epicondylus. Epicóndilo. (V. *epicondyle.*)

epicoracoid. Epicoracoideo. Situado encima de la apófisis coracoides.

epicostal. Epicostal. Situado por encima de la costilla.

epicranium. Epicráneo. Músculo occipitofrontal con su aponeurosis.

epicrisis. Epicrisis. Crisis suplementaria. ‖ Juicio científico de una enfermedad.

epicritic. Epicrítico. Relativo a la determinación exacta; aplicado a las fibras nerviosas cutáneas que perciben variaciones de tacto o temperatura.

epicrusis. Epicrosis. Término general que designa las pigmentaciones cutáneas.

epicystitis. Epicistitis. Inflamación de los tejidos situados encima de la vejiga.

epicystotomy. Epicistotomía. Cistotomía suprapúbica.

epicyte. Epicito. Membrana celular. ‖ Célula alveolar.

epidemiology. Epidemiología. Tratado sobre las epidemias. Estudio de los factores que determinan la frecuencia y distribución de enfermedades en una comunidad.

epidermis. Epidermis. Capa exterior de la piel.

epidermization. Epiderminzación. Proceso de cubrir con piel. ‖ Injerto de piel.

epidermodysplasia. Epidermodisplasia. Displasia congenita de la epidermis.

epidermoid. Epidermoide. Semejante a la epidermis. ‖ Tumor a partir de células epidérmicas.

epidermolysis. Epidermólisis. Desprendimiento de la piel por agentes físicos. ‖ — **bullosa.** E. ampollar. Bullosa.

epidermoma. Epidermoma. Excrecencia cutánea. Verruga.

epidermophyton. *Epidermophyton.* Género de hongos semejante al *Trichophyton.*

epidermopoiesis. Epídermopoyesis. Formación de la epidermis.

epidermotropic. Epidermotrópico. Con especial afinidad por el tejido epidérmico.

epididymectomy. Epididimectomía. Extirpación del epidídimo.

epididymis. Epidídimo. Cuerpo oblongo en la porción superior del testículo.

epididymitis. Epididimitis. Inflamación del epidídimo.

epididymo-orchitis. Epididimoorquitis. Inflamación del epidídimo y del testículo.

epididymotomy. Epididimotomía. Incisión del epidídimo.

epidural. Epidural. Situado fuera de la duramadre.

epiestrol. Epiestrol. Esteroide estrogénico.

epigamous. Epigámico. Que ocurre después de la concepción.

epigaster. Epigáster. Formación embrionaria de la cual se origina el colon.

epigastralgia. Epigastralgia. Dolor en el epigastrio.

epigastrium. Epigastrio. Región superior y media del abdomen.

epigastrius. Epigastrios. Epigastrius. Monstruo deoble en el cual el parásito es pequeño y forma un tumor en el epigastrio del autósito.

epigastrocele. Epigastrocele. Hernia de la zona epigástrica.

epigenesis. Epigénesis. Desarrollo a partir de una célula sin estructura (indiferenciada).

epigenetics. Epigenética. Ciencia que estudia el análisis del desarrollo.

epiglottidectomy. Epliglotectomía. Extirpación de la epiglotis.

epiglottis. Epiglotis. Cartílago situado encima del orificio superior de la laringe.

epignathous. Epignato. Con mandíbula prominente.

epignathus. Epignato. Monstruo doble en el que el feto parásito o parte está inserto en la mandíbula del autósito.

epigonal. Epigonal. Situado en una gónada embrionaria.

epiguanine. Epiguanina. Base encontrada en la orina después de la ingestión de teobromina.

epihyoid. Epihioideo. Situado por encima del hueso hioides.

epilamellar. Epilamelar. Situado encima de una membrana basal.

epilate. Epilatorio. Depilatorio.

epilation. Epilación. Depilación.

epilemma. Epilema. Endonemio. Vaina de una fibrilla nerviosa terminal.

epilepsia. Epilepsia. Enfermedad nerviosa que se presenta por ataques. ‖ **abdominal** —. Dolor paroxístico abdominal. ‖ **acquired** —. E. debida a proceso cerebral patológico. ‖ **cortical** —. E. cortical. ‖ **cryptogenic** —. E. criptógena. De origen desconocido. ‖**focal** —. E. focal. ‖ **haut mal** —. Gran mal. ‖ **hysterical** —. E. histérica. ‖ **jacksonian**—. E. jacksoniana. ‖ **petit mal** —. Pequeño mal. ‖ **temporal lobe** —. E. lóbulo temporal. Psicomotora.

epilepsy. Epilepsia. (V. *epilepsia.*)

epileptiform. Epileptiforme. Perteneciente a, o afectado por epilepsia. ‖ Epileptoide.

epileptogenic. Epileptógeno. Que produce epilepsia.

epileptology. Epileptología. Estudio de la epilepsia.

epiloia. Epiloia. Esclerosis tuberosa.

epilose. Epilosis. Calvicie.

epimandibular. Epimandibular. Situado encima de la mandíbula.

epimenorrhagia. Epimenorragia. Menstruación excesiva.

epimenorrhea. Epimenorrea. Menstruación irregular en su frecuencia.

epimer. Epímero.

epimere. Epímero. Porción dorsal del mesodermo.

epimorphosis. Epimorfosis. Regeneración de una parte del organismo por proliferación en la superficie de sección.

epimysium. Epimisio. Vaina fibrosa de un músculo.

epinephrectomy. Epinefrectomía. Adrenalectomía.

epinephrine. Epinefrina. Adrenalina. (V. *adrenalin.*)

epinephrinemia. Epinefrinemia. Presencia de epinefrina en la sangre.

epinephritis. Epinefritis. Inflamación de una glándula suprarrenal.

epinephros. Epinefros. Cápsula suprarrenal.

epineural. Epineural. Situado encima del arco neural.

epineurium. Epineurio. Cubierta de un tronco nervioso. Sin.: Perneurio.

epinosis. Epinosis. Estado psíquico imaginario.

epiorchium. Epiorquio. Túnica vaginal.

epiotic. Epiótico. Situado encima de la oreja.

epiphenomenon. Epifenómeno. Síntoma accesorio en el curso de una enfermedad.

epiphora. Epífora. Lagrimación excesiva.

epiphyseal. Epifisario. Perteneciente a, o de la naturaleza de una epífisis.

epiphysiodesis. Epifisiodesis. Fijación quirúrgica de la epífisis a la diáfisis.

epiphysiolysis. Epifisiólisis. Desprendimiento de una epífisis.

epiphysiopathy. Epifisiopatía. Alteración de la glándula pineal o de una epífisis ósea.

epiphysis. Epífisis. Extremo de un hueso largo. ‖ Glándula pineal.

epiphysitis. Epifisitis. Inflamación de una epífisis.

epiphyte. Epífito. Planta parásita de otra. ‖ Parásito vegetal de un animal.

epipial. Epipial. Situado encima de la piamadre.

epipleural. Epipleural. Situado encima de la pleura.

epiplocele. Epiplocele. Hernia que contiene epiplón.

epiploectomy. Epiplectomía. Escisión de epiplón.

epiplenterocele. Epiploenterocele. Hernia que contiene intestino y epiplón.

epiploitis. Epiploítis. Inflamación del epiplón.

epiplomerocele. Epiplomerocele. Epiplocele crural o femoral.

epiplomphalocele. Epiplonfalocele. Hernia umbilical que contiene epiplón.

epiploon. Epiplón. Repliegue peritoneal.

epiplopexy. Epiplopexia. Sutura del epiplón a la pared abdominal.

epiploplasty. Epiploplastia. Utilización del epiplón para cubrir superficies cruentas abdominales.

epiplorrhaphy. Epiplorrafia. Sutura del epiplón.

epiploscheocele. Epiplosquelocele. Hernia escrotal que contiene epiplón.

epipygus. Epípigo. Pigomelo.

epirotulian. Epirrotuliano. Situado encima de la rótula.

episclera. Episclera. Esclerótica. Tejido conectivo entre la esclerótica y la conjuntiva.

episcleritis. Escleritis. Inflamación de los tejidos adyacentes a la esclerótica.

episio-. Episio-. Prefijo que significa «vulva».

episiocele. Episiocele. Protrusión vulvar.

episioclisia. Episioclisia. Oclusión quirúrgica de la vulva.

episoelytrorrhaphy. Episioelitrorrafia. Operación de estrechar la vulva y la vagina con objeto de mantener en su posición normal un útero prolapsado.

episioplasty. Episioplastia. Cirugía plástica de la vulva o periné.

episiorrhaphy. Episiorrafia. Sutura de los labios mayores. ‖ Sutura de un periné desgarrado.

episiostenosis. Episiostenosis. Estrechez de la hendidura vulvar.

E

episiotomy. Episiotomía. Incisión quirúrgica lateral en el periné y vagina durante el parto, para evitar un desgarro mayor.

episode. Episodio. Incidente en el curso de los acontecimientos.

epispadias. Epispadias. Anomalía congénita en la que la uretra se abre en el dorso del pene.

epispinal. Epispinal. Situado encima de la columna vertebral.

episplenitis. Episplenitis. Inflamación de la cápsula del brazo.

epistasis. Epistasis. Detención de un flujo o derrame. ‖ Película formada en la superficie de la orina. ‖ Interacción entre genes de diferentes locus.

epistaxis. Epistaxis. Hemorragia por las fosas nasales.

epistemology. Epistemología. Crítica de las ciencias.

episternal. Episternal. Situado sobre el esternón.

episternum. Episternón. Manubrio del esternón.

episthotonos. Epistótonos. Emprostótonos. Forma de espasmo tetánico.

epistropheus. Epistrófeo. Segunda vértebra cervical o axis.

epitarsus. Epitarso. Anomalía del ojo que consiste en un repliegue conjuntivo que llega hasta el borde del párpado. Sin.: Pterigión congénito.

epitela. Epitela. Tejido delicado de la válvula de Vieussens.

epitendineum. Epitendón. Vaina fibrosa que cubre el tendón.

epithalamus. Epitálamo. Porción del diencéfalo superior y posterior al tálamo.

epithalaxia. Epitalaxis. Descamación del epitelio, especialmente de la mucosa intestinal.

epithelial. Epitelial. Relativo al epitelio.

epithelioblastoma. Epitelioblastoma. Carcinoma de células indiferenciadas.

epitheliogenetic. Epiteliogenético. Debido a proliferación epitelial.

epithelioid. Epitelioide. Semejante al epitelio.

epitheliolysin. Epiteliolisina. Citolisina formada en el suero del animal cuando se inyectan a éste células epiteliales de un animal de diferente especie.

epitheliolysis. Epiteliólisis. Destrucción de las células epiteliales.

epithelioma. Epitelioma. Tumor derivado del epitelio. ‖ — **adamantinum.** E. adamantino. ‖ **basal cell** —. E. de células basales. ‖ **chorionic** —. Coriocarcinoma. ‖ **diffuse** —. Carcinoma infiltrativo ‖ **malignant**—. Carcinoma.

epitheliomatosis. Epiteliomatosis. Estado producido por el desarrollo de hematomas.

epitheliomuscular. Epiteliomuscular. Compuesto por epitelio y músculo.

epitheliosis. Epiteliosis. Proliferación de epitelio de la conjuntiva. ‖ Término que indica las afecciones debidas a un virus con especial afinidad por el epitelio.

epitheliotoxin. Epiteliotoxina. Citotoxina que destruye las células epiteliales.

epithelium. Epitelio. Capa que cubre las superficies internas y externas del cuerpo. ‖ **columnar** —. Columnar. ‖ **ciliated** —. Ciliado. ‖ **cubical** —. cuboide. ‖ **glandular** —. Glandular. ‖ **olfactory** —. Olfatorio. ‖ **pyramidal** —. Piramidal. ‖ **squamous** —. Escamoso. ‖ **stratified** —. Estratificado.

epithelization. Epitelización. Conversión en epitelio.

epithesis. Epítesis. Corrección quirúrgica de las deformidades de los miembros. ‖ Férula.

epitonic. Epitónico. Hipertónico.

epitope. Antígenico determinante de estructura conocida.

epitrichium. Epitriquio. Capa superficial de la epidermis fetal.

epitrochlea. Epitróclea. Cóndilo interno del húmero.

epituberculosis. Epituberculosis. Infiltración primaria tuberculosa en niños.

epitympanic. Epitimpánico. Situado encima del tímpano.

epitympanum. Epitímpano. Atico.

epityphlitis. Epitiflitis. Apendicitis. ‖ Paratiflitis.

epityphlon. Epitiflón. Apéndice vermiforme.

epizoic. Epizoario. Ectoparásito animal.

epizoon. Epizoo. Ectoparásito.

epizooty. Epizootia. Enfermedad que ataca gran número de animales a la vez.

épluchage. Escisión del tejido contaminado de una herida.

EPO. Abreviatura de *eosinophilic peroxidase.*

eponychium. Eponiquio. Tejido córneo embrionario de la uña.

eponym. Eponimia. Frase que incluye el nombre de una persona (p. ej., enfermedad de Hodgkin).

epoophorectomy. Epooforectomía. Extirpación del paraovario.

epoophoron. Epoóforo. Paraovario o cuerpo de Rosenmüller.

eps. Abreviatura de *exophthalmos-producing substance.*

Epstein's pearls. Perlas de Epstein. [A. Epstein, pediatra checo, 1849-1918.] Pequeñas masas blancoamarillentas en el paladar de los recién nacidos.

Epstein's nephrosis. Nefrosis de Epstein. [A. A. Epstein, médico norteamericano, 1880-1965.] Nefrosis tubular crónica debida a trastornos del metabolismo, junto a alteraciones endocrinas.

Epstein-Barr virus. Virus de Epstein-Barr. [M. A. Epstein, médico inglés, n. en 1921; Y. Barr.] Virus al que se atribuye el linfoma de Burkitt y otras entidades.

epulis. Epulis. Tumor en la encía.

epulofibroma. Epulofibroma. Fibroma de la encía.

epulosis. Epulosis. Cicatrización.

equate. Equivalente. Con el mismo valor.

equation. Ecuación.

equator. Ecuador. Línea imaginaria que divide un órgano en dos partes iguales.

equidae. *Equidae.* Género de mamíferos que comprende el caballo.

equilibration. Equilibración. Mantenimiento del equilibrio normal.

equilibrium. Equilibrio. Estado en que las fuerzas contrarias se contrarrestan exactamente. ‖ **acid-base** —. E. acidobásico. ‖ **body** —. E. corporal. ‖ **colloid** —. Coloide. ‖ **genetic** —. E. genético. ‖ **protein** —. E. proteico. Nitrogenado. ‖ **water** —. Balance hídrico.

equilin. Equilina. Esteroide estrogénico cristalizado F.: $C_{18}H_{20}O_2$.

equimolar. Equimolecularidad. Estado de las soluciones con igual número de moles.

equinovarus. Equinovaro. Pie equino y varo.

equisetum. Equiseto. Planta que produce envenenamiento en los caballos que la comen.

equivalence. Equivalencia. Condición de ser equivalente. ‖ Término usado en inmunología.

equivalent. Equivalente. Que tiene el mismo valor. ‖ Síntoma inesperado que sustituye a otro común en una enfermedad determinada.

ER. Abreviatura de *endoplasmic reticulum.*

Er. Er. Símbolo químico del erbio.

ERA. Abreviatura de *Electroshock Research Association.*

erasion. Erasión. Raspado.

Erasistratus. Erasístrato. Famoso médico griego del siglo III a J. C.

Erb's disease. Enfermedad de Erb. [W. H. Erb, médico alemán, 1840-1921.] Miastenia grave seudoparalítica; parálisis bulbar asténica. ‖ — **juvenile form of progressive muscular atrophy.** Atrofia de E. La forma escapulohumeral. ‖ — **paralysis.** Parálisis de E. parálisis de los músculos del brazo, debida a una lesión de las raíces nerviosas quinta y sexta cervicales. ‖ — **point.** Punto o signo de E. Está situado a dos o tres centímetros sobre la clavícula y por fuera del esternocleidomastoideo, a la altura de la apófisis transversa de la sexta vértebra cervical, que al estimularse hace contraer los músculos del brazo. ‖ — **symptom.** síntoma de E. Aumento de la irritabilidad eléctrica de los nervios motores en caso de tétanos. ‖ Matidez a la percusión sobre el mango del esternón, en la acromegalia. ‖ — **waves.** Ondas de E. Ondulaciones que se observan, a veces, en los músculos con miotonía congénita, si son estimulados por una corriente continua de intensidad moderada.

Erb-Charcot's disease. Enfermedad de Erb-Charcot. [W. H. Erb; J. M. Charcot, neurólogo francés, 1825-1893.] Parálisis espinal espasmódica; tabes dorsal espasmódica.

Erb-Goldflam's disease. Enfermedad de Erb-Goldflam. [W. H. Erb; S. V. Goldflam, neurólogo polaco, 1825-1932.] Miastemia gravis.

Erb's palsy, brachial birth palsy. Síndrome de Duchenne-Erb. Parálisis del plexo braquial superior.

Erben's phenomenon. Fenómeno de Erben. [S. Erben, neurólogo austriaco, n. en 1863.] Enlentecimiento temporal del pulso con el reposo. Propio de la neurastenia.

erbf. Abreviatura de *effective renal blood flow.*

erbium. Erbio. Elemento metálico raro.

Erdmann's reagent. Reactivo de Erdmann. [H. Erdmann, químico alemán, 1862-1910.] Mezcla de ácidos nítrico y sulfúrico para la prueba de los alcaloides.

erectile. Eréctil. Capaz de ponerse en erección.

erection. Erección. Enderezamiento, especialmente del pene y del clítoris.

erector. Erector. Término aplicado a estructuras que producen erección.

eremacausis. Eremacausia. Oxidación o combustión, sin desprendimiento de calor.

eremophobia. Eremofobia. Temor a la soledad.

erepsin. Erepsina. Enzima del intestino delgado que actúa sobre las peptonas.

erethism. Eretismo. Excesiva irritabilidad o sensibilidad a la estimulación.

erethisophrenia. Eretisofrenia. Excitabilidad mental exagerada.

erethitic. Eretítico. Término de Hunt para el temperamento excitable, emotivo.

erg. Ergio, unidad de trabajo o energía, y abreviatura de *electroretinogram.*

ergasia. Ergasia. Totalidad de funciones o reacciones de un individuo.

ergastic. Ergástico. Que posee energía potencial.

ergastoplasm. Ergastoplasma. Retículo endoplamático granular.

ergocalciferol. Ergocalciferol. Vitamina D_2. F.: $C_{28}H_{44}O$.

ergodynamograph. Ergodinamógrafo. Aparato para registrar la fuerza y trabajo muscular.

ergogram. Ergograma. Trazado realizado por el ergógrafo.

ergograph. Ergógrafo. Instrumento para registrar el trabajo efectuado con el ejercicio muscular.

ergometer. Ergómetro. Dinamómetro.

ergometrine. Ergometrina. (V. *ergonovine.)*

ergonomics. Ergonomía. Ciencia que estudia los principios que afectan al uso eficaz de la energía humana.

ergonovine. Ergonovina. Alcaloide hidrosoluble empleado como oxitócico. F.: $C_{19}H_{23}N_3O_2$.

ergophore. Ergóforo. Grupo de átomos de una molécula que confiere la actividad específica de una sustancia.

ergostat. Ergóstato. Aparato empleado para ejercitar los músculos.

ergosterol. Ergosterol. Esterol que por la acción de los rayos ultravioleta se convierte en vitamina D.; F.: $C_{28}H_{43} \cdot OH$.

ergotamine. Ergotamina. Alcaloide del cornezuelo de centeno, excitante de la fibra muscular uterina.

ergotherapy. Ergoterapia. Tratamiento de la enfermedad mediante el esfuerzo físico.

ergotism. Ergotismo. Intoxicación por el cornezuelo de centeno.

ergotoxine. Ergotoxina. Alcaloide tóxico aislado de la *Claviceps purpurea.*

E

Erichsen's disease. Enfermedad de Erichsen. [Sir J. E. Erichsen, cirujano inglés, 1818-1896.] Patología medular de etiología oscura. ‖ — **ligature.** Ligadura de E. utilizada en los nervios. ‖ — **sign.** Signo de E. Aumento de la excitabilidad eléctrica de los nervios motores en la tetania. ‖ Matidez a la percusión sobre el mango del esternón en la acromegalia.

erodent. Cáustico.

erogenous. Erógeno. (V. *erotogenic.*)

erosio. Erosión. Ulceración lenta de un tejido.

erosión. Erosión (V. *erosio.*)

erotism. Erotismo. Instinto sexual o deseo. ‖ **anal** —. E. anal. ‖ **oral** —. E. oral.

erotogenic. Erotógeno. Que produce sensaciones eróticas.

erotomania. Erotomanía. Deseo sexual exagerado.

erotopath. Erotópata. Persona que presenta erotopatía.

erotopathy. Erotopatía. Trastorno del impulso sexual.

erotophobia. Erotofobia. Repugnancia al acto sexual.

erpf. Abreviatura de *effective renal plasma flow.*

erratic. Errante. Errático. Anormalmente móvil. ‖ Enfermedad de curso irregular.

errhine. Errino. Que provoca el estornudo.

error. Error. Defecto en una estructura o función.

erubescence. Erubescencia. Rubefacción de la piel.

eructation. Eructo. Acción y efecto de eructar.

eruption. Erupción. Aparición de los dientes. ‖ Lesiones eflorescentes en la piel. ‖ **macular** —. E. macular. ‖ **maculopapular** —. E. maculopapular. ‖ **polymorphous** —.E. polimorfía. ‖ **surgical** —. E. quirúrgica.

erv. Abreviatura de *expiratory reserve volume.*

erysipelas. Erisipela. Enfermedad contagiosa de la piel y el tejido celular subcutáneo debido a *Streptococcus pyogenes.*

erysipelatous. Erisipelatoso. Relativo a, o de naturaleza semejante a la erisipela.

erysipeloid. Erisipeloide. Dermatitis infecciosa semejante a la erisipela.

erysipeloid, fish-handler's disease. Erisipeloide, enfermedad infecciosa causada por *Erysipelothrix insidiosa.* Eritema nítido, de evolución paulatina y color rojo azulado que comienza a curar hacia el centro a patir de unas tres semanas, afecta por lo general a las manos, sin inflamación y sin fiebre, salvo en casos septicémicos. La infección se produce por penetración del agente patógeno a través de lesiones cutáneas ocasionadas al manejar carne o pescado que lo contienen. El peligro de contagio entre seres humanos es escaso.

erysiphake. Erisífaco. Aparato utilizado para extraer la catarata.

erythema. Eritema. Enrojecimiento de la piel por congestión capilar. ‖ — **abigne.** E. por exposición al calor. ‖ — **annulare.** E. anular. ‖ **acrodynic** —. E. acrodínico. En manos y pies. ‖ — **multiforme.** E. multiforme. ‖ — **papulosum.** E. papuloso. ‖ **streptogenes** —. Pitiriasis alba. ‖ **toxic** —. E. tóxico.

erythematous. Eritematoso. Caracterizado por presentar eritema.

erythrasma. Eritrasma. Infección crónica bacteriana con afectación de ingle, escroto y axila.

erythremia. Eritremia. Policitemia vera.

erythrism. Eritrismo. Coloración roja del cabello y barba en individuos de raza oscura.

erythro-. Eritro-. Prefijo que significa «rojo».

erythroblast. Eritroblasto. Célula incolora, nucleada, origen del glóbulo rojo.

erythroblastemia. Eritroblastemia. Eritroblastosis.

erythroblastoma. Eristroblastoma. Masa tumoral compuesta por corpúsculos sanguíneos rojos nucleados.

erythroblastopenia. Eritroblastopenia. Deficiencia anormal de eritroblastos.

erythroblastosis. Eritroblastosis. Presencia de eritroblastos en la sangre. ‖ — **fetalis.** E. fetal. Anemia hemolítica del feto.

erythrochloropia. Eritrocloropía. Facultad para distinguir los colores rojo y verde, pero no el azul o el amarillo.

erythrochromia. Eritrocromía. Coloración hemorrágica del LCR.

erythroclasis. Eritroclasis. Fragmentación de los glúbulos rojos.

erythrocyanosis. Eritrocianosis. Manchas de decoloración en la piel. ‖ Sin.: Asfixia simétrica, edema estrumoso, eritrocianosis cutis simétrica, *eritrocianosis frigida crurum puellarum.*

erythrocyte. Eritrocito. Glóbulo rojo de la sangre. Hematíe.

erythrocythemia. Eritrocitemia. Eritremia. Aumento del número de glóbulos rojos en sangre.

erythrocytolysin. Eritrocitolisina. Hemolisina. Sustancia capaz de destruir los hematíes, con salida de la hemoglobina.

erthrocytolysis. Eritrocitólisis. Destrucción de los glóbulos rojos con salida de la hemoglobina.

erthrocytometer. Eritrocitómetro. Instrumento para el recuento de glóbulos rojos.

erythrocytometry. Eritrocitometría. Recuento de eritrocitos.

erythrocytorrhexis. Eritrocitorrexis. Proceso natural de destrucción de glóbulos rojos en la sangre.

erythrocytoschisis. Eritrocitosquisis. Degeneración de los eritrocitos.

erythrocytosis. Eritrocitosis. Aumento del número de eritrocitos en sangre.

erythroderma. Eritroderma. Coloración rojiza anormal de la piel; fase de la dermatitis exfoliativa. ‖ — **desquamativum.** E. descamativa. ‖ **lymphomatous** —. E. linfomatosa. ‖— **psoriaticum.** E. psoriasica.

erythrodextrin. Eritrodextrina. Dextrina que se convierte en maltosa por la acción de varios fermentos digestivos.

erythrodontia. Eritrodoncia. Pigmentación marrón rojiza de los dientes.

erythroedema. Eritredema. Polineuropatía de la

infancia. || Sin.: Enfermedad de Switf, enfermedad de Selter-Feer, acrodinia, eritema epidémica, dermatopolineuritis, enfermedad rosada.

erythrogenesis. Eritrogénesis. Producción de eritrocitos.

erythrogonium. Eritrogonio. Eritroblasto precursor. Promegaloblasto.

erythroid. Eritroide. De color rojo.

erythrokatalysis. Eritrocatálisis. Disolución de los eritrocitos. Eritrocitólisis.

erythroleukemia. Eritroleucemia. Discrasia sanguínea maligna. Síndrome mieloproliferativo.

erythroleukoblastosis. Eritroleucoblastosis. Ictericia grave del recién nacido.

erythrolysin. Eritrolisina. (V. *erythrocytolysin.*)

erythrolysis. Eritrólisis. (V. *erythrocytolysis.*)

erythromelalgia. Eritromelalgia. Acromelalgia. (V. *acromelalgic.*)

erythrometry. Eritrometría. (V. *erythrocytometry.*)

erythromycin. Eritromicina. Antibiótico obtenido del *Streptomyces erythreus.* F.: $C_{37}H_{67}NO_{13}$.

erythron. Eritrón. Circulación sanguínea de eritrocitos con sus precursores.

erythroneocytosis. Eritroneocitosis. Presencia en sangre de eritrocitos inmaduros.

erythroparasite. Eritroparásito. Parásito eritrocitario.

erythropathy. Eritropatía. Enfermedad eritrocitaria.

erythropenia. Eritropenia. Disminución del número de eritrocitos.

erythrophagia. Eritrofagia. (V. *erythrocytophagia.*)

erythrophil. Eritrófilo. Célula que se tiñe con facilidad con colorantes rojos.

erythrophobia. Eritrofobia. Aversión patológica al color rojo.

erythrosphore. Eritróforo. (V. *allophore.*)

erythrophose. Eritrofosia. Fosia roja.

erythroplasia. Eritroplasia. Lesiones papulares eritematosas en la mucosa.

erythropoiesis. Eritropoyesis. Producción de eritrocitos.

erythropoietin. Eritropoyetina. Hormona glucoproteica secretada en el riñón, que estimula la eritropoyesis.

erythroprosopalgia. Eritroprosopalgia. Enrojecimiento doloroso de la cara.

erythopsia. Eritropsia. Visión roja de los objetos.

erythropsin. Eritropsina. Rodopsina.

erythrose. Eritrosa. Una de las aldotetrosas.

erythrosedimentation. Eritrosedimentación. Sedimentación de los eritrocitos.

erythrosin. Eritrosina. Sal sódica de la tetrayodofluoresceína usada como colorante histológico. F.: $C_{13}H_{18}O_6N_2$.

erythruria. Eritruria. Emisión de orina roja.

Esbach's reagent (test). Reactivo de Esbach. [G. H. Esbach, médico francés, 1843-1890.] Solución de ácidos pícrico y cítrico en agua para detectar la presencia de albúmina urinaria.

escalation in drug misuse. Escalada en el abuso de drogas. Predisposición hacia mayor consumo de drogas.

escape. Escape. || **nodal** —. E. nodal. || **vagal** —. E. vagal. || **ventricular** —. E. ventricular. Arritmia. vagal en la que el impulso auriculoventricular actúa antes que el sinoauricular.

eschar. Escara. Costra producida por lesión cutánea debida al calor, por ejemplo.

escharotic. Escarótico. Corrosivo. Capaz de producir escara.

Escherich's bacillus. Bacilo de Escherich. [Th. Escherich, médico alemán, 1857-1911.] *Escherichia coli.*

escherichia. *Escherichia.* Género de bactericas, en el tubo digestivo del hombre normalmente.

eschrolalia. Escrolalia. Coprolalia.

Escudero's test. Prueba de Escudero. [P. Escudero, médico argentino, n. en 1877.] Determinación de purinas para la gota.

esculent. Comestible. Que puede ser ingerido.

esculin. Esculina. (V. *aesculin.*)

eseptate. Aseptado. Sin tabique.

eserine. Eserina. Fisostigmina.

ESF. Abreviatura de *erythropotetic stimulating factor.*

Esmarch's bandage. Venda de Esmarch. [J. F. A. von Esmarch, cirujano alemán, 1823-1908.]

esocataphoria. Esocataforia. Estado en el que los ejes visuales se dirigen hacia abajo y adentro.

esodic. Esódico. Aferente.

esogastritis. Esogastritis. Inflamación de la mucosa del estómago.

esophagectasia. Esofagectasia. Dilatación del esófago.

esophagectomy. Esofagectomía. Extirpación de una porción del esófago.

esophagitis. Esofagitis. Inflamación del esófago. || **peptic** —. E. péptica. Por reflujo. || **reflux** —. E. por reflujo.

esophagocele. Esofagocele. Distensión anormal del esófago. Divertículo esofágico.

esophagodynia. Esofagodinia. Dolor en el esófago.

esophagogastroscopy. Esofagogastroscopia. Examen endoscópico del esófago y el estómago.

esophagogastrostomy. Esofagogastrostomía. Formación quirúrgica de una comunicación artificial entre esófago y estómago.

esophagography. Esofagografía. Radiografía del esófago.

esophagology. Esofagología. Estudio y tratamiento de las enfermeddes del esófago.

esophagomalacia. Esofagomalacia. Reblandecimiento de las paredes esofágicas.

esophagoptosis. Esofagoptosis. Prolapso del esófago.

esophagoscopy. Esofagoscopia. Examen radiológico del esófago.

esophagostomy. Esofagostomía. Creación de un orificio en el esófago.

esophagotomy. Esofagotomía. Extirpación del esófago.

esophagus. Esófago. Conducto que va desde la faringe hasta el estómago.

esophoria. Esoforia. Estrabismo convergente.

esosphenoiditis. Esosfenoiditis. Osteomielitis del hueso esfenoides.

esotropia. Esotropía. (V. *esophoria.*)

ESP. Abreviatura de *extrasensory perception.*

espundia. Espundia. *Leishmaniosis mucocutanea.*

Esquillectomy. Esquilectomía. Extirpación de fragmentos óseos en fracturas por proyectiles.

ESER. Abreviatura de *erythrocyte sedimentation rate.*

essence. Esencia. Lo que constituye la naturaleza de las cosas. || Nombre de líquidos volátiles y olorosos.

essential. Esencial. Parte indispensable de algo. || Que existe por sí mismo. || — **drugs.** Fármacos esenciales o «básicos», según la O.M.S.

EST. Abreviatura de *electroshock therapy.*

establishment. Grupo de personas con influencia en diversos campos.

ester. Ester. Compuesto de alcohol y ácido.

esterase. Esterasa. Enzima que cataliza la hidrólisis de un éster en alcohol y ácido.

esterification. Esterificación. Proceso de conversión de un ácido en éster.

esterolysis. Esterólisis, hidrólisis de un éster en alcohol y ácido.

esthematology. Estematología. Ciencia de los sentidos y de los órganos sensoriales.

esthesia. Estesia. Percepción. Sensación.

esthesiogen. Estesiógeno. Que provoca síntomas de excitación.

esthesiology. Estesiología. Ciencia que estudia la sensación y los sentidos.

esthesiometer. Estesiómetro. (V. *aesthesiometer.*)

esthesioneuroblastoma. Estesioneuroblastoma. (V. *aesthesioneuroblastome.*)

esthesioneurosis. Estesioneurosis. (V. *aesthesioneurosis.*)

esthesiophysiology. Estesiofisiología. (V. *aesthesophysiology.*)

esthesioscopy. Estesioscopia. (V. *aesthesioscopy.*)

esthesodic. Estesódico. (V. *aesthesodic.*)

esthetic. Estésico. Estético. (V. *aesthetic.*)

esthiomene. Estiómeno. Nombre antiguo de lupus. || Ulcera de la vulva con hipertrofia por tuberculosis, cáncer, etc.

Estlander's operation. Operación de Estlander. [J. A. Estlander, cirujano finlandés, 1831-1881.] Resección subperióstica de porciones costales en el empiema.

estradiol. Estradiol. (V. *agofollin.*)

estrin. Estrina. Estrógeno.

estriol. Estriol. Sustancia semejante a la estrona, presente en la orina de mujeres embarazadas. F.: $C_{18}H_{24}O_3$.

estrogen. Estrógeno. Nombre genérico para las sustancias productoras de estro.

estrone. Estrona. Producto de oxidación del estradiol. F.: $C_{18}H_{22}O_2$.

estrus. Estro. Periodo de celo, especialmente de la hembra.

Et. Abreviatura de *ethyl group.*

état. Estado. Situación. Condición. || **criblé** —. E. criboso. || **lacunaire** —. E. mamelonado.

Eternod's sinus. Seno de Eternod. [A. F. Ch. Eternod, histólogo suizo, 1854-1932.] Conglomerado de vasos que conecta el corion con la porción inferior del saco vitelino.

ethambutol hydrochloride. Hidrocloruro de etambutol. Antibacteriano, particularmente eficaz contra el *M. tuberculosis.*

ethanal. Etanal. Acetaldehído.

ethane. Etano. Hidrocarburo gaseoso. F.: C_2H_6.

ethanol. Etanol. Alcohol.

etheogenesis. Eteogénesis. Reproducción asexual en gametos masculinos de protozoos.

ether. Eter. Líquido muy volátil usado como anestésico. F.: $C_2H_5 \bullet O \bullet C_2H_5$. || **acetic** —. E. acético. || **anesthetic** —. E. anestésico. || **simple** —. E. simple. || **sulfuric** —. E. sulfúrico.

ethereal. Etéreo. Que contiene o se asemeja al éter. || Evanescente.

etherification. Eterificación. Proceso de formación del éter.

etherization. Eterización. Administración de éter por inhalación.

etheromania. Eteromanía. Adicción al uso de éter.

etherometer. Eterómetro. Instrumento para la administración de éter.

ethics. Etica. Principios que rigen la conducta.

Ethics Review Committee. Comité ético para determinar si se justifican los riesgos asociados a una investigación.

ethionine. Etionina. Homologo etílico de metionina.

ethisterone. Etisterona. Progestina semisintética. F. : $C_{21}H_{28}O_2$.

ethmocarditis. Etmocarditis. Inflamación del tejido conjuntivo del corazón.

ethmocephalus. Etmocéfalo. Monstruo de cabeza imperfecta, órbitas muy aproximadas y nariz rudimentaria.

ethmofrontal. Etmofrontal. Relativo a los huesos etmoides y frontal.

ethmoid. Etmoideo. Cribiforme.

ethmoidal. Etmoidal. Perteneciente al hueso etmoides.

ethmoidectomy. Etmoidectomía. Extirpación de parte o de todo el hueso etmoides.

ethmoiditis. Etmoiditis. Inflamación del hueso etmoides.

ethmoidotomy. Etmoidotomía. Incisión quirúrgica en el seno etmoideo.

ethnic. Etnico. Relativo a las razas y sus características.

ethnobiology. Etnobiología. Estudio científico de los caracteres físicos de diversas razas.

ethnography. Etnografía. Descripción de las razas humanas.

ethnology. Etnología. Ciencia que estudia las razas humanas.

ethnopharmacology. Etnofarmacología. Estudio

del efecto de los fármacos sobre el comportamiento social en animales.

ethology. Etología. Ciencia que estudia los hábitos y costumbres del hombre.

ethyl. Etilo. Radical univalente del etano. F.: H_3—CH_2—. || — **acetate.** Acetato de e. Antiespasmódico. || — **bromide.** Bromuro de e. Anestésico. || — **chloride.** Cloruro de e. Anestésico local.

ethylamine. Etilamina. Tomaína que posee muchas propiedades del amoniaco. F.: $CH_3CH_2NH_2$.

ethylene. Etileno. (V. *aethylenum.*)

ethylestrenol. Etilestrenol. Esteroide anabólico androgénico. F.: $C_{20}H_{32}O$.

ethylic. Etílico. Relativo al etilo.

ethylnorepinephrine hydrochloride. Hidrocloruro de etilnorepinefrina. Sustancia sintética adrenérgica utilizada en el asma bronquial para combatir el broncospasmo. F.: $C_{10}H_{15}NO_3$-ClH.

ethylestibamine. Etilestibamina. (V. *neostibosan.*)

etiolation. Etiolación. Palidez por falta de luz.

etiology. Etiología. (V. *aetiology.*)

etiopathology. Etiopatología. Forma de actuación de las causas.

etiotropic. Etiotrópico. Dirigido contra la causa de la enfermedad.

etrotomy. Etrotomía. Incisión suprapúbica.

eu-. Eu. Prefijo que significa «normalidad».

eubacteriales. *Eubacteriales.* Orden de esquizomicetos que comprenden las verdaderas bacterias.

eubiotics. Eubiótica. Ciencia de la vida higiénica.

eucaine. Eucaína. Anestésico local semejante a la cocaína. F.: $C_{15}H_{21}NO_2$.

eucalyptol. Eucalipto. Arbol de la familia de las mirtáceas, cuya esencia se emplea como diaforética, estimulante, etc.

eucapnia. Eucapnia. Situación en la que la tasa de anhídrido carbónico en sangre es normal.

euchlorhydria. Euclorhidria. Proporción normal de ácido clorhídrico en el jugo digestivo.

eucholia. Eucolia. Estado normal de la bilis.

euchromatin. Eucromatina. Sustancia de los cromosomas.

euchromatopsy. Eucromatopsia. Visión normal de los colores.

euchromosome. Eucromosoma. Autosoma.

euchylia. Euquilia. Estado normal del quilo.

eucrasia. Eucrasia. Buen estado.

eudiaphoresis. Eudiaforesis. Sudoración fácil, normal.

eudiemorrhysis. Eudiemorrisis. Circulación normal de la sangre por los capilares.

eudiometer. Eudiómetro. Aparato para analizar la pureza del aire.

euergasis. Euergasis. Funcionamiento psicobiológico normal.

euesthesia. Euestesia. Estado normal de los sentidos.

euflavine. Euflavina. Acriflavina.

eugamy. Eugamia. Unión de los gametos.

eugenics. Eugenesia. Estudio de las condiciones para mejorar la raza.

eugenol. Eugenol. Analgésico dental. F.: $C_{10}H_{12}O_2$, alilguayacol.

euglobulin. Euglobulina. Globulina insoluble en agua.

euglycemia. Euglucemia. Tasa normal de glucosa en sangre.

eukinesia. Eucinesia. Facultad de realizar movimientos normales.

Eulenburg's disease. Enfermedad de Eulenburg. [A. Eulenburg, neurólogo alemán, 1840-1917.] Paramiotonía congénita.

eumenorrhea. Eumenorrea. Menstruación normal.

eumetria. Eumetría. Situación normal del impulso nervioso.

eumycetes. *Eumicetos.* Clase de talofitas que comprende los hongos verdaderos.

eumycin. Eumicina. Antibiótico aislado del *Bacillus subtilis.*

eunoia. Eunoia. Eufrenia.

eunuch. Eunuco. Hombre castrado.

eunuchoidism. Eunucoidismo. Deficiencia de la secreción testicular.

euosmia. Euosmia. Estado normal del sentido del olfato.

eupatorin. Eupatorina. Glucósido amargo de *Eupatorium.*

eupatorium. *Eupatorium.* Planta cuyas hojas se empleaban en dispepsia y estados febriles.

eupepsia. Eupepsia. Digestión normal.

euphoria. Euforia. Situación de satisfacción.

euploid. Euploide. Que tiene un número equilibrado de cromosomas.

eupnea. Eupnea. Respiración normal.

eupraxia. Eupraxia. Realización fácil de movimientos coordinados.

eupyrene. Eupirena. Tipo normal de esperma.

eupyrexia. Eupirexia. Ligera febrícula en la primera fase de una infección.

eurhytmia. Eurritmia. Ritmo normal.

eurycephalous. Euricéfalo. Que tiene la cabeza o el cráneo anchos.

euryon. Eurión. Punto en cada extremo del diámetro transverso mayor del cráneo.

euryopia. Euriopía. Abertura anormalmente amplia de los ojos.

eurysomatic. Eurisomático. De cuerpo grueso.

eurythermic. Euritérmico. Capaz de vivir en temperaturas diversas.

eusitia. Eusitia. Apetito normal.

eusplanchnia. Eusplacnia. Estado normal de los órganos o vísceras.

eusplenia. Eusplenia. Función esplénica normal.

Eustachian artery. Arteria de Eustaquio. [B. Eustaquio, anatomista italiano, 1524-1574.] || — **canal.** Conducto de E. || — **cartilage.** Cartílago de E.

Eustachium. Trompa de Eustaquio. Conducto auditivo.

eustrongylus. *Eustrongylus.* Género de gusanos nematodos.

eusystole. Eusístole. Sístole normal.

eutectic. Eutéctico. Estable.

euthanasia. Eutanasia. Muerte sin dolor. ‖ Muerte deliberada de una persona afectada de enfermedad incurable.

euthymism. Eutimismo. Actividad normal del timo.

euthyphoria. Eutiforia. Adaptación normal del plano de visión.

euthyroidism. Eutiroidismo. Función tiroidea normal.

eutocia. Eutocia. Parto normal.

eutopic. Eutópico. Situado normalmente.

eutrophia. Eutrofia. Estado normal de nutrición.

evacuant. Evacuante. Catártico. Emético. Diurético.

evacuation. Evacuación. Acción y efecto de evacuar.

evagination. Evaginación. Protrusión de una parte.

evanescent. Desvanecimiento.

evaporation. Evaporación. Conversión de un líquido en vapor.

Eve's method. Método de Eve. [F. C. Eve, médico inglés, 1871-1952.] Respiración artificial.

eventration. Eventración. Protrusión intestinal en el abdomen. ‖ Evisceración.

Eversbusch's operation. Operación de Eversbusch. [O. Eversbusch, oftalmólogo alemán, 1853-1912.] Acortamiento del elevador del párpado en la ptosis palpebral.

eversion. Eversión. Versión hacia fuera.

évidement. Vaciado. Operación de vaciar una cavidad.

evideur. Vaciador. Instrumento para realizar el vaciado.

eviration. Eviración. Castración.

evisceration. Evisceración. Extracción de vísceras.

evocator. Evocador. En embriología, sustancia química capaz de despertar las potencialidades morfogénicas de una zona.

evoked potentials. Potenciales evocados.

evolution. Evolución. Desarrollo. ‖ Proceso de cambio continuo de un órgano. ‖ Sucesión de fases de una enfermedad. ‖ **bathmic** —. E. bátmica. Debida al mismo organismo. ‖ **spontaneous** —. E. espontánea.

evulsion. Evulsión. Arrancamiento.

Ewart's sign. Signo de Ewart. [W. Ewart, médico inglés, 1848-1929.] Prominencia del borde superior de la primera costilla en algún caso de derrame pericárdico. ‖ Soplo tubárico y matidez en el derrame pericárdico.

Ewing's sarcoma. Sarcoma de Ewing. [J. Ewing, patólogo norteamericano, 1866-1943.] Mieloma endotelial.

ex-. Ex-. Prefijo que indica «fuera», «privación», «alejamiento».

exacerbation. Exacerbación. Exageración de la gravedad de un síntoma.

exalgin. Exalgina. Preparación analgésica y antipirética.

exaltation. Exaltación. Estado mental anormal caracterizado por un aumento de la elevación espiritual.

examination. Examen. Inspección, investigación, especialmente como medio de diagnóstico de la enfermedad.

exania. Exania. Prolapso del recto.

exanimation. Exanimación. Inconsciencia, coma.

exanthema. Exantema. Enfermedad eruptiva. ‖ Erupción con características de fiebre eruptiva. ‖ — **subitum.** E. súbito. ‖ **syphilitic** —. E. sifilítico. ‖ **vesicular** —. E. vesicular.

exanthropic. Exantrópico. No situado dentro del cuerpo humano.

exarteritis. Exarteritis. Inflamación de la túnica externa de las arterias.

exarticulation. Exarticulación. Desarticulación. Amputación de una articulación.

excalation. Excalación. Ausencia o exclusión de un miembro de una serie normal (p. ej., una vértebra).

excavation. Excavación. Acción de practicar una cavidad. ‖ Cavidad. ‖ **atrophic** —. E. atrófica. De la papila óptica. ‖ **glaucomatous** —. E. glaucomatosa. ‖ **vesicouterine** —. E. vesicouterina.

excavator. Excavador. Instrumento quirúrgico. ‖ **dental** —. Para la extracción de restos de caries.

excementosis. Excementosis. Hiperplasia del cemento de la raíz del diente.

excerebration. Excerebración. Extirpación del cerebro.

excernent. Excernante. Que produce evacuación o descarga.

excess. Exceso. Superfluo.

exchange. Cambio. Sustitución de una cosa por otra.

excipient. Excipiente. Sustancia inerte que determina la consistencia, forma o volumen de una preparación farmacéutica.

excise. Escindir. Cortar, dividir, separar.

excision. Escisón. División, rompimiento.

excitability. Excitabilidad. Facultad de responder a un estímulo; irritabilidad.

excitable. Excitable. Susceptible de ser estimulado.

excitant. Excitante. Sustancia que produce excitación.

excitation. Excitación. Acto de irritación o estimulación. Aumento de energía. ‖ **direct** —. E. directa. ‖ **indirect** —. E. indirecta.

excitoanabolic. Excitoanabólico. Estimulador del anabolismo.

excitocatabolic. Escitocatabólico. Estimulador del catabolismo.

excitometabolic. Excitometabólico. Que produce cambios metabólicos.

excitomotor. Excitomotor. Que estimula la función motora.

excitor. Excitador. Nervio cuya estimulación produce actividad de parte de la zona por él inervada.

excitosecretory. Excitosecretor. Que produce un aumento de la secreción.

excitovascular. Excitovascular. Que produce cambios vasculares.

exclave. Exclave. Parte desprendida de un órgano.

exclusión. Exclusión. eliminación. En cirugía, acción de separar una porción u órgano, sin extirparlo.

excochleation. Excocleación. Operación de raspado de una cavidad. Curetaje.

excoriation. Excoriación. Pérdida de sustancia epidérmica.

excrement. Excremento. Materia fecal.

excrescence. Excrecencia. Tumor de la superficie de un órgano.

excreta. Excreta. Excreción de productos.

excrete. Excretar.

excretion. Excreción. Eliminación de los productos de secreción.

excretory. Excretor. Relativo a la excreción.

excurrent. Excretor. Eferente.

excursion. Excursión. Movimiento de una parte u órgano.

excyclophoria. Excicloforia. Cicloforia hacia fuera.

exemia. Exemia. Disminución de fluido en los vasos sanguíneos.

exencephalous. Exencéfalo. Caracterizado por presentar exencefalia.

exencephaly. Exencefalia. Desarrollo anormal caracterizado por presencia del encéfalo fuera del cráneo.

exenteration. Exenteracion. Evisceración, fundamentalmente intestinal.

exenteritis. Exenteritis. Peritonitis visceral.

exercise. Ejercicio. Acción de poner en movimiento una parte del cuerpo. || **active** —. E. activo. || **active resistive** —. E. activo contra resistencia.

exeresis. Exéresis. Extirpación quirúrgica.

exergic. Exérgico. Aplicado a las reacciones con disminución de energía.

exergonic. Exergónico. Fenómeno o reacción que libera energía.

exesion. Exesión. Destrucción de las partes de un tejido.

exflagellation. Exflagelación. Protrusión de flagelos en un protozoo.

exfoliation. Exfoliación. Desprendimiento de escamas o láminas.

exhalation. Exhalación. Eliminación de líquido, vapor o gas por la piel o los pulmones.

exhausted. Exhausto. Consumido, agotado.

exhibition. Exhibición. Administración de una droga.

exhibitionism. Exhibicionismo. Hábito patológico de exhibir, particularmente los órganos sexuales.

exhibitionist. Exhibicionista. Individuo que practica el exhibicionismo.

exhilarant. Exhilarente. Tonificante. Vigorizante.

exhumation. Exhumación. Desentierro de un cadáver.

exitus. Salida. Muerte.

Exner's plexus. Plexo de Exner. [S. Exner, fisiólogo austriaco, 1846-1926.] Capa de fibras nerviosas cerca de la superficie de la corteza cerebral.

exo-. Exo-. Prefijo que indica «fuera».

exocardia. Exocardia. Desplazamiento del corazón.

exocataphoria. Exocataforia. Estado en el que los ejes visuales giran hacia abajo y afuera.

exochorion. Exocorion. Parte del corion que deriva del ectodermo.

exocolitis. Exocolitis. Inflamación de la capa externa del colon.

exocrine. Exocrino. Relativo a la secreción externa de una glándula.

exocytosis. Exocitosis. Descarga de partículas por la célula. || Reunión de leucocitos en la epidermis, como parte de la respuesta inflamatoria.

exodontia. Exodoncia. Rama que estudia la extracción de dientes.

exoenzyme. Exoenzima. Enzima extracelular.

exogamy. Exogamia. Heterosexualidad.

exogastric. Exogástrico. Relativo a la superficie externa del estómago.

exogastritis. Exogastritis. Inflamación de la capa exterior del estómago.

exogenous. Exogénico. Originado en el exterior del cuerpo.

exognathia. Exognatia. Prognatismo.

exognathion. Exognatio. Apófisis alveolar del maxilar superior.

exohemophylaxis. Exohemofilaxis. Procedimiento de taquifilaxis.

exohysteropexy. Exohisteropexia. Fijación uterina por implantación del fondo del útero en la pared abdominal.

exometritis. Exometritis. Inflamación de la superficie del útero.

exomphalos. Exónfalo. Hernia umbilical.

exopathy. Exopatía. Enfermedad cuya causa es exterior al organismo.

exophoria. Exoforia. Heteroforia. Falta de paralelismo entre los ejes visuales.

exophtalmos. Exoftalmos. Protrusión anormal de los ojos. || **endocrine** —. E. endocrino. || **malignant** —. E. maligno. || **pulsating** —. E. pulsátil. || **thyrotoxic** —. E. tirotóxico.

exoplasm. Exoplasma. Membrana plasmática.

exorbitism. Exorbitismo. Exoftalmos.

exormia. Exormia. Afección papulosa de la piel.

exosepsis. Exosepsis. Sepsis originada fuera del organismo.

exoserosis. Exoserosis. Exudado de suero.

exoskeleton. Exoesqueleto. En los vertebrados, estructuras que derivan de la epidermis.

exosmosis. Exósmosis. Difusión de dentro afuera, a través de una membrana semipermeable.

exosplenopexy. Exosplenopexia. Sutura del bazo a la superficie del cuerpo o a una herida quirúrgica.

exosporium. Exospora. Capa externa de la envoltura externa de la espora.

exostosectomy. Exostosectomía. Escisión de una exóstosis.

exostosis. Exóstosis. Hipertrofia benigna de la superficie de un hueso o diente.

exoteric. Exotérico. Desarrollado fuera del organismo.

exothelioma. Exotelioma. Meningioma.

exothermic. Exotérmico. Caracterizado por la producción de calor.

exotic. Exótico. Que procede de fuera; no nativo.

exotoxin. Exotoxina. Toxina con acción fuera de la bacteria o sustancia productora.

exotropia. Exotropia. Estrabismo divergente.

E

expansion. Expansión. Aumento de la extensión. ‖ Extensión de la superficie de un órgano.

expectancy. Expectancia. Probabilidad de que ocurra un suceso específico.

expectation. Expectación. Observación.

expectorant. Expectorante. Que provoca la expectoración.

expectoration. Expectoración. Expulsión de materias contenidas en tráquea, bronquios o pulmones.

experiment. Experimento. Proceder encaminado a descubrir o demostrar un hecho.

expiration. Expiración. Muerte.

expiratory. Expiratorio. Relativo a la expiración.

expire. Expirar. Morir.

explantation. Explantación. Desarrollo de tejidos sacados del cuerpo.

exploration. Exploración. Investigación o examen diagnóstico.

exploratory. Exploratorio. Relativo a la exploración o investigación.

explosion. Explosión. Aparición súbita de una emoción. ‖ Descarga de una célula nerviosa.

exponential distribution. Distribución exponencial. Distribución de probabilidad de magnitudes aleatorias de tiempo o distancia.

exposure. Exposición. Situación de estar en contacto con agentes infecciosos, radiaciones, etc.

expression. Expresión. Aspecto o apariencia de la cara. ‖ Acción de exprimir.

expressivity. Expresividad. Grado en que se manifiestan los efectos genéticos de un individuo.

expulsion. Expulsión. Evacuación del contenido de un órgano o conducto.

exsanguination. Exsanguinación. Pérdida importante de sangre por hemorragia.

exsanguine. Exangüe. Desangrado.

exsiccant. Exsicante. Desecante.

exsiccation. Exsicación. Desecación.

exstrophy. Extrofia. Eversión congénita del interior de un órgano.

ext. Abreviatura de *extract*.

extension. Extensión. Movimiento por el que dos segmentos de un miembro se disponen en línea recta.

extensor. Extensor. Músculo extensor.

exterior. Exterior. Situado en la parte de fuera.

external. Externo. Que sucede fuera.

exteroceptive. Exteroceptivo. Superficie externa del campo de distribución de los órganos receptores.

exteroceptor. Exteroceptor. Término de Sherrington para los órganos terminales sensitivos.

extinction. Extinción. Cesación. ‖ En psicología, desaparición de una respuesta condicionada.

extirpation. Extirpación. Separación completa de una parte u órgano.

extorsion. Extorsión. Torsión hacia fuera.

extra-. Extra-. Prefijo que significa «fuera», «más allá».

extra-articular. Extraarticular. Situado o que sucede fuera de una articulación.

extrabronchial. Extrabronquial. Situado o que sucede fuera de los bronquios.

extrabuccal. Extrabucal. Situado o que sucede fuera de la boca.

extracapsular. Extracapsular. Situado o que sucede fuera de una cápsula.

extracardial. Extracardiaco. Situado o que sucede fuera del corazón.

extracarpal. Extracarpiano. Fuera del carpo o muñeca.

extracellular. Extracelular. Situado o que sucede fuera de la célula.

extracerebral. Extracerebral. Situado o que sucede fuera del cerebro.

extracorporal. Extracorporal. Situado o que sucede fuera del cuerpo.

extracranial. Extracraneal. Situado o que sucede fuera del cráneo.

extract. Extracto. Preparación concentrada de una droga animal o vegetal.

extraction. Extracción. Proceso de separar una sustancia. ‖ — **ratio**. Coeficiente de extracción. Velocidad con que es extraído un fármaco de un órgano.

extractor. Extractor. Instrumento utilizado para extraer cálculos o cuerpos extraños.

extradural. Extradural. Situado o que sucede fuera de la duramadre.

extraembryonic. Extraembrionario. Que no forma parte del embrión.

extragenital. Extragenital. Situado o que sucede fuera de los órganos genitales.

extrahepatic. Extrahepático. Situado o que sucede fuera del hígado.

extraligamentous. Extraligamentoso. Que sucede fuera del ligamento.

extramalleolus. Extramaleolar. Situado fuera del maléolo.

extramastoiditis. Extramastoiditis. Inflamación de los tejidos adyacentes a la apófisis mastoides.

extramedullary. Extramedular. Situado o que sucede fuera de la médula.

extramural. Extramural. Situado o que ocurre fuera de una pared.

extraneous. Extraño. Anormal en el lugar donde se encuentra.

extranuclear. Extranuclear. Situado o que sucede fuera del núcleo de la célula.

extraocular. Extraocular. Sitaudo o que sucede fuera del ojo.

extraparenchymal. Extraparenquimatoso. Situado fuera del parénquima.

extrapelvic. Extrapélvico. Situado o que sucede fuera de la pelvis.

extrapericardial. Extrapericárdico. Situado o que sucede fuera del pericardio.

extraperitoneal. Extraperitoneal. Situado o que sucede fuera de la cavidad peritoneal.

extraplacental. Extraplacentario. Situado o que sucede fuera de la placenta.

extrapleural. Extrapleural. Situado o que sucede fuera de la cavidad pleural.

extrapulmonary. Extrapulmonar. Situado o que sucede fuera del pulmón.

extrapiramidal. Extrapiramidal. Situado fuera de la vía piramidal.

extrasomatic. Extrasomático. Fuera del cuerpo; sin relación con él.

extraystole. Extrasístole. Contracción precoz de la aurícula o el ventrículo. ‖ **atrial** —. E. auricular. ‖ **nodal** —. E. nodal. ‖ **retrograde** —. E. retrógrada. ‖ **ventricular** —. E. ventricular.

extrathoracic. Extratorácico. Situado fuera del tórax.

extratracheal. Extratraqueal. Situado o que sucede fuera de la tráquea.

extratympanic. Extratimpánico. Situado fuera del tímpano del oído.

extrauterine. Extrauterino. Situado o que sucede fuera del útero.

extravaginal. Extravaginal. Situado o que sucede fuera de la vagina.

extravasation. Extravasación. Descarga o escape, p. ej., de sangre dentro de los tejidos.

extravascular. Extravascular. Situado o que se produce fuera de los vasos.

extraventricular. Extraventricular. Situado o que sucede fuera del ventrículo.

extraversión. Extroversión. Versión hacia fuera.

extravert. Extravertido. Persona vertida al exterior.

extremity. Extremidad. Porción distal o terminal.

extrinsic. Extrínseco. Que procede de fuera.

extrophia. Extrofia. Supeficie interna de un órgano al descubierto.

extrude. Expeler. Expulsar hacia fuera.

extrusion. Expulsión.

extubation. Extubación. Sacar un tubo o cánula. Desintubación.

exuberant. Exuberante. De excesiva proliferación.

exudate. Exudado. Fluido que sale de los vasos por exudación.

exudation. Exudación. Salida de líquido y células del vaso sanguíneo, sobre todo en la inflamación.

exudative. Exudativo. Relativo al proceso de exudación.

exumbilication. Exumbilicación. Hernia umbilical.

exuviation. Exuviación. Caída de la epidermis o de una porción epidérmica.

ex-vivo. Fuera del cuerpo con vida. Cirugía en la que se retira un órgano para realizar una cirugía reparatoria, colocándolo luego en su lugar de origen

eye. Ojo. Organo de la visión.

eyeball. Globo ocular.

eyebrow. Ceja.

eyelash. Pestaña.

eyelid. Párpado.

eyestrain. Vista cansada. Fatiga ocular.

E

F. Símbolo del flúor. Abreviatura de *Fahrenheit*.

F₁. Abreviatura de *first filial generation*.

F₂ Abreviatura de *second filial generation*.

FA. Abreviatura de *fatty acid y de fluorescent antibody*.

Fab. Abreviatura de *fragment, antigen-binding*.

Fabc. Abreviatura de *fragment antigen and complement binding*.

fabella. Fabela. Fibrocartílago sesamoides.

Faber's anemia. Anemia de Faber. [K. H. Faber, médico danés, 1862-1956.] Anemia hipocroma.

fabism. Fabismo. (V. *favism*.)

Fabricius. Fabricio. Anatomista y cirujano italiano (1537-1619). Discípulo de Falopio.

Fabry-Anderson syndrome, Fabry's disease. Síndrome de Fabry. Angioqueratoma *corporis difussum*. [Johannes Fabry, 1860-1930, dermatólogo alemán, n. en Dortmund.] Enfermedad de depósito de carácter enzimopático, de herencia dominante ligada al sexo, por lo que fundamentalmente sólo afecta a los varones. Esfingolipidosis debida a la deficiencia de α-galactosidasa-ceramida-trihexosidasa-A, que provoca un depósito, sobre todo de trihexosilceramida, metabolito intermediario en el catabolismo de cerebrósidos, en paredes vasculares, musculatura lisa y órganos internos, principalmente riñones. Son síntomas: numerosos hiperqueratomas pequeños, angioma lívido en piel y mucosas, hipertensión, dilatación cardíaca, edemas, insuficiencia renal y tortuosidad en los vasos retinianos; en jóvenes pueden ocurrir también parestesias y alteraciones reumáticas. Conduce a la muerte, generalmente por uremia. En el síndrome de Fabry asintomático sólo existe proteinuria, con cilindros epiteliales en la orina, aumento de trihexosilceramida y digalactosilceramida, y actividad débil de la galactosidasa en los leucocitos.

face. Cara. Parte anterior de la cabeza. || **hippocratic** —. Facies hipocrática.

facet. Faceta. Pequeña superficie, habitualmente articular. || **articular** —. F. articular. || **costal** —. F. costal.

facetectomy. Facetectomía. Resección de la faceta articular de una vértebra.

facial. Facial. Relativo a la cara.

Facial-digital-genital syndrome. Síndrome de Aarskog. [Dagfinn A., pediatra noruego contemporáneo, n. en Bergen.] Estado intersexual con escroto dividido, situado alrededor de la raíz del pene y con criptorquidia; indica, igualmente, retraso en el desarrollo.

facies. Facies. Aspecto o expresión de la cara. || — **abdominalis.** F. abdominal || — **hippocratica.** F. hipocrática.

facilitation. Facilitación. Promoción de un proceso natural. Lo contrario de inhibición.

facilitory. Facilitación. (V. *facilitation*.)

facio-. Facio-. Prefijo que indica relación con la cara.

Facio-Londe syndrome, familial infantile progressive bulbar paralysis. Síndrome de Facio-Londe. Parálisis bulbar familiar infantil y progresiva. Enfermedad mortal que se inicia en la infancia con parálisis progresiva de los pares craneales motores inferiores, disfagia, disartria, parálisis del VI par craneal y parálisis facial supranuclear, así como signos piramidales y atrofia muscular espinal progresiva.

faciobrachial. Faciobraquial. Relativo a la cara y al brazo.

faciocephalalgia. Faciocefalalgia. Dolor neurálgico en cara y nuca.

faciocervical. Faciocervical. Relativo a la cara y la nuca.

faciolingual. Faciolingual. Relativo a la cara y la lengua.

facioplasty. Facioplastia. Cirugía plástica de la cara.

facioplegia. Facioplejía. Parálisis facial.

facioscapulohumeral. Facioescapulohumeral. Relativo a la cara, la escápula y el húmero.

FACP. Abreviatura de *Fellow of the American College of Physicians*.

FACS. Abreviatura de *Fellow of the American College of Surgeons y de fluorescent-activated cell sorter*.

factitial, factitious. Artificial. Producido por medios no naturales. Facticio.

factor. Factor. Elemento que contribuye a producir un resultado. ‖ Símbolo utilizado en una fórmula específica. ‖ **accelerator** —. F. acelerador. F. V de la coagulación. ‖ **activation** —. F. de activación. F. XII. ‖ **antihemophilic** —. F. antihemofílico. F. VIII. **antirachitic** —. F. antirraquítico. Vitamina D. ‖ **extrinsic** —. F. extrínseco. ‖ **rheumatoid** —. F. reumatoide. ‖ **rhesus** —. F. rhesus (Rh).

facultative. Facultativo. No obligatorio. Potestativo.

faculty. Facultad. Función o poder normal. ‖ Cuerpo de profesores de una Universidad.

FAD. Abreviatura de *flavin adenine dinucleotide*.

Faget's sing. Signo de Faget [J. Ch. Faget, médico francés, 1818-1884.] Menor número de pulsaciones mientras la fiebre se mantiene elevada o aumenta.

fagopyrism. Fagopirismo. Intoxicación por determinados alimentos.

Fahr's syndrome Síndrome de Fahr. [Theodor Fahr, 1877-1945, anatomopatólogo alemán, n. en Hamburgo.] Calcificación idiopática, no arteriosclerótica, de los vasos intracerebrales, preferentemente en los ganglios basales y en el núcleo dentado. Lleva progresivamente a la debilidad mental; ocasionalmente se producen ataques cunvulsivos y síntomas extrapiramidales y cerebelosos, y si se extiende a la cápsula interna, también parálisis. Se produce por precipitación de líquidos coloidales ricos en proteínas que posteriormente se calcifican. La etiopatogenia no es clara; se observa en casos de hipoparatiroidismo no tratado.

Fahraeus' test. Prueba de Fahraeus. [R. Fahraeus, patólogo sueco, n. en 1888.] Para el diagnóstico del embarazo mediante la sedimentación de los hematíes.

Fahrenheit thermometer. Termómetro de Fahrenheit. [G. D. Fahrenheit, físico alemán, 1686-1736.]

failure. Insuficiencia. ‖ **heart** —. I. cardiaca. ‖ **renal** —. I. renal. ‖ **respiratory** —. I. respiratoria.

faint. Síncope. (V. *syncope*.)

falcate. Falciforme. En forma de hoz.

falcial. Falcial. Perteneciente a una hoz.

falcula. Fálcula. Hoz del cerebelo.

fallectomy. Falectomía. Extirpación total o parcial de la tormpa de Falopio.

falling. Debilidad.

Fallopian aqueduct. Acueducto de Falopio. [G. Falopio, anatomista italiano, 1523-1562.] Conducto para el nervio facial en el peñasco. ‖ — **hiatus**. Canal del nervio facial. ‖ — **ligament**. Ligamento de F. Ligamento inguinal o de Poupart. ‖ — **muscle**. Músculo de F. Músculo piramidal. ‖ — **tube**. tubo de F. Oviducto. ‖ — **valve**. Válvula de F. Válvula ileocecal o de Baubin.

Fallot's tetralogy. Tetralogía de Fallot. [E. -L. A. Fallot, médico francés, 1850-1911.] Anomalías congénitas cardiacas.

false. Falso. No real. Aparente. ‖ — **transmitter**. Falso transmisor. Mecanismo por el que un fármaco sustituye a un metabolito normal en la síntesis de un quimiotransmisor.

falsification. Falsificación. Alteración deliberada o mixtificación.

Falta's triad. Tríada de Falta. [W. Falta, médico austriaco, n. en 1875.] Páncreas, hígado y tiroides, en la diabetes sacarina. ‖ — **treatment**. Tratamiento de F. Para la diabetes.

falter. Tartamudear.

falx. Hoz. Utilizado en nomenclatura anatómica. ‖ — **of cerebellum**. H. del cerebelo. ‖ — **of cerebrum**. H. del cerebro.

FAMA. Abreviatura de Fellow of the American Medical Association.

fames. Hambre. Sensación que indica necesidad de alimento.

familial. Familiar.

familiar hyperplastic periostal dystrophy. Síndrome de Dzierzynsky-Klippel-Feldstein. Discefalia familiar, acrocefalia, oxicefalia o escafocefalia, engrosamiento de los huesos del cráneo y engrosamiento del priostio, con endurecimiento de las partes blandas anexas a las falanges, las clavículas y el esternón; en ocasiones tórax en embudo y braquifalangia.

family. Familia. Grupo de individuos que descienden de un linaje común. ‖ Grupo taxonómico subordinado al orden.

F and R. Abreviatura de *force and rhythm* (referido al pulso).

Fanconi-Schlesinger syndrome. Síndrome de Fanconi-Schlesinger. [B. Schlesinger, pediatra inglés, n. en Londres.] Hipercalcemia crónica idiopática.

fang. Raíz de un diente.

fango. Fango. Barro medicinal, curativo.

fangotherapy. Fangoterapia. Tratamiento mediante la aplicación de fango.

fannia. *Fannia.* Género de moscas. ‖ — **canicularis**. Mosca casera.

fantascope. Fantascopio. Aparato que facilita la convergencia ocular.

fantasy. Fantasía. Mecanismo psíquico por el cual la realidad es convertible en una experiencia imaginaria.

Farabeuf's trangle. Triángulo de Farabeuf. [L. H. Farabeuf, cirujano francés, 1841-1910.] Espacio del cuello, entre la vena yugular interna, la facial y el nervio hipogloso.

farad. Faradio. Unidad de capacidad eléctrica.

Faraday's law. Ley de Faraday. [M. Faraday, físico inglés, 1791-1867.] En la electrólisis, la cantidad de un ion liberada en un tiempo dado es proporcional a la fuerza de la corriente.

faradimeter. Faradímetro. Instrumento para medir la electricidad farádica.

faradism. Faradismo, Farádico. Electricidad inducida. ‖ Corriente inducida en una corriente rápidamente alternante.

F

faradization. Faradización. Uso terapéutico de la corriente farádica.

faradocontractility. Faradocontractilidad. Contractilidad en respuesta al estímulo farádico.

faradopalpation. Faradopalpación. (V. *galvanopalpation.*)

Farber's disease. Enfermedad de Farber. Se caracteriza por el depósito de ceramida en los tejidos, por deficiencia de ceramidasa. Sin.: Lipogranulomatosis diseminada.

farcy. Muermo. Inflamación de las mucosas.

farina. Harina.

farinaceous. Harináceo.

farinometer. Farinómetro. Instrumento para determinar la proporción de gluten en la harina.

Farr's law. Ley de Farr. [W. Farr, médico estadista inglés, 1807-1883.] La remisión es una propiedad de todas las enfermedades infecciosas, siguiendo una curva característica. || — **technique.** Técnica de Farr. Precipitación de los complejos de ADN marcado-antiADN mediante el sulfato de amonio.

Farre's tubercles. Tubérculos de Farr. [J. R. Farre, médico inglés, 1775-1862.] Nódulos cancerosos en la superficie del hígado.

Farre's white line. Línea blanca de Farre. [A. Farre, obstetra inglés, 1811-1887.] Señala el límite de la inserción del mesoovario en el hilo del ovario.

farsightedness. Hiperopia. (V. *hyperopia.*)

fascia. Fascia, aponeurosis. || **Abernethy's** —. Aponeurosis de Abernethy. || **anal** —. F. anal. || **axillary** —. F. axilar. || **buccopharyngeal** —. F. bucofaríngea. || **bulbi** —. Cápsula de Tenon. || **Camper's** —. F. de Camper. || **clavipectoral** —. F. clavipectoral. || **Colles's** —. Ligamento de Colles. || **Cooper's** —. A. de Cooper. || **cremasteric** —. F. cremastérica. || **cribiform** —. F. cibriforme. || **deep cervical** —. F. cervical profunda. || **dentate** —. F. dentanta. || **endothoracic** —. F. endotorácica. || **external spermatic** —. F. espermática externa. || **forearm** —. F. del antebrazo. || **Gerota's or renal** —. F. de Gerota o renal. || **iliac** —. F. iliaca. || **infundibuliform** —. F. infundibuliforme. || **internal spermatic** —. F. espermática interna. || **interosseus** —. F. interósea. || **lumbar** —. A. lumbar. || **lunate** —. F. lunata. || **masseteric** —. F. masetérica. || **obturator** —. F. del obturador. || **orbital** —. F. orbitaria. || **parotid** —. F. parotídea. || **pectoral** —. F. del pectoral. || **pelvic** —. F. pélvica. || **pharyngobasilar** —. F. faringobasilar. || **pretracheal** —. F. pretraqueal. || **prevertebral.** F. prevertebral. || **propria** —. F. propia. || **psoas** —. F. del psoas. || **renal** —. F. de Gerota. || **Scarpa's** —. F. de Scarpa. || **Sibson's** —. Membrana suprapleural. || **tegmental** —. Parte de la f. lunata. || **temporal** —. A. temporal. || **Toldt's** —. A. de Toldt. || **tranversalis** —. F. transversal. || **triangular** —. F. triangular. || **Zuckerkandl's** —. F. de Zuckerkandl.

fascicle. Fascículo. Haz de fibras musculares o nerviosas.

fasciculation. Fasciculación. Disposición en fascículos.

fasciectomy. Fasciectomía. Extirpación total o parcial de una fascia.

fasciitis. Fascitis. Inflamación de una fascia.

fascination. Fascinación. Hipnotismo.

fasciodesis. Fasciodesis. Sutura de un tendón a una fascia.

fasciola. *Fasciola.* Género de trematodos. || — **hepatica.** F. hepática. Produce obstrucción hepática.

fasciolasis. Fasciolasis. Infección por *Fasciola.*

fasciolopsis. *Fasciolopsis.* Género de gusanos trematodos. || — **Buski.** F. Buski. Presente a veces en la vesícula biliar y duodeno de asiáticos.

fascioplasty. Fascioplastia. Cirugía plástica de una fascia.

fascitis. Fascitis. (V. *fasciitis.*)

fast. Ayuno. Abstención de comer. || Resistente a la acción de determinada droga o agente.

fastidium. Repugnancia a la comida.

fastigatum. *Fastigatum.* Aguzado, en punta.

fastigium. *Fastigium.* Acmé. || Angulo en la unión del vermes con el velo medular anterior.

fastness. Resistencia bacteriana.

fat. Adiposo. Tejido graso. || Esteres de glicerol con ácidos grasos.

fatal. Fatal. Que produce la muerte.

fate. Ultima disposición.

FA-technique. Abreviatura de *fluorescent antibody technique.*

fatigability. Fatigabilidad. Susceptibilidad a la fatiga.

fatigue. Fatiga. Estado del cuerpo después de ejercicio exagerado.

fatness. Adiposidad. (V. *adipositas.*)

fatty. Graso. Caracterizado por la presencia de tejido adiposo.

fauces. Fauces. Paso de la boca a la faringe. Sin.: Istmo de las fauces.

Fauchard's disease. Enfermedad de Fauchard. [P. Fauchard, dentista francés, 1678-1761.] Piorrea alveolar.

faucial. Faucial. Relativo a las fauces.

faucitis. Faucitis. Inflamación de los fauces.

fauna. Fauna. Vida animal característica de ciertas localizaciones.

Fauvel's granules. Gránulos de Fauvel. [S. A. Fauvel, médico francés, 1813-1884.] Pequeños abscesos peribronquiales.

faveolate. Faveolado. Con alvéolos, en forma de panal.

favid. Fávide. Erupción cutánea alérgica.

favism, fabism. Favismo, enfermedad de las habas, enfermedad de Cipriani. Eritropía enzimática, hereditaria, que aparece sobre todo en el área del Mediterráneo, como enfermedad por déficit de actividad de la glucosa-6-fosfato-deshidrogenasa y baja producción de NADPH y de glutatión reducido en los eritrocitos y trombocitos. Desde unas horas hasta dos días después de la ingesta de

F

una variedad de habas crudas o después de la inhalación de polen, aparecen crisis de hemólisis, con anemia, así como malestar generalizado, fiebre, vómitos, diarrea, dolor en hipocondrio derecho, subictericia, hemoglobinuria, y hemorragias en piel y mucosas. Las crisis se desencadenan por la acción de la antraquinona de las habas y por determinados medicamentos, como antipalúdicos, sulfonamidas, nitrofuranos, cloramfenicol y fenacetina.

Favre-Durand-Nicolas disease. Enfermedad de Favre-Durand-Nicolas. [Maurice Favre, 1876-1954, dermatólogo francés, n. en Lyon.] Linfogranuloma venéreo. Aparecen los llamados corpúsculos de Favre-Gamma, basófilos redondos en forma de pesas o media luna evidenciables en los leucocitos, monocitos e histiocitos de los bubones.

favus. Favo. Tiña precoz causada por *Trichophyton schoenleini.* Sin.: Dermatomicosis favosa, tricomicosis favosa.

Fc. Abreviatura de *crystalizable fragment.*

FCR. Abreviatura de *fractional catabolic rate.*

FcR. Abreviatura de *Fc receptor specific for IgG.*

Fc Receptors. Receptores Fc para las fracciones Fc de las inmunoglobulinas.

FD. Abreviatura de *focal distance.*

FDA. Abreviatura de *food and drug administration.*

Fe. Símbolo del hierro.

fear. Miedo. Respuesta emocional a ciertas situaciones.

febricant. Febrífico. Que produce fiebre.

febricide. Febricida. Que suprime la fiebre. Febrífugo. Antitérmico.

febricula. Febrícula. Fiebre ligera, de origen no bien conocido.

febrifacient. Febrifaciente. Febrífico. Que produce fiebre.

febrific. Febrífico. (V. *febrifacient.*)

febrifuge. Febrífugo. Agente que reduce la temperatura.

febrile. Febril. Caracterizado por presentar fiebre.

febris. Fiebre. (V. *fever.*)

fecal. Fecal. Relativo a las heces o de su naturaleza.

fecalith. Fecalito. Concreción intestinal de materia fecal.

fecaloid. Fecaloide. Semejante a la materia fecal.

fecaloma. Fecaloma. Tumor fecal. Sin.: Estercoroma.

fecaluria. Fecaluria. Presencia de heces en orina.

feces. Heces. Excremento intestinal.

Fechner's law. Ley de Fechner. [G. Th. Fechner, filósofo prusiano, 1801-1887.] La intensidad de una sensación es proporcional al logaritmo del estímulo.

FeCO$_3$. Carbonato ferroso.

fecula. Fécula. Almidón.

feculent. Feculento. Que contiene fécula. || Que tiene sedimento.

fecundate. Fecundar. Fertilizar.

fecundation. Fecundación. Fertilización. Impregnación del óvulo maduro por el espermatozoide. || **artificial** —. Inseminación artificial.

fecundity. Fecundidad. Facultad fisiológica para reproducirse.

Fede's disease. Enfermedad de Fede. [F. Fede, médico italiano, 1832-1913.] Ulceración papilomatosa del frenillo lingual.

Federici's sign. Signo de Federici. [C. Federici, médico italiano, 1838-1892.] En la perforación intestinal, con neumoperitoneo, pueden auscultarse los latidos cardiacos en la auscultación abdominal.

feeblemindedness. Retraso mental. Deficiencia mental congénita de diversos grados.

feedback. Mecanismo de retroalimentación. || **negative.** Retroalimentación negativa. || **— positive.** Retroalimentación positiva.

feed-forward. Opuesto a retroalimentación.

feeding. Alimentación. || **artificial** —. Artificial.

Feer's disease, acrodynia pink disease. Enfermedad de Feer, síndrome de acrodinia. [Emil Feer, 1864-1955, pediatra suizo, n. en Zurich.] Encefalopatía del tronco cerebral en la infancia ocasionada por una intoxicación aguda o crónica con mercurio, por medicamentos ricos en mercurio, termómetros o baterías. Son sus síntomas: cambios de carácter, inapetencia, hiperhidrosis con olor a ratón, acrocianosis húmeda con parestesias y dolores lancinantes, piel seca y engrosada, caída del cabello, gingivitis, hipotonía y caída de los dientes, salivación, adinamia muscular con alteraciones de la motilidad, tremor, taquicardia, hipertensión, fotofobia e hiperglucemia. || **Feer number.** Número de Feer: 1.000 ml/d, máximo requerimiento de fluido en los lactantes. || **Feer reaction.** Reacción de Feer. Reacción general tras la aplicación de tuberculina.

Fehleisen's streptococcus. Estreptococo de Fehleisen. [F. Fehleisen, médico alemán, 1854-1924.] Estreptococo de la erisipela.

Fehling's solution (test). Solución de Fehling. [H. Ch. von Fehling, químico alemán, 1812-1885.] Agente oxidante y prueba para la reducción del azúcar.

fel. Bilis. (V. *bile.*)

Feleky's instrument. Instrumento de Feleky. [H. von Feleky, urólogo húngaro, 1860-1932.] Instrumento para realizar masaje prostático.

fellatio. Felación. Estimulación oral del pene.

felo-de-se. Suicida.

felon. Paroniquia. Infección o absceso en la falange distal del dedo.

Felton's serum. Suero de Felton. [Ll. D. Felton, médico norteamericano, n. en 1885.] Suero preparado con una variedad de suero antineumocócico equino.

feltwork. Neuropilema. Red de fibras nerviosas sin mielina, extendida por todo el sistema nervioso central.

Felty's syndrome. Síndrome de Felty. [A. R. Felty, médico norteamericano, n. en 1895.] Artritis deformante, esplenomegalia, linfadenopatía, leucopenia y pigmentación cutánea.

Fe LV. Abreviatura de *feline leukaemia virus.*

female. Femenino. Organismo productor de huevos. || Hembra.

feminity. Feminidad. Posesión de las características normales de la mujer.

feminism. Feminismo. Existencia de signos femeninos secundarios en el varón.

feminization. Feminización. Desarrollo de las características femeninas. || Desarrollo de signos femeninos secundarios en el varón.

feminonucleus. Feminonúcleo. Pronúcleo femenino.

femoral. Femoral. Relativo al fémur.

femorocele. Femorocele. Hernia femoral.

femorotibial. Femorotibial. Relativo al fémur y a la tibia.

femur. Fémur. Hueso del muslo que se articular con el iliaco y con la tibia.

fenestra. Ventana. || — **cochleae.** V. redonda. || — **ovalis.** v. oval. || — **vestibuli.** V. oval.

fenestrated. Fenestrado. Agujereado.

fenestration. Fenestración. Acto de perforar. || Abertura quirúrgica en el laberinto del oído.

fenoprofen. Fenoprofén. Antiinflamatorio, analgésico y antipirético. F.: $C_{15}H_{14}O_3$.

fenugreek. Fenogreco. Planta leguminosa cuyas semillas se emplean en cataplasmas.

Fenwick's disease. Enfermedad de Fenwick. [S. Fenwick, médico inglés, 1821-1902.] Atrofia primaria del estómago.

Fe$_2$O$_3$. Oxido férrico.

Fe(OH)$_3$. Hidróxido férrico.

feral. Salvaje. Sin.: Fiero, mortífero.

Féréol's nodes. Nódulos de Féréol. [L. H. F. Féréol, médico francés, 1825-1891.] Induraciones subcutáneas en el reumatismo agudo.

Fergusson's operation. Operación de Fergusson. [Sir W. Fergusson, cirujano inglés, 1808-1877.] Escisión del maxilar. || — **speculum.** Espéculo de F. E. vaginal tubular.

ferment. Fermento. Sustancia que causa la fermentación de otras sustancias. || **chemical** —. F. químico. Enzima. || **digestive** —. F. digestivo. || **protective** —. F. protector.

fermentation. Fermentación. Descomposición de un compuesto orgánico por la acción de un fermento.

fermentemia. Fermentemia. Presencia de fermentos en la sangre.

fermentogen. Fermentógeno. Sustancia que puede convertirse en fermento.

fermentoid. Fermentoide. Fermento sin propiedades activas.

fermentum. Fermento. (V. *ferment.*)

Ferrata's cell. Célula de Ferrata. [A. Ferrata, médico italiano, 1880-1946.] Hemohistioblasto.

ferrated. Ferrado. Cargado de hierro.

Ferrein's cords. Cuerdas de Ferrein. [A. Ferrein, médico francés, 1693-1769.] Las cuerdas inferiores, o cuerdas vocales verdaderas. || — **foramen.** Hiato de Falopio. || — **ligament.** Ligamento de F.

Parte externa de la cápsula de la articulación temporomaxilar. || — **pyramid.** Pirámide de F. Una de las prolongaciones intracorticales de las pirámides renales. || — **tubes.** Tubos de F. T. tortuosos del riñón.

ferri. Hierro.

ferri-albuminic. Ferroalbumínico. Que contiene hierro y albúmina.

ferric. Férrico. Que contiene hierro.

ferritin. Ferritina. Proteína rica en hierro que fija éste en diversos órganos.

ferrocholinate. Ferrocolinato. Preparado utilizado en el tratamiento de anemias ferroprivas.

ferrokinetics. Ferrocinética. Transformación química del hierro en el interior del organismo.

ferropexy. Ferropexia. Fijación de hierro.

ferroprotein. Ferroproteína. Proteína combinada con un radical que contiene hierro.

ferrotherapy. Ferroterapia. Tratamiento mediante hierro y sus componentes.

ferrous. Ferroso. Que contiene hierro en su menor valencia.

ferruginous. Ferruginoso. Que contiene hierro. || Del color del hierro.

ferrum. Hierro (V. *iron.*)

fertile. Fértil. Fecundo. No estéril.

fertile eunuch syndrome. Síndrome de Pasqualini. [Rodolfo Q. Pasqualini, endocrinólogo argentino, n. en Buenos Aires en 1953.] Insuficiencia funcional aislada del testículo con insuficiencia secundaria de las células de Leydig, aunque con espermiogénesis y fertilidad normales. Clínicamente se presenta con: eunucoidismo fértil, con testículos de tamaño y aspecto normal, posible oligosperma y secreción de FSH disminuida.

fertility. Fertilidad. Capacidad de concebir o inducir a la concepción.

fertilization. Fertilización. Fecundación. Impregnación del óvulo maduro por el espermatozoide.

fertilizin. Fertilicina. Sustancia que se cree posee receptores específicos para atraer el espermatozoide al huevo.

fervescence. Fervescencia. Aumento de la temperatura corporal o fiebre.

fester. Supuración superficial.

festinant. Acelerante. Acelerador. Sustancia que acelera un proceso.

festination. Festinación. Aceleración. Tendencia a aumentar la velocidad de la marcha para evitar la caída. || Primer grado de la propulsión.

fetal. Fetal. Relativo o perteneciente al feto.

fetalism. Fetalismo. Fetalización. Persistencia de caracteres fetales en la vida extrauterina.

fetation. Fetación. Desarrollo del feto, gestación, embarazo.

feticide. Feticidio. Destrucción del feto.

feticulture. Feticultura. Higiene del embarazo.

fetid. Fétido. Que exhala un olor desagradable.

fetish. Fetiche. Objeto de adoración por poderes sobrenaturales supuestos.

F

fetishism. Fetichismo. Adoración por un objeto perteneciente a la persona amada.

fetishist. Fetichista. Persona que practica el fetichismo.

fetography. Fetografía. Radiografía del feto en el útero.

fetometry. Fetometría. Medición del feto, especialmente del diámetro de la cabeza.

fetoplacental. Fetoplacentario. Relativo al feto y a la placenta.

fetoprotein. Fetoproteína. Antígeno fetal presente en el adulto en ciertas enfermedades.

fetor. Fetor. Hedor. || — **hepaticus.** F. hepático. En enfermedades del hígado. || — **oris.** Halitosis.

fetus. Feto. Producto de la concepción.

Feulgen test (reaction). Reacción de Feulgen. [R. Feulgen, fisiólogo alemán, 1884-1955.] Prueba microquímica para determinar el tipo específico de ácido nucleico encontrado en la cromatina.

FEV. Abreviatura de *forced expiratory volume in l second* (volúmen de expiración forzada).

fever. Fiebre. Elevación de la temperatura del cuerpo por encima de lo normal. Pirexia. || **abortus** —. Brucelosis. || **Aden** —. F. de Aden. Dengue. || **aphthous** —. F. aftosa. || **aseptic** —. F. aséptica. || **black** —. Kala-azar. || **boutonneuse** —. F. botonosa (rickettsiosis). || **central** —. F. central. || **drug** —. F. por drogas. || **epidemic catarrhal** —. Influenza. || **epidemic hemorrhagic** —. F. epidémica hemorrágica. || **eruptive** —. F. eruptiva. || **essential** —. F. esencial. || **familial mediterranean** —. F. familiar mediterránea. || **hospital** —. F. hospitalaria. || **intermittent** —. F. intermitente. En la malaria. || **lung** —. F. neumónica. || **Mediterranean yellow** —. F. amarilla mediterránea. || **mountain** —. F. de las montañas. || **paludal** —. F. palúdica (malaria). || **periodic** —. F. periódica. || **pneumonic** —. F. neumónica. || **puerperal** —. F. puerperal. || **pythogenic** —. F. tifoidea. || **rabbit** —. Tularemia. || **remittent** —. F. remitente. || **Rocky Mountain** —. F. de las Montañas Rocosas. || **septic** —. F. séptica. || **typhoid** —. F. tifoidea. || **vaccinal** —. F. vacunal. || **yellow** —. F. amarilla.

FFA. Abreviatura de *free fatty acids*.

fiat. Fiat. «Hágase» (en recetas).

fiber. Fibra. Cordón. Estructura anatómica larga y delgada. || En nutrición, constituyentes de la dieta no digeribles por las enzimas gastrointestinales. || **accessory** —. F. accesoria. || **adrenergic** —. F. adrenérgica. || **axial** —. Axón de la célula nerviosa. || **motor** —. F. motora. || **muscle red** —. F. muscular roja. || **preganglionic** —. F. pregangliónica. || **pyramidal** —. F. piramidal.

fibercolonoscopy. Fibrocolonoscopia. Visualización del colon mediante endoscopio de fibra.

fiberoptics. Fibróptica. Transmisión de la imagen a través de un endoscopio flexible, con sistema luminoso.

fibril. Fibrilla. Fibra pequeña o filamento. || **collagen** —. F. colagenosa. || **muscular** —. F. miofibrilla.

fibrillar. Fibrilar. Relativo, perteneciente a la fibrilla.

fibrillation. Fibrilación. Disposición en fibrillas. || Contracción débil, involuntaria, del músculo. || **auricular** —. F. auricular. || **ventricular** —. F. ventricular.

fibrilloblast. Fibriloblasto. Odontoblasto.

fibrillogenesis. Fibrilogénesis. Formación de fibrillas.

fibrillolysis. Fibrilólisis. Destrucción o disolución de fibrillas.

fibriloceptor. Fibriloceptor. Receptor específico en la terminación neurofibrilar.

fibrin. Fibrina. Proteína insoluble formada a partir del fibrinógeno por la acción proteolítica de la trombina.

fibrinase. Fibrinasa. Factor XIII de la coagulación.

fibrination. Fibrinación. Formación de fibrina en cantidad anormal.

fibrinocellular. Fibrinocelular. Formado de fibrina y células.

fibrinogen. Fibrinógeno. Factor I de la coagulación. || Fracción estéril del plasma humano normal.

fibrinogenase. Fibrinogenasa. Trombina.

fibrinogenemia. Fibrinogenemia. Exceso de fibrinógeno en sangre.

fibrinogenesis. Fiobrinogénesis. Formación de fibrina.

fibrinoid. Fibrinoide. Semejante a la fibrina.

fibrinolysin. Fibrinolisina. Sustancia que disuelve el trombo. || Plasmina.

fibrinolysis. Fibrinólisis. Disolución de la fibrina por acción enzimática.

fibrinopenia. Fibrinopenia. Deficiencia de fibrinógeno en la sangre.

fibrinoscopy. Fibrinoscopia. (V. *inoscopy.*)

fibrinose. Fibrinosa. Albumosa derivada de la fibrina.

fibrinous. Fibrinoso. Que tiene la naturaleza de la fibrina.

fibrinuria. Fibrinuria. Presencia de fibrina en la orina.

fibro-. Fibro-. Prefijo que indica relación con «fibras» o «tejido fibroso».

fibroadenia. Fibroadenia. Degeneración fibrosa del tejido glandular.

fibroadenoma. Fibroadenoma. Adenoma que contiene tejido fibroso.

fibroangioma. Fibroangioma. Angioma que contiene abundante tejido fibroso.

fibroareolar. Fibroareolar. Fibroso y areolar a la vez.

fibroblast. Fibroblasto. Célula del tejido conectivo. || Colagenoblasto.

fibroblastoma. Fibroblastoma. Tumor derivado del fibroblasto.

fibrocarcinoma. Fibrocarcinoma. Carcinoma escirro.

fibrocartilage. Fibrocartílago. Cartílago con importante cantidad de tejido fibroso. || **basilar** —. F. basilar. || **circumferential** —. F. circunferencial o anular. || **elastic** —. F. elástico. || **interarticular** —. F. interarticular. || **semilunar** —. F. semilunar.

fibrocaseous. Fibrocaseoso. Fibroso y caseoso a la vez.

fibrochondritis. Fibrocondritis. Inflamación de un fibrocartílago.

fibrochondroma. Fibrocondroma. Combinación de fibroma y condroma.

fibrocystic. Fibroquístico. Fibroma quístico. Caracterizado por el desarrollo de espacios quísticos.

fibrocyte. Fibrocito. Fibroblasto.

fibroelastic. Fibroelástico. Formado por tejido fibroso y elástico.

fibroelastosis. Fibroelastosis. Excesiva proliferación de elementos fibrosos y elásticos.

fibroenchondroma. Fibroencondroma. Encondroma con elementos fibrosos.

fibroepithelioma. Fibroepitelioma. Tumor compuesto por elementos fibrosos y epiteliales

fibrogenesis. Fibrogénesis. Desarrollo de fibras.

fibroglia. Fibroglia. Sustancia fibrilar en relación con la superficie de los fibroblastos.

fibroglioma. Fibroglioma. Glioma con aumento excesivo de tejido fibroso.

fibroid. Fibroide. Que posee estructura fibrosa. ‖ Fibroma.

fibroidectomy. Fibroidectomía. Extirpación de un tumor fibroide de útero.

fibrolipoma. Fibrolipoma. Lipoma con gran cantidad de tejido fibrótico en su interior.

fibroma. Fibroma. Tumor fomado csencialmente por tejido fibroso. ‖ **cavernous —.** F. cavernoso. ‖ **concentric —.** F. concéntrico. ‖ **cystic —.** F. quístico. ‖ **mucinosum —.** F. mucinoso.

fibromatosis. Fibromatosis. Formación de tumores fibrosos múltiples. ‖ **generalized —.** F. generalizada.

fibromectomy. Fibromectomía. Extirpación de un fibroma.

fibromembranous. Fibromembranoso. Compuesto por una membrana con abundante tejido fibroso.

fibromuscular. Fibromuscular. Compuesto por tejido fibroso y muscular.

fibromyitis. Fibromiositis. Inflamación del tejido fibromuscular.

fibromyoma. Fibromioma. Mioma con elementos fibrosos.

fibromyotomy. Fibromiotomía. Incisión de un fibromioma.

fibromyxoma. Fibromixoma. Combinación de fibroma y mixoma.

fibromyxosarcoma. Fibromixosarcoma. Sarcoma con tejido fibroso y mixoide en su interior.

fibronectin. Fibronectina. Proteína que interviene en la cohesión y diferenciación de las células del tejido conectivo.

fibroneuroma. Fibroneuroma. Neurofibroma.

fibronuclear. Fibronuclear. Formado por fibras con núcleo.

fibro-osteoma. Fibrosteoma. Osteofibroma.

fibropapilloma. Fibropapiloma. Papiloma con gran cantidad de tejido fibroso.

fibropericarditis. Fibropericarditis. Pericarditis fibrinosa.

fibroplasia. Fibroplasia. Producción de tejido fibroso, como el proceso de cicatrización de una herida. ‖ **retrolental —.** F. retrolental. Retinopatía en niños, por administración de excesiva cantidad de oxígeno.

fibroplastin. Fibroplastina. (V. *paraglibulin.*)

fibroplate. Disco interarticular de fibrocartílago.

fibropolypus. Fibropólipo. Pólipo fibroide.

fibropsammoma. Fibropsamoma. Psamoma con abundante fibrosis.

fibropurulent. Fibropurulento. Fibrinopurulento. Formado de fibrina y pus.

fibroreticulate. Fibrorreticular. Formado por una red de fibras.

fibrosarcoma. Fibrosarcoma. Sarcoma derivado de fibroblastos.

fibroserous. Fibroseroso. Compuesto por elementos fibrosos y serosos.

fibrosis. Fibrosis. Formación de tejido fibroso. ‖ **cystic —.** F. quística. ‖ **idiopathic pulmonary —.** F. idiopática pulmonar. ‖ **mediastinal —.** F. mediastínica. ‖ **retroperitoneal —.** F. retroperitoneal.

fibrositis. Fibrositis. Inflamación del tejido fibroso. Sin.: Miositis, miofascitis, neuromiositis.

fibrothorax. Fibrotórax. Situación caracterizada por adherencias fibrosas pleurales que inmovilizan el pulmón.

fibrotic. Fibrótico. Caracterizado por presentar fibrosis.

fibrotuberculosis. Fibrotuberculosis. Tuberculosis fibroide.

fibrous. Fibroso. Que contiene fibras.

fibrous dysplasia of Jaffé-Lichtenstein. Síndrome de Jaffé-Lichtenstein-Uelinger. [Henry L. Jaffé; Louis Lichtenstein, médicos norteamericanos, n. en Nueva York. Erwin Uehlinger.] Osteodistrofia fibrosa unilateral, osteofibroma juvenil no osificante, enfermedad hemilateral de *von Recklinghausen:* malformación ósea progresiva de curso en brotes que se inicia entre los cinco y quince años de edad y se manifiesta por displasia fibrosa, en la que se produce una sustitución de la médula ósea por tejido conjuntivo rico en fibra, atrofia excéntrica del hueso compacto, reacción fobroquística y prominencia del hueso tubular plano y largo. Son síntomas: dolores óseos, fracturas espontáneas, especialmente femorales, y leve aumento de fosfatasa alcalina. Comporta pigmentación frecuente y trastornos endocrinológicos, enfermedad de *Albright.*

fibroxanthoma. Fibroxantoma. Xantoma con elementos fibrinosos.

fibula. Fíbula. Peroné.

fibular. Fibular. Relativo a la fíbula. Peroneo.

fibulocalcaneal. Fibulocalcáneo. Relativo al peroné y al calcáneo.

ficin. Ficina. Extracto de higuera usado como antihelmíntico.

Fick's bacillus. Bacilo de Fick. [R. A. Fick, médico alemán, 1866-1939.] *Proteus vulgaris.*

F

Ficker's diagnosticum. Diagnóstico de Ficker. [Ph. M. Ficker, bacteriólogo alemán, 1868-1950.] Emulsión de bacilos tíficos muertos, en la reacción de Widal.

FICS. Abreviatura de *Fellow of the International College of Surgeons.*

fidicinales. Fidicinales. Músculos lumbricales del metacarpo.

fieber. Fiebre. (V. *fever.*)

Fiedler's disease. Enfermedad de Fiedler. [C. L. A. Fiedler, médico alemán, 1835-1921.] Ictericia infecciosa aguda. || Miocarditis aguda.

field. Campo. Area o espacio abierto. || Area de especialización.

Fielding's membrane. Membrana de Fielding. [G. H. Fielding, anatomista inglés, 1801-1871.] *Tapetum lucidum* de la retina.

Fieschi's syndrome. Síndrome de Fieschi. Desplazamiento y comprensión del riñón izquierdo debido a esplenomegalia, con sensación de presión en el lado izquierdo del abdomen. En la parte superior izquierda del abdomen, bazo y riñón forman una masa palpable.

Fiessinger-Rendu syndrome. Síndrome de Fiessinger-Rendu. [Noël Fiessinger, 1881-1946, anatomista francés, n. en París; Henry Jules L.M. Rendu.] Ectodermosis erosiva, epidermosis pluriofical: enfermedad general febril con inflamación seudomembranosa de las mucosas de la boca, nariz, órganos genitales y ano, combinada con eritema exudativo multiforme, sobre todo en las extremidades prepucio y escroto.

figure. Figura. Objeto con forma particular. Imagen. || **mitotic** —. F. mitótica. || **Purkinje's** —. F. Purkinje (imagen de).

filament. Filamento. Fibra u órgano delgados. || **axial** —. Axonema. || **spermatic** —. F. espermático. || **terminal** —. *Filum terminale.*

filaria. *Filaria.* Género de nematodos parásitos del hombre y de los animales.

filariasis. Filariasis. Estado patológico debido a la presencia de filarias en el organismo.

filariform. Filariforme. En forma de filaria.

filarioidea. *Filarioidea.* Orden de neumatodos. Mosquitos comunes.

Filatov's disease. Enfermedad de Filatov. [N. F. Filatov, pediatra ruso, 1847-1902.] Adenitis cervical febril aguda de los niños.

file. Lima. Instrumento quirúrgico o dental.

filiform. Filiforme. En forma de hilo.

Filipovitch's sign. Signo de Filipovitch. [C. Filipovitch, médico polaco contemporáneo.] Decoloración amarillenta en palmas de manos y plantas de pies en fiebre tifoidea, reumatismo articular y tuberculosis.

filipuncture. Filipuntura. Inserción de un catéter de acero en un aneurisma.

filix. Helecho.

fillet. Filete. Ramificación muy fina de un nervio. || Frenillo. || Lemnisco.

film. Película. En fotografía o rayos X.

filopodium. Filopodio. Pseudópodo que posee filamentos.

filopressure. Filopresión. Compresión de un vaso sanguíneo con un hilo.

filovaricosis. Filovaricosis. Desarrollo de varicosidades en el cilindroeje de una fibra nerviosa.

filter. Filtro. Utensilio para clarificar agua u otro líquido. || Término usado en radiología.

filtering. Filtrado. Cualquier proceso que altera el contenido relativo de frecuencias (Resonancia magnética).

filtrable. Filtrable. Capaz de pasar por los poros de un filtro.

filtrate. Filtrado. Líquido que se ha pasado por un filtro. || **glomerular** —. F. glomerular.

filtration. Filtración. Paso de un líquido por un filtro.

filtrum ventriculi. *Filtrum ventriculi* de Meckel. Depresión en la pared posterior de la laringe.

filum. *Filum.* Hilo. || — **terminale.** F. *terminale.*

fimbria. Fimbria. Franja, principalmente el extremo ovárico de la trompa de Falopio. || — **hippocampi.** F. de hipocampo.

fimbriatum. *Fimbriatum.* Cuerpo franjeado.

fimbriocele. Finbriocele. Hernia que contiene el pabellón de la trompa.

Finckh's test. Prueba de Finckh. [J. Finckh, psiquiatra alemán, n. en 1873.] Explicación del significado de proverbios por parte del paciente en las enfermedades mentales.

finding. Descubrimiento. Hallazgo.

finger. Dedo. Una de las cinco extremidades de la mano o el pie. || **hippocratic** —. D. hipocrático. || **spider** —. Aracnodactilia.

fingeragnosia. Agnosia táctil.

fingerprint. Huella. Impresión digital.

fingerprinting. Técnica para la determinación de la estructura de una proteína.

Finikoff's treatment. Tratamiento de Finikoff. [A. P. Finikoff, cirujano ruso, n. en 1886.] Tratamiento de la tuberculosis ósea antiguamente.

Finkler-Prior spirillum. Espirilo de Finkler-Prior. [D. Finkler, bacteriólogo alemán, 1852-1912; J. Prior, bacteriólogo alemán del siglo XIX.] *Vibrio proteus.*

Finney's operation. Operación de Finney. [J. M. T. Finney, cirujano norteamericano, 1863-1942.] Forma de gastroduodenostomía.

Finochietto's stirrup. Estribo de Finochietto. [E. Finochietto, cirujano argentino, 1880-1948.] Dispositivo para realizar tracción continua en fracturas del miembro inferior.

Finsen's treatment. Tratamiento de Finsen. [N. R. Finsen, médico danés, 1860-1904.] Luz formada por rayos violeta y ultravioleta, utilizada en el tratamiento del lupus y afecciones semejantes.

fire. Fiebre. Inflamación.

first aid. Ayuda de urgencia, primeros auxilios. || — **messenger.** Primer mensajero. Quimiotransmisor. || — **order kinetics.** Cinética de primer orden. La velocidad de metabolismo es proporcional a la cantidad. ‖ — **pass effect.** Efecto de primer paso; por ejemplo, metabolismo hepático de primer paso.

Fischer-Buschke syndrome. Síndrome de Fischer-Buschke. [Heinrich Fischer, 1884-1943, dermatólogo alemán, n. en Colonia.] Enfermedad hereditaria de la piel y formaciones anexas, displasia ectodérmica, que se manifiesta ya en la primera infancia; se presenta con queratosis palmoplantar, hiperhidrosis, anomalias de uñas y cabello.

Fischer's sign. Signo de Fischer. [L. Fischer, pediatra norteamericano, 1864-1945.] Auscultación de soplo presistólico cuando hay adherencias del pericardio. ‖ Soplo sistólico audible en la fontanela anterior en el raquitismo.

Fischer's test. Reacción de Fischer. [E. Fischer, químico alemán, 1852-1919.] Para determinación de glucosuria.

Fisher exact test. Prueba exacta de Fisher. Prueba de randomización exacta.

Fisher syndrome. Síndrome de Fisher. [Miller Fisher, neurólogo norteamericano contemporáneo.] Polineuritis idiopática con parálisis de la musculatura ocular, oftalmoplejía bilateral y ataxia, desaparición de los reflejos propioceptivos, en ocasiones con parálisis flácidas.

fission. Fisión. Segmentación. ‖ Forma de reproducción asexuada. ‖ Escisión del núcleo de un átomo.

fissiparous. Fisíparo. Propagado por fisión.

fissula. Fisura o hendidura pequeña.

fissura. Fisura. Hendidura; especialmente, en la corteza cerebral. ‖ —**congenita.** F. congénita. ‖ — **hippocampi.** F. del hipocampo. ‖ — **choroidea.** F. coroidea. ‖ — **transversa cerebri.** F. transversa del cerebro.

fistula. Fístula. Conducto anormal o comunicación anómala. ‖ **abdominal** —. Abdominal. ‖ **anal** —. Anal. ‖ **arteriovenous** —. Arteriovenosa. ‖ **biliary** —. Biliar. ‖ **lacriminal** —. Lagrimal. ‖ **rectovesical** —. Rectovesical. ‖ **urinary** —. Urinaria. ‖ **vesicovaginal** —. Vesico-vaginal.

fistulatome. Fistulátomo. Instrumento para incidir la fístula. Siringótomo.

fistulectomy. Fistulectomía. Escisión de una fístula.

fistulazation. Fistulización. Formación de una fístula.

fistulotomy. Fistulotomía. Incisión de una fístula.

fistulous. Fistuloso. Relativo a una fístula.

fit. Acceso. Paroxismo. Ataque.

Fitz-Hugh-Curtis syndrome. Síndrome de Fitz-Hugh-Curtis. Perihepatitis gonorreica como peritonitis circunscrita, a consecuencia de una anexitis gonorreica, que ha progresado por el marco parietocólico. También después de infección genital por *Chlamydia*.

Fitz's syndrome. Síndrome de Fitz. [R. H. Fitz, médico norteamericano, 1843-1913.] En la pancreatitis aguda, intenso dolor en el epigastrio y vómitos.

fix. Fijar. Asegurar. Asentar.

fixateur. Fijador. Anticuerpo. Amboceptor.

fixation. Fijación. Acción y efecto de mantener un órgano en una posición fija. ‖ En psiquiatría, cesación del desarrollo de la personalidad. ‖ En microscopía, tratamiento de una estructura para ser examinada. ‖ Término oftalmológico.

fixative. Fijador. Agente empleado para realizar una preparación histológica.

fixador. Anticuerpo.

fixed-dose combination. Combinación a dosis fijas. Formulación medicamentosa con dos o más fármacos, para aumentar la eficacia.

Fl. Abreviatura de *fluid*.

flaccid. Fláccido. Débil. Laxo. Blando.

Flack's node. Nodo de Flack. (V. *Keith-Flack's node.*)

flagellate. Flagelado. Microorganismo que posee flagelos como medio de locomoción.

flagellation. Flagelación. Protrusión de flagelos. ‖ Forma de masaje con los dedos. ‖ Aberración sexual.

flagellosis. Flagelosis. Infección por protozoos flagelados.

flagellum. Flagelo. Prolongación celular filiforme móvil.

flail. Que presenta una movilidad paradójica o anormal.

Flajani's disease. Enfermedad de Flajani. [G. Flajani, cirujano italiano, 1741-1808.] Bocio exoftálmico.

flake. Escama. Laminilla epidérmica que se desprende.

flank. Flanco. Costado.

flap. Colgajo. Masa de tejido incompletamente separada del cuerpo que suele incluir la piel y se utiliza para cubrir una superficie cruenta.

flare. Zona enrojecida, como respuesta a la urticaria. ‖ Exacerbación repentina de una enfermedad.

flask. Frasco. Contenedor.

flat. Plano. ‖ **optical** —. P. óptico.

Flatau's law. Ley de Flatau. [E. Flatau, médico polaco, 1869-1932.] Cuanto mayor es la longitud de las fibras de la médula espinal, más próximas están en la periferia.

flatfoot. Pie plano.

flatulence. Flatulencia. Aumento excesivo de aire o gases en estómago o intestino.

flatus. Flato. Aire o gas en el tracto gastrointestinal.

flatworn. Platelminto. Clase de gusanos que comprenden los trematodos y cestodos.

flavescent. Amarillento.

flavin. Flavina. Pigmento amarillo hidrosoluble, en animales y plantas, que incluye la riboflavina.

flavobacterium. *Flavobacterium*. Género de bacteriáceas saprofitas que producen pigmento amarillo.

flavoenzyme. Flavoenzima. Enzima que contiene nucleótido de flavina como grupo prostético.

flavone. Flavona. Sustancia incolora, cristalina, que actua sobre la fragilidad capilar.

flavor. Gusto, sabor. Cualidad de una sustancia que afecta al gusto.

flaxseed. Linaza (V. *linseed.*)

FLD. Abreviatura de *fluid*.

flea. Pulga. Insecto del orden *Siphonaptera*. Transmite varias enfermedades.

Flechsig's area. Area de Flechsig. [P. E. Flechsig, neurólogo alemán, 1847-1929.] Areas anterior, lateral y posterior de la médula oblongada, señaladas por las fibras de los nervios vago e hipogloso. ‖ — **tract.** Tracto de F. Fascículo cerebeloso directo. ‖ — **centres.** Centros de F. C. de la corteza cerebral.

fleck. Partícula. ‖ **tobacco** —. Nódulos de Gamna-Gandy.

fleckfieber. Tifus epidérmico.

fleckmilz. Estado del bazo de la nefrosclerosis maligna.

flection. Flexión. (V. *flexion.*)

flecee. Rafe. Fibras entrelazadas. ‖ — **of Stilling.** R. de Stilling. Fibras que unen las pirámides de la cara anterior del bulbo a nivel del cuarto ventrículo.

Fleischl's hemometer. Hemómetro de Fleischl. [E. von Fleischl, patólogo autriaco, 1846-1891.] Hemoglobinómetro especial.

Fleischmann's hygroma. Higroma de Fleischmann. [G. Fleischmann, anatomista alemán, 1777-1853.] Higromas serosos debajo de la lengua, a los lados del frenillo.

Fletmann's test. Reacción de Fleitmann. [Th. Fleitmann, químico alemán.] Para detectar arsénico.

Fleming. [Sir A. Fleming, bacteriólogo escocés, 1881-1979.] Descubridor de la penicilina. ‖ Le fue concedido el Premio Nobel en 1945, conjuntamente con Chain, Ernst n. alemán pero investigador del Reino Unido, 1906-1976, bioquímico y Florly, Howard, australiano, 1898-1968, patólogo.

Flemming's solution. Solución de Flemming. [W. Flemming, anatomista alemán, 1843-1905.] Solución para fijar los tejidos.

flesh. Carne. Tejido muscular.

flex. Doblar. Flexionar.

flexibilitas. Flexibilidad. ‖ — **cerea.** F. cérea. Estado cataléptico.

flexibility. Flexibilidad. Cualidad de ser flexible.

flexible. Flexible. Que puede doblarse sin sufrir rotura.

fleximeter. Flexímetro. Instrumento para medir el grado de flexión de una articulación.

flexion. Flexión. Acto de doblar o doblarse.

Flexner's bacillus. Bacilo de Flexner. [S. Flexner, patólogo norteamericano, 1863-1946.] Bacilo que produce disentería *(Shigella flexneri).* ‖ — **serum.** Suero de F. S. antimeningocócico.

flexor. Flexor. Que flexiona. Músculo flexor.

flexuose. Flexuoso. Tortuoso.

flexura. Flexura. Curva. Doblez. Pliegue. ‖ — **hepatic of colon.** Angulo hepático del colon.

flicker. Sensación visual producida por destellos luminosos intermitentes.

flight of ideas. Fuga de ideas. Término aplicado en psiquiatría.

Flint's arcade. Arcada de Flint. [A. Flint, fisiólogo norteamericano, 1836-1915.] Arco arteriovenoso en la base de las pirámides renales.

Flint's murmur. Soplo de Flint. [A. Flint, médico norteamericano, 1812-1886.] Soplo presistólico en el ápex, en caso de insuficiencia aórtica.

Flip angle. Angulo de inclinación. (Resonancia magnética).

floaters. Depósitos, en el vítreo, de agregados proteicos, en cambios degenerativos benignos.

floccillation. Flocilación. Carfología.

floccular. Flocular. Perteneciente al flóculo.

flocculation. Floculación. Precipitación coloidal en copos visibles.

flocculus. Flóculo. Pequeña masa en una solución flocular. ‖ Pequeño lóbulo en el hemisferio cerebeloso.

Flood's ligament. Ligamento de Flood. [V. Flood, cirujano irlandés, 1800-1847.] Ligamento glenohumeral superior de la articulación del hombro.

flooing. Forma de behaviorterapia para el tratamiento de las fobias.

flora. Flora. Plantas presentes en una determinada localización (macroflora). Microflora. Bacterias. ‖ **intestinal** —. F. intestinal.

Florence's reaction. Reacción de Florence. [A. Florence, médico francés, 1851-1927.] Para el líquido seminal.

Florey unit. Unidad de Florey. [Sir H. W. Florey, patólogo inglés, n. en 1898.] cantidad de penicilina que inhibe la acción de una cepa de estafilococos áureos.

Florschütz formula. Fórmula de Florschütz. [G. Florschütz, médico alemán, n. en 1859.] Fórmula que establece la relación entre la longitud del cuerpo y el perímetro abdominal.

Flourens' doctrine. Doctrina de Flourens. [M. J. P. Flourens, fisiólogo francés, 1794-1867.] Teoría según la cual todo el cerebro participa en cada proceso psíquico.

flow. Flujo. Derrame cuantioso de un órgano en un tiempo determinado. ‖ **effective renal blood** —. F. sanguíneo renal efectivo. ‖ **total renal bood** —. F. sanguíeno total renal.

Flower's index. Indice de Flower. [Sir W. H. Flower, médico inglés, 1831-1899.] Indice dentario.

flow tract. Paso de la sangre a las cavidades cardiacas.

flu. Influencia. Término popular para designar la influenza.

fluticoli. Fluticuli. Ondas pequeñas. ‖ Pequeñas marcas en la pared lateral del tercer ventrículo.

fluctuation. Fluctuación. Variación de un valor fijado. ‖ Movimiento por la existencia de líquido en una cavidad.

flucytosine. Flucitosina. Antifúngico. F.: $C_4H_4FN_3O$.

fludrocortisone acetate. Acetato de fludrocortisona. Corticosteroide sintético. F.: $C_{23}H_{31}FO_6$.

flufenisal. Flufenisal. Analgésico. F.: $C_{15}H_{11}FO_4$.

Fluhmann's test. Prueba de Fluhmann. [C. F. Fluhmann, ginecólogo norteamericano, n. en 1898.] Prueba sobre la mucosa vaginal para las sustancias estrógenas.

fluid. Fluido. Líquido o gas. ‖ **amniotic** —. Amniótico. ‖ **ascitic** —. Ascítico. ‖ **cerebrospinal** —. Cerebroespinal. ‖ **extracellular** —. Extracelular. ‖ **seminal** —. Seminal. ‖ **synovial** —. Sinovial.

fluid extract. Extracto fluido. Solución concentrada del principio activo de una droga.

fluidism. Fluidismo. Humoralismo. Sistema médico que atribuía todas las enfermedades a la alteración de los humores.

fluke. Fluke. Gusano trematodo.

flumen. Corriente. Línea. ‖ **flumina pilorum.** Líneas de disposición de la pilosidad en el cuerpo.

fluor albus. Leucorrea.

fluorescein. Fluoresceína. Materia colorante. La sódica se emplea para diagnosticar lesiones corneales.

fluoresceinuria. Fluoresceinuria. Presencia de fluoresceína en la orina.

fluorescence. Fluorescencia. Propiedad de algunos cuerpos de emitir luminosidad.

fluorescent. Fluorescente. Que representa fluorescencia.

fluoride. Fluoruro. Compuesto binario de flúor con otro elemento.

fluorine. Flúor. Elemento gaseoso, no metálico.

fluoremeter. Fluorómetro. Aparato para medir la cantidad de rayos emitidos por un tubo de rayos X. ‖ Aparato adaptado al fluoroscopio para localizar un objeto.

fluorsocope. Fluoroscopio. Utensilio para el examen de tejidos profundos por rayos X.

fluoroscopy. Fluoroscopia. Examen por medio del fluoroscopio.

fluorosis. Fluorosis. Intoxicación por flúor.

fluoruracil. Fluoruracilo. Sustancia antineoplásica. F.: $C_4H_3FN_2O_2$.

fluroxene. Fluroxeno. Anestésico general. F.: $C_4H_5F_3O$.

Flush. Rubor. Enrojecimiento. (V. *plethora*.)

flutter. Flutter. Vibración o pulsación rápida. ‖ **atrial** —. F. auricular. ‖ **ventricular** —. F. ventricular.

flux. Flujo. (V. *flow*.)

fluxion. Congestión. Hiperemia.

fly. Mosca. Insecto díptero.

FMN. Abreviatura de *flavin mononucleotide*.

focal. Focal. Relativo o constituido por un foco.

Fochier's abscess. Absceso de Fochier. [A. Fochier, ginecólogo francés, 1845-1903.] Absceso de fijación.

focil. Fócil. Nombre antiguo de los huesos del antebrazo y de la pierna.

focimeter. Focímetro. Instrumento para buscar y medir el foco de una lente.

focus. Foco. Centro de un proceso morboso. ‖ Punto de convergencia de los rayos luminosos o de sonidos. ‖ **aplanatic** —. F. aplanático. Punto por el que los rayos divergentes atraviesan una lente. ‖ **conjugate** —. F. conjugado. ‖ **epileptogenic** —. F. epileptógeno. ‖ **Ghon** —. F. de Ghon. F. primario tuberculoso.

Fodéré's sign. Signo de Fodéré. [F. E. Fodéré, médico francés, 1764-1835.¶ Edema de los párpados inferiores en la esclerosis renal.

fogging. En oftalmología método empleado para determinar el error de refracción.

folacin. Folacina. Acido fólico.

folate. Folato. Sal del ácido fólico.

fold. Pliegue. Arruga. Con los bordes curvados o replegados. ‖ **axillary** —. P. axilar. ‖ **Douglas's** —. P. de Douglas. ‖ **palpebral** —. P. palpebral. ‖ **vocal** —. P. de las cuerdas vocales.

foliaceous. Foliáceo. Semejante a una hoja.

folie. Psicosis. Locura.

Folin's reagent (test). Reacción de Folin. [O. K. O. Folin, químico y fisiólogo norteamericano, 1867-1934.] Para determinaciones de urea, ácido úrico, azúcar y aminoácidos.

folium. Hoja. Lámina. Aplicado especialmente a los cortes de la corteza cerebral.

folius' process. Proceso de Folius. [C. Folius, anatomista italiano, 1615-1660.] Apófisis maleolar anterior.

follicle. Folículo. Saco, depresión o cavidad. ‖ Nódulo linfático. ‖ **Graafian** —. F. De Graaf. ‖ **ovarian** —. F. ovárico. ‖ **sebaceous** —. F. sebáceo.

follicular. Folicular. Perteneciente al folículo.

folliculin. Foliculina. Estrona. Hormona sexual ovárica.

folliculitis. Foliculitis. Inflamación del folículo. ‖ **agminate** —. F. agminada. F. que produce la destrucción de los folículos pilosos. ‖ **gonorrhoeica** —. F. gonorreica.

folliculoma. Foliculoma. Tumor ovárico formado por epitelio de los folículos de De Graaf.

folliculosis. Foliculosis. Excesivo desarrollo de los folículos linfáticos.

folliculus. Folículo. (V. *follicle*.)

Foltz's valve. Válvula de Foltz. [J. Ch. E. Foltz, oftalmólogo francés, 1822-1876.] Pliegue de la mucosa del conducto lagrimal.

fomentation. Fomentación. Tratamiento por medio de aplicación de calor en fomentos.

fomes. Fomes. Fomites. Sustancias no alimenticias que transmiten el contagio.

Fong's syndrome, familial bilateral acoustic neuroma. Síndrome de Turner-Gardner. [Oscar Turner, neurocirujano norteamericano, n. en New Haven. Con.] Sordera del oído interno, de herencia autosómica dominante, por neurinomas bilaterales en el nervio acústico, combinada frecuentemente con fallos de los pares craneales V, VI, VII, IX y X; comienza en el segundo y tercer año de vida; después de los 5-10 años implica casi siempre una sordera total.

fontactoscope. Fontactoscopio. Instrumento para medir la radiactividad de las aguas minerales.

Fontana's spaces. Espacios de Fontana. [F. Fontana, fisiólogo italiano, 1720-1805.] Pequeños espacios en el ángulo del iris que comunican con la cámara acuosa y el canal de Schlemm.

fontanelle. Fontanela. Espacio sin osificar en el cráneo infantil. ‖ **anterior** —. Anterior. ‖ **bregmatic** —. Bregmática. ‖ **frontal** —. Frontal. ‖ **sagittal** —. Sagital. ‖ **sphenoidal** —. Esfenoidal.

fonticulus. Fontículo. (V. *fontanelle.*)

food. Alimento. Nutrimento.

foot. Pie. Porción distal de la pierna. ‖ **athlete's** —. P. de atleta. *Tinea pedis.* ‖ **Charcot's** —. P. de Charcot. Deformidad en la artropatía tabética.

foot drop. Pie en extensión, por paresia de la músculos extensores de la pierna.

forage. Formación quirúrgica de una abertura longitudinal en V en la próstata, eléctricamente.

foramen. Foramen, agujero. ‖ **anterior condylar** —. F. anterior del cóndilo. ‖ **caroticoclinoid** —. F. carótico-clinoideo. ‖ **centrale** —. F. central. ‖ **entepicondylar** —. F. entepicondilar. ‖ **ethmoidal** —. F. etmoidal. ‖ **hypoglossal** —. F. hipogloso. ‖ **incisive** —. F. incisivo. ‖ **infraorbitario** —. F. intraorbitario. ‖ **internal orbital** —. F. orbitario interno. ‖ **interventricular** —. F. interventricular. ‖ **jugular** —. F. yugular. ‖ **lacerum** —. F. *lacerum*. ‖ — **magnum**. F. occipital. ‖ **mandibular** —. F. mandibular. ‖ **mastoid** —. F. mastoideo. ‖ **mental** —. F. mentoniano. ‖ **obturador**. F. obturador. ‖ — **of Hüschke**. F. de Hüschke. ‖ — **of Luschka**. f. de Luschka. ‖ — **of Magendie**. F. de Magendie. ‖ — **of Munro**. F. de Munro. ‖ — **of Winslow**. F. de Winslow. ‖ **optic** —. F. óptico. ‖ — **ovale**. F. oval. ‖ **posterior condylar** —. F. condilar posterior. ‖ **pterygospinous** —. F. pterigoespinoso. ‖ — **rotumdum**. F. redondo mayor. ‖ **sciatic greater and lesser** —. F. ciático mayor y menor. ‖ — **singulare**. F. singular. ‖ — **sphenopalatine**. F. esfenopalatino. ‖ — **spinosum**. F. espinoso. ‖ **sternal** —. F. esternal. ‖ **stylomastoid** —. F. estilomastoideo. ‖ **supraorbital** —. F. supraorbitario. ‖ **supraatrochlear** —. F. supratoclear. ‖ **tyroid** —. F. tiroideo. ‖ — **transversarium**. F. transverso. ‖ **timpanohyal** —. F. timpanohial. ‖ — **vesalii**. F. de Vesalio. ‖ **zigomaticofacial** —. F. cigomaticofacial.

foraminiferous. Foraminífero. Que tiene orificios.

foraminulum. Foramínula. Agujeros pequeñísimos.

foration. Foración. Acto de trepanar o agujerear.

Forbes-Albright syndrome. Síndrome de Forbes-Albright. [Alexander P. Forbes, médico norteamericano contemporáneo.] Síndrome de Argonz-del Castillo.

Forbes'disease. Síndrome de Forbes. [Gilbert B. Forbes, pediatra norteamericano nacido en 1915 en Dallas, Texas.] Glucogenosis benigna tipo III por déficit hereditario de amilo-1, 6-glucosidasa; con depósitos de glucógeno en hígado, músculos y corazón. En la **glucogenosis de Forbes-Hers,** diferenciada por diversos científicos, sólo en el hígado.

force. Fuerza. Energía. Potencia. ‖ **catabolic** —. F. catabólica. ‖ **nervous** —. F. nerviosa.

forced alkaline (acid) diuresis. Diuresis forzada

alcalina (ácida). Provocación de aumento de diuresis ácida o alcalina con determinados fármacos.

forceps. Fórceps. Instrumento de dos ramas, para la compresión o prensión.

forcipomyia. *Forcipomya*. Género de *Chironomidae*. Insectos dípteros que pueden transmitir enfermedades por picadura.

forcipressure. Forcipresión. Presión de un vaso para cohibir una hemorragia, con pinzas hemostáticas.

Fordyce's disease. Enfermedad de Fordyce. [J. A. Fordyce, dermatólogo norteamericano, 1858-1925.] Afección de los labios y mucosa bucal.

forearm. Antebrazo. Parte del miembro superior, entre el codo y la muñeca.

forebrain. Prosencéfalo. (V. *prosencephalon.*)

forefinger. Dedo índice.

foregilding. Técnica histológica de tratamiento de un tejido nervioso fresco.

foregut. Extremo cefálico del tubo embrionario, del que se desarrolla el tubo digestivo.

forehead. Frente. Parte de la cara encima de los ojos.

forekidney. Pronefros. (V. *pronephros.*)

Forel's decussation. Decusación de Forel. [A. H. Forel, psiquiatra suizo, 1848-1931.] Decusación de las fibras nerviosas en la corteza de los cuerpos cuadrigéminos anteriores. ‖ — **commissure**. Comisura de F. Fibras que cruzan el espacio prefrontal posterior y unen los cuerpos de Luys de cada lado.

foremilk. Calostro. Primer líquido que segrega la glándula mamaria tras el parto.

forensic. Forense. Aplicado a procedimientos legales.

foreplay. Estimulación sexual.

fore-pleasure. Placer sexual que precede al orgasmo.

foreskin. Prepucio. (V. *prepuce.*)

Forestier-Rotés-Querol syndrome. Síndrome de Forestier-Rotés-Querol. [Jacques Forestier, internista francés nacido en Aix-les-Bains en 1890; Jaime Rotés-Querol, reumatólogo español nacido en Barcelona en 1930.] Hiperostosis vertebral anquilosante senil. ‖ **Forestier arrow.** Flecha de Forestier. Distancia desde la región occipital a una pared vertical, apoyando nalgas y espalda en dicha pared. Esta medida se utiliza para determinar el grado de lordosis cervical en caso de espondilartritis anquilosante o anquilopoyética. ‖ **Forestier sign.** Signo de Forestier. Signo del cojinete de bolas en la coxartrosis.

forewater. Líquido amniótico presente en el cuello uterino.

fork. Tenedor. Instrumento provisto de púas.

Forlanini's treatment. Tratamiento de Forlanini. [C. Forlanini, médico italiano, 1847-1918.] Neumotórax artificial en la tuberculosis pulmonar.

form. Forma. Característica exterior de un cuerpo. ‖ Carácter que distingue una enfermedad.

Formad's kidney. Riñón de Formad. [H. F. Formad, médico norteamericano, 1847-1892.] riñón aumentado de tamaño, en el alcoholismo crónico.

formaldehyde. Formaldehído. Gas desinfectante. Su solución acuosa es el formol. F.: HCHO.

formalin. Formalina. Formaldehído.

formate. Formiato. Sal de ácido fórmico.

formatio. Formación. Tejido o estructura con una forma definida. ‖ Organización, disposición.

formative. Formativo. Concerniente al origen y desarrollo de un organismo, parte o tejido.

formication. Formicación. Hormigueo.

formiciasis. Formiciasis. Irritación local producida por picaduras de hormigas.

formol. Formol. Solución de formaldehído en agua.

formula. Fórmula. Expresión resultante de un cálculo.

formulary. Formulario. Colección de fórmulas, recetas o prescripciones.

Forney-Robinson-Pascoe syndrome. Síndrome de Forney-Robinson-Pascoe. Complejo malformativo congénito hereditario con insuficiencia mitral y bloqueo de rama derecha, sordera de transmisión, fijación del estribo, numerosas anomalías esqueléticas y defectos oculares, hipoplasia y heterocromía del iris, estrabismo.

Fornet's reaction. Reacción de Fornet. [W. G. W. Fornet, médico alemán, n. en 1877.] Prueba de precipitación en la fiebre tifoidea y la sífilis.

fornicate. Fornicado. En forma de arco.

fornix. Fórnix. Trígono cerebral.

Forsell's sinus. Seno de Forsell. [G. Forsell, radiólogo sueco, 1876-1950.] En radioscopia, espacio de la pared gástrica rodeado por pliegues de la mucosa.

Forssman's antigen. Antígeno de Forssman. [J. Forssman, patólogo sueco, 1868-1947.] Antígeno que puede provocar la producción de lisinas contra los hematíes del cordero.

Förster's choroiditis. Coroiditis de Förster. [C. F. R. Förster, oftalmólogo alemán, 1825-1902.] Forma central de coroiditis.

Förster's operation. Operación de Förster. [O. Förster, neurólogo alemán, 1873-1941.] Sección intradual a ambos lados de las raíces de los nervios facial, auditivo y glosofaríngeo, en la ataxia locomotriz.

Förster-Penfield operation. Operación de Förster-Penfield. [O. Förster; W. G. Penfield, neurocirujano norteamericano, n. en 1891.] Escisión de la cicatriz epileptógena.

fosfomycin. Fosfomicina. Antibiótico producido por *Streptomyces fradiae.* F.: $C_3H_7O_4P$.

Foshay's test. Prueba de Foshay. [L. Foshay, bacteriólogo norteamericano, n. en 1896.] Suero contra la tularemia. Eritema en casos positivos.

fossa. Fosa. ‖ **canine.** F. canina. ‖ **cerebellar, of the skull** —. F. cerebral, craneal. ‖ **coronoid** —. F. coronoidea. ‖ **cubital** —. F. cubital ‖ **digastric** —. F. digástrica. ‖ **digital, of the femur** —. F. digital, trocantérea. ‖ **digital, of the peritoneum** —. F. digital, del peritoneo. ‖ **floccular.** —. F. flocular. ‖ **— form gallbladder.** F. para la vesícula biliar. ‖ **hypophysea** —. F. hipofisaria. ‖ **hypotrochante-** rica —. F. hipotrocantérea. ‖ **iliac** —. F. iliaca. ‖ **incisive** —. F. incisiva. ‖ **incudis** —. F. incudis. ‖ **infraclavicular** —. F. infraclavicular. ‖ **infraspinous** —. F. infraespinosa. ‖ **interpeduncular, of the brain** —. F. interpeduncular, del cerebro. ‖ **intrabulbar** —. F. intrabulbar. ‖ **ischiorectal** —. F. isquiorrectal. ‖ **jugular** —. F. yugular. ‖ **lacrimal** —. F. lagrimal. ‖ **malleolar** —. F. maleolar. ‖ **mandibular** —. F. mandibular. ‖ **nasal** —. F. nasal. ‖ **navicularis** —. F. navicular. ‖ **of Rosenmüller.** F. de Rosenmüller. ‖ **olecreanon** —. F. olécranon. ‖ **ovalis.** F. oval. ‖ **ovarian** —. F. ovárica. ‖ **parafloccular** —. F. paraflocular. ‖ **patellaris.** F. patelar. ‖ **posterior condylar** —. F. condilar posterior. ‖ **pterygopalatina.** F. pterigopalatina. ‖ **pterigoid** —. F. pterigoidea. ‖ **pyriform** —. F. piriforme. ‖ **radial** —. F. radial. ‖ **retromolar** —. F. retromolar. ‖ **rotunda** —. F. redonda. ‖ **scaphoid** —. F. escafoidea. ‖ **subarcuate** —. F. subarqueada. ‖ **sublingual** —. sublingual. ‖ **submandibular** —. F. submandibular. ‖ **supraespinous** —. F. supraesternal. ‖ **supartonsillar** —. F. supratonsilar. ‖ **temporal** —. F. temporal. ‖ **terminal** —. F. terminal. ‖ **trochanteric** —. F. trocantérica. ‖ **trochlear** —. F. troclear. ‖ **vermian** —. F. vermiana.

fossette. Fosita. Depresión pequeña.

fossula. Fosita. Pequeña depresión de las múltiples que existen en la superficie del cerebro.

Foster-Kennedy syndrome. Síndrome de Foster-Kennedy. [Foster Kennedy, 1884-1952, neurólogo norteamericano, n. en Nueva York.] Atrofia del nervio óptico con escotoma central, y a veces ceguera, en el lado homolateral, y papila de estasis en el contralateral así como anosmia por procesos expansivos de la fosa craneal anterior.

Fothergill's disease. Enfermedad de Fothergill. [J. Fothergill, médico inglés, 1712-1780.] Escarlatina anginosa. ‖ **— neuralgia.** Neuralgia de F. N. del trigémino.

Fouchet's test. Reacción de Fouchet. [A. Fouchet, químico francés, n. en 1894.] Para determinar la bilirrubinemia.

foudroyant. Fulminante. (V. *fluminant.*)

foulage. Masaje muscular.

foundation. Estructura. Soporte. ‖ **denture** —. S. dental.

fourchette. Pliegue mucomembranoso en la comisura posterior de la vulva.

Fournier's disease. Enfermedad de Fournier. [J. A. Fournier, dermátologo francés, 1832-1914.] Gangrena del escroto. ‖ **— sign.** Signo de F. Límites característicos en la afección cutánea sifilítica.‖ **— test.** Prueba de F. Para hacer patente la marcha atáxica.

fovea. Fóvea. Fosa o depresión pequeña.

foveola. Foveola. (V. *fovea.*)

Foville syndrome. Síndrome de Foville. [Achille L. Fr. Foville, 1799-1878, psiquiatra francés, n. en Rouán.] Síndrome de la parte caudal del puente: síndrome producido por alteración de la irrigación cerebral, insuficiencia de la arteria basilar, en el sistema vertebrobasilar; se produce una parálisis alterna y, más concretamente, una parálisis del facial y del motor ocular interno en el lado de la lesión y una parálisis hemilateral espástica en el lado contrario, así como una parálisis de la visión en el lado de la lesión y una parálisis de la visión conjugada en el lado contrario, en caso de parálisis del músculo recto interno de un ojo y del músculo recto lateral del otro ojo.

Fowler's position. Posición de Fowler. [G. R. Fowler, cirujano norteamericano, 1848-1906.] Posición dorsal, levantando unos 50 cm. los pies de la cama.

Fowler's solution. Solución de Fowler. [T. Fowler, médico inglés, 1736-1801.] Licor arsenical de Fowler.

Fowler-Murphy treatment. Tratamiento de Fowler-Murphy. [G. R. Fowler; J. B. Murphy, cirujano norteamericano, 1857-1916.] Neumotórax artificial con nitrógeno, en el tratamiento de la tuberculosis pulmonar.

fowlpox. Enfermedad contagiosa transmitida por pájaros que produce nódulos epiteliales.

Fox's disease. Enfermedad de Fox. [G. H. Fox, dermatólogo norteamericano, 1846-1937.] Impétigo contagioso.

Fox-Fordyce disease. Enfermedad de Fox-Fordyce. [George Henry Fox, 1846-1937; John Add. Fordyce, 1858-1925, médicos dermatólogos norteamericanos, n. en Nueva York.] Enfermedad que se presenta con pápulas marrón amarillentas del tamaño de un grano de avena, agrupadas, que cursan con un fuerte prurito. Se encuentran en axilas, pezones, genitales, ombligo y perineo de mujeres sexualmente activas, produciéndose una remisión espotáena en caso de embarazo. Se presenta con acantosis e hiperqueratosis y obstrucción de los conductos excretores de las glándulas apocrinas, con acúmulo de excreción y reacción inflamatoria de la zona próxima.

Fp. Abreviatura de *freezing point*.

FR. Abreviatura de *flocculation reaction*.

fract. dos. Abreviatura de *fracta dosis* (dosis fraccionadas).

fraction. Fracción.

fractional. Fraccionario. Que se realiza por divisiones repetidas.

fractionation. Fraccionamiento. En radiología, división del total de dosis.

fracture. Fractura. Rotura, especialmente de un hueso. ‖ **agenetic** —. Por osteogénesis imperfecta. ‖ **articular** —. F. articular. ‖ **Barton's** —. F. de Barton (del extremo inferior del radio). ‖ **Bennett's** — F. de Bennett. Del primer metacarpiano, con luxación. ‖ **closed** —. F. cerrada. ‖ **Colles'** —. F. de Colles. ‖ **comminuted** —. F. conminuta. ‖ **direc** —. F. directa. ‖ **greenstick**

—. F. en rama verde. ‖ **impacted** —. F. impactada. ‖ **Monteggia's** —. F. de Monteggia. Del tercio superior del cúbito, con luxación de la cabeza del radio. ‖ **neoplastic** —. F. neoplásica. ‖ **pathologic** —. F. patológica. ‖ **periarticular** —. F. periarticular. ‖ **simple** —. F. simple. ‖ **spontaneous** —. F. espontánea. ‖ **stellate** —. F. estrellada. ‖ **subperiosteal** —. F. subperióstica. ‖ **willow** —. F. en tallo verde.

fragiform. Fragiforme. En forma de fresa.

fragilitas. Fragilidad. (V. *fragility*.)

fragility. Fragilidad. Susceptibilidad para romeprse. ‖ — **of blood.** F. sanguínea (eritrocítica). ‖ **capillary** —. F. capilar.

fragilocyte. Fragilocito. Eritrocito poco resistente a las soluciones o sueros hipotónicos.

fragilocytosis. Fragilocitosis. Presencia de fragilocitos en la sangre.

fragment. Fragmento. Cada una de las piezas en que se ha roto un total.

fragmentation. Fragmentación. División en fragmentos. ‖ Forma de reproducción de ciertos organismos.

frambesia. Frambesia. Enfermedad tropical. Pian.

frambesioma. Frambesioma. Lesión primaria de la frambesia.

frame. Armazón. Estructura, normalmente rígida, que sirve de soporte.

framework. Soporte protésico (dental, p. ej.).

Franceschetti's syndrome. Síndrome de Franceschetti. [Adolphe Franceschetti, 1896-1968, oftalmólogo suizo, n. en Ginebra.] Síndrome de Franceschetti-Zwahlen: disostosis mandibulofacial. ‖ **recurrent erosive corneal dystrophy.** Distrofia corneal hereditaria dominante, con aparición repetida de erosiones corneales.

Francis' disease. Enfermedad de Francis. [E. Francis, médico norteamericano, n. en 1872.] Tularemia.

francisella. *Francisella*. Género de bacterias, una de cuyas especies produce la tularemia.

francium. Francio. Elemento químico cuyo símbolo es el Fr.

François dyscephalic syndrome. Síndrome de Ullrich-Fremerey-Dohna. Combinación de malformaciones ecto y mesodérmicas con estatura baja, discefalia, principalmente cara de pájaro con nariz aguileña, barbilla y boca pequeñas y trigonocefalia, malformaciones en los ojos como cataratas, microftalmía, anomalías de la refracción y escleróticas azules, y cambios escleroatróficos en la piel.

Frank's operation. Operación de Frank. [R. Frank, cirujano austriaco, 1862-1913.] Sinfisiotomía subcutánea. ‖ Método de gastrostomía.

Franke's operation. Operación de Franke. [F. Francke, cirujano alemán, n. en 1858.] Extirpación de nervios intercostales en la crisis dolorosas de la tabes.

Fränkel's sign. Signo de Fränkel. [A. Fränkel, médico alemán, 1848-1916.] Disminución de la tonicidad de los músculos de la cadera en la ataxia locomotriz.

Fränkel's test. Prueba de Fränkel. [B. Fränkel, laringólogo alemán, 1836-1911.] Examen de una fosa nasal en determinada posición.

Fränkel's treatment. Tratamiento de Fränkel. [A. Fränkel, médico alemán, 1864-1938.] Estrofantina en la insuficiencia cardiaca.

Frankenhäuser's ganglion. Ganglio de Frankenhäuser. [F. Frankenhäuser, ginecólogo alemán, f. en 1894.] Ganglio simpático cervical del útero.

Frankl-Hochwart's disease. Enfermedad de Frankl-Hochwart. [L. von Frankl-Hochwart, neurólogo austriaco, 1862-1914.] Síndrome neurológico por compresión cerebral debida a un tumor de hipófisis.

Franklin glasses. Lentes de Franklin. [B. Franklin, norteamericano, 1706-1790.] Lentes bifocales.

franklinism. Franklinismo. Electricidad estática o friccional.

franklinization. Franklinización. Uso terapéutico de la electricidad estática.

frasera. Frasera. Planta de la familia de las gencianáceas.

Fraunhofer's lines. Rayas de Fraunhofer. [J. von Fraunhofer, óptico alemán, 1787-1826.] Líneas negras en el espectro solar.

Frazier-Spiller operation. Operación de Frazier-Spiller. [Ch. H. Frazier, neurólogo norteamericano, 1870-1936; W. G. Spiller, neurólogo norteamericano, 1863-1940.] Neumotomía intracraneal de la raíz sensitiva del trigémino.

FRC. Abreviatura de *functional residual capacity* (capacidad residual funcional, CRF.)

FRCP. Abreviatura de *Fellow of the Royal College of Physicians.*

FRCS. Abreviatura de *Fellow of the Royal College of Surgeons.*

freckle. Peca. Lentigo. Pequeña pigmentación cutánea.

Frédéricq's sign. Signo de Frédéricq. [L. A. Frédéricq, médico belga, 1815-1853.] Línea roja en las encías, en la tuberculosis pulmonar.

Fredet-Rammstedt operation. Operación de Fredet-Rammstedt. [P. Fredet, cirujano francés, 1870-1946; C. Rammstedt, cirujano alemán, n. en 1867.] Incisión de las túnicas serosa y muscular engrosadas, en la estenosis congénita del píloro.

free. Libre. No combinado con otra sustancia. || — **radical.** Radical libre.

freemartin. Gemelo femenino hermafrodita nacido juntamente con un macho normal.

Frei's disease. Enfermedad de Frei. [W. S. Frei, dermatólogo alemán, 1885-1943.] Linfogranulomatosis inguinal.

Freiberg's infarction. Síndrome de Freiberg-Köhler, síndrome II de Köhler. [Albert Henry Freiberg, 1869-1940, cirujano norteamericano, n. en Cincinati.] Necrosis epifisaria espontánea, aséptica, de la cabeza del 2º metatarsiano, que aparece principalmente en el pie derecho y en mujeres jóvenes. Se combina muchas veces con signos de pie plano hundido, tales como hinchazón, dolor local de compresión y de carga, también en la bóveda transversal del pie. Posteriormente posición en garras y callo córneo debajo de la cabeza del 2º metatarsiano y formación de cuernos articulares libres.

fremitus. Frémito. Vibración perceptible por palpación. || **pericardial** —. F. pericárdico. || **vocal** —. F. al hablar.

Frenkel syndrome. Síndrome de Frenkel. [Henri Frenkel, 1864-1934, oftalmólogo francés, n. en París.] Consecuencias tardías de una contusión del globo ocular, como lesión o trastorno funcional del iris, el cristalino y la retina. Se produce midriasis como consecuencia de roturas en el músculo esfínter de la pupila, debilidad de los reflejos pupilares, subluxación del cristalino y pigmentación retrolental.

Frenkel's treatment. Tratamiento de Frenkel. [H. S. Frenkel, neurólogo alemán, 1860-1931.] Serie de movimientos que deben practicar los pacientes atáxicos para restablecer la coordinación.

frenosecretory. Frenosecretor. Que ejerce inhibición sobre la secreción.

frenotomy. Frenotomía. Incisión de un frenillo.

frenulum. Frénulo. Término general para designar una membrana mucosa que imita el movimiento de un órgano o parte.

frenzy. Frenesí. Agitación maniaca violenta.

frequency. Frecuencia. Repetición de un acontecimiento por unidad de tiempo.

Frerich's theory. Teoría de Frerich. [F. Th. Frerich, médico alemán, 1819-1885.] Teoría según la cual la uremia sería en realidad un envenenamiento por carbonato amónico.

fressreflex. Reflejo del maxilar.

fretum. Estrechez. Constricción. || — **halleri.** Constricción entre las aurículas y los ventrículos del corazón fetal.

Freud's theory. Teoría de Freud. [S. Freud, neurólogo austriaco, 1856-1939.] La causa de muchos trastornos nerviosos proviene de la existencia de impresiones sexuales inconscientes.

freudian. Freudiano. Relativo a las teorías o prácticas de Freud.

Freund's anomaly. Anomalía de Freund. [W. A. Freund, cirujano alemán, 1833-1918.] El estrechamiento de la abertura torácica superior supone predisposición a la tuberculosis pulmonar. || — **operation.** Operación de F. sección de la primera costilla y del cartílago costal.

Freund's reaction. Reacción de Freund. [H. W. Freund, ginecólogo alemán, 1859-1925.] Diseminación de las células cancerosas por el suero de individuos sanos.

Freund-Kaminer reaction. Reacción de Freund-Kaminer. [E. Freund, médico austriaco, 1863-1946; G. Kaminer, médico austriaco, 1883-1941.]

El suero de personas no cancerosas destruye las células cancerosas.

Frey's hairs. Pelos de Frey. [M. von Frey, fisiólogo alemán, 1852-1932.] Pincel de pelos para explorar la sensibilidad de la piel a la presión.

Frey's syndrome. Síndrome de Frey. [L. Frey, médico polaco contemporáneo.] Síndrome auriculotemporal.

Freyer's operation. Operación de Freyer. [Sir P. J. Freyer, cirujano inglés, 1857-1921.] Prostectomía suprapúbica.

FRF. Abreviatura de *follicle stimulating hormone releasing factor.*

FRFPS. Abreviatura de *Fellow of the Royal Faculty of Physicians and Surgeons.*

friable. Friable. Que se pulveriza fácilmente.

Fricke's bandage. Vendaje de Fricke. [J. K. G. Fricke, cirujano alemán, 1790-1841.] Vendaje escrotal por medio de tiras, en la orquitis.

friction. Fricción. Acción de frotar. Atricción.

Friderischen-Waterhouse syndrome. Síndrome de Friderischen-Waterhouse. [C. Friderischen, médico danés, n. en 1886; R. Waterhouse, médico inglés, 1873-1958.] (V. *Waterhouse-Friderischen syndrome.*)

Friedländer's bacillus. Bacilo de Friedländer. [C. Friedländer, patólogo alemán, 1847-1887.] *Klebsiella pneumoniae.*

Friedländer' disease. Enfermedad de Friedländer. [C. Friedländer, médico alemán, n. en 1841.] Endarteritis obliterante.

Friedman's test. Prueba de Friedman. [M. H. Friedman, médico norteamericano, n. en 1903.] Modificación de la prueba de Aschheim-Zondek en conejos.

Friedmann's disease. Enfermedad de Friedmann. [M. Friedmman, médico alemán, 1858-1925.] Parálisis espinal espasmódica infantil recidivante. || — **syndrome.** Síndrome de F. Debido a encefalitis subaguda progresiva, de origen traumático.

Friedreich's disease. Enfermedad de Friedreich. [N. Friedreich, médico alemán, 1825-1882.] Ataxia hereditaria. || — **sign.** Signo de F. Colapso de la vena yugular interna en la pericarditis adhesiva.

friente. Dermatitis eritematosa probablemente causada por *Ustilago hypodytes.*

fright neurosis. Neurosis de ansiedad, angustia.

frigidity. Frigidez. Frialdad sexual, especialmente en la mujer.

frigolabile. Frigolábil. Que se altera fácilmente por el frío.

frigorific. Frigorífico. Que produce frío. Refrigerante.

frigostable. Frigostable. Que no sufre alteración por el frío.

frigotherapy. Frigoterapia. Tratamiento por el frío. Crioterapia.

Fritsch's catheter. Catéter de Fritsch. [H. Fritsch, ginecólogo alemán, 1844-1914.] Sonda uterina de doble corriente.

frog. Rana. Animal anfibio utilizado habitualmente en pruebas experimentales.

Fröhlich's syndrome. Síndrome de Fröhlich. [A. Fröhlich, neurólogo austriaco, 1871-1953.] Distrofia adiposogenital.

Frohn's reagent. Reactivo de Frohn. [D. Frohn, médico alemán, n. en 1943.] Empleo de yoduro de bismuto y potasio como reactivo de alcaloide.

Froin's syndrome. Síndrome de Froin. [G. Froin, médico francés, n. en 1874.] Alteración del líquido cefalorraquídeo cuando éste pierde comunicación los ventrículos cerebrales.

frolement. Frote. Roce, como el pericárdico en la pericarditis.

Froment's sign. Signo de Froment. [J. Froment, médico francés, n. en 1878.] En la parálisis del cubital.

Frommann's lines. Líneas de Frommann. [C. Frommann, anatomista alemán, 1831-1892.] Estriaciones en los cilindroejes de los nervios teñidos con nitrato de plata.

Frommel's operation. Operación de Frommel. [R. J. E. Frommel, ginecólogo alemán, 1854-1912.] Acortamiento de los ligamentos uterosacros en las desviaciones del útero.

frons. Frente. (V. *forehead.*)

frontal. Frontal. Relativo a la frente. || Hacia el plano frontal.

frontipetal. Frontípeto. Dirigido en sentido frontal.

fronto-pontocerebellar atrophy. Síndrome de Déjerine-Thomas. Atrofia olivo-pontocerebelosa.

frontomalar. Frontomalar. Relativo a los huesos frontal y malar.

frontomaxillary. Frontomaxilar. Relativo a los huesos frontal y maxilar.

frontonasal. Frontonasal. Relativo a la frente y la nariz.

frontooccipital. Frontoccipital. Relativo a la frente y al occipucio.

frontoparietal. Frontoparietal. Relativo a las regiones frontal y parietal.

frontotemporal. Frontotemporal. Relativo a las regiones frontal y temporal.

Froriep's glanglion. Ganglio de Froriep. [A. von Froriep, anatomista alemán, 1849-1917.] Ganglio del cuarto segmento occipital en el embrión humano.

Fröschel's symptom. Síntoma de Fröschel. [E. Fröschel, otólogo austriaco, n. en 1884.] Falta de reacción al cosquilleo en el oído, síntoma de afección del mismo.

frostbite. Congelación. Daño tisular por exposición a temperaturas bajas.

FRS. Abreviatura de *Fellow of the Royal Society.*

fructose. Fructosa. Cetohexosa de los frutos dulces. F.: $C_6H_{12}O_6$.

fructosemia. Fructosemia. Presencia de fructosa en la sangre.

fructosuria. Fructosuria. Presencia de fructosa en la orina.

fructosyl. Fructosilo. Radical de la fructosa.

Frugoni's syndrome. Síndrome de Cauchois-Eppinger-Frugoni. Inflamación crónica recidivante y trombosis de la vena porta, en ocasiones también de la vena esplénica; provoca esplenomegalia o hepatosplenomegalia, anemia, leucopenia y trombopenia, en ocasiones varices esofágicas, ascitis, fiebre, hemorragias cutáneas y del tubo digestivo; síndrome de Budd-Chiari.

fruit. Fruto. Ovario desarrollado de una planta.

fruitarianism. Frutarianismo. Dieta exclusivamente de fruta.

frustation. Frustración. Estado de aumento de la tensión emocional por fracaso de un logro o gratificación.

FSH. Abreviatura de *follicle-stimulating hormone.*

FSH-LHRH. Abreviatura de *follicle-stimulating hormone and luteinizing hormone releasing hormone.*

FSH-RF. Abreviatura de *follicle-stimulating hormone releasing factor.*

FSH-RH. Abreviatura de *follicle-stimulating hormone releasing hormone.*

Fuch's coloboma. Coloboma de Fuchs. [E. Fuchs, oftalmólogo alemán, 1851-1930.] Pequeño defecto en la coroides que produce un escotoma en la retina. || — **syndrome**. Síndrome de F. Ectodermotis erosiva.

Fuchs' protein test. Prueba de Fuchs. [H. J. Fuchs, médico alemán, 1873-1942.] El suero de los cancerosos digiere todas las fibrinas, excepto las de las personas con cáncer.

fuchsin. Fucsina. Rojo de anilina.

fuchsinophil. Fucsinófilo. Que se tiñe fácilmente con fucsina.

fucosidosis. Fucosidosis. Enfermedad neurovisceral hereditaria.

fugue. Fuga. Reacción disociativa. || **epiletic** —. F. Epiléptica.

Fukala's operation. Operación de Fukala. [V. Fukala, oftalmólogo austriaco, 1847-1911.] Extracción de la lente del cristalino en miopía de muchos grados.

Fuld's test. Prueba de Fuld. [E. Fuld, médico alemán, n. en 1873.] Para determinar el poder antipírico del suero sanguíneo.

fulgurant. Fulgurante. Que aparece y desaparece como un relámpago.

fulguration. Fulguración. Destrucción de tejido vivo por chispas eléctricas producidas por corriente eléctrica de alta frecuencia.

Fülleborn's method. Método de Fülleborn. [F. Fülleborn, parasitólogo alemán, 1866-1933.] Para el descubrimiento de filarias.

Fuller's operation. Operación de Fuller. [E. Fuller, urólogo norteamericano, 1858-1930.] Incisión de las vesículas seminales.

fulminant. Fulminante. Súbito, de gravedad extrema.

fumigacin. Fumigacina. Acido helvólico.

fumigation. Fumigación. Exposición de un área u objeto a vapores fumigantes o desinfectantes.

function. Función. Acción normal, propia de un órgano o una parte.

functional. Funcional. Relativo a, o perteneciente a una función.

fundal. Fúndico. Relativo al fundus.

fundament. Fundamento. Base o fundación. || Ano y zonas adyacentes.

fundectomy. Fundectomía. Extirpación del fondo del útero, por ejemplo.

fundiform. Fundiforme. En forma de honda.

fundoplication. Fundoplicación. Plicación del fundus del estómago, para impedir el reflujo.

fundus. Fundus. Fondo, base de un órgano.

fundusectomy. Fundusectomía. Escisión del fundus del estómago.

fungal. Fúngico. Causado por hongos.

fungate. Fungiforme. En forma de hongo.

fungi. Hongos. Plural de *fungus.*

fungicide. Fungicida. Que destruye hongos.

fungicidin. Fungicidina. Nistatina.

fungiform. Fungiforme. En forma de hongo.

fungistasis. Fungistasis. Inhibición del crecimiento de hongos.

fungoid. Fungoide. Semejante a los hongos.

fungosity. Fungosidad. Excrecencia fungosa.

fungous. Fungoso. Que presenta fungosidades.

fungus. Hongo. Miembro de una clase de plantas criptógamas. || **cutaneous** —. H. dermatofito. || **mosaic** —. H. en mosaico.

funicle. Funículo. Cordón o estructura en forma de cuerda. || **hepatic** —. F. colédoco. || **spermaticus** —. F. espermático.

funicular. Funicular. Relativo al funículo.

funicular myelosis. Síndrome de Dana-Lichtein-Putman. Mielosis funicular.

funiculitis. Funiculitis. Inflamación del cordón espermático.

funiculopexy. Funiculopexia. Fijación quirúrgica del cordón espermático a los tejidos adyacentes.

funiform. Funiforme. En forma de cordón. Funicular.

funis. Funis. Cordón. Sobre todo, el umbilical.

funnel. Infundíbulo. Embudo. Estructura cónica abierta.

FUO. Abreviatura de *fever of undetermined origin.*

fur. Sarro. Saburra.

Fürbringer's sign. Signo de Fürbringer. [P. Fürbringer, médico alemán, 1849-1930.] En el absceso subfrénico, los movimientos respiratorios se transmiten a una aguja introducida en el mismo.

furcula. Fúrcula. Eminencia en forma de herradura en la laringe embrionaria.

furfuraceous. Fuufuráceo. Semejante al salvado.

furibund. Furibundo. Furioso. Maniaco.

furor. Furor. Furia. Rabia. || — **epilepticus**. F. epiléptico. || — **therapeutics**. F. terapéutico. Excesiva tendencia a administrar fármacos ante cualquier síntoma. || — **uterinus**. F. uterino. Ninfomanía.

furosemide. Furosemida. Diurético. F.: $C_{12}H_{11}ClN_2O_5S$.

furrow. Surco. Arruga. Muesca. || **atrioventricular** —. Auriculoventricular. || **digital** —. S. digital.

Fürstner's diesease. Enfermedad de Fürstner. [C.

Fürstner, psiquiatra alemán, 1848-1906.] Parálisis seudoespasmódica, con temblor.

furuncle. Furúnculo. Forúnculo. Inflamación de una glándula pilosebácea.

furuncular. Furuncular. Foruncular. Relativo al forúnculo.

furunculosis. Furunculosis. Forunculosis. Estado caracterizado por la presencia de numerosos forúnculos.

fusaridiosis. Fusaridiosis. Dermatomicosis en caballos.

fusarium. *Fusarium.* Género de hongos de la clase ascomicetos.

fuscin. Fuscina. Pigmento marrón del epitelio retiniano.

fusiform. Fusiforme. En forma de uso.

fusiformis. (V. *fusobacterium.*)

fusion. Fusión. Coherencia de zonas adyacentes del cuerpo. ‖ Formación quirúrgica de anquilosis o artrodesis. ‖ Coordinación de imágenes separadas en una.

fusobacterium. *Fusobacterium.* Género de bacterias, también denominado *Fusiformis.*

fusocellular. Fusocelular. Que posee células fusiformes.

fusospirillosis. Fusospirilosis. Gingivitis ulcerosa necrotizante.

fusospirochetosis. Fusospiroquetosis. Infección por bacilos fusiformes y espiroquetas.

F

G. Abreviatura de *gravitational constant, glucose* y de *gonidial.*

g. Abreviatura de *gram* y de *gravity.*

γ. Gamma. Tercera letra del alfabeto griego.

Ga. Símbolo del galio.

GABA. Abreviatura de *gamma-aminobutyric acid.* (ácido gamma-aminobutírico). El neurotransmisor más importante del cerebro.

gabamodulina. Gabamodulina.

G-actin. V. *actin.*

Gabbett's method. Método de Gabbett. [H. S. Gabbett, médico inglés contemporáneo.] Para la tinción del bacilo de Koch.

gadfly. Tábano. (V. *tabanus.*)

gadinin. Gadinina. Tomaína del pescado podrido y de los cultivos de heces humanas.

gadolinium. Gadolinio. Elemento químico raro de símbolod Gd.

gaffkya. *Gaffkya.* Género de microorganismos de la familia *Micrococcaceae.*

Gaffky scale. Escala de Gaffky. [G. Th. A. Gaffky, bacteriólogo alemán, 1850-1918.] Basada en el número de bacilos tuberculosos presentes en un esputo.

GAC. Abreviatura de *glycosamineglycans* (glycosaminoglicanos).

gag. Abrebocas. Instrumento quirúrgico para mantener la boca abierta.

gage. Medir. Arquear.

gaile. Sarna. (V. *scabies.*)

Gaillard-Arlt suture. Sutura de Gaillard-Arlt. [F. L. Gaillard, médico francés, 1805-1869; C. F. R. von Arlt, oftalmólogo austriaco, 1812-1887.] Método de sutura para tratar el entropión.

gain. Incremento. Aumento de valor. ‖ Adquirir, obtener.

Gairdner's test. Prueba de Gairdner. [Sir W. T. Gairdner, médico escocés, 1824-1907.] Auscultación del tórax a la vez que se percute sobre una moneda en el neumotórax.

Gaisböck's syndrome. Síndrome de Gaisböck, policitemia rubra hipertónica. [Félix Gaisböck, 1868-1955, médico internista austriaco, n. en Innsbruck.] Síndrome asociado a la hipertensión arterial. Generalmente es una poliglobulina benigna sin esplenomegalia.

gait. marcha. Forma de andar. ‖ **antalgic** —. M. antálgica. ‖ **Charcot's** —. M. de Charcot. en la ataxia de Friedreich. ‖ **equine** —. M. equina. ‖ **hemiplegic** —. M. hemipléjica. ‖ **spastic** —. M. espástica. ‖ **steppage** —. M. de estepaje. ‖ **Trendelenburg** —. M. de Trendelenburg.

Gajdusek, D. Carleton. Médico, norteamericano n. 1923. Descubrió y demostró que la degeneración del sistema nervioso en el hombre podía deberse a una infección causada por virus lentos. Se le concede, por esto, el Premio Nobel de Medicina de 1976.

galact-. Galacto-. Prefijo que indica «leche».

galactacrasia. Galactacrasia. Anormalidad en la composición de la leche.

galactan. Galactán. Carbohidrato hemiceluloso que produce galactosa por hidrólisis.

galactase. Galactasa. Enzima láctea.

galactemia. Galactemia. Presencia de leche en la sangre.

galactidrosis. Galactidrosis. Sudoración de un líquido lechoso.

galactin. Galactina. (V. *prolactin.*)

galactischia. Galactisquia. Supresión de la secreción de leche.

galactoblast. Galactoblasto. Corpúsculo de calostro de los acinos de la glándula mamaria.

galactocele. Galactocele. Quiste de la glándula mamaria que contiene leche. ‖ Hidrocele que contiene líquido lechoso en su interior.

galactogen. Galactógeno. Que favorece la producción de leche.

galactogenous. Galactógeno. (V. *galactogen.*)

galactogin. Galactogina. Hormona galactogoga hipotécnica de la placenta.

galactogogue. Galactogogo. Que aumenta la secreción de leche.

galactography. Galactografía. Radiografía de los conductos mamarios después de inyección de contraste.

galactokinase. Galactoquinasa. Enzima catalítica.

galactopilin. Galactopilina. Cerebrósido.

galactoma. Galactoma. (V. *galactocele.)*

galactometastasis. Galactoplania. (V. *galactoplania.)*

galactometer. Galactómetro. Instrumento para medir el peso específico de la leche. Sin.: Lactodensímetro.

galactopexy. Galactopexia. Fijación de galactosa en el hígado.

galactophagous. Galactófago. Que se alimenta de leche.

galactophlebitis. Galactoflebitis. *Flegmasia alba dolens.*

galactophlysis. Galactoflisis. Erupción de vesículas que contienen un líquido lechoso.

galactophore. Galactóforo. Que lleva leche.

galactophoritis. Galactoforitis. Inflamación de los conductos galactóforos.

galactophygous. Galactófigo. Que detiene la secreción láctea.

galactoplania. Galactoplania. Secreción de leche en una zona anormal; metástasis láctea.

galactopoiesis. Galactopoyesis. Producción de leche por la glándula mamaria.

galactopyra. Galactópira. Fiebre láctea.

galactorrhea. Galactorrea. Secreción abundante o excesiva de leche. Sin.: Poligalactia.

galactose. Galactosa. Aldohexosa derivada de la lactosa. F.: $CH_2OH(CHOH)_4CHO$.

galactosemia. Galactosemia. Presencia de galactosa en la sangre.

galactosidase. Galactosidasa. Enzima que cataliza la hidrólisis de los galactósidos.

galactoside. Galactósido. Glucósido que contiene galactosa.

galactosis. Galactosis. Formación de leche en las glándulas lácteas.

galactostasis. Galactostasis. Cesación de la secreción láctea.

galactosuria. Galactosuria. Presencia de galactosa en la orina.

galactotherapy. Galactoterapia. Tratamiento de las enfermedades de los niños lactantes mediante la administración de los fármacos a la madre o nodriza.

galactotoxin. Galactotoxina. Toxina producida en la leche.

galactotoxism. Galactotoxismo. Intoxicación por la leche.

galactotrophy. Galactotrofia. Alimentación con leche.

galacturia. Galacturia. Emisión de orina lechosa. Sin.: Quiruria.

Galbiati's operation. Operación de Galbiati. [G. Galbiati, cirujano italiano, 1776-1844.] Sinfisiotomía.

galea. Galea. Casco. ‖ — **aponeurotica.** Aponeurosis epicraneal.

galeanthropy. Galeantropía. Ilusión mental por la que el enfermo se cree un gato.

Galeati's glands. Glándulas de Galeati. [D. M. Galeati, médico italiano, 1686-1775.] Criptas de Lieberkühn duodenales.

Galeazzi's fracture. Fractura de Galezzi. [R. Galeazzi, cirujano ortopédico italiano, 1866-1952.] Fractura del extremo inferior del radio con luxación del extremo distal del cúbito. ‖ — **sign.** Signo de G. En la luxación congénita de cadera, acortamiento de la pierna que produce curvatura del raquis.

galega. *Galega.* Género de plantas leguminosas venenosas.

galegine. Galegina. Alcaloide tóxico de las semillas de *Galega.*

Galen. Galeno. Médico griego, 129-199 d.C. ‖ — **nerve.** Nervio de Galeno. Rama del nervio laríngeo superio. ‖ — **veins.** Venas de G. Venas coroideas.

galenic. Galénico. Relativo a las teorías de Galeno.

galenicals. Galénicas. Medicinas preparadas según las fórmulas de Galeno.

galenism. Galenismo. Doctrina de Galeno.

galeropia. Galeropía. Galeropsia. Anormal agudeza óptica.

gall. Bilis. (V. *bile.)*

Gall's craniology. Craneología de Gall. [F. J. Gall, anatomista austriaco, 1758-1828.] Teoría por la que podría averiguarse las facultades e instintos mediante la palpación de las protuberancias craneales. Sin.: Frenología.

gallate. Galato. Sal del ácido gálico.

gallbladder. Vesícula biliar. Reservorio de bilis.

Gallie transplant. Transplante de Gallie. [W. E. Gallie, cirujano canadiense, 1882-1959.] Empleo de fascia lata en la sutura de operaciones de hernia.

Galli-Mainini test. Prueba de Galli-Mainini. [C. Galli-Mainini, médico argentino contemporáneo.] Prueba del embarazo.

gallium. Galio. Metal raro de símbolo Ga.

gallon. Galón. Medida de capacidad equivalente a 4,5435 litros.

gallop. Galope. Alteración del ritmo cardiaco.

gallstone. Cálculo biliar. Concreción formada en la vesícula biliar o los conductos biliares.

GALT. Abreviatura de *gut-associate limphoid tissues* (tejidos linfoides asociados al intestino).

Galton's whistle. Silbato de Galton. [Sir F. Galton, antropólogo inglés, 1822-1911.] Silbato de metal para medir la agudeza auditiva.

galv. Abreviatura de *galvanic.*

galvanic. Galvánico. Relativo al galvanismo.

galvanism. Galvanismo. Electricidad galvánica.

galvanization. Galvanización. Tratamiento por medio de electricidad galvánica.

galvanocautery. Galvanocauterio. Cauterio por el que pasa una corriente galvánica.

galvanocontractility. Galvanocontractilidad. Contractilidad en respuesta a un estímulo galvánico.

galvanolysis. Galvanólisis. (V. *electrolysis.)*

galvanometer. Galvanómetro. Instrumento para medir la corriente por acción electromagnética.

G

galvanopalpation. Galvanopalpación. Método de examen de los nervios sensitivos y vasomotores por aplicación del ánodo y cátodo.

galvanopuncture. Galvanopuntura. Electropuntura.

galvanosurgery. Galvanocirugía. Utilización del cauterio galvánico en cirugía.

galvanotaxis. Galvanotaxis. Tendencia hacia la electricidad galvánica.

galvanotherapy. Galvanoterapia. Utilización terapéutica de la corriente galvánica.

galvanothermy. Galvanotermia. Calentamiento por corriente galvánica.

galvanotropism. Galvanotropismo. Electrotopismo.

gambir. Gambir. Cato. Astringente fuerte extraído de la *Acacia catechu.*

gamete. Gameto. Célula sexual.

gametoblast. Gametoblasto. Esporozoíto.

gametocide. Gametocida. Que destruye gametos.

gametocyte. Gametocito. Célula productora de gametos.

gametogenesis. Gametogénesis. Desarrollo de gametos.

gametogenic. Gametogénico. Que favorece la producción de gametos.

gametogony. Gametogonia. Reproducción por gametos.

gametology. Gametología. Estudio de los gametos.

gametophyte. Gametofito. Estadio haploide de un organismo con alternancia de generaciones.

gametotropic. Gametotrópico. Con afinidad por los gametos.

Gamgee tissue. Tejido de Gamgee. [J. S. Gamgee, cirujano inglés, 1828-1866.] Tejido de gasa y algodón.

gamic. Gámico. Sexual.

gamma. Gamma. Tercera letra del alfabeto greigo. ‖ Milésima de miligramo. ‖ Unidad de intensidad del campo magnético. ‖ Expresión númerica del grado de desarrollo de un negativo fotográfico. ‖ — **globulin.** Gammglobulina. (V. *globulin.)*

gammagram. Gammagrama. Registro gráfico de los rayos gamma emitidos por un objeto.

gammagraphic. Gammagráfico. Relativo al registro de rayos gamma en el estudio de órganos después de la administración de isótopos radiactivos.

gammopathy. Gammapatía. Trastorno inmunoproliferativo caracterizado por la proliferación de células linfoides productoras de inmunoglobulinas.

gamo-, gam-. Gamo-. Prefijo que indica «matrimonio», «unión sexual».

gamobium. Gamobio. Generación sexual en casos de metagénesis. (generación alternante).

gamogenesis. Gamogénesis. Reproducción sexual.

gamont. Gamonto. Gametocito. ‖ Cada uno de los elementos de conjugación.

gamophagia. Gamofagia. Desaparición de los elementos masculinos y femeninos en la conjugación de organismos unicelulares.

gampsodactyly. Gamsodactilia. Deformidad de los dedos del pie.

Gamstorp episodic adynamia. Síndrome de Gamstorp. [Ingrid Gamstorp, pediatra sueca contemporánea.] Adinamia episódica hereditaria; parálisis periódica flácida, con duración cercana a la hora, de las extremidades y del tronco como consecuencia de una alteración hereditaria del metabolismo del potasio, de tipo hiper o hipopotasémico.

Gamstorp-Wohlfhart syndrome. Síndrome de Gamstorp-Wohlfahrt. Síndrome miotónico con ondulaciones musculares, mioquimia, atrofia muscular y sudación aumentada, hiperhidrosis.

ganglial. Ganglionar. Relativo al ganglio.

gangliated. Gangliado. Provisto de ganglios.

gangliectomy. Gangliectomía. Escisión de uno o varios ganglios.

gangliform. Gangliforme. Que tiene la forma de un ganglio.

gangliitis. Ganglitis. Inflamación de uno o varios ganglios.

gangliocyte. Gangliocito. Célula ganglionar.

gangliocytoma. Gangliocitoma. (V. *ganglioneuroma.)*

ganglioglioma. Ganglioglioma. Glioma con abundantes células ganglionares.

gangliolytic. Gangliolítico. (V. *ganglioplegic.)*

ganglioma. Ganglioma. Tumor de un ganglio, especialmente linfático.

ganglion. Ganglio. Masa nudosa. ‖ Cuerpos de células nerviosas en el sistema nervioso central. ‖ Tumor quístico benigno de la aponeurosis o tendón. ‖ — **blocking drugs.** Fármacos bloqueadores ganglionares. Antagonistas que interrumpen la transmisión colinérgica de los ganglios periféricos. ‖ **cardiac**—. G. cardiaco. ‖ **ciliary** —. G. ciliar. ‖ **compound palmar** —. G. compuesto palmar, tenosinovitis tuberculosa. ‖ **diaphragmaticum** —. G. diafragmático. ‖ **facila** —. G. geniculado. ‖ **gasserian** —. G. de Gasser. ‖ **impar** —. G. impar. ‖ **inferior cervical** —. G. cervical inferior. ‖ **inferior of vagus** —. G. inferior del vago. ‖ **jugular** —. G. yugular. ‖ **lenticular** . G. lenticular. ‖ **middle cervical**—. G. cervical medio. ‖ — **of Bochdalek.** G. de Bochdalek. ‖ — **of Corti.** G. de Corti. ‖— **of Froriep.** G. de Froriep. ‖ — **of Meckel.** G. de Meckel. ‖ — **of Scarpa.** G. de Scarpa. ‖ — **of Valentin.** G. de Valentin. ‖ **otic** —. G. ótico. ‖ **petrous** —. G. petroso. ‖ **phrenic** —. G. fénico. ‖ **sphenopalatine** —. G. esfenopalatino. ‖ **spiral** —. G. espiral. ‖ **splanchnic** —. G. esplácnico. ‖ **stellate** —. G. estrellado. ‖ **submandibular** —. G. submandibular. ‖ **superior cervical** —. G. cervical superior. ‖ **superior mesenteric** —. G. mesenterico superior. ‖ **superior of vagus** —. G. superior del vago. ‖ **trigeminal**—. G. trigémino. ‖ **Wrisberg's** —. G. de Wrisberg.

ganglionated. Ganglionado. Provisto de ganglios.

ganglionectomy. Ganglionectomía. Gangliectomía.

ganglioneuroblastoma. Ganglioneuroblastoma. Ganglioneuroma de células inmaduras.

ganglioneuroma. Ganglioneuroma. Tumor benigno

formado por fibras nerviosas y células gangliona-res maduras.

ganglionic. Ganglionar. Relativo a un ganglio.

ganglionitis. Ganglionitis. Inflamación de un gan-glio. ‖ **acute posterior**—. Herpes zoster. ‖ **gasse-rian** —. Herpes zoster oftálmico.

ganglionostomy. Ganglionostomía. Creación de una abertura quirúrgica en un tumor quístico de aponeurosis o tendón.

ganglioside. Gangliósido. Glucolípido formado por ácidos grasos.

gangliosidosis. Gangliosidosis. Acumulación de gangliósidos en los tejidos por trastorno enzimáti-co. GM1 tipo 1: Gangliosidosis infantil generali-zada. GM1 tipo 2: Gangliosidosis juvenil. GM2 tipo 1: Enfermedad de Tay-Sachs. GM2 tipo 2: Enfermedad de Sandhoff. GM2 tipo 3: Deficiencia parcial de hexosaminidasa A.

gangliosympathectomy. Gangliosimpatectomía. Escisión de un ganglio simpático.

Gangolphe's sign. Signo de Gangolphe. [L. Gan-golphe, cirujano francés.] Efusión serosanguinolen-ta abdominal en los casos de hernia estrangulada.

gangosa. Gangosa. Forma de treponematosis, con ulceración destructiva del paladar.

gangrene. Gangrena. Muerte tisular generalmente debida a una disminución del aporte sanguíneo, segui-da de invasión bacteriana y putrefacción. ‖ **anaphylactic** —. G. anafiláctica. ‖ **circumscribed** —. G. circunscrita. ‖ **diabetc** —. diabética. ‖ **embolic** —. G. embólica. ‖ **epidemic** —. G. epi-démica. ‖ **senile** —. G. senil. ‖ **thrombotic** —. G. trombótica.

gangrenosis. Gangrenosis. Desarrollo de gangrena.

gangrenous. Gangrenoso. Caracterizado por la gan-grena.

ganoblast. Ganoblasto. (V. *ameloblast.*)

Ganser's syndrome. Síndrome de Ganser. [Sigbert Ganser, 1853-1931, psiquiatra alemán, n. en Dres-de.] Seudomencia, idiocia ficticia, psicosis finalista: como "estado crepuscular histérico" se constata reacción desiderativa y finalista en forma de insul-sez en el lenguaje y la conducta, y en la voluntad de ignorar, que es la expresión de una simulación de una enfermedad mental. Se presenta en situa-ciones anímicas difíciles o intolerables para el paciente, el cual habla y realiza acciones sin senti-do y tiene una actitud negativa hacia la realidad, como puede ser la de los presos, como expresión de una psicosis carcelaria. Síntomas análogos pue-den darse en episodios de letargia después de apo-plejía, lesión cerebral, tumor cerebral y en la pará-lisis general progresiva. ‖ **Ganser's ganglion.** Ganglio de Ganser. Cuerpo interpeduncular.

Gant's clamp. Pinzas de Gant. [S. G. Gant, cirujano norteamericano, 1870-1944.] Pinzas en ángulo recto para la intervención de hemorroides.

Gant's line. Línea de Gant. [F. J. Gant, cirujano inglés, 1825-1905.] Línea imaginaria por debajo del trocánter mayor. ‖ — **operation.** Operación de

G. División de la diáfisis del fémur en la anquilo-sis de cadera.

gap. Espacio. Solución de continuidad. ‖ Intervalo de tiempo.

Garcin syndrome. Síndrome de Garcin-Guillain. Conjunto de manifestaciones clínicas provocadas por la parálisis progresiva, global y unilateral de los pares craneales, a excepción del VII y VIII, como consecuencia de tumores basilares.

garcinia. *Garcinia.* Género de plantas, una de cuyas especies produce la goma guta.

Gardiner-Brown's test. Prueba de Gardiner-Brown. [A. Gardiner-Brown, otólogo inglés.] En las afecciones del laberinto, la conducción ósea es peor.

Gardner's syndrome. Síndrome de Gardner. [E. J. Gardner.] Poliposis múltiple hereditaria.

Garel's sign. Signo de Garel. [J. Garel, médico francés, 1852-1931.] Falta de percepción luminosa en las afecciones del antro de Highmore.

gargarism. Gargarismo. Gárgara con un líquido medicamentoso.

gargle. Gárgara. Mantener un líquido en la garganta y agitarlo contrayendo los músculos del velo del paladar.

gargoylism. Gargoilismo. Síndrome de Hurler.

Garland's curve. Curva de Garland. [G. M. Gar-land, médico norteamericano, 1848-1926.] V. *Ellis'line.*

Garré's osteomyelitis. Osteomilitis de Garré. [C. Garré, cirujano suizo, 1858-1928.] Osteítis fibrosa crónica no superativa.

Garrod's test. Prueba de Garrod. [Sir A. E. Garrod, médico inglés, 1857-1936.] Para la hematoporfiri-na en orina. ‖ Para el ácido úrico en sangre.

garrot. Torniquete.

Gärtner's bacillus. Bacilo de Gärtner. [A. Gärtner, bacteriólogo alemán, 1848-1934.] *Salmonella enteritidis.*

Gärtner's phenomenon. Fenómeno de Gärtner. [G. Gärtner, patólogo austriaco, 1855-1937.] Para el grado de presión de la aurícula derecha. ‖ **tonome-ter.** Tonómetro de G. Para medir la presión san-guínea.

gas. Gas. Fluido elástico aeriforme. ‖ **alveolar** —. G. alveolar. ‖ **expired** —. G. espirado. ‖ **lacrima-tor** —. G. lacrimógeno. ‖ **suffocating** —. G. sofo-cante. ‖ **sweet** —. Monóxido de carbono.

gaseous. Gaseoso. Que tiene la naturaleza del gas.

Gaskell's bridge. Puente de Gaskell. [W. H. Gas-kell, fisiólogo inglés, 1847-1914.] Haz auriculo-ventricular, haz de His.

gasogenic. Gasógeno. Productor de gas.

gasometer. Gasómetro. Aparato para medir el volu-men gaseoso.

gasometry. Gasometría. Determinación química de la cantidad de gas presente en una mezcla.

Gasser. [H. S. Gasser, fisiólogo norteamericano, 1888-1963.] Premio Nobel en 1944.

Gasser's ganglion. Ganglio de Gasser. [J. L. Gasser, anatomista austriaco,1723-1765.] Ganglio semilunar del nervio trigémino.

gasserectomy. Gasserectomía. Extirpación quirúrgica del ganglio de Gasser.

gaster. Gaster. Estómago. Vientre.

gastr-, gastro-. Gastro-. Prefijo que indica «estómago», «vientre».

gastradenitis. Gastradenitis. Inflamación de las glándulas del estómago.

gastralgia. Gastralgia. Dolor de estómago.

gastralgokenosis. Gastralgocenosis. Dolor paroxístico cuando el estómago está vacío, que cede con la ingesta.

gastrathrophia. Gastratrofia. Atrofía del estómago.

gastrectasia. Gastrectasia. Dilatación del estómago.

gastrectomy. Gastrectomía. Extirpación total o parcial del estómago.

gastric. Gástrico. Que afecta o se origina en el estómago.

gastrin. Gastrina. Hormona secretada por las glándulas pilóricas.

gastrinoma. Gastrinoma. Tumor de los islotes de las células no beta del páncreas, asociado con el síndrome de Zollinger-Ellison.

gastritis. Gastritis. Inflamación del estómago. || **atrophic** —. G. atrófica. || **chemical** —. G. química. || **erosive** —. G. erosiva. || **follicular** —. G. folicular. || **polypous** —. G. poliposa. || **toxic** —. G. tóxica.

gastroadynamic. Gastroadinámico. Estado adinámico del estómago.

gastroamorphous. Gastroamorfo. Monstruo gemelo sin estómago.

gastroanastomosis. Gastroanastomosis. Gastrogastrostomía.

gastroblenorrhea. Gastroblenorrea. Secreción abundante de mucosidad en el estómago.

gastrobrosis. Gastrobrosis. Perforación del estómago por ulceración.

gastrocamera. Gastrocámara. Pequeña cámara fotográfica que, al deglutirse, proporciona fotografías del interior del estómago.

gastrocardiac. Gastrocardiaco. Relativo al estómago y al corazón.

gastrocele. Gastrocele. Hernia de estómago.

gactrocnemius. Gastrocnemio. Nombre de los músculos gemelos y el sóleo o solamente de los gemelos.

gastrocoele. Gastrocelo. Cavidad que se produce en el arquenteron.

gastrocolic. Gastrocólico. Relativo al estómago y el colon.

gastrocolitis. Gastrocolitis. Inflamación del estómago y el colon.

gastrocoloptosis. Gastrocoloptosis. Prolapso de estómago y colon.

gastrocolostomy. Gastrocolostomía. Creación de una comunicación quirúrgica entre el estómago y el colon.

gastrocolotomy. Gastrocolotomía. Incisión del estómago y el colon.

gastrodialysis. Gastrodiálisis. Separación de la mucosa gástrica. || Solución de continuidad en la mucosa gástrica.

gastrodiaphanoscopy. Gastrodiafanoscopia. Exploración del estómago por transparencia mediante una lámpara eléctrica introducida en el mismo.

gastrodidymus. Gastrodídimo. Doble monstruo con una sola cavidad abdominal.

gastrodisciasis. Gastrodisciasis. Infección causada por *Gastrodiscoides hominis*.

gastrodiscoides. *Gastrodiscoides*. Género de parásitos trematodos. || — **hominis.** Especie presente en el ciego e intestino grueso del hombre.

gastrodisk. Gastrodisco. Disco germinal.

gastroduodenal. Gastroduodenal. Relativo al estómago y el duodeno.

gastroduodenectomy. Gastroduodenectomía. Escisión quirúrgica del estómago y el duodeno.

gastroduodenitis. Gastroduodenitis. Inflamación del estómago y el duodeno.

gastroduodenoscopy. Gastroduodenoscopia. Examen endoscópico del estómago y el duodeno.

gastroduodenostomy. Gastroduodenostomía. Formación quirúrgica de una anastomosis entre el estómago y el duodeno.

gastrodynia. Gastrodinia. Dolor de estómago.

gastroenteralgia. Gastroenteralgia. Dolor de estómago e intestino.

gastroenteritis. Gastroenteritis. Inflamación del estómago y el intestino. || **acute infectious** —. G. aguda infecciosa. || **eosinophilic** —. G. eosinofílica. || **typhosa** —. tifoidea.

gastroenteroanastomosis. Gastroenteroanastomosis. Gastroenterostomía.

gastroenterocolitis. Gastroenterocolitis. Inflamación del estómago, intestino delgado y colon.

gastroenterocolostomy. Gastroenterocolostomía. Comunicación quirúrgica entre estómago, intestino delgado y colon.

gastroenterology. Gastroenterología. Estudio del estómago, intestino y de sus enfermedades.

gastroenteropathy. Gastroenteropatía. Enfermedades del estómago e intestino.

gastroenteroplasty. Gastroenteroplastia. Cirugía plástica del estómago e intestino.

gastroenteroptosis. Gastroenteroptosis. Prolapso del estómago e intestino.

gastroenterostomy. Gastroenterostomía. Comunicación quirúrgica entre estómago e intestino.

gastroenterotomy. Gastroenterotomía. Incisión quirúrgica en el estómago e intestino.

gastroepiploic. Gastroepiploico. Relativo al estómago y el epiplón.

gastroesophageal. Gastroesofágico. Relativo al estómago y el esófago.

gastroesophagitis. Gastroesofagitis. Inflamación del estómago y el esófago.

gastroesophagostomy. Gastroesofagostomía. Anastomosis quirúrgica entre el estómago y el esófago.

G

gastrofiberscope. Gastrofibroscopio. Fibroscopio para visualizar el estómago.

gastrogastrostomy. Gastrogastrostomía. Anastomosis quirúrgica entre píloro y cardias.

gastrogavage. Gastroalimentación. Alimentación por sonda esofágica o por orifico de gastrostomía.

gastrogenic. Gastrogénico. Formado u originado en el estómago.

gastrograph. Gastrógrafo. Aparato para registrar los movimientos peristálticos del estómago.

gastrohepatic. Gastrohepático. Relativo al estómago e hígado.

gastrohepatitis. Gastrohepatitis. Inflamación del estómago y el hígado.

gastrohydrorrhea. Gastrohidrorrea. Secreción acuosa por el estómago.

gastrohypertonic. Gastrohipertónico. Caracterizado por una excesiva tonicidad del estómago.

gastrohysterectomy. Gastrohisterectomía. Histerectomía por vía abdominal.

gastrohysteropexy. Gastrohisteropexia. Histeropexia por vía abdominal.

gastrohysterotomy. Gastrohisterotomía. Cesárea por vía abdominal.

gastroileitis. Gastroileítis. Inflamación del estómago y el íleon.

gastroileostomy. Gastroileostomía. Anastomosis quirúrgica entre el estómago y el íleon.

gastrointestinal. Gastrointestinal. Relativo al estómago y al intestino.

gastrojejunocolic. Gastroyeyunocólico. Relativo al estómago, yeyuno y colon.

gastrojejunostomy. Gastroyeyunostomía. Anastomosis quirúrgica entre el estómago y el yeyuno.

gastrokinesograph. Gastrocinesógrafo. Aparato para registrar los movimientos peristálticos del estómago.

gastrolavage. Lavado gástrico a través de una fístula.

gastrolienal. Gastrolienal. Gastrosplénico. Relativo al estómago y al bazo.

gastrolith. Gastrolito. Concreción calcárea o de otra naturaleza formada en el estómago.

gastrolithiasis. Gastrolitiasis. Presencia o formación de gastrolitos.

gastrology. Gastrología. Suma de conocimientos relativos al estómago.

gastrolysis. Gastrólisis. Operación de liberar el estómago de adherencias.

gastromalacia. Gastromalacia. Reblandecimiento de las paredes del estómago.

gastromegaly. Gastromegalia. Agrandamiento del estómago.

gastromelus. Gastromelo. Monstruo en el que aparecen miembros insertos en el abdomen.

gastromycosis. Gastromicosis. Enfermedad gástrica producida por hongos.

gastromyotomy. Gastromiotomía. Pilorotomía.

gastromyxorrhea. Gastromixorrea. Excesiva secreción mucosa por el estómago.

gastrone. Gastrona. Inhibidor hormonal de la secreción de ácido gástrico.

gastropancreatitis. Gastropancreatitis. Inflamación del estómago y el páncreas.

gastroparalysis. Gastroparálisis. Parálisis del estómago; atonía gástrica.

gastroparesis. Gastroparesia. Parálisis producida en el estómago.

gastroparietal. Gastroparietal. Relativo al estómago y a la pared del abdomen.

gastropathy. Gastropatía. Enfermedad del estómago.

gastroperiodynia. Gastroperiodinia. Ataques periódicos de dolor en el estómago.

gastroperitonitis. Gastroperitonitis. Inflamación del estómago y del peritoneo.

gastropexy. Gastropexia. Fijación quirúrgica del estómago.

gastrophore. Gastróforo. Instrumento para fijar el estómago y coaptar sus paredes.

gastrophotography. Gastrofotografía. Fotografía del interior del estómago.

gastrophrenic. Gastrofrénico. Relativo al estómago y el diafragma.

gastrophthisis. Gastroptixis. Intervención para disminuir la capacidad del estómago. || Emaciación debida a enfermedad del estómago.

gastroplasty. Gastroplastia. Cirugía plástica sobre el estómago.

gastroplegia. Gastroplejía. Parálisis del estómago.

gastroplication. Gastroplicación. Tratamiento quirúrgico de la dilatación gástrica.

gastropneumonic. Gastroneumónico. Relativo al estómago y el pulmón.

gastropulmonary. Gastropulmonar. Relativo al estómago y el pulmón.

gastropylorectomy. Gastropilorectomía. Escisión de la porción pilórica del estómago.

gastrorrhagia. Gastrorragia. Hemorragia producida en el estómago.

gastrorrhaphy. Gastrorrafía. Sutura de una herida del estómago.

gastrorrhea. Gastrorrea. Secreción excesiva de moco o jugo gástrico en el éstómago.

gastrorrhexis. Gastrorrexis. Rotura del estómago.

gastroschisis. Gastrosquisis. Fisura congénita de la pared abdominal.

gastroscope. Gastroscopio. Endoscopio para observar el interior del estómago.

gastroscopy. Gastroscopia. Examen del interior del estómago por medio del gastrocopio.

gastroselective. Gastroselectivo. Con afinidad por los receptores que regulan la actividad gástrica.

gastrosis. Gastrosis. Enfermedad del estómago.

gastrospasm. Gastrospasmo. Espasmo. del estómago.

gastrospiry. V.*aerophagia.*

gastrosplenic. Gastrosplénico. Relativo al estómago y el bazo.

gastrostaxis. Gastrostaxis. Rezumamiento de sangre por la mucosa gástrica. Gastritis hemorrágica.

gastrostenosis. Gastrostenosis. Estenosis del estómago.

gastrostogavage. Gastroalimentación. Introducción de alimento en el estómago a través de una sonda introducida por una fístula gástrica.

gastrostomy. Gastrostomía. Apertura quirúrgica del estómago en la pared abdominal.

gastrosuccorrhea. Gastrosucorrea. Secreción continua y excesiva de jugo gástrico.

gastrothoracopagus. Gastrotoracópago. Monstruo doble unido por el abdomen y el tórax.

gastrotoma. Gastrotoma. Fístula gástrica.

gastrotome. Gastrotomo. Instrumento empleado en la gastrostomía.

gastrotomy. Gastrostomía. Incisión del estómago.

gastrotonometer. Gastrotonómetro. Instrumento par medir la presión intragástrica.

gastronometry. Gastronometría. Medida de la presión intragástrica.

gastrotoxin. Gastrotoxina. Sustancia con efecto tóxico sobre el estómago.

gastrotropic. Gastrotópico. Con especial afinidad por el estómago.

gastrotympanitis. Gastrotimpanitis. Distensión timpánica del estómago.

gastrula. Gástrula. Forma de embrión primitivo que sigue a la fase deblástula.

gastrulation. Gastrulación. Paso de la forma de blástula a la de gástrula.

Gatch bed. Cama de Gatch. [W. D. Gatch, cirujano norteamericano, n. en 1879.] Diseñó un tipo de cama articulada.

gatism. Gatismo. Incontinencia rectal, vesical o rectovesical.

Gaucher's disease. Enfermedad de Gaucher. [Philippe Ch. E. Gaucher, 1854-1918, dermatólogo francés, n. en París.] Esfingolipidosis hereditaria, generalmente autosómica recesiva. Debido al déficit de una glucocerebrosidasa se produce una enfermedad por depósito, con acúmulos de cerebrósidos en las células del sistema reticulohistiocitario, en el brazo o en medula ósea. Se presenta con abdomen aumentado de tamaño, adenopatías, manchas cutáneas y también en la mucosa oral, engrosamiento del tejido conjuntivo, osteoporósis con fracturas espontáneas, retraso del crecimiento, a veces infantilismo, anemia hipocrómica, leucopenia y trombocitopenia e hipercalcemia. Alguna vez hay alteración pulmonar. Según la evolución se distinguen tres tipos: crónica, sin síntomas neurológicos, suelen empezar después de los veinte años; subaguda, con inicio en la edad preescolar, con crisis neurológicas; y aguda, con crisis neurológicas masivas e inicio en la edad de la lactancia.

gauge. Calibrador. Aparato para medir o calibrar.

gauntlet. Guantelete. Vendaje para mano y dedos.

Gaussian curve. Curva de Gauss. [J. K. F. Gauss, físico alemán, 1777-1855.] Curva normal de distribución.

Gauvain's fluid. Líquido de Gauvain. [E. A. Gauvain, dermatólogo norteamericano, n. en 1893.] Líquido empleado antes en el empiema.

gauze. Gasa. Tela de muselina o material semejante, utilizada en cirugía. || **absorbent**—. G. absorbente.

gavage. Alimentación por sonda.

Gavards' muscle. Músculo de Gavard. [H. Gavard, anatomista francés, 1753-1802.] Fibras musculares oblicuas de la pared del estómago.

Gay's glands. Glándulas de Gay. [Gay, anatomista alemán.] Glándulas sudoríparas anales muy desarrolladas.

gay limphadenopathy syndrome. Síndrome de la linfadenopatía del homosexual.

Gay-Lussac's law. Ley de Gay-Lussac. [J. L. Gay-Lussac, naturalista francés, 1778-1850.] El volumen de un gas a una presión constante varía directamente con la temperatura.

Gaza's operation. Operación de Gaza. [W. von Gaza, cirujano alemán, 1883-1936.] Ramisección, para el dolor gástrico.

gaze. Mirar en una dirección fija durante un periodo de tiempo.

GBM. Abreviatura de *glomerular basement membrane.*

g-cal. Abreviatura de *gram calorie.*

gdh. Abreviatura de *glutamic acid dehydrogenase.*

Ge. Símbolo químico del germanio.

gear. Equipamiento. Tracción. || **cervical**—. T. cervical.

Gee's disease. Enfermedad de Gee. [S. J. Gee, médico inglés, 1839-1911.] Enfermedad celiaca.

Gee-herter-Heubner disease. Enfermedad de Gee-Herter-Heubner. [S.J. Gee; C. A. Herter, médico norteamericano, 1865-1910; J. O. L. Heubner, pediatra alemán, 1843-1926.] Forma infantil de esprue no tropical.

Gegenbaur's cells. Células de Gegenbaur. [C. Gegenbaur, anatomista alemán, 1826-1903.] Osteoblastos.

gegenhalten. Resistencia involuntaria al movimiento pasivo.

Geigel's reflex. Reflejo de Geigel. [R. Geigel, médico alemán, 1859-1930.] Reflejo inguinal en la mujer y cremastérico en el hombre.

Geiger-Müller counter. Contador de Geiger-Müller. [H. Geiger, físico alemán, 1882-1945.] Instrumento para medir la radiactividad.

Geissler's test. Reacción de Geissler. [E. Geissler, médico alemán del siglo XIX.] Para detectar la presencia de albúmina.

Geissler's tube. Tubo de Geissler. [H. Geisller, inventor alemán, 1814-1879.] Tubo en el que el paso de gas produce fulgores.

gel. Coloide gelatinoso.

gelasmus. Gelasmo. Risa sardónica.

gelatification. Gelatinización. Conversión en gelatina.

gelatin. Gelatina. Producto obtenido por hidrólisis parcial de colágeno.

gelatinase. Gelatinasa. Enzima que licúa la gelatina.

gelatiniferous. Gelatinífero. Que contiene o produce gelatina.

gelatinoid. Gelatinoide. Semejante a la gelatina.

gelatinolytic. Gelatinolítico. Que disuelve o hidroliza la gelatina.

gelatinous. Gelatinoso.

gelatinum. Gelatina. (V. *gelatin.*)

gelation. Gelación. Conversión de un sol en gel.

gelatose. Gelatosa. Albuminosa formada por hidrólisis de la gelatina.

gelatum. Gel. (V. *gel.*)

Gélineau's syndrome. Síndrome de Gélineau. [J. B. E. Gélineau, neurólogo francés, n. en 1859.] Narcolepsia y cataplejía.

Gellé's test. Prueba de Gellé. [M. E. Gellé, otólogo francés, 1834-1923.] Prueba de diapasón en afecciones de los huesecillos del oído.

gelose. Gelosa. Agar.

gelosis. Gelosis. Estado caracterizado por el paso de sustancias coloidales orgánicas a la situación de gel.

gelotripsy. Gelotripsia. Tratamiento de las masas de gelosis muscular, mediante masaje.

gelsemine. Gelsemina. Alcaloide tóxico del jazmín amarillo.

Gély's suture. Sutura de Gély. [J. A. Gély, cirujano francés, 1806-1861.] Sutura continua intestinal mediante un hilo con un aguja a cada extremo.

gemellipara. Gemelípara. Mujer que da a luz gemelos.

gemellus. Gemelo. Cada uno de los individuos nacidos en un mismo parto.

geminate. Geminado. Par. Dispuesto de dos en dos.

gemination. Geminación. Gemelación. || Desarrollo de dos dientes en un alvéolo dentario.

geminus. Gémino. Doble.

gemmation. Gemación. Reproducción por un brote.

gena. Mejilla. Carrillo.

gender. Sexo.

gene. Gen. Unidad biológica de la herencia. || **allelic** —. G. alélico. || **complementary** —. G. complementario. || **histocompatibility** –. G. de histocompatibilidad (HLA). || **lethal** –. G. letal. || **recessive** —. G. recesivo.

gene technology, genetic engineering, recombinant-technology. Ingeniería genética. Conjunto de técnicas aplicadas en la transferencia de genes construidas mediante cortes y reunión de los fragmentos adecuados de ADN, a organismos extraños, para conseguir que estos expresen el gen del donante. Así se logra, entre otras, la transferencia de la información genética de hormonas humanas, interferón, factor VIII, etc., mediante la introducción de los fragmentos correspondientes del ADN humano en células huésped, como *Escherichia coli,* para inducir la producción de sustancias utilizables terapéuticamente. Igualmente se aplica en el diagnóstico prenatal de algunas enfermedades moleculares en las que existen genes alterados, empleando los fragmentos de ADN complementarios marcados y obtenidos por ingeniería genética, deminados sondas, para detectar su presencia mediante técnicas de hibridación de ácidos nuclei-

cos. Otro campo de la ingeniería genética es la síntesis a través de la expresión de genes sintéticos transferidos a microorganismos o células competentes de estructuras superficiales de partículas infecciosas con objetivos diagnósticos, como en el SIDA, o de obtención de vacunas como contra el virus de la hepatitis B. || **human engineering.** — humana. Aplicación de las técnicas y aparatos desarrollados por el hombre a los aspectos fisiológicos y psíquicos del organismo humano.

geneogenous. Geneógeno. Congénito.

general. General. Que afecta a varias o todas las partes del organismo.

generalization. Generalización. Extensión de un foco.

generalized bronchiectasis with deficiency of bronchial cartilage. Síndrome de Williams-Campbell. Bronquiectasias saculiformes generalizadas, secundarias a defectos cartilaginosos de los bronquios.

generation. Generación. Proceso de reproducción. || Sucesión de descendientes. || **alternate** —. G. alternante. || **asexual** —. G. asexuada. || **nonsexual** —. G. asexuada. || **sexual** —. G. sexual. || **spontaneous**—. G. espontánea.

generative. Generativo. Relativo a la reproducción de las especies.

genesic. Genésico. Relativo al nacimiento u origen.

genesiology. Genesiología. Suma de conocimientos relativos a la reproducción.

genesis. Génesis. Reproducción, origen o desarrollo.

genesistasis. Genesistasis. Interrupción de la reproducción de los organismos.

genetic. Genético. Relativo a la reproducción.

geneticist. Geneticista. Especialista en genética.

genetics. Genética. Estudio de la herencia. || **biochemical** .— G. bioquímica. || **clinical** —. G. clínica. || **molecular**—. G. molecular.

Gengou phenomenon. Fenómeno de Gengou. [O. Gengou, bacteriólogo francés,1875-1957.] Fijación del complemento.

genian. Geniano. Relativo a la barbilla o mentón.

genicular. Genicular. Relativo a la rodilla.

geniculate. Geniculado. Doblado como la rodilla.

geniculum. Genículo. Curvatura pequeña. Aplicado a una estructura pequeña, nervio, etc.

geniocheiloplasty. Geniqueiloplastia. Cirugía plástica de las mejillas y labios.

genioglossus. Geniogloso. Músculo geniogloso.

geniohyoid. Geniohioideo. Relativo a la barbilla y el hioides.

genion. Genión. Punto craneométrico en las apófisis genianas.

genioplasty. Genioplastia. Cirugía plástica sobre la barbilla o mentón.

genital. Genital. Relativo a la reproducción o a los órganos reproductores.

genitalia. Genitales. Organos de la reproducción.

genitocrural. Genitocrural. Relativo a los órganos genitales y al muslo.

genitoplasty. Genitoplastia. Cirugía plática en los órganos genitales.

genitourinary. Genitourinario. Relativo a los aparatos genital y urinario.

genius. Genio. Carácter distintivo de una afección. ‖ Aptitud o habilidad superior.

Gennari's line. Línea de Gennari. [F. Gennari, anatomista italiano del siglo XVIII.] Línea formada por una masa densa de fibras en la capa media de la corteza cerebral.

geno-. Geno-. Prefijo que indica relación con la reproducción o el sexo.

genoblast. Genoblasto. Núcleo del huevo fertilizado.

genodermatosis. Genodermatosis. Dermatosis hereditarias.

genome. Genoma. Conjunto completo de factores hereditarios.

genotye. Genotipo. Constitución fundamental genética de un individuo.

-genous. -geno. Sufijo que indica «producir», «engendrar».

Gensoul's disease. Enfermedad de Gensoul. [J. Gensoul, cirujano francés, 1797-1858.] angina de Ludwig.

gentamicin. Gentamicina. Antibiótico aislado del actinomiceto *Micromonospora purpurea* y *M. echinospora.*

gentian. Genciana. Planta gencianácea. Su raíz se utiliza para la dispepsia.

gentiavern. Violeta de genciana.

genu. Rodilla. (V. *knee.)*

genuclast. Genuclasto. Instrumento para eliminar adherencias de la articulación de la rodilla.

genucubital. Genucubital. Relativo a las rodillas y los codos.

genufacial. Genufacial. Relativo a las rodillas y la cara.

genupectoral. Genupectoral. Relativo a las rodillas y al pecho. Posición genupectoral.

genus. Género. Categoría taxonómica de especies con uno o varios caracteres comunes.

geocyclus. *Geocyclus.* Género de esquizomicetos.

geode. Geoda. Espacio linfático dilatado.

geomedicine. Geomedicina. Estudio del entorno y su influencia sobre las enfermedades.

geophagia. Geofagia. Hábito patológico de comer tierra.

geophagism. Geofagia. (V. *geophagia.)*

Georgi's test. Reacción de Georgi. [W. Georgi, bacteriólogo alemán, 1889-1920.] Reacción de floculación para la sífilis.

geotaxis. Geotaxis. (V. *geotropism.)*

geotrichosis. Geotricosis. Infección por *Geotrichum candidum.*

geotrichum. *Geotrichum.* Género de hongos de la familia de las eremascáceas.

geotropism. Geotropismo. Influencia de la gravedad sobre el desarollo y movimientos orgánicos.

Geraghty's test. Prueba de Geraghty. [J. T. Geraghty, médico norteamericano, 1876-1924.] Test de la fenolsulfonaftaleína.

Gerdy's fibers. Fibras de Gerdy. [P. N. Gerdy, médico francés, 1797-1856.] Fibras del ligamento transverso superficial de los dedos. ‖ — **ligament.** Ligamento de G. Porción más inferior de la fascia clavipectoral que se une a la fascia axilar.

gereology. Gereología. (V. *geriactric.)*

Gerhardt's sign. Signo de Gerhardt. [C. A. Ch. J. Gerhardt, médico alemán, 1833-1902.] Cambio del sonido a la percusión, según la posición, en el hidroneumotórax. ‖ — **text.** Reacción de G. Para investigación de pigmentos biliares en la orina.

geriatrics. Geriatría. Rama de la medicina que trata de las enfermedades de la vejez.

Gerlach's network. Red de Gerlach. [J. von Gerlach anatomista alemán, 1820-1896.] Red de dendritas en las células ganglionares de la médula espinal. ‖ — **valve.** Válvula de G. Pliegue del apéndice cecal.

Gerlier's disease. Enfermedad de Gerlier. [F. Gerlier, médico fránces, 1840-1914.] Vértigo paralizante endémico.

germ. Germen. Microorganismo patógeno. ‖ Sustancia viva capaz de desarrollarse dentro de un órgano. Sin.: Esporo, yema.

germanin. Germanina. Suramina.

germanium. Germanio. Metal raro, de símbolo Ge.

germicidal. Germicida. Que destruye microorganismos patógenos.

germinal. Germinal. Relativo a la célula germinal.

germination. Germinación. Fenómenos germinativos en una semilla.

germinoma. Germinoma. Seminoma.

germogen. Germógeno. Masa de protoplasma de la cual se originan las células reproductoras.

gerocomia. Gerocomía. Cuidado de los hombres ancianos.

gerodermia. Gerodermia. Distrofia de la piel del anciano.

gerodontics. Gerodoncia. Tratamiento de los problemas dentales en el anciano.

geromarasmus. Geromarasmo. Emaciación senil.

geromorphism. Geromorfismo. Senilidad prematura.

gerontology. Gerontología. Estudio científico de la vejez y sus problemas.

gerontotoxon. Gerontotoxon. (V. *gerontoxon.)*

gerontoxon. Gerontotoxon. Arco senil ‖ — **lentis.** Opacidad del ecuador del cristalino.

Gerota's capsule. Cápsula de Gerota. [D. Gerota, anatomista rumano, 1867-1939.] Fascia perirrenal.

Gerstmann's syndrome. Síndrome de Gerstmann. [J. Gerstmann, neurólogo austriaco, n. en 1887.] Incapacidad de distinguir la derecha de la izquierda, con diplopía.

gestagen. Gestágeno. Hormona con actividad progesterónica.

gestalt. Gestaltismo. Teoría psicológica que concibe los fenómenos integrados en una unidad.

G

gestation. Gestación. Periodo de desarrollo fetal en el animal vivíparo.

gestational. Gestacional. Relacionado con la gestación.

gestosis. Gestosis. Manifestación toxémica durante el embarazo.

geumaphobia. Geumafobia. Aversión patológica a los olores.

GFR. Abreviatura de *glomerular filtration rate.*

GH. Abreviatura de *growth hormone.*

Ghilarducci's reaction. Reacción de Ghilarducci. [F. Ghilarducci, médico italiano, 1857-1924.] Reacción eléctrica muscular a distancia.

Ghon's focus. Foco de Ghon. [A. Ghon, patólogo checo, 1866-1936.] Foco primario tuberculoso.

Ghon-Sachs bacillus. Bacilo de Ghon-Sachs. [A. Ghon; A. Sachs.] *Clostridium septicum.*

Ghost. Fantasma. Espíritu.

GH-RH. Abreviatura de *growth hormone releasing hormone.*

GI. Abreviatura de *gastrointestinal, globin insulin.*

Giacomini's band. Banda de Giacomini. [C. Giacomini, anatomista italiano, 1841-1898.] Banda gris en el extremo anterior de la fascia dentada del hipocampo.

Giannuzzi's cells. Células de Giannuzzi. [G. Giannuzzi, anatomista italiano, 1839-1876.] Célula marginal granular cerca de la membrana basal de las glándulas mucosas.

Gianotti-Crosti syndrome. Síndrome de Gianotti-Crosti. Acrodermatitis papulosa infantil: enfermedad vírica, probablemente como consecuencia de una infección primaria por hepatitis B, que aparece repentinamente en niños menores de diez años. Tiene una duración aproximada de 2 a 8 semanas, y consiste en exantema liquenoide papuloso en la cara, salvo las mucosas, y extremidades, acompañada de escasa fiebre, inflamación de ganglios linfáticos y del bazo, y hepatitis vírica anictérica. En el sueño se puede observar el Ag B.

giant. Gigante. Persona u organismo de gran tamaño. (V. *gigantism.*)

giant platelet syndrome (Bernard-Soulier's syndrome). Síndrome de Bernard-Soulier. Enfermedad rara, heredada con carácter autosómico recesivo, con formación de plaquetas gigantes y púrpura. El número de plaquetas suele ser normal o estar ligeramente disminuido, el número de megacariocitos en el frotis de médula ósea es pequeño, y el tiempo de sangría muestra una notable prolongación. La adhesión plaquetaria disminuye a consecuencia de una carencia o anomalía de las glucoproteínas plaquetarias Ib, V y IX.

giantism. Gigantismo. (V. *gigantism.*)

giardia. Giardia. Género de protozoos flagelado. ‖ — **lamblia.** Especie que parasita el intestino del hombre.

giardiasis. Giardiasis. Infestación Por *Giardia.* Lambliasis.

Gibbon's hernia (hydrocele). Hernia de Gibbon. [Q. V. Gibbon, cirujano norteamericano, 1813-1894.] Hernia asociada a hidrocele.

gibbosity. Gibosidad. Deformidad por desviación vertebral. Cifosis.

gibbous. Giboso. Convexo. Protuberante.

Gibbs' theorem. Teorema de Gibbs. [J. W. Gibbs, físico norteamericano, 1839-1903.] Las sustancias que disminuyen la tensión superficial de un medio tienden a reunirse en su superficie.

Gibbs-Donnan's equilibrium. Equilibrio de Gibbs-Donnan. Distribución de los iones difusibles y no difusibles a ambos lados de una membrana.

gibbus. Giba, gibosidad.

Gibert's disease. Enfermedad de Gibert. [C. M. Gibert, dermatólogo francés,1797-1866.] Pitiriasis rosada.

Gibson's rule. Regla de Gibson. [G. A. Gibson, médico escocés, 1854-1913.] Para el pronóstico de la neumonía.

giddiness. Vértigo. (V. *dizziness.*)

Giemsa stain. Coloración de Giemsa. [G. Giemsa, químico y bacteriólogo alemán, 1867-1948.] Usada para colorear bacterias.

Gierke's corpuscles. Corpúsculos de Gierke. [H. P. B. Gierke, anatomista alemán, 1847-1886.] Cuerpos redondeados del sistema nervioso, como los corpúsculos de Hassall.

Gierke's disease. Enfermedad de Gierke. [Edgar O. C. von Gierke, 1877-1945, patólogo alemán, n. en Karlsruhe.] Glucogenosis tipo I hepatorrenal. Son sus síntomas principales: hipoglucemia en ayuno debido a una disminución de la glucosa-6-fosfatasa. Además de los síntomas cardinales de la glucogenosis, aparece insuficiencia hepática, diátesis hemorrágica, nefromegalia, infantilismo y distrofia corneal.

GIF. Abreviatura de *glycosylation inhibition factor.*

Gifford's reflex, sing. Reflejo, signo de Gifford. [F. Gifford, oculista norteamericano, 1858-1929.] Contracción de la pupila al hacer un esfuerzo para cerrar los párpados.

gigantism. Gigantismo. Crecimiento anormal. Talla desmesurada. ‖ **acromegalic** —. G. acromegálico. ‖ **eunuchoid**—. G. eunucoide. ‖ **hyperpituitary** —. G. hiperpituitárico.

gigantoblast. Gigantoblasto. Megaloblasto.

gigantocyte. Gigantocito. Célula gigante.

gigantosoma. Gigantosoma. gigantismo.

Gigli's operation. Operación de Gigli. [L. Gigli, ginecólogo italiano, 1866-1908.] Pubiotomía. ‖ — **saw.** Sierra de G. S. para realizar la operación de G.

Gilbert's disease. Enfermedad de Gilbert. [N. A. Gilbert, médico francés, 1858-1927.] Elevación de la cifra de bilirrubina no conjugada en sangre benigna.

Gilbert-Dreyfus's syndrome. Síndrome de Gilbert-Dreyfus. [J. C. Gilbert, médico francés, n. en París en 1902.] Seudohermafroditismo masculino incompleto y congénito; fenotipo masculino con

G

ginecomastia e hipospadia escrotal; cromosomas sexuales masculinos (XY).

Gilchrist's disease. Enfermedad de Gilchrist. [Th. G. Gilchrist, dermatólogo norteamericano, 1862-1927.] Blastomicosis americana.

gill. Branquia. Organo respiratorio de muchos animales.

Gill's operation. Operación de Gill. [A. B. Gill, cirujano norteamericano, 1876-1965.] Para la corrección del pie equino.

Gilles de la Tourette's disease. Enfermedad de Gilles de la Tourette. [G. Gilles de la Tourette, médico francés, 1857-1904.] Tic, con incoordinación motora, ecolalia y coprolalia.

Gillespie syndrome. Síndrome de Gillespie. [Robert D. Gillespie, médico inglés, n. en Londres en 1897.] Síndrome oculodeltodigital. Aniridia bilateral familiar con ataxia y disartria cerebelosas, oligofrenia, malformaciones de orejas y párpados y pies planos.

Gilliam's operation. Operación de Gilliam. [D. T. Gilliam, ginecólogo norteamericano, 1844-1923.] Tratamiento de la retroversión del útero.

Gilmer's splint. Férula de Gilmer. [Th. L. Gilmer, cirujano norteamericano, 1849-1931.] En las fracturas de mandíbula.

Gimbernat's ligament. Ligamento de Gimbernat. [A. de Gimbernat, cirujano español, 1734-1816.] Porción pectínea del ligamento inguinal.

gimmick. Algo diseñado para atraer la atención o publicidad.

ginger. Jengibre. Rizoma del *Zingiber officinale,* utilizado contra la flatulencia.

gingiva. Encia. Parte de la mucosa bucal que cubre los arcos dentarios.

gingival. Gingival. Relativo a la encía.

gingivalgia. Gingivalgia. Dolor de encías.

gingivectomy. Gingivectomía. Escisión quirúrgica de la encía.

gingivitis. Gingivitis. Inflamación de la encía.

gingivoglossitis. Gingivoglositis. Inflamación de las encias y la lengua.

gingivolabial. Gingivolabial. Relativo a las encías y los labios.

gingivoplasty. Gingivoplastia. Cirugía plástica de las encías.

gingivosis. Gingivosis. Inflamación crónica difusa de las encías.

ginglymoid. Ginglimoide. Semejante al gínglimo.

ginglymus. Gínglimo. Tipo de diartrosis que permite movimientos de deslizamiento, rotación y combinación de ambos.

ginseng. *Ginseng.* Hierba del género *Panax,* afrodisiaca.

Giordano's sphincter. Esfínter de Giordano. [D. Giordano, cirujano italiano, n. en 1864.] Esfínter muscular del colédoco.

Giovannini's disease. Enfermedad de Giovannini. [S. Giovannini, dermatólogo italiano, 1851-1920.] Afección nodular rara del cabello debida a un hongo.

Giraldés' organ. Organo de Giraldés. [J. A. C. C. Giraldés, cirujano portugués, 1808-1875.] Paradídimo. Sin.: Masa innominada, parepidídimismo.

Girard's treatment. Tratamiento de Girard. [B. G. A. C. Girard, cirujano suizo, 1850-1916.] Tratamiento del mareo.

girdle. Vendaje alrededor del cuerpo. ‖ **pectoral** —. V. pectoral. ‖ **pelvic** —. V. pélvico.

Girdner's probe. Prueba de Girdner. [J. H. Girdner, médico norteamericano, 1856-1933.] Utilizada en cirugía de guerra.

gitalin. Gitalina. Glucóxido de la digitalina.

githagism. Gitagismo. Intoxicación por *Agrostemma githago.*

Giuffrida-Ruggieri stigma. Estigma de Giuffrida-Ruggieri. [V. Giuffrida-Ruggieri, antropólogo italiano, 1872-1922.] ausencia o insuficiente fosa glenoidea.

gl. Abreviatura de *gland.*

glabella. Glabela. Entrecejo.

glabrous. Glabro. Liso. Desprovisto de pelos y glándulas.

glacial. Glacial. Semejante al hielo. Vítreo.

gladiate. Gladiado. En forma de espada. Ensiforme.

gladiolus. Gladiolo. Mesosternón.

glairy. Gleroso. Viscoso. Mucoide.

gland. Glándula. Conjunto de células especializadas en la secreción de materiales. ‖ **adrenal** —. G. suprarrenal. ‖ **Bartholin's** —. G. de Bartolin. ‖ — **of Blandin.** G. de Blandin. ‖ **Bowman's** —. G. de Bowman. ‖ **Brunner's** —. G. de Brunner. ‖ **buccal** —. G. bucal. ‖ **bulbouretral** —. G. bulbouretral. ‖ **ceruminous**—. G. ceruminosa. ‖ **ciliary** —. G. ciliar. ‖ **Cloquet's** —. G. de Cloquet. ‖ **Cowper's** —. G. de Cowper. ‖ **duodenal** —. G. duodenal. ‖ **Erbner's** —. G. de Erbner. ‖ **endocrine** —. G. endocrina. ‖ **excretory** —. G. excretora. ‖ **gastric** —. G. gástrica. ‖ **greater vestibular** —. G. de Bartholin. ‖ **haemal** —. G. hemolinfática. ‖ **Haversian** —. G. de Havers. ‖ **intestinal** —. G. intestinal. ‖ **labial** —. G. labial. ‖ **lacrimal** —. G. lagrimal ‖ **Littre's** —. G. de Littre. ‖ **mammary** —. G. mamaria. ‖ **Meibomian** —. G. de Meibomio. ‖ **molar** —. G. molar. ‖ — **of Moll.** G. de Moll. ‖ **nasal** —. G. nasal. ‖ — **of Nuhn.** G. de Nuhn. ‖ **parathyroid** —. G. paratiroide. ‖ **parotid** —. G. parotídea. ‖ **prostata** —. G. de próstata.‖ **sublingual** —. G. sublingual. ‖ **submandibular** —. G. submandibular. ‖ **submaxillary** —. G. submaxilar. ‖ **suprarenal** —. G. suprarrenal. ‖ **thymus** —. G. de timo. ‖ **thyroid** —. G. tiroide. ‖ **uretral** —. G. uretral. ‖ — **of uterus.** G. uterina. ‖ **Weber's** —. G. de Weber.

glanders. Muermo. Enfermedad contagiosa del caballo, transmisible al hombre.

glandilemma. Grandilema. Prepucio.

glandula. Glándula. (V. *gland.*)

glandular. Glandular. Relativo o de la naturaleza de la gándula.

glandule. Glándula pequeña.

glandulous. Glanduloso. Que tiene glándulas.

glans. Glande. Extremidad distal del pene. Sin.: Bálano.

Glanzmann's disease. Enfermedad del Glanzmann, [E. Glanzmann, pediatra suizo, 1887-1959.] Trombopatía hereditaria.

Glanzmann-Saland syndrome. Síndrome de Glanzmann-Saland. En la difteria maligna, como síntoma tardío, 35 a 50 días, presentación de un colapso circulatorio con vómitos y alteraciones de la función cardíaca, arritmia, ritmo de galope, eventualmente extrasistolia, disnea, a veces albuminuria y parálisis tardía.

glare. Deslumbramiento. Disminución de la visión central y molestia ocular provocada por excesiva luz.

Glaserian fisure. Fisura de Glaser. [J. H. Glaser, anatomista suizo, 1629-1675.] Hendidura que divide en dos partes el fondo de la cavidad glenoidea del temporal.

glass. Cristal. Material transpartente. Vidrio.

glasses. Gafas. (V. *spectacles.*)

glassy. Vítreo. Hialino.

Glauber's salt. Sal de Glauber. [J. R. Glauber, médico alemán, 1604-1688.] Sulfato de sodio.

glaucoma. Glaucoma. Grupo de alteraciones caracterizadas por un aumento de la presión intraocular. ‖ **acute congestive**—. G. agudo congestivo. ‖ **angle-closure** —. G. de ángulo cerrado. ‖ **congenital** —. G. congénito. ‖ **lenticular** —. G. lenticular. ‖ **obstructive** —. G. obstructivo. ‖ **traumatic** —. G. traumático. ‖ **wide-angle** —. G. de ángulo abierto.

glaucomatocyclic crisis. Síndrome de Posner-Schlossmann (—Kraupa). Síndrome glaucomatocíclico. Iritis recidivante, unilateral, con aumento de la presión ocular a modo de accesos con visión borrosa y aparición de anillos de color. Tiene buena evolución.

glaucosis. Glaucosis. Ceguera causada por el glaucoma.

glaucosuria. Glaucosuria. Eliminación de indicán por la orina.

gleet. Blenorrea. Forma crónica de metritis gonocócica.

gleety. Uretrismo. De la naturaleza de la metritis gonorreica.

Glénard's disease. Enfermedad de Glénard. [F. Glénard, médico francés, 1848-1920.] Enteroptosis.

glenohumeral. Glenohumeral. Relativo a la cavidad glenoidea y al húmero.

glenoid. Glenoide. Referente a las cavidades articulares que permiten movimientos extensos y fáciles.

glenospora. *Glenospora.* Género de hongos.

Gley's glands. Glándulas de Gley. [M. E. E. Gley, fisiólogo francés, 1857-1930.] Glándulas paratiroides.

glia. Glia. Nauroglia.

gliacyte. Gliacito. Célula de neuroglia.

glial. Glial. Relativo a la glia o neuroglia.

glide. Movimiento suave y continuo. ‖ **mandibular** —. M. mandibular.

gliobacteria. Gliobacteria. Bacteria rodeada por zooglia.

gliobast. Glioblasto. Espongioblasto.

gioblastoma. Gioblastoma. Forma maligna de astrocitoma. ‖ **multiforme** —. G. multiforme. Astrocitoma de grado III ó IV. Sin.: Espongioblastoma multiforme, astrocitoma anaplásico.

gliocytoma. Gliocitoma. (V. *glioma.*)

gliofibrillary. Gliofibrilar. Perteneciente a las fibrillas de la neuroglia.

gliogenous. Gliógeno. Producido o formado por células de la glia.

glioma. Glioma. Tumor formado por tejido de la neuroglia. ‖ **astrocytic** —. Astrocitoma. ‖ **ganglionic** —. Neuroblastoma. ‖ **mixed** —. G. mixto. ‖ **telangiectatic** —. G. telangiectásico.

gliomatosis. Gliomatosis. Desarrollo exagerado de la neuroglía.

gliomatous. Gliomatoso. Que tiene la naturaleza del glioma.

glioneuroma. Glioneuroma. Tumor con elementos gliomatosos y neorumatosos.

gliophagia. Gliofagia. Fagocitosis de las células neuróglicas.

gliosa. Gliosa. Sustancia gris de la médula.

gliosarcoma. Gliosarcoma. Glioma con células fusiformes. Espongioblastoma.

gliosis. Gliosis. Gliomatosis. Proliferación exagerada de la neuroglia.

gliosome. Gliosoma. Gránulo citoplasmático de las céluas de la neuroglia.

gliotoxin. Gliotoxina. Sustancia obtenida de cultivo de *Trichoderma, Aspergillus y Penicillium.* F.: $C_{13}H_{14}N_2O_4S_2$.

glischrin. Gliscrina. Mucina presente en la orina, debida a actividad bacteriana.

glischruria. Gliscruria. Presencia de gliscrina en la orina.

Glisson's capsule. Cápsula de Glisson. [F. Glisson, médico inglés, 1597-1677.] Cápsula que rodea el hígado y su hilio. ‖ **disease** —. Enfermedad de G. Raquitismo.

glissonitis. Glissonitis. Inflamación de la cápsula de Glisson.

globate. Globular.

globin. Globina. Proteína constituyente de la hemoglobina.

globinometer. Globinómetro. Instrumento para determinar la proporción de oxihemoglobina en la sangre; hemoglobinómetro.

globular. Globular. Compuesto por glóbulos.

globularia. *Globularia.* Planta globulariácea.

globule. Glóbulo. Pequeña masa esferoidal. ‖ Sustancia fluida o semifluida esferoidal.

globulin. Globulina. Proteína insoluble en agua, pero soluble en soluciones salinas. ‖ **gamma** —. Gammaglobulina. ‖ **serum** —. G. sérica.

globulinuria. Globulinuria. Presencia de globulina en la orina.

globulose. Globulosa. Proteosa producida por la acción de la pepsina sobre las globulinas.

globulus. Núcleo globuloso. || Supositorio de forma esférica.

globus. Globo. Cuerpo esférico. || Sensación subjetiva de masa. || — **abdominalis.** G. abdominal. || **hystericus** —. G. histérico. || — **pallidus.** En el núcleo lenticular.

glomangioma. Tumor glómico. Angiomioneuroma. (V. *angiomyoneuroma.*)

glomectomy. Glomectomía. Escisión de un glomus, especialmente el carotídeo.

glomera. Plural de glomus.

glomerular. Glomerular. Relativo al, o de la naturaleza del glomérulo.

glomerulitis. Glomerulitis. Inflamación de los glomérulos renales.

glomerulonephritis. Glomerulonefritis. Nefritis con inflamación de los capilares glomerulares del riñón. || **acute**—. G. aguda. || **chronic** —. G. crónica. || **focal**—. G. focal. || **malignant** —. G. maligna. || **membranoproliferative** —. G. membranoproliferativa. || **membranous** —. G. membranosa.

glomerulopathy. Glomerulopatía. Enfermedad de los glomérulos renales.

glomerulotropin. Glomerulotropina. Sustancia probablemente secretada por el diencéfalo, que estimularía la zona glomerular adrenal.

glomerulus. Glomérulo. Estructura compuesta por vasillo sanguíneos o fibras nerviosas.

glomic. Glómico. Referente al glomus.

glomoid. Glomoide. Semejante al glomus.

glomus. Glomo. Glomus. Pequeño cuerpo compuesto por arteriolas que comunican con vénulas, ricamente inervado. || **carotid** —. carotídeo. || **choroid** —. G. coroideo. || **jugulare** —. G. yugular.

glossa. Lengua. (V. *tongue.*)

glossagra. Glosagra. Dolor gotoso en la lengua.

glossal. Glosal. Relativo a la lengua.

glossalgia. Glosalgia. Dolor de lengua.

glossectomy. Glosectomía. Extirpación total o parcial de la lengua.

glossina. *Glossina.* Género de moscas al que pertenece la «tsetsé».

glossitis. Glositis. Inflamación de la lengua. || **atrophic** —. G. atrófica.. || **migrans** —. Lengua geográfica. || **parasitic** —. Lengua negra.

glosso-. Gloso-. Prefijo que significa «lengua».

glossocele. Glosocele. Protursión de la lengua.

glossocoma. Glosocoma. Retracción de la lengua.

glossodynamometer. Glosodinamómetro. Instrumento para medir la fuerza de la lengua.

glossodynia. Glosodinia. Dolor de lengua. Glosalgia.

glossoepiglottidean. Glosoepiglótico. Relativo a la lengua y la epiglotis.

glossograph. Glosógrafo. Aparato que registra los movimientos de la lengua en el elenguaje.

glossohyal. Glosohioideo. Relativo a la lengua y al hueso hioides.

glossokinesthetic. Glosocinestético. Que percibe los movimientos de la lengua al hablar.

glossoid. Glosoide. En forma de lengua.

glossolalia. Glosolalia. Lenguaje imaginario.

glossology. Glosología. Suma de conocimientos relativos a la lengua.

glossoncus. Glosonco. Tumefacción de la lengua.

glossopalatinus. Glosopalatino. Músculo palatogloso.

glossopathy. Glosopatía. Afección lingual.

glossopharyngeal. Glosofaríngeo. Relativo a la lengua y la faringe.

glossphytia. Glosofitia. Lengua negra.

glossoplasty. Glosoplastia. Operación plástica en la lengua.

glossoplegia. Glosoplejía. Parálisis de la lengua.

glossoptosis. Glosoptosis. Retracción de la lengua.

glossopyrosis. Glosopirosis. Sensación de ardor en la lengua.

glossorhaphy. Glosorrafia. Sutura de la lengua.

glossoscopy. Glososcopia. Examen de la lengua.

glossospasm. Glosospasmo. Espasmo de los músculos linguales.

glossosteresis. Glosostéresis. (V. *glossectomy.*)

glossotomy. Glosotomía. Incisión de la lengua.

glossotrichia. Glosotriquia. Lengua pilosa.

glossy-skin. Piel luciente, trastorno trófico de la piel.

glottic. Glótico. Relativo o perteneciente a la glotis.

glottis. Glotis. Aparato vocal de la laringe. || **false** —. Falsa. g.

glow. Incandescencia.

glu. Abrevaitura de *glutamic acid* y de *glutamine.*

glucagon. Glucagón. Hormona polipeptídica secretada por las cél*us* alfa del páncreas.

glucagonoma. Glucagonoma. Tumor derivado de las células alfa del páncreas, que secreta glucagón.

glucatonia. Glucatonía. Hipoglucemia por excesiva administración de insulina.

glucemia. Glucemia. (V. *glycemia.*)

glucide. Glucida. Sacarina.

glucinium. Glucinio. Berilio.

gluco-, glyco-. Gluco-. Prefijo que significa «dulce».

glucocorticoid. Glucocorticoide. Grupo de corticosteroides que actúan sobre el metabolismo de los carbohidratos.

glucogenesis. Glucogénesis. Formación de glucosa.

glucohemia. Glucemia. (V. *glycemia.*)

glucokinase. Glucoquinasa. Enzima que cataliza la conversión de glucosa en glucosa-6-fosfato en presencia de ATP.

glucokinin. Glucocinina. Hormona obtenida de tejido vegetal, de efecto semejante al de la insulina.

gluconeogenesis. Gluconeogénesis. Formación de glucosa a partir de sustancias no carbohidratadas.

glucoproteinase. Glucoproteinasa. Enzima que cataliza la hidrólisis de glucoproteínas.

glucoregulation. Glucorregulación. Regulación del metabolismo de la glucosa.

glucosamine. Glucosamina. Aminoácido derivado de la glucosa. F.: $C_6H_{13}NO_5$.

glucose. Glucosa. Hexosa. Dextrosa presente en frutas, etc. F.: $C_6H_{12}O_6$.

G

glucoside. Glucósido. Derivado del azúcar.

glucosin. Glucosina. Cada una de las bases derivadas de la glucosa por acción del amoniaco.

glucosuria. Glucosuria. Presencia de glucosa en la orina.

ß-glucuronidase. ß-Glucuronidasa. Enzima que actúa sobre los enlaces glucosídicos de los glucurónidos. Presente en bazo, hígado y glándulas endocrinas.

glucuronide. Glucurónido. Compuesto glucosídico del ácido glucurónico.

glue. Cola. Preparación adhesiva.

Gluge's corpuscles. Corpúsculos de Gluge. [G. Gluge, patólogo alemán, 1812-1898.] Células del tejido conjuntivo que contiene núcleo, grasa y detritus granulosos.

glutamate. Glutamato. Sal del ácido glutámico.

glutaminase. Glutaminasa. Enzima que cataliza la transformación de glutamina en el ácido glutámico.

glutamine. Glutamina. Monamida del ácido glutámico. F.: $C_5H_{10}N_2O_3$.

glutamyl. Glutamil. Radical univalente del ácido glutámico.

glutargin. Glutargina. Glutamato de arginina.

glutathione. Glutatión. Tripéptido compuesto por ácido glutámico, cisteína y ácido aminoacético.

glutathionemia. Glutationemia. Presencia de glutatión en la sangre.

glutathionuria. Glutationuria. Presencia de glutatión en la orina.

glutelin. Glutelina. Proteína vegetal insoluble en agua, que se encuentra en el gluten.

gluten. Gluten. Proteína de los cereales, elástica.

gluteofemoral. Gluteofemoral. Relativo a las nalgas y al muslo.

gluteoinguinal. Gluteoinguinal. Relativoa a los glúteos e ingles.

gluteus. Glúteo. Músculo glúteo.

glutin. Glutina. Sustancia derivada del gluten.

glutinous. Glutinoso. Viscoso; pegajoso, adherente.

glutitis. Glutitis. Inflamación de las nalgas o de los músculos glúteos.

glutoscope. Glutoscopio. Aparato para observar la aglutinación.

Gluzinski's test. Prueba de Gluzinski. [W. A. Gluzinski, médico de Lemberg. 1856-1935.] Prueba para direrenciar la úlcera del cáncer de estómago.

gylcase. Glucasa. Enzima que transforma el almidón en dextroglucosa.

glycemia. Glucemia. Presencia de glucosa en la sangre.

glyceraldehyde. Gliceraldehído. Formado por la oxidación del glicerol. F.: CH$_2$OHCHOHCHO.

glycerate. Glicerato. Sal o éster derivado del ácido glicérico.

glyceridase. Gliceridasa. (V. *lipase.*)

glyceride. Glicérido. Ester ácido orgánico del glicerol.

glycerin. Glicerina. Líquido incoloro obtenido por hidrólisis de aceites y grasas. F.: $C_3H_8O_3$.

glycerite. Glicerito. Solución de una sustancia medicinal en glicerina.

glycerol. Glicerol. Componente alcohólico de la grasa.

glycerophilic. Glicerofílico. Que tiene afinidad especial por el glicerol.

glycerose. Glicerosa. Azúcar derivada de la oxidación del glicerol.

glyceryl. Glicerilo. Radical trivalente, C_3H_5, de la glicerina.

glycine. Glicina. Acido aminoacético. Glicocola.

glycogenase. Glucogenasa. Enzima del hígado que hidroliza el glucógeno en dextrina y maltosa.

glycogenesis. Glucogénesis. Formación o síntesis del glucógeno.

glycogenolysis. Glucogenólisis. Descomposición del glucógeno en componentes más simples.

glycogenosis. Glucogenosis. Alteración metabólica caracterizada por acumulación excesiva de glucógeno en hígado y riñón.

glycogeusia. Glucogeusia. Sensación subjetiva de sabor azucarado.

glycol. Glicol. Alcohól hídrico alifático.

glycolate. Glicolato. Sal o éster del ácido glicólico.

glycolysis. Glucólisis. Conversión anaerobia de la glucosa en sus compuestos simples.

glyconeogenesis. Gluconeogénesis. (V. *gluconeogenesis.*)

glycopenia. Glucopenia. Hipoglucemia.

glycopexis. Glucopexia. Fijación de azúcar en los tejidos.

glycophenol. Glucofenol. Glucida. Sacarina.

glycopolyuria. Glucopoliuria. Diabetes con uricosuria importante.

glycoprotein. Glucoproteína. Proteína conjugada, con un grupo carbohidrato.

glycoregulation. Glucorregulación. Control del metabolismo del azúcar.

gycorrhachia. Glucorraquia. Presencia de glucosa en el líquido cefalorraquídeo.

glycorreha. Glucorrea. Descarga abundante de azúcar.

glycosamineglycans. Glucosaminoglicanos. Macromoléculas cuyas cadenas laterales de disacáridos se unen regularmente a las proteínas de los huesos dorsales.

glycosialia. Glucosialia. Presencia de glucosa en la saliva.

glycosialorrhea. Glucosialorrea. Sialorrea con azúcar.

glycoside. Glucósido. (V. *glucoside.*)

glycosometer. Glucosómetro. Instrumento para medir la cantidad de glucosa en la orina.

glycosuria. Glucosuria. Presencia de glucosa en la orina. ‖ **alimentary** —. G. digestiva. ‖ **emotional** —. G. emocional. ‖ **hyperglycemic** —. G. hiperglucémica. ‖ **toxic** —. G. tóxica.

glycosyltransferase. Glucosiltransferasa. Enzima que cataliza la transferencia de los grupos glucosilo con una molécula a otra.

glycotaxis. Glucotaxis. Distribución metabólica de la glucosa por los tejidos orgánicos.

glycotropic. Glucotrópico. Que tiene afinidad por la glucosa.

glycuresis. Glucuresis. Glucosuria.

glycuronide. Glucurónido. Compuesto formado por la unión de ácido glucurónico con otras sustancias.

glycuronuria. Glucuronuria. Presencia de ácido glucurónico en la orina.

glycyl. Glicilo. Radical ácido univalente derivado de la glicocola.

glycyrrhiza. *Glycyrrhiza.* Regaliz. Género de plantas leguminosas.

Gm. Abreviatura de *allotypic marker on human IgG.*

gm. Abreviautra de *gamma.*

Gm marker. Marcador Gm. Determinante antigénico localizado en la cadena pesada de la IgG.

GMC. Abreviatura de *General Medical Council.*

Gmelin's test. Reacción de Gmelin. [L. Gmelin, fisiólogo alemán, 1788-1853.] Para determinar los pigmentos biliares en la orina.

gmp. Abreviatura de *guanosine monophosphate.*

gnath-, gnatho. Gnat-, gnato-. Prefijo que significa «mandíbula».

gnathalgia. Gnatalgia. Dolor en la mandíbula.

gnathic. Gnático. Mandibular.

gnathion. Gnatión. Punto inferior de la línea media de la mandíbula.

gnathitis. Gnatitis. Inflamación de la mandíbula.

gnathocephalus. Gnatocéfalo. Monstruo fetal cuya cabeza está representada por la mandíbula.

gnathodynamometer. Gnatodinamómetro. Instrumento que mide la fuerza ejercida al apretar los dientes.

gnathodynia. Gnatodinia. Dolor en la mandíbula.

gnathoplasty. Gnatoplastia. Cirugía plástica de los maxilares o mejillas.

gnathoschisis. Gnatosquisis. Fisura congéniga del maxilar.

gnathostoma. Gnatostoma. Gusanos nematodos del intestino de los animales domésticos.

gnathostomiasis. Gnatostomiasis. Infestación por *gnathostoma spinigerum.*

gnosia. Gnosia. Facultad de percibir y reconocer.

gnotobiotics. Gnotobiótica. Ciencia de los animales criados en laboratorio asépticamente.

Gn-RH. Abreviatura de *gonadotropin-releasing hormone.*

Goa powder. Polvo de Goa. Polvo de madera de la *Andira araroba.*

Godélier's law. Ley de Godélier. [Ch. P. Godélier, médico francés, 1813-1877.] La tuberculosis peritoneal siempre va acompañada de tuberculosis pleural.

Goethe's bone. Hueso de Goethe. [J. W. von Goethe, naturalista alemán, 1749-1832.] Hueso intermaxilar.

Goetsch's skin reaction. Reacción cutánea de Goetsch. [E. Goetsch, médico norteamericano, n. en1883.] Cambio de coloración en el punto de inyección de adrenalina, en el hipertiroidismo.

Goffe's operation. Operación de Goffe. [J. R. Gof-fe, ginecólogo norteamericano, 1851-1932.] Método para el cistocele vaginal.

goiter. Bocio. Agrandamiento de la glándula tiroides. || **aberrant** —. Aberrante. || **adenomatous** —. Adenomatoso. || **colloid** —. Coloideo. || **congenital** —. Congénito. || **diffuse** —. Difuso. || **endemic** —. Endémico. || **follicular** —. Folicular. || **simple** —. Simple. || **toxic** —. Tóxico. || **vascular** —. Vascular.

goitrogenic. Bociógeno. Que produce bocio.

goitrous. Bocioso. Relativo o de la naturaleza del bocio.

gold. Oro. Metal precioso, amarillo. Símbolo, Au.

Goldblatt's clamp. Pinzas de Goldblatt. [H. Goldblatt, médico norteamericano, n. en 1891.] Pinzas para comprimir la arteria renal.

Golden's sign. Signo de Golden. [W. W. Golden, médico norteamericano contemporáneo.] Palidez del cuello uterino en el embarazo tubárico.

Goldenhar's syndrome. Síndrome de Goldenhar. Displasia oculoauricular. Los hallazgos oculares incluyen: dermoide epibulbar, coloboma del párpado superior, anoftalmos, microftalmos, dacriocistitis, y catarata.

Goldflam's disease. Enfermedad de Goldflam. [S. Goldflam, neurólogo polaco, 1852-1932.] Miastenia grave.

Goldflam-Erb syndrome. Síndrome de Goldflam-Erb. [S. V. Goldflam; W. H. Erb, médico alemán, 1840-1921.] Parálisis bulbar asténica.

Goldscheider's disease. Enfermedad de Goldscheider. [J. K. A. E. Goldscheider, médico alemán, 1858-1935.] Epidermólisis ampollar hereditaria. || — **percussion.** Percusión de G. Sobre un cilindro de vidrio con un terminal de goma, sobre el espacio intercostal.

Goldstein's disease. Enfermedad de Goldstein. [H. I. Goldstein, médico norteamericano, 1887-1954.] Telangiectasia hereditaria. || — **sign.** Signo de G. Espacio interdigital aumentado en el cretinismo. || — **rays.** Rayos de G. Formados en el tubo de Crookes.

Goldthwaith's sign. Signo de Goldthwaith. [J. E. Goldthwaith, cirujano norteamericano, n. en 1866.] Para diagnosticar un esguince de la articulación sacroiliaca.

Golgi's complex. Complejo de Golgi. [C. Golgi, histólogo italiano, 1843-1926.] Red intracelular de fibras finísimas. || — **cells.** Células. Astrocitos. || — **funnels.** Infundíbulos. Espirales fibrilares.

Goll's column. Columna de Goll. [F. Goll, anatomista suizo, 1829-1903.] Porción de la parte media de la columna blanca posterior cervical y torácica superior de la médula. || — **nucleus.** Núcleo de G. De la porción basal de la pirámide posterior del bulbo.

Goltz's experiment. Experimento de Goltz. [F. L. Goltz, médico alemán, 1834-1902.] Al golpear el vientre de una rana se produce parada cardiaca.

Gombault's degeneration. Degeneración de Gombault. [F. A. A. Gombault, neurólogo francés,

G

1844-1904.] Degeneración periaxilar producida en los nervios.

Gombault-Philippe triangle. Triángulo de Gombault-Philippe. [F. A. A. Gombault; C. Philippe, patólogo francés, 1866-1903.] Espacio triangular en el cono medular.

gomphiasis. Gonfiasis. Debilidad, flojedad de los dientes. || Odontalgia.

gomphosis. gonfosis. Tipo especial de articulación, como la dentaria.

gonacratia. Espermatorrea. (V. *spermatorrhea.*)

gonad. Gónada. Glándula productora de gametos. || **indifferent**—. G. indiferente.

gonadal. Gonadal. Relativo a la gónada.

gonadectomy. Gonadectomía. Extirpación de un ovario o testículo.

gonadoblastoma. Gonadoblatsoma. Disgerminoma que contiene elementos gonadales.

gonadogenesis. Gonadogénesis. Desarrollo de las gónadas en el embrión.

gonadopathy. Gondaopatía. Enfermedad de las glándulas.

gonadopause. Gonadopausia. Cesación de la actividad de las gónadas.

gonadotherapy. Gonadoterapia. Tratamiento por hormonas gonadales.

gonadotropin. Gonadotropina. Hormona hipofisaria que estimula la acción de las gónadas.

gonagra. Gonagra. Gota en la rodilla.

gonalgia. Gonalgia. Dolor en la rodilla.

gonangiectomy. Gonangiectomía. Vasectomía.

gonarthritis. Gonartritis. Inflamación de la articulación de la rodilla.

gonarthrocace. Gonartrocace. Tumor blanco de la rodilla.

gonarthromeningitis. Gonartromeningitis. Inflamación de la membrana sinovial de la rodilla.

gonarthrosis. Gonartrosis. Afectación reumática de la articulación de la rodilla.

gonarthrotomy. Gonartrotomía. Artrotomía de la rodilla.

gonatocele. Gonatocele. Tumor de la rodilla.

gonecyst. Gonecisto. Vesícula seminal.

gonecystopyosis. Gonecistopiosis. Supuración en una vesícula seminal.

goneitis. Gonitis. Gonartritis.

gongylonema. *Gongylonema.* Género de nematodos.

gonidium. Gonidio. Célula reproductora asexual.

Gonin's operation. Operación de Gonin. [J. Gonin, oftalmólogo suizo, 1870-1935.] Tratamiento del desprendimiento de retina.

gonio-. Gonio-. Prefijo que significa «ángulo».

goniocraniometry. Goniocraneometría. Medición de los ángulos craneales.

gonioma. Gonioma. Tumor derivado de células sexuales.

goniometer. Goniómetro. Instrumento para medir ángulos.

gonion. Gonión. Vértice del ángulo del maxilar inferior.

gonioscope. Gonioscopio. Instrumento óptico para examinar el ángulo de la cámara anterior del ojo.

goniotomy. Goniotomía. Operación de Barkan.

gonitis. Gonitis. Gonartritis.

gono-. Gono-. Prefijo que significa «semilla».

gonoblennorrhea. Gonoblenorrea. Conjuntivitis gonorreica.

gonocampsis. Gonocampsis. Flexión permanente de la rodilla.

gonocele. Gonocele. Espermatocele.

gonococcal. Gonocócico. Relativo al gonococo.

gonococcemia. Gonococemia. Presencia de gonococos en la sangre.

gonococcus. Gonococo. Microorganismo de la especie *Nisseria gonorrhoeae.*

gonocyte. Gonocito. Célula reproductora primitiva.

gonomery. Geonomería. Estado de unión incompleta de cromosomas maternos y paternos.

gononephrotome. Gononefrótomo. Parte del mesodermo que se desarrolla en órganos reproductores y excretores embrionarios.

gonophore. Gonóforo. Organo reproductor accesorio.

gonorrhea. Gonorrrea. Infección por *Neisseria gonorrhoeae.* Espermatorrea. Blenorragia.

gonosome. Gonosoma. Cromosoma sexual.

gonycrotesis. *Genu valgum.*

gonyectyposis. *Genu varum.*

Gonyocele. Goniocele. Sinovitiso artritis tuberculosa de rodilla.

Goodell's sign. Signo de Goodell. [W. Goodell, ginecólogo norteamericano, 1829-1894.] Según el grado de blandura o dureza del cuello uterino, existe o no embarazo.

Goodpasture's syndrome. Síndrome de Goodpasture. [Ernest W. Goodpasture, 1886-1960, anatomopatólogo norteamericano.] Infiltrado pulmonar hemorrágico intersticial del compartimiento medio e inferior, hemoptisis con hemorragia parenquimatosa recidivante, hemosiderosis pulmonar, con glomerulonefritis extracapilar rápidamente progresiva, por anticuerpos contra la membrana basal glomerular y alveolar. En la biopsia renal, demostración de depósito lineal de inmunoglobulina. El curso de la enfermedad es casi siempre mortal. La patogénesis es desconocida. || **Goodpasture's stain.** Colorante de Goodpasture. Para diferenciar los leucocitos de origen medular de los de origen linfático.

Goormaghtigh's cells. Células de Goormaghtigh. [N. Goormaghtigh, médico belga, 1890-1960.] Células yuxtaglomerulares.

Gopalan's syndrome. Síndrome de Gopalan. Quemazón de la planta del pie en estados deficitarios de ácido pantetónico y piridoxina; en un sentido más amplio se refiere al síndrome de pies ardientes.

Gordan-Overstreet syndrome. Síndrome de Gordan-Overstreet. [Gilbert S. Gordan, internista norteamericano, n. en San Francisco; Ernest W.

G

Overstreet.] Disgenesia gonadal con virilización. Son sus características: genitales externos femeninos, hipoplasia uterina y glándulas sexuales casi siempre no palpables, virilización parcial, estructura corporal y corte facial masculino, con crecimiento de barba, y retraso de la maduración ósea. A veces aparecen estenosis aórtica, sindactilia y síndrome de Bonnevie-Ullrich; sexo nuclear: XO o XY, el último con hipercrecimiento.

Gordon's reflex. Reflejo de Gordon. [A. Gordon, neurólogo norteamericano, 1874-1953.] Reflejo flexor paradójico en lateración de la vía motora. ‖ **sign.** Signo de G. En la hemiplejía y afecciones cerebelosas. ‖ En la caquexia cancerosa, disminución de la matidez cardiaca en supino.

gorget. Gorget. Instrumento utilizado para la litotomía.

Gorham's disease. Enfermedad de Gorham. [Lemuel W. Gorham, 1885-1968, internista norteamericano, n. en Nueva York.] Osteoptisis: disolución de sustancia ósea, osteólisis, en formas óseas circunscritas, en ocasiones con inclusión del hueso próximo. Aparece ante todo en adolescentes. Imagen radiológica: atrofia concéntrica, hueso fantasma.

Gorlin-Chaudhry-Moss syndrome. Síndrome de Gorlin-Chaudhry-Moss. Combinación de muchas malformaciones, como cráneo prominente, ojos de situación profunda, mentón retraído, hipodoncia, ectropión del labio inferior, hipertricosis, astigmatismo, hipoacusia de conducción, persistencia del ductus arterioso, pubis femenino entreabierto.

Gorlin-Cohen syndrome. Síndrome de Gorlin-Cohen. [Robert J. Gorlin, estomatólogo norteamericano, n. en Mineápolis.] Combinación de hiperostosis supraorbitaria, nariz de patata, implantación baja de las orejas, hipoplasia dentaria, tórax en quilla, hirsutismo, criptorquidea, aracnodactilia y camptodactilia, hipoacusia de conducción, hipertensión pulmonar, impresión basilar, deformación metafisaria de los huesos tubulares largos y coxa valga.

Gorlin-Goltz syndrome. Síndrome de Gorlin-Goltz. Síndrome del nevo basocelular. Síndrome malformativo complejo, familiar, de herencia autosómica dominante, que se caracteriza por la presencia constante de múltiples epiteliomas basocelulares nevoides, depresiones u hoyuelos palmoplantares y malformaciones sistémicas osteoarticulares, agenesia de cuerpo calloso.

Gorlin's hyperkinetic cardiovascular syndrome. Síndrome hipercinético cardiovascular de Gorlin. Trastorno de la regulación circulatoria, supuestamente de origen nervioso central, con acortamiento del tiempo de circulación, mayor volumen sistólico y resistencia periférica disminuida. Cursa con soplo sistólico, leve hipertrofia cardíaca, y ocasionalmente hipertensión arterial.

Goslee's tooth. Diente de Goslee. [H. J. Goslee, dentista norteamericano, 1871-1930.] Diente artificial inserto en una base metálica.

Gosselin's fracture. Fractura de Gosselin. [L. A. Gosselin, cirujano francés, 1815-1887.] Fractura inferior de la tibia en forma de V.

gossypium. *Gossypium.* Género de plantas malváceas.

got. Abreviatura de *glutamine-oxaloacetic transaminase.*

Göthlin's test. Prueba de Göthlin. [G. F. Göthlin, fisiólogo sueco, 1874-1949.] Prueba de la suficiencia de vitamina C en sangre.

Gottschalk's operation. Operación de Gottschalk. [S. Gottschalk, cirujano alemán, 1860-1914.] Acortamiento de los ligamentos uterosacros por vía vaginal.

Gottstein's process. Proceso de Gottstein. [J. Gottstein, otólogo de Breslau, 1832-1895.] Prolongación delgada de la membrana basilar del órgano de Corti.

gouge. Gubia. Instrumento para la extirpación de partes óseas.

Gougerot-Carteaud syndrome. Síndrome de Gougerot-Carteaud. Vasculitis alergicoinfecciosa recidivante con pápulas cutáneas, máculas hemorrágicas y exantema papuloeritematoso, forma de ascarapela, en ocasiones fiebre y síntomas renales y articulares.

Gougerot-Hailey-Hailey syndrome. Síndrome de Gougerot-Hailey-Hailey. Pénfigo benigno familiar, crónico, sobre todo en nuca, pliegue axilar y codo.

Goulard's lotion. Loción de Goulard. [Th. Goulard, cirujano francés, 1720-1790.] Mezcla de subacetato de plomo y cerato de alcanfor.

Gould's sign. Signo de Gould. [G. M. Gould, oftalmólogo norteamericano, 1848-1922.] Inclinación de la cabeza hacia abajo al andar, en las lesiones destructivos periféricas retinianas.

Gouley's catheter. Catéter de Gouley. [J. W. S. Gouley, cirujano norteamericano, 1832-1920.] Utilizado en las estrecheces uretrales.

goundou. Gundú. Anakhre. (V. *anakhre.)*

Gouraud's disease. Enfermedad de Gouraud. [V. O. Gouraud, cirujano francés, 1772-1848.] Hernia inguinal.

gout. Gota. Artritis hereditaria por exceso de ácido úrico en sangre.

gouty. Gotoso. Afectado por, o de la naturaleza de la gota.

Gower's column. Fascículo de Gower. [Sir W. R. Gower, neurólogo inglés, 1845-1915.] Fascículo de fibras en el cordón lateral, delante del fascículo cerebeloso directo. ‖ — **intermediate process.** Fascículo intermedio de G. Entre el lateral profundo y el de G. ‖ — **disease.** Enfermedad de G. Espasmo saltatorio.

Goyrand's hernia. Hernia de Goyrand. [J. G. B. Goyrand, cirujano francés, 1803-1866.] Hernia inguinointersticial.

GP. Abreviatura de *general practitioner.*

GPC. Abreviatura de *gastric parietal cell.*

G6PD. Abreviatura de *glucose-6-phosphate dehydrogenase.*

G

GPI. Abreviatura de *general paralysis of the insane.*

GPT. Abreviatura de *glutamic-pyruvic transaminase.*

gr. Abreviatura de *grain.*

graafian follicle. Folículos de Graaf. [R. van Graaf, anatomista holandés, 1641-1673.] Cada una de las vesículas ováricas y sacos ováricos donde se halla el óvulo y un líquido con foliculina. ‖ — **oviduct.** Vesícula de G. Organo que contiene el óvulo y el ovario en distintas fases de desarrollo.

gracile. Grácil. Músculo interno del muslo.

gradatim. Gradatim. De forma gradual.

Gradenigo syndrome. Síndrome de Gradenigo. [Giuseppe Gradenigo, 1859-1926, otólogo italiano.] Parálisis o paresia del motor ocular externo con neuralgia del trigémino que se inicia con otitis media y que se manifiesta cuando la misma da lugar a una petrositis, infección de las celdas de la punta del peñasco y las celdas perilaberínticas, pudiendo producir complicaciones endocraneales, leptomeningitis.

gradient. Gradiente. Grado de aumento o descenso de una magnitud variable.

graduate. Graduado. Dividido en grados.

Graefe's disease. Enfermedad de Graefe. [A. von Graefe, oftalmólogo alemán, 1828-1870.] Oftalmoplejía progresiva. ‖ — **sign.** Signo de G. Falta de sinergia entre los movimientos del párpado y del ojo (frecuente en el bocio exoftálmico). ‖ — **spot.** Punto de G. Situado sobre el agujero vertebral.

Graefe-Sjögren syndrome. Síndrome de von Graefe-Sjörgen. Síndrome que cursa con malformaciones hereditarias autosómicas recesivas, como retinitis pigmentaria, sordera, oligofrenia y ataxia vestibulocerebelosa.

Grafenberg's ring. Anillo de Grafenberg. [E. Grafenberg, ginecólogo alemán, 1881-1957.] Anillo para impedir la concepción.

graft. Injerto. Tejido u órgano utilizado para realizar trasplantes. ‖ **allogenic** —. I. alogénico. ‖ **omental** —. I. epiploico. ‖ **white** —. I. vascular.

grafting. Implante. Trasplante de un tejido u órgano.

Graham's law. Ley de Graham. [Th. Graham, químico inglés, 1805-1869.] El grado de difusión de un gas a través de una membrana está en razón inversa a la raíz cuadrada de su densidad.

Graham's test. Prueba de Graham. [E. A. Graham, cirujano norteamericano, 1883-1957.] Introducción de medio de contraste para visualizar la vesícula biliar.

Graham Steell's murmur. Soplo de Graham Steell. [G. Steell, médico inglés, 1851-1942.] Soplo de la insuficiencia pulmonar, que se propaga a lo largo del esternón.

gram. Gramo. Unidad de masa.

Gram's method. Método de Gram. [H. Ch. J. Gram, médico danés, 1853-1938.] Método de coloración de bacterias. De preparación de películas. Para cortes en parafina.

gram-negative. Gramnegativo. Tejidos o bacterias que pierden la coloración por el método de Gram.

gram-positive. Grampositivo. Tejidos o bacterias que conservan la coloración por el método de Gram.

Grancher's disease. Enfermedad de Grancher. [J. J. Grancher, médico fránces, 1843-1907.] Esplenomegalia con neumonía. ‖ — **system.** Sistema de G. Separación del medio familiar de los hijos de padres tuberculosos.

grand mal. Gran mal. Epilepsia totalmente desarrollada.

Grandry's corpuscles. Corpúsculos de Grandry. [Grandry, anatomista francés del siglo XIX.] Corpúsculos de Merkel.

Granger line. Línea de Granger. [A. Granger, radiólogo norteamericano, 1879-1939.] Línea curva del cráneo, producida por el surco óptico del cuerpo del esfenoides (cara superior). ‖ — **sign.** Signo de G. En radiografía de cráneo de un niño pequeño, en la destrucción de la apófisis mastoides.

granula. Gránulo.

granular. Granular. Caracterizado por la presencia de gránulos.

granulatio. Granulación. División en pequeñas partículas. ‖ Formación, en heridas, de pequeñas masas de tejido compuesto por capilares y fibroblastos. ‖ Pequeñas masas de tejidos linfoide.

granule. Gránulo. Pequeño grano o partícula en la superficie de las heridas. ‖ **Altmann'** —. G. de Altmann. Mitocondria. ‖ **gentaffine** —. G. gentafin. ‖ **metachromatic** —. G. metacromático.

granuloblast. Granuloblasto. (V. *myeloblast.*).

granulocyte. Granulocito. Célula que contiene gránulos.

granulocytopenia. Granulocitopenia. Agranulocitosis.

granulocytopoiesis. Granulocitopoyesis. Formación de granulocitos.

granulocytosis. Granulocitosis. Número anormalmente elevado de granulocitos en sangre.

granuloma. Granuloma. Tumor formado por tejido de granulación. ‖ **amebic** —. G. amebiano. ‖ **annulare** —. G. anular. ‖ **infectious** —. G. infeccioso. ‖ **inguinale** —. G. inguinal. ‖ **trichophytic** —. G. tricofítico. ‖ **venereum** —. G. inguinal.

granulomatosis. Granulomatosis. Formación de múltiples granulomas.

granulomatous. Granulomatoso. Formado por granulomas.

granulopenia. Granulopenia. Agranulocitosis.

granuloplasm. Granuloplasma. Endoplasma.

granulopoiesis. Granulopoyesis. Formación de granulocitos.

granulosis. Granulosis. Formación de masas de gránulos. ‖ — **rubra nasi.** Afección de la piel de la nariz.

granum. Grano. Eminencia cutánea circunscrita.

graph. Grafía. Gráfica. Diagrama o curva en las que se relacionan diversos datos.

G

316

graphic. Gráfico. Expresado por un dibujo.

graphoanalysis. Grafoanálisis. Análisis del carácter basado en la escritura.

graphology. Grafología. Estudio de la escritura.

graphopathology. Grafopatología. Estudio de la escritura como indicación de una alteración mental.

graphorrhea. Graforrea. Inclinación patológica a escribir mucho, sin sentido.

graphospasm. Grafospasmo. Calambre de los escribientes.

Grashey's aphasia. Afasia de Grashey. [H. von Grashey, psicólogo alemán, 1839-1911.] Afasia con trastorno de percepción y asociación, en enfermedades agudas y concusión del cerebro.

grass. Planta de orden *Gramineae*.

Grasset's sign. Signo de Grasset. [J. Grasset, médico francés, 1849-1918.] Incapacidad de levantar ambas piernas a la vez en la hemiplejía incompleta.

gratification. Gratificación. Disminución de la tensión emocional tras la satisfacción de un instinto.

gratiola. *Gratiola.* Planta con propiedades purgativas, eméticas y diuréticas.

Gratiolet's optic radiation. Radiación óptica de Gratiolet. [L. P. Gratiolet, anatomista francés 1815-1865.] Sistema de fibras nerviosas derivadas principalmente de los cuerpos geniculados y la vía óptica.

grattage. Raspar. Rascar. Eliminar granulaciones en el tracoma. p. ej. mediante un cepillo duro.

Grauhan's syndrome. Síndrome de Grauhan. [Max Grauhan, 1886-1945, cirujano alemán, n. en Senftenberg.] Combinación hereditaria de una hendidura labiomandibulopalatina, malformaciones en los dedos, disfalangia, especialmente hexadactilia, y malformaciones del riñón, de la vejiga urinaria y de los órganos sexuales, sobre todo la hendidura.

grave. Grave. Severo, serio.

gravedo. Catarro nasal. Sin.: Coriza.

gravel. Arenilla. Referido a residuo de cálculos renales o de vesícula.

Graves' disease, exophthalmic goiter. Enfermedad de Graves-Basedow. [Robert James Graves, 1796-1853, internista irlandés, n. en Dublín; Karl Adolf von Basedow, 1799-1854, médico alemán, n. en Merseburg.] Trastorno funcional del tiroides, hipertiroidismo, cuyos síntomas principales son el bocio, exoftalmos y taquicardia; se presentan además otros signos clínicos y dolencias subjetivas y también síntomas oculares, **cardiopatia de Basedow,** fibrilación auricular e hipertrofia, a veces dilatación con insuficiencia y **psicosis de Basedow,** alteraciones de ánimo extremas, trastornos psíquicos con crisis tirotóxica. La enfermedad es un proceso autoinmunitario tiroideo con la peculiaridad de que los autoanticuerpos estimulantes de la glándula tiroides provocan un exceso de funcionamiento de la misma. Los síntomas oculares se encuentran en íntima asociación con esta hiperactividad tiroidea, aunque probablemente son también expresión de una inflamación autoinmunitaria diferente. Se desconoce la etiología. Con el cuadro clínico típico, el diagnóstico se basa en la detección del hipertiroidismo y, mas recientemente, en la determinación de autoanticuerpos estimuladores.

grave-wax. Adipocera. (V. *adipocere.)*

gravid. Grávida. Mujer embarazada, encinta.

gravida. Grávida. (V. *gravid.)*

gravidic. Gravídico. Que ocurre durante el embarazo.

gravidism. Gravidismo. Embarazo o conjunto de síntomas que se presentan durante él.

graviditas. Embarazo.

gravidity. Gravidez. Embarazo.

gravidocardiac. Gravidocardiaco. Relativo a la enfermedad cardiaca durante el embarzo.

gravidopuerperal. Gravidopuerperal. Relativo al embarazo y al puerperio.

gravimeter. Gravímetro. Instrumento para determinar el peso específico.

gravistatic. Gravistático. Debido a la gravitación.

gravity. Gravedad. Tendencia de todo cuerpo hacia el centro de la tierra. || **specific —.** G. específica.

Grawitz's tumor. Tumor de Grawitz. [P. A. Grawitz, patólogo alemán, 1850-1932.] Hipernefroma.

gray. Gris. Sustancia gris del sistema nervioso.

Geene's sign. Signo de Greene. [Ch. L. Greene, médico norteamericano, 1862-1929.] Desplazamiento cardiaco en el derrame pleural.

Greenhow's disease. Enfermedad de Greenhow. [E. H. Greenhow, médico inglés, 1814-1888.] Melanoderma parasitario o enfermedad del vagabundo.

greffotome. Grefótomo. Instrumento para la sección de injertos.

gregaloid. Gregaloide. Formado por la unión causal de células independientes.

gregarina. *Gregarina.* Género de esporozoos del orden *Gregarinida.*

gregarinida. *Gregarinida.* orden de protozoos esporozoos.

Gregg's syndrome. Síndrome de Gregg. [Sir Norman McAllister Gregg, 1892-1966, oftalmólogo australiano, n. en Sydney.] Embriopatía rubeólica.

Gregory's powder. Polvo de Gregory. [J. Gregory, médico escocés, 1753-1821.] Polvo compuesto de ruibarbo.

grenz rays. Rayos X con una longitud cercana a los 2 angströms.

GRF. Abreviatura de *growthe hormone releasing factor.*

GRH. Abreviatura de *growthe hormone releasing hormone.*

grief. Pesar. Pesadumbre.

Griesinger's sign. Signo de Griesinger. [W. Griesinger, neurólogo alemán, 1817-1868.] Edema retromastoideo en la trombosis del seno lateral o transverso. || **— disease.** Enfermedad de G. Anquilostomiasis.

Griffith's mixture. Mistura de Griffith. [R. E. Griffith, médico nortemaericano, 1798-1850.] Tintura de hierro compuesta.

grip. Gripe. Influenza.

grippe. (V. *grip.*).

Grisel's disease. Síndrome de Grisel. Tortícolis atlantoaxoideo; tortícolis que aparece tras procesos inflamatorios de nariz y oído, por giro y luxación lateral del atlas en la articulación atlantoaxoidea.

griseofulvin. Griseofulvina. Antibiótico antifúngico. F.: $C_{17}H_{17}ClO_6$.

Griosolle' sign. Signo de Grisolle. [A. Grisolle, médico francés, 1811-1869.] Palpación de las pápulas para diagnosticar el sarampión.

Gritti's amputation. Amputación de Gritti. [R. Gritti, cirujano italiano, 1828-1920.] Amputación por debajo de la rodilla.

Grob's syndrome. Síndrome de Grob. [Max Grob, 1901-1976, cirujano infantil suizo, n. en Zurich.] Herniación de un onfaloide no operado, y tratado con pincelaciones de una solución acuosa seguido de reducción escalonada del saco herniario mediante vendaje circular del abdomen. Tras la protrusión de la hernia se produce una epitelización desde el borde y, finalmente, cierre quirúrgico del orificio herniario. Displasia craneofacial; en sentido estricto consiste en una displasia linguofacial.

Grocco's sign (triangle). Signo, triángulo de Grocco. [P. Grocco, médico italiano, 1856-1916.] Aumento del corazón en el bocio exoftálmico. || — **triangle.** Triángulo de G. Area triangular de matidez en la espalda, en el lado opuesto al derrame.

Groenblad-Strandburg syndrome Síndrome de Groendblad-Stradburg. [Esther E. Groendblad, oftalmóloga noruega; James V. Strandburg, dermatólogo noruego.] Elastorrexis generalizada: enfermedad sistémica hereditaria del tejido conjuntivo clástico con manchas cutáneas amarillentas y pápulas principalmente en los pliegues de flexión de las articulaciones grandes, ombligo, así como estrías angioides en el fondo ocular, con alteraciones vasculares que conducen a trastornos circulatorios, como *angor pectoris*, accidentes vasculares cerebrales e hipertensión arterial.

Groenouw's dystrophy I granular corned distrophy. Síndrome de Groenouw. [Arthur Groenouw, oftalmólogo alemán, n. en Breslau en 1862.] **Tipo I**: degeneración de la capa córnea de Fleisher; degeneración del estrato córneo con carácter hereditario dominante. A su inicio se manifiesta en forma de pequeños puntos blancos y finos, y hacia los veinte años en forma de partículas o anillos centrales en las capas superficiales; a edades más avanzadas aparece disminución de la capacidad visual. || **Groenouw's dystrophy II, macular corned distrophy. Tipo II**: distrofia corneocutánea de Fher.

grog. Enfermedad navicular.

groin. Ingle. Región que separa el abdomen del muslo.

Grönblad-Strandberg syndrome. Síndrome de Grönblad-Strandberg. [E. E. Grönblad, oftalmóloga sueca, n. en 1898; J. V. Strandberg, dermatólogo sueco.] Elastorrexis sistematizada.

groove. Hendidura. Cisura. Depresión, especialmente la aparecida durante el desarrollo embrionario, que persiste con carácter definitivo (hueso, diente). || **auricular** —. H. auricular. || **basilar** —. H. basilar. || **carotid** —. H. carotídea. || **Clement-Lucas** —. H. de Clement-Lucas. || **dental** —. H. dental. || **infra-orbital** —. H. infraorbital. || **lacrimal** —. H. lagrimal. || **meningeal** —. H. meníngea. || **milohyoid** —. H. milohioidea. || **nasal**—. H. nasal. || **nuchal** —. H. de la nuca. || **obturator** —. H. del obturador. || **occipital** —. H. occipital. || **olfactory** —. H. del ofatorio. || **optic** —. H. óptica. || **peroneal** —. H. peroneal. || **popliteal** —. H. poplítea. || **sigmoid** —. H. sigmoidea. || **spiral** —. H. espiral. || **subclavian** —. H. subclavia. || **ulnar** —. H. ulnar.

gross. Grande. Patología mayor. || Macroscópico.

Gross's disease. Enfermedad de Gross. [S. D. Gross, cirujano norteamericano, 1805-1884.] Quiste rectal.

Gross-Ladd syndrome. Síndrome de Gross-Ladd. [William Ed. Ladd.] Síndrome de la bilis espesa.

Grossich's method. Método de Grossich. [A. Grossich, cirujano de Fiume, 1849-1926.] Uso de tintura de yodo como antiséptico.

Grossman's sign. Signo de Grossman. [M. Grossman, neurólogo norteamericano, n. en 1881.] Dilatación del corazón en la tuberculosis pulmonar incipiente.

group. Grupo. Conjunto de objetos con analogías en común. || Número de átomos que constituyen la parte transferible de una molécula. || **blood** —. G. sanguíneo || **peptide** —. G. peptídico. || **prosthetic** —. G. prostético.

Grove's cell. Célula de Grove. [Sir W. R. Grove, físico inglés, 1811-1896.] Célula de batería con doble líquido (soluciones de ácidos sulfúrico y nítrico).

growth. Crecimiento. Proceso normal de agrandamiento de un organismo. || Formación anormal, p. ej., tumoral.

Gruber's bougies. Bujía de Gruber. [J. Gruber, otólogo austriaco, 1827-1900.] Bujía gelatinosa que se introduce en el oído. || — **speculum.** Espéculo de G. E. auricular. || — **test.** Prueba de G. Procedimiento para apreciar la sensibilidad del oído.

Gruber's fossa. Fosa de Gruber. [W. L. Gruber, anatomista ruso, 1814-1890.] Pequeño receso en el extremo interno de la clavícula. || — **fisura.** Fisura petroesfenooccipital.

Gruber's reaction. Reacción de Gruber. [M. von Gruber, bacteriólogo alemán, 1853-1927.] Reacción de Widal.

Gruby's disease. Enfermedad de Gruby. [D. Gruby, médico húngaro, 1810-1898.] Alopecia areata.

gruel. Harina de cereales.

G

Grünbaum-Widal test. Reacción de Grünbaum-Widal. [A. S. Grünbaum; G. F. I. Widal, médico francés, 1862-1929.] V. *Gruber's reaction.*

grundplatte. *Lamina basalis.*

Grynfelt's triangle. Triángulo de Grynfelt. [J. C. Grynfelt, cirujano francés, 1840-1913.] Espacio limitado por la duodécima costilla, el borde externo del cuadrado de los lomos y el borde posterior del oblicuo interno.

gryochrome. Griocroma. Célula nerviosa cuya materia colorable aparece como gránulos minúsculos.

gryphosis. Grifosis. Curvatura anormal.

Gsell-Erdheim syndrome. Síndrome de Gsell-Erdheim. Necrosis idiopática de la túnica media así como elastodistrofia de la aorta. En caso de rotura, aneurisma disecante, aparecen los siguientes síntomas: dolor retrosternal insoportable, sensación de gravedad, agitación psicomotriz, vómitos y signos de shock; más tarde aparece con frecuencia un soplo sistólico-diastólico debido a insuficiencia aórtica y regurgitación en la región necrótica.

GSH. Abreviatura de *reduced glutathione.*

GSSG. Abreviatura de *oxidized glutathione.*

gt. Abreviatura de *gutta.*

GTH. Abreviatura de *gonadotropic hormone.*

GTP. Abreviatura de *guanosine triphosphate.*

gtt. Abreviatura de *guttae.*

GU. Abreviatura de *genitourinary.*

guaiacol. Guayacol. Eter metílico de la pirocatequina. Usado como expectorante. F.: $OH-C_6H_4O-CH_3$.

guanabenz. Guanabenz. Sustancia usada como hipotensor. F.: $C_8H_8Cl_2N_4$.

guanethidine. Guanetidina. Agente hipotensor. F.: $C_{10}H_{22}N_4$.

guanidine. Guanidina. Base tóxica.

guanine. Guanina. Base blanca, cristalina, constituyente fundamental del DNA y RNA. F.: $C_5H_5N_5O$.

guanophore. Guanóforo. Célula con cristales de guanina.

guanosine. Guanosina. Ribosa de la guanina, constituyente del DNA y RNA. F.: $C_{10}H_{13}-O_5H_5$.

guaranine. Guaranina. Cafeína.

guard. Tope protector.

Guarneri's bodies. Cuerpos de Guarneri. [G. Guarneri, médico italiano, 1856-1918.] Inclusiones en las células de los tejidos afectados por la viruela y su vacuna.

gubernaculum. *Gubernaculum.* Guía, dirección. ‖ **Hunter's** —. G. de Hunter. Testis. ‖ — **testis.** Cordón fetal inserto en el extremo inferior del epidídimo y en el fondo del escroto, que guía el descenso del testículo.

Gubler's paralysis. Parálisis de Gubler. [A. M. Gubler, médico francés, 1821-1879.] Hemiplejía alterna. ‖ — **line.** Línea de G. L. que conecta los orígenes aparentes del V par. ‖ — **tumor.** Tumor de G. T. en el dorso de la muñeca en caso de parálisis de los extensores de la mano.

Gubler-Robin typhus. Tifus de Gubler-Robin. [A. M. Gubler; A. E. Ch. Robin, médico francés, 1847-1928.] Variedad renal de la fiebre tifoidea.

Gudden's commissure. Comisura de Gudden. [B. A. von Gudden, neurólogo alemán, 1824-1886.] Comisura arqueada. Fascículo adjunto al nervio óptico.

Guelpa treatment. Tratamiento de Guelpa. [G. Guelpa, médico italiano, 1850-1930.] Cura de desintoxicación en el tratamiento de la gota.

Guéneau de Mussy's point. Botón, punto de Guéneau de Mussy. [N. F. O. Guéneau de Mussy, médico francés, 1813-1885.] Area dolorosa en la pleuresía diafragmática, a lo largo del borde interno del esternón.

Guérin's fold. Pliegue de Guérin. [A. F. M. Guérin, cirujano francés, 1816-1895.] Pliegues existentes en ocasiones en la mucosa de la fosa navicular de la uretra. ‖ — **blands.** Glándulas de Skene. ‖ — **valve.** Válvula de G. Mucosa que envuelve la magna de la uretra masculina.

guide. Guía. P. ej., sonda uretral.

Guidi's canal. Canal de Guidi. [G. Guidi, médico italiano, 1500-1569.] Canal pterigoideo.

Guillain-Barré syndrome. Síndrome de Guillain-Barré. [Georges Guillain, 1876-1961; J. A. Barré n. en 1880, neurólogos franceses, n. en París.] Radiculoneuritis, neuronitis; polirradiculitis, generalmente con polineuritis infecciosa, con característica alteración del líquido cefalorraquídeo. Se presenta con parálisis motriz ascendente, y finalmente de los pares craneales inferiores, paresteasis y dolores lancinantes. Se diferencia entre las formas bajas, raíces medulares y nervios periféricos, mixtas y mesencefálicas; también puede ser una forma evolutiva maligna o parálisis de Landry.

guillotine. Guillotina. Instrumento para escindir una amígdala o la úvula.

Guinard's method. Método de Guinard. [A. Guinard, cirujano francés, 1856-1911.] Tratamiento de los tumores ulcerados mediante aplicación de carburo de calcio.

Guinea pig. Cobaya. Pequeño roedor utilizado para trabajos experimentales.

Guinon' disease. Enfermedad de Guinon. [G. Guinon, médico francés 1859-1929.] V. *Gilles de la Tourette'disease.*

Guiteras' disease. Enfermedad de Guiteras. [J. Guiteras, médico cubano, 1852-1925.] Enfermedad semejante a la blastomicosis.

Gull's disease. Enfermedad de Gull. [Sir W. W. Gull, médico inglés, 1816-1890.] Mixedema por atrofia del tiroides.

gullet. Esófago. (V. *esophagus.*)

Gullstrand's slit lamp. Lámpara de hendidura de Gullstrand. [A. Gullstrand, oftálmologo sueco, 1862-1930.] Utilizada para el examen de la cámara anterior del ojo.

gum. Goma. Excreción mucilaginosa de varias plantas. ‖ Sifiloma. ‖ **guar** —. Guar. Utilizada en preparados farmacéuticos.

G

gumma. Goma. Tumor que aparece en la sífilis terciaria. Sifiloma. ‖ **scrofulous** —. G. escrofuloso, tuberculoso. ‖ **tuberculous** —. G. tuberculoso.

gummata. Plural de gumma.

gummatous. Gomoso. Que tiene la naturaleza del goma.

guncotton. Piroxilina.

Gunn's syndrome. Síndrome de Gunn. [R. M. Gunn, oftalmólogo inglés, 1850-1909.] Asociación de movimientos del párpado superior con los del maxilar.

Gunning's test. Reacción de Gunning. [J. W. Gunning, químico holandés, 1827-1901.] Para detectar la presencia de acetona en la orina.

Günz's ligament. Ligamento de Günz. [J. G. Günz, anatomista alemán, 1714-1754.] Pared superior e interna del conducto de los vasos y nervios obturadores.

Günzberg's test. Reacción de Günzber. [A. Günzberg, médico alemán, n. en 1861.] Para la determinación del ácido clorhídrico en el contenido estomacal.

gurgulio. Uvula palatina.

Gussenbauer's operation. Operación de Gusssenbauer. [C. Gussenbauer, cirujano alemán 1842-1903.] Sección de la estenosis esofágica por abertura superior. ‖ — **suture.** Sutura de G. Variedad de s. intestinal en forma de 8.

gustation. Gustación. Acto de ejercitar el sentido del gusto.

gustatism. Gustatismo. Sensación gustativa provocada indirectamente.

gustatory. Gustatorio. Gustativo. Perteneciente al sentido del gusto.

gustometry. Gustometría. Determinación clínica del sentido del gusto.

gut. Intestino. Tubo digestivo primitivo. ‖ Catgut.

Guthrie's mucle. Músculo de Guthrie. [G. J. Guthrie, cirujano inglés, 1785-1856.] Músculo perineal transverso profundo.

gutta. Gota. (V. *drop.*)

guttatim. A gotas.

Guttmann's sign. Signo de Guttmann. [P. Guttmann, médico alemán, 1834-1893.] Soplo a nivel de la glándula tiroides en el bocio exoftálmico.

guttur. Garganta. (V. *throat.*)

guttural. Gutural. Relativo a la garganta.

gutturophony. Guturofonía. Voz de garganta.

guttuorotetany. Guturotetania. Espasmo gutural.

Gutzeit's test. Reacción de Gutzeit. [M. A. Gutzeit, químico alemán, 1847-1915.] Para detectar un compuesto arsenical.

Guyon's sign. Signo de Guyon. [F. J. C. Guyon, cirujano francés, 1831-1920.] Palpación del riñón florante (peloteo).

GVH. Abreviatura de *graft*-versus-*host.*

GVHD. Abreviatura de *graft* versus *host disease.*

Gwathmey's anesthesia. Anestesia de Gwathmey.

[J. T. Gwathmey, cirujano norteamericano, 1863-1944.] Introducción en el recto de una solución de éter en aceite de oliva.

gymnastics. Gimnasia. Ejercicio muscular sistemático.

gymnobacterium. *Gymnobacterium.* Microorganismos no flagelados.

gymnocyte. Gimnocito. Célula sin membrana.

gymnoplast. Gimnoplasto. Masa de protoplasma sin envoltura.

gymnospore. Gimnospora. Espora sin envoltura.

gynandrism. Ginandrismo. Hermafroditismo en el hombre. ‖ Seudohermafroditismo en la mujer.

gynandromorphism. Ginandromorfismo. Hermafroditismo.

gynatresia. Ginatresia. Atresia de los órganos sexuales femeninos.

gynecium. Gineceo. Parte sexual femenina de una flor.

gyneco-, gyne-. Gineco-, gine-. Prefijo que indica relación con el sexo femenino o con la mujer.

gynecoid. Ginecoide. Semejante a una mujer.

gynecology. Ginecología. Rama de la medicina sobre las enfermedades del tracto genital femenino.

gynecomania. Ginecomanía. (V. *satyriasis.*)

gynecomastia. Ginecomastia. Desarrollo excesivo de las mamas en el hombre.

gynecopathy. Ginecopatía. Enfermedad de los órganos sexuales femeninos.

gynephobia. Ginefobia. Aversión patológica al trato con mujeres.

gynogenesis. Ginogénesis. Desarrollo de un elemento sexual que únicamente contiene cromosomas maternos.

gynopathy. Ginopatía. Enfermedad de la mujer.

gynoplastics. Ginoplástica. Cirugía plástica sobre los órganos genitales femeninos.

gypsum. Yeso. Sulfato de calcio.

gyration. Giración. Revolución en círculos.

gyrectomy. Girectomía. Extirpación quirúrgica de una porción de corteza cerebral.

gyrencephalic. Girencefálico. Que tiene el cerebro marcado con circunvoluciones.

gyrometer. Girómetro. Instrumento para medir las circunvoluciones cerebrales.

gyrochrome. Girocroma. Célula nerviosa en la que los cuerpos de Nissl se disponen en forma de anillo.

gyrospasm. Girospasmo. Espasmo rotatorio de la cabeza.

gyrotrope. Girotropo. (V. *rheotrope.*)

gyrus. Circunvolución. Elevación tortuosa en la superficie cerebral. ‖ **anectant** —. C. anectante. De paso. ‖ **callosal** —. C. callosa. ‖ **dentate** —. *Gyrus dentatus.* ‖ **fusiform** —. C. fusiforme. ‖ **geniculi** —. C. geniculada. ‖ **limbicus** —. C. límbica. ‖ **parietal** —. C. parietal.

H. Símbolo químico del *hydrogen* (hidrógeno).

h. Abreviatura de hypermetropia.

h. Símbolo de «constante de Planck».

H+. Símbolo del *hidrogen ion.*

[H+]. Símbolo de «concentración de ion hidrógeno».

¹**H.** Símbolo del *protium* (protio).

²**H.** Símbolo de *deuterium* (deuterio).

³**H.** Símbolo de *tritrium* (tritio).

«4-H» disease. Enfermedad de las «4 haches» (*homosexual, haemophiliacs, haitians, heroin addicts*). Seudónimo de SIDA.

HA. Abreviatura de *hemadsorbent.*

HAA. Abreviatura de *hepatitis-associated antigen.*

Haab's reflex. Reflejo de Haab. [O. Haab, oftalmólogo suizo, 1850-1931.] Contratación bilateral de las pupilas cuando se mira un objeto brillante desde la oscuridad.

Haas, Earle C. [Earle C. Haas, médico norteamericano de Denver, 1885-1981.] Inventó el tampón para uso intravaginal. (Tampax).

habena. Habena. (V. *habenula.*)

habenula. Habénula. Organo en forma de rienda. ‖ Pedúnculo de la glándula pineal.

habit. Hábito. costumbre, práctica adquirida. ‖ **asthenic —.** H. asténico. ‖ **leptosomatic —.** H. leptosómico. ‖ **pycnic —.** H. pícnico.

habitat. Hábitat. Entorno natural de una especie animal o vegetal.

habituation. Habituación. Adaptación gradual a un estímulo. ‖ Situación resultante de un excesivo consumo de droga.

habitus. Hábito. Costumbre adquirida por la repetición frecuente de un mismo acto.

habromania. Habromanía. Estado patológico mental caracterizado por alegría continua.

habronema. *Habronema.* Género de gusanos nematodos.

habronemiasis. Habronemiasis. Infestación por *Habronema.*

Hackenbruch's experience. Experiencia de Hackenbruch. [P. Th. Hackenbruch, cirujano alemán, 1865-1924.] La anestesia local por inyección de cocaína se produce en forma romboidea.

hadephobia. Hadefobia. Temor patológico al infierno.

HAE. Abreviatura de *hereditary angioneurotic edema.*

Haeckel's law. Ley de Haeckel. [E. H. Ph. A. Haeckel, naturalista alemán, 1834-1919.] En la evolución del óvulo se producen todos los cambios de la evolución animal.

haem. Hem. (V. *heme.*)

haem-, haema-, haemo-. Hem-, hema-, hemo-. (V. *hemo-.*)

haemoproteus. *Haemoproteus.* Género de parásitos esporozoos.

haemosporidia. *Haemosporidia.* Orden de protozoos que viven una parte de su ciclo dentro del eritrocito.

Haenel's sympton. Síntoma de Haenel. [H. Haenel, neurólogo alemán, 1874-1942.] Falta de sensación a la presión del globo ocular en la tabes.

Haff disease. Enfermedad de Haff. Enfermedad aguda que se observó por primera vez en 1924, en el Frischen Haff, en el mar Báltico; presenta mioglobinuria y metahemoglobinuria, así como trastornos de la función muscular. Posiblemente sea debida a una intoxicación alimentaria por pescado o al aceite de ricino que se obtiene del pescado que ha sido contaminado por resinas y combinaciones de arsénico de las aguas residuales.

hafnium. Hafnio. Elemento químico de minerales de circonio.

Hagedorn needle. Aguja de Hagedorn. [W. Hagedorn, cirujano alemán, 1831-1894.] Aguja plana de sutura.

Haglund's syndrome. Síndrome de Haglund (— Sever). Apofisitis calcánea. ‖ **Haglund's heel.** Talón de Haglund. [Patrick Sims Emil Haglund, 1870-1937, ortopeda sueco, n. en Estocolmo.] Exostosis que se encuentra en la zona dirigida al tendón de Aquiles de la apófisis posterior del calcáneo, formando una espina superior. Es consecuencia de una estimulación por compresión crónica, principalmente por la acción de los zapatos. Se producen modificaciones inflamatorias de las partes blandas, como durezas, bursitis, endopatía de inserción y dolores.

Hagner's operation. Operación de Hagner. [F. R. Hagner, cirujano norteamericano, 1873-1940.] Drenaje en la epididimitis blenorrágica.

Hahnemannian. Hahnemanniano. [De Ch. F. S. Hahnemann, 1755-1843.] Homeópata.

Haines's formula. Fórmula de Haines. [W. S. Haines, químico norteamericano, 1850-1923.] Para el sedimento urinario.

hair. Pelo. Cabello. Aplicado principalmente a los filamentos pilosos de la piel.

hairball. (V. *trichobezoar.*)

halazone. Halazona. Compuesto usado para esterilizar el agua potable. F.: $C_7H_5Cl_2NO_4S$.

Haldane chamber. Cámara de Haldane. [J. S. Haldane, fisiólogo inglés, 1860-1936.] Cámara para el estudio metabólico de animales y examen de los gases respiratorios.

Hales piesimeter. Piezómetro de Hales. [S. Hales, fisiólogo inglés, 1677-1761.] Aparato para medir la tensión sanguínea en la carótida del caballo.

half-life. Vida media.

halisteresis. Haliestéresis. Privación de sales de cal.

halitosis. Halitosis. Mal aliento.

halitus. Hálito. Exhalación, vapor. || Aire espirado.

Hall's disease. Enfermedad de Hall. [M. Hall, médico inglés, 1790-1857.] Hidrocefalia falsa.

Hallauer's glasses. Anteojos de Hallauer. [O. Hallauer, oftalmólogo suizo, n. en 1866.] Lentes de color verde gris para impedir el paso de los rayos ultravioleta.

Hallberg effect. Efecto de Hallberg. [J. Henry Hallberg, radiólogo norteamericano.] Las crestas de las ondas ultracortas poseen signos eléctricos opuestos.

Hallé's point. Punto de Hallé. [A. J. M. N. Hallé, médico francés, n. en 1859.] Punto donde el uréter cruza el estrecho superior de la pelvis.

Haller's ansa. Asa de Haller. [A. von Haller, fisiólogo suizo, 1708-1777.] Asa formada por el nervio que une los nervios facial y glosofaríngeo. || — **circle.** Círculo de H. (V. *Zinn's circle.*) || — **colic omentum.** Cólico del epiplón de H. Proceso de ligamento superior del epiplón mayor, que puede estar unido al testículo durante la vida fetal y es comprimido en el saco de una hernia inguinal. || — **cones.** Conos de H. C. vasculares del epidídimo. || — **congenital hernia.** Hernia congénita de H. (V. *Malgaigne's hernia.*)|| — **fretum.** Istmo de H. La constricción que separa el ventrículo desde el bulbo de la aorta durante el comienzo de la vida fetal. || — **habenula.** Habénula de H. La cuerda delgada formada si el canal conecta las cavidades del peritoneo y la túnica vaginal, al comienzo de la vida está borrada. || — **isthmus.** Istmo de H. (V. *H. 's fretum.*) || **network.** Red de H. R. vascular de los testículos. || — **plexus.** Plexo de H. formado por las ramas del laríngeo externo y del nervio simpático en la superficie externa del constrictor

inferior de la faringe. || — **splendid line.** Línea de H. Cinta fibrosa a lo largo de la cara anterior de la piamadre medular. || — **tripod.** Trípode de H. Eje celiaco o tronco celiaco. || — **tunica vasculosa.** Túnica vascular de H. Lámina vascular de la coroides. || — **vas aberrans.** Vaso aberrante de H. Delgado conducto unido con la cola del epidídimo o con el comienzo del vaso deferente. || — **venous circle.** Círculo de H. Anillo de venas por debajo de la areola del pezón.

Hallervorden-Spatz syndrome. Síndrome de Hallervorden-Spatz. [Julius Hallervorden, 1882-1965, neurólogo, n. en Giessen.] Enfermedad familiar hereditaria, de carácter autosómico recesivo, del sistema motor extrapiramidal que conduce a la degeneración neural, acompañada de demencia. En la infancia temprana aparecen hipercinesias, temblor, palilalia y atetosis, a las que pronto siguen pobreza de movimientos, es decir, un estado acinético con espasticidad, rigidez mímica, rigidez de las extremidades y atrofia del nervio óptico. La atrofia cerebral afecta sobre todo al núcleo pálido y a la sustancia negra, y está acompañada de depósito de pigmento de color marrón oxidado y cuerpos esferoidales en los ganglios basales.

Hallopeau's acrodermatitis. Enfermedad de Hallopeau. [F. H. Hallopeau, dermatólogo francés, 1842-1919.] Acrodermatitis continua.

hallucination. Alucinación. Percepción visual no fundada en una realidad objetiva. || **auditory** —. A. acústica. || **gustatory** —. A. gustativa. || **olfactory** —. A. olfatoria.

hallucinogen. Alucinógeno. Sustancia que produce alucinaciones.

hallucinosis. Alucinosis. Psicosis caracterizada por alucinaciones.

hallux. Hallus. Hallux. Dedo gordo del pie.

Hallwachs effect. Efecto de Hallwachs. [F. Hallwachs, fisiólogo alemán, 1859-1922.] Proyección de electrones cuando la luz incide sobre una materia.

halmatogeneis. Halmatogénesis. Alteración súbita del tipo de una generación a otra.

halo. Halo. Círculo luminoso o coloreado. || **glaucomatosus** —. H. glaucomatoso.

halogen. Halógeno. Elemento capaz de formas sales haloideas.

haloid. Haloide. Semejante a la sal común.

halometer. Halómetro. Instrumento para medir el diámetro de los eritrocitos por sus halos de difracción.

haloperidol. Haloperidol. Tranquilizante, antiemético, hipotensor. F.: $C_{21}H_{23}ClFNO_2$.

halophil. Halófilo. Que tiene afinidad por las sales.

halothane. Halotano. Anestésico general. F.: $C_2HBrClF_3$.

Halsted's operation. Operación de Halsted. [W. S. Halsted, cirujano norteamericano, 1852-1922.] Amputación de la mama.

hamamelis. *Hamamelis.* Género de árboles y arbustos. Sus hojas se usan en extracto como astringentes, para las hemorroides, etc.

hamarthritis. Hamartritis. Inflamación de varias articulaciones simultáneamente.

hamartia. Hamartia. Error del desarrollo.

hamartoma. Hamartoma. Tumor benigno constituido por células maduras y tejidos en mezcla anormalmente formada.

hamartomatosis. Hamartomatosis. Desarrollo de hamartomas múltiples.

hamartoplasia. Hamartoplasia. Desarrollo exagerado de un tejido en su reacción de reparación.

hamatum. Hamatum. Hueso unciforme.

Hamberger's schema. Esquema de Hamberger. [G. E. Hamberger, médico alemán, 1697-1755.] Los músculos intercostales externos son inspiradores y los internos, espiradores.

Hamburger interchange. Intercambio de Hamburger. [H. J. Hamburger, fisiólogo holandés, 1850-1924.] Intercambio iónico entre los corpúsculos y el plasma sanguíneo.

Hamilton's test. Método de Hamilton. [F. H. Hamilton, cirujano norteamericnao, 1813-1886.] Compresión abdominal del útero en la hemorragia posparto. ‖ **bandage** —. Vendaje de H. En las fracturas del maxilar inferior.

Hamman-Rich syndrome. Síndrome de Hamman-Rich. [L. Hamman, médico norteamericnao, 1877-1946; A. R. Rich, patólogo norteamericano, n. en 1893.] Fibrosis pulmonar difusa intersticial.

Hammarsten's test. Reacción de Hammarsten. [O. Hammarsten, fisiólogo noruego, 1841-1932.] Para detectar la presencia de globulina en una solución.

hammer. Martillo. Instrumento. ‖ Huesecillo del oído.

Hammerschlag's method. Método de Hammerschlag. [A. Hammerschlag, médico austriaco, 1863-1935.] Determinación del peso específico de la sangre.

Hammond's disease. Enfermedad de Hammond. [W. A. Hammond, neurólogo norteamericano, 1828-1900.] Atetosis.

hamster. Hámster. Pequeño roedor utilizado en experiencias de laboratorio.

hamstring. Tendón del hueso poplíteo.

hamular. Hamular. En forma de gancho.

hamulus. Hamulus. Gancho o anzuelo pequeño.

hand. Mano. Parte distal del antebrazo.

Hand-Schüller-Christian disease (syndrome). Enfermedad de Hand-Schüller-Christian. [Alfred Hand, 1868-1949, pediatra norteamericano, n. en Filadelfia; Arthur Schüller, Henry Christian.] Reticuloendoteliosis infecciosa progresiva en la infancia, con almacenamiento patológico de colesterol en el SRE, y alteraciones granulomatosas, acompañadas de proliferación histiocitaria. En casos agudos se presente unida al trastorno esquelético de Trias, producido por granulomas expansivos de los huesos, principalmente en el cráneo, además de exoftalmía y diabetes insípida. Algunas veces se presentan otros síntomas hipotalámicos. A menudo existe esplenomegalia y hepatomegalia, exantemas papulonodulares y, en menor grado, puede aparecer una hipercolesterinemia. También es frecuente la afectación hematopoyética, con anemia y posible pancitopenia. Histológicamente, los histiocitos se presentan en forma de células alveolares y células espumosas. La curación espontánea es posible, aunque excepcional; es más frecuente la evolución en forma aguda de histiocitosis X.

handedness. Utilización preferente, en el acto motor voluntario, de la mano derecha o izquierda.

handicap. Característica o defecto físico o mental, congénito o adquirido.

Handley's method. Método de Handley. [W. S. Handley, cirujano inglés, 1872-1962.] Linfagioplastia.

hangnail. Padastro. Pellejo cercano a las uñas.

Hannot's disease. Enfermedad de Hannot. [V. Ch. Hannot, médico francés, 1844-1896.] Cirrosis hepática, con ictericia.

Hannover's canal. Canal de Hannover. [A. Hannover, anatomista danés, 1814-1894.] Espacio entre la zónula de Zinn y el vítreo.

Hanot-Chauffard syndrome. Síndrome de Hanot-Chauffard. [V. Ch. Hanot; A. M. E. Chauffard, médico francés, 1855-1932.] Cirrosis hipertrófica pigmentaria de la diabetes bronceada.

Hansen's bacillus. Bacilo de Hansen. [G. H. A. Hansen, médico noruego, 1841-1912.] *Mycobacterium leprae.*

hansenula. *Hansenula.* Género de ascomicetos.

Hantaan virus. Virus Hantaan. Virus de la familia *Bunyaviridae*, causante de la fiebre hemorrágica de Corea.

hapalonychia. Hapaloniquia. Estado de blandura de las uñas.

haphalgesia. Hafalgesia. Estado de hipersensibilidad. Tacto doloroso.

haplobacteria. Haplobacteria. Bacteria sin filamentos.

haploid. Haploide. Que tiene en las células germinativas maduras el número de cromosomas reducido.

haplopathy. Haplopatía. Enfermedad no complicada.

haplophase. Haplofase. Fase de núcleos haploides.

haploscope. Haploscopio. Especie de estereoscopio para visualizar los ejes visuales.

haplotype. Haplotipo, genotipo haploide.

hapt-. Hap-. Prefijo que significa «tacto».

hapte-. Hapto-. (V. *hap-*.)

hapten. Hapteno. Antígeno que reacciona con los anticuerpos, pero no produce su aparición.

haptic. Háptico. Táctil.

haptoglobin. Haptoglobina. α_2 globulina con la propiedad de combinarse con la hemoglobina.

haptometer. Haptómetro. Instrumento para medir la sensibilidad.

haptophil. Haptófilo. Con especial afinidad por un haptóforo.

haptophore. Haptóforo. En la teoría de las cadenas laterales de Ehrlich.

Harada syndrome, uveitis meningoencephalitis. Síndrome de Harada. Meningoencefalitis con alteraciones en la audición y el equilibrio, inflamación de la coroides, pérdida de pigmento y pérdida de cabello.

harara. Reacción alérgica cutánea.

hard drug. Droga «dura». Aquella que produce más dependencia que la «blanda».

Harder's gland. Glándula de Harder. [J. J. Harder, anatomista suizo, 1656-1711.] Glándula lagrimal rudimentaria en el ángulo interno del ojo.

hardness. Dureza. Cualidad del agua producida por sales solubles. || Grado de refracción de un gas residual en un tubo.

Hare's syndrome. Síndrome de Hare. [E. S. Hare, cirujano inglés, 1812-1838.] Síndrome de Pancoast.

harelip. Labio leporino. Defecto congénito del labio superior.

Harley's disease. Enfermedad de Harley. [G. Harley, médico inglés, 1829-1896.] Hemoglobina paroxística «a frigore».

harmonia. Harmonía. Sinartrosis formada por superficies casi planas.

Harrington's solution. Solución de Harrington. [Ch. Harrington, médico norteamericano, 1856-1908.] Preparación desinfectante.

Harris' syndrome. Síndrome de Harris. [S. Harris, médico inglés, n. en 1870.] Síndrome hipoglucémico por hiperinsulinismo.

Harris-Osborne syndrome. Síndrome de Harris-Osborne. [Leonhard C. Harris, William P. Osborne, pediatras norteamericanos, n. en Galveston, Texas.] Displasia ventriculorradial hereditaria, lesión cardiaca, por defecto del tabique ventricular, con malformaciones o defectos radiales.

Harrison' groove. Surco de Harrison. [E. Harrison, médico inglés, 1766-1838.] Depresión del tórax sobre la inserción anterior del diafragma, en la disnea.

Harrower's hypothesis. Hipótesis de Harrower. [H. R. Harrower, médico norteamericano, n. en 1883.] Cada órgano tendría su hormona específica.

Hartel's method. Método de Hartel. [F. Hartel, cirujano alemán.] Infiltración del trigémino.

Hartley-Krause operation. Operación de Hartley-Krause. [F. Hartley, cirujano norteamericano, 1857-1913; F. Krause, cirujano alemán, 1857-1937.] Escisión del ganglio de Gasser en la neuralgia facial.

Hartmann's curet, speculum. Cucharilla y espéculo de Hartmann. [A. Hartmann, laringólogo alemán, 1849-1931.] Pequeña cuchara para el raspado uterino, de caries, etc. || Cucharilla para extirpar las adenoides. || Forma de espéculo nasal.

Hartmann's point. Punto de Hartmann. [H. Hartmann, cirujano francés, 1860-1952.] Punto del intestino delgado donde se encuentra la arteria sigmoidea más inferior con la rama superior de la

arteria renal. || **— pouch.** bolsa, saco de H. B. peritoneal entre el mesopéndice y el ligamento de Tuffier. || Dilatación del cuello de la vesícula biliar.

Hartmann's solution. Solución de Hartmann. [L. R. L. Hartmann, dentista americano.] Solución de cloruro sódico, lactato sódico y fosfato de calcio y potasio.

hartmannella. *Hartmannella*. Género de ameba encontrada en las heces humanas.

Hartnup syndrome. Síndrome de Hartnup. Trastorno congénito del metabolismo, transmitido por herencia autosómica recesiva, que consiste en un defecto de transporte renal y entérico de los ácidos monoaminomonocarboxílicos, con aumento en la eliminación de los aminoácidos neutros, entre otros, histidina, alanina, fanilalanina, indicán, isoleucina, leucina, tirosina, valina, etc. Clínicamente existen muchos portadores ocultos, otros desarrollan manifestaciones patológicas, posiblemente debidas a la falta de absorción del triptófano: dermatosis fotosensibles de tipo pelagroide, de predominio en zonas descubiertas, y signos neuropsíquicos transitorios, como ataxia cerebelosa, crisis epileptiformes y crisis de desfallecimiento sin pérdida de conciencia, con parálisis motoras que se recuperan espontáneamente en pocos días. Todas estas manifestaciones se atenúan con la edad.

hartshorn. Amoniaco. Cuerno de ciervo.

Häser formula. Fórmula de Häser. [H. Häser, médico alemán, 1811-1884.] Para medir el peso de sustancias sólidas para cada 1.000 cc de orina.

Hashimoto's disease. Enfermedad de Hashimoto. [H. Hashimoto, cirujano japonés, 1881-1934.] Estruma linfocítico tiroideo.

hashish. Hachís. Preparación de hojas de *Cannabis sativa*, excitante o sedante del sistema nervioso, según la dosis.

Hasner's fold. Pliegue de Hasner. [J. R. von A. Hasner, oftalmólogo checo, 1819-1892.] *Plica lacrimalis*.

Hassall's corpuscles. Corpúsculos de Hassall. [A. H. Hassall, médico y químico inglés, 1817-1894.] Pequeños cuerpos tímicos estriados concéntricamente; restos del tejido epitelial en la iniciación del desarrollo de la glándula.

Hassin's syndrome. Síndrome de Hassin. [G. B. Hassin, neurólogo ruso, 1873-1951.] Protrusión y desplazamiento hacia atrás de la oreja en la lesión del simpático cervical. || **— treatment.** Tratamiento de H. Inyección epidural de morfina en los dolores fulgurantes de piernas en la tabes.

Hässler's syndrome. Sídnrome de Hässler. Epifisionecrosis aséptica de la cavidad acetabular.

Hata's phenomenon. Fenómeno de Hata. [S. Hata, médico japonés, 1873-1938.] Aumento de la gravedad en una enfermedad infecciosa al administrar una dosis pequeña de quimioterápico. || **— preparation.** Preparación de H. Con arsfenamina.

Haudek's sign. Signo de Haudek. [M. Haudek,

radiólogo austriaco, 1880-1931.] Prominencia en el contorno radiográfico del estómago, que indica una úlcera gástrica penetrante.

hauptganglion of Küttner. Glanglio de Küttner. (V. *Küttner's glanglion.*)

haustral. Haustral. Relativo a los haustros del colon.

haustration. Haustración. Formación de haustros.

haustrum. Haustro. Término general que se refiere a un deceso.

haustus. Bebida. Poción.

haut-mal. Gran mal. Epilepsia grave.

HAV. Abreviatura de *hepatitis a virus.*

Haverhill fever. Fiebre de Haverhill. Fiebre epidémica en Haverhill, en 1925.

haverhillia multiformis. *Haverhillia multiformis.* Estreptobacilo gramnegativo causante de la fiebre de Haverhill.

Haversian canal. Conducto de Havers. [C. Havers, médico y anatomista inglés, 1650-1702.] Conductos del tejido óseo compacto. || **— gland.** Glándulas de H. Grasa intraarticular. || **— lamella.** Lámina de H. Tabique óseo que rodea el conducto de Havers. || **— system.** Sistema de H. S. concéntrico de laminillas óseas que rodean los c. de H.

Hawkins' keloid. Queloide de Hawkins. [C. H. Hawkins, cirujano inglés, 1798-1884.] Hipertrofia del tejido cicatrizal.

hay fever. Fiebre del heno. Estado alérgico. Sin.: Asma catarral.

Hay's test. Prueba de Hay. [M. Hay, médico escocés, 1855-1932.] Para detectar la presencia de sales biliares.

Hayem's disease. Enfermedad de Hayem. [G. Hayem, médico francés, 1841-1933.] Anemia hemolítica. || Encefalitis hiperplásica.

Hayem-Widal syndrome. Síndrome de Hayem-Widal. [G. Hayem; G. F. T. Widal, médico francés, 1862-1929.] Anemia hemolítica subaguda.

Haygarth's nodes. Nódulos de Haygarth. [J. Haygarth, médico inglés, 1740-1827.] Exóstosis de las articulaciones de los dedos en la artritis deformante.

Haynes' operation. Operación de Haynes. [I. S. Haynes, cirujano norteamericano, 1861-1946.] Drenaje de la cisterna magna.

hazard. Azar. Que puede causar daño. || Casualidad o accidente.

Hazen's theorem. Teorema de Hazen. [A. Hazen, ingeniero norteamericano, n. en 1869.] Por cada muerte por fiebre tifoidea evitada, se evitan dos o tres muertes por otras causas (purificando el agua de consumo).

HB. Abreviatura de *hepatitis B.*

Hb. Símbolo de la hemoglobina.

HbA. Abreviatura de *adult hemoglobin.*

HBc. Abreviatura de *hepatitis B core.*

HBc Ag. Abreviatura de *hepatitis B core antigen.*

HbF. Abreviatura de *fetal hemoglobin.*

HBs. Abreviatura de *hepatitis B surface.*

H₂BO₃. Fórmula del ácido bórico. *[H_2BO_3]*

HbO₂. Abreviatura de *oxyhemoglobin.* *[HbO_2]*

HBs Ag. Abreviatura de *hepatitis B surface antigen.*

HBV. Abreviatura de *hepatitis B virus.*

HCD. Abreviatura de *heavy chain Disease.*

HCG. Abreviatura de *human chorionic gonadotropin.*

HCHO. Formaldehído.

HCl. Acido clorhídrico.

HCO₃. Radical de «bicarbonato». *[HCO_3]*

H₂CO₃. Fórmula del ácido carbónico. *[H_2CO_3]*

HCT. Abreviatura de *hematocrit.*

HD₅₀. Dosis hemolizante de complemento que lisa el 50 por 100 de una suspensión de glóbulos rojos sensibilizados. *[HD_{50}]*

Hd. Abreviatura de *hora decubitus.*

HDCV. Abreviatura de *human diploid cell vaccine.*

HDL. Abreviatura de *high-density lipoprotein.*

HDN. Abreviatura de *hemolytic disease of the newborn.*

H and E. Abreviatura de *hematoxylin and eosin.*

He. Símbolo del *helium* (helio).

head. Cabeza. Porción proximal del cuerpo. || Parte superior o proximal de una estructura. || **articular.** **—.** C. articular. || **— of femur.** C. del fémur.

Head-Holmes syndrome. Síndrome de Head-Holmes. Disminución contralateral de la capacidad olfativa y gustativa en lesiones talámicas unilaterales.

Head's zones. Zonas de Head. [Sir H. Head, neurólogo inglés, 1861-1940.] Areas de sensibilidad cutánea en relación con una afección visceral.

headache. Cefalea. Dolor de cabeza.

healing. Curativo. Medicinal. Proceso de curación. || **— by first intention.** M. por primera intención. || **— by first granulation.** M. por segunda intención.

health. Salud. Estado físico, psíquico y social óptimo.

healthy. Sano. Caracterizado por tener salud.

hearing. Oído. Sentido de percepción de los sonidos. || **-loss.** Sordera. Pérdida total o parcial de la audición.

heart. Corazón. Víscera muscular cardiaca que mantiene la circlación sanguínea. || **— block.** Bloqueo cardiaco. Dificultad en la conducción cardiaca. || **— burn.** Pirosis. || **— failure.** Insuficiencia cardiaca. Fallo cardiaco del que deriva un síndrome característico. || **acute congestive —.** I. c. aguda congestiva. || **congestive —.** I. c. congestiva. || **left ventricular —.** I. c. ventricular izquierda. || **— hurry.** Taquicardia. Aumento de la frecuencia de la contracción cardiaca. || **— sac.** Pericardio. Membrana externa cardiaca.

heat. Calor. Sensación de aumento de la temperatura.

Heath's operation. Operación de Heath. [Ch. Heath, cirujano inglés, 1835-1905.] División de la rama ascendente de la mandíbula por vía bucal en la anquilosis temporomaxilar.

Heaton's operation. Operación de Heaton. [G. Heaton, cirujano norteamericano, 1808-1879.] Tratamiento de la hernia inguinal mediante inyecciones esclerosantes.

heavy-chain disease. Síndrome de Franklin, enfermedad de las cadenas pesadas gamma. [Edward C. Franklin, médico contemporaneo norteamericano, n. en Nueva York.] Síndrome linfoproliferativo con producción anómala de fragmentos Fc de las cadenas pesadas gamma. Raramente afecta los huesos. Presenta con frecuencia proteinuria de las cadenas γ y depresión de las inmunoglobulinas normales. A veces también existe supresión de la producción de cadenas ligeras. Se presenta con adenopatías, hepatosplenomegalia, accesos febriles y deficiencia inmunitaria con mayor tendencia a las infecciones, trastornos de la hematopoyesis y proteinuria. El origen de esta enfermedad no ha sido todavía aclarado. Existe una variante de este tipo de síndrome linfoproliferativo en el que ocurre una producción anómala de las cadenas μ o cadenas pesadas de la IgM, en el que no hay proteinuria de las cadenas μ; a veces hay proteinuria de las cadenas ligeras. Se presenta con hepatosplenomegalia y enfermedad crónica de los ganglios linfáticos, con posibles adenopatías. Existe otra variante denominada enfermedad de las cadenas α en la que se da una producción anómala de fragmentos Fc de las cadenas o cadenas pesadas de la IgA. Se trata de un síndrome linfoproliferativo del tracto gastrointestinal que aparece sobre todo en las regiones del Mediterráneo y puede desembocar en un linfoma maligno. Presenta malabsorción y diarreas crónicas que conducen a caquexia. Secundariamente se observa tetania y edemas, frecuentemente infiltrados pulmonares, espleno y hepatomegalia, adenopatías, hipoalbunimenia e hipoblogulinemia. Con frecuencia se acompaña de parasitosis intestinal por lamblias, ascáridos, *Trichuris,* coccidios y *Schistosoma mansoni.* Posiblemente como consecuencia de una estimulación antigénica de larga duración del sistema inmunitario del intestino se consigue la producción de la proteína de cadenas α, es decir, cadenas pesadas incompletas del tipo IgA. Transcurre con remisiones, pero también puede ser letal.

hebephrenia. Hebefrenia. Forma de esquizofrenia.

Heberden's disease. Enfermedad de Heberden. [William Heberden, 1710-1801, médico inglés, n. en Londres.] Artrosis idiopática, en ocasiones poliartrosis, de las articulaciones interfalángicas distales, con formación de nódulos de Heberden. || **Heberden's nodes.** Nódulos de Heberden. Infiltrados osteocartilaginosos bituberosos en la zona de extensión de la base de las falanges distales de los dedos, frecuentemente con importantes síntomas acompañantes de inflamación local y desviaciones hacia el lado del pulgar. Deben distinguirse de los nódulos de Bouchard, ya que los primeros afectan las articulaciones interfalángicas distales y los de Bouchard las proximales.

hebetic. Hebético. Relativo al período de la pubertad.

hebetude. Hebetud. Estado de entorpecimiento mental.

heboid. Heboide. Forma simple de esquizofrenia.

heboidophrenia. Heboidofrenia. Esquizofrenia caracterizada por demencia simple.

Hebra's disease. Enfermedad de Hebra. [F. von Hebra, dermatólogo austriaco, 1816-1880.] Eritema polimorfo. || — **pytiriasis.** Pitiriasis de H. Pitiriasis rubra.

hecatomeral. Hecatómero. Neuronas de asociación con prolongaciones que se bifurcan y terminan a cada lado de la médula.

Hecht's test. Reacción de Hecht. [H. Hecht, médico checo, n. en 1883.] Modificación de la reacción de Wassermann.

Hecker's law. Ley de Hecker. [K. V. Hecker, tocólogo alemán, 1827-1882.] Aumento de peso del feto según partos sucesivos.

Hecth's phenomenon. Fenómeno de Hecth. [A. F. Hecth, pediatra austriaco, n. en 1876.] V. *Rumpel-Leede phenomenon.*

hectic. Hectisia. Hectiquez. Asociada con tuberculosis o con intoxicación séptica.

hectine. Hectina. Compuesto arsenical.

hectogram. Hectogramo. Equivalente a 100 g.

hectoliter. Hectólitro. Equivalente a 100 l.

hectometer. Hectómetro. Equivalente a 100 m.

HED. Abreviatura de *haut-einheits-dosis* (unidad de dosis radioterápica).

hedatresia. Hedatresia. Ano imperforado.

hederiform. Hederiforme. Ciertas terminaciones nerviosas en la capa de Malpighi.

hedonia. Hedonía. Exagerada afición al placer.

hedonismo. Hedonismo. Culto al placer.

hedonophobia. Hedonofobia. Temor patológico al placer.

hedrocele. Hedrocele. Prolapso anal.

heel. Talón. Parte posteroinferior del pie.

Heerfordt's disease. Enfermedad de Heerfordt. [Ch. F. Heerfordt, oftalmólogo danés.] Fiebre uveoparotídea.

Hegar's dilator. Dilatador de Hegar. [A. Hegar, ginecólogo alemán, 1830-1914.] Sondas de diversos tamaños para dilatar el cuello uterino. || — **sign.** Signo de H. Reblandecimiento del segmento inferior del útero, en el embarazo.

Heiberg-Esmarch maneuver. Maniobra de Heiberg-Esmarch. [J. Heiberg, cirujano noruego, 1843-1888; J. F. A. Esmarch, cirujano alemán, 1823-1908.] Propulsión anterior de la mandíbula para impedir el deslizamiento atrás de la lengua en la anestesia.

Heichelheim's test. Prueba de Heichelheim. [R. Heichelheim, médico alemán contemporáneo.] Procedimiento para determinar la motilidad del estómago.

Heidenhain's demilunes. Células semilunares de Heidenhain. [R. P. Heidenhain, fisiólogo alemán, 1834-1897.] || — **rods.** Bastoncillos de H. Células en columna de los túbulos uriníferos.

height. Altura. Medición vertical de un objeto o cuerpo.

Heilbronner's sign. Signo de Heilbronner. [K. Heilbronner, médico holandés, 1869-1914.] En la parálisis orgánica, el muslo del lado afectado parece más ancho, por la falta de tono muscular.

Heim-Kreysig sign. Signo de Heim-Kreysig. [E. L. Heim; F. L. Kreysig, médico alemán, 1770-1839.] Depresión de los espacios intercostales en la pericarditis adhesiva.

Heimlich maneuver. Maniobra de Heimlich. [H. Heimlich, médico norteamericano contemporáneo.] Maniobra para expulsar un cuerpo extraño introducido en las vías respiratorias superiores.

Heine's operation. Operación de Heine. [L. Heine, oculista alemán, 1870-1940.] Ciclodiálisis en el glaucoma.

Heine-Medin disease. Enfermedad de Heine-Medin. [Médico sueco, 1847-1927.] Parálisis infantil.

Heineke-Mikulicz operation. Operación de Heineke-Mikulicz. [W. H. Heineke, cirujano alemán, 1834-1901; J. von Mikulicz-Radecki, cirujano polaco, 1850-1905.] Piloroplastia.

Heinz-Ehrlich bodies. Cuerpos de Heinz-Ehrlich. [R. Heinz, patólogo alemán, 1865-1924; P. Ehrlich, bacteriólogo alemán, 1854-1915.] Corpúsculos muy refringentes observados en los hematíes en la intoxicación por fenilhidracina y otros tóxicos y postesplenectomía.

Heiser's treatment. Tratamiento de Heiser. [V. G. Heiser, médico norteamericano contemporáneo.] Tratamiento de la lepra.

Heisrath's operation. Operación de Heisrath. [F. Heisrath, oftalmólogo alemán, 1850-1904.] Escisión de los pliegues del tarso en el tracoma.

Heister's diverticulum. Divertículo de Heister. [L. Heister, anatomista alemán, 1683-1758.] Seno de la vena yugular. || — **valves.** Válvulas de H. Pliegues valvulares transversos de la mucosa del conducto cístico.

HEK. Abreviatura de *human embryo kidney* (cultivo celular).

Hektoen phenomenon. Fenómeno de Hektoen. [L. Hektoen, patólogo norteamericano, 1863-1951.] La introducción de antígenos en el organismo, en la alergia, puede producir mayor proporción de anticuerpos.

HEL. Abreviatura de *human embryo lung* (cultivo celular).

helcoid. Helcoide. Semejante a una úlcera.

helcology. Helcología. Estudio científico de las úlceras.

helcoma. Helcoma. Ulcera corneal.

helcosis. Helcosis. Formación de úlceras.

helcosoma tropicum. *Helcosoma tropicum. Leishmania tropica.*

helenine. Helenina. sustancia activísima producida por *Penicillium funiculosum.*

helianthin. Heliantina. Colorante amarillo anaranjado.

heliation. Heliación. Tratamiento por exposición a los rayos solares.

helicin. Helicina. Sustancia soluble en alcohol, proveniente de la oxidación de la salicina.

helicine. Helicino. En forma de hélice. De forma espiral.

helicoid. Helicoide. Semejante a una helice o espiral.

helicopepsin. Helicopepsina. Enzima parecida a la pepsina.

helicopod. Helicopodia. Marcha de circunducción.

helicoprotein. Heliproteína. Sustancia glucoproteínica obtenida del *Helix pomata.*

helicotrema. Helicotrema. Hiato de Scarpa.

Hélie's bundle of fibres. Fascículo de Hélie. [L. T. Hélie, anatomista francés, 1804-1867.] Fascículo ansiforme de la musculatura superficial del útero.

heliencephalitis. Helioencefalitis. Encefalitis producida por la acción del sol.

helio-. Helio-. Prefijo que significa «sol».

heliopathia. Heliopatía. Entidad patológica causada por el sol.

heliophobia. Heliofobia. Temor patológico al sol o luz solar.

heliosis. Heliosis. Insolación.

heliotaxis. Heliotaxis. Heliotropismo.

heliotherapy. Helioterapia. Tratamiento de diversas enfermedades por exposición del cuerpo a los rayos del sol.

heliotropism. Heliotropistmo. (V. *phototropism.*)

helium. Helio. Gas inerte, de símbolo He.

helix. *Helix.* Género de gastrópodos. || Hélice. Repliegue semicircular en el pabellón del oído.

Hellat's sign. Signo de Hellat. [P. Hellat, otólogo ruso, 1857-1912.] Alteración en la audición del sonido de un diapasón en la supuración mastoidea.

hellebore. Eléboro. Plantas ranunculáceas cuya raíz tiene propiedades catárticas y diuréticas.

Hellendall's sign. Signo de Hellendall. [H. Hellendall, ginecólogo alemán, n. en 1872.] Decoloración de la piel del ombligo en la rotura del embarazo extrauterino.

Heller's operation. Operación de Heller. [E. Heller, cirujano alemán, n. en 1877.] Esofagocardiotomía extramucosa.

Heller's test. Reacción de Heller. [J. F. Heller, patólogo austriaco, 1813-1871.] Para determinar la albúmina en orina.

Hellin's law. Ley de Hellin. [D. Hellin, patólogo polaco, 1867-1935.] De cada ochenta embarazos, uno es gemelar; de cada seis mil cuatrocientos, uno es triple.

Hellström's technique. Técnica de Hellström. Prueba de citotoxicidad *in vitro* con células objetivo, colocadas en placas de Petri.

Helmholtz's ligament. Ligamento de Helmholtz. [H. L. F. von Helmholtz, fisiólogo alemán, 1821-1894.] Ligamentos anterior y posterior del martillo, o «ligamento axil del martillo».

helminth. Helminto. Gusano parásito.

helminthagogue. Helmintagogo. Vermífugo.

helminthemesis. Helmintemesis. Vómito de gusanos.

helminthiasis. Helmintiasis. Infección por gusanos.

helminthic. Helmíntico. Relativo a, o causado por gusanos parásitos.

helminthicide. Helminticida. Vermicida.

helminthism. Helmintismo. Presencia de gusanos en el organismo.

helminthology. Helmintología. Estudio científico de los gusanos parásitos.

helminthoma. Helmintoma. Tumor formado por gusanos parásitos.

helminthophobia. Helmintofobia. Temor patológico a la infestación por gusanos.

helo-. Helo-. Prefijo que significa «uña», «cuerno», «callo».

Helmont mirror speculum. Espejo de Van Helmont. [J. B. van Helmont, médico belga, 1577-1644.] Tendón central del diafragma.

heloma. Heloma. Cuerno, callosidad, verruga cutánea.

helosis. Helosis. Presencia de producciones córneas en la piel.

helotomy. Helotomía. Extirpación de cuernos cutáneos.

Helweg's bundle. Facículo de Helweg. [H. K. S. Helweg, médico danés, 1847-1901.] Pequeño grupo triangular de figras descendentes del cordón anterolateral de la médula.

hem-, hema-. Hem-, hema-. Prefijo que significa «sangre».

hemabarometer. Hemabarómetro. Instrumento para determinar el peso específico de la sangre.

hemachromatosis. Hemacromatosis. (V. *hemochromatosis.*)

hemacytometer. Hemacitómetro. Instrumento para contar las células sanguíneas.

hemacytozoon. Hemacitozoo. Microorganismo parásito de las células sanguíneas.

hemaden. Hemadeno. Glándula endocrina.

hemadostenosis. Hemadostenosis. Obliteración de un vaso sanguíneo.

hemagglutination. Hemaglutinación. Aglutinación de eritrocitos.

hemagglutinin. Hemaglutinina. Anticuerpo que, a través de su grupo determinante, el hemablutinógeno, induce especificamente una hemaglutinación. Se trata de antígenos de grupo sanguíneo, agentes o sustancias patógenas, o distintos agentes activos. En función de su actividad frente a hematíes del propio individuo, de otro individuo de la misma especie, o de otra especie, se designan como auto, iso o heterohemagutininas.

hemagonium. Hemagonio. Hemoblasto.

hemal. Hemal. Hemático.

hemalexin. Hemalexian. Alexina (complemento) de la sangre.

hemanalysis. Hemanálisis. Análisis de sangre.

hemangioblastoma. Hemangioblastoma. Hemangioma compuesto de angioblastos.

hemangioendothelioblastoma. Hemangioendotelioblastoma. Tumor de origen mesenquimal, cuyas células tienden a formar el endotelio de los vasos.

hemangioendothelioma. Peritelioma. Angioendotelioma. (V. *angioendothelioma.*)

hemangioma. Hemangioma. Tumor benigno formado por neoformación de vasos sanguíneos.

hemangiomatosis. Hemangiomatosis. Producción de hemangiomas múltiples.

hemaphein. Hemafeína. Materia colorante parda formada en sangre y orina por destrucción de la hemoglobina.

hemapheism. Hemafeísmo. Presencia de hemafeína en la orina.

hemapheresis. Hemaféresis. Extracción de sangre, cuyos elementos firmes son separados, y retransfusión de la misma.

hemapophysis. Hemapófisis. Cartílago costal del arco hemal.

hemarthrosis. Hemartrosis. Extravasación sanguínea en una articulación.

hematein. Hemateína. Sustancia derivada de la hematoxilina por oxidación. F.: $C_{16}H_{12}O_6$.

hematemesis. Hematemesis. Vómito de sangre.

hematencephalon. Hematencéfalo. Efusión de sangre en el encéfalo.

hematic. Hemático. Que contiene sangre.

hematidrosis. Hematidrosis. Sudoración sanguínea.

hematin. Hematina. Sustancia constitutiva de la hemoglobina. Hem.

hematinemia. Hematinemia. Presencia de hematina en la sangre.

hematinuria. Hematinuria. Presencia de hematina en la orina.

hematocatharsis. Hematocatarsis. Lavado de la sangre.

hematocele. Hematocele. Efusión sanguínea dentro de una cavidad.

hematocephalus. Hematocéfalo. Feto nacido con la cabeza distendida por la sangre.

hematochezia. Hematoquecia. Deposición sanguinolenta.

hematochromatosis. Hematocromatosis. Coloración de los tejidos con pigmentos sanguíneos.

hematochyluria. Hematoquiluria. Presencia de sangre y quilo en la orina.

hematocoelia. Hematocelia. Efusión de sangre en la cavidad peritoneal.

hematocolpos. Hematocolpos. Acumulación de sangre menstrual en la vagina.

hematocrit. Hematócrito. Aparato que separa los glóbulos del plasma sanguíneo. Valor hematócrito.

hematocryal. Hematocrial. Poiquilotérmico.

hematocyst. Hematocisto. Efusión de sangre en un quiste.

hematoencephalic. Hematoencefálico. Relativo a la sangre y al cerebro.

hematogenous. Hematógeno. Producido o derivado de la sangre.

hematogone. Hematógono. Mieloblasto.

hematohyaloid. Hematohialina. Sustancia hialina formada en la degeneración de los trombos.

hematodi. Hematoide. Semejante a la sangre.

hematoidin. Hematoidina. Sustancia cristalina de color rojo igual a la bilirrubina.

hematologist. Hematólogo. Especialista en el estudio de la sangre.

hematology. Hematología. Ciencia que trata del estudio de la sangre.

hematolymphangioma. Hematolinfangioma. Tumor formado por vasos sanguíneos y linfáticos.

hematoma. Hematoma. Colección sanguínea localizada. || **aneurysmal** —. Falso aneurisma. || **epidural** —. H. epidural. || **subdural** —. H. subdural.

hematometra. Hematómetra. Acumulación sanguínea en el útero.

hematometry. Hematometría. Medición de la hemoglobina y del porcentaje de células en la sangre.

hematomole. Hematomola. Mola de Breus.

hematomphalocele. Hematonfalocele. Onfalocele con sangre.

hematomyelia. Hematomielia. Hemorragia en la médula espinal.

hematomyelitis. Hematomielitis. Mielitis aguda con hemorragia en la médula espinal.

hematomyelopore. Hematomielóporo. Cavidad en la médula espinal debida a una hemorragia.

hematonephrosis. Hematonefrosis. Presencia de sangre en la pelvis renal.

hematophagous. Hematófago. Que se alimenta de sangre.

hematopiesis. Hematopiesis. Presión sanguínea.

hematopoiesis. Hematopoyesis. Formación y desarrollo de las células sanguíneas.

hematoporphyrin. Hematoporfirina. Derivado de la hematina, privado de hierro.

hematoporphyrinuria. Hematoporfirinuria. Presencia de hematoporfirina en la orina.

hematorrhachis. Hematorraquis. Hemorragia extramedular.

hematorrhea. Hematorrea. Hemorragia copiosa.

hematosalpinx. Hematosálpinx. Acumulación de sangre en una trompa de Falopio.

hematoscheocele. Hematosqueocele. Hematocele del escroto.

hematoscope. Hematoscopio. Instrumento para el examen espectroscópico de la sangre.

hematoscopy. Hematoscopia. Examen de la sangre con el hematoscopio.

hematotoxic. Hematotóxico. Relativo a la intoxicación sanguínea.

hematotympanum. Hematotímpano. Exudación hemorrágica en el oído medio.

hematoxylin. Hematoxilina. Principio colorante empleado en histología. F.: $C_{16}H_{14}O_6 + 3H_2O$.

hematuria. Hematuria. Presencia de sangre en la orina.

heme. Hem. Protoporfirina constituyente de la hemoglobina. F.: $C_{34}H_{33}O_4N_4FeOH$.

hemeralopia. Hemeralopia. Disminución de la agudeza visual con la luz crepuscular.

hemerythrin. Hemeritrina. Pigmento rojo de ciertos gusanos.

hemiachromatopsia. Hemiacromatopsia. Acromatopsia en la mitad del campo visual.

hemiageusia. Hemiageusia. Ageusia en la mitad de la lengua.

hemialgia. Hemialgia. Hemicránea. Jaqueca.

hemianacusia. Hemianacusia. Sordera unilateral.

hemianalgesia. Analgesia en un lado del cuerpo solamente.

hemianesthesia. Hemianestesia. Anestesia que sólo afecta un lado del cuerpo.

hemianopia. Hemianopía. Hemianopsia. Ceguera en la mitad del campo visual de uno o de los dos ojos.

hemianosmia. Hemianosmia. Anosmia en una fosa nasal.

hemiapraxia. Hemiapraxia. Apraxia unilateral.

hemiasinergia. Hemiasinergia. Asinergia que afecta a un lado del cuerpo.

hemiataxia. Hemiataxia. Ataxia que afecta un lado del cuerpo.

hemiathetosis. Hemiatetosis. Atetosis que afecta a un lado del cuerpo.

hemiatrophy. Hemiatrofia. Atrofia de un lado del cuerpo o de la mitad de un órgano.

hemiautotrophic. Hemiautotrófico. Que se nutre parcialmente por sí solo.

hemiballismus. Hemibalismo. Corea unilateral.

hemiblock. Hemibloqueo. Anomalía en la conducción cardiaca.

hemic. Hémico. Relativo a la sangre.

hemicardia. Hemicardia. Alteración congénita caracterizada por la existencia de sólo dos cavidades cardiacas.

hemicephalia. Hemicefalia. Falta congénita de una mitad craneal.

hemicephalus. Hemicéfalo. Monstruo con hemicefalia.

hemicerebrum. Hemicerebro. Hemisferio cerebral.

hemichorea. Hemicorea. Corea que sólo afecta a un lado del cuerpo.

hemichromosome. Hemicromosoma. Cuerpo formado por la división longitudinal de un cromosoma.

hemicolectomy. Hemicolectomía. Colectomía parcial.

hemicrania. Hemicránea. Dolor en un lado de la cabeza.

hemicraniosis. Hemicraniosis. Hiperóstosis de un lado del cráneo o de la cara.

hemidiaphragm. Hemidiafragma. Una mitad del diafragma.

hemidysergia. Hemidisergia. Disergia que afecta un lado del cuerpo.

hemidysesthesia. Hemidisestesia. Disestesia que afecta una mitad del cuerpo.

hemiepilepsy. Hemiepilepsia. Epilepsia que afecta un lado del cuerpo.

hemifacial. Hemifacial. Relativo a un lado de la cara.

hemihypalgesia. Hipalgesia que afecta la mitad del cuerpo.

hemihyperesthesia. Hemihiperestesia. Hiperestesia en la mitad del cuerpo.

H

hemihypertonia. Hemihipertonía. Hipertonía en los músculos de un lado del cuerpo.

hemihypertrophy. Hemihipertrofia. Hipertrofia de una mitad del cuerpo.

hemihypertrophy, Curtius' syndrome. Síndrome de Curtius. [Friedrich Curtius, nacido en 1896, internista alemán, n. en Lübeck.] Gigantismo parcial congénito, con anomalías de la piel y de los dientes, con ambliopía y trastornos endocrinos. Síndrome vegetativoendocrino de la mujer con trastorno diencefalohipofisario, probablemente hereditario con carácter dominante; cursa con vasolabilidad, insuficiencia ovárica y estreñimiento habitual.

hemilateral. Hemilateral. Que afecta sólo a un lado.

hemilesion. Hemilesión. Lesión unilateral de la médula espinal.

hemimelia. Hemimelia. Monstruosidad que se caracteriza por la ausencia de la mitad del extremo distal de un miembro.

hemin. Hemina. Cloruro de hem.: F.: $C_{34}H_{33}N_4O_4FeCl$.

heminephrectomy. Heminefrectomía. Escisión de una porción renal.

hemiopia. Hemiopía. Hemiopsia. Visión en una mitad del ojo solamente.

hemipagus. Hemípago. Monstruo doble unido por el tórax y con una boca común.

hemiparesis. Hemiparesia. Paresia en la mitad del cuerpo.

hemiparesthesia. Hemiparestesia. Parestesia unilateral.

hemiphalangectomy. Hemifalangectomía. Falangectomía parcial.

hemiplegia. Hemiplejía. Parálisis de un lado del cuerpo. ‖ **facial** —. H. facial. ‖ **spinal** —. H. espinal.

hemisacralization. Hemisacralización. Sacralización de una mitad de la quinta vértebra lumbar.

hemisection. Hemisección. Corte o sección de una mitad.

hemiseptum. Hemiseptum. Mitad lateral del tabique interauricular o interventricular.

hemispherium. Hemisferio. Cada mitad del cerebro o cerebelo.

hemisphygmia. Hemisfigmia. Pulsación doble con cada latido cardiaco.

hemithorax. Hemitórax. Uno de los lados torácicos.

hemobilinuria. Hemobilinuria. Presencia de urobilina en sangre y orina.

hemoblast. Hemoblasto. Célula sanguínea primitiva.

hemocatheresis. Hemocatéresis. Destrucción de la sangre.

hemocholecyst. Hemocolecisto. Hemorragia no traumática en la vesícula biliar.

hemochromatosis. Hemocromatosis. Enfermedad por depósito de hierro consecuente a un exceso de éste en el organismo, especialmente en los órganos parenquimatosos, y que se basa en la incapacidad del SHR de controlar la oferta de hierro. Se diferencia en **h. idiopática** como forma familiar, que aparece a menudo en el adulto o como forma perinatal congénita; **h. eritropoyética** que se presenta en trastornos de la hematopoyesis que conducen a la hemosiderosis, y **h. adquirida,** que, entre otras cosas, es transfusional. La hemocromatosis idiopática lleva consigo un aumento de la reabsorción de hierro, hipersideremia y un almacenamiento de hierro en forma de ferritina y siderina. Se manifiesta como cirrosis hepática, con coloración bronceada de la piel y manifestaciones de déficit del funcionamiento de las glándulas endocrinas y exocrinas, así como insuficiencia cardíaca y caida del pelo.

hemochromogen. Hemocromógeno. Sustancia roja, derivada de la reducción de la hemoglobina.

hemoclasis. Hemoclasis. Hemólisis.

hemocoelom. Hemoceloma. Porción del celoma del cual se desarrolla el corazón.

hemoconcentration. Hemoconcentración. Disminución del volumen plasmático.

hemoconia. Hemoconia. Corpúsculos de Müller.

hemoconiosis. Hemoconiosis. Presencia anormal de hemoconias en la sangre.

hemocrinia. Hemocrinia. Presencia de sustancias endocrinas en la sangre.

hemoculture. Hemocultivo. Cultivo bacteriológico de sangre.

hemocyte. Hemocito. Célula sanguínea.

hemocytoblast. Hemocitoblasto. Célula sanguínea embrionaria.

hemocytolysis. Hemocitólisis. Hemólisis.

hemocytoma. Hemocitoma. Tumor de células sanguíneas indiferenciadas.

hemodiagnosis. Hemodiagnosis. Diagnóstico por medio del examen sanguíneo.

hemodialysis. Hemodiálisis. Eliminación de algunos elementos sanguíneos por filtración.

hemodiastase. Hemodiastasa. Enzima amilolítica de la sangre.

hemodilution. Hemodilución. Aumento del volumen plasmático.

hemodynamics. Hemodinámica. Estudio del movimiento sanguíneo y la fuerza que lo impulsa.

hemofiltration. Hemofiltración. Filtración de elementos sanguíneos por medios extracorporeos.

hemoflagellate. Hemoflagelados. Protozoos flagelados parásitos sanguíneos, como los tripanosomas y leishmanias.

hemofuscin. Hemofuscina. Pigmento pardo producto de la descomposición de la hemosiderina.

hemoglobin. Hemoglobina. Materia colorante de los hematíes, que contiene el hierro sanguíneo.

hemoglobin-C thalassemia disease. Síndrome de Zuelzer-Kaplan. [Wolf Zuelzer, médico norteamericano, n. en Detroit en 1909.] Anemia hemolítica familiar no esferocítica y normocrómica, que se presenta con ictericia, hepato y esplenomegalia, engrosamiento de la bóveda craneal con adelgazamiento cortical y diploe ensanchado en forma estriada y craneoestenosis. ‖ Talasemia con hemoglobina C. ‖ Anemia microcítica hipocrómica crónica, con microesferocitosis, dianocitosis y fragmetocitosis, eritropoyesis aumentada e inclusiones basófilas de Ery. Se produce por cruzamiento genético entre la talasemia y la enfermedad de la hemoglobina C. Son formas poco frecuentes.

hemoglobinemia. Hemoglobinemia. Presencia anormal de hemoglobina en el plasma sanguíneo.

hemoglobinometer. Hemoglobinómetro. Instrumento para medir la cantidad de hemoglobina en un líquido orgánico.

hemoglobinopathy. Hemoglobinopatía. Enfermedades hereditarias debidas a la presencia de hemoglobina anormal.

hemoglobinuria. Hemoglobinuria. Presencia de hemoglobina en la orina. ‖ **paroxysmal nocturnal** —. H. paroxística nocturna.

hemogram. Hemograma. Fórmula sanguínea.

hemohistioblast. Hemohistioblasto. Célula mesenquimal primitiva, origen de todas las células sanguíneas.

hemolymph. Hemolinfa. Sangre y linfa. ‖ Sangre de los invertebrados.

hemolysate. Hemolisado. Producto resultante de la hemólisis.

hemolysin. Hemolisina. Sustancia capaz de destruir los hematíes de otro individuo.

hemolysis. Hemólisis. Desintegración de los corpúsculos sanguíneos.

hemolytic. Hemolítico. Que produce hemólisis.

hemomediastinum. Hemomediastino. Efusión de sangre en el mediastino.

hemopathology. Hemopatología. Estudio de las enfermedades sanguíneas.

hemopathy. Hemopatía. Enfermedad sanguínea.

hemoperfusión. Hemoperfusión. Paso de sangre por sistemas exracorpóreos.

hemopericardium. Hemopcricardio. Efusión sanguínea en el pericardio.

hemoperitoneum. Hemoperitoneo. Efusión de sangre en la cavidad peritoneal.

hemopexia. Hemopexia. Coagulación de la sangre.

hemopexin. Hemopexina. β_1-globulina sintetizada en el hígado, presente en el plasma.

hemophilia. Hemofilia. Diátesis hemorrágica debida a déficit del factor VIII de la coagulación.

hemophilus. *Hemophilus.* Género de bacterias de la familia *Brucellaceae.*

hemophoric. Hemofórico. Que transporta sangre.

hemophthalmus. Hemoftalmos. Extravasación sanguínea en los ojos.

hemopoietine. Hemopoyetina. Sustancia estimulante de la médula ósea.

hemopsonin. Hemopsonina. Opsonina que facilita la fagocitación de los corpúsculos rojos.

hemoptysis. Hemoptisis. Expectoración de sangre.

hemopyelectasis. Hemopielectasia. Dilatación de la pelvis renal con acumulación de sangre.

hemorrhage. hemorragia. Salida de sangre de los vasos sanguíneos. ‖ **arterial** —. H. arterial. ‖ **brain** —. H. cerebral. ‖ **capillary** —. H. capilar. ‖ **internal** —. H. interna. ‖ **parenchymatous** —. H. parenquimatosa. ‖ **uterine** —. H. uterina. ‖ **venous** —. H. venosa.

hemorrhagic. Hemorrágico.

hemorragin. Hemorragina. Citolisina presente en ciertos venenos y tóxicos, que destruye las células endoteliales y los vasos sanguíneos.

hemorrhoid. Hemorroide. Dilatación varicosa venosa en el plexo hemorroidal.

hemorrhoidectomy. Hemorroidectomía. Escisión de las hemorroides.

hemosiderin. Hemosiderina. Pigmento amarillo oscuro que contiene hierro. Producto de la descomposición de la hemoglobina.

hemosiderosis. Hemosiderosis. Depósito de hemosiderina en los tejidos.

hemospermia. Hemospermia. Presencia de sangre en el semen.

hemostasia. Hemostasia. Detención de la hemorragia.

hemostasis. Hemostasis. (V. *hemostasia.*)

hemostat. Hemóstato. Instrumento utilizado para cohibir la hemorragia.

hemostatic. Hemostático. Que cohíbe una hemorragia.

hemotherapy. Hemoterapia. Tratamiento de la enfermedad por administración de sangre.

hemothorax. Hemotórax. Colección sanguínea en la cavidad pleural.

Hench-Aldrich test. Reacción de Hench-Aldrich. [Ph. S. Hench, médico norteamericano, 1896-1965; M. Aldrich, bioquímica norteamericana, n. en 1897.] Para averiguar el poder de combinación de la saliva con el mercurio.

Henderson, Donald. [Donal Henderson, epidemiólogo norteamericano n. en 1928.] Dirigió la fase final del programa de la Organización Mundial de la Salud (OMS), que consiguió erradicar, a partir de 1967 la viruela, donde se daban en 44 países más de 10 millones de casos.

Henderson-Hasselbach equation. Ecuación de Henderson-Hasselbach. [L. J. Henderson, químico norteamericano, 1878-1942; K. A. Hasselbach, científico danés, 1874-1962.] Fórmula para calcular el *p*H.

Henderson-Jones disease. Enfermedad de Henderson-Jones [M. S. Henderson, cirujano norteamericano, 1883-1954; H. T. Jones, cirujano norteamericano, n. en 1892.] Osteocondromatosis articular.

Henke's space. Espacio de Henke. [Ph. J. W. Henke, anatomista alemán, 1834-1896.] Espacio entre la columna vertebral y la faringe y esófago. ‖ — **triangle.** Triángulo de H. Espacio triangular entre el borde externo del músculo recto abdominal y el pliegue inguinal.

Henle's loop. Asa de Henle. [F. G. J. Henle, anatomista alemán, 1809-1895.] Curva en «U» de la nefrona. ‖ — **ampulla.** Ampolla de H. Extremidad del vaso deferente. ‖ — **layer.** Capa de H. C.

H

externa de células de la vaina radicular de un folículo piloso. || — **brane.** Membrana de H. Capa más externa de la túnica interna arterial. || — **spine.** Espina de H. Apófisis puntiaguda en el temporal.

henna. Henna. Hojas secas y pulverizadas de *Lawsonia inermis*.

Hennerbert's sign. Signo de Hennebert. [Hennebert, otólogo belga.] Nistagmo en la laberintitis de la sífilis congénita.

Henoch's purpura. Púrpura de Henoch. [E. H. Henoch, pediatra alemán, 1820-1910.] Púrpura asociada con síntomas gastrointestinales y, a veces, renales y articulares.

henogenesis. Henogénesis. (V. *ontogeny.*)

Henry's law. Ley de Henry. [A. F. G. Henry, patólogo turco, n. en 1894.] V. *Dalton's law.*

Hensen's canal. Canal de Hensen. [V. Hensen, anatomista alemán, 1835-1924.] Conducto membranoso lleno de endolinfa, desde el conducto coclear hasta el sáculo vestibular. || — **knot.** Nódulo de H. Area de proliferación celular en el óvulo impregnado.

Henshaw test. Prueba de Henshaw. [R. Henshaw, médico norteamericano contemporáneo.] Para seleccionar el medio homeopático apropiado.

Hensing's ligament. Ligamento de Hensing. [F. W. Hensing, anatomista alemán, 1719-1745.] Pequeño pliegue seroso desde el extremo superior del colon descendente.

hepar. Hígado. (V. *liver.*)

heparin. Heparina. Mucopolisacárido ácido, presente en el hígado y pulmones. Su presencia produce anticoagulación.

heparinate. Heparinato. Sal de heparina.

heparinemia. Heparinemia. Presencia de heparina en sangre.

heparinize. Heparinizar. Tratar con heparina.

hepat-, hepato-. Hepat-, hepato-. Prefijo que significa «hígado».

hepatalgia. Hepatalgia. Dolor en el hígado.

hepatauxe. Hepatauxia. Hipertrofia del hígado.

hepatectomy. Hepatectomía. Extirpación total o parcial del hígado.

hepatic. Hepático. Relativo al hígado.

hepaticocholangiojejunostomy. Hepatocolangioyeyunostomía. Comunicación quirúrgica entre el conducto hepático, los conductos biliares y el yeyuno.

hepaticoduodenostomy. Hepaticoduodenostomía. Comunicación quirúrgica entre el conducto hepático y el duodeno.

hepaticoenterostomy. Hepaticoenterostomía. Comunicación quirúrgica entre el conducto hepático y el intestino.

hepaticogastrostomy. Hepaticogastrostomía. Comunicación quirúrgica entre el conducto hepático y el estómago.

hepaticojejunostomy. Hepaticoyeyunostomía. Comunicación quirúrgica entre el conducto hepático y el yeyuno.

hepaticola. *Hepaticola*. Parásitos nematodos del hígado de las ratas. Se ha encontrado en el hígado del hombre.

hepaticoliasis. Hepaticoliasis. Infestación por *Hepaticola*.

hepaticolithotomy. Hepaticolitotomía. Extirpación de cálculos del conducto hepático.

hepaticolithotripsy. Hepaticolitotripsia. Litotripsia en el conducto hepático.

hepaticostomy. Hepaticostomía. Formación de una abertura persistente en el conducto hepático.

hepaticotomy. Hepaticotomía. Incisión del conducto hepático.

hepatism. Hepatismo. Mala salud por enfermedad hepática.

hepatitides. Plural de hepatitis.

hepatitis. Hepatitis. Inflamación del hígado. || **A** —. Tipo A. || **amebic** —. H. amebiana. || **anicteric** —. H. anictérica. || **B** —. H. tipo B. || **cholestatic** —. H. colestática. || **chronic active** —. H. crónica activa. || **chronic persisting** —. H. crónica persistente. || **epidemic** —. H. epidémica. || **fulminant** —. H. fulminante. || **infectious** —. H. infecciosa. || **MS-1** —. H. viral tipo A. || **MS-2** —. H. viral tipo B. || — **Non A-Non B**. No A-No B. || **serum** —. H. sérica. || **transfusion** —. H. transfusional.

hepatization. Hepatization. Transformación de un tejido en una masa semejante al tejido hepático.

hepatobiliary. Hepatobiliar. Relativo al hígado y a las vías biliares.

hepatocarcinogenesis. Hepatocarcinogénesis. Producción de hepatoma.

hepatocarcinoma. Hepatocarcinoma. Carcinoma hepatocelular.

hepatocele. Hepatocele. Hernia de una porción de hígado.

hepatocellular. Hepatocelular. Relativo a la célula hepática. || — **carcinoma**. Carcinoma hepatocelular. Sin.: Hepatocarcinoma.

hepatocholangeitis. Hepatocolangitis. Inflamación del hígado y de las vías biliares.

hepatocholangioduodenostomy. Hepatocolangioduodenostomía. Establecimiento de un drenaje del conducto hepático en el duodeno.

hepatocholangioenterostomy. Hepatocolangioenterostomía. Comunicación quirúrgica entre el conducto hepático y el intestino.

hepatocholangiogastrostomy. Hepatocolangiogastrostomía. Comunicación quirúrgica entre el conducto hepático y el estómago.

hepatocholangiostomy. Hepatocolangiostomía. Drenaje del conducto hepático en la pared adbominal.

hepatocirrhosis. Hepatocirrosis. Cirrosis hepática.

hepatocolic. Hepatocólico. Relativo al hígado y al colon.

hepatocystic. Hepatocístico. Relativo al hígado y a la vesícula biliar.

hepatocyte. Hepatocito. Célula parenquimatosa hepática.

hepatoduodenostomy. Hepatoduodenostomía. Comunicación quirúrgica entre el hígado y el duodeno.

hepatodynia. Hepatodinia. Dolor de hígado.

hepatodystrophy. Hepatodistrofia. Atrofia aguda amarilla del hígado.

hepatoenteric. Hepatoentérico. Relativo al hígado e intestino.

hepatoenterostomy. Hepatoenterostomía. Comunicación quirúrgica entre hígado e intestino.

hepatoflavin. Hepatoflavina. Riboflavina obtenida del tejido hepático.

hepatofugal. Hepatofugal. Dirección del flujo en sentido contrario al hígado.

hepatogastric. Hepatogástrico. Relativo al hígado y al estómago.

hepatogenic. Hepatogénico. Formado en el hígado. Hepatógeno.

hepatography. Hepatografía. Radiografía hepática.

hepatoid. Hepatoide. Semejante a la estructura hepática.

hepatojugular. Hepatoyugular. Relativo al hígado y a la vena yugular.

hepatolenticular. Hepatolinticular. Relativo al hígado y al núcleo lenticular. ‖ **degeneration** —. Degeneración h. Enfermedad de Wilson.

hepatolienal. Hepatolienal. Relativo al hígado y al bazo.

hepatolienomegaly. Hepatolienomegalia. (V. *hepatosplenomegaly.*)

hepatolith. Hepatolito. Cálculo biliar, especialmente intrahepático.

hepatolithectomy. Hepatolitectomía. Extirpación de cálculos hepáticos.

hepatolithiasis. Hepatolitiasis. Litiasis hepática.

hepatology. Hepatología. Estudio del hígado.

hepatolysin. Hepatolisina. Citolisina que destruye la célula hepática.

hepatolysis. Hepatólisis. Destrucción de la célula hepática.

hepatoma. Hepatoma. Carcinoma hepático.

hepatomalacia. Hepatomalacia. Reblandecimiento del hígado.

hepatomegalia. Hepatomegalia. Aumento del tamaño del hígado.

hepatomegalic glucoadiposity. Síndrome de Debré. [Anselme Robert Debré, nacido en 1882, pediatra francés, n. en París.] Glucoadiposidad hepatomegálica; trastorno del metabolismo de las grasas y el glucógeno, combinado con aumento de tamaño del hígado, que se produce a consecuencia de una acumulación de estas sustancias y que va acompañado de distrofia, desarrollo insuficiente, trastornos en el desarrollo de la musculatura estriada, distribución del tejido adiposo como en el síndrome de Fröhlich, hipercolesterolemia y lipemia. ‖ **catscratch disease.** Enfermedad por arañazo de gato.

hepatomegaly. Hepatomegalia. (V. *hematomegalia.*)

hepatomelanosis. Hepatomelanosis. Melanosis hepática.

hepatomphalus. Hepatónfalo. Hernia umbilical de una parte del hígado.

hepatonephritis. Hepatonefritis. Inflamación simultánea de hígado y riñón.

hepatotaphy. Hepatopatía. Enfermedad hepática.

hepatoperitonitis. Hepatoperitonitis. Inflamación del peritoneo que recubre el hígado.

hepatopetal. Hepatopetal. Dirección del flujo hacia el hígado.

hepatopexy. Hepatopexia. Fijación quirúrgica del hígado desplazado.

hepatophage. Hepatófago. Célula gigante que destruye la célula hepática.

hepatophlebitis. Hepatoflebitis. Inflamación de las venas del hígado.

hepatophlebotomy. Hepatoflebotomía. Aspiración de sangre del hígado.

hepatopleural. Hepatopleural. Relativo al hígado y la pleura.

hepatoportal. Hepatoportal. Relativo al sistema portal hepático.

hepatorenal. Hepatorrenal. Relativo al hígado y al riñón. ‖ **syndrome** —. Síndrome h.

hepatorrhagia. Hepatorragia. Hemorragia por el hígado.

hepatorrhaphy. Hepatorrafia. Sutura de una herida hepática. Sin.: Hepatopexia.

hepatorrhea. Hepatorrea. Secreción excesiva de bilis.

hepatorrhexis. Hepatorrexis. Rotura del hígado.

hepatoscopy. Hepatoscopia. Examen del hígado.

hepatosis. Hepatosis. Alteración funcional hepática.

hepatosplenitis. Hepatosplenitis. Inflamación del hígado y del bazo.

hepatosplenomegaly. Hepatosplenomegalia. Aumento de tamaño del hígado y bazo.

hepatosplenopathy. Hepatosplenopatía. Alteración del hígado y del bazo.

hepatostomy. Hepatostomía. Abertura quirúrgica del hígado en la pared abdominal.

hepatotherapy. Hepatoterapia. Tratamiento de la enfermedad mediante la administración de hígado o extractos hepáticos.

hepatotomy. Hepatotomía. Incisión quirúrgica del hígado.

hepatotoxemia. Hepatotoxemia. Toxemia de origen hepático.

hepatotoxin. Hepatotoxina. Toxina que destruye las células hepáticas. ‖ Toxina elaborada en el hígado.

hepatotropic. Hepatotrópico. Con especial afinidad hacia el hígado.

Herbert's operation. Operación de Herbert. [M. H. Herbert, oftalmólogo inglés, 1865-1942.] Colgajo de esclerótica en el glaucoma.

Herbst's corpuscles. Corpúsculos de Herbst. [E. F. G. Herbst, médico alemán, 1803-1893.] Terminaciones sensitivas en la piel del pico de los pájaros.

hereditary. Hereditario. Transmitido genéticamente.

hereditary α_1–antitrypsin deficiency. Síndrome de Laurell-Eriksson. Déficit hereditario de α_1–antitripsina sérica. Algunos sujetos homocigóticos se

333

ven afectados por una hepatitis progresiva ya en la primera infancia, que puede dar lugar a cirrosis o bien remitir. En los adultos suele aparecer patología pulmonar obstructiva crónica, que da lugar a un cuadro de *cor pulmonale*. Su frecuencia es de aproximadamente 1:2.000.

heredity. Herencia. Transmisión genética de un carácter determinado. ‖ **autosomal** —. H. autosómica. ‖ **sex-linked** —. H. ligada al sexo.

heredoataxia. Heredoataxia. (V. *Friedreich's ataxia*.)

heredofamilial. Heredofamiliar. Hereditario en ciertas familias.

heredolues. Heredolúes. Sífilis congénita.

heredopathia. Heredopatía. Enfermedad hereditaria.

heredosyphilis. Heredosífilis. Sífilis congénita.

Herff's clamp. Grapas de Herff. [O. von Herff, ginecólogo suizo, 1856-1916.] Grapa en la cual la presión se mantiene por un resorte.

Hering's theory. Teoría de Hering. [C. E. K. Hering, fisiólogo alemán, 1834-1918.] La sensación de color depende de la descomposición y restitución de la sustancia visual.

heritable. Hereditario.

Hermann's fluid. Solución de Hermann. [F. Hermann, anatomista alemán, 1859-1920.] Para la tuberculosis.

hermafrodism. Hermafroditismo. Existencia de los dos sexos en un mismo individuo.

hermetic. Hermético. Impenetrable al aire.

hernia. Hernia. Tumoración debida a la protrusión de un órgano o parte del mismo por una abertura natural o accidental. ‖ **abdominal** —. H. abdominal. ‖ **cerebri** —. H. cerebral. ‖ **crural** —. H. crural. ‖ **diaphragmatic** —. H. diafragmática. ‖ **hiatal** —. H. de hiato. ‖ **incarcerated** —. H. incarcerada. ‖ **inguinal** —. H. inguinal. ‖ **irreducible** —. H. irreductible. ‖ **rectal** —. H. rectal. ‖ **rectovaginal** —. H. rectovaginal. ‖ **reducible** —. H. reductible. ‖ **umbilical** —. H. umbilical. ‖ **vaginal** —. H. vaginal.

hernial. Hernial. Relativo a una hernia.

herniated. Herniado. Afecto de hernia.

herniation. Herniación. Formación de una hernia.

hernioid. Hernioide. Semejante a una hernia.

herniolaparotomy. Herniolaparotomía. Laparotomía para el tratamiento de una hernia.

hernioplasty. Hernioplastia. Operación de reparación de una hernia.

herniopuncture. Herniopuntura. Punción quirúrgica de una hernia.

herniorrhaphy. Herniorrafia. Reparación quirúrgica de una hernia.

herniotomy. Herniotomía. Quelotomía.

heroin. Heroína. Sustancia que produce hábito.

heroinism. Heroinismo. Heroinomanía. Adicción a la heroína.

herophilus. Herófilo. Médico griego anatomista (300 a. de C.).

herpangina. Herpangina. Forma clínica de la enfermedad causada por el virus de Coxsackie.

herpes. Herpes. Enfermedad inflamatoria de la piel, con aparición de vesículas. ‖ **genital** —. H. genital. ‖ **ocular** —. H. ocular. ‖ **simplex** —. H. simple. ‖ **zoster** —. H. zoster.

herpesvirus. Herpesvirus. Virus productor del herpes.

herpetic. Herpético. Relativo al herpes.

herpetiform. Herpetiforme. Semejante al herpes.

Herrick's anemia. Anemia de Herrick. [J. B. Herrick, médico norteamericano, 1861-1954.] Anemia drepanocítica.

hersage. Hersaje. Disociación de las fibras de un nervio periférico con un rastrillo de puntas romas.

Herter's disease. Enfermedad de Herter. [Ch. A. Herter, médico norteamericano, 1865-1910.] Infantilismo intestinal.

Herter-Heubner disease. Enfermedad de Herter-Heubner. [C. A. Herter; J. O. L. Heubner, pediatra alemán, 1843-1926.] Enfermedad celiaca.

Hertwig's sheath. Vaina de Hertwig. [R. Hertwig, zoólogo alemán, 1850-1937.] Cubierta de células epiteliales en el folículo dental.

Herxheimer's fibers. Fibras de Herxheimer. [K. Herxheimer, dermatólogo alemán, n. en 1861.] Pequeñas fibras espirales en el estrato mucoso de la piel.

Heryng's sign. Signo de Heryng. [T. Heryng, laringólogo polaco, 1847-1925.] Ulcera benigna en la zona anterior de las fauces.

Heschl's convolution. Circonvulación de Heschl. [R. L. Heschl, patólogo austriaco, 1824-1881.] Circunvoluciones temporales transversas.

Hesselbach's hernia. Hernia de Hesselbach. [F. K. Hesselbach, cirujano alemán, 1759-1816.] Hernia con un divertículo a través de la fascia cribiforme. ‖ **— ligament.** Ligamento de H. Espacio comprendido entre el borde externo del músculo recto del abdomen, el ligamento de Poupart y la arteria epigástria profunda.

heteradelphia. Heteradelfia. Monstruosidad doble, en la que uno de los fetos está más desarrollado que el otro.

heteradenia. Heteradenia. Alteración del tejido glandular.

heterauxesis. Heterauxesis. Desproporción entre el crecimiento de dos partes de un mismo cuerpo.

heterecious. Heterecio. Que vive sobre distintos huéspedes, según los distintos estadios generacionales.

heteresthesia. Heterestesia. Variación en el grado de sensibilidad en áreas adyacentes de la superficie cutánea.

hetero-, heter-. Hetero-, heter-. Prefijo que significa «desidual».

heteroagglutinin. Heteroaglutinina Aglutinina con especificidad antigénica en una o más especies distintas de aquellas donde se han originado.

heterocellular. Heterocelular. Compuesto por células de diversas clases.

heterocephalus. Heterocéfalo. Monstruo con dos cabezas desiguales.

heterochiral. Heteróquiro. Transpuesto en relación al lado derecho o izquierdo.

heterochromia. Heterocromía. Diversidad de color en una parte con un color normalmente.

heterochromosome. Heterocromosoma. Cromosoma sexual. Alosoma.

heterochromous. Heterocromo. Caracterizado por la diversidad de color.

heterochronia. Heterocronía. Variación en las relaciones de tiempo.

heterochylia. Heteroquilia. Variación súbita en la composición del jugo gástrico.

heterocinesia. Heterocinesia. Situación en la que el individuo realiza movimientos contrarios a los que se le indica.

heterocrine. Heterocrina. Alocrina. (V. *allocrine.*)

heterocrisis. Heterocrisis. Crisis anormal.

heterocyclic. Herocíclico. Compuesto cíclico en el que la cadena está formada por elementos distintos a los átomos de carbono.

heterodont. Heterodonto. Que tiene dientes de diferente tipo.

heterodymus. Heteródimo. Monstruo gemelar en el que la cabeza del parásito se implanta en la parte anterior del autósito.

heteroerotism. Heteroerotismo. Sentimiento sexual hacia otro individuo.

heterogametic. Heterogamético. El sexo masculino, constituido por XY, lo es.

heterogamy. Heterogamia. Conjugación de gametos de desigual tamaño.

heteroganglionic. Heterogangliónico. Que conecta varios ganglios.

heterogenesis. Heterogénesis. Alternación de generaciones. || Generación asexuada.

heteroinmunity. Heteroinmunidad. Inmunización de una especie con elementos de otra.

heteroinfection. Heteroinfección. Infección por un elemento externo.

heteroinoculation. Heteroinoculación. Inoculación de un germen de otro organismo.

hctcrologous. Heterólogo. Opuesto a homólogo.

heterolysina. Heterolisina. Lisina que destruye las células de especies distintas a las que han producido el antígeno.

heterolysis. Heterólisis. Lisis producida por heterolisinas.

heteromeric. Heterómero. Constituido por partes desiguales.

heterometropia. Heterometropía. Refracción diferente para cada ojo.

heteromorphosis. Heteromorfosis. Forma o estructura anormal.

heteronomous. Heterónomo. Anómalo.

heteronymous. Heterónimo. Opuesto a homónimo.

heteropagus. Heterópago. Doble monstruo en el que el parásito está inserto en la parte anterior del autósito.

heteropancreatism. Heteropancreatismo. Funcionamiento irregular del páncreas.

heteropathy. Heteropatía. Alopatía.

heterophany. Heterofania. Diferencia en las manifestaciones de un mismo proceso.

heterophasia. Heterofasia. Expresión habitual de términos impropios.

heterophoria. Heteroforia. Falta de paralelismo entre los ejes visuales.

heterophthalmia. Heteroftalmia. Diferencia en el color o dirección de los ejes de ambos ojos.

heteroplasia. Heteroplasia. Formación de un tejido anómalo en otro normal.

heteroplasm. Heteroplasma. Tejido heterólogo.

heteroplasty. Heteroplastia. Heterotrasplante.

heteroploidy. Heteroploidía. Estado en el que existe un número anormal de cromosomas.

heteropsia. Heteropsia. Visión desigual por ambos ojos.

heteroptics. Heteróptica. Visión falsa o deformada.

heteroscope. Heteroscopio. Instrumento para medir el grado de heteroforia.

heterosexual. Perteneciente al sexo opuesto.

heterosome. Heterosoma. Cromosoma sexual.

heterosmia. Heterosmia. Alotriosmia. (V. *allotriosmia.*)

heterospore. Heterosporo. Con dos clases de esporas.

heterosuggestion. Heterosugestión. Sugestión producida por otra persona.

heterotaxia. Heterotaxia. Transposión de vísceras.

heterotherapy. Heteroterapia. Tratamiento mediante medicamentos antagónicos a los síntomas.

heterotherm. Heterotermo. Animal de sangre fría.

heterotonia. Heterotonía. Tono variable.

heterotopia. Heterotopía. Desplazamiento de un órgano o una parte.

heterotransplantation. Heterotransplante. Transplante de injertos tomados de un individuo de especie diferente.

heterotrichosis. Heterotricosis. Irregularidad en el color.

heterotrophia. Heterotrofia. Alteración en la nutrición.

heterotropia. Heterotropía. Estrabismo.

heterotrypsin. Heterotripsina. Enzima del jugo pancreático.

heterovaccine. Heterovacuna. Vacuna preparada por bacterias distintas a las que producen la enfermedad.

heteroxenous. Heteróxeno. Que precisa de más de un huésped para desarrollar su ciclo vital.

heterozygote. Heterozigoto. Individuo que posee diferentes alelos.

Heubner's disease. Enfermedad de Heubner. [J. O. L. Heubner, pediatra alemán, 1843-1926.] Endarteritis cerebral sifilítica.

Heubner-Herter disease. Enfermedad de Heubner-Herter. [J. O. L. Heubner; Ch. A. Herter, médico norteamericano, 1865-1910.] Enfermedad celiaca.

HEV. Abreviatura de *high endothelial venules.*

Hewlett's stain. Coloración de Hewlett. [R. T. Hewlett, patólogo inglés, 1865-1940.] Método para colorear las cápsulas bacterianas.

hexachromic. Hexacrómico. Capaz de distinguir sólo seis colores del espectro.

H

hexadactyly. Hexadactilia. Presencia de seis dedos en la mano o pie.

hexamethonium. Hexametonio. F.: $C_{10}H_{24}N_2$.‖ — **bromide.** Bromuro de h.: $C_{22}H_{30}Br_2N_2$. Hipotensor.

hexamine. Hexamina. Metenamina.

hexane. Hexano. Hidrocarburo líquido. C_6H_{14}.

hexose. Hexosa. Monosacárido que contiene seis átomos de carbono en cada molécula.

hexosaphosphate. Hexosafosfato. Monofosfato de hexosa.

Hey's amputation. Amputación de Hey. [W. Hey, cirujano inglés, 1736-1819.] Desarticulación tarsometatarsiana. ‖ — **hernia.** Hernia de H. H. de Cooper. ‖ — **ligament.** Ligamento de H. Ligamento femoral.

Heynsius' test. Reacción de Heynsius. [A. Heynsius, médico holandés, 1831-1885.] Para detectar la albúmina.

HF. Abreviatura de *Hageman factor*.

Hf. Símbolo químico de *hafnium* (hafnio).

HFRS. Abreviatura de *fiebre hemorrágica con síndrome renal*.

Hg. Símbolo del mercurio.

Hgb. Areviatura de *hemoglobin*.

HGF. Abreviatura de *hyperglycemic-glycogenolitic factor* (glucagon).

HGG. Abreviatura de *human gammaglobulin*.

HGH. Abreviatura de *human growth hormone*.

HI. Abreviatura de *hemagglutination inhibition*.

5-HIAA. Abreviatura de *5-hydroxyindolacetic acid* (producto metabólico de la serotonina).

hiatal. Hiatal. Referente al hiatus.

hiatus. Hiato. Orificio, fisura, abertura. ‖ **hernia** —. Hernia de h.

Hibb's operation. Operación de Hibbs. [R. A. Hibbs, cirujano norteamericano, 1869-1932.] Sobre las apófisis espinosas.

hibernation. Hibernación. Estado de somnolencia de ciertos animales durante el invierno. ‖ **artificial** —. H. artificial.

hiccough. Hipo. Contracción involuntaria del diafragma.

hiccup. Hipo. (V. *hiccough*.)

Hicks sign. Signo de Hicks. [J. B. Hicks, ginecólogo ingles, 1823-1897.] V. *Braxton-Hicks' sign*.

hidradenitis. Hidradenitis. Inflamación de una glándula sudorípara.

hidradenoma. Hidradenoma. Adenoma de una glándula sudorípara.

hidro-. Hidro-. Prefijo que indica «sudor».

hidrocystoma. Hidrocistoma. Quiste de una glándula sudorípara.

hidropoiesis. Hidropoyesis. Producción de sudor o agua.

hidrorrhea. Hidrorrea. Hiperhidrosis.

hidroschesis. Hidrosquesis. Anhidrosis.

hiemal. Hiemal. Relativo al invierno.

hieralgia. Hieralgia. Dolor en el sacro.

hierolisthesis. Hierolistesis. Desplazamiento del sacro.

Highmore's antrum. Antro de Highmore. [N. Highmore, cirujano inglés, 1613-1685.] Seno del maxilar superior en comunicación con la fosa nasal. ‖ — **body.** Cuerpo de H. Engrosamiento de la túnica albugínea hacia el borde superior del testículo.

hilar. Hiliar. Relativo a hilio.

Hildebrand's disease. Enfermedad de Hildebrand. [J. V. Hildebrand, médico austriaco, 1763-1818.] Fiebre tifoidea.

Hildebrandt's test. Reacción de Hildebrandt. [F. Hildebrandt, farmacólogo alemán, n. en 1887.] Para detectar la presencia de urobilina.

hilitis. Hilitis. Inflamación de un hilio.

hillock. Eminencia. Elevación.

Hilton's muscle. Músculo de Hilton. [J. Hilton, cirujano inglés, 1804-1878.] Músculo aritenoepiglótico. ‖ — **line.** Línea de H. L. de unión de la piel del peritoneo con la mucosa anal.

hilium. Hilio. Depresión visceral por donde entran y salen los elementos vasculares, nerviosos y linfáticos.

hilus. Hilio. (V. *hilum*.)

himantosis. Himantosis. Elongación de la úvula.

hindbrain. Rombencéfalo.

hindfoot. Talón. Parte posterior del pie.

hind-kidney. Metanefros.

hip. Cadera. ‖ **joint** —. Articulación coxofemoral.

Hippel's disease. Enfermedad de Hippel. [E. von Hippel, oftalmólogo alemán, 1867-1939.] Angiogliomatosis de la retina.

von Hippel-Lindau syndrome, cereboretinal angiomatosis. Síndrome de von Hippel-Lindau (Czermak). [Eugen von Hippel, 1867-1939, oculista alemán n. en Gottinga; Arvid V. Lindau, oculista alemán, n. en Insbruck; Wilhelm Czermak, 1856-1906, oculista checo, n. en Praga.] Angiomatosis congénita, de herencia probablemente dominante, que afecta a la retina y a menudo a otras partes del sistema nervioso central, sobre todo del cerebelo y de la medula espinal. Se combina con angiomas y quistes en riñones, páncreas e hígado. Los síntomas difieren según la localización; se trata sobre todo de dolores occipitales, vómitos, mareos, trastornos de la conciencia, de la visión y de la marcha, así como síntomas de hipertensión craneal.

hippocampus. Hipocampo. Eminencia que ocupa la pared externa del divertículo esfenoidal de cada ventrículo lateral del cerebro. Sin.: Cuerno de Ammón.

Hippocrates. Hipócrates. Médico griego, 460 a. de C.

hippocratic. Hipocrático. Relativo a la escuela fundada por Hipócrates.

hippocratism. Hipocratismo. Sistema médico atribuido a Hipócrates.

hippurate. Hipurato. Sal del ácido hipúrico.

hippuria. Hipuria. Exceso de ácido hipúrico en la orina.

hippus. Hippus. Atetosis pupilar.

hircismus. Hircismo. Olor fuerte en la axila.

hircus. Hircus. Pelo de la axila. ‖ Trago de la oreja.

Hirchfeld's canals. Canales de Hirschfeld. [I.

Hirschfeld, dentista norteamericano contempóraneo.] Canales interdentales.

Hirschfeld's disease. Enfermedad de Hirschfeld. [E. Hirschfeld, médico alemán, n. en 1863.] Diabetes de evolución rápida.

Hirschfelder's tuberculin. Tuberculina de Hirschfelder. [J. O. Hirschfelder, médico norteamericano, 1830-1916.] Oxituberculina.

Hirschprung's disease. Enfermedad de Hirschprung. [H. Hirschprung. médico danés, 1830-1916.] Megacolon agangliónico.

hirsutism. Hirsutismo. Hipertricosis, especialmente en la mujer.

hirudin. Hirudina. Principio activo anticoagulante extraído de las glándulas bucales de las sanguijuelas.

hirudinea. *Hirudinea.* Familia de anélidas.

hirudiniasis. Hirudiniasis. Infestación por sanguijuelas.

hirudinization. Hirudinización. Inyección de hirudina en sangre, que la hace incoagulable.

hirudinize. Hirudinizar. Hacer incoagulable la sangre mediante inyección de hirudina.

hirudo. *Hirudo.* Género de sanguijuelas.

HIS. Abreviatura de *histidine.*

His bundle. Fascículo de His. [H. His, médico suizo, 1863-1934.] Banda muscular con fibras nerviosas que conectan las aurículas y ventrículos cardíacos.

His duct. Conducto de His. [W. His, anatomista alemán, 1831-1904.] Conducto tirogloso del feto. || **— spaces.** Espacios de H. E. linfáticos perivasculares de la médula espinal.

His-Werner disease. Enfermedad de His-Werner. [W. His; H. Werner, médico alemán, n. en 1874.] Fiebre de las trincheras.

histaffine. Histafín. Que tiene afinidad por los tejidos.

histaminase. Histaminasa. Enzima que desdobla la histamina.

histamine. Histamina. Producto de la decarboxilación de la histidina. Se encuentra en el cornezuelo de centeno. F.: $C_5H_9N_3$.

histaminemia. Histaminemia. Presencia de histamina en sangre.

histaminia. Histaminia. Shock por exceso de histamina.

histanoxia. Histanoxia. Anoxia tisular por riego insuficiente.

histidase. Histidasa. Enzima que libera amoniaco de la histidina.

histidine. Histidina. Aminoácido esencial.

histidinuria. Histidinuria. Exceso de histidina en la orina.

histio-. Histio-, histo-. Prefijo que significa «tejido».

histioblast. Histioblasto. Histiocito local. Macrófago.

histiocyte. Histiocito. Macrófago. || **wandering —.** Macrófago activo.

histiocytoma. Histiocitoma. Tumor que contiene histiocitos.

histiocytosis. Histiocitosis. Situación caracterizada por la existencia anormal de histiocitos en sangre. || **lipid —.** H. lipídica. Enfermedad de Niemann-Pick. || **X —.** Granuloma eosinófilo.

histochemistry. Histoquímica. Rama de la histología química que trata de la identificación de los componentes químicos de las células y tejidos.

histochromatosis. Histocromatosis. Trastornos del sistema reticuloendotelial.

histoclastic. Histoclástico. Término para determinadas células que destruyen el tejido.

histocompatible. Histocompatible. Capaz de ser aceptado y ser funcional. Antígenos HLA, de histocompatibilidad.

histodiagnosis. Histodiagnosis. Diagnóstico mediante el examen microcróspico de los tejidos.

histodialysis. Histodiálisis. Diálisis de los tejidos.

histodifferentiation. Histodiferenciación. Adquisición de características tisulares por grupos de células.

histofluorescence. Histofluorescencia. Fluorescencia producida por la administración de una sustancia previamente a la exposición a rayos X.

histogenesis. Histogénesis. Formación o desarrollo de los tejidos.

histography. Histografía. Descripción de los tejidos.

histoid. Histoide. Parecido a un tejido orgánico.

histoincompatible. Histoincompatible. Que no es aceptado ni resulta funcional.

histology. Histología. Estudio de la estructura, composición y función de los tejidos.

histolysis. Histólisis. Destrucción de los tejidos.

histoma. Histoma. Tumor tisular.

histometaplastic. Histometaplásico. Que estimula la metaplasia de los tejidos.

histomorphology. Histomorfología. Morfología de los tejidos.

histone. Histonuria. Presencia de histona en la orina.

histopathology. Histopatología. Histología patológica.

histoplasma. Histoplasma. Género de hongos de la familia *Moniliaceae.*

histoplasmosis. Histoplasmosis. Infección por inhalación o ingestión de esporas de *Histoplasma capsulatum.*

historrhexis. Historrexis. Destrucción de tejidos.

histotherapy. Histoterapia. Tratamiento de la enfermedad mediante la administración de tejidos animales.

histothrombin. Histotrombina. Trombina del tejido conectivo.

histotome. Histótomo. Micrótomo.

histotomy. Histotomía. Microtomía.

histotroph. Histotrofo. Sustancia nutritiva suministrada el embrión en los animales vivíparos.

histotrophic. Histotrófico. Que estimula la formación de tejido.

histotropic. Histotrópico. Con especial afinidad por las células tisulares.

histrionism. Histrionismo. Realización histérica de gestos exagerados.

H

«hit and rum» drug. Fármaco «hit and run»; cuando la acción del fármaco supera su presencia en el torrente sanguíneo.

Hittorf's tube. Tubo de Hittorf. [J. W. Hittorf, físico alemán, 1824-1914.] Tubo de Crookes.

Hitzig's test. Prueba de Hitzig. [E. Hitzig, psiquiatra alemán, 1838-1907.] Para el examen del aparato vestibular.

HIV. Abreviatura de *human immunodeficiency virus*.

hives. Urticaria. Erupción cutánea. (V. *urticaria*.)

HLA. Sistema mayor de histocompatibilidad.

Hm. Abreviatura de *manifest hyperopia*.

HMG. Abreviatura de *human menopausal gonadotropin*.

HMO. Abreviatura de *health maintenance organization*.

HNO$_2$. Fórmula del ácido nitroso.

HNO$_3$. Fórmula del ácido nítrico.

H$_2$O. Fórmula del agua.

H$_3$O$_2$. Fórmula del peróxido de hidrógeno.

hoarseness. Ronquera. Cualidad especial de la voz.

Hoboken's valves. Válvulas de Hoboken. [N. von Hoboken, anatomista holandés, 1632-1678.] Ondulaciones de los vasos del cordón umbilical, que producen una acción semejante a la valvular.

Hoche's tract. Cintilla de Hoche. [A. E. Hoche, psiquiatra alemán, 1865-1943.] Manojo de fibras nerviosas que forman parte del fascículo propio.

Hochenegg's operation. Operación de Hocchenegg. [J. von Hochenegg, cirujano austriaco, 1859-1940.] Técnica de sutura quirúrgica en el ano.

Hochsinger's phenomenon. Fenómeno de Hochsinger. [K. Hochsinger, pediatra austriaco, n. en 1860.] Indicanuria en la tuberculosis infantil. || — **sign.** Signo de H. En el tétanos, la presión en el lado interno del bíceps produce el cierre de la mano.

Hodara's disease. Enfermedad de Hodara. [M. Hodara, médico turco, f. en 1926.] Dilatación del cayado de la aorta, con valvulopatía aórtica subsecuente.

Hodge's pessary. Pesario de Hodge. [H. L. Hodge, ginecólogo norteamericano, 1796-1873.] Pesario para las retrodesviaciones.

Hodgkin. A. Ll. Hodgkin, fisiólogo inglés (n. en 1914), premio Nobel en 1963.

Hodgkin's disease. Enfermedad de Hodgkin. [Th. Hodgkin, médico inglés, 1798-1866.] Linfoma caracterizado por la existencia de células de Red-Sternberg.

Hodgson's disease. Enfermedad de Hodgson. [J. Hodgson, médico inglés, 1788-1869.] Dilatación aneurismática proximal de la aorta.

hodoneuromere. Hodoneurómera. Segmento del tronco embrionario con sus nervios y ramas.

Hoehne's sign. Signo de Hoehne. [O. Hoehne, ginecólogo alemán, 1871-1932.] Signo de rotura del útero.

hof. Area del citoplasma enmarcada por la concavidad del núcleo.

Hofbauer cells. Células de Hofbauer. [J. I. I. Hofbauer, ginecólogo norteamericano, n. en 1878.] Células grandes de las vellosidades del corion.

Hoffa's disease. Enfermedad de Hoffa. [A. Hoffa, cirujano alemán, 1859-1907.] Lipoma solitario. || — **operation.** Operación de H. reducción incruenta de la luxación de cadera y fijación de la cabeza del fémur.

Hoffmann's anodyne. Licor de Hoffmann. [F. Hoffmann, médico alemán, 1660-1742.] Mezcla de éter sulfúrico y alcohol, a partes iguales.

Hoffmann's atrophy. Atrofia de Hoffmann. [J. Hoffmann, neurólogo alemán, 1857-1919.] Atrofia muscular progresiva.

Hoffmann's bacillus. Bacilo de Hoffmann. [G. von Hoffmann, bacteriólogo austriaco.] *Corybacterium pseudodiphtheriticum*.

Hoffmann's duct. Conducto de Hoffmann. [M. Hoffmann, anatomista alemán, 1622-1698.] Conducto pancreático.

Hoffmann's violet. Violeta de Hoffmann. [A. W. von Hoffmann, químico alemán, 1818-1892.] Colorante conocido como «dalia».

Hofmeister's test. Reacción de Hofmeister. [F. Hofmeister, fisiólogo alemán, 1850-1922.] Para detectar la presencia de leucina.

Högyes's treatment. Tratamiento de Högyes. [E. Högyes, médico húngaro, 1847-1906.] Tratamiento de la rabia.

Hohl's method. Método de Hohl. [A. F. Hohl, médico alemán, 1789-1862.] Para proteger el periné durante el parto.

Hohnes syndrome. Síndrome de Hohnes. Degeneración de la corteza del cerebelo, sistemática, primaria y progresiva, de herencia familiar con carácter autosómico dominante.

Hoigné syndrome. Síndrome de Hoigné. [Rolf Hiogné, internista suizo, n. en Berna, en 1923.] Síntomas que se manifiestan inmediatamente después de una inyección intramuscular de pinicilina con efecto retardado. Consiste en un embotamiento de la conciencia que dura unos pocos minutos, con sensaciones acústicas y ópticas, zumbido en los oídos, visión de figuras y velos, mente confusa, intranquilidad motora y angustia mortal; no presenta fenómenos circulatorios.

holandric. Holándrico. Relativo a los genes del cromosoma Y.

Holden's line. Línea de Holden. [L. Holden, cirujano inglés, 1815-1905.] Surco debajo del pliegue inguinal.

holergasia. Holergasia. Trastorno psíquico mayor.

Holley, Robert W. [Robert W. Holley, bioquímico norteamericano, n. en 1922.] Logró descifrar, al igual que Har Ghobind Khorana y Marshall W. Nirenberg, bioquímicos indio y norteamericano, el código genético, por lo que compartieron el Premio Nobel de 1968.

hollow. Convexidad. Depresión. Hueco.

hollow-back. Lordosis.

Holmes's phenomenon. Fenómeno de Holmes. [G. Holmes, neurólogo inglés contemporáneo.] En trastornos cerebelosos.

Holmes's operation. Operación de Holmes. [T. Holmes, cirujano inglés, 1825-1907.] Escisión del calcáneo.

Holmgren's test. Prueba de Holmgren. [A. F. Holmgren, fisiólogo sueco, 1831-1897.] Examen de la percepción de los colores.

holmium. Holmio. Elemento raro de símbolo Ho.

holo-. Holo-. Prefijo que significa «todo».

holoacardius. Holoacardio. Monstruo fetal sin corazón.

holoantigen. Holoantígeno. Antígeno completo. Opuesto a hapteno.

holoblastic. Holoblástico. Huevo que se segmenta en su totalidad.

holocain. Holocaína. Base cristalina tóxica. El clorhidrato se utiliza como anestésico ocular.

holocephalic. Holocéfalo. Que tiene la cabeza completa. ‖ Monstruo fetal.

holocrine. Holocrino. Aplicado a glándulas cuyas células secretoras se desintegran (gl. sebáceas, por ejemplo).

holodiastolic. Holodiastólico. Relativo a toda la diástole.

holoenzyme. Holoenzima. Compuesto funcional formado por la combinación de una apoenzima y de su coenzima apropiada.

hologamy. Hologamia. Situación en la que los gametos tienen igual tamaño y estructura que las células somáticas.

hologenesis. Hologénesis. Teoría según la cual el hombre sería múltiple en toda la tierra.

hologynic. Hologínico. Relativo a las características heredadas por vía materna solamente.

holomorphosis. Holomorfosis. Regeneración completa de una pérdida de sustancia.

holophytic. Holofítico. Con todos los caracteres de una planta.

holorrhachischisis. Holorraquisquisis. Raquisquisis total.

holoschisis. Holosquisis. Amitosis.

holosystolic. Holosistólico. Relativo a una sístole completa.

holotonia. Holotonía. Espasmo muscular general.

holotopia. Holotopía. Posición de un órgano en relación con todo el cuerpo.

holotrichous. Holotrico. Cubierto de pelos o cilios.

holozoic. Holozoico. Con todos los caracteres propios de un animal.

Holt-Oram syndrome. Síndrome de Holt-Oram. Malformación congénita cardíaca, sobre todo el tipo 2º de defecto del tabique auricular, acompañada de malformaciones en manos y dedos, que afectan casi siempre a los radios.

Holthouse's hernia. Hernia de Holthouse. [C. Holthouse, cirujano inglés, 1810-1901.] Hernia femoral e inguinal coincidentes.

homalocephalus. Homalocéfalo. Persona con la cabeza plana.

homalography. Homalografía. Estudio anatómico por planos de las diversas partes.

Homans's sign. Signo de Homans. [J. Homans, médico norteamericano, 1877-1954.] Dolor de la pantorrilla producido por la flexión del pie (en tromboflebitis).

homatropine. Homatropina. Alcaloide midriásico. F.: $C_{26}H_{21}NO_3$.

Homén's syndrome. Síndrome de Homén. [E. A. Homén, médico finlandés, 1851-1926.] Conjunto de síntomas por lesión del núcleo lenticular.

homeo-. Homeo-. Prefijo que significa «igual», «semejante».

homeomorphous. Homeomorfo. De forma igual o semejante.

homeopathy. Homeopatía. Curación por sustancias que producen síntomas semejantes a los que se trata de curar.

homeoplasia. Homeoplasia. Formación de un nuevo tejido normal semejante al adyacente.

homeostasis. Homeostasis. Tendencia al equilibrio de las constantes biológicas.

homicide. Homicidio. Muerte causada a otra persona.

homiculture. Homicultura. Estirpicultura de la especie humana.

hominal. Hominal. Humano.

homo. *Homo.* Hombre en latín.

homo-. Homo-. (V. *homeo-*.)

homocentric. Homocéntrico. Con el mismo centro.

homochronous. Homócrono. Que sucede en el mismo periodo en generaciones sucesivas.

homocladic. Homocládico. Anastomosis entre ramas de la misma arteria.

homocysteine. Homocisteína. Intermediario en la síntesis de la cisteína.

homodont. Homodonto. Que tiene todos los dientes iguales.

homodromous. Homódromo. Que se mueve en la misma dirección.

homoeotransplantion. Homotrasplante. Sustitución de tejidos por otros procedentes de la misma especie. Sin.: Homoplastia.

homogeneous. Homogéneo. De la misma especie o naturaleza.

homogenesis. Homogénesis. Reproducción por el mismo proceso en cada generación.

homologous. Homólogo. Dícese de ambas mitades de un órgano impar o de cada órgano par idéntico al otro.

homology. Homología. Cualidad de homólogo.

homolysis. Homolisis. Lisis de células por células de la misma clase.

homoplasty. Homoplastia. Homotrasplante.

homosexual. Homosexual. Persona con apetencias sexuales hacia personas del mismo sexo.

homosporous. Homosporo. Que sólo tiene una clase de esporas.

homostimulant. Homostimulante. Que estimula el órgano del cual deriva.

homotropism. Homotropismo. Propiedad de las células de atraer a otras del mismo tipo.

homotype. Homotipo. Simetría bilateral.

homozoic. Homozoico. Relativo al mismo animal o especie.

homozygote. Homozigoto. Individuo en el que los cromosomas alelomorfos presentan igual constitución.

homunculus. Homúnculo. Enano sin desproporción de partes.

hook. Instrumento curvo para traccionar tejidos.

hookworm. Anquilostoma duodenal. ‖ **disease** —. Anquilostomiasis.

Hoover's sign. Signo de Hoover. [Ch. F. Hoover, médico norteamericano, 1856-1927.] Para distinguir la parálisis de la histeria o la simulación.

HOP. Abreviatura de *high oxygen pressure.*

Hope's sign. Signo de Hope. [J. Hope, médico inglés, 1801-1841.] Doble latido cardiaco en el aneurisma de aorta.

Hopmann's polyp. Pólipo de Hopmann. [C. M. Hopmann, rinólogo alemán, 1849-1925.] Hipertrofia papilar de la mucosa nasal.

Hoppe-Goldflam's syndrome. Síndrome de Hoppe-Goldflam. [J. I. Hoppe, fisiólogo suizo, 1811-1891; S. Goldflam.] Miastenia grave.

hor. decub. Abreviatura que significa *hora decubitus.*

hordeolum. *Hordeolum.* Orzuelo.

hormesis. Hormesis. Efecto estimulante de una sustancia que, a mayor concentración, es inhibidora.

hormion. Hormión. Punto medio anterior de la porción basilar del hueso esfenooccipital.

hormonal. Hormonal. Que tiene la naturaleza de las hormonas.

hormone. Hormona. Sustancia química producida por un órgano que produce determinados efectos. ‖ **adrenocorticotropic** —. H. adrenocorticotropa. ‖ **chromaffin** —. Epinefrina. ‖ **cortical** —. H. cortical. ‖ **follicle-stimulating** —. H. foliculoestimulante. ‖ **gonadotropic** —. H. gonadotrópica. ‖ **inhibiting** —. H. inhibidora. ‖ **luteinizing** —. H. luteinizante. ‖ **ovarian** —. H. ovárica. ‖ **placental** —. H. placentaria. ‖ **prolactin releasing** —. H. liberadora de prolactina.

hormonotherapy. Hormonoterapia. Tratamiento mediante la administración de hormonas.

horn. Cuerno. Estructura semejante al cuerno. ‖ — **of Ammon.** C. de Ammon. Hipocampo.

Horn's sign. Signo de Horn. [C. Ten Horn, cirujano holandés.] En la apendicitis aguda.

Horner's muscle. Músculo de Horner. [W. F. Horner, anatomista norteamericano, 1793-1853.] Tensor del tarso. ‖ Porción lacrimal del músculo orbicular del ojo.

Horner's ptosis. Ptosis de Horner. [J. F. Horner, oftalmólogo suizo, 1831-1886.] En la parálisis del simpático cervical.

horny. Córneo. Que tiene la apariencia y naturaleza del cuerno. ‖ Calloso.

horopter. Horóptero. Suma de todos los puntos que se ven en la visión binocular con los ojos fijos.

horripilation. Horripilación. Estremecimiento general con erizamiento del pelo.

Horsley's putty. Cera de Horsley. [Sir V. A. H. Horsley, cirujano inglés, 1857-1916.] Compuesto de cera de abejas, aceite y ácido cardólico, usado en intervenciones craneales. ‖ — **trephine.** Trépano circular.

Hortega cell. Célula de De Río Hortega. [P. del Río Hortega, histólogo español 1882-1945.] Microglia. ‖ — **method.** Método de Del R. H. Tinción con plata de las células especializadas en el sistema nervioso central.

Horton's syndrome. Síndrome de Horton. [B. T. Horton, médico norteamericano, n. en 1895.] Arteritis temporal.

hospice. Centro o dependencia que ofrece tratamiento paliativo y de apoyo a los enfermos terminales y a su familia.

hospital. Hospital. Institución para el tratamiento de los enfermos.

hospitalism. Hospitalismo. Situación patológica producida en quienes están enfermos y acuden con frecuencia al hospital o están ingresados en él.

hospitalization. Hospitalización. Confinamiento de un paciente en el hospital.

host. Huésped. Animal o planta que parasitan otro organismo. ‖ **definitive** —. H. definitivo. ‖ **intermediary** —. H. intermediario. ‖ — **mediated assay.** Ensayo mediado por el huésped. Método para detectar potenciales carcinógenos por inyección de sustancias en un animal. ‖ **inmunocompromised h.** H. inmunocomprometido.

HOT. Abreviatura de *human old tuberculine.*

hot. Caliente. Caracterizado por presentar una temperatura elevada.

Hotchkiss' operation. Operación de Hotchkiss. [L. W. Hotchkiss, cirujano norteamericano, 1860-1926.] Operación plástica en el cáncer de mejilla.

Houghton's test. Prueba de Houghton. [E. M. Houghton, médico norteamericano, 1867-1937.] Para comprobar la acción de la ergotina.

Houssay syndrome. Síndrome de Houssay. [Bernardo A. Houssay, 1887-1971, fisiólogo argentino, premio Nobel de medicina en 1947, n. en Buenos Aires.] Diabetes mellitus en el síndrome de SIMMONDS-SHEEHAN. Se produce un aumento de la sensibilidad a la insulina con hipoglucemia y una disminución del aporte energético al cerebro, que amenaza la vida. ‖ **Houssay phenomenon.** Fenómono de Houssay. Hipoglucemia en animales sin páncreas, hipofisectomizados.

Houston's valve. Válvula de Houston. [J. Houston, cirujano irlandés, 1802-1845.] Pliegues de la membrana mucosa del recto. ‖ — **muscle.** Músculo de H. Fascículo del isquiocavernoso.

Hovius' canal. Conducto de Hovius. [J. Hovius, oftalmólogo holandés, n. en 1675.] Conducto de Fontana.

Howard's method. Método de Howard. [B. D. Howard, médico norteamericano, 1840-1900.] Respiración artificial.

Howell's bodies. Corpúsculos de Howell. [W. H.

Howell, fisiólogo norteamericano, 1860-1945.] V. *Howell-Jolly bodies.*

Howell-Jolly bodies. Corpúsculos de Howell.-Jolly. [W. H. Howell; J. M. J. Jolly, histólogo francés, 1870-1953.] Restos de cromatina nuclear en el interior de los eritrocitos, en la anemia megaloblástica, anemia hemolítica y después de la esplenectomía.

Howship's lacunae. Lagunas de Howship. [J. Howship, cirujano inglés, 1781-1841.] Espacios de reabsorción ósea.

HP. Abreviatura de *house physician.*

Hp. Abreviatura de *haptoglobin.*

HPG. Abreviatura de *human pituitary gonadotropin.*

HPL. Abreviatura de *human placental lactogen.*

H₃PO₄. Fórmula del ácido fosfórico.

HS. Abreviatura de *house surgeon.*

hs. Abreviatura de *hora somni* (hora de acostarse).

HSA. Abreviatura de *human serum albumin.*

HSF. Abreviatura de *histamine-sensitizing factor.*

H₂SO₃. Fórmula del ácido sulfuroso.

H₂SO₄. Fórmula del ácido sulfúrico.

HSV. Abreviatura de *herpes simplex virus.*

5-HT. Abreviatura de *5-hydroxtryptamine (serotonin).*

Ht. Símbolo de *total huperopia.*

HTLV. Abreviatura de *human T lymphotropic virus* (virus de la leucemia de célula T humana). Familia de retrovirus a la que pertenece el agente causal del SIDA. || — **III.** Virus causal del SIDA (síndrome de inmunodeficiencia adquirida).

Huchard's disease. Enfermedad de Huchard. [H. Huchard, médico francés, 1844-1910.] Hipertensión arterial. || — **sign.** Signo de H. En el edema pulmonar, percusión paradójica. || — **treatment.** Tratamiento de H. En la dilatación gástrica, control de la cantidad de bebida.

Hueck's ligament. Ligamento de Hueck. [A. F. Hueck, anatomista alemán, 1802-1842.] Ligamento pectinato del iris.

Hueter's bandage. Vendaje de Hueter. [K. Hueter, cirujano alemán, 1838-1882.] Vendaje en espiga, para el periné. || — **sign.** Signo de H. Falta de transmisión de las vibraciones óseas en las fracturas con sustancia fibrosa entre los fragmentos.

Huguenin's edema. Edema de Huguenin. [G. Huguenin, psiquiatra suizo, 1841-1920.] Edema congestivo agudo cerebral.

Huguier's canal. Conducto de Huguier. [P. Ch. Huguier, cirujano francés, 1804-1873.] Conducto del hueso temporal, para la cuerda del tímpano. || — **fossa.** Fosa de H. Seno del tímpano.

hum. Sonido bajo, prolongado. || **venous** —. S. venoso.

humectant. Humectante. Que humedece.

humectation. Humectación. Acto de humedecer.

humeral. Humeral. Relativo al húmero.

humeroradial. Humerorradial. Relativo al húmero y al radio.

humeroscapular. Humeroescapular. Relativo al húmero y escápula.

humerus. Húmero. Hueso del antebrazo.

humidifier. Humidificador. Aparato para humidificar el ambiente.

humidity. Humedad. Grado de húmedo. || **absolute** —. H. absoluta. || **relative** —. H. relativa.

humor. Humor. Líquido o semilíquido del organismo. || **aqueous** —. H. Acuoso. || **crystalline** —. H. cristalino. || **vittreus** —. H. vítreo.

humoral. Humoral. Relativo a los humores del cuerpo.

humpback. Cifosis. (V. *kyphosis.*)

Humphry's ligament. Ligamento de Humphry. [Sir G. M. Humphry, anatomista inglés, 1820-1896.] Ligamento asociado con el ligamento cruzado posterior, en la rodilla.

hunchback. Cifosis. (V. *kyphosis.*)

hunger. Hambre. Necesidad de alimento. || **air** —. Necesidad de aire (respiración de Kussmaul). || **hormone** —. Carencia hormonal.

Hunner's ulcer. Ulcera de Hunner. [G. L. R. Hunner, cirujano norteamericano, n. en 1868.] Ulcera del techo de la vejiga.

Hunt's atrophy. Atrofia de Hunt. [J. R. Hunt, neurólogo norteamericano, 1872-1937.] Disinergia cerebelosa mioclónica.

Hunt's reaction. Reacción de Hunt. [R. Hunt, farmacólogo norteamericano, 1870-1948.] La sangre de los hipertiroideos aumenta la resistencia a la intoxicación por morfina.

Hunter's canal. Conducto de Hunter. [J. Hunter, anatomista escocés, 1728-1793.] Espacio entre los músculos aductor largo y vasto externo. || — **operation.** Operación de H. Tratamiento del aneurisma, por ligadura proximal de la arteria.

Hunter's glossitis. Glositis de Hunter. [W. Hunter, médico inglés, 1861-1937.] Atrofia lisa de la lengua, en la anemia perniciosa.

Hunter's line. Línea de Hunter. [W. Hunter, anatomista escocés, 1718-1783.] *Linea alba.*

Huntington's chorea. Corea de Huntington. [G. Huntington, médico norteamericano, 1850-1916.] Corea hereditaria progresiva crónica.

Hurler's disease. Enfermedad de Hurler. [G. Hurler, pediatra austriaco contemporáneo.] Lipocondrodistrofia.

Hürthle's cells. Células de Hürthle. [K. Hürthle, histólogo alemán, n. en 1860.] Células grandes eosinófilas que se ven a veces en el tiroides, restos de las paratiroides.

Huschke's canal. Conducto de Huschke. [E. Huschke, anatomista alemán, 1797-1858.] Paso formado por la unión de los tubérculos del anillo timpánico. || — **valve.** Válvula de H. Pliegue semilunar en el conducto vaginal.

Hutchinson's freckle. Enfermerdad de Hutchinson-Dubreuilh. [William Dubreuilh, 1857-1935, dermatólogo francés, n. en Burdeos; sir Jonathan Hutchinson.] Melanosis circunscrita preblastomatosa. Mancha pigmentada irregular, lentigo, de la cara, que suele acompañarse de prurito, aureola roja, crecimiento rápido, transformación nodular y ulceración.

H

Hutchinson's disease. Enfermedad de Hutchinson. [Sir. J. Hutchinson, cirujano inglés, 1828-1913.] Prúrigo estival. Queiroponfólix. Angioma infeccioso. Coroiditis de Tay. ‖ — **facies.** Facies de H. Aspecto peculiar de la cara en la oftalmoplejía externa total. ‖ — **patch.** Mancha de H. Mancha color salmón en la córnea en caso de queratitis sifilítica. ‖ — **prurigo.** Prúrigo de H. Prúrigo de la dentición. ‖ — **pupil.** Pupila de H. Dilatada en el lado de la lesión en la hemorragia meníngea traumática, con contracción de la otra pupila. ‖ — **teeth.** Dientes de H. Incisivos con muescas en el borde libre, considerados como signo de sífilis congénita; pero no siempre tiene tal significado. ‖ — **triad.** Tríada de H. Diagnóstico de la sífilis hereditaria: 1. Queratitis intersticial difusa. 2. Enfermedad del laberitno. 3. Dientes de H.

Hutchinson syndrome. Síndrome de Hutchinson. [Sir R. Hutchinson, pediatra inglés, 1871-1960.] Sarcoma suprarrenal de la infancia con metástasis craneales, exoftalmia y decoloración periorbitaria.

Hutinel's disease, Hutinel's cirrhosis. Enfermedad o cirrosis de Hutinel. [Víctor Henri Hutinel, 1849-1933, internista francés, n. en París.] Pericarditis constrictiva tuberculosa de la infancia seguida de insuficiencia cardíaca y hepática y cirrosis biliar secundaria. La forma no tuberculosa es la cirrosis de Pick.

Huxley. A. F. Huxley, fisiólogo inglés (n. en 1917), premio Nobel de Medicina en 1963.

Huxley's layer (membrane). Capa de Huxley. (Th. H. Huxley, fisiólogo inglés, 1825-1895.] Membrana celular de la raíz del pelo.

Hy. Abreviatura de *hyperopia.*

hyal. Hioide.

hyalin. Hialino. Vítreo o casi transparente.

hyalinosis. Hialinosis. Degeneración hialina.

hyalinuria. Hialinuria. Aparición de sustancia hialina en la orina.

hyalitis. Hialitis. Inflamación de la membrana vítrea.

hyalo-, hyal-. Hialo. Prefijo que indica semejanza con el vidrio.

hyalogen. Hialógena. Sustancia albuminosa del cartílago, cuerpo vítreo, etc.

hyalonyxis. Hialonixis. Punción del cuerpo vítreo.

hyalomere. Hialómera. Porción homogénea de un elemento celular, opuesta a la cromómera.

hyalomucoid. Hialomucoide. Mucoide del cuerpo vítreo.

hyaloplasm. Hialoplasma. Porción más fluida del protoplasma celular. Sin.: Citolinfa, enquilema, hialomitoma, paramitoma. paraplasma, ectoplasma, masa interfilar.

hyaloserositis. Hialoserositis. Serositis con formación de un revestimiento fibrohialino.

hyalosis. Hialosis. Cambios degenerativos en el humor vítreo.

hyalosome. Hialosoma. Formación semejante al nucleolo de una célula.

hyalotome. Hialotomo. (V. *hyaloplasm.*)

hyaluronidase. Hialuronidasa. Enzima polisacarasa, en el esperma, tóxicos animales y ciertas bacterias.

hybrid. Híbrido. Animal o planta originados del cruzamiento de dos especies distintas.

hybridism. Hibridismo. Cualidad de híbrido.

hybridization. Hibridización. Proceso de producción de híbridos.

hybridoma. Hibridoma. Progenie resultante de fusión de células productoras de anticuerpos con células de mieloma.

hydantoin. Hidantoína. Base cristalina derivada de la alantoína.

hydantoinate. Hidantoinato. Sal de la hidantoína.

hydatid. Hidatídico. Quiste hidatídico.

hydatidiform. Hidatidiforme. En forma de hidátide.

hydatidosis. Hidatidosis. Enfermedad hidatídica.

hydatidostomy. Hidatidostomía. Incisión y drenaje de un quiste hidatídico.

hydatiduria. Hidatiduria. Excreción de material hidatídico por la orina.

hydatism. Hidatismo. Sonido causado por la presencia de líquido en una cavidad.

hydatoid. Hidatoide. Relativo al humor acuoso.

hydragogue. Hidragogo. Medicamento o agente que provoca evacuación acuosa.

hydramnion. Hidramnios. Exceso de líquido amnótico.

hydramnios. Hidramnios. (V. *hydramnion.*)

hydranencephaly. Hidranencefalia. Hidrocefalia interna.

hydrangiology. Hidrangiología. Linfangiología.

hydrangiotomy. Hidrangiotomía. (V. *lymphangiotomy.*)

hydrargyria. Hidrargiria. Mercurismo.

hydrargyromania. Hidrargiromanía. Alteración mental por intoxicación con mercurio.

hydrargyrosis. Hidrargirosis. Intoxicación por mercurio.

hydrargyrum. Hidrargirio. Mercurio.

hydrarthrosis. Hidrartrosis. Acumulación de líquido en una articulación.

hydrate. Hidrato. Compuesto de un radical con H_2O.

hydrated. Hidratado. Combinado con agua.

hydration. Hidratación. Combinación de un cuerpo con agua.

hydraulics. Hidráulica. Rama de la física que trata de las propiedades mecánicas de los líquidos.

hydrazine. Hidracina. Diamina gaseosa, incolora. F.: H_2N-NH_2.

hydremia. Hidremia. Exceso de agua en sangre.

hydrencephalocele. Hidrencefalocele. Variedad de encefalocele congénito.

hydriatics. Hidiatría. (V. *hydrotherapy.*)

hydric. Hídrico. Relativo al hidrógeno o combinado con él.

hydride. Hidruro.

hydrion. Hidrión. Ion hidrógeno.

hydro-, hydr-. Hidro-. Prefijo que significa «agua», «sudor».

hydroa. Hidroa. Erupción cutánea de vesículas, en la superficie expuesta a los rayos del sol.

hydroadipsia. Hidroadipsia. Falta de sed para el agua.

hydroblepharon. Hidrobléfaron. Edema de los párpados.

hydrocarbon. Hidrocarburo. Compuesto de carbono e hidrógeno. ‖ **alicyclic** —. H. alicíclico. ‖ **aliphatic** —. H. alifácito. ‖ **aromatic** —. H. aromático. ‖ **cyclic** —. H. cíclico. ‖ **saturated** —. H. saturado. ‖ **unsaturated** —. H. insaturado.

hydrocarbonism. Hidrocarbonismo. Intoxicación por hidrocarburos.

hydrocele. Hidrocele. Colección de líquido, especialmente en la túnica vaginal del testículo. ‖ **cervical** —. H. cervical. ‖ **chyous** —. H. quiloso. ‖ **diffused** —. H. difuso. ‖ **encysted** —. H. enquistado. ‖ **funicular** —. H. funicular. ‖ **hernial** —. H. herniario. ‖ **scrotal** —. H. escrotal.

hydrocelectomy. Hidrocelectomía. Escisión de un hidrocele.

hydrocenosis. Hidrocenosis. Evacuación de líquido hidrópico.

hydrocephalocele. Hidrocefalocele. (V. *encephalocystocele.*)

hydrocephalus. Hidrocéfalo. Acumulación de líquido en el encéfalo.

hydrocholecystic. Hidrocolecisto. Distensión de la vesícula biliar por acumulación de agua.

hydrocholeresis. Hidrocoleresis. Colereris con bilis fluida.

hydrocirsocele. Hidrocirsocele. Hidrocele asociado con varices del cordón espermático.

hydrocolpos. Hidrocolpos. Colección de líquido acuoso en la vagina.

hydrocortisone. Hidrocortisona. Glucocorticoide secretado por la corteza suprarrenal. F.: $C_{21}H_{30}O_5$.

hydrocyst. Hidroquiste. Quiste con contenido acuoso.

hydrodiascope. Hidrodiascopio. Instrumento utilizado para la corrrección del queratocono y del astigmatismo.

hydrodictiotomy. Hidrodictiotomía. Incisión de la retina para tratar el desprendimiento y edema.

hydrodipsomania. Hidrodipsomanía. Dipsomanía irrefrenable en ataques.

hydroelectric. Hidroeléctrico. Relativo al agua y la electricidad.

hydrogel. Hidrogel. Coloide que se solidifica con un gran contenido en agua.

hydrogen. Hidrógeno. Elemento gaseoso, de símbolo H.

hydrogenase. Hidrogenasa. Enzima que cataliza la reducción de varias sustancias por mediación del hidrógeno molecular.

hydrogymnastics. Hidrogimnasia. Ejercicios de fisioterapia realizados en el agua.

hydrohematonephrosis. Hidrohematonefrosis. Distensión de la pelvis renal con hematuria.

hydrohymenitis. Hidrohimenitis. Inflamación de una membrana serosa.

hydrokinetics. Hidrocinética. Hidrodinámica.

hydrolabile. Hidrolábil. Variable en el peso de agua.

hydrolase. Hidrolasa. Grupo de enzimas que cataliza la escisión de una molécula con acoplamiento de los elementos de escisión del agua.

hydrolysis. Hidrólisis. Adición de agua a una sustancia, con descomposición de ésta en otras más sencillas.

hydroma. Hidroma. (V. *hygroma.*)

hydromeningitis. Hidromeningitis. Meninguitis con efusión serosa.

hydromeningocele. Hidromeningocele. Meningocele con serosidad en el saco.

hydrometer. Hidrómetro. Instrumento para determinar el peso específico de los líquidos.

hydrometra. Hidrometra. Ascitis del útero.

hydrometrocolpos. Hidrometrocolpos. Colección de líquido acuoso en útero y vagina.

hydrometry. Hidrometría. Medida del peso específico de los líquidos mediante el hidrómetro.

hydromicrocephaly. Hidromicrocefalia. Microcefalia con aumento anormal de líquido cefalorraquídeo.

hydromphalus. Hidrónfalo. Quiste umbilical.

hydromyelia. Hidromielia. Hidrorraquis interno.

hydromyelocele. Hidromielocele. Espina bífida con serosidad en el saco.

hydromyoma. Hidromioma. Mioma quístico con líquido en su interior.

hydronephrosis. Hidronefrosis. Distensión de la pelvis y cáliz renal por obstrucción urinaria.

hydronium. Hidronio. Ión hidrógeno, H_3O+.

hydropancreatosis. Hidropancreatosis. Acumulación de líquido seroso en el páncreas.

hydropenia. Hidropenia. Deficiencia de agua en el organismo.

hydropericarditis. Hidropericarditis. Pericarditis con derrame seroso.

hydropericardium. Hidropericardio. Acumulación de líquido seroso en el pericardio.

hydroperion. Hidroperión. Líquido situado entre la caduca refleja y la verdadera.

hydroperitoneum. Hidroperitoneo. Ascitis peritoneal.

hydropexis. Hidropexis. Fijación del agua.

hydrophilia. Hidrofilia. Propiedad de absorber agua.

hydrophobia. Hidrofobia. Aversión patológica al agua y líquidos en general.

hydrophthalmos. Hidroftalmos. Hidropesía ocular.

hydrophysometra. Hidrofisómetra. Presencia de líquido y gases en el útero.

hydropigenous. Hidropígeno. Que produce hidropesía.

hydroplasma. Hidroplasma. Estado acuoso del plasma sanguíneo.

hydropneumatosis. Hidroneumatosis. Colección de líquido y gases en los tejidos.

hydropneumoperitoneum. Hidroneumoperitoneo. Presencia de líquido y gas en la cavidad peritoneal.

H

hydropneumothorax. Hidroneumotórax. Colección de líquido y gas en la cavidad pleural.

hydrops. Hidropesía. Acumulación de líquido seroso trasudado en una cavidad o en el tejido celular.

hydropyonephrosis. Hidropionefrosis. Acumulación de orina y pus en el riñón y pelvis renal.

hydroquinone. Hidroquinona. Difenol antipirético y antiséptico. F.: $C_6H_6O_2$.

hydrorachis. Hidrorraquis. Colección de líquido en el conducto vertebral.

hydrorrhea. Hidrorrea. Flujo de un líquido acuso.

hydrosalpinx. Hidrosalpinge. Distensión de una trompa de Falopio por líquido.

hydrosarcocele. Hidrosarcocele. Combinación de hidrocele y sarcocele.

hydroscheocele. Hidrosqueocele. Osqueocele que contiene líquido.

hydrosol. Hidrosol. Emulsoide líquido cuya fase de dispersión es el agua.

hydrosoluble. Hidrosoluble. Soluble en agua.

hydrostatics. Hidrostática. Estudio del equilibrio de los líquidos.

hydrotaxis. Hidrotaxis. Movimiento de organismos o células en respuesta a estimulación por agua.

hydrotherapy. Hidroterapia. Empleo del agua para el tratamiento de las enfermedades.

hydrothionemia. Hidrotionemia. Presencia de ácido sulfhídrico en la sangre.

hydrothorax. Hidrotórax. Derrame seroso en la cavidad pleural.

hydrotomy. Hidrotomía. Disección mediante presión del agua.

hydrotympanum. Hidrotímpano. Derrame seroso en la cavidad timpánica.

hydroureter. Hidrouréter. Dilatación anormal del uréter por acumulación de orina u otro líquido acuoso.

hydroxide. Hidróxido.

hydroxyl. Hidróxido. Radical univalente OH.

hydroxylase. Hidroxilasa. Enzima oxirreductora.

hydroxyurea. Hidroxiurea. Antineoplásico.

hydruria. Hidruria. Eliminación abundante de orina de baja densidad.

hygiene. Higiene. Ciencia que trata de la salud y su conservación.

hygienist. Higinista. Especialista en higiene.

hygroma. Higroma. Saco o quiste distendido por un fluido.

hygrometer. Higrómetro. Instrumento para medir la humedad atmosférica.

hygrometry. Higrometría. Medida de la humedad atmosférica.

hygroscopic. Higroscópico. Que absorbe fácilmente la humedad del ambiente.

hyle-, hylo-. Hilo-. Prefijo que significa «materia».

hylic. Hílico. Compuesto de materia.

hylogenesis. Hilogénesis. Formación de la materia.

hylology. Hilología. Tratado de los alimentos primitivos.

hylopathism. Hilopatismo. Teoría por la cual la enfermedad se debe a cambios en la constitución de la materia.

hylotropy. Hilotropia. Cambio o renovación de la materia.

hylozoism. Hilozoísmo. Teoría que afirma que toda materia tiene vida.

hymen. Himen. Repliegue membranoso de la vagina.

hymenectomy. Himenectomía. Escisión del himen.

hymenitis. Himenitis. Inflamación del himen.

hymenolepsis. *Hymenolepsis.* Género de gusano de la familia *Hymenolepididae.*

hymenology. Himenología. Conocimientos relativos a las membranas.

hymenopterism. Himenopterismo. Situación patológica por picadura de insectos himenópteros (abeja, etcétera.).

hymenorrhaphy. Himenorrafia. Cierre de la vagina por sutura del himen.

hymenotomy. Himenotomía. Incisión quirúrgica del himen imperforado.

hyobasioglossus. Hiobasiogloso. Porción basal del músculo hiogloso.

hyoepiglottic. Hiopiglótico. Relativo al hueso hioides y a la epiglotis.

hyoid. Hioideo. Relativo al hueso hioides.

hyoscine. Hioscina. (V. *scopamine.)*

hyoscyamine. Hiosciamina. Alcaloide anticolinérgico. F.: $C_{17}H_{23}NO_3$.

hyoscyamus. *Hyoscyamus.* Planta solanácea.

hyothyroid. Hioitiroideo. Relativo al hueso hioides y al cartílago tiroideo.

hypacidemia. Hipacidemia. Deficiencia de ácido en la sangre.

hypamnios. Hipamnios. Deficiencia en líquido amniótico.

hyparterial. Hiparterial. Situado debajo de una arteria.

hypaxial. Hipaxial. Situado debajo de un eje.

hypazoturia. Hipazoturia. Deficiente eliminación de nitrógeno por la orina.

hypencephalon. Hipencéfalo. Cerebelo embrionario.

hypenchime. Hipénquima. Tejido embrionario primitivo formado en la cavidad del arquenterón.

hyper-. Hiper-. Prefijo que significa «superioridad», «exceso».

hyperabsorption. Hiperabsorción. Aumento de la absorción intestinal.

hyperacidity. Hiperacidez. Grado excesivo de acidez.

hyperactivity. Hiperactividad. Actividad exagerada. Hipercinesia.

hyperacusis. Hiperacusia. Aumento de la audición.

hyperadenosis. Hiperadenosis. Hipertrofia de una glándula o un ganglio.

hyperadiposis. Hiperadiposis. Adiposidad aumentada.

hyperadrenalism. Hiperadrenalismo. Aumento de la actividad secretora de la glándula adrenal.

hyperadrenocorticism. Hiperadrenocorticalismo. Enfemedad de Cushing.

hyperalbuminemia. Hiperalbuminemia. Aumento de albúmina en sangre.

hyperalbuminosis. Hiperalbuminosis. Exceso de materias albuminoides en sangre u otros líquidos.

hyperalgesia. Hiperalgesia. Hiperalgia. Sensibilidad aumentada al dolor.

hyperalimentación. Hiperalimentación. Sobrealimentación.

hyperalkalinity. Hiperalcalinidad. Exceso de alcalinidad.

hyperammonemia. Amoniemia. (V. *ammonemia.*)

hyperamylasemia. Hiperamilasemia. Aumento de amilasa en sangre.

hyperandrogenism. Hiperandrogenismo. Secreción excesiva de andrógenos.

hyperaphia. Hiperafia. Hiperestesia táctil.

hyperbetalipoproteinemia. Hiperbetalipoproteinemia. Aumento de ß-lipoproteínas en sangre.

hyperbilirrubinemia. Hiperbilirrubinemia. Excesiva concentración de bilirrubinas en sangre. || **congenital** —. H. congénita. Síndrome de Grigler-Najjar. || **conjugated** —. H. conjugada. || **constitutional** —. H. constitucional. Enfermedad de Gilber. || **unconjugated** —. H. no conjugada.

hyperblastosis. Hiperblastosis. Desarrollo excesivo de tejido embrionario.

hyperbrachycephalic. Hiperbraquicefálico. Que tiene un índice cefálico de 85,5 o más.

hyperbulia. Hiperbulia. Exageración patológica de la voluntad.

hypercalcemia. Hipercalcemia. Exceso de calcio en sangre.

hypercalcipexia. Hipercalcipexia. Fijación excesiva de calcio.

hypercalciuria. Hipercalciuria. Excreción excesiva de calcio por la orina.

hypercapnia. Hipercapnia. Cantidad excesiva de CO_2 en sangre.

hypercarbia. Hipercarbia. (V. *hypercapnia.*)

hypercatabolism. Hipercatabolismo. Catabolismo aumentado.

hypercatharsis. Hipercatarsis. Purgación excesiva.

hypercellularity. Hipercelularidad. Aumento en el número de células presentes.

hyperchlorhydria. Hiperclorhidria. Secreción excesiva del ácido clorhídrico en el estómago.

hypercholesterolemia. Hipercolesterolemia. Exceso de colesterol en sangre.

hypercholia. Hipercolia. Excreción excesiva de bilis.

hyperchondroplasia. Hipercondroplasia. Desarrollo excesivo de cartílago.

hyperchromatism. Hipercromatismo. Pigmentación excesiva.

hyperchromatopsia. Hipercromatopsia. Estado visual en el que todos los objetos aparecen coloreados.

hyperchylia. Secreción excesiva de jugo gástrico.

hypercoagulability. Hipercoagulabilidad. Coagulabilidad aumentada.

hypercotisolism. Hipercortisolismo. Síndrome debido a la producción o administración excesivas de hidrocortisona.

hypercrinia. Hipercrinia. Aumento en el organismo de los productos de excreción.

hypercryalgesia. Hipercrialgesia. Sensibilidad excesiva al calor.

hypercyesis. Hiperciesis. Embarazo múltiple. || Superfetación.

hypercytosis. Hipercitosis. Aumento anormal del número de células.

hyperdactyly. Hiperdactilia. Número de dedos anormalmente alto.

hyperdicrotism. Hiperdicrotismo. Dicrotismo extremo.

hyperdistention. Hiperdistensión. Distensión excesiva.

hyperdiuresis. Hiperdiuresis. Diuresis excesiva.

hyperdynamia. Hiperdinamia. Excesiva actividad muscular.

hyperemesis. Hiperemesis. Emesis continua. || — **gravidarum.** H. del embarazo.

hyperemia. Hiperemia. Acumulación de sangre en una parte.

hyperencephalus. Hiperencéfalo. Monstruo exencéfalo, sin bóveda craneal.

hyperergasia. Hiperergasia. Actividad funcional exagerada.

hyperergy. Hiperergia. Alergia excesiva.

hyperesophoria. Hiperesoforia. Estrabismo hacia arriga y adentro.

hyperesthesia. Hiperestesia. Sensibilidad aumentada a la estimulación.

hyperestrogenism. Hiperestrogenismo. Estado causado por excesiva secreción de estrógeno.

hyperextension. Hiperextensión. Extensión extrema o excesiva.

hyperferremia. Hiperferremia. Aumento excesivo de hierro en sangre.

hyperflexion. Hiperflexión. Flexión extrema o excesiva.

hypergalacty. Hipergalactosis. Secreción excesiva de leche.

hypergammaglobulinemia. Hipergammaglobulinemia. Aumento de gammaglobulinas en la sangre. || **monoclonal** —. H. monoclonal. || **polyclonal** —. H. policlonal.

hypergastrinemia. Hipergastrinemia. Exceso de gastrina en sangre.

hypergenesis. Hipergénesis. Desarrollo excesivo.

hypergeusesthesia. Hipergeusestesia. Agudeza del sentido del gusto.

hyperglobulinemia. Hiperglobulinemia. Exceso de globulina en sangre.

hyperglycemia. Hiperglucemia. Aumento excesivo de azúcar en sangre.

hyperglyceridemia. Hipergliceridemia. Exceso de glicéridos (sobre todo triglicéridos) en sangre.

hyperglycistia. Hiperglicistia. Exceso de azúcar en los tejidos.

hyperglycorrhachia. Hiperglucorraquia. Exceso de azúcar en el líquido cefalorraquídeo.

hyperglycosuria. Hiperglucosuria. Glucosuria extrema.

H

hypergonadism. Hipergonadismo. Situación carcterizada por el aumento funcional excesivo de la secreción gonadal.

hyperhedonia. Hiperhedonismo. Mayor intensidad de placer.

hyperhormonal. Hiperhormonal. Exceso en la secreción hormonal.

hyperhidrosis. Hiperhidrosis. Transpiración excesiva.

hyperimmunity. Hiperinmunidad. Inmunidad aumentada.

hyperimmunoglobulinemia. Niveles anormalmente altos de immunoglobulinas en el suero.

hyperinsulinism. Hiperinsulinismo. Excesivo secreción de insulina.

hyperkalemia. Hipercaliemia. Exceso de potasio en sangre.

hyperkeratosis. Hiperqueratosis. Excesiva queratinización.

hyperketonemia. Hipercetonemia. Cetonemia excesiva.

hyperketonuria. Hipercetonuria. Cetonuria excesiva.

hyperketosis. Hipercetosis. Formación excesiva de acetona.

hyperkinesia. Hipercinesia. Movimiento excesivo.

hyperkoria. Hipercoria. Sensación de saciedad precoz.

hyperlactation. Hiperlactación. Secreción excesiva de leche.

hyperleukocytosis. Hiperleucocitosis. Excesivo aumento del número de leucocitos en sangre.

hyperlipemia. Hiperlipemia. Lipemia aumentada.

hyperlipidemia. Hiperlipidemia. Lipidemia aumentada.

hyperlipoproteinemia. Hiperlipoproteinemia. Aumento de lipoproteínas en sangre.

hypermastia. Hipermastia. Presencia de una o más mamas supernumerarias.

hypermature. Hipermaduro. Que ha pasado el periodo de madurez.

hypermetropia. Hipermetropía. Mala visión de cerca.

hypermnesia. Hipermnesia. Memoria extremada, total o parcial.

hypermotility. Hipermotilidad. Motilidad excesiva (como en el tracto grastrointestinal).

hypermyotonia. Hipermiotonía. Tono muscular excesivo.

hypermyotrophy. Hipermiotrofía. Excesivo desarrollo del tejido muscular.

hypernatremia. Hiprnatremia. Natremia aumentada.

hypernephritis. Hipernefritis. Inflamación de la glándula adrenal.

hypernephroma. Hipernefroma. Carcinoma de células renales.

hyperonychia. Hipernoquia. Hipertrofia de las uñas.

hyperopia. Hipermetropía. Mala vista de cerca.

hyperosmia. Hiperosmia. Exagerada sensibilidad del olfato.

hyperosmolarity. Hiperosmolaridad. Osmolaridad aumentada.

hyperostosis. Hiperostosis. Hipertrofia ósea.

hyperoxaluria. Hiperoxaluria. Excreción excesiva de oxalatos en la orina.

hyperoxia. Hiperoxia. Exceso de oxígeno en el sistema.

hyperparathyroidism. Hiperparatiroidismo. Aumento de la actividad de las paratiroides.

hyperpathia. Hiperpatía. Sensibilidad extremada.

hyperpepsia. Hiperpepsia. Dispepsia por exceso de cloruros en el jugo gástrico.

hyperperistalsis. Hiperperistalsis. Peristaltismo aumentado.

hyperpermeability. Hiperpermeabilidad. Aumento de la permeabilidad.

hyperphagia. Hiperfagia. Ingestión alimenticia aumentada.

hyperphonia. Hiperfonía. Fonación excesiva.

hyperphoria. Anotropía. Anoforia. (V. *anophoria.*)

hyperplasia. Hiperplasia. Multiplicación anormal de los elementos de los tejidos.

hyperpnea. Hiperpnea. Exageración de la amplitud y profundidad de los movimientos respiratorios.

hyperpraxia. Hiperpraxia. Actividad mental anormal.

hyperproteosis. Hiperproteosis. Situación causada por un exceso de proteínas en la dieta.

hyperpselaphesia. Hiperpselafesia. Hirestesia táctil. Sin.: Hiperafia, poliestesia, hafalgesia.

hyperpyrexia. Hiperpirexia. Elevación de la temperatura.

hyperresonance. Hiperresonancia. Resonancia aumentada.

hyperresponsiveness. Hiperrespuesta.

hypersecretion. Hipersecreción. Secreción excesiva.

hypersensibility. Hipersensibilidad. Aumento de la sensibilidad. ‖ — **Type I (anaphilactic).** Tipo I (anafiláctica). ‖ — **Type II (cytotoxic).** Tipo II (citotóxica). ‖ — **Type III (immune complex).** Tipo III (inmunocomplejos). ‖ — **Type IV (cell-mediated delayed).** Tipo IV (célulo-mediada retardada).

hypersensitive carotid sinus syndrome. Síndrome de Charcot-Weiss-Baker. [Soma Weiss y James Baker.] Estado de mareo y desmayo producidos por el reflejo del seno carotídeo hipersensibilizado.

hypersomnia. Hipersomnia. Sueño excesivo.

hypersplenism. Hiperesplenismo. Aumento de la función del bazo.

hypersthenia. Hiperestenia. Aumento de fuerza vital.

hypertarachia. Hipertaraquia. Excesiva irritabilidad nerviosa.

hypersthenuria. Hiperestenuria. Aumento de la osmolalidad urinaria.

hypertelorism. Hipertelorismo. Separación anormal de órganos o partes.

hypertension. Hipertensión. Aumento del tono o tensión (principalmente arterial). ‖ **essential** —. H. esencial. Idiopática. ‖ **intracranial** —. H. intracraneal. ‖ **labile** —. H. lábil. ‖ **malignant** —. H.

maligna. || **portal** —. H. portal. || **pulmonary** —. H. pulmonar. || **renal** —. H. renal. || **vascular** —. H. vascular.

hypertensive. Hipertensor. Que aumenta la tensión.

hyperthelia. Hipertelia. Pezón supernumerario.

hyperthermia. Hipertermia. Aumento anormal de la temperatura corporal.

hyperthymia. Hipertimia. Exaltación anormal.

hyperthyroidism. Hipertiroidismo. Aumento de la función tiroidea.

hypertonia. Hipertonia. Aumento del tono muscular.

hipertoxicity. Hipertoxicidad. Excesiva toxicidad.

hypertrichosis. Hipertricosis. Hirsutismo.

hypertrophy. Hipertrofía. Desarrollo exagerado de los elementos anatómicos de un órgano o parte.

hypertropia. Hipertropía. Hiperforia.

hyperventilation. Hiperventilación. Respiración exageradamente profunda y amplia.

hyperviscosity. Hiperviscosidad. Excesiva viscosidad (como en la sangre).

hypervitaminosis. Hipervitaminosis. Estado patológico por administración excesiva de vitaminas.

hypha. Hifa. Filamento del hongo.

hyphedonia. Hifedonia. Disminución patológica del placer.

hypnagogue. Hipnagogo. Hipnótico.

hypnalgia. Hipnalgia. Dolor durante el sueño.

hypnic. Hípnico. Que provoca el sueño.

hypno-. Hipno-. Prefijo que significa «sueño».

hypnogenic. Hipnogénico. Que provoca sueño.

hypnoidal. Hipnoide. Semejante al sueño. Estado hipnótico.

hypnolepsy. Hipnolepsia (V. *narcolepsy.*)

hypnology. Hipnología. Conocimientos relativos al sueño o hipnotismo.

hypnopompic. Hipnopómpico. Que persiste después del sueño.

hypnosis. Hipnosis. Inducción al sueño.

hypnotherapy. Hipnoterapia. Tratamiento mediante la hipnosis.

hypnotism. Hipnotismo. Hipnosis.

hypnotist. Hipnotista. Persona que induce hipnosis.

hypnotize. Hipnotizar. Producir hipnosis.

hypo-. Hipo-. Prefijo opuesto a *hyper-*.

hypoacidity. Hipoacidez. Deficiencia de ácidos.

hypoactivity. Hipoactividad. Disminución de la actividad.

hypoacusi. Hipoacusia. Disminución de la audición.

hypoadenia. Hipoadenia. Insuficiente actividad glandular.

hypoadrenalism. Hipoadrenalismo. Disminución anormal de la actividad de la glándula adrenal.

hypoaffectivity. Hipoafectividad. Disminución de la sensibilidad a los estímulos superficiales.

hypoalbuminemia. Hipoalbuminemia. Disminución de la tasa de albúmina en sangre.

hypoaldosteronism. Hipoaldosteronismo. Disminución de aldosterona en el organismo.

hypoalimentation. Hipoalimentación. Alimentación insuficiente.

hypoalonemia. Hipoalonemia. Déficit de sales en la sangre.

hypoazoturia. Hipoazoturia. Déficit de sustancias nitrogenadas en la orina.

hypobaropathy. Hipobaropatía. Estado patológico dependiente de la presión atmósferica.

hypobetalipoproteinemia. Hipobetalipoproteinemia. Nivel bajo de lipoproteínas en el suero.

hypobilirubinemia. Hipobilirrubinemia. Nivel bajo de billirrubina en suero.

hypoblast. Hipoblasto. Endodermo.

hypobulia. Hipobulia. Disminución anormal de la voluntad.

hypocalcemia. Hipocalcemia. Nivel bajo de calcio en sangre.

hypocalcipexy. Hipocalcipexia. Fijación deficiente de calcio.

hypocalciuria. Hipocalciuria. Deficiente eliminación urinaria de calcio.

hypocapnia. Hipocapnia. Tasa de CO_2 disminuida en sangre.

hypocarbia. Hipocarbia. (V. *hypocapnia.*)

hypochloremia. Hipocloremia. Nivel bajo de cloruros en sangre.

hypochlorhydria. Hipoclorhidria. Disminución de la proporción de ClH en el jugo gástrico.

hypocholesterolemia. Hipocolesterolemia. Disminución de la cifra de colesterol en sangre.

hypochondriasis. Hipocondría. Hipocondriasis. Ansiedad patológica y preocupación excesiva por los síntomas orgánicos.

hypochondrium. Hipocondrio. Región lateral y superior del abdomen.

hypochordal. Hipocordal. Ventral a la columna vertebral,

hypochromia. Hipocromía. Disminución del contenido de hemoglobina en los hematíes.

hypochylia. Hipoquilia. Déficit en quilo.

hypocoagulability. Hipocoagulabilidad. Disminución de la coagulación sanguínea.

hypocoelom. Hipoceloma. Porción ventral del celoma.

hypocomplementemia. Hipocomplementemia. Disminución del nivel del complemento de la sangre.

hypocrine. Hipocrino. Debido a hipofunción endocrina.

hypocupremia. Hipocupremia. Disminución de la tasa de cobre en sangre.

hypocystotomy. Hipocistotomía. Cistotomía a través de la periné.

hypocytosis. Hipocitosis. Disminución del número de corpúsculos sanguíneos.

hypodactylyl. Hipodactilia. Disminución del número de dedos.

hypoderma. *Hypoderma.* Género de moscas.

hypodermatomy. Hipodermatomía. Incisión subcutánea.

hypodermis. Hipodermis. Tejido celular subcutáneo.

hypodermoclysis. Hipodermoclisis. Introducción subcutánea de líquido.

H

hypoendocrinism. Hipoendocrinismo. Disminución anormal de la actividad endocrina.

hypoesophoria. Hipoesoforia. Estrabismo hacia abajo y afuera.

hypoferremia. Deficiencia de hierro en la sangre.

hypofunction. Hipofunción. Función disminuida.

hypogalactia. Hipogalactia. Deficiencia de secreción láctea.

hypogammaglobulinemia. Hipogammaglobulinemia. Deficiencia inmunológica carcterizada por disminución del nivel de gammaglobulina en sangre.

hypogastric. Hipogástrico. Situado debajo del estómago.

hypogastrium. Hipogastrio. Región pública.

hypogenesis. Hipogénesis. Desarrollo deficiente.

hypogenitalism. Hipogenitalismo. Menor desarrollo o actividad genital.

hypogeusesthesia. Hipogeusia. (V. *hypogeusia.*)

hypogeusia. Hipogeusia. Disminución del sentido del gusto.

hypoglandular. Hipoglandular. Caracterizado por disminución de la actividad glandular.

hypoglycemia. Hipoglucemia. Disminución de la tasa de glucosa en la sangre.

hypognatus. Hipognato. Que tiene prominente la mandíbula inferior. || Monstruo fetal con cabeza rudimentaria inserta en el maxilar inferior.

hypogonadism. Hipogonadismo. Hipogenitalismo.

hypohidrosis. Hipohidrosis. Sudoración escasa.

hypohormonal. Hipohormonal. Deficiencia hormonal.

hypokalemia. Hipocaliemia. Nivel bajo de potasio en la sangre.

hypokinesia. Hipocinesia. Disminución del movimiento o actividad.

hypolipoproteinemia. Hipolipoproteinemia. Disminución de la tasa de lipoproteínas en el suero.

hypolymphemia. Hipolinfemia. Disminución del número de linfocitos en sangre.

hypomagnesemia. Hipomagnesemia. Disminución de la tasa de magnesio en sangre.

hypomania. Hipomanía. Manía moderada.

hypomastia. Hipomastia. Desarrollo insuficiente de las glándulas mamarias.

hypomelanosis of Ito. Síndrome de Ito, nevo *achromians.* Incontinencia pigmentaria congénita o de manifestación precoz con despigmentación en bandas o con imágenes de «alfabeto chino» de la piel, con melanocitos de pequeño tamaño y número normal, que suele asociarse a malformaciones esqueléticas.

hypomenorrhea. Hipomenorrea. Menstruación deficiente.

hypomere. Hipómera. Porción del mesodermo de la cual derivan las paredes de la cavidad pleuroperitoneal.

hypometabolism. Hipometabolismo. Disminución del metabolismo.

hypomnesis. Hipomnesis. Memoria deficiente.

hypomyxia. Hipomixis. Disminución en la secreción de moco.

hyponanosomia. Hiponanosomía. Enanismo extremado.

hyponatremia. Hiponatremia. Déficit de sodio en sangre.

hypoparathyroidism. Hipoparatiroidismo. Disminución de la función paratiroidea.

hypopepsia. Hipopepsia. Digestión deficiente.

hypoperistalsis. Hipoperistalsis. Disminución del peristaltismo.

hypopexy. Hipopexia. Fijación deficiente de una sustancia por un tejido orgánico.

hypopharinx. Hipofaringe. Porción de la faringe.

hypophonia. Hipofonía. Disminución del timbre o tono de la voz.

hypophoria. Hipoforia. Estado de los ejes ópticos, en que uno es inferior al otro.

hypophosphatasia. Hipofosfatasia. Disminución de la actividad de la fosfatasa sérica.

hypophosphatemia. Hipofosfatemia. Disminución de fosfatos en sangre.

hypophyseal. Hipofisario. Relativo a la hipófisis.

hypophyseal-sphenoidal syndrome. Síndrome de Foix. [Charles Foix, 1882-1927, internista y neurólogo francés, n. en París.] Parálisis unilateral de la musculatura ocular con exoftalmos, edema palpebral y conjuntival bilateral, y congestión en las venas oculares, dolor y déficit sensitivo en el territorio de la primera rama del nervio trigémino, como consecuencia de un proceso patológico en la pared lateral externa del seno cavernoso ipsilateral.

hypophysectomy. Hipofisectomía. Extirpación quirúrgica de la hipófisis.

hypophysis. Hipófisis. Glándula pituitaria.

hypophysitis. Hipofisitis. Inflamación de la hipófisis.

hypopituitarism. Hipopituitarismo. Disminución o ausencia de la función hipofisaria.

hypoplasia. Hipoplasia. Disminución de la actividad formadora.

hypopnea. Hipopnea. Disminución de la amplitud respiratoria.

hypoproteinemia. Hipoproteinemia. Disminución en la tasa de proteínas plasmáticas.

hypoprotrombinemia. Hipoprotrombinemia. Disminución del nivel de protrombina en la sangre.

hypopyon. Hipopión. Acumulación de pus en la cámara anterior de ojo.

hyporeflexia. Hiporreflexia. Disminución de los reflejos.

hyporeninemia. Hiporreninemia. Disminución de la reninemia.

hyposalemia. Hiposalemia. Disminuciónde la concentración de sal en sangre.

hyposecretion. Hiposecreción. Disminución de la secreción glandular.

hyposexuality. Hiposexualidad. Disminución de la sexualidad.

hyposmia. Hiposmia. Disminución del sentido del olfato.

hypospadias. Hipospadias. Abertura congénita de la

H

uretra en la región anterior del pene o dentro de la vagina.

hyposplenism. Hiposplenismo. Disminución de la función del bazo.

hypostasis. Hipostasis. Formación de un depósito, principalmente de sangre, en un punto declive.

hyposthenia. Hipostenia. Astenia moderada.

hyposthenuria. Hipostenuria. Orina con peso específico muy bajo.

hypostypsis. Hipostipsis. Astringencia moderada.

hypotelorism. Hipotelorismo. Disminución anormal de espacio entre órganos o partes.

hypotension. Hipotensión. Disminución de la tensión sanguínea.

hypotensive. Hipotensor. Que causa hipotensión.

hypothalamus. Hipotálamo. Porción del diencéfalo que forma el suelo y parte de la pared lateral del tercer ventrículo.

hypothenar. Hipotenar. Eminencia en el borde cubital de la palma de la mano.

hypothermia. Hipotermia. Disminución de la temperatura del cuerpo.

hypothesis. Hipótesis. Suposición que se toma como base de razonamiento.

hypothrepsia. Hipotrepsia. Malnutrición en la infancia.

hypothyroidism. Hipotiroidismo. Disminución de la función tiroidea.

hypotonia. Hipotonía. Tonicidad disminuida.

hypotoxicity. Hipotoxicidad. Toxicidad reducida.

hypotrichosis. Hipotricosis. Falta total o parcial de pelo.

hypotrophy. Hipotrofia. Retardo en el desarrollo. Sin.: Abiotrofia.

hypotropia. Hipotropía. Estrabismo en el cual el eje óptico se desvía hacia abajo.

hypoventilation. Hipoventilación. Disminución de la ventilación pulmonar.

hypovitaminosis. Hipovitaminosis. Carencia relativa de una o más vitaminas.

hypovolemia. Hipovolemia. Disminución del volumen sanguíneo.

hypoxemia. Hipoxemia. Oxigenación deficiente de la sangre.

hypoxia. Hipoxia. Anoxia moderada.

hypsicephaly. Hipsocefalia. Oxicefalia.

hypso-. Hipso-. Prefijo que significa «altura».

hypurgia. Hipurgia. Cuidado de los enfermos para su curación.

hysteralgia. Histeralgia. Dolor neurálgico en el útero.

Hysteratresia. Histeratresia. Atresia uterina.

hysterectomy. Histerectomía. Extirpación total o subtotal del útero.

hysteresis. Histéresis. Falta de coordinación entre dos fenómenos asociados.

hystereurynter. Histereurínter. Instrumento para dilatar el cuello uterino.

hystereurysis. Histereurisis. Dilatación del cuello uterino.

hysteria. Histeria. Psiconeurosis cuyos síntomas se fundan en la conversión.

hysterobubonocele. Histerobubonocele. Hernia inguinal que contiene el útero.

hysterocarcinoma. Histerocarcinoma. Carcinoma de endometrio.

hysterocatalepsy. Histerocatalepsia. Histeristo con síntomas de catalepsia.

hysterocele. Histerocele. Hernia uterina.

hysterocleisis. Histerocleisis. Oclusión quirúrgica del orificio uterino.

hysterodynia. Histerodinia. Histeralgia.

hysteroepilepsy. Histeroepilepsia. Histerismo mayor.

hysterography. Histerografía. Descripción del útero.

hysteroid. Histeroide. Semejante a la histeria. Histeriforme.

hysterolaparotomia. Histerolaparotomía. Incisión del útero a través de la cavidad abdominal.

hysterolith. Histerolito. Cálculo uterino.

hysterology. Histeriología. Suma de conocimientos relativos al útero.

hysterolysis. Histerólisis. Acto de desprender el útero de sus adherencias.

hysteromalacia. Histeromalacia. Reblandecimiento del útero.

hysteromania. Histeromanía. Manía histérica.

hysterometer. Histerómetro. Instrumento para medir el útero.

hysteromyoma. Histeromioma. Leiomioma uterino.

hysteromyomectomy. Histeromiomectomía. Extirpación de un mioma uterino.

hysteroneurasthenia. Histeroneurastenia. Neurastenia asociada con histerismo.

hysteropathy. Histeropatía. En general, afecciones del útero.

hysteropexy. Histeropexia. Fijación quirúrgica del útero desplazado.

hysteropia. Histeropía. Trastorno histérico de la visión.

hysterorrhaphy. Histerorrafia. Sutura de un desgarro uterino.

hysterorrhexis. Histerorrexis. (V. *metrorrhexis*.)

hysterosalpingography. Histerosalpingografía. Radiología del útero y de las trompas de Falopio.

hysteroscope. Histeroscopio. Aparato óptico para examinar el útero en visión directa.

hysteroscopy. Histeroscopia. Visión del útero.

hysterospasm. Histerospasmo. Espasmo uterino.

hysterotomy. Histerotomía. Incisión del útero.

hysterotrachelorraphy. Histerotraquelorrafia. Sutura del cuello uterino. Operación de Emmet.

hysterotrachelotomy. Histerotraquelotomía. Incisión del cuello uterino.

hysterotraumatism. Histerotraumatismo. Traumatismo uterino.

H

I. Símbolo químico de yodo.

I[131]**.** Símbolo del yodo radiactivo masa atómica 131.

I[132]**.** Símbolo del yodo radiactivo masa atómica 132.

IA. Abreviatura de *impedance angle.*

IAA, indole acetic acid. Siglas inglesas de índole acetic acid; ácido β-indolacético.

IAGUS. Abreviatura de *International Association of Genito-Urinary Surgeons.*

iamatology. Yamatología. Estudio de la ciencia de los remedios.

IANC. Siglas de International Anatomical Nomenclature Committee, Nómina Anatómica de París.

ianthinopsia. Yantinopsia. Situación visual en la que los objetos aparecen de color violeta.

IAPB. Abreviatura de *International Association for Prevention of Blindness.*

IAPP. Abreviatura de *International Association for Preventive Pediatrics.*

iathergy. Yatergia. Estado de inmunidad en individuo desensibilizado a la tuberculina.

IATP. Siglas de inmunoadherencia de *Treponema pallidum,* fenómeno de adherencia y separación.

iatraliptic. Yatralítico. Tratamiento mediante ungüentos y fricciones.

iatreusis. Yatreusis. Tratamiento.

iatric. Yátrico. Relacionado con el médico y la Medicina.

iatro-. Yatro-. Prefijo que significa «médico», «medicina».

iatrochemistry. Yatroquímica. Teoría del siglo XVII por la cual los fenómenos de la vida y la enfermedad están basados en una acción química.

iatrogenesis. Yatrogenia. Producción de complicaciones como resultado del tratamiento médico o quirúrgico.

iatrogenic. Yatrogénico. Que resulta de la actividad médica.

iatrology. Yatrología. Ciencia médica.

iatrophysical. Yatrofísica. Escuela médica según la cual los fenómenos vitales y patológicos están basados en las leyes físicas.

iatrotechnics. Yatrotécnica. Técnica de la práctica medicoquirúrgica.

IB. Abreviatura de *inclusion body.*

ibogain. Ibogaína. Alcaloide tóxico con propiedades antidepresivas. F.: $C_{20}H_{26}N_{20}$.

ibufenac. Ibufenac. Antiinflamatorio.

ibuprofen. Ibuprofen. Antiinflamatorio.

IC. Abreviatura de *inspiratory capacity* y de *irritable colon.*

ICA. Abreviatura de *islet cell antibody.*

ICD. Abreviatura de *Internal classification of Diseases* y de *intrauterine contraceptive device.*

ice. Hielo. Estado sólido del agua.

Iceland disease. Encefalomielitis beningna miálgica.

ichnogram. Icnograma. Trazado de las huellas de los pies.

ichor. Icor. Serosidad que exudan las llagas.

ichoremia. Icoremia. Septicemia.

ichoroide. Icoroide. Semejante al pus.

ichorrhea. Icorrea. Derrame abundante de líquido purulento.

ichorrhemia. Icorremia. Septicemia.

ichthammol. Ictamol. Ictiol.

ichthyocolla. Ictiocola. Cola de pez.

ichthyoid. Ictioide. Semejante a un pez.

ichthyol. Ictiol. Sustancia utilizada en enfermedades de la piel.

ichthyosarcotoxism. Ictiosarcotoxismo. Intoxicación por la carne de peces venenosos.

ichthyosis. Ictiosis. Enfermedad degenerativa de la piel caracterizada por sequedad y formación de escamas.

ichthyotoxism. Ictiotoxismo. Intoxicación por ingestión de pescado en malas condiciones.

ICN. Abreviatura de *International Council of Nurses.*

ICRP. Abreviatura de *International Commission on Radiological Protection.*

ICS. Abreviatura de *International College of Surgeons.*

ICSA. Abreviatura de *islet cell surface antibody.*

ICSH. Abreviatura de *interstitial cell-stimulating hormone.*

ICT. Abreviatura de *inflammation of connective tissue* y de *insulin coma therapy.*

icteric. Ictérico. Afectado de ictericia.

icteroanemia. Icteroanemia. Ictericia y anemia con esplenomegalia. Enfermedad de Widal.

icterogen. Icterógeno. Que produce ictericia.

icterohematuria. Icterohematuria. Ictericia asociada a hematuria.

icterohemoglobinuria. Icterohemoglobinuria. Ictericia y hemoglobinuria presentes simultáneamente.

icterohepatitis. Icterohepatitis. Hepatitis con ictericia evidente.

icteroid. Icteroide. Semejante a la ictericia.

icterus. Icteria. Ictericia. Coloración amarilla de la piel y mucosas por presencia de pigmentos biliares en sangre. ‖ **chronic familial** —. Esferocitosis hereditaria. ‖ — **gravis.** Atrofia aguda amarilla. ‖ — **neonatorum.** I. del neonato. ‖ **spirochetal** —. I. por espiroquetas.

ictus. Ictus. Golpe, ataque súbito. ‖ — **epilepticus.** Ataque epiléptico.

ICU. Abreviatura de *intensive care unit* (unidad de cuidados intensivos, UCI).

ID. Abreviatura de *intradermal* y de *infective dose.*

ID₅₀. Abreviatura de *median infective dose.*

Id. Abreviatura de *idem* (lo mismo).

id. Término freudiano para el verdadero inconsciente. ‖ Cromómera.

IDDM. Abreviatura de *insulin-dependent diabetes mellitus.*

Idu. Abreviatura de *idoxuridine.*

Ide reaction. Reacción de Ide. [T. Ide y S. Ide, médicos japoneses contemporáneos.] Para la sífilis.

idea. Idea. Impresión o concepto mental. ‖ **compulsive** —. I. compulsiva.‖ **dominant** —. I. dominante. ‖ **fixed** —. I. fija. ‖ **imperative** —. I. imperativa.

ideal. Ideal. Relativo a las ideas.

idealization. Idealización. Sobrevaloración de la persona u objeto amados.

ideation. Ideación. Formación de ideas en la mente.

identification. Identificación. Término empleado en psicoanálisis y en medicina legal.

identity. Identidad. Características de idéntico. ‖ Suma de características por las que una persona se identifica con otra.

ideodynamism. Ideodinamismo. Estímulo que ejerce una idea en las fibras nerviosas que deben realizar tal idea.

ideoglandular. Ideoglandular. Relativo a la actividad glandular inducida por influencia mental.

ideomotor. Ideomotor. Psicomotor.

ideomuscular. Ideomuscular. Producido por acción muscular involuntaria.

ideophrenia. Idiopfrenia. Perversión de las ideas.

ideoplastia. Ideoplastia. Estado de pasividad mental en la persona hipnotizada.

ideovascular. Ideovascular. Cambio vascular producido por la ideación.

idio-. Idio-. Prefijo que significa «propio».

idioagglutinin. Idioaglutinina. Aglutinina originada con independencia de cualquier medio artificial.

idioblapsis. Idioblapsis. Término de Coca para la alergia alimenticia no reagínica.

idioblast. Idioblasto. Célula o germen peculiares.

idiochromatin. Idiocromatina. Cromatina que interviene en la reproducción celular.

idiochromidia. Idiocromidio. Porción de cromatina extranuclear que contribuye a la reproducción celular.

idiocy. Idiocia. Retraso mental agudo. ‖ **absolute** —. I. profunda. ‖ **amaurotic familial** —. I. amaurótica familiar. ‖ **athetosic** —. I. atetósica. ‖ **epileptic** —. I. epiléptica. ‖ **hydrocephalic** —. I. hidrocefálica. ‖ **traumatic** —. I. traumática. ‖ **xerodermic** —. I. xerodérmica. Síndrome de De Sanctis.

idiogenesis. Idiogénesis. Origen espontáneo de las enfermedades.

idioglossia. Idioglosia. Habla desordenada.

idiogram. idiograma. Representación de la constitución cromosómica de una especie determinada.

idioheteroagglutinin. Idioheteroaglutinina. Heteroaglutinina normal, presente en la sangre.

idioheterolysin. Idioheterolisina. Heterolisina normal, presente en la sangre.

idiohypnotism. Idiohipnotismo. Hipnotismo espontáneo.

idio-imbecile. Idioimbécil. Grado de deficiencia mental entre idiota e imbécil.

idioisoagglutinin. Idioisoaglutinina. Isoaglutinina normal presente en la sangre y no producida por medios artificiales.

idioisolysin. Idioisolisina. Lisina destructora de células de un animal de la misma especie en que ha sido formada.

idiolalia. Idiolalia. Modo característico de hablar. Sin.: Idiología.

idiolysin. Idiolisina. Lisina producida espontáneamente.

idiomere. Idiómere. Cromómera.

idioneurosis. Idioneurosis. Neurosis idiopática.

idiopathic. Idiopático. Que tiene la naturaleza de la idiopatía.

idiopathy. Idiopatía. Enfermedad de origen desconocido.

idiophore. Idióforo. Forma primaria de la sustancia viva.

idioplasm. Idioplasma. Plasma germinal.

idioreflex. Idiorreflejo. Reflejo producido por una causa inherente al propio órgano.

idioretinal. Idiorretinal. Relativo a la retina exclusivamente.

idiosome. Idiosoma. Unidad de la materia viva, hipotética.

idiospasm. Idiospasmo. Espasmo de una región limitada.

idiosyncrasy. Idiosincrasia. Hábito o forma de ser particular de cada individuo. ‖ Susceptibilidad anormal especial a un medicamento.

idiot. Idiota. Amente. (V.*ament.*)

idiotopy. Idiotopía. Relación topográfica entre las partes de un mismo órgano.

idiotropic. Idiotrópico. Tipo de personalidad que se satisface con sus propias experiencias.

idiotype. Idiotipo. Determinante antigénico.

idioventricular. Idioventricular. Que afecta solamente a los ventrículos cardiacos.

IDL. Siglas inglesas de intermediate density lipoproteins, lipoproteínas de densidad intermedia.

idoxuridine. Idoxudirina, IDU, IUDR. 5-yodo uracil-2' -desoxirribósido; agente virostático; análogo de la ribonucleósido timidina, antimetabolito de la síntesis de ácidos nucleicos; también inhibe la fosforilación de timidina.

IDP. Siglas inglesas de Inosin-5'-diphosphat, inosina-5' difosfato.

Ie. Abreviatura de *inmunoelectrophoresis.*

IED. Abreviatura de *individual effective dose* (dosis eficaz individual). Dosis de fármaco requerida para evocar una respuesta.

Iep. Abreviatura de *immunoelectrophoresis.*

IF. Siglas del inglés intrinsic factor, factor intrínseco. || inmunofluorescencia.

IFA. Abreviatura de *indirect fluorescent antibody.*

IFAT. Abreviatura de *immunofluorescent antibody Technique.*

IFCC. Siglas inglesas de International Federation for Clinical Chemistry; Federación Internacional de Química Clínica, que publica recomendaciones para estandarizar el diagnóstico de laboratorio.

Ifn. Abreviatura de *interferon.*

IFT. Siglas del inglés inmunofluorescenz test, prueba de inmunofluorescencia.

Ig. Abreviatura de *inmunoglobulin.*

IgA. Abreviatura de *inmunoglobulina A.*

IgD. Abreviatura de *inmunoglobulina D.*

IgE. Abreviatura de *inmunoglobulina E.*

IgG. Abreviatura de *inmunoglobulina G.*

IgM. Abreviatura de *inmunoglobulina M.*

Ignatia. *Ignatia amara.* Haba de San Ignacio.

igniextirpation. Igniextirpación. Extirpación de un órgano por cauterio.

ignioperation. Ignioperación. Operación con termocauterio.

ignipuncture. Ignipuntura. Punción con agujas incandescentes.

ignis. Ignis. Fuego || — **infernalis.** Ergotismo.

IgT. Abreviatura de un hipotético antígeno receptor en la superficie de la célula T.

IH. Abreviatura de *infectious hepatitis.*

IHD. Siglas inglesas de ischemic heart disease, enfermedad cardíaca isquémica.

IHT. Siglas inglesas de insulin-hypoglycemy test, prueba de hipoglucemia insulínica.

I-J subregion. Subregión I-J. Parte de la región I del MHC, que codifica los antígenos presentes en las células supresoras y sus factores supresores activos.

II-para. Abreviatura de *secundipara.*

III-para. Abreviatura de *tertipara.*

IL-1. Abreviatura de *interleukin-1.*

ILA. Abreviatura de *International Leprosy Association.*

Ile. Abreviatura de *isoleucine.*

ileac. Iliaco. Relativo al íleon o al iliaco (hueso).

ileitis. Ileítis. Inflamación del íleon. || **regional** —. Enfermedad de Crohn.

ileo-. Ileo-. Prefijo que indica relación con el íleon.

ileocecal. Ileocecal. Relativo al íleon y ciego.

ileocecostomy. Ileocecostomía. Anastomosis quirúrgica entre íleon y ciego.

ileocolic. Ileocólico. Relativo al íleon y al colon.

ileocolitis. Ileocolitis. Inflamación del íleon y el colon.

ileocolostomy. Ileocolostomía. Comunicación quirúrgica entre el íleon y colon.

ileocolotomy. Ileocolotomía. Incisión quirúrgica en íleon y colon.

ileoileostomy. Ileoileostomía. Comunicación entre dos porciones de íleon.

ileoproctostomy. Ileoproctostomía. Anastomosis entre íleon y recto.

ileorectal. Ileorrectal. Relativo al íleon y recto. Fisura ileorrectal.

ileosigmoid. Ileosigmoide. Relativo al íleon y al sigma.

ileosigmoidostomy. Ileosigmoidostomía. Comunicación quirúrgica entre íelon y colon sigmoides.

ileostomy. Ileostomía. Creación quirúrgica de una abertura en el íleon.

ileotomy. Ileotomía. Incisión del íleon.

ileum. Íleon. Porción distal del intestino delgado.

ileus. Íleo. Obstrucción intestinal. || **adinamic** —. I. adinámico. || **dynamic** —. I. dinámico. || **mechanical** —. I. mecánico. || **meconium** —. I. meconial. || **occlusive** —. I. mécanio. || **paralytic** —. I. paralítico. || **spastic** —. I. espástico.

ilex. *Ilex.* Género de plantas iliníceas empleadas como tónicas y astringentes (acebo).

iliac horn syndrome. Síndrome de Turner-Kieser. [John W. Turner, médico norteamericano, n. en Oklahoma.] Complejo hereditario de malformaciones con los siguientes signos principales: defectos y deformidades ungueales, hipoplasia rotuliana y de las crestas ilíacas, además de displasias multiloculares de los tejidos mesodérmicos.

iliadelphus. Iliadelfo. Monstruo doble unido por la pelvis.

ilio-. Ilio-. Prefijo que significa relación con el ilion, flanco o hueso iliaco.

iliococcygeal. Iliococcígeno. Relativo al ilion y el cóccix.

iliocolotomy. Iliocolotomía. Colotomía en la región iliaca.

iliocostal. Iliocostal. Relativo al iliaco y las costillas.

iliofemoral. Iliofemoral. Relativo al ilion y al fémur.

iliofemoroplasty. Iliofemoroplastia. Operación plástica en la articulación coxofemoral.

iliohypogastric. Iliohipogástrico. Relativo al ilion y al hipogastrio.

ilioinguinal. Ilioinguinal. Relativo al hueso iliaco y a la región inguinal.

iliolumbar. Iliolumbar. Relativo a las regiones iliaca y lumbar.

iliopectineal. Iliopectíneo. Relativo al ilion y al pubis.

iliopelvic. Iliopélvico. Relativo a las regiones iliaca y pélvica.

iliopsoas. Iliopsoas. Músculo iliopsoas.

iliosacral. Iliosacro. Relativo al iliaco y al sacro.

iliospinal. Iliospinal. Relativo al iliaco y a la columna vertebral.

iliothoracopagus. Iliotoracópago. Monstruo fetal doble unido por tórax y pelvis.

iliotibial. Ilitibial. Relativo al hueso iliaco y a la tibia.

iliotrochanteric. Iliotrocantérico. Relativo al ilion y al trocánter.

ilium. Ilium. Ilion. Hueso iliaco.

ill. Enfermo. Enfermedad, alteración. (V. *stck).*

illaqueation. Ilaqueación. Operación de enderazar las pestañas invertidas.

illness. Enfermedad. Situación caracterizada por una desviación marcada del estado normal.

illumination. Iluminación. Empleo de luz natural o artificial para iluminar una cavidad, órgano, etc.

illuminism. Iluminismo. Alucinación, con comunicación con seres sobrenaturales.

illusion. Ilusión. Impresión falsa.

illusional. Ilusorio. Cracterizado por presentar ilusiones.

illutation. Ilutación. Aplicación externa de limo con fines terapéuticos.

IM. Abreviatura de *intramuscularly* (intramuscular).

IMA. Abreviatura de *Industrial Medical Association.*

ima. Ima. La más inferior.

image. Imagen. Representación de un objeto real. ‖ **acoustic** —. I. acústica. ‖ **direct**—. I. directa. ‖ **false** —. I. falsa. ‖ **incidental** —. I. incidental. ‖ **inverted** —. I. invertida. ‖ **ocular** —. I. visual. ‖ **optical** —. I. óptica. ‖ **sensory** —. I. sensoria. ‖ **virtual** —. I. virtual.

imaging. Producción detallada de las imágenes, sc refiere especialmente a las obtenidas con métodos radiológicos y ecográficos. ‖ **multiple slice** —. Técnica mediante la que se obtienen cortes adyacentes mientras se espera la relajación al equilibrio del primer corte consiguiendo una disminución del tiempo de adquisición de la imagen para un conjunto de cortes dados. (Resonancia Magnética). ‖ **Multiple echo** —. Imagen obtenida por la secuencia de pulso SE (spin-eco) que utiliza múltiples ecos adquiridos en sucesión. (Resonancia Magnética).

imago. Imago. Periodo adulto o final de un insecto.

imbalance. Disbalance. Desequilibrio. ‖ **autonomic** —. Ataxia autonomía.

imbecile. Imbécil. Defecto mental. ‖ Término para el retrasado mental.

imbecility. Imbecilidad. Estado de debilidad intelectual.

imbed. Encajar. Enclavar. (V. *embedding.*).

imbibition. Imbibición. Absoración de líquido.

imbricated. Imbricado. Compuesto por láminas o escamas superpuestas.

IHD. Siglas inglesas de ischemic heart disease, enfermedad cardíaca isquémica.

Im D$_{50}$. Dosis de vacuna suficiente para proteger al 50 por 100 de los animales estudiados en un grupo.

Imerslund's syndrome. Síndrome de Imerslund-Najman-Gräsbeck. [Olga Imerslund, pediatra noruega, n. en Oslo; Ralph Gräsbeck, médico de laboratorio finlandés, n. en Helsinki.] Malabsorción selectiva de vitamina B$_{12}$; trastorno hereditario selectivo de la absorción de vitamina B$_{12}$ en el intestino que se manifiesta a la edad de uno a dos años. Se asocia a anemia megaloblástica grave, proteinuria y retraso del desarrollo psicofísico. El único tratamiento eficaz es la administración parenteral de la vitamina.

imido-, imino-. Imido-, imino-. Prefijos que indican lapresencia de un grupo NH.

Imlach's fat plug. Tapón de Imlach. [F. Imlach, médico escocés, 1819-1891.] Masa de tejido adiposo presente a veces en el anillo inguinal externo.

immature. Inmaduro. Que aún no ha alcanzado el pleno desarrollo.

immediate. Inmediato. Directo.

immersion. Inmersión. Introducción de una parte en un líquido.

immiscible. Inmiscible. No susceptible de ser mezclado.

inmobilization. Inmovilización. Acción de inmovilizar.

immune. Inmune. Protegido de forma natural o artificial contra determinada enfermedad. ‖ — **complexe (es).** Complejo (s) antígeno-anticuerpo.

immune hemolysis. Inmunohemólisis. Destrucción de los eritrocitos mediada por el complemento previa adherencia de anticuerpos, como pueden ser la anemia hemolítica, enfermedad hemolítica del recién nacido, accidentes transfusionales, reacción de la fijación de complemento, hemólisis.

immunifacient. Inmunizante. Que produce inmunidad; dícese de ciertas enfermedades que al padecerlas confieren inmunidad y de algunas vacunas específicas.

immunifaction. Inmunización.

immunity. Inmunidad. Disposición reactiva del sistema inmunitario frente a antígenos, virus, bacterias, proteínas extrañas, caracterizada por la inmunización y la aparición de anticuerpos específicos y linfocitos T. ‖ **antiinfectious immunity.** — antiinfecciosa. Defensa frente a las infecciones, también vacuna. ‖ **antitoxic immunity.** —antitóxica. Inmunidad dirigida contra las exotoxinas y endotoxinas de los microorganismos, así como contra las toxinas vegetales y animales. ‖ **cell mediated immunity.** —celular. Inmunidad mediada por linfocitos T, que se activan tras la presentación de un antígeno extraño por los macrófagos y liberan linfocinas, sustancias mediadoras que actúan sobre los leucocitos neutrófilos, macrófagos y linfocitos; se engloba también el efecto de las células agresoras naturales y de las células agresoras que atacan directamente al Ag. ‖ **congenital immunity.** —congénita. Inmunidad adquirida por el paso a través de la placenta de inmunoglobulinas maternas, en el contexto de la inmunización pasiva; protege al lactante de las infecciones en las primeras semanas de vida. ‖ **cross immunity.** —cruzada. Inmunidad adquirida frente al antígeno desencadenante de la producción de anticuerpos y frente a otros antígenos con grupos determinantes idénticos o similares. Se aprovecha en la vacuna contra la viruela. ‖ **humoral immunity.** —humoral. Nombre que históricamente se ha dado a la respuesta inmunitaria mediada por anticuerpos, para indicar que la inmunidad así obtenida radicaba en sustancias solubles presentes en el suero y otros líquidos corporales, que son las inmunoglobulinas o anticuerpos; las inmunoglobulinas son producidas por las células plasmáticas y actúan en esas circunstancias como anticuerpos. Cuando se administran con la inmunización pasiva se unen al antígeno y con ayuda del sistema de complemento lo disuelven o inactivan y contribuyen a la fagocitosis. ‖ **unspecific immunity.** —inespecífica. Sistema de defensa, de resistencia. ‖ **maternal immunity.** —materna. Inmunidad pasiva del feto y recién nacido gracias a los anticuerpos maternos de transferencia diaplacentaria. ‖ **acquired immunity.** —adquirida. ‖ **active immunity.** —activa. ‖ **intibacterial immunity.** —antibacteriana. ‖ **antiviral immunity.** —antiviral. ‖ **celular immunity.** —celular. ‖ **cell medited immunity.** —mediada por células. ‖ **familial immunity.** —familiar. ‖ **nonspecific immunity.** —no específica. ‖ **humoral immunity.** —humoral. ‖ **passive immunity.** —pasiva. ‖ **especific immunity.** —específica. ‖ **tissue immunity.** —tisular.

immunization. Inmunización. Proceso de hacer inmune a un sujeto.

immunoassay. Inmunoanálisis, inmunoensayo. Detección de sustancias biológicamente activas por medio de reacción antígeno-anticuerpo, utilizando Ac o sustratos marcados, con isótopos radiactivos, enzimas o fluorocromos, que permiten la medición de cantidades muy pequeñas; como enzimoinmunoanálisis, radioinmunoanálisis. ‖ **solid phase immunoassay.** Inmunoanálisis en fase sólida. Inmunoanálisis en el que los antígenos o los anticuerpos se encuentran ligados a una fase sólida. ‖ **luminescence-inmunoassay.** Inmunoanálisis de luminiscencia, LIA. Método para la determinación de sustancias biológicamente activas basado en el mismo principio del RIA (radioinmunoanálisis) pero sin radiactividad, en el que la reacción del indicador genera luminiscencia, mensurable por acción de la luciferasa. ‖ **spin immunoassay.** Inmunoanálisis de spin. Método para determinar el contenido de hapteno en una muestra, a través de su espectro de resonancia de spin electrónico (RSE). Mientras las moléculas marcadoras proporcionan un espectro RSE característico, el enlace competitivo de los marcadores con los Ac produce disminución de la movilidad.

immunobiology. Inmunobiología. Rama de la biología que trata de los efectos inmunológicos sobre la enfermedad infecciosa, tasplantes, etc.

immunoblast. Inmunoblasto. (V. *lymphoblast.*)

immunoblastic lymphoadenopathy. Linfadenopatía inmunoblástica.

immunocatalysis. Inmunocatálisis. Dícese de los fenómenos catalíticos que acompañan a las reacciones de inmunidad.

immunochemistry. Inmunoquímica. Rama científica que estudia las bases fisicoquímicas de los fenómenos inmunes y sus interreaciones.

immunochemotherapy. Inmunoquimioterpia. Combinación de inmunoterapia y quimioterapia.

immunocompetence. Inmunocompetencia. Facultad o capacidad de desarrollar una respuesta inmune.

immunocomplex. Inmunocomplejo. Anticuerpo combinado con su antígeno específico.

immunoconglutinin. Inmunoconglutinina. Anticuerpo formado por compuestos de complemento que forman parte de un complejo antígeno-anticuerpo.

immunocyte. Inmunocito. Linfocito que participa en la inmunidad.

immunocytoadherence. Inmunocitoadherencia. Agregación de las células rojas para formar rosetas.

immunocytoma. Inmunocitoma. Linfoma linfoplasmocitario: tumor maligno de linfocitos inmunocompetentes. Según la célula que predomine, se diferencian los subtipos linfoplasmocitario, linfoplasmocitoide y pleomórfico, y según la evolución clínica los tipos linfonodular, esplenomegálico y oculocutáneo.

immunodeficiency. Inmunodeficiencia. Trastorno de la inmunidad normal del organismo. Deficiencia congénita, inmunodeficiencia congénita, del desarrollo de las células inmunes, linfocitos B o T, o carencia o ausencia de inmunoglobulinas, hipogammaglobulimenia, agammaglobulinemia, por defecto de la línea celular B. También trastornos de los sistemas efectores, complemento, fagocitos. ‖ inmunodeficiencia adquirida, secundaria, cuyas posibles causas son: enfermedad subyacente, como la leucemia; inmunosupresión como efecto terapéutico deseable, tras trasplante, o como efecto farmacológico indeseado, o por síndrome de radiación; enfermedades infecciosas; malnutrición; grandes quemados; afección selectiva de células del sistema inmunológico por virus, como puedan ser la de las células auxiliares T en el SIDA, **síndrome de inmunideficiencia adquirida,** y de origen idiopático. ‖ **severe combined immunodeficiency (SCI).** —grave combinada. Trastornos del desarrollo de los linfocitos B y/o T con defectos de las células progenitoras. ‖ agammagobulinemia de tipo suizo, en el pasado sólo se empleaba esta denominación. ‖ disgenesia reticular. ‖ déficit de adenosina desaminasa. ‖ síndrome de Nezelof. ‖ **common variable immunodeficiency (CVI).** —variable. Deficiencia variable de la maduración de los linfocitos Pre-B o B.

immunodiagnosis. Inmunodiagnosis. Diagnosis basada en las reacciones séricas a los antígenos.

immunodifusion. Inmunodifusión. Difusión de antígeno y anticuerpo.

immunodominant. Inmunodominante. Aquella parte de un determinante antigénico que es dominante cuando se une con el anticuerpo.

immunoelectrophoresis. Inmunoelectroforesis. Técnica en la cual el antígeno y el anticupero son puestos en oposición en un sistema buffer de difusión.

immunofiltration. Inmunofiltración. Extracción de anticuerpos en forma pura.

immunofluorescence. Inmunofluorescencia. Método para determinar la localización de un antígeno o anticuerpo por fluorescencia.

immunogen. Inmunógeno. Sustancia que cuando se introduce en un animal estimula la respuesta inmune.

immunogenetics. Inmunogenética. Relativo a las interrelaciones entre la reacción inmune y la constitución genética.

immunogenic. Inmunogénico. Que produce inmunidad.

immunogenicity. Inmunogenicidad. Propiedad de una sustancia con capacidad para producir una respuesta inmune.

immunoglobulin. Inmunoglobulina. Proteína de origen animal dotada de actividad anticuerpo conocida.

immunoglobulinopathy. Inmunoglubulinopatía. Gammapatía.

immunohematology. Inmunohematología. Rama de la hematología que estudia la serie de compuestos inmunológicos existentes en la sangre.

immunoincompetent. ˙Que carece de la capacidad de desarrollar una respuesta inmune frente a un antígeno.

immunologic. Inmunológico. Relativo a la inmunología.

immunologist. Inmunólogo. Especialista en inmunología.

immunology. Inmunología. Ciencia que estudia el sistema inmunitario y sus formas de manifestación; comprende: la inmunobiología, que se ocupa de los procesos *in vivo;* la inmunoquímica, que estudia las reacciones *in vitro*; la inmunogenética, que estudia la herencia de las estructuras inmunológicamente significativas; la inmunohematología, que estudia los procesos inmunológicos que afectan a la sangre; la inmunohistoquímica y citoquímica, encargada del estudio de tejidos y células por métodos inmunoquímicos; la inmunofisiopatología preocupada por el estudio de los procesos normales y patológicos; la inmunofarmacología, que procura la utilización de inmunosupresores, sueros inmunológicos, vacunas, etc.; la alergología y la serología. || **tumor immunology**. —tumoral. Teoría de los inmunofactores e inmunomecanismos que influyen en el crecimiento y la difusión de las neoplasias. Tienen gran importancia la capacidad inmunitaria del individuo afectado por el tumor y la inmunogenicidad,

y las características de proliferación del tumor. Los procesos inmunitarios son predominantemente celulares, estando involucradas las células T cooperadoras, T supresoras y células agresoras naturales (NK), así como los macrófagos.

immunomodulation. Ajuste de la respuesta inmune a un nivel deseado como en la inmunopotenciación, inmunosupresión o en la inducción de la respuesta inmune.

immunoparesis. Inmunoparesis. Respuesta inmune inadecuada a un agente infeccioso.

immunopathogenesis. Inmunopatogenia. Proceso en el cual el curso de la enfermedad está alterado o afectado por una respuesta inmune.

immunopathology. Inmunopatología. Rama de la biomédica relativa a las reacciones inmunes asociadas con la enfermedad.

immunoperoxidase. Se refiere a los métodos inmunocitoquímicos en los que se emplea un anticuerpo con la enzima peroxidasa para tinción de los tejidos. Se la utiliza con frecuencia para identificar antígenos tisulares en el diagnóstico en patología quirúrgica.

immunophysiology. Inmunofisiología. Fisiología de los procesos inmunológicos.

immunopolysaccharides. Inmunopolisacáridos. Dícese de polisacáridos obtenidos de diversas bacterias que poseen propiedades inmunológicas específicas, por ej., la de precipitar antisueros homólogos y actuar como antígenos.

immunopotency. Inmunopotencia. La capacidad de una región de una molécula de antígeno para servir como determinante antigénico e inducir, por tanto, la formación de un anticuerpo específico.

immunopotentiation. Inmunopotenciación. Potenciación de la respuesta inmune.

immunopotentiator. Un agente que específica o inespecíficamente aumenta la respuesta inmune, tal como un adyuvante, la vacuna BCG o un factor de transferencia.

immunoprecipitation. Inmunoprecipitación. Precipitación que resulta de la interacción de un anticuerpo específico con un antígeno.

immunoproliferative. Inmunoproliferativo. Caraterizado por la proliferación de células linfoides productoras de inmunoglobulinas.

immunoprophylaxis. Inmunoprofilaxis. Prevención de la enfermedad mediante el empleo de vacunas o anticuerpos terapéuticos.

immunoprotein. Inmunoproteína. (V. *immunoglobulin.*)

immunoradiometry. Inmunorradiometría. Una técnica de radioinmunoanálisis que emplea anticuerpo marcado con radio en vez de antígeno.

immunoreactant. Inmunoreactivo. Una sustancia que participa en una reacción inmune, por ej., un antígeno o un anticuerpo.

immunoreaction. Inmunorreacción. Reacción de inmunidad.

immunoregulation. Inmunorregulación. Control de

la respuesta inmune específica y las interacciones entre linfocitos B, T y macrófagos.

immunoresponsiveness. Inmunorespuesta. La capacidad de reaccionar inmunológicamente.

immunostimulation. Inmunoestimulación. Estimulación de la respuesta inmune.

immunosupressant. Un agente capaz de suprimir la respuesta inmune.

immunosuppression. Inmunosupresión. Disminución de la respuesta inmune.

immunosurgery. Inmunocirugía. Utilización de la terapia inmune específica en cirugía.

immunosurveillance. Vigilancia inmunológica.

immunotherapy. Inmunoterapia. Inmunización pasiva por administración de anticuerpos producidos activamente en otro individuo.

immunotoxin. Inmunotoxina. Una antitoxina.

immunotransfusion. Inmunotransfusión. Transfusión de sangre de donadores previamente inmunizados.

impaction. Impacción. Impacto. Colisión violenta de dos objetos, con penetración de uno en otro.

impalpable. Impalpable. Imposible de ser palpado.

impaludation. Impaludación. Aplicación de malarioterapia.

impedance. Impedancia. Resistencia aparente en un circuito de corriente alterna.

imperative. Imperativo. Dominante.

imperception. Impercepción. Percepción defectuosa.

imperforate. Imperforado. No cerrado.

imperforation. Imperforación. Oclusión congénita, anormal, de un orificio.

imperious. Imperioso. Dominante.

impermeable. Impermeable. Que no permite el paso (de un fluido, p. ej.).

impervious. Impervio. Impenetrable.

impetiginization. Impetiginización. Desarrollo de impétigo sobre un área previamente afectada por una enfermedad cutánea.

impetiginous. Impetiginoso. De la naturaleza del impétigo.

impetigo. Impétigo.Infección estreptocócica o estafilocócica de la piel. || **bullous** —. I. bulloso || **chronic symmetric** —. I. crónico simétrico. || — **circinata.** I. circinado. || — **contagiosa.** I. contagioso. || — **pityroides.** Pitiriasis alba.

impilation. Apilación. Agregación eritrocitaria en pilas.

implantation. Implantación. Injerto de un tejido u órgano sobre otro.

impotence. Impotencia. (V. *impotentia.*)

impotency. Impotencia. (V. *impotentia.*)

impotentia. Impotencia. Falta de capacidad, especialmente sexual. || — **coeundi.** Incapacidad para realizar el coito. || — **erigendi.** Incapacidad para la erección.

impregnate. Impregnar. Saturar. || Fecundar.

impregnation. Impregnación. Fecundación del óvulo. || Proceso o acto de saturar.

impressio. Impresión. Identación que produce un cuerpo en otro por presión.

impuberal. Impúber. Que no ha alcanzado la pubertad.

impulse. Impulso. Fuerza súbita. || Impulso nervioso. || Producción súbita de un acto incontrolable. || **cardiac** —. I. cardiaco.

impulsion. Impulsión. (V. *impulse.*)

In. Símbolo del indio.

in-. In-. Prefijo que indica «dentro» o «negación».

INA. Abreviatura de *International Neurological Association.*

inacidity. Inacidez. (V. *anacidity.*)

inaction. Inacción. Reacción deficiente a un estímulo normal.

inactivation. Inactivación. Supresión de la actividad.

inadequacy. Inadecuado. Insuficiente. Impropio.

inanimate. Inanimado. Sin animación. || Sin vida.

inanition. Inanición. Situación provocada por falta de alimentación.

inappetence. Inapetencia. Disminución del deseo o apetito.

inarticulate. Inarticulado. Sin articulaciones.

in articulo mortis. *In articulo mortis.* En la hora de la muerte.

inassimilable. Inasimilable. No susceptible de ser asimilado.

inaxon. Inaxón. Inaxoma. Célula nerviosa de cilindroeje largo.

inborn. Congénito. Formación congénita durante la vida intrauterina.

incarcerated. Incarcerado. Aprisionado. Constreñido.

incarceration. Incarceración. Retención anómala de una parte.

incarnatio. Encarnado. || — **unguis.** Uña e.

incest. Incesto. Relación sexual entre parientes próximos.

inch. Pulgada. Unidad de medida equivalente a 2,54 cm.

inchacao. Beriberi.

incidence. Incidencia. Número de casos de una enfermedad, p. ej.

incident. Incidente. Suceso en el curso de un proceso.

incineration. Incineración. Cremación. Reducir un cuerpo orgánico a ceniza.

incipient. Incipiente. Que comienza.

incised. Incidido. Cortado.

incisión. Incisión. División de las partes blandas con un instrumento cortante. || **Auvray** —. I. de Auvray. Extensión de la incisión de esplenectomía. || **confirmatory** —. I. confirmadora. || **mediar** —. I. mediana. || **paramedian** —. I. paramedial.

incisive. Incisivo. Que tiene la cualidad de cortar.

incisor. Incisor. Apto para cortar. || — **teeth.** Dientes incisivos.

incisura. Incisura. Cavidad, escotadura, depresión.

incitant. Incitante. Excitante. Estimulante.

inclination. Inclinación. Desviación de una parte de su dirección normal

inclusion. Inclusión. Penetración de una parte dentro de otra. || inclusiones celulares.

inclusion cell disease. Síndrome de Leroy (-De-

Mars). Mucolipidosis de tipo II, de herencia autosómica recesiva, con acumulación intracelular, inclusiones citoplásmáticas intracelulares; enfermedad de inclusiones celulares, de mucopolisacáridos ácidos y glucolípidos, sobre todo en el tejido conjuntivo, demostrable en cultivos de fibroblastos. Cursa con talla baja, gargolismo, disostosis múltiples graves, con afectación de las articulaciones, dificultad a la extensión, piel lisa y tensa, disfonía y ocasionales malformaciones cardíacas, hipoactividad enzimática lisosómica, especialmente β-galactosidasa, y aumento de actividad de la fosfatasa ácida.

incoherence. Incoherencia. Falta de relación entre dos o más cosas.

incompatibility. Incompatibilidad. Cualidad de ser compatible. ‖ **chemical** —. I. química. ‖ **physiologic** —. I. fisiológica. ‖ **therapeutic** —. I. terapéutica.

incompatible. Incompatible. Que no puede ser administrado simultáneamente.

incompetence. Incompetencia. Física o mental inadecuación o insuficiencia. ‖ **— of the cardiac valves.** I. de las válvulas cardiacas. ‖ **ileocecal** —. I. ileocecal. ‖ **relative** —. I. relativa. ‖ **valvular** —. I. valvular.

incontinence. Incontinencia. Inhabilidad para las funciones excretoras. ‖ **active** —. I. activa. ‖ **fecal** —. I. fecal. ‖ **intermittent** —. I. intermitente. ‖ **paralytic** —. I. paralítica. ‖ **rectal** —. I. rectal. ‖ **urinary** —. I. urinaria.

incoordination. Incoordinación. Falta de conexión entre los movimientos musculares.

incorporation. Incorporación. Unión de una sustancia con otra u otras.

increment. Incremento. Adición, aumento.

incretogenous. Incretógeno. Producido por hormonas.

incretology. Incretología. (V. *endocrinology.*)

incretopathy. Incretopatía. (V. *endocrinopathy.*)

incretory. Incretorio. Relativo a las secreciones internas.

incretotherapy. Incretoterapia. Tratamiento mediante la administración de sustancias endocrinas.

incrustation. Incrustación. Formación de depósitos calcáreos en los tejidos.

incubation. Incubación. Periodo de latencia entre contagio y manifestación de la enfermedad.

incubator. Incubadora. Aparato para mantener al prematuro en condiciones óptimas. ‖ Aparato para mantener constantes las condiciones de cultivos.

incubus. Incubo. (V. *nightmare.*)

incudal. Incudal. Perteneciente al yunque.

incudectomy. Incudectomía. Extirpación quirúrgica del yunque.

incudiform. Incudiforme. En forma de yunque.

incudomalleal. Incudomáleo. Relativo al yunque y al martillo.

incudostapedial. Incudostapedio. Relativo al yunque y al estribo.

incurable. Incurable. No susceptible de ser curado.

incurvate. Incurvado. Encorvado.

incus. Yunque. Huesecillo del oído medio.

incyclophoria. Incicloforia. Cicloforia hacia dentro.

incyclotropia. Iniciclotropía. Estado de cicloforia de menor grado.

identation. Indentación. Muesca. Escotadura. Depresión.

index. Indice. Relación constante entre dos cantidades. ‖ Relación entre una cantidad tipo y otra variable. ‖ Expresión del radio de una dimensión de un objeto. ‖ **cardiac** —. I. cardiaco. ‖ **cephalic** —. I. cefálico. ‖ **cerebral** —. I. cerebral. ‖ **dental** —. I. dental. ‖ **facial** —. I. facial. ‖ **mitotic** —. I. mitótico. ‖ **radiohumeral** —. I. radiohumeral. ‖ **therapeutic** —. I. terapéutico. ‖ **thoracic** —. I. torácico.

indican. Indicán. Glucósido amarillo de las plantas con añil o índigo.

indicanemia. Indicanemia. Presencia de indicán en sangre.

indicanorrhachia. Indicanorraquia. Presencia de indicán en el líquido cefalorraquídeo.

indicanuria. Indicanuria. Presencia de indicán en orina.

indication. Indicación. Conjunto de circunstancias del enfermo que sirven de guía para aplicar el tratamiento.

indicator. Indicador. Dedo índice. ‖ Músculo extensor del índice. ‖ Sustancia que señala el final de las reacciones.

indifferente. Indiferente. Neutral.

indigenous. Indígena. Nativo.

indigestible. Indigesto. Que se digiere mal.

indigestion. Indigestión. Trastorno de las funciones digestivas.

indigitation. Indigitación. Invaginación, Intusucepción.

indigo. Indigo. Añil. Materia colorante azul.

indirect. Indirecto. No directo. ‖ Que actúa a través de un intermediario.

indirubin. Indirrubina. Pigmento rojo a veces encontrado en la orina.

indiscriminate. Indiscriminado. Que afecta a varias partes sin discriminación.

indisposition. Indisposición. Discreta alteración de la salud.

individuation. Individualización. Proceso de desarrollo de las características individuales. ‖ Actividad diferencial regional en el embrión.

indolaceturia. Indolaceturia. Presencia de ácido indolacético en la orina.

indole. Indol. Producto derivado del índigo. F.: C_8H_7N.

Indolent. Indolente. Que produce poco dolor.

indologenous. Indológeno. Productor de indol.

indoluria. Indoluria. Presencia de indol en la orina.

indomethacin. Indometacina. Antiinflamatorio. F.: $C_{19}H_{16}ClNO_4$. Agente anti-inflamatorio no esteroideo.

indoxyl. Indoxilo. Producto de la oxidación del indol.

indoxilemia. Indoxilemia. Presencia de indoxilo en sangre.

inodoxiluria. Indoxiluria. Presencia de indoxilo en orina.

induced. Inducido. Producido artificialmente.

inductance. Inductancia. Propiedad de un circuito por la cual un campo magnético se asocia a él cuando lo atraviesa una corriente.

induction. Inducción. Acto de inducir o causar un fenómeno.

inductor. Inductor. Tejido que elabora sustancias, las cuales inducen la diferenciación de partes embriológicas.

indulin. Indulina. Colorante histológico.

indurated. Indurado. Que presenta induración.

induration. Induración. Endurecimiento de los tejidos de un órgano.

indurative. Indurativo. Caracterizado por presentar induración.

indusium griseum. *Indusium griseum.* Capa delgada de sustancia gris, encima del cuerpo calloso.

inebriation. Embriaguez. Estado de intoxicación alcohólica.

inebriety. Ebriedad. Alcoholismo habitual.

inelastic. Inelástico. Falto de elasticidad.

inert. Inerte. Sin acción o movimiento.

inertia. Inercia. Incapacidad para moverse espontáneamente.

in extremis. *In extremis.* En estado preagónico.

infancy. Infancia. Primer periodo de la vida.

infant. Infante. Niño en el periodo considerado entre el nacimiento y los 12-14 meses.

infanticide. Infanticidio. Privación de la vida a un infante.

infanticulture. Infanticultura. (V. *puericulture.*)

infantil scurvy. Enfermedad de Möller-Barlow. [Julius O. L. Möller, 1819-1887, cirujano alemán, n. en Könisberg; sir Thomas Barlow.] Escorbuto neonatal raquítico; síndrome de falta de vitamina C en neonatos y en edad infantil. Síntomas: estado irritable, falta de apetito, temperatura subfebril, propensión a infecciones y hemorrágias, sobre todo de las encías, hinchazones y dolores en las extremidades, principalmente en los muslos; fenómeno de payaso, parálisis por dolor, debido a hematomas subperiósticos periarticulares, que muchas veces se exclerosan, anomalias en la osificación del esqueleto, es decir, osificación encondral; osteoporosis de los huesos tubulares. Eventualmente aparecen anemias megaloblásticas. Con frecuencia se asocia a déficit de vitamina D.

infantile. Infantil. Relativo al infante o a la infancia.

infantilism. Infantilismo. Persistencia en el adulto de los caracteres de la infancia. || **hepatic** —. I. hepático. || **hypophyseal** —. I. hipofisario. ||. **intestinal** —. I. intestinal. || **myxedematous** —. Cretinismo. || **pancreatic** —. I. pancreático. || **sexual** —. I. sexual.

infarct. Infarto. Area de necrosis en un tejido, por isquemia. || **anemic** —. I. anémico. || **embolic** —. I. embólico. || **hemorrhagic** —. I. hemorrágico. || **septic** —. I. séptico. || **thrombotic** —. I. trombótico.

infarction. Infartación. Formación de un infarto. || Infarto. || **anterior myorcardial** —. I. de miocardio, anterior. || **anterolateral** —. I. anterolateral. || **cerebral** —. I. cerebral. || **intestinal** —. I. intestinal. || **mesenteric** —. I. mesentérica. || **myocardial** —. I. miocárdica.

infaust. Infausto. Desgraciado, infeliz.

infection. Infección. Invasión y multiplicación de microorganismos en los tejidos orgánicos. || **contact** —. I. por contacto directo. || **criptogenic** —. I. criptogénica. || **endogenous** —. I. endógena. || **exogenous** —. I. exógena. || **focal** —. I. focal. || **indirect** —. I. indirecta. || **latent** —. I. latente. || **pyogenic** —. I. piógena.

infetious. Infeccioso. Causado por, o capaz de causar infección.

infective. Infectivo. Capaz de producir infección.

infecundity. Infecundidad. Esterilidad.

inferior. Inferior. Situado debajo.

inferolateral. Inferolateral. Situado debajo y a un lado.

inferomedian. Inferomediano. Situado en la mitad de la parte inferior.

inferoposterior. Inferoposterior. Situado inferior y posteriormente.

infertility. infertilidad. Esterilidad.

infestation. Infestación. Estado producido por parásitos macroscópicos, fundamentalmente.

infibulation. Infibulación. Oclusión del prepucio o de los labios mayores por medio de anillos o suturas.

infiltrate. Infiltrar. Penetrar por los intersticios de un tejido o sustancia.

infiltration. Infiltración. Acumulación en un tejido de una sustancia extraña. || **adipose** —. I. grasa. || **calcareous** —. I. calcárea. || **fatty** —. I. grasa. ||**gelatinous** —. I. gelatinosa. || **Inflammatory** —. I. inflamatoria. || **serous** —. I. serosa.

infirmary. Enfermería. Hospital.

infirmity. Enfermedad. (V. *disease.*)

inflammation. Inflamación. Respuesta producida contra el traumatismo o destrucción de los tejidos. || **acute** —. I. aguda. || **atrophic**—. I. atrófica. || **catarrhal** —. I. catarral. || **chronic** —. I. crónica. || **diffuse** —. I. difusa. || **exudative** —. I. exudativa. || **fibrinous** —. I. fibrinosa. || **hypertrophic** —. I. hipertrófica. || **intersticial** —. I. intersticial. || **metastatic** —. I.metastásica. || **necrotic** —. I. necrótica. || **parenchymatous** —. I. parenquimatosa. || **purulent** —. I. purulenta.

inflammatory. Inflamatorio. Relativo a la inflamación.

inflation. Inflación. Insuflación.

inflection. Inflexión. Curvatura. Desviación.

influenza. Influenza. Gripe. || **Asian** —. I. asiática. || **endemic** —. I. endémica. || **epidemic** —. I. epidémica. || **Spanish** —. I. española (en 1918). || — **virus.** Virus de la i.

influenzal. Griposo. Relativo a la influenza.

informosome. Informosoma. Partículas de ARN mensajero y proteinas de síntesis rápida; son menos densas que el ribosoma y se diferencian de este.

infra-. Infra-. Prefijo que significa «debajo de».

infra-axillary. Infraaxilar. Debajo de la axila.

infraclavicular. Infraclavicular. Debajo de la clavícula.

innfracommissure. Infracomisura. Comisura del cerebro.

infraconstrictor. Infraconstrictor. Constrictor inferior de la faringe.

infracortical. Infracortical. Situado debajo de una corteza.

infracostal. Infracostal. Situado debajo de una o más costillas.

infracotyloid. Infracotiloideo. Situado debajo del acetábulo.

infraction. Infracción. Fractura incompleta.

infradiaphragmatic. Infradiafragmático. Debajo del diafragma.

infraglenoid. Infraglenoideo. Debajo de la cavidad glenoidea.

infraglottic. Infraglótico. Debajo de la glotis.

infrahyoid. Innfrahioideo. Debajo del hioides.

inframamilary. Inframamilar. Situado debajo del pezón.

inframammary. Inframamario. Debajo de la glándula mamaria.

inframandibular. Inframandibular. Situado debajo del maxilar inferior.

inframaxillary. Inframaxilar. Situado debajo del maxilar.

infraorbital. Infraorbitario. Situado debajo de la órbita.

infrapatellar. Infrapatelar. Situado debajo de la rótula.

infrapsychic. Infrapsíquico. De nivel psíquico inferior.

infrared. Infrarrojo. Rayo invisible del espectro solar.

infrascapular. Infrascapular. Situado debajo de la escápula.

infraspinous. Infraspinoso. Situado debajo de la espina del omóplato. || Músculo infraspinoso.

infrasternal. Infrasternal. Situado debajo del esternón.

infratemporal. Infratemporal. Situado debajo de la fosa temporal.

infratentorial. Infratentorial. situado debajo de la tienda del cerebelo.

infratonsillar. Infratonsilar. Debajo de la amígdala.

infratracheal. Infratraqueal. Situado debajo de la tráquea.

infratrochlear. Infratroclear. Debajo de la tróclea.

infratubal. Infratubárico. Situado debajo de la trompa de Falopio o de Eustaquio.

infraturbinal. Infraturbinal. Debajo del cornete.

infraumbilical. Infraumbilical. Debajo del ombligo.

infriction. Infricción. Fricción.

infundibular. Infundibular. De la naturaleza del infundíbulo.

infundibulum. Infundíbulo. Parte en forma de embudo. || División de la pelvis renal. || Cavidad del pabellón de la trompa de Falopio. || Cavidad superior del caracol.

infusión. Infusión. Verter agua sobre ciertos productos para obtener sus principios medicamentosos. || Producto de esa operación.

infusoria. Infusorios. Clase de protozoos.

ingesta. Ingesta. Alimentos y bebidas ingeridos en el estómago.

ingestion. Ingestión. Acto de ingerir alimentos o bebidas.

Ingrassia's apophysis. Apófisis de Ingrassia. [G.F. Ingrassia, anatomista italiano, 1510-1580.] Ala menor del esfenoides.

ingravescent. Ingravescente. Que aumenta gradualmente de gravedad o peso.

ingredient. Ingrediente. Sustancia que entra en la composición de un medicamento.

inguen. Ingle. (V. *groin.*)

inguinal. Inguinal. Relativo a la ingle.

inguinoabdominal. Inguinoabdominal. Relativo a la ingle y al abdomen.

inguinodynia. Inguinodinia. Dolor en la ingle.

inguinoscrotal. Inguinoscrotal. Relativo a la ingle y al cscroto.

inhalation. Inhalación. Aspiración de aire o vapores dentro de los pulmones.

inhale. Inhalar.

inhaler. Inhalador. Aparato para inhalar medicamentos o anestésicos.

inherent. Inherente. Intrínseco. Innato.

inheritance. Herencia. Adquisición de caracteres o cualidades, por transmisión. || **dominat** —. H. dominante. || **mediate** —. H. mediada. || **monofactorial** —. H. monofactorial. || **multifactorial** —. H. multifactorial. || **recessive** —. H. recesiva.

inhibin. Inhibina. Hormona testicular no esteroidea, que inhibe la secreción pituitaria.

inhibit. Inhibir. Retardar.

inhibition. Inhibición. Restricción de la función de un órgano por estímulo lejano.

inhibitor. Inhibidor. Que inhibe.

inhibitory. Inhibitorio. Que produce inhibición.

inias. Iniaco. Relativo al inión.

iniencephaly. Iniencefalia. Monstruosidad caracterizada por una fisura occipital y protrusión del encéfalo.

iniodymus. Iniódimo. Monstruo de dos cabezas unidas por el occipucio.

inion. Inión. Punto craniométrico en el vértice de la protuberancia occipital externa.

inopagus. Iniódimo. (v. *iniodymus.*)

iniops. Iniops. Monstruo doble por debajo del ombligo, con una cabeza y dos caras, de las cuales una es incompleta.

initial. Inicial. Relativo al comienzo de una enfermedad.

initis. Initis. Inflamación de la sustancia propia del músculo.

injectable. Inyectable. Capaz e ser inyectado.

injected. Inyectado. Introducido por inyección. || Congestionado.

injection. Inyección. Acto de introducir líquido en una parte, en el tejido subcutáneo, vaso, etcétera.

injury. Herida. Solución de continuidad de partes blandas por traumatismo exterior. || **blast** —. H. por explosión.

inlay. Material para reparar un defecto tisular (en odontología, p. ej.).

inlet. Entrada. Pasaje de acceso a una cavidad. Orificio de entrada. || **pelvic** —. I. estrecho superior de la pelvis.

innate. Innato Congénito. Hereditario.

innervation. Inervación. Distribución nerviosa en una parte u órgano.

innidiation. Anidación. Desarrollo de células metastásicas. || Colonización.

innocuous. Innocuo. Inocente. Inofensivo.

innominate. Innominado. Hueso iliaco. || Tronco braquiocefálico. || Sin nombre.

innoxious. Innocuo. Inofensivo, que no daña.

ino-. Ino-. Prefijo que significa «fibra».

inoblast. Inoblasto. Fibroblasto.

inoccipitia. Inoccipucia. Ausencia o deficiencia del lóbulo occipital del cerebro.

inochondroma. Inocondroma. Fibrocondroma.

inoculable. Inoculable. Susceptible de ser inoculado.

inoculate. Inocular. Comunicar una enfermedad por inserción del agente etiológico.

inoculation. Inoculación. Introducción de microorganismos, material infeccioso, etc., en un ser vivo o en tejidos en cultivo.

inocyte. Inocito. Célula del tejido fibroso.

inoglia. Inoglía. Fibroglía.

inohymenitis. Inohimenitis. Inflamación de una membrana fibrosa.

inomyositis. Inomiositis. (V. *fibromyositis.*)

inoperable. Inoperable. No curable mediante operación.

inophragma. Inofragma. Nombre dado a la membrana de Krause o a la línea de Heusen.

inorganic. Inorgánico. Que no tiene órganos.

inosclerosis. Inosclerosis. Induración fibrosa.

inoscopy. Inoscoia. Método bacteriológico.

inosculate. Anastomosis. Unión o comunicación.

inosculation. Inosculación. Anastomosis de dos ramas arteriales o venosas de igual calibre.

inosemia. Inosemia. Exceso de fibrina en sangre.

inosine. Inosina. Resultante de la descomposición del ácido inósico. F.: $C_{10}H_{12}O_5N_4$.

inosite. Inositol. Azúcar muscular. F.: $C_6H_{12}O_6$.

inositis. Inositis. Inflamación del tejido fibroso.

inositol. Inositol. (V. *inosite.*)

inosituria. Inosituria. (V. *inosuria.*)

inosuria. Inosuria. Inosituria. Presencia de inosina en la orina.

inotagma. Inotagma. Disposición lineal de los elementos estructurales contráctiles de la célula muscular.

inotropic. Inotrópico. Inotropo. Relativo a la fuerza contráctil muscular.

inquest. Pesquisa. Averiguación legal.

inquiline. Inquilino. Parásito que vive en un huésped.

inructation. Eructo. Expulsión anormal de aire por la boca.

insalivation. Insalivación. Impregnación del alimento con saliva.

insalubrious. Insalubre. Malsano.

insane. Insano. Insalubre. || Loco.

insanitary. Insano. Que no reúne condiciones sanitarias.

insanity. Insania. Locura. Demencia.

inscriptio. Inscripción. Parte de una prescripción. || — **tendinea.** Cuerda tendinosa que cruza el vientre del músculo y lo divide.

inscription. Inscripción. (V. *inscriptio.*)

insect. Insecto.

insecta. Insectos. Clase de artrópodos.

insecticide. Insecticida. Que destruye los insectos.

insemination. Inseminación. Fecundación del óvulo. || Introducción del semen en la vagina.

insenescence. Insenescencia. Senilidad.

insensible. Insensible. Sin sensibilidad o conciencia.

insertion. Inserción. Efecto de introducir una cosa en otra. || Implantar.

insheathed. Enquistado.

insidious. Insidioso. De desarrollar gradual, sin provocar síntomas en un comienzo.

insipid. Insípido. Sin sabor.

in situ. *In situ.* En su lugar natural.

insolation. Insolación. Tratamiento por exposición a los rayos solares. || Síndrome por excesiva exposición a los rayos solares.

insoluble. Insoluble. No susceptible de ser disuelto.

insomnia. Insomnio. Agripnia. Ahipnia. Ahiposis. (V. *agrypnia.*)

insorption. Insorción. Paso de una sustancia desde el tubo digestivo a la sangre.

inspection. Inspección. Examen, generalmente detenido.

inspersion. Inspersión. Acto de espolvorear.

inspiration. Inspiración. Acto de penetrar el aire en los pulmones.

inspiratory. Inspiratorio. referente a la inspiración.

inspirometer. Inspirómetro. Aparato para medir el volumen de aire inspirado.

inspissation. Inspisación. Acción y efecto de espesar.

inspissator. Inspisador. Condensador de líquidos, principalmente del suero sanguíneo.

instep. Empeine. Arco de la superficie dorsal del pie.

instillation. Instilación. Acción y efecto de verter una gota sobre una superficie.

instinct. Instinto. Compleja respuesta que caracteriza a una especie.

instinctive. Instintivo. Que tiene la naturaleza del instinto.

instrument. Instrumento. Aparato para realizar una operación.

instrumental. Instrumental. Conjunto de instrumentos para practicar una operación.

instrumentation. Instrumentación. Utilización de instrumentos.

insuccation. Insucación. Inhibición de una droga antes de preparar un extracto de ella.

insufficiency. Insuficiencia. Situación de ser insuficiente o inadecuado para las necesidades fisiológicas. ‖ **aortic** —. I. aórtica. ‖ **coronary** —. I. coronaria. ‖ **pulmonary** —. I. pulmonar. ‖ **tricuspid** —. I. tricúspide. ‖ **vertebrobasilar** —. I. vertebrobasilar.

insufflation. Insuflación. Distensión de un órgano por introducción de aire (insuficiencia pulmonar, p. ej.).

insufflator. Insuflador. Aparato para producir insuflación.

insula. Insula. Lóbulo de la ínsula. Isla de Reil.

insular. Insular. Perteneciente, sobre todo a los islotes de Langerhans.

insulation. Aislamiento.

insulator. Aislante. Sustancia que produce aislamiento.

insulin. Insulina. Hormona pancreática formada en los islotes de Langerhans.

insulinase. Insulinasa. Enzima que destruye la insulina.

insulinemia. Insulinemia. Presencia de insulina en sangre.

insulinogenesis. Insulinogénesis. Formación de insulina.

insulinoid. Insulinoide. Semejante a la insulina de Langerhans.

insulinoma. Insulinoma. Adenoma de los islotes de Langerhans.

insultus. Insulto. Ataque.

insusceptibility. Insusceptibilidad. Inmunidad.

integration. Integración. Asimilación. ‖ Coordinación. ‖ Asimilación de una personalidad.

integument. Integumento. La piel.

integumentary. Integumentario. Que sirve de cubierta, como la piel.

intellect. Intelecto. Inteligencia.

intelligence. Inteligencia. Facultad para comprender.

intemperance. Intemperancia. Exceso en la comida y bebida, sobre todo alcohólica.

intensimeter. Intensímetro. Instrumento para medir la intensidad de los rayos X.

intensity. Intensidad. Grado de fuerza o tensión.

intensive. Intensivo. De fuerza creciente.

intention. Intención. (V. *healing*.)

inter-. Inter-. Prefijo que significa «entre», «en medio».

interaccessory. Interaccesorio. Situado entre dos apófisis vertebrales accesorias.

interacinar. Interacinar. Situado entre ácinos.

interaction. Interacción. Relación existente entre dos elementos.

interalveolar. Interalveolar. Entre dos alvéolos.

interarticular. Interarticular. Entre dos o más articulaciones.

interarytenoid. Interaritenoideo. Entre los cartílagos aritenoides.

interatrial. Interauricular. Entre ambas aurículas o entre los oídos.

interauricular. Interauricular. (V. *interatrial*.)

interbrain. Intercerebral. Diencéfalo.

intercalary. Intercalado. Situado entre dos o más partes.

intercanalicular. Intercanalicular. Entre dos canalículos o más.

intercapillary. Intercapilar. Situado entre capilares.

intercarpal. Intercarpiano. Entre los huesos del carpo.

intercellular. Intercelular. Situado entre las células de una estructura.

intercentral. Intercentral. Situado entre dos centros nerviosos.

intercerebral. Intercerebral. Situado entre los dos hemisferios cerebrales.

interchondral. Intercondral. Intercartilaginoso.

interclavicular. Interclavicular. Entre las clavículas.

interclinoid. Interclinoide. Situado entre las apófisis clinoides.

intercolumnar. Intercolumnar. Situado entre dos columnas o pilares.

intercondylar. Intercondíleo. Situado entre dos cóndilos.

intercostal. Intercostal. Situado entre dos costillas.

intercostohumeral. Intercostohumeral. Relativo a un espacio intercostal y al húmero.

intercourse. Comunicación. Cambio mutuo.

intercricothyrotomy. Intercricotirotomía. Traqueotomía a través de la membrana cricotiroidea.

intercrural. Intercrural. Interfemoral.

intercurrent. Intercurrente. Que aparece durante el curso de una enfermedad, modificándola.

interdeferencial. Interdeferencial. Entre dos conductos deferentes.

interdental. Interdental. Interdentario. Entre los dientes.

interdigital. Interdigital. Entre los dedos.

interdigitation. Interdigitación. Entrecruzamiento de dedos o partes similares.

interface. Interfase. Término empleado en química.

interfacial. Interfacial. Relacionado con la interfase.

interfascicular. Interfascicular. situado entre dos o más fascículos.

interfemoral. Interfemoral. Situado entre los muslos.

interference. Interferencia. Trastorno de la conducción cardiaca.

interferon. Interferón. Proteína producida por las células parasitadas por un virus, que las hace resistentes a un amplio espectro de virus. Se conocen tres tipos antigénicamente diferentes: alfa, beta y gamma.

interfibrillar. Interfibrilar. Situado entre fibrillas.

interfrontal. Interfrontal. Entre ambas mitades del hueso frontal.

interganglionic. Interganglionar. Situado entre ganglios o que los conecta.

intergluteal. Interglúteo. Situado entre los glúteos o las nalgas.

intergonial. Intermandibular. Entre las dos ramas mandibulares.

intergrade. Intergrado. Paso entre otros dos estadios.

interictal. Interictal. Que ocurre entre dos ataques.

interlabial. Interlabial. Entre los labios.

interleukin-1. Interleucina-1. Sustancia producida por macrófagos, esencial para la inflamación y la respuesta inmune dependiente de las células T.

interlobar. Interlobular. Entre lóbulos.

interlocking. Unión de gemelos en el parto gemelar.

intermammary. Intermamario. Situado entre las mamas.

intermarriage. Matrimonio de personas consanguíneas.

intermaxilla. Intermaxilar. Hueso intermaxilar.

inatermaxillary. Intermaxilar. Situado entre los dos maxilares.

inatermediary. Intermediario. Que ocurre en una fase intermedia.

intermediate. Intermedio. Situado entre medias.

intermeningela. Intermeníngeo. Situado entre las meninges.

intermenstrual. Intermenstrual. Que ocurre entre dos menstruaciones.

intermenstruum. Intermenstruo. Intervalo entre dos menstruaciones.

intermission. Intermisión. Intermitencia. Intervalo. periodo de cesación.

intermittent. Intermitente. Que ocurre a intervalos separados.

intermuscular. Intermuscular. Situado entre dos o más músculos.

interneuron. Interneurona. Neurona situada entre la aferente y la terminal.

internist. Internista. Médico especialista en enfermedades de los órganos internos.

internode. Internodular. Situado entre dos nódulos (de Ranvier).

internuclear. Internuclear. Situado entre dos núcleos.

internuncial. Internuncial. Que sirve de comunicación entre dos centros nerviosos.

internus. Interno. situado hacia la línea media o central de un órgano o cavidad.

interoceptor. Interoceptor. Organo terminal de las vísceras. || Visceroceptor.

interorbital. Interorbital. Situado entre las órbitas.

interosseal. Interóseo. Situado entre dos huesos.

interparietal. Interparietal. Situado entre los huesos parietales. || Situado entre las paredes.

interparoximal. Interparoxístico. Que ocurre entre dos ataques paroxísticos.

interpeduncular. Interpeduncular. Situado entre los pedúnculos cerebrales.

interphase. Interfase. Intervalo entre dos divisiones celulares sucesivas.

interphyletic. Interfilético. Entre dos tipos de células u organismos.

interpolar. Interpolar. Situado entre dos polos.

interpolation. Interpolación. Implante quirúrgico de un tejido. || Determinación de valores intermedios.

interposition. Interposición. Acto de colocar entre dos partes.

interprotometamere. Interprotommetamérico. En el embrión, parte situada entre los segmentos primarios.

interpubic. Interpúbico. Entre los huesos del pubis.

interrenal. Interrenal. Situado entre los riñones.

interrupted. Interrumpido. No continuo.

interscapular. Interescapular. Situado entre las escápulas.

intersection. Intersección. Punto común donde se cortan dos líneas.

intersex. Intersexo. Intersexualidad.

intersexuality. Intersexualidad. Estado caracterizado por la contradicción entre el desarrollo de los caracteres sexuales externos generales, fenotipo intersexual, glándulas sexuales y sexo cromosómico, véase hermafroditismo, seudohermafroditismo, feminización, virilización, diferenciación sexual, transexualismo.

interspace. Interespacio. Espacio entre dos partes semejantes.

interspinal. Interespinal. Situado entre dos procesos espinosos.

interstice. Intersticio. Espacio o hendidura en un tejido. || Pequeño espacio entre dos órganos.

interstitial. Intersticial. Relativo al intersticio.

intertarsal. Intertarsal. Situado entre los huesos del tarso.

intertrigo. Intértrigo. Dermatitis cutánea que se producen en las zonas de roce de la piel.

intertrochanteric. Intertrocantéreo. Situado entre ambos trocánteres.

interval. Intervalo. Espacio entre dos partes.

intervention. Intervención. Acto de intervenir u operar.

interventricular. Interventricular. Situado entre los ventrículos.

intervertebral. Intervertebral. Situado entre dos vértebras contiguas.

intestinal. Intestinal. Relativo al intestino.

intestine. Intestino. Porción del tubo digestivo entre el estómago y el ano. || **large** —. I. grueso. || **small** —. I. delgado.

intestinum. Intestino. (V. *intestine.*)

intima. Intima. Capa endotelial de la arteria (túnica íntima).

intimal. Intimal. Perteneciente a la túnica íntima.

intimitis. Intimitis. Inflamación de la túnica íntima.

intolerance. Intolerancia. Imposibilidad de tomar determinado alimento o medicamento, p. ej., lactosa. || **alcoholic**—. I. alcohólica.

intoxication. Intoxicación. Envenenamiento.

intra-. Intra-. Prefijo que significa «dentro de».

intra-abdominal. Intraabdominal. Dentro de abdomen.

intra-arterial. Intraarterial. Dentro de una arteria.

intra-articular. Intraarticular. Dentro de la articulación.

intrabronchial. Intrabronquial. Dentro del bronquio.

intracapsular. Intracapsular. Dentro de la cápsula.

intracardiac. Intracardiaco. Dentro del corazón.

intracartilaginous. Intracartilaginoso. Endocondral.

intracellular. Intracelular. Dentro de la cédula.

intracolic. Intracólico. Dentro del colon.

intracranial. Intracraneal. Dentro del cráneo.

intradermal. Intradérmico. Dentro de la dermis.

intradermoreaction. Intradermorreacción. Reacción intradérmica.

intraduodenal. Intraduodenal. Dentro del duodeno.

intradural. Intradural. Dentro de la duramadre.

intrafetation. Intrafetación. Inclusión fetal.

intragastric. Intragástrico. Dentro del estómago.

intraglandular. Intraglandular. Dentro de una glandula.

intraglobular. Intraglobular. Dentro de un corpúsculo sanguíneo.

intrahepatic. Intrahepático. Dentro del hígado.

intraintestinal. Intraintestinal. Dentro del intestino.

intralamellar. Intralaminar.

intralaryngeal. Intralaríngeo. En el interior de la laringe.

intraligamentous. Intraligamentoso. Dentro del ligamento.

intralobular. Intralobular. Dentro de un lóbulo.

intramammary. Intramamario. Dentro de la glándula mamaria.

intramedullary. Intramedular. Dentro de la médula espinal.

intramembranous. Intramembranoso. Que se forma en el interior de la membrana.

intramural. Intramural. Dentro de la pared de un órgano.

intramuscular. Intramuscular. Dentro del músculo.

intranasal. Intranasal. Dentro de la nariz.

intranatal. Intranatal. Que ocurre durante el nacimiento.

intraneural. Intraneural. Dentro del nervio.

intranuclear. Intranuclear. Dentro del núcleo.

intraocular. Intraocular. Dentro del ojo.

intraoral. Intraoral. Dentro de la boca.

intraorbital. Intraorbitario. Dentro de la órbita.

intraosteal. Intraóseo. Dentro del hueso.

intraparechymatous. Intraparcnquimatoso. Dentro del parénquima.

intraparietal. Intraparietal. Situado dentro de una pared.

intrapelvic. Intrapélvico. Dentro de la pelvis.

intrapericardial. Intrapericárdico. Dentro del pericardio.

intraperitoneal. Intraperitoneal. Dentro del peritoneo.

intrapleural. Intrapleural. Dentro de la pleura.

intrapontine. Intrapontino. Situado en la sustancia del puente de Varolio.

intrapulmonary. Intrapulmonar. Situado en la sustancia pulmonar.

intrapyretic. Intrapirético. Que ocurre durante la fase febril.

intrarectal. Intrarrectal. Dentro del recto.

intrasellar. Intraselar. Dentro de la silla turca.

intraspinal. Intraespinal. Situado dentro de la columna vertebral.

intrasynovial. Intrasinovial. Dentro de la cavidad articular.

intrathoracic. Intratorácico. Dentro del tórax.

intratracheal. Intratraqueal. Dentro de la traquea.

intratympanic. Intratimpánico. Dentro de la cavidad timpánica.

intraurethral. Intrauretral. Dentro de la uretra.

intrauterine. Intrauterino. Dentro del útero.

intravaginal. Intravaginal. Dentro de la vagina.

intravasation. Intravasación. Entrada de material en el interior de los vasos.

intravascular. Intravascular. Dentro de los vasos.

intravenous. Intravenoso. Dentro de las venas.

intraventricular. Intraventricular. Dentro del ventrículo.

intravesical. Intravesical. Dentro de la vejiga.

intra vitam. *Intra vitam.* Durante la vida.

intravitreous. Intravítreo. Dentro del vítreo.

intrinsic. Intrínseco. Exclusivo de una parte u órgano. || — **activity.** Actividad intrínseca. Medida de la respuesta máxima de un agonista.

intro-. Intro-. Prefijo que significa «dentro».

introducer. Intubador. Instrumento utilizado para la intubación.

introflexión. Introflexión. Flexión hacia dentro.

introgastric. Introducción en el estómago.

introitus. Introito. Entrada a una cavidad o espacio. || — **vaginae.** I. vaginal.

intromission. Intromisión. Introducción de una parte dentro de otra.

introspection. Introspección. Examen de los propios pensamientos.

introversión. Introversión. Invaginación. || Sentido psíquico.

intubación. Intubación. Inserción de un tubo en un conducto orgánico. || **endotracheal** —. I. endotraqueal. || **nasal** —. I. nasal. || **oral** —. I. oral.

intumescence. Intumescencia. Tumefacción. Engrosamiento.

intussusception. Intususcepción. Invaginación. Prolapso de una porción de intestino en un área adyacente del propio intestino.

intussuscipiens. *Intussuscipiens.* Porción de intestino invaginada en otra.

inula. *Inula.* Género de plantas compuestas. Algunas raíces son tónicas y diaforéticas.

inunction. Inunción. Unción con fricción.

in utero. *In utero.* Dentro del útero.

invagination. Invaginación. Intususcepción. || Concepto embriológico.

invalid. Inválido. Incapacitado.

invasin. Invasina. Hialuronidasa.

invasion. Invasión. Ataque de una enfermedad. || Entrada bacteriana en el organismo.

inversion. Inversión. Vuelta hacia dentro. || Inversión sexual.

invert. Invertido. Homosexual.

invertase. Invertasa. ß-fructofuranosidasa.

invertebrate. Invertebrado. Animal sin columna vertebral.

invertin. Invertina. ß-fructofuranosidasa.

investment. Empaste. Material para restaurar dientes, etc.

inveterate. Inveterado. Crónico, de larga duración.

in vitro. *In vitro.* En tubo de ensayo, en experimentación.

in vivo. *In vivo.* En el cuerpo vivo.

involucrum. Involucro. Cubierta o vaina.

involuntary. Involuntario. Con independencia de la voluntad.

involution. Involución. Modificación regresiva. Opuesto a evolución.

iodate. Yodado. Sal del ácido yódico.

iodemia. Yodemia. Presencia de yoduros en sangre.

iodide. Yoduro. Combinación de yodo con un elemento o radical.

iodine. Yodo. Halógeno de símbolo I. Soluble en alcohol.

iodism. Yodismo. Intoxicación crónica por compuestos de yodo.

iodized. Yodado. Impregnado por yodo o sus compuestos.

iododerma. Yododerma. Trastorno cutáneo debido al yodismo.

iodoform. Yodoformo. Antiinfeccioso de aplicación tópica. F.: CHI_3.

iodoformism. Yodoformismo. Intoxicación por yodoformo.

iodoglobulin. Yodoglobulina. Compuesto yodado que contiene globulina.

iodohippurate sodium. Yodohipurato sódico. Sustancia usada para la determinación de la función renal. F.: $C_9H_7INNaO_3$.

iodophilia. Yodofilia. Reacción manifestada por los leucocitos tratados por yodo o yoduros.

iodophthalein. Yodoftaleína. Sustancia usada en el examen radiográfico de la vesícula biliar.

iodopsin. Yodopsina. Pigmento retiniano.

iodotherapy. Yodoterapia. Tratamiento con yodo o sus compuestos.

iodothironine. Yodotironina. Tironina yodada.

iodothyrosine. Yodotirosina. Tirosina yodada.

ioduria. Yoduria. Presencia de yoduros en la orina.

ion. Ion. Atomo con carga eléctrica. || — **channel.** Canal iónico. Estructura que atraviesa una membrana y abre una vía hidrofílica por donde pueden pasar iones de pequeño tamaño. || — **channel blocker.** Bloqueador del canal iónico. Antagonista que impide flujo de corriente por canal iónico. || — **exchange-resin.** Resina de intercambio iónico. Proceso por el que los iones cargados positiva o negativamente se intercambian entre una superficie sólida y una solución. || — **trapping.** Secuestro iónico. Secuestro de fármaco, p. ej., en el interior celular.

ionic. Iónico. relativo al ion o iones. || — **bond.** Enlace iónico. Consecuencia de la atracción electrostática entre iones con carga opuesta.

ionization. Ionización. Disociación de una sustancia en sus iones constituyentes.

ionogenic. Ionogénico. Formador de iones.

ionometer. Ionómetro. Instrumento para medir la intensidad de radiación.

ionone. Ionona. Cetona hidroaromática.

ionotherapy. Ionoterapia. (V. *iontophoresis.*)

iontophoresis. Iontoforesis. Introducción de iones en los tejidos, con fines terapéuticos.

IOP. Abreviatura de *intraocupar pressure.*

iotacism. Iotacismo. Empleo abusivo del sonido *i* o *y* en el lenguaje.

IP. Abreviatura de *intraperitoneally.*

IPAA. Abreviatura de *International Psychoanalytical Association.*

ipeca. Ipecac. Su alcaloide se utiliza como emético.

ipsation. Masturbación. (V. *masturbation*).

ipsilateral. Ipsolateral. Situado en el mismo lado.

ipsism. Ipsismo. (V. *masturbation.*)

IPSP. Abreviatura de *inhibitory postsynaptic potential.*

IQ. Abreviatura de *intelligence quotient.*

Ir. Símbolo del iridio y abreviatura de *immune response* (inmunorespuesta). || — **gene.** Gene Ir. Gen de respuesta inmune.

I region. Región I. Porción del complejo mayor de histocompatibilidad que contiene genes que controlan las respuestas inmunes.

irascibility. Irascibilidad. Irritabilidad patológica.

IRC. Abreviatura de *inspiratory reserve capacity.*

iridal. Iridal. Irídico.

iridalgia. Iridalgia. Dolor en el iris.

iridauxesis. Iridauxesis. Hipertrofia del iris.

iridectassi. Iridectasis. Dilatación del iris.

iridectome. Iridéctomo. Instrumento utilizado en la iridectomía.

iridectomy. Iridectomía. Escisión quirúrgica de una parte del iris.

iridectropium. Idectropión. Ectropión del iris.

iridemia. Iridemia. Hemorragia en el iris.

iridencleisis. Iridencleisis. Incarceración del iris en una herida o incisión.

irideremia. Irideremia. Falta congénita del iris. Sin.: Aniridia.

iridesis. Iridesis. Operación de fijar una porción del iris.

iridium. Iridio. Metal muy duro, de símbolo Ir.

irido-. Irido-. Prefijo que indica relación con el iris.

iridoavulsión. Iridoavulsión. Iridectomía.

iridocapsulitis. Iridocapsulitis. Inflamación del iris y la cápsula del cristalino.

iridocele. Iridocele. Protrusión del iris en la córnea.

iridochoroiditis. Iridocoroiditis. Inflamación del iris y la coroides.

iridocoloboma. Iridocoloboma. Fisura congénita del iris.

iridoconstrictor. Iridoconstrictor. Músculo constrictor de la pupila.

iridocyclitis. Iridociclitis. Inflamación del iris y del cuerpo ciliar.

iridodiagnosis. Iridodiagnosis. Diagnóstico de la enfermedad por las características del iris.

iridodialysis. Iriodiálisis. Separación quirúrgica de las adherencias del iris.

iridodonesis. Iridodonesis. Temblor del iris.

iridokeratitis. Iridoqueratitis. Inflamación del iris y de la córnea.

iridokinesis. Iridocinesis. Contracción y dilatación del iris.

iridoleptynsis. Iridoleptinsis. Atrofia del iris.
iridomalacia. Iridomalacia. Reblandecimiento del iris.
iridomotor. Relativo a los movimientos del iris.
iridoncus. Iridonco. Tumor o tumefacción del iris.
iridopathy. Iridopatía. Enfermedad del iris.
iridoperiphakitis. Iridoperifacitis. Inflamación del iris y de la cápsula del cristalino.
iridoplegia. Iridoplejía. Parálisis del esfínter del iris.
iridoptosis. Iridoptosis. Prolapso del iris.
iridorhexis. Iridorrexis. Ruptura del iris.
iridosclerotomy. Iridosclerotomía. Incisión de la esclerótica en el borde del iris, en el glaucoma.
iridosteresis. Iridostéresis. Iridectomía.
iridotasis. Iridotasis. Estrechamiento del iris en el glaucoma. Operación de Borthen.
iridotomy. Iridotomía. Incisión del iris.
iris. Iris. Membrana circular pigmentada, contráctil, en el ojo.
iritis. Iritis. Inflamación del iris.
iron. Hierro. Elemento metálico, de símbolo Fe.
irradiation. Irradiación. Tratamiento por medio de radiaciones iónicas.
irreducible. Irreducible. No susceptible de ser reducido.
irregular. Irregular. No conforme con las reglas naturales.
irrespirable. Irrespirable. Impropio para la respiración.
irreversible. Irreversible. No reversible.
irrigation. Irrigación. Riego con líquidos terapéuticos o con agua.
irritability. Irritabilidad. Propiedad de reaccionar a estímulos.
irritable. Irritable. Capaz de reaccionar a un estímulo.
irritant. Irritante. Que causa irritación.
irritation. Irritación. Excitación. Estimulación.
irritative. Irritativo. Causado por irritación.
IRV. Abreviatura de *inspiratory reserve volume.*
IS. Abreviatura de *intercostal space.*
ISA. Abreviatura de *Instrument Society of America.*
Isambert's disease. Enfermedad de Isambert. [E. Isambert, médico francés, 1827-1876.] Afección tuberculosa de la boca.
isatin. Isatina. Sustancia usada como reactivo. F.: $C_8H_5O_2N$.
ischemia. Isquemia. Déficit de sangre en un área.
ischesis. Isquesis. Supresión de un derrame.
ischial. Isquial. Relativo al isquión.
ischialgia. Isquialgia. Dolor en la pelvis (isquión).
ischidrosis. Isquidrosis. Anhidrosis.
ischio-. Isquio-. Prefijo que indica relación con el isquión.
ischiocele. Isquiocele. Hernia a través de la escotadura sacrociática.
ischiococcygeal. Isquiococcígeo. Relativo al isquión y el cóccix.
ischiodidimus. Isquiodídimo. Monstruo doble unido por los isquiones.

ischiofemoral. Isquiofemoral. Relativo al isquión y al fémur.
ischiopagus. Isquiópago. Monstruo doble con los cuerpos unidos por la pelvis.
ischiopubic. Isquiopúbico. Relativo al isquión y al pubis.
ischiorectal. Isquiorrectal. Relativo al isquión y al recto.
ischium. Isquión. Porción inferior del hueso iliaco.
ischo-. Isco-. Prefijo que significa «retener».
ischuria. Iscuria. Retención de orina.
ISG. Abreviatura de *immune serum globulin.*
ISGE. Abreviatura de *International Society of Gastro-Enterology.*
ISH. Abreviatura de *International Society of Hematology.*
isihemagglutination. Sin.: de *Isoaglutination.*
island. Islote. Grupo de células aislado. ‖ — **of Langerhans.** I. de Langerhans.
islet. Islote. (V. *island.*)
ISM. Abreviatura de *International Society of Microbiologists.*
iso-. Iso-. Prefijo que significa «igual».
isoagglutination. Isoaglutinación. Aglutinación de los hematíes en un animal, por aglutininas de otro.
isoagglutinin. Isoaglutinina.
isoantibody. Isoanticuerpo. Aloanticuerpo. V. *alloantibody.*
isoantigen. Isoantígeno. Aloantígeno. (V. *alloantigen.*)
isocellular. Isocelular. Formado por células iguales.
isoceptors. Isoceptores. Receptores activados por los mismos agonistas, pero con respuestas variables.
isochromatic. Isocromático. Del mismo color.
isochromosome. Isocromosoma. Cromosoma anormal, con cuatro brazos de igual longitud.
isochron. Isócrono. Que dura el mismo tiempo.
isochronia. Isocronismo. Simultaneidad de acción entre órganos distintos.
isochronism. Isocronismo. (V. *isochronia.*)
isochronous. Isócrono.
isocoria. Isocoria. Igualdad de ambas pupilas.
isocortex. Isocortical. Neopallium.
isocytosis. Isocitosis. Igualdad en el tamaño celular.
isodactylism. Isodactilia. Igualdad de longitud de los dedos.
isodynamic. Isodinámico. De igual fuerza.
isoenzyme. Isoenzima. Enzimas que tienen estructuras proteicas diversas y catalizan la misma reacción química.
isoelectric. Isoeléctrico. Uniformemente eléctrico.
isogamy. Isogamia. Conjugación de gametos iguales.
isohemagglutinin. Isohemaglutinina. Isoanticuerpo que determina la aglutinación de los eritrocitos en una solución salina, sin adición de sustancias auxiliares, como pueden ser los anticuerpos regulares de grupo sanguíneo, anti-A y anti-B.
isohemolysin. Isohemolisina. Isoanticuerpo, isolisina, que produce la lisis de los eritrocitos por medio del sistema del complemento.

isolate. Aislado.

isolation. Aislamiento. Proceso de aislación. Estado de ser aislado.

isoleucine. Isoleucina. Aminoácido esencial.

isoleukoantibody. Isoleucoanticuerpo.

isolysin. Isolisina. Hemolisina.

isolysis. Isólisis. Lisis celular por isolisinas.

isomer. Isómero. Compuesto que presenta isomerismo.

isomerase. Isomerasa. Enzima que cataliza la conversión de isómetros estructrurales.

isomerism. Isomerismo. Fenómeno por el que ciertos compuestos con iguales elementos y proporciones presentan caracteres distintos.

isometric. Isométrico. De dimensiones iguales.

isometropia. Isometropía. Igualdad en la refracción de ambos ojos.

isomorphism. Isomorfismo. Cualidad de ser isomorfo.

isomorphous. Isomorfo. De igual forma.

isoniazid. Isoniacida. Antibacteriano. F.: $C_6H_7N_3O$.

isopathy. Isopatía. Tratamiento de las enfermedades infecciosas por el virus que las produce.

isopentenylpyrophosphate isomerase. Isopentenil-pirofosfato-isomerasa. Enzima que participa en la biosíntesis de esteroides, con la transformación del dimetilalilpirofosfato en isopentenil-pirofosfato.

isophoria. Isoforia. Estado en el cual los ojos están en el mismo plano horizontal.

isopia. Isopía. Isometropía.

isoprenaline, isoproterenol. Isoprenalina, isoproterenol, isopropilnoradrenalina: DL-1-(3,4-dihidroxifenil)-2-isopropilaminoetanol. Simpaticomimético, posee efecto broncodilatador intenso, con descongestión de mucosa, y se utiliza sobre todo como sulfato en el asma bronquial y en trastornos de la conducción cardíaca, por estimular los receptores beta.

isoprene. Isopreno. F.: C_5H_8.

isopropanol. Isopropanol, propialcohol: CH_3-$CH(OH)$-CH_3; alcohol que se comporta como el etanol y posee un olor similar a la acetona; es combustible y explosivo. Se emplea como antiséptico de la piel. Concentración máxima ambiental: 400 ml/m^3 (ppm) y 980 mg/m^2.

isopropyl. Isopropil. Radical univalente. F.: $(CH_3)_2CH$.

2-isopropylmalate synthetase. 2-isopropilmalato-sintetasa. Enzima que interviene en la biosíntesis de la leucina en la reacción acetil-CoA+2-oxoisovalerato $\rightleftharpoons$ 2-isopropilmalato+CoA.

isoproterenol. Isoproterrenol. Adrenérgico. F.: $C_{11}H_{17}NO_3$.

isopter. Isópteras. Curvas de igual agudeza visual de la retina a diferente distancia de la mácula.

isosmotic. Isosmótico. Isotónico.

isosorbide. Isosorbida. Diurético osmótico. F.: $C_6H_{10}O_4$. ‖ — **dinitrate**. Dinitrito de i. Coronario dilatador: $C_6H_8N_2O_8$.

isosthenuria. Isostenuria. Orina con densidad igual al plasma.

isostimulation. Isostimulación. Estimulación de un animal con material antigénico de otros animales de la misma especie.

isothermal. Isotérmico. Igualdad de temperatura.

isothiocyanate. Isotiocianato. Sal del ácido isotiociánico.

isotype. Isotipo. Características antigénicas de una clase o subclase de cadenas H o L de inmunoglobulinas.

isotonia. Isotonía. Igualdad de tono.

Isotonic. Isotónico. De igual tonicidad. Especialmente aplicado a soluciones.

isotope. Isótopo. Cuerpos con igual número atómico, pero distinto peso atómico.

isotoxin. Isotoxina. Toxina en un animal, por inoculación de sustancia procedente de otro animal de la misma especie.

isotropic. Isotrópico. Con refracción uniforme.

issue. Descarga de pus, sangre u otro material.

isthmectomy. Istmectomía. Escisión de un istmo.

isthmic. Istmico. Relativo a un istmo.

isthmus. Istmo. Paso estrecho que conecta dos cavidades.

ISU. Abreviatura de *International Society of Urology.*

isuria. Isuria. Emisión uniforme de orina.

ITA. Abreviatura de *International Tuberculosis Association.*

Itard's catheter. Catéter de Itard. [J. M. G. Itard, otólogo francés, 1774-1838.] Sonda para cateterizar la trompa de Eustaquio.

Itard-Cholewa sign. Signo de Itard-Cholewa. [J. M. G. Itard; E. R. Cholewa, médico alemán, n. en 1845.] Anestesia de la membrana del tímpano en la otosclerosis.

itch. Prurito. Alteración cutánea, con picazón.

itching. Picor. (V. *itch.*)

iter. Iter. Pasaje o vía tubular. ‖ — **of Sylvius.** Acueducto de Silvio.

iteral. Iteral. Relativo a un íter.

-itis. -itis. Sufijo que indica «inflamación».

ITP. Abreviatura de *idiopathic thrombocytopenic purpura.*

IUCD. Abreviatura de *intrauterine contraceptive device.*

IUD. Abreviatura de *intrauterine conceptive device* (dispositivo intrauterino, DIU).

IV. Abreviatura de *intravenously.*

Ivermark's syndrome. Síndrome de Ivemark. [Björn Ivemark, pediatra sueco.] Síndrome de agenesia esplénica: malformación congénita producida probablemente por embriopatía, 31 a 36 días, con agenesia esplénica, o bien hiposplenia o dextroposición del bazo, y dextroposición cardíaca con frecuentes defectos congénitos, transposición de los grandes vasos, atresia o estenosis pulmonar, defectos del tabique, arco aórtico derecho, y a veces lobulación pulmonar patológica, malrotación, retraso del desarrollo físico y psíquico. Se aprecian corpúsculos de Howell-Jolly y de Heinz en el hemograma. No son raras las formas incompletas.

ivory. Marfil. ‖ **dental** —. Dentina.

IVT. Abreviatura de *intravenous transfusión*.

ixodes. *Ixodes*. Género de arácnidos que parasitan al hombre. || — **Dammini.** Ixodes Dammini.

ixodiasis. Ixodiasis. Infestación, con tics.

J. Símbolo del julio.

Jaboulay's button. Botón de Jaboulay. [M. Jaboulay, cirujano francés, 1860-1913.] Botón para la anastomosis intestinal lateral, sin sutura. ‖ — **Operation.** Operación de J. Para el tratamiento de hidrocele. ‖ — **amputation.** Amputación de J. A. interilioabdominal.

Jaccoud's fever. Fiebre de Jaccoud. [S. Jaccoud, médico francés, 1830-1913.] Fiebre de la meningitis tuberculosa en adultos. ‖ — **sign.** Signo de J. Movimiento ondulatorio precordial en la sínfisis cardiaca. ‖ — **syndrome.** Síndrome de Jaccoud. Artropatía crónica después de la fiebre reumática. A menudo se confunde con la artritis reumatoide.

jacket. Corsé, camisa, sobrecubierta. Dícese de algo que cubre el tronco o la parte superior del mismo. ‖ **Minerva** —. Minerva. Estructura de pasta de París utilizada en fracturas cervicales.

Jackon's syndrome. Síndrome de Jackon. Parálisis de Jackon, síndrome de Schmidt, hemiplejía alterna inferior o hipoglosa; síndrome bulbar paramedial anterior, con parálisis ipsilateral del hipogloso y contralateral de los miembros. Displasia craneometafisaria familiar, con leontiasis ósea y abombamiento de los huesos largos a nivel metafisario.

Jackson's law. Ley de Jackson. [J. H. Jackson, neurólogo inglés, 1835-1911.] La función nerviosa es la última en desarrollarse y la primera en destruirse. ‖ — **syndrome.** Síndrome de J. Parálisis del paladar blando, laringe y hemilengua, junto a parálisis del trapecio y esternocleidomastoideo.

Jackson's membrane. Membrana de Jackson. [J. N. Jackson, cirujano nortemaericano, 1868-1935.] Adhrencia peritoneal entre ciego y colon ascendente con la pared abdominal.

Jackson's sign. Signo de Jackson.[Ch. Jackson, laringólogo norteamericano, 1865-1958.] Estridor por cuerpo extraño en la tráquea.

Jacksonian epilepsy. Epilepsia jacksoniana. [J. H. Jackson.] Epilepsia limitada a un lado o grupo de músculos, sin pérdida del conocimiento.

Jacob's membrane. Membrana de Jacob. [A. Jacob, oftalmólogo irlandés, 1790-1874.] Capa de conos y bastoncillos de la retina. ‖ — **ulcer.** Ulcera de J. *Ulcus rodeus,* especialmente en el párpado.

Jacobaeus operation. Operación de Jacobaeus. [H. Ch. Jacobaeus, cirujano sueco, 1879-1937.] Sección de las adherencias pleurales en el neumotórax terapéutico.

Jacobson's plexus. Plexo de Jacobson. [L. L. Jacboson, anatomista danés, 1783-1843.] Plexo timpánico. ‖ — **canal.** Conducto de J. C. timpánico. ‖ — **cartilage.** Cartílago de J. C. nasovomeriano. ‖ — **nerve.** Nervio de J. Rama timpánica de glosofaríngeo. ‖ — **organ.** Organo de J. Depresión en la parte más inferior del tabique nasal. ‖— **sulcus.** Surco de J. Pequeña fosa en el promontorio del tímpano.

Jacobson's retinitis. Retinitis de Jacobson. [J. Jacobson, oftalmólogo alemán, 1828-1889.] Retinitis sifilítica.

Jacobsthal's test. Reacción de Jacobsthal.[E. W. Jacobsthal, bacteriólogo alemán, n. en 1879.] Serodiagnóstico de la sífilis por medios ópticos.

Jacod's syndrome. Síndrome de Jacod-Negri o triada de. Síndrome petrosfenoidal: síndrome de pares craneales intermedios producido por una tumoración faríngea que invade la base del cráneo, con afectación ipsilateral de los pares II-VI. Síntomas: oftalmoplejía, parálisis del motor ocular interno y externo y ptosis, amaurosis, trastornos de la agudeza visual, dolor palpebral facial y parálisis de los músculos masticatorios.

Jacquemier's sign. Signo de Jacquemier. [J. M. Jacquemier, tocólogo francés, 1806-1879.] Coloración violácea de la mucosa vaginal a partir de la cuarta semana de embarazo.

Jacquet's erythema. Eritema de Jacquet. [L. M. L. Jacquet, dermatólogo francés, 1860-1914.] Eritema de los pañales.

jactitation. Agitación. En enfermedad aguda.

Jadassohn's sebaceous nevus. Nevus sebáceo de Jadassohn. [J. Jadassohn, dermatólogo alemán,

1863-1936.] ‖ — **test.** Prueba de J. para examen de la uretra posterior.

Jadelot's lines. Líneas de Jadelot. [J. F. N. Jadelot, médico fránces, 1791-1830.] Líneas de la cara de los niños.

Jaeger's test types. Tipos de prueba de Jaeger. [E. Jaeger von Jastthal, oculista austriaco, 1818-1884.] Para el examen de la agudeza visual.

Jaffé's reaction. Reacción de Jaffé. [M. Jaffé, fisiólogo alemán, 1841-1911.] Para determinar la presencia de indicán.

Jakob's disease. Enfermedad de Jakob [A. M. Jakob, psiquiatra alemán, 1884-1931.] V. *Creutzfeldt-Jakob syndrome.*

Jakob-Creutzfeldt disease. Enfermedad de Jakob-Creutzfeldt. [Alfons Jakob, 1884-1931, neurólogo alemán, n. en Hamburgo; Hans G. Creutzfeldt, 1885-1964, neurólogo alemán, n. en Kiel.] Seudoclerosis espástica, degeneración corticoestriadospinal: enfermedad extraña del sistema nervioso central con demencia progresiva y cuadros delirantes y psicóticos, así como trastornos extrapiramidales, piramidales y cerebelosos. Histológicamente se observa degeneración inespecífica de neuronas cerebrales y cerebelosas, ganglios basales y médula espinal, con astrocitosis reactiva intensa, e infección por virus lentos y por el virus dc Jakob-Creutzfeldt.

Jaksch's disease. Enfermedad de Jaksch. [R. von Jaksch, médico checo, 1855-1947.] Anemia infantil seudoleucémica.

jalap. Jalapa. Raíz de planta mexicana de efectos colagogos.

Janet's disease. Enfermedad de Janet. [P. M. F. Janet, médico francés, 1859-1947.] Psicoastenia.

Janeway's pills. Píldoras de Janeway. [E. G. Janeway, médico norteamericano, 1841-1911.] Píldoras de áloe y podofilino.

janiceps. Janíceps. Janocéfalo. Monstruo con dos caras.

Janin's tetanus. Tétanos de Janin. [J. Janin, médico francés, n. en 1864.] Tétanos cefálico.

Jansen's disease. Enfermedad de Jansen. [W. M. Jansen, cirujano holandés, 1867-1935.] Disóstosis metafisaria.

Jansen's operation. Operación de Jansen. [A. Jansen, otólogo alemán, 1859-1933.] Resección de parte del seno frontal, con raspado de la mucosa.

Jansky's clasification. Clasificación de Jansky. [J. Jansky, psiquiatra checo, 1873-1921.] Grupos sanguíneos.

jargonaphasia. Jargonafasia. Variedad de afasia, de lenguaje ininteligible.

Jarish-Herxheimer reaction. Reacción de Jarisch-Herxheimer. [A. Jarisch, dermatólogo austriaco, 1850-1902; K. Herxheimer, dermatólogo alemán, 1861-1944.] En las lesiones sifilíticas.

Jarjavay's muscle. Músculo de Jarjavay. [J. F. Jarjavay, médico francés, 1815-1868.] Músculo isquiobulbar de la uretra.

Jarvi's operation. Operación de Jarvis. [W. Ch. Jarvis, laringólogo norteamericano, 1855-1895.] Extirpación de pólipos nasales.

jaundice. Ictericia. Hiperbilirrubinemia, con depósito de pigmento biliar en la piel. ‖ **acholuric** —. I. Acolúrica. ‖ **acholuric familial** —. Esferocitosis hereditaria. ‖ **black** —. Enfermedad de Winckel. ‖ **Budd's** —. I. de Budd. Atrofia aguda amarilla del hígado. ‖ **cholestatic** —. I. colestática. ‖ **febrile** —. I. leptospiral. ‖ **hepatogenic** —. I. hepatógena. ‖ **malignant** —. I. maligna. ‖ **nonhemolytic congenital familial** —. Síndrome de Crigler-Najjar. ‖ **obstructive**—. I. obstructiva. ‖ **toxic** —. I. tóxica.

jaw. Mandíbula. Pieza ósea que sostiene los dientes.

Jaworski's corpuscles. Corpúsculos de Jaworski [W. Jaworski, médico polaco, 1849-1924.] Cuerpos mucosos espirales en la hiperclorhidria.

J chain. Cadena J. Cadena de glicopéptidos que se encuentra normalmente en las inmunoglobulinas poliméricas, sobre todo en la IgA y en la IgM.

Jeanselme's nodules. Nódulos de Jeanselme. [A. Jeanselme, dermatólogo francés, 1858-1935.] Nudosidades cercanas a las articulaciones, en la sífilis.

jecur. Hígado. (V. *liver.)*

Jeddah ulcer. Ulcera de Jeddah. [Jeddah, ciudad de Arabia.] Leishmaniosis cutánea.

jejunal. Yeyunal. Relativo al yeyuno.

jejunectomy. Yeyunectomía. Escisión del yeyuno.

jejunitis. Yeyunitis. Inflamación del yeyuno.

jejunocecostomy. Yeyunocecostomía. Anastomosis quirúrgica entre yeyuno ciego.

jejunocolostomy. Yeyunocolostomía. Anastomosis quirúrgica entre yeyuno y colon.

jejunoileitis. Yeyunoileítis. Inflamación del yeyuno y del íleon.

jeyunoileostomy. Yeyunoileostomía. Anastomosis quirúrgica entre el yeyuno proximal y el íleon terminal.

jejunojejunostomy. Yeyunoyeyunostomía. Anastomosis quirúrgica entre dos porciones del yeyuno.

jejunorrhaphy. Yeyunorrafia. Reparación quirúrgica del yeyuno.

jejunostomy. Yeyunostomía. Abertura quirúrgica del yeyuno en la pared abdominal.

jejunotomy. Yeyunotomía. Incisión quirúrgica del yeyuno.

jejunun. Yeyuno. Porción del intestino delgado desde el duodeno hasta el íleon.

Jellinek's sign. Signo de Jellinek. [S. Jellinek, médico austriaco, n. en 1871.] Pigmentación pardusca en el hipertiroidismo.

jelly. Gelatina. Sustancia albuminoidea, presente en diversos tejidos.

Jendrassik's maneuver. Maniobra de Jendrassik. [E. Jendrassik, médico húngaro, 1858-1921.] Método para aumentar el reflejo rotuliano.

Jenner's stain. Colorante de Jenner. [L. L. Jenner, médico inglés, 1866-1904.] Colorante de azul de metileno y eosina, utilizado en hematología.

jennerization. Jennerización. Vacunación jenneriana.

Jensen's classification. Clasificación de Jensen. [O.

370

Jensen, fisiólogo danés.] Clasificación bacteriana, según sus características de nutrición.

Jensen's sarcoma. Sarcoma de Jensen. [C. O. Jensen, veterinario danés, 1864-1934.] Tumor de células fusiformes desarrollado en ratas, que regresa espontáneamente.

jerk. Tirón. Sacudida. Movimiento súbito involuntario.

Jervell-Lange-Nielsen syndrome. Síndrome de Jervell-Lange-Nielsen. Enfermedad familiar muy rara con sordera y cardiomegalia, fundamentalmente hipertrofia ventricular izquierda y muchas veces sin otros hallazgos patológicos. Electrocardiograma: prolongación del intervalo QT y onda T patológica. Clínica: crisis sincopales que determinan la muerte súbita.

jesionek lamp. Lámpara de Jesionek. [A. Jesionek, dermatólogo, 1870-1935.] Lámpara para baños de sol artificial.

Jeune's disease, thoracic dystrophy. Síndrome de Jeune-Tommasi-Freycon-Nivelon. Sordera progresiva del oído interno probablemente hereditaria, con ataxia cerebelosa y oligofrenia, enanismo, desviación PSR, anomalías pigmentarias, hepatomegalia y esclerosis miocárdica.

Job's syndrome. Síndrome de Job. Síndrome de granulocitos defectuosos, de herencia ligada al cromosoma X, que se manifiesta por susceptibilidad aumentada a los gérmenes piógenos, sobre todo los estafilococos, expresada en forma de abscesos fríos y recidivantes, y granulomas cutáneos, en los ganglios linfáticos, pulmones e hígado. Los portadores de la sintomatología nuclear tienen el cabello de color rojo claro. Si la cifra de leucocitos es normal, los gérmenes podrían ser fagocitados, pero no digeridos.

Jobert's fossa. Fosa de Jobert. [A. J. Jobert, cirujano francés, 1799-1867.] Hueco poplíteo.

Jochmann's test. Prueba de Jochmann. [G. Jochmann, médico alemán, 1874-1915.] Prueba de la antitripsina.

Joffroy's reflex. Reflejo de Joffroy. [Joffroy, médico francés, 1844-1908.] Espasmo de los músculos glúteos al presionar las nalgas, en la parálisis espasmódica. ‖ — **sign.** Signo de J. Falta de contracción del músculo frontal en el vocio exolftálmico, al dirigir la mirada hacia arriba.

Johne's bacillus. Bacilo de Johne. [H. A. Johne, patólogo alemán, 1839-1910.] *Mycobacterium paratuberculosis.*

Johnson's test. Reacción de Johnson. [Sir G. Johnson, médico inglés, 1818-1896.] Para determinar la albúmina, mediante una solución de ácido pícrico.

joint. Articulación. Lugar de unión de dos o más huesos. ‖ **arthrodial** —. a. artrodial. ‖ **Chopart's** —. A. de Chopart. Transversa del tarso. ‖ **condyloid** —. A. condiloide. ‖ **synovial** —. A. sinovial. ‖ **false**—. Seudoartrosis. ‖ **ligamentous** —. Sindésmosis.

Jolles's test. Reacción de Jolles. [A. Jolles, químico austriaco, n. en 1863.] Para determinar los pigmentos biliares en la orina.

Jolly's bodies. Cuerpos de Jolly. [J. M. J. Jolly, histólogo francés, 1870-1953.] V. *Howell-Jolly bodies.*

Jolly reaction. Reacción de Jolly. [F. Jolly, neurólogo alemán, 1844-1904.] Falta de respuesta muscular a la excitación farádica.

Jonas's sympton. Síntoma de Jonas. [S. Jonas, médico austriaco, n. en 1874.] Espasmo de píloro en la rabia.

Jones's protein. Proteína de Jones. (V. *Bence-Jones.*)

Jones' nasal splint. Férula nasal de Jones. [J. Jones, cirujano norteamericano, 1729-1791.] Férula para las fracturas de nariz.

Jones' position. Posición de Jones. [Sir R. Jones, cirujano inglés, 1858-1933.] Flexión máxima del antebrazo en el tratamiento de las fracturas del cóndilo interno del húmero.

Jonnesco's fossa. Fosa de Jonnesco. [Th. Jonnesco, cirujano rumano, 1860-1926.] Fosa duodenoyeyunal.

Jonston's area. Area de Jonston. [J. Jonston, médico polaco, 1603-1675.] Alopecia areata.

Jonxis syndrome. Síndrome de Jonxis. [Jean H. P. Jonxis, bioquímico alemán n. en Groningen en 1917.] Hiperaminoaciduria combinada con hiperfosfaturia y raquitismo renal como parte del síndrome de Debré-De Toni-Fanconi.

Joseph's syndrome. Síndrome de Joseph. Forma especial de iminoglicinuria renal con aumento de proteínas en el líquido cefalorraquídeo y crisis convulsivas prematuras, además de otros posibles trastornos.

joule. Julio. [De J. P. Joule, físico inglés, 1818-1889.] Unidad de medida del trabajo eléctrico. ‖ **equivalent** —. J. equivalent.

Jourdain's disease. Enfermedad de Jourdain. [A. L. B. B. Jourdain, cirujano francés, 1734-1816.] Osteomielitis del borde alveolar.

jugal. Hueso malar.

jugomaxillary. Maxilomalar. Relativo al hueso cigomático y al maxilar.

jugular. Yugular. Relativo al cuello. ‖ Vena yugular.

jugulation. Yugulación. Súbita detención de la enfermedad mediante procedimientos terapéuticos.

jugulum. Cuello. Fosa yugular.

jugum. Yugo. Depresión o puente que conecta dos estructuras.

Juhel-Renoy's syndrome. Síndrome de Juhel-Renoy. Necrosis bilateral de la corteza renal en la eclampsia grave o desprendimiento prematuro de placenta.

juice. Jugo. Fluido de tejido de animales o plantas.

Jeulien Marie-Sée syndrome, infantile hidrocephalus due to A-hypervitaminosis. Síndrome de Marie-Sée. Hidrocefalia aguda hipersecretora del lactante con hipervitaminosis A; se desarrolla muy lentamente, y junto con la formación de hernias en la fontanela aparece un rechazo de la alimentación, vómitos, irritabilidad y postración.

junction. Acoplamiento. Junta.

junctura. Juntura. Articulación.

Jung's method. Método de Jung.[C. G. Jung, psiquiatra suizo, 1875-1961.] Psicoanálisis.

Jung's muscle. Músculo de Jung. [K. G. Jung, anatomista suizo, 1794-1864.] Músculo piramidal de la oreja.

Jungbluth's vasa propria. *Vasa propria* de Jungbluth. [H. Jungbluth, médico alemán contemporáneo.] Vasos situados debajo del amnios del embrión primitivo.

Jüngling's disease. Enfermedad de Jüngling. [O. Jüngling, cirujano alemán 1884-1944.] Sarcoidosis.

juniperus. *Juniperus.* Género de árboles coníferos.

Junod's boot. Ventosa de Junod. [V. Th. Junod, médico francés, 1809-1881.] Utilizada para producir congestión.

jury-mast. Aparato par sujetar la cabeza en la enfermedad de Pott.

justo major/minor. *Justo maior/minor.* Locuciones latinas que indican que una cosa es mayor o menor de lo normal.

Justus' test. Prueba de Justus. [J. Justus, dermatólogo húngaro contemporáneo.] Para averiguar la existencia de sífilis.

juvantia. Coadyuvante. Medicinas o aplicaciones que ayudan a la acción de otras.

juvenile. Juvenil. Inmaduro.

juxta-articular. Yuxtaarticular. Situado junto a una articulación.

juxtaglomerular. Yuxtaglomerular. Cercano a los glomérulos renales.

juxtaposition. Yuxtaposición. Aposición.

juxtapyloric. Yuxtapilórico. Situado junto al píloro.

juxtaspinal. Yuxtaspinal. Junto a la columna vertebral.

J

K

K. Símbolo químico del potasio.

k. Abreviatura de *constant.*

Ka. Abreviatura de *cathode.*

kabure. Kabure. Afección cutánea, en Japón.

Kader's operation. Operación de Kader. [B. Kader, cirujano polaco, 1863-1937.] Tipo de gastrostomía.

Kaes's feltwork. Plexo de Kaes. [Th. Kaes, neurólogo alemán, 1852-1913.] Plexo de fibras nerviosas en la corteza cerebral.

Kaes-Betcherew layer. Capa de Kaes-Betcherew. [Th. Kaes; V. M. Bechterew, neurólogo ruso, 1857-1927.] Capa de fibras nerviosas en la corteza cerebral.

Kafka's test. Reacción de Kafka. [V. Kafka, médico alemán, 1881-1955.] Reacción de precipitación del líquido cefalorraquídeo.

Kahlbaum's disease. Enfermedad de Kahlbaum. [K. L. Kahlbaum, médico alemán, 1828-1899.] Esquizofrenia catatónica.

Kahler's disease. Enfermedad de Kahler. [O. Kahler, médico austriaco, 1849-1893.] Mieloma múltiple.

Kahn's test. Reacción de Khan. [R. L. Khan, bacteriólogo norteamericano, n. en 1887.] Reacción de floculación en la sífilis.

kahweol. Kahweol. Lípido cristalino, blanco, en el café.

Kaiserling's solution. Solución de Kaiserling. [K. Kaiserling, patólogo alemán, 1869-1942.] Líquido para la conservación de tejidos patológicos.

kakidrosis. Caquidrosis. Sudoración fétida.

kakke. Beriberi. (V. *beriberi.)*

kakosmia. Cacosmia. (V. *cacosmia.)*

kakotrophy. Cacotrofia. (V. *cacotrophy.)*

kala-azar. Kala-azar. Enfermedad infecciosa causa por la *Leishmania donovani.*

kalemia. Calemia. Presencia de potasio en sangre.

kalimeter. Alcalímetro. (V. *alkalimeter.)*

kaliopenia. Hipocalemia. (V. *hipokalemia.)*

kalium. Potasio. (V. *potassium.)*

kaliuresis. Caliuresis. Escreción de potasio por la orina.

kallak. *Kallak.* Nombre de una dermatitis pustulosa frecuente entre los esquimales.

kallikrein. Calicreína. Grupo de hidrolasas presentes en el plasma en varias glándulas.

kallikreinogen. Calicreinógeno. Precursor inactivo de la calicreína.

kallmann's syndrome. Síndrome de Kallmann. [Franz J. Kallmann, 1897-1965, psiquiatra alemán, n. en Berlín.] Síndrome olfatogenital: hipogonadismo hipogonadotrópico aislado, debido a la carencia hipotalámica de hormona liberadora de gonadotropinas, que da lugar a ausencia de pubertad. Es raro en mujeres. Se transmite por herencia ligada al cromosoma X o autosómica. Algunos casos son esporádicos. Se ha descrito anosmia por aplasia del bulbo olfatorio y otras malformaciones congénitas de la línea media de cabeza y cara.

Kalmuk idiocy. Idiocia de Kalmuk. [Kalmuk, pueblo de Mongolia.] Retraso mental severo, asociado al síndrome de Down.

Kaminer's reaction. Reacción de Kaminer. [G. Kaminer, médico austriaco, 1883-1941.] V. *Freund's reaction.*

kanamycin. Kanamicina. Antibiótico obtenido del *Streptomyces Kanamyceticus.* ‖ **sulfate**—. Sulfato de k. Bacteriostático.

Kanavel's sign. Signo de Kanavel. [A. B. Kanavel, cirujano norteamericano, 1874-1938.] Punto más doloroso en la infección de la vaina tendinosa.

kaolin. Caolín. Silicato de aluminio.

kaolinosis. Caolinosis. Neumoconiosis por inhalación de partículas de caolín.

Kaplan's test. Reacción de Kaplan. [D. M. Kaplan, médico norteamericano, n. en 1870.] Para detectar la presencia de albúmina en el líquido cefalorraquídeo.

Kaposi's varicelliform eruption. Dermatitis de Kaposi. [Moriz K. Kaposi, 1837-1902, dermatólogo austriaco, n. en Viena.] Eccema herpético. Dermatitis diabética papilomatosa. ‖ **Kaposi's syndrome.** Síndrome de Kaposi o sarcomitosis de Kaposi. Seudosarcomatosis hemorrágica pigmentaria, reticuloangiomatosis, sarcoma idiopático múltiple hemorrágico: nódulos, granulomas celulares con rica neovascularización, con hemorragia y depósito de hemosiderina así como extensión por crecimiento y formación de nuevos nódulos que aparecen sobre todo en varones de más de 50 años de forma abundante y simétrica en los pies y manos. De consistencia semisólida, de color rojo violeta y dolorosos, en ocasiones se ulceran o producen metástasis después de varios años. Constituye una complicación del SIDA, en este caso suelen aparecer antes de los sesenta años y sigue una evolución atípica.

Kappeler's maneuver. Maniobra de Kappeler. [O. Kappeler, cirujano alemán, 1841-1909.] Variante de la maniobra de Heiberg-Esmarch. Propulsión de la mandíbula hacia adelante, en la anestesia.

karaya. Karya (goma). Goma extraída de la corteza de un árbol *astragalus.*

Karell's treatment. Tratamiento de Karell. [P. Karell, médico ruso, 1806-1886.] Dieta a base de leche desnatada.

Karroo syndrome. Síndrome de Karroo. [Karroo, región de Sudáfrica.] Síndrome compuesto por fiebre alta, trastornos digestivos y dolor en los ganglios linfáticos occipitales.

Kartagener syndrome. Síndrome de Kartagener. [Manes Kartagener, internista suizo, nacido en Zurich en 1897.] Malformación congénita familiar con *situs inversus,* bronquiectasias y pólipos nasales. Ocasionalmente, se añaden anomalías de la caja torácica, cardiopatía, trastornos hormonales, insuficiencia pluriglandular, neumonía crónica y recidivante, y sinusitis.

karyapsis. Cariapsis. Unión de los núcleos en la conjugación celular.

karyenchyma. Cariénquima. Jugo nuclear de una célula.

kario-. Cario-. Prefijo que indica relación con el núcleo.

karyochromatophil. Cariocromatófilo. Que tiene el núcleo coloreable.

karyochrome. Cariocroma. Célula nerviosa de núcleo coloreable, sin que se tiña su cuerpo.

karyochylema. Carioquilema. (V. *karyolymph.*)

karyoclasis. Carioclasis. (V. *karyoklasis.*)

karyocyte. Cariocito. Célula nucleada.

karyogamy. Cariogamia. Conjugación celular con fusión nucelar.

karyogenesis. Cariogénesis. Desarrollo del núcleo celular.

karyogonald. Cariogona. Núcleo reproductor de una célula. || Gonanúcleo.

karyokinesis. Carioquinesis. División celular que empieza por la del núcleo. Mitosis.

karyoklasis. Carioclasis. Rotura del núcleo de la célula.

karyology. Cariología. Rama de la citología que estudia el núcleo de las células.

karyolymph. Cariolinfa. Parte líquida del núcelo celular. Sin.: Carioquilema, paralinina.

karyolysis. Cariólisis. Forma de necrobiosis, con pérdida gradual de la cromativa nuclear.

karyomegaly. Cariomegalia. Aumento anormal del núcleo celular.

karyomere. Cariómera. Cromómera. || Vesícula que contiene una pequeña porción del núcleo típico.

karyomit. Cariómito. Cromosoma.

karyomitome. Cariomitoma. Red cromática del núcleo.

karyomitosis. Cariomitosis. Carioquinesis.

karyon. Núcleo celular.

karyophage. Cariófago. Célula con acción fagocitaria sobre el núcleo.

karyoplasm. Carioplasma. Protoplasma del núcleo celular.

karyoplast. Carioplasto. Núcleo celular.

karyoplastin. Carioplastina. Sustancia celular. Paracromatina.

karyoreticulum. Cariorretículo. Porción fibrilar del carioplasma.

karyorrhexis. Cariorrexis. Rotura del núcleo celular con desintegración de la cromatina.

karyosome. Cariosoma. Falso nucléolo.

karyostasis. Cariostasis. Descanso celular entre divisiones mitóticas.

karyotheca. Carioteca. Membrana nuclear.

karyotype. Cariotipo. Constitución cromosómica del núcleo celular.

karyozoic. Cariozoico. Que existe en el núcleo de la célula.

Kasabach-Merritt syndrome. Síndrome de Kasabach-Merritt. Hemangioma cavernoso gigante congénito, generalmente unilateral, con trombosis, coagulopatía de consumo y gigantismo local, más raramente enanismo.

Kaschin-Beck disease. Síndrome de Kaschin-Beck. Artrosis deformante endémica del área transbalcánica y del Oriente Medio, que se inicia en la primera infancia. Tumefacción articular simétrica y dolorosa, seguida de necrosis epifisaria, laxitud articular y detención del crecimiento, siderosis generalizada, aspecto senil, a veces bocio. Se desconoce la causa.

kata-. Cata-. Prefijo que indica: hacia abajo, abajo, contra, debajo.

katadidymus. Catadídimo. (V. *catadidymus.*)

kataphylaxis. Catafilaxis. Transporte de agentes filácticos al lugar de infección (leucocitos, por ejemplo).

katathermometer. Catatermómetro. Aparato para medir el poder refrigerador de la atmósfera.

Katayama disease. Enfermedad de Katayama. [Katayama, ciudad del Japón.] Afección producida por *Schistosoma japonicum.*

Katayama's test. Prueba de Katayama. [K. Katayama, médico japonés, 1856-1931.] Prueba para determinar la cantidad de monóxido de carbono en sangre.

kathisophobia. Catisofobia. Imposibilidad patológica de permanecer sentado. Sin.: Acatisia.

katine. Catina. Alcaloide del *Catha edulis.* Actúa sobre el sitema nervioso central, como la cocaína.

kation. Catión. (V. *cation.)*

katotropia. Catotropía. Descenso del eje visual.

Katz formula. Fórmula de Katz.[J. R. Katz, químico alemán, 1880-1938.] Para obtener la velocidad media de sedimentación de los eritrocitos.

Katzenstein's test. Prueba de Katzenstein. [M. Katzenstein, cirujano alemán, 1872-1932.] Aumento de la tensión sistólica al constreñirse las arterias femorales, en la insuficiencia cardiaca.

Katz-Wachtel syndrome. Síndrome de Katz-Wachtel. Anomalía electro-cardiográfica frecuente en los defectos altos del tabique interventricular; onda difásica elevada en las derivaciones estándar II, III y derivaciones precordiales medias, así como onda S profunda en I y Q profunda en III.

Kaufmann's test. Prueba de Kaufmann. [F. Kaufmann, patólogo alemán, 1860-1937.] Para comprobar la relación entre insuficiencia circulatoria y diuresis.

Kaufmann's treatment. Tratamiento de Kaufmann [F. Kaufmann, neurólogo alemán contemporáneo.] Tratamiento de la psiconeurosis mediante electroshock.

Kawasaki's disease. Enfermedad de Kawasaki. Inicialmente descrita por Kawasaki con el nombre de síndrome ganglionar mucocutáneo, es una afección aguda febril que interesa piel y mucosas, de etiología desconocida; el 85% de los casos recaen en lactantes y niños menores de cinco años, pero no en el periodo neonatal. Se caracteriza por exantema polimorfo, manifestaciones inflamatorias de boca, fauces y conjuntivas, adenopatías cervicales y fiebre de más de cinco días de duración. La complicación más importante, que causa una letalidad del 1-4%, es la carditis con formación de aneurismas coronarios. Los análisis de laboratorio evidencian leucocitosis, sedimentación globular acelerada y trombocitosis constante, junto con aumento de la IgE y descenso del complemento.

Kayser's disease. Enfermedad de Kayser. [B. Kayser, oftalmólogo alemán, 1869-1954.] Pigmentación tagumentaria, coloración verdosa de la córnea y temblor, junto a diabetes, esplenomegalia y cirrosis hepática.

Kayser-Fleischer ring. Anillo de Kayser-Fleischer. [B. Kayser; B. Fleischer, médico alemán, 1848-1904.] Anillo verdoso corneal en ciertos casos de argirosis y en la degeneración lenticular.

KBr. Fórmula del bromuro potásico.

KC. Abreviatura de *kilocycle.*

KCl. Fórmula de cloruro potásico.

kc.p.s. Abreviatura de *kilocycles per second.*

KCT. Abreviatura de *kathodal closing tetanus.*

Kearns-Sayre syndrome. Síndrome de Kearns-Sayre. Parálisis oculomotora hereditaria, oftalmoplejía externa, con degeneración pigmentaria de la retina, combinada con trastornos de la conducción eléctrica cardíaca e insuficiencia cardíaca.

Keating-Hart's treatment. Tratamiento Keating-Hart. [W. V. de Keating-Hart, médico francés, 1870-1922.] Tratamiento del cáncer por fulguración.

keel. Enteritis septicémica por *Salmonella anatum.*

Keeley cure. Cura de Keeley. [L. E. Keeley, médico norteamericano, 1834-1900.] Método contra alcoholismo y opiomanía.

Keen's operation. Operación de Keen. [W. W. Keen, cirujano norteamericano, 1837-1932.] Onfalectomía. || — **sign.** Signo de K. Aumento del diámetro maleolar en la fractura de Pott.

Kehr's operation. Operación de Kehr. [H. Kehr, cirujano alemán, 1862-1916.] Colecistectomía con drenaje del conducto común.

Kehrer's sign. Signo de Kehrer. [F. Kehrer, neurólogo alemán, n. en1883.] Signo de tumor cerebral.

Keith's node. Nudo de Keith. [Sir A. Keith, anatomista inglés 1866-1955.] Nudo de Keith-Flack. Nudo sinoauricular.

Keith's diet. Dieta de Keith. [N. M. Keith, médico norteamericano, n. en 1885.] Dieta empleada en la nefritis crónica.

Keith-Flack node. Nodo de Keith-Flack. [Sir A. Keith; M. W. Flack, fisiólogo inglés, 1882-1931.] Nodo sinoaricular.

kelectome. Queléctomo. Instrumento para escindir un tumor.

Kelling's test. Prueba de Kelling. [G. Kelling, médico alemán, n. en 1866.] Determinación de la presencia de un divertículo esofágico por el sonido producido a la deglución.

Kelly's operation. Operación de Kelly. [J. D. Kelly otorrinolaringólogo norteamericano, n. en 1888.] Aritenoidopexia.

Kelly's operation. Operación de Kelly. [H. A. Kelly, cirujano norteamericano, 1858-1943.] Fijación del útero retrovertido a la pared abdominal anterior. || — **speculum.** Espéculo rectal tubular. || — **sign.** Signo de K. El uréter se contrae cuando se comprime con unas pinzas.

keloid. Queloide. Producción excesiva de colágeno en la cicatrización de una herida.

kelosomus. Celosomo. (V. *celosomus.)*

kelotomy. Quelotomía. Herniotomía.

kelvin. Kelvin. [W. Th. Kelvin, físico inglés, 1824-1907.] Nombre de una unidad eléctrica.

Kempner's diet. Dieta de Kempner. [W. Kempner, médico norteamericano, n. en 1903.] Dieta para la hipertensión y afecciones renales crónicas.

Kendall's method. Método de Kendall. [E. C. Kendall, químico norteamericano, 1886-1972.] Para la yodina en el tejido tiroideo.

Kennedy's syndrome. Síndrome de Kennedy. [F. Kennedy, neurólogo norteamericano, 1884-1952.] En los tumores del lóbulo frontal del cerebelo.

Kenny's method. Método de Kenny. [S. E. Kenny, enfermera de Australia, 1886-1952.] Tratamiento de la parálisis infantil mediante fomentos calientes.

K

keno-. Queno-. Prefijo que significa vacío.

kenophobia. Quenofobia. Temor al vacío.

kenotoxin. Quenotoxina. Toxina producida por el músculo durante la contracción del mismo.

Kent's bundle. Fascículo de Kent. [A. F. S. Kent, fisiólogo inglés, 1869-1958.] Fascículo auriculo-ventricular anómalo.

Kent-His bundle. Fascículo de Kent-His. [A. F. S. Kent; W. His, Jr.] Fascículo de His.

keracele. Queracele. Tumor córneo.

Kerandel's sympton. Síntoma de Kerandel. [J. S. Kerandel, médico francés, 1873-1934.] Hiperestesia de los tejidos profundos en la enfermedad del sueño.

keratalgia. Queratalgia. Dolor corneal.

keratectasia. Queractectasia. Protrusión de la córnea.

keratectomy. Queratectomía. Extirpación de una porción corneal.

keratiasis. Queratiasis. Verrugas múltiples.

keratin. Queratina. Escleroproteína, principal constituyente de la epidermis, cabellos, etcétera.

keratinase. Queratinasa. Enzima proteolítica que hidroliza la queratina.

keratinization. Queratinización. Proceso de conversión en queratina.

keratinocyte. Queratinocito. Célula epidérmica que sintetiza queratina.

keratinoid. Queratinoide. Forma de tableta insoluble en el estómago, pero soluble en el intestino.

keratitis. Queratitis. Inflamación de la córnea. ‖ **actinic** —. Q. actínica. ‖ **bullosa** —. Q. bullosa. ‖ **dendritic** —. Q. dendrítica. ‖ **herpetic** —. Q. herpética. ‖ **interstitial** —. Q. intesticial. ‖ **mycotic** —. Q. micótica. ‖ **neuroparalytic** —. Q. neuroparalítica. ‖ **parechymatous** —. Q. parenquimatosa. ‖ **sclerosing** —. Q. esclerosante. ‖ **striate** —. Q. estriada. ‖ **trachomatous** —. Q. tracomatosa. ‖ **vesicular** —. Q. vesicular.

kerato-. Querato-. Prefijo relacionado con la córnea o el tejido córneo.

keratoacanthoma. Queratoacantoma. Lesión de resolución espontánea. ‖ — **múltiple.** Q. múltiple.

keratoangioma. Queratoangioma. (V. *angiokeratoma.)*

keratocele. Queratocele. Prolapso de la membrana de Descemet a través de la córnea.

keratocentesis. Queratocentesis. Punción de la córnea.

keratoconjunctivitis. Queratoconjutivitis. Inflamación de la córnea y de la conjuntiva.

keratocunus. Queratocono. Deformidad en forma cónica de la córnea.

keratoderma. Queratoderma. Hipertrofia córnea. ‖ Córnea.

keratogenesis. Queratogénesis. Producción de tejido córneo.

keratogenous. Queratógeno. De consistencia córnea.

keratoglobus. Queratoglobo. Protrusión o deformidad de la córnea en forma de globo.

keratohelcosis. Queratohelcosis. Ulceración en la córnea.

keratohemia. Queratohemia. Presencia de depósitos de sangre en la córnea.

keratohyalin. Queratohialina. Sustancia córnea de las células de la capa granulosa de la piel.

keratoid. Queratoide. Semejante al tejido córneo.

keratoiridocyclitis. Queratoiridociclitis. Inflamación de la córnea, iris y cuerpo ciliar.

keratoiridoscope. Queratoiridoscopio. Microscopio para el examen ocular.

keratoiritis. Queratoiritis. Inflamación de la córnea y el iris.

keratoleptynsis. Queratoleptinsis. Separación de las capas engrosadas de la córnea.

keratoleukoma. Queratoleucoma. Opacidad blanca corneal.

keratolysis. Queratólisis. Epidermólisis.

keratoma. Queratoma. Tumor córneo.

keratomalacia. Queratomalacia. Reblandecimiento corneal.

keratome. Querátomo. Instrumento para incidir la córnea.

keratometer. Querátometro. Instrumento para medir las curvas de la córnea.

keratometry. Queratometría. Medición de la córnea.

keratomycosis. Queratomicosis. Infección micótica de la córnea.

keratonyxis. Queratonixis. Parecentesis acuosa.

keratopathy. Queratopatía. Enfermedad no inflamatoria de la córnea.

keratoplasty. Queratoplastia. Cirugía plástica de la córnea.

keratoprotein. Queratoproteína. Proteína del tejido córneo.

keratorrhexis. Queratorrexis. Ruptura de la córnea.

keratoscleritis. Queratoscleritis. Inflamación de la córnea y de la esclerótica.

keratoscope. Queratoscopio. Instrumento para examinar la córnea.

keratoscopy. Queratoscopia. Examen de la córnea.

keratosis. Queratosis. Dermatosis por alteración en la queritinización de los tegumentos. ‖ **actinic** —. Q. actínica. ‖ **blennorrhagica** —. Q. blenorrágica. ‖ **gonorrheal** —. Q. gonorreica. ‖ **pharyngea** —. Q. faríngea. ‖ **seborrheic** —. Q. seborreica. ‖ **senile** —. Q. senil.

keratotomy. Queratotomía. Incisión quirúrgica de la córnea.

keraunophobia. Queraunofobia. Temor patológico a la luz.

Kerckring's ossicles. Huesecillos de Kerckring. [Th. Kerckring, anatomista holandés, 1640-1693.] Pequeños huesos primitivos que constituirán la apófisis basilar del occipital. ‖ — **valves.** Válvulas de K. En el intestino delgado.

kerectomy. Querectomía. Queratectomía.

kerion. Querión. Afección pustulosa del cuero cabelludo.

keritherapy. Queriterapia. Ceriterapia. Tratamiento mediante parafina.

kernicterus. *Kernicterus.* Tinción biliar de los núcleos grises del cerebro.

Kerning's sign. Signo de Kernig. [V. M. Kernig, médico ruso, 1840-1917.] En la meningitis, hipertonía muscular con dolor o resistencia a la extensión completa de las rodillas.

keroid. Queroideo. Queratoideo.

keto-. Ceto-. Prefijo que indica presencia del grupo carbonilo C:O.

keto-acid. Cetoácido.

ketoacidosis. Cetoacidosis. Acumulación de cuerpos cetónicos.

ketoaciduria. Cetuaciduria. Presencia de cuerpos cetónicos en la orina.

ketogenesis. Cetogénesis. Producción de cuerpos cetónicos.

ketolisis. Quetólisis. Cetólisis.

ketone. Cetona. Sustancia química que posee en su molécula el grupo —CO.

ketonemia. Cetonemia. Exceso de cuerpos cetónicos en sangre.

ketonuria. Cetonuria. Presencia de cuerpos cetónicos en orina.

ketoplasia. Cetoplasia. Formación de cuerpos cetónicos.

ketose. Cetosa. Azúcar con el grupo carbonílico —CO.

ketosis. Cetosis. Situación caracterizada por concentración elevada de cuerpos cetónicos.

ketosteroid. Cetosteroide. Compuesto orgánico con el grupo —CO.

ketosuria. Cetosuria. Presencia de cetosa en orina.

Key-Retzius foramen. Agujeros de Key-Retzius. [E. A. H. Key, médico sueco, 1832-1901; M. G. Retzius, histólogo sueco, 1842-1919.] Aberturas de la tela coroidea anterior en la cisterna magna.

kg. Abreviatura de *kilogram.*

kgm. Abreviatura de *kilogrameter.*

KHCO₃. Fórmula del bicarbonato de potasio.

khellin. Khellin. Sustancia hipotensora, vasodilatadora. F.: $C_{14}H_{12}O_5$.

KI. Fórmula del yoduro potásico.

kidney. Riñón. Organo doble, secretor de orina. ∥ **amyloid** —. Amiloideo. ∥ **arteriosclerotic** —. Arteriosclerótico. ∥ **artificial** —. Artificial. ∥ **atrophic** —. Atrófico. ∥ **congested** —. Congestivo. ∥ **cyanotic** —. Cianótico. ∥ **cystic** —. Quístico. ∥ **fatty** —. Graso. ∥ **lardaceous** —. Amiloideo. ∥ **middle** —. Mesonefros. ∥ **polycystic** —. Poliquístico. ∥ **sponge** —. Esponjoso. ∥ **supernumerary** —. Supernumerario. ∥ **thoracic** —. Torácico.

Kienböck's disease. Enfermedad de Kienböck. [R. Kienböck, radiólogo austriaco, 1871-1953] Osteítis crónica necrosante del semilunar. ∥ — **atrophy.** Atrofia ósea aguda en los estados inflamatorios de las extremidades. ∥ — **phenomenon.** Fenómeno de K. Contracción paradójica del diafragma.

Kiernan's spaces. Espacios de Kiernan. [F. Kiernan, médico inglés, 1800-1874.] Espacios interlobulares en el hígado.

Kiesselbach's area. Area de Kiesselbach. [W. Kiesselbach, laringólogo alemán, 1839-1902.] Area del tabique nasal.

Kilian's line. Línea de Kilian. [H. F. Kilian, ginecólogo aleman, 1800-1863.] Línea prominente en el promotorio del sacro.

Killian's operation. Operación de Killian. [G. Killian, laringólogo alemán, 1860-1921.] Resección de la pared anterior del seno frontal.

kilo-. Kilo-. Prefijo que indica «mil».

kilocalorie. Kilocaloria. Caloría grande (1.000 calorías).

kilogram. Kilogramo.

kiloliter. Kilolitro.

kilometre. Kilómetro.

Kimmelstiel-Wilson disease. Enfermedad de Kimmelstiel-Wilson. [P. Kimmelstiel, patólogo alemán, n. en 1900; C. Wilson, médico inglés, n. en 1906.] Glomerulosclerosis diabética.

Kimpton-Brown tube. Tubo de Kimpton-Brown. [A. R. Kimpton, cirujano norteamericano contemporáneo.] Instrumento para transfundir sangre directamente.

kinase. Quinasa. Sustancia que activa la enzima específica de los tejidos donde se encuentra.

kinematics. Cinemática.

kineplasty. Cineplastia. Amputación para dejar un muñón funcional.

kinesalgia. Cinesalgia. Dolor muscular que aparece durante el movimiento.

kinesics. Cinesia. Estudio del movimiento del cuerpo.

kinesiesthesiometer. Cinestesiómetro. Instrumento para medir la sensibilidad muscular.

kinesimeter. Cinesímetro. Instrumento para la medición cuantitativa de los movimientos.

kinesiology. Cinesiología. Tratado de los movimientos musculares.

kinesioneurosis. Cinesioneurosis. Trastorno funcional nervioso acompañado de alteración de la movilidad.

kinesitherapy. Cinesiterapia. Tratamiento mediante ejercicio muscular.

kinesodic. Cinesódico. Relativo a la conducción de los impulsos motores.

kinesthesia. Cinestesia. Sensación de percepción del movimiento muscular, peso, posición, etc.

kinesthesiometer. Cinestesiómetro. Instrumento para medir la sensibilidad muscular.

kinetics. Cinética. Ciencia del movimiento.

kinetocyte. Cinetocito. (V. *Edelmann's cell.*)

kinetogenic. Cinetogénico. Que produce movimiento.

kinetoplasm. Cinetoplasma. Porción más contráctil del citoplasma.

kinetoscopy. Cinetoscopia. Fotografía seriada que expone el movimiento.

kinetosis. Cinetosis. Trastorno causado por el movimiento.

kinetosome. Cinetosoma. Corpúsculo basal.

kink. Angulación. Calambre. En la obstrucción parcial del íleon, p. ej.

kinocentrum. Cinocentro. Centrosoma.

kinoplasm. Cinoplasma. Sustancia motora de una célula. Sin.: Ergatoplasma. arcoplasma.

kiotome. Ciótomo. Instrumento para la amputación de la úvula.

kiotomy. Ciotomía. Amputación de la úvula.

Kirchner's diverticulum. Divertículo de Kirchner. ·[W. Kirchner, otólogo alemán, 1849-1936.] Bolsa diverticular en la trompa de Eustaquio.

Kirmisson's operation. Operación de Kirmisson. [E. Kirmisson, cirujano francés, 1848-1927.] Trasplante del tendón de Aquiles al peroneo lateral largo en el pie zambo.

Kirschner wire. Alambre de Kirschner. [M. Kirschner, cirujano alemán, 1879-1942.] Alambre utilizado en cirugía ortopédica.

Kirstein's method. Método de Kirstein. [A. Kirstein, médico alemán, 1863-1922.] Exploración de la laringe comprimiendo fuertemente la lengua.

Kisch's reflex. Reflejo de Kisch. [B. Kisch, fisiólogo austriaco, n. en 1891.] Reflejo auriculopalpebral.

kitasamycin. Kitasamicina. Antibiótico extraído del *Streptomyces kitasatoensis*.

Kitasato's filter. Filtro de Kitasato. [S. Kitasato, bacteriólogo japonés, 1852-1931.] Aparato especial dc laboratorio en el que se practica el vacío por succión.

Kittel's treatment. Tratamiento de Kittel. [M. J. Kittel, médico alemán contemporáneo.] Masaje en las articulaciones gotosas para disolver el ácido úrico.

Kjeldahl's method. Método de Kjeldahl. [J. G. Ch. Kjeldahl, químico danés, 1849-1900.] Para determinar la cantidad de nitrógeno en un compuesto orgánico.

Klapp's treatment. Tratamiento de Klapp. [R. Klapp, cirujano alemán, 1873-1949.] Tratamiento de la escoliosis de columna vertebral.

Klebs-Löffler bacillus. Bacilo de Klebs-Löffler. [T. A. E. Klebs; F. A. J. Löffler, bacteriólogo alemán, 1852-1915.] *Corynebacterium diphteriae*.

klebsiella. *Klebsiella.* Género de microorganismos enterobacteriáceos.

Kleine-Levin syndrome. Síndrome de Kleine-Levin. Enfermedad que afecta con mayor frecuencia a los varones con estados periódicos de sueño y hambre intensa que se acompañan de elevación u oscilación de las cifras de glucemia, bradicardia, disminución del tono muscular y cambios del estado de ánimo.

Klemm's tetanus. Tétanos de Klemm. [P. Klemm, cirujano de Riga, 1861-1921.] Tétanos cefálico.

kleptolagnia. Cleptolagnia. Satisfacción producida por el robo.

kleptophobia. Cleptofobia. Temor patológico a robar o ser robado.

Klimow's test. Reacción de Klimow. [T. A. Klimow, médico ruso, n. en 1865.] Para detectar la presencia de sangre en orina.

Kline's test. Reacción de Kline. [B. S.Kline, patólogo norteamericano, n. en 1886.] En la sífilis.

Klinefelter's syndrome. Síndrome de Klinefelter (—

Reifenstein-Albright) [H. F. Klinefelter, médico norteamericano, n. en 1912.] Cromosomopatía caracterizada por el exceso de un cromosoma X, o con menor frecuencia más de uno, fórmula cromosómica XXY o también XXXY. La mayoría de casos no se diagnostican hasta la pubertad, en que comienzan las manifestaciones clínicas: hipogonadismo masculino con hialinización de los tubos seminíferos e hipoplasia testicular, en ocasiones criptorquidia e hipospadias, esterilidad, hábito eunucoide, pelvis ancha, disposición femenina del vello pubiano, voz atiplada, inteligencia conservada o algo retrasada, aumento de las gonadotropinas y disminución de los andrógenos.

Klippel- Feil syndrome. síndrome de Klippel-Feil. [Maurice Klippel, 1858-1942, neurólogo francés, n. en París.] Trastorno hereditario y familiar del desarrollo, disrafia, con cuello corto, «cuello de rana» por fusión embrionaria prematura de las vértebras cervicales; a veces también con espina bífida, hundimiento de las orejas y descenso del límite del vello de la nuca, supraelevación escapular ocasional, dorso redondo, tórax en tonel, trastornos auditivos, malformaciones dentarias, hendidura palatina, impotencia funcional de la columna cervical, cefaleas migrañosas, paraestesias en brazos y manos y paraplejía espástica progresiva, con trastornos esfinterianos y artropatía neurotrófica.

Klippel-Weil sign. Signo de Kilippel-Weil. [M. Klippel; A. Weil, médico francés, n. en 1884.] Aparece en los primeros estadios de lesión de la vía piramidal.

Klumpke's paralysis. Parálisis de Klumpke. [A. Klumpke Dejerine, neuróloga francesa, 1859-1927.] Parálisis del brazo por lesión del octavo nervio cervical y primero dorsal.

km. Abreviatura de *kilometer.*

km marker. Marcador km. Marcador alotípico (llamado también *Inv*), localizado en la cadena L kappa de las inmunoglobulinas humanas.

KMnO₄. Fórmula del permanganato potásico.

Knapp's forceps. Pinzas de Knapp. [H. J. Knapp, oftalmólogo norteamericano, 1832-1911.] Pinzas para exprimir los gránulos tracomatosos de la conjuntiva.

kneading. Masaje. Masaje muscular.

knee. Rodilla. Articulación entre fémur y pierna. ‖ **cap** —. Rótula. ‖ **housemaid's** — Bursitis prerrotuliana. ‖ **jerk** —. Contracción del cuádriceps femoral.

knife. Bisturí. Instrumento cortante de diversos formas y tamaños. ‖ **Beer's** —. B. de Beer. Quertótomo. ‖ **cautery** —. Termocauterio.

knitting. Proceso fisiológico de reparación de una fractura ósea.

KNO₃. Fórmula del nitrato de potasio.

knob. Masa bulbosa o protuberancia.

knock-knee. *Genu valgum.*

knot. Nudo. Forma dc sutura. ‖ Nudo anatómico.

K

knuckle. Nudillo. Aspecto dorsal de las articulaciones de las falanges.

knuckle pads syndrome. Síndrome de Bart-Pumphrey. [Robert Bart, dermatólogo norteamericano y Robert E. Pumphrey otólogo norteamericano ambos n. Nueva York.] Síndrome de Polster que se transmite como un carácter autosómico dominante.

knuckle-pads syndrome. Síndrome de Polster. Engrosamiento cutáneo de las articulaciones interfalángicas de los dedos del pie o de la mano, con carácter hereditario autosómico dominante y de aparición en la infancia, combinado con leuconiquia total, pérdida progresiva de la capacidad auditiva, eventualmente queratosis palmoplantar y trastornos del sistema nervioso central, crisis de ausencia o episodios epileptiformes.

Kobet's tubules. Túbulos de Kobelt. [G. L. Kobelt, médico alemán, 1804-1857.] Túbulos del paraovario.

Kobert's test. Reacción de Kobert. [E. R. Kobert, químico alemán, 1854-1918.] Para detectar la hemoglobina.

KOC. Abreviatura de *kathodal (cathodal) opening contraction*.

Koch's bacillus. Bacilo de Koch. [R. Koch, bacteriólogo alemán, 1843-1910.] *Mycobacterium tuberculosis*. ‖ — **postulate.** Postulado de K. Regla que considera necesaria la existencia de un microorganismo como causa de ciertas enfermedades.

Koch's node. Nodo de Koch. [W. Koch, cirujano alemán, n. en 1880.] Nodo auriculoventricular.

Koch-Weeks' bacillus. Bacilo de Koch-Weeks. [R. Koch; J. E. Weeks, oftalmólogo norteamericano, 1853-1949.] Microorganismo del grupo *Haemophilus,* asociado a cierto tipo de conjuntivitis aguda.

Kocher's forceps. Pinzas de Kocher. [E. T. Kocher, cirujano suizo, 1841-1917.] Pinzas de forma especial, para cirugía.

Kocks' operation. Operación de Kocks. [J. Kocks, cirujano alemán, 1846-1916.] Para corregir la retroversión uterina.

Koeberlé's forceps. Pinzas de Koeberlé. [E. Koeberlé, cirujano francés, 1828-1915.] Pinzas hemostásticas.

KOH. Fórmula del hidróxido de potasio.

Köhler's disease. Enfermedad de Köhler. [A. Köhler, médico alemán, 1874-1947.] Necrosis subcondral del escafoides en niños.

Kohlrausch's fold. Pliegue de Kohlrausch. [O. L. B. Kohlrausch, médico alemán, 1811-1854.] Pliegue transverso en la mucosa del recto.

Kohnstamm's phenomenon. Fenómeno de Kohnstamm. [O. F. Kohnstamm, médico alemán, 1871-1917.] Elevación espontánea del brazo después de haberla evitado.

koilonychia. Coiloniquia. Concavidad de las uñas.

koilorrhachis. Coloirraquis. Curvatura lumbar de concavidad anterior.

Kölliker's dental crest. Cresta dental de Kölliker. [R. A. von Kölliker, anatomista suizo, 1817-1905.] Porción del maxilar sobre la cual se desarrollan los incisivos.

Kolmer's test. Reacción de Kolmer. [J. A. Kolmer, patólogo norteamericano, 1886-1962.] Modificación de la reacción de Wasserman.

kolp-. Colp-. Prefijo que indica «vagina».

Kondoleon's operation. Operación de Kondoleon. [E. Kondoleon, cirujano griego, 1879-1939.] Tratamiento de la elefantiasis.

König's operation. Operación de König. [F. König, cirujano alemán, 1832-1910.] Operación para la luxación congénita de cadera.

Koplik's spots. Manchas de Koplik. [H. Koplik, pediatra norteamericano, 1858-1927.] Manchas en la parte interna de las mejillas, en el sarampión.

Kopp's asthma. Asma de Kopp. [J. H. Kopp, médico alemán, 1777-1858.] Laringismo estriduloso.

Koranyi's auscultation. Auscultación de Koranyi. [A. von Koranyi, médico húngaro, 1866-1944.] Percusión colocando los dedos perpendicularmente.

koroscopy. Coroscopia. Retinoscopia.

Korotkoff's method. Método de Korotkoff. [N. S. Korotkoff, médico ruso, n. en 1874.] Método de medir la tensión sanguínea mediante auscultación.

Korsakoff's syndrome. Síndrome de Korsakoff. [S. S. Korsakoff, neurólogo ruso, 1854-1900.] Degeneración mental alcohólica.

Korsakov's syndrome. Síndrome o psicosis de Korsakoff. [Sergei S. Korsakoff, 1854-1900, psiquiatra ruso, n. en Moscú.] Psicosíndrome amnésico con falta de atención, conservación de la memoria antigua y estado vigil, desorientación temporospacial y confabulaciones. Es secundario a procesos de atrofia cerebral en la encefalitis, contusión craneal, hipoxia, intoxicación por monóxido de carbono o estrangulación, hipoglucemias repetidas, edema cerebral, demencia senil y alcoholismo crónico, síndrome de KORSAKOFF en sentido estricto. Aparece también en la encefalopatía de WERNICKE.

Kossel's test. Reacción de Kossel. [A. Kossel, fisiólogo alemán, 1853-1927.] Para detectar la hipoxantina.

Köster's nodule. Nódulo de Köster. [K. Köster, patólogo alemán, 1843-1904.] Tubérculo compuesto de células gigantes incluidas en una doble capa celular.

Kostmann's syndrome. Síndrome de Kostmann. [Rolf Kostmann, pediatra, n. en Norrköping.] Agranulocitosis infantil hereditaria, generalmente mortal.

Kottmann's test. Reacción de Kottmann. [K. Kottmann, médico alemán, 1877-1952.] Para la función tiroidea.

Kovelewsky's canal. Canal de Kovalevsky. [A. O. Kovalevsky, embriólogo ruso, 1840-1901.] Canal neurentérico.

Koyter's muscle. Músculo de Koyter. [V. Koyter,

anatomista holandés, 1534-1600.] Corrugator superciliar.

KP. Abreviatura de *keratitis punctata.*

Kr. Símbolo del criptón.

Krabbe's disease, globoid leukodystrophy. Síndrome de Krabbe. [Knud H. Krabbe, 1885-1961, neurólogo danés, n. en Copenhague.] Leucodistrofia cerebral progresiva hereditaria de Christensen-Krabbe: esclerosis cerebral difusa rápidamente progresiva, que se manifiesta en la primera infancia. Es androtrópica, de herencia recesiva, secundaria a la carencia de galactocerebrósido-ß-galactosidasa y sulfotransferasa con alteración del metabolismo de los cerebrósidos. Consiste en una esfingomielinosis con células globoides con abundantes glucolípidos, producto degenerativo de la destrucción de las vainas de mielina. Se presenta con: rigidez muscular progresiva, hipercinesia extrapiramidal, convulsiones tónicas, ceguera por atrofia óptica y rigidez de descerebración.

Kraepelin's classification. Clasificación de Kraepelin. [E. Kraepelin, psiquiatra alemán, 1856-1926.] División de las enfermedades mentales en grupos maniacodepresivo y esquizofrénico.

Kraske's operation. Operación de Kraske. [P. Kraske, cirujano alemán, 1851-1930.] Técnica de cirugía rectal.

kraurosis. Craurosis. Sequedad y retracción de una parte. || — **penis.** Balanitis obliterante. ||— **vulvae.** Vulvar.

Krause's corpuscle. Corpúsculo de Krause. [W. J. Krause, anatomista alemán, 1833-1910.] Corpúsculo bulboso que constituye la terminación nerviosa en el tejido submucoso de boca, nariz, etc.

Krause's ligament. Ligamento de Krause. [K. F. T. Krause, anatomista alemán, 1797-1688.] Ligamento transverso de la pelvis. || — **valve.** Válvula de K. V. de Béraud.

Krause's operation. Operación de Krause. [F. V. Krause, cirujano alemán, 1857-1937.] Operación de Hartley-Krause.

Krebs cycle. Ciclo de Krebs. [Sir H. A. Krebs, bioquímico alemán, n. en 1900.] Ciclo del ácido tricarboxílico.

Krebs' index. Indice de Krebs. [C. Krebs, patólogo danés, n. en 1892.] Indice leucocitario.

Kretschmann's space. Espacio de Kretschmann. [F. Krestschmann, otólogo alemán, 1858-1934.] Pequeño receso en el ático del oído medio.

Kretschmer types. Tipos de Kretschmer. [E. Kretschmer, psiquiatra alemán, 1888-1964.] Tipos caracterológicos.

Kretz's paradox. Pradoja de Kretz. [R. Kretz, patólogo alemán, 1865-1920.] La inyección de toxina-antitoxina no produce ningún efecto.

Kreysig's sign. Signo de Kreysig. [F. L. Kreysig, médico alemán, 1770-1839.] Depresión intercostal en pericarditis adhesiva.

Krishaber's disease. Enfermedad de Krishaber. [M. Krishaber, médico húngaro, 1836-1883.] Neuropatía caracterizada por taquicardia, vértigo, hipertensión e ilusiones sensoriales.

Kristeller's method. Método de Kristeller. [S. Kristeller, ginecólogo alemán, 1820-1900.] Expresión del feto en el parto, a través de las paredes uterinas.

Kromayer's lamp. Lámpara de Kromayer, [E. L.F. Kromayer, dermatólogo alemán, 1862-1933.] Lámpara ultravioleta para tratar enfermedades dermatológicas.

Krompecher's tumor. Tumor de Krompecher. [E. Krompecher, patólogo húngaro, 1870-1926.] *Ulcus rodens.*

Kronecker's center. Centro de Kronecker. [K. H. Kronecker, patólogo suizo, 1839-1914.] Centro inhibitorio del corazón.

Krönlein's hernia. Hernia de Krönlein. [R. U. Krönlein, cirujano suizo, 1847-1910.] Hernia preperitoneal.

Krukenberg's vein. Vena de Krukenberg. [A. Krukenberg, anatomista alemán, 1816-1877.] Vena central del lóbulo hepático.

Krupin-Denver valve. Válvula de Krupin-Denver. Utensilio terapéutico que se inserta bajo la escalera para el tratamiento del glaucoma neovascular.

Kruse's brush. Pincel de Kruse. [W. Kruse, bacteriólogo alemán, 1864-1943.] Para extender las bacterias en el medio de cultivo.

KSC. Abreviatura de *kathodal (cathodal) closing contraction.*

K₂SO₄. K_2SO_4. Fórmula del sulfato de potasio.

Kugelberg-Welander syndrome. Síndrome de Kugelberg-Welander. Forma juvenil de herencia dominante e irregular, de la atrofia muscular espinal progresiva. Clínicamente se presenta con: parálisis y atrofia de la musculatura proximal de las extremidades inferiores y posteriormente también de la cintura escapular, brazo y manos, con eventual aparición de fibrilaciones musculares.

Kulchitsky's cells. Células de Kulchitsky. [N. K. Kulchitsky, histólogo ruso, 1856-1925.] Células argentoafines en el epitelio del intestino delgado.

Kulenkampff's anesthesia. Anestesia de Kulenkampff. [D. Kulenkampff, cirujano alemán, n. en 1880.] Método de bloqueo del plexo braquial.

Külz's cylinder. Cilindro de Külz. [R. E. Külz, médico aleman, 1845-1895.] Cilindro urinario en el coma diabético.

kumiss. Cumis. Leche de yegua fermentada.

Kümmell's disease. Enfermedad de Kümmell-Verneuil. [H. Kümmell, cirujano alemán, 1852-1937.] Espondilopatía traumática de Kümell-Verneuil. Formación de una cifosis, **joroba de Kümmell,** generalmente al cabo de semanas o años de un traumatísmo vertebral mínimo, especialmente en la columna dorsal inferior y lumbar superior. Después de presentar dolores espontáneos y a la presión cada vez más violentos, se produce de forma súbita el colpaso vertebral, inicialmente con rotura

K

de la lámina vertebral, y finalmente con acuñamiento de la vértebra, esclerosis y dispersión del disco invertebral.

Kupffer's cells. Células de Kupffer. [D. W. von Kupffer, anatomista alemán, 1829-1902.] Células estrelladas en las sinuosidades hepáticas.

Kupressoff's center. Centro de Kupressoff. [I. Kupressoff, médico ruso del siglo XIX.] Centro espinal para el esfínter de la vejiga.

Kurloff's bodies. Cuerpos de Kurloff. [M. G. Kurloff, médico ruso, 1859-1932.] En los leucocitos mononucleares del conejillo de Indias.

kuru. Kuru. Enfermedad nerviosa progresiva, de término fatal.

Kussmaul-Kien respiration. Respiración de Kussmaul-Kien. [A. Kussmaul, médico alemán, 1822-1902; M. J. Kien, médico alemán.] Forma de respiración en el coma diabético.

kwashiorkor. Kwashiorkor. Enfermedad carencial.

kymograph. Quimógrafo. Instrumento para registrar las variaciones arteriales o de otro tipo.

kyphoscoliosis. Cifoscoliosis. Combinación de cifosis y escoliosis.

kyphosis. Cifosis. Curvatura anormal de la columna.

K

l. Abreviatura de «litro», «longitud».

L. Símbolo de Ehrlich para una mezcla de toxina-antitoxina que provoca la muerte en el animal de experimentación.

l-. Abreviatura de levo-.

λ. Lambda.

La. Símbolo del lantano.

L and A. Luz y acomodación.

Lab. Renina.

Labbé's triangle. Triángulo de Labbé. [L. Labbé, cirujano francés, 1832-1916.] Area donde el estómago está en contacto con la pared abdominal.

label. Marcar, rotular.

label radioactive. Marcador radiactivo. Isótopo para permitir la identificación de fármaco en tejidos, etcétera.

labeling. Marcadores.

labialism. Labialismo. Expresión despectiva utilizando los labios.

labile. Lábil. Inestable.

lability. Labilidad. Cualidad de ser lábil.

labioalveolar. Labioalveolar. Relativo a la superficie labial de un diente.

labiochorea. Labiocorea. Movimientos correicos de los labios, con trastorno del lenguaje.

labiodental. Labiodental. Relativo a los labios y los dientes.

labioglossolaryngeal. Labioglosolaríngeo. Relativo a los labios, lengua y laringe.

labiograph. Labiógrafo. Instrumento para apreciar el movimiento de los labios al hablar.

labiolingual. Labiolingual. Relativo a los labios y la lengua.

labiology. Labiología. Estudio del movimiento de los labios al hablar.

labiomental. Labiomental. Relativo a los labios y al mentón.

labiomycosis. Labiomicosis. Afección labial producida por hongos.

labionasal. Labionasal. Relativo a los labios y la nariz.

labiopalatine. Labiopalatino. Relativo al labio y al paladar.

labioplacement. Desplazamiento labial por un diente desplazado.

labioplasty. Labioplastia. (V. *cheiloplasty.*)

labiotenaculum. Labiotenáculo. Instrumento para sujetar el labio.

labitome. Labítomo. Pinza cortante.

labium. Labio. Borde carnoso.

labor. Labor. Trabajo del parto.

laboratory. Laboratorio. Lugar para realizar trabajos experimentales.

Laborde's method. Método de Laborde. [J. B. V. Laborde, médico francés, 1830-1903.] Tracción de la lengua para evitar la muerte por asfixia.

labrocyte. Labrocito. Célula cebada.

labrum. *Labrum.* Labio. Borde. ‖— **glenoidale.** B. glenoideo.

labyrinth. Laberinto. Organo de oído interno. ‖ **acoustic** —. Cóclea. ‖ **bony** —. L. óseo. ‖ **ethmoidal** —. L. etmoidal. ‖ **olfactory** —. L. olfatorio.

labyrinthectomy. Laberintectomía. Escisión del laberinto del oído.

labyrinthine. Laberíntico. Relativo al laberinto.

labyrinthitis. Laberintitis. Inflamación del laberinto. Otitis interna.

labyrinthotomy. Laberintotomía. Incisión quirúrgica del laberinto.

labyrinthus. Laberinto. Sistema de conductos que se comunican entre sí.

lac. Leche. ‖ Preparación medicinal láctea.

lacerable. Lacerable. Capaz de ser lacerado.

lacerated. Lacerado. Desgarrado.

laceration. Laceración. Desgarro. Herida por desgarro.

lacertus fibrosus. Fascia bicipital. Aponeurosis bicipital, desde tendón del bíceps hasta antebrazo.

lachesis. *Lachesis.* Género de caracoles venenosos.

lacrima. Lágrima. (V. *tears.*)

lacrimal. Lagrimal. Relativo a la lágrima.

lacrimase. Lacrimasa. Enzima obtenida por secreción de la glándula lagrimal.

lacrimation. Lacrimación. Lagrimeo.

lacrimonasal. Lacrimonasal. Relativo al saco lagrimal y a la nariz.

lacrimotomy. Lacrimotomía. Incisión del conducto o saco lagrimal.

lactacidemia. Lactacidemia. Presencia de ácido láctico en la sangre.

lactaciduria. Lactaciduria. Presencia de ácido láctico en la orina.

lactagogue. Lactagogo. Galactagogo.

lactalbumin. Lactalbúmina. Albúmina láctea.

lactase. Lactasa. ß-galactosidasa.

lactate. Lactato. Sal del ácido láctico.

lactation. Lactación. Secreción de leche. ‖ Periodo de secreción de leche.

lacteal. Láctico. Relativo a la leche.

lactescente. Lactescente. Parecido a la leche.

lactic. Láctico. Relativo a la leche. ‖ **acid**—. Acido láctico.

lacticemia. Lacticemia. Presencia de ácido láctico en la sangre.

lactiferous. Lactífero. Galactóforo.

lactification. Lactificación. Producción de ácido láctico por sus propias bacterias.

lactifuge. Lactífugo. Que suprime la secrección de leche.

lactigenous. Lactígeno. Galactógeno.

lactigerous. Lactígero. Lactífero.

lactin. Lactina. Lactosa.

lactivorous. Lactívoro. Que se alimenta de leche.

lacto-. Lacto-. Prefijo que significa «leche».

lactobacillus. *Lactobacillus.* Género de microorganismos de la tribu *Lactobacilleae.*

lactobutyrometer. Lactobutirómetro. Instrumento para medir la proporción de nata de la leche.

lactocele. Lactocele. (V. *galactocele.*)

lactochrome. Lactocromo. (V. *riboflavin.*)

lactoconium. Lactoconio. Pequeñísima partícula microscópica de la leche de los animales.

lactodensimeter. Lactodensímetro. (V. *lactometer.*)

lactoferrin. Lactoferrina. Proteína formada en neutrófilos y secreciones (leche, saliva, etc), con actividad bactericida.

lactoflavin. Lactoflavina. (V. *riboflavin.*)

lactogenesis. Lactogénesis. Establecimiento de la secreción láctea.

lactogenic. Lactógeno. Que esitmula la producción de leche.

lactoglobulin. Lactoglobluina. Globulina de la leche.

lactometer. Lactómetro. Galactómetro. Instrumento para medir el peso específico de la leche.

lactone. Lactona. Ester formado por esterificación intramolecular de un grupo hidroxilo con el carboxilo.

lactoprotein. Lactoproteína. Proteína derivada de la leche.

lactorrhea. Lactorrea. (V. *galactorrhea.*)

lactoscope. Lactoscopio. Instrumento para medir el porcentaje de grasa de la leche.

lactose. Lactosa. Azúcar de la leche. F.: $C_{12}H_{22}O_{11}$.

lactoserum. Lactosuero. Suero de la leche.

lactosuria. Lactosuria. Presencia de lactosa en la orina.

lactotherapy. Lactoterapia. Tratamiento mediante dieta láctea.

lactotoxin. Lactotoxina. Sustancia tóxica formada en la leche.

lactotropin. Lactotropina. Prolactina.

lactovegetarian. Lactovegetariano. Compuesto de leche y vegetales.

lactuca. *Lactuca.* Género de plantas compuestas.

lactulose. Lactulosa. Disacárido sintético. F.: $C_{12}H_{22}O_{11}$.

lacuna. Laguna. Depresión de pequeña dimensión. ‖ **absorption** —. L. de absorción. ‖ **air**—. L. aérea. ‖ — **magna.** L. magna. ‖ — **of Morgagni.** L. de Morgagni. ‖ — **musculorum.** L. muscular. ‖ — **vasorum.** L. vascular.

lacunar. Lagunar. Perteneciente a, o que contiene lagunas.

lacunule. Lacúnula. Laguna pequeña.

lacus. Lago. Cisterna. ‖ — **lacrimales.** L. lacrimal (saco).

Ladendorff's test. Reacción de Ladendorff. [A. Ladendorff, médico alemán del siglo XIX.] Para detectar la presencia de sangre.

Ladin's sign. Signo de Ladin. [L. J. Ladin, ginecólogo norteamericano, n. en 1862.] Variaciones uterinas percibidas a la palpación, en el embarazo.

lads. Abreviatura de *aymphocytes allogeneic determinants* (determinantes alogénicos de los linfocitos).

Laennec's disease. Enfermedad de Laennec. [R. T. H. Laennec, médico francés, 1781-1826.] Cirrosis hepática alcohólica. ‖ — **pearls.** Perlas de L. Pequeños cuerpos gelatinosos en los asmáticos.

Lafora's sign. Signo de Lafora. [G. R. Lafora, médico español contemporáneo.] Cosquilleo de la nariz, considerado signo precoz de la meningitis cerebrospinal.

Lafora's syndrome. Síndrome de Lafora. Epilepsia mioclónica hereditaria con carácter autosómico recesivo, con demencia progresiva y alteraciones de la retina que llevan a la ceguera. Presenta inclusiones intraneuronales redondas de glucoproteínas-mucopolisacáridos en el sistema nervioso central y, en menor medida, en el corazón, hígado y musculatura estriada, llamados corpúsculos de Lafora.

lagophtalmos. Lagoftalmos. Ojo de liebre.

Lagrange's operation. Operación de Lagrange. [P. F. Lagrange, oftalmólogo francés, 1857-1928.] Esclerectoiridectomía.

Lain's disease. Enfermedad de Lain. [E. S. Lain, dermatólogo norteamericano contemporáneo.] Erosión y ardor de la mucosa bucal por la corriente eléctrica producida por la prótesis dental.

laiose. Laiosa. Sustancia amarillopálida en la orina de los diabéticos. F.: $C_6H_{12}O_6$.

LAK. Abreviatura de *leukocyte-activating killer.*

lake. Laguna. (V. *lacuna.*)

Lake's pigment. Pigmento de Lake. [R. Lake, otorrinolaringólogo inglés, 1861-1949.] Preparado para calmar el dolor en la tuberculosis laríngea.

L

laliatry. Laliatría. Estudio y tratamiento de las alteraciones del lenguaje.

lallation. Lalación. Forma infantil de lenguaje.

Lallemand's bodies. Cuerpos de Lallemand. [C. F. Lallemand, cirujano francés, 1790-1854.] Concrecciones en las vesículas seminales.

lalo-. Lalo-. Prefijo que significa «habla».

lalognosis. Lalognosis. Comprensión del lenguaje.

laloneurosis. Laloneurosis. Trastorno del lenguaje, de origen nervioso.

lalopathology. Lalopatología. Rama de la medicina que estudia las alteraciones del lenguaje.

lalopathy. Lalopatía. Alteración del lenguaje.

lalophobia. Lalofobia. Temor patológico a hablar.

laloplegia. Laloplejía. Parálisis de los órganos del habla.

lalorrhea. Lalorrea. Flujo anormal, excesivo, de palabras.

Lalouette's pyramid. Pirámide de Lalouette. [P. Lalouette, médico francés, 1711-1792.] Lóbulo medio de la glándula tiroides.

Lamarck's theory. Teoría de Lamarck. [J. B. P. A. Lamarck, naturalista francés, 1744-1829.] Posibilidad de transmisión de los caracteres adquiridos.

lambda. Lambda. Undécima letra del alfabeto griego (λ).

lambdacism. Lambdacismo. Sustitución en el lenguaje de la _r_ por la _l_. || Imposibilidad de pronunciar bien la _l_.

lambdoid. Lambdoideo. En forma de letra greiga lambda (λ).

lambert. Lambert. [J. H. Lambert, físico alemán, 1728-1777.] Unidad fotométrica.

Lambert's treatment. Tratamiento de Lambert. [A. Lambert, médico nortamericano, 1861-1939.] Tratamiento de la morfinomanía.

Lambert-Eaton syndrome. Síndrome de Eaton-Lambert. Síndrome seudomiasténico: síndrome paraneoplásico en caso de tumores torácicos malignos, con debilidad muscular similar a la de la miastenia _gravis_ en la musculatura superior del brazo y debilitación de los reflejos musculares.

lamblia. _Lamblia._ (V. _Giardia._)

lambliasis. Lambliasis. Infección por _Giardia lamblia._

Lambotte's treatment. Tratamiento de Lambotte. [A. Lambotte, cirujano belga contemporáneo.] Extensión continua en las fracturas de las extremidades.

lame. Cojo. Lisiado. Incapaz de andar normalmente.

lamella. Lamella. Cubreobjeto. Laminilla (ósea, por ejemplo).

lamellar. Lamelar. Dispuesto en laminillas.

lamina. Lámina. Superficie plana; membrana. || Apófisis vértebras. || **alar** —. L. alar. || **basal** —. L. basal. || **vascular of choroid** —. L. vascular coroidea.

laminagraphy. Laminagrafía. Radiografía seriada según planos paralelos.

laminar. Laminar. Dipuesto en láminas.

laminaria. _Laminaria._ Género de algas.

laminated. Laminado. Dispuesto en láminas.

lamination. Laminación. Disposición en láminas.

laminectomy. Laminectomía. Escisión del arco posterior vertebral.

laminitis. Laminitis. Inflamación de una lámina.

laminotomy. Laminotomía. Operación de seccionar una o varias láminas vertebrales.

lamp. Lámpara. Aparato para proporcionar luz artificialmente.

lamprophona. Lamprofonía. Claridad y sonoridad de la voz.

lamus. _Lamus._ Género de chinche.

lanatoside C. Lanatósido C. Glucósido de la _Digitalis lanata_. F.: $C_{49}H_{76}O_{20}$.

lance. Lanza. Lanceta.

Lancefield classification. Clasificación de Lancefield. [R. C. Lancefield, bacterióloga norteamericana, n. en 1895.] Clasificación de los estreptococos hemolíticos según el test de la precipitina.

lanceolate. Lancoelado.

Lancereaux's disease. Enfermedad de Lancereaux. [E. Lancereaux, médico francés, 1829-1910.] Nefritis intersticial.

lancet. Lanceta. Bisturí.

Lancet coefficient. Coeficiente de _Lancet_. [_Lancet_, periódico médico inglés.] Medida del poder desinfectante de una sustancia.

lancinating. Lancinante. Que produce lancinación.

Lancisi's nerves. Nervios de Lancisi. [G. M. Lancisi, médico italiano, 1654-1720.] Estrías longitudinales en la superficie superior del cuerpo calloso.

Landsteiner, Karl. [Karl Landsteiner, médico norteamericano, 1868-1943.] Miles de personas deben la vida al Dr. Landsteiner, quien, en 1900, descubrió los grupos sanguíneos A, B y O.

Landau's reaction. Reacción de Landau. [L. Landau, cirujano alemán, 1848-1920.] Para la sífilis.

Landolt's bodies. Cuerpos de Landolt. [E. Landolt, oftalmólogo francés, 1846-1926.] Pequeños cuerpos alargados entre los bastones y los conos, en la capa medular de la retina.

Landouzy's disease. Enfermedad de Landouzy. [L. T. J. Landouzy, médico francés, 1845-1917.] Tifobacilosis.

Landouzy-Dejerine atrophy. Atrofia de Landouzy-Dejerine. [L. T. J. Landouzy; J. J. Dejerine, neurólogo francés, 1849-1917.] Atrofia muscular progresiva.

Landouzy-Grasset law. Ley de Landouzy-Grasset. [L. T. J. Landouzy; J. Grasset, médico francés, 1849-1918.] Movimiento de la cabeza en la lesión cerebral, según haya parálisis o espasmo.

Landry's paralysis. Parálisis de Landry. [J. B. O. Landry, médico francés, 1826-1865.] Polineuritis febril aguda.

Landsteiner, Karl. Patólogo e inmunólogo norteamericano (1868-1943). Premio Nobel por su descubrimiento de los grupos sanguíneos.

Landström's muscle. Músculo de Landström. [J. Landström, cirujano sueco, 1869-1910.] Pequeñas

L

fibras musculares en la aponeurosis de alrededor y detrás del ojo.

Lane's disease. Enfermedad de Lane. [Sir W. A. Lane, cirujano inglés, 1856-1943.] Estasis crónica intestinal. ‖ — **kink.** Acodamiento de L. Deflexión en el intestino. ‖ — **operation.** Operación de L. Ileosigmoidostomía. ‖ — **plates.** Placas de L. Usadas para las fracturas.

Lagdon Down's disease. Enfermedad de Lagdon Down. [J. Langdon H. Down, médico inglés, 1828-1896.] Idiocia mongólica.

Lange's operation. Operación de Lange. [F. Lange, ortopedista alemán, n. en 1864.] Restauración de un tendón mediante implantación de hilos de seda.

Lange's reaction. Reacción de Lange. [C. Lange, médico alemán, n. en 1883.] Para detectar la presencia de globulina en el líquido cefalorraquídeo, en el diagnóstico de la sífilis cerebroespinal. ‖ — **solution.** Solución de L. S. de oro coloidal con formalina.

de Lange's syndrome, Amsterdam dwarfism. Síndrome de Cornelia de Lange. [Cornelia de Lange, 1871-1950, pediatra holandesa, n. en Amsterdam.] Síndrome de Lange tipo I o síndrome de Brachmann-de Lange; degeneración tipo Amsterda, como combinación de múltiples alteraciones del desarrollo embrionario, especialmente con subdesarrollo de las circunvoluciones cerebrales, microcefalia, hipertelorismo, sinofridia, puente nasal deprimido, hipoplasia de la mandíbula, polifalangia, rigidez articular, deformidad de la columna vertebral con espina bífida, cardiopatía congénita y oligofrenia. ‖ síndrome de Lange tipo II; enfermedad de Bruck-de Lange. Lesión cerebral congénita con atrofia y alteración mesencefálica, debilidad mental, cabeza grande y displásica, lengua y pabellón del oído aumentados, hipertermia paroxística, hipertrofia muscular y alteraciones motoras extrapiramidales.

Langenbeck's incision. Incisión de Langenbeck. [B. R. K. von Langenbeck, cirujano alemán, 1810-1887.] Incisiones realizadas para el tratamiento de la hendidura palatina. ‖ — **operation.** Operación de L. Rinoplastia. ‖ — **triangle.** Triángulo de L. Area situada sobre la cabeza del fémur, entre el piriforme y el glúteo mediano.

Langer's muscle. Músculo de Langer. [C. R. von Langer, anatomista austriaco, 1819-1887.] Fibras entre las inserciones del pectoral mayor y el dorsal ancho, en el surco bicipital del húmero.

Langerhans' islets. Islotes de Langerhans. [P. Langerhans, patólogo alemán, 1847-1888.] Masas de células en el páncreas. ‖ — **corpuscles.** Corpúsculos de L. Terminaciones de fibras nerviosas en la mucosa de la piel.

Langhans' cells. Células de Langhans. [Th. Langhans, patólogo alemán, 1839-1915.] Células epiteliales nucleadas que constituyen la capa de Langhans. ‖ — **layer.** Capa de L. Membrana celular interna de las vellosidades del corion.

Langley's granules. Granulaciones de Langley.

[J. N. Langley, fisiólogo inglés, 1852-1925.] Gránulos observados en la secreción de las células glandulares. ‖ — **nerves.** Nervios de L. N. pilomotores.

languor. Astenia. Decaimiento. Debilidad.

lankesterella ranarum. *Lankesterella ranarum.* [Sir E. R. Lankester, zoólogo inglés, 1847-1930.] Parásito coccidioide de los eritrocitos de la rana.

Lannelongue's disease. Enfermedad de Lannelongue. [O. M. Lannelongue, cirujano francés, 1841-1911.] Osteítis apofisaria de crecimiento. ‖ — **tibia.** Tibia de L. T. en sable, en la sífilis.

lanolin. Lanolina. Sustancia purificada que se extrae de la lana del carnero.

Lantermann's incisures. Incisuras de Lantermann. [A. J. Lantermann, anatomista norteamericano del siglo XIX.] Líneas oblicuas en las vainas mielínicas de los nervios. ‖ — **segments.** Segmentos de L. Cada uno de los s. internodales de mielina está fragmentado dentro de los s. de Lantermann.

Lantermann-Schmidt incisures. Incisuras de Lantermann-Schmidt. [A. J. Lantermann; H. D. Schmidt, anatomista norteamericano, 1823-1888.] V. *Lantermann's incisures.*

lanthanin. Lantanina. Oxicromatina.

lanthanum. Lantano. Elemento metálico raro, de símbolo La.

lanugo. Lanugo. Vello fino; especialmente, el del feto.

lanun. Lana. Lanolina.

Lanz's operation. Operación de Lanz. [O. Lanz, cirujano holandés, 1865-1935.] Para la elefantiasis. ‖ — **point.** Punto de L. P. en la línea de unión del tercio derecho con el medio de apéndice vermiforme.

Lanzara's syndrome. Síndrome de Lanzara. Síndrome seudooclusivo circulatorio.

LAO. Abreviatura de *Licenciate in Obstretic Science.*

LAP. Abreviatura de *lyophilized anterior pituitary.*

lapactic. Laxante. Purgante.

laparectomy. Laparectomía. Escisión de una parte de la pared abdominal.

laparo-. Laparo-. Prefijo que significa «abdomen».

laparocele. Laparocele. Hernia ventral.

laparocholecystotomy. Laparocolecistotomía. Colecistotomía.

laparocolectomy. Laparocolectomía. Colectomía.

laparocolostomy. Laparocolostomía. Colostomía por una incisión anterolateral en la pared del abdomen.

laparocolotomy. Laparocolotomía. Colotomía iliaca.

laparocystectomy. Laparocistectomía. Cistectomía previa laparotomía.

laparocystotomy. Laparocistotomía. Extracción de contenido de un quiste, dejando el saco.

laparoenterostomy. Laparoenterostomía. Abertura quirúrgica del intestino a través de la pared abdominal.

laparoenterotomy. Laparoenterotomía. Incisión intestinal, previa laparotomía.

laparogastroscopy. Laparogastroscopia. Examen

del interior gástrico a través de una incisión abdominal.

laparogastrostomy. Laparogastrostomía. Gastrostomía.

laparogastrotomy. Laparogastrotromía. Incisión del estómago a través de una sección de la pared abdominal.

laparohepatotomy. Laparohepatotomía. Incisión del hígado a través de una sección de la pared abdominal.

laparohysterectomy. Laparohisterectomía. Histerectomía por vía abdominal.

laparohysterotomy. Laparohisterotomía. Histerotomía abdominal.

laparoileotomy. Laparoileotomía. Laparotomía con incisión del íleon.

laparomonodidymus. Laparomonodídidimo. Monstruo fetal doble desde la pelvis hacia arriba.

laparomyitis. Laparomiitis. Inflamación de los músculos abdominales o lumbares.

laparomyomectomy. Laparomiomectomía. Extirpación de un mioma a través de una incisión abdominal.

laparonephrectomy. Laparonefrectomía. Nefrectomía por incisión lumbar.

laparrhaphy. Laparorrafia. Sutura de la pared abdominal.

laparosalpingectomy. Laparosalpingectomía. Salpingectomía previa laparotomía.

laparosalpingo-oophorectomy. Laparosalpingooferectomía. Salpingectomía y ooferectomía a través de una incisión abdominal.

laparoscope. Laparoscopio. Instrumento para inspeccionar la cavidad abdominal.

laparoscopy. Laparoscopia. Examen del interior del abdomen mediante el laparoscopio.

laparosplenectomy. Laparosplenectomía. Esplenectomía, previa laparotomía.

laparotomaphilia. Laparotomafilia. Síndrome de Munchausen en el cual el paciente desea la intervención abdominal.

laparotomy. Laparotomía. Incisión quirúrgica en la pared del flanco o, generalmente, en cualquier zona de la pared abdominal.

laparotyphlotomy. Laparotiflotomía. Incisión en el ciego a través de la pared abdominal.

Lapicque's law. Ley de Lapicque. [L. Lapicque, fisiólogo francés, 1866-1953.] La cronaxia es inversamente proporcional al diámetro de la fibra nerviosa.

lapinization. Lapinización. Inoculación experimental del virus de la viruela a los conejos.

lapis. Cálculo. (V. *stone.)*

lapsus. Lapsus. Error.

Larat's treatment. Tratamiento de Larat. [J. L. F. A. Larat médico francés, n. en 1857.] Tratamiento de la parálisis diftérica del velo del paladar mediante corriente farádicas.

lardacein. Lardaceína. Proteína de los tejidos con degeneración amiloide.

lardaceous. Lardáceo. Amiloideo. ‖ Que contiene lardaceína.

Lardennois' button. Botón de Lardennois. [H. Lardennois, cirujano francés, n. en 1872.] Forma modificada del botón de Murphy.

Laron's dwarfism. Síndrome de Laron. Nanismo tipo Larón, biotipo hereditario autosómico recesivo de nanismo hipofisario armónico, proporcionado, que se manifiesta a lo largo de la infancia, probablemente debido a déficit de somatomedina, con producción normal o elevada de hormona de crecimiento, somatotropina, GH, o a un déficit, cualitativo o cuantitativo, de receptores periféricos para la GH.

Laroyenne's operation. Operación de Laroyenne. [L. Laroyenne, cirujano francés contemporáneo.] Punción del saco de Doublas utilizada para drenar la pelvis.

Larrey's amputation. Amputación de Larrey. [D. J. Larrey, cirujano francés, 1766-1842.] Desarticulación humeroescapular.

Larsen-Johansson disease. Enfermedad de Larsen-Johansson. [Christian M. F. Sinding Larsen, 1866-1930, médico noruego, n. en Oslo; Sven Johansson, n. en 1880.] Osteopatía patelar juvenil. Necrosis aséptica de la epífisis patelar en la región del ápex debida a sobreesfuerzo del ligamento rotuliano, especialmente en jóvenes. Se presenta con inflamación local, dolor espontáneo, que recidiva frecuentemente, al igual que al derrame articular, y a la presión. Radiológicamente se observa adelgazamiento, desgaste, de la cortical, en ocasiones con fragmentación, desestructuración y aposición ósea periostática secundaria.

Larsen's syndrome. Síndrome de Larsen. Luxaciones y displasias articulares congénitas múltiples, especialmente de las articulaciones del codo, la rodilla y la cadera, con dedos largos y cilíndricos, a excepción del pulgar, que es muy ancho y tiene forma de espátula, y dismorfia facial característica con cara cuadrada, facciones aplanadas y frente saliente.

larva. Larva. Estado de desarrollo primario independiente de la historia de un animal. ‖ — **migrans.** Erupción peculiar de la piel debida a una larva.

larval. Larval. Relativo a una larva.

larvate. Larvado. Oculto. ‖ Dícese de ciertas enfermedades o síntomas.

larvicide. Larvicida. Que destruye larvas.

laryngalgia. Laringalgia. Dolor en la laringe.

laryngeal. Laríngeo. Relativo a la laringe.

laryngectomy. Laringectomía. Extiración total o parcial de la laringe.

laryngismus. Laringismo. Espasmo laríngeo. ‖ — **paralyticus.** L. paralítico. ‖ — **stridulus.** L. estriduloso.

laryngitis. Laringitis. Inflamación de la laringe. ‖ **acute catarrhal**—. L. aguda catarral. ‖ **atrophic** —. L. atrófica. ‖ **chronic catharral.** —. L. crónica catarral. ‖ **croupous** —. L. cruposa. ‖ **membra-**

L

nous —. L. membranosa. || **stridulosa** —. L. estridulosa. || **syphilitic** —. L. sifilítica.

laryngo-. Laringo-. Prefijo que significa «laringe».

laryngocele. Laringocele. Hernia congénita de la mucosa laríngea.

laryngocentesis. Laringocentesis. Punción quirúrgica de la laringe.

laryngofissure. Laringofisura. Incisión media de la faringe.

laryngogram. Laringograma. Radiografía de la laringe.

laryngography. Laringografía. Descripción de la laringe. || Examen radiográfico de la laringe.

laryngology. Laringología. Estudio de la laringe y de sus enfermedades.

laryngomalaci. Laringomalacia. Reblandecimiento laríngeo.

laryngoparalysis. Laringoparálisis. Parálisis de la laringe.

laryngopathy. Laringopatía. Afección laríngea.

laryngopharyngeal. Laringofaríngeo. Relativo a la laringe y a la faringe.

laryngopharyngitis. Laringofaringitis. Inflamación de la faringe.

laryngopharynx. Laringofaringe. Porción inferior de la faringe.

laryngophony. Laringofonía. Sonido percibido por auscultación de la laringe.

laryngophthisis. Laringotisis. Tuberculosis laríngea.

laryngoplasty. Laringoplastia. Cirugía plástica de la laringe.

laryngoplegia. Laringoplejía. Parálisis de los músculos de la laringe.

laryngoptosis. Laringoptosis. Excesiva movilidad de la faringe.

laryngorhinology. Laringorrinología. Suma de conocimientos relativos a la faringe y a la nariz.

laryngorrhagia. Laringorragia. Hemorragia por la laringe.

laryngorrhaphy. Laringorrafia. Sutura de la laringe.

laryngorrhea. Laringorrea. Secreción excesiva de moco por la laringe.

laryngoscleroma. Laringoscleroma. Induración laríngea.

laryngoscope. Laringoscopio. Endoscopio usado para el examen directo de la laringe.

laringoscopy. Laringoscopia. Examen del interior de la laringe mediante el laringoscopio.

laryngospasm. Laringospasmo. Espasmo de la laringe.

laryngostasis. Laringostasis. Crup.

laryngostat. Laringostato. Utensilio para mantener una cápsula de material radiactivo en la laringe.

laryngostenosis. Laringostenosis. Estenosis de la laringe.

laryngostomy. Laringostomía. Abertura quirúrgica permanente en el interior de la laringe.

laryngostroboscope. Laringostroboscopio. Aparato para observar los fenómenos intralaríngeos de la fonación.

laryngotomy. Laringotomía. Incisión quirúrgica de la laringe.

laryngotracheal. Laringotraqueal. Relativo a la laringe y a la tráquea.

laringotracheitis. Laringotraqueítis. Inflamación de la laringe y de la tráquea.

laryngotracheotomy. Laringotraqueotomía. Incisión de la laringe y la tráquea.

laryngovestibulitis. Laringovestibulitis. Inflamación del vestíbulo de la laringe.

laryngoxerosis. Laringoxerosis. Sequedad de garganta.

larynx. Laringe. Aparato musculocartilaginoso situado delante de la faringe, que se continúa con la traquea.

Lasègue's sign. Signo de Lasègue. [E. Ch. Lasègue, médico francés, 1816-1883.] Signo de la ciática.

laser. Laser. Rayo utilizado en diagnóstico y tratamiento de diversas afecciones.

Lassar's paste. Pasta de Lassar. [O. Lassar, dermatólogo alemán, 1849-1907.] Para el tratamiento del intértrigo.

lassitude. Lasitud. Debilidad. Desfallecimiento.

late infantile amaurotic idiocy. Síndrome de Dollinger-Bielschowsky. [A. Dollinger; Max Bielschowsky, médicos alemanes, n. en Berlín.] Idiocia amaurótica infantil tardía que se presenta en la gangliosidosis hereditaria recesiva. Son sus síntomas: retraso en el desarrollo psíquico del niño con dificultad para aprender a hablar y caminar, y ceguera progresiva; a menudo se presentan trastornos cerebelosos, síntomas bulbares terminales y marasmo.

latency. Latencia. Periodo de inactividad aparente, entre la estimulación y la respuesta.

latent. Latente. No manifiesto. Potencial.

laterad. Lateralizado. De aspecto lateral.

lateral. Lateral. Situado a un lado.

laterality. Lateralidad. En relación con un lado.

lateritious. Lateralizado.

lateroabdominal. Lateroabdominal. A un lado del abdomen.

laterodeviation. Laterodesviación. Desviación hacia un lado.

lateroduction. Lateroducción. Movimiento del ojo hacia uno y otro lado.

lateroflexion. Lateroflexión. Flexión hacia un lado.

lateropulsion. Lateropulsión. Tendencia involuntaria en la marcha de irse hacia un lado.

laterotorsion. Laterotorsión. Inclinación hacia un lado del meridiano vertical de un órgano.

lateroversion. Lateroversión. Versión de un organo hacia un lado.

latex. Látex. Jugo lechoso de algunos vegetales.

Latham's circle. Círculo de Latham. [P. M. Latham, médico inglés, 1789-1875.] Area en la pared torácica, correspondiente al área de matidez pericardiaca.

lathyrism. Latirismo. Intoxicación por ingesta de harina de altramuz.

lathyrogen. Latirógeno. Causa de latirismo.
latissimus. *Latissimus.* Muy ancho. ‖ — **dorsi.** Músculo dorsal ancho.
latrodectism. Latrodectismo. Intoxicación por veneno de la araña *Latrodectus.*
latrodectus. *Latrodectus.* Género de araña venenosa.
LATS. Abreviatura de *long-acting thuroid stimulator.*
latus. Lado. Flanco.
laudable. Laudable. Digno de loa.
laudanum. Láudano. Tintura de opio.
laugh. Carcajada. Risa paroxística.
laughter. Risa. Carcajada. Hilaridad.
Laugier's hernia. Hernia de Laugier. [S. Laugier, cirujano francés, 1799-1872.] Hernia femoral a través del filamento de Gimbernat.
Laumonier's ganglion. Ganglio de Laumonier. [J. B. P. N. R. Laumonier, cirujano francés, 1749-1818.] Ganglio carotídeo.
Laurence-Moon-Biedl syndrome. Síndrome de Laurence-Moon-Biedl. [Robert C. Moon 1844-1914, oftalmólogo británico; Arthur Biedl, 1869-1933, patólogo checo, n. en Praga.] Síndrome hereditario recesivo con malformaciones congénitas, también llamado degeneración diencefalorretiniana, configurado por obesidad simétrica, debilidad, hemeralopía, retinopatía, disgenitalismo, polidactilia y sindactilia e hipoacusia de percepción.
Lauth's canal. Conducto de Lauth. [E. A. Lauth, fisiólogo alemán, 1803-1837.] Conducto de Schlemm. ‖ — **sinus.** Seno de L. S. venoso de Schlemm.
Lauth's ligament. Ligamento de Lauth. [Th. Lauth, anatomista alemán, 1758-1826.] Ligamento transverso del atlas.
Lauth's violet. Violeta de Lauth. [CH. Lauth, químico inglés, 1836-1913.] Tionina azul.
lav. Abreviatura de *lymphadenopathy-associate-Virus* (virus asociado con linfadenopatía), idéntico o íntimamente relacionado con el retrovirus HTLV, agente causal del SIDA.
lavage. Lavado. Irrigación de una parte u órgano. ‖ **gastric** —. L. gástrico. ‖ **peritoneal**—. L. peritoneal. ‖**systemic** —. L. sanguíneo.
lavandula. *Lavándula.* género de plantas labiadas al que pertenece el espliego.
Lavdovski's nucleoid. Nucleoide de Lavdovski. [M. D. Lavdovski, histólogo ruso, 1846-1903.] Centrosoma.
Laveran's corpuscles. Corpúsculos de Laveran. [Ch. L. A. Laveran, médico francés, 1845-1922.] *Plasmodium malariae.*
Laverié's syndrome, familial periodic paralysis. Síndrome de Laverié. Mioplejía familiar paroxística, muy infrecuente, con predominio en Japón, que afecta preferentemente a adolescentes varones. Tras una crisis inicial de sudación intensa y sed, se produce un parálisis flácida de las extremidades que puede durar de horas a días, con reducción de la excitabilidad refleja y eléctrica. En oca-

siones se producen parestesias y sintomatología vegetativa.
law. Ley. Factor o principio uniforme o constante.
Lawford's syndrome. Síndrome de Lawford. Síndrome de Sturge-Weber, con nevo facial y glaucoma tardió.
laxation. Defecación. (V. *defecation.*)
laxative. Laxante. Que produce la evacuación de heces.
laxator. Músculo relajador.
layer. Capa. Estrato, como el epidérmico. ‖ **adamantine** —. E. adamantino. ‖ **basal of epidermis** —. C. basal de la epidermis. ‖ **Bowman's** —. C. de Bowman. Lámina limitante anterior de la córnea. ‖ **cortical** —. C. cortical. ‖ **pigmented of retina** —. C. pigmentada de la retina.
lazaretto. Lazareto. Hospital de enfermedades contagiosas.
lb. Abreviatura de *libra.*
LBBB, (left bundle-branch bloock). Siglas inglesas de Left Bundle-Branch Block, bloqueo de rama izquierda.
LBF. Abreviatura de *lactobacillus bulgaricus factor.*
LCAT. Abreviatura de *lecithin-cholesterol-acytltransferase* (lecitina-colesterol-actiltransferasa).
LCM. Abreviatura de *lymphocytic choriomeningitis* (coriomeningitis linfocítica).
LCMV. Abreviatura de *lymphocytic choriomeningitis virus.*
LCh. Abreviatura de *Licenciate in Surgery.*
L-cystine. L-cistina, dicisteína, Cys, Cys-S-: aminoácido que contiene azufre, resultante de la oxidación de la cisteína con formación de un puente disulfuro, el cual, entre restos de cisteína, estabiliza la estructura terciaria de la proteína. Está presente principalmente en el pelo y las uñas; su nivel en sangre normal es de 2,5-20,2 mg/l.
LD. Abreviatura de *lethal dose.*
LD$_{50}$. Abreviatura de *median lethal dose.*
LDA. Abreviatura de *left dorso-anterior.*
LDH. Abreviatura de *lactate dehydrogenase* (lactodehidrogenasa).
LDL. Abreviatura de *low-density lipoproteins.*
L-dopa. (V. *dopa.*)
LDP. Abreviatura de *left dorsoposterior.*
LDS. Abreviatura de *Licenciate in Dental Surgery.*
L-3,4-dihydroxyphenylalanine. L-3,4-dihidroxifenilalanina, DOPA. $C_6H_3(OH)_2$-CH_2-$CH(NH_2)$-COOH; aminoácido que se forma por hidroxilación de la tirosina como producto intermedio en la síntesis de melanina y en la biosíntesis de adrenalina y noradrenalina. Aumenta la presión arterial y el nivel de azúcar en sangre, y atraviesa con facilidad la barrera hematoencefálica; es utilizada en el tratamiento de la enfermedad de Parkinson.
LE. Abreviatura de *lupus erythematosus.*
leaching. Lixiviación. (V. *lixiviation.*)
lead. Plomo. Metal azul cuyas sales son venenosas. Símbolo, Pb. ‖ Terminal del electrocardiógrafo.

leakage. Pérdida. Escape de fluido de un vaso u otro continente.

leash. Manojo o cordón de estructuras (nervios, vasos sanguíneos, etc.).

Leber's congenital amaurosis. Amaurosis congénita de Leber. [Th. Leber, oftalmólogo alemán, 1840-1917.] Atrofia óptica hereditaria. ‖ — **plexus.** Plexo de L. P. venosos entre el canal de Schlemm y los espacios de Fontana.

Leber's disease, Leber's atrophy. Síndrome de Leber. Atrofia progresiva del nervio óptico, de transmisión hereditaria recesiva ligada al sexo, con desaparición lenta casi completa del nervio. En la mayoría de los casos da lugar a pérdida uni o bilateral de la capacidad visual central a partir del segundo a tercer año. Puede acompañarse de manifestaciones parecidas a la ataxia cerebelosa.

lecanopagus. Lecanópago. Monstruo gemelar unido por la pelvis y partes inferiores, dicéfalo.

Lecat's gulf. Golfo de Lecat. [C. N. Lecat, cirujano francés, 1700-1768.] Dilatación de la porción bulbar de la uretra.

lechopyra. Fiebre puerperal.

lecithalbumin. Lecitalbúmina. Compuesto de lecitina y albúmina.

lecithin. Lecitina. Monoaminofosfátido de la yema del huevo, que se encuentra en las células.

lecithinase. Lecitinasa. Enzima que desintegra la lecitina.

lecithinemia. Lecitinemia. Presencia de lecitina en sangre.

lecitho-. Lecito-. Prefijo que indica relación con la yema del huevo.

lecithoblast. Lecitoblasto. Endodermo primitivo.

lecithoprotein. Lecitoproteína. Compuesto de molécula proteica y lecitina.

lecithovitellin. Lecitovitelina. Suspensión de yema de huevo en una solución de cloruro de sodio.

Ledderhose's contracture. Síndrome de Ledderhose. [George Ledderhose, 1855-1925, cirujano alemán, n. en Munich.] Contractura de Ledderhose, aponeurositis fibrosa plantar, esclerosis, nódulos sólidos fibrosos, de la aponeurosis plantar con contractura progresiva en flexión de los dedos, especialmente los del borde externo, en ocasiones, conjuntamente con la contractura de Dupuytren. ‖ Tumor fusiforme de la base del primer metatarsiano, con dolor plantar y trastornos de la marcha, como consecuencia de rotura accidental de la fascia plantar en caso de fractura de la pierna o del pie.

Le Dentu's suture. Sutura de Le Dentu. [J. F. A. Le Dentu, cirujano francés, 1841-1926.] Variedad de sutura tendinosa.

Lederberg. J. Lederberg, bioquímico norteamericano, premio Nobel en 1958.

Lederer's anemia. Anemia de Lederer. [M. Lederer, patólogo norteamericano, 1888-1952.] Anemia hemolítica aguda con regeneración megaloblástica, de etiología desconocida.

ledge. Borde. P. ej., borde de una herida.

Ledran's suture. Sutura de Ledran. [H. F. Ledran, cirujano francés, 1685-1770.] Variedad de sutura para heridas longitudinales del intestino.

Leduc's current. Corriente de Leduc. [S. A. N. Leduc, físico francés, 1853-1939.] Corriente sinusoidal con el polo negativo en la cabeza y el positivo en la zona renal.

Lee's ganglion. Ganglio de Lee. [R. Lee, médico inglés, 1793-1877.] Ganglio simpático del cuello uterino.

leech. Sanguijuela. Anélido de la clase *Hirudinea*.

Le Fort's amputation. Amputación de Le Fort. [L. C. Le Fort, cirujano francés,1829-1893.] Modificación del método Pirogoff, con sección horizontal del calcáneo. ‖ — **suture.** Sutura de L. Variedad del s. tendinoso.

left-handed. Zurdo.

leg. Pierna. Miembro inferior.

Legal's disease. Enfermedad de Legal. [E. Legal, médico alemán, 1859-1922.] Enfermedad que afecta a la región faringotimpánica.

Legg's disease. Enfermedad de Legg. [A. Th. Legg, cirujano norteamericano, 1874-1939.] Osteocondritis deformante del joven.

Legg-Calvé-Perthes disease. Enfermedad de Legg-Calvé-Perthes. [A. T. Legg; J. Calvé, ortopedista francés, 1875-1954; G. C. Perthes, cirujano alemán, 1869-1927.] Osteocondritis de la epífisis capitular del fémur.

legionella pneumophila. *Legionella pneumophila.* Especie gramnegativa de microorganismo, causante de la llamada enfermedad de los legionarios.

legionellosis. Legionelosis. Enfermedad causada por la *Legionella pneumophila.*

legumin. Legumina. Globulina, semejante a la caseína, de las semillas devarias plantas.

leiasthenia. Liastenia. Astenia de la musculatura lisa.

Leichtenstern's sign. Signo de Leichtenstern. [O. M. Leichtenstern, médico alemán, 1845-1900.] En la meningitis cerebroespinal.

Leiner's disease. Enfermead de Leiner. [K. Leiner, pediatra austriaco, 1871-1930.] Eritroderma descamatoria.

leio-. Leio-. Prefijo que significa «suave», «liso».

leiodermia. Leiodermia. Consistencia anormal de la piel.

leiomyoblastoma. Leiomioblastoma. Leiomioma epiteloide.

leiomyoma. Leiomioma. Tumor benigno derivado del músculo de fibra lisa (comúnmente, en el útero).

leiomyosarcoma. Leiomiosarcoma. Sarcoma con anchas células fusiformes de tejido muscular liso.

leiotrichous. Leiotrico. De pelo liso.

Leishman's cells. Células de Leishman. [Sir W. B. Leishman, cirujano inglés, 1865-1926.] Leucocitos basófilos granulados en la fiebre hemoglobinúrica. ‖ — **anemia.** Anemia de L. Kala-azar. ‖ — **stain.** Coloración de L. C. de Romanowsky, usada en la sangre.

Leishman-Donovan bodies. Cuerpos de Leishman-Donovan. [Sir W. B. Leishman; Ch. Donovan, médico irlandes, 1863-1951.] C. parasitarios pequeños encontrados en el hígado y bazo de los enfermos con kala-azar.

leishmania. *Leishmania.* Género de parásitos protozoarios flagelados.

leishmaniasis. Leishmaniasis. Infección causada por *Leishmania.*

leishmanicidal. Leishmanicida. Destructor de *Leishmania.*

leishmaniosis. Leishmaniosis. Leishmaniasis.

Leiter's coll. Carrete de Leiter. [J. Leiter, instrumentista austriaco del siglo XIX.] Tubo largo metálico por el que pasa agua fría.

Leitner's syndrome. Síndrome de Leitner. Forma evolutiva atípica, con tendencia a la caseificación, de la tuberculosis generalizada de los sistemas linfático y hematopoyético, en caso de inmunodeficiencia, con hiperergia marcada frente a la tuberculotoxina. Se presenta con fiebre, adenopatías múltiples y fluctuantes, hepatosplenomegalia y, a veces, tuberculosis pulmonar manifiesta.

Leloir's disease. Enfermedad de Leloir. [H. C. Leloir, dermatólogo francés, 1855-1896.] Lupus eritematoso discoide.

lema. Lema. Sebo palpebral.

Lembert's suture. Sutura de Lembert. [A. Lembert, cirujano francés,1802-1851.] Variedad de s. intestinal para conseguir el contacto de las superficies serosas.

lemic. Lémico. Relativo a una enfermedad epidémica.

lemmoblast. Lemmoblasto. Lemmocito inmaduro.

lemmocyte. Lemmocito. Célula que deriva de la cresta neural.

lemniscus. Lemnisco. Término general que designa bandas de fibras del sistema nervioso central. ‖ **optic** —. *Tractus opticus.* ‖ **trigeminal** —. L. trigeminal.

lemography. Lemografía. Descripción y tratado de la peste u otras enfermedades epidémicas.

lemology. Lemología. Ciencia de las enfermedades contagiosas y epidémicas.

lemoparalysis. Lemoparálisis. Parálisis del esófago.

lemostenosis. Lemostenosis. Estenosis esofágica.

Lenard's rays. Rayos de Lenard. [P. Lenard, físico húngaro, 1862-1947.] Rayos catódicos salidos de un tubo de Crookes.

length. Longitud.

leniceps. Leníceps. Fórceps de mangos cortos.

lenitive. Lenitivo. Que ablanda o suaviza.

Lennander's operation. Operación de Lennander. [K. G. Lennander, cirujano sueco, 1857-1908.] Incisión abdominal paramediana, con retracción lateral del músculo recto.

Lennhoff's index. Indice de Lennhoff. [R. Lennhoff, médico alemán, 1866-1933.] Relación de distancias entre escotadura esternal y sínfisis púbica con la circunferencia mayor abdominal. ‖ —

sign. Signo de L. Surco a la inspiración en la hidatidosis hepática.

Lennox-Gastaut syndrome. Síndrome de Lennox-Gastaut. Forma de epilepsia infantil caracterizada por un patrón electrobiológico en forma de punta-onda lenta y un cuadro clínico con crisis polimorfas, tónicas, atónicas y tonicoclónicas generalizadas, con retraso mental importante. Existe un tipo benigno, esencial, que responde a la medicación específica, y otro secundario a diversas etiologías, hipóxica, metabólica, etc., de mucho peor pronóstico.

lens. Lente. Vidrio limitado por superficies curvas. ‖ Cristalino.

lentectomy. Lentectomía. Extirpación del cristalino.

lenticel. Lenticela. Lentícula. Especialmente, las glándulas en forma de lente, en la base de la lengua.

lenticonus. Lentícono. Curvatura exagerada del cristalino.

lenticula. Lentícula. Núcleo lenticular.

lenticular. Lenticular. En forma de lente. ‖ Relativo al núcleo lenticular.

lenticulooptic. Lenticuloóptico. Relativo al núcleo lenticular y al tálamo óptico.

lenticulostriate. Lenticuloestriado. Relativo al núcleo lenticular y al cuerpo estriado.

lenticulothalamic. Lenticulotalámico. Relativo al núcleo lenticular y al tálamo.

lentiform. Lentiforme. En forma de lente. Lenticular.

lentiginosis. Lentiginosis. Presencia múltiple de léntigo.

lentiglobus. Lentiglobo. Curvadura exagerada del cristalino.

lentigo. Léntigo. Peca. Pequeña pigmentación cutánea.

lentitis. Lentitis. Inflamación del cristalino. Sin.: Faquitis.

lentivirus. Virus lento, cuyo periodo de incubación es muy largo (meses o años).

lentoptosis. Lentoptosis. (V. *phacocele.*)

Lenz microphtalmia syndrome. Síndrome de Lenz. [Widukind Lenz, genetista humano, n. en Münster.] Síndrome malformativo múltiple con microftalmía, en ocasiones anoftalmía, de herencia recesiva ligada al sexo. Los familiares femeninos sin malformaciones fenotípicas evidentes pueden ser portadores parciales.

Lenzmann's point. Punto de Lenzmann. [R. Lenzmann, médico alemán, 1856-1927.] P. doloroso apendicular.

Leo's test. Reacción de Leo. [H. Leo, médico alemán, 1854-1927.] Para detectar el ácido clorhídrico libre.

leontiasis. Leontiasis. Hipertrofia de los tegumentos de la cara.

Leopold's law. Ley de Leopold. [Ch. G. Leopold, médico alemán, 1846-1911.] Según la inserción de la placenta, cambia la posición de los oviductos.

leotropic. Leotrópico. Que va de derecha a izquierda.

L

Leotta's sign. Signo de Leotta. [N. Leotta, cirujano italiano, n. en 1878.] Cuando hay adhrencias entre colon y vesícula biliar o hígado, existe dolor a la palpación de la zona.

leper. Leproso. Afecto de lepra.

lepidic. Lepídico. Escamoso.

lepidoma. Lepidoma. Tumor derivado del tejido lepídico.

lepidoptera. Lepidópteros. Orden de insectos.

lepidosis. Lepidosis. Erupción escamosa. || Ictiosis.

lepocyte. Lepocito. Célula con membrana.

lepothrix. Lepótrix. Afección micótica del pelo.

lepra. Lepra. Enfermedad infecciosa granulomatosa crónica. (V. *leproxy.)*

leprechaunism. Leprechaunismo. Conjunto de anomalías físicas y mentales.

leprologist. Leprólogo. Médico experimentado en el estudio de la lepra.

leproma. Leproma. Nódulo granulomatoso de la lepra.

leprosarium. Leprosería. Hospital para el tratamiento de pacientes leprosos.

leprostatic. Leprostático. Agente que actúa contra el *Mycobacterium leprae.*

leprosy. Lepra. Enfermedad crónica contagiosa producida por el *Mycobacterium leprae,* que produce lesiones granulomatosas. || **anesthetic** —. L anestésica. || **cutaneuous** —. L. cutánea. || **lepromatous** —. L. lepromatosa. || **trophoneurotic** —. L. trofoneurótica.

leprous. Leproso. Afecto de lepra.

leptandra. *Leptandra.* Planta escrofuliácea.

lepto-. Lepto-. Prefijo que indica «delgado», «fino».

leptocephalus. Leptocéfalo. Individuo dolicocéfalo con cabeza anormalmente alta y estrecha.

leptocephaly. Leptocefalia. Dolicocefalia.

leptochroa. Leptocroa. Finura anormal de la piel.

leptocyte. Leptocito. Eritrocito con la hemoglobina periférica, en la talasenemia.

leptocytosis. Leptocitosis. Presencia de leptocitos en sangre.

leptodactily. Leptodactilia. Delgadez exagerada de los dedos.

leptodontous. Leptodonto. Que tiene los dientes finos.

leptomeninges. Leptomeninge. Piamadre.

leptomeningioma. Leptomeningioma. Tumor derivado de la leptomeninge.

leptomeningitis. Leptomeningitis. Inflamación de la aracnoides y la piamadre.

leptomonas. *Leptomonas.* Flagelados simples.

leptonema. Leptonema. Periodo anterior a la sinapsis, en la mitosis.

leptopellic. Leptopélvico. De pelvis estrecha.

leptophonia. Leptofonía. Debilidad en la voz.

leptoprosopia. Leptoprosopia. Cara larga y estrecha.

leptorrhine. Leptorrinia. Nariz larga y estrecha; índice nasal pequeño.

leptosomatic. Leptosomático. Tipo asténico.

leptospira. *Leptospira.* Género de espiroquetas.

leptospirosis. Leptospirosis. Infección por *Leptospira.*

leptospiruria. Leptospiruria. Excreción de *Leptospira* por orina.

leptothrix. *Leptothrix.* Género de microorganismos de la familia *Chlamydobacteriaceae.*

leptotrichosis. Leptotricosis. Infección por *Leptothrix.*

leptotrichia. Leptotriquia. Delgadez y finura del pelo.

leptus. *Leptus.* Forma de la larva de los ácaros del género *Trombicula.*

Lerch's percussion. Percusión de Lerch.[O. Lerch, médico norteamericano, n. en1894.] Para apreciar las vibraciones del mango del martillo percutor.

leresis. Leresis. Verborrea patológica o senil.

Leri's sign. Signo de Leri. [A. Leri, médico francés, 1875-1930.] En la hemiplejía.

Leriche's disease. Enfermedad de Leriche. [R. Leriche, cirujano francés, 1879-1955.] Atrofia ósea. || — **operation.** Operación de L. Simpatectomía periarterial.

Lermoyez's syndrome. Síndrome de Lermoyez. [M. Lermoyez, otolaringólogo francés, 1858-1929.] Vértigo después de un aumento de la sordera, con mejoría después del ataque.

les. Abreviatura de *local exciting state.*

Leroux's method. Método de Leroux. [L. Ch. Leroux, tocólogo francés, 1730-1792.] Tratamiento de la placenta previa mediante taponamiento vaginal.

lesbian. Lesbiana. Mujer homosexual.

lesbianism. Lesbianismo. Homosexualidad entre mujeres.

Lesch-Nyhan syndrome. Síndrome de Lesch-Nyhan. [M. Lesch, médico norteamericano, n. en 1939; W. L. Nyhan, médico norteamericano, n. en 1926.] Trastorno raro del metabolismo de la purina.

Leschke's syndrome. Síndrome de Leschke. [E. Leschke, médico alemán, 1887-1933.] Astenia, con hiperglucemia y manchas de color pardo en la piel.

lesion. Lesión. Alteración orgánica o funcional de los tejidos. || **Ghon's primary** —. L. primaria, de Ghon. || **organic** —. L. orgánica, estructural. || **systemic** —. L. sistemática. || **trophic** —. L. trófica.

LET. Abreviatura de *linear energy transfer.*

lethal. Letal. Mortal.

lethality. Letalidad. Mortalidad.

lethargy. Letargo. Sueño patológico profundo y continuado.

lethe. Amnesia. Pérdida de la memoria.

Letterer-Siwe disease. Abt-Letterer-Siwe, enfermedad de. Reticulosis inflamatoria que se manifiesta en los dos primeros años de vida. [A. Frederik A., 1867-1955, pediatra n. en Chicago; Erich L. 1895-1982, patólogo alemán; Sture S., pediatra sueco n. 1897.] Se manifiesta con: fiebre séptica, exantema, esplenomegalia y hepatomegalia, adenopatías generalizadas, osteoporosis, focos de osteólisis, anemia y trombocitopenia. Es posible el tratamiento.

LEU. Abreviatura de *leucine.*

leucemia. Leucemia. (V. *leukemia.*)

leucine. Leucina. Aminoácido esencial. F.: $C_6H_{13}NO_2$.

leucismus. Albinismo.

leucitis. Esclerotitis.

leuco-, leuko-. Leuco-. Prefijo que significa «blanco», «brillante».

leucocyte. Leucocito. (V. *leukocyte.*)

leucocytosis. Leucocitosis. (V. *leukocytosis.*)

leucoerythroblastic myelosclerotic anemia. Síndrome de Vaughan. Tipo de osteomielofibrosis.

Leudet's bruit. Ruido de Leudet. [Th. E. Leudet. médico fránces, 1825-1887.] R. observado en el oído, en determinadas afecciones.

leukemia. Leucemia. Enfermedad progresiva, maligna, de la sangre. || **chronic myelocytic** —. L. crónica mielocítica. || **eosinophilic**—. L. eosinófila. || **granulocytic** —. L. granulocítica. || **myeloblastic** —. L. mieloblástica.

leukemid. Leucémide. Afección cutánea asociada a la leucemia.

leukemoid. Leucemoide. Parecido a la leucemia.

leukencephalitis. Leucoencefalitis. Inflamación de la sustancia blanca cerebral.

leukoagglutinin. Leucoaglutinina. Aglutinina que actúa sobre los leucocitos.

leukoblast. Leucoblasto. Leucocito no maduro.

leukoblastosis. Leucoblastosis. Proliferación de leucocitos, incluyendo la mielosis y linfadenosis.

leukocidin. Leucocidina. Sustancia tóxica para los leucocitos polimorfonucleares.

leukocyte. Leucocito. Célula blanca sanguínea.

leukocytoclasis. Leucocitoclasia. Fragmentación del núcleo de los leucocitos.

leukocytogenesis. Leucocitogénesis. Formación de leucocitos.

leukocytology. Leucocitología. Estudio de los leucocitos.

leukocytolysin. Leucocitolisina. Lisina que destruye los leucocitos.

leukocytolysis. Leucocitólisis. Destrucción de los leucocitos.

leukocytoma. Leucocitoma. Masa tumoral formada por leucocitos.

leukocytopoiesis. Leucocitopoyesis. Producción de leucocitos.

leukocytosis. Leucocitosis. Aumento del número de leucocitos en sangre.

leukocytotherapy. Leucocitoterapia. Tratamiento mediante la administración de leucocitos.

leukocytotoxin. Leucocitotoxina. Toxina que destruye los leucocitos.

leukocyturia. Leucocituria. Expulsión de leucocitos por la orina.

leukoderivative. Leucoderivado. Derivado blanco de una materia colorante.

leukoderma. Leucodermia. Acromodermia. (V. *achromoderma.*)

leukodermia. Leucodermia. Acromodermia. (V. *achromoderma.*)

leukodystrophy. Leucodistrofia. Alteración de la sustancia blanca cerebral.

leukoedema. Leucoedema. Trastorno de la mucosa bucal.

leukoencephalitis. Leucoencefalitis. Inflamación de la sustancia blanca cerebral.

leukoerythroblastosis. Leucoeritroblastosis. Anemia con presencia de células mieloides y eritroides en la circulación sanguínea.

leukogram. Leucograma. Tabulación de leucocitos de una muestra sanguínea.

leukokinesis. Leucocinesis. Movimiento de los leucocitos en el sistema circulatorio.

leukoma. Leucoma. Opacidad blanca de la córnea.

leukomaine. Leucomaína. Sustancia básica producto del metabolismo de las sustancias albuminoideas.

leukomyelitis. Leucomielitis. Inflamación de la sustancia blanca de la médula espinal.

leukonecrosis. Leuconecrosis. Gangrena con formación de esfacelo blanco.

leukonychia. Leuconiquia. Decoloración de la uña.

leukopathy. Leucopatía. Leucoderma.

leukopedesis. Leucopédesis. Diapédesis leucocitaria.

leukopenia. Leucopenia. Disminución del número de leucocitos en sangre.

leukoplasia. Leucoplasia. Afección inflamatoria de la mucosa de diversas localizaciones.

leukoplastid. Leucoplástida. Gránulo de las células vegetales del que derivan los elementos productores del almidón.

leukopoiesis. Leucopoyesis. Producción de leucocitos.

leukopoietin. Leucopoyetina. Sustancia hipotética que regula la leucopoyesis.

leukoprophylaxis. Leucoprofilaxis. Aumento del número de leucocitos con objeto de asegurar la inmunidad contra una infección.

leukopsin. Leucopsina. Sustancia incolora producida al exponer la rodopsina a la luz blanca.

leukorrhagia. Leucorragia. Leucorrea profusa.

leukorrhea. Leucorrea. Flujo blanco.

leukosarcoma. Leucosarcoma. Desarrollo de leucemia en pacientas con linfoma maligno previo.

leukosis. Leucosis. Proliferación de tejido leucocito-formador.

leukotaxis. Leucotaxis. Citotaxis de leucocitos.

leukotherapy. Leucoterapia. Tratamiento mediante la administración de leucocitos.

leukotome. Leucótomo. Instrumento para practicar la leucotomía.

leukotomy. Leucotomía. Sección quirúrgica de la sustancia blanca.

leukotoxic. Leucotóxico. Destructor de leucocitos.

leukotoxin. Leucotoxina. Citotoxina que destruye leucocitos.

leukotrichia. Leucotriquia. Cabellos blancos en un área.

Lev's disease. Enfermedad de Lev. Esclerosis idiopática del músculo cardíaco: suele ir acompañada de focos fasciculares.

Levaditi's strain. Coloración de Levaditi. [C. Levaditi, bacteriólogo rumano, 1874-1928.] Para la *Espiroqueta pallida.*

levamisole hydrochloride. Clorohidrato de levamisol. Un imidazol oral usado como antihelmíntico. Se utiliza también como inmunopotenciador para estimular la respuesta inmunológica en el cáncer.

levator. Elevador.

level. Indice, nivel. Concentración, posición relativa.

Lévi's syndrome. Sídnrome de Lévi. [E. L. Lévi, endocrinólogo francés, 1868-1933.] Hipertiroidismo paroxístico.

levicellular. Levicelular. De céluas lisas.

levigation. Pulverización.

Levin's tube. Tubo de Levin. [A. L. Levin, médico norteamericano, 1880-1940.] Catéter gastroduodenal, por vía nasal.

levitation. Levitación. Sensación de flotar en el aire.

levo-. Levo-. Prefijo que significa «izquierda».

levocardia. Levocardia. Posición cardiaca normal.

levocardiogram. Levocardiograma. Parte del cardiograma que representa la actividad eléctrica del ventrículo izquierdo.

levoclination. Levotorsión. Torsión hacia la izquierda.

levocycloduction. Levoducción. Movimiento de una parte hacia la izquierda.

levodopa. Levodopa. Agente antiparkinsoniano. F.: $C_9H_{11}NO_4$.

levoduction. Levoducción. (V. *levocycloduction.*)

levogyration. Levorrotación. (V. *levorotation.*)

levorotation. Levorrotación. Que gira hacia la izquierda.

levorotatory. Levorrotatorio. Levógiro.

levotorsion. Levotorsión. (V. *levoclination.*)

levoversion. Levoversión. Versión hacia la izquierda.

Levret's forceps. Fórceps de Levret. [A. Levret, tocólogo francés, 1703-1780.] Fórceps con ramas curvadas. || **—law.** Ley de L. La inserción del cordón es marginal en la placenta previa.

levulose. Levulosa. Fructosa.

levulosemia. Levulosemia. Fructosemia.

levulosuria. Levulosuria. Fructosuria.

levurid. Levúride. Dermatosis crónica escamosa.

Lewandowsky-Lutz disease. Enfermedad de Lewandosky-Lutz. Epidermodisplasia verruciforme.

lewisite. Lewisita. Gas tóxico.

Lewisohn's method. Método de Lewisohn. [R. Lewisohn, cirujano norteamericano, n. en 1875.] Transfusión indirecta de sangre con citrato sódico.

Leyden's ataxia. Ataxia de Leyden. [E. V. von Leyden, médico alemán, 1832-1910.] Seudotabes.

leyden-Moebius dystrophy. Distrofía de Leyden-Moebius. [E. V. von Leyden; P.J. Moebius, neurólogo alemán, 1853-1907.] Distrofia muscular progresiva.

Leydig's cells. Células de Leydig. [F. von Leydig, anatomista alemán, 1821-1908.] Células intersti-

ciales de los testículos. || **— ductus.** Conducto de L. C. de Wolf.

Lf. Abreviatura de *limit flocculation.*

LFA. Abreviatura de *left fronto anterior* (posición fetal).

LFD. Abreviatura de *least fatal dose.*

LFP. Abreviatura de *left fronto posterior* (posición fetal).

LFT. Abreviatura de *left fronto transverse* (posición fetal).

LGH. Abreviatura de *lactogenic hormone.*

LH. Abreviatura de *luteinizing hormone.*

Lhermitte's sign. Signo de Lhermitte. [J. Lhermitte, neurólogo frances, 1877-1959.] En la esclerosis múltiple y degeneración medular, sacudidas al flexionar el cuello.

LH-RH. Abreviatura de *luteinizing hormone releasing hormone.*

Li. Símbolo de litio.

LIA. Abreviatura de *leukemia-associated inhibitory activity.*

Lian-Siguier-Welti syndrome. Síndrome de Lian-Siguier-Welti. Cuadro patológico que se presenta con anemia hipocrómica, trombosis recidivantes y hernia diafragmática, eventración.

libido. Libod. Deseo sexual. || En psicoanálisis, energía psíquica.

Libman-Sacks disease. Enfermead de Libman-Sacks. [E. Libman, médico norteamericano, 1872-1946; B. Sacks, médico norteamericano contemporáneo.] Endocarditis verrugosa, junto a lupus eritematoso diseminado.

LiBr. Fórmula del bromuro de litio.

lichen. Liquen. Enfermedad papular cutánea. || **amyloidosus.** L. amiloideo. || **chronicus simplex** —. L. crónico simple. || **planus** —. L. plano. || **sclerosus** —. L. escleroso.

lichenification. Liquenificación. Adquisición de los caracteres del liquen.

lichenoid. Liquenoide. Semejante a las lesiones de liquen.

Lichteim's aphasia. Afasia de Lichteim. [L. Lichteim, médico alemán, 1845-1928.] Forma de afasia. || **— disease.** Enfermedad de L. Degeneración de los cordones medulares lateral y posterior en la anemia perniciosa.

Liddle's syndrome. Síndrome de Liddle. Seudohiperaldosteronismo. Forma muy infrecuente de patología renal familiar no debida a mineralocorticoides, con tendencia a la retención de sodio y pérdida de potasio, síndrome hipopotasémico, así como a hipertensión secundaria.

lidocaine. Lidocaína. Sustancia analgésica, anticonvulsivante, depresora de la actividad cardiaca. F.: $C_{14}H_{22}N_2O$.

Lieben's test. Reacción de Lieben. [A. Lieben, químico austriaco, 1836-1914.] Para detectar la acetona.

Lieberkühn's crypts. Criptas de Lieberkühn. [J. N. Lieberkühn, anatomista alemán, 1711-1756.] Glándulas intestinales.

Liebermann's test. Reacción de Liebermann. [L.von S. Liebermann, médico húngaro, 1852-1926.] Para las proteínas.

Liebig's test. Reacción de Liebig. [B. J. von Liebig, químico alemán, 1803-1873.] Para la cistina. ‖ — **theory.** Teoría de L. Los hidratos de carbono que se oxidan fácilmente son los alimentos que producen calor animal.

lien. Bazo. (V. *spleen.*)

lienal. Esplénico.

lienectomy. Esplenectomía. (V. *splenectomy.*)

lienitis. Esplenitis. (V. *splenitis.*)

lienocele. Esplenocele. (V. *splenocele.*)

lienography. Esplenografía. (V. *splenography.*)

lienomalacia. Esplenomalacia. (V. *splenomalacia.*)

lienomedullary. Esplenomedular. (V. *splenomedullary.*)

lienomyelogenous. Esplenomielógeno. (V. *spelnomyelogenous.*)

lienomyelomalacia. Esplenomielomalacia. (V. *splenomyelomalacia.*)

lienopancreatic. Esplenopancreático. (V. *splenopancreatic.*)

lienopathy. Esplenopatía. (V. *splenopathy.*)

lienorenal. Esplenorrenal. (V. *splenorenal.*)

lientery. Lientería. Diarrea con contenido no digerido.

lienunculus. Lienúnculo. Bazo accesorio.

Liepmann's apraxia. Apraxia de Liepmann. [H. C. Liepmann, neurólogo alemán, 1863-1925.] Incoordinación de los movimientos de los miembros, sin parálisis.

Liesegang's phenomenon. Fenómeno de Liesegang. [R. E. Liesegang, químico alemán, 1869-1947.] Cuando dos electrolítos se difunden y encuentran en un gel coloide, formación de un precipitado característico.

Lieutaud's sinus. Seno de Lieutaud. [J. Lieutaud, médico francés, 1703-1780.] Conducto que conecta el seno longitudinal inferior con el seno lateral.

LIF. Abreviatura de *left iliac fossa* y de *leukocyte inhibitory factor.*

life. Vida. Conjunto de fenómenos vitales.

lig. Abreviatura de *ligament.*

ligament. Ligamento. Banda de tejido fibroso que une huesos o cartílagos. ‖ **acromioclavicular** —. L. acromioclavicular. ‖ **annular** —. L. anular. ‖ **anterior atlantoaxial** —. L. atlantoaxial anterior. ‖ **anterior atlanto-occipital** —. L. atlanto-occipital anterior. ‖ **anterio longitudinal** —. L. longitudinal anterior. ‖ **anterior of elbow joint** —. L. anterior de la articulación del codo. ‖ **anterior radiocarpal** —. L. radiocarpal anterior. ‖ **anterior radioulnar** —. L. radiocubital anterior. ‖ **anterior talofibular** —. L. talofibular anterior. ‖ **apical** —. L. apical. ‖ **arcuate** —. L. arqueado. ‖ **Bardinet's** . L. de Bardinet. ‖ **bifurcated** —. L. bifurcado. ‖ **broad, uterine** —. L. ancho del útero. ‖ **Burns's** —. L. de Burns. ‖ **caroticoclinoid** —. L. caroticoclinoide. ‖ **calcaneo-fibular** —. L. calcaneo fibular. ‖ **cervical** —. L. cervical. ‖ **Cle-**land's —. L. de Cleland. ‖ **conoid** —. L. conoideo. ‖ **Cooper's** —. L. de Cooper. ‖ **coraco-acromial** —. L. coracoacromial. ‖ **coraco-clavicular** —. L. coracoclavicular. ‖ **coraco-humeral** —. L. coracohumeral. ‖ **cornuate** —. L. corniculado. ‖ **coronary** —. L. coronario. ‖ **costocentral** —. L. costoclavicular. ‖ **costocoracoid** —. L. costocoracoideo. ‖ **cruciate** —. L. cruciforme. ‖ **cutaneous** —. L. cutáneo. ‖ **deep gastric** —. L. gástrico profundo. ‖ **deep transverse** —. L. transverso profundo (del pie y de la mano). ‖ **deltoid** —. L. deltoideo. ‖ **dorsal calcaneocuboid** —. L. dorsal calcaneocuboideo. ‖ **dorsal talonavicular** —. L. talonavicular dorsal. ‖ **epididymoscrotal** —. L. epididimoescrotal. ‖ **falciform of liver** —. L. falciforme del hígado. ‖ **frondiform** —. L. fundiforme. ‖ **funiculo-epididymal** —. L. funiculoepididimal. ‖ **gastrophrenic** —. L. gastrofrénico. ‖ **gastrosplenic** —. L. gastroesplénico. ‖ **Gimbernat's** —. L. de Gimbernat. ‖ **glenohumeral** —. L. glenohumeral. ‖ **glenoid** —. L.glenoideo. ‖ **Hesselbach's** —. L. de Hesselbach. ‖ **Hey's** —. L. de Hey. ‖ **Humphry's** —. L. de Humphry. ‖ **hyo-epiglottic** —. L. hioepiglótico. ‖ **iliofemoral**—. L. iliofemoral. ‖ **iliolumbar** —. L. iliolumbar. ‖ **iliotrochanteric** —. L. iliotrocantérico. ‖ **inferior, of symphysis** —. L. inferior de sínfisis. ‖ **inferior tibiofibular**—. L. tibiofibular inferior (anterior y posterior). ‖ **infundibulopelvic**—. L. infundibulopélvico. ‖ **inguinal** —. L. inguinal. ‖ **interclavicular** –. L. interclavicular. ‖ **intercornual** —. L. intercornual. ‖ **interdigital** —. L. interdigital. ‖ **interfoveolar** —. L. interfoveolar. ‖ **interosseus naviculocuboid**—. L. naviculocuboide interóseo. ‖ **interosseus talocalcaneal**—. L. talocalcáneo interóseo. ‖ **interosseus tibiofibular** —. L. tibiofibular interóseo. ‖ **interspinous** —. L. interespinoso. ‖ **intertransverse** —. L. intertransverso. ‖ **ischiofemoral** —. L. isquiofemoral. ‖ **lacunar** —. L. lacunar. ‖ **lateral arcuate**—. L. arqueado lateral. ‖ **lateral of elbow joint** —. L. lateral de la articulación del codo. ‖ **lateral radiocarpal** —. L. radiocarpiano lateral. ‖ **lienophrenic** —. L. frenicoesplénico o suspensorio. ‖ **lienorenal** —. L. esplenorrenal. ‖ **Lisfranc's** —. L. de Lisfranc. ‖ **Lockwood's**—. L. de Lockwood. ‖ **long lateral of knee**–. L. lateral largo de la rodilla. ‖ **long medial of knee** —. L. lateral medio de la rodilla. ‖ **long plantar** —. L. largo plantar. ‖ **lumbosacral** —. L. lumbosacro. ‖ **medial arcuate** —. L. arqueado medio. ‖ **medial brachial** —. L. braquial medio, quial medio. ‖ **medial, of elbow joint** –. L. medio de la articulación del codo. ‖ **medial radiocarpal** —. L. radiocarpiano medio. ‖ **middle odontoid**—. L. odontoideo medio. ‖ **oblique of Cooper**—. L. oblicuo de Cooper. ‖ **oblique posterior** —. L. oblicuo posterior. ‖ **— of Colles.** L. de Colles. ‖ **— of Flood.** L. Flood. ‖ **— of head of femur** —. L. de la cabeza del fémur. ‖ **— of vena cava.** L. de la vena cava. ‖ **— of Weitbrecht.** L.

L

de Weitbrecht. ‖— **of Zinn.** L.de Zinn. ‖ **orbicular** —. L. orbicular. ‖ **ovario-uterine** —. L. ovariouterino. ‖ **periotoneal** —. L. peritoneal. ‖ **petrosphenoidal** —. L. petroesfenoidal. ‖ **phrenicocolic** —. L. frenicocólico. ‖ **phrenicosplenic**—. L. frenicoesplénico. ‖ **piso-ahamate** —. L. pisiahamato. ‖ **pisometacarpal** —. L. pisimetacarpiano. ‖ **plantar calcaneo-navicular**—. L. calcaneonavicular plantar. ‖ **posterior atlanto-axial**—. L. atlantoaxial posterior. ‖ **posterior of elbow joint**—. L. de la articulación del codo posterior. ‖ **posterior longitudinal**—. L. longitudinal posterior. ‖ **posterior occipitoaxilar**—. L. occipitoaxial posterior. ‖ **posterior radiocarpal** —. L. radiocarpal posterior. ‖ **posterior radioulnar** —. L. radiocubital posterior. ‖ **posterior talofibular** —. L. talofibular posterior. ‖ **Poupart's** —. L. de Poupart. ‖ **pterygomandibular**—. L. pterigomandibular. ‖ **pterygospinous** —. L. pterigoespinoso. ‖ **pubofemoral**—. L. pubofemoral. ‖ **puboprostatic** —. L. puboprostático. ‖ **pulmonary**—. L. pulmonar. ‖ **quadrate** —. L. cuadrado. ‖ **radiate** —. L. radiado. ‖ **rhomboid** —. L. romboideo. ‖ **round**–. L. redondo. ‖ **round, uterine** —. L. redondo uterino. ‖ **sacrosciatic great** —. L. sacrociático mayor. ‖ **sacrospinous** —. L. sacroespinoso. ‖ **sacrotuberous** —. L. sacrotuberoso. ‖ **short lateral of knee** —. L. lateral corto de la rodilla. ‖ **short medial of knee** —. L. corto medio de la rodilla. ‖ **short plantar** —. L. corto plantar. ‖ **sphenomandibular** —.L. esfenomandibular. ‖ **spinoglenoid** —.L. espinoglenoideo. ‖ **spiral** —. L. espiral. ‖ **spring** —. L. calcaneonavicular plantar. ‖ **stellate** —. L. estrellado. ‖ **Struther's** —. L. de Struther. ‖ **stylhyoid** —. L. estilohioideo. ‖ **stylomandibular** – L. estilomandibular. ‖ **subpubic** —. L. subpúbico. ‖ **superficial transversal metatarsal** —. L. metatarsiano superficial transverso. ‖ **suprascapular** —. L. suprascapular. ‖ **supraspinous** —. L. supraespinoso. ‖ **suspensory** —. L. suspensorio. ‖ **suspensory of eye** —. L. suspensorio de los ojos. ‖ **suspensory of Gerdy.** L. suspensorio de Gerdy. ‖ **suspensory, of lens** —. L. suspensorio lenticular. ‖ **suspensory, of liver** —. L. suspensorio del hígado. ‖ **suspensory, of ovary** —. L. suspensorio de los ovarios. ‖ **suspensory of penis** —. L. suspensorio del pene. ‖ **suspensory, of suprarenal** —. L. suspensorio de las suprarrenales. ‖ **temporomandibular** —. L. temporomandibular. ‖ **thyroepiglottic** —. L. tiroepiglótico. ‖ **transverse, of hip joint** —.L. trasverso de la cadera. ‖ **transverse of knee joint** —. L. transverso de la articulación de la rodilla. ‖ **transverse atlas** —. L. transverso del atlas. ‖ **transverse humeral**—. L. transverso humeral. ‖ **transverse metacarpal** —. L. transverso metacarpiano. ‖ **transverse palmar superficial** —. L. transverso palmar superficial. ‖ **transverse pelvic** —. L. transverso pélvico. ‖ **transverse of perineum** —. L. transverso del periné. ‖ **transverse scapular** —. L. transverso

escapular. ‖ **transverse tibiofibular** —. L. transverso tibiofibular. ‖ **trapezoid** —. L. trapezoide. ‖ **triangular** —. L. triangular. ‖ **triangular, of the liver** —. L. triangular del hígado. ‖ **Winslow's** —. L. de Winslow. ‖ **Wrisberg's** —. L. de Wrisberg.

ligamenta. Ligamentos. ‖ — **alaria.** L. alares. ‖ — **arcuate.** L. arqueados. ‖ — **collateral.** L. colaterales. ‖ — **costotransverse.** L. costotransversos. ‖ — **cruciate.** L. cruciformes. ‖ — **denticulata** L. dentados o denticulados. ‖ — **digital vaginal.** L. digitales vaginales. ‖ — **flava.** L. amarillos. ‖ — **of Helvetius.** L. de Helvetius. ‖ — **lateral cervical.** L. laterales cervicales. ‖ — **of Mackenrodt.** L. de Mackenrodt. ‖ — **of Malleus.** L. de Malleus. ‖ — **palpebral.** L. palpebrales. ‖ — **plantar.** L. plantares. ‖ — **pyloric.** L. pilóricos. ‖ — **sacrococcygeal.** L. sacrocoxígeos. ‖ — **sacroiliac.** L. sacroiliacos. ‖ — **sternocostal.** L. esternocostales. ‖ — **sternopericardial.** L. esternopericardiacos. ‖ — **talocalcaneal.** L. talocalcáneos. ‖ — **thyroarytenoid.**L. tiroaritenoideos. ‖ — **thyrohyoid.**L. tirohioideos. ‖ — **vestibular.** L. vestibulares. ‖ — **vocal.** L. vocales. ‖ — **arteriosum.** L. arteriosos. ‖ — **nuchae.** L. de la nuca. ‖ — **mucosum.** L. mucosos. ‖ — **patellae.** L. patelares. ‖ — **pectinatum iridis.** L. pectíneos del iris. ‖ — **suspensorium trochanti of Gunther.** L. suspensorios trocantéreos de Gunther. ‖ — **teres.** L. de la cabeza del fémur. ‖ — **teres of the liver.** L. redondos del hígado. ‖ — **teres uteri.** L. redondos del útero. ‖ — **venosum.** L. venosos.

ligand. Ligando. Grupo estructural de una sustancia que contribuye a su fijación al receptor.

ligase. Ligasa. Enzima que cataliza la unión de dos compuestos.

ligate. Ligadura.

ligation. Ligación. Ligadura. Aplicación de una ligadura.

ligature. Ligadura. ‖ **elastic** —. L. elástica. ‖ **occluding** —. L. oclusiva. ‖ **soluble** —. L. soluble. ‖ **subocclunding** —. L. suboclusiva. ‖ **terminal** —. L. terminal.

light. Luz. Radiación incandescente que estimula la retina y produce la sensación visual.

lightening. Sensación de disminución de la distensión abdominal producida por el descenso del útero a la pelvis.

Lightwood-Albright syndrome. Síndrome de Lightwood-(Butler-) Albright. Acidosis idiopática renal con nefrocalcinosis y nefrolitiasis, enanismo, intenso raquitismo hipofosfatémico tardío con hiperparatiroidismo, deformidades óseas y fracturas espontáneas, adinamia muscular y crisis paralíticas paroxísticas.

Lignac-Fanconi disease, nephrogenic cystinosis. Abderhalden-Fanconi, síndrome de, cistinosis renal. [Guido F.; Eduard K.K.; George O.E.L.] Enzimopatía hereditaria del metabolismo de los aminoácidos con acumulación de cistina y, debido a la producción de esta última, nefrosis tubular con síntomas característicos del síndrome de Debré-De Toni-Fanconi: nanismo normoconfigurado seudo-rraquitismo, fracturas espontáneas, esclerosis renal, termolabilidad, adinamia; hipopotasemia e hipo-fosfatemia, hiperproteinemia, y disminución de la reserva alcalina; inteligencia normal. El falleci-miento se produce antes de los ocho años de edad (muerte electrolitémica o por uremia aguda).

ligneous. Leñoso.

Lignières' test. Prueba de Lignières. [J. Lignières, médico argentino, 1868-1933.] Cutirreacción por la tuberculina, en piel afeitada.

lignocaine. Lignocaína. Lidocaína.

ligroin. Ligroína. Líquido volátil, empleado como disolvente.

Lilienthal's probe. Operación de Lilienthal. [H. Lilienthal, cirujano norteamericano, 1861-1946.] Mediastinostomía posterior.

limb. Limbo. Borde. Ribete. ‖ Estructura o parte semejante a una pierna o brazo.

limbus. Limbo. (V. *limb.*)

lime. Limo. Barro con arcilla y detritus orgánicos.

limen. Limen. Umbral. ‖ — **nasi.** Línea divisoria entre las porciones óseas y cartilaginosas de la nariz.

liminal. Liminal. Relativo al limen.

liminometer. Linímetro. Instrumento para medir el grado de estímulo aplicado a un tendón.

limit. Límite. Término. Confín.

limitation. Limitación. Circunscripción.

limnatis. *Limnatis.* Género de sanguijuela.

limosis. Limosis. Hambre patológica.

limotherapy. Limoterapia. Cura de hambre.

lincomycin. Lincomicina. Antibiótico. F.: $C_{18}H_{34}N_2O_6S$.

linctus. Linctus. Embrión. Electuario. Jarabe medi-cinal espeso.

Lindau's disease. Enfermedad de Lindau. [A. Lin-dau, patólogo sueco, n. en 1892.] Angioma cere-bral, generalmente quístico.

Lindemann's method. Método de Lindemann. [A. Lindemann, cirujano alemán, n. en 1880.] Trans-fusión de sangre mediante un dispositivo especial.

line. Línea. Estría. Señal. Surco.

linear. Lineal. Perteneciente a, o que recuerda una línea.

lingua. Lengua. Organo muscular situado en la boca.

lingual. Lingual. Relativo a la lengua.

linguatula. *Linguatula.* Género de artrópodos.

linguatuliasis. Linguatuliasis. Infestación por *Lin-guatula.*

linguiform. Lingüiforme. En forma de lengua.

lingula. Língula. Parte de un órgano en forma de lengua.

lingulectomy. Lingulectomía. Escisión de la língula.

linguodental. Linguodental. Relativo a la lengua y los dientes.

linguogingival. Linguogingival. Relativo a la len-gua y las encías.

linguopapilitis. Linguopapilitis. Inflamación o ulce-ración de las papilas de los bordes linguales.

liniment. Linimento. Ungüento. Pomada líquida.

linin. Linina. Sustancia que constituye el retículo acromático del núcleo.

linitis. Linitis. Inflamación del tejido celular, espe-cíficamente, del tejido perivascular del estómago.

linkage. Conexión entre distintos átomos. ‖ Térmi-no empleado en genética y psicología. ‖ — **dese-quilibrium.** Desequilibrio de unión o enlace.

linolein. Linoleína. Grasa neutra.

linseed. Linaza. Simiente de lino.

lint. Hila. Material quirúrgico absorbente.

linum. Lino. (V. *linseed.*)

lio-. Lio-. Prefijo que significa «liso».

Li₂O. Li_2O. Fórmula de óxido de litio.

lip. Labio. Parte de la boca. ‖ Parte marginal. ‖ **aceta-bular** —. L. acetabular. ‖ **glenoid** —. L. glenoideo.

liparocele. Liparocele. Tumor adiposo del escroto. Adipocele. ‖ Hernia que contiene grasa. ‖ Lipoma.

liparodyspnea. Liparodisnea. Disnea del obeso.

liparomphalus. Liparónfilo. Lipoma del ombligo.

lipase. Lipasa. Enzima que hidroliza los triésteres del glicerol.

lipasuria. Lipasuria. Presencia de lipasa en la orina.

lipectomy. Lipectomía. Adipectomía. (V. *adipec-tomy.*)

lipedema. Lipedema. Acumulación excesiva de gra-sa y líquido en el tejido celular subcutáneo.

lipemia. Lipemia. Exceso de grasa o lípidos en san-gre.

lipid. Lípido. Principio inmediato biológico (grasa).

lipidosis. Lipidosis. Alteración de metabolismo celular graso.

lipiduria. Lipiduria. Presencia de lípidos en orina.

lipiodol. Lipiodol. Medio de contraste.

Lipmann. F. A. Lipmann, bioquímico alemán (n. en 1889). Premio Nobel en 1953.

lipo-. Lipo-. Prefijo que significa «grasa».

lipoadenoma. Lipoadenoma. Lipomatosis del parénquima de una glándula.

lipoarthritis. Lipoartritis. Inflamación del tejido graso de una articulación.

lipoatrophic diabetes. Síndrome de Lawrance. Dia-betes lipoatrófica, es decir, desaparición del paní-culo adiposo subcutáneo, ya durante la infancia, acompañada de diabetes mellitus refractaria a la insulina, inicialmente sin diátesis cetónica, hepa-tomegalia, con cirrosis secundaria, miodistrofia, aceleración del crecimiento, hiperlipemia con colesterolemia normal, e hipertricosis.

lipoblast. Lipoblasto. Célula del tejido conjuntivo que da lugar a la célula adiposa.

lipoblastoma. Lipoblastoma. Tumor benigno cons-tituido por lipoblastos.

lipocaic. Lipocaico. Sustancia pancreática.

lipocele. Lipocele. Adipocele.

lipochondrodystrophy. Lipocondrodistrofia. Sín-drome de Hurler.

lipochondroma. Lipocondroma. Tumor compues-

L

to por elementos maduros lipomatosos y cartilaginosos.

lipochrome. Lipocromo. Pigmento soluble en grasas o solventes de los lípidos.

lipoclasis. Lipoclasis. Lipólisis.

lipocyte. Lipocito. Célula grasa.

lipodieresis. Lipodiéresis. Lipólisis.

lipoduria. Lipuria. Adiposuria. (V. *adiposuria.*)

lipodystrophia. Lipodistrofia. (V. *lipodystrophy.*)

lipodystrophy. Lipodistrofia. Alteración del metabolismo graso. ‖ **progressive** —. L. progresiva.

lipoferous. Lipóforo. Que lleva grasa.

lipofibroma. Lipofibroma. Lipoma con zonas de fibrosis.

lipofuscin. Lipofuscina. Pigmento graso.

lipogenesis. Lipogénesis. Formación de grasa.

lipogenic. Lipogénico. Que causa grasa.

lipogranuloma. Lipogranuloma. Nódulo de material lipoideo.

lipoid. Lipoide. Semejante a la grasa.

lipoid diabetic necrobiosis. Enfermedad de Oppenheim-Urbach. Necrobiosis lipoidea diabética.

lipoidosis. Lipoidosis. Alteración del metabolismo lípido.

lipolysis. Lipólisis. Descomposición o desdoblamiento de las grasas.

lipolytic. Lipolítico. Que causa lipólisis.

lipoma. Lipoma. Tumor benigno constituido por células grasas maduras.

lipomatosis. Lipomatosis. Excesiva aposición de grasa en los tejidos.

lipomatous. Lipomatoso. Afectado por lipoma.

lipomeria. Lipomería. Monstruosidad fetal con falta congénita de un miembro o una parte.

lipometabolism. Lipometabolismo. Metabolismo de las grasas.

lipomicron. Lipomicrón. Partícula microscópica de grasa en sangre.

lipomyoma. Lipomioma. Mioma con tejido adiposo.

lipomyxoma. Lipomixoma. Mixoma con elementos grasos.

liponephrosis. Liponefrosis. Nefrosis lipídica.

lipopathy. Lipopatía. Alteración del metabolismo lipoideo.

lipopenia. Lipopenia. Deficiencia de lípidos en el organismo.

lipopexia. Lipopexia. Fijación de grasa en los tejidos.

lipophagy. Lipofagia. Absorción de grasa. ‖ Lipólisis.

lipophanerosis. Lipofanerosis. Aparición de grasa en células en degeneración.

lipophil. Lipófilo. Elemento que tiene afinidad por la grasa.

lipophilia. Lipofilia. Afinidad por la grasa.

lipopolysaccharide. Lipopolisacárido.

lipoprotein. Lipoproteína. Combinación de lípido y proteína. ‖ **HDL** —. L. de alta densidad. ‖ **LDL** —. L. de baja densidad. ‖ **ULDL** —. L. de muy baja densidad.

lipoproteinemia. Lipoproteinemia. Presencia de lipoproteína en sangre.

liposarcoma. Liposarcoma. Sarcoma con elementos grasos.

liposis. Liposis. Lipomatosis.

liposoluble. Liposoluble. Soluble en grasas.

liposomes. Liposomas. Pequeñas vesículas con membrana doble y contenido acuoso (p. ej., para permitir absorción en tracto digestivo).

lipostomy. Lipostomía. Ausencia de abertura oral.

lipothymia. Lipotimia. Desmayo. ‖ Síncope.

lipotrophy. Lipotrofía. Aumento de la grasa corporal.

lipoxygenase. Lipoxigenasa.

lippa. Blefaritis ciliar.

Lipschütz's bodies. Cuerpos de Lipschütz. [B. Lipschütz, dermatólogo austriaco, 1878-1931.] Cuerpos de inclusión en las células epiteliales y nerviosas afectadas de herpes simple.

lipsotrichia. Lipsotriquia. Caída del cabello.

lipuria. Lipuria. Presencia de grasa en la orina.

liq. Abreviatura de *liquor.*

liquefacient. Licuefaciente. Que tiene la propiedad de convertir un cuerpo sólido en líquido.

liquefaction. Licuefacción. Conversión de materia sólida en líquida.

liquescent. Licuescente. Susceptible de licuarse.

liquid. Líquido. Fluido que se adapta a la forma del continente y no es sólido ni gaseoso.

liquor. Liquor. Líquido. ‖ — **anmii.** L. amniótico. ‖ — **cerebrospinalis.** L. cerebrospinal. ‖ — **pericardii.** L. pericárdico.

Lisfranc's amputation. Amputación de Lisfranc. [J. Lisfranc, cirujano francés, 1790-1847.] Amputación de Dupuytren. ‖ — **ligament.** Ligamento de L. L. hiperóseo entre el segundo metatarsiano y el cuneiforme. ‖ — **joint.** Articulación de L. A. tarsometatarsianas. ‖ — **tubercle.** Tubérculo de L. T. escaleno en la primera costilla.

Lissauer's tract. Tracto de Lissauer. [H. Lissauer, neurólogo alemán, 1861-1891.] Ligamento ascendente posterolateral en la espina dorsal. ‖ — **zone.** Zona de L. Forma de zona marginal.

lissencephaly. Lisencefalia. (V. *agyria.*)

listeria. *Listeria.* [De J. Lister.] Género de microorganismos de la familia *Corynebacteriaceae.*

listeriosis. Listeriosis. Enfermedad esporádica, ocasional en el hombre, producida por *Listeria monocytogenes.*

listerism. Listerismo. Principios y práctica de cirugía aséptica.

Listing's plane. Plano de Listing. [J. B. Listing, fisiólogo alemán, 1808-1882.] Plano vertical transversal, perpendicular al eje anteroposterior del ojo.

Liston's forceps. Fórceps de Liston. [R. Liston, cirujano escocés, 1794-1847.] Grandes pinzas rectas usadas en las fracturas de cadera. ‖ — **knife.** Cuchillo de L. Para amputaciones.

liter. Litro. Unidad de volumen.

lithagogue. Litágogo. Que expele cálculos.

lithangiuria. Litangiuria. Afección calculosa de las vías urinarias.

litharge. Litárgirio. Protóxido de plomo.

lithectasy. Litectasia. Extracción de un cálculo por la uretra dilatada.

lithemia. Litemia. Presencia de ácido lítico en sangre.

lithiasis. Litiasis. Formación de cálculos o concreciones.

lithic. Lítico. Relativo a los cálculos.

lithium. Litio. Metal blanco, de símbolo Li.

litho-. Lito-. Prefijo que significa «piedra», «cálculo».

lithocenosis. Litocenosis. Extracción de cálculos o fragmentos.

lithoclast. Litoclasto. Litotrítor.

lithoclasty. Litoclastia. Litotricia.

lithoclysmia. Litoclisma. Inyección en la vejiga de líquidos que disuelven los cálculos.

lithocystotomy. Litocistotomía. Cistotomía para extraer cálculos de la vejiga.

lithogenesis. Litogénesis. Formación de cálculos.

lithokelyphopedion. Litoquelifopedión. Feto y membranas calcificadas en el litopedión.

lithokelyphos. Litoquelifos. Calcificación de las membranas del embrión.

lithokonion. Litoconión. Instrumento para pulverizar los cálculos de la vejiga.

litholabe. Litolabo. Instrumento para sujetar un cálculo vesical en la operación de extraerlo.

litholapaxy. Litolapaxia. Desmenuzamiento de un cálculo vesical, seguido de evacuación de los fragmentos.

litholysis. Litólisis. Disolución de los cálculos.

litholyte. Litólito. Instrumento para practicar la litólisis.

lithometer. Litómetro. Instrumento para medir los cálculos.

lithonephria. Litonefria. Calculosis renal.

lithonephritis. Litonefritis. Nefritis debida al calculosis renal.

lithopedion. Litopedion. Feto retenido y muerto por calcificación.

lithotome. Litótomo. Instrumento para practicar litotomías.

lithotomy. Litotomía. Extracción de un cálculo.

lithotresis. Litotripsia. (V. *litholapaxy.*)

lithotrity. Litrotricia. Fragmentación de un cálculo de vejiga.

lithoxidura. Litoxidura. (V. *xanthinuria.*)

lithuresis. Lituresis. Emisión de arenillas con la orina.

litmus. Tornasol. ‖ **paper** —. Papel de t.

Litten's. Signo de Litten. [M. Litten, médico alemán, 1845-1907.] Fenómeto diafragmático de Litten.

litter. Camilla. Para el transporte de enfermos.

Little's area. Area de Little. [J. L. Little, cirujano norteamericano, 1836-1885.] En el tabique nasal, lugar común de hemorragia.

Little's disease, cerebral palsy, diplegic type. Enfermedad de Little. [William John Little, 1810-1894, cirujano inglés, n. en Londres.] Parálisis espástica, paraplejía, debida a lesión cerebral durante la infancia temprana, a causa de parto pre-

maturo, parto difícil y, sobre todo, asfixia perinatal, así como también en ciertas alteraciones metabólicas, fenilcetonuria, kernicterus, alteraciones prenatales del desarrollo, hidrocefalia, malformaciones cerebrales, etc. Se presenta con parálisis espástica de ambas piernas, extraordinariamente hipertónicas, en extensión y, a causa del espasmo de los aductores, en aducción forzada, incluso con sobrecruzamiento, pie varo, alteraciones atetósicas o coreiformes del movimiento y alteraciones del habla; ocasionalmente existe afección de los brazos. No va necesariamente acompañada de déficit intelectual. ‖ **Graham-Little syndrome.** —síndrome de. [Ernest Gordon Graham Little, 1867-1950, dermatólogo británico.] Síndrome de (Graham) Little-Lassueur-Piccardi; forma folicular infrecuente de liquen ruber plano, con focos atróficos en el cuero cabelludo y, rara vez, corporales.

Littre's operation. Operación de Littre. [A. Littre, cirujano francés, 1658-1725.] Colostomía a través de la región ilíaca izquierda. ‖ — **glands.** Glándulas de L. G. en la mucosa de la uretra membranosa. ‖ — **hernia.** Hernia de L. Saco que contiene el divertículo de Meckel. ‖ — **sinus.** Seno de L. S. transverso.

Litzmann's obliquity. Oblicuidad de Litzmann. [K. K. T. Litzmann, ginecólogo alemán, 1815-1890.] Inclinación de la cabeza fetal.

livedo. Livedo. Mancha lívida de la piel, por congestión pasiva comúnmente. ‖ — **reticularis.** L. reticular.

livedoid. Livedoide. Semejante a la livedo.

Liver. Hígado. Víscera situada en el cuadrante superior derecho abdominal. ‖ **cirrhotic** —. H. cirrótico. ‖ **stasis** —. H. de estasis.

livetin. Livetina. Proteína de la yema del huevo.

Livi's index. Indice de Livi. [R. Livi, médico italiano, 1856-1920.] Peso del cuerpo multiplicado por 100 y dividido por la altura.

livid. Lívido. Decolorado.

lividity. Lividez. Cualidad de estar lívido. ‖ — **postmortem.** *Livor mortis.*

Livierato's sign. Signo de Livierato. [P. Livierato, médico italiano, 1860-1936.] Vasoconstricción por excitación del simpático abdominal.

livor. Lividez. Decoloración. ‖ — **mortis.** L. cadavérica.

Lizars' operation. Operación de Lizars. [J. Lizars, cirujano escocés, 1794-1860.] Resección del maxilar superior. ‖ — **lines.** Líneas quirúrgicas en las nalgas.

LLL. Abreviatura de *left lower lobe.*

LMA. Abreviatura de *left mentoanterior* (posición fetal).

LMF. Abreviatura de *leukocyte mitogenic factor.*

LMP. Abreviatura de *left mentoposterior* (posición fetal).

LMS. Abreviatura de *Licentiate in Medicine and Surgery.*

LMT. Abreviatura de *left mentotransverse* (posición fetal).

L

LNPF. Abreviatura de *lymph node permeability factor.*
LOA. Abreviatura de *left occipitoanterior* (posición fetal).
loa. *Loa.* Género de gusanos filáridos.
lobar. Lobar. Relativo a un lóbulo.
lobate. Lobulado. Que tiene lóbulos.
lobation. Lobulación. Formación de lóbulos.
lobe. Lóbulo. Porción de una víscera (pulmón, cerebro, glándulas).
lobectomy. Lobectomía. Extirpación de un lóbulo.
lobelia. *Lobelia.* Género de plantas lobeliáceas.
lobitis. Lobitis. Inflamación de un lóbulo.
Lôbo's disease. Enfermedad de Lôbo. Blastomicosis queloidana.
lobopodium. Lobopodio. Pseudópodo formado por ectoplasma y endoplasma.
lobotomy. Lobotomía. Incisión de un lóbulo.
Lobstein's disease. Enfermedad de Lobstein. [J. F. G. C. M. Lobstein, cirujano alemán, 1777-1835.] Osteogénesis imperfecta. || — **ganglion.** Ganglio de L. G. accesorio del gran simpático.
lobular. Lobular. Perteneciente a un lóbulo.
lobulated. Lobulado. Dividido en lóbulos.
lobulation. Lobulación. Proceso de separación en lóbulos.
lobule. Lóbulo. (V. *lobe.)*
lobulus. Lóbulo. (V. *lobe.)*
lobus. Lóbulo. (V. *lobe.)*
local. Local. Referido a una parte. No generalizado.
localization. Localización. Determinación del lugar de una lesión. || Restricción a un área circunscrita. || Prelocalización.
localized. Localizado. No generalizado.
lochia. Loquios. Descarga vaginal después del parto.
lochial. Loquial. Relativo a los loquios.
lochiocolpos. Loquiocolpos. Distensión vaginal por retención de loquios.
lochiocyte. Loquiocito. Célula decidual característica del loquios.
lochiometra. Loquiómetra. Distensión uterina por retención de loquios.
lochiometritis. Loquiometritis. Metritis puerperal.
lochiorrhagia. Loquiorragia. (V. *lochiorrhea.)*
lochiorrhea. Loquiorrea. Flujo loquial anormalmente abundante.
lochioschesis. Loquiosquesis. Retención de loquios.
lochometritis. Loquiometritis. Metritis puerperal.
Locke's solution. Solución de Locke. [F. S. Locke, médico inglés contemporáneo.] Solución para sostener el latido en el corazón aislado.
lockjaw. Tétanos. Trismo.
Lockwood's ligament. Ligamento de Lockwood. [Ch. B. Lockwood, cirujano inglés, 1856-1914.] Ligamento suspensorio del globo ocular.
locomotion. Locomoción. Facultad de trasladarse de lugar.
locomotive. Locomotor. Relativo a la locomoción.
locomotor. Locomotor. Relativo a la locomoción. || — **ataxia.** Ataxia 1.

loculus. Lóculo. Espacio pequeño. Celdilla.
locum tenens. *Locum tenens.* Médico que sustituye a otro temporalmente.
locus. *Locus.* Lugar. || En genética, lugar específico de un gen en un cromosoma.
loempe. Beriberi.
Loeper's syndrome. Síndrome de Loeper. Combinación de síntomas intestinales de etiología poco clara, sobre todo dispepsia crónica con insuficiencia pancreática y hepatomegalia, así como manifestaciones renales y de las vias urinarias, especialmente nefrolitiasis con hiperoxaluria e hiperoxalemia.
Löffler's agar. Agar de Löffler. [F. A. J. Löffler, bacteriólogo alemán, 1852-1915.] Medio de cultivo de Löffler. || — **stain.** Colorante de L. Azul de metileno de L.
logadectomy. Logadectomía. Escisión de una porción de la conjuntiva.
logaditis. Logaditis. Inflamación de la conjuntiva o la esclerótica.
logagnosia. Logagnosia. Afasia, alogia u otro defecto central del lenguaje.
logagraphia. Logagrafía. Imposibilidad de expresión por medio de la escritura.
logamnesia. Logamnesia. Olvido de las palabras.
logaphasia. Logafasia. Afasia motora.
logasthenia. Logastenia. Disminución de la facultad de comprensión del lenguaje.
logoclonia. Logoclonia. Repetición espasmódica de las sílabas terminales.
logomania. Logomanía. Locuacidad exagerada.
logoneurosis. Logoneurosis. Dislogía.
logopedics. Logopedia. Estudio y corrección de los trastornos del lenguaje.
logoplegia. Logoplejía. Parálisis de los órganos del lenguaje.
logorrhea. Logorrea. Propensión a hablar profusamente.
logospasm. Logospasmo. Expresión espasmódica de las palabras.
Löhlein's diamenter. Diámetro de Löhlein. [H. C. A. Löhlein, ginecólogo alemán, 1847-1901.] Distancia entre el centro del ligamento subpúbico y el ángulo anterosuperior del gran orificio sacrociático.
loimographia. Lemografía. (V. *lemography.)*
loin. Lomo. Zona entre el tórax y la pelvis.
Lombardi's sign. Signo de Lombardi. [A. Lombardi, médico italiano.] Aparición de venas varicosas en la tuberculosis pulmonar.
Long's coefficient. Coeficiente de Long. [J. H. Long, médico norteamericano, 1856-1927.] Para determinar el número de gramos de sustancia sólida en 1.000 cm^3 de orina.
longevity. Longevidad. Duración larga de la vida.
longissimus dorsi. *Longissimus dorsi.* Músculo dorsal largo.
longitudinal. Longitudinal. Paralelo al eje mayor del cuerpo.
longsightedness. Hipermetropía. (V. *hyperopia.)*

longus. Largo. Sobre todo, aplicado a ciertos músculos.

loop. Ojal. Asa. Vuelta. ‖ — **diuretic.** Diurético del asa. Actúa en la rama ascendente del asa de Henle.

LOP. Abreviatura de *left occipitoposterior* (posición fetal).

lophodont. Lofodonto. Que tiene la corona de los molares en forma de crestas.

Lorain's infantilism. Infantilismo de Lorain. [P. J. Lorain, médico francés, 1827-1875.] Infantilismo hipofisario.

lordoscoliosis. Lordoscoliosis. Lordosis asociada a escoliosis.

lordosis. Lordosis. Curvatura opuesta a la cifosis.

lordotic. Lordótico. Que presenta lordosis.

Lorenz's operation. Operación de Lorenz. [A. Lorenz, cirujano austriaco, 1854-1946.] Reducción incruenta de la luxación congénita de cadera.

Loreta's operation. Operación de Loreta. [P. Loreta, cirujano italiano, 1831-1889.] Gastrotomía y divulsión del orificio pilórico o del cardias en la estenosis de los mismos.

Lossen's rule. Regla de Lossen. [H. F. Lossen, cirujano alemán, 1842-1909.] Sólo las mujeres transmiten la hemofilia y únicamente los hombres la padecen.

LOT. Abreviatura de *left occipitotransverse* (posición fetal).

lot. Abreviatura de *lotion.*

lotion. Loción. Preparación acuosa para ser aplicada en la piel.

Louis's angle. Angulo de Louis. [P. Ch. A. Louis, médico francés, 1787-1872.] El formado entre el manubrio y el cuerpo del esternón. ‖ — **law.** Ley de L. La tuberculosis pulmonar suele comenzar en el pulmón izquierdo. ‖ Cualquier tipo de tuberculosis se acompaña de la forma pulmonar.

Louis-Bar's syndrome. Síndrome de Louis-Bar. [Denise Louis-Bar, médica francesa, n. en 1914.] Facomatosis infantil de herencia autosómica recesiva; cursa con ataxia cerebelosa progresiva crónica, con atrofia cerebelosa, telangiectasias conjuntivales y cutáneas faciales, déficit ponderal, hipersalivación, inmunodeficiencia, IgG e IgA, y predisposición a las infecciones.

loupe. Lupa. Lente de aumento.

louse. Piojo. Insecto parásito.

Löwe's ring. Anillo de Löwe. [K. F. Löwe, óptico alemán, n. en 1874.] Anillo en el campo visual producido por la mancha lútea.

Lowe's syndrome. Síndrome de Lowe. [Ch. U. Lowe, pediatra norteamericano, n. en 1921.] Síndrome oculocerebrorrenal.

Löwenberg's canal. Conducto de Löwenberg. [B. B. Löwenberg, odontólogo austriaco, n. en 1836.] Zona media de la cóclea.

Löwenstein's medium. Medio de Löwenstein. [E. Löwenstein, patólogo austriaco, n. en1878.] Medio de cultivo de Löwenstein.

Löwenthal's tract. Vía de Löwenthal. [W. Löwenthal, médico alemán, 1850-1894.] Ligamento anterolateral de la médula espinal.

Lower's tubercle. Tubérculo de Lower. [R. Lower, anatomista inglés, 1631-1691.] Pequeña prominencia en la aurícula derecha.

Löwitt's lymphocytes. Linfocitos de Löwitt. [M. Löwitt, médico alemán, 1851-1918.] Linfogonia.

Lowy's test. Reacción de Lowy. [O. Lowy, patólogo norteamericano, n. en 1879.] Para el diagnóstico de cáncer.

loxarthron. Loxartrosis. Deformidad oblicua de una articulación, sin luxación (pie zambo, p. ej.).

loxia. Tortícolis. (V. *torticolis.*)

loxophthalmus. Loxoftalmia. (V. *strabismus.*)

loxotomy. Loxotomía. Amputación oblicua.

lozenge. Tableta. Preparación medicamentosa.

LRF. Abreviatura de *luteinizing hormone releasing factor.*

Ls-. Prefijo químico utilizado en la nomenclatura de los aminoácidos.

LSA. Abreviatura de *left sacroanterior* (posición fetal).

LScA. Abreviatura de *left scapulo-anterior* (posición fetal).

LScP. Abreviatura de *left scapuloposterior* (posición fetal).

LSD. Abreviatura de *lysergic acid diethylamide.*

LSP. Abreviatura de *left sacroposterior* (posición fetal).

LST. Abreviatura de *left sacrotransverse* (posición fetal).

LT. Abreviatura de *leutrotriene* y de *lymphotoxin.*

LTF. Abreviatura de *lymphocite transforming factor.*

LTH. Abreviatura de *luteotropic hormone.*

Lubarsch's crystals. Cristales de Lubarsch. [O. Lubarsch, patólogo alemán, 1860-1933.] Cristales en los testículos, semejantes a los del esperma.

Luc's operation. Operación de Luc. [H. Luc, laringólogo francés, 1855-1925.] Drenaje del seno maxilar.

Lucas' sign. Signo de Lucas. [R. C. Lucas, médico inglés, 1846-1913.] Distensión del abdomen, signo precoz de la rickettsiasis.

Lucatello's sign. Signo de Lucatello. [L. Lucatello, médico italiano, 1863-1926.] En el hipertiroidismo, diferencia entre la temperatura auxilar y la bucal.

Lucey-Driscoll syndrome. Síndrome de Lucey-Driscoll. Icteria de la lactancia materna; icteria del recién nacido, en las primeras 48 horas de vida, debida a inhibición de la glucuronoconjugación de la bilirrubina por un factor presente en la leche materna.

Luciani's triad. Tríada de Luciani. [L. Luciani, fisiólogo italiano, 1842-1919.] Astenia cerebral, atonía y astasia.

lucid. Lúcido. De entendimiento claro.

luciferase. Luciferasa. Enzima termolábil que actúa sobre la luciferina, introduciendo radiaciones luminosas.

luciferin. Luciferina. Sustrato termolábil que produce radiaciones luminosas por acción de la lucifersa.

L

Lücke's test. Reacción de Lücke. [G. A. Lücke, cirujano alemán, 1829-1894.] Para el ácido hipúrico.

lückenschädel. Cráneo defectuoso.

lucotherapy. Lucoterapia. Fototerapia.

Ludloff's sign. Signo de Ludloff. [K. Ludloff, cirujano alemán del siglo XIX.] Tumefacción en la base del triángulo de Scarpa en la separación traumática de la epífisis de trocánter mayor.

Ludwig's angina. Angina de Ludwig. [W. F. von Ludwig, cirujano alemán, 1790-1865.] Celulitis flegmonosa del suelo y cavidad bucofaríngea.

Ludwig's angle. Angulo de Ludwig. [D. Ludwig, anatomista alemán, 1625-1680.] V. *Loui's angle.*

Ludwig's ganglion. Ganglio de Ludwig. [K. F. W. Ludwig, fisiólogo alemán, 1816-1895.] Grupo de células nerviosas en el tabique interauricular.

Lüer's syringe. Jeringa de Lüer. [Lüer, instrumentista aleman, f. en 1883.] Para inyecciones hipodérmicas.

lues. Lúes. (V. *syphilis.)*

luetic. Luético. Sifilítico.

Lugol's solution. Solución de Lugol. [J. G. A. Lugol, médico francés, 1786-1851.] Solución de yoduro potásico y agua destilada.

lumbago. Lumbago. Dolor en la región lumbar.

lumbar. Lumbar. Relativo a los lomos, entre tórax y pelvis.

lumbarization. Lumbarización. Coalescencia de la primera vértebra sacra con la quinta lumbar.

lumbocostal. Lumbocostal. Relativo a los lomos y las costillas.

lumbocrural. Lumbocrural. Relativo a las regiones lumbar y crural.

lumbodorsal. Lumbodorsal. Relativo a las regiones lumbar y dorsal.

lumbodynia. Lumbodinia. Lumbago.

lumbosacral. Lumbosacro. Relativo a las regiones lumbar y sacra.

lumbrical. Lumbrical. Semejante a una lombriz. || Músculo lumbrical.

lumbricosis. Lumbricosis. Infección por lombrices.

lumbricus. *Lumbricus.* Género de anélidos al que pertenece la lombriz de tierra.

lumbus. Lomo. Región entre tórax y pelvis.

lumen. Lumen. Luz de un vaso o conducto.

luminiferous. Luminífero. Que propaga luz.

Lumsden's center. Centro de Lumsden. [T. W. Lumsden, médico inglés, 1874-1953.] Centro neumotáxico.

lunacy. Lunatismo. Insania. Locura.

lunar. Lunar. Relativo a la luna o a la plata.

lunatic. Lunático. Que padece locura a intervalos.

Lundbaek's syndrome. Síndrome de Lundbaek. Cortejo sintomático integrado por parestesias, dolor al movimiento, insuficiencia muscular intermitente, rigidez muscular y dolor a la presión en mano y antebrazo que se observa en la diabetes mellitus de larga evolución.

Lundvall's crisis. Crisis de Lundvall. [H. Lundvall, neurólogo sueco contemporáneo.] Alteración sanguínea en la demencia precoz.

lung. Pulmón. Organo respiratorio cuya función es oxigenar la sangre.

lunula. Lúnula. Espacio blanquecino semilunar, en la raíz de las uñas.

lupia. Lupia. Quiste sebáceo.

lupiforme. Lupiforme. Semejante al lupus.

lupinosis. Lupinosis. Situación patológica producida por la ingestión de altramuces. Latirismo.

lupoid. Lupoide. (V. *lupiform.)*

lupus. Lupus. Afección cutánea o sistémica, de diversos tipos. || **erythematosus** —. L. eritematoso. || **erythematosus systemic** —. L. eritematoso sitémico. || **hydralazine** —. L. por hidralazina. || **pernio** —. L. pernio. De los dedos. || **vulgaris** —. L. vulgar.

Luria. S. E. Luria, biólogo italiano (n. en 1912). Premio Nobel en 1969.

Luschka's bursa. Bolsa de Luschka. [H. von Luschka, anatomista alemán, 1820-1875.] Bolsa faríngea de los niños. || — **cartilage.** Cartílago de L. En la región anterior de la cuerda bucal verdadera. || — **foramina.** Agujero de L. Abertura lateral del cuarto ventrículo en el extremo del receso lateral. || — **gland.** Glándula de L. Cuerpo del cóccix, de función desconocida.

lusus naturae. Anomalía congénita menor.

luteal. Lutéinico. Que tiene las propiedades del cuerpo lúteo.

lutein. Luteína. Pigmento amarillo, lipocromo, del cuerpo lúteo y la yema del huevo. F.: $C_{48}H_{56}O_2$.

luteinization. Luteinización. Proceso de transformación en las células del folículo de De Graaf.

Lutembacher's syndrome. Síndrome de Lutembacher. [R. Lutembacher, médico francés, n. en 1884.] Estenosis mitral con defecto del tabique intcrauricular.

luteohormone. Luteohormona. Progesterona.

luteoma. Luteoma. Tumor del cuerpo lúteo.

luteotropin. Luteotropina. Hormona de la hipófisis anterior que estimula la producción del cuerpo lúteo.

luxatio. Luxación. (V. *dislocation.)*

luxation. Luxación. (V. *dislocation.)*

Luys' body. Cuerpo de Luys. [J. B. Luys, médico fránces, 1828-1897.] Núcleo hipotalámico; pequeño ganglio conectado con el cuerpo estriado y con el pedúnculo cerebeloso superior.

LVH. Abreviatura de *left ventricular hypertrophy* (hipertrofia ventricular izquierda, HVI).

Lwoff. A. M. Lwoff, microbiólogo francés, (n. en 1902), premio Nobel en 1965.

Ly. Antígeno de célula T.

lyase. Liasa. Enzima que cataliza la separación de grupos del sustrato.

lycanthropy. Licantropía. Variedad de zooantropía en la que el enfermo cree ser un lobo.

lycetamine. Licetamina. Antimicrobiano. F.: $C_{22}H_{47}N_3O$.

L

lycine. Licina.(V. *betaine.*)

lycomania. Licomanía. (V. *lycanthropy.*)

lycopene. Licopeno. Pigmento carotinoide. F.: C$_{40}$H$_{56}$.

lycopenemia. Licopenemia. Variante de carotenemia por ingestión excesiva de jugo de tomate.

lycorexia. Licorexia. Bulimia.

lye. Lejía.

Lyell's syndrome. Síndrome de Lyell. Necrólisis epidérmica aguda. Toxicodermia aguda por inmunocomplejos que produce la muerte en un 30 por 100 de los pacientes.

lying-in. Puerperio.

Lyle's aqueductal syndrome. Síndrome de Lyle. Variante del síndrome del acueducto, en lesiones del área correspondiente al núcleo oculomotor. Se presenta con parálisis oculomotriz bilateral, midriasis paralítica, ocasionalmente miosis y espasmo convergente.

Lyme disease. Enfermedad de Lyme. Enfermedad epidémica debida a una espiroqueta transmitada por la garrapata *Ixodes dammini.* Se manifiesta inicialmente por *eritema crónico migrans.*

lymph. Linfa. Líquido que discurre por los vasos linfáticos.

lymphadenectasis. Linfadenectasia. Engrosamiento de un ganglio linfático.

lymphadenectomy. Linfadenectomía. Extirpación quirúrgica de ganglios linfáticos.

lymphadenia. Linfadenia. Hipertrofia e hiperplasia del tejido linfático.

lymphadenitis. Linfadenitis. (V. *adenolymphitis.*)

lymphadenoid. Linfadenoide. Semejante al tejido linfático.

lymphadenoma. Linfadenoma. Linfoma.

lymphadenopathy, adenopathy. Adenopatía. Enfermedad de glándulas endocrinas o exocrinas. Esta enfermedad también se conoce con los nombres de linfadenopatía y linfadenosis.

lymphadenosis. Linfadenosis. Hipertrofia o proliferación del tejido linfoide.

lymphagogue. Linfagogo. Que aumenta la producción de linfa.

lymphangiectasia. Linfangiectasia. Dilatación de los vasos linfáticos.

lymphangiography. Linfangiografía. Radiografía de los vasos linfáticos.

lymphangiology. Linfangiología. Rama de la anatomía que estudia los vasos linfáticos.

lymphangioma. Linfangioma. Tumor formado por acumulación de vasos linfáticos dilatados.

lymphangioplasty. Linfangioplastia. Restauración quirúrgica de los vasos linfáticos.

lymphangiosarcoma. Linfangiosarcoma. Angiosarcoma de los vasos linfáticos.

lymphangitis. Linfangitis. Angioleucitis. (V. *angioleucitis.*)

lymphatic. Linfático. Relativo a la linfa o que la contiene.

lymphaticostomy. Linfaticostomía. Abertura quirúrgica del conducto torácico.

lymphatism. Linfatismo. Estado característico de la constitución linfática.

lymphatitis. Linfatitis. Linfangitis.

lymphatolysis. Linfatólisis. Destrucción del tejido linfático.

lymphectasia. Linfectasia. Linfangiectasia.

lymphedema. Linfedema. Edema por obstrucción linfática.

lymphoblast. Linfoblasto. Linfocito inmaduro.

lymphoblastoma. Linfoblastoma. Tumor constituido por linfoblastos.

lymphoblastosis. Linfoblastosis. Exceso de linfoblastos en sangre.

lymphocyte. Linfocito. Leucocito mononuclear. ‖ **B.**—. L. B. ‖ — **cytotoxic (killer).** Linfocito citotóxico («asesino»). Sin.: *Cytotoxic T. cell.* ‖— **delayec type hypersensitivity.** Tipo hipersensibilidad retardada. Sin.: *Delayed type Hypersensitivity T Cell.* ‖— **helper.** Linfocito colaborador. Sin.: *Helper T cell (Th).* ‖ — **null.** Nulo (ni B ni T). ‖ — **suppressor.** Linfocito supresor. Sin.: *Suppressor T cell.* ‖ **T** —. L. T.

lymphocytoma. Linfocitoma. Linfoma linfocítico maligno.

lymphocytopenia. Linfocitopenia. Disminución del número de linfocitos en sangre.

lymphocytosis. Linfocitosis. Exceso de linfocitos en sangre.

lymphoepithelioma. Linfoepitelioma. Tumor de Regand. Tumor de Schmicke.

lymphogenous. Linfógeno. Productor de la linfa.

lymphoglandula. Linfoglándula. Ganglio linfático.

lymphogranuloma. Linfogranuloma. Enfermedad de Hodgkin (maligno). ‖ — **venereum.** L. venéreo. (V. *inguinale, Frei's disease* y *Nicolas-Favre disease.*)

lymphogranulomatosis. Linfogranulomatosis. Granuloma infecciosa del sistema linfatico. ‖ **benign.** —. Sarcoidosis. ‖ — **cutis.** Manifestación cutánea de Hodgkin. ‖ — **inguinalis.** L. inguinal. ‖ — **maligna.** L. de Hodgkin.

lymphography. Linfografía. Radiografía de los vasos y ganglios linfáticos.

lymphoid. Linfoide. Semejante a la linfa o al sistema linfático.

lymphoidectomy. Linfoidectomía. Escisión de tejido linfático.

lymphoidocyte. Linfoidocito. Célula linfoide.

lymphokine. Linfoquina. Proteína soluble mediadora.

lymphokinesis. Linfocinesis. Movimiento de la endolinfa en los conductos semicirculares.

lymphology. Linfología. Estudio del sistema linfático.

lymphoma. Linfoma. Neoplasia del tejido linfoide. ‖ **clasmocytic** —. L. histiocítico maligno. ‖ **giant follicular** —. L. gigante folicular. ‖ **granulomatous.** L. de Hodgkin. ‖ **lymphocytic** —. L. linfocítico. ‖ **histiocytic** —. L. histiocítico. ‖ **mixed cell** —. L. de células mixtas.

lymphopathia. Linfopatía. Enfermedad linfomatosa.

lymphopathy. Linfopatía. (V. *lymphopathia.*)

lymphopenia. Linfopenia. Disminución de la proporción de linfocitos en sangre.

lymphopoiesis. Linfopoyesis. Desarrollo del tejido linfático.

lymphoproliferative. Linfoproliferativo. Caracterizado por proliferación del tejido linfático.

lymphoreticular. Linforreticular. Relativo a las células reticuloendoteliales de los ganglios linfáticos.

lymphoreticulosis. Linforreticulosis. Proliferación de células reticuloendoteliales en los ganglios linfáticos.

lymphorrhea. Linforrea. Derramamiento profuso de linfa.

lymphosarcoma. Linfosarcoma. Neoplasia maligna del tejido linfático.

lymphotoxin. Linfotoxina. Toxina de acción específica sobre el tejido linfático.

lymphotrophy. Linfotrofía. Nutrición celular por la linfa.

Lynch syndrome II. Síndrome de Lynch II. Subtipo de cáncer colorrectal hereditario, sin poliposis, asociado con otras formas de cáncer, particularmente de ovario y endometrio.

Lynen. F. Lynen, bioquímico alemán, (n. en 1911), premio Nobel en 1964.

Lyon's test. Prueba de Lyon. [B. B. U. Lyon, médico norteamericano, 1880-1953.] Para producir la parálisis del esfínter de Oddi.

lyophilization. Liofilización. Congelación rápida de una sustancia.

lysate. Lisado. Material formado por la lisis celular.

lysergide. Lisergida. Sustancia utilizada experimentalmente en trastornos mentales.

lysil oxidase. Lisil-oxidasa. Enzima que cataliza la reacción de desaminación oxidativa en la biosíntesis de la elastina.

lysimeter. Lisímetro. Aparato para determinar la solubilidad de las sustancias.

lysin. Lisina. Anticuerpo que causa la lisis celular.

lysis. Lisis. Destrucción celular por la lisina.

lysolecithin. Lisolecitina. Lecitina hemolítica.

lysosome. Lisosoma. Cuerpo descubierto por el microscopio electrónico en el interior de la célula.

lysozyme. Lisozima. Enzima de la saliva, lágrima, etcétera, de acción lítica sobre bacterias.

lysozymuria. Lisozimuria. Aumento de lisozima en la orina.

lyssa. Rabia. Hidrofobia.

lyssophobia. Lisofobia. Temor patológico a la rabia.

lyt antigens. Antígenos lyt. Antígenos de diferenciación, presentes en los timocitos y células T periféricas.

lytic. Lítico. Relativo a la lisis o lisina.

L

M

M. Abreviatura de *molar, micrococcus, mixture, macerate.*

m. Abreviatura de *meter.*

μ*. Abreviatura de micra.

MA. Abreviatura de *mental age, meter angle, Master of Arts.*

ma. Abreviatura de *milliampere.*

MAC. Abreviatura de *maximum allowable concentration.*

Mac. Abreviatura de *macerate.*

Mac Burney's incision. Incisión de Mac Burney, [Ch. Mac Burney, cirujano norteamericano, 1845-1913.] Incisión abdominal.

Mac Carthy's reflex. Reflejo de Mac Carthy. [D. J. Mac Carthy neurólogo norteamericano, 1874-1958.] Contracción del orbicular de los párpados al repercutir el nervio supraorbitario.

Mac Conkey's culture. Cultivo de Mac Conkey. [A. T. Mac Conkey, bacteriólogo inglés, 1861-1931.] Medio especial de cultivo.

maceration. Maceración. Someter una sustancia orgánica a la acción de un líquido.

Macewen's osteotomy. Osteotomía de Macwen. [Sir W. Macwen, cirujano inglés, 1848-1924.] Osteotomía supracondílea del fémur en el *genu valgum.* ‖ — **triangle.** Triángulo de M. espacio entre raíz cigomática y borde del meato auditivo externo.

Mache unit. Unidad de Mache. [H. Mache, físico austriaco, n. en 1876.] Término que indica la radiación del radio.

macies. Delgadez. (V. *wasting.)*

Mackenrodt's ligament. Ligamento de Mackenrodt. [A. K. Mackenrodt, ginecólogo alemán, 1859-1925.] Ligamento transverso del cuello uterino. ‖ — **operation.** Operación de M. Acortamiento de los ligamentos redondos del útero en la posteroversión de éste.

Mackenzie's disease. Enfermedad de Mackenzie. [Sir J. Mackenzie médico escocés, 1853-1925.] Serie de síntomas de origen desconocido.

Mackenzie's syndrome. Síndrome de Mackenzie. [Sir S. Mackenzie, médico inglés, 1844-1909.]

Parálisis asociada de la lengua, velo del paladar y cuerdas vocales ipsolaterales.

Maclagan's test. Prueba de Maclagan. [N. F. Maclagan, patólogo inglés, n. en 1904.] Prueba de enturbiamiento del timol.

Mac Lean's formula. Fórmula de Mac Lean. [F. C. Mac Lean, patólogo norteamericano, n. en 1888.] Modificación de la fórmula de Ambard.

Macleod. J. J. R. Macleod, fisiólogo escocés (1876-1935), premio Nobel en 1923.

Mac Leod's rheumatism. Reumatismo de Mac Leod. [R. Mac Leod, médico escocés, 1795-1852.] Artritis reumática con derrame en la cápsula sinovial, bolsas y vainas.

Mac Munn's test. Reacción de Mac Munn. [Ch. A. Mac Munn, patólogo inglés, 1852-1911.] Para el indicán.

Mac Quarrie's test. Prueba de Mac Quarrie. [F. W. Mac Quarrie, patólogo norteamericano contemporáneo.] Prueba para determinar el grado de habilidad mecánica.

macradenous. Macradenia. Con glándulas muy desarrolladas.

macrencephaly. Macroencefalia. Hipertrofia del encéfalo.

macro-. Macro-. Prefijo que significa «grande».

macrobiosis. Macrobiosis. Longevidad.

macroblast. Macroblasto. Megaloblasto. Normoblasto grande.

macroblepharia. Macroblefaria. Desarrollo anormal de los párpados.

macrobrachia. Macrobraquia. Longitud anormal de los brazos.

macrocardius. Macrocardio. Monstruo con el corazón extremadamente grande.

macrocephaly. Macrocefalia. Excesivo desarrollo de la cabeza.

macrocheilia. Macroquilia. Hipertrofía de los labios.

macrocheiria. Macroquiria. Desarrollo exagerado de las manos.

macrochemistry. Macroquímica. Química en la cual las reacciones se perciben a simple vista.

macroclitoris. Macroclítoris. Hipertrofía del clítoris.

macrocnemia. Macrocnemia. Tamaño o longitud anormalmente grande de las piernas.

macrocolon. Macrocolon. (V. *megacolon.*)

macroconidium. Macroconidio. Forma exagerada de conidio.

macrocornea. Macrocórnea. Queratoglobo.

macrocyst. Macroquiste. Quiste de gran tamaño.

macrocytase. Macrocitasa. Término que describe la actividad proteolítica de los macrófagos.

macrocyte. Macrocito. Célula grande. Sin.: Megalocito.

macrocythemia. Macrocitosis. Macrocitemia. Situación en la cual los eritrocitos son más grandes de lo normal.

macrodactily. Macrodactilia. Excesivo desarrollo de los dedos.

macrodontia. Macrodontia. Que tiene los dientes grandes.

macrodontism. Macrodontismo. (V. *macrodontia.*)

macrodystrophia. Macrodistrofia. || — **lipomatosa progressiva.** Gigantismo parcial asociado a tumoraciones de tejido adiposo.

macroerythroblast. Macroeritroblasto. Macroblasto.

macrogamete. Macrogameto. Gameto femenino en la anisogamia.

macrogametocyte. Macrogametocito. Célula que produce los elementos reproductores femeninos de algunos protozoos.

macrogenesy. Macrogénesis. Gigantismo.

macrogenitosomia. Macrogenitosomía. Desarrollo precoz del cuerpo y los genitales.

macroglia. Macroglía. Astroglía.

macroglobulin. Macroglobulina. Globulina de alto peso molecular.

macroglobulinemia. Macroglobulinemia. Situación caracterizada por el aumento de macroglobulinas en la sangre. || **Waldenström's** —. M. de Waldenström.

macroglossia. Macroglosia. Excesivo desarrollo de la lengua.

macrography. Macrografía. Escritura con letras de tamaño desmesurado.

macrolymphocyte. Macrolinfocito. Linfocito de gran tamaño.

macromania. Macromanía. Megalomanía.

macromastia. Macromastia. Desarrollo excesivo de las mamas.

macromelia. Macromelia. Desarrollo excesivo de uno o más miembros.

macromere. Macrómera. Blastómera de gran tamaño.

macromolecule. Macromolécula. Molécula de gran tamaño.

macronodular. Macronodular. Caracterizado por nódulos de gran tamaño.

macronucleus. Macronúcleo. Núcleo principal de una célula.

macronychia. Macroniquia. Exagerado tamaño de las uñas.

macropathology. Macropatología. Patología macroscópica de un órgano.

macrophage. Macrófago. Célula fagocitaria.

macrophagocyte. Macrofagocito. Fagocito de gran tamaño.

macrophthalmia. Macroftalmía. Tamaño anormalmente grande de uno o de los dos ojos.

macroplasia. Macroplasia. Hiperplasia.

macropodia. Macropodia. Desarrollo excesivo de los pies.

macropolycite. Macropolicito. Leucocito polimorfo-nuclear hipersegmentado.

macroprosopia. Macroprosopia. Tamaño grande de la cara.

macropsia. Macropsia. Visión de los objetos mayores de como son.

macrorhinia. Macrorrinia. Excesivo desarrollo de la nariz.

macroscelia. Macroscelia. Tamaño enorme de las piernas.

macroscopic. Macroscópico. Visible a simple vista.

macroscopy. Macroscopia. Examen a simple vista.

macrosis. Macrosis. Aumento de tamaño.

macrosmatic. Macrosmático. Animal de olfato muy desarrollado.

macrosplanchnic. Macrosplácnico. Que tiene las vísceras grandes.

macrospore. Macrospora. Espora grande.

macrostereognosia. Macrostereognosia. Alteración de la sensibilidad por la que los objetos parecen más grandes al tacto.

macrostomia. Macrostomía. Amplitud exagerada de la boca.

macrotia. Macrotia. Tamaño exagerado de las orejas.

macrotome. Macrótomo. Aparato para cortar grandes secciones anatómicas.

macula. Mácula. Mancha. || — **ceruleae.** Manchas azules. || — **corneae.** M. córnea. || — **lutea.** M. lútea.

macular. Macular. Caracterizado por la presencia de máculas.

maculate. Macular. (V. *macular.*)

maculopapular. Maculopapular. Combinación de lesiones maculares y papulares en la piel.

maculovesicular. Maculovesicular. Combinación de mácula y vesícula en la piel.

Mac William's test. Reacción de Mac William. [J. A. Mac William, médico inglés, 1857-1937.] Para la albúmina.

mad. Insano. Loco. Demente. Maniaco. Lunático.

madarosis. Madarosis. Caída de los pelos de cejas y pestañas.

madder. Raíz de *Rubia tinctoria.*

Maddox' prism. Prisma de Maddox. [E. E. Maddox, oftalmólogo inglés, 1860-1933.] Prismas empleados para el examen de la torsión del globo ocular. || — **rod.** Cilindro de M. Para el examen de la heteroforia.

Madelung's deformity. Deformidad de Madelung. [O. W. Madelung, cirujano alemán, 1846-1926.]

Torsión del extremo inferior del radio, con luxación del cúbito hacia atrás. ‖ — **disease.** Enfermedad de M. Lipomatosis múltiple simétrica. ‖ — **operation.** Operación de M. Colotomía lumbar.

madhouse. Manicomio.

madness. Locura.

maduromycosis. Maduromicosis. Micetoma.

MAF. Abreviatura de *macrophage-activating factor.*

Maffucci's syndrome. Síndrome de Maffucci. [A. Maffucci, médico italiano, 1845-1903.] Discondroplasia y angiomatosis subcutánea.

Magendie's foramen. Agujero de Magendie. [F. Magendie, fisiólogo francés, 1783-1855.] Abertura entre el cuarto ventrículo y el espacio subaracnoideo. — **solution.** Solución de M. S. de morfina para inyección hipodérmica. ‖ — **spaces.** Espacios de M. Entre la piamadre y la membrana aracnoidea.

magenta. magenta. Fucsia.

maggot. Gorgojo. Larva de insecto.

Magitot's disease. Enfermedad de Magitot. [E. Magitot, odontólogo francés, 1833-1897.] Osteoperiostitis alveolar de los dientes.

magma. Magma. Sedimento, masa pulposa.

Magnan's sign. Signo de Magnan. [V. J. J. Magnan, alienista francés, 1835-1916.] Sensación de cuerpos extraños debajo de la piel.

magnesemia. Magnesemia. Cifra de magnesio en sangre.

magnesia. Magnesia. Oxido de magnesio.

magnesium. Magnesio. Elemento metálico blanco de símbolo Mg.

magnetism. Magnetismo. Atracción o repulsión magnética.

magnetization. Magnetización. Comunicación a otro cuerpo de la propiedad magnética.

magnetometer. Magenetómetro. Aparato para medir las fuerzas magnéticas.

magnetotherapy. Magnetoterapia. Tratamiento de las enfermedades por magnetismo.

magnetron. Magnetrón. Tubo que genera ondas electromagnéticas extremadamente cortas.

magnification. Magnificación. Ampliación.

magnify. Ampliar. Aumentar.

magnum. *Magnum.* Hueso grande del carpo.

Maher's disease. Enfermedad de Maher. [J. J. E. Maher, médico norteamericano, 1857-1931.] Paracolpitis.

Mahler's sign. Signo de Mahler. [R. A. Mahler, obstetra alemán contemporáneo.] Aumento de las pulsaciones, sin fiebre en la trombosis.

Maier's sinus. Seno de Maier. [R. Maier, médico alemán, 1824-1888.] Divertículo del saco lagrimal.

maim. Desmembrar. Mutilar con violencia.

Maimónides. Médico español, 1135-1204.

main. Mano. (V. *hand.)* ‖ — **en griffe.** M. en garra.

Maisonneuve's bandage. Vendaje de Maisoneuve. [J. G. F. Maisonneuve, cirujano francés, 1809-1897.] Vendaje plástico de París.

Maissiat's band. Banda de Maissiat. [J. H. Maissiat, anatomista francés, 1805-1878.] Ligamento iliotibial.

Majocchi's disease. Enfermedad de Majocchi. [D. Majocchi, médico italiano, 1849-1929.] Púrpura anular telangiectásica.

mal. Mal. (V. *disease.)*

mala. *Cheek bone.* Pómulo.

malabsorption. Malabsorción. Alteración en la absorción intestinal de nutrientes.

Malacarne's pyramid. Pirámide de Malacarne. [M. V. G. Malacarne, cirujano italiano, 1744-1816.] Límite posterior de la pirámide del cerebelo.

malacia. Malacia. Reblandecimiento anormal. ‖ Perversión del apetito.

malaco-. Malaco-. Prefijo que significa «blando».

malacoma. Malacoma. Organo o parte reblandecido anormalmente.

malacoplakia. Malacoplaquia. Formación de placas blandas en una mucosa.

malacosarcosis. Malacosarcosis. Reblandecimiento de los músculos.

malacosis. Malacosis. (V. *malacia.)*

malacosteon. Malacósteon. (V. *osteomalacia.)*

malactic. Maláctico. Emoliente.

maladie. Enfermedad. (V. *disease.)*

maladjustment. Ajuste defectuoso.

malady. Enfermedad. Dolencia.

malagma. Cataplasma.

malaise. Indisposición. Malestar.

malalignment. Alineamiento defectuoso (usado en fracturas u odontología).

malar. Malar. Relativo al hueso malar.

malaria. Malaria. Enfermedad febril infecciosa causada por *Plasmodium.*

malarial. Malárico. Referente o debido a la malaria.

malariology. Malariología. Estudio de la malaria.

malariotherapy. Malarioterapia. Tratamiento de la demencia paralítica mediante la provocación de malaria.

Malassez's disease. Enfermedad de Malassez. [L. Ch. Malassez, fisiólogo francés, 1842-1909.] Enfermedad quística de los testículos.

malassezia. *Malassezia.* Género de hongos productores de tiñas.

malassimilatión. Malasimilación. Asimilación defectuosa.

malate. Malato. Sal de ácido málico.

malaxation. Acto de amasar, sobar.

maldevelopment. Maldesarrollo. Desarrollo anormal.

maldigestion. Maldigestión. Digestión anormal.

male. Masculino. Organismo o sexo que produce espermatozoides.

maleate. Maleato. Sal o éster del ácido maleico.

Malerba's test. Reacción de Malerba. [P. Malerba, médico italiano, 1849-1917.] Para la acetona.

malformation. Malformación. Formación defectuosa.

Malgiagne's amputation. Amputación de Malgaigne. [J. F. Malgaigne, cirujano francés, 1806-1865.] Amputación subastragalina. ‖ — **fossa.** Fosa de

M

M. F. carotídea. ‖ — **hernia.** Hernia de M. En la infancia, descenso del intestino en el proceso vaginal abierto del peritoneo. ‖ — **triangle.** Triángulo de M. Entre el vientre anterior del digástrico y el esternocleidomastoideo.

malignancy. Malignidad. Tendencia a la virulencia progresiva. ‖ Cualidad de ser maligno.

malignant. Maligno. Tendencia a progresar hasta la muerte (anaplasia, invasión, metástasis, etcétera).

malignogram. Malignograma. Ordenación sistemática de determinados parámetros en los casos de carcinoma.

malingerer. Simulador.

malingering. Simulando una enfermedad o defecto.

Mall's formula. Fórmula de Mall. [F. P. Mall, anatomista norteamericano, 1862-1917.] Respecto a la edad del embrión humano.

malleable. Maleable. Susceptible de ser maleado.

mallear. Maleolar. En forma de martillo.

malleation. Maleación. Martilleo. Movimiento rápido de las manos.

mallein. Maleína. Sustancia obtenida de los cultivos del bacilo del muermo.

malleolar. Maleolar. Relativo a los maléolos. ‖ En forma de martillo.

malleolus. Maléolo. Eminencia ósea en el extremo inferior de la pierna.

malleotomy. Maleotomía. Operación de separar los maléolos. ‖ Operación de dividir el martillo.

malleus. Martillo. Huesecillo del oído.

mallochorion. Malocorion. Corion primitivo de los mamíferos.

Mallory's bodies. Cuerpos de Mallory. [F. B. Mallory, patólogo norteamericano, 1862-1941.] Cuerpos observados en los espacios linfáticos y células epiteliales en la escarlatina.

Mallory-Weiss syndrome. Síndrome de Mallory-Weiss. [G. Kenneth Mallory y Soma Weiss, 1929.] Desgarramientos lineales de la mucosa del esófago inferior, en la vía gastroesofágica, y del estómago, con posible hemorragia masiva; sobre todo tras un aumento súbito de la presión gástrica debido a vómitos o tos. Es habitual en alcohólicos. Se precisa asistencia tras realizar una gastroscopia.

malnutrition. Malnutrición. Nutrición defectuosa.

maloclusion. Maloclusión. Cierre defectuoso de los dientes superiores sobre los inferiores.

Malpighi's bodies. Cuerpos de Malpighi. [M. Malpighi, anatomista italiano, 1628-1694.] Capa más interna de la epidermis. ‖ — **corpuscles.** Corpúsculos de M. Pelotón de vasos sanguíneos en el riñón. ‖ — **pyramids.** Pirámides de M. en la sustancia medular del riñón. ‖ — **stigma.** Estima de M. Punto por donde las venas más pequeñas penetran en las mayores, en el bazo.

malposition. Malposición. Posición defectuosa.

malpractice. Malpraxis. Práctica mal realizada en medicina o cirugía.

malpraxis. Malpraxis. (V. *malpractice.*)

malpresentation. Malpresentación. Presentación defectuosa (del feto).

malrotation. Rotación patológica (de la columna vertebral, p. ej.) ‖ Alteración en la rotación normal de un órgano.

malt. Malta. Cebada germinada artificialmente.

maltase. Maltasa. Enzima que cataliza la conversión de maltosa en dextrosa.

malthusism. Malthusismo. [T. R. Malthus, economista inglés, 1766-1834.] Teoría de limitación de la natalidad.

maltose. Maltosa. Producto blanco obtenido del almidón y la malta.

maltoside. Maltósido. Compuesto análogo a los glucósidos.

maltosuria. Maltosuria. Presencia de maltosa en la orina.

malum. Mal. Enfermedad.

malunion. Malunión. Unión imperfecta.

Maly's test. Reacción de Maly. [R. L. Maly, químico austriaco, 1839-1894.] Para determinar el contenido de ácido clorhídrico gástrico.

mamelon. Mamelón. Eminencia carnosa en una superficie normal o patológica.

mamilla. Mamila. Pezón.

mamiliform. Mamiliforme. En forma de pezón.

mamillitis. Mamilitis. Inflamación del pezón.

mamma. Mama. Glándula mamaria. Pecho.

mammalgia. Mamalgia. (V. *mastalgia.*)

mammaplasty. Cirugía plástica de la mama.

mammectomy. Mamectomía. Escisión de la mama. Mastectomía.

mammilla. Mamila. Pezón.

mammitis. Mastitis. (V. *mastitis.*)

mammogenesis. Mamogénesis. Desarrollo de la glándula mamaria.

mammography. Mamografía. Radiografía de la glándula mamaria.

mammoplasia. Mamoplasia. Desarrollo del tejido mamario.

mammoplasty. Mamoplastia. Reconstrucción plástica de la mama.

mammotropin. Mamotropina. Hormona lactógena. Prolactina.

manaca. Manaca. Planta brasileña usada para la gota y el reumatismo.

manchette. Manchete. Banda temporal alrededor del cuello de un espermatozoo.

manchineel. Manchineel. Arbol tropical con jugo venenoso y cáustico.

mancinism. Zurdo.

mandelate. Mandelato. Sal de ácido mandélico.

Mandel's disease. Enfermedad de Mandel. Osteonecrosis del trocánter mayor.

Mandel's test. Reacción de Mandel. [J. A. Mandel, fisiólogo norteamericano, 1865-1929.] Para las proteínas.

Mangold-Roth disease. Enfermedad de Mangold-Roth. Síndrome del cayado aórtico.

Maldelbaum's reaction. Reacción de Mandelbaum. [M. Mandelbaum, médico alemán, n. en 1881.] Para el descubrimiento de los portadores de bacilos tíficos.

mandible. Mandíbula. Pieza ósea que sostiene los dientes. Maxilar inferior.

mandibulopharyngeal. Mandibulofaríngeo. Relativo a la mandíbula y a la faringe.

Mandl's solution. Solución de Mandl. [L. Mandl, médico húngaro, 1812-1881.] Líquido utilizado antiguamente en los catarros crónicos.

mandragora. Mandrágora. Género de solanáceas.

mandrel. Mandril. Hilo metálico en el interior de sondas, cánulas o agujas.

mandril. Mandril. (V. *mandrel.*)

mandrin. Mandril. (V. *mandrel.*)

maneuver. Maniobra. Procedimiento realizado con destreza (en obstetricia, p. ej.).

manganese. Manganeso. Metal parecido al hierro, de símbolo Mn.

manganism. Manganismo. Envenenamiento por manganeso.

mange. Roña. Enfermedad transmisible de la piel. Sarna.

Mangoldt's epithelial grafting. Injerto de Mangoldt. [H. von Mangoldt, cirujano alemán, 1860-1909.] Tejido epitelial tomado con un dermótomo, para realizar injertos.

mania. Manía. Enfermedad mental. Preocupación excesiva.

maniac. Maniaco. Afecto de manía.

maniac-depresive. Maniaco-depresivo. Con fases alternantes de manía y depresión.

manigraphy. Manigrafía. Descripción de la locura en varias de sus formas.

manikin. Maniquí. Modelo de organismo humano para anatomía.

maniloquism. Dactilógia. (V. *dactylogy.*)

maniluvium. Maniluvio. Lavado de manos.

manip. Abreviatura de *manipulus* (mano llena).

manipulation. Manipulación. Maniobra.

Mann's sign. Signo de Mann. [J. D. Mann, médico inglés, 1840-1912.] Disminución de la resistencia del cuero cabelludo a la corriente continua, en neurosis traumáticas. || En el bocio exoftálmico, los ojos no parecen estar en la misma horizontal.

Mann-Bollmann fistula. Fístula de Mann-Bollman. [F. Ch. Mann, cirujano norteamericano, 1887-1962; J. L. Bollman, fisiólogo norteamericano, n. en 1896.] Fístula intestinal.

Mann-Williamson ulcer. Ulcera de Mann-Williamson. [F. C. Mann; C. S. Williamson, cirujano norteamericano, 1896-1952.] Ulcera péptica progresiva en los animales de experimentación, después de gastrectomía o gastroenterostomía.

mannerism. Manierismo. Movimientos estereotipados.

mannitol. Manitol. Alcohol utilizado como diurético. F.: $HOCH_2(CHOH)_4CH_2OH$.

Mannkopf's sign. Signo de Mannkopf. [E. W. Mannkopf, médico alemán, 1836-1918.] Taquicardia al presionar sobre una zona dolorosa.

mannose. manosa. Aldohexosa producida por oxidación de la manita.

mannoside. Manósido. Glucósido de la manosa.

mannosidosis. Manosidosis. Eror del metabolismo.

Manoiloff's reaction. Reacción de Manoiloff. [E. O. Manoiloff, médico rumano, n. en 1867.] Para el embarazo.

manometer. Manómetro. Instrumento para medir la presión de líquidos o gases, como la sangre.

manoscopy. Manoscopia. Medida de la densidad de los gases.

Manson's disease. Enfermedad de Manson. [Sir P. Manson, médico inglés, 1844-1922.] Esquistosomiasis.

mansonia. *Mansonia.* Género de mosquitos transmisores de diversas enfermedades.

mantle. Corteza. || **brain** —. C. cerebral.

Mantoux reaction. Reacción de Mantoux. [Ch. Mantoux, médico francés, 1877-1947.] Reacción a la tuberculina.

manual. Manual. Que se realiza con las manos.

manubrium. Manubrio. Mango. Porción superior del esternón.

manus. Manus. Mano: porción distal del antebrazo. || — **cava.** M. cava. || — **plana.** M. plana. || — **valga.** M. valga. || — **vara.** M. vara.

Manz's gland. Glándula de Manz. [W. Manz, oftalmólogo alemán, 1833-1911.] Utrículo epitelial en la córnea.

MAO. Abreviatura de *monoamine oxidase.*

mapping. Mapeo. Localización de la posición relativa de los genes en el cromosoma.

maple bark disease. Enfermedad de Towey. Enfermedad de la corteza de arce: neumonitis por hipersensibilización en forma de alveolitis alérgica extrínseca, causada por las esporas del *Criptostroma corticale.*

Marañón's sign. Signo de Marañón. [G. Marañón, médico español, 1887-1960.] Enrojecimiento del cuello al frotar, en el hipertiroidismo. || — **syndrome.** Síndrome de M. Escoliosis, pie plano y trastornos espinales, junto a insuficiencia ovárica.

marasmis. Marásmico. Afecto del marasmo.

marasmoid. Marasmoide. Semejante al marasmo.

marasmus. Marasmo. Forma de malnutrición que concluye en consunción externa.

marble bone disease. Osteopetrosis generalizada.

Marburg's syndrome. Síndrome de Marburg. [Otto Marburg, 1874-1948, neurólogo austriaco, n. en Viena.] Apinealismo; falta congénita de la glándula pineal o epífisis que se presenta con síntomas de hipopinealismo. || **Marburg's triad.** tríada de. Signos de piramidalismo, reflejos cutaneoabdominales aumentados y palidez temporal de la papila del nervio óptico, como signos característicos de la esclerosis múltiple.

Marburg virus. Virgus Marburg. Familia de *Rab-*

M

dovirus capaz de producir en el hombre una forma letal de fiebre hemorrágica.

march. En neurología, progresión de la actividad epiléptica.

Marchand's glands. Glándulas de Marchand. [F. J. Marchand, patólogo alemán, 1846-1928.] Glándulas suprarrenales en posición anormal.

marche à petits pas. Marcha a pequeños pasos, en la rigidez cerebral arterioesclerótica.

Marchi's balls. Globos de Marchi. [V. Marchi, médico italiano, 1851-1908.] Segmentos elipsoides de mielina producidos por degeneración. ‖ — **tract.** Fascículo de M. F. descendente anterolateral del cordón espinal. ‖ — **reaction.** Reacción de M. Falta de decoloración de la mielina de un nervio por el ácido ósmico.

Marchiafava-Bignami disease. Enfermedad de Marchiafava-Bignani. [E. Marchiafava, patólogo italiano, 1847-1935; A. Bignani, patólogo italiano, 1862-1929.] Degeneración del cuerpo calloso.

Marchiafava-Micheli disease. Enfermedad de Marchiafava-Micheli. [E. Marchiafava; F. Micheli, clínico italiano.] Hemoglobinuria paroxística nocturna.

marcid. Marchito.

marcy. Agente filtrable asociado con un tipo de diarrea viral afebril.

marcov. Marasmo. (V. *marasmus.)*

Maréchal's test. Reacción de Maréchal. [L. E. Maréchal, médico francés contemporáneo.] Para pigmentos biliares en la orina.

Marey's law. Ley de Marey. [E. J. Marey, fisiólogo francés, 1830-1904.] Las pulsaciones varían de modo inverso a la tensión sanguínea.

Marfan's disease. Enfermedad de Marfan. [B. J. A. Marfan, pediatra francés, 1858-1942.] Paraplejía espasmódica progresiva. ‖ — **syndrome.** Síndrome de M. Dolicostenomelia.

margarine. Margarina. Mantequilla artificial.

margaritoma. Margaritoma. (V. *cholesteatoma.)*

margin. Margen. Borde. Contorno de un orificio.

marginal. Marginal. Relativo al margen o borde.

marginoplasty. Marginoplastia. Cirugía plástica de un borde o margen del párpado.

margo. Margen. (V. *margin.)*

Marie-Bamberger disease. Enfermedad de Marie-Bamberger. [P. Marie; E. Bamberger, médico austriaco, 1858-1921.] Osteoartropatía hipertrófica pulmonar.

Marie-Sainton syndrome. Síndrome de Sainton. Disostosis cleidocraneal.

Marie's ataxia. Ataxia de Marie. [P. Marie, médico francés, 1853-1940.] Ataxia cerebelosa hereditaria. ‖ — **disease.** Enfermedad de M. Osteoartropatía neumónica. Acromegalia. ‖ — **symptom.** Síntoma de M. Temblor, en el bocio exoftálmico.

Marie's syndrome, infantile pulmonary reticuloendotheliosis. Síndrome de Marie. [Julien Marie, pediatra francés, n. en París.] Reticuloendoteliosis dermatopulmonar, poco frecuente y maligna, que se inicia en lactantes o niños pequeños con infiltra-

dos celulares en los cuerpos papilares de la piel, los ganglios linfáticos y el pulmón. Se presenta con: exantema papuloscamoso, disnea con accesos de tos, a menudo enfisema mediastínico y cutáneo, y neumotorax espontáneo; tiene mal pronóstico. ‖ **Marie's ataxia, spinocerebellar degeneration, Pierre Marie type.** —síndrome II de. Síndrome de Nonne-Marie: ataxia cerebelosa hereditaria como consecuencia de un envejecimiento prematuro por deficiencia congénita de los tejidos, favorecido por alcoholismo crónico, infecciones graves y enfermedades crónicas. Hacia la quinta década de la vida aparecen nistagmo, ataxia, asinergia y, a veces, signos de corea y rigidez, o bien manifestaciones de síndrome de Parkinson, así como alteraciones en los pares craneales, parálisis de la mirada, atrofia óptica y alteraciones vestibulares.

Marie-Strümpell disease. Enfermedad de Marie Strümpell. [P. Marie; A. von Strümpell, médico alemán, 1853-1925.] Espondilitis reumatoide.

Marie-Tooth disease. Enfermedad de Marie-Tooth. [P. Marie; H. Tooth, médico inglés, 1856-1926.] Atrofia muscular progresiva neuropática.

marihuana. Marihuana. Hoja de *Cannabis sativa* que se fuma y produce hábito.

marijuana. Marihuana. (V. *marihuana.)*

Marinesco succulent hand. Mano suculenta de Marinesco. [G. Marinesco, neurólogo rumano, 1863-1938.] Tumefacción dorsal de la mano, con engrosamiento de los dedos, en siringomielia y hemiplejía antigua.

Marinescu-Sjögren syndrome. Síndrome de Marinescu-Sjögren. Enzimopatía de herencia autosómica recesiva, déficit de serina, fenilamina y glutamina, con oligofrenia, síntomas espinocerebelosos, ataxia, disartria y dismetría, cataratas e hipocrecimiento.

marinotherapy. Marinoterapia. Talasoterapia.

Mariotte's spots. Manchas de Mariotte. [E. Mariotte, físico francés, 1620-1684.] Punto ciego correspondiente a la entrada del nervio óptico en la retina. ‖ — **experiment.** Experimento de M. Para demostrar el punto ciego de la retina.

marisca. Hemorroide. (V. *hemorrhoid.)*

mariscal. Hemorroidal. Relativo a las hemorroides.

maritonucleus. Núcleo marital. Núcleo del huevo después de penetrar en él la célula espermática.

Marjolin's ulcer. Ulcera de Marjolin. [J. N. Marjolin, cirujano francés, 1780-1850.] Ulcera en una cicatriz antigua por desprendimiento de tumores cicatrizales.

mark. Marca. Señal sobre todo en piel o mucosas.

Markee's test. Prueba de Markee. [J. F. Markee, médico norteamericano, n. en 1904.] Prueba del embarazo por efecto de orina de presunta embarazada inyectada en ojo de conejo.

marker. Marcador. ‖ **tumour** —. M. tumoral.

Marlow's test. Prueba de Marlow. [F. W. Marlow, oftalmólogo norteamericano, 1858-1942.] Heterofobia después de tener tapado un ojo con una venda

Marmorek's serum. Suero de Marmorek. [A. Marmorek, médico austriaco, 1865-1923.] Suero antiestreptocócico.

Maroteaux-Lamy syndrome. Síndrome de Lamy-Maroteaux. [Maurice Lamy y Pierre Maroteaux, pediatras franceses.] Enanismo distrófico. Enanismo condrodistrófico disarmónico de transmisión hereditaria autosómica recesiva, caracterizado por la longitud anormalmente corta de las porciones proximales de los miembros y del tronco, pie equinovaro, aumento del espacio interdigital I - II de los pies, entre el primer y segundo dedos, separación «de la sandalia», isodactilia, mano en tridente, escoliosis torácica, displasia y hemangiomas del pabellón auricular y palatosquisis. ‖ Forma hereditaria dominante de la acroosteólisis. ‖ Picnodisostosis. ‖ Tipo VI de mucopolisacaridosis. ‖ Displasia espondiloepifisaria tardía.

Maroteaux-Lamy syndrome, arylsulfatase B deficiency. Síndrome de Maroteaux-Lamy. [Pierre Maroteaux, pediatra francés contemporáneo, n. en París; Maurice Lamy, pediatra y genetista humano francés contemporáneo, n. en París.] Mucopolisacaridosis tipo VI de herencia autosómica recesiva. El defecto enzimático afecta a la N-acetil-galactosamín-4-sulfatosulfatasa, arilsulfatasa B. Se presenta con retraso importante del crecimiento, displasia de la cadera con alteraciones parecidas a las de la enfermedad de (Legg-) Perthes, alteraciones en la capa córnea de la piel, estenosis aórtica, inteligencia normal pero posteriormente disminuida, protrusión esternal y afección cerebral, con temprana letalidad por hidrocefalia, eliminación en exceso de condroitinsulfato B en la orina e inclusiones leucocitarias.

Marriott's method. Método de Marriott. [W. Mckim Marriot, médico norteamericano, 1885-1936.] Determinación de la reserva alcalina haciendo respirar al sujeto en un saco.

marrow. Médula ósea. Médula en el interior del hueso.

marrowbrain. Mielencéfalo. Encéfalo y médula espinal en conjunto.

mars. Hierro. (V. *iron.*)

Marsden's paste. Pasta de Marsden. [A. E. Marsden, cirujano inglés, 1832-1902.] Mezcla de ácido arsenioso y goma arábiga.

Marsh's disease. Enfermedad de Marsh. [Sir H. Marsh, médico irlandés, 1790-1860.] Enfermedad de Graves.

Marsh's test. Reacción de Marsh. [J. Marsh, químico inglés, 1789-1864.] Reacción para el arsénico.

Marshall's oblique vein. Vena oblicua de Marshall. [J. Marshall, anatomista inglés, 1818-1891.] Vena del vestíbulo izquierdo que une los senos coronarios.

marsupia patellaris. *Marsupia patellaris.* Nombre de los ligamentos alares de la rodilla.

marsupialization. Marsupialización. Técnica quirúrgica.

marsupium. Bolsa. Escroto. ‖ Bolsa marsupial.

Martegiani's area. Area de Martegiani. [J. Martegiani, anatomista italiano del siglo XIX.] Espacio ensanchado en la papila óptica, que señala el comienzo del conducto hialoideo.

Martin's bandage. Vendaje de Martin. [H. A. Martin, cirujano norteamericano, 1824-1884.] Vendaje que comprime las varices de las piernas.

Martinotti's cells. Células de Martinotti. [G. Martinotti, patólogo italiano, 1857-1928.] Tipo distintivo de células de la corteza cerebral.

Martorell's syndrome. Síndrome de Martorell. [Fernando Martorell, angiólogo español, n. en Barcelona.] Síndrome del latigazo; en la pierna, dolor en forma de latigazo por hemorragia venosa intramuscular, de etiología desconocida, seguida de hemorragias cutáneas en la pierna, signos de trombosis y arteriospasmo.

masc. Abreviatura de *mass concentration.*

maschaladenitis. Mascaladenitis. Inflamación de los ganglios de la axila.

maschaloncus. Mascalonco. Mascaloma. Tumor axilar.

masculation. Masculinismo. Desarrollo de las características masculinas.

masculine. Masculino. Relativo al sexo masculino.

masculinity. Masculinidad. En posesión de cualidades masculinas.

masculinization. Masculinización. Inducción normal o desarrollo de los caracteres típicos masculinos.

masculinovoblastoma. Masculinovoblastoma. Tumor ovárico de células lipoides.

masculonucleus. Arsenoblasto. (V. *arsnoblast.*)

mask. Máscara. Cubierta (facial, p. ej.). ‖ Término usado en odontología. ‖ **Hutchinson's**—. M. de Hutchinson. Sensación de compresión de la piel de la cara por una máscara.

masochism. Masoquismo. [L. von S-Masoch, novelista austriaco, 1836-1895.] Forma de perversión sexual.

masochist. Masoquista. Persona que practica el masoquismo.

mass. Masa. Mezcla coherente. ‖ Volumen, reunión. ‖ — **action, law of.** Ley de acción de masas. La velocidad de una reacción química es proporcional a la masa de las sustancias que reaccionan.

massage. Masaje. Fricción terapéutica sistemática. ‖ **cardiac** —. M. cardiaco. ‖ **electrovibratory** —. M. electrovibrador. ‖ **heart** –. M. cardiaco. ‖ **hydropneumatic** —. M. hidroneumático.

Masselon's spectacles. Anteojos de Masselon. [M. J. Masselon, oftalmólogo francés, 1844-1917.] Para mantener elevado el párpado superior en ptosis palpebral.

Masset's test. Reacción de Masset. [A. A. Masset, médico francés, n. en 1870.] Utilizada para los pigmentos biliares.

masseter. Masetero. Músculo masetero.

masseteric. Masetérico. Referente al músculo masetero.

M

masseur. Masajista. Persona especializada en dar masajes.

massive. Masivo. Copioso. Abundante. Complejo.

massotherapy. Masoterapia. Tratamiento de las enfermedades mediante masaje.

mast-, masto-. Masto-. Prefijo que significa «mama».

Mast syndrome. Síndrome de Mast. Demencia hereditaria, que toma el nombre de una familia norteamericana. Se inicia hacia la mitad de la segunda década de la vida con pérdida de espontaneidad e iniciativa y progresa lentamente. Se manifiesta en forma de psicolabilidad, incontinencia afectiva, signos espásticos y alteraciones motrices piramidales y extrapiramidales.

mastadenitis. Mastadenitis. Inflamación de la glándula mamaria. Sin.: Mastitis.

mastadenoma. Mastadenoma. Tumor de la glándula mamaria.

mastalgia. Mastalgia. Dolor de la mama. Sin.: Mastodinia.

mastatrophy. Mastatrofia. Atrofia de la glándula mamaria.

mastcell. Célula cebada. Variedad de leucocito con granulaciones en su protoplasma.

mastectomy. Mastectomía. Extirpación de la mama.

masthelcosis. Mastelcosis. Ulceración de la glándula mamaria.

mastic. Mástico. Resina especial.

mastication. Masticación. Acto de masticar.

masticatory. Masticatorio. Relativo a la masticación.

mastigophora. Mastigóforo. Microorganismo animal flagelado.

mastigote. Mastigote. Organismo de la clase *Mastigophora.*

mastitis. Mastitis. Inflamación de la glándula mamaria.

mastocarcinoma. Mastocarcinoma. Carcinoma de mama.

martochondroma. Mastocondroma. Condroma de la mama.

mastochondrosis. Mastocondrosis. (V. *mastochondroma.)*

mastocyte. Mastocito. (V. *mastcell.)*

mastocytoma. Mastocitoma. Neoplasia que contiene mastocitos.

mastocytosis. Mastocitosis. Acumulación de células cebadas en los tejidos.

mastodynia. Mastodinia. Dolor de mama.

mastography. Mastografía. (V. *mammography.)*

mastoid. Mastoides. Relativo a la apófisis mastoides.

mastoidal. Mastoideo. Relativo al proceso mastoides.

mastoidalgia. Mastoidalgia. Dolor en la región mastoidea.

mastoidectomy. Mastoidectomía. Escisión de las células mastoideas o del proceso mastoides.

mastoiditis. Mastoiditis. Inflamación de la apófisi mastoides.

mastoidotomy. Mastoidotomía. Abertura quirúrgica del antro mastoideo.

mastomenia. Mastomenia. Menstruacción vicaria por las mamas.

mastoncus. Mastonco. Tumor de la glándula mamaria.

masto-occipital. Mastooccipital. Relativo al proceso mastoides y al hueso occipital.

mastoparietal. Mastoparietal. Relativo a la apófisis mastoides y al hueso parietal.

mastopathy. Mastopatía. Enfermedad de la mama.

mastopexy. Mastopexia. Fijación quirúrgica de la mama péndula.

mastoplasia. Mastoplasia. (V. *mammoplasia.)*

mastoplastia. Mastoplastia. Cirugía plástica de la mama.

mastoptosis. Mastoptosis. Mama péndula.

mastorrhagia. Mastorragia. Hemorragia por la glándula mamaria.

mastoscirrhus. Mastoscirro. Carcinoma escirro de la glándula mamaria.

mastosis. Mastosis. Mastropatía de tipo degenerativo.

mastosquamous. Mastoescamoso. Relativo a las porciones mastoidea y escamosa del temporal.

mastostomy. Mastostomía. Incisión en la mama para drenaje.

mastotomy. Mastotomía. Incisión quirúrgica de la mama.

masturbation. Masturbación. Excitación y orgasmo provocados con la mano.

Masugi nephrotoxic nefritis. Nefritis nefrotóxica de Masugi. Modelo experimental de glomerulonefritis en el conejo, con extracto de riñón de rata.

Matas' operation. Operación de Matas. [R. Matas, cirujano norteamericano, 1860-1957.] Endoaneurismorrafia.

mate. Mate. Hierba de Sudamérica.

Mátéfy test. Reacción de Mátéfy. [L. Mátéfy, médico húngaro, n. en 1889.] Para el diagnóstico de la tuberculosis pulmonar.

materia. Materia. Sustancia.

material. Material. Sustancia, elemento. ‖ **base** —. M. base. ‖ **genetic** —. M. genético.

maternal. Maternal. Materno; relativo a la madre.

maternity. Maternidad. Calidad de madre.

Mathieu's disease. Enfermedad de Mathieu. [A. Mathieu, médico francés, 1855-1917.] Enfermedad de Weil; leptospirosis.

mating. Pareja de individuos de sexo opuesto.

matrass. Matraz. Vaso de cristal usado en el laboratorio.

matrix. Matriz. Utero. ‖ Materia básica de la que deriva algo. ‖ **bone** —. M. ósea.

matter. Materia. Sustancia. ‖ Pus.

maturate. Madurar. Supurar.

maturation. Maduración. Formación de pus. ‖ Proceso de división celular.

mature. Maduro. Que ha desarrollado madurez.

maturity. Madurez. (V. *mature.)*

matzoon. Matzoon. Leche fermentada, en Asia Menor.

matzun. Matzun. (V. *matzoon.)*

Mauchart's ligament. Ligamento de Mauchart. [B. D. Mauchart, anatomista alemán, 1696-1751.] Ligamentos occipitoodontoideos laterales.

Maumené's test. Reacción de Maumené. [E. J. Maumené, químico francés, n. en 1818.] Para la glucosa.

Maunoir's hydrocele. Hidrocele de Maunoir. [J. P. Maunoir, cirujano francés, 1768-1861.] Hidrocele cervical; dilatación serosa de una hendidura o conducto cervical persistente.

Maurer's dots. Manchas de Maurer. [G. Maurer, médico alemán.] Mancha que se tiñe de rojo con colorante de Leishman en la fiebre terciana maligna.

Mauriac's disease. Enfermedad de Mauriac. [P. Mauriac, cirujano francés.] Eritema nudoso sifilítico.

Mauriceau's maneuver. maniobra de Mauriceau. [F. Mauriceua, obstetra francés, 1637-1709.] Maniobra de extracción rápida del feto en la presentación de nalgas.

Mauthner's test. Prueba de Mauthner. [L. Mauthner, oftalmólogo austriaco, 1840-1894.] Método para el examen de la ceguera.

mauvein. Mauveína. Materia colorante.

Maxcy's disease. Enfermedad de Maxcy. [K. F. Maxcy, bacteriólogo norteamericano, n. en 1889.] Forma endémica de tifus en EE.UU.

maxilla. Maxilar. Hueso maxilar.

maxillary. Maxilar. Relativo al maxilar.

maxillectomy. Maxilectomía. Extirpación del maxilar.

maxillitis. Maxilitis. Inflamación del maxilar, osteítis o inflamación de la glándula maxilar.

maxillodental. Maxilodentario. Relativo a los maxilares y a los dientes.

maxillofacial. Maxilofacial. Relativo al maxilar y a la cara.

maxillolabial. Maxilolabial. Relativo al maxilar y a los labios.

maxillomandibular. Maxilomandibular. Relativo al maxilar y a la mandíbula.

maxillopharyngeal. Maxilofaríngeo. Relativo al maxilar y a la faringe.

maxillotomy. Maxilotomía. Sección quirúrgica del maxilar.

maximal. Máximo. Límite extremo de una dosis, proceso, enfermedad, etc.

maximum. Máximo. Acné de un proceso. (V. *maximal.*)

Maxwell's ring. Anillo de Maxwell. [P. W. Maxwell, oftalmólogo irlandés, 1856-1917.] Anillo parecido al de Löwe, pero más pequeño y desapercibido. ‖ Mácula de la retina.

May's test. Prueba de May. [Ch. H. May, oftalmólogo norteamericano, 1860-1943.] En el glaucoma, midriasis tras la instilación de adrenalina.

Maydl's operation. Operación de Maydl. [K. Maydl, cirujano alemán, 1853-1903.] Inserción de los uréteres en el recto en la extrofia de vejiga. ‖ Forma de colostomía.

Mayer's test. Prueba de Mayer. [F. F. Mayer, químico norteamericano del siglo XIX.] Prueba de alcaloide.

Mayo's operation. Operación de Mayo. [W. J. Mayo (1861-1939) y Ch. H. Mayo (1865-1939), cirujanos norteamericanos.] Escisión pilórica, oclusión duodenal y gastroyeyunostomía posterior. ‖ Tratamiento subcutáneo de las venas varicosas.

Mayo Robson's point. Punto de Mayo Robson. (V. *Robson's point.*)

Mayor's hammer. Martillo de Mayor. [M. L. Mayor, cirujano suizo, 1776-1846.] Martillo metálico aplicado como revulsivo en la piel, después de haberlo sumergido en agua hirviendo.

maza. Placenta. (V. *placenta.*)

mazic. Placentario. Relativo a la placenta.

mazo-. Mazo-. Prefijo que indica relación con el pecho.

mazodynia. Mazodinia. Mastalgia.

mazopexia. Mazopexia. (V. *mastopexy.*)

mazoplasia. Mazoplasia. Hiperplasia del epitelio de los ácinos mamarios.

Mazzini's test. Reacción de Mazzini. [L. Y. Mazzini, científico norteamericano.] Prueba de floculación para el diagnóstico de la sífilis.

Mazzoni's corpuscles. Corpúsculos de Mazzoni. [V. Mazzoni, médico italiano contemporáneo.] Organos terminales del tacto.

MBP. Abreviatura de *major basic protein.*

Mc. Abreviatura de *megacurie y megacycle.*

mc. Abreviatura de *millicurie.*

McArdle's disease. Enfermedad de MacArdle. Glucogenosis de herencia autosómica recesiva, con déficit de alfaglucurofosforilasa, miopatía debida a un exceso de glucógeno muscular, musculatura esquelética, e incapacidad para la síntesis de ácido láctico. Sintomatología clínica: debilidad, rigidez, calambres y dolores musculares; mioglobinuria.

M cells. Células M. Células con pliegues microscópicos, localizados en el tejido linfoide del intestino delgado, que permiten el paso de antígenos intraintestinales.

MCF. Abreviatura de *macrophage chemotactic factor.*

mcg. Abreviatura de *microgram.*

McGinn-White syndrome. Síndrome de McGinn-White. Modificaciones fugaces del electrocardiograma que se observan en la embolia pulmonar o *cor pulmonale* agudo: P pulmonar, S_1 profunda, Q_{III} acentuada, descenso de ST y T puntiaguda en las derivaciones opuestas I y II; además puede haber deformación monofásica ST-T en V_1 y V_2.

MCH. Abreviatura de *mean corpuscular hemoglobin.*

mc. h. Abreviatura de *millicurie-hour.*

MCHC. Abreviatura de *mean corpuscular hemoglobin concentration.*

MCHg. Abreviatura de *mean corpuscular hemoglobine.*

mcoul. Abreviatura de *millicoulomb.*

Mc.p.s. Abreviatura de *megacycles per second.*

McQuarrie's syndrome. Síndrome de McQuarrie. Designación antigua de la hipoglucemia infantil idopática.

MCT. Abreviatura de *mean circulation time.*

MCV. Abreviatura de *mena corpuscular volume.*

MD. Abreviatura de *Doctor of Medicine.*

MDA. Abreviatura de *motor discriminative activity.*

MDP. Abreviatura de *mento-dextra posterior* (posición fetal).

Mdop. Abreviatura de *muramyl dipeptide.* Componente activo del *Mycobacterium* del adjuvante completo de Freund.

MDT. Abreviatura de *mento-dextra transversa* (posición fetal).

Me. Símbolo químico de *methyl* (metilo).

meal. Comida. Porción de alimento. || **Boyden** — C. de Boyden, en la colecistografía.

mean. Media. Valor numérico intermedio entre dos extremos. || **arithmetical** —. M. aritmética. || **geometrical** —. M. geométrica.

measles. Sarampión. Infección viral muy contagiosa. || **german** —. Rubeola.

measure. Medida. Determinación de la cantidad de una sustancia. || Escala graduada.

meatal. Meatal. Relativo al meato.

meatometer. Meatómetro. Instrumento para medir el meato.

meatorrhaphy. Meatorrafía. Sutura en el glande de los bordes de la incisión del meato.

meatoscope. Meatoscopio. Espéculo para examinar el meato.

meatoscopy. Meatoscopia. Examen de un meato.

meatotomy. Meatotomía. Incisión del meato urinario.

meatus. Meato. Conducto, canal, orificio de un conducto. || **auditory external** —. M. acústico externo. || **auditory internal** —. M. acústico interno. || **nasal inferior** —. M. nasal inferior. || **nasal superior** —. m. nasal superior. || **urinary** —. M. urinario.

mechanical. Mecánico. Relativo a fuerzas mecánicas.

mechanics. Mecánica. Ciencia relacionada con la estática y dinámica.

mechanism. Mecanismo. Combinación de partes para cumplir una función.

mechanist. Mecanicista. Persona que basa lo relacionado con la vida sólo en propiedades físicas o químicas.

mechano-. Mecano-. Prefijo que significa «máquina».

mechanocyte. Mecanocito. (V. *fibroblast.)*

mechanogymnastics. Mecanogimnasia. Gimnasia realizada con aparatos mecánicos.

mechanology. Mecanología. Ciencia de la mecánica.

mechanoreceptor. Mecanorreceptor. Receptor excitado por procedimientos mecánicos.

mechanotherapy. Mecanoterapia. Tratamiento de la enfermedad por medios mecánicos.

mechanothermy. Mecanotermia. Calor terapéutico producido por masaje, ejercicio, etc.

mecism. Mecismo. Prolongación anormal de una parte u órgano.

mecistocephalic. Mecistocefálico. Que tiene un índice cefálico menor de 71.

mecistocirrhus. *Mecistocirrhus.* Género de nematodo encontrado en el cuarto estómago de los rumiantes.

Meckel's cavity. Cavidad de Meckel. [J. F. Meckel, anatomista alemán, 1714-1777.] Cavidad entre las capas de la duramadre en el extremo del peñasco. || — **ganglion.** Ganglio de M. G. pterigopalatino.

Meckel's cartilage. Cartílago de Meckel. [J. F. Meckel, anatomista alemán, 1781-1833.] Cartílago del primer arco branquial del feto.

meckelectomy. Meckelectomía. Extirpación quirúrgica del ganglio de Meckel.

meclocycline. Meclociclina. Antibiótico. F.: $C_{22}H_{21}ClN_2O_8$.

mecocephalic. Mecocefálico. (V. *dolichocephalic.)*

mecometer. Mecómetro. Instrumento para medir la lontitud, particularmente de un feto o de un niño.

meconate. Meconato. Sal del ácido mecónico.

meconiorrhea. Meconiorrea. Descarga de meconio en gran cantidad.

meconism. Meconismo. Intoxicación por opio.

meconium. Meconio. Material evacuado del intestino del recién nacido.

MED. Abreviatura de *minimal effective dose* y *minimal emythema dose.*

media. Media. Túnica media arterial.

medial. Medial. Perteneciente a la mitad; en el plano medio de una estructura.

medialis. Medial. (V. *medial.)*

median. Mediano. Situado en el plano medio.

median cleft syndrome. Síndrome de Myer. [William de Myer, neurólogo norteamericano, n. en Indianápolis.] Displasia craneometafisaria con cráneo bífido, con disrafismo de la parte media de la cara y desplazamiento lateral extremo de los ojos; a veces se produce también disrafismo de la nariz y de la mandíbula, en parte con malformación cerebral.

mediastinal. Mediastínico. Relativo al mediastino.

mediastinitis. Mediastinitis. Inflamación del mediastino.

mediastinography. Mediastinografía. Radiografía del mediastino.

mediastinopericarditis. Mediastinopericarditis. Mediastinitis y pericarditis con adherencias.

mediastinoscopy. Mediastinoscopia. Examen del mediastino por medios endoscópicos.

mediastinotomy. Mediastinotomía. Abertura quirúrgica del mediastino.

mediastinum. Mediastino. Conjunto de tejidos y órganos situados entre los pulmones. || **anterior** —. M. anterior. || **middle** —. M. medio. || **posterior**—. M. posterior.

mediate. Mediado. Indirecto.

mediated transport. Transporte mediado, difusión facilitada.

M

mediation. Mediación. Acto de servir de intermediario.

mediator. Mediador. Objeto o sustancia que sirve de mediadora en procesos nerviosos, químicos, antigénicos, etc.

medicable. Medicable. Sujeto a tratamiento con razonables expectativas de curación.

medical. Medical. Relativo a la medicina o tratamiento de las enfermedades.

medicament. Medicamento. Sustancia o agente medicinal.

medicamentous. Medicamentoso. Causado por medicamentos.

medicaster. Medicastro. Charlatán. Curandero.

medicated. Medicado. Tratado con sustancias medicinales.

medication. Medicación. Administración de medicinas. || **conservative** —. M. conservadora. || **hypodermatic** —. M. hipodérmica. || **substitutive** —. M. sustitutiva.

medicator. Medicator. Instrumento para aplicar medicinas en una cavidad corporal.

medicephalic. Cefálica media. Vena cefálica media.

medicinal. Medicinal. Con cualidades medicinales.

medicine. Medicina. Remedio, droga. || Ciencia del diagnóstico y tratamiento de las enfermedades. || Tratamiento de la enfermedad por medios no quirúrgicos. || **clinical** —. M. clínica. || **comparative** —. M. comparativa. || **experimental** —. M. experimental. || **geriatric** —. M. geriátrica. || **legal** —. M. legal. || **nuclear** —. M. nuclear. || **preventive** —. M. preventiva. || **psychosomatic** —. M. psicosomática. || **tropical** —. M. tropical.

medicochirurgic. Medicoquirúrgico. Relativo a la medicina y cirugía.

medicolegal. Medicolegal. Relativo a la medicina legal.

medicopsychology. Medicopsicología. Ciencia de la medicina según sus relaciones con la enfermedad mental.

medicosocial. Medicosocial. Con aspectos médicos y sociales.

medicus. Médico. (V. *physician.*)

medifrontal. Mediofrontal. Medial y frontal.

Medin's disease. Enfermedad de Medin. [O. Medin, médico sueco, 1847-1928.] Poliomielitis anterior aguda o parálisis infantil.

mediolateral. Mediolateral. Relativo al centro (medio) y a un lado.

medionecrosis. Medionecrosis. Necrosis de la túnica media de un vaso sanguíneo.

meditation. Meditación. Acto de reflexión.

medium. Medio. Sustancia que transmite impulsos. || Sustancia empleada para el cultivo de bacterias. || **culture** —. M. de cultivo. || **radiopaque** —. M. radioopaco.

medius. Medio. Estructura entre dos estructuras.

medorrhea. Descarga metral.

medulla. Médula. Porción interior de un órgano o estructura.

medullary. Medular. Relativo a la médula.

medullated. medulado (V. *myelinated.*)

medullation. Medulación. Formación de médula ósea. || Formación de una vaina alrededor del nervio.

medullectomy. Medulectomía. Escisión de la médula de un órgano.

medullitis. Medulitis. Osteomielitis. Mielitis.

medullization. Medulización Reemplazo del hueso por células medulares.

medulloarthritis. Meduloartritis. Inflamación de los espacios medulares de las extremidades óseas.

medulloblast. Meduloblasto. Célula indiferenciada del canal neural.

medulloblastoma. Meduloblastoma. Tumor cerebeloso de células neuroepiteliales indiferenciadas.

medullotherapy. Meduloterapia. Tratamiento preventivo de la rabia empleado por Pasteur.

medusa. Medusa. Animal con acción irritante.

mega-, megalo-. Mega-, megalo-. Prefijo que significa «grande».

megabladder. Megavejiga. Situación caracterizada por vejiga muy distendida.

megacardia. Megacardia. Distensión cardiaca. Cardiomegalia.

megacecum. Megaciego. Ciego anormalmente grande.

megacholedochus. Megacolédoco. Dilatación anormal del conducto biliar común.

megacolon. Megacolon. Dilatación anormal del colon. || **aganglionic** —. M. agangliónico, congénito. Enfermedad de Hirschprung. || **idiopathic** –. M. idiopático. || **toxic** —. M. tóxico.

megacurie. Megacurio. Unidad radiactiva = 10^6 curios.

megacycle. Megaciclo. Unidad equivalente a un millón de ciclos.

megadontism. Megadontismo. Exagerado crecimiento dental.

megaduodenum. Megaduodeno. Dilatación anormal del duodeno.

megaesophagus. Megaesófago. Gran dilatación esofágica.

megakaryocyte. Megacariocito. Célula gigante de la médula ósea.

megakaryocytosis. Megacariocitosis. Presencia de megacariocitos en sangre.

megalencephaly. Megalencefalia. (V. *macrencephaly.*)

megalgia. Megalgia. Dolor intenso.

megaloblast. Megaloblasto. Precursor grande, nucleado, inmaduro, de la serie roja anormal de ciertas anemias.

megalocephaly. Megalocefalia. Macrocefalia.

megalocheiria. Megaloquiria. Quiromegalia.

megaloclitoris. Megaloclítoris. Hipertrofia del clítoris.

megalocornea. Megalocórnea. Queratoglobo.

megalocyte. Megalocito. Glóbulo rojo no nucleado, gigante.

megalodactyly. Megalodactilia. Tamaño anormalmente grandes de los dedos.

megalogastria. Megalogastria. Aumento de volumen del estómago.

megaloglossia. Megaloglosia. Macroglosia.

megalomania. Megalomanía. Monomanía de grandeza.

megalomelia. Megalomelia. Acromegalia. Macromelia.

megalophthalmos. Megaloftalmos. Tamaño anormalmente grande de los ojos.

megalopia. Megalopía. Visión de los objetos mayor de la realidad.

megalopsia. Megalopsia. Macropsia.

megaloscope. Megaloscopio. Lente de aumento.

megalothymus. Megalotimo. Timo aumentado de tamaño.

megaloureter. Megalouréter. Uréter aumentado de tamaño.

megaseme. Megoftalmo. Con índice orbitario superior a 89.

megasoma. Megasoma. Gigantismo.

megaspore. megaspora. Macrospora.

Méglin's point. Punto de Méglin. [J. A. Méglin, médico francés, 1756-1824.] Punto por donde sale el nervio palatino del agujero palatino posterior.

megophthalmos. Megoftalmos. Hidroftalmos. Buftalmía.

megrim. Migraña. (V. *migraine.*)

Meibomian cyst. Quiste de Meibomio. [H. Meibomio, anatomista alemán, 1638-1700.] Chalación. || — **foramen.** Agujero ciego de la lengua. || — **glands.** Folículos sebáceos entre el tarso y la conjuntiva de los párpados. || — **stye.** Orzuelo de M. Inflamación de las glándulas del tarso.

meibomianitis. Meibomitis. Inflamación de las glándulas de Meibomio.

Meige's disease. Enfermedad de Meige. [H. Meige. médico francés, 1866-1940.] (V. *Milroy's disease.*)

Meigs' capillaries. Capilares de Meigs. [A. V. Meigs, médico norteamericano, 1850-1912.] Capilares entre las fibras musculares del corazón.

Meigs' syndrome. Síndrome de Meigs. [J. V. Meigs, cirujano norteamericano, 1892-1963.] Fibroma ovárico con derrame pleural.

Meinicke's reaction. Reacción de Meinicke. [E. Meinicke, médico alemán, 1878-1945.] Para el diagnóstico de la sífilis.

meiosis. Meiosis. Método especial de división celular.

Meissner's corpuscles. Corpúscles de Meissner. [G. Meissner, fisiólogo alemán, 1829-1905.] Terminaciones nerviosas táctiles. || — **plexus.** Plexo de M. P. simpático de la capa submucosa del intestino delgado.

mel. Miel.

melagra. Melagra. Dolor muscular en los miembros.

melalgia. Melalgia. Dolor en los miembros.

melancholia. Melancolía. Depresión. || **acute** —. M.

aguda. || **recurrent** —. M. recurrente. || **stuporous** —. M. estuporosa.

melanemesis. Melanemesis. Vómito negro.

melanemia. Melanemia. Presencia de pigmentos negros en la sangre.

melaniferous. Melanífero. Que contiene melanina u otro pigmento negro.

melanin. Melanina. Pigmento negro de la piel, cabellos, coroides, ciertos tumores, etc.

melanism. Melanismo. Coloración negruzca de los tejidos por impregnación melánica. Sin.: Melanosis.

melano-. Melano-. Prefijo que significa «negro».

melanoblast. Melanoblasto. Célula de la cresta neural que se diferencia en melanocito.

melanoblastoma. Melanoblastoma. Tumor producido.

melanocarcinoma. Melanocarcinoma. Melanoma maligno.

melanocyte. Melanocito. Célula pigmentada.

melanoderma. Melanoderma. Aumento anormal de melanina en la piel.

melanodermatitis. Melanodermatitis. Dermatitis asociada a aumento de melanina en la piel.

melanoepithelioma. Melanoepitelioma. Melanoma maligno.

melanogen. Melanógeno. Cromógeno que por oxidación se convierte en melanina.

melanogenesis. Melanogénesis. Producción de melanina.

melanoglossia. Melanoglosia. Lengua negra. Sin.: Glosofilia.

melanoid. Melanoide. Semejante a la melanina.

melanoma. Melanoma. Tumor pigmentado o melánico. || **malignant** —. M. maligno.

melanomatosis. Melanomatosis. Formación de melanomas en varias partes del cuerpo.

melanonychia. Melanoniquia. Ennegrecimiento de la uña.

melanopathy. Melanopatía. Enfermedad caracterizada por coloración anormal de piel o tejidos.

melanophore. Melanóforo. Pigmento celular que contiene melanina.

melanoplakia. Melanoplaquia. Formación de placas pigmentadas.

melanoprecipitation. Melanoprecipitación. Precipitación de pigmento melánico.

melanosarcoma. Melanosarcoma. Melanoma maligno.

melanosis. Melanosis. Situación caracterizada por depósitos anormales de pigmento.

melanotrichia. Melanotriquia. Hiperpigmentación anormal del caballo. || — **linguae.** Lengua negra.

melanuria. Melunuria. Emisión de orina negra u oscura.

melasma. Melasma. Melanosis.

melatonin. Melatonina. Hormona sintetizada por la glándula pineal.

Meleda disease. Enfermedad de Meleda. || Queratodermia familiar endémica.

melena. Melena. Emisión de sangre con las heces. || Vómito negro.

meliodosis. Melioidosis. Enfermedad infecciosa causada por *Psudomonas pseudomallei.*

melissa. *Melissa.* Género de plantas entre las que se encuentra la *M. officinalis.*

melitensis. Brucelosis. Enfermedad producida por *Brucella melitensis.*

melitis. Melitis. Inflamación de la mejilla.

melitoptyalism. Melitosialia. Secreción de saliva que contiene glucosa.

melitose. Melitosa. Azúcar cristalino.

melituria. Melituria. Presencia de azúcar en la orina.

melituric. Melitúrico. Afectado de melituria.

Melkersson's syndrome. Síndrome de Melkersson-Rosenthal. [Ernst G. Melkersson, 1898-1932, médico alemán, Curt Rosenthal, médico alemán, n. en Breslau.] Síndrome del ganglio geniculado: parálisis facial periférica, familiar, idiopática, combinada con hinchazón de labios e hinchazón facial, recidivante, y más tarde constante. Lengua con pliegues, como lengua escrotal, a veces también con síntomas reumáticos. Como síntomas secundarios, eventualmente en los comienzos de la enfermedad, pueden presentarse parestesias, crisis de deglución, cefaleas migrañosas, trastornos auditivos y visuales.

mellitum. Melito. Jarabe en el que la miel sustituye al azúcar.

melomelus. Melómelo. Monstruo fetal con miembros supernumerarios.

meloncus. Melonco. Tumor de la mejilla.

meloplasty. Meloplastia. Cirugía plástica de la mejilla.

melorheostosis. Melorreostosis. Osteítis hipertrófica de los huesos de las extremidades.

melosalgia. Melosalgia. Dolor en los miembros.

meloschisis. Melosquisis. (V. *macrostomia.*)

Melotte's metal. Metal de Melotte. [G. W. Melotte, odontólogo norteamericano, 1835-1915.] Aleación empleada por los estomatólogos.

melphalan. Melfalán. Agente citotóxico utilizado en el mieloma múltiple. F.: $C_{13}H_{18}Cl_2N_2O_2$.

Meltzer's law. Ley de Meltzer. [S. J. Meltzer, fisiólogo norteamericano, 1851-1920.] Todas las funciones vitales son reguladas por dos fuerzas opuestas. ‖ — **method.** Método de M. Insuflación intratraqueal de aire con vapores anestésicos.

Meltzer-Lyon method. Método de Meltzer-Lyon. [S. J. Meltzer; B. B. V. Lyon, médico norteamericano, 1880-1953.] Instilación de sulfato magnésico en el duodeno para paralizar el esfínter de Oddi.

MEM. Abreviatura de *macrophage electrophoretic mobility.*

member. Miembro. (V. *limb.*)

membrana. Membrana. Capa que recubre una cavidad o divide un órgano. ‖ — **abdominis.** M. Peritoneal. ‖ — **adamantina.** M. adamantina. ‖ — **caduca.** M. decidual. ‖ — **limitans.** M. limitante. ‖ — **obturatrix.** M. obturadora. ‖ — **serosa.** M. serosa. ‖ **sternal** —. M. esternal. ‖ **tympanic** —. M. timpánica.

membranaceous. Membranoso. De la naturaleza de una membrana.

membran. Membrana. (V. *membrana.*)

membranectomy. Membranectomía. Escisión de una membrana.

membrane-stabilizing-effect. Efecto estabilizante de membrana. Disminución de la excitabilidad de membrana.

membraniform. Membranoide. Semejante a una membrana.

membranoid. Membranoide. (V. *membraniform.*)

membranous. Membranoso. Relativo a la membrana.

membrum. Miembro. (V. *limb.*) ‖ — **virile.** Pene.

memory. Memoria. Facultad mental de conservar y reproducir ideas, conocimientos, etc.

menacme. Menacma. Periodo de actividad menstrual.

menadione. Menadiona. Sustancia para tratar las enfermedades hemorrágicas. F.: $C_{11}H_8O_2$.

menalgia. Menalgia. Dolor menstrual.

menaphthone. Menaftona. (V. *menadione.*)

menarche. Menarquia. Establecimiento de la menstruación.

Mendel's law. Ley de Mendel. [G. J. Mendel, naturalista austriaco, 1822-1884.] $n(DD + 2DR + RR)$; DD = prole dominante pura; RR = recesiva; DR = híbrida; n = número de la generación.

Mendel's reflex. Reflejo de Mendel. [K. Mendel, neurólogo alemán, 1874-1946.] Al percutir el dorso del pie, flexión plantar de los dedos, en ciertas situaciones.

Mendel's test. Prueba de Mendel. [F. Mendel, médico alemán, 1862-1912.] (V. *Mantoux test.*)

Mendeléeff's law. Ley de Mendeléeff. [D. I. Mendeléeff, químico ruso, 1834-1907.] Relación entre los pesos atómicos y las propiedades químicas. ‖ — **test.** Prueba de M. Reacción para el cáncer.

mendelismo. Mendelismo. Ley de Mendel.

Mendelsohn's test. Prueba de Mendelsohn. [M. A. Mendelsohn, médico alemán, 1860-1930.] Prueba de la suficiencia miocárdica, por recuperación del pulso tras el ejercicio.

Mendelson's syndrome. Síndrome de Mendelson. [Curtis L. Meldenson, anestesista norteamericano, n. en Nueva York.] Estado de shock con subsiguiente disnea, incluso asfixia, debido a la aspiración de contenido gástrico; sucede en caso de coma, anestesia o intoxicación por barbitúricos ‖ **aspiration pneumonia.** Neumonía por aspiración.

Ménetrier's disease. Síndrome de Ménetrier. [Pierre Eugene Ménetrier, 1859-1935, médico, francés n. en París.] Gastropatía hipertrófica gigante, gastritis de pliegues gigantes, en sentido estricto, aquellas con pérdida de proteínas, como gastroenteropatía exudativa, y con edemas por déficit proteico.

Menge's pessary. Pesario de Menge. [K. Menge, ginecólogo alemán, 1864-1945.] Aparato vaginal para mantener normal la posición del útero.

Ménière's disease. Enfermedad de Ménière. [Prosper Ménière, 1799-1862, médico francés, n. en París.]

M

Enfermedad debida a la hidropesía endolinfática, casi siempre unilateral, con síntomas de presentación aguda y en accesos: vértigo giratorio, acufenos e hipoacusia de percepción, con recrutamiento positivo, al principio; a intervalos, mejoría auditiva y regresión del zumbido de oidos; más tarde, hipoacusia fluctuante de tonos bajos, y finalmente sordera pancoclear. En el acceso también aparece nistagmo espontáneo, casi siempre hacia el lado enfermo, y trastornos vegetativos, náuseas, vómitos, etc. La hidropesía es consecuencia de un trastorno de la reabsorción de la endolinfa, rica en potasio, la cual, después del desgarro de la membrana de Reissner, se mezcla con la perilinfa pobre en potasio, y en el espacio perilinfático lesiona las fibras nerviosas aferentes del VIII par craneal que por él discurren. La designación **síndrome vestibular** es también un concepto global para todas las enfermedades con accesos de vértigos, hipoacusia y zumbido de oidos. ‖ **pseudoménière, Ménièrelike syndrome.** —seudosíndrome de: polineuritis cerebral menieriforme de los pares craneales V VIII, probablemente de causa infecciosa.

meningeal. Meníngeo. Relativo a las meninges.

meningematoma. Meningematoma. Hematoma de la duramadre.

meningeocortical. Meningeocortical. Relativo a las meninges y a la corteza cerebral.

meningeorrhaphy. Meningeorrafia. Sutura de las meninges.

meninges. Meninges. Membranas que envuelven el encéfalo y médula espinal.

meningioma. Meningioma. Tumor meníngeo.

meningiomatosis. Meningiomatosis. Formación de meningiomas múltiples.

meningism. Menigismo. Irritación meníngea con estado febril agudo.

meningitis. Meningitis. Inflamación de las meninges. ‖ **amebic** —. M. amebiana. ‖ **cerebral** —. M. cerebral. ‖ **eosinophilic** —. M. eosinófila. ‖**epidemic cerebrospinal** —. M. epidémica cerebrospinal. ‖ **purulent** —. M. purulenta. ‖ **septicemic** —. M. septicémica. ‖ **tuberculous** —. M. tuberculosa.

meningo-. Meningo-. Prefijo que significa «meninge», «membrana».

meningoarteritis. Meningoarteritis. Inflamación de las arterias meníngeas.

meningoblastoma. Meningoblastoma. Melanoma maligno meníngeo primario.

meningocele. Meningocele. Tumor formado por protrusión de las meninges. ‖ **spurious.** Enfermedad de Billroth.

meningococcemia. Meningococemia. Invasión de meningococos en la sangre. ‖ **acute fulminating** —. Enfermedad de Waterhouse-Friderichsen (síndrome).

meningococcus. Meningococo. Organismo de la especie *Neisseria meningitidis.*

meningocortical. Meningocortical. Relativo a las meninges y la corteza cerebral.

meningocyte. Meningocito. Histocito meníngeo.

meningoencephalitis. Meningoencefalitis. Inflamación del cerebro y de las meninges.

meningoencephalocele. Meningoencefalocele. Protrusión de las meninges y de la sustancia cerebral a través de un defecto del cráneo.

meningoencephalomyelitis. Meningoencefalomielitis. Inflamación de meninges, cerebro y médula espinal.

meningoencephalopathy. Meningoencefalopatía. Enfermedad no inflamatoria de las meninges cerebrales y del cerebro.

meningomalacia. Meningomalacia. Reblandecimiento de una membrana.

meningomyelitis. Meningomielitis. Inflamación de la médula espinal y de sus membranas.

meningomyelocele. Meningomielocele. Protrusión de parte de las meninges y de la médula espinal a través de un defecto de la columna vertebral.

meningo-osteophlebitis. Meningoosteoflebitis. Periostitis con inflamación de las venas del hueso.

meningopathy. Meningopatía. Enfermedad de las meninges.

meningorachidian. Meningorraquídeo. Relativo a la médula espinal y sus membranas.

meningoradicular. Meningorradicular. Relativo a las meninges y las raíces de los nervios espinales y craneales.

meningorrhagia. Meningorragia. Hemorragia por las membranas cerebrales o espinales.

meningosis. Meningosis. Unión de dos huesos por membranas.

meningovascular. Meningovascular. Relativo a los vasos sanguíneos de las meninges.

meninguria. Meninguria. Presencia de membranas en la orina.

meninx. Membrana. Meninge: membrana que rodea el cerebro y la médula espinal.

meniscectomy. Meniscectomía. Escisión de un menisco.

meniscitis. Meniscitis. Inflamación de un menisco.

meniscocyte. Meniscocito. Célula en forma de hoz.

meniscocytosis. Meniscocitosis. Anemia drepanocítica.

meniscosynovial. Meniscosinovial. Relativo al menisco y a la membrana sinovial.

meniscus. Menisco. Fibrocartílago interarticular (el de la rodilla, fundamentalmente).

Menkes disease. Síndrome de Menkes. [John H. Menkes, pediatra norteamericano, n. en Baltimore.] Enfermedad de la orina con olor a jarabe de arce.

meno-. Meno-. Prefijo que significa «mes».

menolipsis. Menolipsis. Interrupción temporal de la menstruación.

menometrorrhagia. Menometrorragia. Pérdida hemática uterina a intervalos irregulares.

menopause. Menopausia. Cesación de la menstruación en la mujer.

menoplania. Menoplania. Metástasis o aberración menstrual; menstruación vicaria.

menorrhagia. Menorragia. Menstruación profusa y duradera.

menorrhea. Menorrea. Flujo menstrual.

menoschesis. Menosquesis. Retención de la menstruación.

menostaxis. Menostaxis. Prolongación excesiva de la menstruación.

menses. Menstruación.

menstruation. Menstruación. Descarga cíclica, fisiológica, de la caduca uterina, con flujo sanguíneo.

menstruum. Menstruo. Flujo menstrual.

mensuration. Mensuración. Acto o proceso de medir.

mentagrophyton. Mentagrófito. Productor de la sicosis.

mental. Mental. Psíquico. || Relativo a la barbilla (mentoniano).

mentallity. Mentalidad. Actividad mental.

mentha. Menta. Planta labiada. || — **piperita.** Peppermint. || — **virilis.** Aromática, estimulante.

menthol. Mentol. Alcohol empleado como antipruriginoso o en alteraciones respiratorias, por inhalación. F.: $C_{10}H_{20}O$.

mentimeter. Mentímetro. Método para medir la capacidad mental.

mentolabial. Mentolabial. Relativo al mentón y al labio.

menton. Mentón. Parte inferior de la barbilla.

mentula. Méntula. Pene.

mentulagra. Mentulagra. Priapismo. || Encordamiento.

mentulate. Mentulado. Macrofalo.

mentum. Mentón.

mephitical. Mefítico. Gas o vapor nocivo a la inhalación.

meprednisone. Meprednisona. Glucocorticoide sintético. F.: $C_{22}H_{28}O_5$.

meprobamate. Meprobamato. Tranquilizante. Relajante. F.: $C_9H_{18}N_2O_4$.

mEq. Abreviatura de *milliequivalent.*

meralgia. Meralgia. Dolor en el muslo.

mercaptan. Mercaptan. Compuesto en el que el oxígeno de un alcohol ha sido sustituido por un átomo de S.

mercaptopurine. Mercaptopurina. Antineoplásico. F.: $C_5H_4N_4S$.

Mercier's bar. Barra de Mercier. [L. A. Mercier, urólogo francés, 1811-1882.] Lado posterior del trígono de la vejiga urinaria. ||— **valve.** Válvula de M. Pliegue que a veces cierra parcialmente el orificio vesical del uréter.

mercurial. Mercurial. Relativo al mercurio. || Preparación de mercurio.

mercurialism. Mercurialismo. Envenenamiento por sales de mercurio.

mercurialization. Mercurialización. Sujeción a la influencia del mercurio.

mercuric. Mercúrico.

mercurous. Mercurioso.

mercury. Mercurio. Elemento metálico, de símbolo Hg.

merergasia. Merergasia. Inestabilidad emocional.

meridian. Meridiano. Círculo que cruza los polos. || — **of cornea.** M. de la córnea.

meridrosis. Meridrosis. Sudoración parcial.

merism. Merismo. Repetición de partes en un organismo.

meristem. Meristema. Tejido embrionario indiferenciado de las plantas.

meristic. Merístico. Relacionado con las partes componentes de una estructura.

Merkel's corpuscles. Corpúsculos de Merkel. [F. S. Merkel, anatomista alemán, 1845-1919.] Forma de terminación nerviosa «táctil», en la submucosa de lengua y boca.

Merkel's muscle. Músculo de Merkel. [K. L. Merkel, anatomista alemán, 1812-1876.] Músculo queratocricoideo.

mermithidae. *Mermithidae.* Familia de nematodos.

mero-. Mero-. Prefijo que significa «parte».

meroacrania. Meroacrania. Acrania parcial.

meroanencephaly. Meroanencefalia. Anencefalia parcial.

meroblastic. Meroblástico. Huevo en el que sólo se segmenta el vitelo.

merocrine. Merocrino. De secreción parcial.

merocyte. Merocito. Núcleo supernumerario del huevo en caso de polispermia.

merogamy. Merogamia. (V. *microgamy.*)

merogastrula. Merogástrula. Gástrula de un huevo meroblástico.

merogenesis. Merogénesis. Segmentación.

merogony. Merogonia. Desarrollo de un organismo a partir de un fragmento de huevo.

meromorphosis. Meromoforsis. Regeneración parcial de una pérdida de sustancia.

meronecrosis. Meronecrosis. Necrosis celular.

meropia. Meropía. Ceguera parcial.

merorachischisis. Merorraquisquisis. Raquisquisis parcial.

merosmia. Merosmia. Olfación incompleta.

merotomy. Merotomía. División en segmentos.

merozoite. Merozoíto. Espora formada de un esquizonte en la reproducción esquizógena de los protozoos.

mersalyl. Mersalil. Diurético mercurial. F.: $C_{13}H_{16}Hg\,NNaO_6$.

Merseburg triad. Triada de Merseburgo. [Merseburgo, localidad alemana.] Bocio, exoftalmus y taquicardia.

merulius. *Merulius.* Género de hongo de la clase *Basidiomycetes.*

merycism. Mericismo. Rumiación.

Merzbacher-Pelizaeus disease. Enfermedad de Merzbacher-Pelizaeus. [L. Merzbacher, médico alemán, n. en 1875; F. Pelizaeus, médico alemán n. en 1850.] Leucodistrofia cerebral hereditaria progresiva.

mesad. Hacia la parte media.

M

mesal. Mesial. Cerca de la línea media.

mesangial. Mensangial. Relativo al mesangio.

mesangium. Mesangio. Membrana que sostiene los capilares renales.

mesaraic. Mesaraico. Mesentérico.

mesarteritis. Mesarteritis. Inflamación de la túnica media arterial.

mesatipellic. Pelvis cuyo índice oscila entre los 90 y 95°.

mesatipelvic. Mesatipélvico. (V. *mesatipellic.*)

mescaline. Mescalina. Alcaloide venenoso.

mesencephalitis. Mesencefalitis. Inflamación del mesencéfalo.

mesencephalon. Mesencéfalo. Cerebro medio.

mesencephalotomy. Mesencefalotomía. Producción de lesiones quirúrgicas en el encéfalo medio.

mesenchyma. Mesénquima. Tejido conectivo embrionario del mesodermo.

mesenchymal. Mesenquimal. Relativo al mesénquima.

mesenchymoma. Mesenquimoma. Tumor mesenquimatoso mixto.

mesenterectomy. Mesenterectomía. Resección del mesenterio.

mesenteric. Mesentérico. Relativo al mesenterio.

mesenteriolum. Mesenteriolo. Mesenterio pequeño.

mesenteriopexy. Mesenteriopexia. Fijación del mesenterio.

mesenteriorrhaphy. Mesenteriorrafia. Sutura del mesenterio.

mesenteritis. Mesenteritis. Inflamación del mesenterio.

mesenterium. Mesenterio. Membrana que fija diversas porciones del intestino a la pared posterior.

mesentery. Mesenterio. (V. *mesenterium.*)

mesentoderm. Mesentodermo. Capa celular del embrión primitivo.

mesentorrhaphy. Mesentorrafia. Sutura del mesenterio.

mesial. Medial. Cerca de la línea media.

mesion. Mesión. Plano medio longitudinal del cuerpo.

mesmerism. Mesmerismo. [F. A. Mesmer. 1733-1815.] Magnetismo animal. Hipnotismo.

meso-. Meso-. Prefijo que significa «medio».

mesoappendix. Mesoapéndice. Mesenterio del apéndice.

mesobilirubin. Mesobilirrubina. Forma de bilirrubina reducida. F.: $C_{33}H_{44}O_6N_4$.

mesobilirubinogen. Mesobilirrubinógeno. Forma reducida de bilirrubina.

mesoblast. Mesoblasto. Mesodermo.

mesocardia. Mesocardia. Corazón en la línea media torácica.

mesocecum. Mesociego. Meso del ciego.

mesocephalon. Mesocéfalo. (V. *mesencephalon.*)

mesochondrium. Mesocondrio. Matriz en la cual están incluidos los elementos celulares del cartílago hialino.

meschord. Mesocordio. Repliegue del amnios que adhiere el cordón umbilical a la placenta.

mesochoroidea. Mesocoroides. Cubierta central de la coroides.

mesocolon. Mesocolon. Meso que fija el colon a la pared abdominal posterior.

mesocolopexy. Mesocolopexia. Operación de suturar el mesocolon.

mesocord. Mesocordio. (V. *mesochord.*)

mesocornea. Mesocórnea. Sustancia propia de la córnea.

mesocuneiform. Mesocuneiforme. Cuña media.

mesocyts. Mesocitos. Repliegue peritoneal que fija la vesícula biliar a la inferior del hígado.

mesocytoma. Mesocitoma. Tumor del tejido conjuntivo.

mesoderm. Mesodermo. Capa media del blastodermo del que derivan el tejido conjuntivo óseo, cartilaginoso, etc.

mesodermal. Mesodérmico. Relativo al mesodermo.

mesodermic. Mesodérmico. Relativo al mesodermo.

mesodiastolic. Mesodiastólico. Relativo a la mitad de la diástole.

mesodont. Mesodonto. Que tiene un índice dental entre 42 y 44.

mesodontism. Mesodontismo. Con un índice dentario entre 42 y 44.

mesoduodenal. Mesoduodenal. Relativo al mesoduedeno.

mesoduodenum. Mesoduodeno. Mesoduodenal.

mesoepididymis. Mesoepidídimo. Pliegue de la túnica vaginal.

mesoesophagus. Mesoesófago. Porción primitiva del mesenterio que engloba el esófago.

mesogaster. Mesogastrio. Porción del primitivo mesenterio que engloba el estómago.

mesogastrium. Mesogastrio. (V. *mesogaster.*)

mesoglia. Mesoglía. Microglía. || Oligodendroglía.

mesoglioma. Mesoglioma. Tumor de la mesoglía.

mesogluteus. Mesoglúteo. Músculo glúteo mediano.

mesognathous. Mesognático. Con un índice alveolar entre 98 y 103.

mesohyloma. Mesohiloma. Mesotelioma.

mesohypoblast. Mesohipoblasto. Mesentodermo.

mesoileum. Mesoíleon. Mesenterio del íleon.

mesojejunum. Mesoyeyuno. Mesenterio del yeyuno.

mesolepidoma. Mesolepidoma. Tumor de tejido derivado del mesotelio embrionario persistente.

mesolobus. Mesolóbulo. Cuerpo calloso.

mesology. Mesología. Ecología.

mesomelic. Mesomélico. Relativo a la porción media de los miembros.

mesomere. Mesómera. Blastómera mediana.

mesometrium. Mesometrio. Capa muscular media del útero.

mesomorph. Mesomorfo. Persona de mediana estatura.

mesomucinase. Mesomucinasa. Enzima testicular necesaria para la fertilización.

mesomula. Mesomula. Periodo primitivo embrionario.

meson. Mesón.

mesonasal. Mesonasal. Situado en la mitad de la nariz.

mesonephroma. Mesonefroma. Tumor derivado del mesonefros.

mesonephros. Mesonefros. Organo excretor embrionario.

meso-omentum. Mesoomento. Pliegue por el que se fija el omento a la pared abdominal.

mesophile. Mesófilo. Organismo que se desarrolla entre 20 y 45° C.

mesophlebitis. Mesoflebitis. Inflamación de la túnica media venosa.

mesophragma. Mesofragma. Línea de Hensen.

mesoprosopic. Mesoprosópico. Que tiene la cara regularmente ancha.

mesorachischisis. Mesorraquisquis. Fisura en la porción media de la columna vertebral.

mesorchium. Mesorquio. Pliegue peritoneal que envuelve el testículo fetal en el abdomen.

mesorectum. Mesorrecto. Mesorrectal.

mesoretina. Mesorretina. Porción media de las capas retinianas.

mesoropter. Mesorópter. Posición normal de los ojos.

mesorrhaphy. Mesorrafia. (V. *mesenteriorrhaphy.)*

mesorrhine. Mesorrino. Que tiene un índice nasal entre 48 y 53.

mesolsapinx. Mesosálpinx. Parte del ligamento uterino que sujeta la trompa de Falopio.

mesoscapula. Mesoescápula. Espina de la escápula.

mesoseme. Mesosemo. Que tiene un índice orbitario entre 83 y 90°.

mesosigmoid. Mesosigmoide. Mesenterio del colon sigmoideo.

mesosigmoiditis. Mesoigmoiditis. Inflamación del mesosigmoide.

mesosigmoidopexy. Mesosigmoidopexia. Sutura del mesosigmoide.

mesosoma. Mesosomo. De estatura mediana.

mesosomatous. Mesosomatoso. De estatura mediana.

mesosome. Mesosoma. Invaginación de la membrana celular, en ciertas bacterias.

mesosternum. Mesosternón. Cuerpo del esternón.

mesostroma. Mesostroma. Tejido fibroso embrionario del que derivan las membranas de Bowman y de descemet.

mesosyphilis. Mesosíflis. Sífilis secundaria.

mesosystolic. Mesosistólico. Relativo a los fenómenos de la mitad de la sístole.

mesotendinuem. Mesotendón. Pliegue que fija el tendón a su vaina fibrosa.

mesothelioma. Mesotelioma. Tumor maligno derivado del tejido mesotelial.

mesothelium. Mesotelio. Capa de células derivadas del mesodermo.

mesothenar. Mesotenar. Músculo aductor del pulgar.

mesothorium. Mesotorio. Producto de la desintegración del torio.

mesotropic. Mesotrópico. Situado en la parte media de una cavidad.

mesovarium. Mesovario. Repliegue peritoneal que mantiene el ovario en su situación normal.

Met. Abreviatura de *methionine.*

met. Unidad de medida de la producción de calor corporal.

meta-. Meta-. Prefijo que significa «más allá», «junto a», «entre», «con».

meta-arthritic. Metaartrítico. Que sucede como consecuencia de la artritis.

metabasis. Metábasis. Cambio en el curso de una enfermedad. || Metástasis.

metabiosis. Metabiosis. Simbiosis en la que sólo se beneficia uno de los organismos.

metabolic. Metabólico. Relativo al metabolismo.

metabolimeter. Metabolímetro. Aparato para medir el metabolismo basal.

metabolimetry. Metabolimetría. Medida del metabolismo basal.

metabolism. Metabolismo. Procesos físicos y químicos que transforman las sustancias producidas o ingeridas en el organismo. || basal —. M. basal.

metabolite. Metabolito. Sustancia derivada del metabolismo.

metabolizable. Metabolizable. Capaz de ser transformado por metabolismo.

metabolon. Metabolon. Materia con existencia transitoria.

metacarpal. Metacarpiano. Hueso del metacarpo. || Relativo al metacarpo.

metacarpectomy. Metacarpectomía. Resección de un hueso metacarpiano.

metacarpophalangeal. Metacarpofalángico. Relativo al metacarpo y a las falanges.

metacarpus. Metacarpo. Parte de la mano entre carpo y dedos.

metacercaria. Metacercaria. Periodo quístico de los trematados.

metachemical. Metaquímica. Más allá de los límites de la química.

metachromasia. Metacromasia. Cambio de color de colorantes en contacto con otras sustancias.

metachromatic. Metacromático. Que tiñe de color distinto del colorante empleado.

metachromatic leukodystrophy. Síndrome de Greenfield, leucodistrofia metacromática. [Joseph G. Greenfiled, 1884-1958, neuropatólogo inglés, n. en Londres.] Esclerosis cerebral progresiva debida a un trastorno enzimático en el metabolismo lipídico con desmielinización y destrucción de la oligodendroglia. Se inicia en el segundo tercer año de vida con trastornos del sueño y del comportamiento, y llega a la afaxia de expresión, amaurosis, parálisis espásticas y oligofrenia, con muerte subsiguiente a la rigidez de descerebración.

metachromatism. Metacromatismo. (V. *metachromasia.).*

metachromia. Metacromía. (V. *metachromasia.)*

M

metachromophil. Metacromófilo. Que se tiñe de modo diferente con un colorante determinado.

metachromosome. Metacromosoma. Uno de los dos pequeños cromosomas que se unen en la última fase de la división del espermatocito.

metachronous. Metacrono. Que ocurre en diferentes tiempos.

metachrosis. Metacrosis. Cambio de color en los animales.

metachysis. Metaquisis. Transfusión de sangre.

metacinesis. Metacinesis. Movimientos de separación de las estrellas hijas en la mitosis.

metacoele. Metacelio. Metacelo. Espacio que con el epicelio forma el cuarto ventrículo cerebral.

metacoeloma. Metaceloma. Porción del celoma embrionario del que se forma la cavidad pleuroperitoneal.

metacone. Metacono. Cúspide externa posterior de un molar superior.

metaconid. Metaconida. Cúspide interna anterior de un molar inferior.

metacresol. Metacresol. Una de las tres formas isómeras del cresol.

metacyesis. Metaciesis. Embarazo extrauterino.

metaduodenum. Metaduodeno. Porción del duodeno distal.

metagaster. Metagastrio. Conducto intestinal permanente en el embrión.

metagastrula. Metagástrula. Gástrula que difiere del tipo normal.

metagelatin. Metagelatina. Sustancia producida por tratamiento de la gelatina con ácido oxálico.

metagenesis. Metagénesis. Alternancia de generaciones.

metagglutinin. Metaglutinina. Aglutinina parcial.

metaglobulin. Metaglobulina. Fibrinógeno.

metagonimiasis. Metagonimiasis. Infección por *Metagonimus.*

metagonimus. *Metagonimus.* Género de trematodos.

metagrippal. Metagripal. Estado posterior a la gripe.

metahemoglobin. Metahemoglobina. (V. *methemoglobin.)*

metaicteric. Metaictérico. Que ocurre después de la icteria.

metainfective. Metainfeccioso. Posterior a un proceso infeccioso.

metakinesis. Metacinesis. Metafase.

metal. Metal Nombre de una serie de cuerpos simples, con determinadas características.

metalbumin. Metalbúmina. Seudomucina.

metaldehyde. Metaldehído. Cuerpo cristalino polímero del acetaldehído.

metallaxis. Metallaxis. Cambio en un órgano por un proceso patológico.

metallergy. Metalergia. Estado alérgico específico.

metallesthesia. Metalestesia. Reconocimiento de los metales por el sentido del tacto.

metallic. Metálico.Relativo al metal.

metallization. Metalización. Impregnación con metales.

metallized. Metalizado. Tratado con metales.

metalloid. Metaloide.

metallophobia. Metalofobia. Fobia a los metales.

metalloplastic. Metaloplástico. Relativo al empleo de los metales con fines plásticos.

metalloporphyrin. Metaloporfirina. Combinación de metal con porfirina.

metalloscopy. Metaloscopia. Observación de los efectos de la aplicación de metal en el cuerpo.

metallotherapy. Metaloterapia. Tratamiento de las enfermedades por aplicación de metales sobre la piel.

metal-sol. Metal-sol. Solución coloidal de un metal.

metamere. Metámera. Serie de segmentos homólogos del cuerpo de un animal.

metamerism. Metamerismo. Tipo de isomerismo estructural.

metamorphopsia. Metamorfopsia. Trastorno visual.

metamorphosis. Metamorfosis. Cambio de forma o estructura.

metamyeolocyte. Metamielocito. Precursor de la serie granulocítica.

metanephros. Metanefros. Riñón permanente embrionario.

metanucleus. Metanúcleo. Núcleo del huevo después de su exclusión de la vesícula germinativa, durante el periodo de maduración.

metapeptone. Metapeptona. Producto de la digestión intermedio entre la dipeptona y la parapeptona.

metaphase. Metafase. Segundo estadio de la mitosis o meiosis.

metaphrenia. Metafrenia. Estado mental con cambios de ideas.

metaphyseal. Metafisial. Relativo a la metáfisis.

metaphyseal chondrodysplasia with dwarfism, pancreatic insufficiency and neutropenia. Síndrome de Burke. [Valerie Burke, pediatra australiano, n. en Melbourne.] Trastorno del desarrollo esquelético que se hereda con carácter autosómico recesivo; se manifiesta como una disostosis metafisaria, sobre todo en la cadera, la rodilla y las costillas; se combina con alteraciones hematológicas, neutropenia cíclica y anemia por hipoplasia de la médula osea, así como disfunción pancreática, insuficiencia excretora con sintomatología de malabsorción.

metaphysial. Metafisial. (V. *metaphyseal.)*

metaphysis. Metáfisis. Parte distal y esponjosa de la diáfisis.

metaphysitis. Metafisitis. Inflamación de la metáfisis de un hueso largo.

metaplasia. Metaplasia. Cambio de un tejido en otro.

metaplasis. Metaplasis. Estado de desarrollo completo.

metaplsm. Metaplasma. Deutoplasma.

metaplexus. Metaplexo. Plexo coroideo del cuarto ventrículo.

metapneumonic. Metaneumónico. Consecutivo a la neumonía.

metapodialia. Metapodialia. Término que engloba los huesos del metacarpo y del metatarso.

metapohysis. Metapófisis. Eminencia mamilar en las apófisis articulares superiores de ciertas vértebras.

metapyschology. Metapsicología. Término aplicado a varias teorías filosóficas.

metaraminol. Metaraminol. Adrenérgico con potente actividad vasopresora.

metargon. Metargón. Isótopo del argón, de peso atómico 38.

metarteriole. Metarteriola. Capilar arterial.

metasomatome. Metasomatoma. Constricción entre protovértebras contiguas.

metastable. Metastable. No totalmente estable.

metastasis. Metástasis. Extensión de la enfermedad de un órgano a otro no directamente relacionado con aquél.

metastatic. Metastático. Relativo a las metástasis.

metasternum. Metasternón. Apéndice xifoides.

metastrongylidae. *Metastrongylidae.* Familia de nematodos.

metastrongylus. *Metastrongylus.* Género de nematodos de la familia *Metastrongylidae.*

metasynapsis. Metasinapsis. Sinapsis de los cromosomas extremo con extremo.

metasyncrisis. Metasincrisis. Regeneración del cuerpo o de una de sus partes.

metasyndesis. Metasindesis. (V. *metasynapsis.*)

metasyphilis. Metasífilis. Sífilis congénita con degeneración general, pero sin sifílides.

metatarsal. Metatarsiano. Relativo al metatarso.

metatarsalgia. Metatarsalgia. Dolor en el metatarso.

metatarsectomy. Metatarsectomía. Extirpación del metatarso.

metatarsofalangeal. Metatarsofalángico. Relativo al metatarso y a las falanges de los dedos.

metatarsus. Metatarso. Parte del pie entre el tarso y los dedos.

metathalamus. Metatálamo. Parte del diencéfalo compuesto por los cuerpos geniculados medial y lateral.

metathesis. Metátesis. Traslación artificial de un proceso patológico.

metathrombin. Metatrombina. Combinación inactiva de trombina y antitrombina.

metatrophia. Metatrofia. Atrofia por malnutrición. || Cambio en la dieta.

metatypic. Metatípico. Disposición atípica de los tejidos en los tumores.

metazoa. Metazoos. División del reino animal que comprende los seres caracterizados por la segementación del óvulo.

Metchnikoff's theory. Teoría de Metchnikoff. [I. I. Metchnikoff, zoólogo ruso, 1845-1916.] El resultado de la lucha entre bacterias, leucocitos y fagocitos es la inflamación.

metencephalon. Metencéfalo. Porción anterior del romboencéfalo.

meteorism. Meteorismo. Presencia de gas en el intestino.

meteoropathology. Meteoropatología. Patología de las situaciones causadas por las condiciones atmosféricas.

meteoropathy. Meteoropatía. Alteración por las condiciones climáticas.

meteorophobia. Meteorofobia. Temor patológico a los meteoros.

meteororesistant. Meteororresistente. Insensible a los cambios atmosféricos.

meteorosensitive. Meteorosensivo. Anormalmente sensible a las variaciones climáticas.

meteorotropic. Meteorotrópico. Influido por la situación atmosférica.

metepencephalon. Metepencéfalo. (V. *myelencephalon.*)

meter. Metro. Unidad de medida en el sistema métrico equivalente a 39,37 pulgadas.

metergasis. Metergasis. Cambio de función.

methacycline. Metaciclina. Antibiótico semisintético de amplio espectro. F.: $C_{22}H_{22}N_2O_8$.

methadone hydrochloride. Cloridrato de metadona. Sus acciones son parecidas a las de la morfina y heroína. Se emplea como analgésico y como supresor del síndrome de abstinencia narcótica y en el tratamiento de la adicción a la heroína.

methanol. Metanol. Alcohol metílico (disolvente). F.: CH_3OH.

methemoglobin. Metahemoglobina. Formada por oxidación incompleta de la hemoglobina.

methemoglobinemia. Metahemoglobinemia. Presencia de metahemoglobina en sangre.

methemoglobinuria. Metahemoglobinuria. Presencia de metahemoglobina en la orina.

methenamine. Urotropina. Metenamina. Aminoformo. (V. *animoform.*)

methionine. Metionina. Aminoácido esencial. F.: $C_5H_{11}NO_2S$.

method. Método. Forma de practicar un acto u operación.

methodology. Metodología. Ciencia del método.

methomania. Metomanía. Dipsomanía.

methotrexate. Metotresate. (V. *amethopterin.*)

methyl. Metilo. Radical CH_3—.

methylate. Metilato. Compuesto de alcohol metílico y una base.

methylation. Metilación. Sustitución de átomos de hidrógeno por grupos metílicos.

methyldopa. Metildopa. Agente hipotensor.

methylene. Metileno. Radical bivalente CH_2 del metano. || **blue** —. Azul de m.

methylmercaptano. Metilmercaptano. Gas formado en el intestino por descomposición proteica. Responsable del fetor hepático.

methylprednisolone. Metilprednisolona. Glucocorticoide sintético. F.: $C_{22}H_{30}O_5$.

methyltestosterone. Metiltestosterona. Andrógeno sintético. F.: $C_{20}H_{30}O_2$.

methyltheobromine. Metilteobromina. Cafeína.

M

methylthiouracil. Metiltiouracilo. Sustancia cristalina usada en el tratamiento del hipertiroidismo. F.: $C_5H_6N_2OS$.

methyltransferase. Metiltransferasa. Enzima que cataliza la transmetilación.

methysergide. Metisergida. Potente antagonista de la serotonina. F.: $C_{21}H_{27}N_3O_2$.

metiamide. Metiamida. Potente antagonista de la histamina. H_2. F.: $C_9H_{16}N_4S_2$.

metoclopramide hydrochrloride. Hidrocloruro de metoclopramida. Antidiurético. F.: $C_{14}H_{22}ClN_3O_2$ • HCl.

metopagus. Metópago. (V. *metopopagus.*)

metopic. Metópico. Frontal.

metopion. Metopión. Punto en la línea media de la frente.

metopism. Metopismo. Continuación de la sutura metópica en lavida adulta.

metopo-. Metopo-. Prefijo que indica relación con la frente.

metopodynia. Metopodinia. Dolor frontal.

metopopagus. Metópago. Monstruo fetal doble unido por la frente.

metopoplasty. Metopoplastia. Cirugía plástica de la frente.

metoposcopy. Metoposcopia. Análisis del carácter basado en la frente.

metorchis. *Metorchis.* Género de trematodos.

metoxenous. Metóxeno. Que requiere dos huéspedes para el ciclo completo.

metoxeny. Metoxenia. Metaxenia. Condición de ser metóxeno.

metra-. Metra-. Prefijo que significa «útero».

metralgia. Metralgia. Dolor en el útero.

metratomy. Metratomía. Histerectomía.

metratonia. Metratonía. Atonía uterina.

metratophia. Metratrofía. Atrófia uterina.

metre. Metro (V. *meter.*)

metrechoscopy. Metroscopia. Medición, auscultación e inspección.

metrectasia. Metrectasia. Dilatación del útero no grávido.

metrectomy. Metrectomía. Histerectomía.

metrectopia. Metrectopía. Desplazamiento del útero.

metreurynter. Metreurínter. Saco insuflable para la dilatación del cuello uterino.

metreurysis. Metreurisis. Dilatación del cuello uterino con el metreurínter.

metriocephalic. Metrocefálico. Cráneo con un índice vertical entre 72 y 77.

metritis. Metritis. Inflamación del útero.

metrocarcinoma. Metrocarcinoma. Carcinoma de endometrio.

metrocele. Metrocele. Hernia uterina. Histerocele.

metrocolpocele. Metrocolpocele. Hernia del útero y la vagina.

metrocystosis. Metroquistosis. Formación de quistes en el útero.

metrocyte. Metrocito. Célula madre.

metrodynia. Metrodinia. Dolor en el útero.

metroendometritis. Metroendometritis. Inflamación del útero y de sus membranas mucosas.

metrofibroma. Metrofibroma. Fibroma uterino.

metrogenous. Metrógeno. Derivado del útero.

metrography. Metrografía. Histerografía.

metroleukorrhea. Metroleucorrea. Leucorrea de origen uterino.

metrology. Metrología. Ciencia que trata del útero y sus medidas.

metrolymphangitis. Metrolinfangitis. Inflamación de los conductos linfáticos del útero.

metromalacia. Metromalacia. Reblandecimiento uterino anormal.

metromalacoma. Metromalacia. (V. *metromalacia.*)

metromenorrhagia. Metromenorragia. Metrorragia y menorragia.

metronidazole. Metronidazol. Antiamebiano. F.: $C_9H_9N_3O_3$.

metronoscope. Metronoscopio. Instrumento para corregir la alteración de coordinación de los movimentos oculares.

metroparalysis. Metroparálisis. Parálisis del útero.

metropathia. Metropatía. Enfermedad o alteración uterina. ‖ — **hemorrhagica.** Hemorragia uterina esencial.

metropathy. Metropatía. (V. *metropathia.*)

metroperitoneal. Metroperitoneal. Relativo al útero y al peritoneo.

metroperitonitis. Metroperitonitis. Inflamación del útero y el peritoneo.

metrophlebitis. Metroflebitis. Inflamación de las venas del útero.

metroplasty. Metroplastia. Cirugía plástica del útero.

metroptosis. Metroptosis. Prolapso uterino.

metrorrhagia. Metrorragia. Hemorragia uterina.

metrorrhea. Metrorrea. Flujo anormal por la matriz.

metrorrhexis. Metrorrexis. Rotura uterina.

metrosalpingitis. Metrosalpingitis. Inflamación del útero y la trompa de Falopio.

metroscope. Metroscopio. Histeroscopio.

metrostaxis. Metrostaxis. Hemorragia utierna escasa, pero persistente.

metrostenosis. Metrostenosis. Estenosis de la cavidad uterina.

Mett's test. Prueba de Mett. [E. L. P. Mett, médico alemán del siglo XIX.] Prueba para determinar la pepsina.

Meulengracht's diet (method). Dieta de Meulengracht. [E. Meulengracht, médico danés, n. en 1887.] Para determinar los pigmentos biliares en el suero.

Meulengracht's syndrome. Síndrome de Meulengracht. Constituye la hiperbilirrubinemia más frecuente, no hemolítica, hereditaria autosómica dominante, debida a una alteración del transporte intracelular de la bilirrubina, juntoa un supuesto trastorno de la conjugación de la bilirrubina con ácido glucurónico. Se presenta con: subictericia, sólo a expensas de aumento de la bilirrubina indirecta, astenia y esplenomegalia. Tanto la resistencia osmótica eritrocitaria y la excreción de urobilinógeno como la histología hepática son típicamente normales, así como las pruebas de función hepática. Tiene buen pronóstico.

Meyer's disease. Enfermedad de Meyer. [H. W. Meyer, médico danés, 1824-1895.] Hipertrofia de las amígdalas faríngeas.

Meyer's organ. Organo de Meyer. [G. H. von Meyer, anatomista suizo, 1815-1892.] Acumulación de glándulas cerca de la lengua. || — **rings.** Anillos de M. Pesario circular de goma blanca. || — **sinus.** Seno de M. Depresión en el suelo del metao auditivo externo.

Meyerhof. O. F. Meyerhof, fisiólogo alemán (1884-1951), premio Nobel en 1922.

Meynert's bundle. Fascículo de Meynert. [T. H. Meynert, fisiólogo y psiquiatra austriaco, 1833-1892.] Fascículo de fibras nerviosas, desde la habénula hasta el espacio interpendicular. || — **commisure.** Comisura de M. Fibras nerviosas desde el suelo del tercer ventrículo hasta el cuerpo subtalámico. || — **decussation.** Decusación de M. En el mesencéfalo. || — **fibres.** Fibras de M. Desde el cuerpo cuadrigémino anterior hasta el nervio oculomotor. || — **layer.** Capa de M. C. de células piramidales en la corteza cerebral.

Meynt's nodes. Nódulos de Meynet. [P. C. H. Meynet, médico francés, 1831-1892.] En el reumatismo articular agudo.

μf. Abreviatura de *microfarad*.

MF. Abreviatura de *mitogenic factor*.

MFD. Abreviatura de *minimum fatal dose*.

Mg. Símbolo químico del magnesio.

mg. Abreviatura de *miligram*.

μg. Abreviatura de *microgram*.

μγ. Abreviatura de microgamma (picogramo).

MgO. Fórmula del óxido de magnesio.

MgSO₄. Fórmula del sulfato de magnesio.

MHA. Abreviatura de *major histocompatibility antigen*.

MHC. Abreviatura de *major histocompatibility complex*.

MHD. Abreviatura de *minimum hemolytic dose*.

MHS. Abreviatura de *main histocompatibility system*.

MHY. Abreviatura de *mouse hepatitis virus*.

mmHg. Abreviatura de *milimeters of mercury*.

miasm. Miasma. Emanaciones nocivas.

miasma. Miasma. (V. *miasm.*)

Mibelli's disease. Enfermedad de Mibelli. [V. Mibelli, dermatólogo italiano, 1860-1910.] Poroqueratosis.

MIC. Concentración inhibitoria mínima.

mica. Mica. Partícula pequeña. || Grupo de compuestos de silicato de aluminio.

mication. Micación. Movimiento rápido.

micatosis. Micatosis. Neumoconiosis por inhalación de partículas de mica.

micella. Micela. Partícula coloidal formada por agregación de partículas pequeñas.

micelle. Micela. (V. *micella.*)

Michaelis's rhomboid. Romboide de Michaelis. [G. A. Michaelis, ginecólogo alemán, 1798-1848.] Zona en la parte inferior de la espalda.

micranatomy. Microanatomía. Anatomía microscópica. Histología.

micrangium. Capilar.

micrencephalia. Micrencefalia. (V. *micrencephaly.*)

micrencephalon. Micrencéfalo. Microcéfalo. || Cerebelo.

micrencephalous. Micrencefálico. Que tiene el cerebro pequeño.

micrencephaly. Micrencefalia. Microcefalia.

micro-. Micro-. Prefijo que significa «pequeño».

microabscess. Microabceso. Colección de pus muy pequeña localizada.

microadenoma. Microadenoma. Adenoma de diámetro inferior a 10 mm.

microadenopathy. Microadenopatía. Infiltración de los ganglios linfáticos, con mínimo aumento del tamaño.

microaerophile. Microaerófilo. Bacteria que requiere una mínima cantidad de oxígeno libre.

microaerophilic. Microaerófilo. (V. *microaerophile.*)

microaerotonometer. Microaerotonómetro. Instrumento para medir el volumen de gases en la sangre.

microanalysis. Microanálisis. Análisis de cantidades muy pequeñas de material.

microanastomosis. Microanastomosis. Anastomosis de estructuras tubulares muy pequeñas.

microanatomy. Microanatomía. Histología.

microaneurysm. Microaneurisma. Aneurisma microscópica.

microangiopathy. Microangiopatía. Enfermedad de los vasos sanguíneos pequeños.

microangioscopy. Microangioscopia. Capilaroscopia.

microbacterium. *Microbacterium.* Género de microorganismos de la familia *Corynebacteriaceae.*

microbe. Microbio. Organismo visible solamente con ayuda del microscopio.

microbian. Microbiano. Relativo a los microbios.

microbicidal. Microbicida. Que destruye los microbios.

microbiohemia. Microbiohemia. Presencia de microbios en sangre.

microbiological. Microbiológico. Relativo a la microbiología.

microbiology. Microbiología. Ciencia que estudia los microorganismos.

microbiophobia. Microbiofobía. Temor a los microbios.

microbiophotometer. Microbiofotómetro. Aparato para medir el crecimiento bacteriano en cultivos.

microbioscope. Microbioscopio. Microscopio para observar los microbios.

microbiosis. Microbiosis. Situación patológica producida por microbios.

microbism. Microbismo. (V. *microbiosis.*)

microblast. Microblasto. Eritocito de tamaño pequeño.

M

microblepharia. Microblefaria. Microbléfaron. Disminución anormal de la dimensión vertical de los párpados.

microbrachius. Microbraquio. Feto con brazos anormalmente pequeños.

microcalorie. Microcaloría. Calor preciso para elevar la temperatura de 1 cm³ de agua de 0 a 1° C.

microcardia. Microcardia. Corazón pequeño.

microcaulia. Microcaulia. Pene anormalmente pequeño.

microcentrum. Microcentro. Centrosoma.

microcephalia. Microcefalia. (V. *microcephaly.*)

microcephalic. Microcefálico. Que presenta microcefalia.

microcephalism. Microcefalismo. (V. *microcephaly.*)

microcephalus. Microcéfalo. Individuo con microcefalia.

microcephaly. Microcefalia. Con la cabeza anormalmente pequeña.

microcheilia. Microqueilia. Pequeñez anormal de los labios.

microchiria. Microquiria. Pequeñez anormal de las manos.

microchemistry. Microquímica. Estudio de la química microscópica.

microcinematography. Microcinematografía. Cinematografía de los objetos microscópicos.

microcirculation. Microcirculación. Circulación sanguínea por los pequeños vasos.

microclyster. Microclisma. Enema de escasa cuantía.

microcnemia. Microcnemia. Tamaño corto de las piernas.

micrococcus. *Micrococus.* Género de microorganismos de la familia *Micrococcaceae.*

microcolon. Microcolon. Colon anormalmente pequeño.

microcolony. Microcolonia. Colonia microscópica de bacterias.

microcoria. Microcoria. Pequeñcz anormal de la pupila.

microcornea. Microcórnea. Córnea anormalmente pequeña.

microcyst. Microquiste. Quiste muy pequeño.

microcytase. Microcitasa. Citasa producida por los micrófagos.

microcyte. Microcito. Eritrocito anormalmente pequeño.

microcythemia. Microcitemia. Presencia en sangre de microcitos.

microcytosis. Microcitosis. (V. *microcythemia.*)

microdactylia. Microdactilia. Pequeñez anormal de los dedos.

microdactyly. Microdactilia. (V. *microdactylia.*)

microdissection. Microdisección. Disección por inspección microscópica.

microdontia. Microdontismo. Anormal pequeñez de los dientes.

microdontism. Microdontismo. (V. *microdontia.*)

microdose. Microdosis. Dosis muy pequeña.

microembolus. Microémbolo. Embolo microscópico.

microfilaremia. Microfilaremia. Presencia de microfilarias en sangre.

microfilaria. Microfilaria. Larva de filaria en la sangre.

microflora. Microflora. Flora microscópica.

microgamete. Microgameto. Flagelo reproductor que fecunda el macrogameto en la anisogamia.

microgametocyte. Microgametocito. Célula que produce microgametos.

microgamma. Microgamma. Picogramo.

microgamy. Microgamia. Conjunción de gametos de menor tamaño que las células somáticas.

microgastria. Microgastria. Pequeñez congénita del estómago.

microgenesis. Microgénesis. Desarrollo anormalmente pequeño de una parte.

microgenia. Microgenia. Pequeñez anormal de la barbilla.

microgenitalism. Microgenitalismo. Pequeñez anormal de los genitales externos.

microglia. Microglia. Células intersticiales del mesoderno que forman parte del soporte del sistema nervioso central.

microglioma. Microglioma. Tumor compuesto por células de la microglia.

microglossia. Microglosia. Pequeñez anormal de la lengua.

micrognathia. Micrognacia. Pequeñez congénita del maxilar inferior.

microgram. Microgramo. Millonésima parte del gramo.

micrography. Micrografía. Examen al microscopio. ‖ Descripción de objetos microscópicos.

microgyria. Microgiria. Desarrollo escaso de las circunvoluciones cerebrales.

microhepatia. Microhepatía. Pequeñez anormal del hígado.

microhistology. Microhistología. Histología microscópica.

microhm. Microohmio. Millonésima parte del ohmio.

microinfarct. Microinfarto. Infarto de corta intensidad.

microlesion. Microlesión. Lesión microscópica.

microleukoblast. Microleucoblasto. Mieloblasto.

microliter. Microlito. Millonésima parte del litro.

microlith. Microlito. Cálculo microscópico.

microlithiasis. Microlitiasis. Formación de cálculos microscópicos en un órgano.

micromandible. Micromandíbula. Pequeñez extrema de la mandíbula.

micromanipulation. Micromanipulación. Actuación médica mediante micromanipuladores.

micromanipulator. Micromanipulador. Pieza aplicada al microscopio para manipular instrumentos usados en el examen o disección de objetos microscópicos.

micromastia. Micromastia. Pequeñez anormal de las mamas.

micromegalopsia. Micromegalopsia. Visión alternativa de los objetos demasiado grandes y demasiado pequeños.

micromegaly. Micromegalia. Pregeria.

micromelia. Micromelia. Desarrollo anormalmente pequeño de los miembros.

micromelus. Micromelo. Individuo que presenta micromelia.

micromere. Micrómera. Blastómera de pequeño tamaño.

micrometabolism. Micrometabolismo. Metabolismo estudiado mediante micrométodos.

micrometer. Micrómetro. Instrumento para medir los objetos examinados al microscopio.

micrometry. Micrometría. Medida de objetos microscópicos.

micromicron. Micromicrón. Millonésima parte de la micra.

micromillimeter. Micromilímitro. Milimicrón.

micromolecular. Micromolecular. Compuesto por moléculas pequeñas.

micromyelia. Micromielia. Médula espinal anormalmente pequeña.

micromyeloblast. Micromieloblasto. Mielocito inmaduroU

micron. Micrón. Micra. Unidad de medida equivalente a 10⁻⁶ metros.

microneedle. Microaguja. Aguja de cristal muy fina, empleada en cirugía.

microneurosurgery. Microneurocirugía. Cirugía neurológica microscópica.

micronize. Micronizar. Reducir al polvo fino.

micronodular. Micronodular. Caracterizado por la presencia de micronódulos.

micronucleus. Micronúcleo. Núcleo pequeño. ‖ Núcleo de los infusorios.

micronychia. Microniquia. Pequeñez anormal de las uñas.

microorganic. Microorgánico. Relativo a un microorganismo.

microorganism. Microorganismo. Organismo vivo diminuto, generalmente microscópico.

microparasite. Microparásito. Microorganismo parásito.

micropathology. Micropatología. Suma de conocimientos relativos a los cambios patológicos microscópicos.

micropenis. Micropene. (V. *microphallus.*)

microphage. Micrófago. Fagocito de pequeño tamaño.

microphagocyte. Microfagocito. (V. *microphage.*)

microphakia. Microfaquia. Pequeñez anormal del cristalino.

microphallus. Microfalo. Con el pene poco desarrollado.

microphobia. Microfobia. Temor patológico a lo pequeño.

microphthalmia. Microftalmia. Pequeñez anormal de uno de los dos ojos.

microphthalmos. Microftalmia. (V. *microphthalmia*).

microphthalmus. Microftalmos. Persona afectada por microftalmos.

microphyte. Micrófito. Organismo vegetal microscópico.

micropodia. Micropodia. Pequeñez anormal de los pies.

micropolariscope. Micropolariscopio. Polariscopio encajado en un microscopio.

micropolygiria. Micropoligiria. Polimicrogiria.

microprecipitation. Microprecipitación. Precipitación microscópica.

microprojection. Microproyección.

microprosopus. Microprósopo. Feto con la cara poco desarrollada.

micropsia. Micropsia. Situación en la que los objetos se ven más pequeños de lo que son.

micropus. Micropus. Persona con los pies anormalmente pequeños.

micropyle. Micropilo. Abertura en la membrana que rodea el óvulo en ciertas especies.

microradiography. Microrradiografía. Radiografía de una muestra microscópica.

microrchidia. Microrquidia. Tamaño anormalmente pequeño de los testículos.

microrefractometer. Microrrefractómetro. Refractómetro para el examen de estructuras microscópicas.

microrespirometer. Microrrespirómetro. Aparato para medir la utilización de oxígeno por parte de tejidos aislados.

microrhinia. Microrrinia. Tamaño anormalmente pequeño de la nariz.

microscope. Microscopio. Instrumento para agrandar la imagen de los objetos no visibles a simple vista.

microscopy. Microscopia. Examen por medio del microscopio. ‖ **clinical** —. M. clínica. ‖ **electronic** —. M. electrónica. ‖ **fluorescence** —. M. por fluorescencia. ‖ **inmunofluorescent** —. M. por inmunofluorescencia.

microsecond. Microsegundo. Millonésima parte de un segundo.

microsection. Microsección. Corte muy delgado para ser examinado al microscopio.

microseme. Microsemo. Que tiene un índice orbitario menor de 83 grados.

microsiphonales. *Microsiphonales.* Tricomicetos.

microsmatic. Microsmático. Que tiene el sentido del olfato escasamente desarrollado.

microsoma. Microsoma. Estatura pequeña, pero no enena. ‖ Elemento granuloso muy pequeño del protoplasma.

microsomatia. Microsomía. De pequeño tamaño, pero no enano.

microsome. Microsoma. (V. *microsoma.*)

microsomia. Microsomía. (V. *microsomatia.*)

microespectroscope. Microespectroscopio. Espectroscopio conectado a un microscopio para examinar el espectro de objetos microscópicos.

microsphere. Microsfera. Centrosoma.

microspherocyte. Microsferocito. (V. *spherocyte.*)

microsphygmia. Microsfigmia. Pequeñez del pulso.

microsphygmy. Microsfigmia. (V. *microsphygmia.*)

M

microspira. *Microspira.* Organismo espiriliforme de pequeño tamaño.

microspironema. *Microspironema.* Nombre actual para los *Treponemas.*

microsplanchnic. Microsplácnico. Que presenta la región abdominal relativamente menor que la torácica.

microsplenia. Microsplenia. Tamaño anormalmente pequeño del bazo.

microsporia. Microsporia. Enfermedad de Gruby.

microsporidia. *Microsporidia.* Orden de esporozoos.

microsporosis. Microsporosis. Infección causada por *Microsporum.*

microsporum. *Microsporum.* Género de hongos de pequeñas esporas, parásitos de la piel y el pelo.

microstat. Micróstato. Platina del microscopio.

microstomia. Microstomía. Boca anormalmente pequeña.

microsurgery. Microcirugía. Cirugía microscópica.

microthelia. Microtelia. Tamaño anormalmente pequeño del pezón.

microthrombosis. Microtrombosis. Trombosis microscópica.

microtia. Microtia. Tamaño anormalmente pequeño de las orejas.

microtome. Microtomo. Instrumento para realizar cortes muy delgados.

microtomy. Microtomía. Corte de secciones muy finas.

microtonometer. Microtonómetro. Tonómetro pequeño que mide la tensión del oxígeno y monóxido de carbono en la sangre arterial.

microtrauma. Microtraumatismo. Lesión microscópica.

microtubule. Microtúbulo.

microvasculature. Microvasculatura. Vasculatura de pequeño diámetro.

microvilli. Procesos cilíndricos en la superficie libre de la célula.

microviscosimeter. Microviscosímetro. Viscosímetro que requiere una pequeña cantidad de sangre para la medida.

microvivisection. Microvivisección. Microdisección.

microvolt. Microvoltio. Millonésima parte de un voltio.

microvoltometer. Microvoltómetro. Instrumento para detectar cambios mínimos eléctricos en el cuerpo.

microwave. Microonda. Onda electromagnética de frecuencia muy alta.

microzoaria. Microzoarios. Término general para todos los microorganismos.

microzoon. Microzoo. Microorganismo animal.

micrurus. *Micrurus.* Género de serpientes venenosas.

miction. Micción. Emisión de orina.

micturition. Micción. (V. *miction*).

MID. Abreviatura de *minimus infective dose.*

midbody. Cuerpo medio. Cuerpo desarrollado en el ecuador del huso durante la anafase.

midbrain. Mesencéfalo. (V. *mesencephalon.*)

Middeldorpf's triangle. Triángulo de Middeldorpf. [A. T. Middeldorpf, cirujano alemán, 1824-1868.] Férula triangular almohadillada utilizada en fracturas del húmero.

midget. Enano.

midgut. Zona embrionaria del tubo digestivo.

medioccipital. Medioccipital. Localizado en el centro del occipucio.

midpain. Dolor intermenstrual.

midplane. Plano medio. Plano medial de una estructura bilateral.

midriff. Diafragma.

midwife. Comadrona.

midwifferey. Obstetricia. (V. *obstetrics.*)

Mierzejewski's foramen. Agujero de Mierzejewski. [J. L. Mierzejewski, neurólogo polaco, 1839-1908.] V. *Luschka's crypts.*

Miescher's tubules. Túbulos de Miescher. [J. F. Miescher, patólogo suizo, 1811-1887.] Quistes alargados en los músculos de pacientes con sarcosporidiosis, que contienen los parásitos.

MIF. Abreviatura de *melanocyte-stimulating hormone inhibiting factor.*

migraine. Migraña. Ataques periódicos de dolor de cabeza de etiología vascular. Sin.: Jaqueca, hemicránea. ‖ **ophtalmic** —. M. oftálmica. ‖ **ophtalmoplegic** —. M. oftalmopléjica.

migrainoid. Migrañoide. Semejante a la migraña.

migration. Migración. Cambio de lugar. ‖ Diapédesis.

Mikulicz's cells. Células de Mikuliz. [J. von Mikulicz, cirujano polaco, 1850-1905.] Células que contienen bacilos en el rinoscleroma. ‖ — **disease.** Enfermedad de M. Hipertrofia crónica de las glándulas lagrimales y salivales, por sustitución del tejido glandular.

mild. Suave.

mildew. *Mildium.* Hongo parásito de varias especies.

Miles' operation. Operación de Miles. [W. E. Miles, cirujano inglés, 1869-1947.] Resección del recto por cáncer.

Milian's sign. Signo de Milian. [G. A. Milian, dermatólogo francés, 1871-1945.] En la inflamación subcutánea de la cara se afectan las orejas. En la enfermedad cutánea, no.

miliaria. Miliaria. Afección de la piel.

milieu. Medio ambiente.

milium. Milium. Quiste superficial de la piel. ‖ **colloid** —. Coloide.

milk. Leche. Secreción de la glándula mamaria. ‖ **certified**—. L. certificada. ‖ **condensed** —. L. condensada. ‖ **drugs in** —. Fármacos en la leche materna. ‖ **uterine** —. L. uterina.

milk-alcali syndrome, Burnett's syndrome. Síndrome de Burnett. [Clarence H. Burnett, nacido en 1901, médico norteamericano.] Trastorno del metabolismo del calcio producido como consecuencia de un exceso de oferta de álcalis facilmente absorbibles, carbonato cálcico, leche, que produce malestar y vómitos con pérdida de valencias ácidas. Se presenta: alcalosis, aumento del calcio en sangre, hipercalciemia; sin hipercalciuria y sin hipofosfatemia, y calcinosis en forma de depósitos de sales cálcicas en la conjuntiva, en ocasiones también en la córnea y en los epitelios de los túbulos renales.

milk-leg. Tromboflebitis iliofemoral posparto.

Milkman's syndrome. Síndrome de Milkman. [L. Milkman, radiólogo nortemaericano, 1895-1951.] Dolor en los miembros inferiores, con dificultad para la marcha. || Imágenes radiológicas en fémur, tivia y peroné, semajantes a fracturas.

milkpox. Varicela menor.

milktooth. Diente de leche.

Millar's asthma. Asma de Millar. [J. Millar, médico inglés, 1733-1805.] Laringismo estriduloso.

Millard's test. Reacción de Millard. [H. B. Millard, médico norteamericano, 1832-1893.] Para la albúmina.

Millard-Gubler syndrome (paralysis). Síndrome de Millard-Gubler. [A. L. J. Millard, médico francés, 1830-1915; A. M. Gubler, médico francés 1821-1879.] Hemiplejía cruzada.

Miller-Abbott tube. Tubo de Miller-Abbott. [T. G. Miller, médico norteamericano, n. en 1886; W. O. Abbott, médico norteamericano, 1902-1943.] Sonda utilizada en la obstrucción intestinal.

milliampere. Miliamperio. Milésima parte de un amperio.

milliequivalent. Miliequivalente. Número de gramos de soluto contenidos en un mililitro de solución normal.

milligamma. Miligamma. Nanogramo.

milligram. Miligramo. Milésima parte de un gramo.

milliliter. Mililitro. Milésima parte de un litro.

millimeter. Milímetro. Milésima parte del metro.

millimicron. Milimicrón. Millonésima de milímetro.

millirad. Milirrad. 10^{-3} rad.

Millon's test. Reacción de Millon. [A. N. E. Millon, químico francés, 1812-1867.] Para descubrir sustancias orgánicas nitrogenadas.

Mills' disease. Enfermedad de Mills [Ch. K. Mills, neurólogo norteamericano, 1845-1931.] Hemiplejía ascendente.

Mills-Reincke phenomenon. Fenómeno de Mills-Reincke. [H. F. Mills, ingeniero norteamericano; J. J. Reincke, médico alemán.] Disminución de la mortalidad por aumento en la purificación del agua.

milphae. Milfosis. Caída de las pestañas.

Milroy's disease (edema). Enfermedad de Milroy. [W. F. Milroy, médico norteamericano, 1855-1942.] Edema hereditario de las piernas.

Milstein, César. Argentina, 1927, biólogo molecular. Köhler, Georges; Alemania 1946, biólogo molecular. Concibieron una técnica para producir anticuerpos monoclonales extremadamente puros (anticuerpos que reconocen un sólo tipo de antígenos y que están revolucionando la investigación biológica).

Milton's edema. Edema de Milton. [J. L. Milton, dermatólogo inglés, 1820-1898.] Edema angioneurótico.

mimesis. Mimesis. Simulación de una enfermedad por otra.

mind. Mente. Función cerebral.

mineral. Mineral. Sustancia sólida no orgánica.

mineralocorticoid. Mineralocorticoide. Grupo de corticosteroides.

minilaparotomy. Minilaparotomía. Pequeña incisión abdominal, menor de 5 mm.

minim. Mínimo. Unidad de capacidad equivalente a 0,0616 ml.

minimal. Mínimo. La más pequeña cantidad posible.

minimum. Mínimo. (V. *minimal.*)

minium. Minio. Oxido de plomo.

Minkowski's method. Método de Minkowski. [O. Minkowski, médico lituano, 1858-1921.] Palpación del riñón previa dilatación del colon.

Minkowski-Chauffard syndrome. Síndrome de Minkowski-Chauffard. [O. Minkowski; A. M. F. Chauffard, médico francés, 1855-1932.] Esferocitosis hereditaria.

Minor's disease. Enfermedad de Minor. [L. S. Minor, neurólogo ruso, 1855-1942.] Hematomielia central. || — **sign.** Signo de M. Forma de ponerse en pie el paciente con ciática.

Minot-Murphy diet. Dieta de Minot-Murphy. [G. R. Minot, médico norteamericano, 1885-1950; W. P. H. Murphy, médico norteamericano, n. en 1892.] Tratamiento de la anemia perniciosa, con grandes cantidades de hígado.

Minowski-Chauffard syndrome. Síndrome del guisante de Gänsslen. [Max Gänsslen, 1895-1969, médico internista alemán, n. en Tubinga.] Anemia hemolítica esferocítica, anemia esferocítica.

minuthesis. Minotesis. Disminución psicofísica de la sensibilidad de un órgano, por estimulación constante del mismo.

MIO. Abreviatura de *minimal identifiable odor.*

mio-. Mio-. Prefijo que significa «músculo».

miocardia. Miocardia. Sístole cardiaca.

miodidymus. Miodídimo. Monstruo con dos cabezas unidas por el occipucio.

miodymus. Miodídimo. (V. *miodidymus.*)

mionectic. Mionéctico. Que tiene menos oxígeno de lo normal por término medio.

miophone. Miófono. Micrófono para hacer perceptible la contracción muscular.

mioplasma. Mioplasma. Zona contráctil de la fibra muscular.

mioplasmia. Mioplasmia. Descenso anormal de la cantidad de plasma en la sangre.

miopragia. Miopragia. Disminución de la actividad funcional.

miopus. Miopo. Monstruo con dos cabezas y cara rudimentaria.

miosis. Miosis. Contracción de la pupila.

miostagmin. Miostagmina. Sustancia hipotética del suero sanguíneo de los animales infectados.

M

miotic. Miótico. Que produce miosis.

miracidium. Miracidio. Embrión ciliado de algunos parásitos trematodos y otros.

Mirizzi's syndrome. Síndrome de Mirizzi. [Pablo L. Mirizzi, 1893-1964, cirujano argentino, n. en Buenos Aires.] Estenosis aislada, inflamatoria, del conducto hepático común. Sus manifestaciones clínicas principales son: colecistitis, distonía de la vesícula biliar, colestasis y colangitis recidivante, en ocasiones acompañada de cirrosis hepática.

mirror. Espejo. Superficie pulida que refleja la luz, imágenes y objetos.

mis-action. Lapsus de memoria, acto accidental, debido a la fatiga.

misanthropia. Misantropía. Aversión patológica hacia los demás.

misantrhopy. Misantropía. (V. *misanthropia.*)

miscarriage. Aborto. Aborto espontáneo.

misce. Mézclese.

miscegenation. Miscegenación. Unión de individuos de razas diferentes.

miscible. Miscible. Susceptible de ser mezclado.

miso-. Miso-. Prefijo que significa «aversión».

misogamy. Misogamia. Aversión al matrimonio.

misogyny. Misoginia. Aversión a las mujeres.

mistura. Mixtura. (V. *mixture.)*

MIT. Abreviatura de *mono iodo tyrosine.*

mitapsis. Mitapsis. Fusión de los gránulos de cromatina en la fase final de la conjugación celular.

Mitchell's disease. Enfemedad de Mitchell. [S. Mitchell, neurólogo norteamericano, 1829-1914.] Eritromelalgia. ‖ — **treatment.** Tratamiento de M. T. de la neurastenia, histeria, etcétera.

mite. Mite. Nombre aplicado a todas las especies de acáridos.

mithramycin. Mitramicina. Antineoplásico. F.: $C_{52}H_{72}O_{24}$.

mithridatism. Mitridatismo. Estado de hábito o inmunidad para los venenos.

mitigate. Mitigar. Moderar, suavizar.

mitis. Dócil.

mito-. Mito-. Prefijo que significa «hilo».

mitochondria. Mitocondria. Pequeños gránulos esféricos en los filamentos del protoplasma de las células activas. Sin.: Condriostoma, plastosoma, condriconto.

mitogenesis. Mitogénesis. Generación mediante mitosis.

mitogenic. Mitogénico. Que induce la transformación celular o mitosis.

mitokinetic. Mitocinético. Término aplicado a la fuerza de los elementos cromáticos de la célula, que produce la cariocinesis.

mitome. Mitoma. Porción más sólida del protoplasma.

mitomycin. Mitomicina. Antineoplásico (tipos A, B. y C.).

mitoplasm. Mitoplasma. Sustancia cromática del núcleo celular.

mitoschisis. Mitosquisis. Carioquinesis.

mitosin. Mitosina. Hormona que produce la mitosis o maduración folicular.

mitosis. Mitosis. Método de división celular indirecta. Sin.: Cariocinesis, mitosquisis.

mitosome. Mitosoma. Cuerpo formado por las fibras del huso de la mitosis precedente.

mitospore. Mitospora. Espora axesuada.

mitral. Mitral. Relativo a la válvula mitral.

mitralism. Mitralismo. Tendencia al desarrollo de lesiones mitrales.

mitralization. Mitralización. Imagen radiológica en la estenosis mitral.

mittelschmerz. Dolor intermenstrual.

mixed. Mixto. Mezclado. Con características diversas.

mixoscopia. Mixoscopia. Preversión sexual.

mixture. Mixtura. Combinación de distintas drogas o ingredientes. ‖ **ACE** —. M. de alcohol, cloroformo y éter. ‖ **expectorant**—. M. expectorante

MK. Abreviatura de *monkey lung.*

ML. Abreviatura de *Licenciate in Medicine.*

ml. Abreviatura de *mililiter.*

MLA. Abreviatura de *mento-laeva anterior* (posición fetal).

MLC. Abreviatura de *mixed lymphocyte culture.*

MLD. Abreviatura de *median lethal dose* y de *minimum lethal dose.*

MLP. Abreviatura de *mento-laeva posterior* (posición fetal).

MLT. Abreviatura de *mento-laeva trasnversa* (posición fetal).

MM. Abreviatura de *mucous membranes.*

mM. Abreviatura de *millimole.*

mm. Abreviatura de *millimeter.*

MMI. Abreviatura de *macrophage migration inhibition.*

mmpp. Abreviatura de *milimeters partial pressure.*

mµ. Abreviatura de *millimicron.*

mµc. Abreviatura de *millimicrocurie.*

mµg. Abreviatura de *millimicrogram (nanogram).*

Mn. Símbolo del manganeso.

mN. Abreviatura de *millinormal.*

M'Naghten rule. Regla de M'Naghten. [M'Naghten, individuo absuelto en 1843 por locura.] Defensa fundada en la locura transitoria.

mnemonic. Mnemónico. Basado en la memoria.

mnemonics. Menemotecnia. Cultivo de la memoria

MO. Abreviatura de *Medical Officer.*

Mo. Símbolo del molibdeno.

mobility. Movilidad. Capaz de movimiento.

mobilization. Movilización. Acción de mover una parte fija o anquilosada.

Möbius' disease. Enfermedad de Möbius. [P. J. Möbius, neurólogo alemán, 1853-1907.] Hemicránea periódica con parálisis de los músculos oculares. ‖ — **sign.** Signo de M. Debilidad del poder de convergencia visual en el exoftalmos.

mocezuelo. Mocezuelo. Tétanos (trismo) en los recién nacidos, en México.

modality. Modalidad. Término homœopático. ‖ Método de aplicación de una terapia.

mode. Modo. Término estadístico.

model. Modelo. Para el estudio diagnóstico o anatómico.

moderator. Moderador.

modification. Modificación. Proceso de cambiar las características de una sustancia.

modiolus. Modiolo. Eje o columela del caracol.

modulation. Modulación. Capacidad de las células de adaptarse a su entorno.

Moeller's glossitis. Glositis de Moeller. [J. O. L. Moeller, cirujano alemán, 1818-1887.] Glositis superficial crónica o glosodinia exfoliativa.

Moeller's reaction. Reacción de Moeller. [A. Moeller, bacteriólogo alemán, n. en 1868.] Reacción nasal a la tuberculina.

Moeller-Barlow disease. Enfermedad de Moeller-Barlow. [J. O. L. Moeller; sir Th. Barlow, médico inglés, 1845-1945.] Hematoma subperióstico en el raquitismo.

mogi-. Mogi-. Prefijo que significa «dificultad».

mogiarthria. Mogiartria. Forma de disartria con defectuosa coordinación muscular.

mogilalia. Mogilalia. Dislalia.

mogiphonia. Mogifonía. Disfonía. Fonastenia.

MOH. Abreviatura de *Medical Officer of Health*

Mohrenheim's fossa. Fosa de Mohrenheim. [J. J. F. von Mohrenheim, cirujano austriaco, f. en 1799.] Depresión debajo de la clavícula.

moiety. Mitad. Cada parte igual.

moist. Húmedo. (V. *damp.*)

Mojon's method. Método de Mojon. [B. Mojon, anatomista italiano del siglo XIX.] Inyección de agua fría por la vena umbilical, para favorecer el desprendimiento placentario tras el parto.

mol. Mol. Molécula-gramo.

molality. Molalidad. Número de moles de soluto por kilogramo de solvente puro.

molar. Molar. No molecular. ‖ Relativo a una muela. ‖ Que contiene un mol de soluto por litro de solución.

molariform. Molariforme. En forma de muela.

molarity. Molaridad. Número de moles de un soluto por litro de disolución.

mold. Moho. Grupo de hongos parásitos.

mole. Mola. Tumor uterino por degeneración del huevo. ‖ **cystic —**. M. hidatídica.

molecular. Molecular. Formado por moléculas.

molecule. Molécula. Pequeña masa de materia formada por átomos.

molilalia. Molilalia. (V. *mogilalia.*)

molimen. Molimen. Esfuerzo para cumplir una función (tensión premenstrual, p. ej.).

molimina. Plural de molimen.

Molina, Mario. México, 1943, científico meteorológico. La retirada de los clorofluorocarbonos (CFC), la primera prohibición de productos químicos que perjudican el medioambiente, es el resultado de su investigación.

Molisch's reaction. Reacción de Molisch. [H. Molisch, químico austriaco, 1856-1937.] Para la glucosa.

Moll's glands. Glándulas de Moll. [J. A. Moll, oftalmólogo holandés, 1832-1914.] Pequeñas glándulas sudoríparas de los bordes de los párpados.

mollicutes. *Mollicutes.* Clase de organismos a la que pertenecen los mycoplasmas.

mollities. Reblandecimiento. ‖ **— ossium.** Osteomalacia.

molluscum. Molusco. Afección de la piel. ‖ **— contagiosum.** M. contagioso.

molybdenosis. Molibdenosis. Envenenamiento crónico por molibdeno.

molybdenum. Molibdeno. Elemento metálico duro, de símbolo Mo.

Momburg's belt. Cintura de Momburg. [F. A. Momburg, cirujano alemán, n. en 1870.] Venda de goma para inhibir la hemorragia posparto.

momentum. Momento. Cantidad de movimiento.

monadidae. *Monadidae.* Protozoo de la clase de las mastigóforas.

Monakow's bundle. Fascículo de Monakow. [C. von Monakow, neurólogo suizo, 1853-1930.] Fascículo prepiramidal.

Monaldi's drainage. Drenage de Monaldi. [V. Monaldi, médico italiano, n. en 1899.] Drenaje por succión de las cavernas en la tuberculosis pulmonar.

monamide. Monamida. (V. *monoamide.*)

monamine. Monamina. (V. *monoamine.*)

monarthritis. Monartritis. Inflamación de una sola articulación.

monaster. Monáster. Formación de una estrella en el ecuador del huso acromático.

monathetosis. Monatetosis. Atetosis de una parte del cuerpo.

monatomic. Monoatómico. Univalente. Monobásico.

monauchenos. Monauqueno. Monstruo bicéfalo con un solo cuello.

monaural. Monoaural. Relativo a un oído.

monavitaminosis. Monavitaminosis. Enfermedad por déficit de una vitamina.

monaxon. Monaxón. Neurona con un solo axón o cilindroeje.

Mönckeberg's arteriosclerosis. Arteriosclerosis de Mönckeberg. [. G. Mönckeberg, patólogo alemán, 1877-1925.] Degeneración de la túnica media arterial, con atrofia de la muscular y depósitos calcáreos.

Mondonesi reflex. Reflejo de Mondonesi. [F. Mondonesi, médico italiano contemporáneo.] Reflejo bulbomímico.

Mondor's disease. Enfermedad de Mondor. [H. Mondor, cirujano francés, 1885-1962.] Tromboflebitis venosa en la pared lateral del tórax.

monerula. Monérula. Ovulo impregnado, sin núcleo.

monesthetic. Monestésico. Que afecta sólo a un sentido.

Monge's disease. Enfermedad de Monge. [C. Monge, patólogo peruano, n. en 1884.] Estado patoló-

M

gico con síntomas eritrémicos, en personas que cruzan los Andes.

mongolism. Mongolismo. Síndrome de Dow. ‖ **translocation—.** M. por translocación.

mongoloid. Mongoloide. Individuo que presenta el síndrome de Down.

monilethrix. Monilétrix. Cabello moniliforme.

monilia. *Monilia.* Género de hongos parásitos.

monialiasis. Moniliasis. Infección causada por *Monilia.*

moniliform. Moniliforme. Dispuesto como las cuentas de un collar.

monitor. Monitor. Chequeo constante de un estado o situación. ‖ Aparato para observación continua de los signos vitales.

Moniz. A. E. Moniz, neurocirujano portugués (1874-1955), premio Nobel en 1949.

Monneret's pulse. Pulso de Monneret. [J. A. E. Monneret, médico francés, 1810-1868.] Pulso blando, lento, característico de la ictericia.

mono-. Mono-. Prefijo que significa «solo», «único».

monoamide. Monamida. Amida con un solo grupo amido.

monoamine. Monoamina. Amina con un solo grupo amino.

monoanesthesia. Monoanestesia. Anestesia de una parte u órgano.

monarticular. Monoarticular. Relativo a una articulación.

monobacillary. Monobacilar. Producido por una sola especie de bacilos.

monobacterial. Monobacteriano. (V. *monobacilary.)*

monobasic. Monobásico. Que sólo tiene una base.

monoblast. Monoblasto. Monocito inmaduro.

monoblastoma. Monoblastoma. Neoplasma que contiene monoblastos y monocitos.

monoblepsia. Monoblepsia. Situación en la cual la visión es más distinta cuando sólo se emplea un ojo.

monobrachia. Monobraquia. Falta congénita de un brazo.

monobromophenol. Monobromofenol. Antiséptico de uso externo.

monocalcic. Monocálcico. Que sólo contiene un átomo de calcio en la molécula.

monocardian. Monocardio. Que posee un corazón con sólo una aurícula o ventrículo.

monocelled. Unicelular.

monocellular. Monocelular. Unicelular.

monocephalus. Monocéfalo. Monstruo doble con una sola cabeza.

monochorea. Monocorea. Corea que sólo afecta un lado.

monochorionic. Monocoriónico. Que tiene un corion común.

monochroic. Monocroico. Que sólo tiene un color. Sin.: Monocromático.

monochromasy. Monocromasia. Ceguera para todos los colores menos para uno.

monochromatic. Monocromático. De un solo color.

monochromatism. Monocromatismo. Ceguera completa para el color.

monochromatophil. Monocromófilo. Coloreable únicamente por un color.

monoclonal. Monoclonal. Relativo a una clona simple.

monocontamination. Monocontaminación. Infección experimental debida a un solo agente infeccioso.

monocorditis. Monocorditis. Inflamación de una cuerda vocal.

monocranius. Monocráneo. (V. *monocephalus.)*

monocrotism. Monocrotismo. Pulso cuya onda descendente no presenta ninguna elevación secundaria.

monocular. Monocular. Relativo a un solo ojo.

monoculus. Monóculo. Lente para un solo ojo.

monocyesis. Monociesis. Gestación de un solo feto.

monocyte. Monocito. Leucocito mononuclear.

monocytoid. Monocitoide. Semejante al monocito.

monocytopenia. Monocitopenia. Descenso anormal del número de monocitos en sangre.

monocytopoiesis. Monocitopoyesis. Formación de monocitos.

monocytosis. Monocitosis. Aumento del número de monocitos en sangre.

Monod. J. L. Monod, bioquímico francés 1910-1976. Inauguró la biología molecular con su trabajo sobre el control genético de las enzimas y la síntesis de los virus, por lo que compartió el Premio Nobel en 1965.

monodactily. Monodactilia. (V. *monodactylia.)*

monodactylia. Monodactilia. Presencia de un solo dedo en la mano o el pie.

monodermoma. Monodermoma. Tumor desarrollado a base de una capa germinal.

monodiplopia. Monodiplopía. Doble visión en un ojo solamente.

monogamy. Monogamia. Matrimonio con una sola esposa.

monoganglial. Monoganglial. Que sólo afecta a un ganglio.

monogastric. Monogástrico. Con un solo vientre o estómago.

monogenesis. Monogénesis. Monogenia. Modo de reproducción único.

monogerminal. Monogerminal. Mozozigótico.

monoglyceride. Monoglicérido. Compuesto con una molécula de ácido graso esterificada con glicerol.

monogonium. Monogonio. Forma asexual del parásito de la malaria.

monohemerous. Monohémero. Que sólo dura un día.

monohybrid. Monohíbrido. Híbrido de parientes que sólo difieren en un carácter.

monohydrated. Monohidratado. Unido a una sola molécula de agua.

monohydric. Monohídrico. Con un solo átomo de hidrógeno reemplazable.

M

monoinfection. Monoinfección. Infección por una sola especie de microorganismos.

monoiodotyrosine. Monoyodotirosina. Aminoácido yodado, intermediario en la síntesis de tiroxina y la triyodotironina. MIT.

monokina. Monocina. Sustancia liberada por los monocitos o macrófagos que afecta la función de otra célula

monokines. Monoquinas. Sustancias solubles producidas por los macrófagos. Las más conocidas son la interleucina-1 y el interferón.

monolene. Monoleno. Hidrocarburo aceitoso de color blanco.

monolepsis. Monolepsis. Transmisión de los caracteres de un progenitor, con exclusión del otro.

monolocular. Monolocular. Con una sola cavidad (quiste monolocular, p. ej.).

monomania. Monomanía. Sobre un solo orden de ideas.

monomaxillary. Monomaxilar. Que afecta la mandíbula solamente.

monomelic. Monomélico. Que afecta a un solo miembro.

monomer. Monómero. Molécula simple de un compuesto de bajo peso molecular relativo.

monomeric. Monomérico. Que afecta a un solo segmento.

monometallic. Monometálico. Que tiene un átomo de metal en la molécula.

monomolecular. Monomolecular. Relativo a una sola molécula.

monomoria. Monomoria. Monomanía.

monomorphism. Monomorfismo. De una sola forma.

monomphalus. Monónfalo. Monstruo doble unido por el ombligo único.

monomyoplegia. Monomioplejía. Mioplejía limitada a un solo músculo.

monomyositis. Monomiositis. Miositis del bíceps, periódica.

mononchus. *Mononchus.* Género de trematodos.

mononephrous. Mononéfrico. Que sólo afecta a un riñón.

mononeural. Mononeural. Relativo a un solo nervio.

mononeuric. Mononéurico. Que sólo tiene una neurona.

mononeuritis. Mononeuritis. Enfermedad de un solo nervio.

mononeuropathy. Mononeuropatía. Enfermedad que solo afecta a un nervio.

mononuclear. Mononuclear. Célula con un solo núcleo.

mononucleate. Mononucleado. Que sólo tiene un núcleo.

mononucleosis. Mononucleosis. Presencia de gran cantidad de leucocitos mononucleares en sangre. || **infectious** —. M. infecciosa.

mononucleotide. Mononucleótido. Producto obtenido de la descomposición del ácido nucleico.

mono-osteitic. Monoosteítico. Osteítis que sólo afecta un hueso.

monoparesis. Monoparesia. Paresia de un solo miembro.

monoparesthesia. Monoparestesia. Parestesia de un solo miembro.

monopathy. Monopatía. Enfermedad que sólo afecta una parte.

monophagia. Monofagia. Empleo exclusivo de un alimento.

monophasia. Monofasia. Tipo de afasia.

monophosphate. Monosfosfato. Sal que contiene un radical fosfato.

monophthalmus. Monoftalmo. (V. *cyclops.*)

monophyletic. Monofilógeno. Que tiene su origen en un solo tipo celular.

monophyletism. Monofiletismo. Teoría monofilética.

monophyodont. Monofiodonto. Que tiene una sola serie de dientes, permanentes.

monopia. Monopia. Ciclopía.

monoplasmatic. Monoplasmático. Formado por una sola sustancia.

monoplast. Monoplasto. Célula constituyente simple.

monoplegia. Monoplejía. Parálisis de un miembro.

monoplegic. Monopléjico. Individuo con monoplejía.

monopodia. Monopodia. Ausencia congénita de un pie.

monopoiesis. Monopoyesis. Desarrollo de monocitos.

monopolar. Monopolar. Con un solo polo. Monoterminal.

monops. Monopsia. Cíclope. Ausencia congénita de un ojo.

monopsychosis. Monopsicosis. Monomanía.

monopus. Monopus. Afecto de monopodia.

monorchid. Monórquido. Caracterizado por monorquismo.

monorchidic. Monorquído. Que presenta monorquismo.

monorchism. Monorquismo. Existencia de un solo testículo en el escroto.

monorecidive. Monorrecidiva. Chancro redux.

monorhinic. Monorrimo. Relativo a una cavidad nasal.

monosaccharide. Monosacárido. Azúcar simple, que no puede descomponerse por hidrólisis.

monosexual. Monosexual. Con los atributos de un solo sexo.

monosome. Monosoma. Cromosoma accesorio. || Cromosoma presente en la monosomía.

monosomy. Monosomía. Ausencia de un cromosoma, como en el síndrome de Turner.

monospasm. Monospasmo. Espasmo de una parte o miembro.

monospecific. Monoespecífico. Que sólo tiene efecto sobre cierta célula o tejido.

monospermy. Monospermia. Fertilización por un solo espermatozoide.

monosporium. *Monosporium.* Género de hongos imperfectos.

monostratal. Monoestratal. Relativo a una capa o estrato.

monostratified. Monoestratificado. Dispuesto en una sola capa o estrato.

monosymptomatic. Monosintomático. Expresado por un solo síntoma.

monothermia. Monotermia. Temperatura uniforme en determinadas enfermedades que cursan con fiebre.

monotrichous. Monotrico. Bacteria con un solo flagelo.

monotropic. Monotrópico. Que sólo afecta a una especie de bacteria o variedad de tejido.

monovalent. Monovalente. Univalente.

monovular. Monovular. Derivado de un solo huevo.

monoxeny. Monoxenia. Parasitismo en un solo huésped.

monoxide. Monóxido. Oxido con un solo átomo de oxígeno.

monoxygenase. Monoxigenasa. Enzima oxidativa.

monozygotic. Monocigótico. Derivado de un solo cigoto.

Monro's fissure. Surco de Monro. [A. Monro, anatomista escocés, 1733-1817.] Fisura en el suelo del tecer ventrículo. || — **foramen.** Agujero de M. Orificio de comunicación entre el tercer ventrículo y los ventrículos laterales.

mons. Monte. Eminencia elevación. || — **pubis.** M. púbico. || — **veneris.** M. de Venus.

monster. Monstruo. Feto con anomalías en su desarrollo. || **acardius** —. M. acardio. || **acraniate** —. M. acraneado. || **cyclopic** —. M. cíclope. || **double** —. M. doble. || **single** —. M. sencillo.

monstrosity. Monstruosidad. Deformidad congénita. || Teratismo.

Montagnier, Luc. Virólogo francés, n. 1932; Gallo, Robert, virólogo norteamericano, n. 1937. Gallo fue el primero en aislar los virus HTLV-1 y HTLV-2. Pensó que había una conexión entre HTLV y el sida. Montagnier descubrió un virus de características diferentes al que llamó LAV. Gallo descubrió en 1984 el HTLV-3 como causa del sida. Más tarde reconocieron que por distintos caminos habían aislado los mismos virus. Se les llamó VIH (virus de inmunodeficiencia humana) y se acordó que ambos eran sus codescubridores. Son premiados, por la comunidad científica al Premio Nobel.

Monteggia's dislocation. Luxación de Monteggia. [G. B. Monteggia, cirujano italiano, 1762-1815.] Luxación de cadera con rotación externa de la pierna.

Montgomery's tubercles. Tubérculos de Montgomery. [W. F. Montgomery, obstetra irlandés, 1797-1859.] Glándulas sebáceas de la aréola del pezón.

monticulus. Montículo. Pequeña eminencia.

mood. Humor. Estado emocional.

Moon's teeth. Dientes de Moon. [H. Moon, cirujano inglés del siglo XIX.] Primeros molares pequeños y en cúpula, en la sífilis.

Moore's fracture. Fractura de Moore. [E. M. Moore, cirujano norteamericano, 1814-1902.] Fractura del extremo inferior del radio con luxación de la cabeza del cúbito.

Moore's syndrome. Síndrome de Moore. [M. T. Moore, neuropsiquiatra norteamericano, n. en 1901.] Epilepsia abdominal.

Moore's test. Reacción de Moore. [J. Moore, médico inglés del siglo XIX.] Para la glucosa.

Mooren's ulcer. Ulcera de Mooren. [A. Mooren, oculista alemán, 1828-1899.] Ulcera crónica de la córnea.

Moots' rule. Regla de Moots. [Ch. W. Moots, médico norteamericano, 1869-1933.] En anestesia, la presión del pulso debe compensar la deficiente función renal.

MOPP. Abreviatura de un protocolo de quimioterapia anticancerosa (vincristina, procarbazina, prednisona y mecloroetamina).

Morand's foot. Pie de Morand. [S. F. Morand, cirujano francés, 1697-1773.] Deformidad del pie: existencia de ocho dedos. || — **spur.** Espolón de M. Eminencia en el suelo del ventrículo lateral.

Morateau-Lamy syndrome. Síndrome de Morateau-Lamy. Mucopolisacaridosis tipo VI.

Morax-Axenfeld conjunctivitis. Conjuntivitis de Morax-Axenfeld. [V. Morax, oftalmólogo francés, 1866-1935; Th. Axenfeld. oftalmólogo alemán, 1867-1930.] Forma de conjuntivitis debida al bacilo de Morax-Axenfeld. || — **diplococcus.** Diplococo de M. A. *Haemophilus* de M. -A.

morbid. Mórbido. Que produce enfermedad.

morbidity. Morbididad. Estado de enfermedad.

morbific. Morbífico. Que causa enfermedad.

morbigenous. Morbígeno. (V. *morbific.*)

morbilli. Sarampión. (V. *measles.*)

morbilliform. Morbiliforme. Parecido a la erupción sarampionosa.

morbus. Morbus. Enfermedad. Mal. || **Addison's** —. M. de Addison. || **epilepsy** —. Epilepsia. || **chlorosis** —. Clorosis.

morcellation. Morcelación. División de un tumor o de un feto, seguida de su extracción en trozos.

morcellement. Morcelación. (V. *morcellation.*)

mordant. Mordiente. Sustancia que fija una materia colorante.

Morel ear. Oreja de Morel. [B. A. Morel, alienista francés, 1809-1873.] Oreja deforme, ancha y blanda. || — **syndrome.** Síndrome de M. Hiperóstosis frontal, obesidad, trastornos nerviosos y mentales.

Morel-Kraepelin disease. Enfermedad de Morel-Kraepelin. [B. A. Morel; E. Kraepelin, psiquiatra alemán, 1856-1926.] Esquizofrenia.

Morelli's reaction (test). Reacción de Morelli. [F. Morelli, médico italiano, f. en 1918.] Para distinguir un exudado de un trasudado.

Moreschi's phenomenon. Fenómeno de Moreschi. [C. Moreschi, patólogo italiano, 1876-1921.] Fijación del complemento.

Morestin's method. Método de Morestin. [H.

M

Morestin, cirujano francés, 1869-1919.] Desarticulación de la rodilla con sección intracondílea del fémur.

Moretti's test. Reacción de Moretti. [E. Moretti, médico italiano contemporáneo.] Para la fiebre tifoidea.

Morgagni's cataract. Catarata de Morgagni. [G. B. Morgagni, anatomista italiano, 1682-1771.] Líquida, de núcleo duro. ‖ — **concha.** Concha de M. Cornete etmoidal superior. ‖ — **foramen.** Agujero de M. A. de Meibomio. ‖ — **fosa.** Fosa de M. F. navicular de la uretra. ‖ — **frenum.** Freno de M. Pliegue en el ciego. ‖ — **glands.** Glándulas de M. G. de Littré. ‖ — **globules.** Glóbulos de M. Esferas hialinas en la catarata. ‖ — **hydatid.** Hidátide de M. Remanente del conducto de Müller. ‖ — **lacunae.** Laguna de M. Pequeña depresión de la mucosa uretral. ‖ — **liquor.** Licor de M. Líquido claro en el cristalino, después de la muerte. ‖ — **nodules.** Nódulos de M. Cuerpos de Arán. ‖ — **sinuses.** Senos de M. Depresiones en el límite de las muscosas anal y rectal. ‖ — **tubercles.** Tubérculos de M. T. de Montgomery. ‖ — **valves.** Válvulas de M. Seno de Morgagni. ‖ — **ventricle.** Ventrículo de M. V. laríngeo. Espacio entre las cuerdas falsas y las verdaderas.

Morgan. Th. H. Morgan, biólogo norteamericano (1866-1945), premio Nobel en 1933.

Morgan's bacillus. Bacilo de Morgan. [H. de R. Morgan, médico inglés, f. en 1931.] *Proteus morgani.*

morgue. Morgue. Depósito de cadáveres para su identificación.

moria. Moria. Demencia. Fatuidad.

moribund. Moribundo. En trance de muerte.

morioplasty. Morioplastia. Restauración quirúrgica de pérdidas de sustancia.

Morison's pouch. Receso de Morison. [J. R. Morison, cirujano inglés, 1853-1939.] Receso profundo sobre el polo superior del riñón, limitando con el peritoneo.

Moritz reaction (test). Reacción de Mortiz. [F. H. L. Moritz, médico alemán, 1861-1938.] Para distinguir el exudado del trasudado.

Mörner's test. Reacción de Mörner. [C. A. H. Mörner, químico sueco, 1854-1917.] Para la tirosina.

Moro's reaction. Reacción de Moro. [E. Moro, pediatra alemán, 1874-1951.] Para la tuberculosis. ‖ — **reflex.** Reflejo (abrazo) de M. En el recién nacido.

moron. Morón. Débil intelectual.

moronism. Moronismo. Condición de morón.

moronity. Moronismo. (V. *moronism.)*

morph-. Morfo-. Forma prefija que significa «forma».

morphea. Morfea. Alteración del tejido conectivo, con formación de placas o bandas blancas, induradas. Esclerodermia. ‖ **acroteric** —. M. acrotérica. Que afecta a las extremidades. ‖ **attrophica** —. M. atrófica. ‖ **herpetiform** —. M. herpetiforme. ‖ **linearis** —. M. lineal.

morphina. Morfina. Alcaloide más activo del opio, analgésico. F.: $C_{17}H_{19}NO_3$.

morphine. Morfina. (V. *morphina.)*

morphinic. Morfínico. Relativo a la morfina.

morphinism. Morfinismo. Estado patológico debido al consumo habitual de morfina.

morphinization. Morfinización. Sujección a la influencia de la morfina.

morphinomania. Morfinomanía. Adicción a la morfina. ‖ Psicosis por abuso de morfina.

morpho-. Morfo-. Prefijo que significa «forma».

morphogenesis. Morfogénesis. Evolución y desarrollo de la forma.

morphogeny. Morfogneia. (V. *morphogenesis.)*

morphography. Morfografía. Descripción de los seres organizados.

morphological. Morfológico. Relativo a la morfología.

morphology. Morfología. Ciencia que estudia la forma y estructura de los organismos.

morpholysis. Morfólisis. Destrucción de la forma y estructura orgánicas.

morphometry. Morfometría. Medida de la forma de los organismos.

morphon. Morfón. Unidad estructural.

morphophysics. Morfofísica. Estudio de las causas físicas y químicas del desarrollo.

morphoplasm. Morfoplasma. Sustancia del retículo celular.

morphosis. Morfosis. Proceso de formación de una parte u órgano.

morphotic. Morfótico. Relativo a la formación o morfosis.

Morquio syndrome A, galactosamine-6-sulfatase deficiency, Morquio syndrome B, beta-galactosidase deficiency. Síndrome de Morquio. [Louis Morquio, 1867-1935, pediatra uruguayo, n. en Montevideo.] Displasia espondiloepifisaria: mucopolisacaridosis del tipo IV (A y B) con disostosis. El defecto de la enzima afecta la N-acetilgalactosamina-6-sulfato sulfatasa, es decir la β-galactosidasa, se presenta alteración del catabolismo del keratansulfato con sulfaturia. Aparecen anomalías en el desarrollo de las epífisis y metáfisis óseas, las cuales conllevan enanismo o hipocrecimiento. Existen también anomalías en la columna vertebral, cuerpos de la columna vertebral planos, tronco corto, hipoplasia de la apófisis del axis, cifosis y cifoscoliosis, deformidad del tórax, hiperelasticidad en las articulaciones, opacidad del cristalino, subdesarrollo del esmalte dentario y molestias auditivas. El desarrollo intelectual y sexual suele ser normal. El tipo B presenta síntomas de menor importancia. Otros tipos especiales han sido denominados, rasgos mongólicos y cara con mandíbula inexpresiva, según los Drs. Hässler-Bartenwerfer y Catel-Hempel, respectivamente.

Mors. Muerte. (V. *death.)*

morsal. Morsal. Que forma parte de la masticación. ‖ Superficie de mastificación del molar.

M

morsus. Mordedura. || — **diaboli.** Fimbria en la extrimidad ovárica de un oviducto.

mortal. Mortal. Sujeto a muerte.

mortality. Mortalidad. Cualidad de ser mortal. || Número proporcional de muertes.

mortalogram. Mortalograma. Gráfica de mortalidad.

Mortar. Mortero. Recipiente para triturar drogas, etc.

mortierella. *Mortierella.* Género de ficomicetos.

mortification. Mortificación. Gangrena. Esfacelo.

Morton's disease. Enfermedad de Morton. [T. G. Morton, médico inglés, 1637-1698.] Tos consecutiva al vómito de sangre, en la tuberculosis pulmonar fundamentalmente.

Morton's disease. Enfermedad de Morton. [T. G. Morton, cirujano norteamericano, 1835-1903.] Metatarsalgia.

morula. Mórula. Periodo de segmentación del óvulo fecundado anterior al de blástula.

morulation. Morulación. Proceso de formación de la morula.

moruloid. Moruloide. Colonia bacteriana semejante a una mora.

Morvan's chorea. Corea de Morvan. [A. M. Morvan, médico francés, 1819-1897.] Contracción de los gemelos y músculos de la región posterior del muslo. || — **disease.** Enfermedad de M. Variedad de siringomielia.

mosiac. Mosaico. Concepto genético y embriológico.

mosaicism. Mosaicismo. Presencia en un individuo de dos o más líneas celulares distintas de la constitución cromosómica.

Moschkowitz disease, thrombotic microangiopathy. Síndrome de Moschkowitz. [Eli Moschkowitz, 1879-1964, médico norteamericano, n. en Nueva York.] Microangiopatía trombótica. Púrpura trombótica trombocitopénica de presentación aguda, con anemia hemolítica, esquistocitos en la sangre periférica, anomalías neurológicas y psíquicas leves, por lo general mareos, hemiplejía, afasia y espasmos, fiebre e insuficiencia renal. Aparecen trombos hialinos en las arteriolas de todos los órganos y masas eosinofílicas entre la íntima y media de los vasos sanguíneos.

Moschcowitz's test. Reacción de Moschcowitz. [E. Moschcowitz, médico norteamericano, n. en 1879.] Para la arteriosclerosis.

Moschcowitz's operation. Operación de Moschcowitz. [A. V. Moschcowitz, cirujano norteamericano, 1865-1933.] Intervención de la hernia crural por vía inguinal.

Mosenthal's test. Reacción de Mosenthal. [H. O. Mosenthal, médico norteamericano, 1878-1954.] Para la función renal.

Moser's serum. Suero de moser. [P. Moser, pediatra austriaco, 1865-1924.] Variedad de suero antiestreptocócico.

Mosetig-Moorhof bone wax. Cera de Mosetig-Moorhof. [A. von Mosetig-Moorhof, cirujano ale-mán, 1838-1907.] Preparación para rellenar cavidades óseas.

Mosler's diabetes. Diabetes de Mosler. [K. F. Mosler, médico alemán, 1831-1911.] Inosituria con poliuria.

mosquito. Mosquito. Nombre de varios insectos de la familia de los culícidos.

moss. Musgo. Moho. Planta criptógama.

Moss' classification. Clasificación de Moss. [W. L. Moss, médico norteamericano, n. en 1876.] Clasificación de la sangre en grupos sanguíneos, según la aglutinación.

Mosse's syndrome. Síndrome de Mosse. [Max Mosse, internista alemán, n. en Berlín en 1873.] Policitemia *rubra* o *vera* con esplenomegalia; también síndromes mieloproliferativos.

Mosso's ergograph. Ergógrafo de Mosso. [A. Mosso, fisiólogo italiano, 1846-1910.] Aparato para registrar la fuerza y frecuencia de la flexión de los dedos.

Motais' operation. Operación de Motais. [E. Motais, oftalmólogo francés, 1845-1913.] Trasplante del recto superior del ojo al párpado superior, en la ptosis.

moth. Polilla. Insecto lepidóptero.

motile. Móvil. Que tiene movimiento espontáneo pero no volitivo.

motilin. Motilina. Hormona polipeptídica.

motility. Motilidad. Habilidad de moverse espontáneamente.

motion sickness. Cinetosis. Enfermedad del movimiento, enfermedad de los viajes: enfermedad producida por la estimulación intensa del órgano del equilibrio como consecuencia del efecto de la aceleración progresiva, centrífuga, angular y de Coriolis, así como por la discordancia en la estimulación de los sentidos de la vista y del equilibrio o por la excitación de los centros vegetativos del tronco cerebral. Clínicamente se caracteriza por: palidez, mareo, vómitos, diarrea o estreñimiento, descenso de la presión arterial, sudación, flacidez total y apatía o inquietud.

motivation. Motivación. Término psicológico.

motive. Motivo. Término psicológico. || Que mueve.

motofacient. Motofaciente. Que produce movimiento.

motoneuron. Motoneurona. Neurona motora.

motor. Motor. Músculo, nervio o centro que producen movimiento.

motorial. Móvil. Relativo al movimiento.

motoricity. Motricidad. Facultad de producir movimiento.

motorium. Centro motor.

motorius. Motorius. Nervio motor.

motorpathy. Motorpatía. Tratamiento de la enfermedad mediante gimnasia.

Mott's law. Ley de Mott. [Sir. F. W. Mott, neurólogo inglés, 1853-1926.] Sobre la herencia de la locura.

mouche. Moscar. || **volante** —. M. volante.

mould. Moho. Hongo. (V. *mold.*)

mountant. Medio. Medio de polímero, resina o glicerol, para el estudio microscópico.

mounting. Preparación. Preparación de especímenes para su estudio.

mouse. Ratón. Pequeño roedor muy utilizado en experimentación. || Estructura móvil.

mouth. Boca. Entrada. Abertura.

movement. Movimiento. Acto de moverse. || Acto de la defecación. || **active** —. M. activo. || **angular** —. M. angular. || **ciliary** —. M. ciliar. || **dystonic** —. M. distónico. || **excessive** —. Hipercinesia. || **fetal** —. M. fetal. || **masticatory** —. M. masticador. || **passive** —. M. pasivo. || **spontaneous.** —. M. espontáneo.

moxa. Moxa. Pequeño cono o cilindro de material blando.

Moynihan's test. Prueba de Moynihan. [B. G. A. Moynihan, cirujano inglés, 1865-1936.] Medio para comprobar la forma del estómago.

6-MP. Abreviatura de *6-mercaptopurine.*

MPD. Abreviatura de *maximun permissible dose.*

MPH. Abreviatura de *Master of Public Health.*

Mpo. Abreviatura de *myeloperoxidase.*

M proteine. Proteína M. Componente antigénico de la superficie del estreptococo, que presenta reacción cruzada con antígenos musculares.

Mps. Abreviatura de *mucopolysaccharidosis.*

Mps IH. Enf. de Hurler.

Mps IS. Enf. de Scheie.

Mps II. Enf. dc Hunter.

Mps III. Enf. de Santfilippo A.

Mps IIIB. Enf. de Sanfilippo B.

Mps IV. Enf. de Morquio.

Mps VI. Enf. de Morato-Lamy.

Mps VII. Déficit de beta-glucuronidasa.

mR. Abreviatura de *milliRoentgen.*

MRA. Abreviatura de *Medical Record Administrator.*

mrad. Abreviatura de *millirad.*

MRC. Abreviatura de *Medical Reserve Corps.*

MRD. Abreviatura de *minimum reacting dose.*

MRF. Abreviatura de *melanocyte-stimulating factor.*

M-R-K syndrome. Síndrome de Rokitansky-Küster-Mayer. [August F.J.K.M., 1787-1865, anatomista alemán, n. en Bonn; Carl Freiherr von R.; Hermann K.] Síndrome MRK: malformación atrófica de los órganos sexuales femeninos como consecuencia de una detención del desarrollo embrionario y fusión de los conductos de Müller. Aparece un útero bicorne sólido con aplasia vaginal; los ovarios están completamente desarrollados y son funcionales; se presenta casi siempre con aplasia o distrofia renales, hernia inguinal, etc.

mRNA. Abreviatura de *messenger RNA.*

MS. Abreviatura de *multiple sclerosis* y de *Master of Surgery.*

msec. Abreviatura de *millisecond.*

MSH. Abreviatura de *melanocyte-stimulating hormone.*

MSL. Abreviatura de *midsternal line.*

MT. Abreviatura de *medical technologist* y *membrana tympani.*

MTU. Abreviatura de *methylthiouracil.*

Mtx. Abreviatura de *methotrexate.*

mU. Abreviatura de *milliUnit.*

Muc. Abreviatura de *mucilage.*

Much's granules. Gránulos de Much. [H. Ch. R. Much, médico alemán, 1880-1932.] Gránulos encontrados en el esputo tuberculoso. || **— reaction.** Reacción de M. Inhibición de la acción del veneno de cobra en la demencia precoz (psicorreacción).

muciferous. Mucífero. Que segrega moco.

mucification. Mucificación. Cambios mucosos en el epitelio vaginal de animales de laboratorio.

muciform. Muciforme. Semejante al moco.

mucigen. Mucígeno. Productor de moco.

mucilage. Mucílago. Sustancia semejante a la goma de plantas.

micilaginous. Mucilaginoso. De la naturaleza del mucílago.

mucilago. Mucílago. (V. *mucilage.*)

mucin. Mucina. Glucoproteína, constituyente principal del moco.

mucinase. Mucinasa. Enzima que actúa sobre la mucina.

mucinoblast. Mucinoblasto. Precursor de la célula mucosa.

mucinogen. Mucinógeno. Precursor de la mucina.

mucinoid. Mucinoide. Semejante a la mucina. || Mucoide.

mucinosis. Mucinosis. Situación caracterizada por el depósito anormal de mucopolisacáridos en la piel.

mucinous. Mucinoso. Caracterizado por la formación de mucina.

mucinuria. Mucinuria. Presencia de mucina en la orina.

muciparous. Mucíparo. Que secreta moco. || Sin.: Mucígeno.

mucitis. Mucitis. Inflamación de la membrana mucosa.

Muck's test. Prueba de Muck. [O. Muck, médico alemán, 1871-1942.] Para la albuminuria gravídica.

mucocele. Mucocele. Dilatación de una cavidad por acumulación de moco.

mucoclasis. Mucoclasis. Destrucción quirúrgica de la mucosa de un órgano hueco.

mucocolitis. Mucocolitis. Colitis mucosa.

mucocolpos. Mucocolpos. Acumulación de moco en el canal vaginal.

mucocutaneous. Mucocutáneo. Que afecta a la membrana mucosa y a la piel.

mucocyte. Mucocito. Célula de la oligodendroglía cuyo citoplasma ha experimentado degeneración mucoide.

mucoderm. Mucoderma. Membrana mucosa.

mucoldermal. Mucodérmico. Perteneciente al mucoderma.

mucoenteritis. Mucoenteritis. Colitis mucosa.

mucoepidermoid. Mucoepidermoide. Compuesto de moco y de células epiteliales.

M

mucofibrous. Mucofibroso. Compuesto de moco y de tejido fibroso.

mucoglobulin. Mucoglobulina. Una clase de glucoproteína.

mucoid. Mucoide. (V. *mucinoid.*)

mucolipidosis. Mucolipidosis. Alteración genética.

mucolysine. Mucolisina. Lisina que produce la dilución del moco.

mucolytic. Mucolítico. Que produce la disolución del moco.

mucomembranous. Mucomembranoso. Compuesto por membrana mucosa.

mucoperiosteal. Mucoperióstico. Compuesto de mucosa y periostio.

mucoperiosteum. Mucoperiostio. Periostio con moco en la superficie.

mucopolysaccharide. Mucopolisacárido. Grupo de polisacáridos con nitrógeno en su molécula.

mucopolysaccharidosis. Mucopolisacaridosis. Grupo de enfermedades géneticas por defecto del metabolismo de los mucopolisacáridos.

mucopolysaccharidosis VII. Síndrome de Thompson-Nelson-Grobenly. Mucopolisacaridosis del tipo VII, con eliminación aumentada en 6-10 veces en la orina (40-60%) de condroitina-4-sulfato, cantidades menores de heparansulfato y dermatansulfato; se manifiesta a los dos o tres años de edad, con espasmos de flexión, postura pitecoide del cuerpo, retraso del crecimiento, hepatosplenomegalia y opacidad retiniana; las alteraciones radiológicas son más leves que en el síndrome de von Pfaundler-Hurler.

mucoprotein. Mucoproteína. Compuesto presente en todo el tejido conectivo y de soporte.

mucopurulent. Mucopurulento. Que contiene moco y pus.

mucopus. Mucopus. Moco semejante al pus.

mucor. *Mucor.* Género de hongos de la familia *Mucoraceae.*

mucoraceae. *Mucoraceae.* De la familia de los ficomicetos.

mucorin. Mucorín. Sustancia albuminosa de ciertos mohos.

mucormycosis. Mucormicosis. Micosis por hongos del género *Mucor.*

mucosa. Mucosa. Membrana mucosa o túnica mucosa.

mucosal. Relativo o perteneciente a la mucosa.

mucosanguineous. Mucosanguíneo. Compuesto de moco y sangre.

mucoserous. Mucoseroso. Compuesto de moco y suero.

mucosin. Mucosina. Forma de mucina, de las cavidades nasal, uterina y bronquial.

mucositis. Mucositis. Inflamación de una mucosa.

mucous. Mucoso. Relativo al moco. || Que secreta moco.

mucoviscidosis. Mucoviscidosis. Fibrosis quística del páncreas.

mucro. Mucro . Punta de una parte u órgano. || — **cordis.** Apex cardiaco.

mucus. Moco. Sustancia secretada por las glándulas mucosas.

Muenchhausen syndrome. Síndrome de Münchhausen. Comportamiento neurótico en el cual se simulan trastornos y enfermedades producidos en ocasiones por autolesión, para conseguir, por ejemplo, estancias clínicas u operaciones.

muguet. Muguet. (V. *thrush.*)

Mulder's angle. Angulo de Mulder. [J. Mulder, anatomista holandés, 1769-1810.] Angulo entre la línea facial de Camper y una línea desde la raíz de la nariz a la sutura occipital.

Mulder's test. Prueba de Mulder. [G. J. Mulder, químico holandés, 1802-1880.] Para la glucosa.

Mules' operation. Operación de Mules. [Ph. H. Mules, oftalmólogo inglés, 1843-1905.] Enucleación del ojo.

muliebria. Muliebria. Organos genitales femeninos.

muliebrity. Muliebridad. Feminidad.

mull. Variedad de desnutrición

Müller, Hermann. Ingeniero genético norteamericano; 1890-1967. Su gran contribución a la genética se deriva de sus minuciosos estudios cuantitativos sobre la proporción de variación de las mutaciones, tanto las naturales como las inducidas artificialmente. Alentó sobre el riesgo que se produce sobre los genes humanos, por el abuso de los rayos X en medicina.

Müller's duct. Conducto de Müller. [J. P. Müller, fisiólogo alemán, 1801-1858.] Conducto paramesonéfrico. || — **experiment.** Experimento de M. Para la anemia cerebral. || — **tubercle.** Tubérculo de M. Elevación de la pared dorsal del seno urogenital debida al conducto de M.

Müller's fibres. Fibras de Müller. [H. Müller, anatomista alemán, 1820-1864.] Fibras de sostén en la neuroglía de la retina. || — **muscle.** Músculo de M. M. ciliar circular del ojo.

Müller's liquid. Líquido de Müller. [H. F. Müller, histólogo alemán, 1866-1898.] Líquido para dar consistencia a las preparaciones microscópicas.

Müller's sign. Signo de Müller. [F. von Müller, médico alemán, 1858-1941.] En la insuficiencia aórtica.

müllerianoma. Müllerianoma. Tumor del conducto de Müller.

multangulum. Multangulum. Huesos trapecio y trapezoides de la segunda fila del carpo.

multiarticular. Multiarticular. Que afecta a varias articulaciones.

multicapsular. Multicapsular. Que posee muchas cápsulas.

multicellular. Multicelular. Compuesto de muchas células.

multicuspidate. Multicúspide. Con varias cúspides.

multidentate. Multidentado. Con muchos dientes o identaciones.

multifactorial. Multifactorial. Perteneciente a la acción de varios factores.

multifamilial. Multifamiliar. Que afecta a varias generaciones sucesivas de una familia.

multifocal. Multifocal. Relativo a varios focos.

multiform. Multiforme. Polimorfo.

multiglandular. Multiglandular. Pluriglandular.

multigravida. Multigrávida. Plurigrávida.

multi-infection. Multiinfección. Infección debida a diversos tipos de microorganismos.

multilobular. Multilobular. Que tiene varios lóbulos.

multilocular. Multilocular. Que contiene varias celdas.

multinodular. Multinodular. Que tiene varios nódulos.

multinucleate. Multinucleado. Que tiene varios núcleos

multipara. Multípara. Mujer que ha tenido varios hijos.

multiparity. Multiparidad. Cualidad de multípara.

multiparous. Multípara. (V. *multipara.*).

multiple. Múltiple. Que se produce en diversas partes a la vez.

multiple atresias, acrofacial dysostosis. Síndrome de Weyer. [Helmut Weyer, pediatra, n. en Stade.] Atresia múltiple congénita: atresia connatal, parcial o total, de varios segmentos del tubo digestivo, así como obstrucción de las bias biliares y venas pulmonares; eventualmente también ectrodactilia, malformación renal y cardíaca. Se produce por cierre embrionario precoz del epitelio de los orificios y trastorno del despliegue de los vasos cardíacos y biliares. ‖ disostosis acrofacial. ‖ síndrome ididodental.

multipolar. Multipolar. Con más de dos polos o prolongaciones.

multivalent. Multivalente. Con capacidad para combinarse con tres o más átomos monovalentes.

mummification. Momificación. Desecación de los tejidos.

mummy. Momia. Cádaver conservado por desecación.

mumps. Parotiditis. Enfermedad contagiosa por paramixovirus.

Münchausen's syndrome. Síndrome de Münchausen. Síndrome psíquico proteiforme.

Münchmeyer's disease. Síndrome de Münchmeyer. Síndrome autosómico dominante de miositis hereditaria. Se sigue una osificación en dirección caudal con esclerosis de la musculatura y del tejido conjuntivo.

Munk's disease. Enfermedad de Munk. [F. Munk, médico alemán, n. en 1879.] Nefrosis lipoidea.

Munro's point. Punto de Munro. [J. C. Munro, cirujano norteamericano, 1858-1910.] Punto de elección para la paracentesis.

mural. Mural. Relativo a la pared de una cavidad.

murmur. Murmullo. Sonido auscultatorio. ‖ **accidental** —. M. accidental. ‖ **bronchial**—. M. bronquial. ‖ **cardiac** —. M. cardiaco. ‖ **diastolic** —. M. diastólico. ‖ **pericardial** —. M. pericárdico. ‖**systolic**—. M. sistólico.

Murphy button. Botón de Murphy. [J. B. Murphy, cirujano norteamericano, 1857-1916.] Instrumento para anastomosar el intestino. ‖ — **treatment.** Tratamiento de M. Neumotórax artificial con nitrógeno.

Murray's syndrome. Síndrome de Murray. Fibromatosis gingival hereditaria con fibromas hialinos múltiples y generalizados; en la cabeza se conoce como tumor en turbante.

Murri's disease. Enfermedad de Murri. [A. Murri, médico italiano, 1841-1932.] Hemoglobinuria intermitente.

mus. Mus. Género de ratas y ratones.

musca. Musca. Género de múscidos al que pertenece la mosca común.

muscarine. Muscarina. Alcaloide de la *Amanita muscaria.* F.: $C_9H_{20}O_2N$.

muscarinism. Muscarinismo. Envenenamiento por muscarina.

muscle. Músculo. Organo cuya contracción produce el movimiento de un organismo animal. ‖ **abductor digit minimi.** Abductor corto del pulgar de la mano y del dedo gordo del pie. ‖ **abductor hallucis.** Abductor del dedo gordo. ‖ **abductor ossis metatarsi digiti quinti pedis.** Abductor del dedo pequeño. ‖ **abductor pollicis brevis.** Abudctor del pulgar. ‖ **abductor pollicis longus.** Abductor largo del pulgar. ‖ **accelerator urinae.** Acelerador de la orina, músculo bulbocavernoso. ‖ **accesorius.** Cuadrado plantar. ‖ **adductor brevis.** Aductor corto. ‖ **adductor longus.** Aductor largo. ‖ **abductor mangus.** Aductor del muslo largo. ‖ **abductor pollicis.** Aductor del pulgar. ‖ **anconeus.** Ancóneo. ‖ **antitragicus.** Antitrago. ‖ **articularis genu.** Articularis genu. ‖ **aryepiglotticus.** Aritenoepiglótico. ‖ **arytenoideus.** Aritenoideo. ‖ **arytenoideus obliquus.** Aritenoideo oblicuo. ‖ **arytenoideus transversus.** Aritenoideo transverso. ‖ **attolens aurem.** Auricular superior. ‖ **attrahens aurem.** Auricular anterior. ‖ **auricular.** Auricular. ‖ **auricularis anterior.** Auricular anterior. ‖ **auricularis posterior.** Auricular posterior. ‖ **auricularis superior.** Auricular superior. ‖**azygos uvulae.** Acigos de la úvula. ‖ **biceps brachii.** Bíceps braquial. ‖ **biceps femoris.** Bícpes crural. ‖ **biventer cervicis.** Cervical transverso. ‖ **brachialis.** Braquial. ‖ **brachioradialis.** Braquiorradial. ‖ **buccinator.** Bucinador. ‖ **bulbospongiosus.** Eyaculador de la orina. ‖ **cervicalis ascendens.** Cervical ascendente. ‖ **chondroglosus.** Condrogloso. ‖ **cyliary.** Ciliar. ‖ **circumflexus palati.** Circunflejo palatino. ‖ **coccygeus.** Coccígeo. ‖ **complexus.** Complejo. ‖ **compressor glandulae Cowperi.** Compresor de la glándula de Cowperi. ‖ **compressor naris.** Compresor de la nariz. ‖ **compressor sacculi laryngis.** Compresor del saco de la laringe. ‖ **compresor urethrae.** Compresor de la uretra. ‖ **compressor venae dorsalis penis.** Elevador del pene. ‖ **constrictor radicis penis.** Constrictor de la raíz del pene. ‖ **coracobrachialis.** Coracobraquial. ‖ **corrugator cutis ani.** Subcutáneo externo del esfínter de Ellis. ‖ **corrugator super-**

cilii. Superciliar. || **costalis.** Costal. || **costocervicalis.** Costocervical. || **cremaster.** Cremáster. || **crico-arytenoideus, lateralis, posterior.** Cricoaritenoideo lateral y posterior. || **cricothyroideus.** Cricotiroideo. ||**crureus.** Crural. || **cucullaris.** Trapecio. || **dartos.** Dartos. || **deep transverse perineal.** Transverso profundo del perineo. || **deltoid.** Deltoides || **depressor alae nasi.** Depresor del ala de la nariz. || **depressor anguli oris.** Depresor del ángulo de la boca. || **depressor labii inferioris.** Depresor del labio inferior. || **depressor septi.** Depresor del ala de la nariz. || **detrusor urinae.** Detrusor de la orina. || **digastric.** Digástrico. || **dilator naris anterior.** Dilatador de las aberturas nasales. || **dilator naris posterior.** Dilatador posterior de la nariz. || **dilator pupillae.** Dilatador de la pupila. || **dorsal interosseus.** Dorsal interóseo del pie y de la mano. || **ejeculator urinae.** Eyaculador de la orina. || **Ellis's.** De Ellis. || **erector clitoridis.** Erector del clítoris. || **erector penis.** Erector del pene. || **erector spinae.** Erector espinoso. || **extensor carpi radialis longus.** Extensor carporradial largo y corto. || **extensor carpi ulnaris.** Extensor propio del meñique. || **extensor digitorum brevis.** Extensor corto de los dedos del pie. || **extensor digitorum communis.** Extensor común de los dedos de la mano. || **extensor digitorum longus.** Extensor común de los dedos del pie. || **extensor hallucis brevis, vis, longus.** Extensor corto y largo del dedo gordo. || **extensor indicis.** Extensor propio del índice. || **extensor pollicis brevis, longus.** Extensor corto y largo del pulgar. || **external intercostals.** Intercostales internos. || **external oblique abdominal.** Abdominal oblicuo interno. || **flexor accesorius.** Flexor accesorio. || **flexor carpi radialis.** Flexor carporradial. || **flexor carpi ulnaris.** Flexor carpocubital. || **flexor digiti minimi brevis.** Flexor corto del dedo pequeño. || **flexor digiti minimi.** Flexor del meñique. || **flexor digitorum brevis.** Flexor corto plantar. || **flexor digitorum sublimis.** Flexor común superficial de los dedos. || **flexor hallucis brevis.** Flexor corto del dedo gordo. || **flexor hallucis longus.** Flexor largo del dedo gordo. || **flexor indicis brevis.** Flexor corto del dedo índice. || **flexor pollicis brevis.** Flexor corto del pulgar. || **flexor pollicis longus.** Flexor largo del pulgar. || **flexor profundus digitorum.** Flexor común profundo de los dedos. || **gastrocnemius.** Gastrocnemio. || **gamellus inferior.** Gamelo inferior. || **gamellus superior.** Gamelo superior. || **genioglossus.** Geniogloso. || **geniohyoid.** Genioideo. || **gluteus maximus, medius, minimus.** Glúteo mayor, mediano y menor. || **gracilis.** Gracilis. || **helicis, major, minor.** Hélix mayor y menor. || **Henle's.** De Henle. || **Horner's.** De Horner. || **hyoglossus.** Hiogloso. || **iliacus.** iliaco. || **iliacus minor.** Iliaco menor. || **iliocapsularis.** Iliocapsular. || **iliococcygeus.** Ileococcígeo. || **iliocostalis.** Iliocostal. || **iliopsoas.** Psoas iliaco. || **inferior constrictor.** Contrictor

inferior. || **infraspinatus.** Infraespinoso. || **intercostales intimi.** Internal intercostal, intercostales internos. || **internal oblique abdominal.** Abdominal oblicuo interno. || **interosseus.** Interóseos de la mano y del pie. || **interspinales.** Interespinosos. || **intertransversales.** Intertransversos. || **intracostals.** Intracostales. || **ischiobulbous** (Cuvier). Bulboesponjoso. || **ischiocavernous.** Isquiocavernoso. || **ischiococcygeus.** Isquioccígeo. || **laringeal.** Laríngeo. || **lateral pterygoid.** Pterigoideo lateral. || **latissimus dorsi.** Largo de la espalda. || **laxator tympani.** Banda de Meckel. || **levator anguli oris.** Elevador del ángulo de la oreja. || **levator ani.** Elevador del ano. || **levator glandulae thyroidae.** Elevador de la glándula tiroides. || **levator labii superioris.** Elevador propio del labio superior. || **levator labii superioris alaeque nasi.** Elevador común del ala de la nariz y el labio superior.|| **levator mentii.** Elevador del mentón. || **levator palati.** Elevador palatino. || **levator palpebrae superioris.** Elevador del párpado superior. || **levator penis.** Elevador del pene. || **levator prostatas.** Elevador de la próstata. || **levator scapulae.** Elevador de la escápula. || **levatores costarum.** Elevadores de las costillas. || **longitudinalis lingua inferior, superior.** Lingual inferior y superior. || **longus capitis, cervicis, coli.** Largo de la cabeza y del cuello. || **lumbrical.** Lumbrical de la mano y del pie. || **masseter.** Masetero. || **medial pterigoid.** Pterigoideo medio. || **mentalis.** Mentoniano. || **middle constrictor of the pharyns.** Constricto medio de la faringe. || **multifidus.** Multífido del raquis. || **mylohyoid.** Milohioideo. || **obliqui, of eyeball.** Oblicuos del ojo. || **olbiquus abdominis internus.** Oblicuo interno del abdomen. || **obliquus abdominis externus.** Oblicuo mayor del abdomen. || **obliquus capitis inferior.** Oblicuo mayor o inferior de la cabeza. || **obliquus capitis superior.** Oblicuo menor o superior de la cabeza. || **obliquus inferior.** Oblicuo menor o inferior del ojo. || **obliquus superior.** Oblicuo mayor o superior del ojo. || **obturator externus.** Obturador externo. || **obturator internus.** Obturador interno. || **occipitofrontalis.** Occipitofrontal. || **of Bell.** De Bell. || **of Treitz.** De Treitz. || **of uterus.** Del útero. || **omohyoid.** Omohioideo. || **opponens digiti minimi.** Oponente del meñique y del dedo pequeño del pie. || **opponens pollicis.** Oponente del pulgar. || **orbicularis oculi, oris.** Orbicular de los párpados y de los labios. || **palatoglosso.** Palatogloso. || **palatopharyngeus.** Palatofaríngeo. || **palmar interoseus.** Palmar interóseo. || **palmaris brevis.** Palmar cutáneo. || **palmaris longus.** Palmar mayor. || **papillary.** Papilar. || **pectineus.** Pectíneo. || **pectoralis major and minor.** Pectoral mayor y menor. || **peripenic.** Dartos. || **peroneus brevis. longus and tortius.** Peroneo lateral corto, largo y anterior. || **plantar interosseus.** Plantar interóseo. || **plantaris.** Plantar delgado. || **platysma.** Platisma mioideo. || **popliteus.** Poplíteo. || **prevertebral.**

Prevertebral. ‖ **procerus.** Largo del cuello. ‖ **recto-urethralis.** Rectouretral. ‖ **rectovesical.** Rectovesical. ‖ **rectus abdominis.** Recto mayor del abdomen. ‖ **rectus capitis anticus major and minoro.** Recto anterior mayor y menor de la cabeza. ‖ **rectus capitis lateralis.** Recto lateral de la cabeza. ‖ **rectus capitis posterior major and minor.** Recto posterior mayor y menor de la cabeza. ‖ **rectus femoris.** Recto anterior del muslo. ‖ **retrahens aurem.** Auricular posterior. ‖ **rhomboideus major and minor.** Romboides mayor y menor. ‖ **risorius.** Risorio. ‖ **rotatores.** Rotatarios del dorso o submultifido. ‖ **sacrospinalis.** Sacrospinalis. ‖ **sartorius.** Sartorio. ‖ **scalenus anterior medius, pleuralis, posterior.** Escaleno anterior, medio, pleural, posterior. ‖ **semimembranous.** Semimembranoso. ‖ **semispinalis capitis.** Semiespinoso de la cabeza. ‖ **semitendinous.** Semitendinoso. ‖ **serratus anterior.** Serrato mayor. ‖ **serratus posticus inferior, serratus posticus superior.** Serrato menor posterior e inferior y posterior y superior. ‖ **soleus.** Sóleo. ‖ **sphincter ani externus.** Esfínter externo del ano. ‖ **sphincter ani internus.** Esfínter interno del ano. ‖ **sphincter ani tertius.** Esfínter de Nelaton. ‖ **sphincter pupilae.** Esfínter de la pupila. ‖ **sphincter uretrae.** Esfínter de la uretra. ‖ **sphincter vaginae.** Esfínter de la vagina. ‖ **sphincter vesicae.** Esfínter de la vejiga. ‖ **spinalis.** Espinal. ‖ **splenius.** Esplenio. ‖ **stapedius.** Estapedio. ‖ **sternalis.** Esternal. ‖ **sternocostalis.** Esternocostal. ‖ **sternohyoid.** Esternohioideo. ‖ **sternomastoid.** Esternomastoideo. ‖ **sternothyroid.** Esternotiroideo. ‖ **styloglossus.** Estilogloso. ‖ **stylohyoid.** Estilohioideo. ‖ **stylopharingeus.** Estilofaríngeo. ‖ **subanconeus.** Subancóneo. ‖ **subclavius.** Subclavio. ‖ **subcostal.** Subcostal. ‖ **subcrureus.** Subcrural. ‖ **subscapularis.** Subescapular. ‖ **subscapularis minor of Gruber.** Subescapular menor. ‖ **superficial transverse perineal.** Superficial perineal transverso. ‖ **superior constrictor.** Constrictor superior de la faringe. ‖ **supinator.** Supinador. ‖ **supraspinatus.** Supraespinoso. ‖ **suspensory of duodenum.** Suspensor del duodeno. ‖ **temporalis.** Temporal. ‖ **tensor fasciae latae.** Tensor de la fascia lata. ‖ **tensor palati.** Tensor palatino. ‖ **tensor tarsi or muscle of Horner.** Tensor del tarso. ‖ **tensor tympani.** Tensor del tímpano. ‖ **teres major, minimus and minor.** Teres mayor, mínimo y menor. ‖ **thyro-arytenoideus.** Tiroaritenoideo. ‖ **thyro-epiglotticus.** Tiroepiglótico. ‖ **tibialis anterior, posterior.** Tibial, anterior y posterior. ‖ **tragicus.** Del trago. ‖ **transversus abdominis.** Transverso del abdomen. ‖ **transversus auriculae.** Transverso auricular. ‖ **transversus cervicis.** Transverso del cuello. ‖ **transversus linguae.** Transverso de la lengua. ‖ **transversus nuchae.** Transverso de la nuca. ‖ **transversus pedis.** Del pie. ‖ **trapezius.** Trapecio. ‖ **triangularis menti.** Triangular de los labios. ‖ **triangularis sterni.** Triangular del esternón. ‖ **triceps.** Tríceps. ‖ **vastus intermedius, lateralis, medialis.** Vasto intermedio, lateral, medio. ‖ **verticalis linguae.** Vertical de la lengua. ‖ **vocalis.** Bucal. ‖ **Wood's.** De Wood. ‖ **zygomaticus major and minor.** Zigomático mayor y menor.

muscular. Muscular. Relativo al músculo.

muscularis. Muscularis. Capa muscular.

musculation. Musculación. Actividad de un músculo.

musculature. Musculatura. Aparato muscular del cuerpo.

musculoaponeurotic. Musculoaponeurótico. Relativo al músculo y a su aponeurosis.

musculocutaneous. Musculocutáneo. Relativo a los músculos y la piel.

musculoelastic. Musculoelástico. Formado por tejido muscular y elástico.

musculomembranous. Musculomembranoso. Muscular y membranoso.

musculophrenic. Musculofrénico. Relativo a los músculos y al diafragma.

musculoskeletal. Musculosquelético. Relativo a los músculos y al esqueleto.

musculospiral. Musculospiral. Nervios con dirección espiral. ‖ Nervio radial.

musculotendinous. Musculotendinoso. Compuesto por músculo y tendón.

musculotonic. Musculotónico. Relativo a la contractilidad muscular.

musculotropic. Musculotrópico. Con especial afinidad para ejercer su principal efecto sobre el tejido muscular.

musculus. Músculo. (V. *muscle.*)

musicotherapy. Musicoterapia. Tratamiento de la enfermedad mediante la música.

Musset's sign. Signo de Musset. [L. Ch. A. de Musset, poeta francés, 1810-1857.] Pequeñas sacudidas rítmicas de la cabeza, sincrónicas con los latidos, en el aneurisma e insuficiencia aórticos.

mussitation. Musitación. Movimiento de los labios sin emisión de sonidos.

Mussy. Mussy. (V. Guéneau de Mussy.)

must. Mosto. Zumo de uva antes de fermentar.

mustard. Mostaza. Planta del género *Brassica.*

mutacism. Mutacismo. Mutismo. ‖ Sin.: Mitacismo.

mutagen. Mutágeno. Agente que induce mutaciones genéticas.

mutagenesis. Mutagénesis. Producción de cambio. ‖ Inducción de mutación genética.

mutant. Mutante. Producido por mutación.

mutarrotation. Mutarrotación. Tipo especial de tautomerismo.

mutase. Mutasa. Enzima que favorece las reacciones de oxidación y reducción.

mutation. Mutación. Cambio de forma, cualidad o alguna otra característica.

mute. Mudo. Sin habla.

mutilation. Mutilación. Acto de privar a un individuo de un miembro, parte, etc.

mutisia. *Mutisia.* Género de plantas.

M

mutism. Mutismo. Inhabilidad para hablar. Negación a hablar.

mutualism. Mutualismo. Relación entre organismos simbióticos.

mv. Abreviatura de *milivolt.*

My. Abreviatura de *myopia.*

Myà's disease. Enfermedad de Myà. [G. Myà, médico italiano, 1857-1911.] Dilatación congénita del colon.

myalgia. Mialgia. Dolor muscular.

myasthenia. Miastenia. Debilidad muscular. || **angiosclerotic** —. Claudicación intermitente. || — **gravis.** M. gravis.

myatonia. Miatonía. Falta de tonicidad muscular. Sin.: Amiotonía.

myatrophy. Miatrofia. Atrofia muscular.

mycelioid. Micelioide. En forma de micelio.

mycelium. Micelio. Masa de filamentos (hifas) en los hongos.

mycete. Miceto. Hongo.

mycethemia. Micetemia. Presencia de hongos en sangre.

mycetismus. Micetismo. Envenenamiento por ingestión de hongos.

mycetoma. Micetoma. Tumor formado por micelios. || **white.** — M. causado por *Stroptomyces madurae.*

mycobacteriaceae. *Mycobacteriaceae.* Familia de esquizomicetos.

mycobacteriosis. Micobacteriosis. Enfermedad causada por micobacterias.

mycobacterium. *Mycobacterium.* Género de mi croorganismos de la familia *Mycobacteriaceae.*

mycoderma. *Mycoderma.* Género de hongos imperfectos del orden *Moniliales.*

mycodermatitis. Micodermatitis. Candidiasis.

mycohemia. Micohemia. Presencia de hongos en sangre.

mycology. Micología. Ciencia que estudia los hongos.

mycopathology. Micopatología. Estudio científico de las alteraciones patológicas debidas a los hongos.

mycoplasma. Micoplasma Nombre taxonómico referido a microorganismos de la familia *Mycoplasmaceae.*

mycoplasmosis. Micoplasmosis. Infección por Mycoplasma.

mycosis. Micosis. Enfermedad causada por hongos.

mycostasis. Micostasis. Prevención de la multiplicación de hongos.

mycotic. Micótico. Reltavio a la micosis; causado por hongos.

mycotoxicosis. Micotoxicosis. Envenenamiento cuasado por toxina fúngica.

mycotoxin. Micotoxina. Toxina fúngica.

mycteric. Mictérico. Relativo a la nariz o fosas nasales.

mycteroxerosis. Micteroxerosis. Sequedad de la nariz o fosas nasales.

mydaleine. Midaleína. Tomaína tóxica, por putrefacción de las vísceras.

mydriasis. Midriasis. Dilatación de la pupila.

myectomy. Miectomía. Escisión de una porción muscular.

myectopy. Miectopia. Desplazamiento de un músculo.

myelalgia. Mielalgia. Dolor en la médula espinal.

myelanolosis. Mielanolosis. Tabes dorsal.

myelapoplexy. Mielapoplejía. Hemorragia medular.

myelasthenia. Mielastenia. Neurastenia con predominio de síntomas de debilidad medular.

myelatelia. Mielatelia. Desarrollo incompleto de la médula espinal.

myelatrophy. Mielatrofia. Atrofia de la médula espinal.

myelauxe. Mielauxa. Aumento de la médula espinal.

myelemia. Mielemia. Mielocitosis.

myelencephalitis. Mielencefalitis. Inflamación del cerebro y de la médula espinal.

myelencephalon. Mielencéfalo. Porción posterior del rombencéfalo.

myeleterosis. Mieleterosis. Alteración patológica de la médula espinal.

myelin. Mielina. Sustancia de la membrana de la célula de Schwann.

myelination. Mielinización. Formación de mielina.

myelinoclasis. Mielinoclasis. Desmielinización.

myelinogeny. Mielinogenia. Desarrollo de mielina de la fibra nerviosa.

myelinolysin. Mielinolisina. Sustancia que destruye la mielina.

myelinopathy. Mielinopatía. Enfermedad que afecta a la mielina.

myelinosis. Mielinosis. Necrosis grasa con formación de mielina.

myelitis. Mielitis. Inflamación de la médula espinal. || **acute** —. M aguda. || **ascending** —. M. ascendent. || **chronic** —. M. crónica. || **focal** —. M. focal. || **sclerosing** —. M. esclerosante. || **traumatic** —. M. traumática.

myelo-. Mielo-. Prefijo que signific «médula».

myeloblast. Mieloblato. Célula inmadura, origen del mielocito.

myeloblastemia. MIeloblastemia. Presencia de mieloblastos en sangre.

myeloblastoma. Mieloblastoma. Tumor maligno formado por mieloblastos.

myeloblastomatosis. Mieloblastomatosis. Presencia de mieloblastomas múltiples.

myeloblastosis. Mieloblastosis. Exceso de mieloblastos en sangre.

myelocele. Mielocele. Protrusión de médula espinal por un defecto óseo.

myeloclast. Mieloclasto.

myelocone. Mielocono. Materia grasa del cerebro.

myelocyst. Mieloquiste. Quiste benigno formado por residuos de los conductores medulares rudimentarios.

myelocystocele. Mielocistocele. Mielomeningocele.

myelocystomeningocele. Mielocistomeningocele. (V. *myelomeningocele.*)

myelocyte. Mielocito. Precursor de la seria granulocítica.

myelocythemia. Mielocitemia. Exceso de mielocitos en sangre.

myelocytoma. Mielocitoma. Mieloma.

myelocytosis. Mielocitosis. Excesiva cantidad de mielocitos en sangre.

myelodiastasis. Mielodiastasis. Desintegración de la médula espinal.

myelodysplasia. Mielodisplasia. Desarrollo defectuoso de la médula espinal.

myeloencephalic. Mieloencefálico. Relativo a la médula espinal y al cerebro.

myeloencephalitis. Mieloencefalitis. Inflamación de la médula espinal y del cerebro.

myelofibrosis. Mielofibrosis. Sustitución de la médula ósea por tejido fibroso.

myelofugal. Mielófugo. Que sale de la médula espinal.

myelogenesis. Mielogénesis. Desarrollo del sistema nervioso.

myelogenous. Mielógeno. Producido en la médula ósea.

myelogeny. Mielogenia. Maduración de la mielina.

myelogono. Mielogonia. Célula de la cual derivarían las células mieloides.

myelographic syndrome of caudal dislocation of the brain stem. Síndrome de Jirout. Síndrome mielográfico de dislocación caudal.

myelography. Mielografía. Radiografía de la médula espinal previa inyección de contraste.

myeloid. Mieloide. Relativo o derivado de la médula ósea.

myeloidin. Mieloidina. Sustancia semejante a la mielina.

myeloidosis. Mieloidosis. Desarrollo de tejido mieloide.

myelolipoma. Miclolipoma. Tumor benigno, raro, adrenal.

myelolymphangioma. Mielolinfangioma. Elefantiasis.

myelolysis. Mielólisis. Destrucción que sufre lamielina.

myeloma. Mieloma. Tumor de la médula. || **multiple** —. M. múltiple.

myelomalacia. Mielomalacia. Reblandecimiento patológico de la médula espinal.

myelomatoid. Mielomatoide. Semejante al mieloma.

myelomatosis. Mielomatosis. Mieloma múltiple.

myelomenia. Mielomenia. Hemorragia menstrual en la médula espinal.

myelomeningitis. Mielomeningitis. Inflamación de la médula espinal y de sus membranas.

myelomeningocele. Mielomeningocele. Espina bífida con hernia de la médula espinal y sus membranas.

myelomere. Mielómera. Mielómero. Segmento del cerebro y médula espinal en fase de desarrollo.

myelomices. Carcinoma medular.

myelon. Mielón. Médula espinal.

myeloneuritis. Mieloneuritis. Inflamación de la médula espinal y de los nervios periféricos.

myelonic. Mielónico. Mieloide.

myelo-opticoneuropathy. Mieloopticoneuropatía. Alteración que afecta la médula espinal y el nervio óptico.

myelopathic. Mielopático. Caracterizado por mielopatía.

myelopathy. Mielopatía. Término que designa la alteración de la médula espinal.

myeloperoxidase. Mieloperoxidasa. Hemoproteína con actividad peroxidasa.

myelopetal. Mielópeto. En dirección a la médula espinal.

myelophage. Mielófago. Macrófago que produce la descomposición de la mielina.

myelophthisis. Mielotisis. Atrofia de la médula espinal. || Tabes dorsal.

myeloplax. Mieloplaxa. Célula gigante multinuclar de la médula ósea.

myeloplegia. Mieloplejía. Parálisis espinal.

mielopoiesis. Mielopoyesis. Formación de la médula ósea.

myelopore. Mieloporo. Conducto de la médula.

myeloproliferative. Mieloproliferativo. Efecto caracterizado por la proliferación medular y extramedular de los constituyentes de la médula ósea.

myeloradiculitis. Mielorradiculitis. Inflamación de la médula espinal y de las raíces nerviosas.

myeloradiculodysplasia. Mielorradiculodisplasia. Desarrollo anormal de la médula espinal y de las raíces nerviosas espinales.

myeloradiculopathy. Mielorradiculopatía. Enfermedad de la médula espinal y de las raíces de los nervios espinales.

myelorrhagia. Mielorragia. Hemorragia de la médula.

myelorrhaphy. Miclorrafia. Sutura de la médula.

myelosarcoma. Mielosarcoma. Sarcoma de la médula ósea.

myelosarcomatosis. Mielosarcomatosis. Mielomatosis.

myeloschisis. Mielosquisis. Fisura de la médula espinal.

myelosclerosis. Mielosclerosis. Esclerosis de la médula espinal.

myelosis. Mielosis. Mielocitosis. Cambios del tejido medular en la leucemia mielocítica.

myelosuppresive. Mielosupresor. Inhibidor de la actividad de la médula ósea.

myelosyphilis. Mielosífilis. Sífilis de la médula espinal.

myelotherapy. Mieloterapia. Empleo terapéutico de la médula osea.

myelotome. Mielótomo. Instrumento para seccionar la médula espinal.

myelotomy. Mielotomía. Sección de tractos de la médula espinal.

myelotoxic. Mielotóxico. Que destruye la médula ósea.

M

myelotoxicity. Mielotoxicidad. Cualidad de ser mielotóxico.

myenteron. Mienterón. Capa muscular del intestino.

myesthesia. Miestesia. Sensibilidad muscular.

myiasis. Miiasis. Infestación por moscas o larvas de moscas.

myiocephalon. Miiocéfalo. Proyección pequeña del iris a través de una abertura accidental de la córnea.

myiodesopsia. Miiodesopsia. Percepción de moscas volantes.

myitis. Miitis. Inflamación del músculo. Sin.: Miositis.

myo-. Mio-. Prefijo que significa «músculo».

myoalbumin. Mioalbúmina. Albúmina muscular.

myoblast. Mioblasto. Célula embrionaria que origina la fibra muscular.

myoblastoma. Mioblastoma. Tumor benigno a partir de mioblastos.

myobradia. Miobradia. Reacción muscular lenta.

myocardial. Miocárdico. Relativo al tejido muscular del corazón.

myocardiogram. Miocardiograma. Trazado realizado por el miocardiógrafo.

myocardiograph. Miocardiógrafo. Instrumento para registrar el trazado de los movimientos del músculo cardiaco.

myocardiolysis. Miocardiólisis. Necrosis local de fibras miocárdicas.

myocardiopathy. Miocardiopatía. Enfermedad no inflamatoria del miocardio.

myocardiorrhaphy. Miocardiorrafía. Sutura de una herida del miocardio.

myocarditis. Miocarditis. Inflamación del miocardio. || **acute bacterial** — M. aguda bacteriana. || **chronic** —. M. crónica. || **fibrous.** —. M. fibrosa, intersticial. || **rheumatic**—. M. reumática. || **tuberculous** — M. tuberculosa.

myocardium. Miocardio. Capa muscular del corazón.

myocardosis. Miocardosis. Afecciones degenerativas no inflamatorias del miocardio.

myocele. Miocele. Hernia muscular.

myocelialgia. Miocelialgia. Dolor en la musculatura abdominal.

myocelitis. Miocelitis. Inflamación de los músculos del abdomen.

myocellulitis. Miocelulitis. Miostitis con celulutis.

myoceptor. Mioceptor. Porción muscular que recibe el estímulo nervioso.

myocerosis. Miocerosis. Degeneración cérea del músculo.

myochorditis. Miocorditis. Inflamación de los músculos de las cuerdas vocales.

myochrome. Miocromo. Pigmento muscular.

myoclonia. Mioclonía. Alteración caracterizada por el mioclono.

myoclonus. Mioclono. Espasmo muscular.

myocolpitis. Miocolpitis. Inflamación de bandas musculares de la pared vaginal.

myocomma. Miocoma. Miotoma o segmento muscular.

myocrismus. Miocrismo. Sonido percibido al auscultar un músculo contraído.

myocytolysis. Miocitólisis. Desintegración de las fibras musculares.

myocytoma. Miocitoma. Tumor formado a partir de miocitos o células musculares.

myodegeneration. Miodegeneración. Degeneración muscular.

myodemia. Miodemia. Desintegración grasa del músculo.

myodesopsia. Miodesopsia. (*myiodesospsia.*)

myodiastasis. Miodiastasis. Separación de un músculo.

myodynamic. Miodinámico. Relativo a la fuerza muscular.

myodynamics. Miodinamia. Fisiología de la acción muscular.

myodynamometer. Miodinamómetro. Instrumento que mide la fuerza muscular.

myodynia. Miodinia. Dolor muscular. Sin.: Mialgia.

myodystonia. Miodistonía. Alteración del tono muscular.

myodystrophia. Miodistrofia. Distrofia muscular.

myodystrophy. Miodistrofia. (V. *myodystrophia.*)

myoedema. Miodema. Edema muscular.

myofascitis. Miofascitis. Inflamación del músculo y de su fascia.

myofibroma. Miofibroma. Mioma combinado con fibroma.

myofibrosis. Miofibrosis. Reemplazo de tejido muscular por tejido fibroso.

myofibrositis. Miofibrositis. Inflamación del perimisio.

myogelosis. Miogelosis. Gelosis muscular.

myogen. Miógeno. Proteína semejante a la albúmina.

myogenesis. Miogénesis. Desarrollo del tejido muscular.

myoglia. Mioglía. Sustancia fibrilar formada por células musculares.

myoglobin. Mioglobina. Pigmento muscular transportador de oxígeno.

myoglobinuria. Mioglobinuria. Presencia de mioglobina en la orina.

myoglobulin. Mioglobulina. Globulina del suero muscular.

myoglobulinuria. Mioglobulinuria. Presencia de mioglobulina en la orina.

myognathus. Miognato. Monstruo fetal con una cabeza supernumeria inserta por músculos en el maxilar inferior.

myogram. Miograma. Registro trazado por el miógrafo.

myograh. Miógrafo. Aparato para registrar el efecto de la contracción muscular.

myography. Miografía. Empleo del miógrafo.

myohematin. Miohematina. Pigmento del tejido muscular.

myohemoglobin. Miohemoglobina. (V. *myoblogin.*)

myoid. Miode. Semejante al músculo.

myoidem. Mioedema. (V. *myoedema.*)

myoidism. Mioidismo. Contracción idiomuscular.

myoischemia. Mioisquemia. Isquemia muscular.

myokerosis. Miocerosis. (V. *myocerosis.*)

myokinase. Mioquinasa. Adenilatoquinasa.

myokinesis. Mioquinesis. Desplazamiento de fibras musculares.

myokymia. Mioquimia. Miocimia. Temblor fascicular del músculo.

myolemma. Miolema. Sarcolema.

myolipoma. Miolipoma. Mioma con elementos grasos.

myology. Miología. Estudio científico de los músculos.

myolisis. Miólisis. Degeneración del tejido muscular.

myoma. Mioma. Tumor compuesto por elementos musculares.

myomalacia. Miomalacia. Reblandecimiento muscular patológico.

myomatosis. Miomatosis. Formación de miomas múltiples.

myomatous. Miomatoso. De la naturaleza del mioma.

myomectomy. Miomectomía. Extirpación de un mioma.

myomere. Miómera. Miotoma.

myometer. Miómetro. Instrumento para medir la contracción muscular.

myometritis. Miometritis. Inflamación del miometrio.

myometrium. Miometrio. Capa muscular del útero.

myon. Mion. Unidad muscular.

myonecrosis. Mionecrosis. Necrosis muscular.

myoneuralgia. Mioneuralgia. Neuralgia muscular.

myoneure. Mioneura. Célula nerviosa que inerva un músculo.

myonomy. Mionomia. Nomenclatura de los músculos.

myopachynsis. Miopaquinsis. Hipertrofia muscular.

myoparalysis. Mioparálisis. Parálisis muscular.

myopathia. Miopatía. Enfermedad muscular. || **alcoholic** —. M. alcohólica.

myopathy. Miopatía. (V. *myopathia.*)

myope. Miope. Afectado por miopía.

myopericarditis. Miopericarditis. Miocarditis con pericarditis.

myophage. Miófago. Fagocito que destruye la sustancia contráctil del músculo.

myophone. Miófono. Instrumento que hace audible el sonido de la contracción muscular.

myopia. Miopía. Defecto visual debido a una mayor refracción del ojo.

myoplasm. Mioplasma. Parte contráctil de la miofibrilla.

myoplasty. Mioplastia. Cirugía plástica del músculo.

myoprotein. Mioproteína. Proteína obtenida del tejido muscular.

myopsis. Miposis. (V. *myodesopsia.*)

myoreceptor. Miorreceptor. Propioceptor en el músculo esquelético.

myorrhaphy. Miorrafia. Sutura del músculo seccionado.

myorrhexis. Miorrexis. Rotura muscular.

myosalgia. Miosalgia. (V. *myalgia.*)

myosalpingitis. Miosalpingitis. Inflamación del tejido muscular de la trompa de Falopio.

myosalpinx. Miosalpinge. Tejido muscular de la trompa de Falopio.

myosarcoma. Miosarcoma. Tumor maligno derivado de células miogénicas.

myosclerosis. Miosclerosis. Esclerosis muscular.

myoscope. Mióscopo. Instrumento para observar la contracción muscular.

myoseism. Mioseísmo. Contracciones musculares irregulares.

myoserum. Miosuero. Suero o jugo muscular.

myosin. Miosina. Proteína muscular más abundante.

myosinogen. Miosinógeno. (V. *myogen.*)

myosinuria. Miosinuria. Presencia de miosina en la orina.

myosis. Miosis. (V. *miosis.*)

myositis. Miositis. Inflamación del tejido muscular de contracción voluntaria.

myospasia. Miospasia. Contracción clónica del músculo.

myospasm. Miospasmo. Espasmo muscular.

myosteoma. Miosteoma. Osteoma muscular.

myosthenometer. Miostenómetro. Instrumento para medir la fuerza muscular.

myostroma. Miostroma. Estroma del tejido muscular.

myosuria. Miosuria. Presencia de miosina en la orina.

myosuture. Miosutura. Sutura muscular.

myotactic. Miotáctico. Relativo al sentido proprioceptivo de los músculos.

myotasis. Miotasis. Estiramiento de un músculo.

myotenositis. Miotenositis. Inflamación del músculo y de su tendón.

myotenotomy. Miotenotomía. Sección quirúrgica de un tendón muscular.

myothermic. Miotérmico. Relativo a los cambios de temperatura muscular.

myotic. Miótico. (V. *miotic.*)

myotome. Miótomo. Instrumento para realizar la miotomía.

myotomy. Miotomía. Sección de los músculos.

myotonia. Miotonía. Exageración de la irritabilidad y contractilidad musculares. || — **acquisita.** M. adquirida. || — **atrophica.** M. atrófica. || — **congenita.** M. congénita.

myotonometer. Miotonómetro. Instrumento para medir el tono muscular.

myotonus. Miotono. Espasmo muscular.

myotony. Miotonía. (V. *myotonia.*)

myotrophy. Miotrofia. Nutrición del músculo.

myovascular. Miovascular. Relativo al músculo y a sus vasos sanguíneos.

myringa. Miringe. Membrana timpánica.

myringitis. Miringitis. Inflamación de la membrana timpánica.

myringodectomy. Miringodectomía. Extirpación de la membrana del tímpano.

myrimgomycosis. Miringomicosis. Enfermedad de la membrana del tímpano causada por hongos.

M

myringoplasty. Miringoplastia. Restauración quirúrgica del tímpano perforado.

myringoscope. Mirongoscopio. Otoscopio.

myringotome. Miringótomo. Instrumento utilizado para la miringotomía.

myringotomy. Miringotomía. Incisión quirúrgica de la membrana del tímpano.

mirinx. Miringe. Membrana del tímpano.

myrrh. Mirra. Oleogomorresina obtenida de diversos árboles.

myrtiform. Mirtiforme. En forma de hoja de mirto.

mysophilia. Misofilia. Forma de parafilia con afición a la suciedad.

mysophobia. Misofobia. Temor patológico a la contaminación.

mythomania. Mitomanía. Propensión patológica a la exageración.

mytilotoxin. Mitolotoxina. Sustancia tóxica de los mejillones.

myx-, myxo-. Mixo-. Prefijo que significa «moco».

myxadenitis. Mixadenitis. Inflamación de una glándula mucosa. ‖ — **labialis.** Queilitis glandular.

myxadenoma. Mixadenoma. Tumor epitelial con estructura de glándula mucosa.

myxangitis. Mixangitis. Inflamación de los conductos de las glándula mucosas.

myxasthenia. Mixastenia. Deficiente secreción de moco.

myxedema. Mixedema. Depósito anormal de mucina en la piel y en otros tejidos. ‖ **circumscribed** —. M. circunscrito (pretibial). ‖ **congenital** —. M. congénito (cretinismo). ‖ **pretibial** —. M. pretibial.

myxiosis. Mixiosis. Descarga de moco.

myxobacteriales. *Mixobacteriales.* Orden de la clase de los esquizomicetos.

myxochondroma. Mixocondroma. Mixoma con elementos condroides.

myxocystitis. Mixocistitis. Inflamación de la mucosa de la vejiga urinaria.

myxocystoma. Mixocistoma. Mixoma con degeneración quística.

myxocyte. Mixocito. Célula del tejido mucoso.

myxofibroma. Mixofibroma. Fibroma que contiene tejido mixomatoso.

myxoid. Mixoide. Semejante al moco.

myxolipoma. Mixolipoma. Lipoma con focos de degeneración mixomatosa.

myxoma. Mixoma. Tumor compuesto por células de tejido conectivo primitivo y estroma semejante al mesénquima.

myxomatosis. Mixomatosis. Desarrollo múltiple demixomas.

myxomatous. Mixomatoso. De la naturaleza del mixoma.

myxomycetes. *Mixomicetos.* Grupo de organismos semejantes a hongos.

myxomyoma. Mixomioma. Mioma con degeneración mixomatosa.

mixopoiesis. Mixopoyesis. Formación de moco.

myxorrhea. Mixorrea. Flujo mucoso. Blenorrea.

myxosarcoma. Mixosarcoma. Sarcoma con tejido mixomatoso.

myxovirus. *Mixovirus.* Nombre genérico de un gran grupo de virus.

M

N. Símbolo químico del nitrógeno.

n. Indice de refracción. ‖ Abreviatura de *normal*.

NA. Abreviatura de *nomina anatomica* y de *numerical aperture*.

Na. Símbolo químico del sodio.

Na₂N₄O₇•10H₂O. Bórax.

Naboth's follicles. Folículos de Naboth. [M. Naboth, anatomista alemán, 1675-1721.] Folículos mucosos del cuello uterino, alrededor del orificio.‖ — **cysts.** Quistes de N. Q. pequeños formados por los folículos de N.

NaBr. Fórmula del bromuro de sodio.

NaCl. Fórmula del cloruro de sodio.

NaClO. Fórmula del hipoclorito de sodio.

NaClO₃. Fórmula del clorato de sodio.

Na₂CO₃. Fórmula del carbonato de sodio.

NAD. Abreviatura de *nicotinamid-adenindinucleotido* y de *no appreciable disease*.

NADH. Forma reducida del NAD.

nadir. Nadir. El punto más bajo.

Nadler-Wolfer-Elliot syndrome. Síndrome de Nadler-Wolfer-Elliot. Hipoglucemia paroxística, con trastornos cognitivos y afectivos, estados de tipo epiléptico y apopléjico, crisis hipertensiva, etc., como síndrome paraneoplásico en el hepatoblastoma.

NADP. Abreviatura de *nicotinamid-adenin-dinucleotido phosphate*.

NADPH. Forma reducida del NADP.

Naegeli's leukemia. Leucemia de Naegeli. [O. Naegeli, hematólogo suizo, 1871-1937.] Leucemia monocítica.

NaF. Fórmula del fluoruro de sodio.

nafcillin. Nafcilina. Penicilina semisintética. F.: C₂₁H₂₁N₂NaO₅S.

Naffziger's test. Prueba de Naffziger. [Howard Christian Naffziger, 1884-1956, cirujano norteamericano, n. en San Francisco.] Compresión de las venas del cuello para explorar los dolores radiculares, aumentan o se desencadenan sólo si tienen origen intradural, como los debidos a un tumor, pero no si son extradurales. ‖ **scalenus (anticus) syndrome.** Síndrome de Naffziger. Síndrome de los escalenos: compresión del plexo braquial, y algunas veces también de la arteria subclavia, en la zona del músculo escaleno anterior, debido a que la costilla cervical es rudimentaria o bien a que la apófisis transversal de la última vertebra cervical es anormalmente ancha. Síntomas: braquialgia, parálisis del plexo braquial y trastornos en la circulación de la mano.

Nagel's test. Prueba de Nagel. [W. A. Nagel, fisiólogo alemán, 1870-1911.] Procedimiento para la visión de los colores.

Nägele's obliquity. Oblicuidad de Nägele. [F. K. Nägele, obstetra alemán, 1777-1851.] Oblicuidad de la cabeza fetal.

Nägeli's maneuver. Maniobra de Nägeli. [O. Nägeli, médico suizo, 1843-1922.] Elevación de la cabeza, para cohibir la epistaxis.

Nageotte's cell. Célula de Nageotte. [J. Nageotte, médico francés, 1866-1948.] Excavación en un porta para medir células.

NaHCO₃. Fórmula del bicarbonato de sodio.

nail. Uña. Superficie distal, dorsal, del dedo. ‖ **bed** —. Lecho de la u. ‖ **hippocratic** —. U. hipocrática. ‖ **matrix** —. Matriz de la u. ‖ **spoon** —. Depresión central de la u. (u. en cuchara).

nandrolone. Nandrolona. Esteroide anabólico. F.: C₁₈H₂₆O₂.

nanism. Nanismo. Enanismo. calidad de enano. ‖ **pituitary** —. E. pituitario.

nanocephalous. Nanocéfalo. Microcéfalo.

nanocephaly. Nanocefalia. Pequeñez anormal de la cabeza.

nanocormia. Nanocormia. Enanismo del tronco o cuerpo.

nanocurie. Nanocurio. Unidad de radiactividad: 10^{-9} curios.

nanogram. Nanogramo. Unidad de masa = 10^{-9} gramos.

nanoid. Nanoide. En forma de enano.

nanoliter. Nanolitro. Unidad de capacidad = 10^{-9} litros.

nanomelia. Nanomelia. Pequeñez anormal congénita de un miembro.

nanometer. Nanometro. Unidad de medida lineal = 10^{-9} metros.

nanophthalmos. Nanoftalmos. Pequeñez anormal de uno o los dos ojos.

nanosecond. Nanosegundo = 10^{-9} segundos.

nanosomia. Nanosomia. Enanismo.

nanous. Nanus. Enano.

nanukayami. Nanukayami. Nombre de la leptospirosis producida por *Leptospira hebdomidis en Japón*.

nanus. Nanus. Enano.

NaOH. Fórmula del hidróxido de sodio.

napex. Nuca.

naphta. Nafta. Petróleo. ‖ **wood.**—. Metanol.

naphthalene. Naftaleno. Naftalina. Hidrocarburo blanco utilizado como expectorante y en sarna, etcétera.

naphthol. Naftol. Sustancia antiséptica. F.: $C_{10}H_7OH$.

naphtholism. Naftolismo. Intoxicación por naftol.

napiform. Napiforme. En forma de nabo.

NAPNES. Abreviatura de *National Association for Practical Nurse Education and Services*.

naproxen. Naproxen. Antiinflamatorio, analgésico, antipirético. F.: $C_{14}H_{14}O_3$.

naproxol. Naproxol. Antipirético, antiinflamatorio, analgésico.

Narath's operation. Operación de Narath. [A. Narath, cirujano austriaco, 1864-1924] Fijación del epiplón al tejido subcutáneo para establecer circulación colateral en la obstrucción de la porta.

narcism. Narcisismo. Admiración del propio cuerpo.

narcissine. Narcisina. Alcaloide cristalino con propiedades eméticas. F.: $C_{16}H_{17}NO_4$.

narcissism. Narcisismo. (V. *narcism*.)

narco-. Narco-. Prefijo que significa «estado estuporoso».

narcoanalysis. Forma de psicoterapia con utilización intravenosa de barbitúricos.

narcodiagnosis. Narcodiagnosis (V. *narcoanalysis*.)

narcohypnia. Narcohipnia. Entorpecimiento al despertar.

narcohypnosis. Narcohipnosis. Sugestión hipnótica por medio de fármacos narcóticos.

narcolepsy. Narcolepsia. Estado caracterizado por accesos irresistibles de sueño profundo.

narcoleptic. Narcoléptico. Que produce narcolepsia.

narcosis. Narcosis. Estado de depresión del sistema nervioso central, debido a ciertas sustancias.

narcostimulant. Narcoestimulante. Que tiene propiedades estimulantes y narcóticas.

narcotic. Narcótico. Sustancia que produce narcosis.

narcotize. Narcotizar. Someter a la influencia de un narcótico.

naris. Nares. Orificios nasales.

nasal. Nasal. Relativo a la nariz.

nasalis. Nasal. (V. *nasal*.)

nascent. Naciente. Que acaba de nacer.

nasioiniac. Nasoiniaco. Relativo al nasión y al inión.

nasion. Nasión. Punto medio en la sutura frontonasal.

nasitis. Nasitis. Inflamación de la nariz.

Nasmyth's membrane. Membrana de Nasmyth. [A. Nasmyth, cirujano dental inglés, f. en 1847.] Cutícula que cubre la superficie libre del diente joven.

NAS-NRC. Abreviatura de *National Academy of Sciences-National Research Council*.

naso-. Naso-. Prefijo que indica relación con la nariz.

nasoantritis. Nasoantritis. Inflamación de las fosas nasales y del antro de Highmore.

nasoantrostomy. Nasoantrostomía. Creación quirúrgica de una ventana nasoantral.

nasobronchial. Nasobronquial. Relativo a las cavidades nasales y los bronquios.

nasociliary. Nasociliar. Relativo a la nariz y las cejas.

nasofrontal. Nasofrontal. Relativo a la nariz y la frente.

nasograph. Nasógrafo. Instrumento para medir la nariz.

nasolabial. Nasolabial. Relativo a la nariz y los labios.

nasolacrimal. Nasolacrimal. Relativo a la nariz y al aparato lagrimal.

nasomanometer. Nasomanómetro. Aparato para medir la presión interna nasal.

nasopalatine. Nasopalatino. Relativo a la nariz y al paladar.

nasopharyngeal. Nasofaríngeo. Relativo a la nasofaringe.

nasopharyngitis. Nasofaringitis. Inflamación de la nasofaringe.

nasopharyngoscope. Nasofaringoscopio. Endoscopio para explorar la nasofaringe.

nasopharynx. Nasofaringe. Porción de la faringe situada por encima del velo del paladar.

nasoscope. Nasoscopio. Instrumento para examinar las fosas nasales.

nasoseptal. Nasoseptal. Relativo al tabique nasal.

nasoseptitis. Nasoseptitis. Inflamación del tabique nasal.

nasoturbinal. Nasoturbinal. Relativo a la nariz y los cornetes.

nasus. Nariz. Estructura facial que sirve como órgano olfativo y forma parte del aparato respiratorio.

natal. Natal. Relativo al nacimiento. ‖ Relativo a las nalgas.

natality. Natalidad. Porcentaje de nacimientos en una comunidad.

nates. Nalgas. Prominencias constituidas por los músculos glúteos.

natimortality. Natimortalidad. Proporción de nacidos muertos entre determinado número de recién nacidos.

native. Nativo. De localización normal. ‖ Inalterado de su estado natural.

natremia. Natremia. Presencia de sodio en la sangre.

natrium. Sodio. (V. *sodium*.)

natriuresis. Natriuresis. Presencia anormal de sodio en la orina.

natriuretic. Natriurético. Sustancia que produce natriuresis.

natural. Natural. No artificial ni patológico.

Nauheim treatment. Tratamiento de Nauheim. [Balneario alemán.] Tratamiento de enfermedades cardiacas.

Naunyn-Minkowski method. Método de Naunyn-Minkowski. [B. Nauyn, médico alemán, 1839-1925; O. Minkowski, médico lituano, 1858-1931.] Palpación del riñón previa dilatación del colón.

naupathia. Naupatía. Mareo.

nausea. Náusea. Sensación molesta en el epigastrio que suele concluir en vómito.

nauseant. Nauseabundo. Que induce a la náusea.

nauseate. Afectado por náuseas.

nauseous. Nauseoso. Que produce náuseas.

navel. Ombligo. (V. *umbilicus.*)

navicula. Navícula. *Frenulum labiorum pudendi.*

navicular. Navicular. Hueso escafoides.

navicularthritis. Naviculartritis. Inflamación de la articulación navicular del brazo del caballo.

Nb. Símbolo del niobio.

NBS. Abreviatura de *National Bureau of Standards.*

NBT test. Prueba de NBT. Prueba *in vitro* que utiliza azul nitro de tetrazolio para valorar la función fagocitaria de los leucocitos.

nc. Abreviatura de nanocurio.

NCA. Abreviatura de *neurocirculatoy asthenia.*

NCI. Abreviatura de *National Cancer Institute.*

NCMH. Abreviatura de *National Committee for Mental Hygiene.*

NCN. Abreviatura de *National Council of Nurses.*

NCRP. Abreviatura de *National Committee on Radiation Protection and Measurements.*

Nd. Símbolo del neodimio.

n$_D$. Símbolo del índice de refracción.

NDA. Abreviatura de *National Dental Association.*

NDV. Abreviatura de *Newcastle disease virus.*

Ne. Símbolo químico del neón.

near-sight. Miopía. (V. *myopia.*)

nearsighted. Miope.(V. *myopic.*)

nearthrosis. Neartrosis. Seudartrosis. Falsa artrosis.

nebeagglutinin. Aglutinina parcial.

nebenkern. Condriosoma. Paranúcleo.

nebramycin. Nebramicina. Complejo de sustancias producidas por *Streptomyces tenebrarius.*

nebula. Nébula. Opacidad corneal.

nebulization. Nebulización. Conversión de un líquido en una nube de vapor. || Tratamiento por nebulización.

nebulizer. Nebulizador. Atomizador.

necator. *Necator.* Género de nematodo parásito de la familia *Ancylostomidae.*

necatoriasis. Necatoriasis. Infección por gusanos del género *Necator.*

neck. Cuello. Porción estrecha que une la cabeza con el tronco. || **dental** —. Cuello dental. || **uterine** —. Cuello uterino.

van Neck's disease, Odelberg's disease. Síndrome de van Neck (-Odelberg). Necrosis aséptica de la sincondrosis isquiopúbica, que se presenta sobre todo en niños adiposos.

necrectomy. Necrectomía. Extirpación de tejido necrótico.

necro-. Necro-. Prefijo que indica relación con «cadáver» o «tejido muerto».

necrobacillosis. Necrobacilosis. Dermatitis grangrenosa por *Fusobacterium necrophorum.*

necrobiosis. Necrobiosis. Basofilia, distorsión de las bandas de colágeno de la dermis con obliteración de su estructura normal. Característico especialmente de la necrobiosis lipídica diabética.

necrocytosis. Necrocitosis. Muerte celular.

necrocytotoxin. Necrocitotoxina. Toxina que produce la muerte celular.

necrogenic. Necrogénico. Productor de necrosis.

necrology. Necrología. Estadística de las defunciones.

necrolysis. Necrólisis. Exfoliación del tejido, por necrosis.

necronectomy. Necronectomía. Extirpación del tejido necrótico.

necrophagous. Necrófago. Que se alimenta de cuerpos muertos.

necrofilia. Necrofilia. Atracción patológica hacia los cuerpos muertos.

necrophilous. Necrófilo. Que vive sobre cuerpos muertos.

necrophobia. Necrofobia. Temor patológico a la muerte.

necropneumonia. Necroneumonía. Gangrena pulmonar.

necropsy. Necropsia. Examen del cuerpo después de la muerte. || Autopsia.

necrosis. Necrosis. Conjunto de cambios morfológicos que indican la muerte celular, causados por la progresiva degradación de enzimas. || **arteriolar** —. Arteriolonecrosis. || **aseptic** —. N. aséptica. || **avascular** —. N. avascular. || **bacillary**. Necrobacilosis. || **colliquative** —. N. colicuativa. || **embolic** —. N. embólica. || **gangrenous** —. N. gangrenosa.

necrospermia. Necrospermia. Situación en que los espermatozoides han muerto o están inmóviles.

necrotic. Necrótico. Caracterizado por presentar necrosis.

necrotizing myelopathy, spinal angiodysgenesis. Síndrome de Foix-Alajouanine, angiodisgenesia espinal, mielopatía necrosante. Defecto varicoso de las venas medulares posteriores, venas de la pia madre, con aparición de defectos neurólogicos debidos a focos locales secundarios de afección medular. Generalmente se presenta de forma aguda con signos de parálisis por sección medular, con diplejía espástica inicial, y luego flácida, de las piernas. Conduce a la muerte en uno o dos años.

necrotomy. Necrotomía. Disección de un cuerpo muerto. || Extracción de un secuestro.

necrotoxin. Necrotoxina. Sustancia producida por

N

ciertos estafilococos, que destruye las células tisulares.

necrozoospermia. Necrozoospermia. (V. *necrospermia.*)

NED. Abreviatura de *normal equivalent deviation.*

needle. Aguja. Instrumento para puncionar o suturar. || **aspirating** —. A. de aspiración. || **hypodermic** —. A. hipodérmica.

needleholder. Portaagujas.

Neef's hammer. Martillo de Neef. [Ch. E. Neef, médico alemán, 1782-1849.] Utilizado para establecer y cortar rápidamente un circuito galvánico.

neencephalon. Neoencéfalo. Filogenéticamente, nueva porción del cerebro.

NEFA. Abreviatura de *non esterified fatty acids.*

negative. Negativo. Opuesto a positivo. || Sin resultado.

negativism. Negativismo. Propensión patológica a la oposición.

negatoscope. Negatoscopio. Aparato para leer negativos radiográficos.

Negri's bodies. Cuerpos de Negri. [A. Negri, médico italiano, 1876-1912.] Corpúsculos de inclusión en el protoplasma y prolongaciones nerviosas en animales muertos de hidrofobia.

Negro's phenomenon. Fenómeno de Negro. [C. Negro, neurólogo italiano, 1861-1927.] Rigidez y contracciones rítmicas musculares, en la parálisis agitante.

Neisser's diplococicus. Diplocico de Neisser. [A. L. S. Neisser, médico alemán, 1855-1916.] *Neisseria gonorrheae.*

Neisser-Doering phenomenon. Fenómeno de Neisser-Doering. [E. Neisser, médico alemán, n. en 1863; H. Doering, médico alemán, n. en 1871.] Supresión de la acción hemolítica del suero humano.

Neisser-Wechsberg phenomenon. Fenómeno de Neisser-Wechsberg. [M. Neisser, médico alemán 1869-1938; F. Wechsberg, médico alemán.] Desviación del complemento.

neisseria. *Neisseria.* Género de microorganismos de la familia *Neisseriaceae.*

neisseriaceae. *Neisseriaceae.* Familia de esquizomicetos, orden *Eubacteriales.*

Nélaton's catheter. Sonda de Nélaton. [A. Nélaton, cirujano francés, 1807-1873.] Catéter de goma blando. || — **fold.** Pliegue de N. P. mucoso transversal en la unión del tercio medio con el tercio inferior del recto. || — **line.** Línea de N. Línea recta desde la espina iliaca anterior y superior a la tuberosidad isquiática.

nelavane. Nelaván. Tripanosomiasis africana.

NEMA. Abreviatura de *National Eclectic Medical Association.*

nemathelminth. Nematelminto. Gusano nematodo.

nemathelminthiasis. Nematelmintiasis. Infección por nematodos.

nemato-. Nemato-. Prefijo que indica relación con los nematodos.

nematoblast. Nematoblasto. (V. *spermatid.*)

nematocide. Nematocida. Destructor de gusanos nematodos.

nematoda. Nematodos. En forma de hilo, cilíndrico.

nematode. Nematodo. Individuo de la clase *Nematoda.*

nematodiasis. Nematodiasis. Infección por parásitos nematodos.

nematosis. Nematosis. Infección por gusanos nematodos.

nematospermia. Nematospermia. Situación en que los espermatozoides tienen la cola larga.

Nencki's test. Reacción de Nencki. [M. von Nencki, médico polaco, 1847-1901.] Para el indol.

neo-. Neo-. Prefijo que indica «nuevo».

neoantigen. Neoantígeno. Antígeno intranuclear.

neoarsphenamine. Neoarsfenamina. Compuesto utilizado como antisifilítico.

neoarthrosis. Neoartrosis. (V. *nearthrosis.*)

neobiogenesis. Neobiogénesis. Biopoyesis.

neoblastic. Neoblástico. De la naturaleza de un tejido nuevo.

neocerebellum. Neocerebelo. Ultima parte desarrollada del cerebelo.

neocinetic. Neocinético. (V. *neokinetic.*)

neocortex. Neocórtex. (V. *neopallium.*)

neocytosis. Neocitosis. Presencia de células inmaduras en la sangre.

neodiathermy. Neodiatermia. Diatermia de ondas cortas.

neofetus. Neofeto. Embrión durante la octava y novena semanas de vida intrauterina.

neoformation. Neoformación. Neoplasia.

neoformative. Neoformativo. Concerniente a la formación de tejido nuevo.

neogala. Neogala. Calostro.

neogenesis. Neogénesis. Regeneración de tejidos o células.

neo-hippocratism. Neohipocratismo. Escuela que representa el retorno a las teorías hipocráticas.

neohymen. Neohimen. Membrana falsa.

neokinetic. Neocinético. Mecanismo nervioso motor que regula los movimientos voluntarios.

neolalia. Neolalia. Modo de hablar caracterizado por el empleo frecuente de neologismos.

neologism. Neologismo. Término nuevo. || Palabras ininteligibles, en enfermos mentales.

neomembrane. Neomembrana. Membrana falsa.

neomorphism. Neoformismo. Desarrollo de una nueva forma en el curso de la evolución.

neomycin. Neomicina. Antibiótico antibacteriano de amplio espectro.

neon. Neón. Gas inerte de símbolo Ne.

neonate. Neonato. Recién nacido.

neonatology. Neonatología. Ciencia del diagnóstico y tratamiento de las alteraciones del recién nacido.

neopallium. Neopalio. Porción del córtex cerebral con organización característica.

neophrenia. Neofrenia. Alteración mental en el adolescente.

neoplasia. Neoplasia. Formación de un neoplasma por multiplicación progresiva de células.

neoplasm. Neoplasma. Formación de tejido de carácter tumoral.

neoplastigenic. Neoplastigénico. Con tendencia a producir neoplasmas.

neostigmine. Neostigmina. Compuesto amoniacal cuaternario sintético, con actividad anticolinesterasa.

neostomy. Neostomía. Creación quirúrgica de una abertura entre dos órganos.

neostriatum. Neostriado. Porción más tardíamente desarrollada del cuerpo estriado.

neoteny. Neotenia. Persistencia de formas embrionarias en la madurez.

neothalamus. Neotálamo. Porción más reciente del tálamo.

nephelometry. Nefelometría. Medida de la concentración de una suspensión, por medio del nefelómetro.

nephelopia. Nefelopía. Defecto de la visión por enturbiamiento de la córnea.

nephradenoma. Nefradenoma. Adenoma del riñón.

nephralgia. Nefralgia. Dolor de riñón. Sin.: Nefrodinia.

nephrapostasis. Nefrapostasis. Absceso o inflamación supurada del riñón.

nephratonia. Nefratonía. Atonía renal.

nephrauxe. Nefrausa. Nefromegalia.

nephrectasia. Nefrectasia. Distensión renal. || Riñón sacciforme.

nephrectomy. Nefrectomía. Extirpación de un riñón.

nephredema. Nefredema. Edena renal.

nephrelcosis. Nefrelcosis. Ulceración del riñón.

nephremia. Nefremia. Congestión renal.

nephremphraxis. Nefrenfraxis. Obstrucción de los vasos renales.

nephric. Nefrítico. Relativo al riñón.

nephridium. Nefridio. Organo excretor del embrión.

nephrism. Nefrismo. Estado de caquexia por enfermedad renal.

nephritic. Nefrítico. Afectado por nefritis. || Relativo al riñón.

nephritis. Nefritis. Inflamación del riñón. || **acute** —. N. aguda. || **bacterial** —. N. bacteriana. || **capsular** —. N. capsular. || **congenital** —. N. congénita. || **exudative** —. N. exudativa. || **glomerular** —. N. glomerular. || **hemorrhagic** —. N. hemorrágica. || **interstitial** —. N. intersticial. || **parenchymatous** —. N. parenquimatosa. || **subacute** —. N. subaguda. || **vascular** —. N. vascular (nefrosclerosis).

nephro-. Nefro-. Prefijo que indica relación con el riñón.

nephroabdominal. Nefroabdominal. Relativo al riñón y a la pared abdominal.

nephroangiosclerosis. Nefroangiosclerosis. Hipertensión con lesiones renales de origen arterial.

nephroblastoma. Nefroblastoma. Tumor de Wilms.

nephrocalcinosis. Nefrocalcinosis. Situación caracterizada por la precipitación de fosfato cálcico en los túbulos renales.

nephrocapsectomy. Nefrocapsectomía. Decorticación del riñón.

Nephrocardiac. Nefrocardiaco. Relativo al riñón y al corazón.

nephrocele. Nefrocele. Protrusión herniaria del riñón.

nephrocolic. Nefrocólico. Relativo al riñón y al colon.

nephrocolopexy. Nefrocolopexia. Fijación quirúrgica del riñón y el colon.

nephrocoloptosis. Nefrocoloptosis. Desplazamiento del riñón y el colon.

nephrocystanastomosis. Nefrocistanastomosis. Anastomosis quirúrgica entre riñón y vejiga.

nephrocystitis. Nefrocistitis. Inflamación del riñón y la vejiga.

nephrocystosis. Nefrocistosis. Desarrollo de quistes en el riñón.

nephrogastric. Nefrogástrico. Relativo al riñón y al estómago.

nephrogenic. Nefrógeno. Que forma tejido renal.

nephrogenous. Nefrógeno. Originado en el riñón. || Que forma tejido renal.

nephrography. Nefrografía. Radiografía del riñón.

nephrohemia. Nefrohemia. Congestión renal.

nephroid. Nefroide. Semejante al riñón.

nephrolith. Nefrolito. Cálculo renal.

nephrolithiasis. Nefrolitiasis. Litiasis renal.

nephrolithotomy. Nefrolitotomía. Extracción de cálculos renales mediante sección del riñón.

nephrologist. Nefrólogo. Especialista en nefrología.

nephrology. Nefrología. Estudio científico acerca del riñón.

nephrolysis. Nefrólisis. Destrucción de sustancia renal.

nephroma. Nefroma. Tumor renal.

nephromalacia. Nefromalacia. Reblandecimiento del riñón.

nephromegaly. Nefromegalia. Aumento de volumen renal.

nephromere. Nefrómera. (V. *nephrotome.*)

nephron. Nefrón. Unidad anatómica y funcional del riñón.

nephroncus. Nefronco. Nefroma.

nephro-omentopexy. Nefroomentopexia. Fijación del epiplón al riñón.

nephronophthisis. Nefronoptisis. Nefronoptisis juvenil familiar, caracterizada por poliuria, retardo del crecimiento e insuficiencia renal progresiva. La mayoría de los pacientes presentan pequeños quistes en la médula renal.

nephroparalysis. Nefroparálisis. Parálisis renal.

nephropathy. Nefropatía. Enfermedad renal.

nephropexy. Nefropexia. Fijación quirúrgica de un riñón flotante.

nephrophthisis. Nefrotisis. Tuberculosis renal.

nephropoietic. Nefropoyético. Formador de tejido renal.

N

nephropoietin. Nefropoyetina. Sustancia que estimula la formación de tejido renal.

nephroptosis. Nefroptosis. Prolapso del riñón.

nephropyelitis. Nefropielitis. (V. *pyelonephritis*.)

nephropyelolithotomy. Nefropielolitotomía. Extracción de cálculos de la pelvis renal mediante la sección renal.

nephropyeloplasty. Nefropieloplastia. Operación plástica en la pelvis renal.

nephropyosis. Nefropiosis. Supuración renal.

nephrorrhagia. Nefrorragia. Hemorragia renal.

nephrorrhaphy. Nefrorrafia. Sutura del riñón.

nephroscleria. Nefrosclerosis. Esclerosis del riñón por enfermedad renovascular.

nephrosclerosis. Nefrosclerosis. (V. *nephroscleria*.)

nephroscope. Nefroscopio. Instrumento para la observación directa del interior del riñón.

nephroscopy. Nefroscopia. Visualización del riñón mediante el nefroscopio.

nephrosis. Nefrosis. Enfermedad renal, especialmente la caracterizada por lesiones degenerativas de los túbulos renales. ‖ **acute** —. N. aguda. ‖ **amyloid** —. N. amiloidea. ‖ **chronic** —. N. crónica. ‖ **lipoid** —. N. lipoidea. ‖ **toxic** —. N. tóxica.

nephrosonography. Nefrosonografía. Exploración por medio de ultrasonidos del riñón.

nephrosplenopexy. Nefrosplenopexia. Fijación quirúrgica del riñón y el bazo.

nephrostoma. Nefrostoma. Orificio infundibuliforme ciliado, en conexión con los tubos de Wolff.

nephrostomy. Nefrostomía. Formación de una fístula permanente en la pelvis renal o en el riñón.

nephrotic. Nefrótico. Causado por nefrosis.

nephrotome. Nefrótomo. Segmento embrionario renal originado del mesodermo, del que se desarrollan los tubos excretores renales.

nephrotomy. Nefrotomía. Incisión quirúrgica renal. ‖ **abdominal** —. N. abdominal. ‖ **lumbar** —. N. lumbar.

nephrotoxic. Nefrotóxico. Que destruye tejido renal.

nephrotoxin. Nefrotoxina. Toxina con efectos específicos destructivos sobre las células renales.

nephrotresis. Nefrotresis. Establecimiento de una fístula renal por sutura a los músculos de la pared.

nephrotuberculosis. Nefrotuberculosis. Tuberculosis renal.

nephrotyphus. Nefrotifus. Tifus con nefritis y hematuria secundaria.

nephroureterectomy. Nefroureterectomía. Escisión del riñón y el uréter.

neptunium. Neptunio. Elemento radiactivo de símbolo Np.

nerve. Nervio. Organo semejante a un cordón que transmite los impulsos o sensaciones. ‖ — **block**. Bloqueo n. ‖ — **cell**. Célula nerviosa. ‖ **conduction**. Conducción nerviosa. ‖ — **deafness**. Acústico. ‖ — **endplate**. Terminación nerviosa motora. ‖ — **fibre**. Fibra n. ‖ — **mixed**. Mixto. ‖ — **plexus**. Plexo n. ‖ —. **root**. Raíz nerviosa. ‖ **abducent**.

Abducente. ‖ **accessory**. Accesorio. ‖ **accessory obturator**. Obturador interno. ‖ **accessory phrenic**. Frénico. ‖ **anterior crural**. Crural anterior. ‖ **anterior cutaneous, of the neck**. Cutáneo anterior del cuello. ‖ **anterior ethmoidal**. Etmoidal anterior. ‖ **anterior interosseus**. Interóseo anterior. ‖ **anterior tibial**. Tibial anterior. ‖ **Arnold's**. De Arnold. ‖ **audytory**. Auditivo. ‖ **auricular great**. Auricular mayor. ‖ **auricular posterior**. Auricular posterior. ‖ **auricular of vagus**. Auricular del vago. ‖ **auriculotemporal**. Auriculotemporal. ‖ **buccal**. bucal. ‖ **cardiac great, inferior, superior**. Cardiaco mayor, inferior y superior. ‖ **caroticotympanic**. Caroticotimpánico. ‖ **cervical**. Cervical. ‖ **chorda tympani**. Cuerda timpánica. ‖ **cirumflex**. Circunflejo. ‖ **coccygeal**. Coccígeo. ‖ **cochlear**. Coclear. ‖ **common peroneal**. Peroneal común. ‖ **cutaneous, of thigh**. Cutáneo crural. ‖ **deep petrosal**. Petroso profundo. ‖ **deep temporal**. Temporal profundo. ‖ **dental inferior, posterior superior**. Dental inferior y posterior superior. ‖ **digastric**. Digástrico. ‖ **digital**. Digital. ‖ **dorsal, of penis**. Dorsal del pene. ‖ **dorsalis pedis**. Dorsal del pie. ‖ **dorsolumbar**. Dorsolumbar. ‖ **external laryngeal**. Externo laríngeo. ‖ **external petrosal**. Externopetroso. ‖ **facial**. Facial. ‖ **femoral**. Femoral. ‖ **frontal**. Frontal. ‖ **genicular**. Genicular. ‖ **genicular obturator**. Obturador genicular. ‖ **genitocrural**. Genitocrural. ‖ **genitofemoral**. Genitofemoral. ‖ **glossopharyngeal**. Glosofaríngeo. ‖ **greater occipital**. Occipital mayor. ‖ **greater palatine**. Palatino anterior. ‖ **greater splanchnic**. Esplácnico mayor. ‖ **greater superficial petrosal**. Petroso superficial mayor. ‖ **hypoglossal**. Hipogloso. ‖ **iliohypogastric**. Iliohipogástrico. ‖ **ilioinguinal**. Ilioinguinal. ‖ **incisive**. Incisivo. ‖ **inferior dental**. Dental inferior. ‖ **inferior gluteal**. Glúteo inferior. ‖ **inferior haemorrhoidal**. Hemorroidal inferior. ‖ **inferior nasal**. Nasal inferior. ‖ **infraorbital**. Infraorbitario. ‖ **infratrochlear**. Infratroclear. ‖ **intercostal**. Intercostal. ‖ **intercostobrachial**. Intercostobraquial. ‖ **internal carotid**. Carotídeo interno. ‖ **internal layrngeal**. Laríngeo interno. ‖ **Jacobson's nerve**. Nervio de Jacobson. ‖ **lacrimal**. Lagrimal. ‖ **laryngeal**. Laríngeo. ‖ **lateral cutaneous**. Cutáneo lateral. ‖ **lateral cutaneous, of thigh**. Cutáneo crural lateral. ‖ **lateral pectoral**. Pectoral lateral. ‖ **lateral plantar**. Plantar lateral. ‖ **lateral popliteal**. Poplíteo lateral. ‖ **least splanchnic**. Esplácnico menor. ‖ **lesser occipital**. Occipital menor. ‖ **lesser palatine**. Palatino medio. ‖ **lesser splanchnic**. Esplácnico medio. ‖ **lesser superficial petrosal**. Petroso superficial menor. ‖ **lingual**. Lingual. ‖ **long ciliary**. Ciliar largo. ‖ **long pudendal**. Pudendo largo. ‖ **long sphenopalatine**. Esfenopalatino largo. ‖ **lowest splanchnic**. Esplácnico menor. ‖ **mandibular**. Mandibular. ‖ **masseteric**. Masetérico. ‖ **maxillary**. Maxilar. ‖ **medial calcanean**. Calcáneo medio. ‖ **medial cuataneous, of arm**. Cuatáneo

N

medio del brazo. ‖ **medial cuataneous, of forearm.** Cutáneo medio del antebrazo. ‖ **medial pectoral.** Pectoral medio. ‖ **medial plantar.** Plantar medio. ‖ **medial popliteal.** Poplíteo medio. ‖ **median.** Mediano. ‖ **meningeal.** Meníngeo. ‖ **mental.** mentoniano. ‖ **musculocutaneous.** Musculocutáneo. ‖ **musculospiral.** Musculoespiral. ‖ **mylohyoid.** Milohioideo. ‖ **nasal.** Nasal. ‖ **nasociliary.** Nasociliar. ‖ **nasopalatine.** Nasopalatino. ‖ **obturator.** Obturador. ‖ **obturator internus.** Obturador interno. ‖ **oculomotor.** Oculomotor. ‖ **oesophageal.** Esofágico. ‖ **of Bell.** De Bell. ‖ **of heart.** Del corazón. ‖ **of cuadratus femoris.** Del cuadrado femoral. ‖ **of Sapolini.** De Sapolini. ‖ **of serratus anterior.** Del serrato anterior. ‖ **of tongue.** De la lengua. ‖ **of Wrisberg.** De Wrisberg. ‖ **olfatory.** Olfatorio. ‖ **ophtalmic.** Oftálmico. ‖ **optic.** Optico. ‖ **orbital.** Orbitario. ‖ **palatine.** Palatino. ‖ **palmar cutaneous.** Palmar cutáneo. ‖ **palmar.** Palmar. ‖ **pathetic.** patético. ‖ **pelvic splanchnic.** Esplácnico de la pelvis. ‖ **perineal.** Perineal. ‖ **perforating cutaneous.** Perforante cutáneo. ‖ **petrosal.** Petroso. ‖ **pharyngeal.** Faríngeo. ‖ **phrenic.** Frénico. ‖ **plantar.** Plantar. ‖ **posterior auricular.** Auricular posterior. ‖ **posterior cutaneous of arm.** Cutáneo posterior del brazo. ‖ **posterior cutaneous of thigh.** Cutáneo posterior crural. ‖ **posterior ethmoid.** Etmoidal posterior. ‖ **posterior interosseus.** Interóseo posterior. ‖ **posterior scapular.** Escapular posterior. ‖ **posterior thoracic.** Torácico posterior. ‖ **posterior tib**ial. Tibial posterior. ‖ **presacral.** Presacral. ‖ **pudendal.** Pudendo. ‖ **pudic.** Púdico. ‖ **pulmonary.** Pulmonar. ‖ **radial.** Radial. ‖ **ramus descendens hypoglossi.** Ramo descendente del hipogloso. ‖ **recurrent laryngeal.** Recurrente laríngeo. ‖ **rhomboid.** Romboide. ‖ **sacral.** Sacro. ‖ **saphenous.** Safeno. ‖ **sciatic.** Ciático. ‖ **scrotal.** Escrotal. ‖ **short ciliary.** ciliares cortos. ‖ **sixth cranial.** Sexto craneal. ‖ **small sciatic.** Ciático menor. ‖ **Soemmering's nerve.** Nervio de Soemmering. ‖ **sphenopalatine.** Esfenopalatino. ‖ **spinal.** Espinal. ‖ **splanchnic.** Esplácnico. ‖ **stylohyoid.** Estilohioideo. ‖ **subcostal.** Subcostal. ‖ **suboccipital.** Suboccipital. ‖ **subscapular.** Subescapular. ‖ **superficial cervical.** Cervical superficial. ‖ **superior dental.** Dental superior. ‖ **superior gluteal.** Glúteo superior. ‖ **superior laryngeal.** Laríngeo superior. ‖ **superior nasal.** Nasal superior. ‖ **supraclavicular.** Supraclavicular. ‖ **supraorbital.** Supraorbitario. ‖ **suprascapular.** Supraescapular. ‖ **supratrochlear.** Supatroclear. ‖ **sural.** Sural. ‖ **sural communicating.** Sural comunicante. ‖ **sural cutaneous.** Sural cutáneo. ‖ **temporal deep.** Temporal profundo. ‖ **third craneal.** Tercero craneal. ‖ **third occipital.** Tercero occipital. ‖ **thirtenth cranial.** Decimotercero craneal. ‖ **tibial.** Tibial. ‖ **to popliteus.** Perteneciente al poplíteo. ‖ **to rhomboids.** Perteneciente al romboide. ‖ **to subclavius.** Perteneciente al subclavio. ‖ **to thyrohyoid.** Perteneciente al tirohioideo. ‖ **transverse cervical.** Cervical transverso. ‖ **trigeminal.** Trigémino. ‖ **trochlear.** Troclear. ‖ **tympanic.** Timpánico. ‖ **ulnar.** Ulnar. ‖ **ulnar collateral.** Ulnar colateral. ‖ **vagus.** Vago. ‖ **vestibular.** Vestibular. ‖ **zygomatic.** Cigomático. ‖ **zygomaticofacial.** Cigomaticofacial. ‖ **zygomaticotemporal.** Cigomaticotemporal.

nervimotion. Nervimoción. Movimiento muscular por estímulo nervioso.

nervimotor. Nervimotor. Relativo a un nervio motor.

nervone. Nervona. Cerebrósido aislado del tejido nervioso. F.: $C_{48}H_{91}O_8N$.

nervous. Nervioso. Relativo al nervio o nervios.

nervous breakdown. Forma de enfermedad que interfiere con las actividades normales del individuo.

nervousness. Nerviosismo. Excitabilidad anormal. Estado de irritabilidad excesiva.

nervus. Nervio. (V. *nerve*.)

nesidiectomy. Nesidiectomía. Escisión de los islotes de Langerhans del páncreas.

nesidioblast. Nesidioblasto. Célula que constituye los islotes del páncreas.

nesidioblastoma. Nesidioblastoma. Tumor de los islotes del páncreas.

nesidioblastosis. Nesidioblastosis. Proliferación difusa de las células de los islotes del páncreas.

Nessler's reagent. Reactivo de Nessler. [A. Nessler, químico alemán, 1827-1905.] Reactivo para el amoniaco.

nesteotomy. Nesteotomía. Creación de una abertura permanente en el yeyuno a través de la cavidad abdominal.

nestiatria. Nestriatría. Cura de hambre.

Netherton's syndrome. Síndrome de Netherton. Enfermedad hereditaria, autosómica recesiva, consistente en anomalías del cabello, invaginación capilar o «pelo de bambú», consecuente a una alteración de breve duración en la queratinización, combinada a menudo con ictiosis laminar circunfleja.

network. Retículo. Red de fibras interrelacionadas. ‖ **neurofibrillar** —. R. neurofibrilar. ‖ **Purkinje's** —. R. de Purkinje.

Neubauer's artery. Arteria de Neubauer. [J. E. Neubauer, anatomista alemán, 1742-1777.] Arteria tiroidea.

Neuber's treatment. Tratamiento de Neuber. [G. A. Neuber, cirujano alemán, 1850-1932.] Escisión del tejido tuberculoso de las cavidades tuberculosas y relleno con una mezcla específica. ‖ — **tubes.** Tubos de N. T. de drenaje de hueso.

Neumann's cells. Células de Neumann. [E. Neumann, patólogo alemán, 1834-1918.] Células nucleadas que dan origen a los eritrocitos.‖ — **sheaths.** Capas de N. C. que forman la pared de los túbulos de la dentina.

Neumann's method. Método de Neumann. [H. Neumann, otólogo austriaco, 1873-1939.] Anestesia local en la cirujía del oído.

N

neurad. Hacia un eje nervioso.

neuradynamia. Neuradinamia. (V. *neurasthenia*.)

neuragmia. Neuragmia. Desgarro de un tronco nervioso.

neural. Neural. Relativo a un nervio o nervios. ‖ — **canal.** Canal n. ‖ — **fold.** Pliegue n. ‖ — **groove.** Fosa n. ‖ — **hiatus.** Hiato n. ‖ — **plate.** Terminación n. ‖ — **ridge.** Hendidura n. ‖ **sheath.** Vaina n. ‖ — **tube.** Tubo n.

neuralgia. Neuralgia. Dolor paroxístico a lo largo de un trayecto nervioso. ‖ **cranial** —. N. craneal. ‖ **Hunt's** —. Síndrome de Ramsay-Hunt. ‖ **migrainous** —. N. migrañosa. ‖ **sciatic** —. N. ciática. ‖ **trigeminal** —. N. del trigémino. ‖ **visceral** —. N. visceral.

neuralgiform. Neuralgiforme. Semejante a la neuralgia.

neuraminidase. Neuraminidasa. Enzima presente en la superficie de ortomixovirus, que actúa sobre el ácido siálico de las glicoproteínas.

neuranagenesis. Neuranagénesis. Regeneración del tejido nervioso.

neurapophysis. Neurapófisis. Estructura formada de la porción lateral del arco neural.

neurapraxia. Neurapraxia. Alteración en la conducción nerviosa, en ausencia de cambios estructurales.

neurasthenia. Neurastenia. Astenia nerviosa. ‖ **acoustic** —. N. acústica. ‖ **gastric** —. N. gástrica. ‖ **traumatic** —. N. traumática.

neuratrophia. Neuratrofia. Nutrición deficiente de un nervio.

neuratrophy. Neuratrofia. (V. *neuratrophia*.)

neuraxis. Neuraxis. Cilindroeje. ‖ Sistema nervioso central.

neuraxitis. Neuraxitis. Encefalomielitis. ‖ **epidemic** —. N. epidémica.

neuraxon. Neuraxón. Cilindroeje.

neure. Neuro. Nervio.

neurectasia. Neurectasia. Elongación quirúrgica de un nervio.

neurectomy. Neurectomía. Escisión de parte de un nervio.

neurectopia. Neurectopía. Situación anormal de un nervio.

neurectopy. Neurectopía. (V. *neurectopia*.)

neurenteric. Neurentérico. Neuroentérico. Relativo al tubo neural y arquenterón del embrión.

neurergic. Neurérgico. Relativo o dependiente de la acción nerviosa.

neurexeresis. Neurexéresis. Avulsión de un nervio.

neuriatry. Neuriatría. Tratamiento de las enfermedades nerviosas.

neurilemma. Neurilema. Membrana que envuelve las fibras mielínicas. Sin.: Vaina de Schwann.

neurilemmitis. Neurilemitis. Inflamación del neurilema.

neurilemoma. Neurilemoma. Tumor del neurilema. ‖ **acoustic** —. Neuroma acústico.

neurility. Neurilidad. Conjunto de funciones del sistema nervioso.

neurine. Neurina. Tomaína tóxica que se encuentra en hongos, cerebro, etc.

neurinoma. Neurinoma. Tumor procedente de la vaina de Schwann.

neurite. Neurita. Axón, cilindroeje.

neuritic. Neurítico. Afectado por neuritis.

neuritis. Neuritis. Inflamación de un nervio. ‖ **alcoholic** —. N. alcohólica. ‖ **ascending** —. N. ascendente. ‖ **central** —. N. parenquimatosa. ‖ **dietetic** —. Beriberi. ‖ **endemic** —. Beriberi. ‖ **interstitial** —. N. intersticial. ‖ **optic** —. N. óptica. ‖ **parenchymatous** —. N. parenquimatosa. ‖ **peripheral** —. N. periférica. ‖ **postfebrile** —. N. posfebril. ‖ **radicular** —. N. radicular. ‖ **retrobulbar** —. N. retrobulbar. ‖ **tabetic** —. N. tabética. ‖ **toxic** —. N. tóxica. ‖ **traumatic** —. N. traumática.

neuro-. Neuro-. Prefijo que significa «nervio».

neuroamebiasis. Neuroamebiasis. Neuritis debida a amebiasis.

neuroanastomosis. Neuroanastomosis. Operación de realizar anastomosis entre nervios.

neuroanatomy. Neuroanatomía. Rama de la neurología que trata de la anatomía del sistema nervioso.

neuroarthropathy. Neuroartropatía. Artropatía asociada a enfermedad del sistema nervioso, central o periférico.

neurobiology. Neurobiología. Biología del sistema nervioso.

neurobiotaxis. Neurobiotaxis. Teoría por la cual las células en desarrollo se dirigen hacia donde reciben mayor estímulo.

neuroblast. Neuroblasto. Célula embrionaria.

neuroblastoma. Neuroblastoma. Sarcoma del sistema nervioso compuesto por neuroblastos.

neurocanal. Neurocanal. Canal vertebral.

neurocardiac. Neurocardiaco. Relativo al sistema nervioso y al corazón.

neurocentrum. Neurocentro. Elemento vertebral embrionario del que derivan las apófisis espinosas.

neuroceptor. Neuroceptor. Elemento terminal de la dendrita que recibe el estímulo de una neurona adyacente.

neurochemistry. Neuroquímica. Rama de la neurología que concierne a la química del sistema nervioso.

neurochondrite. Neurocondrita. Elemento cartilaginoso embrionario que se desarrolla en el arco neural de una vértebra.

neurochorioretinitis. Neurocoriorretinitis. Inflamación del nervio óptico, coroides y retina.

neurochoroiditis. Neurocoroiditis. Inflamación del nervio óptico y coroides.

neurocirculatory. Neurocirculatorio. Relativo a los sistemas nervioso y circulatorio.

neurocladism. Neurocladismo. Regenaración de nervios.

neuroclonic. Neuroclónico. Caracterizado por espasmos nerviosos.

neurocranium. Neurocráneo. Porción de esqueleto óseo que contiene el cerebro.

neurocrinia. Neurocrinia. Influencia endocrina sobre los nervios.

neurocutaneous. Neurocutáneo. Relativo a los nervios y a la piel.

neurocyte. Neurocito. Célula nerviosa.

neurocytoma. Neurocitoma. Tumor de células indiferenciadas de origen nervioso.

neurodealgia. Neurodealgia. Dolor retiniano.

neurodeatrophia. Neurodeatrofia. Atrofia retiniana.

neurodegenerative. Neurodegenerativo. Marcado por degeneración nerviosa.

neurodendrite. Neurodendrita. (V. *dendrite.*)

neuroderm. Neurodermo. Ectodermo neural.

neurodermatitis. Neurodermatitis. Dermatosis producida por causas emocionales.

neurodermatosis. Neurodermatosis. Dermatosis que cursan fundamentalmente con síntomas de alteración nerviosa.

neurodiagnosis. Neurodiagnosis. Diagnóstico de enfermedades del sistema nervioso.

neurodynia. Neurodinia. Dolor en un nervio.

neuroeffector. Neuroefector. Relativo a la unión de la neurona con el órgano efector por ella inervado.

neuroendocrine. Neuroendocrino. Relativo a la influencia neural y endocrina.

neuroendocrinology. Neuroendocrinología. Estudio de las interacciones entre el sistema nervioso y el endocrino.

neuroepidermal. Neuroepidérmico. Relativo a, o que origina, los tejidos nervioso y epidérmico.

neuroepithelioma. Neuroepitelioma. (V. *neurocytoma.*)

neuroepithelium. Neuroepitelio. Epitelio columnar simple con células receptoras de sensaciones.

neurofibril. Neurofibrilla. Red fibrilar extendida en el citoplasma de la célula nerviosa.

neurofibroma. Neurofibroma. Tumor nervioso periférico forado por proliferación anormal de células de Schwann.

neurofibromatosis. Neurofibromatosis. Estado caracterizado por cambios en el sistema nervioso, muscular, huesos y piel. Enfermedad de von Recklinghausen.

neurofixation. Neurofijación. Desarrollo de sífilis nerviosa después de la curación de las formas primaria y secundaria.

neurogangliitis. Neuroglanglitis. Inflamación de un neuroglanglio.

neuroganglion. Neuroganglio. Ganglio formado por material nervioso.

neurogastric. Neurogástrico. Relativo a los nervios del estómago.

neurogenesis. Neurogénesis. Desarrollo de tejido nervioso.

neurogenous. Neurógeno. Que forma tejido nervioso.

neuroglia. Neuroglia. Estructura-soporte del tejido nervioso.

neurogliocyte. Neurogliocito. Célula de la neuroglia.

neuroglioma. Neuroglioma. Tumor derivado del tejido neuróglico.

neurogliosis. Neurogliosis. Situación definida por la formación difusa de neurogliomas.

neurogram. Neurograma. Residuo de actividades cerebrales pasadas, que forman la personalidad.

neurography. Neurografía. Descripción de los nervios.

neurohistology. Neurohistología. Histología del sistema nervioso.

neurohormone. Neurohormona. Hormona estimulada por mecanismo nervioso.

neurohumoralism. Neurohumoralismo. Teoría según la cual la acción nerviosa se produce a través de sustancias químicas.

neurohypnology. Neurohipnología. Suma de conocimientos relativos a la hipnosis.

neurohypophysis. Neurohipófisis. Lóbulo posterior de la glándula pituitaria.

neuroid. Neuroide. Semejante a un nervio.

neuroimmunology. Neuroinmunología. Rama que estudia la interacción entre los sistemas nervioso e inmune.

neuroinduction. Neuroinducción. Sugestión mental.

neurokeratin. Neuroqueratina. Variedad de queratina de la mielina.

neurolabyrinthitis. Neurolaberintitis. Inflamación de las estructuras nerviosas del laberinto.

neuroleptic. Neuroléptico. Agente que modifica favorablemente los síntomas psicóticos.

neurolipomatosis. Neurolipomatosis. Depósitos múltiples de grasa, con compresión nerviosa.

neurologist. Neurólogo. Especialista en el tratamiento de las alteraciones del sistema nervioso.

neurology. Neurología. Rama médica que estudia el sistema nervioso y sus alteraciones.

neurolymph. Neurolinfa. Líquido cerebrospinal.

neurolymphomatosis. Neurolinfomatosis. Infiltración linfoblástica de un nervio.

neurolysin. Neurolisina. Citolisina con específica acción destructiva sobre las células nerviosas.

neurolysis. Neurólisis. Destrucción del tejido nervioso. || Liberación de un nervio de sus adherencias.

neuroma. Neuroma. Tumor formado en gran parte por células y fibras nerviosas. || **acoustic** —. N. acústico. || **amyelinic** —. N. amielínico. || **myelinic** —. N. mielínico. || **traumatic** —. N. traumático.

neuromalacia. Neuromalacia. Reblandecimiento de los nervios.

neuromatosis. Neuromatosis. Situación caracterizada por la presencia de múltiples neuromas.

neuromere. Neurómera. Metámera espinal. Mielómera.

neuromimesis. Neuromimesis. Simulación histérica de una enfermedad orgánica.

neuromittor. Neuromisor. Elemento terminal de una neurona que transmite estímulos al neuroceptor de la neurona adyacente.

neuromuscular. Neuromuscular. Relativo a músculos y nervios.

N

neuromyelitis. Neuromielitis. Inflamación de la sustancia nerviosa y medular.

neuromyositis. Neuromiositis. Neuritis complicada con miositis.

neuron. Neurona. Unidad histológica y fisiológica del sistema nervioso, formada por células y sus prolongaciones. || **afferent** —. N. aferente. || **bipolar** —. N. bipolar. || **central** —. N. central. || **motor** –. N. motora. || **multiform** —. N. multiforme. || **multipolar** —. N. multipolar. || **postganglionic** —. N. posganglionar. || **preganglionic** —. N. preganglionar. || **unipolar** —. N. unipolar.

neuronal. Neuronal. Relativo o perteneciente a la neurona.

neurone. Neurona. (V. *neuron.*)

neuronevus. Neuronevus. Nevus nevocítico.

neuronin. Neuronina. Principal proteína del axón del nervio.

neuronitis. Neuronitis. Inflamación de los cilindroejes, con cuadro característico.

neuronophagia. Neuronofagia. Destrucción de células nerviosas por fagocitosis.

neuronophagy. Neuronofagia. (V. *neuronophagia.*)

neuronosis. Neuronosis. Enfermedad de origen nervioso.

neuropapillitis. Neuropapilitis. Neuritis óptica.

neuroparalysis. Neuroparálisis. Parálisis debida a enfermedad nerviosa.

neuropath. Neurópata. Persona con tendencia a la neurosis.

neuropathology. Neuropatología. Patología del sistema nervioso.

neuropathy. Neuropatía. Término que designa trastornos funcionales y/o patológicos en el sistema nervioso periférico. || **alcoholic** —. N. alcohólica. || **ascending** —. N. ascendente. || **descending** —. N. descendente. || **diabetic** —. N. diabética.

neuropeptide. Neuropéptido. Moléculas compuestas por cadenas cortas de aminoácidos (endorfinas, vasopresina, etc.).

neurophonia. Neurofonía. Alteración nerviosa en la emisión de sonido.

neurophysin. Neurofisina. Grupo de proteínas solubles secretadas en el hipotálamo.

neurophysiology. Neurofisiología. Fisiología del sistema nervioso.

neuropil. Neurópilo. Sustancia molecular; red de fibras nerviosas sin mielina, distribuida por el sistema nervioso central.

neuroplasm. Nueroplasma. Protoplasma basófilo indiferenciado de la célula nerviosa.

neuroplasty. Neuroplastia. Cirugía plástica sobre un nervio.

neuropodium. Neuropodio. Terminación bulbosa de un axón en un tipo de sinapsis.

neuropore. Neuróporo. Cada una de las aberturas del tubo neural primitivo.

neuroprobasia. Neuroprobasia. Avance a través de los nervios.

neurospsychiatry. Neuropsiquiatría. Rama de la medicina que estudia los casos neurológicos y mentales.

neuroradiology. Neurorradiología. Radiología del sistema nervioso.

neurorecidive. Neurorrecidiva. Recidiva de la neurosífilis por tratamiento insuficiente.

neurorelapse. Neurorrecidiva. (V. *neurorecidive.*)

neuroretinitis. Neurorretinitis. Inflamación del nervio óptico y de la retina.

neuroretinopathy. Neurorretinopatía. Enfermedad del disco óptico y de la retina.

neurorrhaphy. Nuerorrafia. Sutura de un nervio roto o seccionado.

neurosarcokleisis. Neurosarcocleisis. Operación para el tratamiento de las neuralgias.

neurosarcoma. Neurosarcoma. Sarcoma con elementos neuromatosos.

neurosclerosis. Neurosclerosis. Esclerosis nerviosa.

neurosecretion. Neurosecreción. Acitvidad secretora de las células nerviosas.

neurosis. Neurosis. Alteración emocional debida a conflictos no resueltos. || **anxiety** —. N. de ansiedad. || **cardiac** –. N. cardiaca. || **compulsion** —. N. compulsiva. || **depressive** —. N. depresiva. || **gastric** —. N. gástrica. || **hysterical** —. N. histérica. || **neurasthenic** —. N. neurasténica. || **occupational** —. N. ocupacional. || **traumatic** —. N. trumática. || **vegative** —. Acrodinia.

neuroskeleton. Neurosqueleto. Endosqueleto.

neurosome. Neurosoma. Cuerpo de una célula nerviosa.

neurospasm. Neurospasmo. Espasmo muscular de origen nervioso.

neurospongium. Neurospongio. Neuroglia. || Componente fibrilar de la neurona.

neurosthenia. Neurostenia. Excitación nerviosa.

neurosurgery. Neurocirugía. Cirugía del sistema nervioso.

neurosuture. Neurosutura. (V. *neurorrhaphy.*)

neurosyphilis. Neurosífilis. Sífilis del sistema nervioso central. || **meningeal** —. N. meníngea. || **meningovascular** —. N. meningovascular. || **paretic** —. Demencia paralítica. || **tabetic** —. N. tabética.

neurotendinous. Neurotendinoso. Relativo al nervio y al tendón.

neurotensin. Neurotensina. Suntancia aislada del hipotálamo bovino, probable neurotransmisora.

neuroterminal. Neuroterminal. Organo terminal nervioso.

neurothele. Neurotele. Papila nerviosa.

neurotherapy. Neuroterapia. Tratamiento de las alteraciones nerviosas.

neurotic. Neurótico. Relativo a la neurosis. || Perteneciente a los nervios.

neurotization. Neurotización. Regeneración de un nervio después de su división.

neurotmesis. Neurotmesis. Interrupción entre las formaciones conjuntivas y las constitutivas del nervio.

neurotome. Neurótomo. Instrumento cortante para disecar el nervio. || Neurómera.

neurotomy. Nerurotomía. Disección o anatomía de los nervios. || Incisión quirúrgica del nervio.

neurotonia. Neurotonía. Inestabilidad del tono del sistema nervioso vegetativo.

neurotony. Neurotonía. Distensión nerviosa, con dolor.

neurotoxin. Neurotoxina. Sustancia tóxica o que destruye el sistema nervioso.

neurotransmitter. Neurotransmisor. Sustancia mediadora (norepinefrina, acetilcolina, etc.)

neurotripsy. Neurotripsia. Aplastamiento de un nervio.

neurotrophastenia. Neurotrofastenia. Nutrición defectuosa del sistema nervioso.

neurotrophy. Neurotrofia. Nutrición y mantenimiento de los tejidos, regulados por influencia nerviosa.

neurotropic. Neurotrópico. Con afinidad por el sistema nervioso.

neurotropism. Neurotropismo. Afinidad especial por el sistema nervioso.

neurovaccine. Neurovacuna. Vacuna vírica obtenida por pases por el cerebro del conejo.

neurovascular. Neurovascular. Perteneciente al sistema nervioso y vascular.

neurovegetative. Neurovegetativo. Perteneciente al sistema nervioso vegetativo.

Neusser's granules. Gránulos de Neusser. [E. von Neusser, médico austriaco, 1852-1912.] Gránulos basófilos observados ocasionalmente cerca del nucleo de los leucocitos.

neutral. Neutro. En química, no ácido ni básico.

neutrality. Neutralidad. Estado de ser neutral.

neutramycin. Neutramicina. Sustancia antibacteriana producida por *Strptomyces rimosus.*

neutrocyte. Neutrocito. Leucocito neutrófilo.

neutron. Neutrón. Partícula constituyente del núcleo atómico, sin carga.

neutropenia. Neutropenia. Descenso en el número de leucocitos neutrófilos en la sangre.

neutrophil. Neutrófilo. Leucocito polinuclear.

neutrophilia. Neutrofilia. Aumento en el número de leucocitos neutrófilos en la sangre.

neutrotaxis. Neutrotaxis. Influencia de atracción o repulsión ejercida por los leucocitos neutrófilos.

nevocarcinoma. Nevocarcinoma. Melanoma maligno.

nevocytic. Nevocítico. Compuesto por células de nevus.

nevoid. Nevoide. Semejante al nevus.

nevus. Nevus. Anomalía congénita de la piel, por exceso de pigmentación. || **amelanotic** —. N. amelánico. || **blue** —. N. azul. || **comedonicus** —. N. comedoniano. || **fatty** —. N. graso. || **melanocytic** —. N. melanocítico. || **nonpigmented** —. N. no pigmentado. || **pigmented** —. N. pigmentado. || **vascular.** —. N. vascular. || **verrucoid** —. N. verrugoso.

newborn. Recién nacido.

Newcastle's disease. Enfermedad de Newcastle. [Newcastle, ciudad inglesa.] Seudopeste aviar transmisible al hombre.

new drug development. Desarrollo de nuevos fármacos. Diversas fases de ensayos, hasta poderse aplicar al hombre.

Newton's rings. Anillos de Newton. [Sir I. Newton, matemático, físico, astrónomo, 1643-1727.] Anillos de colores en las superficies de las membranas transparentes y delgadas, por aberración cromática.

Nezelof's syndrome. Síndrome de Nezelof-Allibone. Defecto inmunitario de tipo Nezelof: hipoplasia tímica de tipo hereditario, poco frecuente. Como consecuencia escasean los linfocitos T maduros, permaneciendo normales las células primordiales, y a diferencia de la agammaglobulinemia suiza, se hallan valores normales o ligeramente disminuidos de inmunoglobulinas en suero y células plasmáticas. Hay tendencia a micosis por *Candida.*

NF. Abreviatura de *National Formulary.*

nf. Abreviatura de *nephritic factor.*

ng. Abreviatura de *nanogram* (nanogramo).

NGF. Abreviatura de *nerve growth factor.*

NH₃. Fórmula del amoniaco.

NH₄Br. Fórmula del bromuro de amonio.

NHC. Abreviatura de *National Health Council.*

NH₄Cl. Fórmula del cloruro de amonio.

(NH₂)₂CO. Fórmula de la urea.

NHT. Abreviatura de *National Health Insurance* y de *National Heart Institute.*

NHLI. Abreviatura de *National Heart and Lung Institute.*

NHMRC. Abreviatura de *National Health and Medical Research Council.*

NH₄NO₃. Fórmula del nitrato de amonio.

(NH₄)₂SO₄. Fórmula del sulfato de amonio.

Ni. Símbolo de níquel.

niacin. Niacina. Acido nicotínico. F.: $C_6H_5NO_2$.

niacinamide. Niacinamida. Amida de la niacina. F.: $C_6H_6N_2O$.

NIAID. Abreviatura de *Nacional Institute of Allergy and Infectious Disease.*

NIAMD. Abreviatura de *National Institute of Arthritis and Metabolic Diseases.*

niche. Nicho. Depresión en un órgano, visible por radiología.

NICHHD. Abreviatura de *National Institute of Child Health and Human Development.*

nickel. Níquel. Elemento metálico de símbolo Ni.

nicking. Constricciones localizadas en los vasos retinianos en la hipertensión arterial.

Nicklés's test. Reacción de Nicklés. [F. J. J. Nicklés, químico francés, 1821-1869.] Para distinguir el azúcar de caña de la glucosa.

Nicol prism. Prisma de Nicol. [W. Nicol, físico escocés, 1768-1851.] Romboide de espato de Islandia partido en dos y pegadas las partes con bálsamo de Canadá, que desdobla el rayo luminoso.

N

Nicolás-Favre disease. Enfermedad de Nicolás-Favre [J. Nicolás, n. en 1859; M. Favre, médico francés.] Linfogranuloma venéreo.

nicotinamide. Nicotinamida. Niacinamida. || — **adenine dinucleotide (NAD).** Dinucleótido de la nicotinamida y de la adenina.

nicotine. Nicotina. Alcaloide incoloro, muy tóxico, de las hojas de tabaco. F.: $C_{10}H_{14}N_2$.

nicotinic. Nicotínico. Que denota efecto de la nicotina.

nicotinic acid deficiency syndrome. Síndrome de Jolliffe. Encefalopatía por carencia de ácido nicotínico como forma especial de pelagra. Se manifiesta por alteración del nivel de conciencia, rigidez, hipercinesia y alteraciones mucocutáneas.

nicotinism. Nicotinismo. Intoxicación por nicotina.

nictation. Nictación. Contracción del músculo orbicular de los párpados.

nictitation. Nictación. (V. *nictation.*)

nidal. Nidal. Relativo al nido.

nidation. Nidación. Implantación del óvulo fecundado en el endometrio.

NDR. Abreviatura de *National Institute of Dental Research.*

nidus. Nido. Punto de origen de un proceso morboso. || Núcleo.

Niemann's disease. Enfermedad de Niemann. [A. Niemann, pediatra alemán, 1880-1921.] Histiocitosis lipoide. Enfermedad de Niemann-Pick.

Nievergelt's syndrome. Síndrome de Nievergelt. [Kurt Nievergelt, ortopeda suizo, n. en Zurich.] Displasia hereditaria dominante sistemática del esqueleto de las extremidades, con sinostosis radiocubital, subluxación de cúbito y radio, *genu valgum,* pie zambo atípico y deformación de los pulgares.

nifedipine. Nifedipina. Vasodilatador coronario. F.: $C_{17}H_{18}N_2O_6$.

nightblindness. Ceguera nocturna.

nightmare. Pesadilla.

NIGMS. Abreviatura de *National Institute of General Medical Sciences.*

nigra. Nigra. Sustancia nigra. *Locus niger.*

nigral. Nigral. Relativo a la sustancia nigra.

nigrosin. Nigrosina. Azul negro de anilina. F.: $C_{36}H_{27}N_3$.

NIH. Abreviatura de *National Institute of Health.*

nihilism. Nihilismo. Forma de desilusión o escepticismo.

Nikiforoff's method. Método de Nikiforoff. [M. Nikiforoff, dermatólogo ruso, 1858-1915.] Fijación de las películas sanguíneas.

Nikolsky's sign. Signo de Nikolsky. [P. V. Nikolsky, dermatólogo ruso, 1858-1940.] Separación exagerada de la epidermis, como en el pénfigo, por ligera fricción.

NIMH. Abreviatura de *National Institute of Mental Health.*

NINDB. Abreviatura de *National Institute of Neurological Diseases and Blindness.*

niobium. Niobio. Elemento metálico, de símbolo Nb.

NIOSH. Abreviatura de *National Institute of Occupational Safety and Health.*

niphablepsia. Nifablepsia. Ceguera temporal producida por la nieve.

niphotyphlosis. Nifotiflosis. (V. *niphablepsia.*)

nipple. Pezón. Area pigmentada que hace protrusión, en la pared anterior de la mama.

Nirenberg, Marshall W. Bioquímico norteamericano, n. 1927. [V. Holley, Robert W.]

Nissl bodies. Cuerpos de Nissl. [F. Nissl, neurólogo alemán, 1860-1919.] Gránulos gruesos que se tiñen por colorantes normales, en la célula nerviosa. || — **stain.** Coloración de N. Azul de metileno. || — **degeneration.** Degeneración de N. D. del cuerpo celular producida después de la división de la célula nerviosa.

nisus. Nisus. Esfuerzo, molimen.

nit. Liendre. Huevo, larva del piojo.

Nitabuch's stria. Estría de Nitabuch. [R. Nitabuch, médico alemán del siglo XIX.] Capa de fibrina en los espacios intervellosos de la placenta.

nitavirus. Nitavirus. Inclusión nuclear tipo A.

nitrate. Nitrato. Sal del ácido nítrico.

nitre. Nitro. Nitrato dc potasio. Salitre.

nitremia. Nitremia. Azoemia.

nitric. Nítrico. Que contiene nitrógeno.

nitride. Nitruro.

nitrification. Nitrificación. Oxidación del amoniaco para formar nitritos y nitratos.

nitrile. Nitrilo.

nitrite. Nitrito. Sal del ácido nitroso.

nitrituria. Nitrituria. Presencia de nitritos en la orina.

nitro-. Nitro-. Prefijo qu indica la presencia de un grupo-NO_2.

nitrobacter. *Nitrobacter.* Género de microorganismos de la familia *Nitrobacteriaceae.*

nitrobacteriaceae. Nitrobacteriáceas. Familia de esquizomicetos, orden *Pseudomonas.*

nitrofurantoin. Nitrofurantoína. Antibacteriano muy efectivo en el tratamiento de infecciones urinarias. F.: $C_8H_6N_4O_5$.

nitrogen. Nitrógeno. Elemento gaseoso, de símbolo N.

nitrogenous. Nitrogenado. Que contiene nitrógeno.

nitroglycerin. Nitroglicerina. Líquido amarillento o incoloro con propiedades vasodilatadoras.

nitrometer. Nitrómetro. Aparato para medir la cantidad de nitrógeno de una reacción.

nitrous. Nitroso. Relativo al nitrógeno en su menor valencia.

nl. Abreviatura de *nanoliter.*

NKcells. Células NK (*natural killer:* destructoras naturales). Células responsables de la citotoxicidad mediada por células, dependiente de anticuerpos.

NLN. Abreviatura de *National League for Nursing.*

nm. Abreviatura de *nanometer.*

NMA. Abreviatura de *National Malaria Association* y de *National Medical Association.*

NMSS. Abreviatura de *National Multiple Sclerosis Society.*

NO. Fórmula del óxido nítrico.

nobelium. Nobelio. Elemento químico, de símbolo No.

Noble's position. Posición de Noble. [Ch. P. Noble, ginecólogo norteamericano, 1863-1935.] Posición para facilitar el examen renal.

Nocard bacillus. Bacilo de Nocard. [E. I. E. Nocard, veterinario francés, 1850-1903.] *Salmonella typhimurium.*

nocardia. *Nocardia.* Género de actinomicetos de la familia *Actinomycetaceae.*

nocardiosis. Nocardiosis. Enfermedad producida por *Nocardia.*

nociassociation. Nociasociación. Descarga inconsciente de energía nerviosa, después de un trauma, por ejemplo.

nociceptive. Noniceptivo. Estímulo que produce dolor.

nocifensor. Nocifensor. Nombre de Lewis aplicado al sistema de nervios en la piel y mucosas encargado de la defensa contra estímulos nocivos.

noctalbuminuria. Noctalbuminuria. Aumento en la excreción nocturna de albúmina por la orina.

noctambulation. Noctambulismo. Sonambulismo.

noctiphobia. Noctifobia. Temor patológico a la noche.

nocturia. Nocturia. Excreción excesiva de orina por la noche.

nocturnal. Nocturno. Que ocurre por la noche.

nodal. Nodal. Relativo a un nodo (auriculoventricular, principalmente).

node. Nodo. Pequeña masa de tejido en forma de nódulo. ‖ — **of Aschoff-Tawara.** N. de Aschoff-Tawara. Auriculoventricular. ‖ **Heberden's.** N. de Heberden (en la artritis). ‖ **Keith-Flack.** N. de Keith-Flack. Sinoauricular.

nodose. Nodoso. Que presenta nódulos.

nodosity. Nudosidad. Cualidad de ser nudoso.

nodular. Nodular. Caracterizado por nódulos.

nodule. Nódulo. Pequeña eminencia. Nudosidad. ‖ **Morgagni's** —. N. de Morgagni. N. de la válvula aórtica. ‖ **rheumatic** —. N. reumático.

nodulus. Nódulo. (V. *node.*)

nodus. Nodus. Nudo, nódulo. Nodo.

noematachometer. Noematacómetro. Aparato que registra el tiempo de duración de una operación mental.

noematic. Noemático. Relativo al pensamiento.

noesis. Noesis. Inteligencia, conocimiento.

Noguchi's reaction. Reacción de Noguchi. [H. Noguchi, patólogo japonés, 1876-1928.] Modificación de la reacción de Wassermann. ‖ Reacción observada en la parálisis general y en la tabes y reacción de la luetina.

noguchia. *Noguchia.* Género de bacterias de la familia *Brucellaceae.*

noli-me-tangere. *Noli me tangere. Ulcus rodens.* Forma ulcerativa del lupus. Aplicado a lesiones destructivas de la piel.

noma. Noma. Proceso gangrenoso en la boca o genitales.

nomenclature. Nomenclatura. Terminología. Sistema de clasificación de términos.

nomogenesis. Nomogénesis. Teoría de la evolución, según la cual ésta está predeterminada.

nomogram. Nomograma. Representación gráfica producida en la nomografía.

nomography. Nomografía. Representación gráfica de una relación en la que pueden existir variables.

nomotopic. Nomotópico. Que ocurre en el lugar normal.

nona. Nona. Entidad parecida a la encefalitis letárgica aparecida en el sur de Europa entre 1889-1890.

nonadherent. No adherente. No conectado con las estructuras adyacentes.

nonan. Nonana. Fiebre intermitente cada nueve días.

nonantigenic. No antigénico. Sin efecto antigénico.

non competitive antagonism. Antagonismo no competitivo. Antagonismo cuyo mecanismo no es competitivo. ‖ Interacciones del complejo fármacoreceptor en las que interviene una fijación irreversible, receptores libres, etc.

non compos mentis. De mente o espíritu no sanos.

nonconductor. Mal conductor. Que conduce mal la electricidad.

nondisjunction. No disyunción. Alteración en el número de cromosomas al separarse los dos cromosomas homólogos en la mitosis.

nonigravida. Nonigrávida. Mujer embarazada por novena vez.

nonipara. Nonípara. Mujer que pare por novena vez.

Nonne's syndrome. Síndrome de Nonne. [M. Nonne, neurólogo alemán, 1861-1959.] Síndrome cerebeloso.

Nonne-Apelt reaction. Reacción de Nonne-Apelt. [M. Nonne; F. Apelt, médico alemán, 1877-1911.] Prueba para la determinación de globulinas en el líquido cefalorraquídeo.

non-nucleated. Anucleado. Que carece de núcleo.

nonose. Nonosa. Carbohidrato que contiene nueve átomos de carbono en su molécula.

nomparous. Nulípara. (V. *nulliparous.*)

nonrotation. No rotación. Alteración en la rotación de una parte.

nonspecific. Inespecífico. No debido a un agente específico.

nonunion. Desunión. Alteración, p. ej., en la unión de dos superficies fracturadas.

nonus. Nonus. Noveno. Nervio hipogloso.

nonviable. No viable. No capaz de vivir.

Noonan's syndrome. Síndrome de Noonan. [Jacqueline Noonan, cardióloga norteamericana, n. en Iowa.] Enfermedad con síntomas del síndrome de Ullrich-Turner, pero sin anomalía cromosómica demostrable y que aparece también en los varones.

Noorden treatment. Tratamiento de Noorden. [C.

N

H. von Noorden, médico alemán, 1858-1944.] Tratamiento de la diabetes.

NOPHN. Abreviatura de *National Organization for Public Health Nursing.*

nor-. Nor-. Prefijo que indica un compuesto de estructura normal que es isómero de otro.

noradrenalin. Noradrenalina. Principal neurotransmisor de las neuronas adrenérgicas.

noradrenergic. Noradrenérgico. Que secreta noradrenalina o norepinefrina.

Nordau's disease. Enfermedad de Nordau. [M. S. Nordau, científico alemán, 1849-1923.] Degeneración en relación con el humor.

norepinephrine. Noradrenalina. (V. *noradrenalin.*)

norma. Norma. Estándar ideal. Regla, principio.

normal. Normal. En estado natural. En química, solución que contiene en cada 1.000 ml. un equivalente gramo de sustancia activa.

normality. Normalidad. Estado de ser normal.

normalization. Normalización. Proceso de vuelta a la situación estándar normal.

normoblast. Normoblasto. Célula nucleada precursora en la serie eitrocítica.

normoblastic. Normoblástico. Que tiene el carácter de normoblasto.

normoblastosis. Normoblastosis. Producción excesiva de normoblastos.

normocalcemia. Normocalcemia. Nivel normal de calcio en sangre.

normocapnia. Normocapnia. Tensión normal de dióxido de carbono en sangre.

normochromia. Normocromía. Coloración normal de los glóbulos rojos de la sangre.

normocrinic. Normocrínico. Relativo a una secreción normal endocrina.

normocyte. Normocito. Eritrocito normal.

normocytic. Normocítico. Que tiene el carácter de normocito.

normocytosis. Normocitosis. Estado normal de la sangre respecto a los normocitos.

normo-orthocytosis. Normoortocitosis. Estado de la sangre en que el número total de leucocitos es mayor, pero con reparto normal.

normosexual. Normosexual. Con sexualidad normal.

normosthenuria. Normostenuria. Secreción de orina de peso específico normal.

normotensión. Normotensión. Tensión normal.

normothermia. Normotermia. Temperatura corporal normal.

normouricemia. Normouricemia. Valor normal del ácido úrico en sangre.

normovolemia. Normovolemia. Volumen sanguíneo normal.

Norrie's syndrome. Síndrome de Norrie (-Warburg). [Gordon Norrie, oftalmólogo danés; M. Warburg.] Dolencia hereditaria recesiva determinada por el cromosoma X, con seudoglioma bilateral de la retina y sordera lentamente progresiva.

Norris copuscles. Corpúsculos de Norris [R. Norris, médico inglés, 1831-1916.] Glóbulos rojos decolorados, invisibles en el plasma sanguíneo.

Norwalk virus. Virus Norwalk. Nombre dado originalmente al calicivirus, que produce gastroenteritis en el hombre. Sin.: Norwalk agente.

nose. Nariz. Estructura especializada en la cara que forma parte del aparato respiratorio.

nosema. *Nosema.* Género de esporozoos del orden *Microsporidia.*

nosematosis. Nosematosis. Infección por *Nosema.*

nosencephalus. Nosencéfalo. Feto con cráneo o encéfalo defectuosos.

nosetiology. Nosetiología. Estudio de las causas de las enfermedades.

noso-. Noso-. Prefijo que significa «enfermedad».

nosocomium. Nosocomio. Hospital, enfermería.

nosogenesis. Nosogénesis. (V. *pathogenesis.*)

nosogeny. Nosogenia. Patogénesis.

nosography. Nosografía. Descripción de las enfermedades según una sistemática.

nosointoxication. Nosointoxicación. Intoxicación por las sustancias nocivas de una enfermedad.

nosology. Nosología. Ciencia de la clasificación de las enfermedades.

nosomania. Nosomanía. Hipocrondriasis. Creencia patológica de padecer una enfermedad.

nosomycosis. Nosomicosis. Enfermedad causada por hongos.

nosonomy. Nosonomía. Clasificación de las enfermedades.

nosophilia. Nosofilia. Deseo patológico de contraer una enfermedad.

nosophobia. Nosofobia. Temor patológico a las enfermedades.

nosopoietic. Nosopoyético. Que causa una enfermedad.

nosotaxy. Nosotaxia. Clasificación de las enfermedades.

nosotherapy. Nosoterapia. Tratamiento de una enfermedad por medio de otra, provocada artificialmente.

nosotoxicosis. Nosotoxicosis. Enfermedad debida o asociada a intoxicación.

nosotrophy. Nosotrofia. Cuidado y nutrición de los enfermos.

nosotropic. Nosotrópico. Dirigido contra la enfermedad.

nostalgia. Nostalgia. Añoranza. Deseo de volver a ciertas situaciones.

nostomania. Nostomanía. Nostalgia intensa.

nostril. Orificio externo o ventana nasal.

nostrum. Nostrum. Remedio secreto o patentado.

notalgia. Notalgia. Dolor en la espalda.

notancephalia. Notancefalia. Ausencia congénita del cerebelo.

NOTB. Abreviatura de *National Ophtalmic Treatment Board.*

notch. Muesca. Identación o depresión, especialmente en un hueso u otro órgano. Sin.: Corte, incisión, ranura, hendidura, mella.

notencephalocele. Notencefalocele. Hernia del cerebro en la porción posterior de la cabeza.

notencephalus. Notencéfalo. Monstruo con un encefalocele en la parte posterior de la cabeza.

Nothnagel's syndrome. Síndrome de Nothnagel. [C. W. H. Nothnagel médico alemán, 1841-1905.] Parálisis unilateral del motor ocular común, con ataxia cerebelosa. Acroparestesia.

noto-. Noto-. Prefijo que indica relación con la espalda.

notochord. Notocordio. Notocorda. Estructura axil de sostén, en los vertebrados primitivos.

notochordoma. Notocordoma. (V. *chordoma*.)

notogenesis. Notogénesis. Desarrollo del notocordio.

notomelus. Notomelo. Monstruo doble con miembros accesorios en el dorso.

notomyelitis. Notomielitis. Inflamación de la espina dorsal.

not-self. Término que significa «constituyentes antigénicos fuera del organismo».

noumenal. Noumenal. Relativo a la intuición racional independiente de la percepción sensorial.

noumenon. Noumenton. Intuición independiente de la percepción.

nourish. Nutrir. Alimentar.

nousic. Nóusico. Relacionado con el cerebro o las facultades intelectuales.

novobiocin. Novobiocina. Antibiótico obtenido del *Streptomyces niveus*. F.: C H N O.

novocain. Novocaína. Marca del preparado de hidrocloruro de procaína.

novoscope. Novoscopio. Instrumento para percibir la percusión auscultatoria.

Novy's bacillus. Bacilo de Novy. [F. G. Novy, bacteriólogo norteamericano, 1864-1957.] Clostridio de Novy, grampositivo, aislado en los heridos de guerra.

noxa. Noxa. Influencia, agente nocivo, acto pernicioso.

noxious. Nocivo. Pernicioso.

Np. Símbolo químico de neptunio.

NRC. Abreviatura de *Normal Retinal Correspondence*.

NREM. Abreviatura de *non-rapid eye movements*.

ns. Abreviatura de *nanosecond*.

NSA. Abreviatura de *Neurosurgical Society of America*.

NSAID. Abreviatura de *non steroidal antiinflammatory drug* (medicamento antiinflamatorio no esteroideo).

nsec. Abreviatura de *nanosecond*.

NSPB. Abreviatura de *National Society for the Prevention of Blindness*.

NTA. Abreviatura de *National Tuberculosis Association*.

NTP. Abreviatura de *normal temperature and pressure*.

nubecula. Nubécula. Discreta opacidad corneal.

nubile. Núbil. Con edad apta para contraer matrimonio.

nubility. Nubilidad. Edad apta para el matrimonio.

nucha. Nuca. Parte posterior del cuello.

nucin. Nucina. Acido juglándico.

Nuck's canal. Canal de Nuck. [A. Nuck, anatomista holandés, 1650-1692.] Prolongación del proceso vaginal dentro del conducto inguinal. ‖ — **diverticulum**. Divertículo de N. prolongación peritoneal que acompaña al ligamento redondo en el feto y que a veces persiste en la vida adulta.

nuclear. Nuclear. Perteneciente o relativo al núcleo.

nuclease. Nucleasa. Enzima que cataliza la transformación del ácido nucleico en nucleótidos y otros productos.

nucleated. Nucleado. Que posee núcleo.

nucleide. Nucleido. Compuesto de ácido nucleico y un elemento metálico.

nucleiform. Nucleiforme. En forma de núcleo.

nuclein. Nucleína. Producto de la descomposición de los nucleoproteidos.

nucleocapsid. Nucleocápside. Unidad de la estructura vírica.

nucleochylema. Nucleoquilema. Sustancia fundamental del núcleo celular.

nucleocytoplasmic. Nucleocitoplasmático. Relativo al núcleo y al citoplasma celular.

nucleofugal. Nucleofugal. Que se separa del núcleo.

nucleoglucoprotein. Nucleoglucoproteína. Combinación de nucleoproteína con un carbohidrato.

nucleohistone. Nucleohistona. Nucleoproteína formada por DNA e histona. Principal constituyente de la cromatina.

nucleoid. Nucleoide. Semejante al núcleo.

nucleolar. Nucleolar. Relativo al nucléolo.

nucleolus. Nucléolo. Cuerpo presente dentro de un núcleo.

nucleomicrosome. Nucleomicrosoma. Diminuto segmento de una fibra de cromatina.

nucleopetal. Nucleopeto. En dirección al núcleo.

nucleoplasm. Nucleoplasma. Carioplasma.

nucleoprotein. Nucleoproteína. Compuesto de una proteína básica simple con ácido nucleico.

nucleoreticulum. Nucleorretículo. Retículo intranuclear.

nucleosidase. Nucleosidasa. Enzima que cataliza la escisión de los nucleósidos.

nucleoside. Nucleósido. Resultado de la acción de la nucleotidasa sobre un nucleótido.

nucleosis. Nucleosis. Proliferación nuclear.

nucleotidase. Nucleotidasa. Enzima que escinde los nucleótidos en nucleósidos y ácido fosfórico.

nucleotide. Nucleótido. Resultado de la hidrólisis del ácido nucleico por acción de la nucleasa.

nucleotoxin. Nucleotoxina. Toxina del núcleo celular.

nucleus. Núcleo. Núcleo celular: constituyente principal celular, rodeado de protoplasma. ‖ Masa de sustancia gris en el sistema nervioso central. ‖ Centro del átomo. ‖ **accesory** —. N. accesorio. ‖ **atomic** —. N. atómico. ‖ **caudate** —. N. caudado. ‖ **dentate** —. N. dentado. ‖ **pyramidal** —. N. piramidal. ‖ **Westphal's** —. N. de Westphal. Accesorio.

nudophobia. Nudofobia. Aversión al desnudo.

N

Nuel's space. Espacio de Nuel. [J. P. Nuel, oculista belga, 1847-1920.] En el órgano de Corti.

Nuhn's glands. Glándulas de Nuhn. [A. Nuhn, anatomista alemán, 1814-1889.] Glándulas linguales anteriores.

null cells. Células nulas. Un tercer tipo de linfocito que no tiene los marcadores de las células T y B.

nullipara. Nulípara. Mujer que no ha parido nunca.

nulliparity. Nuliparidad. Condición de nulípara.

number. Número.

numbness. Adormecimiento. Disminución de la sensación en una parte.

nummular. Numular. En forma de moneda.

nunnation. Nunación. Sonido nasal al pronunciar las palabras.

nuptiality. Nupcialidad. Proporción de matrimonios entre la población.

nurse. Nurse. Enfermera profesional. ‖ **wet** —. Ama de cría. Nodriza.

nursery. Jardín de infancia. Departamento donde se cuidan los niños.

Nussbaum's bracelet. Brazalete de Nussbaum. [J. N. Nussbaum cirujano alemán, 1829-1890.] Brazalete aplicado a la mano, para escribir. ‖ — **narcosis.** Narcosis de N. Anestesia general por éter.

Nussbaum's cells. Células de Nussbaum. [M. Nussbaum, histólogo alemán, 1850-1915.] Células de las glándulas pilóricas.

nut. Nuez. Fruto de nogal. Antihelmíntico.

nutation. Nutación. Movimiento oscilatorio, como el de rotación parcial.

nutgall. Nuez de agallas. Excrecencia en ciertos árboles, especialmente de la especie *Quercus*.

nutmeg. Nuez moscada.

nutrient. Nutriente. Nutritivo. Que nutre.

nutriment. Nutrimento. Nutrición. Sustancia nutritiva.

nutriology. Nutriología. Ciencia de la nutrición.

nutrition. Nutrición. Proceso de nutrirse y asimilar los productos ingeridos ‖ **adequate** —. N. adecuada. ‖ **heterotrophic** —. N. heterotrófica. ‖ **parasitic** —. N. parásita. ‖ **saprophytic** —. N. saprofita. ‖ **total parenteral** —. N. parenteral total.

nutritional. Nutricional. Relativo a la nutrición.

nutritious. Nutritivo. Que nutre.

nutritive. Nutritivo. Relativo a la nutrición.

nux. Nuez. (V. *nut*.) ‖ — **moschata.** N. moscada.

nyctalgia. Nictalgia. Dolor nocturno o exacerbado por la noche.

nyctalope. Nictálope. Afecto de nictalopía.

nyctalopia. Nictalopía. Ceguera nocturna o mala visión con luz escasa.

nyctaphonia. Nictafonía. Pérdida nocturna de la voz, de naturaleza histérica.

nyctohemeral. Nictemeral: Tanto de día como de noche.

nyctophilia. Nictofilia. Preferencia anormal por la noche.

nyctophobia. Nictofobia. Temor patológico a la noche o a la oscuridad.

nycturia. Nicturia. Emisión abundante de orina por la noche.

NYD. Abreviatura de *not yet diagnosed.*

Nygaard-Brown syndrome. Síndrome de Nygaard-Brown. Trombofilia esencial, enfermedad oclusiva arterial con tiempos de hemorragia y de coagulación acortados. Clínicamente se manifiesta como claudicación intermitente; y posteriormente trombosis de vasos abdominales y pélvicos, colapso y hematuria.

Nylander's test. Reacción de Nylander. [E. S. Nylander, químico sueco, 1858-1936.] Para la glucosa en la orina.

nylon. Nilón. Plástico polimerizado sintético.

nympha. Ninfa. Labio menor de la vulva.

nymphectomy. Ninfectomía. Escisión de la ninfa.

nymphitis. Ninfitis. Inflamación de la ninfa.

nynphomania. Ninfomanía. Andromanía. (V. *andromania.*)

nymphomaniac. Ninfomaniaco. Afecto de ninfomanía.

nymphotomy. Ninfotomía. Incisión quirúrgica del clítoris.

Nyssen-van Bogaert syndrome. Síndrome de Nyssen-van Bogaert. [René Nyssen, Ludo van Bogaert, 1934.] Heteroataxia poco frecuente causada por una atrofia dentadoopticococlear. Aparece en la edad infantil con hipotonía o atonía muscular, y más tarde rigidez, espasticidad, parálisis de los músculos oculares, amaurosis y sordera, así como demencia.

nystagmic. Nistágmico. Caracterizado por presentar nistagmus.

nystagmograph. Nistamógrafo. Instrumento para registrar los movimientos del globo ocular en el nistagmo.

nystagmoid. Nistagmoidc. Semejante al nistagmo.

nystagmus. Nistagmo. Movimientos involuntarios del globo ocular en diversos sentidos. ‖ **aural** —. N. aural: por alteración laberíntica. ‖ **caloric** —. N. calórico: por inyección de agua caliente o fría en el laberinto. ‖ **lateral** —. N. lateral. ‖ **pendular** —. N. pendular. ‖ **rotatory** —. N. rotatorio. ‖ **spontaneous** —. N. espontáneo. ‖ **vestibular** —. N. vestibular. ‖ **visual** —. N. visual.

nystatin. Nistatina. Antibiótico específico contra *Candida albicans*. F.: $C_{46}H_{77}NO_{19}$.

Nysten's law. Ley de Nysten. [P. H. Nysten, pediatra francés, 1771-1818.] Respecto a la rigidez muscular cadavérica.

nyxis. Nixis. Puntura. Paracentesis.

O. Símbolo químico del oxígeno.

O₂. Fórmula del oxígeno molecular.

oak. Roble. Madera de roble.

oath. Afirmación. Declaración solemne. ‖ **hippocratic** —. D. hipocrática.

OB. Abreviatura de *obstetrics*.

ob-. Ob-. Prefijo que indica «contra », «delante».

obcecation. Obcecación. Ofuscación. Ceguera incompleta.

obdormition. Obdormición. Anestesia de una parte por compresión nerviosa.

obduction. Obducción. Autopsia medicolegal.

O'Beirne's sphincter. Esfínter de O'Beirne. [J. O'Beirne, cirujano irlandés, 1786-1862.] Esfínter en la unión de colon y recto.

obeliac. Obeliaco. Relativo al obelión.

obelion. Obelión. Punto en la sutura sagital.

Ober's operation. Operación de Ober. [F. R. Ober, cirujano norteamericano, n. en 1881.] Trasplante de tendones del sartorio y tensor de la fascia lata en el tendón rotuliano, en la parálisis del cuádriceps femoral.

Obermayer's test. Reacción de Obermayer. [F. Obermayer, fisiólogo austriaco, 1861-1925.] Para la determinación del indicán en orina.

Obermüller's test. Reacción de Obermüller. [K. Obermüller, médico alemán, n. en 1861.] Para detección de la colesterina.

Oberst's method. Método de Oberst. [M. Oberst, cirujano alemán, 1849-1925.] Anestesia local por inyección de agua destilada o solución salina en el tejido subcutáneo.

Obersteiner-Redlich area. Area de Obersteiner-Redlich. [H. Obersteiner, neurólogo austriaco, 1847-1922; E. Redlich, neurólogo austriaco, 1866-1930.] Parte desprovista de mielina en el punto en que una raíz posterior penetra en la médula espinal.

obese. Obeso. Excesivamente grueso.

obesitas. Obesidad. Acumulación excesiva de grasa en el cuerpo. ‖ **alimentary** —. O. alimenticia. ‖ **exogenous** —. O. exógena. ‖ **hypothyroi**d —. O. hipotiroidea.

obesity. obesidad. (V. *obesitas.*)

obesogenous. Obesógeno. Que causa obesidad.

obex. Obex. Lámina delgada, triangular, detrás del tálamo.

obfuscation. Ofuscación. Oscurecimiento de la visión por exceso de luz.

objective. Objetivo. Perceptible por los sentidos. ‖ Relativo al mundo exterior. ‖ Lente o sistema de lentes más próximos al objeto.

oblate. Esferoide. Chato por los polos.

obligate. Obligado. No facultativo. Necesario. Forzoso.

oblique. Oblicuo. Inclinado. Pendiente.

obliquity. Oblicuidad. Estado de oblicuo. ‖ — **of pelvis.** Inclinación de la pelvis.

obliteration. Obliteración. Obstrucción completa por enfermedad, proceso degenerativo, procedimiento quirúrgico, etc.

oblongata. Oblongado. Medula oblongata.

obnubilation. Obnubilación. Estado torpe de la mente.

observerscope. Observerscopio. Especie de endoscopio con el que dos personas pueden obscrvar a la vez.

obsession. Obsesión. Preocupación por una idea que domina la mente.

obsessive. Obsesivo. Caracterizado por obsesión.

obsolescence. Obsolescencia. Cesación de un proceso fisiológico.

obsolete. Obsoleto. Anticuado. En desuso.

obstetric. Obstétrico. Relativo a la obstetricia.

obstetrician. Obstetra. Aquel que practica la obstetricia.

obstetrics. Obstetricia. Rama de la cirugía que trata de la gestación, parto y puerperio.

obstipation. Obstipación. Constipación intratable.

obstruction. Obstrucción. Bloqueo de un conducto o vaso por acumulación de sustancias. ‖ **intestinal** —. O. intestinal.

obstruent. Obstruyente. Que causa obstrucción.

obtund. Amortiguar. Disminuir una sensación, especialmente el dolor.

obtundent. Obtundente. (V. *obtund.*)

obturation. Obturación. Acto de ocluir. ‖ Forma de oclusión intestinal.

obturator. Obturador. Disco o placa natural o artificial que cierra una abertura.

obtuse. Obtuso. Sin punta. ‖ Torpe.

obtusion. Obtusión. Torpeza intelectual o sensitiva.

occipital. Occipital. Relativo al occipucio. ‖ Localizado cerca del hueso occipital.

occipitalization. Occipitalización. Sinóstosis del atlas con el hueso occipital.

occipitoanterior. Occipitoanterior. Situación fetal.

occipitoatloid. Occipitoatloideo. Relativo a los huesos occipital y atlas.

occipitoaxoid. Occipitoaxoideo. Relativo a los huesos occipital y axis.

occipitobasilar. Occipitobasilar. Relativo al hueso occipital y a la base del cráneo.

occipitocervical. Occipitocervical. Relativo al occipucio y la nuca o cuello.

occipitofacial. Occipitofacial. Relativo al occipucio y la cara.

occipitofrontal. Occipitofrontal. Relativo al occipucio y la frente.

occipitomastoid. Occipitomastoideo. Relativo al occipucio y el proceso mastoideo.

occipitomental. Occipitomentoniano. Relativo al occipucio y el mentón.

occipitoparietal. Occipitoparietal. Relativo a los huesos occipital y parietales.

occipitoposterior. Occipitoposterior. Posición fetal.

occipitotemporal. Occipitotemporal. Relativo a los huesos occipital y temporales.

occipitothalamic. Occipitotalámico. Relativo al lóbulo occipital y al tálamo.

occiput. Occipucio. Hueso occipital.

occlude. Ocluir. Obstruir, cerrar.

occlusion. Oclusión. Acto de cerrar u ocluir. ‖ Obstrucción. ‖ **abnormal** —. Maloclusión. ‖ **anatomic** —. O. anatómica. ‖ **coronary** —. O. coronaria. ‖ **distal** —. O. distal. ‖ **functional** —. O. funcional. ‖ **physiologic** —. O. fisiológica. ‖ **traumatic** —. O. traumática.

occlusive. Oclusivo. Relativo a la oclusión.

occlusometer. Oclusómetro. Gnatodinamómetro.

occult. Oculto. Oscuro. Escondido. ‖ Con dificultad para ser comprendido.

occupancy. Ocupación. Tiempo que una cantiad de sustancia ocupa una parte del organismo.

ocellus. Ocelo. Ojo simple de los invertebrados.

ochlesis. Oclesis. Enfermedad por hacinamiento.

Ochoa. Severo Ochoa, médico español (n. en 1905), Bioquímico. Obtiene el Premio Nobel de medicina de 1959 por sus trabajos fundamentales para el desciframiento del código genético. Propicia la creación del Centro de Biología Molecular, laboratorio de extraordinario nivel científico, ubicado en la Universidad Autónoma de Madrid.

ochlophobia. Oclofobia. Temor patológico a las multitudes.

ochrodermia. Ocrodermia. Palidez cutánea.

ochromheter. Ocrómetro. Instrumento que mide la presión sanguínea capilar.

ochronosis. Ocronosis. Coloración amarilla. ‖ **exogenous** —. O. exógena. ‖ **ocular** —. O. ocular.

Ochsner's solution. Solución de Ochsner. [A. J. Ochsner, cirujano norteamericano, 1858-1925.] Solución saturada de ácido bórico con fenol y alcohol. ‖ — **ring.** Anillo de O. A. de membrana mucosa alrededor de la abertura del conducto pancreático.

octan. Octana. Fiebre intermitente que recidiva cada ocho días.

octane. Octano. Hidrocarburo presente en el petróleo.

octavalent. Octavalente. Con una valencia de ocho.

octipara. Octípara. Mujer que se encuentra en el octavo embarazo.

octose. Octosa. Monosacárido. F.: $C_8H_{16}O_8$.

ocular. Ocular. Relativo o que afecta al ojo.

oculist. Oculista. Oftalmólogo.

oculocephalogyric. Oculocefalógiro. Relativo a los movimientos de la cabeza en relación con la visión.

oculocerebral syndrome of Pinski, George; Harley and Baird. Síndrome de Pinski (Di) George-Harley-Baird. Síndrome de malformación compleja, oculocerebral con microftalmía, enturbamiento de la córnea, iris en forma oval, ectopia de pupilas y cristalino, nistagmo, estrabismo, aplasia del nervio óptico y pigmentaria, hiperterolismo, inclinación antimongoloide de las aberturas palpebrales, microcefalia, hidrocefalia, hendidura palatomaxilar, paraplejía espástica y grave retraso mental.

oculocerebrorenal syndrome (Denys-Corbeel). Síndrome de Denys-Corbel. [P. Denis y L. Corbeel, pediatras belgas.] Síndrome oculocerebrorrenal hereditario, ligado al sexo. Presenta glaucoma, retraso del desarrollo psíquico, tubulopatía con trastorno de la eliminación de iones hidrógeno y de la reabsorción de potasio, proteinuria, acidosis, hipopotasemia, hipocalcemia, hipercalciuria e hiperfosfaturia. También conocido como síndrome de Lowe.

oculofacial. Oculofacial. Relativo a los ojos y la cara.

oculogiration. Oculógiro. Movimiento del ojo según el eje anteroposterior.

oculometroscope. Oculometroscopio. Instrumento para practicar la retinoscopia.

oculomotor. Oculomotor. Relativo a los movimientos oculares.

oculomotorius. Oculomotor (nervio).

oculomycosis. Oculomicosis. Enfermedad ocular causada por hongos.

oculonasal. Oculonasal. Relativo al ojo y la nariz.

oculopathy. Oculopatía. Enfermedad ocular.

oculopupillary. Oculopupilar. Relativo a la pupila del ojo.

oculoreaction. Oculorreacción. Reacción oftálmica.

oculospinal. Relativo al ojo y la médula espinal.

oculozygomatic. Oculocigomático. Relativo al ojo y el cigoma.

O

oculus. Oculo. Ojo. Organo de la visión.

OD. Abreviatura de *Doctor of Optometry.*

ODA. Abreviatura de *occipito-dextra anterior* (posición fetal).

odaxesmus. Odaxesmo. Mordedura de la lengua durante un ataque epiléptico.

Oddi's sphincter. Esfínter de Oddi. [R. Oddi, médico italiano del siglo XIX.] Fibras que componen un esfínter en la terminación del conducto biliar común.

odogenesis. Odogénesis. Neurocladismo.

odontalgia. Odontalgia. Dolor de dientes.

odontectomy. Odontectomía. Escisión de un diente.

odonterism. Odonterismo. Rechinar de dientes.

odontexesis. Odontexesis. Raspado de los dientes.

odontiasis. Odontiasis. Dentición.

odontitis. Odontitis. Inflamación dentaria, fundamentalmente de la pulpa.

odontoblast. Odontoblasto. Célula de la cual se desarrolla la dentina o el marfil.

odontoblastoma. Odontoblastoma. Tumor formado por odontoblastos.

odontobothrion. Odontobotrio. Alvéolo dental.

odontobothritis. Odontobotritis. Inflamación del proceso alveolar.

odontoclamis. Odontoclamis. Opérculo dental.

odontoclasis. Odontoclasis. Fractura dental.

odontoclast. Odontoclasto. Célula que contribuye a la reabsorción de las raíces de los dientes de leche.

odontogen. Odontógeno. Que produce dientes.

odontogenesis. Odontogénesis. Origen e histogénesis del diente.

odontogenous. Odontógeno. Productor de dientes.

odontoglyph. Odontóglifo. Instrumento para raspar los dientes.

odontograph. Odontógrafo. Instrumento para registrar la desigualdad del esmalte dental.

odontography. Odontografía. Descripción del diente.

odontoiatria. Odontoiatría. Terapéutica dental.

odontoid. Odontoide. Semejante a un diente.

odontolith. Odontolito. Cálculo dentario.

odontolithiasis. Odontolitiasis. Presencia de depósitos de calcio en el diente.

odontology. Odontología. Suma de conocimientos relativos a los dientes.

odontoloxy. Odontoloxia. Irregularidad de los dientes.

odontolysis. Odontólisis. Reabsorción del tejido dentario.

odontoma. Odontoma. Tumor de origen odontogénico. ‖ — **adamantinum.** O. adamantino. ‖ **ameloblastic** —. O. ameloblástico. ‖ **embryoplastic** —. O. embrioplástico. ‖ **radicular** —. O. radicular.

odontonecrosis. Odontonecrosis. Necrosis de los dientes.

odontonomy. Odontonimia. Nomenclatura dentaria.

odontopathy. Odontopatía. Afección, en general, de los dientes.

odontophobia. Odontofobia. Temor patológico a los dientes de animales, o a los dentistas.

odontoplasty. Odontoplastia. Ortodoncia.

odontoplerosis. Odontoplerosis. Relleno de una cavidad por presentar caries.

odontoradiograph. Odontorradiogafía. Radiografía de un diente o dientes.

odontorrhagia. Odontorragia. Hemorragia por extracción de un diente.

odontorthosis. Odontortosis. Ortopedia dental. Corrección de las irregularidades dentarias.

odontoschism. Odontocisma. Fisura de un diente.

odontoscopy. Odontoscopia. Registro de la impresión dentaria (medio de identificación).

odontosis. Odontosis. Dentición. Odontogenia.

odontosteophyte. Odontosteófito. Tumor óseo de un diente.

odontotheca. Odontoteca. Saco dentario.

odontotherapy. Odontoterapia. Tratamiento de las afecciones dentarias.

odontotomy. Odontotomía. Incisión del conducto dentario.

odontotripsis. Odontotripsis. Abrasión de los dientes.

odontotripy. Odontotripia. Perforación de un diente.

odor. Olor. Emanación volátil percibida por el sentido del olfato.

odorant. Olorosa. Sustancia capaz de excitar el sentido del olfato.

odoriferous. Odorífero. Fragante, que despide olor.

odorimeter. Odorímetro. Instrumento para medir el poder olfatorio.

odorimetry. Odorimetría. Medida de los estímulos olfatorios.

odorography. Odorografía. Descripción de los olores.

ODP. Abreviatura de *occipito-dextra posterior* (posición fetal).

ODT. Abreviatura de *occipito-dextra transversa* (posición fetal).

O'Dwyer's tubes. Tubos de O'Dwyer. [J. P. O'Dwyer, otorrinolaringólogo norteamericano, 1841-1898.] Tubos de diversas formas, para la intubación laríngea.

odynacusis. Odinacusis. Audición dolorosa.

-odinia. -odinia. Término que significa «dolor».

odyno-. Odino-. Prefijo que significa «dolor».

odynolysis. Odinólisis. Desaparición del dolor.

odynometer. Odinómetro. Instrumento para medir la intensidad del dolor.

odynophagia. Odinofagia. Dolor a la deglución.

odynophobia. Odinofobia. Temor patológico al dolor.

Oedipus complex. Complejo de Edipo.

Oehl's layer. Capa de Oehl. [E. Oehl, anatomista italiano, 1827-1903.] Estrato lúcido de la piel.

Oehler's symptom. Síntoma de Oehler. [J. Oehler, médico alemán, n. en 1879.] Frialdad y palidez de los pies en la claudicación intermitente.

Oertel's treatment. Tratamiento de Oertel. [M. J. Oertel, médico alemán, 1835-1897.] Para tratar la obesidad.

oesophagostomiasis. Esofagostomiasis. Infección por *Oesophagostomum.*

O

oesophagostomum. *Oesophagostomum.* Género de gusanos nematodos de la familia *Strongylidae.*

Oestreicher's reaction. Reacción de Oestreicher. [A. Oestreicher.] (V. *xanthydrol reaction.*)

officinal. Oficinal. Medicamento preparado según las reglas de la farmacopea.

Ogata's method. Método de Ogata. [M. Ogata, médico japonés contemporáneo.] Estimulación de la respiración mediante percusión de la pared torácica.

Ogilvie's syndrome. Síndrome de Ogilvie. [Sir Heneage Ogilvie, cirujano inglés, n. en Londres.] Ileo seudoobstructivo, principalmente en hombres de edad avanzada, debido a un fallo del sistema nervioso vegetativo del instentino como consecuencia de metástasis carcinomatosa, en mesenterio y ganglios simpáticos. Se presenta con meteorismo, constipación, dolores cólicos e inanición.

Ogna's type. Síndrome de Ogna. Forma especial de epidermólisis ampollosa simple.

ogo. Ogo. Gangosa.

Ogston's line. Línea de Ogston. [Sir A. Ogston, cirujano escocés, 1844-1929.] Línea imaginaria desde el tubérculo femoral a la escotadura intercondílea. ‖ — **operation.** Operación de O. Resección del cóndilo externo del fémur en el genu valgum. Resección de una porción del tarso para la restauración de la bóveda plantar.

Ogston-Luc operation. Operación de Ogston-Luc. [Sir A. Ogston; H. Luc, laringólogo francés, 1855-1925.] Operación para curar las afecciones del seno frontal mediante una incisión sobre el borde orbitario.

Oguchi's disease. Enfermedad de Oguchi. [Ch. Oguchi, oftalmólogo japonés, n. en 1875.] Forma de ceguera nocturna congénita observada en el Japón.

OH. Grupo hidroxilo.

Ohara's disease. Enfermedad de Ohara. [H. Ohara, médico japonés, n. en 1882.] Tularemia.

ohm. Ohmio. Unidad de resistencia eléctrica.

Ohm's law. Ley de Ohm. [G. S. Ohm, físico alemán, 1787-1854.] La intensidad de una corriente eléctrica es directamente proporcional a la fuerza electromotriz e inversamente proporcional a la resistencia del circuito.

oidiomycetes. *Oidiomicetos.* Grupo de hongos caracterizados por los filamentos micélicos de sus cultivos.

oidiomycosis. Oidiomicosis. Infección por hongos del género *Oidium.*

oidium. *Oidium.* Género de hongos clasificados como *Candida.*

oil. Aceite. Sustancia untuosa, combustible, soluble en éter e insoluble en agua.

oinomania. Oinomanía. Enomanía.

ointment. Ungüento. Preparación semisólida para aplicación externa sobre el cuerpo, que suele contener sustancias medicinales.

Oken's body. Cuerpo de Oken. [L. Oken, fisiólogo alemán, 1779-1851.] Cuerpo de Wolff.

OKT antigens. Antígenos OKT. Antígenos de los linfocitos T humanos, reconocibles con anticuerpos monoclonales.

OL. Abreviatura de *oculus laevus* (ojo izquierdo).

Ol. Abreviatura de *oleum* (aceite).

OLA. Abreviatura de *occipito-laeva anterior* (posición fetal)

olea. Oliva.

oleaginous. Oleaginoso. Que contiene aceite.

oleander. Adelfa. Arbusto cuyas raíces, flores, etcétera, contienen un glucósido cardiaco.

oleate. Oleato. Sal del ácido oleico. ‖ Solución de una sustancia química en ácido oleico.

olecranal. Olecraniano. Pertenecimiento al olécranon.

olecranarthritis. Olecranartritis. Inflamación de la articulación del codo.

olecranarthrocace. Olecranartrocace. Tubercolosis del codo.

olecranarthropathy. Olecranartropatía. Enfermedad del codo.

olecranoid. Olecranoide. Semejante al olécranon.

olecranon. Holécranon. Apófisis del extremo proximal del cúbito.

olefin. Olefina. Hidrocarburo insaturadio.

olein. Oleína. Glicerotrioleato que se encuentra en varios acietes y grasas.

olenitis. Olenitis. Inflamación del codo.

oleo-. Oleo-. Prefijo que significa relación con el aceite.

oleoarthrosis. Oleoartrosis. Inyección terapéutica de aceite en una articulación.

oleogranuloma. Oleogranuloma. Parafinoma.

oleoinfusión. Oleoinfusión. Preparación por infusión de un agente terapéutico en aceite.

oleoma. Oleoma. Parafinoma.

oleometer. Oleómetro. Instrumento para calibrar la pureza del aceite.

oleonucleoprotetin. Oleonucleoproteína. Sustancia formada por caseinógeno y grasa de leche.

oleoperitoneography. Oleoperitoneografía. Radiografía del peritoneo previa inyección de aceite yodado.

oleoresin. Oleorresina. Combinación natural de una resina y una esencia.

oleosus. Oleoso. Con aspecto de aceite.

oleotherapy. Oleoterapia. Tratamiento con aceite.

oleothorax. Oleotórax. Inyección de aciete en la cavidad pleural, equivalente del neumotórax.

oleovitamin. Oleovitamina. Solución de una vitamina en aceite.

oleum. Oleum. Aceite. Esencia.

olfaction. Olfación. Acto de ejercer el sentido del olfato.

olfactometer. Olfatómetro. Aparato para comprobar la sensibilidad de la nariz para los olores.

olfactometry. Olfatometría. Estudio del sentido del olfato.

olfactory. Olfatorio. Relativo a la olfación.

Olhagen-Liljestrand syndrome. Síndrome de Olhagen-Liljestrand. [Börge Olhagen y Åke Liljestrand, internistas suecos, n. en Estocolmo.] Elevación persistente de la velocidad de sedimentación globular, en casos de hipergammaglobulinemia con hiperbetalipoproteinemia y/o fibrinogenemia y paraproteinemia. Se presenta principalmente en mujeres, con buen pronóstico.

oligamnios. Oligohidramnios. Deficiencia de líquido amniótico.

oligemia. Oligohemia. Deficiencia del volumen sanguíneo.

oligo-. Oligo-. Prefijo que significa «poco».

oligoblast. Oligoblasto. Oligodendrocito primitivo.

oligocard. Oligocardia. Bradicardia.

oligocholia. Oligocolia. Deficiencia de bilis.

oligochromasia. Oligocromasia. Hipocromasia.

oligochromemia. Oligocromemia. Insuficiencia de hemoglobina en sangre.

oligochylia. Oligoquilia. Deficiencia de quilo.

oligochymia. Oligoquimia. Deficiencia de quimo.

oligocystic. Oligocístico. Que contiene un número pequeño de quistes.

oligocythemia. Oligocitemia. Aglobulia. (V. *aglobulia.*)

oligodactyly. Oligodactilia. Falta congénita de dedos.

oligodendria. Oligodendroglia. (V. *oligodendroglia.*).

oligodendroblastoma. Oligodendroblatoma. Tumor formado por células jóvenes de la oligodendroglia.

oligodendrocyte. Oligodendrocito. Célula de oligodendroglia.

oligodendroglia. Oligodendroglia. Neuroglia con células no neurales de origen ectodérmico.

oligodendroglioma. Oligodendroglioma. Tumor derivado de la oligodendroglia.

oligodipsia. Oligodipsia. Disminución anormal de la sensación de sed.

oligodontia. Oligodoncia. Presencia de menor número de dientes de los normales.

oligodynamic. Oligodinámico. Activo en pequeñas dosis.

oligogalactia. Oligogalactia. Escasa secreción de leche.

oligogenesis. Oligogénesis. Limitación de la reproducción.

oligohydramnios. Oligohidramnios. Presencia de menos de 300 cc de líquido amniótico.

oligohydruria. Oligohidruria. Concentración de orina anormalmente elevada.

oligohypermenorrhea. Oligohipermenorrea. Menstruación infrecuente, con excesivo flujo menstrual.

oligohypomenorrhea. Oligohipomenorrea. Menstruación infrecuente, con descarga deficiente.

oligomania. Oligomanía. Manía relativa a un corto número de ideas. Monomanía.

oligomeganephronia. Oligomeganefronia. Hipoplasia renal congénita con hipertrofia de las nefronas.

oligomenorrhea. Oligomenorrea. Amenorrea relativa.

oligometallic. Oligometálico. Que contiene sólo una pequeña cantidad de metales.

oligomorphic. Oligomórfico. Con pocas formas o fases de desarrollo.

oligonecrospermia. Oligonecrospermia. Disminución en el número de espermatozoos.

oligopepsia. Oligopepsia. Digestión insuficiente.

oligophrenia. Oligofrenia. Desarrollo mental defectuoso o insuficiente.

oligopnea. Oligopnea. Respiración superficial y lenta.

oligoposia. Oligoposia. Ingestión insuficiente de líquidos.

oligopsychia. Oligopsiquia. Debilidad mental.

oligoptyalism. Oligoptialismo. Secreción disminuida de saliva.

oligopyrene. Oligopireno. Espermatozoo anormal en el que sólo una parte de los cromosomas entra en el núcleo.

oligosialia. Oligosialia. Disminución patológica en la secreción de saliva.

oligospermia. Oligospermia. Secreción seminal deficiente.

oligotrophia. Oligotrofia. Estado debido a una nutrición insuficiente.

oligotrophy. Oligotrofia. (V. *oligotrophia.*)

oliguria. Oliguria. Secreción disminuida de orina.

oliva. Oliva. Eminencia en el bulbo, por fuera de la pirámide anterior. || — **cerebellaris.** Núcleo dentado.

olivary. Olivar. En forma de oliva o relativo a ella.

Oliver's sign. Signo de Oliver. [W. S. Oliver, médico inglés, 1836-1908.] Tracción traqueal. Singo de aneurisma de la aorta.

Oliver's test. Reacción de Oliver. [G. Oliver, médico inglés, 1841-1915.] Para la albúmina.

olivopontocerebellar. Olivopontocerebelar. Relativo a la oliva, los pedúnculos medios y el córtex del cerebelo.

Ollier's disease. Enfermedad de Ollier. [L. L. X. Ollier, cirujano francés, 1830-1900.] Acondroplasia. || — **layer.** Capa de O. Capa osteogenética del periostio.

Ollier-Thiersch method. Método de Ollier-Thiersch. [L. L. X. Ollier; K. Thriersch, cirujano alemán, 1822-1895.] Método subperióstico de Ollier-Thiersch. (V. *Thiersch's method.*)

Ollier-Thierschgraft. Síndrome de Klippel-Trenaunay-Parker-Weber. Angioma plano congénito de una extremidad inferior asociado a fístulas arteriovenosas más varices: úlceras venosas, hipertricosis, hipertrofia en la extremidad, etc.

olophonia. Olofonía. Habla defectuosa por malformación de los órganos vocales.

OLP. Abreviatura de *occipito-laeva posterior* (posición fetal).

Olshausen's operation. Operación de Olshausen. [R. von Olshausen, obstetra alemán, 1835-1915.] Fijación del útero en la retroversión del mismo.

Olshevsky tube. Tubo de Olshevsky. [D. E. Olshevsky, médico norteamericano, n. en 1900.] Variedad de tubo de rayos X.

OLT. Abreviatura de *occipito-laeva transversa* (posición fetal).

o.m. Abreviatura de *omni mane* (cada mañana).

-oma. -oma. Sufijo que indica «tumor».

omacephalus. Omacefalo. Monstruo en el que falta la cabeza y las extremidades superiores.

omagra. Omagra. Artritis gotosa del hombro.

omalgia. Omalgia. Dolor en el hombro. Escapulalgia.

omarthritis. Omartritis. Artritis del hombro.

omasitis. Omasitis. Inflamación del omaso.

omasun. Omaso. Tercera división del estómago de los rumiantes.

Ombrédanne's operation. Operación de Ombrédanne. [L. Ombrédanne, cirujano francés, 1871-1956.] Orquidopexia transescrotal. || Cura radical del hipospadias, evitando la desviación de la orina.

ombrophobia. Ombrofobia. Miedo patológico a la lluvia.

ombrophore. Ombróforo. Aparato para aplicar a una ducha de agua con dióxido de carbono.

omega. Omega. Ultima letra del alfabeto griego.

omental. Omental. Relativo al epiplón.

omentectomy. Omentectomía. Extirpación de una parte del epiplón.

omentitis. Omentitis. Inflamación del epiplón.

omentopexy. Omentopexia. Operación que consiste en fijar el epiplón a otro tejido.

omentoplasty. Omentoplastia. Empleo de injertos de epiplón.

omentorrhaphy. Omentorrafia. Sutura del epiplón.

omentotomy. Omentotomía. Incisión del epiplón.

omentovolvulus. Omentovólvulos. Vólvulos en el epiplón.

omentum. Epiplón. Repliegue peritoneal que une las vísceras abdominales y contiene vasos y conductos. || **gastrocolic** —. E. gastrocólico. || **gastrohepatic** —. E. gastrohepático. || **gastrosplenic** —. E. gastroesplénico. || **splenogastric** —. E. esplenogástrico.

omentumectomy. Omentumectomía. Escisión de una porción de epiplón.

omitis. Omitis. Inflamación del hombro.

ommatidium. Ommatidio. Grupo de células asociadas funcionalmente. Unidad funcional del ojo compuesto de los invertebrados.

omn. hor. Abreviatura de *omni hora* (cada hora).

omnivorous. Omnívoro. Que se nutre de toda clase de alimentos.

omn. noct. Abreviatura de *omni nocte* (cada noche).

omo-. Omo-. Prefijo que significa «hombro».

omocephalus. Omocéfalo. Feto sin brazos y con la cabeza incompleta.

omoclavicular. Omoclavicular. Relativo al hombro y la clavícula.

omodynia. Omodinia. Dolor de hombro.

omohyoid. Omohioideo. Relativo al hombro y al hioides.

omophagia. Omofagia. Comida de alimentos crudos.

omoplata. Omóplato. (V. *scapula*.)

omosternum. Omosternón. Cartílago interarticular de la articulación del esternón con la clavícula.

omotocia. Omotocia. Parto prematuro.

omphalectomy. Onfalectomía. Escisión del ombligo.

omphalic. Onfálico. Relativo al ombligo.

omphalitis. Onfalitis. Inflamación del ombligo.

omphalo-. Onfalo-. Prefijo que significa «ombligo».

omphaloangiopagous. Omfaloangiópago. Parásito de gemelos monocigóticos, que no posee corazón.

omphaloma. Onfaloma. Tumor del ombligo.

omphalocele. Onfalocele-macroglosia-gigantismo. Síndrome de Wiedemann.

omphalomesenteric. Onfalomesentérico. Relativo al ombligo y al mesenterio.

omphaloncus. Onfalonco. Tumor o tumefacción del ombligo.

omphalopagous. Onfalópago. Doble monstruo unido por el ombligo.

omphalophlebitis. Onfaloflebitis. Inflamación de las venas umbilicales.

omphalorrhagia. Onfalorragia. Hemorragia por el ombligo.

omphalorrhea. Onfalorrea. Salida de linfa por el ombligo.

omphalorrhexis. Onfalorrexis. Rotura del cordón umbilical.

omphalotomy. Onfalotomía. Sección del cordón umbilical o del ombligo.

omphalotribe. Onfalotribo. Instrumento en forma de pinza para triturar y aplastar el cordón umbilical.

omphalus. Ombligo. (V. *umbilicus*.)

onanism. Onanismo. Masturbación. || *Coitus interruptus*.

Onanoff's reflex. Reflejo de Onanoff. [J. Onanoff, médico francés del siglo XIX.] Contracción del músculo bulbocavernoso presionando sobre el glande.

onchocerca. *Onchocerca*. Género de parásito nematodo de la superfamilia *Filarioidea*.

onchocerciasis. Oncocercosis. Infección por gusanos *Onchocerca*.

onco-. Onco-. Prefijo que significa «tumor», «masa».

oncocyte. Oncocito. Célula tumoral.

oncodnavirus. Oncodnavirus. Virus DNA que causa cáncer.

oncofetal. Oncofetal. Carcinoembrionario.

oncogene. Oncogén. Gen encontrado en los cromosomas de las células tumorales cuya activación está asociada con la conversión inicial y contínua de las células normales en tumorales.

oncogenesis. Oncogénesis. Producción o causa de tumores.

oncogenous. Oncógeno. Que provoca formación de tumores.

oncology. Oncología. Suma de conocimientos relativos a los tumores.

oncolysate. Cualquier agente que mata o destruye las células tumorales.

oncolysis. Oncólisis. Destrucción de las células tumorales.

oncoma. Oncoma. Tumor.

oncometer. Oncómetro. Instrumento para medir variaciones de órganos.

oncornavirus. Oncornavirus. Virus RNA, causa de cáncer.

Oncosis. Oncosis. Situación patológica caracterizada por el desarrollo de tumores.

oncosphere. Oncosfera. Cisticerco de tenia.

oncotherapy. Oncoterapia. Tratamiento de los tumores.

oncotomy. Oncotomía. Incisión de un tumor o absceso.

oncotropic. Oncotrópico. Con especial afinidad por las células neoplásicas.

oncovirus. Oncovirus. Virus que produce cáncer.

Ondine's syndrome. Síndrome de Ondina. Alteración adquirida de la regulación respiratoria central, con apneas periódicas producidas en la fase de despertar, por interferencia con la respiración voluntaria, cianosis, somnolencia, debilidad de los reflejos y náuseas. (En la mitología grecorromana, Ondina le quitó la respiración autónoma a su marido terrestre infiel, que murió al dormirse).

ondometer. Ondómetro. Aparato para medir la frecuencia de las oscilaciones en las corrientes de alta frecuencia.

oneiric. Onírico. Perteneciente a los sueños. Parecido a un sueño.

oneirism. Onirismo. Estado de alucinación. || Automatismo cerebral.

oneiroanalysis. Oniroanálisis. Exploración de la personalidad consciente e inconsciente mediante la interpretación de sueños inducidos.

oneirodynia. Onirodinia. Dolor nocturno.

oneirogmus. Onirogmus. Emisión de semén durante el sueño.

oneirology. Onirología. Ciencia que estudia los sueños.

oneirophrenia. Onirofrenia. Forma de esquizofrenia caracterizada por alteraciones sensoriales.

oneiroscopy. Oniroscopia. Análisis de los sueños con propósito diagnóstico.

oniomania. Oniomanía. Deseo de hacer compras innecesarias.

onkinocele. Onquinocele. Tumefacción en una cubierta tendinosa.

onomatology. Onomatología. Ciencia de los nombres y de la nomenclatura.

onomatomania. Onomatomanía. Trastorno mental relativo a los nombres.

onomatophobia. Onomatofobia. Temor patológico a ciertas palabras.

onomatopoiesis. Onomatopoyesis. Creación de palabras sin significado, por los locos.

ontogeny. Ontogenia. Desarrollo del organismo individual.

onychalgia. Onicalgia. Uñas dolorosas. Hiperestesia en las uñas.

onychatrophy. Onicatrofia. Atrofia de las uñas.

onychauxis. Onicauxis. Hipertrofia de las uñas.

onychectomy. Onicectomía. Escisión de las uñas.

onychexallasis. Onicexalasis. Degenaración de las uñas.

onychia. Oniquia. Inflamación de la matriz de las uñas.

onicho-. Onico-. Prefijo relacionado con las uñas.

onychoclasis. Onicoclasis. Rotura de la uña.

onychochryptosis. Onicocriptosis. Uña encarnada.

onychodynia. Onicodinia. Unicalgia. Uña dolorosa.

onychogenic. Onicogénico. Que produce sustancia ungueal.

onychogram. Onicograma. Trazado realizado por el onicógrafo.

onychograph. Onicógrafo. Instrumento para registrar el pulso y circulación capilar ungueal.

onychogryphosis. Onicogrifosis. Aspecto granchudo de las uñas por incurvación anormal.

onychohelcosis. Onicohelcosis. Ulceración de la uña.

onychoheterotopia. Onicoheterotopia. Heterotopia de la uña.

onychoid. Onicoide. Semejante a una uña.

onycholysis. Onicólisis. Separación de la uña de su lecho ungueal.

onychoma. Onicoma. Tumor ungueal.

onychomadesis. Onicomadesis. Trastorno en el crecimiento de las uñas.

onychomalacia. Onicomalacia. Reblandecimiento ungueal.

onychomycosis. Onicomicosis. Afección ungueal causada por hongos.

onychopathy. Onicopatía. Enfermedad de las uñas.

onychophagia. Onicofagia. Hábito patológico de morderse las uñas.

onychophagy. Onicofagia. (V. *onycophagia.*)

onychophyma. Onicofima. Engrosamiento de la uña.

onychophysis. Onicofisis. Crecimiento córneo por debajo de las uñas de los pies.

onychoptosis. Onicoptosis. Caída de las uñas

onycorrhexis. Onicorrexis. Rotura espontánea de las uñas.

onychoschisis. Onicosquisis. Fisuración de las uñas.

onychosis. Onicosis. Enfermedad de las uñas.

onychotillomania. Onicotilomanía. Prurito neurótico en las uñas.

onychotomy. Onicotomía. Incisión de la uña.

onychotrophy. Onicotrofia. Nutrición de las uñas.

o'nyon-nyong (joint-breaker). O'nyon-nyong (rompehuesos) (Palabra africana). Enfermedad viral producida por un *Arbovirus A*, caracterizada por fiebre, artralgias y rash. Descrita en Uganda.

onyx. Uña. Lámina córnea que recubre la falange distal de los dedos.

onyxis. Onixis. Uña encarnada.

oo-. Oo-. Prefijo que indica relación con el huevo.

ooblast. Ooblasto. Célula de la cual se desarrolla el huevo.

oocenter. Oocentro. (V. *ovocenter.*)

oocephalus. Oocéfalo. Individuo con la cabeza en forma de huevo. Dolicocéfalo.

O

oocinesia. Oocinesis. (V. *ookinesis.*)

oocyesis. Oociesis. Embarazo ovárico.

oocyst. Oocisto. Individuo protozoario que se halla en tal fase de su desarrollo.

oocyte. Oocito. Desarrollo de la célula ovular en uno de dos estadios: primario o secundario.

oodeocele. Oodeocele. Hernia del obturador.

oogamy. Oogamia. Conjugación de dos gametos disimilares sexualmente.

oogenesis. Oogénesis. Proceso de formación del huevo.

oogonium. Oogonio. Célula madre de la que deriva el oocito.

ookinesis. Oocinesis. Movimientos del huevo durante su maduración y fertilización.

ookinete. Oocineto. Parásito del paludismo en estadio posterior a la formación del cigoto.

oolemma. Oolema. Zona pellucida.

oophagia. Oofagia. Alimentación por huevos.

oophagy. Oofagia. (V. *oophagia.*)

oophoralgia. Ooforalgia. Dolor en el ovario.

oophorectomy. Ooforectomia. Extirpación de uno o ambos ovarios. Sin.: Ovariectomía.

oophoritis. Ooforitis. Ovaritis. Inflamación de un ovario.

oophoro-. Ooforo-. Prefijo que significa «ovario».

oophorocystosis. Ooforocistosis. Formación de quistes ováricos.

oophorohysterectomy. Ooforohisterectomía. Extirpación quirúrgica del útero y de los ovarios.

oophoroma. Ooforoma. Tumor del ovario.

oophoron. Oóforo. Ovario.

oophoropathy. Ooforopatía. Enfermedad de los ovarios.

oophoropexy. Ooforopexia. Anexopexia.

oophoroplasty. Ooforplastia. Cirugía plástica sobre el ovario.

oophorosalpingectomy. Ooforosalpingectomía. Salpingectomía y ovarectomía.

oophorosalpingitis. Ooforosalpingitis. Salpingoovaritis. Inflamación de la trompa y el ovario.

oophorostomy. Ooforostomía. Abertura de un quiste ovárico, para su drenaje.

oophorotomy. Ooforotomía. Incisión del ovario.

ooplasm. Ooplasma. Citoplasma del huevo.

oosperm. Oospermo Ovulo fecundado.

oospora. *Oospora.* Género de hongos imperfectos de la familia. *Moniliaceae.*

oospore. Oospora. Estado final del desarrollo después de la fusión de dos gametos sexuales diferenciados en ciertos hongos.

ootheca. Ooteca. Ovario.

ootid. Oótide. Una de las cuatro células derivadas de dos divisiones consecutivas del oocito primario.

opacification. Opacificación. Proceso de hacerse opaco.

opacity. Opacidad. Cualidad de ser opaco. ‖ Zona o área opaca.

opalescent. Opalescente. Con varios colores, como el ópalo.

opalescin. Opalescina. Albuminoide derivado de la leche.

opalgia. Opalgia. Neuralgia facial.

Opalski's syndrome. Síndrome de Opalski. Trastorno de la sensibilidad, ataxia, hemiparesia y eventualmente síndrome de Horner debido a hipoxia en la región de la oliva bulbar.

opaque. Opaco. Impenetrable por los rayos luminosos y X.

OPD. Abreviatura de *Outpatient Department.*

opeidiscope. Opeidoscopio. Aparato para el estudio de las vibraciones de la voz, por medio de la luz en un espejo.

open. Abierto. Expuesto al aire. ‖ No obstruido o cerrado.

opening. Abertura. Orificio. Espacio abierto.

operable. Operable. Que puede ser intervenido.

operation. Operación. Intervención quirúrgica. ‖ Efecto producido por un agente terapéutico. ‖ (V. por nombres propios.)

operative. Operativo. Que hace su efecto.

operator. Operador. Cirujano.

opercular. Opercular. Relativo a un opérculo.

operculum. Opérculo. Estructura que cubre. Porción del cerebro que rodea la cisura de Silvio. ‖ **cartilaginous** —. O. cartilaginoso. ‖ **dental** —. O. dental. ‖ **frontal** —. O . frontal. ‖ **frontoparietal** —. O. frontoparietal. ‖ **occipital** —. O. occipital.

operon. Operón. Teoría genética. Conjunto del gen operador con los genes estructurales que controla.

ophiasis. Ofiasis. Calvicie en tiras serpiginosas.

ophidism. Ofidismo. Situación patológica producida por la mordedura de serpientes.

ophiotoxemia. Ofiotoxemia. Toxemia producida por mordedura de serpientes. Ofidismo.

ophryon. Ofrión. Punto medio en la glabela.

ophryosis. Ofriosis. Espasmo de las cejas.

ophthalmagra. Oftalmagra. Dolor agudo en el ojo.

ophtalmalgia. Oftalmalgia. Dolor en el ojo.

ophtalmatrophia. Oftalmatrofia. Atrofia ocular.

Ophtalmectomy. Oftalmectomía. Extirpación quirúrgica del ojo.

ophthalmencephalon. Oftalmencéfalo. Aparato constituido por retina, nervio óptico y centros visuales del cerebro.

ophthalmia. Oftalmia. Inflamación severa del ojo y conjuntiva.‖ **catarrhal** —. O. catarral. ‖ **gonorrheal** —. O. gonorreica. ‖ **phyctenular** —. Queratoconjuntivitis.

ophthalmiatrics. Oftalmiatría. Tratamiento de las enfermedades oculares.

ophtalmitis. Oftalmitis. Inflamación del ojo.

ophtalmo-. Oftalmo-. Prefijo que significa «ojo».

ophtalmoblennorrhea. Oftalmoblenorrea. Oftalmia gonorreica o purulenta.

ophtalmocele. Oftalmocele. Exoftalmia.

ophtalmodesmitis. Oftalmodesmitis. Inflamación de los tendones oculares.

ophthalmodiaphanoscope. Oftalmodiafanoscopio.

Instrumento para examinar la retina por transiluminación.

ophthalmodiastimeter. Oftalmodiastímetro. Instrumento para medir la distancia a que se deben colocar las lentes para ajustarlas a los ejes oculares.

ophthalmodonesis. Oftalmodonesis. Movimiento de temblor en el ojo.

ophthalmodynamometer. Oftalmodinamómetro. Dinamómetro que mide el poder de convergencia ocular.

opthalmo-mandibulo-melic dysplasia. Síndrome de Pillary-Orth. Displasia oftalmomandibulomélica, que presenta amaurosis bilateral, enturbiamiento de la córnea, anquilosis de la articulación mandibular y displasias esqueléticas múltiples.

ophthalmography. Oftalmografía. Descripción del ojo.

ophthalmoleukoscope. Oftalmoleucoscopio. Aparato para medir la percepción de los colores.

ophthalmolith. Oftalmolito. Cálculo lagrimal.

ophthalmologist. Oftalmólogo. Médico especializado en el diagnóstico y tratamiento de las enfermedades ocualres.

ophthalmology. Oftalmología. Rama de la medicina que trata del estudio del ojo.

ophthalmomalacia. Oftalmomalacia. Reblandecimiento y retracción del ojo.

ophthalmometer. Oftalmómetro. Instrumento para medir el grado de refracción ocular.

ophthalmometroscope. Oftalmometroscopio. Combinación de oftalmoscopio y oftalmómetro.

ophthalmometry. Oftalmometría. Medida de la agudeza visual y poder de refringencia ocular.

ophthalmomyasis. Oftalmomiasis. Infección del ojo por larvas de mosca.

ophthalmomycosis. Oftalmomicosis. Enfermedad ocular producida por hongos.

ophthalmomyitis. Oftalmomitis. Inflamación de los músculos oculares.

ophthalmomyotomy. Oftalmomiotomía. Sección de los músculos del ojo.

ophthalmoneuritis. Oftalmoneuritis. Neuritis óptica.

ophthalmonpathy. Oftalmopatía. Enfermedad del ojo. ‖ **external** —. O. externa. ‖ **internal** —. O. interna.

ophthalmophlebotomy. Oftalmoflebotomía. Flebotomía de las venas de la conjuntiva.

ophthalmophthisis. Oftalmotisis. (V. *opthalmomalacia.*)

ophthalmoplasty. Oftalmoplastia. Cirugía plástica del ojo.

opthalmoplegia. Oftalmoplejía. Parálisis de los músculos oculares. ‖ **basal** —. O. basilar. ‖ **externa** —. O. externa. ‖ **interna** —. O. interna. ‖ **nuclear** —. O. nuclear. ‖ **progresive** —. O. progresiva.

ophthalmoptosis. Oftalmoptosis. Exoftalmos.

ophthalmoreaction. Oftalmorreación. Reacción oftálmica.

ophthalmorrhagia. Oftalmorragia. Hemorragia ocular.

ophthalmorrhea. Oftalmorrea. Rezumamiento de sangre por el ojo.

ophthalmorrhexis. Oftalmorrexis. Rotura del globo ocular.

ophthalmoscope. Oftalmoscopio. Instrumento para realizar oftalmoscopia.

ophthalmoscopy. Oftalmoscopia. Examen del interior del ojo mediante el oftalmoscopio. ‖ **direct** —. O. directa. ‖ **indirect** —. O. indirecta.

ophthalmostasis. Oftalmostasis. Fijación del ojo por medio del oftalmostato.

ophthalmostat. Oftalmostato. Instrumento para mantener sujeto el globo ocular durante las operaciones.

ophthalmostatometer. Oftalmostatómetro. Instrumento para medir la posición y protrusión del ojo.

ophthalmosteresis. Oftalmosteresis. Pérdida de un ojo.

ophthalmothermometer. Oftalmotermómetro. Aparato para medir la temperatura del ojo.

ophthalmotomy. Oftalmotomía. Incisión quirúrgica del globo ocular.

ophthalmotonometer. Oftalmotonómetro. Instrumento para medir la presión intraocular.

ophthalmotonometry. Oftalmotonometría. Medida de la tensión intraocular.

ophthalmotoxine. Oftalmotoxina. Toxina que actúa sobre el ojo.

ophthalmotropometer. Oftalmotropómetro. Aparato para medir los movimientos del ojo.

ophthalmoxyster. Oftalmoxistro. Instrumento para la escarificación de la conjuntiva.

opiate. Opiáceo. Que contiene opio.

opiomania. Opiomanía. Deseo irrefrenable por consumir opio.

opiophagy. Opifagia. Opiomanía.

opisthenar. Opistenar. Dorso de la mano.

opisthencephalon. Opistencéfalo. Cerebelo.

opisthion. Opistión. Punto medio en el borde posterior del agujero occipital.

opistho-. Opistho-. Prefijo que indica «por detrás», «detrás».

opisthognatism. Opistognatismo. Opistognacia. Desarrollo insuficiente de la mandíbula inferior, congéntia.

opisthoporeia. Opistoporeia. Marcha involuntaria hacia atrás.

opisthorchiasis. Opistorquiasis. Infección por *Opistorchis.*

opistorchis. *Opistorchis.* Género de trematodos.

opisthotic. Opistótico. Situado detrás de la oreja.

opisthotonoid. Opistotonoide. Semejante al opistótonos.

opisthotonos. Opistótonos. Espasmo tetánico, con rigidez del cuerpo hacia atrás.

Opitz's disease. Enfermedad de Opitz. [H. Opitz, pediatra alemán, n. en 1888.] Esplenomegalia tromboflebítica.

opium. Opio. Exudado lácteo del *Papaver somniferum* o sus variedades. Incluye 20 alcaloides. Es usado como narcótico y analgésico.

opocephalus. Opocéfalo. Monstruo fetal con las

O

orejas unidas, sin boca ni nariz y con un solo ojo o dos muy próximos.

opodidymus. Opodídimo. Monstruo fetal con una sola cabeza con dos caras.

opotherapy. Opoterapia. Tratamiento de las enfermedades mediante jugos de órganos de animales.

Oppenheim's disease. Enfermedad de Oppenheim. [H. Oppenheim, neurólogo alemán, 1858-1919.] Amiotomía congénita. ‖ — **gait.** Marcha de O. Oscilación irregular de la cadera, cuerpo y miembros, en pacientes con esclerosis diseminada.

opponens. Oponente. Que opone una parte a otra.

opportunistic. Oportunista. Microorganismo que produce enfermedad en determinadas circunstancias solamente.

opsialgia. Opsialgia. Neuralgia facial.

opsigene. Opsígeno. Que aparece tardíamente.

opsinogen. Opsonógeno. Antígeno que induce la formación de opsoninas.

opsiuria. Opsiuria. Retraso en la eliminación de orina después de las comidas.

opsoclonia. Opsoclonía. Oscilación arrítmica horizontal y vertical de los ojos.

opsomania. Opsomanía. Deseo patológico por una comida especial.

opsonic. Opsónico. Relativo a las opsoninas.

opsonin. Opsonina. Sustancia (anticuerpo) que vuelve a las bacterias más susceptibles de ser fagocitadas.

opsoninopathy. Opsoninopatía. Reducción de obsoninas en el suero, con mayor susceptibilidad para la infección.

opsonization. Opsonización. Preparación para que las bacterias u otras células sean fagocitadas.

opsonology. Opsonología. Estudio de las bacterias y de la acción opsónica.

opsonophilia. Opsonofilia. Afinidad por las opsoninas.

opsonotherapy. Opsonoterapia. Tratamiento mediante vacunas bacterianas que aumentan la acción de las opsoninas en sangre.

optesthesia. Optestesia. Sensibilidad visual.

optic. Optico. Relativo o perteneciente al ojo. ‖ Nervio óptico. ‖ Persona especializada en óptica.

optical isomerism. Isomerismo óptico. Un compuesto con dos estructuras, que son imágenes especulares entre sí, no superponibles.

optician. Optico. Especialista en óptica.

opticohiasmatic. Opticoquiasmático. Relativo al nervio óptico y al quiasma.

opticociliary. Opticociliar. Relativo a los nervios óptico y ciliar.

opticocinerea. Opticocinérea. Sustancia gris de la vía óptica.

opticonasion. Opticonasión. Distancia entre el borde posterior del agujero óptico y el nasión.

opticopupillary. Opticopupilar. Relativo al nervio óptico y a la pupila.

optics. Optica. Ciencia que trata de la luz y de la visión.

optimum. Optimo. Situación, medio ambiente propicios.

opto-. Opto-. Prefijo que significa «visible».

optoblast. Optoblasto. Célula ganglionar grande de la retina.

optogram. Optograma. Imagen retiniana formada por la destrucción de la púrpura visual, debido a la influencia luminosa.

optomeninx. Optomeninge. Retina.

optometer. Optómetro. Instrumento para practicar la optometría.

optometry. Optometría. Medida de la agudeza visual y selección de lentes correctivas.

optomyometer. Optomiómetro. Instrumento para medir la fuerza de los músculos oculares.

optophone. Optófono. Estudio de las imágenes retinianas.

optotype. Optotipo. Test utilizado para el examen de la agudeza visual.

OPV. Abreviatura de *Oral poliovirus.*

OR. Abreviatura de *operating room.*

ora. Borde. Margen.

oral. Oral. Perteneciente a la boca.

Orbeli phenomenon. Fenómeno de Orbeli. [L. A. Orbeli, fisiólogo ruso, 1882-1958.] La excitación simpática aumenta la altura de contracción muscular cuando el músculo está fatigado.

orbicular. Orbicular. Circular, redondeado. ‖ Músculo orbicular.

orbiculus. Orbiculus. Círculo pequeño. ‖ — **ciliaris.** Anillo circular.

orbit. Orbita. Cavidad que contiene el globo ocular.

orbita. Orbita. (V. *orbit.*)

orbital. Orbital. Relativo a la órbita.

orbitonasal. Orbitonasal. Relativo a la órbita y la nariz.

orbitopagus. Orbitópago. Monstruo fetal doble compuesto del feto parásito inserto en la órbita del autósito.

orbitotomy. Orbitotomía. Incisión de la órbita.

orbivirus. Orbivirus. Grupo de virus RNA, del subgrupo de los diplornavirus.

orcein. Orceína. Pigmento soluble en alcohol. Utilizada para la tinción de las fibras elásticas. F.: $C_{28}H_{24}N_2O_7$.

orchi-. Orchi-. Prefijo que significa «testículo».

orchialgia. Orquialgia. Dolor de testículos.

orchidocelioplasty. Orqudocelioplastia. Trasplante de un testículo no descendido a la cavidad abdominal.

orchidometer. Orquidómetro. Instrumento para medir el testículo.

orchidoncus. Orquidonco. Tumor del testículo.

orchidoptosis. Orquidoptosis. Desplazamiento del testículo por desarrollo de variocele.

orchidotherapy. Orquioterapia. Opoterapia testicular.

orchiectomy. Orquectomía. Extirpación de uno o de los dos testículos.

orchiencephaloma. Orquiencefaloma. Encefaloma embrionario testicular.

orchiepididymitis. Orquiepididimitis. Inflamación del testículo y del epidídimo.

orchocatabasis. Orquiocatabasis. Descenso de los testículos.

orchiocele. Orquiocele. Hernia escrotal.

orchiomyeloma. Orquiomieloma. Plasmacitoma del testículo.

orchioncus. Orquinco. Tumor del testículo.

orchiopathy. Orquiopatía. Enfermedad del testículo.

orchiopexy. Orquiopexia. Fijación al escroto de un testículo no descendido.

orchioplasty. Orquioplastia. Cirugía plástica del testículo.

orchiorrhaphy. Orquiorrafia. Fijación del testículo a los tejidos próximos.

orchiotomy. Orquiotomía. Incisión y drenaje del testículo.

orchis. Testículos.

orchitis. Orquitis. Inflamación del testículo. || **metastatic** —. O. metastásica. || **mumps** —. O. parotídea. || **parotidea** —. O. parotídea. || **traumatic** —. O. traumática.

orcinol. Orcinol. Polvo blanco soluble en agua, obtenido del liquen *Roccella*. Antiséptico.

Ord's operation. Operación de Ord. [W. M. Ord, cirujano inglés, 1834-1902.] Rotura de adhrencias recientes articulares.

order. Orden. Categoría taxonómica subordinada a la clase.

orderly. Asistente. Ayudante, practicante.

ordinate. Ordenada. Una de las líneas coordenadas (con la abscisa).

ordure. Excremento.

OREF. Abreviatura de *Orthopedic Research and Education Foundation.*

orexia. Orexia. Apetito.

orexigenic. Orexígeno. Estimulador del apetito.

oreximania. Oreximanía. Manía de alimentarse exageradamente.

orf. Dermatitis pustulosa de las ovejas.

organ. Organo. Parte del cuerpo , con una o varias funciones. || **accesory** —. O. accesorio. || **acoustic** —. O. acústico. || **— of Corti.** O. de Corti. || **genital** —. O. genital. || **reproductive** —. O. reproductor.

organelle. Organela. Partícula presente en prácticamente todas las células.

organic. Orgánico. Perteneciente a un órgano.

organicism. Organicismo. Teoría según la cual todas las enfermedades dependen de lesiones orgánicas.

organism. Organismo. Todo ser vivo, animal o vegetal.

organization. Organización. Proceso de organización.

organizer. Organizador. Sustancia que regula embriológicamente la diferenciación de determinado órgano.

organogenesis. Organogénesis. Desarrollo de los órganos.

organography. Organografía. Descripción de órganos.

organoid. Organoide. Semejante a un órgano.

organolpetic. Organoléptico. Que produce una impresión en un órgano de sentido especial.

organology. Organología. Estudio de los órganos.

organomegaly. Organomegalia. Aumento de tamaño de una víscera. Visceromegalia.

organopathy. Organopatía. Enfermedad orgánica.

organopexy. Organopexia. Fijación quirúrgica de un órgano.

organoscopy. Organoscopia. Examen de una víscera abdominal mediante un endoscopio.

organotaxis. Organotaxis. Fijación de determinadas sustancias en órganos determinados.

organotherapy. Organoterapia. Opoterapia.

organotropism. Organotropismo. Afinidad química de sustancias por tejidos orgánicos.

organule. Orgánulo. Organo terminal de receptores sensoriales.

orgams. Orgasmo. Culminación de la excitación sexual.

orgotein. Orgoteína. Grupo de sustancias hidrosolubles derivadas del hematíe.

orientation. Orientación. Determinación de la posición respecto al espacio y al tiempo.

orifice. Orificio. Entrada en una cavidad del cuerpo. || Meato, abertura. || **aortic** —. O. aórtico. || **duodenal** —. O. duodenal. || **mitral** —. O. mitral. || **pharyngeal** —. O. faríngeo. || **uterine** —. O. uterino.

orificial. Orificial. Relativo a un orificio.

origin. Origen. Inserción más fija de un músculo. || Lugar por el que sale un nervio periférico del sistema nervioso central.

orinotherapy. Orinoterapia. Cura de altitud.

Ormond's syndrome. Síndrome de Ormand. [John K. Ormond, urólogo americano, n. en Detroit.] Fibrosis retroperitoneal con estenosis ureterales progresivas uni o bilaterales, con estasis urinaria a veces uremia y compresión venosa y linfática. En el pielograma aparece estrechez y deformación medial del uréter, y más tarde hidrouréter e hidronefrosis. Puede coexistir con otros procesos fibrosantes en otras localizaciones.

orn. Abreviatura de *ornithine*.

ornithine. Ornitina. Sustancia producida en el ciclo de la urea.

ornithodorus. *Ornithodorus*. Género de garrapatas.

ornithosis. Ornitosis. Afección semejante a la psitacosis.

oro-. Oro-. Prefijo que significa «boca».

orofaciodigital syndrome. Síndrome de Papillon-Léage-Psaume. Disostisis orodigitofacial de herencia autosómica dominante. Características clínicas: hipertelorismo, nariz estrecha y afilada, labio leporino centrado, hendidura palatina, lóbulos linguales, cisuras de los maxilares superior e inferior y alopecia, y por otro lado, aguzamiento de los huesos cortos, sindactilia, clinodactilia, camptodactilia y polidactilia.

orolingual. Orolingual. Relativo a la boca y la lengual.

O

oronasal. Oronasal. Relativo a la boca y la nariz.

oropharynx. Orofaringe. Faringe propiamente dicha.

orotherapy. Oroterapia. Sueroterapia.

Oroya fever. Fiebre de Oroya. [Oroya, región de Perú.] Fiebre elevada, anemia perniciosa y sensibilidad de los órganos hematopoyéticos.

orphan drug. Fármaco huérfano. Fármaco útil que nadie comercializa.

Orr treatment. Tratamiento de Orr. [H. W. Orr, cirujano norteamericano, 1877-1956.] Método de Trueta.

orrho-. Orro-. Prefijo que significa «suero».

orrhoimmunity. Orroinmunidad. Inmunidad pasiva.

orrhology. Orrología. Serología.

orrhotherapy. Orroterapia. Seroterapia.

ORS. Abreviatura de *Orthopedic Research Society*.

ortho-. Orto-. Prefijo que significa «recto», «derecho», «normal».

orthobiosis. Ortobiosis. Vida higiénica.

orthocephalic. Ortocefálico. Con un índice cefálico medio de 70 a 75 grados.

orthochorea. Ortocorea. Movimientos coreicos en posición erecta.

orthochromatic. Ortocromático. Que se tiñe normalmente.

orthocresol. Ortocresol. Forma isómera del cresol.

orthocytosis. Ortocitosis. Presencia de células maduras sólo en la sangre.

orthodiagram. Ortodiagrama. Registro e impresión obtenidos por medio del ortodiágrafo.

orthodiagraph. Ortodiágrafo. Aparato para realizar la ortodiagrafía.

orthodiagraphy. Ortodiagrafía. Determinación radiográfica de la forma y tamaño de los órganos internos.

orthodontics. Ortodoncia. Corrección de irregularidades en los dientes.

orthodontist. Ortodontista. Especialista en ortodoncia.

orthodromic. Ortodrómico. Que conduce impulsos en la dirección normal.

orthogenesis. Ortogénesis. Evolución en una dirección determinada.

orthognathism. Ortognatismo. Aproximación a la vertical de la línea de perfil de la frente a la barbilla.

orthognathous. Ortognato. Que tiene los maxilares verticales.

orthometer. Ortómetro. Instrumento para determinar la protrusión de los globos oculares.

orthomorphia. Ortomorfia. Corrección quirúrgica y mecánica de deformidades.

orthopedic. Ortopédico. Relativo a la corrección de deformidades.

orthopedics. Ortopedia. Ciencia que concierne a la corrección de desviaciones y deformidades.

orthopedist. Ortopedista. Cirujano ortopédico.

orthopercussion. Ortopercusión. Percusión en que la última falange del dedo plexímetro se mantiene perpendicular a la zona percutida.

orthophony. Ortofonía. Producción correcta del sonido.

orthophoria. Ortoforia. Situación normal de los músculos oculares.

orthophrenia. Ortofrenia. Reacción normal mental en las relaciones sociales.

orthopia. Ortopía. Corrección del estrabismo.

orthopnea. Ortopnea. Disnea de reposo.

orthopraxy. Ortopraxia. Corrección mecánica de las deformidades.

orthoptera. *Orthoptera*. Orden de insectos.

orthoptic. Ortóptico. Que corrige la oblicuidad de los ejes visuales.

orthoptics. Ortóptica. Estudio y corrección de hábitos visuales viciosos.

orthoptoscope. Ortoptoscopio. Aparato para el tratamiento del estrabismo.

orthoscope. Ortoscopio. Instrumento que contrarresta la refracción corneal por medio de una capa de agua.

orthoscopy. Ortoscopia. Examen del ojo por medio del ortoscopio.

orthosis. Ortosis. Aplicación ortopédica de aparatos para corregir deformidades.

orthostat. Ortostato. Aparato para enderezar las curvaturas de los huesos.

orthostatism. Ortostatismo. Posición erecta del cuerpo.

orthotherapy. Ortoterapia. Tratamiento de las alteraciones mediante corrección postural.

orthotonos. Ortótonos. Espasmo tetánico que provoca la fijación rígida de todo el cuerpo.

orthuria. Orturia. Frecuencia normal en la micción.

Ortner's syndrome. Síndrome de Ortner o signo de. [Norbert von Ortner, 1856-1935, internista austríaco, n. en Viena.] Paresia del recurrente del lado izquierdo que se presenta con ronquera hasta afonía, debida a la acción compresiva producida por el aumento de la aurícula izquierda o por el ensanchamiento de la arteria pulmonar izquierda, en la insuficiencia mitral, malformaciones e hipertensión pulmonar. || angina abdominal.

oryza. *Oryza*. Género de gramíneas al que pertenece el arroz.

OS. Abreviatura de *oculus sinister* (ojo izquierdo) y de *obese strain*.

Os. Símbolo del osmio.

os. Orificio de la boca. || Hueso.

OSA. Abreviatura de *Optical Society of America*.

osazone. Osazona. Miembro de una serie de compuestos obtenidos al calentar un azúcar con fenilhidracina y ácido acético.

oscedo. Oscedo. Acto de bostezar.

oschealt. Escrotal. Relativo al escroto.

oscheitis. Osqueítis. Inflamación del escroto.

oscheo-. Osqueo-. Prefijo que indica relación con el escroto.

oscheocele. Osqueocele. Tumor del escroto.

oscheohydrocele. Osqueohidrocele. Hidrocele en el saco de una hernia del escroto.

oscheolith. Osqueolito. Concreción en las glándulas sebáceas del escroto.

oscheoma. Osqueoma. Tumor del escroto.

oscheoplasty. Osqueoplastia. Cirugía plástica en el escroto.

oscillaria. *Oscillaria*. Género de algas.

oscillation. Oscilación. Movimiento alternativo de un lado para otro.

oscillograph. Oscilógrafo. Instrumento para registrar oscilaciones eléctricas.

oscillometer. Oscilómetro. Instrumento para registrar las oscilaciones de la corriente sanguínea.

oscillometry. Oscilometría. Medida de la tensión arterial.

oscillopsia. Oscilopsia. Visión oscilante.

oscillospira. *Oscillospira*. Género de esquizomicetos.

oscinis pallipes. *Oscinis pallipes*. Género de moscas.

oscitation. Oscitación. Bostezo.

osculum. Osculum. Abertura. Orificio diminuto.

Osgood's disease. Enfermedad de Osgood. [R. B. Osgood, cirujano norteamericano, n. en 1873.] Apófisis tibial anterior de los adolescentes.

-osis. -osis. Sufijo que significa «estado», muchas veces patológico.

Osler's disease. Enfermedad de Osler. [Sir W. Osler, médico canadiense, 1849-1919.] Eritremia. || — **nodes.** Nódulos de O. En la endocarditis. || — **phenomenon.** Fenómeno de O. Aglutinación de las plaquetas en cuanto la sangre es retirada de la circulación.

Osler-Vaquez disease. Enfermedad de Osler-Vaquez. [Sir W. Osler; H. Vaquez, médico francés, 1860-1936.] Policitemia vera.

Osler-Weber-Rendu disease. Enfermedad de Osler-Weber-Rendu. [Sir W. Osler; F. P. Weber, médico inglés, 1863-1962; H. J. L. M. Rendu, médico francés, 1844-1902.] Telangiectasia hemorrágica hereditaria.

osmate. Osmato. Sal del ácido ósmico.

osmatic. Osmático. Relativo al sentido del olfato.

osmesis. Osmesis. Acto de oler.

osmesthesia. Osmestesia. Sensibilidad olfatoria.

osmic. Osmico. Que contiene osmio.

osmidrosis. Osmidrosis. Sudoración de olor fuerte. Sin.: Bromhidrosis.

osmium. Osmio. Elemento metálico, de símbolo Os.

osmo-. Osmo-. Prefijo que indica relación con el «olfato».

osmolality. Osmolalidad. Concentración de soluto por unidad del solvente.

osmolarity. Osmolaridad. Concentración de partículas osmóticamente activas en un solución.

osmometer. Osmómetro. Sistema para medir la presión osmótica. || Instrumento para medir la agudeza del sentido del olfato.

osmonology. Osmonología. Estudio de las alteraciones del olfato.

osmoreceptor. Osmorreceptor. Receptor diencefálico estimulado por cambios en la osmolaridad.

osmoregulation. Osmorregulación. Mantenimiento de las osmolaridad.

osmosis. Osmosis. Difusión de líquidos de distinta concentración a través de una membrana.

osmotherapy. Osmoterapia. Tratamiento mediante inyección intravenosa de soluciones hipertónicas.

osphresio-. Osfresio-. Forma que denota relación con los olores.

osphresiology. Osfresiología. Conocimientos relativos a la olfación.

osphresis. Osfresis. Sentido del olfato.

osphyomyelitis. Osfiomielitis. Mielitis lumbar.

ossa. Huesos. Plurar de *os* (hueso).

ossein. Oseína. Colágeno del hueso.

osseoalbumoid. Oseomucina. Sustancia que mantiene la unión entre colágeno y fibrillas óseas.

osseocartilaginous. Oseocartilaginoso. Relativo al hueso y al cartílago.

osseomucoid. Oseomucoide. Osteomucoide. Mucina existente en el hueso.

osseous. Oseo. De la naturaleza o cualidad del hueso.

ossicle. Osículo. Hueso pequeño.

ossicula. Huesecillos.

ossiculectomy. Osiculectomía. Extirpación de un osículo.

ossiferous. Osífero. Productor de hueso.

ossification. Osificación. Formación de hueso o de sustancia ósea.

ossifluence. Osifluence. Que fluye de un hueso.

ossiform. Osiforme. Semejante al hueso.

ossiphone. Osífono. Aparato que permite la audición por transmisión ósea.

osteal. Oseo. Oseoso, relativo al hueso o compuesto por él.

ostealgia. Ostealgia. Dolor en el hueso o huesos.

osteameba. Osteameba. Célula ósea.

osteanabrosis. Atrofia ósea.

osteanagenesis. Osteoanagénesis. Regenaración ósea.

osteanaphysis. Osteoanáfisis. Reproducción de hueso.

ostearthrotomy. Osteoartrotomía. Resección del extremo articular óseo.

ostectomy. Ostectomía. Resección de un hueso o de parte del mismo.

osteectopia. Osteoctopía. Desplazamiento de un hueso.

osteectopy. Ostectopía. (V. *ostectopia*.)

ostein. Osteína. (V. *ossein*.)

osteite. Osteíto. Centro de osificación.

osteitis. Osteítis. Inflamación aguda o crónica de un hueso y, generalmente, de su cavidad medular. || acute —. O. aguda. || **caseous** —. O. caseosa. || **chronic** —. O. crónica. || **deformans** —. O. deformante. || **necrotic** —. O. necrótica. || **sarcomatous** —. O. sarcomatosa.

ostembryon. Osteoembrión. Osificación del feto.

ostempyesis. Ostempiesis. Supuración en el interior de un hueso.

osteo-. Osteo-. Prefijo que significa «hueso».

osteoacusis. Osteoacusis. Audición por conducción ósea.

osteoanagenesis. Osteoanagénesis. Regeneración del hueso.

osteoanesthesia. Osteoanestesia. Insensibilidad del hueso.

osteoaneurysm. Osteoaneurisma. Aneurisma en el hueso.

osteoarthritis. Osteoartritis. Degeneración no inflamatoria de la articulación.

osteoarthropathy. Osteoartropatía. Enfermedad de las articulaciones y de los huesos.

ostheoarthrosis. Osteoartrosis. Artritis crónica de carácter no inflamatorio.

osteoarticular. Osteoarticular. Relativo a los huesos y articulaciones.

osteoblast. Osteoblasto. Célula que produce tejido óseo.

osteoblastoma. Osteoblastoma. Osteoma. Tumor de estructura semejante al hueso.

osteocachexia. Osteocaquexia. Caquexia motivada por una afección ósea.

osteocalcin. Osteocalcina. Proteína importante en el proceso de calcificación del tejido conectivo.

osteocamp. Osteocamp. Instrumento para curvar un hueso, sin fracturarlo

osteocampsia. Osteocampsia. Curvatura de un hueso.

osteocartilaginous. Osteocartilaginoso. Relativo al hueso y al cartílago.

osteocele. Osteocele. Hernia que contiene hueso. || Tumor óseo del escroto.

osteochondral. Osteocondral. Relativo al hueso y al cartílago.

osteochondritis. Osteocondritis. Inflamación de un hueso y de su cartílago. || **calcaneal** —. Enfermedad de Haglund. || **dissecans** —. O. disecante.

osteochondrodysplasia. Osteocondrodisplasia. Alteración del cartílago y del crecimiento óseo.

osteochondrodystrophia. Osteocondrodistrofia. Síndrome de Morquio.

osteochondrofibroma. Osteocondrofibroma. Osteocondroma fibrosante.

osteochondrolysis. Osteocondrólisis. Osteocondritis disecante.

osteochondroma. Osteocondroma. Tumor con elementos óseos y cartilaginosos.

osteochondromatosis. Osteocondromatosis. Presencia de múltiples osteocondromas.

osteochondropathy. Osteocondropatía. Acondroplasia. Afección del hueso y del cartílago.

osteochondrophyte. Ostecondrofito. (V. *osteochondroma.*)

osteochondrosarcoma. Osteocondrosarcoma. Sarcoma con elementos óseos y cartilaginosos.

osteochondrosis. Osteocondrosis. Alteración de un centro de osificación, con regeneración, especialmente en niños. || — *deformantis tibiae.* O. deformante de la tibia.

osteoclasia. Osteoclasia. Absorción y destrucción del tejido óseo.

osteoclast. Osteoclasto. Instrumento para la fractura quirúrgica de los huesos.

osteoclastoma. Osteoclastoma. Tumor de células gigantes del hueso.

osteoclasty. Osteoclastia. Fractura quirúrgica de un hueso.

osteocope. Osteócopo. Dolor intenso en los huesos.

osteocranium. Osteocráneo. Cráneo fetal después de su osificación.

osteocystoma. Osteocistoma. Quiste óseo.

osteocyte. Osteocito.

osteodentin. Osteodentina. Dentina semejante al hueso.

ostodentinoma. Osteodentinoma. Odontoma compuesto por hueso y dentina.

osteodermia. Osteodermia. *Osteoma cutis.*

osteodesmosis. Osteodesmosis. Formación de hueso y tendón. || Osificación del tendón.

osteodiastasis. Osteodiastasis. Separación de dos huesos adyacentes.

osteodynia. Osteodinia. Dolor en los huesos.

osteodysplasty. Osteodisplasia. Desarrollo anormal del hueso.

osteodystrophy. Osteodistrofia. Defecto en la formación de hueso. || **Albright's hereditary** —. O. Hereditaria de Albright: pseudohipoparatiroidismo.

osteoepiphysis. Osteoepífisis. Epísifis ósea.

osteofibroma. Osteofibroma. Tumor que contiene elementos fibrosos y óseos.

osteofluorosis. Osteofluorosis. Cambios esqueléticos (osteomalacia y osteosclerosis), por excesiva absorción de fluoruros.

osteogenesis. Osteogénesis. Formación de hueso. || — **imperfecta.** O. imperfecta.

osteogenic. Osteogénico. Capa interna del periostio, con tejido formador de hueso.

osteography. Osteografía. Descripción de los huesos.

osteohalisteresis. Osteohalistéresis. Deficiencias de elementos minerales en los huesos.

osteohydatidosis. Osteohidatidosis. Enfermedad hidatídica en los huesos.

osteoid. Osteoide. Semejante al hueso.

osteopolichondroma. Osteopolicondroma. Osteocondroma con elementos grasos.

osteolipoma. Osteolipoma. Lipoma con metaplasias óseas.

osteology. Osteología. Estudio de los huesos.

osteolysis. Osteólisis. Disolución del hueso.

osteoma. Osteoma. Tumor de estructura semejante a la del tejido óseo. || **compact** —. O. compacto. || **osteoid** —. O. osteoide. || **sarcomatosum** —. O. sarcomatosis. || **senile** —. O. senil (por deficiencia de vitamina D).

osteomalacia. Osteomalacia. Reblandecimiento de los huesos. || **hepatic** —. O. hepática. || **juvenile** —. P. juvenil. || **puerperal** —. O. puerperal. || **renal tubular** —. O. renal tubular. || **senile** —. O. senil.

osteomalacosis. Osteomalacia. (V. *osteomalacia.*)

osteomatoid. Osteomatoide. Semejante al osteoma.

osteomatosis. Osteomatosis. Formación múltiple de osteomas.

osteomere. Osteómero. Miembro de una serie de piezas óseas similares.

osteometry. Osteometría. Medida de los huesos.

osteomiosis. Osteomiosis. Desintegración del hueso.

osteomyelitic. Osteomielítico. Caracterizado por presentar osteomielitis.

osteomyelitis. Osteomielitis. Inflamación del hueso debida a un microorganismo piógeno. || **malignant** —. Mielomatosis. || **sclerosing nonsuppurative** —. O. eclerosante no supurativa. || **typhoid** —. O. tifoidea. || **variolosa** —. O. variolar.

osteomyelodysplasia. Osteomielodisplasia. Displasia caracterizada por adelgazamiento de la capa ósea y aumento de la cavidad medular.

osteomyelography. Osteomielografía. Radiografía de la médula ósea.

osteon. Osteona. Unidad básica estructural del hueso compacto.

osteonecrosis. Osteonecrosis. Necrosis del hueso.

osteoneuralgia. Osteoneuralgia. Neuralgia del hueso.

osteonosys. Osteonosis. Enfermedad del hueso.

osteopathia. Osteopatía. Enfermedad del hueso.

osteopathology. Osteopatología. Enfermedad del hueso.

osteopathy. Osteopatía. (V. *osteopathia*.)

osteopecilia. Osteopecilia. (V. *osteopoilkilosis*.)

osteopedion. Osteopedión. Litopedión. (V. *lithopedion*.)

osteopenia. Osteopenia. Reducción de la masa ósea en mayor proporción de lo esperado para la edad, el sexo y la raza.

osteoperiosteal. Osteoperióstico. Relativo al hueso y al periostio.

osteoperiostitis. Osteoperiostitis. Inflamación del hueso y de su periostio.

osteopetrosis. Osteopetrosis. Osteoesclerosis condensante generalizada. Enfermedad hereditaria.

osteophagia. Osteofagia. Alimentación con huesos con objeto de utilizar los fosfatos.

osteophlebitis. Osteoflebitis. Inflamación de las venas del hueso.

osteophone. Osteófono. Audífono.

osteophony. Osteofonía. Conducción del sonido a través de los huesos.

osteophore. Osteóforo. Pinzas para arrancar porciones óseas.

osteophyma. Osteofima. Tumor óseo.

osteophyte. Osteofito. Excrecencia ósea.

osteophytosis. Osteofitosis. Formación de osteofitos.

osteoplasty. Osteoplastia. Cirugía plástica de los huesos.

osteopoikilosis. Osteopoiquilosis. Enfermedad hereditaria caracterizada por la presencia de múltiples focos óseos de esclerosis.

osteopoikilosis and connective tissue nevi, Buschke-Ollendorf syndrome. Síndrome de Buschke-Ollendorf. Anomalía constitucional hereditaria con osteopoiquilia e hiperplasia de fibras elásticas de la piel, la cual presenta engrosamientos del tamaño de una lenteja de color blanquecino y que no guardan relación con la distribución de las lesiones óseas.

osteoporosis. Osteoporosis. Rarefacción anormal de los huesos.

osteopsathyrosis. Osteopsatirosis. Osteogénesis imperfecta.

osteoradionecrosis. Osteorradionecrosis. Necrosis del hueso después de ser irradiado.

osteorrhagia. Osteorragia. Hemorragia por el hueso.

osteorrhaphy. Ostorrafia. Sutura para aproximar fragmentos óseos de un hueso fracturado.

osteosarcoma. Osteosarcoma. Sarcoma osteogénico.

osteosarcomatous. Osteosarcomatoso. De la naturaleza del osteosarcoma.

osteosclerosis. Osteosclerosis. Esclerosis ósea. || **— congenita**. Acondroplasia. || **— fragilis generalisata**. Osteopoiquilosis.

osteoscope. Osteóscopo. Instrumento para la prueba de un aparato radiográfico, por examen de una preparación tipo de huesos del antebrazo.

osteoseptum. Osteosepto. Porción ósea del tabique nasal.

osteosis. Osteosis. Formación del tejido óseo.

osteostixis. Osteostixis. Punción quirúrgica de un hueso.

osteosuture. Osteosutura. (V. *osteorrhaphy*.)

osteosynovitis. Osteosinovitis. Sinovitis e inflamación de los huesos vecinos.

osteosynthesis. Osteosíntesis. Unión de los extremos de un hueso fracturado.

osteotabes. Osteotabes. Enfermedad de la infancia en la cual las células de la médula del hueso son destruidas.

osteotelangiectasia. Osteotelangiectasia. Telangiectasia del osteosarcoma.

osteothrombosis. Osteotrombosis. Trombosis de las venas del hueso.

osteotome. Osteótomo. Instrumento para practicar la osteotomía.

osteotomoclasis. Osteotomoclasis. Corrección de la curvatura ósea mediante utilización del osteótomo.

osteotomy. Osteotomía. Incisión quirúrgica de un hueso. || **cuneiform** —. O. cuneiforme. || **pelvic** — . O. pélvica.

osteotribe. Osteotribo. Instrumento para el raspado de los huesos cariados.

osteotrophy. Osteotrofia. Nutrición del hueso.

osteotylus. Osteotilo. Callo óseo.

osteotympanic. Osteotimpánico. Craneotimpánico.

ostial. Ostiario. Relativo a un orificio u ostium.

ostiary. Ostiario. (V. *ostial*.)

ostitis. Ostitis. (V. *osteitis*.)

ostium. Ostium. Boca u orificio. || **— primum**. Comunicación interauricular fetal.

ostosis. Ostosis. (V. *osteogenesis*.)

ostraceous. Ostráceo. Semejante a una ostra.

ostreotoxismus. Ostreotoxismo. Intoxicación por ingestión de ostras en mal estado.

Ostrum-Furst syndrome. Síndrome de Ostrum-Furst. Variante del síndrome de Klippel-Feil, con síndrome de Sprengel y platibasia. Se presenta con alteraciones neurológicas y neurovegetativas variables.

O

Ostwald, Wilhem. Químico alemán, 1853-1932. Convirtió el uso de los catalizadores en una potente idea química y, después en una herramienta para la investigación y la industria. La química orgánica de todas las criaturas vivas depende de un tipo especial de catalizador, las enzimas, que hacen posible las miles de transformaciones químicas necesarias para la vida. Recibió el Premio Nobel de Medicina en 1909.

OT. Abreviatura de *old tuberculin.*

otalgia. Otalgia. Dolor de oído.

OTD. Abreviatura de *organ tolerance dose.*

otic. Otico. Relativo al oído.

otitis. Otitis. Inflamación del oído. || — **desquamativa**. O. descamativa. || — **furuncular**. O. foruncular. || — **media**. O. media. || — **mycotica**. O. micótica. || — **sclerotica**. O. esclerótica.

oto-. Oto-. Prefijo que significa «oído».

otoantritis. Otoantritis. Otitis media extendida al ático del tímpano y al antro mastoideo.

otobiosis. Otobiosis. Infección por *Otobius.*

otobius. *Otobius*. Género de garrapatas.

otoblenorrhea. Otoblenorrea. Derrame mucopurulento por el oído.

otocephalus. Otocéfalo. Monstruo fetal sin mandíbula inferior, con las orejas unidas bajo la cara.

otocerebritis. Otocerebritis. Inflamación cerebral secundaria a una otitis media.

otocleisis. Otocleisis. Oclusión del oído.

otoconia. Otoconia. (V. *statoconia.*)

otocranium. Otocráneo. Alojamiento del oído interno en el peñasco.

otocyst. Otocisto. Vesícula auditiva del embrión.

otoencephalitis. Otoencefalitis. Inflamación del cerebro, secundaria a una otitis media.

otoglanglion. Otoglanglio. Gaglio ótico.

otogenous. Otógeno. Que se origina dentro del oído.

otography. Otografía. Descripción del oído.

otolith. Otolito. Concreción del oído.

otolithiasis. Otolitiasis. Presencia de cálculos en el oído.

otologist. Otólogo. Especialista en otología.

otology. Otología. Rama de la medicina que estudia las enfermedades y tratamiento de las alteraciones del oído.

otomastoiditis. Otomastoiditis. Combinación de otitis y mastoiditis.

otomyasthenia. Otomiastenia. Debilidad muscular de los músculos del oído.

otomycosis. Otomicosis. Infección por hongos en los órganos externos del oído.

otoneuralgia. Otoneuralgia. Dolor neurálgico del oído.

otoneurology. Otoneurología. Rama que estudia el sistema nervioso relacionado con el oído.

otopathy. Otopatía. Enfermedad del oído.

otopharyngeal. Otofaríngeo. Relativo al oído y la faringe.

otophone. Otófono. Aparato externo utilizado para la audición.

otoplasty. Otoplastia. Cirugía plástica del oído.

otophyorrhea. Otopiorrea. Descarga copiosa y purulenta por el oído.

otopyosis. Otopiosis. Supuración por el oído.

otorrhagia. Otorragia. Hemorragia por el oído.

otorrhea. Otorrea. Derrame por el oído, especialmente el purulento.

otorrhinolaryngology. Otorrinolaringología. Rama médica que estudia las enfermedades y tratamiento de nariz, garganta y oído.

otosalpinx. Otosalpinge. Trompa de Eustaquio.

otosclerosis. Otosclerosis. Esclerosis del oído interno y medio.

otoscope. Otoscopio. Instrumento para la inspección del oído.

otoscopy. Otoscopia. Examen del oído por medio del otoscopio.

otosis. Otosis. Impresión auditiva falsa.

otospongiosis. Otospongiosis. (V. *otosclerosis.*)

ototomy. Ototomía. Disección del oído.

ototoxic. Ototóxico. Con efecto tóxico sobre el nervio auditivo.

Ott's test. Reacción de Ott. [I. Ott, fisiólogo norteamericano, 1847-1916.] Para la nucleoalbúmina en la orina.

ouabain. Ouabaína. Glucósido cardiaco. F.: $C_{29}H_{44}O_{12} \cdot H_2O$.

ounce. Onza. Unidad de peso.

outlet. Salida. || **pelvic** —. S. pélvica. Agujero inferior del canal pélvico.

outpatient. Paciente ambulatorio. Paciente que acude a consulta externa del hospital o ambulatorio.

output. Total producido por un sistema funcional del cuerpo. || **cardiaco** —. Gasto cardíaco.

oval. Oval. En forma de huevo.

ovalbumin. Ovoalbúmina. Albúmina de huevo.

ovalocyte. Ovalocito. Eritrocito oval. Sin.: Eliptocito.

ovalocytosis. Ovalocitosis. Eliptocitosis.

ovarian. Ovárico. Del ovario u ovarios.

ovariectomy. Ovariectomía.

ovariocele. Ovariocele. Protrusión herniaria de un ovario.

ovariocentesis. Ovariocentesis. Punción quirúrgica de un quiste ovárico.

ovariocyesis. Ovariociesis. Embarazo ovárico.

ovariodysneuria. Ovariodisneuria. Dolor neurálgico del ovario.

ovariohysterectomy. Ovariohisterectomía. (V. *Oophorohysterectomy.*)

ovariopathy. Ovariopatía. Enfermedad del ovario.

ovarioplexy. Ovarioplexia. Fijación del ovario.

ovariorrhexis. Ovariorrexis. Rotura ovárica.

ovariotomy. Ovariotomía. Extirpación quirúrgica del ovario.

ovarium. Ovario. Gónada femenina, par. || **adenocystic** —. O. adenoquístico. || **polycystic** —. O. poliquístico.

ovary. Ovario. (V. *ovarium.*)

OVD. Abreviatura de *occlusal vertical dimensions.*

overclosure. Cierre imperfecto de la mandíbula sobre el maxilar.

overdetermination. Sobredeterminación. Término psicoanalítico.

overdose. Sobredosis. Dosis excesiva.

overdosage. Sobredosificación. Administración de dosis excesivas.

overdrive. En cardiología, proceso de aumentar la frecuencia cardiaca.

overextension. Hiperextensión. Extensión por encima de los límites normales.

overflow. Derrame. Escape continuo de fluido.

overgrowth. Hipertrofia. Excesivo desarrollo de una parte u órgano.

overhydration. Hiperhidratación. Exceso de fluidos en el organismo.

overinflation. Hiperinsuflación. Insuflación excesiva (en los pulmones, p. ej.).

overlay. Incremento.

overresponse. Hiperrespuesta. Respuesta anormalmente intensa como reacción a un estímulo.

overstain. Hipercoloración. Colorear un tejido en exceso.

overstrain. Grado anormal de fatiga.

overweight. Obesidad. Aumento exagerado de tejido adiposo en el organismo.

ovicide. Ovicida. Agente que destruye los huevos de ciertos organismos.

oviduct. Oviducto. Trompa de Falopio.

oviferous. Ovífero. Que produce huevos.

oviform. Oviforme. En forma de huevo. Ovoide.

ovigerm. Ovigermen. Célula que se desarrolla en el huevo.

ovigerous. Ovígero. Que produce o contiene huevos.

oviparous. Ovíparo. Especie cuyas hembras ponen huevos fuera del cuerpo.

ovisac. Ovisaco. Vesícula de De Graaf.

ovogenesis. Ovogénesis. (V. *oogenesis.*)

ovoglobulin. Ovoglobulina. Globulina de la clara del huevo.

ovoid. Ovoide. En forma de huevo. Oviforme.

ovolecithin. Ovolecitina. Lecitina del huevo.

ovolysin. Ovolisina. Lisina que actúa sobre la clara del huevo.

ovomucin. Ovomucina. Glucoproteína de la clara del huevo.

ovomucoid. Ovomucoide. Principio derivado de la clara del huevo.

ovoplasm. Ovoplasma. Protoplasma del óvulo no fecundado.

ovoprecipitin. Ovoprecipitina. Precipitina específica de la albúmina del huevo.

ovotestis. Ovotestis. Gónada hermafrodita.

ovotherapy. Ovoterapia. Utilización terapéutica de extractos ováricos.

ovovitellin. Ovovitelina. Vitelina de la yema de huevo.

ovoviparous. Ovovíparo. Animal que se reproduce por huevos que maduran dentro del cuerpo.

ovular. Ovular. Relativo al huevo o al óvulo.

ovulase. Ovulasa. Enzima presente en el huevo, que estimula la cariocinesis.

ovulation. Ovulación. Proceso de formación y desarrollo del óvulo maduro.

ovulatory. Ovulatorio. Relativo a la ovulación.

ovule. Ovulo. Huevo dentro del folículo de De Graaf.

ovulum. Ovulo. (V. *ovule.*)

ovum. Huevo. Ovulo.

Owen's lines. Líneas de Owen. [Sir R. Owen, anatomista inglés, 1804-1892.] Líneas que atraviesan la dentina, por irregularidad el eje de los tubos dentinales.

Owren disease. Síndrome de Owren. [Paul Arnor Owren, internista noruego, n. en Oslo en 1905.] Parahemofilia A. Aplasia o crisis transitoria medular. Desaparición de las células primitivas eritrocitarias y de los estadios inmaduros de los megacariocitos y también de los mieloblastos y promielocitos, generalmente en personas con células falciformes y esféricas, tras lesiones de la médula ósea, en la anemia hemolítica, kwashiorkor y otras, o en alergias. Es de comienzo agudo con fiebre alta, frecuentemente escalofríos, vómitos, infección de las vías respiratorias altas, eventualmente otitis, esplenomegalia, púrpura, esferocitosis, leucopenia, trombocitopenia y prueba de Coombs negativa.

oxalate. Oxalato. Sal de ácido oxálico.

oxalemia. Oxalemia. Exceso de oxalatos en sangre.

oxalism. Oxalismo. Intoxicación por ácido oxálico u oxalatos.

oxalosis. Oxalosis. Depósito de cristales de oxalato en los riñones.

oxaluria. Oxaluria. Presencia de oxalatos en la orina.

oxgall. Extracto de bilis.

oxidase. Oxidasa. Enzima que cataliza la reducción del oxígeno molecular.

oxidation. Oxidación. Acto de oxidar o de ser oxidado. ‖ **beta** —. O. beta. O. del átomo de carbono que está en posición beta.

oxide. Oxido. Compuesto de oxígeno y un radical.

oxidoreductase. Oxidorreductasa. Enzima que cataliza la transferencia reversible de electrones de una sustancia a otra.

oxyachrestia. Oxiacrestia. Aporte deficiente de glucosa a las neuronas.

oxyblepsia. Oxiblepsia. Agudeza visual inusual.

oxycephaly. Oxicefalia. Braquicefalia con el vértice craneal puntiagudo. Sin.: Turricefalia, hipsocefalia, acrocefalia.

oxychromatin. Oxicromatina. Parte de la cromatina que se tiñe con los colorantes ácidos de anilina.

oxycinesia. Oxicinesia. Dolor con los movimientos.

oxyesthesia. Oxiestesia. Hiperestesia.

oxygen. Oxígeno. Elemento gaseoso, incoloro, de símbolo O.

oxygenase. Oxigenasa. Enzima que caliza la unión de uno o dos átomos de O al sustrato.

oxigenation. Oxigenación. Acto, proceso de oxigenar.

oxygenator. Oxigenador. Aparato para oxigenar la sangre.

O

oxygeusia. Oxigeusia. Agudeza del sentido del gusto.

oxyhemoglobin. Oxihemoglobina. Hemoglobina con oxígeno tomado de los alvéolos pulmonares.

oxylalia. Oxilalia. Lenguaje exageradamente rápido.

oxyopia. Oxiopía. Agudeza extraordinaria en la visión.

oxyosmia. Oxiosmia. Agudeza exagerada del sentido del olfato.

oxypathia. Oxipatía. Agudeza de las sensaciones.

oxyphilic. Oxífilo. Coloreable por tintes ácidos.

oxyphonia. Oxifonía. Tono agudo de la voz.

oxypurine. Oxipurina. Purina que contiene oxígeno.

oxytocia. Oxitocia. Parto rápido.

oxytocic. Oxitócito. Que acelera el parto.

oxytocin. Oxitocina. Hormona hipotalámica que acelera las contracciones del parto.

oxytropism. Oxitropismo. Reacción de las células al estímulo del oxígeno.

oxyuriasis. Oxiuriasis. Infestación por oxiuros.

oxyuricide. Oxiuricida. Agente que destruye los oxiuros.

oxyuris. Oxiuro. Gusano nematodo intestinal.

Oz. Abreviatura de *ounce*.

ozena. Ocena. Rinitis atrófica.

ozochrotia. Ozocrocia. Olor fuerte de la piel.

ozone. Ozono. Forma más activa del oxígeno, alotrópica.

ozonometer. Ozonómetro. Instrumento para medir la cantidad de ozono en el aire.

ozonophore. Ozonóforo. Gránulo del protoplasma celular.

ozonoscope. Ozonoscopio. Instrumento para estudiar el ozono y sus efectos.

ozostomia. Ozostomía. Fetidez del aliento.

O

P. Símbolo químico del fósforo. ‖ Abreviatura de *position, presbyopia.*

P₁. Símbolo de *parental generation.*

P₂. Abreviatura de *pulmonic second sound.*

PA. Abreviatura de *Physician Assistant* y de *pernicious anemia.*

Pa. Símbolo químico del protactinio.

Paas' disease. Enfermedad de Pass. [H. R. Pass, médico alemán contemporáneo.] Distrofia ósea familiar, con deformidades esqueléticas diversas.

PAB. Abreviatura de *para-aminobenzoic acid.*

pabular. Pabular. Alimenticio.

pabulum. Pabulum. Alimento.

Pacchioni's bodies. Cuerpos de Pacchioni. [A. Pacchioni, anatomista italiano, 1665-1726.] Pequeñas eminencias en la aracnoides. ‖ — **foramen.** Agujero de P. Abertura de la tienda del cerebelo por la que se extiende el puente de Varolio.

pacemaker. Marcapasos. Objeto o sustancia que influye sobre la frecuencia (cardiaca, p. ej.). ‖ **cardiac** —. M. cardiaco. Seno auricular. ‖ **demand** —. M. de demanda. ‖ **external** —. M. externo. ‖ **implanted** —. M. implantado.

Pachon's method. Método de Pachon. [M. V. Pachón, médico francés, 1867-1938.] Cardiografía en posición decúbito lateral izquierdo.

pachy-. Paqui-. Prefijo que significa «grueso», «espeso».

pachyacria. Paquiacria. Engrosamiento notable de la piel de las extremidades.

pachyblepharon. Paquibléfaron. Engrosamiento del borde palpebral.

pachycephaly. Paquicefalia. Exagerado espesor de las paredes craneales.

pachycheilia. Paquiqueilia. Engrosamiento de los labios.

pachycolpismus. Paquicolpismo. Paquivaginitis.

pachydactyly. Paquidactilia. Engrosamiento de los dedos.

pachyderma. Paquiderma. Engrosamiento de la piel.

pachydermatocele. Paquidermatocele. Dermatólisis.

pachyglossia. Paquiglosia. Engrosamiento anormal de la lengua.

pachygnathous. Paquignato. Que tiene la mandíbula gruesa.

pachyhemia. Paquiemia. Espesamiento de la sangre.

pachyleptomeningitis. Paquileptomeningitis. Inflamación de la duramadre y la piamadre.

pachymeningitis. Paquimeningitis. Inflamación de la duramadre. ‖ **cerebral** —. P. cerebral. Inflamación de la duramadre cerebral. ‖ **circumscribed** —. P. circunscrita. ‖ **external** —. P. externa. ‖ **internal** —. P. interna. ‖ **syphilitic** —. P. sifilítica.

pachymenix. Paquimeninge. Duramadre.

pachynema. Paquinema. Disposición de la cromatina en la mitosis en forma de grueso espirema.

pachynsis. Paquinsis. Engrosamiento; especialmente, el anormal.

pachyonychia. Paquioniquia. Engrosamiento de las uñas.

pachyostosis. Paquiostosis. Hipertrofia ósea.

pachypelviperitonitis. Paquipelviperitonitis. Peritonitis pélvica, con engrosamiento de las partes afectas.

pachyperiostitis. Parquiperiostitis. Periostitis con engrosamiento del hueso.

pachypleuritis. Paquipleuritis. Engrosamiento pleural.

pachysalpingitis. Paquisalpingitis. Engrosamiento de la capa muscular de la trompa de Falopio.

pachytene. Paquinema. (V. *pachynema.*)

pachyvaginitis. Paquivaginitis. Engrosamiento y endurecimiento de las paredes vaginales.

Pacini's corpuscles. Corpúsculos de Pacini. [F. Pacini, anatomista italiano, 1812-1883.] Masas ovales formadas por membranas concéntricas de conjuntivo; terminación de una neurofibrilla.

pad. Almohadilla. Peto. Plastrón. Masa de material blando.

Padgett's dermatome. Dermátomo de Padgett. [E. C. Padgett, cirujano norteamericano, 1893-1946.] Instrumento para cortar colgajos, para injertos.

P. ae. Abreviatura de *partes aequales* (a partes iguales).

PAF. Abreviatura de *platelet activating factor.*

Page's syndrome. Síndrome de Page. Hipertensión arterial variable, condicionada centralmente con taquicardia, manchas eritematosas en rostro y pecho y, a veces, hiperhidrosis. Con frecuencia existe además bocio de tamaño mediano, la bociectomía no tiene efecto alguno.

Pagenstecher's ointment. Pomada de Pagenstecher. [A. Pagenstecher, oftalmólogo alemán, 1828-1879.] Pomada oftálmica de óxido amarillo de mercurio.

Paget's disease. Enfermedad de Paget. [Sir J. Paget, cirujano inglés, 1814-1899.] Osteítis deformante. ‖ Cáncer del pezón. ‖ **abscess** —. Absceso de P. A. residual.

Paget-von Schroetter syndrome. Síndrome de Paget-von Schroetter. Trombosis de las venas axilares.

pagoplexia. Pagoplexia. Sabañón.

PAH. Abreviatura de *para-aminohippuric acid.*

Pahvant Valley fever. Fiebre del valle de Pahvant. [Pahvant, valle de Utha, en Estados Unidos.] Tularemia.

paidology. Paidología. Suma de conocimientos relativos a la infancia.

pain. Dolor. Sensación molesta, debida a estimulación nerviosa.

pair. Par. Combinación de dos entidades u objetos similares o idénticos.

Pajot's hook. Gancho de Pajot. [Ch. Pajot, obstetra francés, 1816-1896.] Gancho de decolación. ‖ — **law.** Ley de P. Todo cuerpo sólido contenido en otro de paredes lisas tiende a acomodarse a esas paredes (movimiento fetal durante el parto).

Pal's stain. Coloración de Pal. [J. Pal, clínico austriaco, 1863-1936.] Fijación para modificar la coloración de las vainas de mielina de Weigert.

Palade. G. E. Palade, citólogo norteamericano, premio Nobel en 1974.

palate. Paladar. Techo de la boca. ‖ **artificial** —. P. artificial. ‖ **hard** —. P. duro.

palatiform. Palatiforme. De forma semejante al paladar.

palatine. Palatino. Relativo al paladar.

palatitis. Palatitis. Inflamación del paladar.

palato-. Palato-. Prefijo que indica relación con el paladar.

palatoglossal. Palatogloso. Relativo al paladar y la lengua.

palatognathous. Palatognato. Que tiene fisura congénita del paladar.

palatography. Palatografía. Registro de los movimientos del velo del paladar.

palatomaxillary. Palatomaxilar. Relativo al paladar y al maxilar superior.

palatomyography. Palatomiografía. Palatografía.

palatonasal. Palatonasal. Relativo al paladar y a la nariz.

palatopharyngeal. Palatofaríngeo. Relativo al paladar y a la faringe.

palatoplasty. Palatoplastia. Cirugía plástica del paladar.

palatoplegia. Palatoplejía. Parálisis del velo del paladar.

palatorrhaphy. Palatorrafia. Oclusión quirúrgica de una fisura palatina. Sin.: Estafilorrafia.

palatosalpingeous. Palatosalpíngeo. Relativo al paladar y a la trompa de Eustquio.

palatoschisis. Palatosquisis. Fisura del paladar. Sin.: Uranosquisis.

palatum. *Palatum.* Paladar.

paleencephalon. Palencéfalo. Encéfalo primitivo.

paleo-. Paleo-. Prefijo que significa «antiguo».

paleocerebellum. Paleocerebelo. Partes más primitivas del cerebelo.

paleogenesis. Paleogénesis. Aparición de caracteres ancestrales en generaciones sucesivas.

paleokinetic. Paleocinético. Mecanismo motor nervioso relativo a los movimientos automáticos de asociación.

paleontology. Paleontología. Tratado de las formas primitivas de la vida.

paleopallium. Paleopalio. Lóbulo olfatorio lateral de los animales inferiores. En el hombre, uncus y porción adyacente al hipocampo.

paleopathology. Paleopatología. Estudio de algunas enfermedades por datos hallados en momias, etc.

paleophrenia. Paleofrenia. Término sugerido para sustituir al de esquizofrenia.

paleopsychology. Paleopsicología. Estudio de los fenómenos psíquicos basados en mentalidades ancestrales.

paleostriatum. Paleoestriado. *Globus pallidus,* o parte má antigua del cuerpo estriado.

paleothalamus. Paleotálamo. Porción filogenética primitiva del tálamo.

pali-. Pali-. Prefijo que indica repetición patológica.

palikinesia. Palicinesia. Repetición involuntaria, patológica, de los movimientos.

palilalia. Palilalia. Repetición patológica de una palabra o frase.

palimnesis. Palimnesis. Memoria de hechos pasados.

palindromia. Palindromía. Recurrencia de una enfermedad.

palinesthesia. Palinestesia. Terminación rápida del estado anestésico.

palingenesis. Palingénesis. Regeneración de una pérdida de sustancia.

palingraphia. Palingrafía. Repetición patológica de letras, sílabas o palabras escritas.

palinphrasia. Palinfrasia. Repetición patológica de una palabra o frase.

palirrhea. Palirrea. Regurgitación.

palladium. Paladio. Elemento metálico semejante al platino, de símbolo Pd.

pallanesthesia. Palanestesia. (V. *apallesthesia.*)

pallescence. Palescencia. Aspecto pálido.

pallesthesia. Palestesia. Sensiblidad para las vibraciones.

pallial. Palial. Relativo al palio.

palliate. Paliar. Reducir la severidad.

palliative. Paliativo. Agente que alivia, pero no cura.

pallidum. *Globus pallidus.*

pallium. Palio. Corteza cerebral y sustancia blanca.

pallor. Palidez. Ausencia de coloración cutánea.

palm. Palma. Palma de la mano.

palmanesthesia. Palmanestesia. Insensibilidad a las vibraciones. Sin.: Pallanesthesia.

palmar. Palmar. Relativo a la palma.

palmature. Palmatura. Sindactilia.

palmesthesia. Palmestesia. (V. *pallesthesia.*)

palmitate. Palmitato. Sal del ácido palmítico.

palmitin. Palmitina. Triglicérido del ácido palmítico, en el aceite de palma. F.: $C_3H_5(C_{16}H_{31}O_2)_3$.

palmus. Palmo. Palpitación. ‖ Espasmos saltatorio.

palograph. Palógrafo. Variedad de esfigmógrafo.

palpable. Palpable. Perceptibile por palpación o tacto.

palpate. Palpar. Examinar por palpación manual.

palpation. Palpación. Acto de explorar con las manos.

palpatometry. Palpatometría. Medida del grado de presión que no provoca dolor.

palpatopercussion. Palpatopercusión. Palpación y percusión, combinadas.

palpebra. Párpado. Cada uno de los velos movibles que al aproximarse cubren el ojo totalmente.

palpebral. Palpebral. Relativo a los párpados.

palpebrate. Palpebrado. Que tiene párpados.

palpebration. Palpebración. Movimiento anormal de los párpados. Guiño.

palpebritis. palpebritis. (V. *blepharitis.*)

palpitation. Palpitación. Sensación subjetiva de latido cardiaco rápido.

palsy. Parálisis. (V. *paralysis.*)

Paltauf's nanism. Nanismo de Paltauf. [A. Paltauf, médico forense austriaco, 1860-1893.] Nanismo asociado con linfatismo.

Paltauf-Sternberg disease. Enfermedad de Paltauf-Sternberg. [Richard Paltauf, 1858-1924, patólogo austricaco, n. en Viena.] Linfogranulomatosis maligna.

paludism. Paludismo. (V. *malaria.*)

2-PAM. Abreviatura de *pralidoxime.*

pramaquine. Pamaquina. Antimalárico. F.: $C_{19}H_{29}N_3O_4$.

pampiniform. Pampiniforme. En forma de zarcillo o pámpano.

pampinocele. Pampinocele. Varicocele.

pamplegia. Pamplejía. Parálisis total.

pan-. Pan-. Prefijo que significa «todo».

panacea. Panacea. Remedio útil para todas las enfermedades.

panagglutinin. Panaglutinina. Aglutinina que actúa sobre los glóbulos de todos los grupos sanguíneos.

panangiitis. Panangeítis. Inflamación de todas las capas que rodean un vaso.

panaritium. Panaritium. Panadizo.

panarteritis. Panarteritis. Enfermedad arterial difusa. Periarteritis nudosa.

panarthritis. Panartritis. Inflamación de todas las articulaciones o estructuras que forman la articulación.

Panas' operation. Operación de Panas. [Ph. Panas, oftalmólogo francés, 1832-1903.] Inserción del párpado superior al músculo frontal en la blefaroptosis.

panasthenia. Panastenia. Astenia neural. Neurastenia.

panatrophy. Panatrofia. Atrofia que afecta a muchas partes.

panblastic. Pamblástico. Relativo a cada una de las capas del blastodermo.

pancarditis. Pancarditis. Inflamación difusa del corazón, que afecta pericardio, miocardio y endocardio.

panchromatic. Pancromático. Sensible a todos los colores.

panchromia. Pancromía. Condición de teñirse con varios tintes.

Pancoast's suture. Sutura de Pancoast. [J. Pancoast, cirujano norteamericano, 1805-1882.] Sección de la segunda división del trigémino a su salida del cráneo. ‖ Sutura de una tira cortada de uno de los bordes de la herida en un surco cortado en el otro borde.

Pancoast's tumour. Tumor de Pancoast. [H. K. Pancoast, radiólogo norteamericano, 1875-1939.] Tumor del vértice pulmonar.

pancreas. Páncreas. Glándula situada en el abdomen, detrás del estómago.

pancreatalgia. Pancreatalgia. Dolor en el páncreas.

pancreatectomy. Pancreatectomía. Extirpación quirúrgica del páncreas.

pancreathelcosis. Pancreatelcosis. Ulceración del páncreas.

pancreatic. Pancreático. Relativo al páncreas.

pancreaticoduodenal. Pancreaticoduodenal. Relativo al páncreas y al duodeno.

pancreaticoduodenostomy. Pancreaticoduodenostomía. Anastomosis quirúrgica del conducto pancreático con el duodeno.

pancreaticoenterostomy. Pancreaticoenterostomía. Anastomosis quirúrgica entre el conducto pancreático y el intestino.

pancreaticogastrostomy. Pancreaticogastrotomía. Anastomosis quirúrgica entre el conducto pancreático y el estómago.

pancreaticojejunostomy. Pancreaticoyeyunostomía. Anastomosis quirúrgica entre el conducto pancreático y el yeyuno.

pancreatin. Pancreatina. Sustancia obtenida del páncreas fresco, que contiene diversas enzimas.

pancreatism. Pancreatismo. Actividad del páncreas.

pancreatitis. Pancreatitis. Inflamación aguda o crónica del páncreas. ‖ **acute** —. P. aguda. ‖ **chronic** —. P. crónica. ‖ **interstitial** —. P. intersticial.

pancreatoduodenectomy. Pancreatoduodenectomía. Extirpación de la cabeza del páncreas y el asa duodenal que la rodea.

pancreatogenous. Pancreatógeno. Que se origina en el páncreas.

pancreatography. Pancreatografía. Radiografía del páncreas previa inyección de contraste por el canal de Wirsung.

P

pancreatoid. Pancreatoide. Semejante al páncreas.

pancreatolipase. Pancreatolipasa. Lipasa pancreática.

pancreatolith. Pancreatolito. Cálculo pancreático.

pancreatolithectomy. Pancreatolitectomía. Extirpación de cálculos pancreáticos.

pancreatolithiasis. Pancreatolitiasis. Presencia de cálculos en el sistema ductal en el parénquima pancreático.

pancreatolysis. Pancreatólisis. (V. *pancreaolysis.*)

pancreatomy. Pancreatomía. (V. *pancreatomy.*)

pancreatoncus. Pancreatonco. Tumor o tumefacción del páncreas.

pancreatopathy. Pancreatopatía. Enfermedad del páncreas.

pancreatotomy. Pancreatotomía. Incisión del páncreas.

pancreolysis. Pancreólisis. Destrucción del tejido pancreático por enzimas pancreáticas.

pancreopathy. Pancreopatía. Enfermedad del páncreas.

pancreotherapy. Pancreoterapia. Utilización terapéutica del páncreas.

pancreozymin. Pancreozimina. Hormona de la mucosa duodenal que estimula la actividad secretora externa del páncreas.

pancytopenia. Pancitopenia. Déficit de todos los elementos celulares de la sangre.

pandemicity. Pandemia. Epidemia extendida a muchos países.

Pander's cells. Células de Pander. [H. Ch. Pander, anatomista alemán, 1794-1865.] Masa denticular de sustancia gris debajo del tálamo óptico, cerca del núcleo de Stilling. || — **layer.** Capa de P. Cada una de las tres porciones del blastodermo.

pandiculation. Pandiculación. Estiramiento de todas las partes del cuerpo.

Pàndy's reaction. Reacción de Pàndy. [K. Pàndy, neurólogo húngaro, n. en 1868.] Para la globulina, en el líquido cefalorraquídeo.

panel. Panel. Lista de nombres y número de individuos participantes en una discusión científica.

panelectroscope. Panelectroscopio. Instrumento para examinar por iluminación eléctrica distintos órganos.

panencephalitis. Panencefalitis. Encefalitis de probable origen viral que produce la inclusión de cuerpos tipo A intranucleares e intracitoplasmáticos.

panesthesia. Panestesia. Conjunto de sensaciones experimentadas.

Paneth's cells. Células de Paneth. [J. Paneth, médico alemán, 1857-1890.] Células estrelladas de la mucosa del intestino delgado.

pang. Angustia. || **breast**–. Angina de pecho. || **brow**—. Neuralgia supraorbitaria.

pangenesis. Pangénesis. Teoría según la cual todas las células corporales están representadas por una partícula en la reproducción y transmisión hereditaria.

panglossia. Panglosia. Verborrea patológica.

panhematopenia. Panhematopenia. (V. *pancytopenia.*)

panhidrosis. Panhidrosis. Sudor generalizado por todo el cuerpo.

panhydrometer. Panhidrómetro. Instrumento para medir el peso específico de un líquido.

panhyperemia. Panhiperemia. Plétora general.

panhypopituitarism. Panhipopituitarismo. Hipopituitarismo generalizado.

panhysterectomy. Panhisterectomía. Histerectomía total.

panhystero-oophorectomy. Panhisterooforectomía. Extirpación del útero, de su cuello y de los ovarios.

panhysterosalpingectomy. Panhisterosalpingectomía. Extirpación completa del útero, cuello y trompas.

panic. Pánico. Miedo extremo, ansiedad.

panimmunity. Paninmunidad. Inmunidad para diversas enfermedades infecciosas.

Panizza's plexus. Plexos de Panizza. [B. Panizza, anatomista italiano, 1785-1867.] Plexos linfáticos profundos a los lados del frenillo del prepucio.

panleukopenia. Panleucopenia. Enfermedad viral con leucopenia.

panmixia. Panmixia. Promiscuidad sexual.

panmyeloid. Panmieloide. Relativo a todos los elementos de la médula ósea.

panmyelopathy. Panmielopatía. Situación patológica de todos los elementos de la médula ósea.

panmyelophthisis. Panmielotisis. Aplasia general de la médula ósea.

Panner's disease. Enfermedad de Panner. Osteonecrosis de la cabeza del húmero que se presenta en niños y adolescentes, principalmente en asociación con un trauma.

panniculitis. Paniculitis. Inflamación del panículo adiposo.

panniculus. Panículo. Capa membranosa. || — **adiposus.** Grasa subcutánea.

pannus. Pannus. Vascularización superficial de la córnea con infiltración por tejido degranulación. || **allergic** —. P. alérgico. || **inflammatory** —. P. inflamatorio. || **phlyctenular** —. P. flictenular. || **trachomatous** —. P. tracomatoso.

panophthalmia. Panoftalmía. Inflamación de todas las estructuras o tejidos del ojo.

panophthalmitis. Panoftalmitis. (V. *panophthalmia*).

panoptic. Panóptico. Preparado para hacerlo todo visible.

panoptosis. Panoptosis. Ptosis de las vísceras abdominales.

panosteitis. Panosteítis. Inflamación de los tejidos que componen el hueso.

panotitis. Panotitis. Inflamación de todos los componentes del oído.

panphobia. Panfobia. Temor o ansiedad por todo.

panplegia. Pamplejía. Parálisis total.

Pansch's fissure. Fisura de Pansch. [A. Pansch, anatomista alemán, 1841-1887.] Surco intraparietal.

pansclerosis. Panesclerosis. Esclerosis total de un órgano o parte de él.

panseptum. Pansepto. Tabique nasal completo.

pansinusitis. Pansinusitis. Inflamación de todos los senos.

panspermia. Panespermia. Diseminación universal de los gérmenes vivientes. ‖ Biogénesis.

pansphygmograph. Panesfigmógrafo. Instrumento para inscribir simultáneamente los movimientos cardiacos, el pulso arterial y la respiración.

panstrongylus. *Panstrongylus.* Género de chinches de la familia *Reduviidae.*

pant-, panto-. Pant-, panto-. Prefijo que significa «todo».

pantachromatic. Pantacromático. Totalmente acromático.

pantalgia. Pantalgia. Dolor generalizado. Panalgia.

pantamorphia. Pantamorfia. Deformidad generalizada.

pantanencephaly. Pantanencefalia. Ausencia completa del cerebro en el feto.

pantaphobia. Pantafobia. Ausencia de miedo.

pantrophia. Pantatrofia. Malnutrición general.

pantogamy. Pantogamia. Promiscuidad sexual. Sin.: Pamnixia.

pantograph. Pantógrafo. Instrumento que copia a determinada escala.

pantomorphic. Pantomórfico. Capaz de adoptar muchas formas.

pantoscopic. Pantoscópico. Término aplicado a las lentes bifocales.

pantothenate. Pantotenato. Sal del ácido pantoténico.

pantropic. Pantrópico. Que tiene afinidad por muchos tejidos.

Panum's casein. Caseína de Panum. [P. L. Panum, fisiólogo danés, 1820-1885.] Globulina sérica.

panus. Panus. Tumefacción. Glándula linfática inflamada, pero no supurativa.

panuveitis. Panuveítis. Inflamación difusa del tracto uveal.

Pap. Abreviatura de *peroxidase-antiperoxidase.*

pap. Papilla. Pasta blanda con leche.

papain. Papaína. Fermento digestivo obtenido del árbol *Caria papaya.*

Papanicolau's stain. Método de Papanicolau. [G. N. Papanicolau, médico griego, 1883-1962.] Método de tinción, con el fin de detectar la presencia de un proceso maligno.

papaver. *Papaver.* Género de plantas papaveráceas.

papaverine hydrochloride. Hidrocloruro de papaverina. Relajante muscular. F.: $C_{20}H_{21}NO_4$ • HCl.

paper. Papel. Hoja delgada compuesta de celulosa. ‖ Dosis de un medicamento en polvo, expendida en paquetitos.

papescent. Papescente. Con la consistencia de la papilla.

papilla. Papila. Elevación pequeña dérmica o de otra estructura. ‖ **gustatory** —. P. gustativa. ‖ **mamary** —. P. mamaria.

papillary. Papilar. Relativo a la papila.

papillectomy. Papilectomía. Extirpación de una papila.

papilledema. Papiledema. Edema de la papila óptica.

papilliferous. Papilífero. Que contiene papilas.

papilliform. Papiliforme. Semejante a una papila.

papillitis. Papilitis. Inflamación de una papila óptica.

papilloma. Papiloma. Hipertrofia papilar de origen inflamatorio. ‖ Neoformación de piel y mucosas genéricamente. ‖ **basal cell** —. P. de células basales. ‖ **cutaneous**—. P. cutáneo. ‖ **intracystic** —. P. intraquístico. ‖ **villous** —. P. velloso.

papillomatosis. Papilomatosis. Desarrollo de múltiples papilomas.

papilloretinitis. Papilorretinitis. Inflamación de la papila óptica con extensión a la retina.

papillotomy. Papilotomía. Incisión de una papila.

Papin's digester. Digestor de Papin. [D. Papin, físico francés, 1647-1714.] Marmita con válvula de seguridad para introducir sustancias a más de 100 grados.

Pappenheim's stain. Coloración de Pappenheim. [A. Pappenheim, médico alemán, 1870-1916.] Utilizada para diferenciar las granulaciones basófilas de los hematíes de los fragmentos nucleares; también, para la tuberculosis.

papular. Papular. Relativo a la pápula.

papulation. Papulación. Producción de pápulas.

papule. Pápula. Pequeña elevación de la piel, cincuscrita. ‖ **mucous** —. Condiloma acuminado. ‖ **prurigo**—. P. pruriginosa.

papuloid. Papuloide. Semejante a una pápula.

papulopustular. Papulopustuloso. Caracterizado por presentar pápulas y pústulas.

papulosis. Papulosis. Caracterizado por la presencia de múltiples pápulas.

papulosquamous. Papuloscamoso. Caracterizado por la presencia de pápulas y escamas (psoriasis, p. ej.).

papulovesicular. Papulovesicular. Caracterizado por la presencia de pápulas y vesículas.

papyraceous. Papiráceo. Semejante al papel.

Paquelin's cautery. Cauterio de Paquelin. [C. A. Paquelin, médico francés, 1836-1905.]

par. Equivalencia. Sin.: Paridad.

para-. Para-. Prefijo que significa «cerca», «de parte de».

para-agglutinin. Paraaglutinina. Aglutinina parcial.

para-aminobenzenesulfonamide. *Para*-aminobencenosulfonamida. Sulfanilamida.

para-aminohippurate. *Para*-aminohipurato. Sal del ácido *para*-aminohipúrico.

para-analgesia. Paraanalgesia. Analgesia de la parte inferior del cuerpo.

para-anesthesia. Paraanestesia. Anestesia de la mitad inferior del cuerpo.

para-apendicitis. Paraapendicitis. Apendicits con inflamación de los tejidos próximos.

parabiont. Parabión. Individuo que vive con otro en condiciones de parabiosis.

parabiosis. Parabiosis. Unión de dos individuos, como en experimentación animal, mediante una intervención quirúrgica.

parabiotic. Parabiótico. Caracterizado por parabiosis.

P

parablast. Parablasto. Parte del mesoblasto de la cual se desarrollan los vasos sanguíneos, linfáticos, etc.

parablastoma. Parablastoma. Tumor formado por tejido parablástico.

parablepsia. Parablepsia. Visión lateral.

parabulia. Parabulia. Alteración de la voluntad.

paracardiac. Paracardiaco. Situado fuera del corazón.

paracasein. Paracaseína. Producto químico de la acción de la renina sobre la caseína.

paracele. Paracelo. Ventrículo lateral del cerebro.

Paracelsus. Paracelso. [Ph. A. Th. B. von Hohenheim, médico y alquimista suizo, 1493-1541.]

paracenesthesia. Paracenestesia. Cenestesia alterada.

paracentesis. Paracentesis. Punción quirúrgica de una cavidad, con aspiración de líquido de su interior.

paracentral. Paracentral. Cercano al centro.

parcephalus. Parcéfalo. Feto con la cabeza rudimentaria, órganos de los sentidos imperfectos y tronco y miembros con anomalías.

paracerebellar. Paracerebelar. Perteneciente a la porción lateral del cerebelo.

paracetamol. Paracetamol. (V. *acetaminophen.)*

paracholera. Paracólera. Enfermedad semejante al cólera, pero cuyo factor etiológico es distinto.

paracholesterin. Paracolesterina. Forma de esterol del tejido vegetal.

paracholia. Paracolia. Secreción biliar anormal.

parachordal. Paracordal. Situado al lado del notocordo.

parachromia. Paracromía. Coloración anormal de la piel.

parachromatin. Paracromatina. Sustancia cromófila contenida en la parte más delicada del núcleo y en el huso de la cariocinesis.

parachromatism. Paracromatismo. Percepción incorrecta de los colores.

parachromatopsia. Paracromatopsia. Defectuosa percepción de los colores.

parachromophore. Paracromóforo. Bacteria que secreta un pigmento y lo retiene dentro de su cuerpo.

paracinesia. Paracinesia. Toda anomalía motora.

paracme. Paracmé. Periodo de declinación o remisión.

paracoccidiodomycosis, South American blastomycosis. Paraccoccidioidomicosis, en enfermedad de Lutz-Splendore- De Almeida, blastomicosis sudamericana: infección general que se produce por *Blastomyces brasilien's*, principalmente en varones de unos treinta años, campesinos, granjeros. El pronóstico es el de una micosis grave. Su localización primaria es en el tracto gastrointestinal o respiratorio, con invasión secundaria de los ganglios linfáticos regionales, a veces con generalización linfógena a los órganos internos, al pulmón un 80% y a la piel, formando pápulas, pústulas, úlceras, granulomas y con frecuencia fístulas. La incubación dura desde semanas hasta meses. Duración de la enfermead de dos a tres años.

paracoele. Paracelo. (V. *paracele.)*

paracolitis. Paracolitis. Inflamación de la capa exterior del colon.

paracolpitis. Paracolpitis. Inflamación de los tejidos que circundan la vagina.

paracolpium. Paracolpio. Tejido celular que rodea la vagina.

paracone. Paracono. Cúspide mesiolingual de un molar superior.

paracoxalgia. Paracoxalgia. Dolor semejante al de la coxalgia.

paracresol. Paracresol. Una de las tres formas isómeras del cresol.

paracrine. Paracrina. Trastorno de la secreción.

paracystitis. Paracistitis. Inflamación de los tejidos que circundan la vejiga urinaria.

paracystium. Paracistio. Conjunto de tejidos que rodean la vejiga urinaria o la biliar.

paradenitis. Paradenitis. Inflamación de los tejidos próximos a un ganglio.

paradental. Paradental. Periodental.

paradentitis. Paradentitis. Periodontitis.

paradentosis. Paradentosis. Periodontosis.

paradidymis. Paradídimo. Masa innominada, órgano de Giraldés, paraepidídimo.

paradox. Paradoja. Hecho que parece absurdo, contradictorio.

paradoxical. Paradójico.

paradysentery. Paradisentería. Diarrea semejante a una disentería.

paraeccrisis. Paraecrisis. Trastorno de la secreción.

paraepilepsy. Paraepilepsia. Epilepsia focal menor.

paraesophageal. Paraesofágico. Alrededor del esófago.

paraffin. Parafina. Mezcla de hidrocarburos obtenida del petróleo.

paraffinoma. Parafinoma. Granuloma crónico por exposición prolongada a la parafina.

paraflocculus. Paraflóculo. Flóculo accesorio.

paraformaldehyde. Paraformaldehído. Polímero blanco, cristalino, del formaldehído.

parafunction. Parafunción. Función alterada.

parafunctional. Parafuncional. Caracterizado por presentar una función anormal.

paragammacism. Paragamacismo. Dificultad para pronunciar palabras con g fuerte.

paraganglioma. Paraganglioma. Tumor formado por tejido de paraganglio.

paraganglion. Paraganglio. Conjunto de células cromafines que derivan del ectodermo neural.

paragenitalis. Paragenital. Paradídimo o paraovario, en los grandes vertebrados.

parageusia. Parageusia. Alteración del sentido del gusto.

paragglutination. Paraglutinación. Aglutinación de grupo.

paraglobulin. Parablobulina. Globulina anormal del suero y células sanguíneas, linfa y tejido conectivo.

paraglobulinuria. Paraglobulinuria. Presencia de paraglobulinas en la orina.

paraglossia. Paraglosia. Inflamación de la lengua.

paraglossitis. Paraglosia. (V. *paraglossia.*)

paragnathus. Paragnato. Monstruo con mandíbula supernumeraria.

paragnosis. Paragnosis. Diagnóstico de una enfermedad padecida por un personaje histórico, deducido a través de datos históricos o relatos del mismo.

paragonimiasis. Paragonimiasis. Infestación por parásitos del género *Paragonimus.*

paragonimus. *Paragonimus.* Género de parásitos trematodos.

paragrammatism. Paragramatismo. Utilización indebida de las palabras.

paragranuloma. Paragranuloma. Forma más benigna de la enfermedad de Hodgkin.

paragraphia. Paragrafía. Alteración que incapacita para escribir al dictado.

parahemoglobin. Parahemoglobina. Forma de hemoglobina en lo estados graves de destrucción sanguínea.

parahemophilia. Parahemofilia. Tendencia hemorrágica por déficit del factor V.

parahepatic. Parahepático. Al lado del hígado.

parahormone. Parahormona. Sustancia de acción semejante a la de una hormona.

parahypnosis. Parahipnosis. Trastorno del sueño, como la pesadilla.

parahyphysis. Parahipófisis. Hipófisis accesoria.

parakeratosis. Paraqueratosis. Trastorno de la capa córnea de la piel.

parakinesia. Paracinesia. (V. *paracinesia.*)

paralalia. Paralalia. Afasia parcial, con empleo de palabras impropiamente aplicadas. Sin.: Parafrasia.

paralambdacism. Paralambdacismo. Pronunciación defectuosa de la *L.*

paralbumin. Paralbúmina. Seudomucina.

paraldehyde. Paraldehído. Polímero del acetaldehído, sedante y con propiedades hipnóticas. F.: $C_6H_{12}O$.

paraldehydism. Paraldehidismo. Situación producida por utilización excesiva del paraldehído.

paralexia. Paralexia. Dificultad para leer.

paralgesia. Paralgesia. Sensación dolorosa anormal.

parallagma. Paralagma. Desplazamiento de un hueso o de un fragmento óseo fracturado.

parallax. Paralax. Paralaje. Desplazamiento aparente de un objeto, debido al cambio de posición del observador.

parallelism. Paralelismo. Doctrina contraria al automatismo.

parallergy. Paralergia. Estado alérgico por especial sensibilización.

paralogia. Paralogía. Estado alterado de la razón.

paralogism. Paralogismo. Lenguaje ilógico de los dementes.

paralysis. Parálisis. Disminución o ausencia de la función motora, debida a lesión nerviosa o muscular. || **acute ascending** —. P. ascendente aguda. || **acute atrophic** —. P. aguda atrófica. || **agitans** —. P. agitante. || **alcoholic** —. P. alcohólica. || **ascending** —. P. ascendente. || **bilateral** —. P. bilateral.

|| **central** —. P. central. || **diaphragmatic** —. P. diafragmática. || **obstetric** —. P. obstétrica. || **pseudobulbar** —. P. seudobulbar. || **psychic** —. P. psíquica. || **supranuclear** —. P. supranuclear. || (V. por nombres propios.)

paralytic. Paralítico. Afectado por parálisis.

paralyzant. Paralizante. Que causa parálisis.

paralyze. Paralizar. Producir estado de parálisis.

paramagnetism. Paramagnetismo. Propiedad de ser atraído por un imán.

paramastitis. Paramastitis. Inflamación de los tejidos que rodean la glándula mamaria.

paramastoid. Paramastoideo. Cercano al proceso mastoideo.

paramastoiditis. Paramastoiditis. Inflamación alrededor de la apófisis mastoides.

paramecium. *Paramecium.* Género de de protozoo ciliado de forma elongada.

paramedian. Paramediano. Situado cerca de la línea media.

paramedical. Paramédico. Que tiene conexión con la práctica de la medicina.

paramenia. Paramenia. Trastorno mental.

parameniscus. Paramenisco. Estructuras que rodean los meniscos.

paramesial. Paramesial. (V. *paramedian.*)

parameter. Parámetro. Variable cuya medida indica una función.

parametrial. Parametrial. Referente al parametrio.

parametric. Paramétrico. Situado cerca del útero.

parametritis. Parametritis. Inflamación del parametrio.

parametrium. Parametrio. Tejidos que rodean al útero.

paramimia. Paramimia. Trastorno de la mímica.

paramnesia. Paramnesia. Alteración de la memoria, por la que se recuerdan personas o hechos que nunca han existido.

paramorphine. Paramorfina. Tebaína.

paramucin. Paramucina. Glucoproteína encontrada a veces en los quistes de ovario.

paramusia. Paramusia. Amusia parcial.

paramyelin. Paramielina. Monoaminomonofosfátido de la sustancia cerebral.

paramyoclonus. Paramioclonía. Contracción mioclónica de varios músculos.

paramyotonia. Paramiotonía. Espasmos tónicos por alteración de la tonicidad muscular.

paramyxovirus. *Paramixovirus.* Subgrupo de mixovirus.

paranalgesia. Paranalgesia. Analgesia de las extremidades inferiores.

paranephric. Paranéfrico. Próximo al riñón. || Relativo a la cápsula suprarrenal.

pranephritis. Paranefritis. Inflamación del paranefros. || Inflamación del tejido conectivo que rodea el riñón.

paranephroma. Paranefroma. Tumor de la glándula suprarrenal.

paranephros. Pranefros. Glándula suprarrenal.

paraneural. Paraneural. Cercano o paralelo a un nervio.

paranoia. Paranoia. Trastorno mental progresivo, crónico.

paranoid. Paranoide. Semejante a la paranoia.

paranomia. Paranomia. Afasia con olvido del nombre de las cosas.

paranormal. Paranormal. Fenómeno de percepción extrasensorial.

paraparesis. Paraparesis. Parálisis parcial de las extremidades inferiores.

parapedesis. Parapédesis. Paso de los pigmentos biliares a los capilares sanguíneos.

paraphasia. Parafasia. Afasia, con empleo de palabras impropias o mal utilizadas.

paraphia. Parafia. Alteración del sentido del tacto.

paraphilia. Parafilia. Actividad sexual aberrante.

paraphimosis. Parafimosis, constricción del glande por fimosis o inflamación del prepucio.

paraphonia. Parafonía. Alteración patológica de la voz.

paraphrasia. Parafrasia. Afrasia parcial, creación de términos nuevos.

paraphrenia. Parafrenia. Formada intermedia entre paranoia y demencia precoz.

paraphysis. Paráfisis. Saco de paredes delgadas derivado del techo del telencéfalo.

paraplasm. Paraplasma. Hialoplasma. || Anomalía o deformidad.

paraplegia. Paraplejía. Parálisis de los miembros inferiores. || **alcoholic** —. P. alcohólica. || **ataxic** —. P. atáxica. || **cerebral** —. P. cerebral. || **senile** —. P. senil. || **spastic** —. P. espástica. || **syphilitic** —. P. sifilítica. || **toxic** —. P. tóxica.

parapleuritis. Parapleuritis. Pleuritis falsa.

paraplexo. Paraplexo. Plexo coroideo del ventrículo lateral.

parapneumonia. Paraneumonía. Enfermedad que se asemeja clínicamente a la neumonía.

parapophysis. Parapófisis. Apófisis accesoria de una vértebra.

parapoplexy. Parapoplejía. Estado que simula una apoplejía.

parapraxia. Parapraxia. Conducta irracional.

paraproctitis. Paraproctitis. Inflamación de los tejidos que rodean el ano.

paraproctium. Paraproctio. Tejido que rodea el recto y el ano.

paraprostatitis. Paraprostatitis. Inflamación de los tejidos cercanos a la próstata.

paraprotein. Paraproteína. Inmunoglobulina producida por una clona de células plasmáticas neoplásicas que proliferan anormalmente.

paraproteinemia. Paraproteinemia. Presencia de paraproteínas en sangre.

parapsis. Parapsis. Alteración del tacto.

parapsoriasis. Parapsoriasis. Dermatosis de aspecto psoriasiforme.

parapsychology. Parapsicología. Estudio de procesos psíquicos de origen oscuro (telepatía, clarividencia).

parareaction. Pararreacción. Término de Meyer para la paranoia.

pararectal. Pararrectal. Cercano al recto.

parareflexia. Pararreflexia. Estado de alteración de los reflejos.

pararenal. Pararrenal. Próximo al riñón.

pararhizoclasia. Pararrizoclasia. Destrucción del periostio por inflamación de la raiz dentaria.

pararhotacism. Pararrotacismo. Pronunciación defectuosa de la letra r o sustitución de la misma por otras letras.

pararhythmia. Pararritmia. Parasístole.

pararthria. Parartria. Imperfecta articulación de las palabras.

parasacral. Parasacro. Situado junto al sacro.

parasagital. Parasagital. Paralelo al plano sagital.

parasalpingitis. Parasalpingitis. Inflamación de los tejidos próximos a una trompa de Falopio.

parascarlatina. Parascarlatina. Enfermedad de Duke.

parasecretion. Parasecreción. Alteración en la secreción.

parasellar. Paraselar. Cercano a la silla turca.

parasexuality. Parasexualidad. Perversión sexual.

parasigmatism. Parasigmatismo. Pronunciación imperfecta de la letra s.

parasinoidal. Parasinoidal. Parasinusal.

parasite. Parásito. Animal o vegetal que vive a expensas de otro. || Feto implantado en el gemelo autósito. || **accidental** —. P. accidental. || **animal** —. P. animal. || **endophytic** —. P. endoparásito. || **occasional** —. P. ocasional. || **temporary** —. P. temporal.

parasitemia. Parasitemia. Presencia de parásitos en la sangre (malaria).

parasitic. Parasitario. Relativo al parásito.

parasiticide. Parasiticida. Que destruye parásitos.

parasitism. Parasitismo. Relación entre parásito y huésped.

parasitogenic. Parasitógeno. Causado por parásitos.

parasitoid. Parasitoide. Semejante a un parásito.

parasitology. Parasitología. Ciencia que estudia los parásitos.

parasitophobia. Parasitofobia. Temor patológico a contraer enfermedades parasitarias.

parasitosis. Parasitosis. Infección parasitaria.

parasitotrope. Parasitotropo. Con especial afinidad por los parásitos.

parasitotropy. Parasitotropía. Afinidad de una sustancia por los parásitos.

parasoma. Parasoma. Paranúcleo.

parasomnia. Parasomnia. Trastorno del sueño.

paraspadias. Paraspadias. Abertura de la uretra en un lado del pene.

paraspasm. Paraspasmo. Espasmo de los miembros inferiores.

parasplenic. Parasplénico. Junto al bazo.

parasternal. Parasternal. Situado al lado del esternón.

parasthenia. Parastenia. Funcionamiento irregular.

parastruma. Parastruma. Tumefacción paratiroidea.

parasympathetic. Parasimpático. Una de las partes del sistema nervioso autónomo.

parasympathicotonia. Parasimpaticotonía. Vagotonía.

parasympatholytic. Parasimpaticolítoco. Que bloquea la acción del parasimpático.

parasympathomimetic. Parasimpaticomimético. Que produce estimulación del sistema parasimpático.

parasynapsis. Parasinapsis. Unión de cromosomas homólogos antes de la meiosis.

parasyndesis. Parasindesis. (V. *parasynapsis.*)

parasynovitis. Parasinovitis. Inflamación de los tejidos circundantes al saco sinovial.

parasyphilis. Para sífilis. Estado patológico de naturaleza sifilítica.

parasystole. Parasístole. Alteración cardiaca atribuida a la interacción de dos focos de estimulación.

paratarsium. Para tarso. Porción lateral del tarso.

paratenon. Paratendón. Tejido del compartimento donde se encuentra situado el tendón.

paratereseomanía. Paratereseomanía. Afición desmedida a ver cosas nuevas.

parathormone. Parathormona. Paratormona. Hormonoa paratiroidea.

parathymia. Paratimia. Emoción desordenada.

parathyroid. Paratiroideo. Situado cerca de la tiroides. || Glándula paratiroidea.

parathyroidectomy. Paratiroidectomía. Extirpación de las glándulas paratiroides.

parathyroidin. Paratiroidina. Extracto de las glándulas paratiroides.

parathyroidoma. Paratiroidoma. Adenoma o carcinoma paratiroideo.

parathyropathy. Paratiropatía. Enfermedad de las glándulas paratiroides.

parathyrotoxicosis. Paratirotoxicosis. Forma aguda de intoxiación paratiroidea.

paratonia. Paratonía. Alteración del tono.

paratrophy. Paratrofia. Alteración en la nutrición.

paratuberculosis. Paratuberculosis. Enfermedad semejante a la tuberculosis. Enfermedad semejante a la tuberculosis, pero no debida al *Mycobacterium tuberculosis.*

paratyphilitis. Paratiflitis. Inflamación del tejido retroperitoneal del ciego.

paratyphoid. Paratifoide. Enfermedad semejante a la fiebre tifoidea.

paraurethra. Parauretra. Canal accesorio uretral.

paraurethral. Parauretral. Cerca de la uretra.

paraurethritis. Parauretritis. Inflamación de los tejidos cercanos a la uretra.

parauterine. Parauterino. Situado junto al útero.

paravaginal. Paravaginal. Situado junto a la vagina.

paravaginitis. Paravaginitis. Inflamación de los tejidos próximos a la vagina.

paravenous. Paravenoso. Cercano a una vena.

paravertebral. Paravertebral. Al lado de la columna vertebral.

paravesical. Paravesical. Situado junto a la vejiga.

paraxial. Paraxial. A lo largo de un eje.

paraxon. Paraxón. Rama colateral de un cilindroeje.

parectasia. Parectasia. Dilatación excesiva de una parte u órgano.

parectasis. Parectasia. (V. *parectasia.*)

parectropia. Parectropía. Apraxia.

paregoric. Paregórico. Calmante, anodino.

pareidolia. Pareidolia. Ilusión en la que la imagen visual produce una interpretación fantástica.

parencephalia. Parencefalia. Deformidad congénita del cráneo.

parencephalocele. Parencefalocele. Protrusión herniaria del cerebelo.

parecephalon. Parencéfalo. Cerebelo.

parenchyma. Parénquima. Elemento esecial de un órgano.

parenchymatitis. Parenquimatitis. Inflamación del parénquima.

parenchymula. Parenquímula. Estado embrionario posterior al de blástula cerrada.

parenteral. Parenteral. Por vía distinta de la digestiva. || **nutrition.** Alimentacion parenteral.

Parenti's disease. Síndrome de Parenti. Tipo especial de condrodistrofia con enanismo desproporcionado.

parepicoele. Parepicele. Receso lateral del cuarto ventrículo.

parergasia. Parergasia. Término de Meyer para los trastornos psíquicos que suponen reacciones anormales de la personalidad.

paresis. Paresia. Parálisis incompleta.

paresthesia. Parestesia. Sensación anormal de la sensibilidad en general.

pareunia. Pareunia. Coito.

parhormone. Parhormona. Sustancia metabólica del organismo.

parica. Parica. Narcótico preparado con la semilla del *Piptadenia niops.*

paridrosis. Paridrosis. Alteración en la secreción del sudor.

paries. Paries, pared. Superficie que limita o cierra una cavidad u órgano. || **— anterior vaginae.** P. anterior de la vagina. || **— lateralis orbitae.** P. lateral de la órbita.

parietal. Parietal. Relativo a la pared de una cavidad.

parietal lobe syndrome. Síndrome de Déjerine-Verger. Síndrome del lóbulo parietal.

parietitis. Parietitis. Inflamación de la pared de un órgano.

parietofrontal. Parietofrontal. Relativo a los huesos o circunvoluciones frontal y parietal.

parieto-occipital. Parietooccipital. Relativo a los huesos o lóbulos parietal y occipital.

parietotemporal. Parietotemporal. Relativo a los huesos o lóbulos parietal y temporal.

parietovisceral. Parietovisceral. Relativo a las paredes de una cavidad y a las vísceras en ella contenidas.

Parinaud's oculoglandular syndrome. Síndrome de Parinaud. [Henri Parinau, 1844-1905, oftalmólogo francés, n. en París.] Conjuntivitis de Parinaud, de carácter infeccioso, casi siempre unilateral, con hipertrofia folicular desarrollada y aumen-

P

to de tamaño de los ganglios linfáticos regionales, con posible supuración. || **Parinaud's ophtalmoplegia.** Como oftalmoplegia de Parinaud, síndrome del cuadrigémino; parálisis supranuclear de los movimientos oculares asociados, como consecuencia de un trastorno de coordinación en la lámina cuadrigémina, con parálisis de la mirada vertical conjugada, hacia arriba, inmovilidad al reflejo fotomotor, con pupilas dilatadas, reacción de convergencia retrasada y parálisis central oculomotora total o parálisis troclear, y en ocasiones nistagmo retractorio.

parity. Paridad. Igualdad, similitud.

Park's aneurysm. Aneurisma de Park. [H. Park, cirujano inglés, 1744-1831.] Aneurisma arteriovenoso.

Parker's fluid. Líquido de Parker. [G. H. Parker, zoólogo norteamericano, 1864-1955.] Formaldehído y alcohol.

Parker's incision. Incisión de Parker. [W. Parker, cirujano norteamericano, 1800-1884.] Incisión sobre el área de matidez de un absceso apendicular.

Parkinson's disease. Enfermedad de Parkinson. [J. Parkinson, médico inglés, 1755-1824.] Parálisis agitante. || — **facies.** Expresión de P. E. estereotipada.

parkinsonian. Parkinsoniano. Relativo a la enfermedad de Parkinson.

parkinsonism. Parkinsonismo. Enfermedad de Parkinson.

paroccipital. Paroccipital. Cercano al hueso occipital.

parodontal. Parodontal. Situado cerca del diente.

parodontitis. Parodontitis. Periodontitis.

parodontium. Parodoncio. (V. *periodontium.*)

parodontosis. Parodontosis. (V. *periodontosis.*)

parolivar. Parolivar. Situado cerca del núcleo olivar.

paromphalocele. Paronfalocele. Hernia próxima al ombligo.

paroniria. Paroniria. Sueño anormal.

paronychia. Paroniquia. Panadizo.

paroophoritis. Parooforitis. Inflamación del paraovario.

paroophoron. Paraovario.

parophthalmia. Paroftalmía. Inflamación del tejido conjuntivo que rodea el ojo.

parophthalmoncus. Paroftalmonco. Tumor situado cerca del ojo.

paropsis. Paropsis. Trastorno del sentido de la visión.

parorchidium. Parorquidio. Desplazamiento de uno o de los dos testículos.

parorchis. Epidídimo. (V. *epidydimis.*)

parorexia. Parorexia. Alteración del apetito.

parosmia. Parosmia. Alteración del sentido del olfato.

parosteitis. Parosteítis. Parostitis. Inflamación de los tejidos adyacentes a un hueso.

parosteosis. Parosteosis. Osificación de los tejidos fuera del periostio.

parotic. Parótico. Que ocurre cerca de los oídos.

parotid. Parótida. Glándula parótida.

parotidectomy. Parotidectomía. Extirpación de la glándula parótida.

parotiditis. Parotiditis. Inflamación viral de la glándula parótida. || **epidemic** —. P. epidémica.

parotitis. Parotitis. (V. *parotiditis.*)

parovarian. Parovario. Situado alrededor del ovario.

parovaritis. Parovaritis. Inflamación del paraovario.

paroxism. Paroxismo. Intensidad máxima de un acceso.

paroxismal. Paroxístico. Que se produce en crisis paroxísticas.

Parrot's atrophy. Atrofia de Parrot. [J. M. Parrot, médico francés, 1839-1883.] Atrofia infantil primaria. || — **disease.** Enfermedad de P. Seudoparálisis sifilítica, por separación epifisaria. || — **nodes.** Nódulos de P. Osteofitos frontal y parietal, en la sífilis hereditaria. || — **sign.** Signo de P. Dilatación de la pupila al pellizcar la piel del cuello, en la meningitis. || — **ulcers.** Ulceras de P. Ulceraciones de la boca, en el muguet.

Parry's disease. Enfermedad de Parry. [C. H. Parry, médico inglés, 1755-1822.] Enfermedad de Graves.

Parry-Romberg syndrome. Síndrome de Parry-Romberg. Hemiatrofia facial que incluye síndrome de Horner más heterocromía del iris, parálisis de músculos oculares, ptosis palpebral, enoftalmos y nistagmo.

pars. Parte. Porción de un área, órgano o estructura. || — **planitis.** Uveítis granulomatosa de la pars plana del cuerpo ciliar.

Parsons' disease. Enfermedad de Parsons. [J. Parsons, médico inglés, 1705-1770.] Enfermedad de Graves.

part. Parte. División, porción.

part, aeq. Abreviatura de *partes aequales* (partes iguales).

parthenogenesis. Partenogénesis. Reproducción asexual por hembras no fecundadas.

particle. Partícula. Parte pequeña, corpúsculo. || **alpha** —. P. alfa. De carga positiva. || **beta** —. P. beta. De carga negativa. || **Dane** —. P. Dane. Partícula del antígeno de la hepatitis B. || **nuclear** —. Cuerpo de Howell-Jolly. || **viral** —. P. viral.

partigen. Partígeno. Uno de los constituyentes hipotéticos del antígeno.

partition. Partición. Separación en partes. || — **coefficient.** Coeficiente de reparto. Relación de las concentraciones de una sustancia en dos fases diferentes de un sistema.

parturient. Parturienta. Mujer en trance de parto.

parturifacient. Parturifaciente. Que facilita el parto.

parturiometer. Parturiómetro. Instrumento para medir la fuerza de expulsión uterina.

parturition. Parturición. Parto.

parulis. Párulis. Flemón de la encía.

parumbilical. Parumbilical. Situado cerca del ombligo.

paruria. Paruria. Alteración en la emisión de orina.

parvicellular. Parvicelular. Compuesto de células pequeñas.

parvovirus. Parvovirus. Grupo de virus extremadamente pequeñas.

PAS. Abreviatura de *para-aminosalicylic acid.*

Paschen's bodies. Cuerpos de Paschen. [E. Paschen, patólogo alemán, 1860-1936.] Gránulos celulares muy pequeños observados en la viruela y su vacuna.

Paschutin's degeneration. Degeneración de Paschutin. [V. V. Paschutin, patólogo ruso, 1845-1901.] Degeneración peculiar de la diabetes.

passage. Pasaje. Conducto. Vía.

Passavant's bar. Obstáculo de Passavant. [Ph. G. Passavant, cirujano alemán, 1815-1893.] Arrugas en la pared posterior de la faringe, al contraerse las fibras superiores del músculo palatofaríngeo. ‖ — **cushion.** Almohadilla de P. Reborde de las paredes posteriores y laterales de la nasofaringe a nivel del borde libre del paladar blando, en la rinitis atrófica.

passive. Pasivo. No activo. Debido a un esfuerzo ajeno.

passivism. Pasivismo. En psiquiatría, perversión sexual.

passivity. Pasividad. Término psiquiátrico que indica dependencia.

Past. Abreviatura de *Pasteurella.*

paste. Pasta. Preparación semisólida para uso externo, generalmente.

Pasteur's solution. Solución de Pasteur. [L. Pasteur, bacteriólogo francés, 1822-1895.] Líquido de cultivo de bacterias.

pasteurella. *Pasteurella.* Género de bacterias de la familia *Brucellae,* orden *Eubacteriales.*

pasteurellosis. Pasteurelosis. Infección por microorganismos del género *Pasteurella.*

pasteurization. Pasteurización. Destrucción de los gérmenes patógenos por calentamiento a 68°, de leche, vinos, etc.

Pastia's sign. Signo de Pastia. [C. Pastia, médico rumano contemporáneo.] Líneas transversales en el pliegue del codo, en la escarlatina.

pastil. Pastilla. Masa de consistencia firme, obtenida por moldeo.

pastille. Pastilla. (V. *pastil.)*

pasty. Pastoso. De consistencia de la pasta.

Patau's syndrome. Síndrome de Patau. Incluye: microftalmos, colobomas, catarata, displasia retiniana, disembriogénesis del segmento anterior del ojo, ciclopia, afaquia, etc. Sin.: Trisomía del 13.

patch. Parche. Area distinta del resto de la superficie por el color, textura, etc.

patefaction. Patefacción. Acción y efecto de dejar abierto.

Patein's albumin. Albúmina de Patein. [Patein, médico francés, f. en 1928.] Albúmina acidosoluble.

patella. Patela. Rótula. Hueso triangular, sesamoideo, en la rodilla.

Patella's disease. Enfermedad de Patella. [V. Pate-

lla, médico italiano, 1856-1928.] Estenosis pilórica tuberculosa.

patellapexy. Patelapexia. Fijación de la rótula.

patellar. Patelar. Rotuliano. Relativo a la rótula.

patellectomy. Patelectomía. Extirpación de la rótula.

patelliform. Pateliforme. En forma de rótula.

patellofemoral. Patelofemoral. Relativo a la rótula y al fémur.

patellometer. Patelómetro. Aparato para medir el reflejo rotuliano.

patency. Patente. Manifiesto. Visible. Abierto.

patent. Evidente. Bien aparente.

Paterson's corpuscles. Corpúsculos de Paterson. [R. Paterson, médico escocés, 1814-1889.] Corpúsculos microscópicos en el molusco epitelial.

Paterson's syndrome. Síndrome de Paterson. [D. R. Paterson, laringólogo inglés, 1863-1939.] Disfagia, con glositis, anemia hipocrómica, esplenomegalia y atrofia en la boca, faringe y extremo superior del esófago. Síndrome de Plummer-Vinson.

path. Curso. Senda. Camino.

pathema. Patema. Estado patológico.

pathematology. Patematología. Psicopatología, en especial.

pathergasia. Patergasia. Alteración mental traducida por anomalías en la conducta.

pathergia. Patergia. Susceptibilidad especial de un organismo después de recibir un estímulo.

pathergy. Patergia. (V. *pathergia.)*

pathetic. Patético. Cuarto par craneal o troclear.

pathfinder. Catéter fino. Para ser utilizado en la uretra.

patho-. Pato-. Prefijo que significa «morboso», «enfermedad».

pathoamine. Patoamina. Amina causante de enfermedad.

pathoanatomy. Patoanatomía. Anatomía patológica.

pathobiology. Patobiología. Patología.

pathobolism. Patobolismo. Patometabolismo. Metabolismo en la enfermedad.

pathoclisis. Patoclisis. Afinidad de ciertas toxinas por determinados órganos.

pathocrine. Patocrino. Relativo a la patrocrinia.

pathocrinia. Patocrinia. Patología de las secreciones.

pathodixia. Patodixia. Exhibición de una herida (de guerra, p. ej.).

pathodoncia. Patodoncia. Patología dental.

pathogen. Patógeno. Causante de enfermedad.

pathogenesis. Patogénesis. Origen y desarrollo de las enfermedades.

pathogenicity. Patogenicidad. Cualidad de producir cambios patológicos.

pathognomonic. Patognomónico. Característica específica y distintiva de una enfermedad.

pathognomy. Patognomía. Ciencia que estudia los signos y síntomas de las enfermedades.

pathography. Patografía. Descripción de la enfermedad.

pathological. Patológico. Relativo a la patología.

pathologist. Patólogo. Experto en patología.

pathology. Patología. Ciencia que estudia la naturaleza de la enfermedad. || **cellular** —. P. celular. || **clinical** —. P. clínica. || **dental** —. P. dental. || **general** —. P. general. || **mental** —. P. mental. || **surgical** —. P. quirúrgica.

patholysis. Patólisis. Disolución de la enfermedad.

pathomaine. Patomaína. Alcaloide cadavérico patógeno.

pathomania. Patomanía. Locura moral.

pathometer. Patómetro. Aparato para recordar la incidencia de las enfermedades en determinada localización.

pathometry. Patometría. Estudio de la parasitación, etc., en determinado lugar.

pathomimesis. Patomimesis. Simulación más o menos voluntaria de una enfermedad.

pathomimia. (V. *pathomimesis.*)

pathomorphism. Patomorfismo. Morfología anormal.

pathomorphology. Patomorfología. (V. *pathomorfism).*

pathoneurosis. Patoneurosis. Teoría psicoanalítica.

pathonomia. Patonomía. Conjunto de leyes que regulan las enfermedades.

pathonomy. Patonomía. (V. *pathonomia.*)

patho-occlusion. Patooclusión. Maloclusión.

pathophilia. Patofilia. Adaptación del modo de vida a una enfermedad crónica.

pathophobia. Patofobia. Temor patológico a la enfermedad.

pathophoresis. Patoforesis. Transmisión de enfermedades.

pathophysiology. Patofisiología. Fisiología de la función alterada.

pathopoiesis. Patopoyesis. Causa de la enfermedad.

pathopsychology. Patopsicología. Psicología de la enfermedad mental.

pathopsychosis. Patopsicosis. Psicosis y enfermedad orgánica.

pathoradiography. Patorradiografía. Estudio de las lesiones patológicas mediante los rayos X.

pathosis. Patosis. Situación patológica.

pathotropism. Patotropismo. Tropismo de los fármacos por las zonas enfermas.

pathway. Curso. (V. *path.)*

-pathy. -patía. Sufijo que significa «enfermedad».

patient. Paciente. Persona que padece una enfermedad.

Patrick's test. Reacción de Patrick [H. T. Patrick, neurólogo norteamericano, 1860-1938.] Con el paciente en decúbito supino, se flexionan muslo y rodilla y se coloca el maléolo externo sobre la rótula contralateral. Si hay dolor, indica la presencia de artritis de cadera.

patrilineal. Patrilineal. Descendiente por línea paterna.

patrogenesis. Patrogénesis. Androgénesis.

patten. Soporte. Soporte metálico (para enfermedades articulares, p. ej.).

pattern. Modelo. Diseño copiado para la fabricación de otros.

patulous. Distendido. Abierto.

paucibacillary. Paucibacilar. Que contiene pocos bacilos.

Paul's test. Prueba de Paul. [G. Paul, médico austriaco, 1859-1935.] Para la viruela o vacuna de la viruela.

Paul-Bunnell test. Prueba de Paul-Bunnell. [J. R. Paul, médico norteamericano, n. en 1893; W. W. Bunnell, médico norteamericano, n. en 1902.] Para la mononucleosis infecciosa.

Paul-Mixter tube. Tubo de Paul-Mixter. [F. Th. Paul, cirujano inglés, 1851-1941; S. J. Mixter, cirujano norteamericano 1855-1926.] Tubo de vidrio de ancho calibre, para la anastomosis intestinal temporal.

Pauling, Linus. Químico norteamericano, n. 1901. Ganó el Premio Nobel de Química en 1954, por un estudio de las fuerzas, que mantienen unidas las proteinas y las otras moléculas, y por las investigación sobre la enfermedad molecular: algunas personas fabrican una hemoglobina defectuosa que no puede asimilar el oxígeno necesario para la salud. En 1962 fue concedido el Premio Nobel de la Paz, porsu campaña contra el armamento nuclear.

pause. Pausa. Intervalo.

Pauzat's disease. Enfermedad de Pauzat. [J. E. Pauzat, médico francés contemporáneo.] Periostitis osteoplásica de los dedos del pie.

pavement. Pavimentoso. || — **epithelium.** Epitelio pavimentoso.

Pavlow's method. Método de Pavlov. [I. P. Pavlov, fisiólogo ruso, 1849-1936.] Estudio de la influencia de la mente sobre el reflejo salival. Por estas investigaciones le fue concedido el Premio Nobel en 1904. || — **stomach.** Estómago de P. Porción aislada del estómago de un perro, que se abre en la pared abdominal mediante una fístula.

pavor. Pavor. Terror. || — **diurnus.** P. diurno. || — **nocturnus.** P. nocturno.

Pavy's disease. Enfermedad de Pavy. [F. W. Pavy, médico inglés, 1829-1911.] Proteinuria cíclica.

Pawlik's triangle. Triángulo de Pawlik. [K. J. Pawlik, ginecólogo checo, 1849-1914.] Triángulo formado por repliegues de la vagina, que corresponde al trígono vesical.

Payr's clamps. Pinzas de Payr. [E. Payr, cirujano alemán, 1871-1946.] Pinzas utilizadas para las intervenciones intestinales. || — **disease.** Enfermedad de P. Estenosis intestinal crónica por adherencias. || — **sign.** Signo de P. Dolor a la presión en el lado interno del pie (trombosis).

Pb. Símbolo químico del plomo.

PBC. Abreviatura de *primary biliary cirrhosis.*

PBI. Abreviatura de *protein-bound iodine.*

PBZ. Abreviatura de *pyribenzamine.*

PC. Abreviatura de *phosphocreatine.*

p.c. Abreviatura de *post cibum* (después de las comidas).

pc. Abreviatura de *picocurie.*

PCA. Abreviatura de *passive cutaneous anaphylaxis.*

PCG. Abreviatura de *phonocardiogram.*

P-component. Componente P. Uno de los componentes del amiloide, llamado también unidad pentagonal o componente plasmático, debido a su gran similitud con la alfa-globulina circulante.

Pcs. Abreviatura de *preconscious.*

PCV. Abreviatura de *packed cell volume.*

PD. Abreviatura de *interpupillary distance.*

Pd. Símbolo del paladio.

p.d. Abreviatura de *prism diopter, papilla diameter, pupillary distance.*

peak. Máximo. Punto más alto.

Pèan's forceps. Pinzas de Pèan. [J. E. Pèan, cirujano francés, 1830-1898.] Pinzas hemostáticas ordinarias. ‖ — **operation.** Operación de P. Histerectomía vaginal.

pearl. Perla. Concreción en ciertos moluscos, antiguamente utilizada como astringente. ‖ Cápsula gelatinosa que contiene medicación.

peau. Piel. (V. *skin.)* ‖ — **de Chagrin.** Tumor cutáneo de la esclerosis tuberosa.

pebrine. Pebrina. Enfermedad infecciosa del gusano de seda.

PEC. Abreviatura de *peritoneal exudate cells.*

peccant. Morboso. Causante de enfermedad.

peccatiphobia. Pecatifobia. Temor patológico al pecado.

pechyagra. Pequiagra. Gota en la articulación del codo.

Pecquet's cistern. Cisterna de Pecquet. [J. Pecquet, anatomista francés, 1622-1674.] Receptáculo del quilo, origen del conducto torácico. ‖ — **duct.** Conducto torácico.

pectase. Pectasa. (V. *pectinase.)*

pecten. Pectíneo. En forma de peine. Relativo al pubis. Músculo pectíneo.

pectenitis. Pectenitis. Inflamación del pecten del ano.

pectenosis. Pectenosis. Induración del pecten anal, con formación de un anillo constrictor.

pectenectomy. Pectenectomía. Corrección quirúrgica de la pectenosis.

pectic. Péctico. Relativo a la pectina.

pectin. Pectina. Sustancia de elevado peso molecular utilizada en la preparación de ciertos alimentos.

pectinase. Pectinasa. Poligalacturonasa.

pectinate. Pectinado. Semejante a un peine.

pectineal. Pectineal. Relativo al hueso del pubis.

pectiniform. Pectiniforme. En forma de peine.

pectization. Pectización. Gelatinización.

pectolytic. Pectolítico. Capaz de digerir la pectina.

pectoral. Pectoral. Relativo al tórax o pecho. ‖ Músculo pectoral.

pectoralgia. Pectoralgia. Dolor en el pecho.

pectoriloquy. Pectoriloquia. Resonancia de la voz a través de la pared torácica. ‖ **aphonic** —. Pectoriloquia áfona.

pectorophony. Pectorofonía. Exageración de la resonancia a la voz.

pectose. Pectosa. Principio de las plantas y frutas verdes.

pectus. Pectus. Pecho. Tórax. ‖ — **excavatum.** P. excavatum. ‖ — **carinatus.** P. carinatus.

pedal. Pedal. Relativo al pie.

pedarthrocace. Pedartrocace. Tumor blanco de los niños.

pedathrophia. Pedatrofia. Marasmo. ‖ Tabes mesentérica.

pederasty. Pederastia. Homosexualidad entre niño y hombre.

pederosis. Pederosis. (V. *pedophilia.)*

pedia-. Pedia-. Prefijo referido a «niño».

pedialgia. Pedialgia. Dolor neurálgico en el pie.

pediatrics. Pediatría. Ciencia médica que trata del estudio de las enfermedades de la infancia y su tratamiento.

pedicle. Pedículo. Porción estrecha basal de una estructura (tumor no sésil, p. ej.). ‖ — **of vertebral arch.** Porción delgada, lateral, de la vértebra.

pedicular. Pedicular. Relativo a los piojos. ‖ Relativo a un pedículo.

pediculate. Pediculado. Provisto de pedículo.

pediculation. Pediculación. Formación de un pedículo.

pediculicide. Pediculicida. Agente destructor de piojos.

pediculosis. Pediculosis. Infestación por piojos.

pediculus. *Pediculus.* Género de piojo de la familia *Pediculidae.*

pedicure. Pedicuro. Profesional que se ocupa del tratamiento de los pies.

pediluvium. Pediluvio. Baños de pies.

pediococcus. *Pediococcus.* Género de bacterias saprofitas grampositivas.

pedionalgia. Pedionalgia. Dolor en la planta del pie.

pediphalanx. Pedifalange. Falange del dedo del pie.

pedistibulum. Pedistíbulo. Estribo.

pedo-. Pedo-. Prefijo relacionado con «niño».

pedobaromacrometer. Pedobaromacrómetro. Aparato para medir la talla y peso de los niños.

pedobarometer. Pedobarómetro. Instrumento para pesar niños.

pedodontics. Pedodoncia. Odontología aplicada a los niños.

pedogamy. Pedogamia. Matrimonio entre años.

pedogenesis. Pedogénesis. Producción de vástagos de formas larvadas.

pedography. Pedografía. Impresión de la planta del pie en una superficie.

pedology. Pedología. Estudio sistemático de la vida y desarrollo del niño.

pedometer. Pedómetro. Instrumento para medir el crecimiento de los niños.

pedomorphism. Pedomorfismo. Retención de los caracteres infantiles en la edad adulta.

pedonosology. Pedonosología. Pediatría.

pedontology. Pedontología. Odontología de la infancia.

pedopathy. Pedopatía. Afección de los pies.

pedophilia. Pedofilia. Apetencia anormal por los niños. ‖ Actividad sexual de adultos con niños.

pedophobia. Pedofobia. Aversión patológica por los niños.

peduncle. Pedúnculo. Pedículo. ‖ Prolongación encefálica.

pedunculotomy. Pedunculotomía. Incisión quirúrgica de un pedúnculo cerebral.

pedunculus. Pedúnculo. (V. *peduncle.*)

peel. Pelar. Quitar la cáscara de una fruta. ‖ Descortezar.

PEEP. Abreviatura de *positive end-expiratory pressure.*

PEG. Abrevaitura de *pneumoencephalography.*

peg. Estructura proyectada.

peinotherapy. Peinoterapia. Cura de hambre.

Pel's crises. Crisis de Pel. [P. K. Pel, médico holandés, 1852-1919.] Crisis de dolor ocular, lagrimeo y fotofobia en los tabéticos.

Pel-Ebstein disease. Enfermedad de Pel-Ebstein, [P. K. Pel; W. Ebstein, médico alemán, 1836-1912.] Enfermedad de Hodgkin.

pelade. Pelada. Alopecia areata.

pelage. Pelaje. Piel de los animales vivos.

pelagism. Pelagismo. Mareo.

Pelger's nuclear anomaly. Anomalía de Pelger. [K. Pelger, médico holandés, 1885-1931.] Anomalía hereditaria en la forma del núcleo de los leucocitos.

peliosis. Peliosis. Púrpura.

Pelizaeus-Merzbacher disease. Enfermedad de Pelizaeus-Merzbacher. [F. Pelizaeus, médico alemán, 1850-1917; L. Merzbacher, médico alemán, n. en 1875.] Esclerosis familiar cnetrolobar.

pellagra. Pelagra. Deficiencia clínica sindrómica debida a déficit de niacina. Sin.: Lepra italiana, escorbuto alpino, maidismo, mal de la rosa, rafania, psilosis pigmentada.

pellagroid. Pelagroide. Situación semejante a la pelagra.

pellagrosis. Pelagrosis. Síndrome cutáneo pelagroso.

pellant. Depurativo.

Pellegrini-Stieda disease. Enfermedad de Pellegrini-Stieda. [A. Pellegrini, cirujano italiano; A. Stieda, cirujano alemán, 1869-1945.] Producción ósea semilunar en el ligamento lateral interno de la rodilla, debido a un traumatismo.

pellet. Pellet. Píldora pequeña.

pellicle. Película. Capa delgada. Cutícula.

pellicular. Pelicular. Caracterizado por presentar una película.

Pellizzi's syndrome. Síndrome de Pellizzi. [G. B. Pellizzi, médico italiano contemporáneo.] Síndrome epifisario.

pellucid. Pelúcido. Translúcido.

pelo-. Pelo-. Prefijo que significa «fango», «lodo».

pelohemia. Pelohemia. Espesamiento anormal de la sangre.

peloid. Peloide. Barro terapéutico.

pelology. Pelología. Ciencia que estudia el barro y sustancias similares.

pelotherapy. Peloterapia. Utilización terapéutica de barros o fangos.

peltation. Peltación. Inmunización.

pelvic. Pélvico. Relativo a la pelvis.

pelvicaliceal. Pelvicalicial. Relativo a la pelvis y cálices renales.

pelvicephalography. Pelvicefalografía. Radiografía de la pelvis y de la cabeza fetal.

pelvicephalometry. Pelvicefalometría. Medida de los diámetros de la cabeza fetal en relación con los de la pelvis materna.

pelvifemoral. Pelvifemoral. Relativo a la pelvis y al fémur.

pelvifixation. Pelvifijación. Fijación quirúrgica de un órgano pélvico.

pelvimeter. Pelvímetro. Instrumento para medir el diámetro y capacidad de la pelvis.

pelvimetry. Pelvimetría. Medida de los diámetros y capacidad de la pelvis.

pelvioperitonitis. Pelviperitonitis. Peritonitis pélvica.

pelviradiography. Pelvirradiografía. Radiografía de la pelvis.

pelvioscopy. Pelviscopia. Examen visual de la pelvis.

pelviotomy. Pelviotomía. Escisión de la pelvis para facilitar el parto.

pelvirectal. Pelvirrectal. Relativo a la pelvis y al recto.

pelvis. Pelvis. Porción caudal del tronco del cuerpo. ‖ — **major.** P. mayor. ‖ — **minor.** P. menor. ‖ — **ossea.** P. ósea. ‖ — **renal.** P. renal.

pelvisacral. Pelvisacro. Relativo a la pelvis y al sacro.

pelvitomy. Pelvitomía. (V. *pelviotomy.*)

pelviureteral. Pelviureteral. Relativo a la pelvis renal y al uréter.

pemphigoid. Penfigoide. Semejante al pénfigo.

pemphigus. Pénfigo. Enfermedad de la piel, con formación de ampollas. ‖ **benign familial** —. P. benigno, familiar. ‖ **erythematosus** —. P. eritematoso. ‖ **ocular** —. P. ocular.

Pende's sign. Signo de Pende. [N. Pende, médico italiano, n. en 1880.] Reflejo pilomotor por irritación de la piel.

Pende's syndrome. Síndrome de Pende. Síndrome tímico.

Pendred's syndrome. Síndrome de Pendred. Enzimopatía de herencia autosómica recesiva, con sordera de oído interno congénito, bilateral y bocio esporádico, casi siempre eutiroideo, debido a una carencia de yoduro peroxidasa. El PBI está disminuido.

pendular. Pendular. Que tiene movimiento de ida y vuelta.

penetrance. Penetrancia. Término genético.

penetrating. Penetrante. Que se introduce profundamente.

penetration. Penetración. Profundidad focal de una lente. ‖ Introducción un cuerpo en otro.

penetrometer. Penetrómetro. Aparato para medir el poder de penetración y la intensidad de los rayos X.

penicillamine. Penicilamina. Producto de la degradación de la penicilina, empleada en el tratamiento de la artritis reumatoide, degeneración hepatolenticular, etc. F.: $C_5H_{11}NO_2S$.

P

penicillin. Penicilina. Grupo muy amplio de anti-bióticos naturales o semisintéticos, producidos por el *Penicillium.*

penicillinase. Penicilinasa. Enzima producida por ciertas bacterias que inutiliza la acción de la peni-cilina.

penicilliosis. Peniciliosos. Infestación por hongos del género *Penicillium.*

penicillium. *Penicillium.* Género de hongos imper-fectos de la familia *Moniliaceae.*

penile. Peneal. Relativo al pene.

penillamine. Penilamina. Derivado del ácido peníli-co. F.: $C_5H_{11}O_2NS$.

penis. Pene. Organo masculino para la copulación y excreción urinaria.

penischisis. Penisquisis. Fisura del pene.

penitis. Penitis. Inflamación del pene.

penniform. Penniforme. En forma de pluma.

pennyroyal. Nombre popular de la *Mentha pule-gium.*

pennyweight. Escrúpulo. Unidad equivalente a 24 gramos.

penology. Penología. Criminología.

penoscrotal. Penoscrotal. Relativo al pene y al escroto.

penotherapy. Penoterapia. Examen médico de las prostitutas para el control de enfermedades venéreas.

Penrose drain. Dren de Penrose. [Ch. B. Penrose, ginecólogo norteamericano, 1862-1925.] Tubo de goma relleno de gasa.

pent-, penta-. Pent-, penta-. Prefijo que significa «cinco».

pentabasic. Pentabásico. Con cinco átomos de hidrógeno reemplazables en su molécula.

pentachromic. Pentacrómico. Que presenta cinco colores. ‖ Capaz de distinguir sólo cinco colores.

pentacyclic. Pentacíclico. Con un anillo de cinco átomos en la molécula.

pentadactyl. Pentadáctilo. Que tiene cinco dedos.

pentalogy. Pentalogía. Combinación de cinco defectos. ‖ — **of Fallot.** P. de Fallot.

pentamer. Pentámero. Polímero constituido por cinco monómeros.

pentamethylendiamine. Pentametilendiamina. Cadaverina.

pentamidine. Pentamidina. Sustancia antiinfecciosa.

pentane. Pentano. Hidrocarburo con propiedades anestésicas. F.: C_5H_{12}.

pentasomy. Pentasomía. Presencia de tres cromoso-mas adicionales.

pentastoma. *Pentastoma.* Género de artrópodos endoparásitos encontrados en el hombre.

pentastomiasis. Pentastomiasis. Infección por *Pentas-toma.*

pentatomic. Pentatómico. Que contiene cinco átomos.

pentatrichomonas. *Pentatrichomonas. Trichomonas.*

pentavaccine. Pentavacuna. Vacuna que comprende cinco microorganismos.

pentavalent. Pentavalente. Con una valencia de cinco.

pentobarbital. Pentobarbital. Sedante e hipnótico. F.: $C_{11}H_{17}N_2O_3$.

pentose. Pentosa. Monosácarido con cinco átomos de carbono en su molécula.

pentosemia. Pentosemia. Presencia de pentosa en la sangre.

pentosidase. Pentosidasa. Enzima que cataliza la conversión de las pentosas en otras formas.

pentoside. Pentósido. Compuesto de una pentosa con otra sustancia.

pentosuria. Pentosuria. Presencia de pentosa en la orina por error metabólico.

pentoxide. Pentóxido. Oxido que contiene cinco átomos de oxígeno en la molécula.

Penzoldt's test. Reacción de Penzoldt. [F. Penzoldt, médico alemán, 1849-1927.] Para la glucosa.

Peotillomania. Peotilomanía. Movimiento semejan-te al tic por el que los niños se tiran del pene.

peotomy. Peotomía. Extirpación quirúrgica del pene.

pepper. Pimienta. Fruto del *Piper nigrum.* Carmina-tivo. Estimulante.

Pepper's syndrome. Síndrome de Pepper. [W. Pep-per, médico norteamericano, 1874-1947.] Síndro-me del neuroblastoma congénito, de evolución rápida.

peppermint. Pipermín. *Mentha piperita.*

pepsin. Pepsina. Enzima proteolítica del jugo gástrico.

pepsinia. Pepsinia. Secreción de pepsina.

pepsiniferous. Pepsinífero. Que secreta pepsina.

pepsinogen. Pepsinógeno. Productor de pepsina. ‖ Zimógeno de las glándulas gástricas.

pepsinura. Pepsinuria. Presencia de pepsina en la orina.

peptic. Péptico. Relativo a la pepsina o a la digestión.

peptidase. Peptidasa. Enzima que desdobla los pép-tidos en aminoácidos.

peptide. Péptido. Combinación de dos o más ami-noácidos (depéptidos, tripéptidos, etc.)

peptidolysis. Peptidólisis. Desdoblamiento de los péptidos.

peptization. Peptización. Licuefacción de un gel para formar un sol.

peptogenic. Peptógeno. Que produce pepsina o pep-tonas.

peptone. Peptona. Producto de la acción de la pep-sina sobre las proteínas.

peptonic. Pectónico. Relativo a las peptonas.

peptonize. Peptonizar. Convertir las proteínas en peptonas.

peptonuria. Peptonuria. Presencia de peptonas en la orina.

per-. Per-. Prefijo que significa «por», «a través».

peracephalus. Peracéfalo. Monstruo acéfalo sin brazo, con tórax anormal.

peracidity. Peracidez. Acidez excesiva.

peracute. Peragudo. Extremadamente agudo.

per anum. *Per anum.* Por el ano.

perarticulation. Perarticulación. (V. *diarthrosis.*)

peratodinya. Peratodinia. Dolor terebrante.

P

percentile. Percentil. Empleado o expresado en porcentajes.

percentual. Percentual. Porcentaje sobre la base de 100.

perception. Percepción. Registro mental consciente de un estímulo sensitivo.

perceptivity. Perceptividad. Capacidad de recibir impresiones sensitivas.

percolation. Percolación. Extracción de los principios solubles de una sustancia.

percolator. Percolador. Vaso cónico utilizado en la percolación.

percussion. Percusión. Método de exploración por la que se golpea una parte del cuerpo.

percussor. Percusor. Instrumento para realizar la percusión.

percutaneous. Percutáneo. A través de la piel.

Pérez's sign. Signo de Pérez. [J. Pérez, médico español, f. en 1920.] Para el tumor mediastínico o el aneurisma del cayado de la aorta.

perfectionism. Perfeccionismo. Personalidad que tiende a una perfección imposible.

perflation. Perflación. Insuflación de una cavidad para arrastrar sustancias en su interior.

perforans. Perforante. Penetrante. ‖ **manus** —. Músculo flexor de los dedos profundo.

perforated. Perforado. Con agujeros.

perforation. Perforación. Acto de perforar.

perforator. Perforador. Instrumento para perforar los huesos.

perforatorium. Perforatorium. Acrosoma.

perfrication. Perfricación. Fricción.

perfrigeration. Perfrigeración. Congelación.

perfusion. Perfusión. Paso de líquido a los vasos de un órgano.

peri-. Peri-. Prefijo que significa «alrededor».

periacinous. Periacinoso. Alrededor de un ácino.

periadenitis. Periadenitis. Inflamación de los tejidos que rodean una glándula.

perialienitis. Perialienitis. Perixenitis.

perianal. Perianal. Localizado alrededor del ano.

periangiitis. Periangeítis. Perivasculitis. Inflamación alrededor de un vaso sanguíneo.

periangioma. Periangioma. Tumor desarrollado alrededor de un vaso.

periaortitis. Periaortitis. Inflamación de los tejidos que rodean la aorta.

periapical. Periapical. Alrededor de un vértice.

periappendicitis. Periapendicitis. Inflamación de los tejidos que rodean el apéndice vermicular.

periaqueductal. Periacueductal. Alrededor del acueducto.

periarteritis. Periarteritis. Inflamación de la túnica externa arterial o de los tejidos que rodean la arteria. ‖ — **nodosa**. P. nodosa. ‖ — **syphilitic**. P. sifilítica.

periarthritis. Periartritis. Inflamación alrededor de los tejidos de una articulación.

periarticular. Periarticular. Alrededor de una articulación.

periaxial. Periaxial. Alrededor del eje.

periaxillary. Periaxilar. Alrededor de la axila.

periaxonal. Periaxonal. Que se produce alrededor del axón.

periblast. Periblasto. Porción de blastodermo de los huevos telolecitos con células sin membrana.

peribronchial. Peribronquial. Situado alrededor de un bronquio.

peribronchitis. Peribronquitis. Inflamación de la capa externa bronquial.

peribulbar. Peribulbar. Alrededor del bulbo ocular.

peribursal. Peribursal. Alrededor de una bolsa.

perical. Perical. Micetoma.

pericanalicular. Pericanalicular. Alrededor de un canalículo.

pericapsular. Pericapsular. Alrededor de una cápsula.

pericardiac. Pericardiaco. Relativo al pericardio.

pericardiectomy. Pericardiectomía. Escisión del pericardio.

pericardiocentesis. Pericardiocentesis. Punción quirúrgica del pericardio.

pericardiolysis. Periocardiólisis. Liberación de adherencias pericárdicas.

pericardiophrenic. Pericardiofrénico. Relativo al pericardio y al diafragma.

pericardiopleural. Pericardiopleural. Relativo al pericardio y a la pleura.

pericardiorrhaphy. Pericardiorrafia. Sutura de una herida en el miocardio.

pericardiostomy. Pericadiostomía. Abertura del pericardio a través de la pared torácica.

pericardiotomy. Pericardiotomía. Incisión quirúrgica del pericardio.

pericarditis. Pericarditis. Inflamación del pericardio. ‖ **acute benign** —. P. aguda benigna. ‖ **adhesive** —. P. adhesiva. ‖ **amebic** —. P. amebiana. ‖ **bacterial** —. P. bacteriana. ‖ **carcinomatous** —. P. carcinomatosa. ‖ **constrictive** —. P. constrictiva. ‖ **hemorrhagic** —. P. hemorrágica. ‖ **obliterating** —. P. obliterante. ‖ **mediastinal** —. P. mediastínica. ‖ **purulent** —. P. purulenta. ‖ **rheumatic** —. P. reumática. ‖ **serofibrinous** —. P. serofibrinosa. ‖ **tuberculous** —. P. tuberculosa. ‖ **uremic** —. P. urémica.

pericardium. Pericardio. Saco membranoso que rodea el corazón. ‖ **parietal** —. P. parietal. ‖ **visceral** —. P. visceral.

pericecal. Pericecal. Alrededor del ciego.

pericellular. Pericelular. Alrededor de una célula.

pericementitis. Pericementitis. Periodontitis.

pericementoclasia. Pericementoclasia. Desintegración del ligamento periodontal y del alvéolo óseo.

pericementum. Pericemento. Ligamento periodontal.

pericephalic. Pericefálico. Que ocurre alrededor de la cabeza.

pericholangitis. Pericolangitis. Inflamación de los tejidos que rodean los conductos biliares.

pericholecystitis. Pericolecistitis. Inflamación de los tejidos que rodean la vesícula biliar.

perichondrial. Pericondral. Relativo al pericondrio.

P

perichondritis. Pericondritis. Inflamación del pericondrio.

perichondrium. Pericondrio. Tejido fibroso que recubre el cartílago.

perichondroma. Pericondroma. Tumor con origen en el pericondrio.

perichord. Pericordio. Cubierta del notocordio.

perichordal. Pericordal. Situado alrededor del notocordio.

perichoroidal. Pericoroidal. Alrededor de la coroides.

perichrome. Pericroma. Célula nerviosa en la que los cuerpos de Nissl están dispuestos en hileras debajo de la membrana celular.

pericolic. Pericólico. Alrededor del colon.

pericolitis. Pericolitis. Inflamación alrededor del colon.

pericolpitis. Pericolpitis. Inflamación de los tejidos alrededor de la vagina.

periconchitis. Periconchitis. Inflamación del periostio orbitario.

pericorneal. Pericorneal. Alrededor de la córnea.

pericoronal. Pericoronal. Alrededor de la corona de un diente.

pericoxitis. Pericoxitis. Inflamación de los tejidos que rodean la articulación de la cadera.

pericranium. Pericráneo. Periostio de la cara externa de los huesos craneales.

pericystic. Pericístico. Alrededor de un quiste o vejiga.

pericystitis. Pericistitis. Inflamación de los tejidos que rodean la vejiga.

pericystium. Pericistio. Envoltura vascular de ciertos quistes.

pericyte. Pericito. Célula capaz de contraerse, dispuesta alrededor de los capilares, por fuera de la membrana basal.

pericytial. Pericitial. Alrededor de una célula.

peridectomy. Peridectomía. (V. *peritectomy*.)

perideferentitis. Perideferentitis. Inflamación de los tejidos que rodean el conducto deferente.

peridendritic. Peridendrítico. Que rodea las dendritas.

peridental. Peridental. Periodontal.

peridentium. Periodontio. (V. *periodontium*.)

periderm. Peridermo. Cutícula, epidermis.

peridermal. Peridermal. Relativo al peridermo.

peridesmitis. Peridesmitis. Inflamación del peridesmio.

peridesmium. Peridesmio. Membrama que cubre los ligamentos.

perididymis. Peridídimo. Túnica vaginal del testículo.

perididymitis. Perididimitis. Inflamación del perididimo.

peridiverticulitis. Peridiverticulitis. Inflamación de los tejidos que rodean un divertículo intestinal.

periductal. Periductal. Referido sobre todo a la glándula mamaria.

periductile. Periductal. (V. *periductal*.)

periduodenitis. Periduodenitis. Inflamación alrededor del duodeno.

peridural. Peridural. Alrededor de la duramadre.

peridurogram. Peridurograma. Película obtenida por peridurografía.

peridurography. Peridurografía. Radiografía del canal raquídeo e interespacios, después de inyectar contraste en el espacio epidural.

periencephalitis. Periencefalitis. Inflamación de la superficie del cerebro.

periencephalography. Periencefalografía. Radiografía en las meninges cerebrales.

periencephalomeningitis. Periencefalomeningitis. Inflamación de la corteza cerebral y las meninges.

perienteric. Perientérico. Situado alrededor del intestino.

perienteritis. Perienteritis. Inflamación de la capa serosa peritoneal del intestino.

perienteron. Perienterón. Cavidad perivisceral primitiva del embrión.

periependymal. Periependimario. Situado alrededor del epéndimo.

periepithelioma. Periepitelioma. Carcinoma corticoadrenal.

periesophagitis. Periesofagitis. Inflamación de los tejidos que rodean el esófago.

perifistular. Perifiestular. Alrededor de una fístula.

ferifocal. Perifocal. Alrededor de un foco, sobre todo infeccioso.

perifollicular. Perifolicular. Alrededor de un folículo.

perifolliculitis. Perifoliculitis. Inflamación alrededor de los folículos pilosos.

periganglionic. Perigangliónico. Situado alrededor de un ganglio.

perigastric. Perigástrico. Situado alrededor del estómago.

perigastritis. Perigastritis. Inflamación de la capa serosa peritoneal del estómago.

periglandular. Periglandular. Alrededor de una glándula o glándulas.

periglandulitis. Periglandulitis. Inflamación del tejido periglandular.

periglial. Periglial. Alrededor de las células de la neuroglía.

periglossitis. Periglositis. Inflamación de los tejidos que rodean la lengua.

periglottic. Periglótico. Situado alrededor de la lengua.

periglottis. Periglotis. Membrana mucosa de la lengua.

perihepatic. Perihepático. Situado alrededor del hígado.

perihepatitis. Perihepatitis. Inflamación de la cápsula peritoneal del hígado.

perihernial. Perihernial. Alrededor de una hernia.

peri-insular. Periinsular. Alrededor de una ínsula (de Reil, p. ej.).

perijejunitis. Periyeyunitis. Inflamación alrededor del yeyuno.

perikaryon. Pericarion. Citoplasma que rodea al núcleo.

perikeratic. Periquerático. Alrededor de la córnea.

P

perilabyrinth. Perilaberinto. Tejidos que rodean el laberinto.

perilabyrinthitis. Perilaberintitis. Inflamación del perilaberinto.

perilaryngeal. Perilaríngeo. Situado alrededor de la laringe.

perilaryngitis. Perilaringitis. Inflamación del tejido perilaríngeo.

perilenticular. Perilenticular. Situado alrededor del cristalino.

perilobar. Perilobar. Alrededor de un lóbulo.

perilobulitis. Perilobulitis. Inflamación de los tejidos que rodean un lóbulo pulmonar.

perilymph. Perilinfa. Líquido contenido entre el labertino membranoso y el óseo.

perilymphadenitis. Perilinfadenitis. Inflamación de los tejidos que rodean un ganglio.

perilymphangitis. Perilinfangitis. Inflamación de los tejidos que rodean un vaso linfático.

perimastitis. Perimastitis. Inflamación del tejido conjuntivo que rodea la glándula mamaria.

perimedullary. Perimedular. Alrededor de la médula espinal u ósea.

perimeter. Perímetro. Línea que limita una figura plana.

perimetritis. Perimetritis. Inflamación del perimetrio.

perimetrium. Perimetrio. Túnica serosa del útero.

perimetry. Perimctría. Medida de los límites del campo visual.

perimyelitis. Perimielitis. Inflamación del endostio. || Meningitis espinal.

perimyocarditis. Perimiocarditis. Inflamación del pericardio y miocardio.

perimyositis. Perimiositis. Inflamación del tejido conectivo que rodea los músculos.

perimysiitis. Perimisitis. Inflamación del perimisio.

perimysitis. Perimisitis. (V. *perimysiitis*.)

primysium. Perimisio. Tejido conectivo que limita el músculo.

perinatal. Perinatal. Que sucede en el periodo inmediatamente anterior o posterior al parto.

perineal. Perineal. Relativo al periné.

perineocele. Perineocele. Hernia perineal.

perineoplasty. Perioneoplastia. Cirugía plástica perineal.

perineorrhaphy. Perineorrafia. Sutura del periné.

perineotomy. Perineotomía. Incisión quirúrgica del periné.

perineovaginal. Perineovaginal. Relativo al periné y a la vagina.

perineovulvar. Perineovulvar. Relativo al periné y la vulva.

perinephric. Perinéfrico. Alrededor del riñón.

perinephritis. Perinefritis. Inflamación del perinefrio.

perinephrium. Perinefrio. Envoltura peritoneal y de otros tejidos que rodean al riñón.

perineum. Periné. Suelo de la pelvis (anterior y posterior).

perineural. Perineural. Que rodea el nervio o nervios.

perineuritis. Perineuritis. Inflamación del perineurio.

perineurium. Perineurio. Tejido conectivo que rodea cada fascículo de fibras en el nervio periférico.

perinuclear. Perinuclear. Situado alrededor de un núcleo.

periocular. Periocular. Que ocurre o está situado alrededor del ojo.

period. Periodo. Intervalo de tiempo. || Tiempo para que ocurra un fenómeno con regularidad. || **ejection** —. P. de eyección. || **gestational** —. P. gestacional. || **incubation** —. P. de incubación. || **menstrual** —. P. menstrual. || **refractory** —. P. refractario.

periodic. Periódico. Que ocurre con intervalos regulares de tiempo.

periodicity. Periodicidad. Recurrencia a intervalos regulares de tiempo.

periodontal. Periodontal. Situado alrededor de los dientes.

periodontitis. Periodontitis. Inflamación de los tejidos que rodean el diente.

periodontium. Periodontio. Tejidos que dan consistencia y soportan el diente (cemento, etc.).

periodontoclasia. Periodontoclasia. Pericementoclasia. Destrucción del pericemento y el alvéolo.

periodontology. Periodontología. Estudio científico dc las enfermedades periodontales.

periodontosis. Periodontosis. Degeneración no inflamatoria del periodontio.

periomphalic. Perionfálico. Alrededor del ombligo.

perionychia. Perioniquia. (V. *paronychia*.)

perionychium. Perioniquio. Epidermis que limita la uña.

perioophoritis. Periooforitis. Inflamación de los tejidos que rodean el ovario.

periophthalmitis. Perioftalmitis. Inflamación de los tejidos que rodean el ojo.

perioptometry. Perioptometría. Medida de los límites del campo visual.

perioral. Perioral. Situado alrededor de la boca.

periorbita. Periórbita. Periostio de la órbita.

periorbital. Periorbitario. Situado alrededor de la órbita.

periorchitis. Periorquitis. Inflamación de la túnica vaginal.

periosteal. Perióstico. Relativo al periostio.

periosteoma. Periosteoma. Tumor del periostio.

periosteomyelitis. Periosteomielitis. Inflamación del periostio y de la médula ósea.

periosteophyte. Periosteofito. Osteofito del periostio.

periosteotomy. Periostotomía. Incisión quirúrgica del periostio.

periosteum. Periostio. Membrana que rodea el hueso.

periostitis. Periostitis. Inflamación del periostio.

periostosis. Periostosis. Anormal formación de hueso perióstico.

periotic. Periótico. Alrededor del oído.

periovular. Periovular. Alrededor del huevo.

peripachymeningitis. Peripaquimeningitis. Inflamación entre la duramadre y el hueso.

peripancreatic. Peripancreático. Alrededor del páncreas.

peripancreatitis. Peripancreatitis. Inflamación de los tejidos que rodean el páncreas.

peripapillary. Peripapilar. Alrededor de la papila óptica.

peripatellar. Perirrotuliano. Alrededor de la rótula.

peripatetic. Peripatético. Ambulante.

periphacitis. Perifaceítis. Inflamación de la cápsula del cristalino.

periphakus. Perifaco. Cápsula del cristalino.

peripherad. Hacia la periferia.

peripheral. Periférico. Situado cerca de la periferia.

periphery. Periferia. Superficie exterior de un cuerpo.

periphlebitis. Periflebitis. Inflamación de los tejidos que rodean la vena.

periphrastic. Perifrástico. Caracterizado por el empleo de palabras y frases superfluas.

periphrenitis. Perifrenitis. Inflamación del diafragma y de las estructuras próximas a él.

periplasm. Periplasma. Protoplasma que rodea el núcleo.

peripleural. Peripleural. Alrededor de la pleura.

peripleuritis. Peripleuritis. Inflamación de los tejidos entre la pleura y la pared torácica.

peripneumonia. Perineumonía. Pleuroneumonía.

peripneumonitis. Perineumonitis. (V. *peripneumonia*.)

peripolar. Peripolar. Alrededor del polo o polos.

periportal. Periporal. Alrededor de la vena porta.

periproctic. Periprόctico. Alrededor del ano.

periproctitis. Periproctitis. Inflamación de los tejidos que rodean el recto y ano.

periprostatic. Periprostático. Alrededor de la próstata.

periprostatitis. Periprostatotis. Inflamación de las estructuras que rodean la próstata.

peripyema. Peripiema. Supuración alrededor de un diente.

peripyloric. Peripilόrico. Alrededor del píloro.

periradicular. Perirradicular. Alrededor de la raíz de un diente.

perirectal. Perirrectal. Alrededor del recto.

perirectitis. Perirrectitis. (V. *periproctitis*.)

perirenal. Perirrenal. Alrededor del riñón.

perirhinal. Perirrinal. Alrededor de las fosas nasales.

perisalpingitis. Perisalpingitis. Inflamación del peritoneo y otros tejidos que rodean la trompa de Falopio.

perisalpinx. Perisalpinge. Cubierta peritoneal de la trompa de Falopio.

perisclerium. Perisclerio. Tejido fibroso alrededor del cartílago.

perisigmoiditis. Perisigmoiditis. Inflamación del peritoneo que cubre el sigmoides.

perisinusitis. Perisinusitis. Inflamación de los tejidos que rodean un seno.

perispermatitis. Perispermatitis. Inflamación de los tejidos que rodean el cordón espermático.

perisplanchnic. Perisplácnico. Situado alrededor de una víscera.

perisplanchnitis. Perisplacnitis. Inflamación alrededor de una víscera.

perisplenic. Perisplénico. Alrededor del bazo.

perisplenitis. Perisplenitis. Inflamación del peritoneo y otros tejidos que rodean el bazo.

perispondylitis. Perispondilitis. Inflamación de los tejidos que rodean una vértebra.

peristalsis. Peristalis. Movimiento vermicular del tubo digestivo u otros órganos.

peristaltic. Peristáltico. Que tiene naturaleza peristáltica.

peristaphyline. Peristafilino. Alrededor de la úvula.

peristasis. Peristasis. Medio ambiente.

peristoma. Peristoma. Contorno de la boca en ciertos protozoos.

peristome. Peristoma. (V. *peristoma*.)

perisynovial. Perisinovial. Alrededor de una cápsula sinovial.

peritectomy. Peritectomía. Peritomía. Escisión de conjuntiva alrededor de la córnea.

peritendineum. Peritendinoso. Situado alrededor de un tendón.

peritendinitis. Peritendinitis. Tenosinovitis. Inflamación de una vaina tendinosa.

peritenon. Peritenón. Tejido conjuntivo que recubre el tendón y el ligamento.

peritenonitis. Peritenonitis. Tenosinovitis.

perithecium. Peritecio. Aparato reproductor de hongos pirenomicéticos.

perithelial. Peritelial. Relativo al peritelio.

perithelioma. Peritelioma. Tumor del peritelio.

perithelium. Peritelio. Capa de fibrillas que rodea los capilares y pequeños vasos.

perithoracic. Peritorácico. Alrededor del tórax.

perithyroiditis. Peritiroiditis. Inflamación de la cápsula del cuerpo del tiroides.

peritomy. Peritomía. Circuncisión.

peritoneal. Peritoneal. Relativo al peritoneo.

peritoneocentesis. Peritoneocentesis. Punción de la cavidad peritoneal para extraer líquido.

peritoneoclysis. Peritoneoclisis. Inyección de líquido en la cavidad peritoneal.

peritoneopexy. Peritoneopexia. Fijación del útero por vía vaginal.

peritoneoplasty. Peritoneoplastia. Cirugía plástica de áreas con peritoneo.

peritoneoscopy. Peritoneoscopia. Examen de la cavidad peritoneal mediante introducción de un instrumento en la misma.

peritoneotomy. Peritoneotomía. Incisión en la cavidad peritoneal.

peritoneum. Peritoneo. Membrana serosa que tapiza la cavidad y parte de las vísceras abdominales.

peritonism. Peritonismo. Situación que simula la peritonitis, pero sin que exista inflamación del peritoneo.

peritonitis. Peritonitis. Inflamación del peritoneo. ‖ **adhesive** —. P. adhesiva. ‖ **circumscribed** —. P. circunscrita. ‖ **diaphragmatic** —. P. diafragmática. ‖ **hemorrhagic** —. P. hemorrágica. ‖ **localized** —. P. localizada. ‖ **perforative** —. P. por perforación. || **traumatic** —. P. traumática. || **tuberculo-sis** —. P. tuberculosa.

peritonization. Peritonización. Operación de cubrir una superficie denudada de un órgano abdominal con peritoneo.

peritonsillar. Peritonsilar. Alrededor de la amígdala.

peritonsillitis. Peritonsilitis. Inflamación del tejido periamigdalar. Sin.: Periamigdalitis.

peritracheal. Peritraqueal. Alrededor de la tráquea.

perityphlitis. Peritiflitis. Inflamación del peritoneo que rodea el ciego.

periumbilical. Periumbilical. Alrededor del ombligo.

periungueal. Periungueal. Alrededor de la uña.

periureteral. Periureteral. Alrededor del uréter.

periureteritis. Periureteritis. Inflamación de los tejidos que rodean el uréter.

periurethritis. Periuretritis. Inflamación de los tejidos que rodean la uretra.

periuterine. Periuterino. Alrededor del útero.

perivaginal. Perivaginal. Alrededor de la vagina.

perivascular. Perivascular. Situado alrededor de un vaso.

perivasculitis. Perivasculitis. Inflamación de la adventicia vascular y de los tejidos que la rodean.

periventricular. Periventricular. Alrededor de un ventrículo.

perivertebral. Perivertebral. Alrededor de una vértebra.

perivesical. Perivesical. Alrededor de la vejiga.

perivesicular. Perivesicular. Alrededor de la vesícula seminal.

perivisceral. Perivisceral. Alrededor de una víscera.

perivisceritis. Perivisceritis. Inflamación de los tejidos que rodean una víscera.

perixenitis. Perixenitis. Inflamación alrededor de un cuerpo extraño.

perlèche. Boquera. Fisura en la comisura de los labios.

Perlia's nucleus. Núcleo de Perlia. [R. Perlia, oftalmólogo alemán contemporáneo.] Centro oculomotor que se encuentra debajo del acueducto de Silvio.

permeability. Permeabilidad. Propiedad de ser permeable.

permeable. Permeable. Que permite el paso de una sustancia.

permeation. Penetración de una sustancia.

pernasal. Pernasal. Realizado por la nariz.

pernicious. Pernicioso. Que tiende a un fin funesto.

pernio. Pernio. Sabañón.

pero-. Pero-. Prefijo que significa «mutilado», «deformado».

perobrachius. Perobraquio. Feto o persona con los braxos deformes.

perocephalus. Perocéfalo. Feto con cabeza deforme.

perochirus. Peróquiro. Feto con malformación en las manos.

perodactylus. Perodáctilo. Feto o personas con los dedos deformes o mutilados.

peromelia. Peromelia. Malformación congénita de los miembros.

peromelus. Peromelo. Feto con los miembros deformes.

peronarthrosis. Peronartrosis. Articulación con superficies convexas en una dirección y cóncavas en otras.

perone. Peroné. (V. *fibula.*)

peroneal. Peroneal. Relativo al peroné.

peroneotibial. Peroneotibial. Relativo a la tibia y peroné.

peropus. Peropus. Individuo con malformación congénita en los pies.

peroral. Peroral. Realizado por vía bucal.

per os. Por boca.

perosis. Perosis. Formación defectuosa.

perosomus. Perosomo. Monstruo fetal con malformaciones generalizadas.

peroseus. Peróseo. Transmitido por el hueso.

peroxidase. Peroxidasa. Enzima que cataliza la oxidación de sustratos orgánicos en presencia de peróxido de hidrógeno.

peroxide. Peróxido. Oxido de un elemento que contiene mayor cantidad de oxígeno.

peroxisome. Peroxisoma. Microcuerpos que contienen oxidasa y catalasas.

per primam intentionem. Curación por primera intención.

per rectum. Por vía rectal.

Perroncito's apparatus. Aparato de Perroncito. [A. Perroncito, histólogo italiano, 1882-1929.] Masa de fibrillas y cilindroejes formada en el muñón de un nervio cortado.

per secundam. Por segunda intención.

perseveration. Perseveración. Repetición persistente de una respuesta a varios estímulos.

persona. Persona. Término de Jung para indicar la personalidad.

personality. Personalidad. Constituyentes que caracterizan una persona. || **affective** —. P. afectiva. || **antisocial** —. P. antisocial. || **asthenic** —. P. asténica. || **compulsive** —. P. compulsiva. || **paranoid** —. P. paranoide. || **schizoid** —. P. esquizoide.

perspiration. Perspiración. Transpiración constante, insensible, a través de la piel.

persuasio. Persuasión. Técnica psiquiátrica.

Perthes's disease. Enfermedad de Perthes. [G. C. Perthes, cirujano alemán, 1869-1927.] Osteocondritis deformante de los jóvenes.

Pertick's diverticulum. Divertículo de Pertick. [O. Pertick, médico húngaro, 1852-1913.] Fosa de Ronsemüller anormalmente profunda.

per tubam. A través de un tubo o trompa.

pertussis. Pertussis. Tos ferina. Coqueluche.

Perutz, Max. Biólogo molecular inglés n. 1914. Kendrew John. Biólogo molecular, inglés n. 1917. Perutz, desarrolló técnicas cristalográficas que le permitieron obtener la imagen de la molécula de la hemoglobina en tres dimensiones, en 1959. Kendrew utilizó esta técnica en 1957 y demostró que la molécula básica de una proteina es una espiral. Su trabajo expuso la naturaleza general de las fuerzas que mantienen unidas las moléculas de las proteinas, definió los cambios que tienen lugar cuando el oxígeno es transportado por la mioglobulina y la hemoglubina.

perversion. Perversión. Desviación del curso normal. ‖ **sexual** —. P. sexual.

pervert. Pervertido. Persona pervertida, desviada.

per vias naturales. Por vías naturales.

pervious. Pervio. Permeable.

pes. Pie. (V. *foot.*)

pessary. Pesario. Aparato que se coloca en la vagina para mantener el útero en posición normal.

pessimism. Pesimismo. Mala disposición.

pest. Peste. Plaga. ‖ **avian** —. Enfermedad de Newcastle.

pesticemia. Pesticemia. Peste septicémica.

pesticide. Pesticida.

pestiferous. Pestífero. Que causa o propaga una peste.

pestilence. Pestilencia. Enfermedad contagiosa, virulenta, infecciosa.

pestle. Mano de mortero.

petechia. Petequia. Mancha cutánea por efusión de sangre.

petechial. Petequial. Que tiene la naturaleza de una petequia.

Peter's anomaly. Síndrome de Peters (–Seefelder). Malformación congénita de los ojos que se presenta con leucoma central, defecto de la membrana de Descement, aplanamiento de la cámara anterior, catarata polar y persistencia parcial de la membrana de la pupila. Posiblemente se trate de una embriopatía.

Peters' ovum. Ovulo de Peters. [H. Peters, ginecólogo húngaro, 1859-1934.] Ovulo fecundado de seis días.

Petit's ligament. Ligamento de Petit. [J. L. Petit, cirujano francés, 1674-1750.] Bordes ligamentosos del fondo de saco de Douglas.

Petit's sinus. Seno de Petit. Seno aórtico. ‖ **Pourfour du Petit syndrome.** Síndrome de Petit. Complejo de síntomas oculopupilares que consta de midriasis unilateral, aumento de hendidura palpebral, exoftalmos y, en ocasiones, aumento de la presión ocular. Es consecuencia de la estimulación del simpático cervical homolateral. ‖ **Petit's triangle.** Triángulo de Petit. [Jean Louis Petit, 1664-1750, anatomista y cirujano francés, n. en París.] Triángulo lumbar inferior formado por el músculo oblicuo externo abdominal y el músculo dorsal ancho. Es la puerta de salida para la **hernia de Petit**, hernia lumbar.

Petrèn's treatment. Tratamiento de Petrèn. [K. A. Petrèn, médico sueco, 1869-1927.] Dieta alimenticia de Petrèn.

Petri disk. Discos de Petri. [J. R. Petri, bacteriólogo alemán, 1852-1921.] Discos utilizados para cultivos.

petrifaction. Petrificación. Conversión en sustancia pétrea.

pétrissage. Masaje.

petrolate. Petrolado. Nombre dado a la vaselina.

petrolatoma. Petrolatoma. Parafinoma.

petrolatum. Petrolado. Parafina líquida.

petroleum. Petróleo. Líquido compuesto principalmente de hidrocarburos.

petromastoid. Petromastoideo. Relativo al peñasco y a la apófisis mastoides.

petropharyngeus. Petrofaríngeo. Relativo al peñasco y la faringe.

petrositis. Petrositis. Osteítis del peñasco del temporal.

petrosphenoid. Petrosfenoidal. Relativo al peñasco y al hueso esfenoides.

petrous. Petroso. Semejante a un peñasco.

Peutz-Jeghers syndrome. Síndrome de Peutz-Jeghers (–Klostermann-Touraine). Lentigopoliposis congénita descrita en 1896 por von Hutchinson.

pexia. Pexia. Fijación.

Peyer's glands. Glándulas de Peyer. [J. C. Peyer, anatomista suizo, 1653-1712.] Ganglios linfáticos del intestino. ‖ — **plaques.** Placas de P. Folículos dispuestos en forma de placas en el intestino delgado.

Peyronie's disease. Enfermedad de Peyronie. [François de la Peyronie, 1678-1747, cirujano francés, n. en París.] Enfermedad caracterizada por induración plástica del pene.

Pfannestiel's incision. Incisión de Pfannestiel. [H. J. Pfannestiel, ginecólogo alemán, 1862-1909.] Incisión abdominal incurvada, con la convexidad hacia abajo, por encima de la sínfisis del pubis en la línea media.

Pfaundler-Hurler syndrome, α-L-iduronidase-deficiency. Síndrome de von Pfaundler-Hurler. Disostosis múltiple, lipocondrodistrofia, mucopolisacaridosis tipo I-H. [Meinhard von Pfaundler, 1872-1947, pediatra alemán, n. en Munich; Gertrud Hurler.] Mucopolisacaridosis con depósitos de dermatansulfato y heparansulfato en mesénquima y células ganglionares, que se manifiesta a partir del segundo semestre de vida. Es una enfermedad de herencia autosómica recesiva, cuyo defecto enzimático primario afecta la α-L-iduronidasa de los lisosomas.

Pfeiffer's bacillus. Bacilo de Pfeiffer. [R. F. J. Pfeiffer, bacteriólogo alemán, 1858-1945.] *Hemophilus influenzae.*

Pfeiffer's glandular fever. Fiebre glandular de Pfeiffer. [E. Pfeiffer, médico alemán, 1846-1921.] Mononucleosis infecciosa.

pfeifferella. *Pfeifferella.* Bacteria incluida en la familia *Brucellaceae.*

Pflüger's tubes. Tubos de Pflüger. [E. F. W. Pflüger, fisiólogo alemán, 1829-1910.] Conductos interlobulares de las glándulas salivares. ‖ Masas cilíndricas de óvulos inmaduros en el tejido intersticial del ovario. ‖ — **law.** Ley de P. Manifestación del reflejo en el nervio motor y sensitivo.

Pg. Abreviatura de *prostaglandin.*

pg. Abreviatura de *picogram.*

PgE. Abreviatura de *prostaglandin E.*

Pgm. Abreviatura de *phosphoglycomutase.*

PGn. Abreviatura de *proliferative glomerulonephritis.*
PGH. Abreviatura de *pituitary growth hormone.*
Pha. Abreviatura de *phytohemmaglutinin.*
pH. Símbolo que indica la concentración de H⁺ libres en una solución.
phace. Cristalino. Lente del ojo.
phaco-. Faco-. Prefijo que significa «lente», «cristalino».
phacocele. Facocele. Hernia del cristalino.
phacocyst. Facocisto. Cápsula del cristalino.
phacocystectomy. Facocistectomía. Escisión de una porción de la cápsula del cristalino.
phacocystitis. Facocistitis. Inflamación de la cápsula del cristalino.
phacoid. Facoide. En forma de lente.
phacoidoscope. Facoidoscopio. (V. *phacoscope.*)
phacolysis. Facólisis. Discisión del cristalino.
phacomalacia. Facomalacia. Reblandecimiento del cristalino.
phacometachoresis. Facometacoresis. Desplazamiento del cristalino.
phacometer. Facómetro. Instrumento para medir el poder de refracción del cristalino.
phacoplanesis. Facoplanesis. Movilidad anormal del cristalino.
phacosclerosis. Facosclerosis. Endurecimiento del cristalino.
phacoscope. Facoscopio. Instrumento para comprobar los cambios de acomodación en el cristalino.
-phagia. -fagia. Sufijo que indica relación con «comer».
phago-. Fago-. Prefijo que significa «comer».
phagocyte. Fagocito. Célula que tiene la propiedad de englobar microbios, etc.
phagocytosis. Fagocitosis. Englobamiento y destrucción de partículas, bacterias, etc., por los fagocitos.
phagokaryosis. Fagocariosis. Acción fagocítica del núcleo.
phagolysosoma. Fagolisosoma. Organelo celular que se forma como resultado de la fusión de un fagosoma y un lisosoma.
phagosoma. Fagosoma. Vesícula fagocítica rodeada por membrana plasmática invertida.
phagomania. Fagomanía. Hambre insaciable.
phakitis. Faquitis. Inflamación del cristalino.
phakoma. Facoma. Tumor del cristalino.
phakomatosis. Facomatosis. Deformación congénita en diversas partes del sistema nervioso central, especialmente.
phalangectomy. Falangectomía. Extirpación de una falange.
phalangitis. Falangitis. Inflamación de una o más falanges.
phalangization. Falangización. Formación quirúrgica de un muñón con función de dedo.
phalanx. Falange. Hueso que sigue al metacarpiano o metatarsiano.
phallectomy. Falectomía. Extirpación del pene.
phallic. Fálico. Relativo al pene.

phallitis. Falitis. Inflamación del pene.
phallocampsis. Falocampsis. Retracción del pene.
phallodynia. Falodinia. Dolor en el pene.
phallotomy. Falotomía. Incisión en el pene.
phallus. Falo. Pene. Clítoris.
phanerogenic. Fanerogénico. Con causa conocida.
phaneroscopy. Faneroscopia. Método para examinar la piel.
phantom. Fantasma. Impresión o imagen no evocada por estímulos actuales.
phanton double syndrome. Síndrome de Capgras. [Jean Marie J. Capgras, 1873-1950, psiquiatra francés.] Confusión delirante en la que se considera a personas conocidas como gemelos; se da sobre todo en las esquizofrenias y los síndromes paranoides.
pharmaceutic. Farmacéutico. Relativo a la farmacia o medicamentos.
pharmacist. Farmacéutico. Licenciado en Farmacia.
pharmaco-. Farmaco-. Prefijo que significa «medicamento», «droga».
pharmacodiagnosis. Farmacodiagnosis. Utilización de drogas para el diagnóstico.
pharmacodynamics. Farmacodinamia. Estudio de la acción de los medicamentos sobre el organismo.
pharmacokinetics. Farmacocinética. Acción de los medicamentos en cada periodo de tiempo.
pharmacology. Farmacología. Ciencia que estudia el origen, naturaleza, acción, etc., de las drogas.
pharmacomania. Farmacomanía. Inclinación patológica a tomar o suministrar medicamentos.
pharmacopeia. Farmacopea. Tratado sobre drogas y su utilización.
pharmacophore. Farmacóforo. Parte responsable de la actividad farmacológica de una molécula.
pharmacy. Farmacia. Ciencia que estudia los medicamentos.
pharyngeal. Faríngeo. Relativo a la faringe.
pharyngectomy. Faringectomía. Extirpación de una parte de la faringe.
pharyngismus. Faringismo. Espasmo faríngeo.
pharyngitis. Faringitis. Inflamación de la faringe. ‖ **acute** —. F. aguda. ‖ **chronic** —. F. crónica.
pharyngocele. Faringocele. Hernia de la faringe.
pharyngodynia. Faringodinia. Dolor en la faringe.
pharyngoesophageal. Faringoesofágico. Relativo a la faringe y al esófago.
pharyngoglossus. Faringogloso. Fibras musculares desde el constrictor superior de la faringe a la lengua.
pharyngokeratosis. Faringoqueratosis. Queratosis de la faringe.
pharyngolaryngitis. Faringolaringitis. Inflamación de la faringe y la laringe.
pharyngolith. Faringolito. Concreción en las paredes de la faringe.
pharingolysis. Faringólisis. Parálisis faríngea.
pharyngomycosis. Faringomicosis. Enfermedad por hongos en la faringe.
pharyngoparalysis. Faringoparálisis. Parálisis de los músculos faríngeos.

pharyngopathy. Faringopatía. Enfermedad de la faringe.

pharyngoplasty. Faringoplastia. Operación quirúrgica plástica en la faringe.

pharyngoplegia. Faringoplejía. Parálisis de los músculos faríngeos.

pharyngorhinitis. Faringorrinitis. Inflamación de la nasofaringe.

pharyngorrhagia. Faringorragia. Hemorragia por la faringe.

pharyngoscopy. Faringoscopia. Examen directo de la faringe.

pharyngospasm. Faringospasmo. Espasmo de los músculos faríngeos.

pharyngostomy. Faringostomía. Abertura quirúrgica de un orificio en la faringe.

pharyngotomy. Faringotomía. Incisión quirúrgica de la faringe.

pharyngotonsillitis. Faringoamigdalitis. Inflamación de la faringe y de las amígdalas.

pharynx. Faringe. Conducto musculomembranoso, entre la boca y el esófago.

phase. Fase. Aspecto, estado de una enfermedad en varios momentos de su evolución. || En fisicoquímica, parte separable del sistema.

PHC syndrome. Síndrome de Böök. [J.A. Böök, 1915, genetista humano sueco, n. en Upsala.] Displasia ectodérmica de tipo hereditario familiar con formación de callosidades córneas patógenas, queratosis palmoplantar, anomalías en la dentadura, hipodontia y aplasia de los premolares, aumento de la sudación y calvicie prematura.

Phe. Abreviatura de *phenylalanine*.

Phelps' operation. Operación de Phelps. [A. M. Phelps, cirujano norteamericano, 1851-1902.] Incisión de la planta del pie y lado interno, en el pie zambo.

phen-, pheno-. Fen-, feno-. Prefijo que indica derivado del benceno.

phenacetin. Fenacetina. Analgésico y antipirético. F.: $C_{10}H_{13}NO_2$.

phenazone. Fenazona. Antipirina.

phenobarbital. Fenobarbital. Sedante, hipnótico. F.: $C_{12}H_{12}N_2O_3$.

phenocopy. Fenocopia. Modificación en el fenotipo producido por el medio ambiente.

phenol. Fenol. Compuesto cristalino obtenido por destilación de la brea de hulla. Utilizado como agente antimicrobiano. F.: $C_6H_5 \cdot OH$.

phenolphthalein. Fenolftaleína. Catártico. F.: $C_{20}H_{14}O_4$.

phenomenology. Fenomenología. Tratado del estudio de los fenómenos observados en cada ciencia.

phenomenon. Fenómeno. Signo o síntoma objetivo. || Cambio experimentado en un órgano. (V. por nombres propios.)

phenothiazine. Fenotiacina. Antihelmíntico en veterinaria. || Grupo de agentes psicoterapéuticos (depresión del sistema nervioso central). Efecto antihistamínico. Antiemético. F.: $C_{12}H_9NS$.

phenotype. Fenotipo. Concepto opuesto al genotipo. || **Bombay** —. F. de Bombay. Tipo de fenotipo raro producido por la interacción de genes del grupo sanguíneo ABO y un raro gen recesivo en diferentes locus.

phentolamine. Fentolamina. Antiadrenérgico empleado para la hipertensión arterial. F.: $C_{17}H_{19}N_3O$.

phenyl. Fenilo. Radical univalente: C_6H_5.

phenylalanine. Fenilalanina. Aminoácido esencial para el crecimiento.

phenylbutazone. Fenilbutazona. Analgésico, antipirético, antiinflamatorio. F.: $C_{19}H_{20}N_2O_2$.

phenylephrine hydrochloride. Hidrocloruro de fenilefrina. Adrenérgico, vasoconstrictor. F.: $C_9H_{13}NO_2 \cdot HCl$.

phenylketonuria. Fenilcetonuria. Error del metabolismo.

pheochrome. Feocromo. Que se tiñe de oscuro.

pheochromoblast. Feocromoblasto. Célula embrionaria que se transforma en célula cromatín.

pheochromocytoma. Feocromocitoma. Tumor de tejido cromafín, capsulado, vascular, derivado de la médula adrenal o de los paraganglios del simpático.

phial. Frasco. Botella pequeña.

Philip's glands. Glándulas de Philip. [Sir R. W. Philip, médico escocés, 1857-1939.] Ganglios aumentados de tamaño, claviculares, en la tuberculosis.

philter. Filtro. Utensilio que clarifica el líquido que pasa a su través.

phimosis. Fimosis. Constricción del orificio del prepucio.

phlebalgia. Flebalgia. Dolor por varices.

phlebangioma. Flebangioma. Aneurisma venoso.

phlebectasia. Flebectasia. Varicosidad.

phlebectomy. Flebectomía. Escisión de una vena.

phlebemphraxis. Flebenfraxis. Obstrucción de una vena por un trombo.

phlebexairesis. Flebexairesis. Avulsión de una vena.

phlebismus. Flebismo. Turgencia anormal de las venas.

phlebitis. Flebitis. Inflamación venosa. || **proliferative** —. F. proliferativa. || **septic** —. F. séptica.

phleboclysis. Fleboclisis. Inyección de un líquido a través de una vena.

phlebography. Flebografía. Radiografía venosa, previa inyección de contraste.

phlebolith. Flebolito. Concreción en una vena.

phlebology. Flebología. Estudio de las venas y sus enfermedades.

phlebomanometer. Flebomanómetro. Instrumento para medir la presión venosa.

phleboplasty. Fleboplastia. Cirugía plástica sobre una vena.

phleborrhagia. Fleborragia. Copiosa hemorragia venosa.

phleborrhaphy. Fleborrafia. Sutura de una vena.

phleborrhexis. Fleborrexis. Rotura de una vena.

phlebosis. Flebosis. Cambios no inflamatorios en las venas.

phlebostasis. Flebostasis. Retraso en la circulación venosa.

phlebothrombosis. Flebotombrosis. Presencia de un trombo venoso junto a inflamación de la pared venosa. Sin.: Tromboflebitis.

phlebotomus. *Phlebotomus.* Género de mosquitos de diversas especies, transmisores de enfermedades como el kala-azar.

phlebotomy. Flebotomía. Incisión de una vena.

phlegmasia. Flegmasía. Inflamación o fiebre. || — **alba dolens.** Flebitis de la vena femoral.

phlegmon. Flemón. Inflamación difusa del tejido conectivo, debido a infección.

phlogocyte. Flogocito. Célula característica del tejido inflamatorio.

phlogocytosis. Flogocitosis. Presencia de flogocitosis en la sangre.

phlogogen. Flogógeno. Que produce inflamación.

phlyctena. Flictena. Ampolla o vesícula en la epidermis.

phobia. Fobia. Temor patológico. || Aversión anormal hacia alguien o algo. Neurosis fóbica.

phobophobia. Fobofobia. Miedo a tener fobias.

phocomelia. Focomelia. Desarrollo anormal de los miembros.

phon-, phono-. Fon-, fono-. Prefijo en relación a «sonido».

phonasthenia. Fonastenia. Debilidad de la voz.

phonation. Fonación. Emisión de la voz.

phoneme. Fonema. Cada sonido simple del lenguaje.

phonendoscope. Fonendoscopio. Instrumento que amplifica los sonidos auscultatorios.

phonetic. Fonético. Relativo a los sonidos articulados.

phoniatrician. Foniatra. Persona que trata los defectos fonéticos.

phoniatrics. Foniatría. Tratamiento de los defectos de la voz o el lenguaje.

phonocardiogram. Fonocardiograma. Registro gráfico tomado por fonocardiografía.

phonocardiography. Fonocardiografía. Representación gráfica de los ruidos cardiacos.

phonogram. Fonograma. Representación gráfica de un sonido.

phonomania. Fonomanía. Alienación tendente a cometer asesinatos.

phonophobia. Fonofobia. Temor patológico a hablar en voz alta.

phonopsia. Fonopsia. Percepción de la sensación de color por estímulos auditivos.

phonoscopy. Fonoscopia. Fonendoscopia.

-phoresis. -foresis. Sufijo que significa «transmisión»,

phorocyte. Forocito. Célula del tejido conjuntivo.

phorology. Forología. Estudio de los portadores de enfermedades.

phorometer. Forómetro. Instrumento para medir el grado de declinación ocular.

phosgene. Fosgeno. Gas tóxico. F.: $COCl_2$.

phosphatase. Fosfatasa. Enzima que hidroliza los ésteres monofosfóricos. || **acid** —. F. ácida. || **alkaline** —. F. alcalina.

phosphate. Fosfato. Sal o éster del ácido fosfórico.

phosphatidosis. Fosfatidosis. Lipidosis.

phosphaturia. Fosfaturia. Aumento de fosfatos en la orina.

phosphene. Fosfeno. Sensación luminosa en ausencia de luz, con los ojos cerrados.

phosphide. Fosfuro. Compuesto binario de fósforo con otro elemento o radical.

phosphite. Fosfito. Sal del ácido fosforoso.

phosphocreatine. Fosfocreatina. Fosfato de creatina que se produce en el metabolismo muscular.

phosphoglyceride. Fosfoglicérido. Clase de fosfolípidos que incluyen la lecitina y cefalina.

phospholipid. Fosfolípido. Lípido que contiene fósforo.

phosphorescence. Forforescencia. Emisión de luz en la oscuridad.

phosphorism. Fosforismo. Intoxicación crónica por fósforo.

phosphoruria. Fosforuria. Presencia de fósforo libre en la orina.

phosphorous. Fósforo. Elemento no metálico, de símbolo P.

phosphorylation. Fosforilación. Proceso metabólico de introducir un grupo fosfato en una molécula orgánica.

photalgia. Fotalgia. Dolor ocular producido por la luz.

photallochromy. Fotalocromía. Cambio alotrópico con alteración del color, debido a la luz.

photesthesis. Fotestesia. Sensibilidad a la luz.

photic. Fótico. Relativo a la luz.

photism. Fotismo. Imagen visual.

photo-. Foto-. Prefijo que significa «luz».

photoactinic. Fotoactínico. Que desprende rayos luminosos y actínicos.

photobiology. Fotobiología. Parte de la biología que trata de los efectos que produce la luz sobre los organismos.

photocatalysis. Fotocatálisis. Estimulación de una reacción mediante la luz.

photochemistry. Fotoquímica. Rama de la química que estudia las propiedades y efectos de los rayos luminosos.

photocoagulation. Fotocoagulación. Procedimiento utilizado en el desprendimiento de retina, por ejemplo.

photodermatosis. Fotodermatosis. Alteración de la piel por exposición a la luz.

photodromy. Fotodromía. Fototaxia.

photodynia. Fotodinia. (V. *photalgia.*)

photodysphoria. Fotodisforia. Intolerancia a la luz. Sin.: Fotofobia.

photoelectricity. Fotoelectricidad. Electricidad desarrollada por acción de la luz.

photography. Fotografía. || — **kirlian.** F. de Kirlian.

photolysis. Fotólisis. Descomposición química por acción de la luz.

photolyte. Fotólito. Sustancia descomponible por acción de la luz.

photometer. Fotómetro. Instrumento para medir la intensidad de la luz.

photometry. Fotometría. Medida de la luz.

photomicrography. Fotomicrografía. Microfotografía.

photon. Fotón. Partícula de energía radiante.

photopathy. Fotopatía. Efecto patológico producido por la luz.

photophobia. Fotofobia. Intolerancia visual anormal a la luz.

photopsia. Fotopsia. Sensaciones luminosas, por afección retiniana.

photoptometry. Fotoptometría. Medida de la percepción luminosa.

photoradiometer. Fotorradiómetro. Aparato para medir la cantidad de rayos X que penetran por una superficie.

photoreaction. Fotorreacción. Reacción química producida por influencia de la luz.

photoreceptor. Fotorreceptor. Receptor nervioso que recibe sensaciones luminosas.

photoretinitis. Fotorretinitis. Inflamación de la retina por exposición intensa a la luz.

photoscopy. Fotoscopia. Radioscopia.

photosensitive. Fotosensbile. Con una sensibilidad especial a los rayos luminosos.

photosynthesis. Fotosíntesis. Combinación química producida por acción de la luz.

phototaxis. Fototactismo. Fototaxis. Movimiento de las células y microorganismos por acción de la luz.

phototherapy. Fototerapia. Tratamiento de la enfermedad por exposición a la luz.

phototropism. Fototropismo. Cambio de color por acción de la luz.

photoxylin. Fotoxilina. Variedad de piroxilina utilizada en microscopia y cirugía.

photuria. Foturia. Emisión de orina de aspecto luminoso.

phren. Diafragma. (V. *diaphragm.*)

phren-. Fren-. Prefijo en relación a «diafragma».

phrenalgia. Frenalgia. Dolor diafragmático.

phrenectomy. Frenectomía. Sección de todo o parte del diafragma. || Sección del nervio frénico.

phrenetic. Frenético. Maniaco.

phrenic. Frénico. Relativo al diafragma, diafragmático. || Nervio frénico.

phrenicectomy. Frenicectomía. Resección del nervio frénico.

phreniclasia. Freniclasia. Aplastamiento del nervio frénico.

phrenicoexeresis. Frenicoexéresis. Avulsión del nervio frénico.

phrenicotomy. Frenicotomía. Sección quirúrgica de un nervio frénico, para producir la parálisis de un hemidiafragma.

phrenitis. Frenitis. Inflamación del diafragma.

phrenocolic. Frenocólico. Relativo al diafragma y al colon.

phrenocolopexy. Frenocolopexia. Fijación del colon al diafragma.

phrenodynia. Frenodinia. Dolor diafragmático.

phrenoglottic. Frenoglótico. Relativo al diafragma y a la glotis.

phrenograph. Frenógrafo. Aparato para registrar los movimientos del diafragma.

phrenohepatic. Frenohepático. Relativo al diafragma y al hígado.

phrenology. Frenología. Estudio del carácter por las protuberancias craneales.

phrenoplegia. Frenoplejía. Pérdida de las facultades mentales. || Parálisis diafragmática.

phrenoptosis. Frenoptosis. Desplazamiento del diafragma hacia abajo.

phrenosin. Frenosina. Cerebrósido.

phrenospasm. Frenospasmo. Espasmo diafragmático.

phrenosplenic. Frenosplénico. Relativo al diafragma y el bazo.

phrictopathic. Frictopático. Que produce estremecimiento.

phrynoderma. Frinoderma. Hiperqueratosis folicular (piel de sapo).

phrynolysin. Frinolisina. Lisina o toxina del veneno de sapo.

phtalate. Ftalato. Sal del ácido ftálico.

phtalein. Ftaleína. Compuesto formado por la condensación del ácido ftálico con el fenol.

phtinoid. Ptinoide. Tuberculoso, tísico.

phtiriasis. Ptiriasis. Infestación por piojos.

phtisic. Ptísico. Tísico. Afectado por la tuberculosis.

phtisical. Tísico. (V. *phtisic.*)

phtisiogenesis. Ptisiogénesis. Tisiogénesis. Desarrollo de la tuberculosis.

phtisis. Ptisis. Tisis. Tuberculosis pulmonar, especialmente.

phycology. Ficología. Estudio científico de las algas.

phycocycetes. *Ficomicetos.* Grupo de hongos.

phycomycosis. Ficomicosis. Micosis aguda causada por hongos ficomicetos.

phygogalactic. Figogaláctico. Galactófugo.

phylactotransfusion. Filactotransfusión. Inmunotransfusión.

phylaxis. Filaxia. Defensa del organismo contra la infección.

phyllode. Filofo. En forma de hoja.

phylogeny. Filogenia. Historia del desarrollo completo de un grupo o especie.

phylum. Filum. Hilo. || División primitiva del mundo animal o vegetal.

phyma. Fima. Tumor de la piel o tubérculo cutáneo.

phymatology. Fimatología. Estudio de los tumores.

physaliphore. Fisalífora. Cavidad globular en ciertas células cancerosas.

physiatrics. Fisiatría. Rama que trata del diagnóstico, tratamiento y prevención de la enfermedad mediante agentes físicos.

physiatry. Fiasiatría. (V. *physiatrics.*)

physic. Medicina. Arte de la medicina y la terapéutica.

P

physical. Físico. Perteneciente al cuerpo.

physician. Médico. Persona autorizada a practicar la medicina.

Physick's operation. Operación de Physick. [P. S. Physick, cirujano norteamericano, 1768-1837.] Extirpación de una porción circular del iris por medio de unas pinzas cortantes.

physicotherapy. Fisioterapia. Terapia física.

physics. Física. Ciencia de las leyes y fenómenos de la naturaleza.

physiocracy. Fisiocracia. Curación natural de la enfermedad.

physiogenesis. Fisiogénesis. Embriología.

physiognomy. Fisiognomía. Fisonomía.

physiologic. Fisiológico. Normal, no patológico.

physiological. Fisiológico. (V. *physiologic.*)

physiologist. Fisiólogo. Especialista en el estudio de la fisiología.

physiology. Fisiología. Ciencia que estudia las funciones de los organismos vivos y sus factores químicos.

physiolysis. Fisiólisis. Desintegración natural del tejido.

physiometry. Fisiometría. Medida de las funciones fisiológicas del cuerpo.

physionomy. Fisionomía. Ciencia de las leyes de la naturaleza.

physiopathic. Fisiopático. Término de Babinski para designar la alteración nerviosa funcional, no psicopática.

physiopathology. Fisiopatología. Ciencia de las funciones en el transcurso de la enfermedad.

physiotherapy. Fisioterapia. Terapia física.

physique. Físico. Estructura corporal.

physocele. Fisocele. Tumor lleno de gas.

physocephaly. Fisocefalia. Tumefacción enfisematosa de la cabeza.

physohematometra. Fisohematómetra. Presencia de gas y sangre en el útero.

physometra. Fisómetra. Presencia de aire o gas en la cavidad uterina.

physopyosalpynx. Fisiopiosalpinge. Presencia de gas y pus en la trompa de Falopio

physostigmine. Fisostigmina. Alcaloide estimulante del parasimpático. F.: $C_{15}H_{21}N_3O_2$.

phytalbumin. Fitalbúmina. Albúmina vegetal.

phytalbumose. Fitalbumosa. Albumosa de origen vegetal.

phytase. Fitasa. Enzima de las plantas.

phytobezoar. Fitobezoar. Tumor gástrico compuesto de materias vegetales.

phytochemistry. Fitoquímica. Estudio de los procesos químicos de las plantas.

phytogenesis. Fitogénesis. Origen y desarrollo de las plantas.

phytogenous. Fitógeno. Derivado de una planta.

phytohemagglutinin. Fitohemaglutinina. Sustancia de origen vegetal que estimula la proliferación y replicación de ciertas células (linfocitos).

phytohormone. Fitohormona. Hormona vegetal.

phytoid. Fitoide. Semejante a una planta.

phytomitogens. Fitomitógenos. Glicoproteínas derivadas de las plantas y que promueven la síntesis de ADN y la transformación blástica de los linfocitos.

phytomonas. *Phytomonas.* Género de parásitos flagelados de la familia *Trypanosomatidae.*

phytonosis. Fitonosis. Enfermedad debida a plantas.

phytoparasite. Fitoparásito. Organismo parásito vegetal.

phytopathogenic. Fitopatógeno. Que produce enfermedad en las plantas.

phytopathology. Fitopatología. Estudio de las plantas y de su control.

phytoplasm. Fitoplasma. Protoplasma vegetal.

phytosis. Fitosis. Enfermedad causada por un fitoparásito.

phytotherapy. Fitoterapia. Terapia mediante el uso de plantas.

phytotoxin. Fitotoxina. Toxina producida por una planta.

PI. Abreviatura de *protamine insulin.*

pia. Pía. Piamadre. || — **mater.** Piamadre. La más interna de las tres membranas meníngeas.

pial. Pial. Relativo a la piamadre.

pian. Pian. Enfermedad contagiosa. || — **bois.** Leishmaniosis cutánea.

piarachnitis. Piaracnitis. Leptomeningitis.

piarhemia. Piaremia. Presencia de grasa en la sangre. Sin.: Lipemia.

pica. Pica. Apetito depravado (en histeria, embarazo, etc.).

Pick's bundle. Fascículo de Pick. [A. Pick, psiquiatra checo, 1851-1924.] Manojo accidental de fibras nerviosas en el bulbo, conectadas con el fascículo piramidal.

Pick's disease. Enfermedad de Pick. [F. Pick, médico checo, 1867-1926.] Hepatomegalia con peritonitis y ascitis rebelde, en individuos que han sufrido pericarditis. (V. *Niemann-Pick's disease.*)

picocurie. Picocurio. Unidad de radiactividad.

picodnavirus. Picodnavirus. Parvovirus.

picogram. Picogramo. Unidad de masa.

picopicogram. Picopicogramo. Unidad de masa.

picornavirus. Picornavirus. Grupo de virus RNA, muy resistentes.

picatre. Picrato. Sal del ácido pícrico.

picrocarmine. Picrocarmín. Colorante usado para microscopia.

picrogeusia. Picrogeusia. Sabor amargo.

picrotoxin. Picrotoxina. Principio tóxico de acción semejante a la de la estricnina. F.: $C_{30}H_{34}O_{13}$.

PIE. Abreviatura de *pulmonary infiltration with eosinophilia.*

piece. Parte. Porción.

piedra. Piedra. Enfermedad por hongos.

pier. Pilar. Raíz, soporte de un diente o muela.

Piersol's point. Punto de Piersol. [G.A. Piersol, anatomista norteamericano, 1856-1924.] Punto que indica el orificio vesical.

P

Pierson's disease. Enfermedad de Pierson. Osteonecrosis de la sínfisis del pubis.

piesesthesia. Piesestesia. Sensibilidad a la presión.

piesimeter. Piesímetro. Instrumento para medir la sensibilidad de la piel a la presión. Sin.: Piexómetro, piesómetro.

PIF. Abreviatura de *proliferation-inhibiting factor.*

pigment. Pigmento. Materia colorante orgánica normal o anormal. || **bile** —. P. biliar. || **blood** —. P. sanguíneo. || **melanotic** —. P. melanótico (melanina).

pigmentary. Pigmentario. De la naturaleza del pigmento.

pigmentation. Pigmentación. Depósito de material colorante. || Coloración.

pigmented. Pigmentado. Coloreado por depósito de pigmento.

pigmentolysina. Pigmentolisina. Lisina que produce la destrucción de un pigmento.

pigmentolysis. Pigmentólisis. Destrucción de un pigmento.

Pignet's formula. Fórmula de Pignet. [M. Ch. J. Pignet, médico francés, n. en 1871.] Medida de la fortaleza según la capacidad espiratoria.

piitis. Piítis. Inflamación de la piamadre.

pilar. Pilar. Perteneciente al cabello.

pilaster. Piláster. Surco, canal. || — **of Broca**. *Linea aspera femoris.*

pile. Pila. Unión de elementos para generar electricidad. || Hemorroide (variz.)

pileus. Píleo. Membrana que a veces cubre la cabeza del feto en el parto.

pili. «Pili», también llamada «fimbria». Conjunto de prolongaciones filamentosas de muchas enterobacteriáceas y otras especies de bacterias gramnegativas, que facilitan su adherencia a las células de las membranas mucosas.

piliform. Piliforme. En forma de cabello.

pilimiction. Pilimicción. Emisión de orina con filamentos.

pill. Pil. Abreviatura de píldora.

pillar. Pilar. Columna de soporte, generalmente par. || — **of fauces**. P. de las fauces.

pilocarpine. Pilocarpina. Alcaloide, antagonista de la atropina. F.: $C_{11}H_{16}N_2O_2 \cdot HCl$.

pilology. Pilología. Estudio de los cabellos.

pilomatrixoma. Pilomatrixoma. Tipo de tumor que deriva de la raíz del pelo.

pilomotor. Pilomotor. Que produce motilidad en los pelos.

pilonidal. Pilonidal. Con pelos en su interior.

pilose. Piloso. Con pelos. Hirsuto.

pilula. Píldora. (V. *pill.*)

pilular. Pilular. Relativo a las píldoras.

pimelitis. Pimelitis. Inflamación del tejido adiposo.

pimeloma. Pimeloma. Tumor graso.

pimelopterygium. Pimelopterigión. Pterigión adiposo de la conjuntiva.

pimelorthopnea. Pimelortopnea. Ortopnea por obesidad.

pimelosis. Pimelosis. Obesidad. Adiposis.

pimeluria. Pimeluria. Presencia de grasa en la orina Sin.: Lipuria.

pimple. Pústula pequeña.

pin. Alfiler. Perno, guía.

Pinard's maneuver. Maniobra de Pinard. [A. Pinar, obstetra francés, 1844-1934.] Dolor agudo al presionar el fondo del útero. Indica presentación de nalgas a los seis meses de embarazo.

pince-ciseaux. Tijera-pinza. Pequeño tipo de fórceps utilizados en la iridectomía.

pincement. Pellizco.

pincers. Pinzas. Fórceps.

Pineus, Gregory. Médico norteamericano, 1903-1967. Los anticonceptivos orales —la píldora— son el resultado de sus exhaustivos estudios sobre el ovario y el espermatozoide de los animales y la investigación de la química y la acción biológica de las hormonas sexuales. Este es el origen de su estudio de la inhibición de la ovulación por sustancias similares a la progesterona activas por via oral, del que se derivó el desarrollo, del anticonceptivo oral.

pindolol. Pindolol. Agente betabloqueante. F.: $C_{14}H_{20}N_2O_2$.

pineal. Pineal. Relativo al cuerpo pineal.

pinealectomy. Pinealectomía. Escisión del cuerpo pineal.

pinealism. Pinealismo. Situación producida por disfunción de la glándula pineal.

pinealoblastoma. Pinealoblastoma. Pinealoma de células no bien diferenciadas.

pinealocyte. Pinealocito. Célula principal del cuerpo pineal.

pinealoma. Pinealoma. Tumor raro de la glándula pineal.

pinguecula. Pinguécula. Mancha amarillenta esclerocorneal, especialmente en la vejez.

pinguicula. Pinguícula. (V. *pinguecula.*)

piniform. Piniforme. En forma de piña o cono.

pinkeye. Conjuntivitis aguda infecciosa.

Pinkus' disease. Enfermedad de Pinkus. [F. Pinkus, dermatólogo alemán, n. en 1868.] Liquen nítido.

pinna. Pinna. Pabellón de la oreja.

pinnal. Pinnal. Relativo al pabellón de la oreja.

pinocyte. Pinocito. Célula que presenta pinocitosis.

pinocytosis. Pinocitosis. Imbibición de líquido por parte de las células.

pint. Pinta. Medida de capacidad.

pinta. Pinta. Forma de treponematosis.

pinworm. Especie de oxiuros y áscaris.

pio-. Pio-. Prefijo que significa «pus».

pionemia. Pionhemia. Presencia de grasa en la sangre. Sin.: Lipemia.

pioscope. Pioscopio. Instrumento para determinar la grasa de la leche.

piotrowski's sign. Signo de Piotrowski. [A. Piotrowski, neurólogo alemán, n. en 1878.] La exaltación del reflejo tibial representa alteración del sistema nervioso.

pipet. Pipeta. Tubo de cristal o plástico para medir o trasvasar pequeñas cantidades de líquido o gas.

P

piriform. Piriforme. En forma de pera.

Pirogoff's amputation. Amputación de Pirogoff. [N. I. Pirogoff, cirujano ruso, 1810-1881.] Amputación subperióstica. || — **angle.** Angulo de P. El formado por las venas subclavia y yugular internal. || — **triangle.** Triángulo de P. Espacio triangular en la región infrahioidea.

piroplasma. Piroplasma. Género de organismos protozoarios piriformes.

piroplasmosis. Piroplasmosis. Infección por *piroplasma*.

piroxicam. Piroxicam. Antiinflamatorio. F.: $C_{15}H_{13}N_3O_4S$.

Pirquet's reaction. Reacción de Pirquet. [C. F. von Pirquet, pediatra austriaco, 1874-1929.] Reacción inflamatoria local por la tuberculina.

pisiform. Pisiforme. En forma de guisante. || Hueso pisiforme.

Piskacek's sign. Signo de Piskacek. [L. Piskacek, obstetra húngaro, 1854-1933.] Aumento asimétrico del cuerpo del útero (signo de embarazo).

pit. Fóvea. Identación.

pitch. Alquitrán. Pez, betún, brea, resina.

pitchblende. Pechblenda. Sustancia mineral de la que se obtiene el radio.

pith. Médula espinal. Médula ósea.

pithiatric. Pitiátrico. Curable por persuasión o sugestión.

pithing. Descerebración.

Pitres' sections. Secciones de Pitres. [J. A. Pitres, médico francés, 1848-1927.] Areas de la corteza cerebral. || — **sign.** Signo de P. Hiperestesia del escroto y de los testículos en los casos de tabes dorsal.

pitting. Formación de pequeñas depresiones.

pituicyte. Pituicito. Célula fusiforme de la neurohipófisis.

pituita. Pituita. Moco glutinoso.

pituitarism. Pituitarismo. Alteración de la función pituitaria.

pituitary. Pituitaria. Membrana pituitaria. || Glándula pituitaria. || **anterior** —. P. anterior. || **posterior** —. P. posterior.

pituitary neoplastic dwarfism. Síndrome de Lorain. Nanismo hipofisario de etiología tumoral, especialmente craneofaringioma. Además del cuadro de nanismo, existe sintomatología tumoral, con hipertensión craneal, calcificaciones intra o supraselares, hemianopsia bitemporal y adelgazamiento.

pituitectomy. Pituitectomía. Escisión de la glándula pituitaria.

pytiriasis. Pitiriasis. Nombre aplicado a un grupo de enfermedades cutáneas en las que se produce descamación furfurácea.

pk (p-k). Abreviatura de *Prausnitz-Küstner (reaction)*.

PKU. Abreviatura de *phenylketonuria*.

PL. Abreviatura de *light perception*.

placebo. Placebo. Sustancia inerte, con la que se trata de lograr un efecto psicoterapéutico.

placenta. Placenta. Organo situado dentro del útero durante la gestación. || — **praevia.** P. previa. || — **villous.** P. vellosa.

plancental. Placentario. Relativo a la placenta.

placentation. Placentación. Proceso de formación de la placenta.

plancentitis. Placentitis. Inflamación de la placenta.

placentogenesis. Placentogénesis. Origen y desarrollo de la placenta.

placentography. Placentografía. Radiografía de la placenta previa inyección de un medio de contraste.

placentoid. Placentoide. En forma de placenta.

placentoma. Placentoma. Tumor derivado de una parte de la placenta.

Placido's disk. Disco de Placido. [A. Placido, oftalmólogo portugués contemporáneo.] Disco de cartón con círculos concentricos, para el examen de la córnea.

placode. Placoda. Placa o lámina del ectodermo.

plagiocephalic. Plagiocefálico. Que representa plagiocefalia.

plagiocephaly. Plagiocefalia. Asimetría y oblicuidad de la cabeza.

plague. Plaga. Peste. Infección aguda febril causada por *Yersinia pestis*.

Planck's constant. Constante de Planck. [M. K. E. Planck, físico alemán, 1858-1947.] Símbolo, *h*. Valor numérico $= 6,55$ x 10^{-27} erg/seg.

plane. Plano. Superficie plana. || Incisión superficial en la pared de una cavidad o entre tejidos. || **Addison's** –. P. de Addison. Planos que limitan la topografía del tórax y el abdomen. || **axial**—. P. axial. || **Broca's** —. P. visual. || **horizontal**. —. P. horizontal. || **median** –. P. medial. || **sagittal** — .P. sagital.

planigraphy. Planigrafía. Sección corporal por radiología.

planimeter. Planímetro. Instrumento usado para medir el área de una superficie.

planing. Modo de proceder en cirugía plástica.

planocellular. Planocelular. Formado por células planas.

planoconcave. Planocóncavo. Plano en una cara y cóncavo en la otra.

planoconvex. Planoconvexo. Plano en una cara y convexo en la otra.

planotopokinesia. Planotopocinesia. Trastorno en la orientación.

planta pedis. Planta del pie.

plantalgia. Plantalgia. Dolor en la planta del pie.

plantar. Plantar. Relativo a la planta del pie.

planula. Plánula. Embrión con sólo dos capas: ectodermo y endodermo.

planum. Plano. (V. *plane*.)

placa. Placa. Area distinta del resto de la zona.

plasma. plasma. Porción líquida de la sangre. || Citoplasma o protoplasma. || — **cell**. Célula plasmática. Su aumento por encima de ciertos límites es diagnóstico de mieloma.

plasmacyte. Plasmacito. Célula plasmática.

P

plasmacytoma. Plasmacitoma. Tumor de células plasmáticas.

plasmacytosis. Plasmacitosis. Presencia de células plasmáticas en la sangre.

plasmaphereresis. Plasmaféresis. Renovación del plasma por extracción sanguínea y retransfusión.

plasmarrhexis. Plasmarrexis. Destrucción del citoplasma.

plasmatherapy. Plasmaterapia. Utilización terapéutica del plasma sanguíneo.

plasmatic. Plasmático. Relativo al plasma.

plasmatogamy. Plasmatogamia. Unión de células, conservándose los núcleos de cada una.

plasmatosis. Plasmatosis. Licuefacción de la sustancia celular.

plasmid. Plásmido. Elemento replicador extracromosómico de la célula.

plasmin. Plasmina. Porción activa del sistema fibrinolítico.

plasminogen. Plasminógeno. Precursor inactivo de las plasmina.

plasmodesm. Plasmodesma. Puente protoplasmático entre células próximas.

plasmodesma. Plasmodesma. (V. *plasmodesm.*)

plasmodiblast. Plasmodiblasto. (V. *syncytiotrophoblast.*)

plasmodium. Plasmodio. Género de esporozoos de la familia *Plasmodiidae.*

plasmogamy. Plasmogamia. Unión del protoplasma de dos o más células.

plasmogen. Plasmógeno. Parte esencial del protoplasma.

plasmoid. Plasmoide. Elemento celular proteico anormal.

plasmolysis. Plasmólisis. Disolución del protoplasma celular.

plasmoschisis. Plasmosquisis. División del plasma celular en fragmentos.

plasmosin. Plasmosina. Proteína constituyente del citoplasma.

plasmosome. Plasmosoma. Nucléolo verdadero.

plasmotomy. Plasmotomía. Forma de reproducción en algunos protozoos.

plasmotropism. Plasmotropismo. Destrucción de glóbulos rojos en el hígado, bazo o médula osea.

plasome. Plasoma. Micela.

plasson. Célula no nucleada.

plastein. Plasteína. Proteína sintetizada por acción de la pepsina sobre las proteínas.

plaster. Plástico. Que forma tejido. || Sustancia plástica (para inmovilizar una parte, etc.).

plastic. Plástico. (V. *plaster.*)

plasticity. Plasticidad. Cualidad de ser plástico, deformable.

plastics. Plástica. Cirugía plástica.

plastid. Plástida. Unidad elemental: célula. || Cromatóforo.

plastidogenetic. Plastidogenético. Que produce células.

plastin. Plastina. Linina. || Espongioplasma.

plastodynamia. Plastodinamia. Capacidad de desarrollo.

plastogammy. Plastogamia. Unión de protoplasmas en los protozoos, permaneciendo los núcleos separados.

plastomere. Plastómera. Citómera.

plastosome. Plastosoma. Mitocondria.

plastron. Cartílagos esternal y costal.

-plasty. -plasti. Sufijo que indica «formación quirúrgica».

plate. Placa. Superficie, lámina plana. || Placa (de cultivo).

platelet. Plaqueta. Elemento forme de la sangre.

plating. Cultivo. Cultivo de bacterias con la ayuda de placas.

platinosis. Platinosis. Intoxicación por exposición a sales de platino.

platinum. Platino. Metal blanquecino de símbolo Pt.

platy-. Plati-. Prefijo que significa «ancho», «plano».

platybasia. Platibasia. Impresión basilar.

platycephaly. Platicefalia. Con la cabeza ancha y la bóveda craneal aplastada.

platicnemia. Platicnemia. Aplastamiento lateral de la tibia en forma de sable.

platycoria. Platicoria. Midriasis.

platyhelminthes. *Platelmintos.* Clase de gusanos aplastados.

platyhieric. Platihiérico. Con el sacro ancho.

platyopia. Platiopia. Anchura de la cara.

platypellic. Platipélico. De pelvis ancha.

platypodia. Platipodia. Pie plano.

platyrrhine. Platirrino. Con la nariz ancha.

platysma. Platisma. Músculo cutáneo del cuello.

platystencephaly. Platistencefalia. Ensanchamiento del occipital y prognatismo.

Plaut's angina. Angina de Plaut. [H. C. Plaut, médico alemán, 1858-1928.] Angina necrotizante.

Playfair's treatment. Tratamiento de Playfair. [W. S. Playfair, médico inglés, 1836-1903.] Reposo en cama en la tuberculosis.

plectrum. Plectro. Uvula. || Martillo (huesecillo). || Apófisis estiloides del temporal.

pledget. Tapón de gasa o algodón.

plegaphonia. Plagafonía.Auscultación torácica, junto con percusión de laringe o tráquea.

pleichloruria. Pleicloruria. Exceso de cloruros en la orina.

pleo-. Pleo-. Prefijo que significa «más».

pleochroic. Pleocroico. Pleocromático.

pleochroism. Pleocroísmo. Condición de ser pleocromático.

pleochromatism. Pleocromatismo. Coloración diversa bajo circunstancias distintas.

pleocytosis. Pleocitosis. Aumento de células en el líquido cefalorraquídeo.

pleomastia. Pleomastia. (V. *polymastia.*)

pleomorphism. Pleomorfismo. Presentación de varias formas por un individuo o especie.

pleonectic. Pleonéctico. Sangre que absorbe una cantidad de oxígeno anormalmente alta.

P

pleonexia. Pleonexia. Deseo patológico de adquisición.

pleonosteois. Pleonosteosis. Osificación prematura y excesiva.

plerosis. Plerosis. Restauración de tejidos perdidos.

plesiomorphous. Plesiomorfo. De forma similar.

plethora. Plétora. Aumento excesivo de sangre.

plethysmograph. Pletismógrafo. Instrumento para medir las variaciones de volumen de un órgano, parte, etc.

pleura. Pleura. Membrana serosa que rodea los pulmones y la cavidad torácica. || **cervical** —. Cúpula pleural. || **diaphragmatic** —. P. diafragmática. || **mediastinal** —. P. mediastínica.

pleuracotomy. Pleuracotomía. Incisión de la cavidad pleural.

pleuralgia. Pleuralgia. Dolor pleural.

pleurapophysis. Pleurapófisis. Costilla de la vértebra tipo.

pleurectomy. Pleurectomía. Escisión de la pleura. Operación de Fowler.

pleurisy. Pleuresía. Inflamación de la pleura. || **acute** —. P. aguda. || **adhesive** —. P. adhesiva. || **chronic** —. P. crónica. || **fibrinous** —. P. fibrinosa. || **pulmonary** —. P. pulmonar. || **purulent** —. P. purulenta. || **serofibrinous** —. P. serofibrinosa.

pleuritis. Pleuritis. (V. *pleurisy.*)

pleurobronchitis. Pleurobronquistis. Pleuresía y bronquistis combinadas.

pleurocele. Pleurocele. Hernia pleural.

pleurocentesis. Pleurocentesis. Toracocentesis.

pleuroclysis. Pleuroclisis. Inyección de líquido en la cavidad pleural.

pleurodynia. Pleurodinia. Dolor paroxístico en músculos y nervios intercostales por reumatismo muscular o irritación de la superficie pleural.

pleurogenous. Pleurógeno. Originado en la pleura.

pleurography. Pleurografía. Examen radiológico de la cavidad pleural.

pleurolith. Pleurolito. Cálculo originado en la cavidad pleural.

pleurolysis. Pleurólisis. Sección de adherencias pleurales.

pleuropericarditis. Pleuropericarditis. Inflamación de pleura y pericardio.

pleuroperitoneal. Pleuroperitoneal. Relativo a la pleura y el peritoneo.

pleuropneumonia. Pleuroneumonía. Pleuresía complicada con neumonía.

pleuropulmonary. Pleuropulmonar. Relativo a la pleura y el pulmón.

pleuroscpy. Pleuroscopia. Examen endoscópico de la cavidad pleural.

pleurosomus. Pleurosomo. Monstruo fetal con eventración en el abdomen y desarrollo imperfecto del brazo del mismo lado.

pleurothotonos. Pleurotótonos. Contracción unilateral de los músculos del tronco.

pleurotomy. Pleurotomía. Incisión quirúrgica de la pleura.

plexectomy. Plexectomía. Escisión quirúrgica de un plexo.

plexiform. Plexiforme. En forma de plexo o red.

plexitis. Plexitis. Inflamación de un plexo raquídeo.

plexor. Plexor. martillo usado para la percusión.

plexus. Plexo. Red de vasos, nervios o vasos linfáticos. || **aortic** —. P. aórtico. || **Auerbach's** —. P. de Auerbach. || **brachial** —. P. braquial. || **buccal** —. P. bucal. || **cardiac** —. P. cardiaco. || **cavernous** —. P. cavernoso. || **cervical** —. P. cervical. || **choroid** —. P. coroideo o corodies. || **coccygeal** —. P. coccígeo. || **coeliac** —. P. celiaco. || **coronari** —. P. coronario. || **diaphragmatic** —. P. diafragmático. || **hepatic** —. P. hepático. || **hypogastric** —. P. hipogástrico. || **inferior mesenteric** —. P. mesentérico inferior. || **infraorbital** —. P. infraorbitario. || **internal carotid** —. P. carotídeo interno. || **left gastric** —. P. gástrico izquierdo. || **lumbar** —. P. lumbar. || **Meissner's** —. P. de Meissner. || **myenteric** —. P. mientérico. || **ovarian** —. P. ovárico. || **pampiniform** —. P. pampiniforme. || **parotid** —. P. parotídeo. || **patellar** —. P. patelar. || **pelvic** —. P. pélvico. || **pharyngeal** —. P. faríngeo. || **phrenic** —. P. frénico. || **prostatic venous** —. P. prostático venoso. || **pterygoid venous** —. P. pterigoideo venoso. || **pudendal** —. P. pudendo. || **pulmonary** —. P. pulmonar. || **rectal venous** —. P. rectal venoso. || **renal** —. P. renal. || **sacral** —. P. sacro. || **solar** —. P. solar. || **spermatic** —. P. espermático. || **splenic** —. P. esplénico. || **submucous** —. P. submucoso. || **subsartorial** —. P. subsartorial. || **superior mesenteric** —. P. mesentérico superior. || **suprarenal** —. P. suprarrenal. || **testicular** —. P. testicular. || **Turner's** —. P. de Turner. || **tympanic** —. P. timpánico.

plica. Plica. Pliegue. || — **fimbriata**. P. fimbriata. || **palpebronasal** —. P. palpebronasal. || — **semilunaris**. P. semilunar. || — **vocalis**. Pliegue de la mucosa laríngea.

plication. Plicación. Pliegue. || Plegar una estructura o sus paredes.

plicotomy. Plicotomía. Sección quirúrgica del pliegue posterior de la membrana del tímpano.

pliers. Pinzas. Instrumentos de metal para utilización sobre todo en odontología.

plombage. Plombaje. Relleno de una cavidad patológica.

plot. Diagrama. Localizar y marcar un punto en una gráfica por medio de coordenadas.

PLT. Abreviatura de *psittacosis-lymphogranuloma venereum-trachoma.*

plug. Tapón. Masa que obstruye un conducto. || **vaginal** —. T. vaginal.

Plugge's test. Reacción de Plugge. [P. C. Plugge, bioquímico holandés, 1847-1897.] Una solución de fenol se enrojece en contacto con una solución de nitrato de mercurio que contenga indicios de ácido nitroso.

plumbago. Grafito. || Dentelaria.

plumbism. Plumbismo. Intoxicación por plomo. Sin.: Saturnismo.

Plumbum. Plumbum. Plomo.

Plummer's disease. Enfermedad de Plummer. [H. S. Plummer, médico norteamericano, 1874-1937.] Adenoma tóxico de la glándula tiroides, múltiple.

Plummer-Vinson syndrome. Síndrome de Plummer-Vison. [H. S. Plummer; P. P. Vinson, cirujano norteamericano, n. en 1890.] Glositis, disfagia y anemia hipocroma microcítica.

plumula. Plúmula. Surcos de la pared superior del acueducto de Silvio.

pluri-. Pluri-. Prefijo que significa «muchos», «varios».

pluriceptor. Pluriceptor. Receptor con más de dos grupos complementófilos.

pluridyscrinia. Plurisdiscrinia. Alteración de varias glándulas endocrinas.

pluriglandular. Pluriglandular. Relativo a varias glándulas.

pluripara. Plurípara. Multípara.

pluripotential. Pluripontente. Que afecta a más de un órgano.

pluriresistent. Plurirresistente. Resistente a varias drogas.

plutonium. Plutonio. Elemento metálico radiactivo, de símbolo Pu.

PMB. Abreviatura de *polymorphonuclear basophil leukocytes.*

PME. Abreviatura de *polymorphonuclear eosinophil leukocytes.*

PMI. Abreviatura de *point of maximal impulse.*

PML. Abreviatura de *progressive multifocal leykody-strophy.*

PMN. Abreviatura de *polymorphonuclear neurtrophil leukocytes.*

PMSG. Abreviatura de *pregnant mare serum gonadotropin.*

PN. Abreviatura de *percussion note.*

pneogaster. Vías aéreas del embrión.

pneogram. Pneograma. (V. *spirogram.*)

pneograph. Neumógrafo. (V. *spirograph.*)

pneometer. (V. *spirometer.*)

pneumarthrography. Neumartrografía. Radiología de una articulación después de inyectar aire o gas.

pneumarthrosis. Neumartrosis. Presencia de gas o aire en una articulación.

pneumathemia. Neumatemia. Presencia de gas o aire en la sangre.

pneumatic. Neumático. Relativo al aire o a la respiración.

pneumatics. Neumática. Ciencia que trata de las propiedades físicas de los gases.

pneumatization. Neumatización. Formación de cavidades neumáticas en un tejido.

pneumato-. Neumato-. Prefijo que indica «pulmón».

penumatocardia. Neumatocardia. Presencia de aire en el corazón.

pneumatocele. Neumatocele. Hernia del tejido pulmonar.

pneumatodysnea. Neumatodisnea. Dificultad respiratoria por enfisema.

pneumatogram. Neumatograma. (V. *spirogram.*)

pneumatometer. Neumatómetro. Instrumento para medir el aire inspirado y espirado.

pneumatometry. Neumatometría. Medida del aire inspirado y espirado.

pneumatophore. Neumatóforo. Aparato con un balón que contiene oxígeno, para diversas aplicaciones.

pneumatosis. Neumatosis. Presencia de aire o gas en una situación anormal, en el organismo.

pneumatotherapy. Neumatoterapia. Tratamiento de ciertas enfermedades con aire condensado.

pneumaturia. Neumaturia. Presencia de gases o aire en la orina.

pneumectomy. Neumectomía. Extirpación de tejido pulmonar o de un pulmón.

pneumoamnios. Neumoamnios. Presencia de gas en el líquido amniótico.

pneumocardial. Neumocardiaco. Relativo al pulmón y al corazón.

pneumocephalus. Neumocéfalo. Con aire en la cavidad intracraneal.

pneumocholecystitis. Neumocolecistitis. Colecistitis enfisematosa.

pneumococcal. Neumocócico. Causado por neumococos.

pneumococcemia. Neumococemia. Presencia de neumococos en la sangre.

pneumococcosuria. Neumococosuria. Presencia de neumococos en la orina.

pneumococcus. Neumococo. Organismo de la especie *Diplococcus pneumoniae.*

pneumocolon. Neumocolon. Presencia de aire en el colon.

pneumoconiosis. Neumoconiosis. Alteración pulmonar por depósito de determinados materiales en el pulmón. ‖ **siderosis** —. Siderosis. ‖ **talc** —. N. por inhalación de talco.

pneumocranium. Neumocrania. (V. *pneumocephalus.*)

pneumocystis. *Pneumocystis.* Género de organismos, probablemente esporozoos. ‖ **— carinii.** P. carinii. Oportunista, causante de neumonía intersticial.

pneumoderma. Neumoderma. Enfisema subcutáneo.

pneumodograph. Neumodógrafo. Aparato para registrar el grado de suficiencia respiratoria nasal.

pneumodynamics. Neumodinámica. Dinámica de la función respiratoria.

pneumoempyema. Neumoempiema. Empiema con gas en su interior.

pneumoencephalography. Neumoencefalografía. Visualización radiográfica de estructuras cerebrales con líquido cefalorraquídeo, después de inyectar aire u otro gas.

pneumoenteritis. Neumoenteritis. Inflamación del pulmón y el intestino.

pneumogalactocele. Neumogalactocele. Tumor que contiene gas y leche en su interior.

pneumogastric. Neumogástrico. Relativo al pulmón y el estómago.

pneumogastroscopy. Neumogastroscopia. Examen

511

endoscópico del estómago después de la inyección de aire.

pneumogram. Neumograma. Trazado gráfico de los movimientos respiratorios.

pneumograph. Neumógrafo. Instrumento que registra los movimientos respiratorios.

pneumography. Neumografía. Descripción anatómica de los pulmones. ‖ Registro gráfico de los movimientos respiratorios.

pneumohemia. Neumohemia. Presencia de aire o gas en los vasos sanguíneos.

pneumohemopericardium. Neumohemopericardio. Presencia de aire y sangre en la cavidad pericárdica.

pneumohemothorax. Neumohemotórax. Presencia de aire o gas y sangre en la cavidad pleural.

pneumohydrometra. Neumohidrómetra. Colección de gas y líquido en la cavidad uterina.

pneumohydropericardium. Neumohidropericardio. Presencia de aire o gas y líquido en la cavidad pericárdica.

pneumohydrothorax. Neumohidrotórax. Colección de aire o gas y líquido en la cavidad pleural.

pneumolith. Neumolito. Cálculo o concreción pulmonar.

pneumolithiasis. Neumolitiasis. Presencia de cálculos en los pulmones.

pneumology. Neumología. Estudio de las enfermedades de las vías aéreas.

pneumomassage. Neumomasaje. Masaje del tímpano.

pneumomediastinum. Neumomediastino. Presencia de aire o gas en el mediastino.

pneumomelanosis. Neumomelanosis. Pigmentación del pulmón por inhalación de polvo de carbón.

pneumometer. Neumómetro. (V. *pneumatometer.*)

pneumomycosis. Neumomicosis. Afecciones pulmonares producidas por hongos.

pneumomyelography. Neumomielografía. Radiografía de la columna después de inyectar aire en el conducto vertebral.

pneumonectasia. Neumonectasia. Enfisema pulmonar.

pneumonectomy. Neumonectomía. (V. *pneumectomy.*)

pneumonemia. Neumonemia. Congestión pulmonar.

pneumonia. Neumonía. Inflamación pulmonar con consolidación. ‖ **abortive** —. N. abortiva. ‖ **acute** —. N. aguda. ‖ **apical** —. N. apical. ‖ **bacterial** —. N. bacterial. ‖ **caseous** —. N. caseosa. ‖ **desquamative** —. N. descamativa. ‖ **fibrous** —. N. fibrosa. ‖ **grangrenous** —. N. gangrenosa. ‖ — **giant cell pneumonia**. Neumonía de células gigantes. ‖ **interstitial** —. N. intersticial. ‖ **lobar** —. N. lobar. ‖ **purulent** —. N. purulenta. ‖ **tuberculous** —. N. tuberculosa. ‖ **viral** —. N. vírica.

pneumonitis. Neumonitis. Inflamamción pulmonar. ‖ **aspiration** —. N. por aspiración. ‖ **chemical** —. N. química. ‖ **granulomatous** —. N. granulomatosa. ‖ **uremic** —. N. urémica.

pneumonocele. Neumocele. (V. *pneumatocele.*)

pneumolysis. Neumólisis. Liberación de adherencias pulmonares para facilitar su colapso.

pneumonomelanosis. Neumonomelanosis. Melanosis del tejido pulmonar.

pneumonometer. Neumonómetro. Forma de espirómetro.

pneumonopathy. Neumopatía. Enfermedad pulmonar.

pneumonopexy. Neumopexia. Fijación quirúrgica del pulmón a la pared torácica.

pneumonorrhaphy. Neumorrafia. Sutura del pulmón.

pneumonosis. Neumonosis. Enfermedad pulmonar.

pneumonotomy. Neumotomía. Incisión quirúrgica del pulmón.

pneumopericardium. Neumopericardio. Presencia de aire o gas en la cavidad pericárdica.

neumoperitoneum. Neumoperitoneo. Aeroperitoneo. (V. *aeroperitoneum.*)

pneumoperitonitis. Neumoperitonitis. Peritonitis con acumulación de aire o gas en la cavidad peritoneal.

pneumopexy. Neumopexia. (V. *pneumonopexy.*)

pneumophagia. Neumofagia. Aerofagia.

pneumophonia. Neumofonía. Forma de disfonía.

pneumopleuritis. Neumopleuritis. Inflamamción de los pulmones y la pleura.

pneumopyopericardium. Neumopiopericardio. Presencia de gas y pus en el pericardio.

pneumopyothorax. Neumopiotórax. Presencia de aire y pus en la cavidad pleural.

pneumorachis. Neumorraquis. Presencia de aire en el conducto vertebral.

pneumoradiography. Neumorradiografía. Radiografía de una parte, previa inyección de aire.

pneumorrhagia. Neumorragia. Hemorragia pulmonar. Hemoptisis grave.

pneumotherapy. Neumoterapia. Tratamiento de las enfermedades pulmonares.

pneumothorax. Neumotórax. Acumulación de gas o aire en el espacio pleural. ‖ **artificial** —. N. artificial. ‖ **diagnostic** —. N. diagnóstico. ‖ **spontaneous** —. N. espontáneo. ‖ **therapeutic** —. N. terapéutico.

pneumotomy. Neumotomía. (V. *pneumonotomy.*)

pneumotropic. Neumotrópico. Con afinidad selectiva por el neumococo.

pneumotympanum. Neumotímpano. Presencia de aire en el oído medio.

pneumotyphus. Neumotifus. Neumonía coincidente con tifus.

pneumuria. (V. *pneumaturia.*)

pneusis. Respiración.

PNH. Abreviatura de *paroxysmal nocturnal hemoglobulinuria.*

PNM syndrome. Síndrome de Maroteaux-Malamut. Síndrome de PNM.

PO. Abreviatura de *per os* (por vía oral).

Po. Símbolo del polonio.

pock. Pústula.

pocket. Cavidad. Espacio sacular.

pockmarck. Depresión que queda después de una pústula.

poculum. Poculum. Copa. || — **Diogenis.** Convavidad de la palma de la mano.

pod-. Podo-. Prefijo que significa «pie».

podagra. Podagra. Gota, especialmente en el pie.

podalgia. Podalgia. Dolor en el pie, p. ej., debido a gota o reumatismo.

podalic. Podálico. Efectuado por medio del pie. || **version** —. Versión podálica.

podarthritis. Podartritis. Inflamación de las articulaciones del pie.

podelcoma. Podelcoma. Ulcera en el pie.

podencephalus. Podencéfalo. Monstruo en el que el cráneo cuelga a modo de pedículo.

podiatrist. Podiatra. Callista.

podiatry. Podiatría. Podología.

podocyte. Podocito. Célula epitelial modificada, en el glomérulo renal.

podoynia. Pododinia. Dolor neurálgico en el talón y planta del pie.

podogram. Podograma. Impresión de la planta del pie.

podophyllin. Podofilina. Resina de la raíz del podófilo.

podophyllous. Podófilo. Tejidos que constituyen la porción sensible del casco de los animales.

Poehl's test. Prueba de Poehl. [A. V. von Poehl, químico ruso, 1850-1908.] Para la detección del bacilo Vírgula.

pogoniasis. Pogoniasis. Hipertricosis en la barba. || Barba en las mujeres.

pogonion. Pogonion. Punto más avanzado en la línea media de la barbilla.

-poiesis. -poyesis. Sufijo que significa «formación».

poietin. Poyetina. Hormona que interviene en la regulación del número de varios tipos de células en la sangre periférica.

poikilo-. Poiquilo-. Prefijo que significa «irregular» o «variedad».

poikiloblast. Poiquiloblasto. Eritroblasto nucleado.

poikilocyte. Poiquilocito. Eritrocito deformado, con mayor tamaño del normal.

poikilocytosis. Poiquilocitosis. Presencia de poiquilocitos en la sangre.

poikiloderma. Poiquilodermia. Situación caracterizada por cambios pigmentarios y atróficos de la piel. || — **atrophicans vasculare.** P. atrófica vascular.

poikilodermatomyositis. Poiquilodermatomiositis. Dermatomiosis con cambios poiquilodérmicos en la piel.

poikilonymy. Poiquilonimia. Confusión de términos de diferente nomenclatura.

poikiloploidy. Poiquiploidia. Situación con diversos números de cromosomas en diferentes células.

poikilothermy. Poiquilotermia. Capacidad de adaptarse a la temperatura ambiente.

poikilothrombocyte. Poiquilotrombocito. Plaqueta de forma anormal.

poikilothimia. Poiquilotimia. Irregularidad mental.

point. Punto. Area o espacio pequeños. || **Addison's** —. P. de Addison. P. medio epigástrico. || **craniometric** —. P. craneométrico. || **critical** —. P. crítico. || **fusion** —. P. de fusión. || **supraorbital** —. P. supraorbitario.

pointer. Contusión en una eminencia ósea.

pointillage. Puntillaje. Masaje con la punta de los dedos.

Poirier's gland. Glándula de Poirier. [P. Poirier, cirujano francés, 1853-1907.] Glándula linfática, donde la arteria uterina se cruza con el uréter. || — **line.** Línea de P. Línea desde el ángulo nasofrontal hasta un punto inmediatamente por encima del lambda.

Poiseuille's law. Ley de Poiseuille. [J. L. M. Poiseuille, fisiólogo francés, 1799-1869.] La velocidad en los tubos capilares es proporcional al cuadrado de su diámetro.

poison. Veneno. Sustancia que, en cualquier forma de contacto con el organismo, causa intoxicación e incluso la muerte.

poisoning. Envenenamiento. Situación patológica producida por un veneno.

poisonous. Venenoso. De la naturaleza del veneno.

Poland's syndrome. Síndrome de Poland. Conjunto malformativo de herencia recesiva, con sindactilia y braquidactilia unilateral, aplasia del músculo pectoral mayor y también, a veces, de la mama o del pezón.

polar. Polar. Relativo a un polo.

polarimeter. Polarímetro. Instrumento para examinar la luz polarizada.

polarimetry. Polarimetría. Medida de la rotación de la luz polarizada en un plano, por un líquido o un sólido.

polariscope. Polariscopio. Instrumento para medir la luz polarizada.

polarity. Polaridad. Situación de tener dos polos. || Presencia de gradiente axial.

polarization. Polarización. Producción de rayos luminosos por reflexión o refracción. || Acumulación de burbujas de hidrógeno en el polo negativo de una batería.

polarizer. Polarizador. Que polariza.

polarography. Polarografía. Técnica electroquímica para estimar la concentración de elementos reducidos.

pole. Polo. Cada extremidad de un eje. || Cada uno de los puntos con propiedades físicas opuestas.

polio-. Polio-. Prefijo que indica relación con la materia gris del sistema nervioso.

polioclastic. Policlástico. Destructor de la sustancia gris del sistema nervioso.

poliencephalitis. Poliencefalitis. Inflamación de la sustancia gris cerebral. || Poliomielitis cerebral || — **acuta hemorrhagica.** Encefalopatía de Wernicke.

polioencephalomyelitis. Polioencefalomielitis. Inflamación de la sustancia gris cerebral y de la médula espinal.

poliomyelitis. Poliomielitis. Enfermedad aguda vírica, con inflamación y degeneración de la sustancia

513

gris de la médula espinal. || **acute anterior** —. P. anterior aguda. || **endemic** -. P. endémica. || **post-vaccinal** —. P. posvacunal.

poliomyelopathy. Poliomielopatía. Enfermedad primaria que afecta la sustancia gris de la médula espinal.

polioplasm. Polioplasma. Protoplasma granular de la célula.

poliosis. Poliosis. Canicie.

poliovirus. Poliovirus. Agente etiológico de la poliomielitis.

Politzer's bag. Pera de Politzer. [A. Politzer, otólogo húngaro, 1835-1920.] Pera de goma para irrigar el tubo faringotimpánico. || — **cone of light**. Cono de luz de P. Triángulo luminoso de la membrana del tímpano. || — **method**. Método de P. Dilatación del conducto faringotimpánico y del tímpano haciendo pasar aire a la cavidad nasal en el momento en que se produce la deglución.

politzerization. Politzerización. Aplicación de la técnica de Politzer.

polkissen. Células yuxtaglomerulares.

pollakiuria. Polaquiuria. Emisión anormalmente frecuente de orina en poca cantidad.

pollen. Polen. Polvo de microsporas.

pollex. Dedo gordo del pie.

pollinosis. Polinosis. Reacción alérgica al polen.

pollution. Polución. Acto de manchar. || Emisión de semen.

polocyte. Polocito. Cuerpo polar.

polonium. Polonio. Metal, de símbolo Po.

poltophagy. Poltofagia. Masticación de los alimentos hasta reducirlos a una pasta.

polus. (V. *pole.*)

Polya's operation. Operación de Polya. [A. Polya, cirujano húngaro, 1876-1944.] Gastrectomía subtotal y escisión de la primera duodenal con anastomosis gastrocólica.

polyadenitis. Poliadenitis. Inflamación simultánea de varios ganglios.

polyadenomatosis. Poliadenomatosis. Adenomatosis múltiple.

polyadenopathy. Poliadenopatía. Afección de varios ganglios.

polyalgesia. Polialgesia. Sensación múltiple, producida por un estímulo doloroso único.

polyandry. Poliandria. Matrimonio de una mujer con más de un hombre a la vez.

polyangiitis. Poliangeítis. Inflamación de varios vasos sanguíneos o linfáticos.

polyarthritis. Poliartritis. Inflamación simultánea de varias articulaciones.

polyarticular. Poliarticular. Que afecta a varias articulaciones.

polyatomic. Poliatómico. Con varios átomos.

polyaxon. Poliaxón. Célula nerviosa de la que salen varios cilindroejes.

polybasic. Polibásico. Acido con varios átomos de hidrógeno reemplazables por bases.

polyblast. Poliblasto. Término de Maximow para

designar células monucleares presentes en tejidos inflamados.

polycentric. Policéntrico. Que tiene muchos centros.

polycheiria. Poliqueiria. Poliquiria. Que tiene más de dos manos.

polychemotherapy. Poliquimioterapia. Tratamiento mediante la administración simultánea de distintos agentes terapéuticos.

polycholia. Policolia. Excreción excesiva de bilis.

polychondritis. Policondritis. Inflamación de diversos cartílagos del organismo.

polychromatic. Policromático. Que tiene muchos colores.

polychromatophil. Policromatófilo. Que presenta afinidad por varios colorantes.

polychromatophilia. Policromatofilia. Con sensibilidad por diversos colorantes.

polychromatosis. Policromatosis. Aumento del número de policromatófilos en sangre.

polychromemia. Policromemia. Aumento de materia colorante en la sangre.

polychylia. Poliquilia. Producción excesiva de quilo.

polyclinic. Policlínica. Hospital donde se tratan las enfermedades.

polyclonal. Policlonal. Derivado de diferentes células.

polycoria. Policoria. Existencia de más de un orificio pupilar en un ojo. || Depósito de sustancias de reserva en un órgano.

polycrotic. Policrótico. Con elevaciones secundarias en la onda del pulso.

polycyesis. Policiesis. Embarazo múltiple.

polycystic. Poliquístico. Que contiene varios quistes.

polycythemia. Policitemia. Aumento del total de células rojas en la sangre. || — **vera**. Enfermedad de Vaquez.

polydactyly. Polidactilia. Presencia de dedos supernumerarios.

polydipsia. Polidipsia. Sed excesiva.

polydysplasia. Polidisplasia. Displasia de varios órganos.

polydystrophy. Polidistrofia. Distrofia múltiple.

polygalactia. Poligalactia. Secreción excesiva de leche.

polygamy. Poligamia. Matrimonio de un hombre con varias mujeres.

polygen. Poligénico. Antígeno que comprende dos o más formas de especificidad antigénica.

polygene. Polígeno. Grupo de genes no alélicos.

polyglandular. Poliglandular. Que se refiere a varias glándulas.

polygnathus. Polignato. Monstruo que presenta en una de las mandíbulas apéndices deformes.

polygraph. Polígrafo. Forma de esfigmógrafo.

polygyria. Poligiria. Mayor número de circunvoluciones cerebrales de lo normal.

polyhedral. Poliédrico. Que tiene varias caras o superficies.

polyhydrosis. Polihidrosis. (V. *hyperhidrosis.*)

polyhydruria. Polihidruria. Dilución anormal de la orina.

polymastia. Polimastia. Presencia de más de dos mamas.

polymelia. Polimelia. Presencia de miembros supernumerarios.

polymelus. Polimelo. Individuo que presenta polimelia.

polymenorrhea. Polimenorrea. Menstruación anormalmente frecuente.

polymer. Polímero. Isómero con igual composición, pero distinto peso molecular.

polymerase. Polimerasa. Enzima que cataliza la polimerización.

polymeria. Polimería. Desarrollo anormal, por desarrollo de órganos o partes supernumerarios.

polymnia. *Polymnia.* Género de plantas usadas como antihelmínticas, antiespasmódicas y laxantes.

polymorph. Polimorfo. Que se presenta de varias formas.

polymorphism. Polimorfismo. Cualidad de presentarse de varias formas.

polymorphocellular. Polimorfocelular. Que tiene células de diversas formas.

polymorphocyte. Polimorfocito. Mielocito.

polymorphonuclear. Polimorfonuclear. Que presenta núcleos de diversas formas.

polymorphous. Polimorfo. Que se presenta en varias formas.

polymyalgia. Polimialgia. Mialgia que afecta a varios músculos. || — **rheumatica.** P. reumática.

polymyopathy. Polimiopatía. Miopatía múltiple.

polymyositis. Polimiositis. Miositis en varios músculos, con cambios degenerativos y regenerativos.

polymyxin. Polimixina. Aerosporina. (V. *aerosporin.*)

polyneuritis. Polineuritis. Inflamación simultánea de varios nervios.

polyneuromyositis. Polineuromiositis. Inflamación de músculos y nervios periféricos.

polyneuropathy. Polineuropatía. Enfermedad que afecta varios nervios.

polynuclear. Polinuclear. (V. *polymorphonuclear.*)

polynucleotidase. Polinucleotidasa. Enzima del jugo pancreático e intestinal que cataliza la hidrólisis de los polinucleótidos a mononucleótidos.

polynucleotide. Polinucleótido. Acido nucleico compuesto de varios mononucleótidos.

polyodontia. Poliodontia. Presencia de dientes supernumerarios.

polyoma. Polioma. Tumor producido por virus oncogénicos.

polyomavirus. Poliomavirus. Subgrupo de parvovirus, causa de neoplasias en animales de laboratorio.

polyonychia. Polioniquia. Existencia de uñas supernumerarias.

polyopia. Poliopía. Visión múltiple.

polyorchidism. Poliorquidia. Presencia de más de dos testículos.

polyotia. Poliotia. Presencia de más de dos orejas.

polyp. Pólipo. Excrecencia patológica de la membrana mucosa. || **adenomatous** —. P. adenomatoso. || **endometrial** —. P. endometrial. || **nasal** —. P. nasal.

polypathia. Polipatía. Presencia de diversas enfermedades a la vez.

polypectomy. Polipectomía. Escisión de un pólipo.

polypeptic. Polipéptico. Con muchos ataques o exacerbaciones.

polypeptidase. Polipeptidasa. Enzima que cataliza la hidrólisis de los polipéptidos.

polypeptide. Polipéptido. Péptido formado por la unión de más de tres aminoácidos.

polypeptidemia. Polipeptidemia. Presencia de polipéptidos en la sangre.

polyperiostitis. Poliperiostitis. Periostitis en varios huesos.

polyphagia. Polifagia. Apetito excesivo.

polyphalangia. Polifalangismo. Excesivo número de falanges.

polyphalangism. Polifalangismo. (V. *polyphalangia.*)

polyphasic. Polifásico. Con muchas fases.

polyphobia. Polifobia. Temor patológico a diversas cosas.

polyphrasia. Polifrasia. Locuacidad patológica.

polypiferous. Polipiforme. De forma semejante a un pólipo.

polyplastic. Poliplásico. Que contiene muchos elementos constituyentes. || Que se transforma muchas veces durante el desarrollo.

poliplax. Piojo de ratas y ratones.

polyplegia. Poliplejía. Parálisis simultánea de diversos músculos.

polyploid. Poliploide. Que tiene más de dos series de cromosomas homólogos.

polypnea. Polipnea. Aumento de la respiración.

polypodia. Polipodia. Presencia de pies supernumerarios.

polypoid. Polipoide. Semejante a un pólipo.

polyporus. *Polyporus.* Género de hongos que incluye muchas especies.

polyposia. Poliposia. Polidipsia.

polyposis. Poliposis. Desarrollo de múltiples pólipos en una parte. || — **familial.** Enfermedad de Gardner. || — **gastrica.** P. gástrica.

polypotome. Polipótomo. Instrumento empleado para extirpar pólipos.

polypotrite. Polipotrito. Instrumento utilizado para aplastar los pólipos.

polyptychial. Poliptiquio. Dispuesto en capas.

polypus. Pólipo. (V. *polyp.*)

polyradiculitis. Polirradiculitis. Inflamación de las raíces nerviosas.

polyradiculoneuropathy. Polirradiculoneuropatía. Síndrome de Guillain-Barré.

polyribosome. Polirribosoma. Complejo formado por ribosomas unidos por filamentos de RNA mensajero.

polysaccharide. Polisacárido. Hidrato de carbono formado por la condensación de varios monosacáridos.

polysarcia. Polisarcia. Corpulencia. Que tiene mucha carne.

P

polysarcous. Polisarco. Corpulento.

polyscelia. Poliscelia. Desarrollo anormal caracterizado por el desarrollo de más de dos piernas.

polyserositis. Poliserositis. Inflamación de diversas
membranas serosas.

polysinusitis. Polisinusitis. Sinusitis múltiple.

polysomus. Polisomo. Monstruo doble o triple.

polysomy. Polisomía. Exceso de un cromosoma
particular.

polyspermia. Polispermia. Secreción excesiva de
semen. || Fertilización de un huevo por más de un
espermatozoo.

polyspermy. Polispermia. (V. *polyspermia.*)

polystichia. Polistiquia. Con dos o más filas de pestañas.

polysynovitis. Polisinovitis. Inflamación en general
de las membranas sinoviales.

polytendinitis. Politendinitis. Tendinitis múltiple.

polythelia. Politelia. Que presenta varios pezones.

polytocous. Politocia. Parto múltiple.

polytrichia. Politriquia. Hipertricosis.

polytrichum. *Polytrichum.* Género de musgo.

polythrophia. Politrofia. Nutrición excesiva.

polytrophy. Politrofia. (V. *polytrophia.*)

polyunsaturated. Poliinsaturado. Referido a un ácido graso, como el linoleico.

polyuria. Poliuria. Excreción de gran cantidad de
orina.

polyvalent. Polivalente. Que tiene más de una
valencia.

polyvinylpyrrolidone. Polivinilpirrolidona. Sustancia derivada de la vinilpirrolidona que retiene gran
cantidad de agua.

pomade. Pomada. Preparación médica para aplicación en la piel.

pomatum. Pomada. (V. *pomade.*)

pompholyx. Ponfólix. Erupción cutánea, con aparición de vesículas intraepidérmicas. Sin.: Hidrocistoma.

pomum. *Pomum.* Nuez de Adán: prominencia del
cartílago tiroides en el cuello.

ponceau B. Vibrión de la escarlatina.

Poncet's disease. Enfermedad de Poncet. [A. Poncet, cirujano francés, 1849-1913.] Reumatismo
tuberculoso.

ponderable. Ponderable. Que tiene peso y se puede
pesar.

ponderal. Ponderal. Relativo al peso.

pondostatural. Pondoestatural. Relativo al peso y
la estatura.

Ponfick's shadow. Sombra de Ponfick. [C. E. Ponfick, patólogo alemán, 1844-1913.] Corpúsculo
fantasma.

ponograph. Ponógrafo. Instrumento para apreciar la
sensibilidad al dolor.

pons. Puente. Porción de tejido que une dos parte. ||
— **cerebelli**. P. del cerebelo. || — **Varolii**. P. de
Varolio.

pontibrachium. Pedúnculo cerebelar medio.

ponticular. Ponticular. Relativo al pontículo.

ponticulus. Pontículo. Antepuente (finas láminas de
sustancia blanca que cruzan el extremo anterior de
la pirámide.).

pontil. Pontil. Relativo al puente de Varolio.

pontine. Pontino. (V. *pontil.*)

pontine atrophy, Spatz type. Síndrome de Spatz.
[Hugo Spatz, 1888-1969, neuropatólogo alemán,
n. en Berlín.] Atrofia pontina.

pontocerebellar. Pontocerebelar. Relativo al puente
y el cerebelo.

pool. Reservorio común. || Mezcla de plasma de
varios donantes.

Pool's phenomenon. Fenómeno de Pool. [E. H.
Pool, cirujano norteamericano, 1874-1949.] En la
tetania. Signo de Schlesinger.

**poorly differentiated lymphocytic malignant
lymphoma.** Inmunoblastoma. Linfoma no hodg-
kiniano maligno, formado por inmunoblastos
basófilos de gran tamaño, células epitelioides,
células gigantes y plasmocitoblastos.

poples. Cara posterior de la rodilla.

popliteal. Poplíteo. Relativo a la cara posterior de la
rodilla.

poppy. Adormidera. De la familia *Papaveraceae.*

POR. Abreviatura de *problem oriented record.*

poradenitis. Poradenitis. Afección de los ganglios
linfáticos ilíacos.

pore. Poro. Pequeña abertura. Meato. || **biliary** —.
P. colédoco. || **taste** —. P. gustatorio.

porencephalia. Porencefalia. Presencia de quistes o
cavidades en la corteza cerebral.

porencephaly. Porencefalia. (V. *porencephalia.*)

poriomania. Poriomanía. Automatismo ambulante.

porocele. Porocele. Hernia escrotal con engrosamientos de las cubiertas de los testículos.

porocephalus. *Porocephalus.* Género de artrópodos
parásitos del orden *Porocephalida.*

porokeratosis. Poroqueratosis. Afección hereditaria
de la piel.

poroma. Poroma. Callosidad.

porosis. Porosis. Formación del callo de fractura. ||
Formación de una cavidad.

porosity. Porosidad. Que tiene poroso.

porphin. Porfina. Anillo fundamental que forma el
núcleo de las porfirinas.

porphobilin. Porfobilina. Pigmento no porfirínico.

porphobilinogen. Porfobilinógeno. Precursor de la porfobilina.

porphyria. Porfiria. Alteración del metabolismo de
la porfirina, con aumento en la formación y excre-
ción de porfirinas o sus precursores. || **acute** —. P.
aguda. || **acute intermittent** —. P. aguda intermi-
tente. || **cutaneous** —. P. cutánea. || **variegate** —.
P. variegata: tipo de Africa del Sur.

porphyrin. Porfirina. Sustancia derivada del núcleo
cíclico tetrapirrólico.

porphyrinemia. Porfirinemia. Presencia de porfirina en sangre.

porphyrinuria. Porfirinuria. Presencia de porfirina
en la orina.

Porro's operation. Operación de Porro. [E. Porro, médico italiano, 1842-1902.] Cesárea seguida de extirpación de útero, ovarios y trompas.

porta. Puerta. Entrada, portal. Término usado en anatomía principalmente. ‖ — **of fung.** Hilio pulmonar.

Porter's sign. Signo de Porter. [W. H. Porter, médico irlandés, 1790-1861.] Distención de la tráquea. ‖ — **fascia.** Fascia pretraqueal.

Porter's test. Reacción de Porter. [W. H. Porter, médico norteamericano, 1853-1933.] Para el indicán.

portio. Portio. Poción, parte.

portography. Portografía. Radiografía de la vena porta previa inyección de material opaco.

porus. Poro. (V. *pore*)

pos-, post-. Pos-, post. Prefijos que significan «después», «posterior».

Posada's mycosis. Micosis de Posada. [A. Posada, patólogo argentino, 1870-1902.] Coccidioidomicosis.

posed. Postura. Posición (de un diente, en odontología).

position. Posición. Postura adoptada por el cuerpo del paciente en ciertas condiciones. ‖ En obstetricia, colocación del feto. ‖ **anatomical** —. P. anatómica. ‖ **decubitus** —. P. decúbito. ‖ **dorsal** —. P. dorsal. ‖ **genupectoral** —. P. genupectoral ‖ **lateral recumbent** —. P. lateral acostada. ‖ **obstetrical** —. P. obstétrica. ‖ **sacrotransverse** —. P. sacrotransversa. ‖ **Trendelenburg's** —. P. de Trendelenburg.

positive. Positivo. Superior a cero. ‖ Que indica la presencia de una situación, organismo, etc. ‖ Caracterizado por afirmación.

positron. Positrón. Electrón positivo.

posology. Posología. Sistema de dosificación.

post. Puesto.

postaxial. Postaxil. Situado detrás de un eje.

postbrachial. Posbraquial. En la cara posterior del brazo.

postcardiotomy syndrome. Síndrome poscardiotomía. Cardiopatía autoinmune que se desarrolla tras una cardiotomía, por formación de anticuerpos antifibra miocárdica.

poscentral. Poscentral. Que sucede detrás de un centro o está situado detrás de él.

postcibal. Poscibal. Después de la ingestión de alimentos.

postcisterna. Poscisterna. Cisterna magna.

posclavicular. Posclavicular. Detrás de la clavícula.

postclimateric. Posclimatérico. Después del climaterio.

postcommissure. Poscomisura. Comisura posterior.

postcondylar. Poscondíleo. Detrás de un cóndilo.

postconnubial. Posconnubial. Que ocurre después del matrimonio.

postconvulsive. Posconvulsivo. Subsiguiente a una convulsión.

postcordial. Poscordial. Detrás del corazón.

postdiastolic. Posdiastólico. Que ocurre después de la diástole.

postdicrotic. Posdicrótico. Que ocurre después de la curva dicrótica del esfigmograma.

postdigestive. Posdigestivo. Después de la digestión.

postdiphtheritic. Posdiftérico. Que ocurre después o a consecuencia de la difteria.

postdural. Posdural. Detrás de la duramadre.

postembryonic. Postembrionario. Que ocurre después del periodo embrionario.

postencephalitic. Postencefalítico. Que ocurre después de una encefalitis.

postepileptic. Postepiléptico. Consecutivo a un ataque epiléptico.

posterior. Posterior. Situado detrás.

posterula. Postérula. Pequeño espacio detrás de los cornetes.

postethmoid. Postetmoideo. Detrás del etmoides.

postfebril. Posfebril. Después de la fiebre, o consecuencia.

postganglionic. Posganglionar. Posterior a un ganglio.

postglenoid. Posglenoideo. Posterior a una cavidad glenoidea.

posthemorrhage. Posthemorragia. Hemorragia secundaria.

posthepatic. Posthepático. Detrás del hígado.

posthetomy. Circuncisión.

posthitis. Postitis. Inflamación del prepucio.

posthumous. Póstumo. Que ocurre después de muerto.

posthyoid. Posthioideo. Detrás del hueso hioides.

posthypnotic. Posthipnótico. Consecutivo al estado hipnótico.

posthypophysis. Posthipófisis. Parte posterior de la hipófisis.

posticus. Posterior.

postischium. Posisquial. Situado detrás del isquión.

postmalarial. Posmalárico. Que ocurre después de haber padecido la malaria.

postmastoid. Posmatoideo. Situado detrás del proceso mastoideo.

postmediastinum. Posmediastino. Mediastino posterior.

postmeiotic. Posmeiótico. Que sucede después de la meiosis.

postmenopausal. Posmenopáusico. Que se produce después de la menopausia.

postmesenteric. Posmesentérico. Situado detrás del mesenterio.

post mortem. *Post mortem.* Después de la muerte.

postnasal. Posnasal. Detrás de la nariz.

postnatal. Posnatal. Después del nacimiento.

postnodular. Posnodular. Detrás de un nódulo.

postocular. Postocular. Situado detrás del ojo.

postoperative. Postoperatorio. Después de una operación.

postparalytic. Posparalítico. Que sigue a un ataque de parálisis.

post partum. *Post partum.* Posparto: después del parto.

postprandial. Posprandial. Después de la comida.

postrolandic. Posrolándico. Situado detrás de la cisura de Rolando.

postsacral. Postsacro. Detrás del sacro.

postsplenectomy. Postesplenectomía. Que sucede después de la esplenectomía.

postsynaptic. Postsináptico. Situado distalmente a la sinapsis.

posttraumatic encephalopathy. Síndrome de Friedmann. [Max Friedmann, 1858-1925, neurólogo alemán, n. en Mannheim.] Encefalopatía traumática progresiva debida a una alteración de la regulación circulatoria. Se presenta con cefalea, vértigos, irritabilidad, cansancio prematuro, alteraciones del sueño, abandono de la palabra e insuficiencia cardiocirculatoria.

postulate. Postulado. Principio que fundamenta una demostración.

postural. Postural. Relativo a la postura o posición.

posture. Postura. Posición.

postuterine. Posuterino. Situado detrás del útero.

postvaccinal. Posvacunal. Que ocurre después de la vacunación.

potable. Potable. Apto para la bebida.

Potain's apparatus. Aparato de Potain. [P. C. E. Potain, médico francés, 1825-1901.] Aspirador utilizado para aspirar o inyectar aire o líquidos en la cavidad pleural.

potash. Potasa. || **caustic** —. P. caústica: hidróxido de potasio.

potassemia. Potasemia. Caliemia. Cifra de potasio en sangre.

potassium. Potasio. Elemento metálico del grupo de los alcalinos, de símbolo K.

potency. (V. *power.*)

potential. Potencial. Que existe dispuesto para la acción, pero no en actividad. || Tensión eléctrica. || **action** —. P. de acción. || **generator** —. Generador.

potentiometer. Potenciómetro. Instrumento que mide el voltaje.

potion. Poción. Preparación medicamentosa líquida para administración oral.

potocytosis. Potocitosis. Paso hipotético de líquido a través de la célula.

potomania. Potomanía. Deseo anormal de beber. || *Delirium tremens.*

Pott's aneurysm. Aneurisma de Pott. [Sir P. Pott, cirujano inglés, 1714-1788.] Varice aneurismática. || — **boss**. Mal de P. Tuberculosis de columna vertebral. || — **curvature**. Curvatura de P. En la columna afectada de tuberculosis. || — **disease**. Enfermedad de P. Afección tuberculosa de la columna vertebral. || — **fracture**. Fractura de P. F. del extremo inferior del peroné. || — **paraplegia**. Paraplejía de P. Debida a la tuberculosis de columna vertebral.

Pottenger's sign. Signo de Pottenger. [F. M. Pottenger, médico norteamericano, n. en 1869.] Rigidez muscular intercostal en la afección inflamatoria pulmonar y pleural.

Potter's homogenizer. Aparato de Potter. Tubo de vidrio provisto de un pistilo rotatorio utilizado para homogeneizar tejidos y aislar núcleos celulares, mitocondrias, etc. de manera no destructiva. || **Potter's syndrome.** —síndrome I de. [Edith L. Potter ginecóloga norteamericana, n. en Chicago.] Displasias renofaciales congénitas, debidas probablemente a una lesión temprana del sistema cordal. Presenta hipertelorismo, epicanto, raiz nasal ancha, pabellones auriculares de asieto caudal a modo de cubeta y microgenia. || **fetal polycystic syndrome.** —síndrome II de. Fibroangiomatosis congénita biliar. Hiperplasia poliquística de conductos biliares intrahepáticos, angiomatosa, que cursa con fibrosis secundaria periportal, de páncreas y de riñones, y presenta nefritis secundaria intersticiosclerosante y atrofia tubular.

Potter treatment. Tratamiento de Potter. [C. A. Potter, médico norteamericano, 1886-1933.] En las fístulas intestinales.

Potter version. Versión de Potter. [I. W. Potter, obstetra norteamericano, 1868-1956.] Versión podálica cuando el cuello está dilatado.

Pötzl's syndrome. Síndrome de Pötzl. [Otto Pötzl, 1877-1962, psiquiatra austriaco, n. en Viena.] Síndrome que presenta repentina incapacidad visual para distinguir las palabras, trastorno del reconocimiento de los colores, fallos de los campos visuales, trastornos en los movimientos de la mirada, y que se genera por lesiones focales en la circunvolución lingual del hemisferio dominante.

poush. Saco. Bolsa. **abdominovesical** —. S. abdominovesical. || **paravesical** —. S. paravesical. || — **pharyngeal** –. S. faríngeo.

pound. Libra. Unidad de masa equivalente a 453,592 gramos.

Poupart's ligament. Ligamento de Poupart. [F. Poupart, anatomista francés, 1661-1708.] Ligamento inguinal.

powder. Polvo. Agregación de pequeñas partículas, por trituración u otro medio. || — **aromatic**. P. aromático.

power. Capacidad. Potencia. Poder. Fuerza para desempeñar una acción.

pox. Enfermedad eruptiva o pustulosa, especialmente si es causada por virus.

poxvirus. Poxvirus. Grupo de virus relativamente grandes.

PPD. Abreviatura de *purified protein derivative (tuberculine).*

PPRF. Abreviatura de *pontine paramedian reticular formation* (formación reticular paramediana pontina): Uno de los centros nerviosos del mesencéfalo.

Ppt. Abreviatura de *precipitate* y de *prepared.*

Pr. Abreviatura de *presbyopia* y de *prism.*

practitioner. Médico.

Prader-Willi syndrome. Síndrome de Prader (–Labhart)-Willi (–Fanconi). Enanismo con hipogonadismo posiblemente hipotalámico, que, en parte, es anunciado durante el periodo posnatal por asfixia, y en el periodo del lactante por miotonía, adiposidad e hiperfagia. Por otro lado, se observa acromicria, hipogenitalismo, falta de gonadotropina, oligofrenia y posteriormente, con frecia, diabetes mellitus.

praecox. Precoz. Antes de tiempo.

praevia. Previa. ‖ **placenta** —. Placenta p.

pragmatagnosia. Pragmatagnosia. Imposibilidad de reconocer objetos antes conocidos.

pragmatamnesia. Paragmatamnesia. Pérdida de la facultad de recordar el aspecto de los objetos.

pragmatism. Pragmatismo. Tratamiento práctico de las cosas.

Prasad-Koza syndrome. Síndrome de Prasad-Koza. Variante del síndrome de carencia congénita de anticuerpos que no se manifiesta generalmente hasta la edad madura. Se presenta con agammaglobulinemia, hipertrofia generalizada de los ganglios linfáticos, hepatosplenomegalia como consecuencia de granulomas inespecíficos y anemia hemolítica.

Praxagoras. Práxagoras. Médico griego (300 a.d.C.).

praxiology. Praxiología. Estudio de la práctica.

praxis. Práctica. Acción práctica.

prazosin hydrochloride. Hidrocloruro de prazosina. Vasodilatador usado como antihipertensor. F.: $C_{19}H_{21}N_5O_4 \cdot HCl$.

pre-. Pre-. Prefijo que significa «ante», «delante».

preadult. Preadulto. Antes de la vida adulta.

preagonal. Preagónico. Que precede a la agonía.

preagonic. Preagónico. (V. *preagonal*.)

preanesthesia. Preanestesia. Anestesia preliminar.

preaortic. Preaórtico. Delante de la aorta.

preataxic. Preatáxico. Que precede a la ataxia.

preaxial. Preaxial. Situado delante de un eje.

prebacillary. Prebacilar. Que ocurre antes de que los bacilos entren en el sistema.

precancerosis. Precancerosis. Estado anterior al cáncer.

precancerous. Precanceroso. Que tiende a convertirse en canceroso.

precapillary. Precapilar. Vénula. Arteriola.

precardiac. Precardiaco. Situado ventralmente al corazón.

precartilage. Precartílago. Tejido embrionario cartilaginoso.

precava. Precava. Vena cava superior.

precentral. Precentral. Situado delante de un centro.

precession. Precesión. Un protón o cualquier núcleo con momento magnético nuclear distinto de cero, situado en un campo magnético externo gira o precede alrededor de su eje describiendo un cono. (Resonancia magnética).

prechordal. Precordal. Situado delante del notocordo.

precipitate. Precipitado. Depósito de una sustancia por precipitación.

precipitation. Precipitación. Proceso de precipitar algo.

precipitin. Precipitina. Anticuerpo para un antígeno soluble.

precipitinogen. Precipitógeno. Antígeno soluble que estímula la formación de precipitinas.

precirrhosis. Precirrosis. Estado previo a la cirrosis hepática.

preclavicular. Preclavicular. Delante de la clavícula.

preclinical. Preclínico. Estado anterior a la manifestación clínica.

precocious. Precoz. Que se desarrolla antes de lo que le correspondería por su edad.

precoma. Precoma. Estado que precede al coma.

preconscious. Preconsciente. Término de Freud para describir un proceso mental «fuera de la mente», que puede recordarse sin esfuerzo.

preconvulsive. Preconvulsivo. Que ocurre antes de la fase convulsiva.

precordium. Precordio. Región precordial, delante del corazón, en el tórax.

precornu. Precuerno. Cuerno anterior del ventrículo lateral.

precostal. Precostal. Delante de las costillas.

precritical. Precrítico. Previo a la producción de la crisis.

precuneus. Precúneo. Pequeña circunvolución en la cara media del lóbulo parietal del cerebro.

precursor. Precursor. Algo que precede. ‖ Signo o síntoma que anuncia otro.

prediabetes. Prediabetes. Estado anterior a la diabetes.

prediastole. Prediástole. Intervalo inmediatamente anterior a la diástole.

predigestion. Predigestión. Digestión artificial de los alimentos antes de su ingestión.

predisposition. Predisposición. Susceptibilidad latente hacia una enfermedad.

prednisolone. Prednisolona. Glucocorticoide sintético utilizado como antiinflamatorio. F.: $C_{21}H_{28}O_5$.

prednisone. Prednisona. Glucocorticoide sintético utilizado como antiinflamatorio. F.: $C_{21}H_{26}O_5$.

preeclampsia. Preeclampsia. Estado de toxemia anterior a la eclampsia.

preepiglottic. Preepiglótico. Delante de la epiglotis.

preeruptive. Preeruptivo. Anterior a la erupción.

preexcitation. Preexcitación. Excitación prematura de una parte del ventrículo.

prefrontal. Prefrontal. Situado en la porción frontal del lóbulo frontal.

preganglionic. Pregangliónico. Situado anterior o proximalmente al ganglio.

pregenital. Pregenital. Antes del desarrollo completo de los genitales.

pregnancy. Embarazo. Desarrollo del embrión en el interior del cuerpo. ‖ **ectopic** —. E. ectópico. ‖ **gemellary** —. E. gemelar. ‖ **hysteric** —. E. histérico. ‖ **multiple** —. E. múltiple. ‖ **spurious** —. E. falso. ‖ **utero-ovarian** —. E. uteroovárico.

pregnant. Grávida. Embarazada.

pregonium. Pregonio. Depresión de la mandíbula, delante del ángulo.

prehallux. Prehállux. Hueso supernumerario del pie.

prehemiplegic. Prehemipléjico. Anterior a la hemiplejía.

prehensión. Prensión. Acción de prender, sujetar.

prehyoid. Prehioideo. Delante del hueso hioides.

prehypophysis. Prehipófisis. Lóbulo anterior de la hipófisis.

preictal. Preictal. Ocurrido antes de un ataque de ictus.

Preiser's disease. Enfermedad de Preiser. Osteonecrosis idiopática del hueso navicular.

prekallikrein. Precalicreína. Precursor de la calicreína.

prelaryngeal. Prelaríngeo. Delante de la laringe.

preleukemia. Preleucemia. Estado de duración variable que precede a la leucemia.

prelimbic. Prelímbico. Situado delante de un limbo.

premature. Prematuro. Que ocurre antes del tiempo normal.

prematurity. Prematuridad. Condición de prematuro.

premaxillary. Premaxilar. Situado delante del maxilar.

premedication. Premedicación. Medicación preliminar, principalmente antes de la anestesia.

premenstrual. Premenstrual. Que ocurre antes de la menstruación.

premolar. Premolar. Muela de la primera dentición.

premunition. Premunición. Inmunidad relativa. ‖ Estado de resistencia a la infección.

premyeloblast. Premieloblasto. Precursor del mielocito.

prenatal. Prenatal. Antes del nacimiento.

preneoplastic. Preneoplásico. Anterior al desarrollo de un tumor.

preoperative. Preoperatorio. Anterior a una intervención quirúrgica.

preoptic. Preóptico. Situado en posición anterior al quiasma óptico.

preoral. Preoral. Situado delante de la boca.

preparation. Preparación. Acto o proceso de preparar. ‖ Medicamento para su uso.

preparative. Preparativo. Amboceptor.

prepatellar. Prepatelar. Situado delante de la rótula.

preponderance. Preponderancia. Situación de mayor fuerza o influencia. ‖ **ventricular** —. P. ventricular. Hipertrofia desproporcionada entre los ventrículos cardiacos.

preprandial. Preprandial. Anterior a la ingesta.

prepubertal. Prepuberal. Anterior a la pubertad.

prepuce. Prepucio. Pliegue de la piel del pene.

preputial. Prepucial. Relativo al prepucio.

preputiotomy. Prepuciotomía. Incisión del prepucio.

prepyloric. Prepilórico. Delante del píloro.

prerectal. Prerrectal. Delante del recto.

prerenal. Prerrenal. Anterior al riñón.

preretinal. Prerretiniano. Delante de la retina.

presacral. Presacro. Delante del sacro.

presbyacusia. Presbiacusia. (V. *presbycusis*.)

presbyatrics. Presbiatría. Geriatría.

presbycusis. Presbiacusia. Disminución de la agudeza auditiva en el anciano.

presbyopia. Presbiopía. Hipermetropía agudizada con la vejez.

prescapular. Preescapular. Delante de la escápula.

prescription. Prescripción. Receta.

presenility. Presenilidad. Vejez prematura.

presentation. Presentación. En obstetricia, prsentación fetal.

preservative. Preservativo. Sustancia que inhibe la multiplicación de microorganismos.

presoreceptor. Presorreceptor. Receptor sensible al estímulo vasomotor.

presphenoid. Presfenoides. Porción anterior del cuerpo del hueso esfenoides.

pressor. Presor. Que aumenta la presión sanguínea.

pressure. Presión. ‖ **hydrostatic** —. P. hidrostática. ‖ **negative** —. P. negativa. ‖ **osmotic** —. P. osmótica. ‖ **perfusión** —. P. de perfusión. ‖ **systolic** —. P. sistólica.

pressupurative. Presupurativo. Que sucede antes de la supuración.

presternum. Preesternón. Manubrio esternal.

presylvian. Presilviano. Relativo a la rama ascendente de la cisura de Silvio.

presynaptic. Presináptico. Delante de la sinapsis.

presystole. Presístole. Intervalo de tiempo que precede a la sístole.

presystolic. Presistólico. Relativo a la presístole.

pretarsal. Pretarsiano. Anterior al tarso.

prethyroideal. Pretiroideo. Situado delante del tiroides.

pretibial. Pretibial. Delane de la tibia.

pretracheal. Pretraqueal. Situado delante de la tráquea.

pretuberculosis. Pretuberculosis. Tuberculosis previa a la aparición de síntomas.

pretympanic. Pretimpánico. Situado delante del tímpano.

prevalence. Prevalencia. Incidencia.

preventive. Preventivo. Profiláctico.

prevertebral. Prevertebral. Delante de la columna vertebral.

prevesical. Prevesical. Delante de la vesícula.

PRF. Abreviatura de *prolactin releasing factor*.

priapism. Priapismo. Erección anormal y persistente del pene.

priapitis. Priapitis. Inflamación del pene.

priapus. Priapus. Pene.

Price-Jones curve. Curva de Price-Jones. [C. Price-Jones, médico inglés, 1863-1943.] Curva del tamaño de los hematíes en su variación durante una anemia.

primary. Primario. Principal.

primary cerebellar dentate atrophy. Enfermedad de Hunt. [James Ramsay Hunt, 1874-1937, neurólogo norteamericano, n. en Nueva York.] Atrofia del núcleo dentado del cerebelo. ‖ **juvenile Parkinson syndrome.** Parálisis agitante juvenil, parkinsonismo juvenil. ‖ **Hunt neuralgia.** —neuralgia de: neuralgia del ganglio geniculado en casos de herpes zoster ótico, compárese con la zona de Hunt. ‖ **occupational neuritis of the deep branch of the ulnar nerve.** — síndrome de: neuropatía debida a una lesión por compresión del tronco palmar del nervio cubital entre el flexor y el aductor del 5º dedo, en casos de trabajo continuado durante muchos años en el que se flexione la muñeca, presionando al mismo tiempo sobre la articulación metacarpofalángica del dedo pequeño; se caracteriza por dificultad para asir los objetos, parestesias distales en los dedos, debilidad de la extensión del 4º y 5º dedos y, finalmente, puede presentarse parálisis y atrofia de los músculos que se insertan en el cúbito. || **Hunt's geniculate auricular zone.** —zona de: zona triangular del oido, con el tímpano como vértice, las paredes del conducto auditivo como lados y la concha auricular como base, inervada por las fibras sensitivas del VII par. En las infecciones víricas del ganglio geniculado, herpes zoster ótico, dicha zona se presente muy dolorosa y con las vesículas zosterianas características, en ocasiones acompañadas de parálisis facial, VII par.

primary splenic neutropenia. Enfermedad de Wisemann-Doan. Neutropenia esplenógena primaria. Granulocitopenia crónica que se presenta conjuntamente con esplenomegalia, con médula ósea normal o hiperplásica. Involuciona después de la esplenectomía.

primates. *Primates.* Orden más elevado en la escala zoológica.

primed. Activado inmunológicamente por exposición inicial a un antígeno.

primigravida. Primigrávida. Mujer embarazada por primera vez.

priming dose. Dosis de ataque, administrada de forma rápida para alcanzar la concentración terapéutica.

primipara. Primípara. Mujer que da a luz por primípara.

primiparity. Primiparidad. Condición de ser primípara.

primitive. Primitivo. El primero en el tiempo. || Original.

primordial. Primordial. Primitivo.

primordium. Primordio. Rudimento. Sin.: Anlaje.

princeps. Princeps. Principal. Nombre de ciertas arterias.

principle. Principio. Componente químico. || Sustancia de la que dependen las propiedades de una droga. || — **active.** P. activo. || — **Doppler.** Efecto Doppler.

Pringle's disease. Enfermedad de Pringle. [J. J. Pringle, dermatólogo inglés, 1855-1922.] Adenoma sebáceo.

prism. Prisma. Cuerpo sólido de sección triangular o poligonal. || — **adamantine.** P. adamantino. || **Maddox** —. P. de Maddox. || **Nicol** —. P. de Nicol.

prismatic. Prismático. Producido por un prisma.

prismoid. Prismoide. Semejante a un prisma.

prismophere. Prismosfera. Prisma combinado con una lente esférica.

private antigen. Antígeno privado. Antígeno tumoral o de histocompatibilidad, restringido a un tumor específico, inducido químicamente o a un producto espcífico de un alelo determinado.

p.r.n. Abreviatura de *pro re nata.*

pro-. Pro-. Prefijo que significa «delante» o «antes».

proaccelerin. Proacelerina. Factor V de la coagulación.

proactinomycin. Proactinomicina. Grupo de antibióticos (A, B y C) producidos por cultivo de *Nocardia gardneri.*

proamnion. Proamnios. Amnios primitivo.

proatlas. Proatlas. Vértebra rudimentaria observada rara vez en el hombre.

probang. Sonda esofágica.

probe. Sonda. Instrumento flexible que puede introducirse en el interior de órganos.

probenecid. Probenecid. Uricosúrico oral. F.: $C_{12}H_{19}•NO_4S$.

probit. Desviación de la curva de Gauss en más de cinco.

procainamide hydrochloride. Hidrocloruro de procainamida. Utilizado en las arritmias cardiacas. F.: $C_{13}H_{21}N_3O • HCl$.

procaine. Procaína. Anestésico local. F.: $C_{13}H_{20}N_2O_2$.

procatarctic. Procatártico. Predisponente.

procedure. Procedimiento. Método, modo de practicar.

procentriole. Procentriolo. Precursor inmediato de los centriolos y de los cuerpos ciliares basales.

procephalic. Procefálico. Relativo a la parte anterior de la cabeza.

procerus. Procerus. Músculo piramidal de la nariz.

process. Proceso. Apófisis. Prominencia (p. ej., en un hueso). || **acromion.** Acromio. || **alveolar.** Alveolar. || **calcaneal.** Calcáneo. || **clinoid.** Clinoideo. || **clinoid anterior.** Clinoideo anterior. || **clinoidor, middle.** Clinoideo medio. || **clinoid posterior.** Clinoideo posterior. || **condyloid.** Condíleo. || **coracoid.** Coracoideo. || **coronoid.** Coronoide. || **coronoid of ulna.** Coronoide ulnaris. || **dentatus.** Dentario. || **ensiform.** Ensiforme. || **etmoidal.** Etmoidal. || **falciform.** Falciforme. || **frontal.** Frontal. || **infraorbital.** Infraorbitario. **intrajugular.** Intrayugular. || **jugular.** Yugular. || **lacrimal.** Lagrimal. || **mastoid.** Mastoideo. || **maxillary.** Maxilar. || **nasal.** Nasal. || **odontoid.** Odontoideo. || **orbital.** Orbitario. || **palatine.** Palatino. || **papyllary of liver.** Papilar del hígado. || **paroccipital.** Paroccipital. || **petrosal posterior.** Petroso posterior. || **postauditory.** Postauditorio, postauditivo. || **pterygoid.** Pterigoideo. || **sphenoidal.** Esfenoidal. || **styloid.** Estiloide. || **styloid, of fibula.** Estiloide de la fíbula. || **styloid of radius.** Estiloide del radio. || **styloid, of ulna.** Estiloide del cúbito. || **supracondylar.** Supracondíleo. || **temporal.** Temporal. || **uncinate.** Uncinata. || **uncinate, of pancreas.** Uncinata del páncreas. || **vaginal.** Vaginal. || **vaginal of sphenoid.** Vaginal del esfenoide. || **xiphoid.** Cifoide. || **zygomatic** . Cigomático.

prochondral. Procondral. Que se produce antes de la formación del cartílago.

prochordal. Procordal. Delante del notocordio.

prochromatin. Procromatina. Paranucleína.

procidentia. Procidencia. Prolapso.

procoagulant. Procoagulante. Que favorece la coagulación.

proconvertin. Proconvertina. Factor VII de la coagulación.

procreation. Procreación. Proceso de traer al mundo un nuevo ser.

proctalgia. Proctalgia. Dolor en el ano o recto.

proctatresia. Proctatresia. Imperforación anal o rectal.

proctectasia. Proctectasia. Dilatación anal o rectal.

proctectomy. Proctetomía. Extirpación del recto.

proctencleisis. Proctencleisis. Estenosis anal o rectal.

procteurynter. Procteurínter. Dilatador del ano.

procteurysis. Proctecurisis. Dilatación del recto.

proctitis. Proctitis. Inflamación del recto.

procto-. Procto-. Prefijo que significa «ano», «recto».

proctocele. Proctocele. Prolapso del recto. Sin.: Rectocele.

proctoclysis. Proctoclisis. Introducción de líquido por el recto.

proctococcypexy. Proctococcipexia. Sutura del recto al cóccix.

proctocolectomy. Proctocolectomía. Extirpación del colon y recto.

proctocolonoscopy. Proctocolonoscopia. Inspección del interior del recto y colon descendente.

proctocolpoplasty. Proctocolpoplastia. Cierre de una fístula rectovaginal.

proctodeum. Proctodeo. Pliegue del ectodermo en el embrión.

proctodynia. Proctodinia. Dolor en el ano. Sin.: Proctalgia.

proctogenic. Proctogénico. Derivado del ano o recto.

proctology. Proctología. Estudio de las alteraciones de recto y ano.

proctoparalysis. Proctoparálisis. Parálisis de los músculos del ano y recto.

proctopexy. Proctopexia. Fijación del recto mediante suturas.

proctoplasty. Proctoplastia. Cirugía plástica del recto.

proctoptosis. Proctoptosis. Prolapso del ano.

proctorrhagia. Proctorragia. Hemorragia por el recto.

proctorrhaphy. Proctorrafía. Reparación quirúrgica del recto.

proctorrhea. Proctorrea. Descarga de flujo mucoso por el ano.

proctoscope. Proctoscopio. Instrumento para practicar la protoscopia.

proctoscopy. Proctoscopia. Visualización directa del recto a través del proctoscopio.

proctosigmoidectomy. Proctosigmoidectomía. Escisión de ano, recto y sigmoides.

proctosigmoiditis. Proctosigmoiditis. Inflamación de recto y sigmoides.

proctospasm. Proctospasmo. Espasmo del recto.

proctostasis. Proctostasis. Estreñimiento con acumulación de heces en el recto.

proctostenosis. Proctostenosis. Estenosis del recto.

proctostomy. Proctostomía. Abertura quirúrgica del ano.

proctotome. Proctótomo. Instrumento para practicar la proctostomía.

proctotomy. Proctotomía. Incisión del recto.

proctotoreusis. Proctotoreusis. Realización de un ano artificial.

prodromal. Prodrómico. Signo precursor de una enfermedad.

prodrome. Pródromo. Síntoma precursor de una enfermedad.

pro-drug. Profármaco. Sustancia biológicamente inactiva, metabolizada a otra biológicamente activa.

producto. Producto. Originado por la actividad de otro cuerpo.

productive. Productivo. Que produce o forma (tejido nuevo, etc.).

proelastase. Proelastasa. Precursor inactivo de la elastasa.

proem. Proemio. Prólogo.

proencephalus. Proencéfalo. Monstruo fetal con hernia cerebral.

proenzyme. Proenzima. Precursor inactivo de una enzima. Sin.: Cimógeno.

proerythrocyte. Proeritrocito. Precursor del eritrocito.

proesterase. Proesterasa. Precursor inactivo de la esterasa.

Proetz position. Posición de Proetz. [A. W. Proetz. otorrinolaringólogo norteamericano, n. en 1888.] Posición dorsal con la cabeza colgando. ‖ — **treatment.** Tratamiento de P. Para las infecciones de los senos paranasales.

proferment. Profermento. Proenzima. Cimógeno.

professional. Profesional. Perteneciente a una profesión u ocupación.

Profeta's law. Ley de Profeta. [G. Profeta, dermatólogo italiano, 1840-1910.] Inmunidad a la sífilis de los hijos de padres sifilíticos.

Profichet's disease. Enfermedad de Profichet. [G. Ch. Profichet, médico fránces, n. en 1873.] Nódulos calcáreos periarticulares junto a alteraciones tróficas y nerviosas.

profile. Perfil.

Proflavine. Proflavina. Desinfectante bacteriostático. F.: $C_{13}H_{11}N_3$.

profundus. Profundo. No superficial.

progamous. Progámico. Previo a la fertilización del huevo.

progaster. Progáster. Arquenterón. Progastro.

progastrin. Progastrina. Precursor inactivo de lagastrina.

progenia. Prognatismo. (V. *prognathism.*)

progenitor. Progenitor. Pariente directo.

progeny. Progenie. Descendientes.

progeria. Progeria. Senilismo prematuro.

progestational. Progestacional. Antes de la gestación.

progesterone. Progesterona. Principal hormona progestágena del organismo. F.: $C_{21}H_{30}O_2$.

progestin. Progestina. Nombre original de la hormona del cuerpo lúteo.

progestogen. Progestógeno. Sustancia con actividad progestacional.

proglosis. Proglosis. Punta de la lengua.

proglottid. Proglotis. Segmento del cuerpo de la tenia.

proglottis. Proglótide. (V. *proglottid.)*

prognathism. Prognatismo. Protrusión de la mandíbula.

prognosis. Prognosis. Pronóstico.

prognostic. Prognosis. (V. *prognosis.)*

progonoma. Progonoma. Tumor debido a ectopia de tejidos, a su vez resultado del atavismo fetal.

progranulocyte. Progranulocito. Promielocito.

progravid. Prográvido. Progestacional.

progression. Progresión. Acción de moverse. || Proceso de volverse más severo. || — **metadromic.** P. metadrómica. Secuela de la encefalitis epidémica, por la que un individuo con dificultad para andar puede correr.

progressive. Progresivo. Que avanza. || Enfermedad que tiende a empeorar.

progressive spinal muscular atrophy. Enfermedad de Griesinger. [Wilhelm Griesinger, 1817-1868, neurólogo alemán.] Atrofia muscular espinal progresiva. || **Griesinger's sign.** Signo de Griesinger. Edema retromastoideo sensible a la presión con dilatación venosa en la trombosis del seno transverso.

prohormone. Prohormona. Precursor de la hormona.

proinsulin. Proinsulina. Precursor de la insulina.

pro-invasin. Proinvasina. Precursor de la invasina (hialuronidasa).

projection. Proyección. Acto de referir las impresiones sensoriales a su localización correcta. || Acto de extender hacia delante.

prolabium. Prolabio. Porción descubierta de labio.

prolactin. Prolactina. Hormona de la porción anterior de la hipófisis.

prolactinoma. Prolactinoma. Tumor pituitario de células que segregan prolactina.

prolamin. Prolamina. Grupo de proteínas de los cereales.

prolan. Prolán. Término de Zodek para designar el principio gonadotrópico de la orina de la embarazada.

prolapse. Prolpaso. Procidencia de una parte o víscera. || **rectal** —. P. rectal. || — **of uterus.** P. del útero.

prolapsus. Prolapso. (V. *prolapse.)*

prolepsis. Prolepsis. Nuevo paroxismo o recidiba antes del tiempo previsto.

proleptic. Proléptico. Relativo a la prolepsis.

proliferation. Proliferación. Reproducción o multiplicación de formas similares.

prolific. Prolífico. Productivo.

proligerous. Prolígero. Prolífero.

prolinase. Prolinasa. Enzima que cataliza la hidrólisis de dipeptidos con prolina.

proline. Prolina. Constituyente principal del colágeno.

promegakaryocyte. Promegacariocito. Precursor de la serie trombocítica.

promegaloblast. Promegalobalsto. Célula que da origen a un megaloblasto.

prominence. Prominencia. Protrusión, proyección.

prominentia. Prominencia. (V. *prominence.)*

promitosis. Promitosis. Forma simple de división celular.

promonocyte. Promonocito. Precursor de la serie monocítica.

promontorium. Promontorio. Eminencia, proceso.

promontory. Promontorio. (V. *promontorium.)*

promyelocyte. Promielocito. Precursor de la serie granulocítica.

pronation. Pronación. Acto de asumir la posición prona.

pronator. Pronador. Músculo que produce la pronación.

pronephron. Pronefros. Riñón primitivo.

pronephros. Pronefros. (V. *pronephron.)*

pronormoblast. Pronormoblasto. Precursor del eritrocito maduro.

pronucleus. Pronúcleo. Precursor del núcleo.

proof. Prueba. Ensayo.

pro-otic. Proótico. Preótico. Anterior al oído.

propagation. Propagación. Reproducción.

propedeutics. Propedéutica. Enseñanza preliminar.

propesin. Propepsina. Pepsinógeno.

properdin. Properdina. Proteína que interviene en la inmunidad natural.

properitoneal. Properitoneal. Situado entre el peritoneo y la pared abdominal.

prophage. Prófago. Estado de latencia de un bacteriófago.

prophase. Profase. Primer estadio de la reduplicación celular.

prophylaxis. Profilaxis. Prevención de la enfermedad.

proplasmin. Proplasmina. Plasminógeno.

proplex. Proplexo. Plexo coroideo del ventrículo lateral.

proplexus. Proplexo. (V. *proplex.)*

Propositus. *Propositus.* Primer individuo que presenta algún defecto físico o mental y que sirve de base para estudios de herencia.

propanolol. Propranolol. Agente beta-bloquente. F.: $C_{16}H_{21}NO_2$.

proprioception. Propiocepción. Apreciación de la posición por estímulos recibidos en los tejidos corporales.

proprioceptor. Propioceptor. Nervio terminal sensitivo que proporciona información sobre los movimientos y posición del cuerpo.

proprotein. Proproteína. Precursor de una proteína.

proptometer. Proptómetro. Instrumento para medir la protrusión (exoftalmos, p. ej.).

proptosis. Proptosis. Prolapso (exoftalmos, p. ej.).

propulsión. Propulsión. Tendencia a caer hacia delante.

pro re nata. *Pro re nata.* Según las circunstancias.

prorsad. Avanzar. Hacia adelante.

prosecretin. Prosecretina. Supuesta sustancia precursora de la secretina.

prosector. Prosector. Encargado de las autopsias.

prosencephalon. Prosencéfalo. Porción anterior de la vesícula cerebral embrionaria.

prosocoele. Prosocelio. Cavidad ventricular del prosencéfalo.

prosodemic. Prosodémico. Transmisión patológica directa.

prosogaster. Prosogáster. Intestino anterior. Protogáster.

prosopalgia. Prosopalgia. Neuralgia del trigémino.

prosopantritis. Prosopantritis. Inflamación de los senos frontales.

prosopectasia. Prosopectasia. Aumento de los diámetros faciales.

prosoplasia. Prosoplasia. Deferenciación tisular anormal.

prosopodysmorphia. Prosopodismorfia. Hemiatrofia facial.

prosoponeuralgia. Prosoponeuralgia. Neuralgia facial.

prosopoplegia. Prosopoplejía. Parálisis facial.

prosoporchisis. Prosoporquisis. Fisura congénita de la cara.

prosopospasm. Prosopospasmo. Espasmo de los músculos de la cara.

prosoposternodymia. Prosoposternodimia. Monstruo doble unido por la cara y el esternón.

prosopothoracopagus. Prosopotoracópago. Monstruo fetal doble con las caras y tórax fusionados.

prospermia. Prospermia. Eyaculación precoz.

prostacyclin. Prostaciclina. Intermediario en el metabolismo del ácido araquidónico.

prostaglandin. Prostaglandina. Grupo de sustancias que regulan la temperatura y la agregación plaquetaria. Estimulan la contractilidad uterina y la secreción ácida del estómago.

prostatalgia. Prostatalgia. Dolor en la próstata.

prostatauxe. Prostatauxa. Hipertrofia de la próstata.

prostate. Próstata. Organo masculino glandular.

prostatectomy. Prostatectomía. Extirpación de la próstata.

prostatelcosis. Prostatelcosis. Ulceración de la próstata.

prostatic. Prostático. Relativo a la próstata.

prostatism. Prostatismo. Síndrome producido por compresión u obstrucción de la uretra.

prostatitis. Prostatitis. Inflamación de la próstata.

prostatodynia. Protatodinia. Dolor en la próstata.

prostatomegaly. Prostatomegalia. Hipertrofia de la próstata.

prostatorrhea. Prostatorrea. Flujo catarral por la próstata.

prostatotomy. Prostatotomía. Incisión quirúrgica de la próstata.

prostatovesiculectomy. Prostatovesiculectomía. Escisión de la próstata y de las vesículas seminales.

prostatovesiculitis. Prostatovesiculitis. Inflamación de la próstata y de las vesículas seminales.

prosthesis. Prostesis. Prótesis. Sin.: Prótesis. Sustituto artificial de una parte u órgano. || **dental** —. P. dental. || **maxillofacial** —. P. maxilofacial.

prostation. Postración. Estado exhausto.

protal. Protal. Congénito.

protalbumose. Protalbumosa. Proteosa primitiva.

protaminase. Protaminasa. Carboxipeptidasa B.

protamine. Protamina. Proteína muy simple, que neutraliza la acción de la heparina.

protanopia. Protanopía. Ceguera para el rojo, con defecto dicromático.

protease. Proteasa. Enzima proteolítica.

protective. Protector. Que defiende la inmunidad. || Agente que protege la piel de los rayos solares.

protector. Protector. (V. *protective.*)

proteid. Proteido. Proteína.

protein. Proteína. Grupo de compuestos orgánicos que contienen carbono, hidrógeno, oxígeno, nitrógeno y, habitualmente, azufre. Es el principal constituyente del protoplasma celular. || **bacterial** —. P. bacteriana. || **Bence-Jones** —. P. de Bence-Jones. || — **binding.** Fijación a proteínas. Fijación de fármacos a proteínas plasmáticas u otras.

proteinase. Proteinasa. Enzima que desdobla las proteínas.

proteinogram. Proteinograma. Representación gráfica dc las proteínas presentes en el suero sanguíneo.

proteinosis. Proteinosis. Acumulación excesiva de proteínas en los tejidos.

proteinotherapy. Proteinoterapia. Tratamiento mediante la inyección de proteínas por vía parenteral.

proteinuria. Proteinuria. Exceso de proteínas en la orina. || **orthostatic** —. P. ortostática. || **postural** —. P. postural. || **prerenal** —. P. prerrenal. || **transient** —. P. funcional.

proteoclastic. Proteoclástico. Que desdobla las proteínas.

proteoglycan. Proteoglicano. Grupo de glucoproteínas presentes en el tejido conectivo.

proteolysis. Proteólisis. Hidrólisis de las proteínas.

proteopexy. Proteopexia. Fijación de las proteínas en el organismo.

proteose. Proteosa. Proteína secundaria.

proteosuria. Proteosuria. Presencia de proteosa en la orina.

proteus. *Proteus*. Género de microorganismos de la familia *Enterobacteriaceae*, orden *Eubacteriales*.

prothrombin. Protrombina. Factor II de la coagulación.

protista. Protista. Organismo unicelular.

protistology. Protistología. Microbiología.

proto-. Proto-. Prefijo que significa «primero».

protoalbumose. Protoalbumosa. Proteosa primaria.

protobe. Protobio. Bacteriófago.

protoblast. Protoblasto. Célula embrionaria.

protocaryon. Protocarion. Núcleo celular constituido por un solo cariosoma.

protochondrium. Protocondrio. Sustancia basófila previa al cartílago.

protodiastole. Protodiástole. Primera parte de la diástole.

protogaster. Protogáster. Arquenterón.

protogyny. Protoginia. Hermafroditismo.

protometer. Protómetro. Instrumento para medir la protrusión del ojo.

protominobacter. Protominobacteria. Género de bacteria.

protomonadina. *Promonadina.* Grupo de flagelados cuyos miembros tienen menos de tres flagelos.

proton. Protón. Primitivo rudimento de una parte. ‖ Partícula elemental positiva.

prothonephros. Protonefros. (V. *pronephros.*)

protoneuron. Protoneurona. Primera neurona del arco reflejo periférico.

proto-oncogene. Un gen normal que por una leve alteración debido a la mutación u otro mecanismo se transforma en un oncógeno.

protopathic. Protopático. Idiopático. Primario.

protophyte. Protofito. Planta unicelular.

protoplasis. Protoplasia. Formación primaria de tejido.

protoplasm. Protoplasma. Sustancia viscosa constitutiva de las células.

protoplast. Protoplasto. Célula. ‖ Bacteria sin su pared.

protoporphynuria. Protoporfinuria. Presencia de protoporfirina en la orina.

protoporphyria. Protoporfiria. Una forma de porfiria.

protoporphyrin. Protoporfirina. Porfirina que existe en la hemoglobina. F.: $C_{34}H_{34}N_4O_4$.

protopsis. Protopsis. Protrusión del ojo.

protospasm. Protospasmo. Espasmo limitado, que se extienden progresivamente.

prototoxin. Prototoxina. Constituyente de una toxina con gran capacidad de combinación con la antitoxina.

protothrophic. Prototrófico. Opuesto a metatrófico.

prototype. Prototipo. Tipo original, del cual derivan otras formas.

protovertebra. Provértebra. Somita.

protoxoid. Protoxoide. Toxoide. Con máxima afinidad por la antitoxina correspondiente.

protozoa. Protozoos. Organismos unicelulares.

protozoan. Relativo a los protozoos.

protozoology. Protozoología. Estudio de los parásitos protozoos que producen enfermedades.

protraction. Protracción. Anomalía facial. ‖ **mandibular** —. P. mandibular. ‖ **maxillary** —. P. maxilar.

protractor. Protractor. Instrumento para extraer secuestros óseos.

protrusion. Protrusión. Salida hacia delante, p. ej., exageración de los movimientos de la mandíbula.

protrypsin. Protripsina. Sustancia convertible en tripsina.

protuberance. Protuberancia. Prominencia.

protuberantia. Protuberancia. (V. *protuberance.*)

proud. Proliferación. Caracterizado por exuberante granulación tisular.

provirus. Provirus. Genoma de un virus animal.

provitamina. Provitamina. Precursor de una vitamina.

Prowazek-Greeff bodies. Cuerpos de Prowazek-Greeff. [S. J. M. Prowazek, zoólogo alemán, 1875-1915; C. R. Greeff, oftalmólogo alemán, 1862-1938.] Cuerpo del tracoma.

proximal. Proximal. Opuesto a distal.

proximate. Próximo. Inmediato, cercano.

prozone. Prozona. Dilución en la que no se llevan a cabo las reacciones antígeno-anticuerpo.

PRPP. Abreviatura de *phosphoribosylpyrophosphate.*

pruriginous. Pruriginoso. Que causa prurigo o de su naturaleza.

prurigo. Prurigo. Afección cutánea de causa desconocida.

pruritus. Prurito. Picor. ‖ — **ani.** P. anal. ‖ **uremic** —. P. urémico. ‖ — **vulvae.** P. vulvar.

Prussak's fibers. Fibras de Prussak. [A. Prussak, otólogo ruso, 1839-1897.] Cada uno de los cortos filamentos desde el extremo de la apófisis corta del martillo hasta la escotadura de Rivino. ‖ — **space.** Espacio de P. Receso membranoso timpánico superior.

p.s. Abreviatura que significa *per second.*

psalis. Psalis. Fórnix o trígono cerebral.

psalterium. Psalterio. Omaso.

psammoma. Psamoma. Tumor que contiene materia calcárea.

pselaphesia. Pselafesia. Sentido del tacto.

psellism. Pselismo. Tartamudez.

pseudacousis. Pseudacusia. Sensación subjetiva de alteración de los sonidos. Seudacousma.

pseudaphia. Seudafia. Defecto en la percepción del tacto.

pseudarrhenia. Seudarrenia. Seudohermafroditismo.

pseudoarthrosis. Seudoartrosis. Falsa articulación.

pseudencephalus. Seudencéfalo. Monstruo con una masa de vasos sanguíneos y tejido conjuntivo en lugar de cerebro.

pseudesthesia. Seudestesia. Sensación falsa o imaginaria.

pseudo-. Seudo-. Prefijo que significa «falso».

pseudoanaphylaxis. Seudoanafilaxis. Reacción parecida a la anafiláctica.

pseudoangina. Seudoangina. Falsa angina.

pseudobulbar. Seudobulbar. Debido aparentemente a una lesión bulbar.

pseudo-Conn syndrome. Seudosíndrome de Conn. [Jerome W. Conn, nacido en 1907, endocrinólogo norteamericano, n. en Michigan.] Sintomatología similar a la del hiperaldosteronismo primario, sin hiperplasia suprarrenal, debilidad muscular o parestesias, debido a la intoxicación con ácido glicirrínico, sobre todo por aguas minerales con elevado contenido en regaliz, que se beben en sustitución del alcohol. ‖ **Conn's syndrome.** —síndrome de. Aldosteronismo primario. ‖ **—exogenous syndrome.** —síndrome exógeno de. Seudosíndrome de Conn.

pseudocrisis. Seudocrisis. Crisis falsa.

pseudocroup. Seudocrup. Laringitis estrudulosa.

pseudocyesis. Seudociesis. Falso embarazo.

pseudocyst. Seudoquiste. Formación que se parece a un quiste, pero sin membrana bien definida. || **pancreatic** —. P. pancreático.

pseudodiphtheria. Seudodifteria. Presencia de falsas membranas no debidas al *Corinebacterium diphtheriae.*

pseudoganglion. Seudoglanglio. Engrosamiento nervioso en forma de ganglio.

pseudogeusestesia. Seudogeusestesia. Estado en que las sensaciones del gusto y el color van acompañadas.

pseudogeusia. Seudogeusia. Alucinación gustativa.

pseudoglioma. Seudoglioma. Simulación de un glioma retiniano.

pseudogota. Seudogota. Enfermedad parecida a la gota, producida por el depósito intrarticular de cristales de pirofosfato de calcio dihidratado.

pseudo-Graefe sign. Pseudosigno de Graefe. Retracción del párpado superior tras fijar la mirada hacia abajo.

pseudohermaphroditism. Seudohermafroditismo. Hermafroditismo falso.

pseudohernia. Seudohernia. Falsa hernia.

pseudohypertrophy. Seudohipertrofia. Falsa hipertrofia.

pseudohypoaldosteronism. Seudohipoaldosteronismo. Alteración hereditaria de la infancia semejante al hipoparatiroidismo.

pseudohypoparathyroidism. Seudohipoparatiroidismo. Enfermedad hereditaria.

pseudomelanosis. Seudomelanosis. Coloración después de la muerte por pigmentos procedentes de la sangre.

pseudomembrane. Seudomembrana. Falsa membrana.

pseudomeningitis. Seudomeningitis. Meningismo.

pseudomenstruation. Seudomenstruación. Hemorragia por el útero sin los cambios menstruales.

pseudomonas. *Pseudomonas.* Género de microorganismos de la familia *Pseudomonadaceae.*

pseudomonilia. Seudomonilia. *Candida* (hongo).

pseudomusin. Seudomucina. Sustancia parecida a la mucina de los quistes ováricos.

pseudomyopathic infectious polyneuritis. (Beriel-Devic-Alajouanine's syndrome). Síndrome de Beriel-Devic-Alajouanine. Forma seudomiopática de la polineuritis infecciosa con síntomas de distrofia muscular del tronco y grupos musculares próximos. El pronóstico suele ser favorable.

pseudomyxoma. Seudomixoma. Neoformación de naturaleza coloide, en el peritoneo.

pseudonarcotism. Seudonarcotismo. Situación histérica que simula narcosis.

pseudoneuroma. Seudoneuroma. Tumor en un nervio no constituido por células nerviosas.

pseudooedema. Seudoedema. Tumefacción que se parece a un edema.

pseudoparalysis. Seudoparálisis. Parálisis falsa.

pseudoparalysis of the lateral or superior rectus muscles. Johnson, síndrome de. Anomalía de la posición ocular, sobre todo estrabismo convergente, generalmente congénita, similar a la parálisis congénita del motor ocular externo. Se produce por la adherencia de dos vainas musculares.

pseudoparesis. Seudoparesia. Estado que simula una paresia.

pseudophyllidea. *Pseudophyllidea.* Orden de cestodos que poseen un órgano terminal de succión o dos opuestos.

pseudoplegia. Seudoplejía. Parálisis histérica.

pseudopodium. Seudópodo. Prolongación transitoria protoplasmática de una célula.

pseudopregnancy. Seudoembarazo. Embarazo falso.

pseudopsia. Seudopsia. Falsa visión.

pseudopterygium. Seudopterigión. Falso pterigión.

pseudoptosis. Seudoptosis. Ptosis falsa o aparente.

pseudorabies. Seudorrabia. Enfermedad de Aujeszky.

pseudoreaction. Seudorreacción. Reacción falsa, engañosa.

pseudoreduction. Seudorreducción. Aparente disminución del número de cromosomas.

pseudosclerosis. Seudosclerosis. Situación semejante a la esclerosis diseminada.

pseudosmia. Seudosmia. Alteración de la olfacción.

pseudotumor. Seudotumor. Tumor falso o fantasma.

pseudoxantoma. Seudoxantoma. Dermatosis parecida al xantoma.

psittacosis. Psitacosis. Enfermedad producida por la *Chlamydia psittaci* (de los loros, etc.).

psoas. Psoas. Músculo psoas.

psodymus. Psódimo. Monstruo doble de cintura para arriba.

psoitis. Psoítis. Inflamación del músculo psoas.

psomophagia. Psomofagia. Masticación completa de los alimentos.

psoriasis. Psoriasis. Dermatosis hereditaria, papuloescamosa. || — **arthropatica**. P. artropática. || — **circinata**. P. anular.

psorophora. *Psorophora.* Género de mosquitos.

psorophtalmia. Psoroftalmía. Blefaritis marginal ulcerosa.

psorosperm. Psorospermia. Microorganismo unicelular protozoario.

PSP. Abreviatura de *phenolsulfonaphtalein.*

PSS. Abreviatura de *progressive systemic sclerosis* (esclerosis sistémica progresiva).

PSRO. Abreviatura de *Professional Standards Review Organization.*

psychalgia. Psicalgia. Dolor de origen mental.

psychasthenia. Psicastenia. Astenia mental.

psychataxia. Psicataxia. Ataxia mental.

psyche. Psique. Mente.

psychiatrist. Psiquiatra. Especialisa en psiquiatría.

psychiatry. Psiquiatría. Rama de la medicina que trata de las enfermedades mentales.

psychism. Psiquismo. Función psíquica en general.

psychoanalysis. Psicoanálisis. Método de tratamiento de determinadas enfermedades mentales.

psychoanalyst. Psicoanalista. Practicante del psico-análisis.

psychobioloby. Psicobiología. Estudio de la interacción entre cuerpo y mente.

psychocortical. Psicocortical. Relativo a la mente y a la corteza cerebral.

psychodiagnosis. Psicodiagnóstico. Utilización de tests psicológicos para el diagnóstico.

psychodometry. Psicodometría. Medida del tiempo en la actividad mental.

psychodrama. Psicodrama. Método de diagnóstico y tratamiento psíquicos.

psychogenesis. Psicogénesis. Desarrollo mental.

psychogenic. Psicogénico. De origen intrapsíquico.

psycholepsy. Psicolepsia. Estado caracterizado por súbitos cambios del humor.

psychology. Psicología. Rama que trata de la mente y de las facultades afectivas. || **comparative** —. P. comparativa. || **experimental** —. P. experimental.

psychometry. Psicometría. Medida de la duración del proceso mental. || Medida de la inteligencia.

psychomotor. Psicomotor. Relativo a los efectos motores de la actividad psíquica.

psychoneurosis. Psiconeurosis. Alteración emocional por conflictos no resueltos.

psychonomy. Psiconomía. Ciencia de las leyes de la actividad mental.

psychopath. Psicópata. Persona con carácter anti-social.

psychopathia. Psicopatía. Enfermedad mental.

psychopathy. Psicopatía .(V. *psychopathia.*)

psychopathology. Psicopatología. Patología de las alteraciones mentales.

psychopharmacology. Psicofamacología. Estudio de la acción de drogas sobre diversos estados mentales.

psychoplegia. Psicoplejía. Ataque súbito de demencia.

psychorrhexis. Psicorrexis. Forma maligna de neurosis de ansiedad.

psychosedation. Psicosedación. Empleo de sedantes para conseguir una relajación psíquica.

psychosensory. Psicosensorial. Relativo a la percepción consciente de los impulsos sensoriales.

psychosis. Psicosis. Término general que designa un trastorno mental. || **alcoholic** —. P. alcohólica. || **depressed** —. P. depresiva. || **Korsakoff's** —. P. de Korsakoff o alcohólica. || **maniac** —. P. maniaca. || **organic** —. P. orgánica. || **senile** —. P. senil. || **toxic** —. P. tóxica.

psychosomatic. Psicosomático. Relativo al psique y el soma.

psychotherapy. Psicoterapia. Tratamiento de las enfermedades nerviosas y orgánicas por técnicas psicológicas de persuasión, etc.

psychotic. Psicótico. Caracterizado por psicosis.

psychroalgia. Psicroalgia. Sensación dolorosa de frío.

psychrometer. Psicrómetro. Aparato para medir la humedad atmosférica.

psychrotherapy. Psicroterapia. Tratamiento de la enfermedad por aplicación de frío.

Pt. Símbolo del platino.

PTA. Abreviatura de *plasma tromboplastin antecedent.*

ptarmic. Ptármico. Estornutatorio.

PTC. Abreviatura de *plasma thromboplastin component.*

pterion. Pterion. Punto craniométrico en la unión de los huesos frontal, temporal, parietal y ala mayor del esfenoides.

pternalgia. Pternalgia. Dolor en el talón.

pterygium. Pterigión. Engrosamiento de forma triangular en la conjuntiva.

pterygoid. Pterigoideo. En forma de ala.

pterigomandibular. Pterigomandibular. Relativo al proceso pterigoideo y a la mandíbula.

pterigomaxillary. Pterigomaxilar. Relativo al proceso pterigoideo y al maxilar.

pterigopalatine. Pterigopalatino. Relativo al proceso pterigoideo y al hueso palatino.

ptilosis. Ptilosis. Falta de pestañas.

ptisan. Tisana. Preparación medicinal por cocción.

ptomaine. Ptomaína. Producto de la putrefacción de materias albuninoideas. Sin.: tomaína.

ptosis. Ptosis. Prolapso de un órgano o parte. || Caída del párpado por parálisis del tercer par o de la inervación simpática.

PTT. Abreviatura de *partial thromboplastin time.*

ptyalagogue. Ptialagogo. Sialagogo.

ptyalin. Ptialina. Amilasa de la saliva.

ptyalism. Ptialismo. Secreción excesiva de saliva.

ptyalocele. Tialocele. Tumor quístico con saliva en su interior.

ptyalography. Tialografía. Sialografía.

ptyalorrhea. Tialorrea. (V. *ptyalism.*)

ptyalose. Tialosa. Maltosa producida por acción de la ptialina sobre el almidón.

Pu. Símbolo del plutonio.

pubertal. Puberal. Característico de la pubertad.

pubertas. Pubertad. Periodo durante el cual se desarrollan los caracteres sexuales secundarios. || — **precocious.** Precoz.

puberty. Pubertad. (V. *pubertas.*)

pubes. Pubes. Pelo en la región pubiana.

pubescence. Pubescencia. pubertad.

pubic. Púbico. Relativo al pubis.

pubiotomy. Pubiotomía. Sección del hueso pubis a un lado de la línea media.

pubis. Pubis. Hueso pubis.

public antigen. Antígeno público. Determinante común a varios antígenos diferentes.

pubofemoral. Pubiofemoral. Relativo a los huesos pubis y femoral.

pubotibial. Pubiotibial. Relativo al pubis y a la tibia.

pubovesical. Pubiovesical. Relativo al pubis y la vejiga.

pudenda. Pudenda. Organos genitales externos, masculinos y femeninos.

P

puericulture. Puericultura. Conjunto de reglas para el mejor cuidado y desarrollo de los niños.

puerile. Pueril. Relativo a los niños.

puerpera. Puérpera. Mujer que acaba de dar a luz.

puerperal. Puerperal. Relativo al puerperio. || — **fever.** Fiebre p.

puerperium. Puerperio. Periodo posterior al parto.

puff. Soplo. Sonido auscultatorio. || En genética, región de los cromosomas gitantes.

pulex. *Pulex. Pulga.* || — **irritans.** P. común.

pull. Estiramiento muscular. || Lesión en un músculo estirado.

pullularia. *Pullularia.* Género de hongos.

pullulation. Pululación. Germinación, multiplicación.

pulmo. Pulmón. (V. *lung.*)

pulmoartic. Pulmoaórtico. Relativo al pulmón y la aorta.

pulmolith. Pulmolito. Cálculo pulmonar.

pulmometer. Pulmómetro. Espirómetro.

pulmometry. Pulmometría. Espirometría.

pulmonary. Pulmonar. Relativo a los pulmones.

pulmonectomy. Pulmonectomía. (V. *pneumonectomy.*)

pulmonic. Neumónico. Relativo al pulmón.

pulmonitis. Pulmonía. Inflamación pulmonar.

pulp. Pulpa. Porción blanda de tejidos animales o vegetales. || Preparación farmacológica. || **dental** —. P. dentaria. || **digital** —. P. digital. || **tooth** —. P. dental. || **vertebral** —. P. vertebral.

pulpa. Pulpa. (V. *pulp.*)

pulpalgia. Pulpalgia. Dolor en la pulpa dentaria.

pulpectomy. Pulpectomía. Extirpación de la pulpa dentaria.

pulpefaction. Pulpefacción. Conversión en pulpa.

pulpitis. Pulpitis. Inflamación de la pulpa dentaria.

pulpotomy. Pulpotomía. Escisión quirúrgica de la porción coronal de la pulpa vital.

pulpy. Pulpiforme. Semejante a la pulpa.

pulsate. Latir. Pulsación rítmica, como la cardiaca.

pulsatile. Pulsátil. Caracterizado por presentar una pulsación rítimica.

pulsatilla. Pulsatila. Planta herbácea con propiedad estupefacientes.

pulsation. Pulsación. Latido rítmico (como el cardiaco, p. ej.).

pulse. Pulso. Expansión rítmica arterial palpable periféricamente. || **abdominal** —. P. abdominal. || **alternating** —. P. alternante. || **anacrotic** —. P. anácroto. || **bisferious** —. P. bisferiense. || **bigeminal** —. P. bigémino. || **Corrigan's** —. P. de Corrigan. || **radial** —. P. radial. || **venous** —. P. venoso.

pulsus. Pulso. (V. *pulse.*)

pultaceous. Pultáceo. Semejante a la pulpa.

pulverization. Pulverización. Reducción de una sustancia a polvo.

pulvinar. Pulvinar. Parte posterior e interna del tálamo óptico.

pulvus. Polvo. (V. *powder.*)

pumice. Lava. Sustancia de origen volcánico.

pump. Bomba. Aparato para introducir o extraer líquidos o gases. || **air** —. B. de aire. || **blood** —. B. sanguínea. || **calcium** —. B. de calcio. **Na+** —. B. de sodio.

punch. Instrumento para perforar o escindir un segmento de tejido o material.

punchdrunk. Encefalopatía traumática por concusiones cerebrales acumulativas.

punctate. Punteado. Marcado con puntos o manchas.

punctiform. Puntiforme. Localizado en un punto. || En bacteriología, colonias diminutas.

punctum. Punto. (V. *point.*)

puncture. Punzar. Punción. Acto de agujerear con un instrumento. || **lumbar** —. P. lumbar.

pungent. Pungente. Punzante.

PUO. Abreviatura de *pyrexia of unknown origin.*

pupa. Pupa. Segundo período del desarrollo de un insecto. || Costra, especialmente en el labio.

pupil. Pupila. Abertura en el centro del iris del ojo. || **Adie's** —. P. de Adie. || **Argyll Robertson** —. P. de Argyll Robertson. || **tonic** —. P. tónica.

pupillary. Pupilar. Relativo a la pupila.

pupillometer. Pupilómetro. Instrumento para medir el diámetro de la pupila.

pupillomotor. Pupilomotor. Relativo al movimiento de la pupila.

pupiloplegia. Pupiloplejía. Parálisis de la pupila.

pupilloscopy. Pupiloscopia. Retinoscopia.

pupillostatometer. Pupilostatómetro. Intrumento que mide la distancia entre las pupilas.

pure. Puro. Sin mezcla.

pure gonadal dysgenesis. Síndrome de Sweyer. Forma aislada de disgenesia gonadal. Suele tratarse de un tipo cromatina positiva, constelación XY, que no se reconoce más que una vez llegada a la pubertad; se presente con amenorrea primaria, esterilidad e infantilismo genital.

purgacion. Purgación. Gonorrea.

purgation. Catarsis.

purgative. Purgativo. Purgante.

purge. Purgar. Administrar un medicamento purgante.

puriform. Puriforme. Semejante al pus.

purinase. Purinasa. Enzima que cataliza la conversión de la purina.

purine. Purina. Compuesto del ácido úrico. F.: $C_5H_4N_4$.

purinemia. Purinemia. Presencia de bases purínicas en la sangre.

purinometer. Purinómetro. Instrumento para determinar la cantidad de purinas en la orina.

Purkinje's cells. Células de Purkinje. [J. E. von Purkinje, anatomista alemán, 1787-1869.] Células nerviosas de cuerpo grueso piriforme, con prolongaciones y protoplasmáticas dirigidas hacia la periferia y el cilindroeje hacia la profundidad. Están situadas entre los estratos molecular y granuloso del cerebelo. || — **corpuscles.** Corpúsculos de P. Células nerviosas grandes, que forman la capa media de las corteza del cerebelo. || —

fibres. Fibras de P. Red en el tejido subendotelial del ventrículo cardiaco. || **—figures.** Imágenes de P. En la retina, por sombra de los vasos sanguíneos. || **— vesicle.** Vesícula de P. Núcleo del óvulo.

puromucous. Mucopurulento.

purple. Púrpura. Color entre el rojo y el azul. || Sustancia de este color, utilizada como indicador.

purpura. Púrpura. Alteraciones con aparición de manchas en la piel, con extravasación sanguínea. || **allergic** —. P. alérgica. || **fibrinolytic** —. P. fibrinolítica. || **Henoch-Schönlein** —. P. de Henoch-Schönlein. || **idiopathic** —. P. idiopática. || **thrombocytopenic** —. P. trombocitopénica.

purpurin. Purpurina. Uroeritrina. Sustancia neurotóxica.

Purtscher's disease. Enfermedad de Purtscher. [O. Purtscher, oftalmólogo suizo, 1852-1927.] Retinitis hemorrágica venosa.

purulence. Purulencia. Cualidad de ser purulento.

purulency. Purulencia. (V. *purulence.*)

purulent. Purulento. Que contiene pus.

puruloid. Puriforme. Semejante al pus.

pus. Pus. Líquido más o menos espeso que se produce en las inflamaciones.

Pusey's emulsión. Emulsión de Puscy. [W. A. Pusey, dermatólogo norteamericano, 1865-1940.] Emulsión antieccematosa.

pustular. Pustular. Pustuloso, de la naturaleza de la pústula.

pustulation. Pustulación. Formación de pústulas.

pustule. Pústula. Colección de pus en la epidermis, con elevación de ésta. || **multilocular** —. P. multilocular. || **primary** —. P. primaria. || **secondary** —. P. secundaria. || **simple** —. P. simple. || **unilocular** —. P. unilocular.

pustulosis. Pustulosis. Formación de pústulas.

putamen. Putamen. Porción lateral del núcleo lenticular.

Putnam type. Tipo de Putnam. [J. J. Putnam, neurólogo norteamericano, 1846-1918.] Esclerosis espinal con anemia perniciosa y caquexia.

putrefaction. Putrefacción. Descomposición enzimática, especialmente de las proteínas.

putrefactive. Putrefactivo. De la naturaleza de la putrefacción.

putrefy. Putrefacto. Sometido a proceso de purtrefacción.

putrescine. Putrescina. Sustancia a la putrefacción. F.: $NH_2(CH_2)_4NH_2$.

putrid. Pútrido. Caracterizado por la putrefacción.

putty. Cera. || **Horsley** —. C. de Horsley.

Putti's syndrome. Síndrome de Putti. Isquialgia de las pequeñas articulaciones de la columna, en caso de artrosis o artritis por estrechamiento óseo de los agujeros intervertebrales.

Puusepp's operation. Operación de Puusepp. [L. M. Puusepp, neurólogo estoniano, 1875-1942.] Para el tratamiento de la siringomielia.

PVP. Abreviatura de *polyvinylpyrrolidone.*

Px. Abreviatura de *pneumotorax.*

pyarthrosis. Piartrosis. Supuración en una articulación.

pycno-. Picno-. Prefijo que significa «espeso», «grueso», «frecuente».

pyelectasia. Pielectasia. Dilatación de la pelvis renal.

pyelectasis. Pielectasia. (V. *pyelectasia.*)

pyelic. Piélico. Relativo a la pelvis renal.

pyelitic. Pielítico. Afectado por pielitis.

pyelitis. Pielitis. Inflamación de la pelvis renal.

pyelo-. Pielo-. Prefijo que significa «pelvis».

pyelocystitis. Pileocistitis. Inflamación de la pelvis renal y de la vejiga.

pyelofluoroscopy. Pielofluoroscopia. Examen de la pelvis renal mediante el fluoroscopio.

pyelography. Pielografía. Visualización radiográfica de la pelvis renal y el uréter, previa introducción de contraste.

pyelointerstitial. Pielointersticial. Relativo al tejido intersticial de la pelvis renal.

pyelolithotomy. Pielolitotomía. Extirpación de cálculos de la pelvis renal.

pyelometry. Pielometría. Medición de la pelvis renal.

pyelonephritis. Pielonefritis. Inflamación del riñón y de la pelvis.

pyelonephrosis. Pielonefrosis. Enfermedad del riñón y de la pelvis.

pyelopathy. Pielopatía. Enfermedad de la pelvis renal.

pyelophlebitis. Pieloflebitis. Inflamación de las venas de la pelvis renal.

pyeloplasty. Pieloplastia. Operación plástica en la pelvis renal.

pyeloplication. Pieloplicación. Reducción del tamaño de la pelvis renal mediante suturas.

pyeloscopy. Pieloscopia. Examen radiológico de la pelvis renal previa introducción de contraste en vena.

pyelostomy. Pielostomía. Abertura de la pelvis renal para eliminar la orina al exterior.

pyelotomy. Pielotomía. Incisión de la pelvis renal.

pyelovenous. Pielovenoso. Relativo a la pelvis renal y las venas renales.

pyemesis. Piemesis. Vómito de material purulento.

pyemia. Piemia. Septicemia por penetración de los gérmenes en la sangre.

pyencephalus. Piencéfalo. Absceso cerebral.

pyesis. Piesis. Supuración.

pygal. Pigal. Relativo a las nalgas.

pygalgia. Pigalgia. Dolor en las nalgas.

pygoamorphus. Pigoamorfo. Tumor teratoide en la región sacra.

pygodidymus. Pigodídimo. Monstruo fetal con doble pelvis.

pygomelus. Pigomelo. Monstruo fetal con miembros supernumerarios insertos en las nalgas.

pygopapus. Pigópago. Monstruo fetal doble unido por las nalgas.

pyknic. Pícnico. Corto, grueso, robusto.

pyknocardia. Picnocardia. Taquicardia.

P

pyknoepilepsy. Picnoepilepsia. Pequeño mal.

pyknolepsy. Picnolepsia. Síndrome de Friedmann. Epilepsia de pequeño mal generalizada, con ausencias acumuladas del tipo pequeño mal retropulsivo. En el Electroencefalograma aparecen descargas generalizadas de complejos punta-onda lenta a 2,5-3/seg.

pyknometer. Picnómetro. Instrumento para derminar la gravedad específica de un líquido.

pyknomorphous. Picnomorfo. Que tiene los elementos coloreables dispuestos de forma compacta.

pyknophrasia. Picnofrasia. Lenguaje torpe.

pyknosis. Picnosis. Degeneración celular, con densificación del protoplasma y disminución del tamaño celular.

Pyle's syndrome. Síndrome de Pyle. Displasia de modulación, displasia rara, de tipo familiar, que afecta a las metáfisis de los huesos tubulares largos, con transformación alterada de los redondeados huesos fetales a delgados huesos de adulto por disfunción del aparato osteoblástico-octeoclástico en la zona de crecimiento; presenta la forma de émbolo de Erlenmeyer por esclerosis compacta, osteoporosis y extensión de la zona esponjosa medular. Además aparece malformación de pelvis, columna y craneo.

pylephlebectasis. Pileflebectais. Dilatación de la vena porta.

pylephlebitis. Pileflebitis. Inflamación de la vena porta.

pylethrombophlebitis. Piletromboflebitis. Trombosis e inflamación de la vena porta.

pylethrombosis. Piletrombosis. Trombosis de la vena porta.

pylic. Pílico. Portal.

pylon. Pierna artificial.

pyloralgia. Piloralgia. Dolor en la región pilórica.

pylorectomy. Pilorectomía. Escisión del píloro.

pyloric. Pilórico. Relativo al píloro.

pyloritis. Piloritis. Inflamación del píloro.

pylorodiosis. Pilorodiosis. Dilatación de una estenosis pilórica con el dedo.

pyloroplasty. Piloroplastia. Cirugía plástica del píloro.

pyloroscopy. Piloroscopia. Inspección endoscópica del píloro.

pylorospasm. Pilorospasmo. Espasmo del píloro.

pylorostenosis. Pilorostenosis. Estenosis pilórica.

pylorostomy. Pilorostomía. Formación quirúrgica de un abertura pilórica en la pared abdominal.

pylorotomy. Pilorotomía. Incisión quirúrgica del píloro.

pylorus. Píloro. Abertura distal del estómago.

pyo-. Pio-. Prefijo que indica relación con pus.

pyocele. Piocele. Distensión de una cavidad por acumulación de pus.

pyocelia. Piocelia. Presencia de pus en la cavidad abdominal.

pyocephalus. Piocéfalo. Absceso cerebral.

pyochezia. Pioquecia. Presencia de pus en la deposición.

pyococcus. Piococo. Coco piógeno.

pyocolpocele. Piocolpocele. Tumor vaginal con pus en su interior.

pyocolpus. Piocolpos. Colección de pus en la vagina.

pyoculture. Piocultivo. Comparación de un cultivo bacteriológico de pus con otro.

pyocyanase. Piocianasa. Material antibacteriano que procede de los cultivos de *Pseudomonas aeruginosa*.

pyocianic. Piociánico. Relativo al pus azul o a la *Pseudomonas aeruginosa*.

pyocyanin. Piocianina. Antibiótico azul producido por *Pseudomonas aeruginosa*.

pyocyst. Piocisto. Quiste que contiene pus.

pyoderma. Pioderma. Enfermedad purulenta de la piel.

pyogenesis. Piogénesis. Formación de pus.

pyogenous. Piógeno. Causado por pus.

pyohemothorax. Piohemotórax. Colección de pus y sangre en el espacio pleural.

pyohydronephrosis. Piohidronefrosis. Acumulación de pus y orina en el riñón.

pyoid. Pioide. Semejante al pus.

pyometritis. Piometritis. Inflamación purulenta del útero.

pyomyositis. Piomiositis. Miositis purulenta.

pyonephritis. Pionefritis. Inflamación purulenta del riñón.

pyonephrolithiasis. Pionefrolitiasis. Presencia de cálculos y pus en el riñón.

pyonephrosis. Pionefrosis. Destrucción supurativa del parénquima renal.

pyo-ovarium. Pioovario. Absceso en el ovario.

pyopericarditis. Piopericarditis. Inflamación purulenta del pericardio.

pyopericardium. Piopericardio. Presencia de pus en la cavidad pericárdica.

pyoperitoneum. Pioperitoneo. Pus en la cavidad abdominal.

pyophagia. Piofagia. Deglución accidental de pus.

pyophthalmia. Pioftalmía. Oftalmía purulenta.

pyophylactic. Piofiláctico. Que sirve para defenderse contra la infección purulenta.

pyopneumopericardium. Pioneumopericardio. Presencia de pus y gas en la cavidad pericárdica.

pyopneumoperitonitis. Pioneumoperitonitis. Peritonitis con presencia de pus y gas en la cavidad peritoneal.

pyopneumothorax. Pioneumotórax. Colección de pus y aire o gas en la cavidad pleural.

pyopoiesis. Piopoyesis. Formación de pus.

pyorrhea. Piorrea. Descarga de pus. ‖ — **alveolaris.** P. alveolar. ‖ — **paradental** —. P. paradental.

pyosalpingitis. Piosalpingitis. Salpingitis purulenta.

pyosalpinx. Piosalpinge. Colección de pus en la trompa de Falopio.

pyosapremia. Piosapremia. Piosepticemia.

pyosclerosis. Piosclerosis. Esclerosis purulenta.

pyosepticemia. Piosepticemia. Piemia y septicemia.

pyospermia. Piospermia. Presencia de pus en el semen.

pyostatic. Piostático. Agente que detiene la supuración.

pyothorax. Piotórax. Empiema torácico.

pyoureter. Piouréter. Acumulación de pus en el uréter.

pyramid. Pirámide. Nombre de formaciones anatómicas semejantes a una pirámide. ‖ — **of cerebellum.** P. del cerebelo. ‖ **renal** —. P. renal.

pyramis. Pirámide. (V. *pyramid.*)

pyrectic. Pirético. Febril,

pyrenolysis. Pirenólisis. Destrucción del nucléolo de una célula.

pyreticosis. Pireticosis. Afección febril.

pyretogen. Piretógeno. Sustancia que produce fiebre.

pyretogenesis. Piretogénesis. Causa y origen de la fiebre.

pyretography. Piretografía. Descripción de la fiebre.

pyretolysis. Piretólisis. Desparición de la fiebre.

pyretotherapy. Piretoterapia. Tratamiento por producción de fiebre. ‖ Tratamiento de la fiebre.

pyretotyphosis. Piretotifosis. Delirio febril.

pyrexia. Pirexia. Estado febril.

pyridine. Piridina. Líquido de la brea de hulla, antiséptico, antiespasmódico. F.: C_5H_5N.

pyridoxine. Piridoxina. Vitamina B_6.

pyrimidine. Pirimidina. Barbitúrico. F.: $C_4H_4N_2$.

pyroglobulins. Piroglobulinas. Inmunoglobulinas monoclonales que precipitan en forma irreversible cuando son calentadas por encima de 56° C.

pyrogen. Pirógeno. Sustancia que produce fiebre.

pyrogenic. Pirogénico. Que produce fiebre.

pyrolisis. Pirólisis. Descomposición de la sustancia orgánica por el calor.

pyromania. Piromanía. Manía incendiaria.

pyrometer. Pirómetro. Termómetro para medir temperaturas muy elevadas.

pyrophobia. Pirofobia. Temor patológico al fuego.

pyrosis. Pirosis. (V. *heartburn.*)

pyrotic. Pirótico. Cáustico, quemante.

pyrotoxin. Pirotoxina. Toxina que produce fiebre.

pyroxylin. Piroxilina. Producto que forma parte del colodión.

pyrrole. Pirrol. Base alcalina volátil. F.: C_4H_5N.

pyruvate. Piruvato. Sal del ácido pirúvico.

Pythagoras. Pitágoras. Famoso filósofo griego de la Edad Antigua.

pythogenesis. Pitogénesis. Origen de un proceso de descomposición.

pyuria. Piuria. Presencia de pus en la orina.

PZI. Abreviatura de *protamine zinc insulin.*

P

Q. Símbolo de *electric quantity.*

q. Símbolo del brazo largo de un cromosoma.

Qa locus. Locus Qa. Locus genético situado entre H2-D y TL en el ratón, que codifica al antígeno. Qa de las células Ts y Th.

q.d. Abreviatura de *quaque die* (cada día).

Q fever. Fiebre Q.

q.h. Abreviatura de *quaque hora* (cada hora).

q.i.d. Abreviatura de *quater in die* (cuatro veces al día).

q.l. Abreviatura de *quantum liber* (a voluntad).

q.n.s. Abreviatura de *quantity non sufficient.*

q.p. Abreviatura de *quantum placeat* (cuantas veces se desee).

q.q.h. Abreviatura de *quaque quarta hora* (cada cuatro horas).

q.s. Abreviatura de *quantum satis* (cantidad suficiente).

quack. Curandero. Persona con habilidad y experiencia para el diagnóstico y tratamiento, pero sin título de medicina.

quackery. Charlatanismo. Actitud del curandero o charlatán.

quacksalver. Medicastro.

quadrangular. Cuadrangular. Figura con cuatro lados y ángulos.

quadrant. Cuadrante. Cuarta parte del círculo.

quadrantanopia. Cuadrantanopia. Ceguera en un cuarto del campo visual.

quadrantanopsia. Cuadrantanopsia. (V. *quadrantanopia.)*

quadrate. Cuadrado. Con cuatro lados iguales.

quadri-. Cuadri-. Prefijo que significa «cuatro veces».

quadribasic. Cuadribásico. Con cuatro átomos de hidrógeno reemplazables.

quadriceps. Cuádriceps. Con cuatro cabezas. || Músculo cuádriceps.

quadrigeminum. Cuadrigémino. Que forma un grupo de cuatro.

quadrilateral. Cuadrilátero. Que tiene cuatro lados.

quadrilocular. Cuadrilocular. Que tiene cuatro cavidades.

quadripara. Cuadrípara. Que ha parido cuatro veces.

quadriplegia. Cuadriplejía. Teraplejía.

quadripolar. Cuadripolar. Que tiene cuatro polos.

quadrisect. Cuadrisección. División en cuatro partes.

quadrisection. Cuadrisección. (V. *quadrisect.)*

quadrivalent. Cuadrivalente. Tetravalente.

quadruped. Cuadrúpedo. Con cuatro patas.

quadruplet. Cuadrúpleto. Cada uno de los cuatro hijos habidos en un mismo parto.

Quain's degeneration. Degeneración de Quain. [Sir. R. Quain, médico inglés, 1816-1898.] Degeneración grasa de las fibras musculares cardiacas.

qualimeter. Cualímetro. Dosímetro de rayos X.

qualitative. Cualitativo. Relativo a la cualidad.

quality. Cualidad. En radiología, habilidad de determinado tipo de radiación ionizante para penetrar en la materia. || — **control/assurance.** Control de calidad/garantía de calidad, en farmacoterapia.

quantal response. Respuesta cuántica. Cantidad. || Casos en que el transmisor se libera sólo en múltiplos enteros de una cantidad básica. || Cuando la respuesta es una variable discontinua.

quantimeter. Cuantímetro. Instrumento que mide la cantidad de rayos X generados.

quantitative. Cuantitativo. Que expresa cantidad.

quantity. Cantidad. Característica (energía, masa), capaz de ser medida físicamente.

quantum. Quantum. Teoría del quantum.

quarantine. Cuarentena. Período de aislamiento en un sospechoso de cierta infección.

quartan. Cuartana. Variedad de paludismo que recidiva cada cuatro días (la fiebre).

quartz. Cuarzo. Forma cristalina del dióxido de silicio.

quassation. Causación. Reducción de drogas, etcétera, en pequeños pedazos.

quassia. Cuasia. Arbol de América del Sur (utilizado hace dos siglos para el tratamiento de la fiebre).

quaternary. Cuaternario. Que contiene cuatro elementos.

Quatrefages' angle. Angulo de Quatrefages. [J. L. A. de Quatrefages, naturalista francés, 1810-1892.] Angulo parietal empleado en la craniotomía.

Queckenstedt's sign. Signo de Queckenstedt. [H. H. G. Queckenstedt, médico alemán, 1876-1918.] Compresión de las venas del cuello en relación con el aumento de presión del líquido cefalorraquídeo para comprobar si hay bloqueo del conducto espinal.

Quénu-Mayo operation. Operación de Quénu-Mayo. [E. A. V. A. Quénu, cirujano francés, 1852-1933; W. J. Mayo, cirujano norteamericano, 1861-1939.] Extirpación del recto y del conducto anal, por cáncer. ‖ **hermorrhoidal plexus.** Plexos nerviosos secundarios de los plexos lumboaórtico e hipogástrico.

Quervain's disease. Enfermedad de Quervain. [F. de Quervain, cirujano suizo, 1868-1940.] Tendosinovitis dolorosa del aductor largo y extensor corto del pulgar.

Queyrat's erythroplasia. Eritroplasia de Queyrat. [A. Queyrat, dermatólogo francés, n. en 1872.] Manchas rojizas que se observan en el pene, labios, boca o brazos, dolorosas y con tendencia a malignizarse.

quick. Rápido. Ligero, ágil, agudo.

Quick's test. Prueba de Quick [A. J. Quick médico norteamericano, n. en 1894.] Prueba para comprobar la funcionalidad hepática.

quickening. Primera señal de vida que da el feto.

quicklime. Cal viva.

Quincke's disease. Enfermedad de Quincke [H. I. Quincke, médico ruso, 1842-1922.] Edema angioneurótico. ‖ — **pulse.** Pulso de Q. Pulsación perceptible en los capilares del lecho de las uñas, en la insuficiencia aórtica.

quinidine. Quinidina. Isómero de la quinina. Antimalárico. F.: $C_{20}H_{24}N_2O_2$.

quinine. Quinina. Alcaloide de la corteza de quina. Utilizada contra el paludismo. F.: $C_{20}H_{24}N_2O_2$ • $3H_2O$.

quinoline. Quinoleína. Amina terciaria aromática, antiséptica, antipirética.

Quinquaud's disease. Enfermedad de Quinquaud. [Ch. E. Quinquaud, médico francés, 1843-1894.] Foliculitis purulenta del cuero cabelludo. ‖ — **sign.** Signo de Q. Temblor de los dedos con la mano en semipronación, en el alcoholismo.

quinquevalent. Pentavalente. Que tiene cinco valencias diferentes.

quinsy. Absceso periamigdalino.

quintan. Quintana. Recurrencia de fiebre al quinto día.

quintessence. Quintaesencia. Extracto concentrado de una sustancia.

quintipara. Quintípara. Mujer que ha dado a luz por quinta vez.

quoad vitam. Por lo que se refiere a la vida.

quotidian. Cotidiano. Que ocurre cada día ‖. Forma de malaria intermitente.

quotient. Cociente. Número obtenido como resultado de una división. ‖ **caloric** —. C. calórico. ‖ **intelligence** —. C. intelectual. ‖ **respiratory** —. C. respiratorio.

Q

R

R. Símbolo del roentgen. ‖ En química, símbolo de radical orgánico. ‖ Abreviatura de *rankine. Réanumur, respiration.*

r. Abreviatura de *ring chromosome.*

Ra. Símbolo químico del radio.

Raabe's test. Reacción de Raabe. [G. Raabe, médico alemán, n. en 1875.] Para la albúmina.

rabicidal. Rabicida. Que destruye el virus de la rabia.

rabid. Rabioso. Afectado por la rabia.

rabies. Rabia. Enfermedad aguda infecciosa que afeta al sistema nervioso central. Causada por un virus RNA.

rabiform. Rabiforme. Semejante a la rabia.

race. Raza. Estirpe étnica; línea genealógica de descendencia. ‖ grupo de individuos con ciertas características comunes.

racemase. Racemasa. Enzima que cataliza la racemización de una sustancia ópticamente activa.

raceme. Racimo. Forma de inflorescencia. ‖ Conjunto de partes pequeñas unidas.

racemization. Racemización. Transformación de una sustancia que es ópticamente activa en otra que no lo es.

racemose. Racemoso. Semejante a un racimo de uvas.

rachi-. Raqui-. Prefijo que significa «raquis».

rachialbuminimeter. Raquialbuminómetro. Aparato para medir la albúminia en una muestra de líquido cefalorraquídeo.

rachialbuminimetry. Raquialbuminometría. Medida del aumento de albúmina en el líquido cefalorraquídeo.

rachialgia. Raquialgia. Dolor en la columna vertebral.

rachianalgesia. Raquianalgesia. (V. *rachianesthesia.*)

rachianesthesia. Raquianestesia. Anestesia producida por inyección de un anestésico en el conducto raquídeo.

rachicentesis. Raquicentesis. Punción lumbar.

rachidial. Raquídeo. Relativo al conducto raquídeo.

rachidian. Raquídeo. (V. *rachidial).*

rachigraph. Raquígrafo. Instrumento para registrar las desviaciones de la columna vertebral.

rachilysis. Raquílisis. Tratamiento mecánico de las curvaturas de la columna vertebral.

rachiocampsis. Raquiocampsis. Curvatura de la columna vertebral.

rachiocentesis. Raquiocentesis. Punción en la región lumbar.

rachiochysis. Raquioquisis. Espina bífida.

rachiocyphosis. Raquiocifosis. Cifosis.

rachiodynia. Raquiodinia. Dolor en la columna vertebral.

rachiometer. Raquiómetro. Instrumento para medir la curvaturas de la columna vertebral.

rachiomyelitis. Raquiomielitis. Inflamación de la médula espinal.

rachiopagus. Raquiópago. Monstruo doble unido por la espalda en el plano sagital.

rachiopathy. Raquiopatía. Enfermedad de la columna vertebral.

rachioplegia. Raquioplejía. Parálisis espinal.

rachioscoliosis. Raquioescoliosis. Curvatura lateral de la columna vertebral.

rachiotomy. Raquiotomía. Incisión vertebral.

rachipagus. Raquiópago. (V. *rachiopagus.*)

rachiresistance. Raquirresistencia. Situación en la cual la inyección intrarraquídea de anestésico no produce efecto.

rachis. Raquis. Columna vertebral.

rachisagra. Raquisagra. Dolor gotos en la articulaciones vertebrales.

rachischisis. Raquisquisis. Fisura congénita de la columna vertebral. ‖ — **posterior.** Espina bífida.

rachisensibility. Raquisensibilidad. Sensibilidad anormal a los anestésicos espinales.

rachitis. Enfermedad de Glisson. [Francis Glisson, 1597-1677, médico inglés, n. en Londres.] Raquitismo. ‖ **Glisson's sling.** Lazo de Glisson. Suspensión corporal artificial; aro almohadillado adhesivo de cuero o goma, con nudos laterales, como medio de tratamiento de tracción o extensión que actúa sobre la cabeza, casi siempre como suspensión oblicua o vertical con lecho oblicuo o en horca de suspensión. ‖ **Canal portal.** Triángulo de Glisson, campo de Glisson, canal portal. Zona

R

periportal triangular o poligonal, envoltura conjuntival de la cápsula fibrosa perivascular o **cápsula de Glisson** en el límite de varios lobulillos hepáticos. Contiene respectivamente una rama de la vena y la arteria interlobulares, de la vena porta o de la arteria hepática, y un conducto biliar, **triada de Glisson,** así como pequeñísimos vasos linfáticos. Es importante para la valoración histológica de las enfermedades hepáticas.

rachitism. Raquitismo. Enfermedad juvenil por nutrición deficiente (falta de vitamina D).

rachitomy. Raquitomía. Abertura quirúrgica del conducto vertebral.

RA cells. Células de la AR (artritis reumatoide). Leucocitos con pequeños gránulos intracitoplásmicos, vistos en frecos y tomados del líquido sinovial de la articulación afectada.

racial. Racial. Relativo a una raza particular.

rad. Rad. Unidad de medida de la dosis de absorción de una radiación ionizante. || Abreviatura de raíz.

radectomy. Radectomía. Escisión de parte de la raíz de un diente.

Rademacher's system. Sistema de Rademacher. [J. G. Rademacher, médico alemán, 1772-1850.] Creencia de que debe existir un remedio para cada enfermedad.

radiability. Radiabilidad. Propiedad de ser penetrado por rayos X u otros rayos.

radiable. Radiable. Susceptible de ser examinado mediante rayos X.

radiad. Hacia la parte radial.

radial. Radail. Relativo al hueso radio. || Relativo a un radio o a un rayo.

radian. Radián. En oftalmometría, arco cuya longitud es igual al radio de su curva.

radiant. Radiante. Divergente respecto a un centro común. || Sustancia radiactiva.

radiathermy. Radiatermia. Diatermia de onda corta.

radiatio. Radiación. Estructura radiante. En anatomía, grupo de fibras nerviosas que conectan distintas partes del cerebro. || Emisión de radiación.

radiation. Radiación. (V. *radiatio.*)

radical. Radical. Dirigido a la causa; dirigido hacia la raíz del proceso patológico. || Grupo de átomos que en las combinaciones actúa como cuerpo simple. || — **acid.** R. ácido. || — **free.** R. libre.

radiciform. Radiciforme. En forma de raíz.

radicle. Radícula. Raíz pequeña de un vaso o nervio.

radicotomy. Radicotomía. (V. *rhizotomy.*)

radiculalgia. Radiculalgia. Dolor por enfermedad de las raíces nerviosas.

radicular. Radicular. Relativo a un radical o a una raíz.

radiculectomy. Radiculectomía. Escisión de una raíz. Rizotomía.

radiculitis. Radiculitis. Inflamación de la raíz de un nervio espinal.

radiculomyelopathy. Radiculomielopatía. Enfermedad de la raíz nerviosa y del canal vertebral.

radiculoneuritis. Radiculoneuritis. Polineuritis aguda febril.

radiculopathy. Radiculopatía. Enfermedad de la raíces nerviosas.

radiectomy. Radiectomía. Escisión de la raíz de un diente.

radiferous. Radífero. Que contiene radio.

radio-. Radio-. Prefijo que indica relación con «rayo» o «radiación».

radioactive. Radiactivo. Con propiedades radiactivas.

radioactivity. Radiactividad. Propiedad de emitir radiaciones corpusculares o electromagnéticas.

radioanaphylaxis. Radioanafilaxis. Sensibilización anafiláctica a los rayos X o a otras formas de energía radiante.

radiobicipital. Radiobicipital. Relativo al radio y al músculo bíceps del brazo.

radiobiology. Radiobiología. Estudio del efecto de las radiaciones sobre los tejidos orgánicos.

radiocalcium. Radiocalcio. Isótopo radiactivo del calcio.

radiocarbon. Radiocarbono. Isótopo radiactivo del carbono.

radiocarcinogenesis. Radiocarcinogénesis. Formación de cáncer por exposición a las radiaciones.

radiocardiography. Radiocardiografía. Registro gráfico de la variación en el tiempo de la concentración de isótopos en una cavidad torácica.

radiocarpal. Radiocarpal. Relativo al radio y al carpo.

radicohemistry. Radioquímica. Rama de la química que trata de las materias radiactivas.

radiocolloid. Radicoloide. Radisótopo en forma pura de solución.

radiocystitis. Radiocistitis. Cambios inflamatorios en la vejiga urinaria causados por radiaciones iónicas.

radiodensity. Radiodensidad. Propiedad de presentar cierta resistencia al paso de energía radiante.

radiodermatitis. Radiodermatitis. Radiodermitis. Dermatitis. Producida por la acción de radiaciones ionizantes.

radiodiagnosis. Radiodiagnóstico. Diagnóstico efectuado por rayos X o radiografías.

radiodiaphane. Radiodiáfano. Instrumento para practicar la transiluminación por medio del radium.

radiodigital. Radiodigital. Relativo al radio y a los dedos.

radiodontics. Radiodoncia. Radiología dentaria.

radioelectrocardiography. Radioelectrocardiografía. Registro a distancia del electrocardiograma.

radioelement. Radioelemento. Elemento químico con propiedades radiactivas.

radiogenesis. Radiogénesis. Producción de rayos o radiactividad.

radiogenic. Radiogénico. Producido por irradiación.

radiography. Radiografía. Registro de una placa por paso de rayos X.

radiohumeral. Radiohumeral. Relativo al radio y al húmero.

radioimmunity. Radioinmunidad. Menor sensibilidad a las radiaciones, por irradiación repetida.

R

radioimmunoassay. Radioinmunoensayo. Técnica inmunológica de medida de mínimas cantidades de antígeno o anticuerpo.

radioimmunodetection. Diagnóstico por medio de anticuerpos monoclonales y un material radiomarcado que se puede detectar fuera del cuerpo.

radioimmunodiffusion. Radioinmunodifusión. Forma de inmunodifusión.

radioimmunotherapy. Terapia por la unión entre un anticuerpo monoclonal y una substancia.

radioiodine. Radiyodo. Isótopo radiactivo del yodo.

radioisotope. Radisótopo. Isótopo radiactivo de un elemento.

radiolabeling. Radiomarcadores.

radiolesion. Radiolesión. Lesión causada por exposición a la radiación.

radiological. Radiológico. Relativo a la radiología.

radiologist. Radiólogo. Especialista en la utilización de energía radiante (rayos X, etc.).

radiology. Radiología. Ciencia de las sustancias y energía radiantes.

radiolus. Radiolo. Estilete, sonda.

radiometallography. Radiometalografía. Radiografía de los metales.

radiometer. Radiómetro. Aparato para medir la cantidad y calidad de la energía radiante.

radiomicrometer. Radiomicrómetro. Aparato que registra mínimos cambios de energía radiante.

radiomuscular. Radiomuscular. Relativo a la arteria o nervio radiales y al músculo.

radiomutation. Radiomutación. Cambios en el carácter celular por exposición a la radiación.

radion. Radión. Partícula radiante emitida por una sustancia radiactiva.

radionecrosis. Radionecrosis. Destrucción de tejido causada por energía radiante.

radionuclide. Radionúclido. Núclido radiactivo.

radiopaque. Radioopaco. Que no permite el paso de energía radiante.

radiopathology. Radiopatología. Patología producida por el efecto de la radiación sobre los tejidos.

radiopelvimetry. Radiopelvimetría. Medición de la pelvis mediante radiología.

radiophobia. Radiofobia. Temor patológico a los efectos de los rayos X o del radio.

radiophosphorus. Radiofósforo. Fósforo radiactivo.

radiopotassium. Radiopotasio. Potasio radiactivo.

radiopotentiation. Radiopotenciación. Acción de una droga junto al efecto de la irradiación.

radiopraxis. Radiopraxis. Uso de diversos tipos de rayos.

radioreaction. Radiorreacción. Reacción corporal, principalmente de la piel, a la radiación.

radioresistance. Radiorresistencia. Resistencia de los tejidos o células a la radiación.

radioscopy. Radioscopia. Fluoroscopia.

radiosodium. Radiosodio. Sodio radiactivo.

radiosteroscopy. Radiosteroscopia. Inspección del interior del organismo mediante rayos X.

radiosurgery. Radiocirugía. Dícese del empleo del radio en terapéutica quirúrgica.

radiothanatology. Radiotanatología. Estudio del efecto de la energía radiante sobre el tejido muerte.

radiotherapist. Radioterapeuta. Especialista en radioterapia.

radiotherapy. Radioterapia. Tratamiento de la enfermedad mediante radiaciones iónicas.

radiothermy. Radiotermia. Utilización terapéutica del calor radiante.

radiothorium. Radiotorio. Isótopo radiactivo del torio.

radiotoxemia. Radiotoxemia. Toxemia producida por radiaciones.

radiotransparent. Radiotransparente. Que permite el paso de los rayos X u otras formas de radiación.

radiotropic. Radiotrópico. Influenciado por la radiación.

radioulnar. Radiocubital. Relativo al radio y al cúbito.

radium. Radio. Elemento radiactivo raro, de símbolo Ra. Línea que va desde el centro hasta la circunferencia. || Hueso radio.

radius. Radio.

radix. Raíz. Parte de un órgano implantada en el seno de un tejido. || — **anterior.** R. ventral. || **cochlearis.** R. coclear. R. posterior al nervio acústico. || — **mesenterii.** R. del mesenterio. || — **penis.** R. del pene.

radon. Radón. Elemento radiactivo obtenido por desintegración del radio, de símbolo Rn.

raffinose. Rafinosa. Trisacárido de la remolacha. F.: $C_{18}H_{32}O_{16}$.

RAgg. Abreviatura de *rheumatoid agglutinin.*

ragocyte. Ragocito. Célula característica de la articulación en la artritis raumatoide.

Rainey corpuscles. Corpúsculos de Rainey. [G. Rainey, anatomista inglés, 1801-1884.] Quistes sarcosporídicos. || — **tubes.** Tubos de R. Túbulos formados en el proceso de la calcificación.

Raji cells test. Prueba de células Raji. Técnica de laboratorio para complejos inmunes, utilizando la línea de células linfoblastoides Raji.

rale. Estertor. Sonido respiratorio anormal a la auscultación. || **bronchial** —. E. bronquial. || **cavernous** —. E. cavernoso. || **crepitant** —. E. crepitante. || **guttural** —. E. gutural. || **laryngeal** —. E. laríngeo. || **metallic** —. E. metálico. || **sbucrepitant** —. E. subcrepitante.

Ralfee's test. Prueba de Ralfe. [Ch. Ralfe, médico inglés, 1842-1896.] Para determinar la presencia de acetona en la orina.

ramal. Ramal. Relativo a una rama.

Raman effect. Efecto de Raman. [Ch. V. Raman, físico indio, n. en 1888.] Sobre el espectro de una sustancia irradiada con luz monocromática.

RAMC. Abreviatura de *Royal Army Medical Corps.*

ramification. Ramificación. Distribución en ramas.

ramisection. Ramisección. Resección de las ramas comunicantes del simpático en las parálisis espásticas.

R

ramitis. Ramitis. Inflamación de una rama.

Ramon's floculation. Floculación de Ramon. [G. Ramon, bacteriólogo francés, 1886-1963.] Para la difteria.

Ramón y Cajal. (V. *Cajal.*)

Ramond's sign. Signo de Ramond. [L. Ramond, internista francés, 1879-1952.] Rigidez de los erectores del raquis en el desarrame pleurítico.

Ramsay-Hunt syndrome. Síndrome de Ramsay-Hunt. [J. Ramsay-Hunt, neurólogo norteamericano, 1872-1937.] Disinergia cerebelar progresiva. ‖ Parálisis juvenil agitante.

Ramsden's eyepiece. Pieza ocular de Ramsden. [J. Ramsden, óptico inglés, 1735-1800.] Pieza con dos lentes planoconvexas.

Ramstedt operation. Operación de Ramstedt. [W. C. Ramstedt, cirujano alemán contemporáneo.] Incisión del músculo circular del píloro en la estenosis pilórica congénita.

ramus. Ramus. (V. *branch.*)

RANA. Abreviatura de *rheumatoid arthritis nuclear antigen.*

Randacio's nerves. Nervios de Randacio. [F. Randacio, anatomista italiano.] Nervios que nacen en el ganglio esfenopalatino.

randomization test. Prueba de randomización. Prueba estadística para comprobar sesgo sistemático en un estudio.

randomized, controlled therapeutic trial. Ensayo clínico controlado randomizado. Método clásico para evaluación y comparación de tratamientos.

range. Escala, variedad, extensión, distancia. ‖ Diferencia entre los límites alto y bajo de una variable.

ranine. Ranino. Relativo a una rana o a la ránula.

Ranke's angle. Angulo de Ranke. [H. R. Ranke, anatomista holandés, 1849-1887.] Entre el plano horizontal del cráneo y una línea que pasa por el centro del borde alveolar y el centro de la sutura nasofrontal.

Ranke's formula. Fórmula de Ranke. [K. E. Ranke, internista alemán, 1870-1926.] Sobre la cantidad de albúmina en un líquido seroso. ‖ — **stages.** Periodos de R. En las tuberculosis del hombre.

ranula. Ránula. Tumor quístico debajo de la lengua.

ranular. Ranular. Relativo a la ránula.

ranunculus. *Ranunculus.* Género de plantas ranunculáceas.

Ranvier's crosses. Cruces de Ranvier. [L. A. Ranvier, patólogo francés, 1835-1922.] Figuras oscuras observadas en los nódulos de Ranvier. ‖ — **disk.** Disco de R. Terminación táctil de la fibra nerviosa en la sustancia transpartente, entre dos corpúsculos de Grandry. ‖ — **nodes.** Nódulos de R. Producidos por la constricción de las fibras nerviosas meduladas a intervalos de 1 mm.

Raoult's law. Ley de Raoult. [F. M. Raoult, físico francés, 1830-1901.] La disminución del punto de congelación de una solución es proporcional a la concentración molecular de la misma.

raphe. Rafe. Línea de unión de partes simétricas. ‖

abdominal —. *Linea alba.* ‖ — **of perineum.** R. del periné.

rapport. Relación de armonía entre dos personas o entre médico y paciente.

raptus. Rapto. Ataque violento, arrebato. ‖ — **haemorrhagicus.** Hemorragia súbita masiva. ‖ — **maniacus.** Ataque maniaco.

rarefaction. Rarefacción. Disminución de la densidad y peso, pero no del volumen.

rash. Rash. Erupción temporal cutánea, como en la urticaria.

Rasmussen's aneurysm. Aneurisma de Rasmussen. [F. W. Rasmussen, médico danés, 1834-1877.] Aneurisma arterial en una caverna tuberculosa pulmonar.

raspatory. Raspatorio. Instrumento raspador de uso quirúrgico.

rast. Abreviatura de *radioallergosorbent test.*

rassura. Raspado. (V. *scraping.*)

rat. Rata. Mamífero pequeño, roedor.

rate. Porcentaje. Proporción, promedio, índice numérico. ‖ — **constant.** Constante de velocidad.

Rathbun's disease. Enfermedad de Rathbun. Deficiencia hereditaria de fosfatasa, hipofasfatasia.

Rathke's pouch. Bolsa de Rathke. [M. H. Rathke, anatomista alemán, 1793-1860.] Depresión en la raíz de la boca embrionaria frente a la membrana bucofaríngea.

raticide. Raticida. Agente que destruye las ratas.

ratio. Proporción. Relación. Expresión de la cantidad de una sustancia en relación con otra. ‖ — **albumin-globulin.** R. albúmina/globulina. ‖ — **cardiothoracic.** R. cardiotorácica. ‖ — **therapeutic.** R. terapéutica.

ration. Ración. Cantidad de alimento y bebida por unidad de tiempo.

rational. Racional. Basado en la razón.

rationalization. Racionalización. Mecanismo inconsciente de defensa por la que se justifican actitudes intolerables.

Rau's apophysis. Apófisis de Rau. [J. J. Rau, anatomista holandés, 1658-1719.] Proceso anterior del martillo.

Rauber's layer. Capa de Rauber. [A. A. Rauber, anatomista alemán, 1841-1917.] Ectodermo primitivo.

Rauchfuss' triangle. Triángulo Rauchfuss. [K. A. Rauchfuss, pediatra ruso, 1835-1915.] Area triangular de matidez en el dorso, en el lado opuesto al derrame. Triángulo de Grocco.

rausch. Ligera anestesia general con éter.

rauwolfia. *Rauwolfia.* Género de árboles tropicales de los que se extraen numerosos alcaloides, como la reserpina.

Rauzier's disease. Enfermedad de Rauzier. [G. Rauzier, médico francés, 1862-1920.] Edema azul.

RAV. Abreviatura de *rous associated virus.*

ray. Rayo. Línea que emana del centro. ‖ **alpha** —. R. alfa. ‖ **anode** —. R. positivo. ‖ **caloric** —. R. calórico. ‖ **cathode** —. R. negativo. ‖ **cosmic** —. R. cósmico. ‖ **incident** —. R. incidente. ‖ **X** —. R. X.

Raymond's syndrome. Síndrome de Raymond. Hemiplejía *alternan abducens*. [Fulgence Raymond, 1844-1910, neurólogo francés, n. en París.] Síndrome caudal pontino; síndrome central de la vía piramidal, con parálisis alterna a causa de una lesión en el núcleo abductor de la mirada y en la vía piramidal. Se presenta con hemiparesia contralateral y parálisis de la abducción de la mirada contralateral. ‖ **Raymond's apoplexy.** Apoplejía de Raymond. Apoplejía con parestesia de la mano del lado que se ha paralizado.

Raynaud's disease. Enfermedad de Raynaud. [M. Raynaud, médico francés, 1834-1881.] Asfixia, síncope o gangrena local de las extremidades. ‖ — **phenomenon.** Fenómeno de R. Distinta coloración al sumergir las manos en agua fría o caliente.

Rb. Símbolo químico del rubidio.

RBC. Abreviatura de *red blood cell.*

RBE. Abreviatura de *relative biological effectiveness.*

RCP. Abreviatura de *Royal College of Physicians.*

RCS. Abreviatura de *Royal College of Surgeons.*

RD. Abreviatura de *reaction of degeneration.*

RDE. Abreviatura de *receptor destroying enzyme.*

RE. Abreviatura de *radium emanation.*

re-. Re-. Prefijo que significa «detrás», «contrario», «denuevo».

reablement. Rehabilitación. (V. *rehabilitation.)*

reabsorption. Reabsorción. Acto o proceso de absorber otra vez.

react. Reaccionar. Responder a un estímulo.

reaction. Reacción. Acción contraria a otra. ‖ Fenómeno causado por acción de agentes químicos. ‖ **allergic** —. R. alérgica. ‖ **alarm** —. R. de alarma. ‖ **anaphylactic** —. R. anafiláctica. ‖ **antigen antibody** —. R. antígeno- anticuerpo. ‖ **conversion**—. R. de conversión. ‖ **cutaneous** —. R. cutánea. ‖ **defense** —. R. de defensa. ‖ **depressive**—. R. depresiva. ‖ **immune**—. R. inmune. ‖ **intradermal**—. R. intradérmica. ‖ **local**—. R. local.

reactivation. Reactivación. Restauración de la actividad en un cuerpo inactivo.

reactivity. Reactividad. Propiedad de reaccionar.

Read's formula. Fórmula de Read. [J. M. Read, médico norteamericano, n. en 1889.] Para la medida del metabolismo basal.

reading. Lectura.

reagent. Reactivo. Sustancia utilizada para producir una reacción química. ‖ Sujeto de un experimento psicológico.

reagin. Reagina. Anticuerpo de una clase especializada de inmunoglobulina (IgE).

reamputation. Reamputación. Amputación repetida.

Réaumur's thermometer. Termómetro de Réaumur. [R. A. F. Réaumur, naturalista francés, 1683-1757.] Termómetro en el que el punto de congelación del agua es 0° y el de ebullición, de 80°.

rebound. Repercutir.

recall. Recordar.

receiver. Recipiente. Receptor.

receptaculum. Receptáculo. Contenedor. ‖ **chyli.** Cisterna de Pecquet.

receptor. Receptor. Molécula específica de la superficie o el citoplasma de una célula, que recoge el estímulo de otras moléculas específicas.

recess. Recessus. Receso. Fosita o cavidad pequeña ‖ **acetabular**—. Fosa acetabular. ‖ **optic**—. Receso óptico.

recession. Recesión. Retracción de la encía, para exponer el cemento, en odontología.

recessive. Recesivo. Que tiende a regresar. En genética, carácter que puede no aparecer en un híbrido.

recidivism. Recidiva. Reaparición de una enfermedad

recessus. Receso. (V. *recess.)*

recipe. Récipe. (V. *prescription.)*

recipiomotor. Recipiomotor. Relativo a la recepción de las impresiones motoras.

Recklinghausen's canals. Conductos de Recklinghausen. [F. D. von Recklinghausen, patólogo alemán, 1833-1910.] Pequeños conductos linfáticos en el tejido conectivo, considerados como ramas terminales de los vasos linfáticos. Conductos de la córnea. ‖ — **disease.** Enfermedad de R. Neurofibromatosis múltiple.

Reclus' disease. Enfermedad de Reclus. [P. Reclus, cirujano francés, 1847-1914.] Mastitis intersticial crónica.

recombinant DNA. ADN recombinante. Inserción de nuevo material genético procedente de otra especie.

reconstitution. Reconstitución. Restauración de una sustancia alterada previamente.

record. Registro.

recrement. Recremento. Saliva u otro material que, después de su secreción, es reabsorbido.

recrudescence. Recrudecimiento. Recrudescencia. Nueva actividad de un síntoma patológico después de una remisión temporal.

Rect. Abreviatura de *rectified.*

rectal. Rectal. Relativo al recto.

rectalgia. Reactalgia. (V. *proctalgia.)*

rectetomy. Rectetomía. (V. *protectomy.)*

rectification. Rectificación. Acto de corregir o purificar.

rectitis. Recitits. (V. *proctitis.)*

rectoabdominal. Rectoabdominal. Relativo al recto y al abdomen.

rectococcygeal. Rectococcígeo. Relativo al recto y al cóccix.

rectococcypexy. Rectococcipexia. (V. *proctococcypexy.)*

rectolabial. Rectolabial. Comunicación entre el recto y los labios mayores.

rectopexy. Rectopexia. (V. *proctopexy.)*

rectorrhaphy. Rectorrafia. (V. *proctorrhaphy.)*

rectoscopy. Rectoscopia. (V. *proctoscopy.)*

rectosigmoid. Rectosigmoide. Porción terminal del sigmoide e inicial del recto.

rectostenosis. Rectostenosis. Estenosis del recto.

rectostomy. Rectostomía. Proctostomía.

rectotomy. Rectotomía. (V. *proctotomy.)*

rectourethral. Rectouretral. Relativo al recto y la uretra.

rectouterine. Rectouterino. Relativo al recto y al útero.

rectovaginal. Rectovaginal. Relativo a una fístula rectovaginal.

rectovesical. Rectovesical. Comunicación entre recto y vejiga.

rectum. Recto. Porción terminal del inestino delgado.

rectus. Estructura recta. ‖ Músculo recto.

recumbent. Recumbente. Dícese de la posición acostada.

recurrence. Recurrencia. Retorno de los síntomas después de una remisión.

recurvation. Recurvación. Curvatura hacia atrás.

red. Rojo. Color primario del espectro. ‖ **Congo–.** R. Congo. Para el diagnóstico de la amiloidosis.

red cell. Eritrocito.

redia. Redia. Segundo periodo larval de ciertos gusanos trematodos.

redintegration. Redintegración. Restauración, reparación.

redislocation. Redislocación. Luxación recidivante.

redox. Redox. Oxidación-reducción.

redressement. Corrección de una deformidad. ‖ **— force.** Fuerza regresiva.

reduce. Reducir. P. ej., una fractura.

reducible. Reducible. Susceptible de ser reducido.

reductase. Reductasa. Enzima que reduce compuestos químicos.

reduction. Reducción. Corrección de una fractura, hernia, etc. ‖ En química, adición de hidrógeno a una sustancia.

redundant. Redundante. Superfluo.

reduplication. Reduplicación. Recurrencia de paroxismos de tipo doble. ‖ Doblaje de partes.

redwater. Fiebre de Texas. ‖ Hemoglobinuria bacilar.

re-education. Reeducación. Enseñar la práctica de actos dificultados por una lesión nerviosa.

reentry. Reentrada. Concepto cardiológico.

reflection. Reflexión. Imagen producida por reflexión. ‖ Cambio de un rayo al chocar contra una superficie.

reflector. Reflector. Instrumento que refleja la luz o el sonido.

reflex. Reflujo. Luz reflejada. ‖ Acto reflejo.

reflexogenic. Reflexógeno. Que produce o incrementa un acto reflejo.

reflexophil. Reflexófilo. Caracterizado por la actividad refleja.

reflexotherapy. Reflexoterapia. Tratamiento mediante estimulación de una área lejana a la lesión.

reflux. Reflujo. Retorno de un líquido o flujo. ‖ **esophageal —.** R. esofágico.

refracta dosi. A dosis repetidas o divididas.

refraction. Refracción. Desviación de un rayo luminoso al pasar de un medio a otro de distinta densidad.

refractionist. Refraccionista. Aquel que diagnostica y corrige los defectos de refracción.

refractometry. Refractometría. Medida del grado de refracción de los medios oculares.

refracture. Refractura. Osteoclasia.

refrangible. Refrangible. Susceptible de ser refractado.

refresh. Refrescar. Raspar los bordes de una herida para su mejor cicatrización.

Refsum's disease. Enfermedad de Refsum. Enfermedad degenerativa por depósito de ácido fitánico. Sin.: heredopatía polineuritiforme atáxica.

refusion. Refusión. Separación temporal y retorno subsiguiente de sangre a la circulación.

REG. Abreviatura de *radioencephalogram.*

regeneration. Regeneración. Reparación natural de una estructura, tejido, etc.

regimen. Régimen. Regulación estricta de un esquema terapéutico o dieta.

regio. Región. Area definida del organismo, con límites definidos.

region. Región. (V. *regio.*)

regional. Regional. Referente a una región o regiones.

regional enteritis, Crohn's disease. Enfermedad de Crohn. Afectación inflamatoria crónica de posible etiología autoinmune, localizada preferentemente en el íleon terminal. Predomina en adultos jóvenes, sin preferencia sexual, presentándose sobre todo en los países escandinavos y Gran Bretaña. Lesiones macroscópicas típicas: ulceración mucosa discontinua; estenosis cortas o largas, únicas o múltiples; aspecto adoquinado de la mucosa; afectación transmural y formación de fístulas. Lesiones microscópicas: reacción granulomatosa, fisuraciones parietales, abscesos intramurales, engrosamiento submucoso y marcada reacción linforreticular. Clínica: hipertermia, dolor abdominal, pérdida de peso, diarreas, anemia y ocasionalmente manifestaciones sistémicas, nefrolitiasis, artritis, iritis, eritema nudoso.

regression. Regresión. Vuelta a una fase anterior. ‖ Reproducción de síntomas en un proceso patológico.

regressive. Regresivo. Caracterizado por regresión.

regret avoidance. Evitación de riesgo.

regular. Regular. Normal o conforme con la regla.

regulation. Regulación. Adaptación de una variable a las condiciones normales.

reg. umb. Abreviatura de *regio umbilici* (región umbilical).

regurgitation. Regurgitación. Reflujo en dirección contraria de un alimento, líquido, etc. ‖ **aortic –.** R. aórtica. ‖ **mitral —.** R. mitral. ‖ **tricuspid —.** R. triscúspide. ‖ **valvular —.** R. valvular.

rehabilitation. Rehabilitación. Restauración a la normalidad de una función después de un traumatismo.

Rehfuss'test. Prueba de Rehfuss. [M. E. Rehfuss, médico norteamericano, 1887-1964.] Método de examen de la secreción gástrica.

rehydration. Rehidratación. Reposición de líquidos orgánicos.

R

Reichel's cloacal duct. Conducto de Reichel. [F. P. Reichel, obstetra alemán, n. en 1858.] Hendidura en el embrión entre el tabique de Douglas y la cloaca.

Reichert's cartilage. Cartílago de Reichert. [K. B. Reichel, anatomista alemán, 1811-1883.] Cartílago del segundo arco branquial. || — **canal.** Canal de R. C. de Hensen.

Reichmann's disease. Enfermedad de Reichmann. [N. Reichmann, médico alemán, 1851-1918.] Gastrosucorrea.

Reid's base line. Línea de Reid. [R. W. Reid, anatomista escocés, 1851-1939.] Línea básica antropométrica en el cráneo.

Reifenstein's syndrome. Síndrome de Reifenstein. [Eduard C. Reifenstein, hijo, n. 1947.] Seudohermafroditismo masculino hereditario, con cariotipo XY y secreción esteroidea normal, acompañado de hipogonadismo, hipospadias y ginecomastia, ausencia de espermatozoides maduros, esclerosis tubular e hiperplasia de las células de Leydig.

Reil's ansa. Cinta de Reil. [J. Ch. Reil, anatomista alemán, 1759-1813.] Lemnisco; fascículo de fibras sensitivas, que llega al cerebelo. || — **island.** Isla de R. De la corteza cerebral.

reinfection. Reinfección. Segunda infección con gérmenes iguales o semejantes.

reinoculation. Reinoculación. Inoculación de virus después de una primera inoculación.

reinplantation. Reimplantación. Reemplazo de un tejido o estructura extraídos de su lugar natural.

reintegration. Reintegración. Integración biológica después de un estado de disrupción.

reinversion. Reinversión. Colocación en su lugar de un órgano invertido.

Reisseisen's muscle. Músculo de Reisseisen. [F. D. Reisseisen, anatomista alemán, 1773-1828.] Fibras msuculares de los bronquios.

Reissner's fiber. Fibra de Reissner. [E. Reissner, anatomista alemán, 1824-1878.] Fibra libre en el conducto central de la médula espinal. || — **membrane.** Membrana de R. M. vestibular del caracol.

Reiter's syndrome. Síndrome de Reiter. [H. Reiter, higienista alemán, n. en 1881.] Artritis, uretritis y conjuntivitis no gonocócicas.

rejection. Reyección. Reacción inmune contra el tejido trasplantado.

rejuvenescence. Rejuvenecimiento. Recuperación funcional de la actividad.

relapse. Relapso. Recaída, recurrencia.

relation. Relación. Conexión de una entidad, objeto, etc., con otros.

relaxant. Relajante. Que produce relajación.

relaxation. Relajación. Disminución de la tensión.

relaxin. Relaxina. Hormona del cuerpo lúteo.

relief. Alivio. Disminución del dolor o la incomodidad.

REM. Abreviatura de *rapid eye movements* (fase del sueño).

Remak's fibers. Fibras de Remak. [R. Remak, neurólogo alemán, 1815-1865.] Fibras nerviosas sin mielina. || — **ganglion.** Ganglio de R. Grupo de células nerviosas en la desembocadura de la vena cava inferior.

Remak's sign. Signo de Remak. [E. J. Remak, neurólogo alemán, 1848-1911.] Sensación doble producida por una aguja en la tabes dorsal.

remedial. Curativo.

remedy. Remedio. Todo lo que cura, palia o previene la enfermedad.

remission. Remisión. Disminución o desaparición de los síntomas de una enfermedad.

remittent. Remitente. Que tiene períodos de disminución y de exacerbación.

remmant. Remanente. Residuo, vestigio.

ren. Riñón. (V. *kidney.*)

renal. Reanl. Relativo al riñón.

Renauts' layer. Capa de Renaut. [J. L. Renaut, médico francés, 1844-1917.] Membrana hialina delgada, entre el corion y la epidermis.

Rendu's tremor. Temblor de Rendu. [H. J. L. M. Rendu, médico francés, 1844-1902.] Temblor histérico.

Rendu-Osler-Weber disease. Enfermedad de Rendu-Osler-Weber. [H. J. L. M. Rendu; sir W. Osler, médico canadiense, 1849-1919; F. P. Weber, médico inglés, 1863-1962.] Telangiectasia hereditaria hemorrágica.

renicapsule. Renicápsula. Cápsula suprarrenal.

reniculus. Renículo. Lóbulo renal.

reniform. Reniforme. en forma de riñón.

renin. Renina. Enzima proteolítica sintetizada y secretada en el riñón.

reniportal. Reniportal. Relativo al sistema portal y al riñón.

renipuncture. Renipuntura. Incisión de la cápsula renal.

rennet. Cuajo. Materia contenida en el cuajar de los rumiantes. || Endopeptidasa.

rennin. Cuajo. (V. *rennet.*)

renocortial. Renocortical. Relativo a la corteza del riñón.

renocutaneous. Renocutáneo. Relativo al riñón y a la piel.

renogastric. Renogástrico. Relativo al riñón y al estómago.

renography. Renografía. Radiografía renal.

reonointestinal. Renointestinal. Relativo al riñón e intestino.

renopathy. Renopatía. Enfermedad renal.

renotrophic. Renotrófico. Favorable a la nutrición del riñón.

renotropic. Renotrópico. Con especial afinidad por el tejido renal.

renunculus. (V. *reniculus.*)

reovirus. Reovirus. Grupo de virus RNA.

reoxidation. Reoxidación. Oxidación repetida.

repellent. Repelente. Que repele.

repercolation. Repercolación. Filtración repetida de los mismos materiales.

repercurssion. Repercusión. Acción sobre algo con la consecuencia correspondiente.

R

replantation. Replantación. Reimplantación.

repletion. Repleción. Situación de estar lleno, pletórico.

replication. Replicación. Proceso de duplicación o reproducción. ‖ **conservative**—. R. conservadora. R. de DNA en la cual la molécula original permanece intacta a la vez que se forma una nueva molécula. ‖ **nonconservative**—. R. no conservadora.

repolarization. Repolarización. Establecimiento de polaridad. Contrario a despolarización.

reposition. Reposición. Colocación en posición normal.

repression. Represión. Acto de inhibición o supresión.

reproduction. Reproducción. Producción de cuerpos o seres organizados. ‖ Creación de un objeto o situación similar. ‖ **asexual** —. R. asexual. ‖ **sexual** —. R. sexual.

repulsion. Repulsión. Opuesto a atracción.

RES. Abreviatura de *reticuloendothelial system.*

resection. Resección. Escisión, extirpación de una parte o de un órgano.

resectoscopy. Resectoscopia. Resección transuretral de la próstata.

reserpine. Reserpina. Alcaloide aislado de la *Rauwolfia serpentina,* empleado como hipotensor. F.: $C_{33}H_{40}N_2O_9$.

reserve. Reserva. Sustancia para ser usada en situación de emergencia. ‖ Sustancia para utilización futura. ‖ **alkaline** –. R. alcalina.

reservoir. Reservorio. Cavidad que sirve como almacén. Cisterna.

reshaping. Restauración o cambio de forma.

resident. Residente. Licenciado en Medicina que recibe formación en un hospital.

residue. Residuo. Parte que queda de una sustancia. ‖ **gastric** —. R. gástrico. Contenido del estómago entre dos digestiones.

residuum. Residuo. (V. *residue.)*

resilience. Resiliencia. Elasticidad.

resilient. Resiliente. Elástico.

resin. Resina. Sustancia vegetal obtenida de algunos árboles. ‖ **cholestyramine**—. R. colestiramina. ‖ **ion exchange** —. R. de intercambio. ‖ **synthetic** —. R. sintética.

resinoid. Resinoide. Semejante a la resina.

resinous. Resinoso. Que tiene naturaleza de la resina.

resistance. Resistencia. Oposición a una fuerza o al paso de corriente eléctrica. ‖ En psicoanálisis, oposición al ingreso al consciente de un sentimento reprimido.

resolution. Resolución. Terminación de un estado patológico. ‖ Percepción por separado de dos objetos adyacentes.

resolvent. Resolutivo. Agente que produce la resolución de un proceso patológico.

resonance. Resonancia. Intensificación de un sonido producido por transmisión de sus vibraciones. ‖ **nuclear magnetic** —. R. magnética nuclear. ‖ **tympanic** —. R. timpánica.

resonant. Resonante. Que produce un sonido vibrante por percusión.

resonator. Resonador. Instrumento para intensificar los sonidos.

resorcin. Resorcina. (V. *resorcinol.)*

resorcinism. Resorcinismo. Intoxicación por resorcinol.

resorcinol. Resorcinol. Bactericida y fungicida. F.: $C_6H_6O_2$.

resorption. Reabsorción. Absorción de sustancias secretadas por el organismo. ‖ **bone** —. R. ósea. ‖ **tubular** —. R. tubular.

respirable. Respirable. Propio para la respiración.

respiration. Respiración. Recambio de oxígeno y anhídrido carbónico entre la atmósfera y las células del organismo. ‖ **abdominal** —. R. abdominal. ‖ **aerobic** —. R. aerobia. ‖ **artificial**–. R. artificial. ‖ **diaphragmatic** —. R. diafragmática. ‖ **thoracic** —. R. torácica.

repirator. Respirador. Aparato para la ventilación pulmonar asistida.

respiratory. Respiratorio. Relativo a la respiración.

respirometer. Respirómetro. Instrumento para determinar el carácter de los movimientos respiratorios.

response. Respuesta. Acción o movimientos debido a la aplicación de un estímulo. ‖ **anamnestic** —. R. anamnéstica. ‖ **autoimmune** —. R. autoinmune. ‖ **reticulocyte** —. R. retriculocítica.

responsiveness. Capacidad de respuesta. Capacidad de responder a una dosis dada. Respuesta máxima de un sistema.

rest. Reposo. Descanso después de una actividad.

restenosis. Reestenosis. Estenosis recurrente.

restibrachium. Restibraquio. Pedúnculo cerebelar inferior.

restiform. Restiforme. En forma de cuerda.

restitutio. Restitución. ‖ — **ad integrum.** Vuelta completa a la salud.

restitution. Restitución. Proceso activo de restauración.

restoration. Restauración. Reconstrucción, vuelta al primitivo estado.

resultant. Resultante. Producto de una reacción química.

resuscitation. Resucitación. Vuelta a la vida o conciencia después de una muerte aparente. ‖ **cardiopulmonary** —. R. cardiopulmonar. ‖ — **of the heart.** R. cardiaca.

resuscitator. Resucitador. Aparato respirador para casos de asfixia.

retardate. Retardado. Retrasado. Individuo con retraso mental.

retardation. Retraso. Desarrollo retardado o insuficiente. ‖ **mental** —. R. mental. ‖ **psychomotor** —. R. psicomotor.

retching. Arcada. Esfuerzo involuntario para el vómito.

rete. Redecilla. Plexo, especialmente de arterias o venas.

retention. Retención. Detención en su lugar de producción de materias que normalmente deben excretarse. ‖ **surgical** —. R. quirúrgica. ‖ — **of urine.** R. de orina.

reticular. Reticular. Semejante a una red.

reticulin. Reticulina. Escleroproteína de tejido reticular.

reticulocyte. Reticulocito. Glóbulo rojo joven.

reticulocytosis. Recticulocitosis. Aumento del número de reticulocitos en sangre periférica.

reticuloendothelial. Reticuloendotelial. Tejido con caracteres reticulares y endoteliales.

reticuloendothelioma. Reticuloendotelioma. Linfoma maligno.

reticuloendotheliosis. Reticuloendoteliosos. Hiperplasia del tejido reticuloendotelial.

reticuloendothelium. Reticuloendotelio. Tejido del sistema reticuloendotelial.

reticulohistiocytoma. Reticulohistiocitoma. Agregación de histiocitos y células gigantes multinucleadas.

reticulohistiocytosis. Reticulohistiocitosis. Formación de múltiples reticulohistiocitomas.

reticuloma. Reticuloma. Linfoma histiocítico maligno.

reticulosarcoma. Reticulosarcoma. Linfoma maligno indiferenciado o histiocítico.

reticulosis. Reticulosis. Crecimiento anormal de células derivadas del sistema reticuloendotelial.

reticulum. Retículo. Red, especialmente la protroplásmica o nuclear de una célula.

retiform. Retiforme. Semejante a un retículo.

retina. Retina. Membrana más interna del globo ocular.

retinaculum. Retináculo. Estructura que mantiene un órgano en su sitio.

retinal. Retinal. Relativo a la retina.

retinitis. Retinitis. Inflamación de la retina. ‖ **exudative.** —. Retinopatía exudativa. ‖ **hypertensive** —. R. hipertensiva. ‖ **metastatic** —. R. metastática. ‖ **suppurative** —. R. supurativa.

retinoblastoma. Retinoblastoma. Tumor formado a partir de las células germinales retinianas.

retinochoroid. Retinocoroides. Relativo a la retina y la coroides.

retinochoroiditis. Reitnocoroiditis. Inflamación de la retina y la coroides.

retinodialysis. Retinodiálisis. Desinserción de la retina.

retinography. Retinografía. Fotografía de la retina.

retinoid. Retinoide. Semejante a la retina.

retinomalacia. Retinomalacia. Reblandecimiento de la retina.

retinopapillitis. Retinopapilitis. Inflamación de la retina y de la papila óptica.

retinopathy. Retinopatía. Enfermedad no inflamatoria de la retina. ‖ **diabetic** —. R. diabética. ‖ **exudative** —. R. exudativa. ‖ **hypertensive** —. R. hipertensiva. ‖ **proliferative**—. R. proliferativa.

retinoschisis. Retinosquisis. Resquebrajadura de la retina.

retinoscopy. Retinoscopia. Oftalmoscopia retiniana.

retinosis. Retinosis. Término que designa afecciones degenerativas de la retina.

retinotoxic. Retinotóxico. Con acción tóxica sobre la retina.

retisolution. Retisolución. Disolución del aparato de Golgi.

retothel. Reticuloendotelial.

retractile. Retráctil. Capaz de acortarse.

retraction. Retracción. Acto de contraerse.

retractor. Retractor. Instrumento para mantener separados los bordes de una herida, tejidos, órganos, etc.

retro-. Retro-. Prefijo que significa «detrás», «hacia atrás».

retroaction. Retroacción. Acción en dirección contraria.

retroaricular. Retroauricular. Detrás de una aurícula o de la oreja.

retrobronchial. Retrobronquial. Detrás de un bronquio.

retrobuccal. Retrobucal. Detrás de la boca.

retrobulbar. Retrobulbar. Detrás del bulbo raquídeo o del globo ocular.

retrocardiac. Retrocardiaco. Detrás del corazón.

retrocatheterism. Retrocateterismo. Paso de un catéter desde la vejiga hacia el meato.

retrocecal. Retrocecal. Detrás del ciego.

retrocervical. Retrocervical. Detrás del cuello uterino.

retrocession. Retrocesión. Vuelta hacia atrás, especialmente uterina. ‖ Repercusión.

retroclavicular. Retroclavicular. Detrás de la clavícula.

retroclusión. Retroclusión. Cierre de una arteria sangrante por paso de la aguja por detrás de la arteria.

retrocolic. Retrocólico. Detrás del colon.

retrocollis. Retrocolis. Tortícolis posterior.

retrodesviation. Retrodesviación. Desviación hacia atrás.

retrodisplacement. Retrodesplazamiento. Desplazamiento hacia atrás.

retroflexion. Retroflexión. Flexión hacia atrás, especialmente del útero.

retrognathia. Retrognatia. Posición de la mandíbula por detrás del plano de la frente.

retrograde. Retrógrado. Que va hacia atrás. ‖ Catabolismo.

retrography. Retrografía. Escritura en espejo.

retrogression. Retrogresión. Degeneración. ‖ Atenuación de síntomas.

retroinfection. Retroinfección. Infección de la madre debida al feto.

retroinsular. Retroinsular. Que ocurre detrás de una ínsula.

retroiridian. Retroiridiano. Detrás del iris.

retrojection. Retroyección. Lavado de una cavidad por inyección de un líquido.

retrolabyrinthine. Retrolaberíntico. Detrás del laberinto auditivo.

retrolental. Retrolental. Detrás del cristalino.

retrolingual. Retrolingual. Detrás de la lengua.

retromammary. Retromamario. Detrás de la glándula mamaria.

retromandibular. Retromandibular. Detras de la mandíbula.

retrosmastoid. Retromastoideo. Detrás del proceso mastoideo.

retromorphosis. Retromorfosis. Metamorfosis retrógada.

retronasal. Retronasal. Detrás de la nariz.

retro-ocular. Retroocular. Detrás del ojo.

retroperitonela. Retroperitoneal. Detrás del peritoneo.

retroperitoneum. Retroperitoneo. Espacio retroperitoneal.

retroperitonitis. Retroperitonitis. Inflamación del espacio retroperitoneal.

retropharyngeal. Retrofaríngeo. Detrás de la faringe.

retropharyngitis. Retrofaringitis. Inflamación de la retrofaringe.

retropharynx. Retrofaringe. Porción posterior de la faringe.

retroplacental. Retroplacentario. Detrás de la placenta.

retroplasia. Retroplasia. Metaplasia retrógada; degeneración del tejido primitivo.

retropleural. Retropleural. Detrás de la pleura.

retroposition. Retroposición. Desplazamiento hacia atrás.

retropulsion. Retropulsión. Rechazar hacia atrás la cabeza fetal en el parto.

retrorectal. Retrorrectal. Detrás del recto.

retrospondylolisthesis. Retrospondilolistesis. Sacrolistesis.

retrostalsis. Retrostalsis. Antiperistalsis.

retrosternal. Retrosternal. Detrás del esternón.

retrosymphysial. Retrosínfisis. Detrás de la sínfisis del pubis.

retrotarsal. Retrotarsal. Detrás del tarso palpebral o del pie.

retrouterine. Retrouterino. Detrás del útero.

retroversión. Retroversión. Inclinación hacia atrás de un órgano.

retrovesical. Retrovesical. Detrás de la vejiga de la orina.

retrovirus. Retrovirus. Amplio grupo de virus RNA.

retrusion. Retrusión. Malformación de los dientes.

Rett's syndrome. Síndrome de Rett. Encefalopatía solamente observada en la mujer, que se inicia a temprana edad y progresa lentamente, como pueda ser la atrofia cerebral; se acompaña de demencia, comportamientos autistas, esterotipias y retardo en el crecimiento del cráneo. Más adelante se manifiestan crisis epilépticas, apraxia, síntomas extrapiramidales, atrofia y espasmos musculares.

Retzius' lines. Líneas de Retzius. [M. G. Retzius, anatomista sueco, 1842-1919.] Líneas oscuras en el esmalte de los dientes. || — **foramen.** Agujero de R. Abertura en la tela coroidea inferior del IV ventrículo.

Retzius' space. Espacio de Retzius. [A. A. Retzius, anatomista sueco, 1796-1860.] Tejido laxo subperitoneal delante de la vejiga. || **bodies** —. Cuerpos de R. Gránulos protoplasmáticos pigmentados en el extremo inferior de una célula pilosa del órgano de Corti.

Reuss color charts. Cartel de Reuss. [A. R. von Reuss, oftalmólogo austriaco, 1841-1924.] Cartel que contiene letras impresas en colores, con un fondo también coloreado. Para hacer pruebas con la visión.

revaccination. Revacunación. Segunda vacunación.

revascularization. Revascularización. Restablecimiento de un adecuado flujo sanguíneo (bypass coronario, p. ej.).

revellent. Revulsivo. Que produce revulsión.

Reverdin's graft. Injerto de Reverdin. [J. L. Reverdin, cirujano suizo, 1842-1929.] Piezas pequeñas de epidermis colocadas en la superficie de granulación para estimular la curación. || — **needle.** Aguja de R. A. curva o recta con una muesca que puede convertirse en agujero.

reversal of gradient. Cambio en la dirección de la materia fecal por espasticidad local del intestino.

reversible. Reversible. Capaz de modificarse en uno u otro sentido.

reversion. Reversión. Retorno a la situación primitiva.

Revilliod's sign. Signo de Revilliod. [J. L. A. Revilliod, médico suizo, 1835-1918.] En la parálisis del nervio facial superior.

revivescence. Reviviscencia. Renovación de las facultades vitales.

revivification. Revivificación. (V. *reviviscence.*)

revulsion. Revulsión. Disminución de la acción patológica en una parte del cuerpo por irritación en otra.

revulsive. Revulsivo. Que provoca revulsión.

Reye's syndrome. Síndrome de Reye. Edema cerebral agudo, asociado a metamorfosis grasa de hígado y riñón; se presenta en niños y suele ser fatal.

RF. Abreviatura de *rheumatoid factor.*

RFA. Abreviatura de *right fronto-anterior* (posición fetal).

R-factors. Factores R. Ciertos plasmidios que codifican la resistencia a múltiples antibióticos.

RFP. Abreviatura de *right fronto-posterior* (posición fetal).

RFT. Abreviatura de *right fronto-transverse* (posición fetal).

Rh. Símbolo del rodio y del factor Rh.

rhabditis. *Rhabditis.* Género de gusanos nematodos.

rhabdium. Rhabdium. Fibra muscular estriada.

rhabdo-. Rabdo-. Prefijo que significa «bastón».

rhabdoid. Rabdoide. Semejante a un bastón o cilindro.

rhabdomyoma. Rabdomioma. Tumor benigno de la fibra muscular estriada.

R

rhabdomyosarcoma. Rabdomiosarcoma. Combinación de sarcoma y rabdomioma.

rhabdovirus. Rabdovirus. Grupo de virus RNA.

rhacoma. Racoma. Desgarro del escroto u otro parte.

rhaebocrania. Rebocrania. Tortícolis.

rhaeboscelia. Reboscelia. Genu varum o valgum.

rhaebosis. Rebosis. Desviación.

rhagades. Rágade. Escoriación superficial de la piel.

rhegma. Regma. Rotura, fractura.

rheo-. Reo-. Prefijo que significa «corriente».

rheobase. Reobase. Intensidad mínima de corriente eléctrica para producir un estímulo.

rheocord. Reocordio. Reóstato.

rheology. Reología. Estudio del flujo sanguíneo o de otro tipo.

rheometer. Reómetro. Galvanómetro.

rheonome. Reónomo. Aparato para detectar el efecto irritativo de un nervio.

reophore. Reóforo. Portador de corriente; electrodo.

rheoscope. Reoscopio. Instrumento para detectar la presencia de corriente eléctrica.

rheostat. Reostato. Aparato para regular la resistencia en una corriente eléctrica.

rheostosis. Reostosis. Hiperóstosis caracterizada por la presencia de estrías óseas.

rheotaxis. Reotaxis. Reacción de un cuerpo a la corriente líquida en que se halla. Sin.: Reotropismo.

rheotrope. Reotropo. Conmutador de corriente.

rheum. Reuma. Flujo o secreción catarral.

rheuma. Reuma. (V. *rheum.*)

rheumapyra. Reumápira. Fiebre reumática.

rheumarthritis. Reumartritis. Artritis reumatoide.

rheumatalgia. Reumaltalgia. Dolor reumático crónico.

rheumatic. Reumático. Afectado por reumatismo.

rheumatid. Reumátide. Dermatosis asociada a reumatismo.

rheumatism. Reumatismo. Enfermedad del tejido conjuntivo, especialmente articular. ‖ **articular**—. R. articular. ‖ **gonorrheal** —. R. gonorreico. ‖ **inflammatory** —. R. inflmatorio. ‖ **lumbar** —. Lumbago. ‖ **osseous** —. Artritis reumatoide. ‖ **subacute** —. R. subagudo. ‖ **tuberculous** —. R. tuberculoso. ‖ **visceral** —. R. visceral.

rheumatoid. Reumatoide. Semejante al reumatismo.

rheumatoid pneumoconiosis. Síndrome de Caplan-Colinet. [Anthony Caplan, médico británico, n. en Cardiff.] Forma de neumoconiosis reumatoidea, de origen laboral, descrita en 1953, en mineros del carbón. Se caracteriza por la asociación de lesiones tipo poliartritis, con factor reumatoide positivo, con imágenes nodulares amplias y bien delimitadas en pulmones, de evolución variable.

rheumatologist. Reumatólogo. Especialista en enfermedades reumatológicas.

rheumatology. Reumatología. Rama de la medicina que estudia las enfermedades reumáticas.

rheumatosis. Reumatosis. Alteración con un origen reumático atribuido.

rheumic. Reúmico. Relativo al reuma.

rhexis. Rexis. Ruptura de un órgano o vaso.

rhigosis. Rigosis. Percepción del frío.

rhin-, rhino. Prefijo que significa «nariz».

rhinal. Rinal. Relativo a la nariz.

rhinalgia. Rinalgia. Dolor en la nariz.

rhinallergosis. Rinalergosis. Rinitis alérgica.

rhinedema. Rinedema. Edema de la nariz.

rhinencephalon. Rinencéfalo. Rinocéfalo. Porción del cerebro que concierne al sentido del olfato.

rhinenchysis. Rinenquisis. Inyección de medicina líquida por la nariz.

rhinesthesia. Rinestesia. Sentido del olfato.

rhineurynter. Rineurínter. Pequeño saco de goma dilatable, para extender la nariz.

rhinion. Rinión. Parte más baja de la sutura de los huesos nasales.

rhinism. Rinismo. Cualidad nasal de la voz.

rhinitis. Rinitis. Inflamación de la membrana mucosa de la nariz. ‖ **acute catarrhal** —. R. catarral aguda. ‖ **allergic** —. R. alérgica. ‖ **atrophic** —. R. atrófica. ‖ **hypertrophic** —. R. hipertrófica. ‖ **purulent** —. R. purulenta. ‖ **tuberculous**—. R. tuberculosa. ‖ **vasomotor** —. R. vasomotora.

rhinoantritis. Rinoantritis. Inflamación de la cavidad nasal y del antro de Highmore.

rhinobyon. Rinobión. Taponamiento nasal.

rhinocephaly. Rinocefalia. Desarrollo anormal, con nariz en forma de trompa o probóscide.

rhinocheiloplasty. Rinoquiloplastia. Cirugía plástica de la nariz y los labios.

rhinocleisis. Rinocleisis. Obstrucción de la nariz.

rhinocoele. Rinocele. Ventrículo del lóbulo olfatorio del cerebro.

rhinodynia. Rinodinia. Dolor en la nariz.

rhinogenous. Rinógeno. Que tiene su origen en la nariz.

rhinokyphosis. Rinocifosis. Presencia de una joroba en el dorso de la nariz.

rhinolalia. Rinolalia. Cualidad nasal de la voz por defecto de la fosas nasales.

rhinolaryngitis. Rinolaringitis. Inflamación de la mucosa de nariz y laringe.

rhinolaryngology. Rinolaringología. Suma de conocimientos referentes a la nariz, laringe y sus enfermedades.

rhinolith. Rinolito. Concreción nasal.

rhinolithiasis. Rinolitiasis. Formación de rinolitos.

rhinologist. Rinólogo. Especialista en rinología.

rhinology. Rinología. Suma de conocimientos relativos a la nariz y su patología.

rhinomanometry. Rinomanómetro. Manómetro para medir el grado de obstrucción nasal.

rhinometer. Rinómetro. Instrumento para medir la nariz o sus cavidades.

rhinommectomy. Rinomectomía. Reducción quirúrgica de la forma de la nariz.

rhinomycosis. Rinomicosis. Infección por hongos de la mucosa nasal.

rhinonecrosis. Rinonecrosis. Necrosis de los huesos de la nariz.

R

rhinopathy. Rinopatía. Enfermedad de la nariz.

rhinopharyngeal. Rinofaríngeo. (V. *nasopharyngeal.*).

rhinopharyngitis. Rinofaringitis. Inflacación de la nasofaringe.

rhinopharyngocele. Rinofaringocele. Tumor de la nasofaringe.

rhinopharynx. Rinofaringe. Faringe nasal. Nasofaringe.

rhinophonia. Rinofonía. Voz de cualidad nasal.

rhinophore. Rinóforo. Cánula nasal.

rhinophyma. Rinofima. Acné rosáceo de la nariz.

rhinoplasty. Rinoplastia. Cirugía plástica de la nariz.

rhinopolypus. Rinopólipo. Pólipo nasal.

rhinoreaction. Rinorreacción. Reacción nasal a la tuberculina.

rhinorrhagia. Rinorragia. Hemorragia nasal. Sin.: Epistaxis.

rhinorrhaphy. Rinorrafia. Sutura de una herida nasal.

rhinorrhea. Rinorrea. Flujo abundante de moco por la nariz.

rhinosalpingitis. Rinosalpingitis. Inflamación de la mucosa nasal y de la trompa de Eustaquio.

rhinoscleroma. Rinoscleroma. Enfermedad granulomatosa que afecta la nariz y la nasofaringe.

rhinoscope. Rinoscopio. Espéculo nasal para el examen de la nariz.

rhinoscopy. Rinoscopia. Examen de la cavidades nasales mediante el rinoscopio.

rhinosporidiosis. Rinosporidiosis. Afección debida al *Rhinosporidum seberi.*

rhinostenosis. Rinostenosis. Estenosis de una fosa nasal.

rhinotomy. Rinotomía. Incisión de la nariz.

rhinotracheitis. Rinotraqueítis. Inflamación de la mucosa nasal y de la tráquea.

rhinoviral. Rinoviral. Relativo a, o causado por rinovirus.

rhinovirus. *Rinovirus.* Subgrupo de *Picornavirus.*

rhizanesthesia. Rizanestesia. Anestesia producida por inyección de anestésico local en el espacio aracnoideo espinal.

rhizo-. Rizo-. Prefijo que significa «raíz».

rhizoid. Rizoide. Semejante a una raíz.

rhizome. Rizoma. Tallo subterráneo de una planta.

rhizomelic. Rizomélico. Relativo a las raíces de los miembros: hombro y cadera.

rhizoneure. Rizoneura. Célula nerviosa que forma una raíz nerviosa.

rhizopoda. Rizópodos. Clase de protozos con pseudópodos lobulados.

rhizotomy. Rizotomía. Sección quirúrgica de las raíces espinales. Sin.: Radicotomía.

rhodium. Rodio. Elemento metálico, de símbolo Rh.

rhodo-. Rodo-. Prefijo que significa «rosa».

rhodogenesis. Rodogénesis. Conversión de la púrpura visual en rodopsina.

rhodophane. Rodófano. Pigmento rojo de los conos retinianos en aves y peces.

rhodopsin. Rodopsina. Púrpura visual de los bastones retinianos.

rhombencephalon. Rombencéfalo. La más posterior de las tres vesículas primarias del cerebro primitivo.

rhombocoele. Rombocelio. Distensión terminal del conducto vertebral.

rhomboid. Romboide. En forma de rombo.

rhonchal. Ronquera. Cambio en el timbre de la voz.

rhonchial. Ronquera. (V. *ronchal.*)

rhonchus. Ronquido. Ruido producido por obstrucción bronquial.

rhus. *Rhus.* Género de plantas anarcadiáceas.

rhyparia. Riparia. *Materia alba.*

rhytm. Ritmo. Movimiento medio. ‖ Movimiento repetido a intervalos regulares. ‖ **atrioventricular** —. R. nodal. ‖ **biological** —. R. biológico. ‖ **circadian**—. R. circadiano. ‖ **gallop** —. R. de galope. ‖ **idioventricular** —. R. idioventricular. ‖ **nodal**—. R. nodal. ‖ **nyctohemeral** —. R. nictemeral. ‖ **sinus** —. R. sinusal. ‖ **ventricular** —. R. ventricular.

rythmical. Rítmico. Caracterizado por el ritmo.

rhythmophone. Ritmófono. Instrumento que amplifica los latidos cardiacos.

rhytmotherapy. Ritmoterapia. Empleo del ritmo en el tratamiento de ciertos procesos.

rhytidectomy. Ritidectomía. Operación plástica para la eliminación de arrugas.

rhytidosis. Ritidosis. Arrugas corneales.

rib. Costilla. Uno de los arcos óseos elásticos que rodean el tórax. ‖ **cervical** —. C. cervical. ‖ **false** —. C. falsa. ‖ **floating** —. C. flotante. ‖ **spurious** —. Falsa c. ‖ **strenal** —. C. esternal.

Ribbert's theory. Teoría de Ribbert. [M. W. H. Ribbert, patólogo alemán, 1855-1920.] Formación de un tumor por células en reposo, debido a la disminución de la tensión de los tejidos circundantes.

Ribbing (—Müller) disease, multiple hereditary epiphiseal dysplasia. Enfermedad de Ribbing. [Seved Ribbing, radiólogo sueco n. en Upsala en 1902.] Enfermedad de Müller-Ribbing-Clément: Disostosis familiar encondral, que se caracteriza por la existencia de núcleos epifisarios pequeños y malformados, oesteomalacia, rigidez de las articulaciones afectadas. ‖ **Ribbing's syndrome.** —síndrome de. Esclerosis diafisaria hereditaria múltiple.

ribbon. Cinta. Tira. ‖— **of Reil.** C. de Reil (lemnisco medial). ‖ **synaptic** —. C. sináptica.

Ribes' ganglion. Ganglio de Ribes. [F. Ribes, cirujano francés, 1800-1864.] Supuesta terminación superior del gran simpático.

riboflavin. Riboflavina. Lactoflavina o vitamina B_2. F.: $C_{17}H_{20}N_4O_6$.

ribonuclease. Ribonucleasa. Enzima que cataliza la despolimerización del ácido ribonucléico.

ribonucleoprotein. Ribonucleoproteína. Sustancia compuesta de proteína y ácido ribonucleico.

ribonucleotide. Ribonucleótido. Nucleótido en el cual la purina o pirimidina base está combinada con la ribosa.

R

ribopyranose. Ribopiranosa. Ribosa.

ribose. Ribosa. Pentosa que entra en la composición de los nucleótidos.

ribosome. Ribosoma. Partículas de ribonucleoproteína intracelulares que intervienen en la síntesis proteica.

RIC. Abreviatura de *Royal Institute of Chemistry.*

rice. Arroz. Planta cereal.

Richardson' sign. Signo de Richardson. [Sir B.W. Richardson, médico inglés, 1828-1896.] Aplicación de un vendaje apretado, sin que se produzca repleción de las venas periféricas (prueba de la muerte).

Richet's aneurysm. Aneurisma de Richet. [D. D. A. Richet, cirujano francés, 1816-1891.] Dilatación de una arteria en forma de huso.

Richter's hernia. Hernia de Richter. A. G. Richter, cirujano alemán, 1742-1812.] Hernia unilateral de la pared intestinal.

ricin. Ricina. Sustancia venenosa de las semillas del ricino.

ricinus. Ricino. Planta euforbiácea. El *Ricinus communis* produce el aceite de ricino, purgante.

rickets. Raquitis. Afección de la columna vertebral por raquitismo.

rickettsia. *Rickettsia.* Grupo de microorganismos productores de diversas enfermedades.

rickettsiosis. *Rickettsiosis.* Enfermedad producida por rickettsia.

rictus. Rictus. Contracción de los labios, que da cierta expresión a la boca.

Riddoch's reflex. Reflejo de Riddoch. [G. Riddoch, neurólogo inglés, 1888-1947.] En lesiones de médula espinal graves, la estimulación sublesional produce flexión de los miembros inferiores, evacuación de la vejiga y sudoración por debajo de la lesión.

Rideal-Walker coeffcient. Coeficiente de Rideal-Walker. [S. Rideal, químico inglés, 1863-1929; J. F. A. Walker, químico inglés.] Para expresar el grado de dilución de fenol capaz de matar un microorganismo.

ridge. Arruga. Surco, pliegue de la piel. Costurón. Cresta.

ridding. Línea bien visible en cirugía plástica, que delimita el área quirúrgica.

Ridley's sinus. Seno de Ridley. [H. Ridley, anatomista inglés, 1653-1708.] Seno circular o coronario.

Riedel's lobe. Lóbulo de Riedel. [B. M. C. L. Riedel, cirujano alemán, 1846-1916.] Anomalía hepática formada por una porción lingüiforme insertada en el lóbulo derecho. || — **struma.** Estruma de R. Tiroiditis leñosa por infiltración dura de la glándula tiroides.

Rieder's cell. Célula de Rieder. [H. Rieder, radiólogo alemán, 1858-1932.] Linfoblasto con núcleo multilobulado.

Riegel's pulse. Pulso de Riegel. [R. Riegel, médico alemán, 1843-1904.] Disminución del pulso durante la espiración.

Rieger's anomaly. Síndrome de Rieger. [Herwig Rieger, oculista austriaco, nacido en 1898.] Embriotoxón de la córnea posterior: malformación ocular por persistencia de un estado embrionario de la córnea, opacidad anular en la superficie posterior, y engrosamiento hialino en el ángulo de la cámara anterior del ojo, en la zona del anillo de Schwalbe, que cursa con tendencia a formar glaucoma. Además, se presenta una pupila en hendidura y ectopia del cristalino o catarata congénita.

Riegler's test. Reacción de Riegler. [E. Riegler, químico alemán, 1854-1929.] Para detectar la albúmina urinaria.

Riehl's melanosis. Melanosis de Riehl. [G. Riehl, dermatólogo austriaco, 1855-1943.] Pigmentación e hiperqueratosis, con prurito y descamación de la piel.

Riesman's sign. Signo de Riesman. [D. Riesman, médico norteamericano, 1867-1940.] En el bocio exoftálmico, se oye ruido con el estetoscopio aplicado al ojo. Dolor agudo a la percusión del músculo recto en afecciones de vesícula biliar.

Rieux's hernia. hernia de Rieux. [L. Rieux, cirujano francés contemporáneo.] Protrusión del intestino en una bolsa retrocecal.

Rietti's disease. Enfermedad de Rietti. Talasemia *minor.*

RIF. Abreviatura de *right iliac fossa.*

rifamicyn. Rifamicina. Familia de antibióticos biosintéticos.

Riga-Fede disease. Enfermedad de Riga-Fede. [A. Riga; F. Fede, médicos italianos del siglo XIX.] Granuloma del frenillo lingual en los niños.

rigidity. Rigidez. Inflexibilidad. || **cadaveric** —. R. cadavérica. || **decerebrate**—. R. de descerebración. || **muscular** —. R. muscular. || **spasmodic** —. R. espasmódica.

rigor. Rigor. Rigidez. || Escalofrío.

Riley-Day syndrome, dysautonomia. Síndrome de Riley-Day. Diasautonomía. Anomalía de la constitución, de tipo hereditario autosómico recesivo, que se manifiesta con funcionamiento erróneo del sistema nervioso vegetativo ya en la primera infancia: deficiencia o falta total de secreción lagrimal, manchas rojas, eritemas, psicógenas, de perfil marcado, aumento de secreción salival y sudación, trastornos en la sensibilidad dolorosa, inestabilidad emocional, trastornos en la coordinación de movimientos, dificultad para la marcha e incluso para mantener el ortostatismo, síncopes y vómitos periódicos en forma de crisis.

rim. Borde. Margen, canto.

rima. Rima. Abertura, hendidura o fisura. || — **cornealis.** R. corneal. || — **palpebrarum.** R. palpebral.

rimose. Rimoso. Con fisuras.

rimula. Rímula. Fisura pequeña.

Rindfleisch's cells. Células de Rindfleisch. [G. E. Rindfleisch, médico alemán, 1836-1908.] Leucocitos granulares eosinófilos. || — **folds.** Pliegues de R. En la superficie serosa del pericardio, alrededor del origen de la aorta.

ring. Anillo. Organo o área circular. || **abdominal**

deep —. A. inguinal profundo. ‖ **ciliary** —. *Orbiculus ciliaris.* ‖ **crural** —. A. crural. ‖ **inguinal** — . A. inguinal. ‖ **vascular** —. A. vascular.

Ringer's solution. Solución de Ringer. [S. Ringer, fisiólogo inglés, 1835-1910.] Solución utilizada contra la deshidratación.

ringworm. Culebrilla. Nombre popular para diversas enfermedades de la piel producidas por hongos.

Rinne's test. Prueba de Rinne. [H. A. Rinne, otólogo alemán, 1819-1868.] Para medir la conducción ósea del oído.

Riolan's anastomosis. Anastomosis de Riolan. [J. Riolan, médico francés, 1580-1657.] Anastomosis entre las arterias mesentéricas superior e inferior. ‖ **arch** —. Arco de R. Anastomosis arterial de los vasos intestinales. ‖ **bouquet** —. Músculos y ligamentos que parten de la apófisis estiloides. ‖ **muscle**—. Músculo de R. Haz marginal del orbicular en los párpados.

Ripault's sign. Signo de Ripault. [L. H. A. Ripault, médico francés, 1807-1856.] Cambio permanente en la forma de la pupila al comprimir el ojo, en la muerte.

RIPH. Abreviatura de *Royal Institute of Public health.*

Risley's prism. Prisma de Risley. [S. D. Risley, oftalmólogo norteamericano, 1845-1920.] Prisma para examinar el desequilibrio de los músculos oculares.

RIST. Abreviatura de *radioimmunosorbent test.*

ristocetin. Ristocetina. Antibiótico producido por la fermentación de *Nocardia lurida.*

risus. *Risus.* Risa. ‖ — **sardonicus.** R. sardónica.

Ritgen maneuver. Maniobra de Ritgen. [F. A. M. F. von Ritgen, ginecólogo alemán, 1787-1867.] Presión de la cabeza fetal hacia arriba y adelante.

Ritter's disease. Enfermedad de Ritter. [G. Ritter, médico alemán, 1820-1883.] Dermatitis exfoliativa de los niños.

Ritter's law. Ley de Ritter. [J. W. Ritter, físico alemán, 1776-1810.] La apertura y cierre de una corriente eléctrica producen igualmente la estimulación del nervio. ‖ — **tetanus.** Tétanos de R. Contracciones tetánicas por apertura del paso de una corriente continua.

Ritter-Rollet phenomenon. Fenómeno de Ritter-Rollet. [J. W. Ritter; A. Rollet.] Flexión o extensión del pie según la intensidad de la corriente.

Ritter-Valli law. Ley de Ritter-Valli. [J. W. Ritter; E. Valli, médico italiano, 1755-1816.] El aumento y pérdida de la irritabilidad nerviosa por sección siguen una dirección periférica.

ritual. Ritual. Término psiquiátrico.

Riva-Rocci sphygmomanometer. Esfigmomanómetro de Riva-Rocci. [S. Riva-Rocci, médico italiano, 1863-1937.] Instrumento para medir la tensión arterial.

rivalry. Estado de competición o antagonismo.

Rivalta's disease. Enfermedad de Rivalta. [S.

Rivalta, veterinario italiano, 1832-1893.] Actinomicosis.

Rivalta's reaction. Reacción de Rivalta. [Patólogo italiano, n. en 1863.] Para distinguir la naturaleza de trasudado de la de exudado.

Rivière's potion. Porción de Rivière. [L. Rivière, médico francés, 1589-1655.] Preparación a base de dos soluciones, con fines antieméticos.

Riviere's sign. Signo de Riviere. [C. Riviere, médico inglés, 1873-1929.] Zona de percusión mate en la espalda, en la tuberculosis pulmonar.

Rivinus' duct. Conducto de Rivinus. [A. Q. Rivinus, anatomista alemán, 1652-1723.] Nombre de uno de los conductos excretores de las glándulas sublingulaes. ‖ **membrane**—. Membrana de R. M. de Shrapnell. ‖ **notch** —. Hendidura. Incisura timpánica en el surco timpánico.

rivus. Rivus. Pequeño canal o conducto. ‖ — **lacrimalis.** Lagrimal.

riziform. Riciforme. En forma de rizo.

RKY. Abreviatura de *roentgenkymography.*

RLF. Abreviatura de *retrolental fibroplasia.*

RLL. Abreviatura de *right lower lobe* (del pulmón).

RMA. Abreviatura de *right mentoanterior* (posición fetal).

RML. Abreviatura de *right middle lobe* (del pulmón).

RMN. Abreviatura de *Registered Mental Nurse.*

RMO. Abreviatura de *Regional Medical Officer.*

RMP. Abreviatura de *right mentoposterior* (posición fetal).

RMT. Abreviatura de *right mentotransverse* (posición fetal).

RN. Abreviatura de *Registered Nurse.*

Rn. Símbolo químico del radón.

RNA. Abreviatura de *ribonucleic acid.*

RNase. Abreviatura de *ribonuclease.*

RNMS. Abreviatura de *Registered Nurse for the Mentally Sub-Normal.*

Rnp. Abreviatura de *ribonucleoproteine.*

ROA. Abreviatura de *right occipitoanterior* (posición fetal).

Robbins. F. C. Robbins, pediatra norteamericano, premio Nobel, en 1954.

Robert's ligament. Ligamento de Robert. [C. A. Robert, cirujano francés, 1801-1862.] Manojo de fibras desde el ligamento cruzado posterior de la rodilla al menisco lateral.

Robert's pelvis. Pelvis de Robert. [H. L. F. Robert, ginecólogo alemán, 1814-1874.] Deformidad de la pelvis por anquilosis de las articulaciones sacroiliacas.

Robert's test. Prueba de Robert. [Sir. W. Robert, médico inglés, 1830-1899.] Para la albúmina.

Robertson's pupil. Pupila de Robertson. (V. *Argill-Robertson pupil.*)

Robertson's sign. Signo de Robertson. [W. E. Robertson, médico norteamericano, 1869-1956.] Aparición de maculopápulas rojas en el tronco, en la degeneración del miocardio. ‖ La presión sobre una zona dolorosa no produce dilatación de la pupila en los simuladores.

Robin's syndrome. Síndrome de Robin. [Pierre Robin, pediatra francés, 1867-1950.] Micrognatia, hendidura palatina y glosoptosis.

Robinson's circle. Círculo de Robinson. [F. B. Robinson, anatomista norteamericano, 1857-1910.] Círculo arterial útero-ovárico.

Robinson ester. Ester de Robinson. [R. Robinson, químico inglés, 1884-1941.] Fosfato de glucosa.

roborant. Roborante. Tónico reforzante. Corroborante.

Robson's point. Punto de Robson. [Sir. A. W. M. Robson, cirujano inglés, 1853-1933.] Punto de mayor sensibilidad en la inflamación de la vesícula biliar.

rod. Bastoncito. Masa de sustancia en forma de bastón; específicamente, en la retina.

Roederer's obliquity. Oblicuidad de Roederer. [J. G. Roederer, tocólogo alemán, 1727-1763.] Posición de la cabeza fetal con el occipucio apoyado en el borde superior del estrecho de la pelvis.

Roemhled's syndrome. Síndrome de Roemhled (—Tecklenburg-Ceconi). [Ludwig Roemhled, 1871-1938, internista alemán, n. en Gundelsheim.] Complejo de síntomas gastrocardíacos. Trastornos cardiocirculatorios funcionales, causados por reflejo gastrocoronario en caso de patología intestinal acompañada de meteorismo en el abdomen superior, con elevación diafragmática y desplazamiento cardíaco. Provoca sensación opresiva en el hemitórax izquierdo con dolores similares a los de una crisis anginosa. Además suele haber disnea paroxística, sudación, taquicardia, extrasístoles e hipotensión. En cambio, en el electrocardiograma no se observan alteraciones, o sólo de carácter leve.

Roentgen. W. C. Roentgen, físico alemán, premio Nobel en 1901.

roentgenocardiogram. Roentgenocardiograma. Trazado de los latidos cardiacos con el auxilio de los rayos X.

roentgenogram. Roentgenograma. Fotograma obtenido por rayos X.

roentgenography. Roentgenografía. Fotografía mediante rayos X.

roentgenotherapy. Roentgenoterapia. Utilización terapéutica de los rayos X.

roeteln. Rubéola.

Roger's disease. Enfermedad de Roger. [H. L. Roger, médico francés, 1809-1891.] Comunicación interventricular congéntia, anormal. ‖ — **reaction.** Reacción de R. La existencia de albúmina en el esputo indica tuberculosis pulmonar. ‖ — **symptom.** Síntoma de R. Temperatura por debajo de lo normal en el tercer periodo de la meningitis tuberculosa.

Roger-Josué test. Prueba de Roger-Josué. [H. L. Roger; O. Josué, médico francés, 1869-1923.] Medio para averiguar el carácter infeccioso de una enfermedad, mediante examen del contenido de una ampolla cutánea.

Rogers sphygmomanometer. Esfigmomanómetro de Rogers. [O. H. Rogers, médico norteamericano n. en 1857.] Instrumento para medir la tensión arterial.

Röhl's marginal corpuscles. Corpúsculos marginales de Röhl. [W. Röhl, médico alemán, 1881-1929.] Corpúsculos que aparecen en los eritrocitos tras la administración de quimioterapia.

Rokitansky's disease. Enfermedad de Rokitansky. [K. F. von Rokitansky, patólogo austriaco, 1804-1878.] Atrofia aguda amarilla del hígado.

Rokitansky's syndrome. Síndrome de Rokitanski-Abbot. Persistencia del *ostium primum,* con hendidura de valva mitral anterior.

Rolando's area. Area de Rolando. [L. Rolando, anatomista italiano, 1773-1831.] Circunvoluciones frontal ascendente y parietal ascendente, donde se encuentran los centros motores. ‖ — **fissure.** Fisura de R. Surco central. ‖ — **funiculus.** Funículo de R. Elevación de la parte lateral del fascículo en cuña de la médula. ‖ —**tubercle.** tubérculo de R. Masa redondeada de sustancia gris, debajo de la superficie de las columnas laterales del bulbo raquídeo.

rolandometer. Rolandómetro. Instrumento para determinar la posición de varias fisuras de la superficie cerebral.

role. Conducta paterna.

roll. Estructura cilíndrica.

roller. Rollo. Pequeño cilindro de algodón de utilización quirúrgica.

Roller's nucleus. Núcleo de Roller. [C. F. W. Roller, neurólogo alemán, 1802-1878.] Núcleo gris del bulbo, entre el fascículo longitudinal posterior y el lemnisco.

Rolleston's rule. Regla de Rolleston. [Sir H. D. Rolleston, médico inglés, 1862-1944.] La tensión ideal sistólica es 100 más la mitad de la edad expresada en años.

Rollet's chancre. Chancro de Rollet. [J. P. M. Rollet, cirujano francés, 1824-1894.] Chancro mixto.

Rollet's stroma. Estroma de Rollet. [A. Rollet, fisiólogo austriaco, 1834-1903.] Porción del eritrocito que permanece después de haberse suprimido la hemoglobina.

Rollier's treatment. Tratamiento de Rollier. [A. Rollier, médico suizo, 1874-1954.] Tratamiento de la tuberculosis por exposición a los rayos del sol.

Romaña's sign. Signo de Romaña. [C. Romaña, médico brasileño contemporáneo.] Oftalmía unilateral en la enfermedad de Chagas.

romanopexy. Romanopexia. Sigmoidopexia.

romanoscope. Romanoscopio. Sigmoidoscopio.

Romanovsky's method. Método de Romanovsky. [D. L. Romanovsky, médico ruso, 1861-1921.] Coloración para detectar el parásito de paludismo.

Romano-Ward syndrome. Síndrome de Romano-Ward. Trastorno cardíaco sincopal, funcional y hereditario con carácter autosómico dominante, con prolongación del espacio QT. Responde ampliamente a un síndrome Jervell-Lange-Nielsen, pero sin sordera. Implica una fibrosis en el sistema de formación y conducción de estimulos.

Romberg's disease. Enfermedad de Romberg. [M. H. Romberg, médico alemán, 1795-1873.] Hemiatrofia facial. || — **sign.** Signo de R. Inestabilidad del cuerpo al cerrar los ojos y al juntar los pies. Signo de ataxia motora. Tabes dorsal.

Römer's test. Reacción de Römer. [P. H. Römer, higienista alemán, 1876-1916.] Inyección intracutánea de tuberculina en un centro hemorrágico. || — **reaction.** Reacción de R. Para demostrar la formación de antitoxinas.

Rommelaere's sign. Signo de Rommelaere. [G. Rommelaere, médico belga, 1836-1916.] Proporción anormalmente escasa de fosfatos y cloruro de sodio en la orina, en la caquexia cancerosa.

rongeur. Instrumento para cortar tejidos, particularmente huesos (especie de fórceps).

roof. Estructura que cubre.

root. Raíz. Parte de un órgano fuertemente implantada. || **anatomical** —. R. anatómica. R. dentaria. || **lingual** —. R. lingual. R. especialmente, de los molares. || **nerve** —. R. nerviosa.

ROP. Abreviatura de *right occipitoposterior* (posición fetal).

Rorschach test. Prueba de Rorschach. [H. Rorschach, psiquiatra suizo, 1884-1992.] Prueba psicométrica que consiste en la interpretación de figuras.

rosacea. Enfermedad crónica de la piel de la nariz.

rosamicin. Rosamicina. Antibiótico macrólido derivado de la *Micromonospora rosaria*.

rosaniline. Rosanilina. Derivado del trifenilmetano, que forma parte de diversos colorantes. F.: $C_{20}H_{21}N_3O$.

rosary. Rosario. Estructura en forma de cuentas de rosario. || **rachitic** —. R. raquítico.

Rose's position. Posición de Rose. [F. A. Rose, cirujano inglés contemporáneo.] Posición dorsal, con la cabeza colgando, utilizada en ciertas operaciones sobre las vías respiratorias.

Rose's test. Prueba de Rose. [J. C. Rose, médico alemán, 1826-1893.] Para detectar la presencia de sangre.

Rose's tetanus. Tétanos de Rose. [E. Rose, médico alemán, 1836-1914.] Tétanos consecutivo a una herida de la cabeza.

rosein. Roseína. Fucsina.

Rosenbah's sign. Signo de Rosenbach. [O. Rosenbach, médico alemán, 1851-1907.] En las lesiones de los centros y troncos nerviosos, la parálisis aparece en los músculos extensores antes que en los flexores. || Falta de reflejo abdominal en la hemiplejía orgánica. || Imposibilidad en los neurasténicos de cerrar los ojos cuando se les ordena con rapidez. || — **disease.** Enfermedad de R. Erisipeloide en las manos de los pescadores.

Rosenbach's tuberculin. Tuberculina de Rosenbach. [F. J. R. Rosenbach, médico alemán, 1843-1923.] Variedad de tuberculina preparada a partir

de bacilos tuberculosos infectados con el hongo *Trichophyton holosericum album.*

Rosenfeld's syndrome. Síndrome de Rosenfeld. Hipoglucemia paraneoplásica en presencia de seudomixomas.

Rosenheim's sign. Signo de Rosenheim. [R. Rosenheim, médico alemán del siglo XIX.] Ruido de roce en el hipocondrio izquierdo en la perigastritis.

Rosenmüller's fossa. Fosa de Rosenmüller. [J. Ch. Rosenmüller, anatomista alemán, 1771-1820.] Receso faríngeo. || — **organ.** Organ de R. Paraovario.

Rosenthal's canal. Canal de Rosenthal. [I. Rosenthal, fisiólogo alemán, 1836-1915.] Conducto espiral del carcacol.

Rosenthal's test. Reacción de Rosenthal. [S. M. Rosenthal, médico norteamericano, n. en 1897.] Para detectar la presencia de sangre en la orina.

Rosenthal's vein. Vena de Rosenthal. [F. Ch. Rolsenthal, anatomista alemán, 1779-1829.] Venas basilares del cerebro que se vacían en la vena cerebral magna.

roseol. Roséola. Manchas rojizas en la piel, en la sífilis, etc.

Roser's sign. Signo de Roser. [W. Roser, cirujano alemán, 1817-1888.] Falta de pulsación dural en el absceso o tumor cerebral.

rosin. Rosina. Resina sólida obtenida del *Pinus palustris*. Sin.: Colofonia.

Rosin's test. Reacción de Rosin. [H. Rosin, médico alemán, n. en 1855.] Para detectar si un líquido es alcalino.

rosmarinus. *Rosmarinus.* Género de plantas labiadas, al que pertenece el romero.

Ross' black spores. Esporos de Ross. [Sir Ronald Ross, médico inglés, 1857-1932.] Oocitos de la malaria degenerados y pigmentados, encontrados en el cuerpo de un mosquito. || — **cycle.** Ciclo de R. C. del desarrollo del *Plasmodium malariae*, en el mosquito.

Ross' bodies. Cuerpos de Ross. [E. H. Ross, patólogo inglés, n. en 1875.] Cuerpos redondos, cobrizos, con granulaciones oscuras y movimientos ameboideos, en la sangre y otros líquidos de sifilíticos.

Rossbach's disease. Enfermedad de Rossbach. [M. J. Rossbach, médico alemán, 1842-1894.] Hiperclorhidria.

Rossel's test. Pruebas de Rossel. [O. Rossel, médico suizo, 1875-1911.] Para comprobar la presencia de sangre en las heces.

Ross River virus. Virus Ross River. Virus de la familia *Togavirus*, causantes de artralgias y artritis.

Rossolimo's reflex. Reflejo de Rossolimo. [G. I. Rossolimo, neurólogo ruso, 1860-1928.] En las lecciones del fascículo piramidal, la percusión de la cara plantar del dedo gordo produce la flexión del mismo.

Rostan's asthma. Asma de Rostan. [L. L. Rostan, médico francés, 1790-1866.] Asma cardiaco.

R

rostellum. *Rostellum.* Protuberancia pequeña en la cabeza de un gusano endoparásito.

rostral. Rostral. Relativo a un rostro o pico.

rostriform. Rostriforme. En forma de pico.

rostrum. Rostro. Cara. ‖ Semejante a un pico de ave.

ROT. Abreviatura de *right occipitotransverse* (posición fetal).

rot. Degeneración. ‖ Enfermedad de la oveja producida por la *Fasciola hepatica.*

rotation. Rotación. Proceso de rotar alrededor de un eje.

rotatory. Rotatorio. Que causa rotación.

rotavirus. Rotavirus. Grupo de virus RNA.

Rotch's sign. Signo de Rotch. [T. M. Rotch, médico norteamericano, 1849-1914.] Matidez a la percusión sobre el quinto espacio intercostal derecho, en el derrame pericárdico.

rotenone. Rotenona. Insecticida agrícola. F.: $C_{23}H_{22}O_6$.

Roth's disease. Enfermedad de Roth. [V. K. Roth, neurólogo ruso, 1848-1916.] Meralgia parestésica.

Roth's spots. Manchas de Roth. [M. Roth, médico suizo, 1839-1915.] Pequeñas manchas blancas en la retina, en la retinitis séptica. ‖ — **vas aberrans.** Vaso aberrante de R. Túbulo del epidídimo conectado con la red testicular, pero no con el vaso deferente.

Roth-Bernhardt disease. Enfermedad de Roth-Bernhardt. [V. K. Roth, neurólogo ruso, 1848-1916; M. Bernhardt, neurólogo alemán, 1844-1915.] Meralgia parestésica.

Roth-Bielschowsky syndrome, intranuclear ophtalmoplegia. Síndrome de Roth-Bielschowsky. [Vladimir K. Roth, 1844-1916, patólogo ruso, n. en Moscú; Alfred B.] Oftalmoplejía intranuclear causada por una lesión en los ganglios basales o en el tectum. Se caracteriza por incapacidad para mover los ojos voluntariamente hacia los lados, pérdida del reflejo de mirada y de fijación, fallo de la fase rápida hacia el lado enfermo en el nistagmo provocado, y desviación en el caso de estimulación térmica del laberinto.

Rothmund's syndrome. Síndrome de Rothmund. Poiquiloderma congénita, variante de la esclerosis sistémica progresiva.

Rotor's syndrome. Síndrome de Rotor. [Arturo B. Rotor, internista filipino, n. en Manila.] Ictericia familiar con trastorno en la eliminación de bilirrubina, parecido al síndrome de Dubin-Johnson, pero con colecistografía normal y sin hallazgos anómalos en la biopsia hepática. Existe un incremento en la retención de bromosulftaleína.

rotoxamine. Rotoxamina. Antihistamínico. F.: $C_{16}H_{19}ClN_2O$.

Rotter's test. Prueba de Rotter. [H. Rotter, médico húngaro contemporáneo.] Para comprobar la suficiencia en vitamina C.

rotula. Rótula. Hueso de la cara anterior de la rodilla.

rotular. Rotuliano. Relativo a la rótula.

Rouget's cells. Células de Rouget. [Ch. M. B. Rou-get, anatomista francés, 1824-1904.] Células aisladas en la superficie externa de las paredes de los capilares. ‖ — **muscle.** Músculo de R. Fibras circulares del músculo ciliar.

rough. Irregular. Que presenta una superficie rugosa, no lisa.

roughage. Material no digerible de la dieta (fibra, celulosa, etc.).

Rougnon-Heberden disease. Enfermedad de Rougnon-Heberden. [N. F. Rougnon, médico francés, 1727-1799; W. Heberden, médico inglés, 1710-1781.] Angina de pecho.

rouleau. Cilindro de eritrocitos.

roundworm. Gusano de la clase Nematodo.

Rous sarcoma. Sarcoma de Rous. [F. P. Rous, patólogo norteamericano, n. en 1879.] Sarcoma de las aves de corral producido por un virus. ‖ — **test.** Reacción de R. Para la hemosiderina.

Roussel's sign. Signo de Roussel. [T. Roussel, médico francés, 1816-1903.] Signo de tuberculosis en estadio precoz (dolor a la percusión en la zona subclavicular).

Roussy-Déjerine syndrome. Síndrome de Roussy-Déjérine. [C. Roussy, patólogo francés, 1874-1948, J. J. Déjerine, neurólogo francés, 1849-1917.] Síndrome talámico.

Roussy-Lévy disease. Enfermedad de Roussy-Lévy. Variedad de ataxia familiar con trastornos de la marcha, ausencia de reflejos tendinosos y pie cavus.

Roux's operation. Operación de Roux. [C. Roux, cirujano suizo contemporáneo.] Anastomosis en Y en el intestino delgado.

Roux's operation. Operación de Roux. [P. J. Roux, cirujano francés, 1780-1845.] Sección del maxilar inferior en la línea media, en la extirpación de la lengua.

Roux's serum. Suero de Roux. [P. P. E. Roux, bacteriólogo francés, 1853-1933.] Suero contra la difteria.

Rovighi's sign. Signo de Rovighi. [A. Rovighi, médico italiano, 1856-1919.] Sensación especial percibida a la palpación de un quiste hidatídico superficial hepático.

Rowntree-Geraghty test. Reacción de Rowntree-Geraghty. [L. G. Rowntree, médico norteamericano, n. en 1883; J. T. Geraghty, médico norteamericano, 1876-1924.] Reacción de la fenolsulftaleína, como prueba de la funcionalidad renal.

RPF. Abreviatura de *renal plasma flow.*

RPh. Abreviatura de *Registered Pharmacist.*

rpm. Abreviatura de *revolutions per minute.*

RPS. Abreviatura de *renal pressor sobstance.*

RQ. Abreviatura de *respiratory quotient.*

-rrhage, -rrhagia. -rragia. Sufijo que significa «flujo excesivo».

-rrhea. -rrea. Terminación que significa «flujo», «descarga».

RRL. Abreviatura de *Registerd Record Librarian.*

rRNA. Ribosoma RNA.

R

RSA. Abreviatura de *right sacroanterior* (posición fetal).

RScA. Abreviatura de *right scapuloanterior* (posición fetal).

RSCN. Abreviatura de *Registerd Sick Childrens Nurse.*

RScP. Abreviatura de *right scapuloposterior* (posición fetal).

RSM. Abreviatura de *Royal Society of Medicine.*

RSNA. Abreviatura de *Radiological Society of North America.*

RSP. Abreviatura de *right sacroposterior* (posición fetal).

RST. Abreviatura de *right sacrotransverse* (posición fetal).

RSTMH. Abreviatura de *Royal Society of Tropical Medicine and Hygiene.*

RSV. Abreviatura de *rous sarcoma virus.*

RT. Abreviatura de *reading test.*

RTF. Abreviatura de *resistance transfer factor.*

RU. Abreviatura de *rat unit.*

Ru. Símbolo químico del rutenio.

rub. Roce. Sonido pericárdico. p. ej. ‖ **pleural** —. R. pleural.

rubefacient. Rubefaciente. Que enrojece la piel.

rubella. Rubéola. Sarampión alemán. Infección vírica con manifestaciones cutáneas.

rubeosis. Rubeosis. Enrojecimiento.

rubescent. Rubescente. Sonrojarse.

rubidiol. Rubidiol. Solución utilizada como resolutivo.

rubidium. Rubidio. Elemento metálico, de símbolo Rb.

rubidomycin. Rubidomicina. Daunorrubicina.

rubiginous. Rubiginoso. De color herrumbroso.

rubin. Rubina. Fucsina.

Rubin's test. Prueba de Rubin. [I. C. Rubin, médico norteamericano, 1883-1958.] Prueba de la permeabilidad de las trompas de Falopio.

Rubinstein-Taybi syndrome. Síndrome de Rubinstein Taybi. [Jack II. Rubinstein, pediatra norteamericano, n. en Cincinnati; Hooshang Taybi, radiólogo norteamericano, n. en Indianápolis.] Síndrome polimalformativo, como los síndromes de arco maxilooculodental; sobre todo la dismorfia craneomaxilofacial, con hipoplasia maxilar, nariz picuda e inclinación antimongoloide de los ojos, llamada «cara de pájaro». Incluye oligofrenia, malformaciones en las extremidades y en los órganos internos, criptorquidia y persistencia del conducto arterioso.

Rubner's law. Ley de Rubner. [M. Rubner, fisiólogo alemán, 1854-1932.] La rapidez del crecimiento es proporcional a la intensidad de los procesos metabólicos. ‖ — **test.** Prueba de R. Para el óxido de carbono en la sangre.

rubor. Rubor. Signo de inflamación (enrojecimiento).

rubriblast. Rubriblasto. Pronormoblasto.

rubric. Rúbrico. Relativo al núcleo rojo.

rubricyte. Rubricito. Normoblato policromático.

rubrospinal. Rubrospinal. Relativo al núcleo rojo y a la médula espinal.

rubrothalamic. Rubrotalámico. Relativo al núcleo rojo y al tálamo.

rubrum. *Rubrum.* Núcleo rojo.

rubus. *Rubus.* Género de plantas de la familia de las rosáceas.

Ruck's tuberculin. Tuberculina de Ruck. [K. von Ruck, médico norteamericano, 1849-1922.] Variedad de tuberculina.

ructus. *Ructus.* Eructo.

rudiment. Rudimento. Primer esbozo de una estructura en el curso de su desarrollo. ‖ Estructura que ha permanecido sin desarrollar.

rudimentary. Rudimentario. Imperfectamente desarrollado. ‖ Vestigio.

rudimentum. Rudimento. (V. *rudiment.*)

Ruffini's corpuscles. Corpúsculos de Ruffini. [A. Ruffini, anatomista italiano, 1864-1929.] Terminaciones nerviosas en la piel, incluidas en el tejido conjuntivo.

ruga. Arruga. Pliegue.

rugitus. Rugitus. Ruido intestinal.

rugose. Rugoso. Caracterizado por presentar arrugas.

rugosity. Rugosidad. Cualidad de rugoso.

Ruiter's syndrome. Síndrome de Ruiter. [M. Ruiter, dermatólogo alemán, n. en Groningen.] Exantema recidivante, causado por vasculitis alérgica, con nódulos parecidos a los de una urticaria y vesículas sanguinolentas semejantes a las de la varicela.

Rukavina's syndrome, Rukavina type of amyloid polyneuropathy. Síndrome de Rukavina. Polineuropatía amiloide hereditaria, con síntomas del síndrome del túnel carpiano y alteraciones dérmicas parecidas a una esclerodermia.

RUL. Abreviatura de *right upper lobe* (del pulmón).

rule. Regla. Establecimiento de condiciones comúnmente observadas en determinadas situaciones.

rumen. Rumen. Primer estómago de los animales rumiantes.

rumenitis. Rumenitis. Inflamación del rumen.

rumination. Ruminación. Segundo tiempo de la digestión en los rumiantes.

Rummo's disease. Enfermedad de Rummo. [G. Rummo, médico italiano, 1853-1917.] Cardioptosis.

rump. Rabadilla. Nalga, región glútea.

Rumpel-Leede sign. Signo de Rumpel-Leede. [T. Rumpel, médico alemán, 1862-1923; S. C. Leede, médico alemán, n. en 1882.] Aparición de petequias en el brazo, al comprimir éste con un manguito.

Runeberg's anemia. Anemia de Runeberg. [J. W. Runeberg, médico finlandés, 1843-1918.] Anemia perniciosa progresiva, con períodos de remisión.

rupia. Rupia. Formación dura de la piel, que aparece fundamentalmente como manifestación de la sífilis terciaria.

rupial. Rupial. Relativo a la rupia.

rupture. Ruptura. Desgarro de un tejido.

Rusconi's anus. Ano de Rusconi. [M. Rusconi, biólogo italiano,1776-1849.] Blastóporo.

rush. Actividad contráctil del intestino delgado, por distensión exagerada.

R

Russell's bodies. Cuerpos de Russell. [W. Russell, médico escocés, 1852-1940.] Células con gránulos acidófilos, en las glándulas del estómago.

Russo's reaction. Reacción de Russo. [M. Russo, médico italiano, n. en 1866.] En la fiebre tifoidea.

rust. Orín. Herrumbre. Moho.

Rust's disease. Enfermedad de Rust. [J. N. Rust, cirujano alemán, 1775-1840.] Espondilitis tuberculosa. ‖ — **sign.** Signo de R. En las afecciones malignas de las vértebras cervicales, el paciente sostiene la cabeza con las manos.

ruthenium. Rutenio. Elemento metálico, de símbolo Ru.

rutidosis. Rutidosis. Presencia de arrugas en la piel de personas jóvenes.

rutin. Rutina. Sustancia que disminuye la fragilidad capilar. F.: $C_{27}H_{30}O_{16}$.

Ruysch's tunic. Túnica de Ruysch. [F. Ruysch, anatomista holandés, 1638-1731.] Lámina cariocapilar.

RV. Abreviatura de residual volume.

RVH. Abreviatura de *right ventricular hypertrophy* (hipertrofia ventricular izquierda, HVI).

rye. Centeno.

Ryle tube. Tubo de Ryle. [G. A. Ryle, médico inglés contemporáneo.] Tubo delgado de goma, utilizado para las comidas de ensayo.

R

S

S. Símbolo químico del azufre. ‖ Abreviatura de *sacral*.

s.a. Abreviatura de *secundum artem* (según arte).

Saathoff's test. Reacción de Saathoff. [L. Saathoff, médico alemán, 1877-1929.] Para determinar la presencia y cantidad de grasa en heces.

SAB. Abreviatura de *Society of American Bacteriologists*.

Sabin's vaccine. Vacuna de Sabin. [A. B. Sabin, virólogo norteamericano, n. en 1906.] Vacuna oral antipoliomielítica.

sabine. Sabina. Arbusto conífero, *Juniperus sabina*.

sabinism. Sabinismo. Intoxicación por sabina.

Sabouraud's agar. Medio de Sabouraud. [R. J. A. Sabouraud, dermatólogo francés, 1864-1938.] Caldo de cultivo con agar al 1,3 por 100, agua, peptona y maltosa.

sabulous. Sabuloso. Arenoso.

saburra. Saburra. Capa espesa, en el estómago, lengua o dientes.

saburral. Saburral. Que tiene saburra.

sac. Saco. Bolsa, cavidad, receptáculo. ‖ **abdominal** —. S. abdominal. S. embrionario seroso que se desarrolla en la cavidad abdominal. ‖ **aneurysmal** —. S. aneurismático. ‖ **conjunctival** —. S. conjuntival. ‖ **epiploic** —. E. epiploico. ‖ **serous** —. S. seroso.‖ **splenic** —. S. esplénico. ‖ **vitelline** —. S. vitelino.

saccade. Rápidos movimientos involuntarios de los ojos al cambiar el punto de fijación.

saccate. Sacciforme.

sacharase. Sacarasa. Invertasa. Beta-fructofuranosidasa.

saccharated. Azucarado. Que contiene azúcar.

saccharephidrosis. Sacarefidrosis. Presencia de azúcar en el sudor.

saccharide. Sacárido. Carbohidrato presente en el azúcar.

sacchariferous. Sacarífero. Que contiene o procede del azúcar.

saccharification. Sacarificación. Conversión a azúcar.

saccharimeter. Sacarímetro. Instrumento para determinar la cantidad de azúcar de una solución.

saccharin. Sacarina. Sustancia dulce, utilizada en lugar de azúcar. F.: $C_7H_5-NO_3S$.

saccharo-. Sacaro-. Prefijo que significa «azúcar».

saccharobiose. Sacarobiosa. Disacárido.

saccharocoria. Sacarocoria. Repugnancia por el azúcar.

saccharoglalactorrhea. Sacarogalactorrea. Secreción de leche con exceso de azúcar.

saccharolyctic. Sacarolítico. Capaz de hidrolizar el azúcar.

saccharomyces. *Sacaromices*. Género de ascomicetos. ‖ — **albicans**. *Candida albicans*.

saccharomycosis. Sacaromicosis. Blastomicosis.

saccharorrhea. Sacarorrea. Diabetes sacarina. Glicosuria.

saccharose. Sacarosa. (V. *sucrose*.)

saccharosuria. Sacarosuria. (V. *sucrosuria*.)

saccharuria. Sacaruria. Glicosuria.

sacciform. Sacciforme. En forma de saco.

saccular. Sacular. En forma de saco.

sacculated. Saculado. Caracterizado por la presencia de sáculos.

sacculation. Saculación. Sáculo. ‖ — **of colon**. *Haustra coli*.

saccule. Saco pequeño o bolsita. ‖ **alveolar** —. B. alveolar.

sacculocochlear. Saculococlear. Relativo al sáculo y la cóclea.

sacculis. Saco pequeño, bolsita. ‖ — **communis**. Utrículo. ‖ — **lacrimalis**. S. lagrimal. ‖ — **laryngis**. S. laríngeo. ‖ — **vestibularis**. S. vestibular.

saccus. Saco. Término para definir una estructura sacular. ‖ — **lacrimalis**. S. lagrimal.

Sachs' disease. Enfermedad de Sachs. [B. Sachs, neurólogo norteamericano, 1858-1944.] Idiocia familiar amaurótica.

Sachs-Georgi reaction. Reacción de Sachs-Georgi. [H. Sachs, inmunólogo alemán, 1877-1945; W. Georgi, bacteriólogo alemán, 1889-1920.] Reacción de floculación para la sífilis.

Sachs-Witebsky reaction. Reacción de Sachs-Witebsky. [H. Sachs; E. Witebsky, inmunólogo alemán, n. en 1901.] Para la sífilis.

S

Sachsse's test. Prueba de Sachsse. [G. R. Sachsse, químico alemán, 1840-1895.] Para detección de la glucosa.

sacrad. Hacia el sacro.

sacral. Sacral. Relativo al sacro.

salcralgia. Sacralgia. Dolor en el sacro.

sacralization. Sacralización. Fusión anormal de la última vértebra lumbar con el primer segmento sacro.

sacrectomy. Sacrectomía. Escisión o resección del sacro.

sacro-. Sacro–. Prefijo que indica relación con el sacro.

sacroanterior. Sacroanterior. En posición anterior al sacro.

sacrococcygeal. Sacrococcígeo. Relativo a la región del sacro y el cóccix.

sacrocoxalgia. Sacrocoxalgia. Dolor en la articulación sacroiliaca.

sacrocoxitis. Sacrocoxitis. Inflamación de la articulación sacroiliaca.

sacrodynia. Sacrodinia. Dolor en la región sacra.

sacroiliac. Sacroiliaco. Relativo a los huesos sacro e iliaco.

sacroiliitis. Sacroileítis. Inflamación de la articulación sacroiliaca.

sacrolisthesis. Sacrolistesis. Posición del sacro en un plano anterior al de la quinta vértebra lumbar.

sacrolumbar. Sacrolumbar. Relativo al sacro y a los lomos.

sacroperineal. Sacroperineal. Relativo al sacro y al periné.

sacroposterior. Sacroposterior. Posterior respecto al sacro.

sacropromontory. Sacropromontorio. Promontorio del sacro.

sacrosciatic. Sacrociático. Relativo al sacro y la columna vertebral.

sacrospinal. Sacrospinal. Relativo al sacro y la columna vertebral.

sacrotomy. Sacrotomía. Operación de seccionar el extremo inferior del sacro.

sacrouterine. Sacrouterino. Relativo al sacro y al útero.

sacrovertebral. Sacrovertebral. Relativo al sacro y a la columna vertebral.

sacrum. Sacro. Hueso sacro, triángulo que forma la última porción de la columna vertebral.

sactosalpinx. Sactosalpinge. Dilatación de las trompas de Falopio.

saddlenose. Nariz en silla de montar.

sadism. Sadismo. Perversión sexual por la que se siente placer haciendo sufrir a otro.

sadist. Sádico. Que práctica el sadismo.

sadomasochism. Sadomasoquismo. Estado caracterizado por tendencias sádica y masoquista.

Saemisch's operation. Operación de Saemisch. [E. T. Saemisch, oftalmólogo alemán, 1833, 1909.] Sección de la córnea y la úlcera en el tratamiento del hipopión. || **ulcer** —. Ulcera de S. U. serpiginosa de la córnea.

Saenger's macula. Mancha de Saenger. [M. Saenger, ginecólogo checo, 1853-1903.] Enrojecimiento a ambos lados del vestíbulo vulvar, con visualización de los conductos de Bartholin en la gonorrea. || — **operation**. Operación de S. Histerectomía vaginal. || Abertura cesárea del útero fuera del abdomen. || — **suture**. Sutura de S. S. de la herida uterina.

Saenger's sign. Signo de Saenger. [A. Saenger, neurólogo alemán, 1861-1921.] En la sífilis cerebral, reaparición del reflejo pupilar a la luz después de corta permanencia en la oscuridad (signo no presente en la ataxia locomotriz.)

safrol. Safrol. Sustancia volátil empleada en la cefalalgia y neuritis.

sagittal. Sagital. Situado en dirección de la sutura sagital. || En forma de saeta.

sago. Sagó. Fécula alimenticia de las palmeras.

Sahli's reaction. Reacción de Sahli. [H. Sahli, médico suizo, 1856-1933.] Desmorreacción para estudiar el quimismo gástrico.

Saint's triad. Síndrome de Saint. [Charles Fred. Mor. Saint, cirujano sudafricano, n. en Ciudad del Cabo.] Tríada de Saint: presencia simultánea de una hernia de hiato axial, colelitiasis y diverticulosis del colon.

SAL. Abreviatura de *secundum artis leges* (según las reglas de arte).

sal. Sal. (V. *salt*.)

salamander. Salamandra. Anfibio utilizado para experimentos.

salbutamol. Salbutamol. (V. *albuterol*.)

salicylamide. Salicilamida. Sustancia cristalina empleada como analgésico y antipirético. F.: $C_7H_7NO_2$.

salicylate. Sililato. Sal del ácido salicílico (incluye la aspirina).

salicylemia. Salicilemia. Presencia de salicilato en sangre.

salicylic. Salicílico. Relativo al radical salicilo. || — **acid**. Acido s.

salicylism. Salicilismo. Intoxicación por ingestión excesiva de ácido salicílico o sus sales.

salicyltherapy. Salicilterapia. Tratamiento mediante ácido salicílico o salicilatos.

salifiable. Salificable. Capaz de combinarse con un ácido o una base.

salimeter. Salímetro. Hidrómetro para medir la concentración de una solución salina.

saline. Salino. Que contiene una sal o varias.

saliva. Saliva. Líquido claro secretado por las glándulas salivales.

salivant. Salivador. Salivatorio. Que produce salivación.

salivary. Salival. Relativo a la saliva.

salivate. Salival. (V. *salivary*.)

salivation. Salivación. Secreción de saliva. || Ptialismo.

salivator. Salivador. Agente que causa la salivación.

salivatory. Salivatorio. Que causa salivación.

Salk vaccine. Vacuna de Salk [I. E. Salk, médico

norteamericano, n. en 1914.] Vacuna contra la poliomielitis.

Salkowski's test. Reacción de Salkowski. [E. L. Salkowski, químico alemán, 1844-1923.] Para la colesterina.

salmonella. *Salmonella.* Género de microorganismos del orden *Eubacteriales*, que producen afección intestinal.

salmonellosis. Salmonelosis. Infección por *Salmonella.*

salol. Salol. Fenil salicilato.

Salomon's test. Prueba de Salomon. [H. Salomon, médico alemán, 1872-1964.] Para detectar la presencia de albúmina en el estómago con úlcera cancerosa.

salpingectomy. Salpingectomía. Extirpación de la trompa de Falopio.

salpingemphraxis. Salpingenfraxis. Obstrucción de la trompa de Falopio o de la Eustaquio.

salpingitis. Salpingitis. Inflamación de la trompa de Falopio o de Eustaquio.

salpingo-. Salpingo-. Prefijo que significa «trompa», «tubo».

salpingocatheterism. Salpingocateterismo. Cateterismo de la trompa de Eustaquio.

salpingocele. Salpingocele. Protrusión de una trompa de Falopio

salpingocyesis. Salpingociesis. Embarazo tubárico.

salpingography. Salpingografía. Radiografía de la trompa de Falopio, previa inyección de contraste.

salpingolithiasis. Salpingolitiasis. Cálculos en la pared de las trompas de Falopio.

salpingolysis. Salpingólisis. Extirpación de adherencias en las trompas de Falopio.

salpingo-oophorectomy. Salpingooforectomía. Extirpación de una trompa de Falopio y del ovario.

salpingo-oophoritis. Salpingooforitis. Inflamación de la trompa de Falopio y del ovario.

salpingo-oophorocele. Salpingooforocel. Hernia que contiene una trompa de Falopio y un ovario.

salpingoperitonitis. Salpingoperitonitis. Inflamación del peritoneo que rodea la trompa de Falopio, tapizándola.

salpingopexy. Salpingopexia. Fijación quirúrgica de la trompa de Falopio.

salpingopharyngeal. Salpingofaríngeo. Relativo a la trompa de Eustaquio y a la faringe.

salpingoplasty. Salpingoplastia. Operación plástica sobre la trompa de Falopio.

salpingorrhaphy. Salpingorrafia. Sutura de la trompa de Falopio.

salpingostaphyline. Salpingostafilino. Relativo al conducto auditivo y a la úvula.

salpingostomy. Salpingostomía. Abertura quirúrgica en la trompa de Falopio, para drenaje.

salpingotomy. Salpingotomía. Incisión quirúrgica de una trompa de Falopio.

salpinx. Salpinge. Tubo. ‖ — **auditiva**. S. auditivo. ‖ — **uterina**. S. uterino.

salt. Sal. Cloruro de sodio o sal común. ‖ Compues-

to de una base y un ácido. ‖ Compuesto de un ácido en el que se han reemplazado átomos de H por un metal o radical.

saltation. Saltación. Corea. ‖ Mutación (en genética).

saltatory. Saltatorio. Caracterizado por saltación.

Salter's lines. Líneas de Salter. [Sir J. A. Salter, dentista inglés del siglo XIX.] Líneas que se supone muestran la estructura laminar de la dentina.

salting-out. Separación de fracciones proteicas del suero o plasma por precipitación en concentraciones de sales neutras.

salubrious. Salubre. Saludable.

saluresis. Saluresis. Excreción de iones de sodio y cloruro por la orina.

saluretic. Salurético. Que produce o promueve saluresis.

salutary. Saludable. Favorable para la preservación de la salud.

salvarsan. Salvarsán. (V. *arsphenamine.*)

salve. Ungüento. Pomada para aplicar exteriormente.

salvia. *Salvia.* Género de plantas labiadas. Sus hojas se emplean como carminativas, astringentes y sudoríficas.

Salzmann's dystrophy. Distrofia de Salzmann. [M. Salzmann, oftalmólogo alemán, 1862-1954.] Distrofia nodular de la córnea.

samarium. Samario. Metal raro, de símbolo Sm.

sample. Muestra. Porción representantiva de un tejido, etc.

sampling. Muestreo.

Sampson's cyst. Quiste de Sampson. [J. A. Sampson, ginecólogo norteamericano, 1873-1945.] Quiste de chocolate, característico de la endometriosis.

Sanarelli's serum. Suero de Sanarelli. [G. Sanarelli, médico italiano, 1864-1940.] Suero utilizado para proteger contra la fiebre amarilla.

sanatorium. Sanatorio. Establecimiento destinado a la atención y curación de los enfermos.

sanatory. Sanatorio. (V. *sanatorium.*)

sand. Material transformado en pequeñas partículas.

sandalwood. Sándalo. Arbol santaláceo utilizado para diversos fines.

sandarac. Sandáraca. Resina blancoamarillenta de árboles coníferos. Utilizada en odontología.

Sander's disease. Enfermedad de Sander. [W. Sander, médico alemán, 1838-1922.] forma de paranoia.

Sanders' disease. Enfermedad de Sanders. [M. Sanders, bacteriólogo norteamericano, n. en 1910.] Queratoconjuntivitis epidérmica.

Sandström's bodies. Cuerpos de Sandström. [I. V. Sandström, anatomista sueco, 1852-1889.] Paratiroides.

Sandwith's tongue. Lengua de Sadwith. [F. R. Sandwith, médico inglés, 1853-1918.] Paratíficas. Pelagra (lengua extremadamente lisa).

Sanger, Margaret. Enfermera norteamericana, 1883-1966. Piomera del control de natalidad. Abrió el primer centro de planificación familiar de

S

EE.UU. en Brooklyn en 1916. En 1932 eran ya 80 los centros abiertos.

sangui-. Sangui-. Prefijo que significa «sangre».

sanguicolous. Sanguícola. Que vive en la sangre.

sanguifacient. Sanguifaciente. Hematopoyético.

sanguiferous. Sanguífero. Que contiene sangre.

sanguification. Sanguificación. Hematopoyesis.

sanguimotor. Sanguimotor. Relativo a la circulación sanguínea.

sanguimotory. Sanguimotor. (V. *sanguimotor.*)

sanguinaria. *Sanguinaria.* Género de plantas papaveráceas de propiedades eméticas, colagogas y expectorantes.

sanguinarine. Sanguinarina. Alcaloide tónico y expectorante, del rizoma de la *Sanguinaria canadensis.* F.: $C_{20}H_{15}NO_5$.

sanguine. Sanguíneo. Pletórico. ‖ Relativo a la sangre.

sanguineous. Sanguíneo. (V. *sanguine.*)

sanguinolent. Sanguinolento. Teñido con sangre.

sanguinopoietic. Sanguinopoyético. Hematopoyético.

sanguirenal. Sanguirrenal. Relativo a la sangre y el riñón.

sanguis. *Sanguis.* Sangre.

sanguivorous. Sanguívoro. Que se alimenta de sangre (ciertos mosquitos).

sanies. Sanies. Derrame fétido de una herida o úlcera. Sin.: Icor.

saniopurulent. Saniopurulento. Sanioso y purulento a la vez.

sanioserous. Sanioseroso. Sanioso y seroso a la vez.

sanious. Sanioso. Que tiene la naturaleza del sanies.

sanitarian. Sanitario. Persona experta en sanidad.

sanitary. Sanitario. (V. *sanitarian.*)

sanitation. Saneamiento. Establecimiento de condiciones ambientales favorables para la salud.

sanity. Sanidad. Preservación de la salud.

Sansom's sign. Signo de Sansom. [A. E. Sansom, médico inglés, 1838-1907.] Area de matidez en el derrame pericárdico. ‖ Soplo característico auscultado en caso de aneurisma de aorta torácica.

Sanson's images. Imágenes de Sanson. [L. J. Sanson, médico francés, 1790-1841.] Tres imágenes observadas en la pupila en caso de transparencia del cristalino.

santalum. (V. *sandalwood.*)

santonica. Santónico. Lactona usada como antihelmíntico. Santonina. F.: $C_{15}H_{18}O_3$.

santonin. Santonina. (V. *santonica.*)

Santorini's cartilages. Cartílagos de Santorini. [G. D. Santorini, anatomista italiano, 1681-1737.] Cartílagos corniculados de la laringe. ‖ — **duct.** Conducto de S. C. de Willis (accesorio del páncreas). ‖ — **papilla.** Papila de S. P. de Vater. ‖ — **vein.** Vena de S. V. emisaria a través del agujero parietal.

sap. Jugo natural de un organismo vivo. ‖ **cell** —. Hialoplasma. ‖ **nuclear** —. Cariolinfa.

saphena. Safena. Vena de la pierna.

saphenectomy. Safenectomía. Extirpación de la vena safena.

saphenous. Safeno. Relativo a la safena.

sapid. Sápido. Sabroso.

sapo. Jabón.

sapogenin. Sapogenina. Sustancia derivada de la saponina.

saponaceous. Saponáceo. jabonoso.

saponaria. *Saponaria.* Género de plantas cariofiláceas utilizadas en diversas enfermedades de la piel.

saponification. Saponificación. Acto o proceso de convertirse en jabón.

saponin. Saponina. Grupo de glucósidos de varias plantas, con diversas propiedades.

sapotoxin. Sapotoxina. Saponina tóxica.

Sappey's fibers. Fibras de Sappey. [M. P. C. Sappey, anatomista francés, 1810-1896.] Fibras musculares lisas en las prolongaciones orbitarias de los músculos recto interno y externo. ‖ — **plexus.** Plexo de S. P. linfático de la aréola mamaria. ‖ — **veins.** Venas de S. Plexo venoso en el ligamento falciforme del hígado.

sapphism. Safismo. Homosexualidad femenina. Sin.: Lesbianismo.

sapremia. Sapremia. Intoxicación por absorción de productos de la putrefacción.

saprin. Saprina. Tomaína de las sustancias viscerales en descomposición.

sapro-. Sapro-. Prefijo que significa «podrido», «putrefacción».

saprodontia. Saprodoncia. Caries dental.

saprogenic. Saprógeno. Que es causa de putrefacción o se origina en ella.

saprogenous. Saprógeno. (V. *saprogenic.*)

saprolegnia. *Saprolegnia.* Género de hongos ficomicetos, parcialmente saprofitos.

saprophilous. Saprófilo. (V. *saprophytic.*)

saprophyte. Saprofito. Organismo que vive a base de materia orgánica descompuesta.

saprophytic. Saprofítico. De la naturaleza del saprofito.

saprophytism. Saprofitismo. Condición de saprofito.

saprospira. *Saprospira.* Microorganismos espiroquetas.

saprozoic. Saprozoico. (V. *saprozoite.*)

saprozoite. Saprozoito. Microorganismo animal que vive en la sustancia animal muerta.

Sarbò's sign. Signo de Sarbò. [A. von Sarbò, neurólogo húngaro, n. en 1867.] Analgesia en el territorio del nervio ciático externo, en la tabes dorsal.

sarcina. *Sarcina.* Género de microorganismos micrococáceos.

sarcitis. Sarcitis. Miositis.

sarco-. Sarco-. Prefijo que significa «carne», «carnoso».

sarcoblast. Sarcoblasto. Célula primitiva muscular. Sin.: Mioblasto.

sarcocarcinoma. Sarcocarcinoma. Combinación de sarcoma y carcinoma.

sarcocele. Sarcocele. Tumor sólido del testículo.

sarcocyst. Sarcocisto. Organismo individual del género *Sarcocystis.* ‖ Sin.: Túbulo de Rainey o de Meischer.

S

sarcocystis. *Sarcocystis.* Género de esporozoos patógenos en algunos animales.

sarcocyte. Sarcocito. Capa media del ectoplasma de un protozoo.

sarcode. Sarcoda. Protoplasma de la célula animal.

sarcodina. *Sarcodina.* Clase inferior de protozoos.

sarcoenchondroma. Sarcoencondroma. Condrosarcoma.

sarcogenic. Sarcogénico. Formador de carne.

sarcoglia. Sarcoglía. Sarcoplasma.

sarcoid. Sarcoide. Tuberculoide. || Tumor canceroso semejante al sarcoma. || — **of Boeck.** S. de Boeck. Sarcoidosis.

sarcoidosis. Sarcoidosis. Reticulosis granulomatosa crónica, progresiva, de etiología desconocida.

sarcolactate. Sarcolactato. Sal de ácido sarcoláctico.

sarcolemma. Sarcolema. Membrana delicada que contiene un fascículo muscular elemental. Sin.: Miolema.

sarcolemmic. Sarcolémico. De la naturaleza del sarcolema.

sarcolysis. Sarcólisis. Desintegración de los tejidos blandos.

sarcolyte. Sarcolito. Cálculo de tejido blando.

sarcoma. Sarcoma. Tumor maligno derivado del conjuntivo embrionario. || **adipose** —. Liposarcoma. || **embryonal** —. Tumor de Wilms. || **Hodgkin's** —. S. de Hodgkin. || **limphatic** —. Linfosarcoma. || **osteogenic** —. S. osteogénico. || **reticuloendothelial** —. S. reticuloendotelial.

sarcomagenesis. Sarcomagénesis. Producción de un sarcoma.

sarcomata. Plural de sarcoma.

sarcomatoid. Sarcomatoide. Semejante al sarcoma.

sarcomatosis. Sarcomatosis. Formación de sarcomas.

sarcomatous. Sarcomatoso. De la naturaleza del sarcoma.

sarcomere. Sarcómera. Unidad contráctil de miofibrillas.

sarcomphalocele. Sarconfalocele. Tumor carnoso del ombligo.

sarcophaga. *Sarcophaga.* Género de moscas de la familia *Sarcophagidas.*

sarcoplasm. Sarcoplasma. Materia interfibrilar del músculo estriado.

sarcoplast. Sarcoplasto. (V. *sarcoblast.*)

sarcopoietic. Sarcopoyético. Que produce carne o músculo.

sarcoptes. *Sarcoptes.* Género de ácaros.

sarcoptidosis. Sarcoptidosis. Infestación por *Sarcoptes.*

sarcosine. Sarcosina. Metilglicol. Sustancia cristalizable.

sarcosis. Sarcosis. Crecimiento anormal de la carne.

sarcosome. Sarcosoma. Nombre de una de las mitocondrias de la fibrilla.

sarcosporidia. *Sarcosporidia.* Orden de esporozoos parásitos de diversos animales.

sarcosporidiosis. Sarcosporidiosis. Estado de infección por *Sarcocystis.*

sarcosporidium. Sarcosporidio. Organismo individual del género *Sarcosporidia.*

sarcostosis. Sarcostosis. Osificación en tejidos blandos.

sarcostyle. Sarcostilo. Miofibrilla. || Fascículo de miofibrillas.

sarcotherapeutics. Sarcoterapia. Tratamiento de la enfermedad mediante la utilización de extractos animales.

sarcotic. Sarcótico. Que promueve la producción de carne. Sin.: Cicatrizante.

sarcous. Sarcoso. Relativo a la carne o tejido muscular.

sardonic. Sardónico. Risa sardónica, tetánica, involuntaria.

sarmentocymarin. *Sarmentocumarina.* Glucósido de las semillas del *Strophantus sarmentosus.* Tónico cardiaco. F.: $C_{30}H_{46}O_8$.

sarmentose. Sarmentosa. Derivado de la sarmentocumarina.

sarracenia. *Sarracenia.* Género de plantas polipétalas, estimulantes y diuréticas.

sarsaparilla. Zarzaparilla. Raíz de la *Smilax aristolochiaefolia.* Usada en la psoriasis.

sassafras. *Sasafrás.* Nombre de varias especies de lauráceas.

satellite. Satélite. Vena que sigue el curso de una arteria. || Lesión situada cerca de una más extensa. || **bacterial** —. Colonia s.

satellitism. Satelitismo. Influencia de ciertas bacterias sobre el desarrollo de otras.

satellitosis. Satelitosis. Acumulación de células de neuroglía alrededor de las neuronas.

satiety. Saciedad. Suficiencia, satisfacción.

Satterthwaite's method. Método de Satterthwaite, [T. E. Satterthwaite, médico norteamericano, 1843-1934.] Respiración artificial mediante presión y relajación alternas sobre el abdomen.

Sattler's layer. Capa de Sattler. [H. Sattler, oftalmólogo austriaco, 1844-1928.] Capa media de la coroides.

saturated. Saturado.

saturation. Saturación. Condición de saturado. || Término utilizado en radioterapia. || — *kinetics.* Cinética de saturación; cuando la capacidad de eliminación de un fármaco se aproxima a la saturación.

saturnism. Saturnismo. Intoxicación aguda por plomo.

satyriasis. Satiriasis. Exaltación del deseo sexual en el varón.

satyromania. Satiromanía. (V. *satyriasis.*)

saucerization. Excavación en el tejido por drenaje de áreas infectadas, etc.

Sauer's vaccine. Vacuna de Sauer. [L. W. Sauer, pediatra norteamericano, n. en 1855.] Variedad de vacuna para la tos ferina.

Sauerbruch's cabinet. Cámara de Sauerbruch. [E. F. Sauerbruch, cirujano alemán, 1875-1951.] Cámara de presión negativa utilizada en intervenciones torácicas.

Saundby's test. Reacción de Saundby. [R.

S

Saundby, médico inglés, 1849-1918.] Para hemorragias ocultas.

Saunders' disease. Enfermedad de Saunders. [E. W. Saunders, médico norteamericano, 1854-1927.] Trastornos digestivos en niños con excesivo aporte hidrocarbonado. ‖ — **sign**. Signo de S. Sincinesia de boca y mano. Al abrir mucho la boca se producen, en el niño, movimientos asociados de la mano.

sauriosis. Sauriosis. Queratosis folicular.

Saussure's hygrometer. Higrómetro de Saussure. [H. B. de Saussure, físico suizo, 1740-1779.] Tipo de higrómetro.

Sauvineau's ophtalmoplegia. Oftalmoplejía de Sauvineau. [Ch. Sauveneau, oftalmólogo francés del siglo XIX.] Parálisis del recto interno de un ojo y espasmo del externo del otro.

Savill's disease. Enfermedad de Savill. [T. D. Savill, médico inglés, 1856-1910.] Eccema epidérmico.

saw. Sierra. Instrumento cortante. ‖ **Adams'** —. S. de Adams. Para osteotomías.

Sayre's bandage. Vendaje de Sayre. [L. A. Sayre, cirujano norteamericnao, 1820-1900.] Para las fracturas de clavícula. ‖ — **jacket**. Corsé de S. Yeso en forma de corsé, para el mal de Pott.

Sb. Símbolo del antimonio (*stibium*).

SC. Abreviatura de *closure of the semilunar valves* y de *secretory component*.

Sc. Símbolo del escandio (*scandium*).

scab. Costra. Escara.

scabies. Sarna. Infección cutánea por *Sarcoptes scabiei*.

scala. Escala. Escalera. Aplicado a la cóclea. ‖ — **of Löwenberg**. E. de Löwenberg. Conducto de la coclear.

scald. Escaldadura. Quemadura causada por líquido o vapor muy calientes.

scale. Escama. Estructura compacta. Células epiteliales cornificadas. ‖ Escala. Esquema.

scalene. Escaleno. Músculo escaleno.

scalenectomy. Escalenectomía. Extirpación del músculo escaleno.

scalenotomy. Escalenotomía. Sección de los músculos escalenos para restringir la actividad respiratoria, en la tuberculosis pulmonar.

scalenus. Escaleno. (V. *scalene*.)

scaling. Extirpación del material calculoso de las superficies dentales.

scall. Enfermedad de la piel.

scalp. Cuero cabelludo.

scalpel. Escalpelo. Instrumento quirúrgico.

scaly. Escamoso. Conchado. Herrumbroso.

scammonia. *Escamonea*. Plata de la familia de las convolvuláceas, cuya raíz se usa como purgante y antihelmíntico.

scammony. Escamonea. (V. *scammonia*.)

scan. Técnica de examen, forma de gammascan. ‖ Visualización por ecos de ultrasonidos. ‖ **TAC**. — Tomografía axial computerizada.

scandium. Escandio. Elemento metálico, de símbolo Sc.

scanner. Scanner. Técnica radiológica. Tomografía axial computerizada.

scanning. Visualización de pequeñas áreas de forma muy minuciosa. ‖ **radioisotope** —. V. por medio de radisótopos.

Scanzoni's operation. Operación de Scanzoni. [F. W. Scanzoni, obstetra alemán, 1821-1891.] Rotación fetal para acelerar el parto.

scaphocephalia. Escafocefalia. Deformidad del cráneo en forma de quilla, resultado del cierre prematuro de la sutura sagital.

scaphocephaly. Escafocefalia. (V. *scaphocephalia*.)

scaphohydrocephaly. Escafohidrocefalia. Hidrocefalia en la cual la cabeza tiene forma de barco.

scaphoid. Escafoideo. En forma de barco. Navicular. ‖ Hueso escafoides.

scaphoiditis. Escafoiditis. Inflamación del hueso escafoides.

scapula. Escápula. Hueso triangular de la espalda.

scapulalgia. Escapulalgia. Dolor en la zona escapular.

scapular. Escapular. Relativo a la escápula.

scapulary. Escapulario. Forma de vendaje.

scapulectomy. Escapulectomía. Extirpación de la escápula.

scapuloclavicular. Escapuloclavicular. Relativo a la escápula y la clavícula.

scapulodynia. Escapulodinia. Dolor en la región del hombro.

scapulohumeral. Escapulohumeral. Relativo a la escápula y el húmero.

scapulopexy. Escapulopexia. Fijación quirúrgica de la escápula.

scapus. En forma de dardo o flecha. ‖ — **penis**. *Corpus penis*.

scar. Escara. Costra, cicatriz, resultante de un proceso patológico.

scarification. Escarificación. Producción de una escara en la piel.

scarificator. Escarificador. Instrumento para practicar escarificaciones.

scarifier. Escarificador. (V. *scarificator*.)

scarlatina. Escarlatina. Enfermedad infecciosa con manifestaciones cutáneas.

scarlatinal. Escarlatinoso. Relativo a la escarlatina.

scarlatinella. Escarlatinela. Enfermedad de Dukes (cuarta enfermedad).

scarlatiniform. Escarlatiniforme. Semejante a la escarlatina.

Scarpa's fascia. Fascia de Scarpa. [A. Scarpa, anatomista y cirujano italiano, 1747-1832.] Capa fibrosa del abdomen. ‖ — **ganglion**. Ganglio de S. G. del nervio vestibular, en el meato auditivo interno. ‖ — **triangle**. Triángulo de S. T. femoral.

SCAT. Abreviatura de *sheep cell agglutination test*.

scatacratia. Escatacragia. Incontinencia de heces.

scatemia. Escatemia. Toxemia intestinal.

scato-. Escato-. Prefijo que significa «heces».

scatologic. Escatológico. Relativo a la materia fecal.

scatology. Escatología. Tratado de las heces.

scatoma. Escatoma. (V. *stercoroma.*)

scatophagy. Escatofagia. Coprofagia.

scatophilia. Escatofilia. Afición patológica por los excrementos.

scastoscopy. Escatoscopia. Examen de las heces.

scatter. Difusión o desviación de los rayos X al pasar a través de un determinado medio.

scattering. (V. *scatter.*)

scatula. Caja para guardar polvos o píldoras.

scavenger. Sustancia que influye en el curso de una reacción química.

ScD. Abreviatura de *Doctor of Science.*

ScDA. Abreviatura de *scapulodextra anterior* (posición fetal).

SsDP. Abreviatura de *scapulodextra posterior* (posición fetal).

scedosporium. *Scedosporium.* Género de hongos.

scelalgia. Escelalgia. Dolor en la pierna.

Sceleth treatment. Tratamiento de Sceleth. [Ch. E. Sceleth, médico norteamericano, 1873-1942.] Tratamiento de la morfinomanía.

scelotyrbe. Escelotirbo. Parálisis espasmódica de las piernas.

Schacher's glanglion. Ganglio de Schacher. Ganglio ciliar.

Schachowa's tube. Túbulo de Schachowa. [S. Schachowa, histólogo ruso, n. en 1854.] Túbulo renal.

Schafer's method. Método de Schafer. [Sir E. A. Schafer, fisiólogo inglés, 1850-1935.] Método utilizado para la respiración artificial.

Schäffer's reflex. Reflejo de Schäffer. [M. Schäffer, neurólogo alemán, 1852-1923.] Flexión dorsal de pie y dedos al pellizcar el tendón de Aquiles, en la hemiplejía orgánica.

Schamberg's disease. Enfermedad de Schamberg. [J. F. Schamberg, dermatólogo norteamericano, 1870-1934.] Dermatosis pigmentaria progresiva.

Schanz's disease. Enfermedad de Schanz. [A. Schanz, ortopedista alemán, 1868-1931.] Inflamación traumática en el tendón de Aquiles.

Schaudinn's bacillus. Bacilo de Schaudinn. [F. R. Schaudinn, bacteriólogo alemán, 1871-1906.] Treponema sifilítico.

Schaumann's disease. Enfermedad de Schaumann. [J. Schaumann, dermatólogo sueco, 1879-1953.] Sarcoidosis.

Schauta's operation. Operación de Schauta. [F. Schauta, ginecólogo austriaco, 1849-1919.] Interposición del útero entre la base de la vejiga y la pared anterior de la vagina, en el cistocele.

Schede's method. Método de Schede. [M. Schede, cirujano alemán, 1844-1902.] Tratamiento de la necrosis ósea mediante raspado y relleno de la cavidad con sangre coagulada.

Scheie's syndrome. Enfermedad de Ullrich-Scheie. Mucopolisacaridosis tipo I-S, de herencia autosómica recesiva. Defecto enzimático de la α-iduronidasa; como Hurler tardío, se manifiesta con los primeros síntomas en edades avanzadas, cambios

esqueléticos ligeros, opacidad corneal, insuficiencia valvular, histaminsulfaturia y heparinsulfaturia. Intelecto normal.

schema. Esquema. Plan, diseño. ‖ **Hamberger's** —. E. de Hamberger. Los músculos intercostales externos y los intercartilaginosos son inspiratorios; los intercostales internos son espiratorios.

schematic. Esquemático. Que sirve como diagrama o modelo.

Schenck's disease. Enfermedad de Schenck. [B. R. Schenck, patólogo norteamericano, 1842-1920.] Esporotricosis.

Scherer's test. Prueba de Scherer. [J. V. von Scherer, médico alemán, 1814-1869.] Para la tirosina.

scheroma. Xeroftalmía.

Scheuermann's disease. Enfermedad de Scheuermann. [H. W. Scheuermann, cirujano danés, 1877-1960.] Osteocondrosis vertebral.

Schick's reaction. Reacción de Schick. [B. Schick, pediatra norteamericano, n. en 1877.] Procedimiento para averiguar el grado de inmunidad contra la difteria.

Schiefferdecker's disk. Disco de Schiefferdecker. [P. Schiefferdecker, anatomista alemán, 1849-1931.] Sustancia que en los nódulos de Ranvier ocupa el espacio entre la vaina de Schwann y el cilindroeje. ‖ — **theory.** Teoría de S. Existe una especie de simbiosis entre los tejidos del cuerpo.

Schiff's biliary cycle. Ciclo biliar de Schiff. [M. Schiff, fisiólogo alemán, 1823-1896.] Ciclo de absorción y reabsorción de las sales biliares.

Schiff's test. Prueba de Schiff. [H. Schiff, químico alemán, 1834-1915.] Para detectar la presencia de sustancias hidrocarbonadas en la orina.

Schilder's disease. Enfermedad de Schilder. [P. F. Schilder, neurólogo norteamericano.] Encefalopatía subcortical progresiva.

Schiller's test. Prueba de Schiller. [W. Schiller, patólogo austriaco, 1887-1960.] Para el cáncer del cuello uterino.

Schilling blood count. Hemograma de Schilling. [V. Schilling, hematólogo alemán, n. en 1919.] Numeración diferencial de los leucocitos neutrófilos polimorfonucleares.

Schilling's test. Prueba de Schilling. [R. F. Schilling, hematólogo norteamericano, n. en 1919.] Prueba de la absorción gastrointestinal de vitamina B_{12}.

Schimmelbusch's disease. Enfermedad de Schimmelbusch. [C. Schimmelbusch, cirujano alemán, 1860-1895.] Degeneración quística de la mama.

schindylesis. Esquindilesis. Sinartrosis, en la que un hueso encaja en la hendidura de otro.

Schiötz's tonometer. Tonómetro de Schiötz. [H. Schiötz, médico noruego, 1850-1927.] Instrumento para medir la presión intraocular.

schistasis. Esquistasis. Hendiduras congénitas.

schisto-. Esquisto-. Prefijo que significa «hendido».

schistocelia. Esquistocelia. (V. *schistocoelia.*)

schistocephalus. Esquistocéfalo. Feto con la cabeza hendida.

schistocoelia. Esquistocelia. Fisura congénita del abdomen.

schistocormus. Esquistocormo. Feto con el tronco hendido.

schistocystis. Esquistocistis. Fisura de la vejiga.

schistocyte. Esquistocito. Fragmento de glóbulo rojo, comúnmente observado en la anemia hemolítica.

schistocytosis. Esquistocitosis. Acúmulo de esquistocitos en la sangre.

schistoglossia. Esquistoglosia. Lengua bífida.

schistomelia. Esquistomelia. Desarrollo anormal de los miembros.

schistoprosopia. Esquistoprosopia. Desarrollo anormal caracterizado por fisura congénita de la cara. Sin.: Esquizoprosopia.

schistorachis. Esquistorraquis. (V. *rachischisis.*)

schistosis. Esquistosis. Neumoconiosis de los trabajadores de las pizarras.

schistosoma. Esquistosoma. Género de parásito trematodo.

schistosomia. Esquistosomía. Desarrollo anormal caracterizado por fisura abdominal y extremidades inferiores rudimentarias.

schistosomiasis. Esquistosomiasis. Enfermedad producida por algunas especies de esquistosomas.

schistosomicidal. Esquistosomicida. Que destruye los esquistosomas.

schistothorax. Esquistotórax. Fisura congénita del esternón.

schistotrachelus. Esquistotraquelo. Feto con el cuello hendido.

schizogenesis. Esquizogénesis. Reproducción por fisión.

schizogony. Esquizogonia. Ciclo asexuado de los esporozoos.

schizogyria. Esquizogiria. Situación en la que las circunvoluciones cerebrales presentan resquebrajaduras.

schizoid. Esquizoide. Semejante a la esquizofrenia.

schizomycetes. Esquizomicetos. Microorganismos vegetales unicelulares, saprofitos o parásitos, que incluyen diez órdenes.

schizont. Ezquizonte. Estadio de desarrollo del parásito de la malaria.

schizonychia. Esquizoniquia. Fisuración de las uñas.

schizophasia. Esquizofasia. Lenguaje incoherente, incomprensible de la esquizofrenia.

schizophrenia. Esquizofrenia. Enfermedad mental severa, del grupo de los psicosis. ‖ **hebephrenic** —. E. hebefrénica. ‖ **paranoid** —. E. paranoide. ‖ **reactive** —. E. reactiva.

schizophrenosis. Esquizofrenosis. Término de Southard para designar las afecciones del grupo de la demencia precoz.

schizotonia. Esquizotonía. División de la tonicidad muscular.

schizotrichia. Esquizotriquia. División del extremo del cabello.

schizotrypanosomiasis. Esquizotripanosomiasis. Enfermedad de Chagas.

schizozoite. Esquizozoito. Merozoito.

Schlatter's disease. Enfermedad de Schlatter. [C. Schlatter, cirujano suizo, 1864-1934.] Alargamiento y fragmentación frecuentes del tubérculo anterior de la tibia. Epifisitis frecuentemente muy dolorosa.

Schleich's solution. Solución de Schleich. [C. L. Schleich, cirujano alemán, 1859-1922.] Solución anestésica.

Schlemm's canal. Conducto de Schlemm. [F. S. Schlemm, anatomista alemán, 1795-1858.] Conducto en la unión de la córnea y la esclerótica.

Schlesinger's phenomenon. Fenómeno de Schlesinger. [H. Schlesinger, médico austriaco, 1886-1934.] Espasmo extensor de la rodilla al sostener el miembro por la rodilla en la tetania.

Schlösser's treatment. Tratamiento de Schlösser. [C. Schlösser, oftalmólogo alemán, 1857-1925.] Tratamiento de la neuralgia del facial mediante inyecciones de alcohol de 80° en el agujero de salida del nervio.

Schmidel's anastomosis. Anastomosis de Schmidel. [C. Ch. Schmidel, anatomista alemán, 1718-1792.] Comunicación anormal entre la cava y el sistema porta.

Schmldt's fibrinoplastin. Fibrinoplastina de Schmidt. [E. O. Schmidt, anatomista alemán, 1823-1886.] Paraglobulina.

Schmidt's syndrome. Síndrome de Schmidt. [A. Schmidt, médico alemán, 1865-1918.] Insuficiencia tiroidea y corticosuprarrenal primitiva. ‖ Parálisis vocal, del trapecio y del esternocleidomastoideo. ‖ — **test.** Prueba de S. para la bilis.

Schmidt-Lantermann's incisures. Incisuras de Schmidt-Lantermann. [H. D. Schmidt, anatomista norteamericano, 1823-1888; A. J. Lantermann, anatomista norteamericano del siglo XIX.] Líneas oblicuas en las vainas de las fibras nerviosas medulares.

Schmincke tumor. Tumor de Schmincke. [A. Schmincke, patólogo alemán, 1877-1953.] Linfoepitelioma.

Schmit-Fraccaro syndrome. Síndrome de Schmit-Fraccaro. Síndrome del ojo de gato; colobomas uveales, fisuras palpebrales antimongoloides, hipertelorismo, epicanto, estrabismo y catarata. Debe su nombre a la pupila vertical, por coloboma inferior del iris.

Schmitz bacillus. Bacilo de Schmitz. [K. E. F. Schmitz, médico alemán, n. en 1889.] *Shigella dysenteriae* tipo 2.

Schmorl's disease. Enfermedad de Schmorl. [Ch. G. Schmorl, patólogo alemán, 1861-1932.] Condroma de los discos vertebrales. ‖ — **nodes.** Nódulos de S. Areas ramificadas en la columna vertebral.

Schnabel's caverns. Cavernas de Schnabel. [I. Schnabel, oftalmólogo austriaco, 1842-1908.] Oquedades patológicas en el nervio óptico y papila, en el glaucoma.

schnauzkrampf. Espasmo labial.

Schneider's carmine. Carmín de Schneider. [F. C., Schneider, químico alemán, 1813-1897.] Solución saturada de carmín en ácido acético concentrado.

Schneiderian membrane. Membrana de Schneider. [C. V. Schneider, médico alemán, 1614-1680.] Membrana pituitaria.

Schoemaker's line. Línea de Schoemaker. [J. Schoemaker, cirujano holandés, 1871-1940.] Línea imaginaria entre la punta del trocánter mayor y la espina iliaca anterior superior.

Schöler's treatment. Tratamiento de Schöler. [H. L. Schöler, oftalmólogo alemán, 1844-1918.] Inyección de tintura de yodo en el cuerpo vítreo, en el desprendimiento de retina.

Scholl, William. Médico norteamericano, 1882-1968. Inventor del primer apoyo para el arco del pie. Fundó una compañía en 1904, que con el tiempo patentó 200 inventos tendentes a mantener los pies sanos y cómodos.

Scholz's disease. Enfermedad de Scholz. [W. O. Scholz, nuerólogo alemán, n. en 1889.] Forma familiar de desmielinización en la encefalopatía.

Schön theory. Teoría de Schön. [W. Schön, oftalmólogo alemán, 1848-1917.] Acción del músculo ciliar sobre el cristalino, en la acomodación.

Schönbein's reaction. Reacción de Schönbein. [Ch. F. Schönbein, químico alemán, 1799-1868.] Para la detección de sangre.

Schönlein-Henoch disease. Enfermedad de Schönlein-Henoch. [J. L. Schönlein, médico alemán, 1793-1864; E. H. Henoch, pediatra alemán, 1820-1910.] Púrpura idiopática, con manifestaciones articulares, cutáneas y, en ocasiones, renales.

Schott's treatment. Tratamiento de Schott. [T. Schott, médico alemán, 1850-1921.] Tratamiento de las enfermedades cardiacas mediante inmersión en agua salina gaseosa y ejercicio sistemático.

Schottmüller's disease. Enfermedad de Schottmüller. [H. Schottmüller, médico alemán, 1867-1936.] Paratifoidea.

Schreger's lines. Líneas de Schreger. [B. G. Schreger, anatomista alemán, 1766-1825.] Líneas visibles en la dentina, quizá por ilusión óptica.

Schreiber's maneuver. Maniobra de Schreiber. [J. Schreiber, médico alemán, 1849-1932.] En el esguince patelar y del tobillo, frotamiento de la piel del muslo y pierna.

Schridde's disease. Enfermedad de Schridde. [H. A. Schridde, patólogo alemán, n. en 1875.] Hidropesía generalizada congénita. ‖ — **granules.** Gránulos de S. G. semejantes a los de Altmann, pero más pequeños, encontrados en los plasmocitos y linfocitos.

Schroeder's disease. Enfermedad de Schroeder. [R. Schroeder, ginecólogo alemán, 1884-1959.] Hipertrofia del endometrio, con hemorragias abundantes, por probable deficiencia de hormona gonadotrópica.

Schroeder's syndrome. Síndrome de Schroeder. [H. A. Schroeder, médico norteamericano, n. en 1906.] Hipertensión, obesidad, trastornos ginecológicos, cloruro sódico bajo en el sudor y signos de hiperfunción cortical.

Schroeder's test. Prueba de Schroeder. [W. von Schroeder, médico alemán, 1850-1898.] Para la urea.

Schrön's granule. Gránulo de Schrön. [O. von Schrön, patólogo alemán, 1837-1917.] Pequeño gránulo observado en la mancha germinativa del huevo.

Schroth's treatment. Tratamiento de Schroth. [J. Schroth, médico alemán, 1800-1856.] Tratamiento de la obesidad por exclusión del agua de la dieta.

Schrötter's chorea. Corea de Schrötter. [L. Schrötter, laringólogo austriaco, 1837-1908.] Corea laríngea.

Schuchardt's incision. Incisión de Schuchardt. [K. A. Schuchardt, cirujano alemán, 1856-1901.] Incisión paravaginal.

Schüffner's granules. Gránulos de Schüffner. [W. A. P. Schüffner, patólogo alemán, 1867-1949.] Gránulos observados en los glóbulos rojos parasitados en las fiebres tercianas, coloreables con azul de metileno.

Schüle's sign. Signo de Schüle. [H. Schüle, psiquiatra alemán, 1839-1916.] Omega melancólica en el entrecejo. Considerado signo de depresión.

Schüller's disease. Enfermedad de Schüller. [A. Schüller, neurólogo austriaco, n. en 1874.] (V. *Hand-Schüller-Christian disease.*)

Schüller's method. Método de Schüller. [K. H. A. L. Schüller, cirujano alemán, 1843-1907.] Tipo de respiración artificial.

Schultz's disease. Enfermedad de Schultz [W. Schultz, médico alemán, 1878-1947.] Agranulocitosis.

Schultz-Charlton reaction. Reacción de Schultz-Charlton. [W. Schultz; W. Chartlon, médico alemán, n. en 1889.] Para el diagnóstico de escarlatina, mediante suero del paciente.

Schultz-Dale test. Prueba de Schultz-Dale. Prueba *in vitro* para hipersensibilidad inmediata en la que el músculo liso es sensibilizado pasivamente por un anticuerpo citotropo y se contrae tras la administración del antígeno.

Schultze's bundle. Fascículo de Schultze. [M. J. S. Schultze, biólogo alemán, 1825-1874.] Fascículo de la médula espinal. ‖ — **olfactory cells.** Células olfatorias de S.

Schultze's folds. Pliegues de Schultze. [B. S. Schultze, ginecólogo alemán, 1827-1919.] Pliegues del amnión en el origen del cordón umbilical desde la placenta.

Schultze's test. Reacción de Schultze. [E. Schultze, químico suizo, 1860-1912.] Para el colesterol.

Schultze-Chvostek's sign. Signo de Schultze-Chvostek. (V. *Chvostek's sign.*)

Schumm's test. Reacción de Schumm. [O. Schumm,

S

químico alemán, n. en 1874.] Reacción de la bencidina para detectar la presencia de sangre.

Schürmann's test. Reacción de Schürmann. [W. Schürmann, neurólogo alemán, n. en 1880.] Para la sífilis.

Schwabach's test. Prueba de Schwabach. [D. Schwabach, otólogo alemán, 1846-1920.] Sistema para averiguar el estado de los aparatos conductor y perceptor de sonidos, mediante diapasones.

Schwachman's syndrome. Síndrome de Schwachman, síndrome de Schwanchman-Blackfan-Diamond-Oski-Khaw. [Harry Shwanchman, pediatra norteamericano contemporáneo, n. en Boston, Mass.] Insuficiencia pancreática exocrina que origina malabsorción, combinada con hipoplasia de la médula ósea, por trastorno de maduración con neutropenia cíclica y en ocasiones pancitopenia, con aumento de la hemoglobina fetal e infecciones recidivantes. En edad infantil conduce a diarrea crónica, trastornos del desarrollo, enanismo y alteraciones óseas.

Schwalbe's corpuscles. Corpúsculos de Schwalbe. [G. A. Schwalbe, anatomista alemán, 1844-1917.] Células gustativas. || — **fissure.** Fisura de S. F. coroidea. || — **nucleus.** Núcleo de S. N. vestibular principal. || — **space.** Espacio de S. E. intervaginal del nervio óptico.

Schwann's cell. Célula de Schwann. [Th. Schwann, anatomista alemán, 1810-1882.] Células con núcleo grande, en el sistema nervioso. || — **sheat.** Vaina de S. Neurilema.

schwannoma. Schwannoma. Tumor de la sustancia blanca de Schwann.

Schwartz's test. Prueba de Schwartz. [Ch. E. Schwartz, cirujano francés, n. en 1852.] Percusión sobre la safena para ver si es varicosa.

Schwarz's test. Reacción de Schwarz. [K. L. H. Schwarz, químico alemán, 1824-1890.] Para determinar la presencia de sulfonal.

Schwartzmann's phenomenon. Fenómeno de Schwartzmann. [G. Schwartzmann, bacteriólogo ruso, 1896-1965.] Reacción a la repetición de inyección de preparación en la piel de un conejo.

Schweigeer-Seidel sheath. Vaina de Schweigeer-Seidel. [F. Schweigeer-Seidel, fisiólogo alemán, 1834-1871.] Engrosamientos fusiformes u ovales en las paredes de los penicilos del bazo.

Schweitzer's reagent. Reactivo de Schweitzer. [M. E. Schweitzer, químico alemán, 1818-1860.] Solución amoniacal de sulfato de cobre, disolvente de algodón, celulosa, etc.

Schweninger's method. Método de Schweninger. [E. Schweninger, médico alemán, 1850-1924.] Restricción de la ingesta de líquidos en el tratamiento de la obesidad.

sciaje. Masaje con movimientos como de serrar.

sciatic. Ciático. Localizado cerca del isquion, como el nervio o vena ciáticos.

sciatica. Ciática. Síndrome caracterizado por dolor en la nalga, que desciende por la extremidad inferior.

SCID. Abreviatura de *severe combined immunodeficiency disease.*

science. Ciencia. Sistemática observación de los fenómenos naturales, con descubrimiento de leyes que gobiernan los fenómenos de tal naturaleza.

scientist. Científico. Persona que cultiva una ciencia.

scilla. Escila. (V. *squill.*)

scillaren. Escilareno. Mezcla de glucósidos cardiactivos.

scillism. Escilismo. Intoxicación por escila.

scintigram. Escintigrama. Gammagrama.

scintigraphy. Escintigrafía. Obtención de imágines bidimensionales de la distribución de la radiactividad en determinados tejidos, previa introducción de radionúclidos. Gammagrafía.

scintillation. Escintilación. Emisión de chispas.

scintiscan. Mapa de la emisión de rayos gamma emitidos por un radisótopo.

sciopody. Esciopodia. Pies anormalmente grandes.

scirrho. Escirro. Cáncer de características especiales de dureza.

scirrhoid. Escirroide. Semejante al carcinoma escirro.

scirrhoma. Escirroma. Carcinoma escirro.

scirrhous. Escirro. (V. *scirrho.*)

scirrhus. Escirro. (V. *scirrho.*)

scission. Escisión. Fisión. || Ablación de partes pequeñas.

scissors. Tijeras. Instrumentos cortantes.

scissor-leg. Piernas en tijera, que se cruzan al andar.

scissura. Escisura. Incisura, fisura.

ScLA. Abreviatura de *scapulolaeva anterior* (posición fetal).

Sclavo's serum. Suero de Sclavo. [A. Sclavo, médico italiano, 1861-1930.] Suero bacteriano usado para el tratamiento del ántrax.

sclera. Esclerótica. Membrana exterior del ojo.

scleradenitis. Escleradenitis. Inflamación de un glándula.

scleral. Escleral. Relativo a la esclerótica.

sclerectasia. Esclerectasia. Dilatación de la esclerótica en una porción.

sclerectoiridectomy. Esclerectoiridectomía. Escisión de la esclerótica y el iris, en el tratamiento del glaucoma.

sclerectome. Escleréctomo. Instrumento para realizar la esclerectomía.

sclerectomy. Esclerectomía. Escisión de la esclerótica. || Separación de las zonas esclerosadas del oído después de la otitis media.

scleredema. Escleredema. Induración de la dermis, crónica, de etiología desconocida.

sclerema. Esclerema. Endurecimiento de la piel y grasa subcutánea.

sclerencephalia. Esclerencefalia. Escleroris cerebral.

sclerencephaly. Esclerencefalia. (V. *sclerencephalia.*)

scleriasis. Escleriasis. Endurecimiento de un párpado.

scleriritomy. Escleriritomía. Sección de la esclerótica y el iris en el estafiloma anterior.

scleritis. Escleritis. Inflamación de la esclerótica. || — **anterior.** E. anterior. || — **posterior.** E. posterior.

S

sclero-. Esclero-. Prefijo que significa «duro».

scleroadipose. Escleroadiposo. Compuesto por tejido fibroso y adiposo.

scleroblastema. Escleroblastema. Tejido embrionario que interviene en la formación del hueso.

sclerocataracta. Esclerocatarata. Catarata dura.

sclerochoroiditis. Esclerocoroiditis. Inflamación de la esclerótica y la coroides.

scleroconjunctivitis. Escleroconjuntivitis. Inflamación de la esclerótica y la conjuntiva.

sclerocornea. Esclerocórnea. Esclerótica y córnea, consideradas un solo órgano.

sclerodactylia. Esclerodactilia. Escleroderma localizado en los dedos.

sclerodactyly. Esclerodactilia. (V. *sclerodactylia.*)

scleroderma. Escleroderma. Afección del tejido conectivo, con manifestaciones dérmicas y viscerales. || **circumscribed** —. E. circunscrito. || **diffuse** —. E. difuso. || **generalized** —. E. generalizado. || **systemic** —. E. sistémico.

sclerodesmia. Esclerodesmia. Esclerosis de los ligamentos.

sclerogenous. Esclerógeno. Que endurece los tejidos.

scleroid. Escleroide. De textura dura.

scleroiritis. Escleroiritis. inflamación de la esclerótica y el iris.

sclerokeratitis. Escleroqueratitis. Inflamación de la esclerótica y de la córnea.

scleroma. Escleroma. Induración, especialmente de los tejidos nasal o laríngeo.

scleromalacia. Escleromalacia. Reblandecimiento de la esclerótica.

scleromeninx. Escleromeninge. Duramadre.

scleromere. Esclerómera. Metámera del sistema esquelético.

sclerometer. Esclerómetro. Instrumento para medir la dureza de una sustancia.

scleromyxedema. Escleromixedema. Variante del liquen mixedematoso.

scleronychia. Escleroniquia. Simultáneos engrosamiento y sequedad de las uñas.

scleronyxis. Escleronixis. Punción quirúrgica de la esclerótica.

sclero-oophoritis. Esclerooforitis. Inflamación esclerosante de un ovario.

sclerophthalmia. Escleroftalmía. Imperfecta diferenciación de la esclerótica y la córnea.

scleroplasty. Escleroplastia. Operación plástica en la esclerótica.

scleroprotein. Escleroproteína. Proteína caracterizada por ser insoluble y tener una estructura fibrosa.

sclerosant. Esclerosante. Que produce esclerosis.

sclerosarcoma. Esclerosarcoma. Sarcoma fibrosante.

sclerose. Endurecer. Esclerosar. || — **en plaques**. Esclerosis en placas.

sclerosed. Esclerosado. Afectado por esclerosis.

sclerosing agents. Agentes esclerosantes. Sustancias que producen *in situ* inflamación, con fibrosis.

sclerosis. Esclerosis. Endurecimiento, induración; especialmente, por inflamación y en enfermedades de la sustancia intersticial. || **amyotrophic lateral** —. E. amiotrófica lateral. || **diffuse systemic** —. Escleroderma sistémico. || **Marie's** —. E. de Marie. Forma de e. cerebelar hereditaria. || **posterior** —. E. posterior. Tabes dorsal. || **venous** —. E. venosa. Fleboesclerosis.

scleroskeleton. Esclerosqueleto. Parte del esqueleto óseo formada por la osificación de ligamentos, tendones o fascias.

sclerostenosis. Esclerostenosis. Endurecimiento combinado con contracción estenosante.

sclerostoma. *Sclerostoma. Stronggylus.*

sclerostomy. Esclerostomía. Creacción quirúrgica de una abertura en la esclerótica.

sclerotherapy. Escleroterapia. Inyección de soluciones esclerosantes para el tratamiento de hemorroides o venas varicosas.

sclerotic. Esclerótico. Afectado por esclerosis. || Esclerótica.

sclerotica. Esclerótica. (V. *sclerotic.*)

sclerotitis. Esclerotitis. (V. *scleritis.*)

sclerotium. Esclerosis.

sclerotome. Esclerótomo. Instrumento para la incisión de la esclerótica. || Area de hueso inervada por un segmento espinal simple.

sclerotomy. Esclerotomía. Incisión quirúrgica de la esclerótica.

sclerous. Escleroso. Indurado, esclerosado.

ScLP. Abreviatura de *scapulolaeva posterior* (presentación fetal).

SCM. Abreviatura de *State Certified Midwife.*

scoleciasis. Escoleciasis. Situación patológica por presencia de larvas o gusanos en el organismo.

scoleciform. Escoleciforme. Semejante a un gusano.

scolecoid. Escolecoide. (V. *scoleciform.*)

scolecology. Escolecología. (V. *helminthology.*)

scolex. Escólex. Gusano. Terminación cefálica o proximal del gusano.

scoliokyphosis. Escoliocifosis. Combinación de escoliosis y cifosis.

scoliorachitic. Escoliorraquítico. Afecto de escoliosis y raquitismo.

scoliosimetry. Escoliosimetría. Medida de curvaturas, especialmente de la columna vertebral.

scoliosis. Escoliosis. Desviación lateral apreciable, del raquis.

scolopsia. Escolopsia. Sutura entre dos huesos que permite la movilización de uno sobre otro.

scoop. Escoplo. Instrumento para vaciar cavidades.

scoparin. Escoparina. Principio amarillo de propiedades diuréticas. F.: $C_{22}H_{22}O_{11}$.

scoparius. *Scoparius.* Leguminosa de la que se obtiene la escoparina.

scope. Alcance, fin, propósito.

scopolamine. Escopolamina. Alcaloide anticolinérgico. F.: $C_{17}H_{21}NO_4$.

scopolia. *Scopolia.* Género de plantas solanáceas.

scopometer. Escopómetro. Instrumento para medir el grado de turbidez de una solución.

scopophilia. Escopofilia. Exhibicionismo.

S

scopophobia. Escopofobia. Temor patológico a ser visto.

scoracratia. Escoracracia. Incontinencia de heces.

scorbutus. (V. *scurvy*.)

scordinema. Escordinema. Sensación de laxitud en el periodo de incubación de una enfermedad infecciosa.

score. Test. Prueba expresada numéricamente. ‖ **Apgar's** —. T. de Apgar. En el recién nacido.

scorings. Pequeñas líneas transversas perceptibles en los huesos, por disminución de su densidad.

scorpion. Escorpión. Artrópodo venenoso.

scotodinia. Escotodinia. Vértigo, con oscuridad de la visión y cefalalgia.

scotography. Escotografía. Radiografía.

scotoma. Escotoma. Area de visión disminuida en el campo visual. ‖ **absolute** —. E. absoluto. ‖ **ring** —. E. anular.

scotomograph. Escotomógrafo. Instrumento para registrar los escotomas.

scotomatous. Escotomatoso. Afectado por presentar escotoma.

scotometer. Escotómetro. Instrumento para diagnosticar y medir los escotomas.

scotomization. Escotomización. Desarrollo de escotomas.

scotophilia. Escotofilia. Preferencia anormal por la noche u oscuridad.

scotophobia. Escotofobia. Temor patológico a la oscuridad.

scotopia. Escotopía. Visión nocturna.

scototherapy. Escototerapia. Tratamiento de la enfermedad por absoluta exclusión de los rayos de luz.

scours. Diarrea o disentería.

Scr. Abreviatura de *scruple* (escrúpulo).

screen. Biombo. Mampara de protección, p. ej., contra los rayos X.

screening. Examen masivo de una población para detectar la presencia de determinada enfermedad.

screwworm. Larva de la *Cochliomya hominivorax*.

scribomania. Escribomanía. Graforrea.

scrobiculate. Escrobiculado. Marcado con cavidades.

scrobiculus. Escrobículo. Cavidad pequeña.

scrofula. Escrófula. Tuberculosis primaria de los glanglios linfáticos cervicales.

scrofuloderma. Escrofuloderma. Canal pustuloso y supurativo, abierto en la piel, secundario a una escrófula.

scrofulous. Escrofuloso. Caracterizado por escrofuloderma o escrófula.

scrotal. Escrotal. Relativo al escroto.

scrotectomy. Escrotectomía. Extirpación de una parte del escroto.

scrotitis. Escrotitis. Inflamación del escroto.

scrotocele. Escrotocele. Hernia escrotal.

scrotum. Escroto. Bolsa que contiene los testículos y sus órganos accesorios.

scruple. Escrúpulo. ‖ Miedo a la transgresión.

scrupulosity. Escrupulosidad. Sensibilidad en cuestiones de conciencia.

SCS. Abreviatura de *Society of Clinical Surgery*.

scultetus. Vendaje de Esculteto (cirujano alemán, 1595-1645).

scurvy. Escorbuto. Enfermedad por carencia de ácido ascórbico (vitamina C).

scute. Porción curva del hueso que forma la pared externa del ático en el oído.

scutiform. Escutiforme. En forma de escudo.

scutulum. Escútula. Costra en forma de escudo, característica del favo.

scutum. Escútula. (V. *scutulum*.)

scybalous. Escibaliforme. Compuesto por escíbalo.

scybalum. Escíbalo. Masa de materia fecal, en el intestino.

scyphoid. Escifoide. En forma de copa.

scytis. Escitis. Dermatitis.

scytoblastema. Escitoblastema. Rudimentaria piel del embrión.

scytonema. *Scytonema*. Género de esquizomicetos.

SD. Abreviatura de *serologically defined*, de *skin dose* y de *standard deviation*.

SDA. Abreviatura de *sacrodextra anterior* (posición fetal).

SDE. Abreviatura de *specific dynamic effect*.

SDP. Abreviatura de *sacrodextra posterior* (posición fetal).

SE. Abreviatura de *standard error*.

Se. Símbolo químico del selenio.

Seaborg, Glenn. Químico nuclear norteamericano, n.1912. Descubrió la forma de fabricar el 93° elemento, el neptunio, al bombardear átomos de uranio con partículas nucleares rápidas con un ciclotrón. Luego consiguió el elemento 94°, el plutonio. Los elementos radiactivos fabricados por medio del ciclotrón tienen numerosos usos en medicina. Le fue concedido el Premio Nobel en 1951, compartido con McMillan.

seal. Burlete. Sustancia para producir un cierre efectivo.

seam. Costura. Sutura. Línea de unión.

searcher. Sonido usado para investigar la presencia de cálculos en la vesícula.

seat. Asiento. Estructura de soporte.

seatworm. Oxiuro; especialmente, *Enterobius vermicularis*.

seaweed. Especie de alga.

sebaceous. Sebáceo. Relativo al sebo. ‖ Glándula sebácea.

Sebileau's hollow. Depresión de Sebileau. [P. Sebileau, cirujano francés, 1860-1953.] Depresión sublingual, entre la lengua y las glándulas sublinguales. ‖ — **bands.** Bridas de S. Engrosamientos en la aponeurosis de Sibson.

sebiparous. Sebíparo. Que produce secreción grasa.

SEBM. Abreviatura de *Society for Experimental Biology and Medicine*.

sebolith. Sebolito. Cálculo formado en una glándula sebácea.

seborrhea. Seborrea. Secreción excesiva de sebo.

seborrheal. Seborreico. Afectado o de la naturaleza de la seborrea.

S

566

seborrheic. Seborreico. (V. *seborrheal.*)

sebum. Sebo. (V. *suet.*)

secale. *Secale.* Género de plantas gramíneas al que pertenece el centeno.

secalin. Secalina. Uno de los principios activos del cornezuelo del centeno.

secalose. Secalosa. Carbohidrato obenido del centeno.

secobarbital. Secobarbital. Barbiturato usado como hipnótico y sedante. F.: $C_{12}H_{18}N_2O_3$.

second. Segundo. unidad de tiempo. || — **intention.** Segunda intención. (V. *healing.*) || — **messenger.** Segundo mensajero. AMP cíclico, que induce respuestas fisiológicas.

secondary. Secundario. Segundo o inferior en orden o tiempo.

secreta. Secreta. Secreción, en general.

secretagogue. Secretagogo. Que estimula la secreción.

secrete. Secretar. Elaborar, separar.

secretin. Secretina. Hormona polipeptídica secretada por la mucosa del duodeno y yeyuno. || **gastric** —. Gastrina.

secretion. Secreción. Proceso de elaboración de un producto específico. || Sustancia producida por secreción. || **external** —. S. externa. || **internal** —. S. interna.

secretomotor. Secretomotor. Que excita o estimula la secreción.

secretomotory. Secretomotor. (V. *secretomotor.*)

secretor. En genética, individuo que secreta antígenos ABH del grupo sanguíneo ABO en la saliva y otros líquidos orgánicos.

secretory. Secretorio. Relativo a la secreción. || — **piece (T piece).** Pieza secretora (pieza T). Molécula con peso molecular de 70.000, producida en las células epiteliales y asociada con inmunoglobulinas secretoras, particularmente IgA e IgM.

sectile. Séctil. Susceptible de ser cortado.

sectio. Sección. Acto de cortar. || Superficie cortada. || Segmento o subdivisión de un órgano.

sector. Sector. Area de un círculo entre un arco y dos radios. || Area, zona, parte.

sectorial. Sectorial. Relativo a un sector.

secundigravida. Secundigrávida. Mujer embarazada por segunda vez.

secundines. Secundinas. Placenta y membrana expulsadas después del parto.

secundipara. Secundípara. Mujer que da a luz por segunda vez.

secundum artem. Según arte, con arreglo al arte.

SED. Abreviatura de *skin erythema dose.*

sedation. Sedacción. Acto de calmar. || Efecto producido por un sedante.

sedative. Sedante. Agente que calma la excitación.

sedentary. Sedentario. De hábitos inactivos.

Sédillot's operation. Operación de Sédillot. [Ch. Sédillot, cirujano francés, 1804-1883.] Ligadura de la arteria iliaca primitiva.

sediment. Sedimento. Precipitado, formado de forma espontánea.

sedimentation. Sedimentación. Acto de producir depósito de sedimentos.

sedimentator. Sedimentador. Aparato que separa los sedimentos urinarios por centrifugación.

sedocont. Sedoconto. Provisto de molares con bordes cortantes.

seed. Semilla. Ovulo fecundado de las plantas con flor. || Semen.

Seeligmüller's sign. Signo de Seeligmüller. [O. L. G. A. Seeligmüller, neurólogo alemán, 1837-1912.] Midriasis en la parte afecta por neuralgia.

Seessel's pocket. Saco de Seessel. [A. Seessel, embriólogo norteamericano, 1850-1910.] Bolsita embrionaria detrás del vértice de la hipófisis rudimentaria.

Séglas type. Tipo de Séglas. [J. E. Séglas, psiquiatra francés, 1856-1939.] Tipo psicomotor de paranoia.

segment. Segmento. Porción de una estructura corporal, natural o arbitrariamente establecida.

segmental. Segmentario. División en partes.

segmentation. Segmentación. División en partes.

segmenter. Organismo de la malaria en el estadio de merozoítos en la sangre.

segmentum. Segmento. (V. *segment.*)

segregation. Segregación. En genética, disociación del par de genes en el proceso de maduración. || Separación de diferentes elementos de la población. || Progresiva restricción de potencias en el cigoto.

segregator. Segregador. Separador.

Séguin's symptom. Síntoma de Séguin. [E. Séguin, alienista francés, 1812-1880.] Contracción involuntaria de los músculos en el aura epiléptica.

Sehrt's compressor. Compresor de Sehrt. [E. Sehrt, cirujano alemán, n. en 1879.] Instrumento para comprimir la aorta abdominal.

Seidel's scotoma. Escotoma de Seidel. [E. Seidel, oftalmólogo alemán, 1882-1948.] Extensión del punto ciego en forma de ala.

Seidelin bodies. Cuerpos de Seidelin. [H. Seidelin, médico inglés contemporáneo.] Cuerpos incluidos en los glóbulos rojos parasitarios, en la fiebre amarilla.

Seidlitz powder. Polvo de Seidlitz. Polvo efervescente de un manantial alemán.

Seignette's salt. Sal de Seignette. [P. Seignette, boticario francés, 1660-1719.] Sal de La Rochelle.

Seiler's cartilage. Cartílago de Seiler. [B. W. Seiler, anatomista alemán, 1778-1852.] Pequeño cartílago en la apófisis vocal del cartílago aritenoides.

seismesthesia. Seismestesia. Percepción táctil de vibraciones en un medio líquido o aéreo.

seismotherapy. Sismoterapia. Tratamiento de la enfermedad por vibraciones mecánicas.

seizure. Ataque. Recurrencia súbita de una enfermedad. || Ataque epiléptico.

sejunction. Sejunción. Interrupción de la continuidad de los conplejos de asociación.

selection. Selección. En genética, selección de genotipos.

selene. Selene. || — **unguium.** Lúnula de la uña.

S

selenium. Selenio. Elemento no metálico, de símbolo Se.

selenodont. Selenodonto. Con dientes posteriores (hervíboros, p. ej.).

selenosis. Selenosis. Intoxicación por selenio.

self. Expresión que quiere decir «con antígenos constituyentes». || Uno mismo.

self-differentiation. Perseverancia en el curso del desarrollo de una parte independientemente de influencias exteriores o cambios.

self-digestion. Autodigestión.

self-fermentation. Autólisis. || Autodigestión.

self-hypnosis. Hipnosis por autosugestión.

self-infection. Autoinfección.

self-limited. Autolimitado. Limitado por sus propias peculiaridades.

self-poisoning. Autointoxicación. Intoxicación accidental o deliberada de uno mismo.

self-tolerance. Autotolerancia. Tolerancia inmunológica de los autoantígenos.

Selivanoff's reaction. Reacción de Selivanoff. [F. F. Selivanoff, químico ruso, n. en 1859.] Para la levulosa.

sella. Silla. || **turcica.** S. turca. Depresión que contiene la hipófisis.

sellar. Selar. Relativo a la silla turca.

Selter's disease. Enfemedad de Selter. [P. Selter, pediatra alemán, n. en 1866.] Acrodinia.

semantic. Semántico. Pérdida de la memoria de las palabras.

semantics. Semántica. Estudio de las relaciones entre el lenguaje y su significado.

Semb's operation. Operación de Semb. [C. Semb, cirujano noruego, n. en 1895.] Toracoplastia con apicólisis extrafascial.

semeiography. Semiografía. Descripción de los síntomas de la enfermedad.

semeiology. Semiología. Sintomatología.

semeiotics. Semiótica. Sintomatología.

semelincident. Semelincidente. Que sólo ocurre una vez.

semen. Semen. Semilla frutal. || Secreción de los órganos reproductores del hombre.

semi-. Semi-. Prefijo que significa «medio».

semicanal. Semicanal. Canal abierto en un solo lado.

semicartilaginous. Semicartilaginoso. Parcialmente cartilaginoso.

semicircular canal. Canal semicircular.

semicoma. Semicoma. Coma no muy profundo, del que se recupera el paciente.

semidiagrammatic. Semidiagramático. Parcialmente diagramático.

semiflexion. Semiflexión. Posición entre la flexión y la extensión.

semilunar. Semilunar. En forma de media luna.

semilunare. Hueso semilunar.

semiluxation. Semiluxación. Subluxación.

semimembranous. Semimembranoso. Membranoso y aponeurótico a la vez.

seminal. Seminal. Relativo a la semilla o al semen.

semination. Seminación. (V. *insemination.*)

seminiferous. Seminífero. Que produce o conduce el semen.

seminology. Seminología. Estudio científico del semen.

seminoma. Seminoma. Neoplasia maligna del testículo, radiosensible.

seminormal. Seminormal. Con una concentración la mitad de lo normal.

seminuria. Seminuria. Presencia de semen en la orina.

semipermeable. Semipermeable. Que permite el paso de unas moléculas y no de otras.

semis. Semi. Mitad.

semisynthetic. Semisintético. Producido por manipulación química.

semitendinous. Semitendinoso. Con una parte de estructura tendinosa.

Semmelweis. Médico húngaro (1857-1949), pionero de la antisepsia en obstetricia.

Semple's treatment. Tratamiento de Semple. [Sir D. Semple, médico inglés, 1856-1937.] Tratamiento de la rabia.

Senear-Usher syndrome. Síndrome de Senear-Usher. [F. E. Senear, dermatólogo norteamericano, 1889-1958; B. Usher, dermatólogo canadiense, n. en 1899.] Pénfigo eritematoso.

senega. Senega. Raíz de *Polygala senega*, utilizada como expectorante y emético.

senegenin. Senegenina. Principio activo de la senega. F.: $C_{30}H_{45}ClO_6$.

senescence. Senescencia. Envejecimiento.

senescent. Senescente. Que presenta senescencia.

Sengstaken-Blakemore tube. Tubo de Sengstaken-Blakemore. [R. W. Sengstaken, neurocirujano norteamericano, n. en 1923; A. H. Blakemore, cirujano norteamericano, n. en 1897.] Para conseguir detener la hemorragia por varices esofácigas.

senile. Senil. Caracterizado por presentar vejez.

senilism. Senilismo. Vejez prematura.

senility. Senilidad. Vejez. || Deterioro físico y mental debido a la edad.

senna. Sen. Nombre de las hojas y frutos de varias especies de leguminosas.

senography. Senografía. Mamografía con rayos X de bajo voltaje.

senopia. Senopía. Cambios ocurridos en la visión durante la vejez.

sensation. Sensación. Impresión transmitida por un nervio aferente desde los órganos de los sentidos.

sense. Sentido. Facultad mediante la cual se perciben las propiedades de los cuerpos. || — **equilibrium.** S. estático. || **posture** —. S. postural.

sensibility. Sensibilidad. Facultad de percibir las sensaciones. || **epicritic** —. S. epicrítica. || **protropathic** —. S. protopática. || **vibratory** —. S. vibratoria.

sensibilization. Sensibilización. Acto de hacer más sensible.

sensible. Sensible. Perceptibe por los sentidos.

sensiferous. Sensífero. Que transmite sensaciones.

sensigenous. Sensígeno. Que produce impulsos sensoriales.

sensimeter. Sensímetro. Instrumento para medir el grado de sensibilidad en zonas anestésicas o hiperestésicas del cuerpo.

sensitin. Sensitina. Nombre sugerido para una sustancia no antigénica preparada a partir de un agente patógeno.

sensitive. Sensitivo. Capaz de percibir o responder a un estímulo.

sensitivity. Sensitividad. Sensibilidad.

sensitization. Exposición a un antígeno para conseguir una respuesta inmune.

sensitized. Sensibilizado. Transformado en sensitivo.

sensitizer. Sensibilizador. Término introducido por Pfeiffer para denotar a un factor específico termoestable, capaz de producir lisis bacteriana cuando se combina con alexina.

sensorial. Sensorial. Perteneciente al sensorio.

sensoriglandular. Sensoriglandular. Que produce actividad glandular a consecuencia del estímulo de los nervios sensoriales.

sensorimotor. Sensoriomotor. Sensorial y motor.

sensorium. Sensorio. Centro nervioso sensorial. || Estado de sensación.

sensory. Sensorio. (V. *sensorium.*)

sensualism. Sensualismo. Situación de dominio de las pasiones. Sin.: Sensualidad.

sentient. Sensible. Sensitivo.

separator. Separador. Utensilio para producir la separación de partes.

sepsis. Sepsis. Presencia en sangre u otros tejidos de microorganismos patógenos. || **puerperal** —. S. puerperal.

septal. Septal. Relativo a un tabique.

septan. Septana. Fiebre intermitente que recidiva cada siete días.

septate. Septado. Separado por un tabique.

septectomy. Septectomía. Extirpación de una parte del tabique nasal.

septic. Séptico. Debido a la descomposición por microorganismos.

septicemia. Septicemia. Enfermedad sistémica asociada a la presencia y persistencia de microorganismos patógenos en la sangre.

septicine. Septicina. Tomaína tóxica de la carne descompuesta.

septicopyemia. Septicopiemia. Piemia y septicemia combinadas.

septigravida. Septigrávida. Mujer embarazada por séptima vez.

septimetritis. Septimetritis. Inflamación séptica del útero.

septineuritis. Septineruritis. Neuritis debida a sepsis.

septipara. Septípara. Mujer que da a luz por séptima vez.

septivalent. Septivalente. Que puede combinarse con siete átomos de hidrógeno.

septonasal. Septonasal. Relativo al tabique nasal.

septostomy. Septostomía. Formación quirúrgica de una abertura en un tabique.

septotome. Septótomo. Instrumento para operar el tabique nasal.

septotomy. Septotomía. Operación de incidir el tabique nasal.

septulum. Séptulo. Separación o partición pequeña.

septum. Septum. Tabique. || **atrioventricular** —. S. auriculoventricular. || **cloacal** —. S. urorrectal. || — **gum**. S. gingival. || — **pellucidum**. S. pellucidum, en el cerebro. || **rectovesical** —. S. rectovesical. || **tracheoesophagical** —. S. traqueoesofágico.

seq. luce. Abreviatura de *sequenti luce* (al día siguiente).

sequel. Secuela. Afección consecutiva a otra, causada por ella.

sequela. Secuela. (V. *sequel.*)

sequence. Secuencia. Serie conectada de acontecimientos.

sequestrant. Agente que produce secuestro, como la colestiramina (resina de recambio).

sequestration. Secuestración. Formación de un secuestro. || Aislamiento de un paciente.

sequestrectomy. Secuestrectomía. Extirpación quirúrgica de un secuestro.

sequestrum. Secuestro. Porción de hueso muerto enclavada en el tejido sano. || **primary** —. S. primario. || **secondary** —. S. secundario. || **tertiary** —. S. terciario.

sequostrotomy. Secuestrectomía. (V. *sequestrectomy.*)

seralbumin. Seroalbúmina. Albúmina del suero sanguíneo.

serangitis. Serangitis. Cavernitis.

Sergent's white adrenal line. Línea blanca de Sergent. [E. Sergent, médico francés, 1867-1943.] Línea blanca en la piel del abdomen después de rayarla, en el hipoadrenalismo.

serial. Serial. Dispuesto en series.

series. Serie. Grupo o sucesión de objetos dispuestos con un orden regular. || **aliphatic** —. S. alifática. || **aromatic** —. S. aromática. || **granulocytic** —. S. granulocítica.

seriescopy. Seriescopia. Serie de radiografías tomadas según planos paralelos.

seriflux. Flujo seroso.

serine. Serina. Serialbúmina.

seriscission. Seriscisión. Sección de tejidos blandos mediante una ligadura de seda.

seroalbuminous. Seroalbuminoso. Que contiene suero y albúmina.

seroalbuminuria. Seroalbuminuria. Presencia en la orina de seroalbúmina.

serochrome. Serocromo. Materia colorante del suero normal.

serocolitis. Serocolitis. Inflamación de la superficie serosa del colon.

seroculture. Serocultivo. Cultivo bacteriano sobre suero sanguíneo.

serodiagnosis. Serodiagnosis. Diagnóstico por medio de reacciones serológicas.

S

seroenteritis. Seroenteritis. Inflamación de la túnica serosa del intestino.

seroenzyme. Seroenzima. Enzima del suero sanguíneo.

serofibrinous. Serofibrinoso. Seroso y fibrinoso a la vez.

serofibrous. Serofibroso. Relativo a las superficies fibrosa y serosa.

seroflocculation. Serofloculación. Floculación producida en el suero por un antígeno.

serofluid. Serofluido. Líquido seroso.

serogastria. Serogastria. Presencia de suero sanguíneo en el estómago.

serogenesis. Serogénesis. Producción de suero.

seroglobulin. Seroglobulina. Globulina del suero sanguíneo.

serohemorrhagic. Serohemorrágico. Caracterizado por contener suero y sangre.

serohepatitis. Serohepatitis. Inflamación de la túnica peritoneal que recubre el hígado.

seroimmunity. Seroinmunidad. Inmunidad pasiva o producida por un antisuero.

serolemma. Serolema. Membrana de la cual se desarrolla el corion.

serology. Serología. Estudio de las reacciones antígeno-anticuerpo, *in vitro.*

serolysin. Serolisina. Lisina presente en el suero sanguíneo.

seroma. Seroma. Tumor producido por una colección serosa en los tejidos.

seromembranous. Seromembranoso. Seroso y membranoso a la vez.

seromocus. Seromoco. Secreción serosa y mucosa.

seromucous. Seromucoso. Seroso y mucoso.

seronegative. Seronegativo. Con serología negativa.

seroperitoneum. Seroperitoneo. Presencia libre de líquido en el peritoneo. Sin.: Ascitis.

serophysiology. Serofisiología. Estudio de los mecanismos fisiológicos de la acción de los sueros.

seropneumothorax. Seroneumotórax. Neumotórax con derrame seroso en la cavidad torácica.

seropositive. Seropositivo. Reacción serológica positiva.

seroprophylaxis. Seroprofilaxis. Inyección profiláctica de suero inmune o de convaleciente.

seropurulent. Seropurulento. Seroso y purulento a la vez.

seropus. Seropús. Suero mezclado con pus.

seroreaction. Serorreacción. Reacción serológica.

seroresistance. Serorresistencia. Resistencia a la acción del suero.

serosa. Serosa. Membrana serosa. || Túnica serosa. || Corion. || **serose** —. Albumosa obtenida de la albúmina sérica.

serosamucin. Serosamucina. Proteína semejante a la mucina, de los exudados ascíticos.

serosanguineous. Serosanguíneo. Que contiene suero y sangre.

seroscopy. Seroscopia. Examen diagnóstico del suero por aglutinoscopia.

seroseous. Seroso. Relativo a dos o más membranas serosas.

serositis. Serositis. Inflamación de la membrana serosa.

serosity. Serosidad. Cualidad de los líquidos serosos.

serosurvey. Estudio mediante test sérico de las personas con riesgo de padecer determinada enfermedad.

serosynovial. Serosinovial. Seroso y sinovial a la vez.

serosynovitis. Serosinovitis. Sinovitis con derrame seroso.

serotherapy. Seroterapia. Tratamiento de la enfermedad mediante inyección de suero inmune.

serotonin. Serotonina. Sustancia vasoconstrictora. F.: $C_{10}H_{12}N_2O$.

serotoninergic. Serotoninérgico. Activado por la serotonina, o que la contiene.

serotoxin. Serotoxina. Toxina del suero tratado por diversas sustancias.

serotype. Serotipo. Tipo de microorganismo determinado por la clase y combinaciones de los antígenos constituyentes, presentes en la célula.

serous. Seroso. Que produce o contiene suero. || Semejante al suero.

serovaccination. Serovacunación. Combinación de seroprofilaxis y vacunación.

serpentaria. *Serpentaria.* Rizoma y raíces de platas con propiedades astringentes.

serpiginous. Serpiginoso. Forma especial de cicatrización.

serrated. Serrato. Con borde en sierra. || Músculo serrato.

serratia. *Serratia.* Género de bacterias saprofitas con un característico pigmento rojo.

serration. Cualidad de serrado.

serrefine. Pinzas para comprimir los vasos.

Serres' angle. Angulo de Serres. [A. E. R. A. Serres, fisiólogo francés, 1786-1868.] Angulo metafacial. || — **glands.** Glándulas de S. G gingivales.

serrulate. Serrulado. Con un borde en forma de pequeña sierra.

Sertoli's cells. Células de Sertoli. [E. Sertoli, histólogo italiano, 1842-1910.] Células situadas entre las células seminales formando columnas.

serum. Suero. Porción clara de un líquido animal, del que se han separado sus elementos sólidos. || Suero sanguíneo. || **active** —. S. activo. Que posee el complemento. || **allergic** —. S. alérgico. Que produce anafilaxis. || **anallergic** —. S. analérgico. Que no produce anafilaxis. || *antidiphtheric* —. S. antidiftérico. || **immune** —. S. inmune. || **multipartial** —. S. polivalente. || **pericardial** —. S. pericárdico. || **polyvalent** —. S. polivalente. || **thyrotoxic** —. S. tirotóxico.

serumuria. Serumuria. Albuminuria.

Servetus. Miguel Servet. Teólogo y fisiólogo español (1511-1553), descubridor de la circulación pulmonar.

servomechanism. Servomecanismo. Sistema de control en el que se usa el «feedback» para el control de los errores en otros sistemas.

S

sesame. Sésamo. Planta de la familia de las begoniáceas, usada en lociones tópicas.

sesamoid. Sesamoideo. Pequeño nódulo óseo en el tendón o la cápsula articular. || Hueso sesamoideo.

sesqui-. Sesqui-. Prefijo que significa «uno y medio».

sesquih. Abreviatura de *sesquihora* (hora y media).

sesquioxide. Sesquióxido. Compuesto de tres átomos de oxígeno y dos de otro elemento.

sessile. Sésil. Sujeto por la base.

sesunc. Onza y media.

set. Reducir. Alinear los fragmentos de una fractura ósea. Alinear.

seta. Cerda. Pelo rígido. || Hongo.

setaceous. Setáceo. Semejante a una cerda.

Seutin's bandage. Vendaje de Seutin. [L. J. Seutin, cirujano belga, 1793-1862.] Vendaje para las fracturas de un miembro.

Sever's disease. Enfermedad de Sever.[J. W. Sever, ortopedista norteamericano, n. en 1878.] Osteonecrosis aséptica de la apófisis posterior del calcáneo.

sex. Sexo. Distinción fundamental de las especies, basada en el tipo de gametos producidos.

sexdigitate. Que tiene seis dedos en la mano o el pie.

sexivalente. Sexivalente. Capaz de combinarse con seis átomos de hidrógeno.

sex-linked. Determinado por un gen localizado en un cromosoma sexual.

sexology. Sexología. Estudio del sexo.

sexopathy. Sexopatía. Perversión de la expresión sexual.

sextan. Sextana. Fiebre intermitente que recidiva cada seis días.

sextigravida. Sextigrávida. Embarazada por sexta vez.

sextipara. Sextípara. Que da a luz por sexta vez.

sexual. Sexual. Relativo al sexo. || Persona considerada en cuanto a sus relaciones sexuales.

sexuality. Sexualidad. Cualidad característica de los elementos reproductores masculino y femenino. || Constitución de una actividad sexual.

Seyderhelm's solution. Solución de Seyderhelm. [H. Seyderhelm, médico alemán, 1888-1940.] Para las células muertas del sedimento urinario.

SFA. Abreviatura de *suppressive factor of allergy*.

SFV. Abreviatura de *semliki forest virus*.

SGO. Abreviatura de *Surgeon-General Office*.

SH. Abreviatura de *serum hepatitis*.

shadow. Sombra. Imagen atenuada de un objeto. || Imagen formada por la interrupción de luz.

shaft. Diáfisis. Parte larga de un hueso. Sin.: Flecha, dardo, saeta.

shakes. Término para indicar el paroxismo en la fiebre intermitente.

shank. Pierna. (V. *leg*.)

shaping. Técnica de terapia de conducta.

Sharpey's fibers. Fibras de Sharpey. [W. Sharpey, anatomista inglés, 1802-1880.] Fibras de tejido conjuntivo entre el periostio y el hueso.

Shear's test. Prueba de Shear. [M. J. Shear, químico norteamericano, n. en 1899.] Para la vitamina D.

sheat. Vaina. Estructura tubular que encierra un órgano o parte. Sin.: Funda, cubierta, capa, manguito. || **arachnoid** —. C. aracnoides. || **dural** —. C. dural. || **medullary** —. C. medular. || **perivascular** —. C. perivascular. || **synovial** —. C. sinovial.

sheet. Sábana. Pieza rectangular de lino, algodón, etc.

Shenton's line. Línea de Shenton. [T. Shenton, radiólogo inglés contemporáneo.] Línea curva en la radiografía de cadera normal. Cuando está deformada, existe fractura o enfermedad de la cadera.

Shepherd's fracture. Fractura de Shepherd. [F. J. Shepherd, cirujano canadiense, 1851-1929.] Fractura de la parte externa del astrágalo.

Sherman unit. Unidad de Sherman. [H. C. Sherman, bioquímico norteamericano, 1875-1955.] Cantidad de vitamina C que protege del raquitismo a un cobayo, administrada durante noventa días.

Sherrington's law. Ley de Sherrington. [Sir Ch. S. Sherrington, fisiólogo inglés, (1857-1952), premio Nobel.] Cada raíz espinal posterior inerva una región determinada de la piel, aunque las fibras adyacentes invadan la misma región.

shelf-life. Caducidad. Tiempo que puede almacenarse un preparado farmacéutico.

shield. Estructura protectora.

shift. Cambio. Alteración de la posición, estado, etcétera.

Shiga's bacillus. Bacilo de Shiga. [K. Shiga, médico japonés, 1870-1958.] Bacilo *Shigella dysenteriae* tipo 1.

shigella. *Shigella.* Género de salmonelas que producen disentería.

shimming. Homogeneización. (Resonancia magnética).

shin. Espinilla. Cresta anterior de la tibia.

Shingles. Herpes zoster.

shiver. Temblor. Estremecimiento.

shock. Choque. Alteración súbita del equilibrio mental. || Situación de fallo agudo periférico circulatorio. || **anaphylactic** —. Ch. anafiláctico. || **asthmatic** —. *Status asthmaticus.* || **cardiac** —. Ch. cardiaco. || **electric** —. Ch. Eléctrico. || **hemorrhagic** —. Ch. hemorrágico. || **Hypovolemic** —. Ch. hipovolémico. || **surgical** —. Ch. quirúrgico.

shortsightedness. Miopía. (V. *myopia*.)

shot-gun preparation. Preparados en «andanada». Formulación con gran número de ingredientes, con la esperanza de que alguno actúe contra determinada patología.

shot-silk. (V. *retine*.)

shoulder. Hombro. Unión del brazo y el tronco.

shoulder-blade. (V. *scapula*.)

show. Descarga de sangre durante la menstruación.

shower. Emisión súbita.

Shrapnell's membrane. Membrana de Shrapnell. [H. J. Shrapnell, anatomista inglés del siglo XIX.] Porción fláccida de la membrana del tímpano.

shunt. Anastomosis. Unión de dos canales naturales. Bypass.

S

Shwachman's syndrome. Síndrome de Shwachman, síndrome de Shwachman-Blackfan-Diamond-Oski-Khaw. [Harry Shwachman, pediatra norteamericano contemporáneo, n. en Boston, Mass.] Insuficiencia pancreática exocrina que origina malabsorción, combinada con hipoplasia de la médula ósea, por transtorno de maduración con neutropenia cíclica y, en ocasiones, pancitopenia, con aumento de la hemoglobina fetal e infecciones recidivantes. En edad infantil conduce a diarrea crónica, transtornos del desarrollo, enanismo y alteraciones óseas.

Shy-Drager syndrome. Síndrome de Shy-Drager. Forma de hipotensión postural idiopática; hipotensión secundaria a un fallo de la regulación de la tensión arterial, al incorporarse. Se debe a una enfermedad del sistema nervioso central que afecta el centro vasomotor; el nivel de noradrenalina es normal, pero no aumenta al adoptar una postura erguida.

SI. Abreviatura de *soluble insulin.*

Si. Símbolo químico del silicio.

siagantritis. Siagantritis. Inflamación del seno maxilar.

Sial-, sialo-. Sial-, sialo-. Prefijo que significa «saliva».

sialaden. Sialadeno. Glándula salival.

sialadenitis. Sialadenitis. Inflamación de una glándula salival.

sialadenography. Sialadenografía. Radiografía de la glándula salival y sus conductos.

sialagogue. Sialagogo. Agente que produce la secreción de saliva.

sialaporia. Sialaporia. Deficiencia en la excreción de saliva.

sialectasia. Sialectasia. Dilatación del conducto salival.

sialemesis. Sialemesis. Expulsión histérica de saliva.

sialic. Siálico. Relativo a la saliva.

sialism. Sialismo. (V. *ptyalism.*)

sialitis. Sialitis. Inflamación de la glándula salival o de su conducto.

sialoadenectomy. Sialoadenectomía. Extirpación de una glándula salival.

sialoadenotomy. Sialoadenotomía. Incisión y drenaje de una glándula salival.

sialoaerophagia. Sialoaerofagia. Deglución de saliva y aire.

sialoangiectasis. Sialoangiectasia. Dilatación del conducto salival.

sialoangiitis. Sialoangeítis. Inflamación del conducto salival.

sialocele. Sialocele. Quiste o tumor salival. Sin.: Ránula.

sialogenous. Sialógeno. Que produce saliva.

sialography. Sialografía. Radiografía de los conductos salivales.

sialolith. Sialolito. Cálculo salival.

sialolithiasis. Sialolitiasis. Formación de cálculos salivales.

sialolithotomy. Sialolitotomía. Incisión de una glándula o conducto salival para extirpar un cálculo.

sialometaplasia. Sialometaplasia. Metaplasia salival.

sialoncus. Sialonco. Tumor salival.

sialorrhea. Sialorrea. Ptialismo. Salivación.

sialoschesis. Sialosquesis. Supresión de la secreción salival.

sialosis. Sialosis. Ptialismo.

sialostenosis. Sialostenosis. Estenosis de un conducto salival.

sialosyrinx. Sialosiringe. Fístula salival.

sib. Consanguíneo. Dos personas que descienden de un ancestro común.

sibilant. Sibilante. Que suena como un silbido.

sibilus. Sibilus. Estertor sibilante.

sibling. Uno de los dos o más hijos de los mismos padres.

sibship. Grupo de personas que descienden de un ancestro común.

Sibson's aponeurosis. Aponeurosis de Sibson. [F. Sibson, médico inglés, 1814-1876.] Tabique que cubre la pleura apical, inserto en la primera costilla. ‖ — **vestibule.** Vestíbulo aórtico.

Sicard's syndrome. Síndrome de Sicard. [J. A. Sicard, neurólogo francés, 1872-1929.] V. *Collet-Sicard syndrome.*

sick. Malo. Enfermo, que no goza de buena salud. Doliente.

sickel cell. Drepanocito. Célula en forma de hoz, causa de la drepanocitosis.

sickness. Enfermedad. Episodio o situación caracterizados por desviación del estado de salud normal. ‖ **falling** —. Epilepsia. ‖ **mountain** —. E. de la montaña. ‖ **sweating** —. Fiebre miliar.

SID. Abreviatura de *Society for Investigation Dermatology.*

side. Lado. Costado. Porción o aspecto lateral del cuerpo o de una parte.

sideration. Sideración. Súbita destrucción de las fuerzas vitales.

siderinuria. Siderinuria. Excreción de hierro en la orina.

sidero-. Sidero-. Prefijo que significa «hierro».

siderobacter. *Siderobacter.* Género de microorganismos.

sideroblast. Sideroblasto. Célula roja nucleada con gránulos de hierro en su interior.

sideroderma. Sideroderma. Siderosis cutánea.

siderofibrosis. Siderofribrosis. Fibrosis del bazo por depósito de hierro.

sideropenia. Sideropenia. Deficiencia de hierro en sangre.

siderophilous. Siderófilo. Con tendencia a absorber hierro.

siderophore. Sideróforo. Macrófago que contiene hemosiderina.

sideroscope. Sideroscopio. Instrumento para determinar la presencia de hierro en los tejidos.

siderosilicosis. Siderosilicosis. neumoniosis por inhalación de polvo de sílice y de hierro.

siderosis. Siderosis. Neumoconiosis por inhalación de partículas de hierro.

siderous. Sideroso. Que contiene hierro.

SIDS. Abreviatura de *sudden infant death syndrome.*

Siebold's operation. Operación de Siebold. [K. K. von Siebold, cirujano alemán, 1736-1807.] Pubiotomía.

Siegert's sign. Signo de Siegert. [F. Siegert, pediatra alemán, n. en 1865.] Dedos meñiques curvos en el síndrome de Down.

Siegle's otoscope. Otoscopio de Siegle. [E. Siegle, otólogo francés, 1833-1900.] Otoscopio que actúa mediante la rarefacción de aire en el conducto auditivo.

Siegrist-Hutchinson syndrome. Síndrome de Siegrist-Hutchinson. [August Siegrist, oculista suizo, n. en Basilea, en 1865.] Trastorno en la inervación de la retina y la coroides, como consecuencia de una contusión ocular.

Siemerling's nucleus. Núcleo de Siemerling. [E. Siemerling, neurólogo alemán, 1857-1931.] Masas grises debajo del acueducto de Silvio.

Sieur's test. Prueba de Sicur. [C. Sieur, cirujano francés, 1860-1955.] Prueba para detectar el neumotórax.

sieve. Cedazo. Tamiz. Criba.

SIG. Abreviatura de *signa* (signos).

sigh. Suspiro. Inspiración audible y prolongada, precedida por una breve espiración.

sight. Vista. Acto o facultad de la visión.

sigma. Sigma. Letra griega.

sigmatism. Sigmatismo. Uso incorrecto de la letra S.

sigmoid. Sigmoide. En forma de S. || Colon sigmoide.

sigmoidectomy. Sigmoidectomía. Extirpación del sigma colónico.

sigmoiditis. Sigmoiditis. Inflamación del sigma.

sigmoidopexy. Sigmoidopexia. Fijación quirúrgica del sigma.

sigmoidoproctostomy. Sigmoidoproctostomía. Formación de una abertura entre recto y sigma.

sigmoidoscope. Sigmoidoscopio. Endoscopio para examinar el sigma.

sigmoidoscopy. Sigmoidoscopia. Inspección del sigma mediante el sigmoidoscopio.

sigmoidostomy. Sigmoidostomía. Formación de una abertura en el sigma.

sigmoidotomy. Sigmoidotomía. Incisión en el sigma.

Sigmund's glands. Glándulas de Sigmund. [K. L. Sigmund, médico austriaco, 1810-1883.] Nódulos linfáticos epitrocleares.

sign. Signo. Indicador de la existencia de enfermedad.

signa. Signa. Señal, marca.

significant. Significativo. En estadística que tiene representatividad, interés.

Signorelli's sign. Signo de Signorelli. [A. Signorelli, médico italiano, 1876-1952.] Sensibilidad a la presión en la retromandíbula, en la meningitis.

sikimin. Sikimina. Sustancia toxica de las hojas de *Illicium religiosum.*

silent. Silente. No detectable por signos o síntomas.

Silex's sign. Signo de Silex. [P. Silex, oftalmólogo alemán, 1858-1929.] Líneas irradiadas desde la boca en la sífilis hereditaria.

silica. Sílice. Oxido de silicio.

silicate. Silicato. Sal de ácido silícico.

silicon. Silicio. Elemento no metálico encontrado generalmente en forma de silicato.

silicosis. Silicosis. Neumoconiosis por inhalación de polvo de piedras, sílice, etc. Sin.: Enfermedad de los mineros, picapedreros, etc.

silkworm gut. Seda para suturar.

silver. Plata. Metal blanco, blando, de símbolo Ag. || **colloidal** —. P. coloidal. || **nitrate** —. Nitrato de p. || **sulfate** —. Sulfato de p.

Silverman's needle. Aguja de Silverman. [I. Silverman, cirujano norteamericano, n. en 1904.] Aguja para biopsiar.

Silvester's method. Método de Silvester. [H. R. Silvester, médico inglés, 1828-1908.] Forma de respiración artificial.

similimum. *Similimum.* Remedio homeopático que más exactamente reproduce los síntomas de la enfermedad.

Simmonds' disease. Enfermedad de Simmonds. [M. Simmonds, médico alemán, 1855-1925.] Panhipopituitarismo.

Simon's factor. Factor de Simon. [Ch. E. Simon, médico norteamericano, 1866-1927.] Disminución de los eosinófilos y aumento de los neutrófilos en las infecciones piógenas.

Simon' sign. Signo de Simon. [J. Simon, cirujano inglés, 1824-1876.] Retracción del ombligo durante la inspiración, en la peritonitis difusa.

Simons' disease. Enfermedad de Simons. [A. Simons, médico alemán, n. en 1877.] Lipodistrofia progresiva.

simple. Simple. No compuesto. Unico.

Simpson's forceps. Fórceps de Simpson. [Sir J. Y. Simpson, obstetra escocés, 1811-1870.] Variedad de fórceps corto.

Simpson's light. Luz de Simpson. [W. S. Simpson, ingeniero inglés, f. en 1917.] Arco eléctrico con electrodos de volframato de hierro o de manganeso.

Sims' position. Posición de Sims. [J. M. Sims, ginecólogo norteamericano, 1813-1883.] Posición tumbada del lado izquierdo, con el muslo derecho levantado y flexionado. || — **speculum.** Espéculo de S. E. vaginal.

simul. A la vez.

simulation. Simulación. Semejanza de una enfermedad con otra. || Fingimiento.

simulator. Simulador. Aparato que reproduce condiciones reales.

simulium. *Simulium.* Género de insectos dípteros hematófagos.

sinal. Sinusal, relativo al seno.

sinapism. Sinapismo. Cataplasma.

sincipital. Sincipital. Relativo al sincipucio.

sinciput. Sincipucio. Parte anterior y superior de la cabeza.

sindbis. Sindbis (palabra africana). Artritis produci-

S

da por un *Arbovirus*, transmitida por un mosquito, observada inicialmente en Asia y Africa.

sinew. Fibra. Tendón de un músculo.

single-blind study. Estudio en ciego simple; cuando el paciente ignora el tratamiento que se le está administrando.

singultus. (V. *hiccup.*)

sinister. Izquierda.

sinistrad. Hacia la izquierda.

sinistrality. Sinistralidad. Uso preferente del miembro izquierdo.

sinistraural. Sinistraural. Que oye mejor con el oído izquierdo.

sinistro-. Sinistro-. Prefijo que significa «izquierdo».

sinistrocardia. Sinistrocardia. Localización del corazón a la izquierda.

sinistrocerebral. Sinistrocerebral. Situado o perteneciente al lado izquierdo del cerebro.

sinistrocular. Sinistrocular. Que ve mejor con el ojo izquierdo.

sinistromanual. Sinistromanual. Zurdo.

sinistropedal. Sinistropedal. Que emplea más el pie izquierdo que el derecho.

sinistrose. Sinistrosa. Azúcar levógiro.

sinistrotorsion. Sinistrotorsión. Torsión hacia la izquierda.

sinoatrial. Sinoauricular. Relativo al seno venoso y a la aurícula cardiaca.

sinoventricular. Sinoventricular. Relativo al seno venoso y al ventrículo cardiaco.

sinus. Seno. Cavidad, canal. ‖ Fístula anormal que permite el paso de pus. ‖ **anal.** Anal. ‖ **aortic.** Aórtico. ‖ **basilar.** Basilar. ‖ **cavernous.** Cavernoso. ‖ **circular.** Circular del iris. ‖ **coronary.** Coronario. ‖ **ethmoidal.** Etmoidal. ‖ **frontal.** Frontal. ‖ **inferior petrosal.** Petroso inferior. ‖ **inferior sagital.** Sagital inferior. ‖ **intercavernous.** Intercavernoso. ‖ **marginal.** Marginal ‖ **maxillary.** Maxilar. ‖ **oblique pericardial.** Oblicuo pericardiaco. ‖ **of larynx.** De la laringe. ‖ **of Morgagni.** De Morgagni. ‖ **of Valsalva.** De Valsalva. ‖ **paranasal.** Paranasal. ‖ **petrosquamous.** Petroescamoso. ‖ **pocularis.** Pocular. ‖ **portal.** Portal. ‖ **prostatic.** Prostático. ‖ **pulmonary.** Pulmonar. ‖ **renal.** Renal. ‖ **sigmoid.** Sigmoide. ‖ **sphenoparietal.** Esfenoparietal. ‖ **sphenoidal.** Esfenoidal. ‖ **stright.** Longitudinal. ‖ **superior sagital.** Sagital superior. ‖ **superior petrosal.** Petroso superior. ‖ **tarse.** Del tarso. ‖ **transverse.** Transverso. ‖ **transverse pericardial.** Transverso pericárdico. ‖ **tympany.** Timpánico. ‖ **venous.** Venoso.

sinusal. Sinusal. Relativo al seno.

sinusitis. Sinusitis. Inflamación de la mucosa de un seno.

sinusoid. Sinusoide. Semejante a un seno. ‖ Forma de vaso sanguíneo terminal.

sinusotomy. Sinusotomía. Incisión en un seno.

si op. sit. Si es necesario.

siphon. Sifón. Tubo de brazos desiguales, para drenaje.

siphonage. Sifonage. Uso del sifón para lavado gás-

trico, por ejemplo.

siphonaptera. *Siphonaptera.* Orden de insectos al que pertenecen las pulgas.

siphunculata. *siphunculata.* Género de insectos en el que se incluyen los piojos.

Siphunculina funincola. *Siphunculina funincola.* Agente transmisor de la conjuntivitis.

Sipple's syndrome. Síndrome de Sipple. Poliadenomatosis familiar hereditaria, con feocromocitoma normalmente bilateral y carcinoma medular tiroideo, a veces se combina con otras endocrinopatías.

Sippy treatment. Tratamiento de Sippy. [B. W. Sippy, médico norteamericano, 1866-1924.] Régimen dietético en la úlcera gástrica.

siqua. Unidad de Pirquet para calcular la superficie de absorción intestinal.

sirenomelus. Sirenomelo. Monstruo sin pies con las piernas fusionadas.

siriasis. Siriasis. Forma de insolación.

SIRS. Abreviatura de *soluble immune response suppressor.*

-sis. -sis. Sufijo que significa «estado», «condición».

SISI. Abreviatura de *short increment sensitivity index.*

sissorexia. Tendencia del bazo a acumular cuerpos sanguíneos.

Sisto's sign. Signo de Sisto. [G. Sisto, pediatra chileno, f. en 1923.] Llanto continuo en la sífilis congénita de la infancia.

site. Lugar. Sitio, posición, plaza.

sitomania. Sitomanía. Hambre excesiva.

sitotherapy. Sitoterapia. Tratamiento dietético.

sitotoxin. Sitotoxina. Toxina alimenticia básica.

sitotoxism. Sitotoxismo. Intoxicación por alimentos en malas condiciones. Botulismo.

sitotropism. Sitotropismo. Respuesta de las células vivas a la presencia de elementos nutritivos.

situation. Situación. Combinación de factores con los cuales se enfrenta un individuo.

situs. Situs. Sitio, posición. ‖ — **inversus.** Transposición visceral. ‖ — **perversus.** Dislocación de una víscera. ‖ — **solitus.** Posición normal de un órgano.

Sjögren's syndrome. Enfermedad de Sjögren. [H. S. C. Sjögren, oftalmólogo sueco, n. en 1899.] Queratoconjuntivitis sicca, xerostomía y aumento de tamaño de la glándula parótida.

Sjöqvist's method. Método de Sjöqvist. [J. A. Sjöqvist, médico sueco, 1863-1934.] Determinación cuantitativa de urea en la orina.

SK. Abreviatura de *streptokinase* y de *sloankettering.*

skatology. Escatología. (V. *scatology.*)

skein. Espirema. (V. *spireme.*)

skelalgia. Esquelalgia. Escelalgia. Dolor en la pierna.

skeletal. Esquelético. Relativo al esqueleto.

skeletization. Esqueletización. Emaciación extrema. ‖ Separación de las partes blandas del cuerpo.

skeletogenous. Esqueletógeno. Que produce tejidos

óseos o esqueléticos.

skeletography. Esquelotografía. Descripción del esqueleto.

skeleton. Esqueleto. Armazón dura del cuerpo animal. ‖ **appendicular** —. E. apendicular. De los miembros. ‖ **axial** —. E. axil. E. de cabeza y tronco.

Skene's glands. Glándulas de Skene. [A. J. Ch. Skene, ginecólogo norteamericano, 1838-1900.] Glándulas parauretrales en la mujer.

skenitis. Esquenitis. Inflamación de las glándulas de Skene.

skeptophylaxis. Esceptofilaxis. Estado pasajero de inmunidad frente a una sustancia tóxica.

skew. Sesgo. Distorsionado o desviado.

skewfoot. Pie varo.

skiagraphy. Esquiagrafía. Radiología.

skiameter. Esquiámetro. Aparato para medir la intensidad de los rayos X.

skiametry. Esquiametría. Retinoscopia.

skiascope. Esquiascopio. Retinoscopio.

skiascopy. Esquiascopia. Retinoscopia.

Skillern's fracture. Fractura de Skillern. [P. G. Skillern, cirujano norteamericano, n. en 1882.] Fractura del cúbito y radio.

skimming. Eliminación de la materia que flota en un líquido.

skin. Piel. Tegumento que recubre el cuerpo.

sklero-. Esclero-. Prefijo que significa «duro».

Sklowsky's symptom. Síntoma de Sklowsky. [E. L. Sklowsky, médico alemán contemporáneo.] Vesículas, en la varicela.

Skoda's sign. Signo de Skoda. [J. Skoda, médico austriaco, 1805-1881.] Ruido timpánico al percutir el tórax sobre un derrame pleural abundante. ‖ — **resonance.** Resonancia de S. Estertor en la neumonía.

skopometer. Escopómetro. Instrumento para medir el color y otros fenómenos ópticos de líquidos.

skopophobia. Escopofobia. Temor patológico a ser visto.

skoto-. Escoto-. Prefijo que significa «oscuridad».

SKSD. Abreviatura de *streptokinase-streptodornase.*

skull. Cráneo. Hueso craneal.

SLA. Abreviatura de *sacrolaeva anterior* (posición fetal).

SLE. Abreviatura de *systemic lupus erythematosus.*

sleep. Sueño. Periodo de descanso corporal y mental.

slice thickness. Grosor de corte. Grosor de un plano tomográfico.

slide. Portaobjetos. Placa de cristal para el examen microscópico.

sling. Cabestrillo. Vendaje para soportar una parte del cuerpo.

slit. Abertura o incisión amplia.

Slocumb's syndrome, steroid-withdrawal pseudorheumatism. Síndrome de Slocumb. [Charles H. Slocumb, reumatólogo inglés, n. en Rochester.] Síndrome de supresión de corticoides o seudorreumatismo esteroideo. Cursa con síntomas que se manifiestan al poner fin a un tratamiento prolon-

gado con esteroides, consistentes en: inestabilidad psíquica incrementada, capacidad física reducida, dolores musculares, inestabilidad térmica, posible leucocitosis VSG acelerada. En las formas graves se observa una reacción panmensenquimal con fenómenos de insuficiencia suprarremal, así como panarteritis y flebitis.

slope. Plano inclinado.

slough. Escara. Tejido necrótico en el proceso de separación del cuerpo.

sloughing. Formación o separación de la escara.

SLP. Abreviatura de *sacrolaeva posterior* (postura fetal).

SLT. Abreviatura de *sacrolaeva transversa* (postura fetal).

Sluder's neuralgia. Neuralgia de Sluder. [G. Sluder, laringólogo norteamericano, 1865-1928.] Neuralgia del ganglio esfenopalatino. ‖ — **operation.** Operación de S. Extirpación de la amígdala y de su cápsula.

sludge. Suspensión. Suspensión de partículas sólidas o semisólidas en un fluido.

slurry. Suspensión de materia insoluble.

Sm. Símbolo químico del samario.

smallpox. Viruela. Enfermedad aguda infecciosa causada por Poxvirus.

smear. Espécimen. Muestra para estudio microscópico.

Smee cell. Célula de Smee. [A. Smee, cirujano inglés, 1818-1877.] Célula de batería eléctrica con dos placas en una solución diluida de ácido sulfúrico.

smegma. Esmegma. Producto de secreción de las glándulas sebáceas.

smegmatic. Esmegmático. Perteneciente o compuesto por esmegmas.

smegmolith. Esmegmolito. Concreción de esmegma.

smell-brain. Rinencéfalo.

Smith's disease. Enfermedad de Smith. [E. Smith, médico inglés, 1835-1914.] Colitis mucosa. ‖ — **sign.** Signo de S. Soplo en el mango del esternón en la hipertrofia de los ganglios bronquiales.

Smith's dislocation. Luxación de Smith. [R. W. Smith, cirujano irlandés, 1807-1873.] Luxación del metatarso y del hueso cuneiforme interno. ‖ — **fracture.** Fractura de S. F. inversa de la de Colles.

Smith's operation. Operación de Smith. [H. Smith, cirujano inglés, 1862-1948.] Aplastamiento de las hemorroides con termocauterización. ‖ Extracción de la catarata no madura, con su cápsula intacta.

Smith's phenomenon. Fenómeno de Smith. [Th. Smith, patólogo norteamericano, 1859-1934.] Anafilaxia.

Smith's test. Prueba de Smith. [W. G. Smith, médico irlandés, n. en 1844.] Para los pigmentos biliares.

Smith-Petersen nail. Clavo de Smith-Petersen. [M. N. Smith-Petersen, cirujano norteamericano, 1886-1953.] Clavo triangular usado para fijar la cabeza del fémur en casos de fractura.

SMO. Abreviatura de *Senior Medical Officer.*

S

smudging. Defecto del lenguaje en el cual se omite la consonante cuya pronunciación plantea dificultades.

Sn. Símbolo químico del estaño.

s.n. Abreviatura de *secundum naturam* (de forma natural).

snake. Culebra. Reptil ofidio. Algunas especies son venenosas.

snapa. Sonido corto y agudo (en la auscultación cardiaca).

snare. Alambre para extirpar pólipos y otros tumores.

sneeze. Estornudo. Involuntaria, súbita y audible expulsión de aire por la nariz y la boca.

Snell's law. Ley de Snell. [S. Snell, oftalmólogo inglés, 1851-1909.] Relación entre el ángulo de incidencia y el de refracción.

Snellen's eye. Ojo de Snellen. [H. Snellen, ofaltómologo inglés, 1834-1908.] Ojo artifical compuesto por dos planos separados por un espacio vacío. ǁ — **test types**. Tipos de prueba de S. Cartelones con letras de diversos tamaños y formas, para la agudeza visual.

Snider test. Prueba de Snider. [T. H. Snider, médico norteamericano, n. en 1925.] Screening para la función ventilatoria pulmonar.

snore. Ronquido. Ruido durante el sueño semejante al estertor.

snowblindness. Fotofobia y conjuntivitis por reflexión de la nieve.

SNS. Abreviatura de *Society of Neurological Surgeons*.

snuff. Medicamento que puede ser inhalado por la nariz.

snuffles. Descarga catarral por la mucosa de la nariz, generalmente en la sífilis congénita.

soap. Jabón. Sustancia compuesta por ácidos grasos o sus equivalentes.

socia. Parte desprendida de un órgano o parte ǁ — **parotidis.** *Parotidis.* Glándula parotídea accesoria.

socialization. Socialización. Proceso por el cual la sociedad integra al individuo.

sociology. Sociología. Ciencia de las leyes, relaciones y fenómenos sociales.

sociopathy. Sociopatía. Condición de ser antisocial.

socket. Cavidad. Depresión. ǁ **dry** —. Después de una extracción dentaria. ǁ **tooth** —. Alvéolo dentario.

soda. Soda. Bicarbonato sódico.

sodium. Sodio. Elemento metálico alcalino de símbolo Na. ǁ **bicarbonate** —. Bicarbonato sódico. ǁ **biphosphate** —. bifosfato sódico. ǁ **carbonate** —. Carbonato sódico. ǁ **chloride** —. Cloruro sódico. ǁ **citrate** —. Citrato sódico. ǁ **iodide** —. Ioduro sósido. ǁ **salicylate** —. Salicilato sódico. ǁ **silicate** —. Silicato sódico. ǁ **sulphate** —. Sulfato sódico.

sodoku. Sodoku. Enfermedad febril aguda por *Spirillum minor*, en Japón.

sodomist. Sodomita. El que practica la sodomía.

sodomy. Sodomía. Coito anal. Contactos sexuales entre humanos y animales de otras especies.

Soemmering's foramen. Agujero de Soemmering. [S. T. Soemmering, anatomista alemán, 1755-

1830.] Fóvea central de la retina. Mácula retiniana. ǁ — **muscle**. Músculo de S. M. Elevador de la glándula tiroides. ǁ — **nerve**. Nervio de S. N. pudendo largo. ǁ — **substance**. Sustancia de S. S. negra en el mesencéfalo.

soft drug. Droga «blanda»; aquella que produce menos dependencia que la «dura».

softening. Reblandecimeinto. Proceso de hacerse blando. ǁ — **of the brain.** R. cerebral. Demencia paralítica. ǁ **colliquative** —. R. colicuativo. ǁ **hemorrhagic** —. R. hemorrágico. ǁ **inflammatory** —. R. inflamatorio. ǁ **yellow** —. R. amarillo.

SOL. Abreviatura de *solution*.

sol. Sol. Sistema coloidal en que el medio dispersante es líquido.

solanoid. Solanoide. Semejante en su textura a la patata cruda.

solanum. *Solanum.* Género de plantas solanáceas.

solar. Solar. Relativo al sol. ǁ Plexo celiaco del gran simpático.

solation. Solación. Conversión de un gel en sol.

sole. Solea. Planta del pie.

solenoid. Solenoide. Hilo metálico arrollado, que se comporta como un magneto cuando pasa la corriente por él.

selenonychia. Solenoniquia. Deformación acanalada de la uña.

solid. Sólido.

solipsism. Solipsismo. Teoría por la que el mundo sólo existe en la mente del individuo.

solitary. Solitario. Solo, no agrupado.

solubility. Solubilidad. Cualidad de ser soluble.

soluble. Soluble. Capaz de ser disuelto.

solum. *Solum.* Suelo. ǁ — **tympani**. S. del tímpano.

solution. Solución. Mezcla homogénea de una o más sustancias.

solvent. Solvente. Disolvente o que disuelve.

solvolysis. Solvólisis.

soma. Soma. Cuerpo, en oposición con la mente.

somacule. Somáculo. Fragmento más pequeño de protoplasma.

somalin. Somalina. Glucósido cardiactivo.

somasthenia. Somastenia. Astenia orgánica.

somatalgia. Somatalgia. Dolor corporal.

somathestesia. Somatestesia. Consciencia de tener un cuerpo.

somatic. Somático. Relativo al soma o cuerpo.

somatization. Somatización. Conversión de experiencias mentales en síntomas orgánicos.

somato-. Somato-. Prefijo que significa «cuerpo».

somatoblast. Somatoblasto. Citoblasto. Núcleo celular.

somatoceptor. Somatoceptor. Receptor que recibe estímulos de la musculatura somática o esquelética.

somatoderm. Somatoderma. Somatopleura. Capa somática del mesodermo.

somatodidymus. Somatodídimo. Monstruo gemelar unido por el tronco.

somatogenesis. Somatogénesis. Formación del somatoplasma.

somatology. Somatología. Suma de conocimientos sobre la anatomía y fisiología del cuerpo.

somatome. Somátomo. Instrumento para seccionar el cuerpo fetal.

somatomedin. Somatomedina. Grupo de péptidos formados en el hígado que median la respuesta de la somatotropina sobre el cartílago.

somatomegaly. Somatomegalia. Gigantismo.

somatometry. Somatometría. Medida del cuerpo.

somatopagus. Somatópago. Monstruo doble con los troncos unidos. Sin.: Somatodídimo.

somatopathy. Somatopatía. Enfermedad orgánica, distinta de la mental.

somatophrenia. Somatofrenia. Estado mental que imagina o crea síntomas orgánicos.

somatoplasm. Somatoplasma. Protoplasma del cuerpo celular, diferente del germinativo o nuclear.

somatopleure. Somatopleura. Capa somática del mesoblasto.

somatopsychic. Somatopsíquico. Somático y psíquico a la vez.

somatopsychosis. Somatopsicosis. Nombre de Southard para una afección mental sintomática de una enfermedad orgánica.

somatoschisis. Somatosquisis. Desarrollo anormal caracterizado por fisura del tronco.

somatoscopy. Somatoscopia. Inspección del cuerpo.

somatostatin. Somatostatina. Tetradecapéptido cíclico segregado en el hipotálamo y las células delta del páncreas, que inhibe las relaciones de la somatotropina, tirotropina y corticotropina por medio de la adenohipófisis, de la insulina y glucagón por el páncreas, de la gastrina por la mucosa gástrica o de la secretina por la mucosa intestinal.

somatotridymus. Somatotrídimo. Monstruo con tres troncos.

somatotropic. Somatotrópico. Con afinidad por las células del cuerpo.

somatotropin. Somatotropina. Hormona del crecimiento.

somatotype. Somatotipo. Categoría determinada de tipo corporal.

somite. Somita. Segmento mesodérmico.

somnambulism. Sonambulismo. Actividad durante el sueño.

somnambulist. Sonámbulo. Persona que presenta sonambulismo.

somnifacient. Somnifaciente. Somnífero. Sustancia que produce sueño.

somniferous. Somnifaciente. (V. *somnifacient.*)

somniloquence. Somniloquia. Hábito de hablar durante el sueño.

somnipathy. Somnipatía. Trastorno del sueño.

somnolence. Somnolencia. Deseo de dormir.

somnolent. Somnoliento. Con ganas de dormir o sopor.

somnolentia. Somnolismo. Hipnotismo.

sonitus. Sonitus. Sonido, ruido, en los oídos. Tinnitus.

Sonne dysentery. Disentería de Sonne. [C. O. Son-
ne, bacteriólogo danés, 1882-1948.] Disentería producida por la variedad Sonne del bacilo disentérico.

sonogram. Sonograma. Registro obtenido por técnica ultrasónica.

sonography. Sonografía. (V. *ultrasonography.*)

sonolucent. Sonotransparente. En ultrasonografía, que permite el paso de ultrasonidos.

sophistication. Sofisticación. Adulteración de alimentos o medicinas.

sophomania. Sofomanía. Creencia irracional en la propia sabiduría.

sopor. Sopor. Sueño profundo.

soporiferous. Soporífero. Que induce al sueño o sopor.

soporific. Soporífico. Que induce sueño profundo o sopor.

soporous. Soporoso. En estado de sopor.

S. op. s. Abreviatura de *si opus sit* (si es necesario).

sorbefacient. Sorbefaciente. Que promueve la absorción.

sorbitol. Sorbitol. Alcohol hexahídrico dulce, que produce dextrosa por oxidación.

sordes. Sordes. *Materia alba.* ‖ — **gastricae.** S. gástrica.

sore. Llaga. Término popular para designar lesiones de la piel o mucosa. ‖ Ulcera.

Sörensen's reagent. Reactivo de Sörensen. [S. P. L. Sörensen, bioquímico danés, 1868-1939.] Acetato de sodio-ácido acético glacial-agua destilada.

Soret band. Banda de Soret. [C. Soret, físico francés, f. en 1931.] Banda que se observa en el límite del color violeta del espectro de la hemoglobina. ‖ — **effect.** Efecto de S. Influencia de la temperatura sobre una solución.

soroche. Soroche. Mal de las montañas en los Andes.

sorption. Absorción. Adsorción.

SOS. Abreviatura de *si opus sit* (si es necesario).

Sottas's disease. Enfermedad de Sottas. [J. Sottas, neurólogo francés, n. en 1866.] Neuropatía progresiva hipertrófica intersticial.

souffle. Sonido. Ruido auscultatorio.

sound. Sonido. Efecto producido sobre el oído por vibraciones del aire u otro medio. ‖ **cardiac** —. S. cardiaco. ‖ **ejection** —. S. de eyección. ‖ **flapping** — Tremulación al cerrarse las válvulas cardiacas. ‖ **respiratory** —. S. respiratorio.

Souques' phenomenon. Fenómeno de Souques. [A. A. Souques, neurólogo francés, 1860-1944.] En la hemiplejía incompleta, al levantar el brazo se extienden y separan los dedos involuntariamente.

Southey's tubes. Tubos de Southey. [R. S. Southey, médico inglés, 1835-1899.] Cánulas de pequeño calibre, con trócar, para drenaje.

sp. Abreviatura de *spiritus*.

space. Espacio. Area delimitada. ‖ **anatomical** —. E. anatómico. ‖ **apical** —. E. apical. ‖ **arachnoid** —. E. aracnoideo. ‖ **capsular** —. E. capsular. ‖ **intercostal** —. E. intercostal. ‖ **interpleural** —. E. mediastínico. ‖ **pharyngeal** —. E. faríngeo. ‖

S

peripharyngeal —. E. retrofaríngeo. ‖ **retropubic** —. E. retropúbico. ‖ **suprarrenal** —. E. suprarrenal. ‖ **thenar** —. E. tenar.

spagyric. Espagiria. Relativo al sistema de Paracelso.

Spallanzani's law. Ley de Spallanzani. [L. Spallanzani, anatomista italiano, 1729-1799.] La regeneración es más completa en los individuos jóvenes que en los viejos.

spanogyny. Espanoginia. Escasez de mujeres.

spanopnea. Espanopnea. Bradipnea, con sensación subjetiva de disnea.

sparganosis. Esparganosis. Infestación por el helminto *Sparganum.*

sparteine. Esparteína. Alcaloide utilizado en forma de sales. F.: $C_{15}H_{26}N_2$.

spasm. Espasmo. Súbita, violenta, involuntaria contracción de un músculo o grupo muscular. ‖ **bronchial.** —. E. bronquial. ‖ **cadaveric** —. E. cadavérico. ‖ **carpopedal** —. E. carpopedal. ‖ **esophageal** —. E. esofágico. ‖ **mobile** —. Atetosis. ‖ **respiratory** —. E. respiratorio. ‖ **tonic** —. E. tónico. ‖ **writer's** —. E. del escritor.

spasmodermia. Espasmodermia. Afección espasmódica cutánea.

spasmodic. Espasmódico. De la naturaleza del espasmo.

spasmogen. Espasmógeno. Que produce espasmo.

spasmology. Espasmología. Suma de conocimientos relativos a los espasmos.

spasmolysis. Espasmólisis. Supresión del espasmo.

spasmolytic. Espasmolítico. Antiespasmódico.

spasmophilia. Espasmofilia. Hiperexcitabilidad del sistema nervioso. ‖ Diátesis espasmofílica.

spasmus. (V. *spasm.*)

spastic. Espástico. Caracterizado por presentar espasmos.

spasticity. Espasticidad. Estado de hipertonicidad muscular.

spatial. Espacial. Relativo al espacio.

spatula. Espátula. Instrumento plano utilizado en Medicina.

spay. Castración de un animal hembra.

SPCA. Abreviatura de *serum prothrombin conversion accelerator.*

specialist. Especialista. Médico que practica una rama especializada de la medicina.

specie. Especie. Subdivisión de un género.

specific. Específico. Relativo a una especie. ‖ Restringido a una estructura particular. ‖ Remedio especialmente indicado en una enfermedad determinada.

specificity. Especificidad. Cualidad de ser específico.

specimen. Espécimen. Ejemplar, muestra, porción. ‖ Preparación de tejido para su examen microscópico.

spectacles. Gafas. Par de lentes para la visión.

spectinomycin. Espectinomicina. Antibiótico derivado del *Streptomyces spectabilis.* F.: $C_{14}H_{24}N_2O_7$.

spectrometer. Expectrómetro. Instrumento para medir el índice de refracción mediante medida del ángulo externo de un prisma de la sustancia.

spectrometry. Espectrometría. Determinación de líneas de un espectro.

spectrophotometry. Espectrofotometría. Determinación de la cantidad de materia coloreada de una solución por la cantidad de luz absorbida.

spectropolarimeter. Espectropolarímetro. Combinación de espectroscopio y polariscopio.

spectroscope. Espectroscopio. Instrumento para el examen del espectro.

spectroscopy. Espectroscopia. Análisis de los espectros.

spectrum. Espectro. Bandas de vibraciones electromagnéticas obtenidas por refracción y difracción. ‖ **absorption** —. E. de absorción. ‖ **chemical** —. E. químico. ‖ **chromatic** —. E. cromático. ‖ **diffraction** —. E. de difracción. ‖ **electromagnetic** —. E. electromagnético. ‖ **solar** —. E. solar.

speculum. Espéculo. Instrumento para dilatar la entrada a ciertas cavidades corporales, con objeto de visualizar bien éstas.

speech. Habla. Articulación de palabras que quieren expresar ideas.

Spemann's induction. Inducción de Spemann. [H. Spemann, zoólogo alemán, 1869-1941.] Efecto estimulante de tejidos embrionarios sobre tejidos próximos.

Spencer-Parker vaccine. Vacuna de Spencer-Parker. [R. R. Spencer, médico norteamericano, n. en 1888; R. R. Parker, zoólogo norteamericano, 1888-1949.] Vacuna contra la fiebre de las Montañas Rocosas.

Spengler's fragments. Fragmentos de Spengler. [C. Spengler, médico suizo, 1860-1937.] Cuerpos redondos pequeños en los esputos tuberculosos. ‖ — **immune bodies.** Cuerpos inmunes de S. Cuerpos de los eritrocitos de animales inmunizados contra la tuberculosis. ‖ — **tuberculin.** Tuberculina de S. Variedad de tuberculina.

Spens syndrome. Síndrome de Spens. [Th. Spens, médico escocés, 1764-1842.] V. *Adams-Stokes disease.*

sperm. Esperma. Secreción del testículo. ‖ Célula germinal madura del animal macho.

spermaceti. Espermaceti. Esperma de ballena. Cetina, blanco de ballena.

spermacrasia. Espermacrasia. Espermatorrea.

spermatemphraxis. Espermatenfraxis. Obstrucción a la eyaculación de semen.

spermatic. Espermático. Relativo al semen. Seminal.

spermatid. Espermátide. Célula derivada de un espermatocito secundario.

spermatin. Espermatina. Sustancia albuminoidea derivada del semen.

spermatism. Espermatismo. Eyaculación de semen.

spermatitis. Espermatitis. Inflamación de un conducto deferente. Sin.: Deferentitis, funiculitis.

spermatoblast. Espermatoblasto. (V. *spermatid.*)

spermatocele. Espermatocele. Distensión quística del epidídimo o de la red testicular, que contiene los espermatozoides

spermatocyst. Espermatocisto. Vesícula seminal. ‖ Espermatocele.

spermatocystectomy. Espermatocistectomía. Extirpación de las vesículas seminales.

spermatocystitis. Espermatocistitis. Inflamación de la vesícula seminal.

spermatocystotomy. Espermatocistotomía. Incisión de la vesícula seminal para su drenaje.

spermatocyte. Espermatocito. Célula madre del espermatozoo.

spermatogenesis. Espermatogénesis. Proceso de formación de los espermatozoos.

spermatogenic. Espermatogénico. Productor de espermatozoos.

spermatogonium. Espermatogonio. Célula indiferenciada del varón. Sin.: Espermatóforo, espermiogonio, espermatospora.

spermatoid. Espermatoide. Semejante al semen.

spermatolysin. Espermatolisina. Sustancia que produce la espermatólisis.

spermatolysis. Espermatólisis. Disolución o destrucción de los espermatozoides.

spermatomerite. Espermatomerita. Espermatómera. Cromosoma dentro del cual se desintegra el núcleo espermático de la fecundación.

spermatopathia. Espermatopatía. Estado alterado del semen.

spermatopathy. Espermatopatía. (V. *spermatopathia.*)

spermatophore. Espermatóforo. Espermatogonio.

spermatorrhea. Espermatorrea. Descarga involuntaria y frecuente del semen, sin copulación.

spermatoschesis. Espermatosquesis. Supresión de la secreción seminal.

spermatospore. Espermatospora. Espermatogonio.

spermatovum. Espermatóvum. Ovulo fecundado.

spermatozoid. Espermatozoide. Espermatozoo.

spermatozoon. Espermatozoo. Célula germinal madura masculina.

spermaturia. Espermaturia. (V. *seminuria.*)

spermectomy. Espermectomía. Escisión de una parte del cordón espermático.

spermicide. Espermicida. Agente que destruye los espermatozoos.

spermiduct. Espermaducto. Vaso deferente.

spermine. Espermina. Poliamina que se encuentra en las secreciones espermáticas y que tiene la propiedad de inhibir a microorganismos grampositivos.

spermoblast. Espermoblasto. Espermátide.

spermolith. Espermolito. Cálculo en el conducto espermático.

spermolysis. Espermólisis. (V. *spermatolysis.*)

spermoneuralgia. Espermoneuralgia. Dolor neurálgico en el conducto espermático.

spermophlebectasia. Espermoflebectasia. Estado varicoso de las venas espermáticas.

spermoplasm. Espermoplasma. Protoplasma de la espermátide.

spermosphere. Espermosfera. Grupo o masa de

espermátides formados por segmentación de un espermatocito secundario.

spermospore. Espermospora. Espermatogonio.

SPF. Abreviatura de *specific-pathogen free.*

sp. gr. Abreviatura de *specific gravity.*

sph. Abreviatura de *spherical lens.*

sphacelation. Esfacelación. Formación de esfacelos.

sphaceloderma. Esfaceloderma. Gangrena de la piel.

sphacelus. Esfacelo. Tejido gangrenoso. Mortificación.

sphagitis. Esfagitis. Inflamación de la garganta.

sphenion. Esfenión. Punto craniométrico en el ángulo del parietal correspondiente al esfenoides.

spheno-. Esfeno-. Prefijo que significa relación con el hueso esfenoides, «cuña».

sphenobasilar. Esfenobasilar. Relativo al hueso esfenoides y a la porción basilar del occipital.

sphenocephalus. Esfenocéfalo. Monstruo fetal con la cabeza en forma de cuña.

sphenoethmoid. Esfenoetmoideo. Relativo al esfenoides y al etmoides.

sphenofrontal. Esfenofrontal. Relativo a los huesos frontal y esfenoides.

sphenoid. Esfenoides. Hueso esfenoides.

sphenoidal. Esfenoidal. Relativo al hueso esfenoides.

sphenoiditis. Esfenoiditis. Inflamación del seno esfenoidal.

sphenoidotomy. Esfenoidotomía. Incisión en el seno esfenoidal.

sphenomalar. Esfenomalar. Esfenocigomático.

sphenomaxillary. Esfenomaxilar. Relativo al hueso esfenoides y al maxilar.

sphenooccipital. Esfenoocipital. Relativo a los huesos esfenoides y occipital.

sphenopalatine. Esfenopalatino. Relativo a los huesos esfenoides y palatino.

sphenoparietal. Esfenoparietal. Relativo a los huesos esfenoides y parietal.

sphenotic. Esfenótico. Hueso fetal que llega a constituir la parte de esfenoides adyacente al conducto carotídeo.

sphenotripsy. Esfenotripsia. Rotura de la cabeza fetal.

sphenoturbinal. Esfenoturbinal. Relativo al esfenoides y conchas nasales.

sphenozygomatic. Esfenocigomático. Relativo al esfenoide y al arco cigomático.

sphere. Esfera. Balón. Globo. Orbita.

spheresthesia. Esferestesia. Sensación anormal de contacto con una esfera.

spherical. Esférico.

spherocyte. Esferocito. Eritrocito pequeño, globuloso, sin la palidez central característica.

spherocytosis. Esferocitosis. Presencia de esferocitos en sangre. ‖ **hereditary** —. E. hereditaria.

spheroid. Esferoide. En forma de esfera.

spheroma. Esferoma. Tumor globular.

S

spherometer. Esferómetro. Instrumento para medir la curvatura de una superficie.

spherule. Esférula. Esfera pequeña. ‖ Célula multinucleada, esférica, del estado parasitario del *Coccidiodes immitis.*

spherulin. Esferulina. Antígeno derivado de la esférula del *Coccidioides immitis* y que se utiliza en la prueba cutánea de hipersensibilidad retardada para la coccidioidosis.

sphincter. Esfínter. Fibras musculares en forma de anillo, que constriñen el paso o cierran un orificio natural.

sphincteral. Esfinteriano. Relativo a un esfínter.

sphincteralgia. Esfinteralgia. Dolor en un esfínter, como el anal.

sphincterectomy. Esfinterectomía. Escisión de un esfínter.

sphincterismus. Esfinterismo. Espasmo del esfínter anal.

sphincteritis. Esfinteritis. Inflamación de un esfínter; principalmente, del de Oddi.

sphincterolysis. Esfinterólisis. Operación de separar el iris de la córnea.

sphincteroplasty. Esfinteroplastia. Reparación quirúrgica de un defecto esfinteriano.

sphincteroscopy. Esfinteroscopia. Inspección del esfínter anal.

sphincterotomy. Esfinterotomía. División de un esfínter.

sphingolipid. Esfingolípido. Lípido que contiene esfingosina.

sphingolipidosis. Esfingolipidosis. Enfermedades degenerativas hereditarias, por depósito intracelular de esfingolípidos, debida a enzimopatía. Según la sustancia almacenada se califica de A) glucoceramidosis; entre las que se cuentan las gangliosidosis, que incluyen el tipo que acumula GD$_4$, llamado síndrome de Norman-Wood; las oligohexosilceramidosis; las cerebrosidosis, y las sulfamidosis o sulfatiodolipidosis; B) fosforilceramidosis o esfingomielinosis acompañada de acumulación de gangliósidos. (Enfermedad de Niemann-Pick, de Gaucher, etc.).

sphingomyelinosis. Esfingomielinosis. Enfermedad de Niemann-Pick.

sphingosine. Esfingosina. Sustancia de cadena larga presente en la esfingomielina. F.: $C_{18}H_{37}O_2N$.

sphygmic. Esfígmico. Relativo al pulso, especialmente el arterial.

sphygmo-. Esfigmo-. Prefijo que indica relación con el pulso.

sphygmocardiograph. Esfigmocardiógrafo. Instrumento que registra el pulso y el latido cardiaco al tiempo.

sphygmochronograph. Esfigmocronógrafo. Esfigmógrafo que registra la relación de tiempo entre el latido cardiaco y la onda pulsátil.

sphygmograph. Esfigmógrafo. Instrumento que registra los movimientos, forma y fuerza del pulso arterial.

sphygmography. Esfigmografía. Trazado registrado por el esfigmógrafo.

sphygmoid. Esfigmoide. Semejante al pulso.

sphygmomanometer. Esfigmomanómetro. Instrumento para medir la tensión sanguínea arterial.

sphygmophone. Esfigmófono. Aparato para oír las vibraciones del pulso.

sphygmoplethysmograph. Esfigmopletismógrafo. Pletismógrafo que registra un trazado del pulso con la curva de fluctuación del volumen.

sphygmoscopy. Esfigmoscopia. Examen del pulso.

sphygmosystole. Esfigmosístole. Zona del esfigmograma que corresponde a la sístole.

sphygmotonometer. Esfigmotonómetro. Instrumento para medir la elasticidad de las arterias.

sphyrectomy. Esfirectomía. Extirpación del martillo.

sphyrotomy. Esfirotomía. Extirpación de una porción de martillo.

spica. Espica. Vendaje en ocho.

spicule. Espícula. Fragmento que tiene forma de aguja.

spider. Artrópodo arácnido.

Spieghel's line. Línea de Spieghel. [A. van der Spieghel, anatomista flamenco, 1578-1625.] Línea semilunar de los músculos de la pared abdominal. ‖ — **lobe.** Lóbulo de S. L. caudal hepático.

Spielmeyer-Vogt disease. Enfermedad de Spielmeyer-Stock-Vogt. [Walter Spielmeyer, 1879-1935, neurólogo alemán, n. en Munich.] Lipofuscinosis ceroide.

Spielmeyer-Vogt syndrome, Batten's disease. Síndrome de Stock-Spielmeyer-Vogt. Distrofia cerebromacular. [Wolfgang Stock, 1874-1956, n. en Jena; Walter Spielmeyer, Heinrich Voght.] Forma de idiocia familiar amaurótica que se manifiesta en edad juvenil e infantil. Se expresa mediante atrofia progresiva del nervio óptico, degeneración tapetorretiniana, deterioro intelectual y verbal, estados espasmódicos y trastornos afectivos; en la fase final conduce a demencia, caquexia y parálisis.

spigelia. *Spigelia.* Género de plantas loganiáceas.

spina. Espina. Proceso, proyección. ‖ — **bifida.** E. bífida. ‖ — **iliaca.** E. iliaca. ‖ — **of scapula.** E. de la escápula.

spinal. Espinal. Relativo a una espina o a la columna vertebral.

spinal cord. Médula espinal. Porción intrarraquidea del neuroeje, comprendida desde el agujero occipital hasta la segunda vértebra lumbar.

spinal muscular atrophy. Síndrome de Duchenne-Griesinger. Denominación general para el síndrome de Duchenn-Aran y su tipo Duchenne-Griesinger como forma de la cintura pelviana.

spindle. Cuerpo fusiforme. Bastoncito. Durante la mitosis.

spine. (V. *spina.*)

Spinelli's operation. Operación de Spinelli. [P. G. Spinelli, ginecólogo italiano, 1862-1929.] Sección de la pared anterior del útero prolapsado, con colocación en situación correcta.

spinobulbar. Espinobulbar. Relativo a la médula

espinal y al bulbo.

spinocerebellar. Espinocerebeloso. Relativo a la médula espinal y al cerebelo.

spinoglenoid. Espinoglenoide. Relativo a la espina de la escápula y a la cavidad glenoidea.

spintherism. Espinterismo. Fotopsia.

spintherometer. Espinterómetro. Aparato para medir los cambios ocurridos en un tubo de rayos X.

spintheropia. Espinteropía. Visión de centellas. Fotopsia.

Spira's syndrome, chronic fluorosis. Síndrome de Spira. [Leo Spira, bioquímico inglés, n. en Londres.] Fluorosis crónica por ingestión prolongada de agua con un contenido excesivo en fluor. Se presenta con fluorosis dental, trastornos ungueales, distrofia capilar, urticaria crónica, dermatitis seborreica, furunculosis, constipación, posibles calambres nocturnos en las pantorrillas y osteosclerosis.

spiradenoma. Espiradenoma. Adenoma de las glándulas sudoríparas.

spiral. Espiral. Que gira alrededor de un cenro.

spireme. Espirema. Figura formada por material cromosomático durante la profase de la meiosis.

spirillemia. Espirilemia. Presencia de espirilos en sangre.

spirillosis. Espirilosis. Espiroquetosis.

spirillum. Espirilo. Género de microorganismos de la familia *Spirillaceae*.

spirit. Espíritu. Líquido volátil o destilado. || Solución de material volátil en alcohol.

spirituous. Espirituoso. Alcohólico, que tiene una proporción considerable de alcohol.

Spiro's test. Prueba de Spiro. [K. Spiro, químico alemán, 1867-1932.] Para la determinación de amoniaco y urea.

spirochaeta. Espiroqueta. Microorganismo de la familia *Spirochetaceae*.

spirochetemia. Espiroquetemia. Presencia de espiroquetas en sangre.

spirocheticidal. Espiroqueticida. Que destruye espiroquetas.

spirochetolysis. Espiroquetólisis. Destrucción de espiroquetas por lisis.

spirochetosis. Espiroquetosis. Infección por espiroquetas.

spirocheturia. Espiroqueturia. Presencia de espiroquetas en la orina.

spirograph. Espirógrafo. Instrumento para registrar los movimientos respiratorios.

spirography. Espirografía. Registro gráfico de los movimientos respiratorios.

spiroid. Espiroide. Semejante a una espiral.

spirolactone. Espirolactona. Grupo de compuestos capaces de oponerse a la acción de esteroides que retienen sodio.

spirometer. Espirómetro. Anapnómetro. (V. *anapnometer.*)

spirometry. Espirometría. Medida de la capacidad pulmonar.

spironema. *Spironema*. Espiroqueta, incluida hoy en la *Borrelia*.

spironolactone. Espironolactona. Antagonista de la aldosterona. F.: $C_{24}H_{32}O_4S$.

spirophore. Espiróforo. Aparato utilizado para la respiración artificial.

spiroscope. Espiroscopio. Aparato para la respiración artificial.

Spitzka's bundle. Fascículo de Spitzka. [E. Ch. Spitzka, neurólogo norteamericano, 1852-1914.] Fibras dorsolaterales. || — **nucleus.** Núcleo de S. N. de Perlia.

Spivack's operation. Operación de Spivack. [J. L. Spivack, cirujano norteamericano, 1889-1956.] Método de gastrostomía.

splanchnapophysis. Esplacnapófisis. Elemento del esqueleto en conexión con el tubo digestivo.

splanchnectopia. Esplacnectopia. Desplazamiento visceral.

splanchnemphraxis. Esplacnenfraxis. Obstrucción intestinal.

splanchnesthesia. Esplacnectesia. Sensación visceral.

splanchnic. Esplácnico. Relativo a la víscera.

splanchnicectomy. Esplacnicectomía. Resección de una parte del nervio esplácnico.

splanchnicotomy. Esplacnicotomía. Sección del esplácnico.

splanchno-. Esplacno-. Prefijo que significa «víscera».

splanchnocele. Esplacnocele. Protrusión de una víscera.

splanchnodiastasis. Esplacnodiastasis. Desplazamiento de una víscera.

splanchnography. Esplacnografía. Anatomía descriptiva de una víscera.

splanchnolith. Esplacnolito. Concreción intestinal.

splanchnology. Esplacnología. Estudio científico de una víscera corporal.

splanchnomegaly. Esplacnomegalia. Aumento del tamaño de una víscera. Visceromegalia.

splanchnomicria. Esplacnomicria. Pequeñez anormal de una víscera.

splanchnopathy. Esplacnopatía. Enfermedad de una víscera abdominal.

splanchnopleure. Esplacnopleura. Hoja formada por la unión del mesodermo con el endodermo.

splanchnoptosis. Esplacnoptosis. Prolapso de una víscera.

splanchnosclerosis. Esplacnosclerosis. Esclerosis visceral.

splanchnoscopy. Esplacnoscopia. Examen de las vísceras.

splanchnoskeleton. Esplacnosqueleto. Conjunto de piezas esqueléticas en contacto con las vísceras.

splanchnotomy. Esplacnotomía. Disección de la víscera.

splayfoot. Pies planos.

spleen. Bazo. Organo situado en la cavidad abdominal.

splenadenoma. Esplenadenoma. Hiperplasia del tejido linfoide del bazo.

splenalgia. Esplenalgia. Dolor en el bazo.

splenatrophy. Esplenatrofia. Atrofia del bazo.

splenauxe. Esplenauxa. Esplenomegalia.

splenectasis. Esplenectasia. Dilatación o aumento del bazo.

splenectomy. Esplenectomía. Extirpación del bazo.

splenectopia. Esplenectopía. Desplazamiento del bazo.

splenectopy. Esplenectopía. (V. *splenectopia*.)

splenelcosis. Esplenelcosis. Ulceración del bazo.

splenemphraxis. Esplenenfraxis. Congestión del bazo.

splenic. Esplénico. Relativo al bazo.

splenitis. Esplenitis. Inflamación del bazo.

splenium. Esplenio. Vendaje, compresa. ‖ — **corporis callosi.** Extremo posterior del cuerpo calloso.

splenization. Esplenización. Formación de tejido semejante al del bazo (en el pulmón, fundamentalmente).

spleno-. Espleno-. Prefijo que indica relación con el bazo.

splenoblast. Esplenoblasto. Célula de la que deriva el esplenocito.

splenocele. Esplenocele. Hernia del bazo.

splenocolic. Esplenocólico. Relativo al bazo y el colon.

splenocyte. Esplenocito. Célula característica del tejido esplénico.

splenodynia. Esplenodinia. Dolor en el bazo.

splenography. Esplenografía. Radiografía del bazo.

splenohepatomegaly. Esplenohepatomegalia. Aumento del tamaño del bazo y el hígado.

splenoid. Esplenoide. Semejante al bazo.

splenokeratosis. Esplenoqueratosis. Esclerosis del bazo.

splenolymphatic. Esplenolinfático. Relativo al bazo y a los glanglios linfáticos.

splenolysin. Esplenolisina. Lisina que destruye el tejido esplénico.

splenolysis. Esplenólisis. Destrucción del tejido esplénico.

splenoma. Esplenoma. Tumor del bazo.

splenomalacia. Esplenomalacia. Reblandecimiento del bazo.

splenomegalia. Esplenomegalia. Aumento del tamaño del bazo. ‖ **congestive** —. E. congestiva. ‖ **infectious** —. E. infecciosa.

splenomegaly. Esplenomegalia. (V. *splenomegalia*.)

splenometry. Esplenometría. Determinación del tamaño del bazo.

splenoncus. Esplenonco. Tumor del bazo.

splenonephroptosis. Desplazamiento del bazo y del riñón del mismo lado.

splenopancreatic. Esplenopancreático. Relativo al bazo y al páncreas.

splenopathy. Esplenopatía. Enfermedad del bazo.

splenopexy. Esplenopexia. Fijación quirúrgica del bazo.

splenophrenic. Esplenofrénico. Relativo al bazo y al diafragma.

splenopneumonia. Esplenoneumonía. Neumonía con esplenización pulmonar.

splenoportography. Esplenoportografía. Portografía esplénica.

splenoptosis. Esplenoptosis. Desplazamiento del bazo.

splenorenal. Esplenorrenal. Relativo al bazo y al riñón.

splenorrhagia. Esplenorragia. Hemorragia por el bazo.

splenorrhaphy. Esplenorrafia. Reparación quirúrgica del bazo.

splenosis. Esplenosis. Situación en la que existen múltiples implantes de tejido esplénico en la cavidad peritoneal.

splenotomy. Esplenotomía. Incisión quirúrgica del bazo.

splenulus. Esplénculo. Esplenúnculo. Bazo accesorio. ‖ Bazo pequeño.

splint. Férula. Tablilla rígida o flexible usada para mantener en su posición partes desplazadas o móviles.

splinting. Aplicación, colocación de una férula.

splitting. División en fragmentos. En química, hidrólisis.

spodogenous. Espodógeno. Causado por un material de desecho.

spondylalgia. Espondilalgia. Dolor vertebral.

spondylarthritis. Espondilartritis. Artritis de columna vertebral.

spondylarthrocace. Espondilartrocace. Tuberculosis vertebral.

spondylexarthrosis. Espondilexartrosis. Luxación vertebral.

spondyloarthropathy. Espondiloartropatía.

spondylitis. Espondilitis. Inflamación vertebral. ‖ — **deformans.** E. deformante. ‖ **rheumatoid** -. E. reumatoide. ‖ **traumatic** —. E. traumática. ‖ **tuberculous** —. E. tuberculosa.

spondylizema. Espondilicema. Desplazamiento vertebral.

spondylocace. Espondilocace. Tuberculosis vertebral.

spondylodesis. Espondilodesis. Operación de inmovilización de vértebras tuberculosas.

spondylodymus. Espondilodídimo. Monstruo fetal doble unido por las vértebras.

spondylodynia. Espondilodinia. Dolor vertebral.

spondylolisthesis. Espondilolistesis. Deslizamiento de una vértebra sobre otra.

spondylolysis. Espondilólisis. Destrucción de una vértebra.

spondylomalacia. Espondilomalacia. Reblandecimiento vertebral.

spondylopathy. Espondilopatía. Afección vertebral.

spondylopyosis. Espondilopiosis. Supuración vertebral.

spondyloschisis. Espondilosquisis. Fisura congénita de un arco vertebral.

spondylosis. Espondilosis. Anquilosis de las articulaciones vertebrales.

spondylosyndesis. Espondilosindesis. Operación de inmovilización vertebral en la tuberculosis vertebral.

spondylotherapy. Espondiloterapia. Terapia espinal.

sponge. Esponja. Esqueleto fibroso de ciertos animales marinos.

spongiform. Espongiforme. En forma de esponja.

spongioblast. Espongioblasto. Célula embrionaria cuyas prolongaciones forman una red donde se desarrolla la neuroglía.

spongioblastoma. Espongioblastoma. Tumor que contiene espongioblastos.

spongioid. Espongioide. Con apariencia de esponja.

spongioplasm. Espongioplasma. Red de fibrillas que forma el retículo celular.

spongy. De naturaleza esponjosa.

spontaneous. Espontáneo. Voluntario.

spoon. Cuchara. Instrumento metálico.

sporadic. Esporádico. Que sucede ocasionalmente.

sporadoneure. Célula nerviosa aislada.

sporangium. Esporangio. Vesícula que contiene las esporas.

spore. Espora. Cuerpo oval formado dentro de las bacterias. ‖ Elemento reproductor.

sporicidal. Esporicida. Destructor de esporas.

sporicide. Esoporicida (V. *sporicidal.*)

sporiferous. Esporífero. Productor de esporas.

sporiparous. Esporíparo. Que produce esporas.

sporoblast. Esporoblasto. Cuerpo desarrollado en el oocisto del parásito de la malaria.

sporocyst. Esporocisto. Quiste que contiene esporas o células reproductoras.

sporogenesis. Esporogénesis. Formación de esporas.

sporogenic. Esporogénico. Capaz de producir esporas.

sporogeny. Esporogenia. Desarrollo de esporas.

sporogony. Esporogonia. Ciclo sexual del esporozoo.

sporont. Esporonto. Protozoo maduro en su ciclo sexual.

sporophore. Esporóforo. Parte del organismo que mantiene las esporas.

sporoplasme. Esporoplasma. Protoplasma de las esporas.

sporothrix. *Esporotrix.* Género de hongos imperfectos.

sporotrichosis. Esporotricosis. Infección crónica por hongos, causada por *Sporothrix schenckii.*

sporozoa. Esporozoo. Protozoo endoparásito.

sporozoite. Esporozoíto. Espora formada después de la fertilización.

sporozoosis. Esporozoosis. Infección por esporozoos.

sport. Mutación.

sporulation. Esporulación. Formación de esporas.

sporule. Espórula. Espora pequeña.

spot. Mácula. Mancha. Area circunscrita de distinto color. ‖ **cafe au lait** —. M. en café con leche (Recklinghausen).

sprain. Torcedura. Lesión de fibras o ligamentos.

spray. Neblina formada por un líquido. Nebulización.

Sprengel's deformity. Deformidad de Sprengel. [O. G. K. Sprengel, cirujano alemán, 1852-1915.] Desplazamiento congénito de la escápula.

sprue. Esprue. Forma crónica de malabsorción. Disentería catarral. ‖ **nontropical** —. E. no tropical. ‖ **tropical** —. E. tropical.

spur. Proyección corporal. Espuela, aguijón, espolón, estribo, cresta.

spurious. Espurio. Simulado. No genuino. Falso.

sputum. Esputo. Material eyectado desde los pulmones a la boca. ‖ — **aeroginosum.** E. aeroginoso. ‖ **rusty** —. E. hemoptoico.

squama. Escama. Estructura de la piel que se desprende. Término general que se refiere a una estructura.

squamocellular. Escamocelular. Con células escamosas.

squamoparietal. Escamoparietal. Relativo a la porción escamosa del parietal.

squamotemporal. Escamotemporal. Relativo a la escama del temporal.

squeeze. Compresión.

squint. Estrabismo. (V. *strabismus.*)

Squire's catheter. Catéter de Squire. [T. H. Squire, cirujano norteamericano, 1823-1889.] Catéter verebral.

squizogony. (V. *agamogenesis.*)

SR. Abreviatura de *sedimentation rate.*

Sr. Símbolo químico del estroncio.

S region. Región S. Región cromosómica en el complejo H-2, que contiene el gen para la beta-globulina sérica.

SRF. Abreviatura de *somatotropin releasing factor.*

SRH. Abreviatura de *somatotropin releasing hormone.*

sRNA. Abreviatura de *soluble ribonucleic acid.*

srp-syndrome, Saldino-Noonan type. Síndrome de Saldino-Noonan. Osteocondrodisplasia congénita hereditaria. Se trata de un enanismo micrómero, con tórax largo y progresivamente más estrecho hacia arriba, movimientos limitados, malformación pélvica y órganos internos malformados; se suele asociar a polidactilia.

SRS. Abreviatura de SIDA-*related-complex* (complejo relacionado con el SIDA). Conjunto de síntomas (fiebre, pérdida de peso, linfadenopatía, diarrea, fatiga, sudores nocturnos) y signos (disminucion de células T *helper*, anemia, leucotrombocitopenia, elevación de globulinas séricas, anergia de pruebas cutáneas) que orientan hacia el diagnóstico del SIDA.

SRS-A. Abreviatura de *slow reacting substance.*

ss. Abreviatura de *semis* (mitad).

SSD. Abreviatura de *source-skin substance.*

SSPE. Abreviatura de *subacute sclerosing panencephalitis* (panencefalitis esclerosante subaguda).

SSS. Abreviatura de *specific soluble substance.*

SSV. Abreviatura de *sub signo veneni.*

stability. Estabilidad. Cualidad de mantenerse constante.

stable. Estable. Fijo, firme. Que no se mueve.

staccato. Forma de hablar.

stactometer. Estactómetro. Estalagmómetro. Aparato para medir la tensión superficial de los líquidos.

Staderini's nucleus. Núcleo de Staderini. [R. Staderini, anatomista italiano contemporáneo.] Núcleo intercalado, situado en la región dorsal del par doce.

stadium. Estadio. Periodo de una enfermedad.

staff. Personal profesional de un hospital. ‖ Guía en las litotomías.

S

stage. Estado. Periodos o fases en el curso de una enfermedad. || **algid** —. E. álgido. || **eruptive** —. E. de erupción. || **incubative** —. E. de incubación. || **transitional** —. E. de transición.

staggers. Vahído. Forma de vértigo. || **blind** —. Intoxicación aguda por selenio en los animales.

staging. Determinación de las distintas fases en la evolución de la enfermedad.

Stahr's gland. Glándula de Stahr. [H. Stahr, anatomista alemán, n. en 1868.] Glándula linfática en la arteria facial.

stain. Colorante. Reactivo u otro material empleado para la coloración. || **acid** —. C. ácido. || **basic** —. C. básico. || **neutral** —. c. neutro. || **nuclear** —. C. nuclear. || **selective** —. C. selectivo.

staining. Tinción. Coloración artificial de una sustancia.

Stainton's syndrome. Síndrome de Stainton. Dentinogénesis imperfecta hereditaria.

stalagmometry. Estalagmometría. Método basado en la determinación de la tensión superficial de los líquidos orgánicos.

stalk. Estructura anatómica que recuerda el tallo de una planta. || **cerebellar** —. Pedúnculo cerebeloso.

stammering. Tartamudeo. Alteración del lenguaje.

standard. Estándar. Tipo. Patrón. Modelo. || — **deviation**. Desviación estándar. Medida de la dispersión de los valores de una muestra. || Estimación no sesgada de la muestra de una población. || — **error**. Error estándar. Se aplica a estimación de la desviación estándar de alguna medida.

standstill. Parada. Estado resultante de la suspensión de una actividad o movimiento.

Stanley. W. M. Stanley, bioquímico norteamericano (n. en 1904), premio Nobel en 1946.

stannum. Estaño. Elemento metálico blanco, de símbolo Sn.

stapedectomy. Estapedectomía. Extirpación del estribo.

stapedial. Estapédico. Relativo al estribo.

stapedioplasty. Estapedioplastia. Cirugía plástica sobre el estribo.

stapediotenotomy. Estapediotenotomía. Sección del tendón del músculo estapedio.

stapediovestibular. Estapediovestibular. Relativo al estribo y al vestíbulo.

stapes. Estribo. Huesecillo del oído.

staphisagria. Estafisagria. Planta ranunculácea de semillas tóxicas y narcóticas.

staphyl-, staphylo-. Estafil-, estafilo-. Prefijo que indica relación con la úvula.

staphylectomy. Estafilectomía. Escisión de la úvula.

staphyledema. Estafiledema. Edema de la úvula.

staphylematoma. Estafilematoma. Hemorragia por la úvula.

staphyline. Estafilino. Relativo a la úvula.

staphylion. Estafilión. Punto craniométrico en el borde posterior del paladar óseo. || Uvula. || Pezón.

staphyloangina. Estafiloangina. Angina por estafilococos.

staphylococcal. Estafilococia. Causada por estafilococos.

staphylococcemia. Estafilococemia. Septicemia causada por estafilococos.

staphylococcic. Estafilocócico. Causado por estafilococos.

staphylococcosis. Estafilococosis. Infección causada por estafilococos.

staphylococcus. Estafilococo. Microorganismo de la familia *Micrococcaceae*, causa común de infecciones supuradas.

staphyloderma. Estafilodermia. Infección cutánea producida por estafilococos.

staphylodialysis. Estafilodiálisis. Relajación de la úvula.

staphylolysin. Estafilolisina. Principio con actividad hemolítica, producido por los estafilococos.

staphyloma. Estafiloma. Protrusión de la córnea o esclerótica secundaria a traumatismo o inflamación.

staphylomatous. Estafilomatoso. Semejante a un estafiloma.

staphyloncus. Estafilonco. Tumefacción de la úvula.

staphyloplasty. Estafiloplastia. Cirugía plástica sobre la úvula o el velo del paladar.

staphylostosis. Estafiloptosis. Elongación de la úvula.

staphylorrhaphy. Estafilorrafia. Corrección quirúrgica de una fisura palatina.

staphyloschisis. Estafilosquisis. Fisura de úvula y velo del paladar.

staphylotome. Estafilótomo. Instrumento para incidir la úvula.

staphylotomy. Estafilotomía. Incisión de la úvula. || Escisión de un estafiloma.

staphylotoxin. Estafilotoxina. Toxina producida por cultivo de estafilococos.

staphylotropic. Estafilotrópico. Con afinidad especial por los estafilococos.

star. Estructura en foma de estrella.

starch. Almidón. Grupo de polisacáridos de fórmula $(C_6H_{10}O_5)_n$.

Starling's law. Ley de Starling. [E. H. Starling, fisiólogo inglés, 1866-1927.] Respecto a las propiedades de la fibra miocárdica.

starvation. Falta de alimento.

stasimorphy. Estasimorfia. Deformidad de un órgano por falta de desarrollo.

stasis. Estasis. Estancamiento de sangre u otro líquido en una parte del organismo. || Estado de equilibrio entre dos fuerzas opuestas.

staso-baso-phobia. Astasobasofobia: síndrome de astasia-abasia.

state. Estado. Situación, condición. || **anxious** —. E. de ansiedad. || **epileptic** —. E. epiléptico. || **paranoic** —. E. paranoico. || **refractory** —. E. refractario.

stathmokinesis. Estatmocinesis. Bloqueo de la mitosis.

static. Estático. No dinámico.

S

station. Estación. Posición.

stationary. Estacionario. No sujeto a variaciones o cambios.

statistics. Estadística. Ciencia que da a conocer la frecuencia de ciertos fenómenos.

statoconia. Estatoconia. Sustancia blanca pulverulenta, en el laberinto membranoso, sáculo, utrículo, etc.

statocyst. Estatocisto. Saco vestibular del laberinto.

statolith. Estatolito. Conjunto de gránulos que constituyen la estatoconia.

statolon. Agente antiviral.

statometer. Estatómetro. Instrumento para medir el grado de exoftalmía.

statural. Estatural. Referente a la estatura.

stature. Estatura. Talla de una persona en posición vertical.

status. Estado. Condición, situación.

statuvolence. Estatuvolencia. Estado de hipnotismo voluntario.

stauroplegia. Estauroplejía. Hemiplejía cruzada.

staxis. Estaxis. Hemorragia.

STD. Abreviatura de *skin test dose*.

steady state. Estado de equilibrio. Situación en que una variable no cambia.

steapsin. Esteapsina. Lipasa del jugo pancreático.

steapsinogen. Esteapsinógeno. Preenzima de la esteapsina.

steraldehyde. Esteraldehído. Aldehído alifático.

Stearns' alcoholic amentia. Amencia alcohólica de Stearns. [A. W. Stearns, médico norteamericano, 1885-1959.] Forma de locura alcohólica transitoria.

stearrhea. Estearrea. (V. *steatorrhea.*)

steatitis. Esteatitis. Inflamación del tejido adiposo.

steato-. Esteato-. Prefijo que significa «grasa», «sebo».

steatocele. Esteatocele. Masa adiposa formada dentro del escroto.

steatocystoma. Esteatocistoma. Quiste epitelial.

steatogenous. Esteatógeno. Lipogénico.

steatolysis. Esteatólisis. Proceso de hidrólisis de las grasas previamente a su absorción.

steatoma. Esteatoma. Lipoma.

steatomatosis. Esteatomatosis. Presencia de múltiples esteatomas.

steatopygia. Esteatopigia. Adiposis exagerada en las nalgas.

steatorrhea. Esteatorrea. Exceso de grasa en las deposiciones, como en los síndromes de malabsorción.

steatosis. Esteatosis. Degeneración grasa.

Steblay's model. Modelo de Steblay, para producir glomerulonefritis experimental en la oveja, con membranas basales de glomérulos renales de hombre o mono.

Steenbock unit. Unidad de Steenbock. [H. Steenbock, bioquímico norteamericano, 1886-1967.] En el raquitismo, cantidad de vitamina D.

stegnosis. Estenosis. Constricción.

stegomya. *Stegomya.* Subgénero de mosquitos.

Stein's test. Prueba de Stein. [S. A. F. von Stein, otólogo ruso, n. 1855.] Desequilibrio postural en la afección del laberinto.

Stein-Leventhal syndrome. Síndrome de Stein-Leventhal. [I. F. Stein, ginecólogo norteamericano, n. en 1887; M. L. Leventhal, obstetra norteamericano, n. en 1901.] Amenorrea, esterilidad e hipertricosis.

Steinach's operation. Operación de Steinach. [E. Steinach, médico austriaco, 1861-1944.] Ligadura del vaso deferente, con resección de parte del mismo.

Steiner's tumors. Tumores de Steiner. [G. Steiner, neurólogo alemán, n. en 1883.] Nódulos yuxtaarticulares o de Jeanselme.

Steinmann's extension. Extensión de Steinmann. [F. Steinmann, cirujano suizo, 1872-1932.] Extensión del fragmento distal de un hueso fracturado, mediante clavos.

stellectomy. Estelectomía. Extirpación del ganglio estrellado.

stellreflexe. Reflejo postural.

Stellwag's sign. Signo de Stellwag. [C. Stellwag, oftalmólogo austriaco, 1823-1904.] En el bocio exoftálmico, ampliación aparente de la abertura palpebral.

stem. Estructura de soporte comparable al tallo de una planta.

stenion. Estenión. Punto craniométrico, en la región temporal, a cada extremo del diámetro transverso menor de la cabeza.

steno-. Esteno-. Prefijo que significa «estrecho», «estenosado».

stenocardia. Estenocardia. Angina de pecho.

stenocephalia. Estenocefalia. Estrechez excesiva de la cabeza.

stenocephaly. Estenocefalia. (V. *stenocephalia.*)

stenochoria. Estenocoria. Miosis.

stenocrotaphya. Estenocrotafia. Disminución del diámetro temporal craneal.

stenopeic. Estenopeico. Con una abertura estrecha.

stenosed. Estenosado. Estrechado.

stenosis. Estenosis. Estrechamiento de un conducto o canal. ‖ **aortic** —. E. aórtica. ‖ **mitral** —. E. mitral. ‖ **pulmonary** —. E. pulmonar. ‖ **pyloric** —. E. pilórica. ‖ **valvular** —. E. valvular.

stenostomia. Estenostomía. Estrechez de la boca. Sin.: Microstomía.

stenothermal. Estenotérmico. Capaz de resistir variaciones pequeñas de temperatura. Aplicado a las bacterias generalmente.

stenothorax. Estenotórax. Estrechez torácica.

stenotic. Estenótico. Caracterizado por presentar estenosis.

Stensen's canal. Canal de Stensen. [N. Stensen, anatomista danés, 1638-1686.] Canal que se dirige hacia el agujero incisivo. ‖ — **ducto.** Conducto de S. C. parotídeo.

step. Paso, estrecho. ‖ **Rönne's nasal** —. E. nasal de Rönne. Defecto en el área nasal del campo visual.

stephanion. Estefanión. Punto craniométrico.

stercobilin. Estercobilina. Producto de reducción de la bilirrubina que colorea las heces.

stercobilinogen. Estercobilinógeno. Metabolito de

S

la bilirrubina precursor de la estercobilina.

stercolith. Estercolito. Concreción fecal. Sin.: Fecalito, coprolito.

stercoraceous. Estercoráceo. Compuesto por heces.

stercoral. Estercoral. Fecal.

stercorin. Estercorina. Coprostanol.

stercoroma. Estercoroma. Acumulación de materia fecal en el recto.

stercus. Estiércol. Heces.

stere. Metro cúbico.

stereo-. Estereo-. Prefijo que significa «sólido».

stereoagnosis. Estereoagnosis. (V. *stereognosis.*)

stereoarthrolysis. Estereoartrólisis. Formación quirúrgica de una articulación móvil en caso de anquilosis.

stereochemistry. Estereoquímica. Rama de la química que trata de las relaciones espaciales entre los átomos.

stereognosis. Estereognosis. Percepción mediante los sentidos del grado de solidez de los objetos.

stereogram. Estereograma. Radiograma estereoscópico.

stereoisomerism. Estereoisomerismo. Isomerismo estereoquímico.

stereometer. Esteréometro. Instrumento para practicar la estereometría.

stereometry. Estereometría. Medición de los sólidos o de la capacidad de un espacio.

stereoplasm. Estereoplasma. Porción más sólida del protoplasma.

stereopsis. Estereopsis. Visión estereoscópica.

stereoscope. Estereoscopio. Instrumento óptico para ver los relieves de los objetos.

stereoskiagraphy. Estereosquiagrafía. Radiografía estereoscópica.

stereotaxic. Estereotáxico. Caracterizado por una posición precisa en el espacio.

stereotropism. Estereotropismo. Respuesta de un organismo al contacto con un cuerpo.

sterile. Estéril. Aséptico. Que no contiene ni produce organismos.

sterility. Esterilidad. Incapacidad para fecundar o concebir.

sterilization. Esterilización. Eliminación completa de microorganismos. || Castración.

sterilize. Esterilizar. Hacer estéril. || Hacer incapaz de reproducirse.

sterilizer. Esterilizador. Aparato para producir la esterilización de microorganismos.

sternal. Esternal. Relativo al esternón.

sternalgia. Esternalgia. Dolor en la zona esternal. Angina de pecho.

Sternberg's disease. Enfermedad de Sternberg. [C. Sternberg; patólogo austriaco, 1872-1935.] Enfermedad de Hodgkin.

Sternberg-Reed cells. Células de Sternberg-Reed. [C. Sternberg; D. Reed, patóloga norteamericana contemporánea.] Células multinucleares grandes, en la enfermedad de Hodgkin.

sternebra. Esternebra. Vértebra esternal.

sternoclavicular. Esternoclavicular. Relativo al esternón y la clavícula.

sternocleidomastoid. Esternocleidomastoideo. Relativo al esternón, clavícula y proceso mastoideo.

sternocostal. Esternocostal. Relativo al esternón y las costillas.

sternodymus. Esternódimo. Monstruo gemelar unido por el pecho.

sternohyoid. Esternohioideo. Relativo al esternón y al hueso hioides.

sternoid. Esternoide. Semejante al esternón.

sternomastoid. Esternomastoideo. Relativo al esternón y el proceso mastoideo del temporal.

sternopagus. Esternópago. (V. *sternodymus.*)

sternoschisis. Esternosquisis. Fisura esternal congénita.

sternothyroid. Esternotiroideo. Relativo al esternón y al cartílago o glándula tiroideos.

sternotomy. Esternotomía. Sección del esternón.

sternotracheal. Esternotraqueal. Relativo al esternón y a la tráquea.

sternovertebral. Esternovertebral. Relativo al esternón y a las vértebras.

sternum. Esternón. Hueso plano situado en la pared anterior del tórax.

sternutation. Estornudo. Acto de estornudar.

sternutatory. Estornutatorio. Agente que produce estornudos.

sternzellen. Células de Kupffer.

steroid. Esteroide. Grupo de lípidos constituidos por anillos de ciclopentano-fenantreno.

steroidogenesis. Esteroidogénesis. Producción de esteroides en las glándulas suprarrenales.

sterol. Esterol. Esteroides con cadenas largas alifáticas. Colesterol.

stertor. Estertor. Sonido anormal a la auscultación torácica.

stertorous. Estertoroso. Caracterizado por presentar estertores.

stetho-. Esteto-. Prefijo que indica relación con el pecho.

stethography. Estetografía. Registro de los movimientos respiratorios.

stethometer. Estetómetro. Instrumento para medir la expansión del tórax.

stethoscope. Estetoscopio. Instrumento para la auscultación.

stethoscopy. Estetoscopia. Examen mediante el estetoscopio.

Stevens-Johnson syndrome. Síndrome de Stevens-Johnson. [A. M. Stevens, 1884-1945; F. Ch. Johnson, 1894-1934, pediatras norteamericanos.] Eritema polimorfo grave.

Stewart-Trewes syndrome. Síndrome de Stewart-Trewes. Linfangiosarcoma vascular del brazo; surge sobre la base de un linfedema de larga duración. El periodo de latencia puede oscilar entre cinco y diez años.

STH. Abreviatura de *somatotropic hormone.*

sthenia. Estenia. Exceso de estímulo. Actividad orgánica. Fuerza vital.

stheno-. Esteno-. Prefijo que indica «estrecho».

sthenometry. Estenometría. Medición de la fuerza corporal.

stibamine. Estibamina. Sustancia para el tratamiento de la leishmaniosis.

stibialism. Estibialismo. Intoxicación crónica por el antimonio.

stibine. Estibina. Sulfuro natural de antimonio.

stibium. (V. *antimony.*)

Stichker's disease. Enfermedad de Sticker. [S. Sticker, médico alemán, 1860-1960.] Eritema infeccioso.

Stickler's syndrome. Síndrome de Stickler. Artrooftalmopatía hereditaria progresiva.

Stieda's disease. Enfermedad de Stieda. [A. Stieda, cirujano alemán, 1869-1945.] Osificación de la rodilla.

Stieda's process. Proceso de Stieda. [L. Stieda, anatomista alemán, 1837-1918.] Proceso posterior del talón.

stigma. Estigma. Marca peculiar que identifica una enfermedad. || Púrpura o lesión hemorrágica.

stigmatism. Estigmatismo. Situación marcada por la presencia de estigmas.

stigmatization. Estigmatización. Formación de estigmas en la piel. || Formación de líneas rojas en la piel por sugestión hipnótica.

stilbestrol. Estilbestrol. Dietilestilbestrol.

stilet. Estilete. (V. *stylet.*)

Still's disease. Enfermedad de Still. [Sir G. F. Still, médico inglés, 1868-1941.] Poliartritis crónica infantil.

stillbirth. Aborto. Muerte del feto.

stillborn. Abortado.

Stiller's sign. Signo de Stiller. [B. Stiller, médico húngaro, 1837-1922.] Desprendimiento de la décima costilla, en la gastroptosis.

stillicidium. Estilicidio. Epífora. || — **narium.** Coriza. || — **urinae.** Estranguria.

Stilling's canal. Conducto de Stilling. [B. Stilling, anatomista alemán, 1810-1879.] Conducto hialoideo. || — **column.** Columna de S. C. de Clarke. || — **fibres.** Fibras de S. Formación reticular de la médula.

stillingia. *Stillingia.* Género de plantas euforbiáceas, diuréticas, laxantes.

Stilling-Türk-Duane syndrome. Síndrome de Stilling-Türk-Duane. [Jakob Stilling, S. Türk, Alexander Duane.] Parálisis ginecotrópica, de herencia autosómica dominante, que afecta a los músculos rectos del ojo, con retración del globo ocular, estrechamiento de la hendidura palpebral en aducción, posible estravismo convergente leve en estado de reposo, y posibles malformaciones oculares y en cara, dientes, oídos y columna vertebral.

Still's syndrome. Síndrome de Chauffard-Ramón. Forma especial de poliartritis reumática crónica en adultos, equivalente al síndrome de Still, relacionado con el síndrome de Felty, con adenopatías generalizadas.

stimulant. Estimulante. Que produce estimulación. || **alcoholic** —. E. alcohólico. || **cardiac** —. E. cardiaco. || **cerebral** —. E. cerebral. || **intestinal** —. E. intestinal. Catártico. || **respiratory** —. E. respiratorio. || **uterine** —. E. uterino.

stimulation. Estimulación. Acto o proceso de estimular. || **paradoxical** —. E. paradójica.

stimulator. Estimulador. Agente que excita la actividad funcional.

stimulus. Estímulo. Agente, acto o influencia que produce una reacción funcional en un tejido irritable. || **adequate** —. E. adecuado. || **chemical** —. E. químico. || **conditioned** —. E. condicionado. || **liminal** —. E. liminal. || **subliminal** —. E. subliminal.

stirrup. (V. *stapes.*)

stitch. Coser. Pasar material (catgut, seda, etc.) entre los tejidos por medio de una aguja.

stochastic process. Procesos estocásticos. Procesos aleatorios, en los que interviene la teoría de las probabilidades.

Stoerk's blennorrhea. Blenorragia de Stoerk. [C. Stoerk, laringólogo austriaco, 1832-1899.] Blenorragia asociada con supuración profusa.

stoichiology. Estoiquiología. Ciencia de los elementos.

stoichiometry. Estequiometría. Rama de la química que estudia las proporciones a las que los compuestos reaccionan entre sí.

stoke. Unidad de viscosidad cinemática.

Stokes's disease. Enfermedad de Stokes. [W. Stokes, médico irlandés, 1804-1878.] Bocio exoftálmico. || — **law.** Ley de S. Parálisis muscular por encima de la zona de inflamación. || — **sign.** Signo de S. Dolor agudo en hemiabdomen derecho, en la enteritis aguda.

Stokes-Adams disease. Enfermedad de Stokes-Adams. (V. *Adams-Stokes disease.*)

Stokvis-Talma syndrome. Síndrome de Stokvis-Talma. [B. J. E. Stokvis, médico holandés, 1834-1902; S. Talma, médico holandés, 1847-1918.] Cianosis enterógena.

stoma. Estoma. Poro, orificio o abertura diminuta.

stomacace. Estomacace. Estomatitis ulcerosa.

stomach. Estómago. Organo digestivo hueco que continúa en el esófago.

stomachic. Estomáquico. Relativo al estómago. || Tónico estomacal.

stomatalgia. Estomatalgia. Dolor en la boca.

stomatitis. Estomatitis. Inflamación de la mucosa oral. || **allergic** —. E. alérgica. || **aphthous** —. E. aftosa. || **catarrhal** —. E. catarral. || **herpetic** —. E. herpética. || **membranous** —. E. membranosa. || **nonspecific** —. E. no específica. || **ulcerative** —. E. ulcerativa. || **uremic** —. E. urémica.

stomatocace. Estomatocace. Estomatitis ulcerativa.

stomatodynia. Estomatodinia. Dolor en la boca.

stomatodysodia. Estomatodisodia. Aliento fétido.

stomatolalia. Estomatolalia. Voz nasal por obstrucción nasal posterior.

stomatology. Estomatología. Estudio de la boca y

S

sus enfermedades.

stomatomalacia. Estomatomalacia. Reblandecimiento de los tejidos de la boca.

stomatomycosis. Estomatomicosis. Enfermedad oral debida a hongos.

stomatonecrosis. Estomatonecrosis. Estomatitis gangrenosa.

stomatonoma. Estomatonoma. Estomatitis gangrenosa.

stomatopathy. Estomatopatía. Enfermedad de la boca.

stomatoplasty. Estomatoplastia. Cirugía plástica de la boca o del orificio externo del cuello del útero.

stomatorrhagia. Estomatorragia. Hemorragia por la boca.

stomatoschisis. Estomatosquisis. Fisura de la boca.

stomatoscope. Estomatoscopio. Instrumento para examinar la boca.

stomocephalus. Estomocéfalo. Monstruo fetal con una sola órbita y maxilares rudimentarios.

stomodeum. Estomodeo. Depresión del ectodermo que forma la boca y parte superior de la faringe.

stomoxys. *Stomoxys.* Género de moscas.

stone. Cálculo. Piedra, masa calculosa. ‖ **bladder** —. C. de vesícula.

Stookey's reflex. Reflejo de Stookey. [B. P. Stookey, neurocirujano norteamericano, n. en 1887.] Flexión de la picrna al percutir los tendones del semitendinoso y semimembranoso.

stool. Defecación. Descarga de materia fecal. ‖ **fatty** —. D. grasa. ‖ **mucous** —. D. mucosa.

storax. Estoraque. Bálsamo del tronco de *Liquidambar orientalis.* Estimulante.

storm. Temporal y súbito aumento de los síntomas de una enfermedad.

stosstherapy. Tratamiento de la enfermedad mediante una sola dosis masiva de un agente terapéutico.

strabismal. Estrábico. Que presenta estrabismo.

strabismometer. Estrabismómetro. Aparato para medir el grado de estrabismo.

strabismus. Estrabismo. Desviación de un ojo de su dirección normal. ‖ **constant** —. E. constante. ‖ **convergent** —. E. convergente. ‖ **divergent** —. E. divergente. ‖ **intermittent** —. E. intermitente. ‖ **spasmodic** —. E. espasmódico.

strabometry. Estrabometría. Medida del aumento de estrabismo.

strabotomy. Estrabotomía. Sección de un tendón ocular en el tratamiento del estrabismo.

strain. Esfuerzo excesivo. ‖ Filtrar. ‖ **cepa** —. Grupo de organismos dentro de una especie o variedad, caracterizados por alguna cualidad particular.

strait. Estrecho. Angosto. Ajustado. Apretado.

stramonium. Estramonio. *Datura stramonium,* planta de semillas narcóticas y antiespasmódicas.

strangalesthesia. Estrangalestesia. Zonestesia.

strangle. Estrangular. Sofocar por compresión.

strangulation. Estrangulación. Constricción del cuello, con cesación de la respiración.

strangury. Estranguria. Micción lenta y dolorosa.

strap. Parche. Tira, banda adhesiva.

strapping. Aplicación de bandas elásticas, en fracturas, etc.

stratification. Estratificación. Disposición en capas.

stratified. Estratificado. Dispuesto en capas.

stratiform. Estratiforme. Dispuesto en forma de estratos.

stratum. Estrato. Capa o serie de capas.

Straub phenomenon. Fenómeno de Straub. Erección en forma de S. de la cola del ratón, debida a espasmo anal por opiáceos.

Strauss's sign. Signo de Strauss. [H. Strauss, médico alemán, 1868-1944.] En la ascitis quilosa, los alimentos grasos aumentan la proporción de grasa.

streak. Estría. Raya, lista, línea, traza. ‖ **germinal** —. E. germinal. ‖ **medullary** —. E. medular. ‖ **primitive** —. E. primitiva.

stream. Corriente. Flujo de agua u otro líquido.

strephenopodia. Estrefenopodia. Pie varo

strephexopodia. Estrefexopodia. Pie valgo.

strephopodia. Estrefopodia. Pie equino.

strephosymbolia. Estrefosimbolia. Trastorno de la percepción. Ceguera verbal.

streptobacillus. Estreptobacilo. Variedad de bacilos en forma de cadenas de bastoncillos.

streptobacteria. Estreptobacteria. Grupo de bacterias que forman cadenas torcidas.

streptococcus. Estroptococo. Género de cocos grampositivos agrupados en pares o en cadenas.

streptodornase. Estreptodornasa. Desoxirribonucleasa producida por el estreptococo hemolítico.

streptokinase. Estreptoquinasa. Enzima proteolítica producida por los estreptococos hemolíticos.

streptolysin. Estreptolisina. Hemolisina filtrable, producida por varios estreptococos.

streptomyces. *Estreptomyces.* Género de microorganismos actinomicetos.

streptomycin. Estreptomicina. Antibiótico bactericida de la clase de los aminoglucósidos.

streptomycosis. Estreptomicosis. Infección por hongos streptomyces.

streptosepticemia. Estreptosepticemia. Septicemia por estreptococos.

streptothrix. Estreptotrix. Hongos actinomicetos.

streptotrichosis. Estreptotricosis. Infección por estreptotrix.

stress. Estrés. Reacción a diversos estímulos adversos. ‖ Tensión.

stretcher. Camilla.

stria. Estría. Línea, surco fino. ‖ Término general que designa las fibras nerviosas cerebrales.

striatal. Estriado. Referido al cuerpo estriado. ‖ **striate** —. Estriado.

striation. Estriación. Marcado por la presencia de estrías.

striatum. Cuerpo estriado.

stricture. Estrictura. Estrechez. Estenosis.

strident. Estridente. Estriduloso.

stridor. Estridor. Sonido agudo respiratorio, en la obstrucción laríngea.

stridulous. Estriduloso. Ruido respiratorio de

S

estridor.

strip. Suprimir el contenido de un canal o conducto. || Extirpar una estructura dental.

stripper. Instrumento quirúrgico para la escisión venosa.

strobila. Estróbilo. Tenia adulta.

strobiloid. Estrobiloide. Semejante a una serie de segmentos de tenia.

stroboscope. Estroboscopio. Instrumento que expone las sucesivas fases de los movimientos.

Stroganoff's treatment. Tratamiento de Stroganoff. [V. V. Stroganoff, obstetra ruso, 1857-1938.] Tratamiento de la eclampsia puerperal.

stroke. Ataque súbito y agudo. || **apoplectic** —. A. apopléjico.

stroma. Estroma. Tejido de soporte de un órgano.

stromatin. Estromatina. Proteína constituyente del estroma de los eritrocitos.

stromatolysis. Estromatólisis. Destrucción del estroma celular.

stromuhr. Instrumento para medir la velocidad del flujo sanguíneo.

Strong's bacillus. Bacilo de Strong. [R. P. Strong, médico norteamericano, 1872-1948.] *Shigella flexneri.*

strongylosis. Estrongilosis. Infección por gusanos *Strongylus.*

strongylus. *Strongylus.* Nematodo del intestino de los mamíferos.

stromtium. Estroncio. Metal amarillo, de símbolo Sr.

strophanthin. Estrofantina. Glucósido o mezcla de esteroides glucósidos, obtenido del *Strophanthus kombé.* Cardiactivo.

strophantus. Estrofanto. Planta tóxica.

strophocephaly. Estrofocefalia. Desarrollo anormal caracterizado por distorsión de la cabeza y la cara.

strophulus. Estrófulo. Urticaria papular.

structure. Estructura. Componentes y forma de constituirse éstos.

struma. Estruma. Bocio. || — **basedowificata.** E. basedowiano. || — **maligna.** Cáncer tiroideo. || **retrosternal.** —. E. retrosternal.

strumectomy. Estrumectomía. Tiroidectomía.

strumiprivous. Estrumíprivo. Causado por la extirpación de la glándula tiroides.

strumitis. Estrumitis. Tiroiditis.

Strümpell's disease. Enfermedad de Strümpell. [A. von Strümpell, médico alemán, 1853-1925.] Encefalitis hemorrágica primitiva. || — **sign.** Signo de S. Flexión del dedo gordo en la parálisis de la pierna.

Strümpell-Marie disease. Enfermedad de Strümpell-Marie. [A. von Strümpell; P. Marie, médico francés, 1853-1940.] Empondilitis reumatoidea.

Strümpell-Westphal pseudosclerosis. Seudosclerosis de Strümpell-Wetphal. [A. von Strümpell; C. O. Westphal, neurólogo alemán, 1833-1890.] Degeneración hepatolenticular.

Strunsky's sign. Signo de Strunsky. [M. Strunsky, cirujano norteamericano, n. en 1873.] Signo para descubrir las lesiones del arco metatarsiano.

strychnine. Estricnina. Alcaloide muy venenoso. F.: $C_{21}H_{22}N_2O_2$.

strychnism. Estricnismo. Intoxicación por estricnina.

strychninomania. Estricninomanía. Aberración mental debida al envenenamiento con estricnina.

strychnos. *Strychnos.* Género de planta tropical. Nuez vómica. Haba de San Ignacio. Estricnina. Curare.

STS. Abreviatura de *serologic test form syphilis.*

STU. Abreviatura de *skin test unit.*

Stuart-Bras syndrome. Síndrome de Stuart-Bras. Enfermedad por obliteración de las venas hepáticas más diminutas. Se presenta con dolores hepáticos, hepatomegalia y distensión abdominal; puede curar, provocar coma hepático o transformarse en cirrosis hepática.

stump. Muñón. Parte distal del miembro amputado.

stun. Aturdir. Dejar sin sentido.

stupe. Fomento. Compresa.

stupefacient. Estupefaciente. Que produce estupor.

stupor. Estupor. Inconsciencia completa o parcial.

stuporous. Estuporoso. Afectado por estupor.

Sturge-Weber syndrome. Síndrome de Sturge-Weber. [W. A. Sturge, médico inglés, 1850-1919; F. P. Weber, médico inglés, 1863-1962.] Angiomas oculares y corodideos, con trastornos oculares y glaucoma congénito; calcificaciones, crisis jacksonianas y trastornos psíquicos.

stuttering. Tartamudeo. Forma de lenguaje deficiente.

sty. Orzuelo. (V. *hordeolum.*)

stye. Orzuelo. (V. *hordeolum.*)

stylet. Estilete. Sonda metálica utilizada para extirpar cuerpos de la luz de un conducto.

styloglossus. Estilogloso. Relativo a la apófisis estiloides y la lengua. || Músculo estilogloso.

stylohyoid. Estilohioideo. Relativo a la apófisis estiloides y al hioides. || Músculo estilohioideo.

styloid. Estiloide. Estiloideo. Semejante a un estilete.

styloiditis. Estiloiditis. Inflamación de los tejidos que rodean la apófisis estiloides.

stylomandibular. Estilomandibular. Relativo a la apófisis estiloides y la mandíbula.

stylomastoid. Estilomastoideo. Relativo a la apófisis estiloides y al proceso mastoides.

stylomaxillary. Estilomaxilar. Relativo al proceso estiloideo y al maxilar.

stylostixis. Estilostixis. Acupuntura.

stylus. Estilo. Estilete.

stymatosis. Estimatismo. Priapismo con descarga sanguínea.

stype. Tapón.

stypsis. Estipsis. Acción astringente.

styptic. Estíptico. Astringente.

sub-. Sub-. Prefijo que significa «debajo», «inferior», «moderado».

subabdominal. Subabdominal. Situado en la parte inferior del abdomen.

subacetabular. Subacetabular. Debajo del acetábulo.

subacetate. Subacetato. Acetato básico.

subacidity. Subacidez. Acidez deficiente.

subacromial. Subacromial. Debajo del acromion.

subacute. Subagudo. Entre agudo y crónico.

subanal. Subanal. Debajo del ano.

subapical. Subapical. Situado debajo de un ápex.

subaponeurotic. Subaponeurótico. Debajo de la aponeurosis.

subarachnoid. Subaracnoideo. Entre la aracnoides y la piamadre.

subareolar. Subareolar. Debajo de la aréola.

subastragalar. Subastragalar. Debajo del astrágalo.

subastringent. Subastringente. Moderadamente astringente.

subaural. Subaural. Debajo del oído.

subauricular. Subauricular. Debajo de la oreja. || Debajo de una aurícula.

subaxillary. Subaxilar. Debajo de la axila.

subcapsular. Subcapsular. Debajo de una cápsula.

subcartilaginous. Subcartilaginoso. Debajo de un cartílago. || Cartilaginoso en parte.

subchondral. Subcondral. Debajo de un cartílago.

subchordal. Subcordal. Debajo del notocordio o de las cuerdas vocales.

subchorionic. Sucoriónico. Debajo del corion.

subchoroidal. Subcoroideo. Debajo de la coroides.

subchronic. Subcrónico. Entre crónico y subagudo.

subclavian. Subclavio. Subclavicular.

subclavicular. Subclavicular. Debajo de la clavícula.

subclinical. Subclínico. Sin manifestaciones clínicas.

subconjunctival. Subconjuntival. Debajo de la conjuntiva.

subconscious. Subconsciente. Parcialmente consciente.

subconsciousness. Subconsciencia. Estado de inconsciencia parcial.

subcoracoid. Subcoracoideo. Debajo del proceso coracoides.

subcortical. Subcortical. Debajo de la corteza.

subcostal. Subcostal. Debajo de una costilla.

subcranial. Subcraneal. Debajo del cráneo.

subcrepitant. Subcrepitante. Casi crepitante.

subculture. Subcultivo. Cultivo de bacterias, derivado de otro cultivo.

subcutaneous. Subcutáneo. Debajo de la piel.

subcuticular. Subcuticular. Subepidérmico.

subdelirium. Subdelirio. Delirio incompleto.

subdiaphragmatic. Subdiafragmático. Subfrénico.

subdorsal. Subdorsal. Debajo de la región dorsal.

subdural. Subdural. Entre la duramadre y la aracnoides.

subendocardial. Subendocárdico. Debajo del endocardio.

subendothelial. Subendotelial. Debajo del endotelio.

subendothelium. Subendotelio. Membrana de Debove.

subependymal. Subependimario. Debajo del epéndimo.

subepidermal. Subepidérmico. Debajo de la epidermis.

subepiglottic. Subepiglótico. Debajo de la epiglotis.

subepithelial. Subepitelial. Debajo del epitelio.

suberosis. Suberosis. Alveolitis alérgica por inhalación de polvo o madera.

subfascial. Subfascial. Subaponeurótico.

subfertility. Subfertilidad. Esterilidad relativa.

subflavous. Subflavo. Amarillento.

subgingival. Subgingival. Debajo de la encía.

subglenoid. Subglenoideo. Debajo de la cavidad glenoidea.

subglossal. Subglótico. Sublingual.

subglossitis. Subglositis. Inflamación de la superficie inferior de la lengua.

subglottic. Subglótico. Debajo de la glotis.

subhepatic. Subhepático. Debajo del hígado.

subhyaloid. Subhialoideo. Debajo de la membrana hialoidea.

subhyoid. Subhioideo. Debajo del hioides.

subicteric. Subictérico. Con icteria casi imperceptible.

subiculum. Subículo. Estructura de soporte.

subiliac. Subiliaco. Debajo del iliaco.

subilium. Subíleon. Porción inferior del íleon.

subinflammation. Subinflamación. Inflamación ligera.

subintrant. Subintrante. Paroxismo anticipado.

subinvolution. Subinvolución. Involución incompleta.

subjective. Subjetivo. Percibido sólo por el individuo.

subjee. Cápsula de *Cannabis indica*.

sublation. Desprendimmiento. Separación. || — **retinae.** D. de retina.

sublesional. Sublesional. Debajo de la lesión.

subletal. Subletal. Dosis algo menor que la letal.

sublimate. Sublimado. Sustancia obtenida por sublimación.

sublimation. Sublimación. Cambio de estado, de sólido a vapor.

subliminal. Subliminal. Debajo del umbral de la sensación.

sublingual. Sublingual. Debajo de la lengua.

sublinguitis. Sublingüitis. Inflamación de la glandula sublingual.

sublobular. Sublobular. Debajo de un lóbulo.

subluxation. Subluxación. Luxación parcial o incompleta.

submammary. Submamario. Debajo de la glandula mamaria.

submandibular. Submandibular. Debajo de la mandíbula.

submarginal. Submarginal. Debajo de un borde.

submaxilla. Submaxilar. Mandíbula.

submaxillary. Debajo del maxilar.

submembranous. Submembranoso. Parcialmente membranoso.

submental. Submentoniano. Debajo de la barbilla.

submersión. Sumersión. Acción de sumergirse en un líquido.

submicroscopical. Submicroscópico. Poco visible con el microscopio de luz.

submorphous. Submorfo. Entre amorfo y cristalino.

submucosa. Submucosa. Capa de tejido situado

debajo de la mucosa.

submucous. Submucoso. Debajo de la membrana mucosa.

subnasal. Subnasal. Debajo de la nariz.

sbuneural. Subneural. Debajo de un nervio.

subnitrate. Subnitrato. Nitrato básico.

subnormal. Subnormal. En grado inferior al normal.

subnotochordal. Subnotocordal. Debajo del notocordio.

subnucleus. Subnúcleo. Núcleo parcial o secundario en que puede dividirse un núcleo nervioso.

subnutrition. Subnutrición. Nutrición deficiente.

suboccipital. Suboccipital. Debajo del occipucio.

suborbital. Suborbitario. Debajo de la órbita.

subparietal. Subparietal. Debajo del hueso parietal.

subpatellar. Subpatelar. Debajo de la rótula.

subpectoral. Subpectoral. Debajo de la región pectoral.

subpericardial. Subpericárdico. Debajo del pericardio.

subperiosteal. Subperióstico. Debajo del periostio.

subpharyngeal. Subfaríngeo. Debajo de la faringe.

subphrenic. Subfrénico. Bajo el diafragma.

subpituitarism. Subpituitarismo. Hipopituitarismo.

subplacenta. Subplacenta. Decidua basal.

subpleural. Subpleural. Debajo de la pleura.

subpreputial. Subprepucial. Debajo del prepucio.

subpubic. Subpúbico. Debajo del pubis.

subpulmonary. Subpulmonar. Debajo del pulmón.

subrectal. Subrectal. Debajo del recto.

subretinal. Subretinal. Debajo de la retina.

subscapular. Subescapular. Debajo de la escápula.

subscleral. Subesclerótico. Debajo de la esclerótica.

subscription. Subscripción. Parte de la receta en que se indica la forma de preparación.

subserous. Subseroso. Situado debajo de la membrana serosa.

subspinous. Subespinoso. Debajo del proceso espinoso.

substance. Sustancia. Material que contiene un órgano o cuerpo.

substantia. Sustancia. (V. *substance.*)

substernal. Subesternal. Debajo del esternón.

substitution. Sustitución. Acción de cambiar una cosa por otra. || Mecanismo inconsciente de defensa, en psicología.

substrate. Substrato. Sustancia sobre la que actúa un fermento.

subsultus. Movimiento espasmódico.

subsylvian. Subsilviano. Debajo de la cisura de Silvio.

subtarsal. Subtarsal. Debajo del tarso.

subtemporal. Subtemporal. Debajo de la región temporal.

subtenial. Subtenial. Debajo de la tenia del cerebro.

subtentorial. Subtentorial. Debajo de la tienda.

subthalamic. Subtalámico. Debajo del tálamo.

subthalamus. Subtálamo. Región subtalámica.

subtotal. Subtotal. Casi total.

subtrochanteric. Subtrocantéreo. Debajo del trocánter.

subthrochlear. Subtroclear. Debajo de la tróclea.

subtympanic. Subtimpánico. Debajo del tímpano.

subumbilical. Subumbilical. Debajo del ombligo.

subungual. Subungueal. Debajo de la uña.

suburethral. Suburetral. Debajo de la uretra.

subvaginal. Subvaginal. Debajo de la vagina.

subvertebral. Subvertebral. Debajo de las vértebras.

subviril. Subviril. De virilidad deficiente.

subvitaminosis. Subvitaminosis. Hipovitaminosis.

subvitrinal. Subvítreo. Debajo del vítreo.

subvolution. Subvolución. Operación de girar un colgajo.

subzigomatic. Subcigomático. Debajo del cigoma.

subzonal. Subzonal. Debajo de una zona (*pellucida,* p. ej.).

succagogue. Sucagogo. Estimulante de la secreción.

succedaneum. Sucedáneo. Medicamento que puede sustituirse por otro de propiedades semejantes.

succinate. Succinato. Sal del ácido succínico.

succinum. Succino. Ambar.

succinyl. Succinil. Radical del ácido succínico.

succynyl CoA. Succinil-CoA. Intermediario de alta energía formado en el ciclo de Krebs.

succorrhea. Sucorrea. Flujo excesivo de una secreción.

succubus. Súcubo. Monstruo imaginario, demonio.

succus. Jugo. Líquido derivado de un tejido vivo. || **gastric** —. J. gástrico.

succussion. Sucusión. Procedimiento para descubrir la presencia de líquido en el cuerpo.

Sucquet's canals. Canales de Sucquet. Comunicaciones existentes entre las pequeñas arterias y las venas.

sucrase. Sucrasa. Beta-fructofuranosidasa.

sucrate. Sucrato. Compuesto de una sustancia con sucrosa.

sucre. Azúcar. (V. *sugar.*)

sucrose. Sucrosa. Disacárido. F.: $C_{12}H_{22}O_{11}$.

sucrosemia. Sucrosemia. Presencia de sucrosa en sangre.

sucrosuria. Sucrosuria. Presencia de sucrosa en orina.

suction. Succión. Aspiración por medios mecánicos.

sudamen. Sudamen. Sudamina. Erupción vesiculosa por retención en las glándulas sudoríparas.

sudan. Sudán. Materia colorante.

sudanophil. Sudanófilo. Elemento que se tiñe con el sudán.

sudation. Sudoración. Excreción de sudor.

sudatorium. Sudorífico. Que produce sudor.

sudden. Súbito. Que ocurre de forma repentina.

Sudeck's atrophy. Atrofia de Sudeck. [P. H. M. Sudeck, cirujano alemán, 1866-1938.] Osteoporosis postraumática. || — **point.** Punto de S. Región del recto entre última arteria sigmoidea y bifurcación de hemorroidal superior.

Sudekc-Leriche syndrome. Síndrome de Sudeck-Leriche. [P. H. M. Sudeck; R. Leriche, cirujano francés, 1879-1955.] Osteoporosis postraumática asociada a vasospasmo.

sudor. Sudor. Perspiración.

sudoresis. Sudoresis. Diaforesis. Sudoración profusa.

sudoriferous. Sudoríparo. Que secreta sudor.

S

sudoriparous. Sudoríparo. (V. *sudoriferous.*)

sudorrhea. Sudorrea. Hiperhidrosis.

suet. Sebo. Grasa animal.

suffocant. Sofocante. Sustancia que causa sofocación.

suffocation. Sofocación. Asfixia, falta de respiración.

suffusion. Sufusión. Proceso de difusión. ‖ Hemorragia.

sugar. Azúcar. Carbohidrato de origen animal o vegetal.

suggestibility. Subestibilidad. Susceptibilidad anormal a la sugestión.

suggestible. Sugestionable. Anormalmente suceptible a la sugestión.

suggestion. Sugestión. Idea introducida desde el exterior de un sujeto. ‖ **hypnotic —.** S. hipnótica. ‖ **posthypnotic —.** S. posthipnótica.

suggillation. Sugilación. Esquimosis. ‖ Lividez cadavérica.

suicidal. Suicida. Persona que atenta contra su propia vida.

sulcus. Surco. Término general para designar una depresión, especialmente en la superficie del cerebro. Cisura, fisura, hendidura y surco. ‖ **calcarine.** Calcarina o hipocampo menor. ‖ **callosal.** Callosomarginal. ‖ **centralis.** Central o de Rolando. ‖ **centralis insular.** Central insular. ‖ **cingulate.** Cínguli o callosomarginal. ‖ **collateral.** Colateral. ‖ **dentate.** Dentada, cisura del hipocampo. ‖ **ethmoidal.** Etmoidal. ‖ **frontal.** Frontal. ‖ **hippocampal.** Del hipocampo. ‖ **hypothalamic.** Hipotalámica. ‖ **intermedius.** Intermedia. ‖ **interparietal.** Interparietal. ‖ **lateral.** Lateral. ‖ **limitans.** Limitante. ‖ **lunate.** Lunada. ‖ **marginal.** Marginal. ‖ **occipital.** Occipital. ‖ **of cerebrum.** Del cerebro. ‖ **olfactorius.** Olfatoria. ‖ **olfactory.** Olfatoria. ‖ **orbital.** Orbitaria. ‖ **paracentral.** Paracentral. ‖ **parieto-occipital.** Parietoocipital. ‖ **post-central.** Postcentral. ‖ **precentral.** Precentral. ‖ **rhinal.** Rinal. ‖ **sagittal.** Sagital. ‖ **scleral.** Esclerótica. ‖ **subparietal.** Subparietal. ‖ **temporal.** Temporal. ‖ **terminalis.** Terminal. ‖ **tympanicus.** Timpánica. ‖ **valleculae.** Vallécula.

sulfacetamide. Sulfacetamida. Sulfonamida utilizada en la infección urinaria. F.: $C_8H_{10}N_2O_3S$.

sulfadiazine. Sulfadiacina. Sulfonamida útil para el tratamiento de infecciones. F.: $C_{10}H_{10}N_4O_2S$.

sulfaguanidine. Sulfaguanidina. Sulfonamida utilizada en infecciones del aparato digestivo. F.: $C_7H_{10}N_4O_2S$.

sulfanilamide. Sulfanilamida. Potente antibacteriano. F.: $NH_2 • C_6H_4 • SO_2NH_2$.

sulfapyridine. Sulfapiridina. Compuesto antibacteriano.

sulfatase. Sulfatasa. Enzima que hidroliza los ésteres del ácido sulfúrico.

sulfate. Sulfato. Sal del ácido sulfúrico.

sulfatemia. Sulfatemia. Presencia de sulfatos en la sangre.

sulfathiazole. Sulfatiazol. Agente antibacteriano.

sulfatide. Sulfátido. Clase de cerebrósido de las fibras nerviosas mielínicas.

sulfinpyrazone. Sulfinpirazona. Usada en el tratamiento de la gota. F.: $C_{23}H_{20}N_2O_3S$.

sulfite. Sulfito. Sal del ácido sulfuroso.

sulfmethemoglobin. Sulfahemoglobina. Sustancia verdosa derivada de la hemoglobina.

sulfobromophtahalein. Sulfobromoftaleína. Sustancia soluble en agua, utilizada para la determinación de la prueba de función hepática. F.: $C_{20}H_8Br_4Na_2O_{10}S_2$.

sulfona. Sulfona. Radical SO_2. Utilizado en la leproterapia.

sulfonamide. Sulfonamida. Compuestos utilizados en el tratamiento de infecciones bacterianas. Grupo químico: SO_2NH.

sulfonammidotherapy. Sulfonamidoterapia. Tratamiento con sulfonamidas.

sulfur. Azufre. Elemento no metálico, de símbolo S.

sulfurated. Que contiene azufre o sulfuro.

sulindac. Sulindac. Sustancia utilizada como antiinflamatorio. F.: $C_{20}H_{17}FO_3S$.

sulpiride. Sulpiride. Antidepresivo. F.: $C_{15}H_{23}N_3O_4S$.

summation. Sumación. Efecto acumulativo de cierto número de estímulos, aplicados al nervio, músculo, etc.

Sumner's sign. Signo de Sumner. [F. W. Sumner, cirujano inglés contemporáneo.] Aumento de tensión de los músculos abdominales en diversos procesos.

sunburn. Lesión cutánea por exposición excesiva al sol.

sunstroke. Insolación. Situación producida por excesiva exposición al sol.

superabduction. Superabducción. Abducción excesiva.

superacid. Superácido.

superactivity. Superactividad. Actividad excesiva.

superciliary. Superciliar. Relativo a la región ciliar.

supercilium. Ceja.

superdistention. Superdistensión. Distensión excesiva.

superego. Superego. Parte de la psique con componentes del *id* y el *ego*, que vigila a ambos constantemente.

superexcitation. Superexcitación. Excitación excesiva.

superextensión. Superextensión. Extensión excesiva.

superfecundation. Superfecundación. Fertilización de dos o más huevos durante el mismo proceso ovulatorio.

superfetation. Superfetación. Fecundación sucesiva de dos o más óvulos de distintos periodos menstruales.

superficial. Superficial. Relativo a la superficie.

superflexión. Superflexión. Flexión excesiva.

superfunction. Superfunción. Hiperactividad.

superfusión. Superfusión. Aplicación. Aplicar un líquido en la superficie de un órgano o tejido.

superimpregnation. Superimpregnación. Superfetación.

superinfection. Superinfección. Infección nueva que surge en el curso del tratamiento.

superinvolution. Involución prolongada del útero después del parto.

superior. Superior. Situado encima.

superlactation. Superlactación. Hiperlactación.

superlethal. Superletal. Más que suficiente para causar la muerte.

supermedial. Supermediano. Encima de la parte media.

supermotility. Supermotilidad. Motilidad o movilidad excesiva.

supernormal. Supernormal. Más de lo normal.

supernumerary. Supernumerario. En número mayor de lo normal..

supernutrition. Supernutrición. Alimentación excesiva.

superolateral. Superolateral. Encima y en posición lateral.

superovulation. Superovulación. Aceleración de la ovulación.

supersaturate. Supersaturado. Saturado con exceso.

supersecretion. Supersecreción. Secreción excesiva.

supervention. Supervención. Desarrollo de un proceso, añadido a otro ya existente.

supervirulent. Supervirulento. Excesivamente virulento.

supervoltage. Supervoltaje. Voltaje muy alto.

supination. Supinación. Acto de asumir la forma supina.

supplemental. Suplementario. Que sirve como suplemento o adición.

supplementary. Accesorio. (V. *accessory.*)

support. Sostén. Que mantiene en posición.

suppository. Supositorio. Medicación que se introduce por vía rectal.

suppresion. Supresión. Súbito cese de la secreción. || En psicoanálisis, supresión consciente de deseos inaceptables para la conciencia.

suppurant. Supurante. Que causa supuración. || Caracterizado por presentar supuración.

suppuration. Supuración. Formación de pus.

suppurative. Supurativo. Que produce pus, o asociado con supuración.

supra-. Supra-.Prefijo que significa «encima», «superior».

supra-acromial. Supraacromial. Encima del acromion.

supra-auricular. Supraauricular. Encima del oído.

suprachoroid. Supracoroideo. Encima de la coroides.

supraclavicular. Supraclavicular. Encima de la clavícula.

supracondylar. Supracondíleo. Encima del cóndilo o cóndilos.

supracostal. Supracostal. Encima de las costillas.

supracotyloid. Supracotiloideo. Encima de la cavidad glenoidea.

supraglottic. Supraglótico. Encima de la glotis.

suprahepatic. Suprahepático. Encima del hígado.

suprahyoid. Suprahioideo. Encima del hioides.

suprainguinal. Suprainguinal. Encima de la ingle.

supraliminal. Supraliminal. Por encima del limen de sensación.

supralumbar. Supralumbar. Encima de la región lumbar.

supramalleolar. Supramaleolar. Encima de un maléolo.

supramammary. Supramamario. Encima de la glándula mamaria.

supramandibular. Encima de la mandíbula.

supramarginal. Supramarginal. Encima de un margen.

supramastoid. Supramastoideo. Encima del proceso mastoideo.

supramaxillary. Supramaxilar. Encima del maxilar. || Maxilar superior.

supranasal. Supranasal. Encima de la nariz.

supraoccipital. Supraoccipital. Encima del occipucio.

supraorbital. Supraorbital. Encima de la órbita.

suprapatellar. Suprapatelar. Suprarrotuliano.

suprapelvic. Suprapélvico. Encima de la pelvis.

suprapontine. Suprapontino. Encima del puente de Varolio.

suprapubic. Suprapúbico. Encima del pubis.

suprarenal. Suprarrenal. Encima del riñón. || Relativo a la glándula suprarrenal.

suprarenalectomy. Suprarrenalectomía. Adrenalectomía.

suprarenalemia. Suprarrenalemia. Aumento de hormonas suprarrenales en sangre.

suprarenalism. Suprarrenalismo. Aumento de la actividad suprarrenal.

suprarenoma. Suprarrenoma. Tumor derivado del tejido suprarrenal.

suprascapular. Supraescapular. Encima de la escápula.

suprascleral. Supraesclerótico. Encima de la esclerótica.

suprasellar. Supraselar. Encima de la silla turca.

suprasental. Supraseptal. Encima de un tabique o septo.

supraspinal. Supraspinal. Encima de la columna vertebral.

supraspinous. Supraspinoso. Encima de las apófisis espinosas.

suprasternal. Suprasternal. Encima del esternón.

suprasylvian. Suprasilviano. Encima de la cisura de Silvio.

supratemporal. Supratemporal. Encima de la región temporal.

suprathoracic. Supratorácico. Encima del tórax.

supratonsillar. Supratonsilar. Encima de las amígdalas.

supratrochlear. Supratroclear. Encima de la tróclea.

supraumbilical. Supraumbilical. Encima del ombligo.

supravaginal. Supravaginal. Encima de la vagina.

supraventricular. Supraventricular. Encima de un ventrículo.

sura. Sura. Pantorrilla.

sural. Sural. Relativo a la pantorrilla.

suralimentation. Suralimentación. Hiperalimentación.

surditas. Sordera. (V. *deafness.*)

surdity. Sordera. (V. *deafness.*)

S

surface. Superficie. Aspecto externo de un objeto. Parte exterior. ‖ **basal** —. S. basal. ‖ **inferior** —. S. inferior. ‖ **lateral** —. S. lateral.

surfactant. Sufactante. En fisiología pulmonar, mezcla de fosfolípidos segregados por las células alveolares tipo II.

surgeon. Cirujano. Médico especialista en cirugía.

surgery. Cirugía. Rama de la medicina que trata de las enfermedades mediante métodos quirúrgicos.

surgical. Quirúrgico. Corregible mediante cirugía.

surmountable antagonism. Antagonismo superable; cuando la respuesta máxima de un agonista puede alcanzarse en presencia de un antagonista.

surrogate. Reemplazar. Sustituir.

sursumduction. Sursunducción. Acción de llevar hacia arriba.

sursumvergence. Sursunvergencia. Estrabismo hacia arriba.

sursumversion. Sursunversión. Versión hacia arriba.

surveillance. Vigilancia. Observación atenta y continua.

susceptibility. Susceptibilidad. Propiedad natural o adquirida de recibir modificaciones.

suscitation. Suscitación. Excitación.

suspended heart syndrome. Síndrome de Evans-Lloyd-Thomas. Anomalía postural del corazón que alguna vez conduce a una estenocardia; es reconocible radiológicamente por la aparición en ambos diámetros transversos de una separación entre el borde cardíaco inferior y el diafragma, y por la visualización de la vena cava inferior en la inspiración profunda. En el electrocardiograma se manifiesta por T negativa y descenso de PQ y ST en las derivaciones II y III, con P normal.

suspensión. Suspensión. Cesación temporal de un proceso vital. ‖ Tratamiento de ciertas afecciones vertebrales. ‖ Estado de las partículas en un líquido. ‖ **cephalic** —. S. cefálica. ‖ **colloid** —. S. coloide.

suspensory. Suspensorio. Ligamento, hueso, músculo que sostienen una parte u órgano. ‖ Vendaje que sostiene el escroto y su contenido.

sustained release formulation. Sustancia de liberación retardada. Fármaco que se va liberando gradualmente.

sustentaculum. Sustentáculo. Soporte.

Sutton's disease. Enfermedad de Sutton. [R. L. Sutton, dermatólogo norteamericano, n. en 1908.] Periadenitis mucosa necrótica recurrente.

Sutton's nevus. Nevo de Sutton. [R. L. Sutton, dermatólogo norteamericano, 1878-1952.] *Halo nevus.*

suture. Sutura. Articulación fibrosa entre los huesos del cráneo. ‖ Cosido quirúrgico. ‖ **continuous** —. S. continua. ‖ **coronal** — S. coronal. ‖ **cranial** —. S. craneal. ‖ **ethmolacrimal** —. S. etmolacrimal. ‖ **frontoethmoid** —. S. frontoetmoidal. ‖ **frontolacrimal** —. S. frontolagrimal. ‖ **frontomaxillary** —. S. frontomaxilar. ‖ **frontonasal** —. S. frontonasal. ‖ **interalveolar** —. S. interalveolar. ‖ **intermaxilliary** —. S. intermaxilar. ‖ **internasal** —. S. internasal. ‖ **interpremaxillary** —. S. interprema-

xilar. ‖ **Jarmer's** —. S. de Jarmer. ‖ **lambdoid** —. S. lambdoidea. ‖ **maxillaryethmoid** —. S. etmoidomaxilar. ‖ **maxillary-lacrimal** —. S. lagrimomaxilar. ‖ **maxillary-premaxillary** —. S. maxilopremaxilar. ‖ **median palatine** —. S. palatina media. ‖ **metopic** —. S. metópica. ‖ **nasofrontal** —. S. nasofrontal. ‖ **nasomaxillary** —. S. nasomaxilar. ‖ **neurocentral** —. S. neurocentral. ‖ **occipitomastoid** —. S. occipitomastoidea. ‖ **palatine** —. S. palatina. ‖ **parietomastoid** —. Parietomastoidea. ‖ **petrosquamous** —. S. petroscamosa. ‖ **premaxillary maxillary** —. S. premaxilomaxilar. ‖ **sagital** —. S. sagital. ‖ **sphenoethmoidal** —. S. esfenoetmoidal. ‖ **sphenofrontal** —. S. esfenofrontal. ‖ **spheno-orbital** —. S. esfenoorbital. ‖ **sphenoparietal** —. S. esfenoparietal. ‖ **sphenosquamosal** — S. Esfenoescamosa. ‖ **sphenozygomatic** —. S. esfenocigomática. ‖ **squamomastoid** —. S. escamomastoidea. ‖ **transversepalatine** —. S. transversopalatina. ‖ **zygomaticofrontal** —. S. cigomaticofrontal. ‖ **zygomaticomaxillary** —. S. cigomaticomaxilar. ‖ **zygomaticotemporal** —. S. cigomaticotemporal.

Suzanne's gland. Glándula de Suzanne. [J. G. Suzanne, médico francés, n. en 1859.] Glándula mucosa que se encuentra en el suelo de la boca, junto a la línea media.

SV. Abreviatura de *stroke volume, sinus venous* y de *simian virus.*

S value. Valor S. Unidad Svedberg. Denota el coeficiente de una proteína, determinado habitualmente por ultracentrifugación analítica.

swab. Escobón. Estropajo.

sweat. Sudar. Transpirar. ‖ Sudor.

Sweet syndrome. Síndrome de Sweet. Dermatosis febril aguda neutrófila, reacción vasculítica general con fiebre alta y lcucocitosis, a la que se añade, después de aproximadamente una semana, una erupción cutánea de placas elevadas, edematosas y dolorosas, de color rojo intenso, y con menor frecuencia vesículas o póstulas. Se acompaña de neutrofilia hística y circulante.

swelling. Tumefacción. Aumento anormal de una parte, no causada por crecimiento celular. ‖ Eminencia, elevación.

Sweyer-James syndrome. Síndrome de Sweyer-James-McLeod. Hiperclaridad pulmonar unilateral. Puede deberse a la hipoplasia de la arteria pulmonar.

Swift's disease. Enfermedad de Swift. [H. Swift, médico australiano contemporáneo.] Acrodinia.

swon. Síncope.

sycosis. Sicosis. Inflamación de los folículos pilosos.

Sydenham's chorea. Corea de Sydenham. [Th. Sydenham, médico inglés, 1624-1689.] Corea menor.

syllepsiology. Silepsiología. Suma de conocimientos relativos al embarazo.

syllepsis. Silepsis. Embarazo.

Sylvest disease. Enfermedad de Sylvest. [E. Sylvest, médico noruego, 1880-1931.] Pleurodinia epidémica.

Sylvian aqueduct. Acueducto de Sylvian. [F. Sylvian, anatomista holandés, 1614-1672.] Acueducto del cerebro.

symbiosis. Simbiosis. Asociación de dos organismos para beneficio mutuo.

symblepharon. Simbléfaron. Adherencia entre la conjuntiva tarsal y la conjuntiva bulbar.

symbol. Símbolo. Carácter que representa alguna cualidad o relación. ‖ **phallic** —. S. fálico.

symbolia. Simbolía. Habilidad para reconocer la naturaleza y significado de los objetos.

symbolism. Simbolismo. Situación mental anormal. ‖ Término psicoanalítico.

symbrachydactylia. Simbraquidactilia. Dedos cortos y adherentes.

symbrachydactyly. Simbraquidactilia. (V. *symbrachydactylia.*)

Syme's operation. Operación de Syme. [J. Syme, cirujano escocés, 1799-1870.] Uretrotomía externa. ‖ Resección de la rodilla por incisión anterior en forma de «hache».

Symington's body. Cuerpo de Symington. [J. Symington, anatomista escocés, 1851-1924.] Masa fibromuscular situada en el peritoneo, entre el cóccix y el ano.

symmelia. Simelia. Fusión de pies y piernas. Sin.: Simpodia.

Symmers' disease. Enfermedad de Symmers. [D. Symmers, médico norteamericano, 1879-1952.] Linfoma folicular gigante.

symmetry. Simetría. Disposición igual de partes respecto a un eje.

sympathectomy. Simpatectomía. Resección quirúrgica de una parte del simpático.

sympathetic. Simpático. Nervio simpático. Sistema simpático.

sympatheticotonia. Simpaticotonía. Situación en que el sistema simpático predomina.

sympathetoblast. Simpatoblasto. Célula embrionaria del simpático.

sympathicoblastoma. Simpaticoblastoma. Neuroblastoma simpático maligno.

sympathicopathy. Simpaticopatía. Enfermedad por alteración del sistema simpático.

sympathicotripsy. Simpaticotripsia. Aplastamiento quirúrgico de un nervio, ganglio o plexo simpático.

sympathicotropic. Simpaticotrópico. Con afinidad por el sistema nervioso simpático.

sympathin. Simpatina. Mediador neurohormonal de los impulsos nerviosos simpáticos.

sympathogonia. Simpatogonía. Simpatoblasto.

sympatholytic. Simpatolítico. Opuesto a simpaticomimético.

sympathomimetic. Simpaticomimético. Con acción análoga a la de estimulación de las fibras adrenérgicas del simpático.

sympathy. Simpatía. Influencia producida en un organismo por alteración en otra parte.

symphalangia. Sinfalangia. Sinfalangismo. Fusión de las falanges contiguas.

symphysiectomy. Sinfisiectomía. Resección de la sínfisis del pubis.

symphysiolysis. Sinfisiólisis. Separación o destrucción de una sínfisis, especialmente la del pubis.

symphysiorrhaphy. Sinfisiorrafia. Sutura de una sinfisis separada.

symphysiotomy. Sinfisiotomía. División quirúrgica del fibrocartílago de la sínfisis del pubis.

symphysis. Sínfisis. Línea de unión. ‖ — **pubis.** S. púbica.

symphytum. *Symphytum.* Género de plantas pertenecientes a las borragíneas.

sympodia. Simelia. Fusión de pies y piernas.

symptom. Síntoma. Evidencia subjetiva de enfermedad, percibida por el paciente.

symptomatic. Sintomático. De la naturaleza del síntoma.

symptomatology. Sintomatología. Rama que trata de los síntomas.

sympus. Feto que presenta sirenomelia.

syn-. Syn-. Prefijo que significa «unión», «asociación».

synadelphus. Sinadelfo. Monstruo con una sola cabeza y tronco y miembros dobles.

synalgia. Sinalgia. Dolor en un sitio lejano al excitado.

synanthema. Sinantema. Erupción local.

synapse. Sinapsis. Lugar de comunicación entre las neuronas. ‖ **axoaxonic** —. S. axoaxónica. ‖ **axo-dendritic** —. S. axodentrítica. ‖ **dendrodendritic** —. S. dendrodendrítica.

synaptase. Sinaptasa. Emulsina.

synaptic. Sináptico. Relativo a la sinapsis.

synarthrodia. Sinartrodia. (V. *synarthrosis.*)

synarthrosis. Sinartrosis. Articulación en que los elementos óseos están unidos por tejido fibroso.

synathroisis. Hiperemia local, congestión.

syncaine. Hidrocloruro de procaína.

syncanthus. Sincanto. Adherencia del globo ocular a las estructuras orbitarias.

syncaryon. Sincarion. Núcleo formado por fusión de dos pronúcleos.

syncelom. Sinceloma. Cavidades periviscerales del cuerpo consideradas como una estructura.

syncephalus. Sincéfalo. Monstruo doble con las cabezas y troncos fusionados.

synchilia. Sinquilia. Adherencia congénita de los labios.

synchiria. Sinquiria. Situación en que la sensación por estímulo aplicado a un lado es referida en ambos lados.

syncholia. Sincolia. Secreción de sustancias de origen exógeno en la bilis.

synchondrosis. Sincondrosis. Tipo de articulación cartilaginosa temporal.

synchondrotomy. Sincondrotomía. Escisión de la sínfisis del pubis o de otra sincondrosis.

synchronism. Sincronismo. Ocurrencia en el mismo tiempo.

S

synchronous. Sincrónico. Que ocurre al mismo tiempo.

synchysis. Sínquisis. Fluidificación del humor vítreo.

synclitism. Sinclitismo. Paralelismo entre los planos de la cabeza fetal y los de la pelvis.

synclonus. Sinclono. Temblor muscular o contracción clónica simultánea de varios músculos.

syncopal. Sincopal. Caracterizado por la existencia de síncope.

syncope. Síncope. Suspensión temporal de la consciencia, debida a isquemia cerebral generalizada. ‖ **cardiac** —. S. cardiaco. ‖ **postural** —. S. postural. ‖ **vasovagal** —. S. vasovagal.

syncytial. Sincitial. Relativo a un sincitio.

syncytioma. Sincitioma. Endometritis sincitial. ‖ — **malignum.** Coriocarcinoma.

syncytiotoxin. Sincitiotoxina. Toxina con acción específica sobre la placenta.

syncytioid. Sincitioide. Semejante a un sincitio.

syncytium. Sincitio. Masa protoplásmica multinucleada.

syndactylia. Sindactilia. Adherencia entre dos dedos adyacentes. ‖ **complete** —. S. completa. ‖ **complicated** —. S. complicada. ‖ **simple** —. S. simple.

syndactyly. Sindactilia. (V. *syndactylia.*)

syndectomy. Sindectomía. (V. *peritectomy.*)

syndelphus. Sindelfo. (V. *synadelphus.*)

syndesis. Sindesis. Artrodesis. ‖ Sinapsis.

syndesmectomy. Sindesmectomía. Escisión de un ligamento o de una porción.

syndesmitis. Sindesmitis. Inflamación de uno o más ligamentos.

syndesmo-. Sindesmo-. Prefijo que significa «ligamento» o «conjuntiva».

syndesmography. Sindesmografía. Descripción de los ligamentos.

syndesmology. Sindesmología. Estudio científico de los ligamentos.

syndesmoma. Sindesmoma. Tumor de tejido conectivo.

syndesmopexy. Sindesmopexia. Fijación quirúrgica de una luxación utilizando los ligamentos de la articulación.

syndesmophyte. Sindesmófito. Excrecencia ligamentosa.

syndesmoplasty. Sindemoplastia. Operación quirúrgica sobre un ligamento.

syndesmorrhaphy. Sindesmorrafia. Sutura o reparación de un ligamento.

syndesmosis. Sindesmosis. Sínfisis por medio de membranas interóseas o ligamentos.

syndesmotomy. Sindesmotomía. Sección de un ligamento.

syndrome. Síndrome. Serie de síntomas que componen una situación clínica. En genética, combinación de manifestaciones fenotípicas.

syndrome of abscess without abscess. Síndrome de Borries. Encefalitis limitada a las proximidades del oido interno, hemorrágica, no purulenta, acompañada de fiebre alta y que se presenta en caso de inflamación serosa o purulenta del oido medio, con papila congestiva unilateral.

syndrome of bizarre vertebral anomalies. Síndrome de Lavy-Palmer-Merrit. Síndrome con malformaciones vertebrales poco frecuentes; polidispondilismo.

syndrome of cholecystohepatic flexure adhesions. Síndrome de Verbrycke. Adhesiones entre vesícula biliar y ángulo cólico derecho que producen, de forma recidivante, dolores en hipocondrio derecho, meteorismo, flatulencia y malestar general.

syndrome of Petges-Cléjat. Enfermedad de Petges-Cléjat (—Jacobi). Poiquilodermatomiositis, dermatitis atrófica reticular: Se presenta con fiebre y miositis generalizada. Posiblemente es una forma especial de la dermatomiositis.

synecheterotomy. Sinequeterotomía. Sección de adherencias intestinales.

synechia. Sinequia. Adhesión de partes, especialmente del iris con la córnea y el cristalismo.

synechotomy. Sinecotomía. Sección de una sinequia.

synecology. Sinecología. Estudio del medio ambiente de los organismos.

synencephalocele. Sinencefalocele. Encefalocele con adherencia de partes adyacentes.

synencephaly. Sinencefalia. Monstruo con dos cuerpos y una sola cabeza.

syneresis. Sinéresis. Contracción de un gel.

synergy. Sinergia. Cooperación de dos o más estructuras o drogas sobre una parte.

synesthesia. Sinestesia. Sensación secundaria que acompaña una percepción.

syngamus. *Syngamus.* Género de gusano nematodo.

syngamy. Singamia. Reproducción sexual. ‖ Unión de dos gametos.

syngenesis. Singénesis. Descendencia de un ancestro común.

synizesis. Sinicesis. Oclusión. ‖ Periodo de acumulación de cromatina nuclear en la mitosis.

synkaryon. Sincarión. Núcleo producido por la fusión de dos pronúcleos en la cariogamia.

synkinesis. Sincinesia. Asociación de movimientos. Movimiento involuntario de una parte, que acompaña el movimiento intencional de otra.

synneurosis. Sinneurosis. (V. *syndesmosis.*)

synocha. Fiebre continua.

synophrys. Sinofris. Unión de las cejas.

synophthalmia. Sinoftalmía. Fusión de los dos ojos en uno, de forma más o menos completa.

synophthalmus. Sinoftalmo. Cíclope.

synopsy. Sinopsis. Forma de sinestesia en que los colores se asocian a ciertos tonos.

synorchism. Sinorquismo. Fusión de los dos testículos.

synoscheos. Sinósqueo. Adherencia del pene al escroto.

synosteology. Sinosteología. Artrología.

synosteotomy. Sinosteotomía. Sección de las articulaciones.

synostosis. Sinóstosis. Unión entre huesos adyacentes.

synotus. Sinoto. Monstruo con las orejas unidas.

synovectomy. Sinovectomía. Escisión de la membrana sinovial.

synovia. Sinovia. Líquido transparente de las cavidades articulares.

synovial. Sinovial. Relativo a la sinovia.

synovin. Sinovina. Mucina de la sinovia.

synovioblast. Sinovioblasto. Fibroblasto de la membrana sinovial.

synoviocyte. Sinoviocito. Célula de la membrana sinovial.

synovioma. Sinovioma. Tumor originado en la membrana sinovial.

synoviparus. Sinovíparo. Productor de sinovia.

synovitis. Sinovitis. Inflamación de la membrana sinovial.

synovium. Membrana sinovial.

syntaxis. Sintaxis. Articulación.

syntenosis. Sintenosis. Articulación rodeada de tendones.

synteresis. Sinteresis. Tratamiento preventivo. Profilaxis.

syntexis. Sintexis. Emaciación.

synthermal. Sintérmico. Que tiene la misma temperatura.

synthescope. Sintescopio. Instrumento para observar los efectos visibles del contacto entre dos líquidos.

syhnthesis. Síntesis. Producción artificial de un compuesto químico por la reunión de sus elementos.

synthetase. Sintetasa. Ligasa.

synthetic. Sintético. De la naturaleza de la síntesis.

synthetism. Sintetismo. Tratamiento completo de las fracturas.

syntopy. Sintopia. Posición relativa de los órganos.

syntripsis. Sintripsis. Fractura conminuta.

syntrophus. Sintrófico. Congénito.

syntropic. Sintrópico. En la misma dirección (costillas, vértebras, p. ej.).

synulosis. Sinulosis. Cicatrización completa.

syphilid. Sifílide. Lesión cutánea de la sífilis secundaria.

syphilis. Sífilis. Enfermedad transmitida por contagio venéreo, causada por el *Treponema pallidum.* || **congenital** —. S. congénita. || **cerebrospinal** —. S. cerebrospinal. || **latent** —. S. latente. || **nonvenereal** —. S. no venérea. || **secondary** —. S. secundaria. || **tertiary** —. S. terciaria.

syphilitic. Sifilítico. Relativo a la sífilis.

syphiloma. Sifiloma. Goma sifilítico.

syphilophobia. Sifilofobia. Temor patológico a la sífilis.

syphilopsychosis. Sifilopsicosis. Enfermedad mental sifilítica.

syphilosis. Sifilosis. Enfermedad sifilítica generalizada.

syr. Abreviatura de *syrup.*

syrigmus. Sirigmo. Silbido de oídos.

syringe. Jeringa. Instrumento para inyectar líquidos.

syringectomy. Siringectomía. Escisión de las paredes de una fístula.

syringitis. Siringitis. Inflamación del conducto auditivo.

syringo-. Siringo-. Prefijo que significa «tubo», «fístula», «trompa».

syringobulbia. Siringobulbia. Presencia de cavidades en el bulbo raquídeo.

syringocele. Espina bífida con una cavidad en la zona de protrusión o hernia.

syringocystadenoma. Siringocistoadenoma. Adenoma de las glándulas sudoríparas.

syringocystoma. Siringocistoma. Tumor quístico de las glándulas sudoríparas.

syringoencephalia. Siringoencefalia. Formación de cavidades anormales en la sustancia cerebral.

syringoid. Siringoide. Semejante a un tubo.

syringomyelia. Siringomielia. Presencia de cavidades anormales en la médula espinal.

syringomyelitis. Siringomielitis. Inflamación de la médula espinal con formación de cavidades.

syringomyelocele. Siringomielocele. Hernia de la médula espinal que comunica con el conducto central de la médula.

syringomyelus. Siringomielo. Dilatación del conducto central de la médula espinal y conversión de la sustancia gris en tejido conectivo.

syringotomy. Siringotomía. Incisión de una fístula.

syrinx. Siringo. Término que significa «fístula».

syrup. Jarabe. Solución en agua con azúcar de sustancias medicinales.

syssarcosis. Sisarcosis. Unión de huesos por medio de músculos.

syssomus. Sisomo. Monstruo doble con fusión de los cuerpos e independencia de las cabezas.

systaltic. Sistáltico. Que se contrae y expansiona de forma alternante.

system. Sistema. Serie de partes interconectadas. || **cardiovascular** —. S. cardiovascular. || **chemoreceptor** —. S. quimiorreceptor. || **complement** —. S. de complemento. || **conduction** —. S. de conducción. || **extrapyramidal** —. S. extrapiramidal. || **glandular** —. S. glandular. || **lymphatic** —. S. linfático. || **reticuloendothelial** —. S. reticuloendotelial || **vascular** —. S. vascular.

systematic. Sistemático. Relativo al sistema.

systemic. Sistémico. Que afecta al organismo en su conjunto.

systole. Sístole. Periodo de contracción cardiaco.

systolic. Sistólico. Relativo a la sístole.

systolometer. Sistolómetro. Instrumento para determinar la calidad de los ruidos cardiacos.

systremma. Sistrema. Calambre de los músculos de las pantorrillas.

syzygy. Sicigio. Fusión de órganos sin pérdida de su identidad.

Szabo's test. Prueba de Szabo. [D. Szabo, médico húngaro, 1856-1918.] Para determinar el ClH del estómago.

S

T. Abreviatura de *temperature, temporal, thoracic, tension intraocular.* ‖ En génetica, signo de traslocación.

T₃. Triyodotironina.

T₄. Tetrayodotironina (tiroxina).

T-1824. Azul de Evans.

Ta. Abreviatura de *alkaline tuberculin,* de *toxinantitoxin, transplantation antigens.* ‖ Símbolo químico del tántalo.

tabacosis. Tabacosis. Intoxicación por tabaco.

tabanus. Tábano. Género de insectos.

tabaquism. Tabaquismo. Situación producida por consumo exagerado de tabaco. Nicotismo.

tabatière anatomique. Tabaquera anatómica. Hueco en la base del primer metacarpiano.

tabella. Tabella. Pastilla.

tabes. Tabes. Atrofia progresiva. ‖ — **dorsalis.** T. dorsal.

tabetic. Tabético. Afectado por tabes.

tabetiform. Tabetiforme. Semejante a la tabes.

tabification. Tabificación. Emaciación.

table. Tabla. Superficie externa.

tablet. Tableta. Pastilla, comprimido.

taboparalysis. Taboparálisis. Taboparesis. Demencia paralítica concomitante con tabes dorsal.

taboparesis. Taboparálisis. (V. *taboparalysis.*)

TAC. Abreviatura de *T cell activation receptor.*

tachistoscope. Taquistoscopio. Tipo de estereoscopio.

tachogram. Tacograma. Registro gráfico de la velocidad de la corriente sanguínea.

tachy-. Taqui-. Prefijo que significa «rápido».

tachyarrhythmia. Taquiarritmia. Arritmia con taquicardia.

tachycardia. Taquicardia. Excesiva rapidez de la acción cardiaca. ‖ **atrial** —. T. auricular. ‖ **junctional** —. T. de la unión. ‖ **paroxysmal** —. T. paroxística. ‖ **reflex** —. T. refleja. ‖ **supraventricular** —. T. supraventricular. ‖ **ventricular** —. T. ventricular.

tachylalia. Taquilalia. Lenguaje muy rápido.

tachymeter. Taquímetro. Instrumento para medir la rapidez de los movimientos corporales.

tachyphagia. Taquifagia. Hábito de comer muy deprisa.

tachyphrasia. Taquifrasia. Volubilidad extrema en el lenguaje.

tachyphrenia. Taquifrenia. Hiperactividad mental.

tachyphylaxis. Taquifilaxia. Inmunización rápida contra un veneno, por inyección previa de pequeñas dosis del mismo. ‖ Descenso de la respuesta terapéutica.

tachypnea. Taquipnea. Respiración excesivamente rápida.

tactile. Táctil. Relativo al tacto.

tactometer. Tactómetro. Instrumento para medir la agudeza del sentido del tacto.

taedium. Tedio. Aburrimiento. Fastidio.

taenia. Tenia. Gusano de la familia *Taeniidae.*

taeniacide. Tenicida. Que destruye tenias o gusanos.

taeniafuge. Tenífugo. Que provoca la expulsión de las tenias.

taeniform. Teniforme. Semejante a una tenia o cinta.

taeniola. Teniola. Tenia pequeña.

TAF. Abreviatura de *T cell-activating factor.*

tag. Apéndice pequeño.

tail. Tallo. Apéndice. Cola.

Taillefer's valve. Válvula de Taillefer. [L. A. H. T. Taillefer, médico francés, 1802-1868.] En el conducto nasolagrimal.

Takata-Ara test. Prueba de Takata-Ara. [M. Takata, patólogo japonés, n. en 1892; K. Ara, patólogo, japonés contemporáneo.] Para detectar la sífilis en el líquido cefalorraquídeo.

Takayasu's disease. Enfermedad de Takayasu. [Mishishige Takayasu, médico japonés, n. en 1872.] Síndrome del cayado aórtico.

talalgia. Talalgia. Dolor en el talón.

talantropia. Talantropia. Nistagmus.

talc. Talco. Silicato de magnesio reducido a polvo fino.

talipedic. Talipédico. Pie contrahecho o que lo tiene.

talipes. Talipes. Pie zambo o contrahecho en general. ‖ — **calcaneus.** P. calcáneo. ‖ — **calcaneo valgus.** P. calcaneovalgo. ‖ — **cavus.** P. cavus. ‖ — **equinovalgus.** P. equinovalgo. ‖ — **equinovarus.** P. equinovaro. ‖ — **equinus.** P. equino.

talipomanus. Talipomano. Mano contrahecha en flexión o en aducción.

tallow. Sebo.

Talma's disease. Enfermedad de Talma. [S. Talma, médico holandés, 1847-1918.] Miotonía adquirida. ‖ — **operation.** Operación de T. Formación de adherencias artificiales entre el hígado y el bazo, epiplón, y pared abdominal, en la ascitis por cirrosis.

talocalcaneal. Talocalcáneo. Relativo al astrágalo y el calcáneo.

talocrural. Talocrural. Relativo al astrálogo y los huesos de la pierna.

talofibular. Taloperoneal. Relativo al astrágolo y el peroné.

talonavicular. Talonavicular. Relativo al astrágolo y el escafoides.

talotibial. Talotibial. Relativo al astrágalo y la tibia.

talpa. Talpa. Quiste subcutáneo en la cabeza.

talus. Talus. Talón.

TAM. Abreviatura de *toxoid-antitoxoid mixture.*

tambour. Tambor. Instrumento para registrar variaciones de presión del aire. ‖ Tímpano.

tampon. Tapón. Masa de algodón, gasa, etc., empleado en cirugía para taponar.

tamponade. Tamponamiento. Utilizar un tapón en cirugía.

Tangier disease. Enfermedad de Tangier. Deficiencia de alfa-lipoproteína.

tank. Tanque. Receptáculo artificial para contener líquidos.

tannate. Tanato. Sal del ácido tánico.

tannin. Tanino. Acido tánico.

Tansini's sign. Signo de Tansini. [I. Tansini, cirujano italiano 1855-1943.] Abdomen hundido en el cáncer de píloro.

tantalum. Tántalo. Metal raro, de símbolo Ta.

T. antigens. Antígenos T. Antígenos tumorales, derivados probablemente de genoma viral, que están presentes sólo en las células neoplásicas infectadas.

tantrum. Berrinche.

tap. Drenar. Drenaje. Dejar salir un líquido por paracentesis. ‖ Punción.

tape. Cinta. ‖ **adhesive** —.C. adhesiva. ‖ **seteril** —. C. estéril.

tapeinocephaly. Tapinocefalia. Bóveda craneal en forma aplanada.

tapetum. Escritura de recubrimiento. Alfombra.

tapeworm. Gusano cestodo. Solitaria.

Tapia's syndrome. Síndrome de Tapia. [A. G. Tapia, otorrinolaringólogo español, 1875-1950.] Parálisis unilateral de la lengua y laringe, con disfonía y disfagia.

tapioca. Tapioca. Fécula alimenticia.

tapotage. Expectoración que sigue a la percusión en la fosa supraclavicular en la tuberculosis pulmonar.

tar. Alquitrán. Brea. Hulla. ‖ **coal** —. A. de hulla.

Tar's symptom. Síntoma de Tar. [A. Tar, médico húngaro, n. en 1886.] En los procesos infiltrativos del pulmón.

tarantism. Tarantismo. Especie de baile de San Vito.

tarantula. Tarántula. Araña venenosa.

taraxacum. *Taraxacum.* Planta compuesta de diente de león.

taraxy. Taraxis. Término de Novy para designar la anafilaxis.

Tardieu's spots. Manchas de Tardieu. [A. A. Tardieu, médico francés, 1818-1879.] Petequias cerca de la pleura, signo de sofocación y de otras entidades.

tardive diskynesia. Discinesia tardía. Trastorno del movimiento característico del tratamiento crónico con fármacos antagonistas de la dopmina.

tare. Tara. Peso del envase.

Tarnier's forceps. Fórceps de Tarnier. [E. S. Tarnier, obstetra francés, 1828-1897.] Fórceps con curvatura especial. ‖ — **sign.** Signo de T. Desaparación del ángulo uterino entre los segmentos superior e inferior, signo de aborto.

tarsadenitis. Tarsadenitis. Inflamación del tarso del párpado y de las glándulas de Meibomio.

tarsal. Tarsal. Relativo al tarso del párpado. ‖ Hueso del tarso.

tarsalgia. Tarsalgia. Dolor en el tarso.

tarsectomy. Tarsectomía. Escisión del tarso.

tarsectopia. Tarsectopia. Luxación del tarso.

tarsitis. Tarsitis. Inflamación del tarso. ‖ Blefaritis.

tarsocheiloplasty. Tarsoqueiloplastia. Cirugía plástica sobre los bordes palpebrales.

tarsoclasis. Tarsoclasis. Operación de fracturar los huesos del tarso.

tarsomalacia. Tarsomalacia. Reblandecimiento del tarso palpebral.

tarsometatarsal. Tarsometatarsiano. Relativo al tarso y metatarso.

tarsoorbital. Tarsoorbitario. Relativo al tarso palpebral y a la órbita.

tarsophalangeal. Tarsofalángico. Relativo al tarso y a las falanges del pie.

tarsophyma. Tarsofima. Tumor del tarso.

tarsoplasty. Tarsoplastia. Cirugía plástica sobre el tarso palpebral.

tarsoptosis. Tarsoptosis. Caída del tarso. Pie plano.

tarsorrhaphy. Tarsorrafia. Sutura de los párpados. Sin.: Blefarrofia.

tarsotibial. Tarsotibial. Relativo al tarso y a la tibia.

tarsotomy. Tarsotomía. Incisión del tarso.

tarsus. Tarso. Región articular entre pierna y pie. ‖ Lámina fibrosa en el espesor del párpado.

tartar. Tártaro. Sarro. Cálculo dentario.

tartrate. Tartrato. Sal del ácido tartárico.

tasikinesia. Tasicinesia. Tendencia patológica a moverse, a andar.

taste. Saborear. Sensación causada por el contacto de una sustancia soluble con la lengua.

TAT. Abreviatura de *thematic apperception test* y de *toxin-antitoxin.*

TATA. Abreviatura de *tumor-associated transplantation antigen.*

Tatum. E. L. Tatum, bioquímico norteamericano (n. en 1909), premio Nobel en 1958.

taurine. Taurina. Componente de labilis. F.: $NH_2(CH_2)_2SO_2OH$.

taurocholate. Taurocolato. Sal del ácido taurocólico.

taurocholemia. Taurocolemia. Presencia de ácido taurocólico en sangre.

Taussig-Bing syndrome. Síndrome de Taussig-Bing. [H. B. Taussig, pediatra norteamericano, n. en 1898; R. J. Bing, cirujano norteamericano, n. en 1909.] Cardiopatía congénita.

Taussig-Snellen-Albers syndrome, figure-of-eight syndrome. Síndrome de Taussig-Snellen-Albers. Transposición de las venas pulmonares, con entrada de todas ellas en el tronco braquicefálico izquierdo y comunicación entre ambas aurículas. Síntomas: cianosis por esfuerzo, P dextrocárdica y bloqueo de la rama derecha con sobrecarga derecha. Radiografía: corazón en «muñeco de nieve».

tautomental. Tautomental. Relativo al mismo periodo menstrual.

tautomerism. Tautomerismo. Forma de estereoisomerismo.

Tawara's node. Nodo de Tawara. [S. Tawara, patólogo japonés, n. en 1873.] Nodo auriculoventricular.

taxine. Taxina. Alcaloide utilizado como antiepiléptico.

taxis. Taxis. Movimiento de un organismo móvil, como respuesta a un estímulo. || Reducción manual de un tumor herniario.

taxonomy. Taxonomía. Ciencia de las clasificaciones.

Tay's disease. Enfermedad de Tay. [W. Tay, médico inglés, 1843-1927.] Coroiditis senil. || — spot. Mancha de T. M. roja en la fóvea central en la idiocia familiar amaurótica.

Tay-Sachs disease. Enfermedad de Tay-Sachs. [W. Tay; B. Sachs, neurólogo norteamericano, 1858-1944.] Idiocia familiar amaurótica.

Taylor apparatus. Aparato de Taylor. [Ch. F. Taylor, cirujano nortemaericano, 1827-1899.] Soporte para la columna vertebral, en el mal de Pott.

Taylor-Rosenberg-Chutorian syndrome; late onset oculo-pharyngeal muscular dystrophy. Síndrome de Taylor. [James Taylor, neurólogo inglés, n. en Londres en 1859.] Atrofia muscular periférica, neural, progresiva y de herencia autosómica dominante, que se combina con atrofia del nervio óptico y sordera neural. Síntomas: sordera bilateral del oido medio en la primera infancia, por tanto casi siempre combinada con mudez, desarrollo psicomotor retardado, aún con inteligencia normal; a partir de los 3 a 5 años de edad, ataxia, atrofia progresiva de la musculatura de las piernas, y más adelante de los brazos; aproximadamente a partir de los 20 años también atrofia del nervio óptico. || Distrofia muscular oculofaríngea, de herencia autosómica dominante, rara vez también autosómica revesiva, que se manifiesta a partir de los 50 años de edad. Síntomas: ptosis palpe-

bral y oftalmoplejía externa, disfagia con neumonías de aspiración, fonación débil y faz miopática; posiblemente afecte también a los músculos de la cintura escapular y pelviana. || **Taylor's pelvic congestion syndrome, pelvic sympathetic syndrome.** Síndrome de congestión de Taylor. Fibrosis hipertrófica del útero y de los anexos con mucosa vaginal y flujo lívidos, debida a hiperemia en la zona de abastecimiento de la arteria hipogástrica a causa de una disfunción vasovegetativa. Es un tipo de la pelvipatía vegetativa.,

TB. Abreviatura de *tuberculin*.

Tb. Símbolo químico del terbio. || Abreviatura de *tuberculosis*.

TBE. Abreviatura de *bacillen emulsion tuberculin*.

TBN. Abreviatura de *bacillus emulsions*.

TC. Abreviatura de *tuberculin contagious*.

Tc. Símbolo químico del tecnecio y abreviatura de *cytotoxix T cells*.

TCD$_{50}$. Abreviatura de *median tissue culture dose*.

TCID$_{50}$. Abreviatura de *median tissue culture infective dose*.

TD. Abreviatura de *thymus-dependent*.

TD$_{50}$. Abreviatura de *median toxic dose*.

Te. Símbolo del teluro. || Tétanos.

Teale's amputation. Amputación de Teale. [Th. P. Teale, cirujano inglés, 1801-1868.] Amputación con colgajos rectangulares de diversos tamaños.

tears. Lágrimas. Secreción acuosa por la glándula lacrimal.

teat. Pezón de la glándula mamaria.

technetium. Tecnecio. Elemento metálico, radiactivo, de símbolo Tc.

technician. Técnico. Experto en algún procedimiento.

technique. Técnica. Forma de proceder en una operación quirúrgica u otro procedimiento.

technocausis. Tecnocausis. Uso del cauterio actual.

technology. Tecnología. Suma de conocimientos respecto a la técnica.

tectocephaly. Tectocefalia. Escafocefalia.

tectology. Tectología. Morfología estructural.

tectorial. Tectorial. Relativo a un techo o cubierta.

tectorium. Tectorium. Membrana de Corti.

tectum. Techo. Cubierta.

TED. Abreviatura de *threshold erythema dose*.

teething. Proceso de erupción de los dientes.

teflurane. Teflurano. Anestésico por inhalación. F.: C_2HBrF_4.

tegmen. Tegmento. Techo. Cubierta.

tegmental. Tegmental. Relativo a un tegmento.

tegmentum. Tegmento. (V. *tegmen.*)

Teichmann's crystals. Cristales de Teichmann. [L. C. Teichmann, histólogo alemán, 1825-1895.] Cristales de hemina.

teichopsia. Teicopsia. Sensación visual de centelleo luminoso en zigzag.

teinodynia. Tenodinia. (V. *tenodynia.*)

tela. Tela. Tejido de diferentes materiales. || Membrana con apariencia de tela. || — **conjunctiva.** T. conjuntiva. || — **choroidea.** T. coroidea.

T

telalgia. Talalgia. Dolor a distancia de la lesión.

telangiectasia. Telangiectasia. Lesión vascular por dilatación de los pequeños vasos. ‖ **hereditary hemorrhagic** —. T. hereditaria hemorrágica. Enfermedad de Rendu-Osler-Weber.

telangiitis. Telangiítis. Inflamación de los capilares.

telangiosis. Telangiosis. Enfermedad de los capilares sanguíneos.

tele-. Tele-. Prefijo que significa «extremo», «fin». Pezón.

telecardiography. Telecardiografía. Electrocardiografía obtenida a distancia.

teleceptor. Teleceptor. Receptor que recibe los estímulos distantes.

telediagnosis. Telediagnosis. Diagnóstico a distancia.

telekinesis. Telecinesis. Movimiento de un objeto a distancia.

telemedicine. Telemedicina. Consulta médica por televisión.

telencephalon. Telencéfalo. Parte de la vesícula cerebral anterior.

teleology. Teleología. Doctrina de las causas finales.

teleomitosis. Teleomitosis. Mitosis completa.

teleopsia. Teleopsia. Percepción de los objetos cercanos como remotos.

telepathy. Telepatía. Percepción extrasensorial de la actividad mental de otra persona.

telergy. Telergia. Automatismo.

telesthesia. Telectesia. Percepción a distancia.

telesyphilis. Telesífilis. Metasífilis.

teletherapy. Teleterapia. Tratamiento a distancia (radiación, p. ej.).

tellurate. Telurato. Sal del ácido telúrico.

telluric. Telúrico. Relativo a la tierra. ‖ **acid** —. Acido t.

tellurism. Telurismo. Influencia de la tierra en las enfermedades.

tellurite. Telurita. Sal del ácido teluroso.

tellurium. Telurio. Metaloide de símbolo Te.

telodendron. Telondrendrón. Ramas terminales del final de un cilindroeje.

telolecithal. Telolecito. Ovulo con el vitelo nutritivo en uno de sus polos.

telolemma. Telolema. Cubierta de una placa motora terminal.

telophase. Telofase. Ultimo estadio de la mitosis y de las dos divisiones de la meiosis.

telotism. Telotismo. Erección completa del pene.

temin. H. Temin, biólogo norteamericano (n. en 1935), premio Nobel en 1975.

temperament. Temperamento. Carácter físico y mental peculiar de cada individuo.

temperature. Temperatura. Grado de frío o calor.

template. Templado. Moderado.

temple. Región lateral de la cabeza.

tempora. Región temporal. Sien.

temporal. Temporal. Relativo a la región temporal. ‖ Relativo al tiempo.

temporoauricular. Temporoauricular. Relativo a las regiones temporal y auricular.

temporofacial. Temporofacial. Relativo a la región temporal y a la cara.

temporofrontal. Temporofrontal. Relativo a las regiones temporales y frontal.

temporomandibular. Temporomandibular. Relativo al hueso temporal y la mandíbula.

temporomaxillary. Temporomaxilar. Relativo al hueso temporal y al maxilar.

temporo-occipital. Temporooccipital. Relativo a los huesos o regiones temporal y occipital.

temporoparietal. Temporoparietal. Relativo a las regiones temporal y parietal.

temporospatial. Temporespacial. Relativo al tiempo y al espacio.

temporosphenoid. Temporoesfenoideo. Relativo a los huesos temporal y esfenoides.

temporozygomatic. Temporocigomático. Relativo al temporal y al cigoma.

temulence. Temulencia. Intoxicación.

tenacious. Tenaz. Adhesivo.

tenacity. Tenacidad. Cualidad de tenaz. ‖ **celular** —. T. celular. Tendencia de las células de persistir en una forma o actividad determinadas.

tenaculum. Tenáculo. Instrumento en forma de gancho para sostener un órgano. ‖ Banda fibrosa que cumple el mismo cometido.

tenalgia. Tenalgia. Dolor tendinoso.

tenderness. Sensibilidad anormal al tacto o presión.

tendinitis. Tendinitis. Inflamación de un tendón.

tendinoplasty. Tendinoplastia. Cirugía plástica sobre un tendón.

tendinosuture. Tendinosutura. Sutura de un tendón.

tendinous. Tendinoso. Relativo a un tendón.

tendo. Tendón. Cuerda fibrosa de tejido conectivo por el que los músculos se insertan en los huesos.

tendon. Tendón. (V. *tendo.*)

tendoplasty. Tendoplastia. Cirugía plástica sobre los tendones.

tendovaginal. Tendovaginal. Relativo al tendón y a su cubierta.

tendovaginitis. Tendovaginitis. Inflamación del tendón y de su vaina.

tenectomy. Tendonectomía. Escisión de una parte de un tendón.

tenesmic. Tenésmico. De la naturaleza del tenesmo.

tenesmus. Tenesmo. Esfuerzo no efectivo al orinar o defecar.

tenia. Tenia. Gusano intestinal. ‖ Cinta, en anatomía.

teniola. Teniola. Tenia pequeña.

tenodesis. Tenodesis. Fijación quirúrgica de un tendón.

tenodynia. Tenodinia. Dolor tendinoso.

tenolysis. Tenólisis. Liberación quirúrgica de un tendón.

tenomyoplasty. Tenomioplastia. Operación que afecta al tendón y al músculo.

tenomyotomy. Tenomiotomía. Escisión de un tendón y un músculo a la vez.

Tenon's capsule. Cápsula de Tenon. [J. R. Tenón,

cirujano francés, 1724-1816.] Vaina fibrosa que rodea al globo ocular.

tenonitis. Tenonitis. Inflamación de un tendón. Inflamación de la cápsula de Tenon. Sin.: Tendinitis.

tenonometer. Tenonómetro. Aparato para medir la tensión intraocular.

tenontagra. Tenontagra. Afección gotosa de los tendones.

tenontitis. Tenontitis. Inflamación de un tendón. Sin.: Tendinitis.

tenoplasty. Tendoplastia. Cirugía plástica sobre los tendones.

tenorrhaphy. Tenorrafia. Sutura de un tendón escindido.

tenositis. Tenositis. (V. *tendinitis.*)

tenostosis. Tenostosis. Osificación de un tendón.

tenosuture. Tenosutura. Tenorrafia.

tenosynovitis. Tenosinovitis. Inflamación del tendón y de su vaina.

tenotome. Tenótomo. Instrumento para practicar tenotomías.

tenotomy. Tenotomía. Sección de un tendón.

tenovaginitis. Tenovaginitis. (V. *tendovaginitis.*)

tense. Tenso. Rígido.

tensio-active. Tensioactivo. Con efecto sobre la tensión superficial.

tensiometer. Tensiómetro. Aparato para medir la tensión superficial de un líquido.

tension. Tensión. Acción de estirar. || Presión parcial de un gas o líquido. || Voltaje.

tensor. Tensor. Músculo que estira o pone tensa una parte.

tent. Dilatador por imbibición.

tentacle. Tentáculo. Organo retráctil de algunos invertebrados.

tentative. Tentativa. Experimental, sujeto a cambios.

tentorial. Tentorial. Referente a la tienda del cerebelo.

tentorium. Tentorium. Tienda. Formación anatómica de recubrimiento. || — **cerebeli.** T. del cerebelo.

tentum. Tentum. Pene.

tephromalacia. Tefromalacia. Reblandecimiento de la sustancia gris cerebral o de la médula espinal.

tephromyelitis. Tefromielitis. Inflamación de la sustancia gris de la médula espinal.

tephrosis. Tefrosis. Incineración, cremación.

ter-. Ter-. Prefijo que significa «tres veces».

teras. Teras. Monstruo.

terata. Plural de teras.

teratic. Terático. Monstuoso.

teratism. Teratismo. Formación o desarrollo anormales.

terato-. Terato-. Prefijo que significa «monstruo».

teratoblastoma. Teratoblastoma. Tumor con elementos embrionarios.

teratogenesis. Teratogénesis. Estudio del desarrollo de las monstruosidades.

teratoid. Teratoide. Semejante a un monstruo.

teratology. Teratología. Estudio de las monstruosidades.

teratoma. Teratoma. Tumor que contiene en su interior restos fetales.

teratosis. Teratosis. (V. *teratism.*)

terbium. Terbio. Elemento metálico raro, de símbolo Tb.

terchloride. Tricloruro.

terebene. Terebeno. Sustancia antiséptica y expectorante. F.: $C_{10}H_{16}$.

terebinth. Terebinto. Trementina.

terebinthinism. Terebintismo. Intoxicación por esencia de trementina.

terebrant. Terebrante. Que perfora.

terebration. Terebración. Perforación. Trepanación.

teres. Teres. Largo y redondo.

term. Término. Tiempo de duración definido.

terminal. Terminal. Término, extremo. || Relativo al final. || — **care.** Cuidados terminales, cuidados dispensado al moribundo.

termination. Terminación. Cesación. || Término límite.

terminology. Terminología. Vocabulario de una ciencia.

terminus. Término. Final. || Palabra técnica.

ternary. Ternario. Compuesto de tres elementos químicos.

ternitrate. Ternitrato. Trinitrato.

teroxide. Teróxido. Trióxido.

terpene. Terpeno. Hidrocarburo derivado de esencias y resinas. F.: $C_{10}H_{16}$.

terpenism. Terpenismo. Intoxicación por terpeno.

terra. Terra. Tierra. || — **alba.** Arcilla blanca. || — **foliata.** Azufre. || — **japonica.** Gambir.

terridens. *Terridens.* Género de nematodo.

terror. Terror. Miedo intenso. Pavor.

Terry's syndrome. Síndrome de Terry. Fibroplasia retrocristalina o retrolental.

tertian. Terciana. Fiebre recurrente al tercer día.

tertiary. Terciario. Tercero en orden. || Terciarismo. Síntomas de la sífilis terciaria.

tertigravida. Tertigrávida. Mujer embarazada por tercera vez.

tertipara. Tercípara. Mujer que da a luz por tercera vez.

tessellated. Teselado. Dividido en cuadrados.

test. Prueba. Reacción. Ensayo.

testa. Testa. Concha.

testaceous. Testáceo. Que posee cáscara o concha.

testalgia. Testalgia. Dolor en los testículos.

testectomy. Testectomía. (V. *orchiectomy.*)

testicle. Testículo. Organo reproductor masculino.

testicond. Testicondo. Testículos sin descender a las bolsas.

testicular. Testicular. Relativo a los testículos.

testicular dysgenesis syndrome. Síndrome del Castillo. [E. B. del Castillo, médico argentino contemporáneo, n. en B. Aires.] Hipogonadismo normogonadotrópico primario del varón con esterilidad aspermática debido a la ausencia de epitelio germinal en los túbulos seminíferos. || **galactorrhea syndrome.** Síndrome de Argonz-del Castillo.

testis. Testículo. (V. *testicle.*)

testopathy. Testopatía. Enfermedad de los testículos.

T

testosterone. Testosterona. Hormona androgénica producida en los testículos. F.: $C_{19}H_{28}O_2$.

tetania. Tetania. (V. *tetany.)*

tetanic. Tetánico. Que produce tétanos. ‖ Relativo al tétanos.

tetaniform. Tetaniforme. Semejante al tétanos.

tetanigenous. Tetanígeno. Productor de espasmos tetánicos.

tetanism. Tetanismo. Estado de tetania.

tetanization. Tetanización. Inducción a convulsiones tetánicas.

tetanoid. Tetanoide. Semejante al tétanos.

tetanolysin. Tetanolisina. Componente hemolítico de la toxína tetánica.

tetanospasmin. Tetanospasmina. Componente neurotóxico de la exotoxina tetánica.

tetanus. Tétanos. Enfermedad infecciosa producida por el *Clostridium tetani.*

tetany. Tetania. Síndrome manifestado por espasmo carpopedal, contracción muscular, etc.

tetartanopia. Tetartanopía. Tetartanopsia. Defecto visual en el cuadrante correspondiente al campo visual de cada ojo.

tetartanopsia. Tetartanopía. (V. *tetartanopia.)*

tetrabasic. Tetrabásico. Con cuatro átomos de hidrógenos sustituibles.

tetrabrachius. Tetrabraquio. Monstruo con cuatro brazos.

tetracaine. Tetracaína. Anestésico local. F.: $C_{15}H_{24}N_2O_2$.

tetrachirus. Tetráquiro. Monstruo con cuatro manos.

tetrachromic. Tetracrómico. Que presenta cuatro colores. ‖ Que sólo distingue cuatro colores.

tetracrotic. Tetracrótico. Catacrotismo.

tetracycline. Tetraciclina. Grupo de antibióticos aislados del *Streptomyces.*

tetrad. Tétrada. Grupo de cuatro entidades similares.

tetradactyly. Tetradactilia. Estado en que hay cuatro dedos en pies o manos.

tetragonum. Tetrágono. Espacio cuadrangular. ‖ Platisma.

tetralogy. Tetralogía. Combinación de cuatro elementos. ‖ — **of Fallot.** T. de Fallot.

tetramastigote. Tetramastigoto. Que tiene cuatro flagelos.

tetramazia. Tetramastia. Presencia de cuatro mamas.

tetrameric. Tetramérico. Con cuatro partes.

tetranophthalmos. Tetranoftalmo. Monstruo con cuatro ojos.

tetraotus. Tetraoto. Monstruo con dos caras y cuatro orejas.

tetraplegia. Tetraplejía. Cuadriplejía.

tetraploydy. Tetraploidía. Con cuatro grupos o parejas de cromosomas.

tetrapodisis. Tetrapódisis. Locomoción a cuatro pies.

tetrapus. Tetrápodo. Feto humano con cuatro pies.

tetrascelus. Tetrascelo. Monstruo con cuatro piernas.

tetrasomy. Tetrasomía. Presencia de dos cromoso-mas adicionales del mismo tipo en una célula diploide.

tetraster. Tetráster. Figura en mitosis anormal.

tetrastichiasis. Tetrastiquiasis. Presencia de cuatro filas de pestañas.

tetravaccine. Tetravacuna. Vacuna con cuatro especies bacterias.

tetravalent. Tetravalente. Con valencia química igual a cuatro.

tetrophtalmos. Tetroftalmo. (V. *tetranophtalmos.)*

tetrose. Tetrosa. Monosacárido con cuatro átomos de carbono en la molécula.

tetter. Nombre popular de diversas enfermedades eccematosas de la piel.

texis. Texis. Parto.

textiform. Textiforme. En forma de tejido.

textoblastic. Textoblástico. Que forma tejido de regeneración adulto.

textural. Textural. Relativo a la textura.

texture. Textura. Estructura, organización de un tejido un órgano.

TF. Abreviatura de *transfer factor* y de *tuberculin filtrate.*

T-group. Abreviatura de *thraining group.*

TGT. Abreviatura de *thrombolplastin generation test.*

Th. Símbolo químico del torio, y abreviatura de *helper T cells.*

thalamectomy. Talamectomía. Destrucción esterotáxica de células del tálamo.

thalamencephalon. Talamencéfalo. Parte del diencéfalo (tálamo, metatálamo y epitálamo).

thalamic. Talámico. Relativo al tálamo.

thalamocoele. Talamocele. Tercer ventrículo del cerebro.

thalamocortical. Talamocortical. Relativo al tálamo y a la corteza cerebral.

thalamolenticular. Talamolenticular. Relativo al tálamo y al núcleo lenticular.

thalamomamillary. Talamomamilar. Relativo al tálamo y a los cuerpos mamilares.

thalamotomy. Talamotomía. Destrucción selectiva de células talámicas por estereotaxia.

thalamus. Tálamo. Constituyente del talamencéfalo que limita a cada lado del ventrículo medio.

thalassemia. Talasanemía. Enfermedad hemolítica, con alteración de la hemoglobina.

thalassoposia. Talasoposia. Ingestión de agua de mar.

thalassotherapy. Talasoterapia. Tratamiento por baños, viajes o climas marítimos.

thalidomide. Talidomida. Sedante e hipnótico con efectos teratógenos. F.: $C_{13}H_{10}O_4$.

thallium. Talio. Metal de color blanco y símbolo Tl.

thallophyta. *Talofita.* Planta criptógama inferior. Hongo, alga o bacteria.

thalposis. Talposis. Sensación de calor.

thanato-. Tanato-. Prefijo que significa «muerte».

thanatobiologic. Tanatobiológico. Relativo a la muerte y la vida.

thanatognomonic. Tanatognomónico. Que indica la proximidad de la muerte.

thanatoid. Tanatoide. Semejante a la muerte.

tahanatology. Tanatología. Estudio médico-legal de la muerte.

thanatophobia. Tanatofobia. Miedo patológico a la muerte.

thanatopsia. Tanatopsia. Necropsia.

thanatopsy. Tanatopsia. (V. *thanatopsia.*)

thanatosis. Tanatosis. Gangrena o necrosis.

Thane's method. Método de Thane. [Sir. G. D. Thane, anatomista inglés, 1850-1930.] Localización de la cisura de Rolando.

thaumatropy. Taumatropía. Transformación de una estructura en otra.

thaumaturgic. Taumatúrgico. Milagroso, mágico.

Thaysen's disease. Enfermedad de Thaysen. [Th. E. H. Thaysen, médico danés, 1883-1936.] Esprue no tropical.

thebaine. Tabaína. Alcaloide de propiedades semejantes a la estricnina. F.: $C_{19}H_{21}NO_3$.

Thebesius' formina. Agujeros de Tebesio. [A. Ch. Thebesius, médico alemán, 1686-1732.] Orificios de las venas de Tebesio en la aurícula derecha. || **—valve.** Válvula de T. V. en el seno coronario. || **— veins.** Venas de T. V. pequeñas que conducen la sangre de los tejidos del corazón a las aurículas y ventrículos.

theca. Teca. Caja, vaina.

thecal. Tecal. Relativo a una teca.

thecitis. Tecitis. Inflamación de una vaina tendinosa.

thecoma. Tecoma. Tumor de células tecales.

thecomatosis. Tecomatosis. Hiperplasia difusa del estroma ovárico.

thecostegnosis. Tecostegnosis. Contracción de una vaina tendinosa.

Theile's canal. Conducto de Theile. [F. W. Theile, anatomista alemán, 1801-1879.] Espacio producido por reflexión del pericardio sobre la aorta y la arteria pulmonar. || **— gland.** Glándula de T. Formación glandular en la pared de la vesícula biliar y conducto cístico

theileria. *Theileria.* [Por Sir. A. Theiler, microbiólogo suizo, 1867-1936.] Diminuto protozoo intraeritrocitario.

theine. Teína. Alcaloide del té.

thelalgia. Telalgia. Dolor en el pezón.

thelazia. *Thelazia.* Género de gusanos; algunas especies son parásitas en los ojos.

theleplasty. Teleplastia. Cirugía plástica sobre el pezón.

thelerethism. Teleretismo. Erección del pezón.

thelitis. Telitis. Inflamación del pezón.

thelium. Telio. Pezón. || Papila.

thelorrhagia. Telorragia. Hemorragia por el pezón.

thelotism. Telotismo. (V. *thelerethism.*)

thelyblast. Teliblasto. Pronúcleo femenino.

thelytocia. Telitocia. Partenogénesis normal, que sólo produce hembras.

thenad. Hacia la eminencia tenar.

thenal. Relativo a tenar.

thenar. Tenar. Relativo a la palma de la mano. || Eminencia tenar.

theobaldia. *Theobaldia.* Género de mosquitos.

theobroma. *Teobroma.* Género de plastas esterculiáceas (cacao).

theobromine. Teobromina. Alcaloide del *Theobroma cacao.* F.: $C_7H_8N_4O_2$.

theophylline. Teofilina. Relajante, broncodilatador. F. $C_7H_8N_4 \cdot H_2O$.

theorem. Teorema. Proposición que puede ser demostrada.

theory. Teoría. Hipótesis. || Doctrina teórica.

theotherapy. Teoterapia. Tratamiento de la enfermedad mediante prácticas religiosas.

therapeutic trial. Ensayo terapéutico. Estudio de la eficacia terapéutica comparativa.

therapeutics. Terapéutica. Ciencia del tratamiento de la enfermedad.

therapist. Terapeuta. Persona experta en terapéutica.

therapy. Terapia. Tratamiento de la enfermedad.

therapist. Terapeuta. Persona experta en terapéutica.

therapy. Terapia. Tratamiento de la enfermedad. || **anticoagulant** —. T. anticoagulante. || **corrective** —. T. correctora. || **intravenous** —. T. intravenosa. || **serum** —. Seroterapia. || **stimulation** —. T. de estimulación. || **substitution** —. T. de sustitución. || **thyroyd** —. T. tiroidea.

theriaca. Teriaca. Contraveneno, triaca.

theriatrics. Teriatría. Medicina veterinaria.

therm. Terma. Unidad de calor.

thermae. Manantial de aguas calientes.

thermalgesia. Termalgesia. Dolor por la aplicación de calor.

thermanalgesia. Termanalgesia. Ausencia de dolor a la aplicación de calor.

thermatology. Termatología. Estudio científico del calor como agente terapéutico.

thermesthesia. Termestesia. Sensación de calor.

thermesthesiometer. Termestesiómetro. Instrumento para medir la sensibilidad al calor.

thermo-. Termo-. Prefijo que significa «calor».

thermoaesthesia. Termostesia. (V. *thermesthesia.*)

thermocautery. Termocauterio. Cauterio actual.

thermochemistry. Termoquímica. Estudio de los cambios que acompañan a las reacciones químicas.

thermocoagulation. Termocoagulación. Coagulación mediante corriente de alta frecuencia.

thermodynamics. Termodinámica. Estudio de la fuerza dinámica del calor.

thermoelectricity. Termoelectricidad. Electricidad generada por el calor.

thermogenesis. Termogénesis. Producción de calor.

thermogenous. Termógeno. Que produce calor.

thermograph. Termógrafo. Instrumento para registrar las variaciones de la temperatura.

thermohyperesthesia. Termohiperestesia. Sensibilidad aumentada a las temperaturas altas.

thermoinhibitory. Termoinhibidor. Que retrasa la producción de calor orgánico.

thermolabile. Termolábil. Que se descompone fácilmente por el calor.

T

thermology. Termología. Ciencia del calor.

thermolysis. Termolísis. Disolución química producida por el calor.

thermomassage. Termomasaje. Masaje por medio de calor.

thermometer. Termómetro. Instrumento para medir la temperatura. || **clinical** —. T. clínico. || **mercurial** —. T. de mercurio. || **rectal** —. T. rectal.

thermometry. Termometría. Medida de la temperatura.

thermoneurosis. Termoneurosis. Pirexis de origen vasomotor.

thermophile. Termófilo. Organismo que sólo se desarrolla a elevadas temperaturas.

thermophore. Termóforo. Que suministra calor.

thermoplegia. Termoplejía. Fiebre por insolación.

thermopolypnea. Termopolipnea. Polipnea debida a temperatura elevada.

thermoreceptor. Termorreceptor. Receptor nervioso de la estimulación calórica.

thermoregulation. Termorregulación. Regulación calórica.

thermoresistance. Termorresistencia. Cualidad de ser poco afectado por el calor.

thermostabile. Termostábil. No afectado por cl calor.

thermostat. Termostato. Aparato para regular el calor.

thermosteresis. Termostéresis. Privación del calor.

thermosystaltism. Termosistaltismo. Contracción muscular, respuesta a los cambios de temperatura.

thermotaxis. Termotaxis. Ajuste normal de la temperatura corporal. || Movimiento de un organismo como respuesta al aumento de la temperatua.

thermotherapy. Termoterapia. Tratamiento por aplicación de calor.

thermotropism. Termotropismo. Orientación de la célula viva en respuesta al estímulo calórico.

theromorphism. Teromorfismo. Reversión a una organización inferior.

thesaurismosis. Tesaurismosis. Alteración metabólica que produce una acumulación anormal de sustancias normales o patológicas.

Thévenard's syndrome, primary acrodystrophic neuropathy. Síndrome de Thévenard. [André Thévenard, neuropatólogo francés.] Enfermedad de herencia dominante, que comporta trastornos tróficos en manos y pies, más adelante úlceras y osteólisis en los dedos de pies y pantorrillas y a veces también en manos.

thiamine. Tiamina. Componente hidrosoluble del complejo vitamínico B.

thiazide. Tiazida. Grupo de derivados del benceno, de propiedades diuréticas.

thiemia. Tiemia. Proporción de sulfuro en sangre.

Thieffry-Shurtleff syndrome. Síndrome de Thieffry-Shurtleff. Osteólisis carpotarsal con nefropatía familiar y progresiva; comienza en la infancia, y entre los veinte —treinta años se manfiesta con azoemia, hipertensión y, finalmente, con fallo renal. Histología: sustitución del cartílago y los huesos por tejido fibroso graso, hiblinización de glomérulos, y renovación vascular que parte de la cápsula de Bowman.

Thiemann's disease. Síndrome de Thiemann (— Fleischner). [H. Thiemann, 1909.] Epifiseopatía bilateral juvenil en dos o tres falanges medias o terminales de los dedos, casi siempre 3° ó 4° y/o en la articulación de la base del dedo gordo y en la primera metatarsiana. Es de curación espontánea, con cierre de la epífisis; la falange afectada suele retrasarse en su desarrollo.

Thiersch's graft. Injerto de Thiersch. [K. Thiersch, cirujano alemán, 1822-1895.] Injerto delgado que contiene la epidermis, retícula y parte del cutis vera.

thigh. Muslo. Parte de la extremidad inferior, entre el abdomen y la rodilla.

thigmesthesia. Tigmestesia. Sensibilidad táctil.

thigmotaxis. Tigmotaxis. Movimiento al estímulo de contacto.

thio-. Tio-. Prefijo que significa «azufre».

thiogenic. Tiógeno. Que tiene la propiedad de convertir el sulfuro de hidrógeno en compuestos sulfúricos más elevados.

thioguanine. Tioguanina. Sustancia antineoplásica.

thiolase. Acetíl CoA acetiltransferasa.

thionic. Tiónico. Relativo al azufre.

thionin. Teionina. Colorante de tionina.

thionyl. Tionil. Radical SO.

thiopexy. Teiopexia. Fijación del azufre.

thiouracil. Tiouracilo. Agente antitiroideo.

thiourea. Agente antitiroideo.

thirst. Sed. Deseo de beber.

Thiry's fistula. Fístula de Thiry. [L. Thiry, fisiólogo austriaco, 1817-1897.] Fístula intestinal artificial para extraer juego intestinal puro.

thixotropy. Tixotropismo. Propiedad de algunos geles de licuarse por agitación y recobrar después su estado sólido.

thlipsencephalus. Tlipsencéfalo. Monstruo con cráneo anormal, por compresión.

Thomas' splint. Férula de Thomas. [H. O. Thomas, cirujano inglés, 1834-1891.] Férula para el tratamiento de urgencia del miembro inferior.

Thomsen's disease. Enfermedad de Thomsen. [O. Thomsen, médico danés, 1815-1886.] Miotonía congénita.

Thomsen's phenomenon. Fenómeno de Thomsen. [O. Thomsen, médico danés, 1878-1940.] Alteración *in vitro* de los corpúsculos sanguíneos.

Thomson's sign. Signo de Thomson. [F. H. Thomson, médico inglés, 1867-1938.] (V. *Pastia's sign.*)

Thomson's syndrome. Síndrome de Thomson. [Matthew Sidney Thomson, dermatólogo inglés, n. en Londres en 1894.] Displasia facial ginecotrópica de herencia recesiva, con atrofia cutánea versicolor, que se inicia en los primeros meses de vida, con telangiectasias de retícula densa e, independientemente de ello, hiperpigmentación que no afecta el tronco.

thoracal. Torácico.

thoracalgia. Toracalgia. Dolor en la pared torácica.

thoracectomy. Toracetomía. Toracotomía con resección de una porción de costilla.

thoracentesis. Toracentesis. Punción quirúrgica de la pared torácica.

thoracicoabdominal. Toracicoabdominal. Relativo al tórax y al abdomen.

thoracoceloschisis. Toracocelosquisis. Fisura congénita de tórax y abdomen.

thoracocyllosis. Toracocillosis. Deformidad del tórax.

thoracocyrtosis. Toracocirtosis. Curvatura anormal del tórax.

thoracodelphus. Toracodelfo. Monstruo doble unido por encima del ombligo, con cuatro piernas.

thoracodidymus. Toracodídimo. Doble monstruo unido por el pecho.

thoracodynia. Toracodinia. Dolor en el tórax.

thoracogastroschisis. Toracogastrosquisis. Fisura de tórax y abdomen.

thoracolaparatomy. Toracolaparatomía. Incisión de tórax y abdomen para llegar al espacio subfrénico.

thoracolumbar. Toracolumbar. Relativo a las regiones torácica y lumbar.

thoracolysis. Toracólisis. Liberación de adherencias de la pared torácica.

thoracomelus. Toracomelo. Monstruo fetal con un miembro de un feto gemelo inserto en el tórax.

thoracometry. Toracometría. Medida del tórax.

thoracomyodynia. Toracomiodinia. Dolor en los músculos de la pared torácica.

thoracoplasty. Toracoplastia. Extirpación de costillas.

thoracoschisis. Toracosquisis. Fisura congénita del tórax.

thoracoscopy. Toracoscopia. Examen diagnóstico del tórax.

thoracostenosis. Toracostenosis. Estrechez anormal del tórax.

thoracostomy. Toracostomía. Abertura quirúrgica en la pared del tórax.

thoradelphus. Toracodelfo. (V. *thoracodelphus.*)

thorax. Tórax. Parte del organismo situada entre cuello y abdomen.

Thorel's bundle. Fascículo de Thoret. [Ch. Thorel, médico alemán, 1880-1935.] Fascículo de fibras musculares en el corazón, conectando el seno auricular con los nódulos auriculoventriculares.

thorium. Torio. Metal raro, de símbolo Th.

Thormählen's test. Prueba de Thormählen. [J. Thormählen, médico alemán contemporáneo.] Coloración azul oscura de la melanuria.

thread. Estructura alargada.

threadworm. Oxiuros.

threpsis. Trepsis. Nutrición.

threpsology. Trepsología. Ciencia de la nutrición.

threshold. Umbral. Hipotética barrera a partir de la cual actúan los estímulos. ‖ **absolute** —. U. absoluto. ‖ — **of consciousness.** U. de consciencia. ‖ **renal** —. U. renal.

thrill. Temblor. Sensación de vibración al examen

por palpación. ‖ **aortic** —. T. aórtico. ‖ **systolic** —. T. sistólico.

thrix. Cabello o relación con él.

throat. Faringe. ‖ Garganta. Cuello.

throb. Movimiento o sensación pulsátil.

throbbing. Palpitación. Latido, pulsación.

Throckmorton's reflex. Reflejo de Throxkmorton. n. en 1885.] Reflejo de Babinski al percutir la región metatarsofalángica dorsal.

throe. Crisis severa de paroxismo.

thrombase. Trombasa. (V. *thrombin.*)

thromblasthenia. Trombastenia. Forma de diátesis hemorrágica.

thrombectomy. Trombectomía. Extirpación de un trombo venoso.

thrombin. Trombina. Enzima derivada de la protrombina.

thrombinogen. Trombinógeno. Protombina.

thromboangiitis. Tromboangitis. Inflamación de una vena, con trombosis. ‖ — **obliterans.** T. obliterante.

thromboarteritis. Tromboarteritis. Trombosis e inflamación arterial.

thromboclasis. Tromboclasis. Trombólisis.

thrombocyst. Trombocisto. Saco formado alrededor de un coágulo o trombo.

thrombocyte. Trombocito. Plaqueta.

thrombocythemia. Trombocitemia. Aumento del número de plaquetas circulantes.

thrombocytolysis. Trombocitólisis. Destrucción de plaquetas.

thrombocytopathy. Trombocitopatía. Alteración de las plaquetas.

thrombocytopenia. Trombocitopenia. Disminución del número de plaquetas circulantes.

thrombocytopoiesis. Trombocitopoyesis. Formación de las plaquetas.

thrombocytosis. Trombocitosis. Aumento del número de plaquetas circulantes.

thromboelastography. Tromboelastografía. Determinación del grado de rigidez de la sangre o plasma durante la coagulación.

thromboembolism. Tromboembolismo. Obstrucción de un vaso por un trombo desprendido.

thrombogenesis. Trombongénesis. Formación de coágulos o trombos.

thromboid. Tromboide. Semejante a un trombo.

thrombokinase. Trombocinasa. Factor X de la coagulación.

thrombokinesis. Trombocinesis. Coagulación de la sangre.

thrombolymphangitis. Trombolinfagitis. Inflamación de un vaso linfático debida a un trombo.

thrombolysis. Trombólisis. Destrucción del trombo.

thrombopathy. Trombopatía. Alteración de la formación de plaquetas.

thrombopenia. Trombopenia. (V. *thrombocytopenia.*)

thrombophilia. Trombofilia. Tendencia a padecer trombosis.

thrombophlebitis. Tromboflebitis. Inflamación venosa asociada a formación de trombos.

T

thromboplastid. Tromboplástida. Plaqueta sanguínea.

thromboplastin. Tromboplastina. Sustancia con propiedades coagulantes. ‖ **extrinsic** —. T. extrínseca. ‖ **intrinsic** —. T. intrínseca.

thromboplastinogen. Tromboplastinógeno. Factor VIII de la coagulación.

thrombosed. Trombosado. Afectado por trombosis.

thrombosis. Trombosis. Formación de un trombo. ‖ **cerebral** —. T. cerebral. ‖ **coronary** —. T. coronaria. ‖ **mesenteric** —. T. mesentérica. ‖ **puerperal** —. T. puerperal.

thrombostasis. Trombostasis. Estasis sanguínea y formación de un trombo.

thrombotic. Trombótico. Afectado por trombosis.

thromboxane. Tromboxano. Intermediario en el metabolismo del ácido araquidónico.

thrombus. Trombo. Coágulo sanguíneo formado en el interior de un vaso. ‖ **fibrin** —. T. de fibrina. ‖ **obstructive**—. T. obstructivo. ‖ **parietal** —. T. parietal. ‖ **platelet** —. T. plaquetario. ‖ **traumatic** —. T. traumático.

thrush. Afta. Candidiasis en la mucosa de la boca, con formación de aftas.

thrust. Meter, empujar.

thrypsis. Fractura conminuta.

Thudichum's test. Reacción de Thudichum. [J. L. W. Thudichum, médico inglés, 1829-1901.] Para la creatinina.

thulium. Tulio. Elemento metálico raro, de símbolo Tm.

thumb. Pulgar. Dedo gordo.

Thy. Abreviatura de *thymus-derived.*

thymectomy. Timectomía. Extirpación del timo.

thymelcosis. Timelcosis. Ulceración del timo.

thymergastis. Timergástico. Término de Meyer para definir la psicosis.

-thymia. -timia. Sufijo que significa «mente».

thymic. Tímico. Relativo al timo o derivado de él.

thymin. Timina. Sustancia secretada por el timo.

thymion. Timión. Verruga cutánea.

thymiosis. Timiosis. Pian o yaws.

thymitis. Timitis. Inflamación del timo.

thymo-. Timo-. Prefijo que significa relación con el timo. ‖ Prefijo que indica relación con la mente o el espíritu.

thymocyte. Timocito. Linfocito derivado del timo.

thymogenic. Teimogénico. De origen histérico.

thymol. Timol. Antiséptico, antibacteriano y antifúngico. F.: $C_{10}H_{14}O$.

thymoleptic. Timoléptico. Agente utilizado en la depresión o manías.

thymolysis. Timólisis. Involución o disolución del timo.

thymoma. Timoma. Tumor derivado del timo.

thymopathy. Timopatía. Enfermedad del timo.

thymopentin. Teimopentina. Péptido sintético de 5 aminoácidos.

thymulin. Timulina. factor murino tímico-sérico.

thymus. Timo. Organo linfoide en el mediastino superior. ‖ Tomillo. Género de hierbas. ‖ —

dependent. Timo-dependiente. Influido por el timo en el desarrollo de una función.

thyremphraxis. Tirenfraxis. Obstrucción de la glándula tiroidea.

thyroadenitis. Tiroadenitis. Inflamación de la glándula tiroides.

thyroaplasia. Tiroapasia. Desarrollo defectuoso de la glándula tiroides.

thyroarytenoid. Tiroaritenoideo. Relativo a los cartílagos tiroides y aritenoides.

thyrocalcitonin. Tirocalcitonina. (V. *calcitonin.*)

thyrocele. Tirocele. Tumor de la glándula tiroides. Bocio.

thyrochondrotomy. Tirocondrotomía. Incisión quirúgica del cartílago tiroides.

thyrocolloid. Tirocoloide. Sustancia coloide de la glándula tiroides.

thyrocricotomy. Tirocricotomia. Incisión de la membrana cricotiroidea.

thyroepiglottic. Tiroepiglótico. Relativo al cartílago tiroides y a la epiglotis.

thyrogenous. Tirogénico. Que se origina en la glándula tiroides.

thyroglobulin. Tiroglobulina. Globulina de la glándula tiroides.

thyroglossal. Tirogloso. Relativo a la glándula tiroides y a la lengua.

thyrohyoid. Tirohioideo. Relativo a la glándula tiroides (o cartílago) y al hueso hioides.

thyroid. Tiroideo. Semejante a un escudo. Glándula tiroides.

thyroidectomy. Tiroidectomía. Extirpación de la glándula tiroides.

thyroidism. Tiroidismo. Situación patológica por exceso de secreción tiroidea.

thyroiditis. Tiroiditis. Inflamación de la glándula tiroides. ‖ **cronic** —. T. crónica. ‖ **granulomatous** —. T. granulomatosa. ‖ **Hashimoto's** —. T. de Hashimito. ‖ **subacute** —. T. subaguda.

thyroidomania. Tiroidomanía. Alteración mental asociada a hipertiroidismo.

thyroidotomy. Tiroidotomía. Incisión quirúrgica de la glándula tiroides.

thyroidotoxin. Tiroidotoxina. Toxina específica del tejido tiroideo.

thyroigenous. Tirógeno. Debido a una alteración tiroidea.

thyrolysin. Tirolisina. Suero tirolítico.

thyromegaly. Tiromegalia. Aumento de tamaño de la glándula tiroides. Bocio.

thyroncus. Tironco. Bocio.

thyropathy. Tiropatía. Enfermedad tiroidea.

thyropenia. Tiropenia. Secreción tiroidea deficiente.

thyrophyma. Tirofima. Tumor de la glándula tiroides.

thyroprival. Tiroprivo. Estado consecutivo a la extirpación del tiroides.

thyroptosis. Tiroptosis. Desplazamiento de la glándula tiroides hacia el tórax.

thyrosis. Tirosis. Enfermedad por alteración tiroidea.

thyrotome. Tirótomo. Instrumento para incidir el cartílago tiroides.

thyrotomy. Tirotomía. División quirúrgica del cartílago tiroides.

thyrotoxicosis. Tirotoxicosis. Situación patológica por excesiva secreción de la glándula tiroides.

thyrotoxin. Tirotoxina. Sustancia tóxica producida en el tiroides.

thyrotropin. Tirotropina. Hormona de la hipófesis anterior que estimula la secreción tiroidea.

thyrotropism. Tirotropismo. Afinidad por el tiroides.

thyroxine. Tiroxina. Compuesto critalino de la glándula tiroides de símbolo T_4.

thyroxinemia. Tiroxinemia. Presencia de tiroxina en la sangre.

thyrsus. Pene.

TI. Abreviatura de *thymus-independent.*

Ti. Símbolo químico del titanio.

tibia. Tibia. Hueso de la pierna.

tibial. Tibial. Relativo a la tibia.

tibialgia. Tibialgia. Dolor en la pierna, con linfocitiosis y eosinofilia.

tibiocalcanean. Tibocalcáneo. Relativo a la tibia y al calcáneo.

tibiofemoral. Tibiofemoral. Relativo a la tibia y al fémur.

tibiofibular. Tibiofibular. Relativo a la tibia y al peroné.

tibiotarsal. Tibiotarsiano. Relativo a la tibia y al tarso.

tic. Tic. Movimiento involuntario, compulsivo, estereotipado.

tick. Acaro. Parásito del suborden *Ixodides* (garrapata).

tickling. Estimulación luminosa de una superficie.

tictology. Tictología. Obstetricia.

t.i.d. Abreviatura de *ter in die* (tres veces al día).

Tiedemann's nerve. Nervio de Tiedemann. [F. Tiedemann, médico alemán, 1781-1861.] Pequeño nervio simpático que sigue el trayecto de la arteria central de la retina.

Tietz syndrome. Síndrome de Tietz. [Walter Tietz, pediatra norteamericano, n. en 1960.] Albinismo total combinado con hipoplasia de las cejas, sordera del oido interno, sordomudez, nistagmo y fotofobia; es de herencia autosómica dominante.

Tietze's syndrome. Síndrome de Tietze. [Alexander Tietze, 1864-1927, cirujano alemán, n. en Breslau.] Condritis en las costillas superiores, cerca de lasincondrosis, causada por sobrecarga o cansancio. Se presenta con engrosamientos paraesternales, con dolor espontáneo o bajo compresión o carga.

tigretier. Tarantismo. Forma de manía histérica.

tigroid. Tigroide. Término aplicado a los cuerpos de Nissl.

tigrolysis. Tigrólisis. Cromatólisis.

tillaux's disease. Enfermedad de Tillaux. [P. J. Tillaux, médico francés, 1834-1904.] Mamitis con formación de tumores múltiples.

timbre. Timbre. Cualidad musical de un tono o sonido.

time. Tiempo. Medida de la duración. || — **constante.** Constante de tiempo. Tiempo que tarda una variable en disminuir en una fracción $1/e$ de su valor en el momento cero.

Timme's syndrome. Síndrome de Timme. [W. Timme, neurólogo norteamericano, 1874-1956.] Síndrome de insuficiencia ovárica.

timolol maleate. Maleato de timolol. Betabloqueante.

tin. Estaño. Elemento metálico blanco, de símbolo Sn.

tinct. Abreviatura de *tinctura.*

tinction. Tinción. Acto de teñirse.

tincture. Tintura. Solución alcohólica o hidroalcohólica de sustancias medicinales.

tinea. Tinea. Tiña. Infección por hongos.

Tinel's sign. Signo de Tinel. [J. Tinel, neurólogo francés, 1879-1952.] Sensación de picor al percutir sobre la sección de un nervio.

tingling. Hormigueo causado por el calor o en enfermedades del sistema nervioso periférico.

tinkle. Sonido auscultario cuando hay cavidades pulmonares o neumotórax.

tinnitus. Tinnitus. Zumbido de oídos.

tip. Extremidad de una parte del cuerpo.

tiqueur. Pesona afectada por un tic.

tissue. Tejido. Unión de células similares, especializadas, para desempeñar una función específica. || **adipose** —. T. adiposo. || **cicatricial** —. T. cicatrizal. || **connective** —. T. conectivo. || **hematopoietic** —. T. hematopoyético. || **interstitial** —. T. intersticial. || **nervous** —. T. nerviosa. || **subcutaneous** —. T. subcutáneo.

tissular. Tisular. Relativo a un tejido orgánico.

titanium. Titanio. Elemento metálico, de símbolo Ti.

titillation. Titilación. Sensación de cosquilleo.

titration. Titulación. Determinación del componente de una solución. || **colorimetric** —. T. colorimétrica.

titre. Título. Grado, valor, proporción.

titubation. Titubeo. Marcha cerebelosa titubeante.

Tl. Símbolo químico del talio.

TLC. Abreviatura de *total lung capacity.*

TL antigen. Antígeno TL. Antígeno de membrana presente en los protimocitos de ratones que tienen el gen TL^+, pero que desaparece durante la maduración del timo.

TLI. Abreviatura de *total lymphoid irradiation.*

T lymphocyte. Linfocito T. Linfocito cuya maduración depende del timo. Sin.: Célula T.

Tm. Símbolo químico del tulio. || Abreviatura de *tubular maximun.*

TMV. Abreviatura de *tobacco mosaic virus.*

TN. Abreviatura de *normal intraocular tension.*

TNT. Abreviatura de *trinitoluene.*

TO. Abreviatura de *tincture of opium* y de *original tuberculin.*

tobacco. Tabaco. Planta solanácea *Nicotiana tabacum.*

tobaccoism. Tabaquismo. Situación patológica por excesivo consumo de tabaco.

T

tobramycin. Tobramicina. Antibiótico aminoglucósido.

toco-. Toco-. Prefijo que signica «parto».

tocography. Tocografía. Registro gráfico de las contracciones uterinas.

tocology. Tocología. Obstetricia.

tocopherol. Tocoferol. Alcohol con las propiedades de la vitamina E.

Todd bodies. Cuerpos de Todd. [J. L. Todd, médico canadiense, 1876-1949.] Estructuras eosinofilas en los eritrocitos de ciertos anfibios.

Todd's paralysis. Parálisis de Todd. [R. B. Todd, médico inglés, 1809-1860.] Debilidad muscular transitoria consecutiva a crisis jacksonianas. || — **cirrhosis.** Cirrosis biliar primaria.

toe. Dedo del pie.

tolbutamide. Tolbutamida. sulfonilurea hipoglucemiante. F.: $C_{12}H_{18}N_2O_3S$.

tolerance. Tolerancia. Facultad de soportar la utilización continuada de un medicamento.

tolerant. Tolerante. Que presenta tolerancia.

tolerogen. Tolerógeno.

Tolosa-Hunt syndrome. Síndrome de Tolosa-Hunt. Pseudotumor inflamatorio restringido al seno cavernoso, fisura orbitaria superior y vértice de la órbita, que causa oftalmoplejía y edema periorbital.

toluene. Toluene. Disolvente orgánico. F.: $C_6H_5 \cdot CH_3$.

toluidine. Toluidina. F.: $CH_3 \cdot C_6$-$H_4 \cdot NH_2$. || **blue** —. Azul de t.

tomentum. Tomento. Red de diminutos vasos en la piamadre y corteza cerebral.

Tomes' fibers. Fibras de tomes. [Sir J. Tomes, dentista inglés, 1815-1895.] Fibrillas de la dentina. || — **process.** Proceso de T. Prolongación de la célula del esmalte.

tomo-. Tomo-. Prefijo que significa «cortante».

tomography. Tomografía. Radiografía seriada. || **computerized axial** —. T. axial computerizada.

tomy. Tomía. Sufijo que indica «corte».

tonaphasia. Tonafasia. Afasia musical.

tone. Tono. Grado normal de vigor o tensión. || Particular cualidad de un sonido.

tongs. Pinzas. Instrumento de dos brazos.

tongue. Lengua. Organo muscular de la boca.

tonic. Tónico. Que restaura el tono normal.

tonicity. Tonicidad. Estado normal de tono o tensión.

Toni-De, Fanconi syndrome. Síndrome de Debré-de Toni-Fanconi. [Giovanni de Toni, pediatra italiano, n. en Génova; Guido Fanconi.] Trastorno en la reabsorción de los túbulos renales para distintas sustancias, como una afección primaria e idiopática, hereditaria con carácter autosómico recesivo. Son síntomas: raquitismo renal con diabetes de fosfoglucoaminoácidos, acidosis y debilidad general. La enfermedad es muy parecida al síndrome de Abderhalden-Fanconi, aunque sin cistinosis. Son variantes: síndrome de Bickel-Thursby-Pelham, hiperaminoaciduria con amoniacuria; déficit intelectual, catarata bilateral, desarrollo dificitario,

trastorno de la función hepática y, como síndrome de sintomatología parcial, el síndrome de Jonxis y el síndrome de Juillard-Piguet.

tonograph. Tonógrafo. Tonómetro registrador.

tonometry. Tonometría. Medida de la presión (intraocular, p. ej.).

tonsil. Tonsila. Amígdala. || — **of cerebellu.** T. cerebelosa. || **lingual** —. T. lingual. || **pharyngeal** —. T. faríngea.

tonsilla. Tonsilla. (V. *tonsil.*)

tonsillar. Tonsilar. Relativo a las amígdalas.

tonsillectomy. Tonsilectomía. Amigdalectomía.

tonsillitis. Tonsilitis. Amigdalitis.

tonsillolith. Tonsilolito. Cálculo amigdalar.

tonsillotomy. Tonsilotomía. Amigdalotomía.

tonus. Tono. Tonicidad.

tooth. Diente. Estructura para la masticación en la boca.

Tooth's atrophy. Atrofia de Tooth. [H. H. Tooth, médico inglés, 1856-1925.] Tipo peroneal de la atrofia muscular progresiva.

topalgia. Topalgia. Dolor localizado.

topectomy. Topectomía. Extirpación de un área específica de la corteza frontal.

topesthesia. Topestesia. Facultad de localizar una sensación táctil.

Töpfer's test. Prueba de Töpfer. [A. E. Töpfer, médico alemán, n. en 1858.] Para determinar el ClH en el jugo gástrico.

tophaceous. Tofáceo. De naturaleza dura o arenosa.

tophus. Tofo. Depósito de urato en la gota.

topical. Tópico. Relativo a un área superficial.

Topinard's angle. Angulo de Topinard. [P. Topinard, médico francés, 1830-1911.] Angulo ofriospinal. || — **line.** Línea de T. Entre la glabela y el punto mentoniano.

topo-. Topo-. Prefijo que significa «lugar».

topographic. Topográfico. Relativo a una región especial.

topography. Topografía. Descripción de una región anatómica.

topology. Topología. Relación entre la presentación fetal y el canal del parto.

toponarcosis. Toponarcosis. Anestesia localizada.

toponymy. Toponimia. Terminología regional.

torcular Herophili. Prensa de Herófilo.

Torg's syndrome. Síndrome de Torg. [Joseph Torg.] Osteólisis carpotarsal, de herencia autosómica recesiva o ligada al cromosoma X, sin nefropatía; comienza en la edad infantil, es de progresión lenta y consiste en un adelagazamiento y consunción progresivos de los huesos distales de manos y pies.

tormina. Tormina. Cólico intestinal.

Tornwald's disease. Enfermedad de Tornwald. [Gustav Ludwig Tornwald, 1843-1910, médico alemán, n. en Danzig.] Bursitis faringea.

torpent. Torpente. Inactivo.

torpid. Tórpido. Que no actúa con facilidad normal.

torpidity. Torpor. Inactividad. Torpeza.

T

torrefaction. Torrefacción. Exposición al calor por poco tiempo.

torsion. Torsión. Acción y afecto de torcer.

torsion dystonia. Síndrome de Oppenheim-Ziehen. Distonía de torsión.

torsoclusión. Torsoclusión. Acupresión y torsión del extremo de un vaso seccionado.

torticollis. Tortícolis. Contractura de los músculos cervicales.

tortua. Agonía.

tortuos. Tortuoso. Sinuoso.

torula. *Torula.* Criptococo.

torulosis. Torulosis. Criptococosis.

torulus. Tórulo. Elevación, papila.

torus. Torus. Eminencia, abultamiento. || — **occipitalis.** E. occipital. || — **palatinus.** E. palatina. || — **uterinus.** E. uterina.

total colon agangliosis. Síndrome de Jirásek-Zuelzer-Wilson. [Arnold Jirásek 1887-1960, cirujano checo, n. en Praga; Wolf Zuelzer; James L. Wilson.] Íleo neurogénico variante del megacolon aganglónico congénito, con íleo grave en los primeros días o semanas de vida.

Toti's operation. Operación de Toti. [A. Toti, oftalmólogo italiano, n. en 1861.] Dacriocistorrinostomía.

totipontency. Totipotencia. Capacidad para todo.

totipotential. Totipotencial. Célula que puede dar origen a células de cualquier orden.

touch. Tacto. Palpación con los dedos.

Tourette's syndrome. Síndrome de Gilles de la Tourette. [Giles Georges de la Tourette, 1857-1904, neurólogo francés, n. en París.] Automatismos motrices disparados como secuela de lesiones en el cuerpo estriado, aunque también en algunas neuropatías y psicopatías; en estado de excitación se puede llegar a una crisis coreica, enfermedad de Brissaud; incluye dificultad en la respiración, carraspeo y esputos, con tics, coprolalia, ecolalia, ecopraxia y crisis de rabia inmotivada, que dan lugar a una enfermedad muy invalidante.

tourniquet. Torniquete. Instrumento para comprimir los vasos sanguíneos.

toxanemia. Toxanemia. Anemia por intoxicación.

toxascaris. *Toxascaris.* Género de nematodos parásitos.

toxemia. Toxemia. Presencia de toxinas en la sangre.

toxenzyme. Toxenzima. Enzima tóxica.

toxic. Tóxico. Relativo a un veneno o toxina.

toxicity. Toxicidad. Cualidad de ser venenoso, tóxico.

toxicogenic. Toxicogénico. Que produce toxinas.

toxicohemia. Toxicohemia. (V. *toxemia.*)

toxicoid. Toxicoide. Semejante a un veneno.

toxicologist. Toxicólogo. Experto en toxicología.

toxicology. Toxicología. Suma de conocimientos relativos a los venenos.

toxicomania. Toxicomanía. Deseo irreprimible de consumir narcóticos, drogas, etc.

toxicopathy. Toxicopatía. Enfermedad producida por tóxicos.

toxicopexis. Toxicopexia. Fijación o neutralización de un tóxico en el organismo.

toxicophobia. Toxicofobia. Temor patológico a los venenos.

toxicosis. Toxicosis. Situación patológica producida por un veneno.

toxiferous. Toxífero. Que produce o transporta veneno.

toxin. Toxina. Veneno. || **animal** —. T. animal. || **bacterial** —. T. bacteriana. || **boutulinus** —. T. botulínica. || **gonococcal** —. T. gonocócica. || **strpatococcal** —. T. estreptocócica.

toxin-antitoxin. Toxina-antitoxina. Mezcla de toxina diftérica, con su antitoxina.

toxinemia. Toxinemia. Presencia de toxinas en la sangre.

toxinosis. Toxinosis. Enfermedad por la presencia de toxina.

toxiphrenia. Toxifrenia. Delirio producido por un tóxico.

toxocara. *Toxacara.* Género de gusanos nematodos.

toxoid. Toxoide. Exotoxina que ha perdido su toxicidad, pero conserva su poder antigénico.

toxolysin. Toxolisina. Antitoxina.

toxophilic. Toxófilo. Especialmente susceptible a una toxina.

toxophore. Toxóforo. Grupo de átomos de la molécula tóxica, con poder tóxico.

toxophylaxin. Toxofilaxina. Filaxina que destruye la acción tóxica bacteriana.

toxoplasma. *Toxoplasma.* Género de esporozoos.

toxoplasmosis. Toxoplasmosis. Enfermedad producida por el *Toxoplasma gondii.*

toxuria. Toxuria. Uremia.

Toynbee's corpuscles. Corpúsculos de Toynbee. [J. Toynbee, otólogo inglés, 1815-1866.] Corpúsculos corneales. || — **muscle.** Músculo de T. M. tensor del tímpano.

Tp. Abreviatura de *precursor T cells.*

T piece. (V. *secretroy piece.*)

TPN. Abreviatura de *total parenteral nutrition.*

TR. Abreviatura de *tuberculin residue.*

trabecula. Trabécula. Término general para el soporte del tejido conectivo.

trabecular. Trabecular. Relativo a la tabécula.

trabeculation. Trabeculación. Formación de trabéculas en una parte.

trabs. Trabs. || — **cerebri.** Cuerpo calloso.

tracer. Tracer. Instrumento de disección. || Trazador radiactivo.

trachea. Tráquea. Tubo cartilaginoso y membranoso, entre laringe y bronquios.

tracheactasy. Traquectasia. Dilatación de la tráquea.

tracheal. Traqueal. Relativo a la tráquea.

trachealgia. Traquealgia. Dolor en la tráquea.

tracheitis. Traqueítis. Inflamación de la tráquea.

trachelagra. Traquelagra. Dolor gotoso en el cuello.

trachelectomy. Traquelectomía. Cervicectomía.

trachelism. Traquelismo. Espasmo de los músculos del cuello.

trachelitis. Traquelitis. Cervicitis.

trachelo-. Traquelo-. Prefijo que significa «cuello», «nuca».

trachelocyrtosis. Traquelocirtosis. (V. *trachelokyphosis.*)

trachelocystitis. Traquelocistitis. Inflamación del cuello de la vejiga.

trachelodynia. Traquelodinia. Dolor en el cuello.

trachelokyphosis. Traquelocifosis. Curvatura anormal de la porción cervical del raquis.

trachelology. Traquelología. Estudio del cuello y de sus enfermedades.

trachelomyitis. Traquelomiitis. Inflamación de los músculos del cuello.

trachelopexy. Traquelopexia. Fijación quirúrgica del cuello uterino a una parte.

tracheloplasty. Traqueloplastia. Cirugía plástica sobre el cuello uterino.

trachelorrhaphy. Traquelorrafía. Sutura del cuello uterino dislacerado.

tracheloschisis. Traquelosquisis. Fisura congénita del cuello.

trachelotomy. Traquelotomía. Incisión quirúrgica de un cuello (uterino, fundamentalmente).

tracheobronchial. Tranqueobronquial. Relativo a la tráquea y los bronquios.

tracheobronchitis. Traqueobronquitis. Inflamación de la tráquea y los bronquios.

tracheobronchoscopy. Tranqueobroncoscopia. Inspección del interior de la tráquea y los bronquios.

tracheocele. Traqueocele. Protrusión herniaria de la mucosa traqueal.

tracheoesophageal. Traqueoesofágico. Relativo a una comunicación entre tráquea y esófago.

tracheogenic. Traqueogénico. Originado en la tráquea.

tracheolaryngeal. Traqueolaríngeo. Relativo a la tráquea y la laringe.

tracheolaryngotomy. Traqueolaringotomía. Incisión de la tráquea y la laringe.

tracheomalacia. Traqueomalacia. Reblandecimiento de los cartílagos traqueales.

tracheopathy. Traqueopatía. Enfermedad de la tráquea.

tracheopharyngeal. Traqueofaríngeo. Relativo a la tráquea y la faringe.

tracheophony. Traqueofonía. Sonido percibido por auscultación sobre la tráquea.

tracheoplasty. Traqueoplastia. Operación plástica sobre la tráquea.

tracheopyosis. Traqueopiosis. Traqueítis purulenta.

tracheorrhagia. Traqueorragia. Hemorragia por la tráquea.

tracheorrhaphy. Traqueorrafia. Sutura de una herida traqueal.

tracheoschisis. Traqueosqusis. Fisura de la tráquea.

tracheoscopy. Traqueoscopia. Inspección del interior de la tráquea.

tracheostenosis. Traqueostenosis. Estenosis de la tráquea.

tracheostoma. Traqueostoma. Abertura de la tráquea en el cuello.

tracheostomy. Traqueostomía. Abertura quirúrgica de la tráquea en el cuello.

tracheotome. Traqueótomo. Instrumento para inicidr la tráquea.

tracheotomy. Traqueotomía. Incisión de la tráquea.

trachitis. Traquitis. (V. *tracheitis.*)

trachoma. Tracoma. Enfermedad infecciosa crónica de la conjuntiva y la córnea.

trachomatous. Tracomatoso. Afectado por tracoma.

trachychromatic. Traquicromático. Que se colorea intensamente.

trachyphonia. Traquifonía. Ronquera de lavoz.

tracing. Trazado. Registro gráfico.

track. Vestigio.

tract. Tracto. Banda de fibras nerviosas con igual origen, función y terminación. || Región. || **anterior corticospinal.** Anterior corticospinal. || **anterior spinocerebellar.** Anterior espinocerebeloso. || **anterior spinothalamic.** Anterior espinotalámico. || **bulbospinal** Bulboespinal. || **comma.** Semilunar. || **corticorubral.** Corticorrubral. || **crossed pyramidal.** Piramidal cruzado. || **dentatorubrothalamic.** Dentatorrubrotalámico. || **direct cerebellar.** Cerebelar directo. || **direct pyramidal.** Piramidal directo. || **fastigiobulbar.** Fastigobulbar. || **frontopontine.** Frontopontino. || **iliotibial.** Iliotibial. || **lateral cortospinal.** Cortospinal lateral. || **mamillotegmental.** Mamilotegmentario. || **mamillothalamic.** Mamilotalámico. || **of Flechsig.** De Flechsig. || **of Goll.** De Goll. || **of Gowers.** De Gowers. || **of Helweg.** De Helweg. || **of Lissauer.** De Lissauer. || **of spinal cord.** De la cuerda espinal. || **olivocerebellar.** Olivocerebeloso. || **olivospinal.** Olivospinal. || **optic.** Optico. || **prepyramidal.** Prepiramidal. || **pyramidal.** Piramidal. || **reticulospinal.** Reticulospinal. || **rubro-olivary.** Rubroolivar. || **rubroreticular.** Rubrorreticular. || **rubrospinal.** Rubrospinal. || **semilunar.** Semilunar. || **septomarginal.** Septomarginal. || **spinocerebellar.** Espinocerebelar. || **spinoolivary.** Espino-olivar. || **strio-olivary.** Estrioolivar. || **stro-rubroolivary.** Estriorrubroolivar. || **sympathetic.** Simpatético. || **tectospinal.** Tectospinal. || **temporopontine.** Temporopontino. || **vestibulocerebellar.** Vestibulocerebelar. || **vestibulospinal.** Vestibulospinal.

traction. Tracción. Acción de estirar. || **axis** —. T. axial. || **elastic** —. T. elástica. || **skeletal** —. T. esquelética.

tractor. Tractor. Instrumento para aplicar tracción.

tractotomy. Tractotomía. Incisión sobre un tracto nervioso.

tractus. Tracto. (V. *tract.*)

tragacanth. Tragacanto. Arbusto leguminoso del género *Astragalus,* utilizado para confeccionar pastillas, etc.

tragal. Tragal. Relativo al trago.

tragomaschalia. Tragomascalia. Transpiración axilar maloliente.

tragopodia. Tragopodia. Genu valgum.

tragus. Trago. Eminencia cartilaginosa delante del orificio del conducto auditivo externo.

train. Adiestrar. Preparar para una ocupación determinada.

training. Entrenamiento. Sistema de instrucción.

trait. Rasgo. Característica determinada.

trajector. Trayector. Instrumento para localizar un proyectil en una herida.

trance. Trance. Sueño anormal.

tranquilizer. Tranquilizador. Clase de droga utilizada en la ansiedad, neurosis, etc.

transamidinase. Amidinotransferasa. (V. *amidionotransferase.*)

transection. Transección. Sección a través de un eje longitudinal.

transducer. Transductor. Dispositivo que transforma un tipo de energía en otra.

transfer. Transferencia. Paso de un sitio a otro. ‖ Paso de una sensación de una parte a otra. ‖ — **factor.** Factor de transferencia. Extracto dializable de linfocitos inmunes, capaz de transferir inmunidad célulo-mediada en el hombre y otras especies de animales.

transferase. Transferasa. Enzima que cataliza la transferencia de una molécula a otra.

transference. Transferencia. (V. *transfer.*)

transferrin. Transferrina. Beta globulina que transporta el hierro.

transfixion. Transfixión. Corte de los tejidos, como en la amputación.

transforation. Transforación. Perforación del cráneo fetal.

transformation. Transformación. Cambio en la forma o estructura.

transfusión. Transfusión. Introducción de sangre en el sistema sanguíneo. ‖ **direct** —. T. directa. ‖ **indirect** —. T. indirecta. ‖ **intrauterine** —. T. intrauterina. ‖ **placental** —. T. placentaria.

transiliac. Transiliaco. Entre los dos huesos iliacos o a su través.

transillumination. Transiluminación. Iluminación por transparencia.

translation. Traslación. Cambio de sitio.

translocation. Translocación. Cambio de lugar de un sitio a otro.

translucent. Translúcido. Cuerpo que deja pasar la luz, pero sin que se vea a su través.

trasmethylation. Transmetilación. Transferencia de un grupo metil.

transmigration. Transmigración. Diapédesis.

transmission. Transmisión. Transferencia (de una enfermedad o un impulso nervioso, p. ej.).

transmutation. Transmutación. Conversión de una especie en otra.

transocular. Transocular. A través del globo ocular.

transonance. Transonancia. Transmisión del sonido originado en un órgano a través de otro.

transparent. Transparente. Que permite el paso de la luz y la visión a su través.

transpiration. Transpiración. Sudoración.

transplacental. Transplacentario. A través de la placenta.

transplant. Transplante. Injerto.

transplantation. Transplante. (V. *transplant.*)

transpleural. Transpleural. A través de la pleura.

transport. Transporte. Movimiento de materiales en sistemas biológicos.

transposition. Transposición. Desplazamiento visceral hacia el lado contrario del normal.

transsexualism. Transexualismo. Alteración por la cual una persona quiere adoptar el sexo opuesto.

transsternal. Transesternal. A través del esternón.

transthoracic. Transtorácico. A través del tórax.

transubstantiation. Transustanciación. Sustitución de las partes de un tejido por elementos de otra especie.

transudate. Transudado. Líquido que ha atravesado una membrana sin inflamación.

transurethral. Transuretral. A través de la uretra.

transvaginal. Transvaginal. A través de la vagina.

transverse. Transversal. Atravesado respecto al eje principal.

transversectomy. Transversectomía. Resección de apófisis transversas vertebrales.

transversus. Transversal. (V. *transverse.*)

transvesical. Transvesical. A través de la vejiga.

transvestism. Transvestismo. Desviación sexual que lleva a vestirse con prendas del sexo opuesto.

transvestite. Transvestido. Persona que presenta transvestismo.

trapezium. Trapecio. Hueso, músculo trapecio.

trapezoid. Trapezoide. Hueso trapezoide.

Traube's space. Espacio de Traube. [L. Traube, médico alemán, 1818-1876.] Espacio semilunar.

Traube-Hering waves. Ondas de Traube-Hering. [L. Traube; E. Hering, fisiólogo alemán, 1834-1918.] Variaciones rítmicas de la presión sanguínea cuando hay aumento de la presión intracraneal.

trauma. Trauma. Lesión física o psíquica por agresión externa.

traumasthenia. Traumastenia. Neurastenia traumática.

traumatic. Traumático. Causa de traumatismo.

traumatic leceration of uterine support, Masters-Allen syndrome. Síndrome de Masters-Allen. Consecuencias de las lesiones traumáticas obstétricas sobre los ligamentos uterinos, habitualmente, des garro posterior del ligamento ancho. Se caracteriza por dolor en el hipogastrio y en el perineo en ortostatismo, dismenorrea, dispareunia, polaquiuria, tenesmo rectal, astenia, generalmente retroversión y movilidad dolorosa del útero.

traumatism. Traumatismo. (V. *trauma.*)

traumatologist. Traumatólogo. Cirujano especializado en tratar traumatismos.

traumatology. Traumatología. Rama de la cirugía que estudia los traumatismos y sus efectos.

traumatophathy. Traumatopatía. Situación patológica producida por un traumatismo.

T

traumatophilia. Traumatofilia. Situación en la que el paciente se encuentra inconsciente en intervenciones.

traumatopnea. Traumatopnea. Situación de asfixia parcial por cierre traumático del espacio pleural.

traumatopyra. Traumatópira. Fiebre traumática.

travail. Labor del parto.

TRBF. Abreviatura de *total renal blood flow*.

Treacher Collins syndrome. Síndrome de Treacher Collins. Displasia oculoauriculovertebral.

treatment. Tratamiento. Conjunto de medios utilizados para conseguir la curación. ‖ **active** —. T. activo. ‖ **dietetic** —. T. dietético.

Treitz's arch. Arco de Treitz. [W. Treitz, médico austriaco, 1819-1872.] Arco compuesto por la arteria cólica superior izquierda y la vena mesentérica. ‖ — **fossa.** Fosa de T. F. Sucecal. ‖ — **ligament.** Ligamento de T. Músculo suspensorio del duodeno. ‖ — **muscle.** Músculo de T. M. retrococcígeo.

trematoda. Trematodos. Parásitos platelmintos.

tremor. Tremor. Agitación involuntaria. ‖ **essential** —. T. esencial. ‖ **hysterical** —. T. histérico. ‖ **passive** —. T. pasivo. ‖ **senile** —. T. senil.

trend. Inclinación en una dirección o curso definidos.

Trendelenburg canula. Cánula de Trendelenburg. [F. Trendelenburg, cirujano alemán, 1844-1924.] Cánula utilizada después de la traqueotomía. ‖ — **operation.** Operación de T. Escisión de venas varicosas. Embolectomía en la arteria pulmonar. ‖ **position.** Posición de T. Posición supina a 45°. ‖ — **symptom.** Síntoma de T. Marcha peculiar, en la parálisis de los glúteos. ‖ — **test.** Prueba de T. Para comprobar la insuficiencia valvular venosa.

trepan. Trépano. Instrumento para trepanar.

trepanation. Trepanación. Operación de trepanar con el trépano.

trephine. Trépano. Instrumento para trepanar.

Treponema. *Treponema*. Microorganismos del orden Espiroquetas.

treponemiasis. Treponemiasis. Infección por *Treponema*. Sífilis.

treponemicidal. Treponemicida. Destructor de treponemas.

tresis. Tresis. Perforación.

Treve's fold. Pliegue de Treves. [Sir F. Treves, cirujano inglés, 1853-1923.] Pliegue del apéndice.

TRF. Abreviatura de *thyrotropin releasing factor*.

TRH. Abreviatura de *thyrotropin releasing hormone*.

triad. Tríada. Elemento trivalente. ‖ Grupo de tres entidades u objetos.

trial. Ensayo, prueba o experimento. ‖ **clinical** —. Ensayo clínico. Un experimento realizado en seres humanos para evaluar la eficacia comparativa de dos o más terapias.

triamcinolone. Triamcinolona. Glucocorticoide sintético. F.: $C_{21}H_{27}FO_6$.

triamterene. Triamterene. Diurético oral. F.: $C_{12}H_{11}N_7$.

triangle. Triángulo. Espacio limitado por tres lados. Trígono. ‖ **anterior.** Anterior. ‖ **auscultation.** De auscultación. ‖ **carotid.** Carotídeo. ‖ **deep perineal.** Perineal profundo. ‖ **digastric.** Digástrico. ‖ **femoral.** Femoral. ‖ **Hesselbach's.** De Hesselbach. ‖ **inguinal.** Inguinal. ‖ **lumbar.** Lumbar. ‖ **lumbosacral.** Lumbosacro. ‖ **Macewen's.** De Macewen. ‖ **Marcille's.** De Marcille. ‖ **muscular.** Muscular. ‖ **occipital.** Occipital. ‖ **of Lesser.** De Lesser. ‖ **Petit's.** De Petit. ‖ **posterior.** Posterior. ‖ **Scarpa's.** De Scarpa. ‖ **subclavian.** Subclavio. ‖ **submandibular.** Submandibular. ‖ **submental.** Submentoniano. ‖ **suboccipital.** Suboccipital. ‖ **supraclavicular.** Supraclavicular. ‖ **suprameatal.** Suprameático.

triangular. Triangular. Con tres lados y ángulos.

triatoma. *Triatoma*. Género de chinches americanas.

triatomic. Triatómico. Trivalente.

tribadism. Tribadismo. Lesbianismo, con simulación de heterosexualidad.

tribasic. Tribásico. Con tres átomos de hidrógeno reemplazables.

tribe. Tribu. Subdivisión de una familia.

tribrachius. Tribraquio. Monstruo fetal con tres brazos.

tribromide. Tribromuro. Bromuro con tres átomos de bromo.

tricalcic. Tricálcico. Que contiene tres átomos de calcio.

tricellular. Tricelular. Compuesto por tres células.

tricephalus. Tricéfalo. Monstruo con tres cabezas.

triceps. Tríceps. Con tres cabezas. Músculo tríceps.

trichangiectasis. Tricangiectasia. Dilatación de los capilares.

trichauxis. Tricauxis. Hipertricosis.

trichiasis. Triquiasis. Filamentos en la orina. ‖ Irritación conjuntiva por las pestañas.

trichinella. *Triquina*. Género de parásito nematodo.

trichinosis. Triquinosis. Enfermedad debida a infección por *Trichina*.

trichloride. Tricloruro. Cloruro con tres átomos de cloro por uno de otro elemento.

trichlorophenol. Triclorofenol. Desinfectante y antiséptico de uso externo.

trichoanesthesia. Tricoanestesia. Pérdida de la sensibilidad capilar.

trichobacteria. Tricobacteria. Bacterias con flagelos.

trichobezoar. Tricobezoar. Concreción del estómago o intestino formada por pelos.

trichocardia. Tricocardia. Corazón velloso.

trichocephaliasis. Tricocefaliasis. (V. *trichuriasis*.)

trichocephalus. *Trichocephalus*. Parásito intestinal nematodo.

trichoclasis. Tricoclasis. Fragilidad capilar. Tricorrexis nudosa.

trichocyst. Tricocisto. Estructura celular derivada del citoplasma.

trichodectes. *Trichodectes*. Insecto parásito del orden *Mallophaga*.

trichoderma. *Trochoderma*. Género de hongos.

trichodina. *Trichodina*. Género de protozoos ciliados.

trichoepithelioma. Tricoepitelioma. Tumor benigno de la piel, originado en los folículos pilosos.

trichoglossia. Tricoglosia. Aspecto piloso de la lengua por hipertrofia papilar.
trichographism. Tricografismo. Reflejo pilomotor.
trichoid. Tricoide. Semejante al cabello.
tricholith. Tricolito. Concreción pilosa.
trichology. Tricología. Estudio de los cabellos.
trichoma. Tricoma. Entropión.
trichomadesis. Tricomadesis. Alopecia prematura.
trichomonade. Parásitos del género *Trichomonas.*
trichomonal. Causado por tricomonas.
trichomonas. *Trichomonas.* Protozoos flagelados del orden *Polymastigida.*
trichomoniasis. Tricomoniasis. Infección por *Trichomonas.*
trichomycetes. *Tricomicetos.* Grupo intermedio de organismos, entre las bacterias y los hongos.
trichomycosis. Tricomicosis. Afección por hongos parásitos.
trichonodosis. Triconodosis. Tricorrexis nudosa.
trichopathy. Tricopatía. Afección de los cabellos.
trichophagy. Tricofagia. Hábito patológico de masticar cabellos.
trichophytic. Tricofítico. Relativo a la tricofitosis.
trichophytoid. Tricofítide. Erupción secundaria de la piel debida a tricofitos.
trichophyton. *Tricophyton.* Género de hongos del orden *Moniliales.*
trichophytosis. Tricofitosis. Infección fúngica por *Trichophyton.*
trichoptilosis. Tricoptilosis. Aspecto de plumas de los cabellos, por cubrirse de prolongaciones.
trichorrhea. Tricorrea. (V. *trichomadesis.)*
trichorrhexis. Tricorrexis. Rotura de los cabellos.
trichoschisis. Tricosquisis. División de un cabello en varios.
trichoscopy. Tricoscopia. Examen de los cabellos.
trichosis. Tricosis. Crecimiento anormal de los cabellos.
trichosporon. *Trichosporon.* Género de hongos imperfectos de la familia *Cryptococcaceae.*
trichosporosis. Tricosporosis. Infestación por *Trichosporon.*
trichostrongyliasis. Triconstrongiliasis. Infección por nematodos del género *Trichostrongylus.*
trichostrongylus. *Trichostrongylus.* Género de gusanos nematodos.
trichothecium. *Trichotecium.* Género de hongos del orden *Moniliales.*
trichotillomania. Tricotilomanía. Hábito patológico de arrancarse el cabello.
trichotomous. Tricotomo. Dividido en tres partes.
trichotoxin. Tricotoxina. Anticuerpo con acción tóxica sobre las células epiteliales.
trichroic. Tricroico. Caracterizado por presentar tricroísmo.
trichroism. Tricroísmo. Exhibición de tres colores en tres aspectos diferentes.
trichomatopsia. Tricomatopsia. Visión normal del color.
trichuriasis. Tricuriasis. Infestación por nematodos del género *Trichuris.*

trichuris. *Trichuris.* Género de parásito intestinal nematodo.
tricipital. Tricipital. Con tres cabezas. || Músculo tríceps.
tricorn. Tricornio. Ventrículo lateral del cerebro.
tricornute. Que tiene tres cuernos o procesos.
tricrotic. Tricrótico. Caracterizado por presentar tricrotismo.
tricrotism. Tricrotismo. Con tres ondas esfigmográficas en la representación del pulso.
tricuspid. Tricúspide. Con tres puntos o cúspides. || Válvula tricúspide cardiaca.
tridactylism. Tridactilismo. Con tres dedos en la mano o el pie.
tridentate. Tredentado. Con tres dientes.
tridermic. Tridérmico. Derivado del ectodermo, endodermo y mesodermo.
tridermoma. Tridermoma. Teratoma con representación de las tres capas germinales.
triester. Triéster. Compuesto que contiene tres grupos éster.
trifacial. Trifacial. Nervio trigémino.
trifid. Trífido. Hendido en tres partes.
trigastric. Trigástrico. Con tres vientres.
trigeminal. Trigémino. Triple. || Relativo al nervio trigémino.
trigeminus. Nervio trigémino.
triglyceride. Triglicérido. Compuesto con tres moléculas de ácido graso esterificado a glicerol.
trigocephalus. Trigocéfalo. (V. *trigonocephalus.)*
trigonal. Trigonal. Triangular. || Relativo al trígono.
trigone. Trígono. Area triangular. || — **of Bladder.** T. vesical. || **inguinal** —. T. inguinal.
trigonectomy. Trigonectomía. Escisión de la base de la vejiga.
trigonitis. Trigonitis. Inflamación del trígono de la vejiga.
trigonocephalus. Trigonocéfalo. Dolicocéfalo caracterizado por presentar una angulación ventral de la cabeza.
trigonum. Trígono (V. *trigone.)*
trihybrid. Trihíbrido. Descendiente de padres que difieren en tres pares de caracteres mendelianos.
trihydric. Trihídrico. Que contiene tres átomos de hidrógeno reemplazables.
triiodothyronine. Triyodotironina. Hormona tiroidea.
trilabe. Trilabo. Litotritor de tres ramas.
trilaminar. Trilaminar. Formado por tres láminas.
trilateral. Trilateral. Que tiene tres lados.
trilobate. Trilobulado. Que posee tres lóbulos.
trilobectomy. Trilobectomía. Extirpación de tres lóbulos pulmonares.
trilocular. Trilocular. Que tiene tres compartimentos.
trilogy. Trilogía. Combinación de tres elementos.
trimastigote. Trimastigoso. Provisto de tres flagelos.
trimensual. Trimensual. Cada tres meses. Trimestral.
trimer. Trímero. Compuesto por tres molécular simples idénticas.
trimethoprim. Trimetoprim. Antibacteriano. F.: $C_{14}H_{18}N_4O_3$.

trimethylene. Trimetileno. Ciclopropano.

trimorphous. Trimorfo. Que existe en tres formas distintas.

trinitrate. Nitrato con tres radicales de ácido nítrico.

trinitrin. Trinitrina. Nitroglicerina.

trinitrophenol. Trinotrofenol. Fijador de tejidos, también usado como antiséptico y astringente. F.: $C_6H_2(NO_2)_3OH$.

trinitrotoluene. Trinitrotolueno. F.: $C_6H_2(NO_2)_3CH_3$.

trinucleate. Trinucleado. Con tres núcleos.

triorchid. Triórquido. Individuo con tres testículos.

triorchidism. Triroquidismo. Situación en que se tiene tres testículos.

triose. Triosa. Monosacárido con tres átomos de carbono en la molécula.

trioxide. Trióxido. Con tres átomos de oxígeno.

tripara. Trípara. Mujer que ha tenido tres embarazos.

tripeptide. Tripéptido. Péptido formado por la unión de tres radicales aminoácidos.

triphalangism. Trifalangismo. Presencia de tres falanges en un dedo que normalmente tiene dos.

triphasic. Trifásico. Con tres fases.

triphosphate. Trifosfato. Sal con tres radicales fosfato.

triphthemia. Triftemia. Retención de productos de desasimilación en la sangre.

Tripier's amputation. Amputación de Tripier. [L. Tripier, cirujano francés, 1842-1891.] Amputación de Chopart, con separación de una porción del tarso.

triplegia. Triplejía. Parálisis de tres extremidades.

triplet. Tripleto. Uno de los tres individuos habidos de la misma gestación.

triploblastic. Triploblástico. Con tres membranas blastodérmicas.

triploidy. Triploidía. Presencia de 69 cromosomas en el hombre.

triplokoria. Triplocoria. Presencia de tres pupilas en un ojo.

triplopia. Triplopía. Triple visión.

tripod. Trípode. Con tres pies o soportes.

tripodia. Tripodía. Presencia de tres pies.

triprosopus. Triprósopo. Monstruo con tres caras.

tripsis. Tripsis. Trituración, fricción fuerte.

triquetrous. Triquetro. Triangular.

triquetrum. Triquetro. Triangular.

triradial. Trirradial. Que tiene tres rayos.

trisaccharide. Trisacárido. Carbohidrato compuesto de tres grupos sacáridos.

trismoid. Trismoide. Variedad de trismo.

trismus. Trismo. Alteración motora del trigémino con espasmo de los músculos masticatorios.

trisomy. Trisomía. Presencia de un cromosoma adicional en una pareja de cromosomas.

trisplanchnic. Trisplácnico. Nombre del gran simpático.

tristichia. Tristiquia. Presencia de tres filas de pestañas en un párpado.

tristimania. Tristimanía. Melancolía.

trisulcate. Trisulcado. Con tres surcos.

trisulfide. Trisulfuro. Compuesto con tres átomos de azufre por uno básico.

tritanomalopia. Tritanomalopia. Defecto raro de la visión de los colores.

tritanopia. Tritanopía. Ceguera para el color azul.

triticeous. Tritíceo. Semejante a un grano de trigo.

tritium. Tritio. Gas radiactivo obtenido por bombardeo del berilio.

triturable. Triturable. Susceptible de ser triturado.

triturate. Triturar. Reducir a polvo.

trituration. Trituración. Reducción de una sustancia a polvo.

trivalent. Trivalente. Capaz de combinarse con tres átomos de hidrógeno.

trizonal. Trizonal. Dispuesto en tres zonas.

tRNA. Abreviatura de *transfer-RNA*.

trocar. Trócar. Instrumento equipado con una cánula, para realizar punciones.

trochanter. Trocánter. Proceso femoral.

trochanteric. Trocantérico. Relativo al trocánter.

trochantin. Trocantin. Trocánter menor.

trochantinian. Trocantiniano. Relativo al trocánter menor.

troche. Medicamento en forma de tabletas.

trochin. Troquín. Tuberosidad menor de la cabeza del húmero.

trochiter. Troquíter. Trocánter mayor.

trochiterian. Troquiteriano. Relativo al troquíter.

trochlea. Tróclea. Polea. ‖ Tipo de articulación.

trochocephaly. Trococefalia. Aspecto redondeado de la cabeza.

trochoid. Trocoide. Semejante a una rueda que gira sobre su eje.

troilism. Troilismo. Parafilia practicada por tres personas.

Troisier's ganglion. Ganglio de Troisier. [Ch. E. Troisier, médico francés, 1844-1919.] Ganglio supraclavicular engrosado en la neoplasia gástrica. ‖ — **sign.** Signo de T. Engrosamiento ganglionar supraclavicular en procesos malignos abdominales o retrosternales. ‖ — **syndrome.** Síndrome de T. Caquexia con color oscuro de la piel, en la diabetes.

Trolard's plexus. Plexo de Trolard. [P. Trolard, anatomista francés, 1842-1910.] Red venosa del canal del hipogloso. ‖ — **vein.** Vena de T. V. anastomósica inferior de la corteza cerebral.

Tröltsch's spaces. Espacios de Tröltsch. [A. F. von Tröltsch, otólogo alemán, 1829-1890.] Depresiones de la superficie interna de la membrana del tímpano.

tromomania. Tromomanía. Delirium tremens.

tromophonia. Tromofonía. Voz temblorosa.

tropesis. Tropesis. Tendencia de cualquier sustancia a actuar (término de Haekel).

trophectoderm. Trofectodermo. Capa exterior de la vesícula blastodérmica.

trophedema. Trofoedema. Edema persistente en pies o piernas.

trophesial. Trofesis. Trofoneurosis. Trastornos tróficos provocados por el sistema nervioso.

trophic. Trófico. Relativo a la nutrición.

tropho-, Trofo- Prefijo que significa «nutrición».

trophoblast. Trofoblasto. Capa extraembrionarria que nutre el embrión.

trophoblastoma. Trofoblastoma. Coriocarcinoma.

trophocyte. Trofocito. Célula inferior que nutre a otra superior.

tropholecithus. Trofolecito. Yema del huevo meroblástico.

trophology. Trofología. Ciencia de la nutrición del cuerpo.

trophoneurosis. Trofoneurosis. Enfermedad nerviosa funcional por alteración en la nutrición, debida a influencia nerviosa alterada.

trophonosis. Trofonosis. Trofopatía.

trophopathy. Trofopatía. Enfermedad de la nutrición.

trophoplast. Trofoplasto. Cuerpo granuloso protoplásmico.

trophospongium. Trofospongio. Red canalicular en el citoplasma, por el que circularían las sustancias nutricias.

trophotaxis. Trofotaxis. Movimiento celular en respuesta a un estímulo alimenticio.

trophoterapy. Trofoterapia. Tratamiento de la enfermedad mediante medidas dietéticas.

trophozoite. Trofozoo. Esporozoo primario nutrido por la célula dentro de la cual se encuentra.

tropine. Tropina. Alcaloide cristalino derivado de la atropina.

tropism. Tropismo. Movimiento de respuesta a una estímulo externo.

tropometer. Tropómetro. Instrumento para medir la torsión de un hueso largo. ‖ Instrumento que mide la rotación ocular.

trough. Depresión o canal longitudinal.

Trp. Abreviatura de *tryptophan.*

truncal. Truncal. Relativo al tronco.

truncate. Truncado. Amputado.

truncus. Tronco. Porción mayor del cuerpo. ‖ **arteriosus** —. T. arterioso. Arteria conectada con el corazón fetal. ‖ **arterious persistent** —. T. arterioso persistente. ‖ **brachiocephalic** —. T. braquicefálico. ‖ **subclavian** —. T. subclavio. ‖ **posterior vagal** —. T. vagal posterior.

trunk. Tronco. (V. *truncus.*)

trusion. Trusión. Malposición de los dientes.

truss. Braguero. Dispositivo elástico o metálico, para sujetar una hernia abdominal.

trypanolysis. Tripanólisis. Destrucción de tripanosomas.

trypanolytic. Tripanolítico. Destructor de tripanosomas.

trypanosoma. Tripanosoma. Género de protozoos parásitos de la familia *Trypanosomatidae.*

trypanosomiasis. Tripanosomiasis. Infección por protozoos del género *Trypanosoma.*

trypanosomid. Tripánide. Erupción cutánea en la tripanosomiasis.

tryparsamide. Triparsamida. Agente antitripanosómico, usado contra la tripanosomiasis africana.

trypesis. Tripesis. Trepanación.

trypsin. Tripsina. Enzima proteolítica formada en el

intestino por acción de la enteroquinasa sobre el tripsinógeno.

trypsinogen. Tripsinógeno. Preenzima secretada por el páncreas.

tryptic. Tríptico. Relativo a la tripsina.

tryptolysis. Triptólisis. Desdoblamiento de las triptonas.

tryptone. Triptona. Peptona producida por la digestión proteolítica debida a la tripsina.

tryptophan. Triptófano. Aminoácido esencial para el crecimiento, precursor de la serotonina. F.: $C_8H_6N \cdot CH_2 \cdot NH_2\text{-COOH}$.

TS. Abreviatura de *test solution.*

Ts. Abreviatura de *supressor T cells.*

TSA. Abreviatura de *tumor-specific antigen.*

TSab. Abreviatura de *thyroid-stimulating antibody.*

tsetse. Tsetsé. Mosca africana del género *Glossina.*

TSH. Abreviatura de *thyroid-stimulating hormone.*

TSH-RF. Abreviatura de *thyroid-stimulating hormone releasing factor.*

TSTA. Abreviatura de *tumor-specific transplantation antigen.*

tsutsugamushi. Fiebre fluvial japonesa.

TU. Abreviatura de *toxic unit.*

tuba. Tubo. (V. *tube.*)

tubal. Tubárico. Que se produce en un tubo.

tube. Tubo. Organo o instrumento cilíndrico, hueco. ‖ **digestive** —. T. digestivo. ‖ **eustachian** —. T. de Eustaquio. ‖ **nasogastric** —. T. nasogástrico.

tubectomy. Tubectomía. Extirpación de una parte del tubo uterino.

tuber. Protuberancia, engrosamiento.

tubercle. Tubérculo. Lesión granulomatosa producida por el *Mycobacterium tuberculosis.* ‖ Nódulo o eminencia pequeña.

tubercula. Tubérculos. Plural de tuberculum.

tubercular. Tubercular. Relativo a un tubérculo.

tuberculase. Tuberculasa. Extracto de bacilos tuberculosos usados para inoculación preventiva.

tuberculate. Cubierto por tubérculos.

tuberculated. Cubierto por tubérculos.

tuberculid. Tubercúlide. Erupción papular de la piel, atribuida a origen tuberculoso.

tuberculigenous. Tuberculígeno. Que produce tuberculosis.

tuberculin. Tuberculina. Líquida que contiene productos extraídos del bacilo tuberculoso.

tuberculinization. Tuberculinización. Tratamiento mediante el empleo de tuberculina.

tuberculinotherapy. Tuberculinoterapia. Uso terapéutico de la tuberculina.

tuberculitis. Tuberculitis. Inflamación en, o cercana a un tubérculo.

tuberculocele. Tuberculocele. Tuberculosis del testículo.

tuberculocide. Tuberculocida. Agente que destruye el *Mycobacterium tuberculosis.*

tuberculocidin. Tuberculocidina. Albumosa derivada de la tuberculina por tratamiento con cloruro de platino.

T

tuberculoderm. Tuberculoderma. Tubérculo cutáneo tuberculoso.

tuberculofibrosis. Tuberculofibrosis. Tisis fibrosa.

tuberculoid. Tuberculoide. Semejante a un tubérculo o a la tuberculosis.

tuberculoma. Tuberculoma. Tumor formado por crecimiento de un tubérculo caseoso.

tuberculoprotein. Tuberculoproteína. Proteína obtenida del bacilo tuberculoso.

tuberculosilicosis. Tuberculosilicosis. Silicosis complicada con tuberculosis pulmonar.

tuberculosis. Tuberculosis. Enfermedad infecciosa causada por el *Mycobacterium tuberculosis.*

tuberculastic. Tuberculostático. Agente que inhibe el crecimiento del *Mycobacterium tuberculosis.*

tuberculous. Tuberculoso. Afectado por tuberculosis.

tuberculum. Tubérculo. (V. *tubercle.*)

tuberosis. Tuberosis. Situación caracterizada por el crecimiento de nódulos.

tuberosity. Tuberosidad. Elevación o protuberancia. || **bicipital** —. T. bicipital. || **deltoid** —.T. deltoidea. || **gluteal** —. T. glútea. || **sacral** —. T. sacra. | **scapular** —. T. escapular. || **supraglenoid** —. T. supraglenoidea.

tuberous. Tuberoso. Cubierto por tuberosidades, o que las posee.

tuberous sclerosis with kidney tumor. Síndrome de Hartgen. Esclerosis cerebral tuberosa con tumor renal.

tuboabdominal. Tuboabdominal. Relativo a trompa de falopio y al abdomen.

tubocurarine. Tubocurarina. Alcaloide con igual acción que el curare.

tubo-ovarian. Tuboovárico. Relativo a la trompa de Falopio y al ovario.

tuboperitoneal. Tuboperitoneal. Relativo a la trompa de Falopio y al peritoneo.

tubotympanal. Tubotimpánico. Relativo a la trompa de Eustaquio y al tímpano.

tubouterine. Tubouterino. Relativo a la trompa de Falopio y al útero.

tubovaginal. Tubovaginal. Relativo a la trompa de Falopio y a la vagina.

tubular. Tubular. En forma de tubo o relativo a un tubo.

tubule. Túbulo. Tubo pequeño. || **Henle's** —. T. de Henle (en el riñón). || **renal** —. T. renal. || **seminiferous** —. T. seminífero. || **uriniferous** —. T. urinífero.

tubuli. Plural de tubulus.

tubulosaccular. Tubulosacular. Tubular y sacular a la vez.

tubulus. Tubulo. (V. *tubule.*)

Tuffier's test. Prueba de Tuffier. [M. T. Tuffier, cirujano francés, 1857-1929.] En el aneurisma.

tugging. Sensación de opresión. || **tracheal** —. O. traqueal. Sensación de opresión cuando existe aneurisma de aorta, que comprime la tráquea.

tularemia. Tularemia. Enfermedad infecciosa de los roedores, transmitida al hombre por picadura de insectos.

tulase. Tulasa. Líquido utilizado para el tratamiento de la tuberculosis.

Tulpius' valve. Válvula de Tulpius. [N. Tulpius, médico holandés, 1593-1674.] Válvula ileocecal.

tumefacient. Tumefaciente. Que produce tumefacción.

tumefaction. Tumefacción. Hinchazón. || Aumento de volumen por edema o tumor.

tumescence. Tumescencia. Tumefacción.

tumid. Tumido. Hinchado, edematoso.

tumor. Tumor. Signo de inflamación. || Tejido aumentado por multiplicación celular. || **adenoid** —. Adenoma. || **adeipose** —. Lipoma. || **benign** —. T. benigno. || **dermoid** —. T. dermoide. || **infiltrating** —. T. infiltrante. || **teratoid** —. Teratoma. || **villous** —. Papiloma. || **white** —. T. blanco tuberculoso.

tumoraffin. Tumorafín. Con afinidad por las células tumorales.

tumoricidal. Tumoricida. Que destruye células temorales.

tungsten. Tungsteno. Elemento químico, de símbolo W (wolframio).

tunic. Túnica. Capa, membrana. Estructura que cubre un órgano o parte del cuerpo. || — **albuginea.** T. albugínea. || — **vaginalis.** T. vaginal. || — **vasculosa.** T. vascular.

tunica. Túnica. (V. *tunic.*)

tuning fork. Diapasón.

tunnel. Túnel. Pasaje que permite la entrada y salida. || **carpal** —. T. del carpo. || **cubital** —. T. cubital. || **tarsal** —. T. tarsal.

tunning. Sintonización. Proceso de ajustar la frecuencia de resonancia para optimizar la intensidad de la señal de resonancia magnética.

turbid. Turbio. Que presenta turbidez.

turbidimetry. Trubidimetría. Estudio de la turbidez de un líquido.

turbinal. Turbinal. Turbinado. || Concha nasal.

turbinate. Turbinado. Con figura de cono invertido. || Concha nasal.

turbinectomy. Turbinectomía. Extirpación de un cornete.

turbinotomy. Turbinotomía. Resección quirúrgica de un cornete o concha.

Türck's column. Columna de Türck. [L. Türck, neurólogo austriaco, 1810-1868.] Cordón piramidal directo. || — **tract.** Cordón de T. C. temporopontino.

turgescence. Turgencia. Calidad de tumefacción.

turgid. Túrgido. Congestionado.

turgometer. Turgómetro. Instrumento para medir el aumento de turgencia.

turgor. Turgor. Turgencia.

Türck's cell. Célula de Türck. [W. Türck, médico austriaco, 1871-1916.] Proplasmocito.

Turcot's syndrome. Síndrome de Turcot. Asociación de poliposis del colon y tumores del sistema nerioso central, meduloblastoma, glioblastoma, etc., que se observa en edad pospuberal. Es poco frecuente y de herencia autosómica recesiva.

turmeris. Turmeris. Cúrcuma, planta de la India utilizada como indicador químico y condimento.

Turner's sign. Signo de Turner. [G. G. Turner, cirujano inglés, 1877-1951.] Cambio de coloración en la piel abdominal, en la pancreatitis hemorrágica.

Turner's sulcus. Surco de Turner. [W. A. Turner, neurólogo inglés, n. en 1864.] Surco intraparietal de la corteza cerebral.

Turner's syndrome. Síndrome de Turner. [H. H Turner, endocrinólogo norteamericano, n. en 1892.] Insuficiencia ovárica primaria, con enanismo.

turrycephaly. Turricefalia. (V. *oxycephaly.*)

turunda. Torunda. Tapón.

Turyn's sign. Signo de Turyn. [F. Turyn, médico polaco, n. en 1899.] Dolor a la flexión del dedo gordo en el glúteo, cuando hay ciática.

tussal. Relativo a la tos.

tussicula. Tusícula. Tos de escasa importancia.

tussiculation. Tusiculación. Tos frecuente.

tussigenic. Tusígeno. Que produce tos.

tussis. Tussis. Tos. || — **convulsiva.** T. convulsiva. Pertusis o tos ferina.

tussive. Tusivo. Relativo o debido a la tos.

tutamen. Tutamen. Defensa, protección.

Tuttle's proctoscope. Proctoscopio de Tuttle. [E. G. Tutle, cirujano norteamericano, 1862-1913.] Tipo de proctoscopio.

tween-brain. (V. *diencephalon.*)

twig. En anatomía, ramificación final.

twin. Gemelo. Uno de los dos productos obtenidos en el mismo parto, del mismo huevo.

twinge. Dolor agudo.

twnning. Producción de dos estructuras simétricas por división.

twitch. Crispamiento. Respuesta contráctil musculoesquelética.

Twort's phenomenon. Fenómeno de Twort. [F. W. Twort, bacteriólogo inglés, 1877-1950.] Fenómeno de la lisis bacteriana transmisible, atribuida a «bacteriófagos».

Tx. Abreviatura de *thromboxane.*

tylectomy. Tilectomía. Resección de una lesión localizada.

tylion. Tilión. Punto medio del borde anterior del canal óptico del esfenoides.

tyloma. Tiloma. Callo, callosidad.

tylosis. Tilosis. Formación de un callo o callosidad. Sin.: Queratosis.

tympanal. Timpanal. Relativo a una cavidad timpánica o a la membrana del tímpano.

tympanectomy. Timpanectomía. Extirpación de la membrana del tímpano.

tympanic. Timpánico. Relativo al tímpano o membrana del tímpano. || Resonante.

tympanicity. Timpanicidad. Cualidad de timpánico.

tympanion. Timpanión. Punto más elevado y más bajo del anillo timpánico.

tympanism. Timpanismo. Distensión por gases.

tympanites. Meteoritis. Distensión abdominal por presencia de gas o aire en la cavidad peritoneal. || **uterine —.** M. uterina.

tympanitis. Timpanitis. Otitis media.

tympanocentesis. Timpanocentesis. Punción quirúrgica de la membrana del tímpano o del oído medio.

tympanohyal. Timpanohial. Relativo al tímpano y al arco hioides. || Pequeño hueso en la base del proceso estiloides.

tympanomandibular. Timpanomandibular. Relativo al tímpano y a la mandíbula.

tympanometry. Timpanometría. Medida indirecta de la movilidad e impedancia de la membrana del tímpano.

tympanoplasty. Timpanoplastia. Reconstrucción quirúrgica del oído medio.

tympanotomy. Timpanotomía. Punción quirúrgica de la membrana del tímpano.

tympanum. Tímpano. Cavidad del oído medio, medial a la membrana timpánica.

tympany. Timpanismo. Timpanitis. || Sonido timpánico.

Tyndall phenomenon. Fenómeno de Tyndall. [J. Tyndall, físico británico, 1829-1893.] Las soluciones coloidales iluminadas por un rayo de luz muestran partículas flotantes.

type. Tipo. Carácter general de una enfermedad particular, sustancia, persona, etc. || **asthenic —.** T. asténico. || **athletic —.** T. atlético. || **schizoid —.** T. esquizoide.

typhaceae. *Typhaceae.* Género de bacterias en el que se incluyen las del tifus.

typhemia. Tifemia. Presencia de bacilos tifoides en la sangre.

typhia. Fiebre tifoidea.

typhic. Tífico. Relativo a la fiebre tifoidea.

typhlectasis. Tiflectasia. Distensión del ciego.

typhlectomy. Tiflectomía. Cecectomía.

typhlenteritis. Tiflenteritis. Tiflitis.

typhlitis. Tiflitis. Inflamación del ciego.

typhlo-. Tiflo-. Prefijo que significa «ciego».

typhlodicliditis. Tiflodicliditis. Inflamación de la válvula ileocecal.

typhlolitiasis. Tiflolitiasis. Presencia de cálculos en el ciego.

typhlology. Tiflología. Suma de conocimientos relativos a la ceguera.

typhlomegaly. Tiflomegalia. Aumento de volumen del ciego.

typhlon. Ciego.

typhlopexy. Tiflopexia. Suspensión y fijación del ciego.

typhloptosis. Tifloptosis. Cecoptosis.

typhlorrhaphy. Tiflorrafia. Cecorrafia.

typhlosis. Tiflosis. Ceguera.

typhlostenosis. Tiflostenosis. Contracción del ciego.

typhlostomy. Tiflostomía. Cecostomía.

typhlotomy. Tiflotomía. Cecotomía.

T

typhobacillosis. Tifobacilosis. Síntomas de intoxicación por *Salmonella typhosa.*

typhoid. Tifoide. Semejante al tifus. ‖ Fiebre tifoidea.

typhoidal. Tifoidal. Semejante a la fiebre tifoidea.

typhopaludism. Tifopaludismo. Fiebre tifomalárica.

typhopneumonia. Tifoneumonía. Neumonía surgida en el curso de la fiebre tifoidea.

typhous. Tifoso. Relativo al tifus.

typhus. Tifus. Enfermedad causada por algunas especies de *Rickettsia.* ‖ **amarillic** —. Fiebre amarilla. ‖ **epidemic** —.T. epidémico. ‖ **exanthematic** —. T. exantemático.

typical. Típico. Que presenta los caracteres distintivos de un tipo.

typing. En inmunología de trasplantes, método para medir el grado de compatibilidad. ‖ — **of blood.** De la sangre. Clasificación de la sangre según los antígenos de membrana eritrocíticos.

typology. Tipología. Estudio de los tipos.

Tyr. Abreviatura de *tyrasine.*

tyramine. Tiramina. Producto de la decarboxilación de la tirosina.

tyrannism. Tiranismo. Crueldad patológica.

tyrein. Tireína. Caseína coagulada de la leche.

tyresin. Tiresina. Principio derivado de la ponzoña de las serpientes.

tyrocidine. Tirocidina. Componente de la tirotricina.

tyrogenous. Tirógeno. Originado en la glándula tiroides.

tyroglyphus. *Tiroglyphus.* Género de acáridos.

tyroid. Tiroideo. Caseoso. ‖ Relativo a la glándula tiroides.

tyroma. Tiroma. Tumor caseoso. ‖ Tumor tiroideo.

tyromatosis. Tiromatosis. Situación caracterizada por degeneración caseosa.

tyrosine. Tirosina. Aminoácido obtenido por desdoblamiento de las proteínas en el páncreas. F.: $C_9H_{11}O_3N$.

tyrosinemia. Tirosinemia. Exceso de tirosina en la sangre.

tyrosinosis. Tirosinosis. Error metabólico de la tirosina.

tyrosinuria. Tirosinuria. Tirosina en la orina.

tyrosis. Tirosis. Caseosis. ‖ Tirotoxicosis.

tyrothricin. Tirotricina. Antibiótico aislado del *Bacillus brevis.*

tyrothrix. *Tyrothrix.* Género de esquizomicetos.

tyrotoxicon. Tirotoxicón. Tomaína tóxica cristalina de diazobenceno.

tyrotoxicosis. Tirotoxicosis. Situación patológica producida por ingestión de tirotoxicón.

tyrotoxism. Tirotoxismo. Intoxicación por ingesta de queso contaminado.

Tyrrell's fascia. Fascia de Tyrrell. [F. Tyrrel, anatomista inglés, 1793-1843.] Aponeurosis prostático peritoneal.

Tyson's glands. Glándulas de Tyson. [E. Tyson, médico inglés, 1650-1708.] Glándulas sebáceas y de la secreción de esmegma, en el prepucio y corona del glande.

tysonitis. Tisonitis. Inflamación de las glándulas de Tyson.

T

U. Símbolo del uranio. || Abreviatura de *unit*.
uberty. Fertilidad.
ubiquinone. Ubiquinona. Coenzima Q.
udder. Organo mamario.
UDP. Abreviatura de *uridine diphosphate*.
UDPG. Abreviatura de *uridine diphosphoglucose*.
UDP-galactose. Abreviatura de *uridine diphospho-galactose*
UDP-glucose. Abreviatura de *uridine diphospho-glu-cose*.
Udransky's test. Prueba de Udranszky. [L. Udranszky, fisiólogo húngaro, 1862-1914.] Para detectar los ácidos biliares.
UFA. Abreviatura de *unesterified fatty acids*.
Uffelmann's test. Reacción de Uffelmann. [J. Uffelmann, médico alemán, 1837-1894.] Para detectar ácidos en el contenido gástrico.
Uhlenhuth's test. Reacción de Uhlenhuth. [P. T. Uhlenhuth, bacteriólogo alemán, 1870-1957.] Reacción de fijación de complemento.
Uhthoff's sign. Signo de Uhthoff. [W. Uhtoff, oftalmólogo alemán, 1853-1927.] Nistagmo en la esclerosis cerebrospinal múltiple.
ulaganactesis. Ulaganactesis. Irritación en las encías.
ulalgia. Ulalgia. Gingivalgia.
ulatrophy. Ulatrofia. Atrofia de las encías.
ulcer. Ulcera. Defecto en la superficie de un órgano o tejido. || **aphtous** —. U. aftosa. || **decubital** —. U. de decúbito. || **diabetic** —. U. diabética. || **fistulous** —. U. fistulosa. || **lupoid** —. U. lupode. || **neurogenic** —. U. neurogénica. || **submucous** —. U. submucosa. || **trophic** —. U. trófica. || **varicose** —. U. varicosa.
ulceration. Ulceración. Formación de una úlcera.
ulcerative. Ulcerativo. Caracterizado por presentar ulceración.
ulcerogenic. Ulcerógeno. Que produce ulceración.
ulcerous. Ulceroso. De la naturaleza de la úlcera. || Afectado por ulceración.
ulcus. Ulcus. (V. *ulcer.*)
ulectomy. Ulectomía. Escisión del tejido cicatrizal. || Ginvigectomía.

ulegyria. Ulegiria. Proliferación de la neuroglía y tejido conjuntivo en las circunvoluciones cerebrales.
ulemorrhagia. Ulemorragia. Hemorragia por las encías.
ulerythema. Uleritema. Enfermedad de la piel, con formación de cicatrices y atrofia.
uliginous. Uliginoso. Blando, pastoso.
ulitis. Ulitis. Gingivitis.
Ullrich-Feichtiger syndrome. Síndrome de Ullrich-Feichtiger. Combinación de numerosas malformaciones, como cara de máscara con microftalmía, coloboma del iris, opacidad corneal, blefarofimosis, raiz nasal hundida, frente prominente, boca grande y barbilla pequeña. Además, pabellón de la oreja tosco, con orejas colgantes, sordera, dedos supernumerarios y disgenitalismo.
ulmus. *Ulmus*. Olmo.
ulna. Ulna. Cúbito.
ulnad. Hacia el cúbito.
ulnar. Ulnar. Cubital.
ulnocarpal. Ulnocarpal. Relativo al cúbito y al carpo.
ulnoradial. Ulnorradial. Relativo al cúbito y al radio.
ulo-. Ulo-. Prefijo que significa «encía», «cicatriz».
ulocace. Ulocace. Ulceración de las encías.
ulocarcinoma. Ulocarcinoma. Carcinoma de la encía.
uloglossitis. Uloglositis. Inflamación de las encías y de la lengua.
uloncus. Ulonco. Tumor de la encía. Sin.: Uloma.
ulorrhagia. Ulorragia. Hemorragia por las encías.
ulorrhea. Ulorrea. Rezumamiento de sangre por las encías.
ulotomy. Ulotomía. Incisión de la encía. || Incisión de una cicatriz. Sin.: Uletomía.
ulotripisis. Ulotripsis. Revitalización de las encías por masaje.
ultimisternal. Ultimisternal. Relativo al apéndice xifoides.
ultimum moriens. *Ultimum moriens*. Aurícula derecha del corazón, última que se contrae en el momento de la muerte.

ultra-. Ultra-. Prefijo que significa «exceso», «más allá».

ultrabrachycephalic. Ultrabraquicéfalo. Que tiene un índice cefálico superior a 90.

ultracentrifugation. Ultracentrifugación. Centrífugación a gran velocidad.

ultrafiltration. Ultrafiltración. Filtración por poros minúsculos.

ultragaseous. Ultragaseoso. Materia radiante.

ultramicroscope. Ultramicroscopio. Microscopio para el examen de partículas colidales.

ultramicroscopic. Ultramicroscópico. Demasiado pequeño para ser observado por el microscopio ordinario.

ultra-red. Infrarrojo.

ultrasonography. Ultrasonografía. Visualización de estructuras orgánicas mediante registro de ecos producidos por reflexión de ultrasonidos.

ultrasound. Ultrasonido. Energía mecánica radiante con una energía superior a los 20.000 ciclos por segundo.

ultraviolet. Ultravioleta. Radiación entre los rayos violeta y los X.

ululation. Ululación. Acción de proferir alaridos.

Umber's test. Prueba de Umber. [F. Umber, médico alemán, 1871-1946.] Para la escarlatina.

umbilectomy. Umbilectomía. Onfalectomía.

umbilical. Umbilical. Relativo al ombligo.

umbilication. Umbilicación. Depresión semejante al ombligo.

umbilicus. Ombligo. Cicatriz residual en el punto de unión del cordón umbilical en el feto.

umbo. Umbo. Prominencia.

umbrascopy. Umbrascopia. Retinoscopia.

UMP. Abreviatura de *uridine monophosphate.*

uncarthrosis. Uncartrosis. Enfermedad ósea que afecta los procesos uncinados vertebrales.

uncia. Onza. Pulgada.

unciform. Unciforme. Con forma de gancho. ‖ Hueso unciforme o ganchudo.

uncinaria. *Uncinaria.* Género de nematodos.

uncinariasis. Uncinariasis. Infestación por uncinaria.

uncinate. Uncinado. En forma de gancho.

uncinatum. *Uncinatum.* Hueso unciforme.

unconscious. Inconsciente. Insensible; incapaz de responder a estímulos sensitivos.

uncovertebral. Uncovertebral. Relativo al proceso uncinado de las vértebras.

unction. Unción. Aplicación de linimento o aceite.

unctuous. Untuoso. Oleaginoso.

uncus. Uncus. Curva medial anterior en el surco parahipocámpico.

underhorn. Cuerno inferior del ventrículo lateral.

Underwood's disease. Enfermedad de Underwood. [M. Underwood, obstetra inglés, 1737-1820.] Esclerema.

undifferentiation. Indiferenciación. Ausencia de diferenciación normal. Anaplasia.

undine. Ondina. Pequeño frasco para irrigaciones oculares.

undulation. Ondulación. Vibración. ‖ **jugular** —. Pulso venoso.

ungual. Ungular. Relativo a las uñas.

unguent. Ungüento. Pomada. Preparación para aplicación externa.

unguentum. Ungüento. (V. *unguent.*)

unguiculate. Unguiculado. Que tiene dedos con uñas.

unguis. Unguis. Uña.

ungula. Ungula. Pezuña de un animal.

uniaxial. Uniaxil. Con un solo eje.

unibasal. Unibásico. Que sólo tiene una base.

unicellular. Unicelular. Formado solamente por una célula.

uniceps. Uniceps. Con una sola cabeza.

uniceptor. Uniceptor. Ceptor con un simple grupo de combinación.

unicornous. Unicornio. Provisto de un solo cuerno.

uniflagellate. Uniflagelado. Provisto de un solo flagelo.

unifocal. Unifocal. Con un solo foco.

unigerminal. Unigerminal. Relativo a un germen simple. ‖ Monocigótico.

uniglandular. Uniglandular. Relativo a una sola glándula.

unigravida. Unigrávida. Primigrávida.

unilateral. Unilateral. Que afecta un solo lado.

unilateral hyperlucent lung syndrome. Síndrome de Janus. Síndrome de Bret.

unilobar. Unilobular. Que sólo tiene un lóbulo.

unilocular. Unilocular. Que sólo tiene un compartimiento.

uninuclear. Uninuclear. Mononuclear.

uniocular. Uniocular. Que sólo afecta un ojo.

union. Unión. Reunión de partes óseas fracturadas.

uniovular. Uniovular. Monovular. Monocigótico.

unipara. Unípara. Primípara.

unipolar. Unipolar. Que sólo tiene un polo.

unipotential. Unipotencial. Célula que sólo da lugar a células del mismo orden.

unisexual. Unisexual. Con sólo un sexo.

unit. Unidad. Cantidad tomada como estándar. ‖ Gen.

univalent. Univalente. Que sólo tienen una valenia.

unmyelinated. Amielínico. Sin mielina (fibra nerviosa).

Unna's boot. Vendaje de Unna. [P. G. Unna, dermatólogo alemán, 1850-1929.] Para recubrir la pasta. ‖ — **paste.** Pasta de U. Oxido de cinc, mucílago de goma y glicerina. ‖ — **dermatosis.** Dermatosis de U. Eccema seborreico.

unorganized. Desorganizado. Sin desarrollo de una estructura orgánica.

unsaturated. Insaturado. No saturado.

Unschuld's sign. Signo de Unchuld. [P. Unschuld, médico alemán, n. en 1835.] Calambres en las pantorrillas, en la diabetes.

unstriated. No estriado.

Unverricht's disease. Enfermedad de Unverricht. [H. Unverricht, médico alemán, 1853-1912.] Epilepsia mioclónica.

U

uptake. Absorción e incorporación de una sustancia por parte de los tejidos vivos.

urachal. Uracal. Relativo al uraco.

urachovesical. Uracovesical. Relativo al uraco y la vejiga.

urachus. Uraco. Resto del conducto fetal que une la vejiga con el alantoides.

uracrasia. Uracrasia. Alteración de la orina.

uracratia. Uracratia. Incontinencia urinaria.

uragogue. Uragogo. Diurético.

uranischonitis. Inflamación del paladar.

uranischos. Uranisco. Cielo del paladar.

uraniscochasma. Uraniscocasma. Fisura del paladar.

uraniscolalia. Uraniscolalia. Lenguaje defectuoso por malformación en el paladar.

uraniscoplasty. Uraniscoplastia. Palatoplastia.

uraniscorrahaphy. Uraniscorrafia. Estafilorrafia.

uraniscus. Uranisco. (V. *uranischos.*)

uranism. Uranismo. Homosexualidad, principalmente en el hombre.

uranium. Uranio. Metal radiactivo, de símbolo U.

urano-. Urano-. Prefijo que indica relación con el paladar, «cielo».

uranoplasty. Uranoplatia. Palatoplastia.

uranoschisis. Uranosquisis. Fisura del paladar.

urarthritis. Uratritis. Artritis gotosa.

urate. Urato. Sal del ácido úrico.

uratemia. Uratemia. Presencia de uratos en la sangre.

uratic. Urático. Relativo a los uratos o la gota.

uratohistechia. Uratohistequia. Presencia excesiva de uratos, urea o ácido úrico en los tejidos.

uratoma. Uratoma. Tofo, concreción de uratos.

uratosis. Uratosis. Depósito de uratos en los tejidos.

uraturia. Uraturia. Exceso de uratos en la orina.

Urbach-Oppenheim disease. Enfermedad de Urbach-Oppenheim. [E. Urbach, dermatólogo norteamericano, 1893-1946; M. Oppenheim, dermatólogo norteamericano, 1876-1949.] Necrobiosis lipoídica de los diabéticos.

Urbach-Wiethe disease. Enfermedad de Urbach-Wiethe. Proteinosis lipídica, hialinosis cutaneomucosa.

urceiform. Urceiforme. En forma de cubilete.

urea. Urea. Sustancia de la orina, sangre y linfa. F.: $NH_2 \cdot CO \cdot NH_2$.

ureal. Ureico. Relativo a la urea.

ureametry. Ureometría. Medida de la urea presente en la orina.

oreapoiesis. Ureapoyesis. Formación de urea.

urease. Ureasa. Enzima que provoca la división de la urea.

urechysis. Urequisis. Efusión de orina en el tejido celular.

uredema. Uredema. Edema por extravasación de orina.

urelcosis. Urelcosis. Ulceración de los conductos urinarios.

uremia. Uremia. Retención excesiva de productos del metabolismo proteico en la sangre.

uresiesthesis. Uresiestesis. Sensación de paso de orina.

uresis. Uresis. Paso de orina. Diuresis.

ureter. Uréter. Conducto fibromuscular entre el riñón y la vejiga.

ureteral. Ureteral. Relativo al uréter.

ureteralgia. Ureteralgia. Neuralgia en el uréter.

ureterectasis. Ureterectasia. Distensión del uréter.

ureterectomy. Ureterectomía. Extirpación quirúrgica de un uréter o de una parte.

ureteric. Uretérico. Ureteral.

ureteritis. Ureteritis. Inflamación del uréter.

ureterocele. Ureterocele. Dilatación quística del extremo inferior ureteral.

ureterocervical. Ureterocervical. Relativo al uréter y al cuello uterino.

ureterocolostomy. Ureterocolostomía. Implantación quirúrgica del uréter en el colon.

ureterocystostomy. Ureterocistotomía. Anastomosis entre el uréter y la vejiga.

ureterodialysis. Ureterodiálisis. Rotural ureteral.

urteroenterostomy. Ureteroenterostomía. Anastomosis quirúrgica entre uréter e intestino.

ureterogram. Ureterograma. Radiografía del uréter.

ureterography. Ureterografía. Radiografía del uréter previa inyección de contraste.

ureterolith. Ureterolito. Cálculo ureteral.

ureterolithiasis. Ureterolitiasis. Formación de cálculos en el uréter.

ureterolithotomy. Ureterolitotomía. Extirpación de cálculos por incisión del uréter.

ureterolysis. Ureterólisis. Rotura del uréter. || Parálisis ureteral.

ureteronephrectomy. Ureteronefrectomía. Extirpación del riñón y de su uréter.

ureteropathy. Ureteropatía. Enfermedad del uréter.

ureteropelvic. Ureteropélvico. Relativo al uréter y a la pelvis renal.

ureteroplasty. Ureteroplastia. Cirugía plástica sobre el uréter.

uretoreproctostomy. Ureteroproctostomía. Anastomosis quirúrgica entre el uréter y el recto.

ureteropyelitis. Ureteropielitis. Inflamación del uréter y de la pelvis renal.

ureteropyelography. Ureteropielografía. Radiografía del uréter y de la pelvis renal.

ureteropyelonephritis. Ureteropielonefritis. Inflamación de uréter y de la pelvis renal.

ureteropyelonephrostomy. Ureteropielonefrostomía. Anastomosis quirúrgica entre el uréter y la pelvis renal.

ureteropyeloplasty. Ureteropieloplastia. Operación quirúrgica plástica sobre el uréter y la pelvis renal.

urteropyelostomy. Ureteropielostomía. Anastomosis entre un extremo seccionado del uréter en una nueva porción de la pelvis renal.

ureteropyosis. Ureteropiosis. Inflamación supurativa del uréter.

ureterorrhagia. Ureterorragia. Hemorragia por el uréter.

ureterrhaphy. Ureterrofia. Sutura del uréter.

ureterosigmoidostomy. Ureterosigmoidostomía. Operación de implantar el uréter en el sigmoides.

U

ureterostenosis. Ureterostenosis. Estrechez del uréter.

ureterostoma. Ureterostoma. Orificio vesical del uréter. || Fístula ureteral.

ureterostomy. Ureterostomía. Formación quirúrgica de una fístula permanente en el uréter.

ureterotomy. Ureterotomía. Incisión quirúrgica del uréter.

ureteroureteral. Ureteoureteral. Que une dos partes del uréter.

ureteroureterostomy. Ureteroureterostomia. Sutura de los extremos de un uréter seccionado.

ureterouterine. Ureterouterino. Relativo al uréter y al utero.

ureterovaginal. Ureterovaginal. Relativo al uréter y la vagina.

ureterovesical. Ureterovesical. Relativo al uréter y la vejiga.

ureterovesicostomy. Ureterovesicostomía. Reimplantación del uréter en la vejiga.

urethan. Uretano. Antineoplásico. F.: $C_3H_7NO_2$.

urethra. Uretra. Conducto membranoso que va desde la vejiga hasta el exterior.

urethralgia. Uretralgia. Dolor en la uretra.

urethrastresia. Uretratresia. Imperforación de la uretra.

urethrectomy. Uretrectomía. Extirpación de la uretra o de parte de ella.

urethremphraxis. Uretrenfraxis. Obstrucción de la uretra.

urethreurynter. Uretreurínter. Instrumento para dilatar la uretra.

urethrism. Uretrismo. Irritabilidad o espamos crónico de la uretra.

urethritis. Uretritis. Inflamación de la uretra.

urethroblennorrhea. Uretroblenorrea. Descarga purulenta por la uretra.

urethrobulbar. Uretrobulbar. Relativo a la uretra y al bulbo del cuerpo esponjoso.

urethrocele. Uretrocele. Prolapso de la uretra femenina por el meato de la orina. || Hernia uretral en la vagina.

urethrocystitis. Uretrocistitis. Inflamación de la uretra y de la vejiga.

urethrocystography. Uretrocistografía. Radiografía de la uretra y la vejiga previa inyección de contraste.

urethrocystopexy. Uretrocistopexia. Fijación uretrovesical.

urethrodynia. Uretrodinia. Dolor en la uretra.

urethrograph. Uretrógrafo. Instrumento para registrar gráficamente el calibre de la uretra.

urethrography. Uretrografía. Radiografía de la uretra previa inyección de contraste.

urethrometer. Uretrómetro. Instrumento para medir la uretra.

urethropenile. Uretropeneal. Relativo a la uretra y el pene.

urethroperineal. Uretroperineal. Relativo a la uretra y el periné.

urethroperineoscrotal. Uretroperineoescrotal. Relativo a la uretra, el periné y el escroto.

urethrophraxis. Uretrofraxis. Obstrucción de la uretra.

urethrophyma. Uretrofima. Tumor uretral.

urethroplasty. Uretroplastia. Cirugía plástica sobre la uretra.

urethroprostatic. Uretroprostático. Relativo a la uretra y la próstata.

urethrorectal. Uretrorrectal. Relativo a la uretra y el recto.

urethrorrhagia. Uretrorragia. Hemorragia por la uretra.

urethrorraphy. Uretrorrafia. Sutura de la uretra.

urethrorrhea. Uretrorrea. Flujo anormal por la uretra.

urethroscope. Uretroscopio. Instrumento para visualizar el interior de la uretra.

urethroscopy. Uretroscopia. Visualización directa del interior de la uretra.

urethrospasm. Uretrospasmo. Espasmo de la uretra.

urethrostaxis. Uretrostaxis. Rezumimiento de sangre en la uretra.

urethrostenosis. Uretrostenosis. Estenosis uretral.

urethrostomy. Uretrostomía. Formación de una abertura uretral.

urethrotome. Uretrótomo. Instrumento para practicar la uretrotomía.

urethrotomy. Uretrotomía. Incisión de la uretra.

urethrovaginal. Uretrovaginal. Relativo a la uretra y la vagina, o comunicación entre ambos.

urethrovesical. Uretrovesical. Relativo a la uretra y la vejiga, o comunicación entre ambos.

uretic. Urético. Relativo a la orina. || Diurético.

urgency. Urgencia. Súbita necesidad de orinar.

uric. Urico. Relativo a la orina.

uricacidemia. Uricacidemia. Acumulación de ácido úrico en la sangre.

uricaciduria. Uricaciduria. Exceso de ácido úrico en la orina.

uricase. Uricasa. Enzima uricolítica.

urichocolia. Uricocolia. Presencia de ácido úrico en la bilis.

uricolysis. Uricolisis. Disolución del ácido úrico o de los uratos.

uricopoiesis. Uricopoyesis. Formación de ácido úrico.

uricosuria. Uricosuria. Excreción de ácido úrico por la orina.

uricotelic. Uricotélico. Cuando el ácido úrico es el producto final del metabolismo nitrogenado.

uricoxidase. Uricoxidasa. Enzima que oxida el ácido úrico.

uridin. Uridina. Nucleótido del ácido nucleico.

urinalysis. Urinálisis. Uranálisis. || Análisis de orina.

urinary. Urinario. Relativo a la orina.

urination. Urinación. Descarga de orina.

urinative. Diurético.

urine. Orina. Líquido excretado por el riñón.

uriniferous. Urinífero. Que conduce la orina.

uriniparous. Uriníparo. Elaborador de orina.

urinocryoscopy. Urinocrioscopia. Crioscopia de la orina.

urinogenital. Urinogenital. Genitourinario.

urinogenous. Urinógeno. De origen urinario.

urinoma. Urinoma. Quiste que contiene orina.

urinometer. Urinómetro. Instrumento para determinar la gravedad específica de la orina.

urinometry. Urinometría. Determinación de la gravedad específica de la orina.

urinophilous. Urinófilo. Con afinidad hacia la orina.

urinous. Urinoso. Relativo a la orina.

urningism. Urningismo. Uranismo. Homosexualidad.

uro-. Uro-. Prefijo que significa «orina».

uroacidimeter. Uroacidímetro. Instrumento para medir la acidez de la orina.

uroazotometer. Uroazotómetro. Instrumento para determinar la cantidad de materia nitrogenada de la orina.

urobilin. Urobilina. Pigmento formado por reducción de la bilirrubina.

urobilinemia. Urobilinemia. Presencia de urobilina en la sangre.

urobilinogen. Urobilinógeno. Compuesto formado en el intestino por reducción de la bilirrubina.

urobilinogenemia. Urobilinogenemia. Presencia de urobilinógeno en sangre.

urobilinogenuria. Urobilinogenuria. Presencia de urobilinógeno en la orina.

urobilinoid. Urobilinoide. Semejante a la urobilina.

urobilinuria. Urobilinuria. Exceso de urobilina en la orina.

urocele. Urocele. Dilatación del escroto por orina extravasada.

urochezia. Uroquesia. Diarrea urinosa.

urochrome. Urocromo. Pigmento amarillo de la orina.

urochromogen. Urocromógeno. Sustancia que se convierte en urocromo por oxidación.

uroclepsia. Uroclepsia. Emisión inconsciente de la orina.

urocrisia. Urocrisia. Diagnóstico mediante el examen de la orina.

urocyanin. Urocianina. Indicán.

urocyanogen. Urocianógeno. Pigmento azul de la orina.

urocyanosis. Urocianosis. Indicanuria.

urocyst. Urocisto. Vejiga urinaria.

urocystic. Urocístico. Relativo a la vejiga de la orina.

urocystitis. Urocistitis. Inflamación de la vejiga de la orina.

urodialysis. Urodiálisis. Supresión parcial o completa de la función urinaria.

urodynia. Urodinia. Dolor a la emisión de orina.

uroedema. Uroedema. Edema por infiltración de orina.

uroerythrin. Uroeritrina. Materia colorante rojiza de los sedimentos uréticos de la orina.

urofuscin. Urofuscina. Pigmento urinario precursor de la hematoporfirina.

urofuschohematin. Urofuscohematina. Pigmento rojo-marrón que aparece en la orina en ciertas enfermedades.

urogaster. Urogáster. Parte de la cavidad alantoidea del embrión.

urogenital. Urogenital. Genitourinario.

urogenous. Urógeno. Que produce orina.

uroglaucin. Uroglaucina. Indigo azul de la orina.

urogram. Urograma. Radiografía de una parte del tracto urinario.

urography. Urografía. Radiografía del sistema urinario previo introducción de contraste.

urogravimeter. Urogravímetro. Urinómetro.

urohematin. Urohematina. Pigmento colorante de la orina.

urohematonephrosis. Urohematonefrosis. Distensión del riñón por orina y sangre.

urohematoporphyrin. Urohematoporfirina. Hematoporfirina derivada de la orina.

urohypertensin. Urohipertensina. Mezcla de bases urinarias que actúan como sustancia presora.

urokinase. Uroquinasa. Enzima urinaria usada como fibrinolítoco.

urokinetic. Urocinético. Causado por un reflejo de los órganos urinarios.

urokymography. Uroquimografía. Quimografía aplicada al estudio del sistema genitourinario.

urolagnia. Urolagnia. Excitación sexual por la visión de una persona orinando.

urolith. Urolito. Cálculo urinario.

urolithiasis. Urolitiasis. Formación de cálculos urinarios.

urolithic. Urolítico. Relativo al cálculo urinario.

urologic. Urológico. Relativo a la urología.

urological. Urológico. (V. *urologic.*)

urologist. Urólogo. Especialista en urología.

urology. Urología. Rama de la medicina que estudia el sistema urinario.

urolutein. Uroluteína. Pigmento amarillo de la orina.

uromancy. Uromancia. Pronóstico mediante el examen de la orina.

uromelanin. Uromelanina. Pigmento negro encontrado algunas veces en la orina. F.: $C_{18}H_{43}N_7O_{10}$.

uromelus. Uromelo. Monstruo fetal con las extremidades inferiores fusionadas.

urometer. Urómetro. Instrumento para determinar la densidad de la orina.

uroncus. Uronco. Urinoma.

uronephrosis. Uronefrosis. Distensión anormal de la pelvis y túbulos renales.

uronoscopy. Uronoscopia. Examen de la orina.

uropathogen. Uropatógeno. Microorganismo que causa enfermedad en el tracto urinario.

uropathy. Uropatía. Cambios patológicos en el aparato urinario.

uropenia. Uropenia. Secreción urinaria deficiente.

uropepsin. Uropepsina. Enzima urinaria.

uropepsinogen. Uropepsinógeno. Pepsinógeno urinario.

urophanic. Urofánico. Que aparece en la orina.

urophein. Urofeína. Pigmento gris aromático de la orina.

urophobia. Urofobia. Temor al acto de orinar.

U

uroplania. Uroplanía. Emisión de orina por órganos no pertenecientes a las vías urinarias.

uropoiesis. Uropoyesis. Producción de orina.

uroporphyrin. Uroporfirina. Porfirina producida durante la biosíntesis de las profirinas naturales. F.: $C_{40}H_{38}O_{16}N_4$.

uropsammus. Uropsamo. Arenilla en el sedimento urinario.

uropyoureter. Uropiouréter. Colección de orina y pus en el uréter.

urorrhagia. Urorragia. Flujo excesivo de orina.

urorrhea. Urorrea. Enuresis.

urorrhodin. Urorrodina. Pigmento rosado, escaso en la orina normal.

urosaccharometry. Urosacarometría. Medida del azúcar de la orina.

uroscheocele. Urosqueocele. Urocele.

uroschesis. Urosquesis. Retención de orina.

uroscopy. Uroscopia. Examen diagnóstico de la orina.

urosemiology. Urosemiología. Estudio diagnóstico de la orina.

urosepsis. Urosepsis. Sepsis por absorción de sustancias urinarias.

urosis. Urosis. Enfermedad del aparato urinario.

urospectrin. Urospectrina. Pigmento de la orina normal.

urostalagmometry. Urostalagmometría. Uso del restalagmómetro para el estudio de la orina.

urostealith. Urostealito. Urolito con grasa.

urothelium. Urotelio. Epitelio de la vejiga de la orina.

urotoxia. Urotoxia. Toxicidad de la orina.

urotoxic. Urotóxico. Relativo a sustancias tóxicas de la orina.

urotoxicity. Urotoxicidad. Toxicidad urinaria.

urotoxin. Urotoxina. Constituyente tóxico de la orina.

urouretrer. Urouréter. Distensión del uréter por exceso de orina.

uroxanthin. Uroxantina. Pigmento amarillo en la orina normal, convertible en urocianina.

uroxin. Uroxina. Aloxantina.

urtica. *Urtica.* Género de plantas urticarias al que pertenece la ortiga.

urticaria. Urticaria. Reacción vascular súbita de la piel, con erupción de placas o ronchas. || **acute** —. U. aguda. || **cholinergic** —. U. colinérgica. || **epidemic** —. U. epidémica. || **— hemorrhagica.** U. hemorrágica. || **— medicamentosa.** U. medicamentosa. || **— pigmentosa.** U. pigmentada. || **recurrent** — U. recurrente. || **solar** —. U.solar.

urticarial. Urticarial. Que tiene la naturaleza de la urticaria.

USAN. Abreviatura de *United States Adopted Names.*

Usher's syndrome. Síndrome de Usher. Combinación de sordomudez congénita y ritinitis pigmentosa de tipo hereditario, con evolución progresiva a debilidad mental y ataxia.

ustulation. Ustulación. Secar una droga al fuego.

ustus. Ustus. Quemado, calcinado.

uteralgia. Uteralgia. Metralgia.

uterine. Uterino. Relativo al útero.

uteroabdominal. Uteroabdominal. Relativo al útero y el abdomen.

uterocervical. Uterocervical. Relativo al útero y al cuello uterino.

uterodynia. Uterodinia. Metrodinia.

uterofixation. Uterofijación. Histeropexia.

uterogestation. Uterogestación. Embarazo uterino.

uterolith. Uterolito. Histerolito.

uterometer. Uterómetro. Instrumento para medir el útero.

utero-ovarian. Uteroovárico. Relativo al útero y al ovario.

uteropexy. Uteropexia. Histeropexia.

uteroplacental. Uteroplacentario. Relativo al útero y a la placenta.

uteroplasty. Uteroplastia. Cirugía plástica sobre el útero.

uterosacral. Uterosacro. Relativo al útero y al sacro.

uterosclerosis. Uterosclerosis. Esclerosis del útero.

uteroscope. Uteroscopio. Histeroscopio.

uterotomy. Uterotomía. Histerotomía.

uterotubal. Uterotubárico. Relativo al útero y a las trompas de Falopio.

uterovaginal. Uterovaginal. Relativo al útero y la vagina.

uterovesical. Uterovesical. Relativo al útero y la vejiga.

uterus. Utero. Organo femenino destinado a recibir el óvulo fecundado.

UTP. Abreviatura de *uridine triphosphate.*

utricle. Utrículo. Saco pequeño. || La mayor de las dos divisiones del laberinto membranoso.

utriculitis. Utriculitis. Inflamación del utrículo prostático o del utrículo del oído.

utriculus. Utrículo. (V. *utricle.*)

uvea. Uvea. Membrana iridocoroidea, vascular o nutritiva del ojo.

uveal. Uveal. Relativo a la úvea.

uveitis. Uveítis. Inflamación de la úvea. || **granulomatous** —. U. granulomatosa. || **tuberculous** —. U. tuberculosa.

uveoparotitis. Uveoparotiditis. Fiebre uveoparotídea.

uviform. Uviforme. En forma de racimo.

uvula. Uvula. Pequeña masa carnosa que pende del velo del paladar. Usualmente, úvula palatina.

uvular. Uvular. Relativo a la úvula.

uvulectomy. Uvulectomía. Extirpación de la úvula.

uvulitis. Uvulitis. Inflamación de la úvula.

uvuloptosis. Uvuloptosis. Relajación y caída del velo del paladar.

uvulotome. Uvulótomo. Instrumento para seccionar la úvula.

uvulotomy. Uvulotomía. Sección total o parcial de la úvula.

U

V

V. Símbolo del vanadio. ‖ Abreviatura de vibrio.

v. Abreviatura de vein.

V$_T$. Símbolo de *tidal volume*.

VA. Abreviatura de *visual acuity* y de *Veterans Administration*.

vaccigenous. Vaccígeno. Productor de vacuna.

vaccinate. Vacunar. Inocular vacuna para producir inmunidad.

vaccination. Vacunación. Introducción de vacuna en el organismo.

vaccinator. Vacunador. Instrumento usado para vacunar.

vaccine. Vacuna. Suspensión de microorganismos atenuados que, inyectada, produce inmunidad. ‖ **antirabic** —. V. antirrábica. ‖ **autogeneous** —. V. autógena. ‖ **bacterial** —. V. bacteriana. ‖ **typhoid** —. V. tifoidea. ‖ **univalent** —. V. univalente.

vaccinia. Vaccinia. Enfermedad infecciosa de las vacas.

vaccinifer. Vaccinífero. Portador de vacuna.

vacciniform. Vacciniforme. Semejante a la vacuna.

vacciniola. Vacciniola. Vaccinia generalizada.

vaccinization. Vacunización.

vaccinogenous. Vacunógeno. Que produce vacuna.

vaccinotherapy. Vacunoterapia. Uso terapéutico de vacunas.

vaccinum. Vacuna. (V. *vaccine.*)

vacuolar. Vacuolar. Relativo a las vacuolas.

vacuolate. Vacuolado. Que contiene vacuolas.

vacuolation. Vacuolización. Proceso de formación de vacuolas.

vacuole. Vacuola. Pequeño espacio o cavidad formado en el protoplasma celular.

vacuolization. Vacuolización. (V. *vacuolation.*)

vacuome. Vacuoma. Sistema de vacuolas en la célula.

vacuum. Vacuum. Vacío.

vadum. Vado. Elevación en el interior de una cisura cerebral.

vagal. Vagal. Relativo al nervio vago.

vagina. Vagina. Conducto femenino, entre la vulva y el cuello uterino.

vaginal. Vaginal. Relativo a la vagina.

vaginalitis. Vaginalitis. Inflamación de la túnica vaginal del testículo.

vaginapexy. Vaginopexia. (V. *colpopexy.*)

vaginate. Vaginado. Provisto de vaina.

vaginectomy. Vaginectomía. Extirpación de la túnica vaginal del testículo. ‖ Extirpación de la vagina.

vaginiperineotomy. Vaginoperineotomía. Incisión de la vagina y el periné.

vaginismus. Vaginismo. Espasmo vaginal debido a hiperestasia local.

vaginitis. Vaginitis. Inflamación de la vagina. ‖ Inflamación de una vaina.

vaginoabdominal. Vaginoabdominal. Relativo a la vagina y al abdomen.

vaginocele. Vagiocele. Colpocele.

vaginodynia. Vaginodinia. Dolor en la vagina.

vaginofixation. Vaginofijación. Colpopexia.

vaginography. Vaginografía. Radiografía de la vagina y labios.

vaginolabial. Vaginolabial. Relativo a la vagina y los labios.

vaginometer. Vaginómetro. Instrumento para medir el diámetro y longitud de la vagina.

vaginomycosis. Vaginomicosis. Micosis vaginal.

vaginopathy. Vaginopatía. Enfermedad vaginal.

vaginoperineal. Vaginoperineal. Relativo a la vagina y el periné.

vaginoperineorrhaphy. Vaginoperineorrafia. Colpoperineorrafia.

vaginoperineotomy. Vaginoperineotomía. Incisión paravaginal.

vaginaperitoneal. Vaginoperitoneal. Relativo a la vagina y al peritoneo.

vaginopexy. Vaginopexia. Fijación de la vagina a la pared abdominal.

vaginoplasty. Vaginoplastia. Colpoplastia.

vaginoscope. Vaginoscopio. Colposcopio.

vaginoscopy. Vaginoscopia. Inspección de la vagina con el vaginoscopio.

vaginotomy. Vaginotomía. Incisión de la vagina.

vaginovesical. Vaginovesical. Relativo a la vagina y la vejiga.

vaginovulvar. Vaginovulvar. Relativo a la vagina y la vulva.

vagitus. Vagido. Gemido del recién nacido.

vagoglossopharyngeal. Vagoglosofaríngeo. Relativo al vago y al nervio glosofaríngeo.

vagogram. Vagograma. Trazado de las variaciones eléctricas del vago.

vagolysis. Vagólisis. Lisis quirúrgica del vago.

vagomimetic. Vagomimético. Con acción semejante a la producida por estimulación vagal.

vagosplanchnic. Vagosplácnico. Vagosimpático.

vagosympathicus. Vagosimpático. Relativo a la inervación del vago y simpático.

vagotomy. Vagotomía. Interrupción de los impulsos que discurren por el vago.

vagotonia. Vagotonía. Hiperexcitabilidad del nervio vago.

vagotony. Vagotonía. (V. *vagotonia.*)

vagotrope. Vagotrópico. Con acción sobre el vago.

vagotropic. Vagotrópico. (V. *vagotrope.*)

vagotropism. Vagotropismo. Afinidad de una droga o tóxico por el nervio vago.

vagus. Vago. Nervio neumogástrico.

Val. Abreviatura de *valine.*

valence. Valencia. Medida numérica de la capacidad de combinación.

Valentin's ganglion. Ganglio de Valentin. [G. G. Valentin, médico alemán, 1810-1883.] Ganglio situado en el nervio dental superior.

Valentine's position. Posición de Valentine. [F. C. Valentine, cirujano norteamericano, 1851-1909.] Posición dorsal en un doble plano inclinado, para la irrigación de la uretra.

valetudinarian. Valetudinario. Inválido, débil.

valgus. Valgus. Dirigido hacia afuera. ‖ — **hallux.** Hallux *v.*

valine. Valina. Aminoácido esencial. F.: $(CH_3)_2 \cdot CH \cdot CH(NH_2) \cdot COOH$.

vallate. Circunvalado.

vallecula. Vallécula. Depresión, surco.

Valleix's points. Puntos de Valleix. [F. L. I. Valleix, médico francés, 1807-1855.] Puntos situados a lo largo de ciertos nervios en las neuralgias.

vallis. Vallis. *Vallecula cerebeli.*

vallum. *Vallum.* Ceja. ‖ — **unguis.** Pared de la uña. Eponiquio.

Valsalva's ligament. Ligamento de Valsalva. [A. M. Valsalva, anatomista italiano, 1666-1723.] Ligamento anterior de la aurícula. ‖ — **maneuver.** Maniobra de V. Insuflación de la trompa de Eustaquio y la caja del tímpano mediante una espiración forzada, con la boca y nariz cerradas. ‖ — **muscle.** Músculo de V. M. del trago. ‖ — **sinus.** Seno de V. S. aórtico.

Valsuani's disease. Enfermedad de Valsuani. [E. Valsuani, ginecólogo italiano del siglo XIX.] Anemia perniciosa en las puérperas o lactantes.

value. Valor. Medida de la eficacia; medición cuantitativa de la actividad, concentración, etcétera.

valva. Valva. Parte de una válvula.

valve. Válvula. Pliegue en un conducto, que impide el reflujo del contenido. ‖ **anal.** Anal. ‖ **aortic.** Aórtica. ‖ **atrioventricular.** Auriculoventricular. ‖ **bicuspid.** Bicúspide. ‖ **cardiac.** Cardiaca. ‖ **Eustachian.** De Eustaquio. ‖ **Heister's.** De Heister. ‖ **Houston's.** De Houston. ‖ **ileocolic.** Ileocecal. ‖ **mitral.** Mitral. ‖ **of Ball.** De Ball. ‖ **of Bauhin.** De Bauhin. ‖ **of Gerlach.** De Gerlach. ‖ **of Hasner.** De Hasner. ‖ **of inferior vena cava.** Inferior de la vena cava ‖ **of Morgagni.** De Morgagni. ‖ **of Tarin.** De Tarin. ‖ **of Tulpius.** De Tulpius. ‖ **pulmonary.** Pulmonar. ‖ **pyloric.** Pilórica. ‖ **rectal.** Rectal. ‖ **spiral.** Espiral. ‖ **Thebesian.** De Tebesio. ‖ **tricuspid.** Tricúspide.

valviform. Valviforme. En forma de válvula.

valvotomy. Valvotomía. Extirpación de una valva.

valvula. Válvula. (V. *valve.*)

valvular. Valvular. Relativo a una válvula o que afecta a una válvula.

valvulitis. Valvulitis. Inflamación de una válvula.

valvuloplasty. Valvuloplastia. Cirugía plástica sobre una válvula.

valvulotomy. Valvulotomía. (V. *valvotomy.*)

vanadate. Vanadato. Sal del ácido vanádico.

vanadium. Vanadio. Elemento metálico raro, de símbolo V.

Van Buren's disease. Enfermedad de Van Buren. [W. H. Van Buren, cirujano norteamericano, 1819-1883.] Endurecimiento de los cuerpos cavernosos.

Van Deen's test. Prueba de Van Deen. [I. A. Van Deen, médico holandés, 1804-1869.] Para detectar la presencia de sangre en el jugo gástrico.

Van de Graaff machine. Máquina de Van de Graaff. [R. J. Van de Graaff, físico holandés, 1869-1943.] Generador electrostático de alto voltaje.

Van den Bergh's test. Reacción de Van den Berg. [A. A. H. Van den Berg, médico holandés, 1869-1943.] Prueba para determinar la existencia de bilirrubina en sangre, combinada o no.

Van Hook's operation. Operación de Van Hook. [W. Van Hook, cirujano norteamericano, 1862-1933.] Ureteroureterostomía.

Van Hoorne's canal. Conducto de Van Hoorne. [J. Van Hoorne, anatomista holandés, 1621-1670.] *Ductus thoracicus.*

Van Slyke's test. Reacción de Van Slyke. [D. D. Van Slyke, bioquímico norteamericano, n. en 1883.] Para el amino-nitrógeno.

V antigens. Antígenos V. Antígenos inducidos por virus que se expresan en éstos y en las células infectadas por ellos.

Vanzetti's sign. Signo de Vanzatti. [T. Vanzetti, cirujano italiano, 1809-1888.] En la ciática.

vapor. Vapor. Gas. Exhalación.

vaporization. Vaporización. Conversión de un sólido o líquido en vapor.

vapors. Vapores. Histerismo. Hipocondria.

vapotherapy. Vapoterapia. Empleo terapéutico del vapor.

Vaquez's disease. Enfermedad de Vaquez. [L. H. Vaquez, médico francés, 1860-1936.] Policitemia vera.

variable. Variable. Que cambia de tiempo en tiempo.

variance. Varianza. Cuadrado en la desviación estándar.

variant. Variante. Que difiere en algunas características del patrón típico.

variation. Variación. Desviación de las características de un grupo típico.

varication. Varicación. Formación de varices.

varicella. Varicela. (V. *chickenpox.*)

varicelloid. Variceloide. Semejante a la varicela.

variciform. Variciforme. Semejante a una variz.

varicoblepharon. Varicobléfaron. Tumefacción varicosa del párpado.

varicocele. Varicocele. Variz en el cordón espermático. Dilatación varicosa en general.

varicocelectomy. Varicocelectomía. Escisión de una parte del escroto y de las venas afectas de varicocele.

varicography. Varicografía. Estudio radiográfico de las venas varicosas.

varicoid. Varicoide. Semejante a una variz.

varicomphalus. Varincónfalo. Tumor varicoso del ombligo.

varicophlebitis. Varicoflebitis. Venas varicosas con inflamación de las mismas.

varicose. Varicoso. Relativo a las varices.

varicosity. Varicosidad. Vena varicosa. ‖ Situación en que existen varices.

varicotomy. Varicotomía. Escisión de una variz o varices.

varicula. Varícula. Variz de la conjuntiva.

variola. Variola. Viruela.

variolation. Variolación. Inoculación del agente de la viruela.

varioloid. Varioloide. Forma modificada de la viruela.

variolous. Varioloso. Relativo a la viruela.

variolovaccine. Variolovacuna. Relativo a la vacuna de la viruela.

varix. Variz. Dilatación venosa.

Varolius's bridge. Puente de Varolio. [C. Varolio, anatomista italiano, 1543-1575.] Mesencéfalo.

varus. Varo. Hacia dentro.

vas. Vaso. Término general aplicado a conducto, canal, etc., que transporta un líquido. ‖ — **aberrans.** V. aberrante. ‖ — **deferens.** V. deferente. ‖ — **nutritia.** *Vasa vasorum.*

vasal. Vasal. Vascular.

vasalgia. Vasalgia. Dolor en un vaso.

vasalium. Verdadero tejido vascular.

vascular. Vascular. Relativo a los vasos sanguíneos.

vascularity. Vascularidad. Existencia de vasos.

vascularization. Vascularización. Proceso de producción de vasos.

vasculature. Vasculatura. Sistema vascular de una parte.

vasculitis. Vasculitis. Inflamación vascular. Angeí-tis. ‖ **necrotizing** —. V. necrotizante. ‖ **nodular** —. V. nodular.

vasculogenesis. Vasculogénesis. Desarrollo del sistema vascular.

vasculopathy. Vasculopatía. Alteración del aparato vascular.

vasculum. Vásculo. Vaso pequeño.

vasectomy. Vasectomía. Escisión quirúrgica del conducto deferente.

vasifactive. Vasifactivo. Formador de vasos nuevos.

vasiform. Vasiforme. Con apariencia de vaso.

vasitis. Vasitis. Inflamación del conducto deferente.

vasoactive. Vasoactivo. Que ejerce acción sobre el calibre vascular.

vasoconstriction. Vasoconstricción. Disminución del calibre vascular.

vasoconstrictor. Vasoconstrictor. Que produce vasoconstricción.

vasocorona. Corona vascular. Sistema de diminutas arterias situadas en la periferia de la médula espinal.

vasodentin. Vasodentina. Dentina provista de vasos sanguíneos.

vasodepression. Vasodepresión. Disminución de la resistencia vascular, con hipotensión.

vasodepressor. Vasodepresor. Que disminuye la resistencia vascular periférica.

vasodilatation. Vasodilatación. Aumento del calibre vascular.

vasofactive. Vasoformativo. Que promueve la formación de vasos.

vasoformative. Vasoformativo. (V. *vasofactive.*)

vasoinhibitor. Vasoinhibidir. Que inhibe la acción de los nervios vasomotores.

vasoinhibitory. Vasoinhibidor. (V. *vasoinhibitor.*)

vasoligation. Vasoligadura. Ligadura del conducto deferente.

vasoligature. Vasoligadura. (V. *vasoligation.*)

vasomotion. Vasomotilidad. Cambios en el calibre vascular.

vasomotor. Vasomotor. Que afecta al calibre de un vaso.

vasoneuropathy. Vasoneuropatía. Alteración vascular y nerviosa.

vasoneurosis. Vasoneurosis. Angioneuropatía.

vasoparesis. Vasoparesia. Vasoparálisis. Parálisis parcial de un nervio vasomotor.

vasopressin. Vasopresina. Hormona del núcleo hipotalámico que produce la contracción de capilares y arteriolas musculares.

vasopressor. Vasopresor. Que estimula la contracción del tejido muscular de capilares y arterias.

vasopuncture. Vasopuntura. Punción del conducto deferente.

vasoreflex. Vasorreflejo. Reflejo de un vaso sanguíneo.

vasorelaxation. Vasorrelajación. Disminución de la presión vascular.

vasorrhaphy. Vasorrafia. Sutura del conducto deferente.

vasosection. Vasosección. Sección del conducto deferente.

V

vasosensory. Vasosensorial. Sensibilidad vascular.

vasospasm. Vasospasmo. Espasmo en un vaso sanguíneo.

vasostomy. Vasostomía. Formación de una abertura en el conducto deferente.

vasotomy. Vasotomía. Incisión del conducto deferente.

vasotony. Vasotonía. Tono o tensión vascular.

vasotrophic. Vasotrófico. Que afecta a la nutrición por alteración del calibre vascular.

vasovagal. Vasovagal. Vascular y vagal.

vasovasostomy. Vasovasostomía. Anastomosis de dos partes del conducto deferente.

vasovesiculectomy. Vasovesiculectomía. Escisión del conducto deferente y de la vesícula seminal.

vastus. Vasto. Grande. ‖ Músculo vasto.

Vater's ampulla. Ampolla de Vater. [A. Vater, anatomista alemán, 1684-1751.] Ampolla del conducto biliar. ‖ — **corpuscles.** Corpúsculos de V. Organos sensoriales terminales. ‖ — **tubercle.** Tubérculo de V. Papila duodenal.

Vater syndrome. Síndrome de Vater. Complejo congénito, o mejor, asociación de malformaciones múltiples y graves, variable, al menos tres grupos: defectos vertebrales, hemivértebras, vértebras soldadas, anomalías costales secundarias, atresia anal, fístula traqueosofágica en la atresia esofágica, displasia renal y del radio; también en forma de anomalías cardíacas y de extremidades.

Vater-Pacini's corpuscles. Corpúsculos de Vater Pacini. [A. Vater; F. Pacini, anatomista italiano, 1812-1883.] *Corpusculo lamellosa.*

Vazquez's disease. Síndrome de Vázquez. [Louis Henri Vázquez, 1860-1936, internista francés, n. en París.] Síndrome de Vázquez-Osler o policitemia vera.

VC. Abreviatura de *vital capacity.*

VCA. Abreviatura de *viral capsid antigen.*

VCG. Abreviatura de *vectocardiogram.*

VD. Abreviatura de *venereal disease.*

VDEL. Abreviatura de *venereal disease experimental laboratory.*

VDG. Abreviatura de *venereal disease-gonorrhea.*

VDH. Abreviatura de *valvular disease of the heart.*

VDRL. Abreviatura de *venereal disease-research laboratories.*

VDS. Abreviatura de *venereal disease-syphilis.*

vecordia. Vecordia. Insania.

vection. Vección. Transmisión de la enfermedad.

vectis. Vectis. Palanca curva para la tracción de la cabeza fetal en el parto.

vector. Vector. Vehículo de la transmisión de una enfermedad.

vectocardiography. Vectocardiografía. Sistema de representación espacial de un ciclo cardiaco.

vegetal. Vegetal. Relativo a las plantas.

vegetarian. Vegetariano. Que se alimenta de vegetales exclusivamente.

vegetarianism. Vegetarianismo. Restricción de la dieta a sustancias vegetales.

vegetation. Vegetación. Excrecencia en un tejido.

vegetative. Vegetativo. De funcionamiento involuntario o inconsciente. Concerniente a la nutrición vegetal.

vehicle. Vehículo. Excipiente. ‖ Medio por el que se propaga un impulso.

veil. Velo. (V. *velum.*)

vein. Vena. Vaso que trasnporta la sangre de la periferia del organismo al corazón. ‖ **anastomotic.** Anastomósica. ‖ **anterior caecal.** Anterior cecal. ‖ **anterior cardiac.** Anterior cardiaca. ‖ **anterior cerebral.** Anterior cerebral. ‖ **anterior facial.** Anterior facial. ‖ **anterior interventricular.** Anterior interventricular. ‖ **anterior jugular.** Anterior yugular. ‖ **anterior vertebral.** Anterior vertebral. ‖ **ascending lumbar.** Lumbar ascendente. ‖ **axillary.** Axilar. ‖ **azygos.** Acigos. ‖ **azygos vena.** Vena ácigos. ‖ **azygos inferior hemi.** Hemiácigos inferior. ‖ **azygos superior hemi.** Hemiácigos superior. ‖ **azygos lumbar.** Acigos lumbar. ‖ **basilic.** Basílica. ‖ **bronchial.** Bronquial. ‖ **cephalic.** Cefálica. ‖ **cerebellar.** Cerebelosa. ‖ **choroid.** Coroide. ‖ **comitans hypoglossi.** Hipoglosa comitante. ‖ **common facial.** Facial común. ‖ **common iliac.** Iliaca común. ‖ **cystic.** Cística. ‖ **deep cerebral.** Cerebral profunda. ‖ **deep cervical.** Cervical profunda. ‖ **deep facial.** Facial profunda. ‖ **deep median.** Mediana profunda. ‖ **deep middle cerebral.** Cerebral media profunda. ‖ **deep Sylvian.** Silviana profunda. ‖ **descending pharyngeal.** Faríngea descendente. ‖ **diploic.** Diploica. ‖ **dorsal lingual.** Lingual superior. ‖ **dorsal of penis.** Dorsal del pene. ‖ **emissary.** Emisaria. ‖ **external iliac.** Iliaca externa. ‖ **external jugular.** Yugular externa. ‖ **femoral.** Femoral. ‖ **frontal.** Frontal. ‖ **gastric.** Gástrica. ‖ **great cardiac.** Cardiaca mayor. ‖ **great cerebral.** Cerebral mayor. ‖ **hemiazygos.** Hemiácigos. ‖ **hemiazygos inferior.** Hemiácigos inferior. ‖ **hepatic.** Hepática. ‖ **inferior cerebral.** Cerebral inferior. ‖ **inferior dental.** Dental inferior. ‖ **inferior haemorrhoidal.** Hemorroidal inferior. ‖ **inferior mesenteric.** Mesentérica inferior. ‖ **inferior pudental.** Pudenda inferior. ‖ **inferior rectal.** Rectal inferior. ‖ **inferior striate.** Estriada inferior. ‖ **inferior thyroid.** Tiroidea inferior. ‖ **infra-orbital.** Infraorbitaria. ‖ **innominate.** Innominada. ‖ **intercostal.** Intercostal. ‖ **interlobular.** Interlobular. ‖ **internal auditory.** Del oído interno. ‖ **internal cerebral.** Cerebral interna. ‖ **internal iliac.** Iliaca interna. ‖ **internal jugular.** Yugular interna. ‖ **internal mammary.** Mamaria interna. ‖ **internal occipital.** Occipital interna. ‖ **internal pudic.** Púdica interna. ‖ **intestinal.** Intestinal. ‖ **left gastric.** Gástrica izquierda. ‖ **left marginal.** Marginal izquierda. ‖ **lingual.** Lingual. ‖ **long saphenous.** Safena larga. ‖ **lumbar.** Lumbar. **maxillary.** Maxilar. ‖ **median.** Mediana. ‖ **median basilic.** Mediana basílica. ‖ **median cephalic.** Mediana cefálica. ‖ **median sacral.** Mediana del sacro. ‖ **meningeal.** Meníngea. ‖

mental. Mentoniana. || **middle cardiac.** Cardiaca media. || **oblique.** Oblicua. || **obliterated umbilical.** Umbilical obliterada. || **occipital.** Occipital. || **of brain.** Del cerebro. || **ob clitoris.** Del clítoris. || **of Galen.** De Galeno. || **of hand.** De la mano. || **of kidney.** Del riñón. || **of Labbé.** De Labbé. || **of Latarget.** Prepilórica o de Latarget. || **of Marsahll.** De Marshall. || **of medulla.** Medular. || **of pons.** Pontinas. || **of spinal cord.** Del cordón espinal. || **of Thebesius.** De Thebesius. || **of Trolard.** De Trolard. || **oesophageal.** Esofágica. || **opththalmic.** Oftálmica. || **ovarian.** Ovárica. || **paraumbilical.** Paraumbilical. || **popliteal.** Poplítea. || **portal.** Porta. || **posterior caecal.** Cecal posterior. || **posterior cardiac.** Cardiaca posterior. || **posterior external jugular.** Yugular externa posterior. || **posterior intercostal.** Intercostal posterior. || **posterior facial.** Facial posterior. || **prepyloric.** Prepilórica. || **profunda femoris.** Femoral profunda. || **pulmonary.** Pulmonar. || **radial.** Radial. || **ranine.** Ranina. || **rectal.** Rectal. || **renal.** Renal. || **right gastric.** Gástrica derecha. || **right gastro-epiploic.** Gastroepiploica derecha. || **short saphenous.** Safena corta. || **small cardiac.** Cardiaca menor. || **spermatic.** Espermática. **esplenic.** Esplénica. || **subclavian.** Subclavia. || **subcostal.** Subcostal. || **suboccipital.** Suboccipital. || **superficial temporal.** Temporal superficial. || **superior cerebral.** Cerebral superior. || **superior gluteal.** Glútea superior. || **superior mesenteric.** Mesentérica superior. || **superior thyroid.** Tioroidea superior. || **supraorbital.** Supraorbitaria. || **suprarenal.** Suprarrenal. || **suprascapular.** Suprascapular. || **supratrochlear.** Supratroclear. || **testicular.** Testicular. || **thalamostriate.** Talamoestriada. || **thyroid.** Tiroidea. || **transverse cervical.** Cervical transversa. || **ulnar.** Peroneal. || **umbilical.** Umbilical. || **uterine.** Uterina. || **vaginal.** Vaginal. || **vertebral.** Vertebral.

velamen. Velamen. Membrana. Velo.

velamentous. Velamentoso. Membranoso y pendiente.

velar. Velar. Relativo a un velo (del paladar, por ejemplo).

Vella's fistula. Fístual de Vella. [L. Vella, fisiólogo italiano, 1825-1886.] Fístula intestinal artificial para obtener secreción intestinal pura.

velosynthesis. Velosíntesis. Estafilorrafia.

Velpeau's bandage. Vendaje de Velpeau. [A. A. L. M. Velpeau, cirujano francés, 1795-1867.] Vendaje para la fractura de clavícula. || — **deformity.** Deformidad de V. D. en el dorso de tenedor. || — **hernia.** Hernia de V. H. crural, delante de los vasos femorales.

velum. Velo. Cobertura. Parte en forma de velo. || **artificial** —. V. artificial. Prótesis del paladar blando.

vena. Vena. (V. *vein.*)

venation. Venación. Distribución de las venas en una región.

venectasia. Venectasia. Flebectasia. Varicosidad.

venectomy. Venectomía. (V. *phlebectomy.*)

venation. Envenenamiento. (V. *poisoning.*)

venenific. Venenífico. Formador de veneno.

venenosity. Venenosidad. Condición de ser venenoso.

venereal. Venéreo. Debido o propagado por contacto sexual.

venereologist. Venereólogo. Especialista en enfermedades venéreas.

venereology. Venereología. Rama médica que estudia las enfermedades venéreas.

venery. Coito.

venesection. Venesección. Flebotomía.

venesuture. Venisutura. Fleborrafia.

veniplex. Veniplexo. Plexo venoso.

venipuncture. Venipuntura. Punción de una vena.

venoauricular. Venoauricular. Relativo a la vena cava y a la aurícula derecha.

venoclysis. Venoclisis. Introducción de líquidos por una vena.

venofibrosis. Venofibrosis. Enfermedad venosa caracterizada por hiperplasia del tejido fibroso conectivo de la túnica media venosa.

venography. Venografía. Flebografía.

venom. Veneno. (V. *poison.*)

venomosalivary. Venenosalival. Que segrega saliva venenosa.

venomotor. Venomotor. Que produce constricción o dilatación venosa.

veno-occlusive. Venoclusivo. Caracterizado por obstrucción venosa.

venopressor. Venopresor. Agente que produce constricción venosa.

venosity. Venosidad. Exceso de sangre venosa en una parte.

venostasis. Venostasis. Estasis venosa.

venotomy. Venotomía. Flebotomía.

venous. Venoso. Relativo a las venas.

venovenostomy. Venovenostomía. Anastomosis entre venas.

vent. Ventana. Abertura para drenar pus, p. ej.

venter. Vientre. Parte contráctil de un músculo. || Abdomen o estómago.

ventilation. Ventilación. Sustitución de aire en una habitación. || **pulmonary** —. V. pulmonar.

ventilator. Ventilador. Aparato para realizar ventilación pulmonar.

ventouse. Ventosa. Campana de vidrio para succionar.

ventrad. Hacia el vientre.

ventral. Ventral. Relativo al vientre. || Posición anterior, en anatomía.

ventricle. Ventrículo. Cavidad pequeña (cerebral, cardiaco).

ventricornu. Ventricornu. Cuerno anterior de la médula espinal.

ventricular. Ventricular. Que se refiere a un ventrículo.

ventriculitis. Ventriculitis. Inflamación de un ventrículo.

V

631

ventriculography. Ventriculografía. Radiografía de los ventrículos cerebrales o cardiacos.

ventriculometry. Ventriculometría. Medida de la presión intraventricular.

ventriculomyotomy. Ventriculomiotomía. Incisión del fascículo muscular obstructivo en la estenosis subaórtica.

ventriculoscopy. Ventriculoscopia. Examen directo de los ventrículos cerebrales por medio de un endoscopio.

ventriculostomy. Ventriculostomía. Establecimiento de una comunicación entre tercer ventrículo y cisterna interpeduncular.

ventriculotomy. Ventriculotomía. Incisión de un ventrículo cardiaco.

ventriculus. Ventrículus. Ventrículo. || Estómago. || Pequeña cavidad.

ventricumbent. Ventricumbente. En situación prona.

ventrimeson. Ventrimesón. Línea media en la superficie ventral del cuerpo.

ventrocystorrhaphy. Ventrocistorrafia. Marsupialización.

ventrofixation. Ventrofijación. Sutura del útero a la pared abdominal.

ventroinguinal. Ventroinguinal. Relativo al abdomen y a la región inguinal.

ventrolateral. Ventrolateral. Ventral y lateral a la vez.

ventroscopy. Ventroscopia. Endoscopia del abdomen.

ventrosuspension. Ventrosuspensión. Ventrofijación.

ventrotomy. Ventrotomía. (V. *celiotomy.*)

ventrovesicofixation. Ventrovesicofijación. Fijación del útero a la vejiga y pared abdominal.

venula. Vénula. Vena pequeña.

venular. Venular. Relativo a las vénulas.

venule. Vénula. (V. *venula.*)

Veraguth's fold. Pliegue de Veraguth. [O. Veraguth, neurólogo suizo, 1870-1940.] Pliegue del párpado superior, en la melancolía.

verapamil. Verapamil. Vasodilatador coronario. F.: $C_{27}H_{38}N_2O_4$.

veratrum. *Veratrum.* Género de plantas colquicáceas o liliáceas, de las que se obtienen alcaloides de acción hipotensora.

verbigeration. Verbigeración. Repetición de palabras.

verbomania. Verbomanía. Logomanía.

Verga's groove. Canal de Verga. [A. Verga, neurólogo italiano, 1811-1895.] Canal por debajo de la abertura del conducto nasolagrimal. || — **ventricle.** Ventrículo de V. Espacio entre el cuerpo calloso y el fórnix.

verge. Circunferencia, anillo.

vergence. Movimiento divergente de los ojos.

Verheyen's stars. Estrellas de Verheyen. [Ph. Verheyen, anatomista flamenco, 1648-1710.] Venas estrelladas del riñón.

Verhoeff's operation. Operación de Verhoeff. [F. H. Verhoeff, oftalmólogo norteamericano, n. en 1874.] Esclerotomía posterior seguida de punciones electrolíticas, en el desprendimiento de retina.

Vermale's operation. Operación de Vermale. [R.

de Vermale, cirujano francés del siglo XVIII.] Amputación por transfixión a doble colgajo.

vermian. Vermiano. Relativo al vermis del cerebelo.

vermicide. Vermicida. Agente que destruye los parásitos intestinales.

vermicular. Vermicular. Apariencia de gusano.

vermiculation. Vermiculación. Movimientos de peristaltismo intestinal.

vermiform. Vermiforme. En forma de gusano.

vermifugal. Vermífugo. Con capacidad de expulsar los gusanos del intestino.

vermifuge. Vermífugo. (V. *vermifugal.*)

vermin. Vermin. Nombre de parásito externo.

vermination. Verminación. Infestación por gusanos.

verminous. Verminoso. Debido a gusanos.

vermis. Vermis. Estructura en forma de gusano. || — **cerebeli.** V. del cerebelo.

vermix. Vermix. Apéndice cecal.

vernal. Vernal. Que ocurre en la primavera.

Verner-Morrison syndrome. Síndrome de Verner-Morrison (—Priest-Alexander). Apudoma hormonalmente activo de las células D_1, la mayoría están en el páncreas, que produce muy probablemente el péptido vasoactivo intestinal. Tríada clínica: diarrea acuosa, profusa, con pérdida de electrólitos y que conduce a la exicosis: cólera pancreático, hipopotasemia a hiperglucemia y aclorhidria histaminorrefractaria; además hipofosfatemia leve, a veces secreción esteroidea disminuida y rubefacción cutaneofacial. Terapia: extirpación, curación inmediata.

Vernes' test. Reacción de Vernes. [A. Vernes, médico francés, n. en 1879.] Para la sífilis y tuberculosis.

Vernet's syndrome. Síndrome de Vernet. [M. Vernet, neurólogo francés, n. en 1887.] Esclerodermia asociada a catarata.

Verneuil's disease. Enfermedad de Verneuil. [A. A. S. Verneuil, cirujano francés, 1823-1895.] Bursitis sifilítica. || — **neuroma.** Neuroma de V. N. plexiforme. || — **operation.** Operación de V. Método de colostomía iliaca.

vernix caseosa. Recubrimiento sebáceo de la piel del feto.

verruca. Verruga. Tumor epidérmico causado por papillomavirus. || — **acuminata.** Condiloma acuminado. || — **necrogenica.** Tuberculosis verrucosa.

verruciform. Verrugoso. De apariencia semejante a la verruga.

verrucosis. Verrucosis. Situación caracterizada por presencia múltiple de verrugas.

versicolor. Versicolor. Que cambia de color.

version. Versión. Cambio de dirección (en el feto, para modificar la presentación). || **bimanual** —. V. bimanual. || **cephalic** —. V. cefálica. || **podalic** —. V. podálica.

vertebra. Vértebra. Hueso de la columna vertebral. || **cervical** —. V. cervical. || **dorsal** —. V. dorsal. || **lumbar** —. V. lumbar.

vertebral. Vertebral. Relativo a las vértebras.

vertebrarium. Vertebrario. Columna vertebral.

vertebrata. Vertebrados. Animales con columna vertebral.

vertebrectomy. Vertebrectomía. Escisión de una vértebra.

vertebrobasilar. Vertebrobasilar. Relativo a las arterias vertebral y basilar.

vertebrochondral. Vertebrocondral. Relativo a la vértebra y al cartílago costal.

vertebrocostal. Vertebrocostal. Relativo a la vértebra y una costilla.

vertebrosternal. Vertebrosternal. Relativo a una vértebra y al esternón.

vertex. Vértice. Cúspide. Término anatómico.

vertical. Vertical. Perpendicular al plano horizontal.

verticillium. *Verticillium*. Género de hongos imperfectos del orden *Moniliales*.

vertiginous. Vertiginoso. Afectado por vértigo.

vertigo. Vértigo. Ilusión de movimiento. || — **af aure laeso.** Enfermedad de Menière. || **central** —. V. central. || **essential** —. V. esencial. || **hysterical** —. V. histérico. || **labyrinthine** —. V. laberíntico. || **positional** —. V. postural. || **rotatory** —. V. rotatorio. || **vestibular** –. V. vestibular.

verumontanitis. Verumontanitis. Inflamación del verumontanum.

verumontanum. Verumontanum. *Colliculus seminalis*.

Vesalius' bone. Hueso de Vesalius. [A. Vesalius, anatomista flamenco, 1514-1564.] Tuberosidad separada de la base del quinto metatarsiano. || — **foramen.** Agujero de V. A. venoso pequeño situado delante del orificio oval. || — **glands.** Glándulas de V. G. linfáticas bronquiales.

vesania. Vesania. Locura, psicosis.

vesica. Vejiga. Saco membranoso o receptáculo para la secreción. || **urinary bladder** —. V. de la orina.

vesical. Vesical. Relativo a la vejiga.

vesicant. Vesicante. Que produce ampollas o vejigas.

vesication. Vesicación. Proceso de formación de las vejigas.

vesicatory. Vesicatorio. (V. *vesicant.*)

vesicle. Vesícula. Vejiga pequeña, saco que contiene líquido. || **acoustic** —. V. acústica. || **Graafian** —. V. de De Graaf. || **seminal** —. V. seminal.

vesicoabdominal. Vesicoabdominal. Relativo a la vejiga y al abdomen.

vesicocele. Vesicocele. Protrusión herniaria de la vejiga.

vesicocervical. Versicorcervical. Relativo a la vejiga de la orina y al cuello uterino.

vesicoclysis. Vesicoclisis. Inyección de líquido en la vejiga urinaria.

vesicofixation. Vesicofijación. Fijación de la vejiga de la orina.

vesicointestinal. Vesicointestinal. Comunicación entre la vejiga y el intestino.

vesicoprostatic. Vesicoprostático. Relativo a la vejiga urinaria y la próstata.

vesicopubic. Vesicopúbico. Relativo a la vejiga urinaria y al pubis.

vesicorectal. Vesicorrectal. Relativo a la vejiga urinaria y al recto.

vesicorenal. Vesicorrenal. Relativo a la vejiga y al riñón.

vesicospinal. Vesicospinal. Relativo a la vejiga urinaria y a la columna vertebral.

vesicotomy. Vesicotomía. Incisión en la vejiga de la orina.

vesicoureteral. Vesicoureteral. Relativo a la vejiga y el uréter.

vesicourethral. Vesicoureteral. Relativo a la vejiga de la orina y a la uretra.

vesicouterine. Vesicouterino. Relativo a la vejiga y al útero.

vesicovaginal. Vesicovaginal. Relativo a la vejiga y a la vagina.

vesicula. Vejiga pequeña. (V. *vesicle.*)

vesicular. Vesicular. Compuesto por vesículas.

vesiculation. Vesiculación. Presencia o formación de vesículas.

vesiculectomy. Vesiculectomía. Escisión de una vesícula, especialmente la vesícula seminal.

vesiculiform. Vesiculiforme. Semejante a una vesícula.

vesiculitis. Vesiculitis. Inflamación de una vesícula, especialmente la seminal.

vesiculobronchial. Vesiculobronquial. Vesicular y bronquial a la vez.

vesiculocavernous. Vesiculocavernoso. Vesicular y cavernoso a la vez.

vesiculotomy. Vesiculotomía. Incisión de una vesícula (la seminal, p. ej.).

vesiculotympanic. Vesiculotimpánico. De cualidad vesicular y timpánica a la vez.

vessel. Vaso. Conducto por el que circula un líquido, como sangre o linfa. || **afferent** —. V. aferente. || **blood** —. V. sanguíneo. || **collateral** —. V. colateral. || **lymphatic** —. V. linfático.

vestibular. Vestibular. Relativo al vestíbulo.

vestibule. Vestíbulo. Espacio o cavidad, entrada a un canal. || — **of larynx.** V. laríngeo. || — **of nose.** V. de la nariz.

vestibulourethral. Vestibulouretral. Relativo al vestíbulo vaginal o uretral.

vestibulum. Vestíbulo. (V. *vestible.*)

vestige. Vestigio. Organo rudimentario, vestigio.

vestigial. Vestigial. Rudimentario.

vesuvin. Vesuvina. Anilina marrón.

veterinarian. Veterinario. Persona autorizada a practicar la medicina veterinaria.

VF. Abreviatura de *vocal fremitus*.

Vf. Abreviatura de *field of vision*.

VIA. Abreviatura de *virus inactivating agent*.

via. Vía. Conducto, pasaje.

viability. Viabilidad. Cualidad de ser viable.

viable. Viable. Feto capaz de vivir fuera del útero.

vial. Vial. Ampolla, frasco.

vibex. Vibex. Efusión subcutánea sanguínea lineal.

vibratile. Vibratorio. Que presenta movimientos oscilatorios.

V

vibration. Vibración. Movimiento rápido de oscilación.

vibrator. Vibrador. Instrumento usado para el tratamiento mecánico de la enfermedad.

vibratory. Vibratorio. Causa de vibración.

vibrio. *Vibrio*. Género de microorganismos de la especie *Spirillaceae*.

vibrosis. Vibriosis. Infección por organismos del género *Vibrio*.

vibrocardiography. Vibrocardiografía. Registro gráfico de las vibraciones cardiacas.

vibrotherapeutics. Vibroterapia. Utilización terapéutica de las aplicaciones vibratorias.

vicarious. Vicariante. Que actúa en lugar de otro órgano.

vice. Vicio. Defecto.

Vicq d'Azyr's band. Fascículo de Vicq d'Azyr. [F. Vicq d' Azyr, anatomista francés, 1748-1794.] Fascículo mamilotalámico. ‖ — **stripe.** Estría de Genari.

Vidal's disease. Enfermedad de Vidal. [J. B. E. Vidal, dermatólogo francés, 1825-1893.] Liquen crónico simple.

Vidal's operation. Operación de Vidal. [A. T. Vidal, cirujano francés, 1803-1856.] Ligadura subcutánea de las venas en el varicocele.

vidarabine. Vidarabina. Purina que inhibe la síntesis de DNA. F.: $C_{10}H_{13}N_5O_4H_2O$.

videognosis. Videognosis. Diagnóstico basado en técnicas de interpretación radiológica transmitida por televisión.

Vidian artery. Arteria vidiana. [G. G. Vidius médico italiano, 1500-1569.] Arteria del canal pterigoideo. ‖ — **nerve.** Nervio de V. N. del canal pterigoideo.

Vieussen's ansa. Asa de Vieussens. [R. de Vieussens, anatomista francés, 1641-1715.] Asa subclavia de los nervios simpáticos. ‖ **scyphus.** Canal de V. C. central de la columna coclear. ‖ — **valve.** Válvula de V. Velo medular anterior.

VIG. Abreviatura de *vaccinia immune globulin*.

Vignal's cells. Células de Vignal. [G. Vignal, fisiólogo francés, 1852-1893.] Células del tejido embrionario conjuntivo, situadas sobre los cilindroejes.

Vigouroux's sign. Signo de Vigouroux. [A. Vigouroux, neurólogo francés del siglo XIX.] Disminución de la resistencia eléctrica de la piel en la tirotoxicosis.

Villard's button. Botón de Villard. [E. Villard, cirujano francés, n. en 1868.] Modificación del botón de Murphy, en las anastomosis intestinales.

Villaret's syndrome. Síndrome de Villaret. [M. Villaret, neurólogo francés, 1877-1946.] Parálisis de los cuatro últimos pares craneales con asociación del simpático cervical.

Villemin's theory. Teoría de Villemin. [J. A. Villemin, cirujano francés, 1827-1892.] Teoría sobre la especificidad y contagiosidad de la tuberculosis.

villiferous. Villífero. Provisto de vello.

villoma. Villoma. Tumor de vellosidades, especialmente el localizado en el recto.

villositis. Villositis. Inflamación de las vellosidades de la placenta.

villosity. Vellosidad. Cualidad de velloso.

villus. Vellosidad. Pequeño proceso o protusión vascular.

vinblastine sulfate. Sulfato de vinblastina. Antineoplásico. F.: $C_{46}H_{58}N_4O_9 \cdot H_2SO_4$.

Vincent's angina. Angina de Vincent. [H. Vincent, médico francés, 1862-1950.] Infección causada por el bacilo fusiforme de Vincent, con espirilos. ‖ — **spirillum.** Espirilo de V. Bacilo fusiforme productor de la a. de V.

vincristine sulfate. Sulfato de vincristina. Antineoplásico. F.: $C_{46}H_{56}N_4O_{10} \cdot H_2SO_4$.

vinculum. Vinculum. Banda, estructura fascicular, frenillo.

vinegar. Vinagre. Dilución impura de ácido acético.

vinyl. Vinil. Grupo univalente $CH_2:CH$.

violet. Violeta. Color del espectro. ‖ **gentian** —. V. de genciana.

viper. Víbora. Serpiente venenosa.

viraginity. Viraginidad. Presencia de caracteres masculinos en la mujer.

viral. Viral. Relativo a los virus.

Virchow's angle. Angulo de Virchow. [R. L. K. Virchow, patólogo alemán, 1821-1902.] El formado entre las líneas nasobasilar y nasosubnasal. ‖ — **disease.** Enfermedad de V. Leontiasis ósea. ‖ — **spaces.** Espacios de V. Entre los vasos y las células nerviosas, en la médula espinal.

viremia. Viremia. Presencia de virus en la sangre.

virgin. Virgen. Persona que no ha hecho uso sexual.

virginal. Virginal. Relativo a la virginidad.

virginity. Virginidad. Condición de ser virgen.

virile. Viril. Relativo al varón.

virilescence. Virilescencia. Desarrollo de caracteres sexuales secundarios en la mujer. Sin.: Virilización.

virility. Virilidad. Posesión normal de los caracteres sexuales primarios en el hombre.

virilization. Virilización. Desarrollo de caracteres sexuales masculinos secundarios en la mujer.

virion. Virión. Partícula viral completa.

viripotent. Viripotente. Sexualmente maduro (en el hombre).

viroid. Viroide. Término general que designa cualquier específico empleado en inmunización.

virology. Virología. Rama que estudia los virus y las enfermedades que produce.

virosis. Virosis. Enfermedad causada por virus.

virostatic. Virostático. Que inhibe la replicación de los virus.

virulence. Virulencia. Grado de patogenicidad de los virus.

virulent. Virulento. Caracterizado por presentar virulencia.

viruliferous. Virulífero. Portador de virus o agentes nocivos.

virus. Virus. Grupo de agentes infecciosos diminutos, no visibles al microscopio de luz.

vis. Vis. Fuerza, energía.

viscerad. Hacia una víscera.

visceral. Visceral. Relativo a una víscera.

visceralgia. Visceralgia. Dolor en una víscera.

visceroptosis. Visceroptosis. Esplacnoptosis.

viscid. Adhesivo, glutinoso.

viscidity. Viscosidad. Cualidad de ser viscoso.

viscin. Viscina. Sustancia viscosa.

viscosimeter. Viscosímetro. Aparato para determinar la viscosidad de una sustancia.

viscosity. Viscosidad. Propiedad que dependen del grado de fricción de las moléculas que componen una sustancia.

viscus. Viscus. Víscera.

visibility. Visibilidad. Cualidad de ser visible.

visible. Visible. Perceptible con la vista.

vision. Visión. Facultad de ver. ‖ **achromatic** —. V. acromática. ‖ **binocular** —. V. binocular. ‖ **central** —. V. central. ‖ **chromatic** —. V. cromática. ‖ **double** —. V. doble. ‖ **monocular** —. V. monocular. ‖ **peripheral** —. V. periférica. ‖ **stereoscopic** —. V. estereoscópica.

visna virus. Virus Visna. Virus lento del grupo retrovirus no oncógenos, que produce desmielinización, neumonitis y artritis crónica en cordero y cabra.

visual. Visual. Relativo a la visión.

visualization. Visualización. Acto de hacer visible una parte, especialmente por procedimientos radiográficos.

vital. Vital. Necesario para la vida. Realtivo a la vida.

vitalism. Vitalismo. Teoría que explica la función orgánica por un principio vital.

vitality. Vitalidad. Principio de la vida.

vitamin. Vitamina. Sustancia orgánica de los alimentos, necesaria para el funcionamiento metabólico normal del organismo.

vitellary. Vitelino. Relativo al vitelo o huevo.

vitellin. Vitelina. Fosfoproteína de la yema del huevo.

vitellolutein. Viteloluteína. Pigmento amarillo de la yema del huevo.

vitellorubin. Vitelorrubina. Pigmento rojo de la yema del huevo.

vitellus. Vitelo. Yema del huevo.

vitiation. Viciación. Deficiencia, perversión.

vitiligo. Vitíligo. Entidad autoinmune caracterizada por la destrucción de melanocitos en áreas circunscritas de la piel.

vitium. Vicio. Defecto.

vitochemical. Vitoquímico. Orgánico. Relativo a la química orgánica.

vitodynamic. Vitodinámico. Biodinámico.

vitriectomy. Vitrectomía. Extirpación de la parte plana del vítreo.

vitreocapsulitis. Vitreocapsulitis. Inflamación de la cápsula del vítreo. Sin.: Hialitis

vitreous. Vítreo. Cuerpo o humor vítreo del ojo.

vitreum. Vítreo. (V. *vitreous.*)

vitriol. Vitriolo. Sulfato cristalino.

vividifussion. Vividifusión. Separación de sustancias difusibles de la sangre por diálisis.

vivification. Vivificación. Conversión de las proteínas en materia viva.

viviparous. Vivíparo.

vivisection. Vivisección. Procedimientos quirúrgicos en animales vivos.

VLDL. Abreviatura de *very low-density lipoprotein.*

vocal. Vocal. Relativo a la voz.

Vogt-Koyanagi-Harada syndrome. Síndrome de Vogt-Koyanagi-Harada. Uveoencefalitis con alopecia, que se presenta en negros y orientales adultos.

Vogt's angle. Angulo de Vogt. [K.Vogt, fisiólogo alemán, 1817-1895.] Angulo entre las líneas nasobasilar y alveolonasal.

Vogt's disease. Enfermedad de Vogt. [O. Vogt, neurólogo alemán, 1870-1959.] Síndrome de las lesiones del cuerpo estriado.

Vogt's point. Punto de Vogt. [P. F. E. Vogt, cirujano alemán, 1844-1885.] Punto para la trepanación del cráneo.

voice. Voz. Sonido producido por la laringe, modificado en el tracto vocal.

void. Vacío. Vacante, desocupado.

Voigt's lines. Líneas de Voigt. [Ch. A. Voigt, anatomista austriaco, 1809-1890.] Líneas que limitan las áreas de distribución de los nervios periféricos.

Voillemier's point. Punto de Voillemier. [L. C. Voillemier, urólogo francés contemporáneo.] Punto donde debe practicarse la punción de la vejiga en obesos.

Voit's nucleus. Núcleo de Voit. [C. von Voit, fisiólogo alemán, 1831-1908.] Núcleo cerebelar accesorio del cuerpo dentado.

voix. Voz. (V. *voice.*)

vola. Vola. Superficie cóncava (planta del pie, palma de la mano).

volar. Volar. Relativo a la planta del pie o palma de la mano.

volatil. Volátil. Con tendencia a evaporarse rápidamente.

volatilización. Volatilización. Conversión de un cuerpo sólido o líquido en vapor o gas.

Volhard's test. Prueba de Volhard. [F. Volhard, médico alemán, 1872-1905.] Para el peso específico de la orina.

volition. Volición. Acto de la voluntad.

volitional. Volitivo. Relativo a la volición.

Volkmann's canal. Conducto de Volkmann. [A. W. Volkmann, fisiólogo alemán, 1800-1877.] Conducto subperióstico para los vasos sanguíneos. ‖ — **membrane.** Membrana de V. M. amarillenta que tapiza los abcesos tuberculosos.

Volkmann's deformity. Deformidad de Volkmann. [R. von Volkmann, cirujano alemán, 1830-1889.] Luxación tibiotarsiana congénita. ‖ — **contracture.** Contractura de V. C. de los dedos de la mano

V

después de traumatismo de codo o empleo excesivo de torniquete. || — **splint.** Férula de V. Para las fracturas de tibia y peroné. || — **spoon.** Cucharilla de V. C. usada para raspar las granulaciones, huesos, etc.

volley. Sucesión rítmica de contracturas musculares producidas artificialmente.

volt. Voltio. Unidad de fuerza electomotriz.

voltaic. Voltaico. Relativo al voltaísmo.

voltaism. Voltaísmo. Galvanismo.

voltameter. Voltámetro. Instrumento para medir el voltaje.

Voltolini's disease. Enfermedad Voltolini. [F. E. R. Voltolini, rinólogo alemán, 1819-1889.] Inflamación aguda del oído interno.

volume. Volumen. Medida de la capacidad de una sustancia.

volumetric. Volumétrico. Relativo a la medida de volúmenes.

voluntomotory. Voluntomotor. Sujeto a influencia motora voluntaria.

volvulus. Vólvulo. Obstrucción intestinal por torsión de un asa alrededor de su mesenterio.

vomer. Vómer. Hueso que forma parte del tabique nasal.

vomerine. Vomeriano. Relativo al vómer.

vomica. Vómica. Expectoración súbita y profusa de pus y material de putrefacción. || Cavidad anormal en un órgano, por supuración.

vomit. Vómito. Expulsión por la boca de materia contenida en el estómago.

vomiting. Vomitar. Expulsar de forma violenta por la boca el contenido del estómago.

vomitory. Vomitivo. Emético.

Voronoff's operation. Operación de Voronoff. [S. Voronoff, médico ruso, 1866-1951.] Trasplante de testículos de un mono a un hombre.

vortex. Vórtex. Vórtice. Disposición en torbellino.

vorticella. *Vorticella.* Género de protozoos ciliados.

vox. Voz. (V. *voice.*)

voyeurism. Voyeurismo. Forma de parafilia en que la satisfacción sexual se procura mediante la observación de los genitales de otra persona.

VR. Abreviatura de *vocal resonance.*

Vrolik's disease. Enfermedad de Vrolik. [Wilhelm Vrolik, 1801-1863, anatomista, Groningen.] Osteogénesis imperfecta congénita tipo Vrolik.

V (variable) region. Región V (variable). Porción aminoterminal de las cadenas H o L de una molécula de inmunoglobulina, cuyos residuos de aminoácidos son muy heterogéneos en comparación con los de la región constante.

Vs. Abreviatura de *volumetric solution.*

VSG. Abreviatura de *variable surface glycoprotein.*

VSV. Abreviatura de *vesicular stomatitis virus* (virus de la estomatitis vesicular).

VT. Abreviatura de *vacuum tuberculin.*

vulcanite. Vulcanita. Caucho o goma vulcanizados.

vulnerability. Vulnerabilidad. Susceptibilidad al contagio.

vulnerary. Vulnerario. Propio para la curación de las heridas.

vulnus. Vulnus. Herida. Trauma.

Vulpian's atrophy. Atrofia de Vulpian. [E. F. A. Vulpian, médico francés, 1826-1887.] Atrofia muscular progresiva que afecta el hombro y brazo. || — **law.** Ley de V. Si se destruye parte del cerebro, lo que resta adquicre la función de la parte desaparecida.

vulsella. Vulsella. Pinzas con ramas en forma de gancho.

vulva. Vulva. Parte exterior de los genitales femeninos.

vulvar. Vulvar. Relativo a la vulva.

vulvectomy. Vulvectomía. Escisión de la vulva.

vulvismus. Vulvismo. Vaginismo.

vulvitis. Vulvitis. Inflamación de la vulva.

vulvopathy. Vulvopatía. Enfermedad vulvar.

vulvorectal. Vulvorrectal. Relativo a la comunicación entre vulva y recto.

vulvouterine. Vulvouterino. Relativo a la vulva y el útero.

vulvovaginal. Vulvovaginal. Relativo a la vulva y la vagina.

vulvovaginitis. Vulvovaginitis. Inflamación de la vulva y la vagina.

VW. Abreviatura de *vessel wall.*

V

W

W. Símbolo del wolframio o tungsteno.

w. Watio.

Waaler-Rose reaction. Reacción de Waaler-Rose. Prueba de aglutinación para la medida del factor reumatoide.

Waardenburg's syndrome. Síndrome de von Waardenburg. [Petrus J. von Waardenburg, oftalmólogo alemán, n., en Arnheim en 1886.] Síndrome de Vogt-Waardenburg o discefalosindactilia como combinación de los síndromes de Crouzon y Apert, en particular hidroftalmía bilateral, hipertelorismo, turricefalia, nariz de papagayo, hipoplasia del maxilar inferior con malposición dentaria, sindactilia, bloqueo de las articulaciones del codo y de la rodilla, cardiopatías, criptorquidea, hipospadias y seudohermafroditismo. ‖ **cervico-oculofacial dysmorphism.** Síndrome de Wildervanck. ‖ **ptosis-epicanthus syndrome.** Síndrome de Klein-Waardenburg.

Wachendorf's membrane. Membrana de Wachendorf. [E. J. Wachendorf, anatomista alemán del siglo XVIII.] Membrana pupilar.

Wagner's corpuscles. Corpúsculos de Wagner. [R. Wagner, fisiólogo alemán, 1805-1864.] Terminaciones nerviosas táctiles. ‖ — **spot.** Mancha de W. Nucléolo del huevo.

Wagner's disease. Enfermedad de Wagner. [E. L. Wagner, patólogo alemán, n. 1829-1888.] Milium coloide.

Wagner's operation. Operación de Wagner. [W. Wagner, cirujano alemán, 1848-1900.] Resección osteoplástica del cráneo.

Wagner's theory. Teoría de Wagner. [M. Wagner, zoólogo alemán, 1813-1887.] Teoría de la migración.

Wagner-Jauregg treatment. Tratamiento de Wagner-Jauregg. [J. Wagner von Jauregg, neuropsiquiatra austriaco, 1857-1940.] Tratamiento de la demencia paralítica mediante provocación de malaria.

waist. Cintura. Porción del cuerpo entre el tórax y las caderas.

wakefulness. Insomnio. Vigilia.

Waksman. S. Waksman, microbiólogo ruso (n. en 1888), premio Nobel en 1952.

Waldenström'disease. Enfermedad de Waldenström. [J. H. Waldenström, cirujano sueco, n. en1877.] Osteocondrosis.

Waldentröm's macroglobulinemia. Macroglobulinemia de Waldenström. [J. Waldenström, bioquímico sueco, n .en 1906.]

Waldeyer's ring. Anillo de Waldeyer. [H. W. G. Waldeyer, anatomista alemán, 1846-1921.] Amígdalas palatina y faríngea, con los folículos linfáticos adyacentes.

wall. Pared. Estructura limitante de un espacio.

Wallenberg's syndrome. Síndrome de Wallenberg. [A. Wallenberg, médico alemán, 1862-1949.] Parálisis unilateral del paladar, faringe y laringe, con signo de Bernard-Horner.

Wallerian degeneration. Degeneración de Waller. [A. V. Waller, médico inglés, 1816-1870.] Degeneración de un nervio después de seccionado.

walleye. Leucoma corneal. ‖ Exotropía.

Walthard's cell rests. Restos celulares de Walthard. [M. Walthard, ginecólogo suizo, 1867-1933.] Restos de células escamosas en los ovarios.

Walther's canal. Conducto de Walther. [A. F. Walther, anatomista alemán, 1688-1746.] Conducto de lagglándula salival sublingual.

wambles. Náuseas.

wandering. Migración.

Wang's test. Reacción de Wang. [Wang Chung Tik, médico chino, 1888-1931.] Para investigar la cantidad de indicán.

Warburg's coenzyme. Coenzima de Warburg. [O. H. Warburg, fisiólogo alemán, n. en 1883, premio Nobel en 1931.] Fosfato de nicotinamidaadenina nucleótido.

warfarin. Warfarina. Anticoagulante cumarínico. F.: $C_{19}H_{16}O_4$.

Waring-blendor syndrome. Síndrome de Waring-Blendor. Acortamiento de la vida de los hematíes y formación de fragmentocitos después de la corrección quirúrgica de defectos del tabique cardíaco mediante injerto de material sintético.

WXYZ

wart. Verruga. Tumor epidérmico producido por el papillomavirus.

Wartenberg's disease. Enfermedad de Wartenberg. [R. Wartenberg, neurólogo norteamericano, 1887-1956.] Queiralgia parestésica.

wash. Loción.

Wassermann reaction. Reacción de Wasermann. [A. P. von Wassermann, bacteriólogo alemán, 1866-1925.] Prueba de la sífilis por fijación del complemento.

Wassilieff's disease. Enfermedad de Wassilieff. [N. P. Wassilieff, médico ruso, n. en 1861.] Ictericia por leptospirosis.

waste. Desecho.

water. Agua. Líquido transparente, inodoro. F.: H_2O.

Waterhouse-Friderischen syndrome. Síndrome de Waterhouse-Friderischen. [R. Waterhouse, médico inglés, 1873-1958; C. Friderischen, médico danés, n. en 1886.] Forma grave de meningitis meningococica, con hemorragia suprarrenal.

Watkins' operation. Operación de Watkins. [T. J. Watkins, ginecólogo norteamericano, 1863-1925.] Separación de la vegija de la pared anterior del útero.

Watson, J. D. Biólogo norteamericano, n. en 1928. Asociado con Crick, descubre la doble hélice, que forma la estructura básica del ADN. La breve asociación de estos dos científicos a principios de los cincuenta, supuso el nacimiento de la genética molecular. En 1968 publicó su famoso libro The double helix.

watt. Vatio. Unidad eléctrica.

wave. Onda. Oscilación. ‖ **brain** —. O. cerebral.

wax. Cera. Sustancia plástica depositada por ciertos insectos en las plantas.

WBC. Abreviatura de *white blood cell.*

wean. Diarrea infantil por cambio de alimentación.

weasand. Tráquea.

web. Tejido o membrana.

webbed. Conectado mediante membranas.

weber. Unidad de flujo magnético.

Weber's disease. Enfermedad de Weber. [F. P. Weber, médico inglés, 1863-1962.] Epidermólisis bullosa. ‖ Síndrome de Sturge-Weber.

Weber's glands. Glándulas de Weber. [M. I. Weber, anatomista alemán, 1795-1875.] Glándulas laterales de la lengua.

Weber's paralysis. Parálisis de Weber. [Sir H. D. Weber, médico inglés, 1823-1918.] Parálisis del nervio motor ocular común en el lado ipsilateral de la lesión.

Weber's test. Prueba de Weber. [F. E. Weber, otólogo alemán, 1832-1891.] Para averiguar el origen de una sordera.

Weber-Christian disease. Enfermedad de Weber-Christian. [F. P. Weber; H. A. Christian, médico norteamericano, 1876-1951.] Paniculitis no supurativa febril nodular.

Webster's operation. Operación de Webster. [J. C. Webster, ginecólogo norteamericano, 1863-1950.] Para corregir la retroflexión uterina.

Wegener's granulomatosis. Síndrome Wegener o granulomatosis de W. [Friedrick Wegener, patólogo alemán, n. en Berlín en 1907.] Síndrome de Wegener-Klinger-Churg: granulomatosis necrosante progresiva, que conduce a la formación de úlceras, de las vías respiratorias altas y de los pulmones, con vasculitis difusa de las arterias y venas que produce obstrucción de su luz. Clínicamente se presenta con rinitis y sinusitis, con secreción sanguinolenta, formación de costras, epistaxis, hemoptisis y hemorragias cutáneas, de curso grave, debido a hemorragia, caquexia, neumonía e insuficiencia renal progresiva.

Wegner's disease. Enfermedad de Wegner. [F. R. G. Wegner, patólogo alemán, n. en 1843.] Separación de las epífisis en la sífilis congénita.

wehnelt. Unidad de penetración de los rayos X.

Weibal-Palade's bodies. Cuerpos de Weibal-Palade. Orgánulos citoplásmicos en forma de bastón, presentes en células de origen endotelial.

Weigert's method. Método de Weigert. [K. Weigert, patólogo alemán, 1845-1904.] Coloración para teñir las capas de mielina.

weight. Peso. Carga.

wight-bearing. Carga de peso.

Weil's basal layer. Capa basal de Weil. [L. A. Weil, dentista alemán del siglo XIX.] Capa inmediata a la pulpa dentaria, sin odontoblastos.

Weil's disease. Enfermedad de Weil. [A. Weil, médico alemán, 1848-1916.] Ictericia por leptospirosis.

Weil's test. Prueba de Weil. [R. Weil, médico norteamericano, 1876-1917.] Prueba para el quiste hidatídico.

Wcil-Felix reaction. Reacción de Weil-Felix. [E. Weil, médico alemán, 1880-1922; A. Felix, bacteriólogo checo, 1887-1956.] Reacción de aglutinación para el tifus.

Weill's sign. Signo de Weill. [E. Weill, pediatra francés, 1858-1924.] Falta de expansión supraclavicular en la neumonía infantil.

Weill-Marchesani syndrome. Síndrome de Marchesani. [Oswald Marchsani, 1900-1952, oftalmólogo alemán, n. en Hamburgo.] Distrofia mesodérmica, de herencia recesiva, con defecto en la formación del cristalino, microsferofaquia, más tarde ectopia y glaucoma secundario, nanismo, extremidades cortas con movimientos limitados y tórax braquimorfo, y braquicefalia.

Weir's operation. Operación de Weir. [R. F. Weir, cirujano norteamericano, 1838-1927.] Apendicostomía.

Weir Mitchell treatment. Tratamiento de Weir Mitchell. (V. *Mitchell's treatment.*)

Weismann's theory. Teoría de Weismann. [A. F. L. Weismann, biólogo alemán, 1834-1914.] Los caracteres adquiridos no se heredan.

Weiss's reflex. Reflejo de Weiss. [L. Weiss, oculista austriaco, 1848-1901.] Contracción facial a la percusión, en la tetania.

Weiss's sign. Signo de Weiss. [N. Weiss, médico austriaco, 1851-1883.] V. *Chvostek's sign*.

Weiss's stain. Coloración de Weiss. [M. Weiss, médico austriaco contemporáneo.] Coloración para los bacilos de las tuberculosis.

Weitbrecht's fibers. Fibras de Weitbrecht. [J. Weitbrecht, anatomista alemán, 1702-1747.] Fibras reticulares del cuello del fémur. || — **foramen.** Agujero de W. A. en la cápsula de la articulación del hombro. || — **ligament.** L. de W. L. oblicuo radioulnar.

Welch's bacillus. Bacilo de Welch. [W. H. Welch, patólogo norteamericano, 1850-1934.] *Clostridium Welchii*.

Welcker's sphenoidal angle. Angulo esfenoidal de Welcker. [H. Welcker, médico alemán, 1822-1897.] Angulo del eje de la base del cráneo.

well. Espacio que contiene un líquido.

wen. Quiste epidérmico.

Wenckebach's period. Periodo de Wenckebach. [K. F. Wenckebach, médico holandés, 1864-1940.] Alargamiento de P-R en el ECG, en caso de bloqueo.

Werdnig-Hoffmann paralysis. Parálisis de Werdnig-Hoffmann. [G. Werdnig, neurólogo austriaco contemporáneo; E. Hoffmann, neurólogo alemán, n. en 1868.] Tipo de atrofia muscular progresiva.

Werlhof's disease. Enfermedad de Werlhof. [P. G. Werlhof, médico alemán, 1699-1767.] Púrpura trombocitopéncia idiopática.

Werner-His disease. Enfermedad de Werner-His. [H. Werner, médico alemán, n. en 1874; W. His, médico alemán, 1863-1934.] Fiebre de las trincheras.

Werner's syndrome. Síndrome de Werner. Progeria del adulto.

Wernicke's aphasia. Afasia de Wernicke. [K. Wernicke, neurólogo alemán, 1848-1905.] Afasia sensitiva cortical. || — **area.** Area de W. Centro sensitivo de la palabra. || — **disease.** Enfermedad de W. Poliencefalitis hemorrágica aguda. || — **fissure.** Fisura de W. F. inconstante que divide los lóbulos temporal y parietal del lóbulo occipital. || — **triangle.** Triángulo de W. Segmento posterior de la cápsula interna.

Wertheim's operation. Operación de Wertheim. [E. Wertheim, ginecólogo austriaco, 1864-1920.] Histerectomía radical en el cáncer de cuello uterino.

West's syndrome. Síndrome de West. [W.J. West, pediatra, n. en Turnbridge.] Encefalopatía del lactante como enfermedad genuina, como complicación de un traumatismo obstétrico o como lesión cerebral prenatal. Característica principal es la tríada: sacudidas o espasmos de flexión de cabeza y extremidades y tics de Saalam, convulsiones malignas de la primera infancia, retraso del desarrollo motor e intelectual e hisarritmia en el EEG. También se llama *petit mal* propulsivo de la primera infancia. Posteriormente puede evolucionar en forma de grandes crisis epilépticas, con retraso mental grave.

Westergren method. Método de Westergren. [A. Westergren, médico sueco contemporáneo.] Para la velocidad de sedimentación eritrocitaria.

Western electroblot. Método analítico muy sensible para detectar antígenos víricos.

Westphal's nucleus. Núcleo de Westphal. [C. F. O. Westphal, neurólogo alemán, 1833-1890.] Núcleo gris debajo del acueducto de Silvio, origen en parte del nervio troclear. || — **sign.** Signo de W. Contracción refleja muscular cerca de los extremos, en ciertas entidades neurológicas.

Westphal-Piltz phenomenon. Fenómeno de Westphal-Piltz. [A. K. O. Westphal; J. Piltz, neurólogo austricao, 1871-1930.] Miosis seguida de midriasis, al cierre enérgico de los párpados.

Westphal-Strümpell disease. Enfermedad de Westphal-Strümpell. [C. F. O. Westphal; E. A. G. G. Strümpell, médico alemán, 1853-1925.] Degeneración hepatolenticular.

Wetzel's test. Prueba de Wetzel. [G. Wetzel, anatomista alemán, n. en 1871.] Para determinar la presencia de monóxido de carbono en la sangre.

Weyers oligodactyly syndrome. Síndrome de Hertwig-Weyers. Síndrome de oligodactilia: alteración hereditaria del desarrollo mesoectodérmico del lado ulnar o fibular de la extremidad superior, con aplasia del cúbito y de los correspondientes elementos de la mano, anquilosis angular del húmero, reducción y sinostosis de los segmentos esternales, malformaciones renales múltiples y fisura labial y palatina.

Weyers-Thier syndrome. Síndrome de Weyer-Thier. Síndrome oculovertebral, malformaciones oculares y vertebrales como defectos embrionarios precoces.

Wharton's duct. Conducto de Wharton. [Th. Wharton, médico inglés, 1614-1673.] Conducto de la glándula submandibular.

wheal. Cardenal. Elevación de la piel por extravasación sanguínea. || Grano. Roncha.

wheat. Trigo. Cereal.

Wheatstone's bridge. Puente de Wheatstone. [Sir Ch. Wheatstone, físico inglés, 1802-1875.] Aparato para determinar la resistencia eléctrica.

Wheelhouse's operation. Operación de Wheelhouse. [C. G. Wheelhouse, cirujano inglés, 1826-1909.] Uretrotomía externa para corregir la estenosis.

wheeze. Respiración jadeante.

whey. Suero. Suero de leche después de eliminar la crema.

Whipple's disease. Enfermedad de Whipple. [G. H. Whipple, patólogo norteamericano, n. en 1878. Premio Nobel en 1934.] Lipodistrofia intestinal.

Whipple's operation. Operación de Whipple. [A. O. Whipple, cirujano norteamericano, 1881-1963.] Pancreatoduedenectomía radical.

whipworn. *Trichuris trichiura*.

whirlbone. Rótula. || Cabeza del fémur.

whisper. Cuchicheo.

whistle. Silbido.

WXYZ

White's operation. Operación de White. [J.W. White, cirujano norteamericano, 1850-1916.] Castración en la hipertrofia prostática.

Whitehead's operation. Operación de Whitehead. [W. Whitehead, cirujano inglés, 1840-1913.] Hemorroidectomía.

whiteleg. *Phlegmasia alba dolens.*

whitepox. *Variola minor.*

whitlow. Panadizo.

Whitman's operation. Operación de Whitman. [R. Whitman, cirujano norteamericano, 1857-1946.] Reconstrucción de la cadera en la seudoartrosis.

Whitmore's bacillus. Bacilo de Whitmore. [M. A. Whitmore, del Servicio Médico de la India.] *Psudomonas psudomallei.* ‖ — **disease.** Enfermedad de W. Melioidosis.

Whitnall's ligament. Ligamento de Whitnall. Se extiende desde el músculo elevador del párpado hasta la pared lateral de la órbita.

WHO. Abreviatura de *World Health Organization.* (Organización Mundial de la Salud, OMS).

whoop. Inspiración ruidosa y convulsiva.

whooping cough. Tos ferina. Enfermedad infecciosa producida por *Bordetella pertussis.*

whorl. Espiral (de la cóclea, p. ej.).

Whytt's disease. Enfermedad de Whytt. [R. Whytt, médico escocés, 1714-1766.] Hidrocefalia interna.

Wichmann's asthma. Asma de Wichmann. [J. E. Wichmann, médico alemán, 1740-1802.] Laringismo estriduloso.

Widal's syndrome. Síndrome de Widal. [G. F. I. Widal, médico francés, 1862-1929.] Ictericia anémica. ‖ — **test.** Reacción de W. Para la fiebre tifoidea.

Widal-Abrami disease. Enfermedad de Widal-Abrami. [G. F. I. Widal; P. Abrami, médico francés, 1879-1943.] Anemia hemolítica adquirida.

Wiedemann's syndrome, EMG-syndrome. Síndrome de Wiedemann-Beckwith. [H. Rudolf Wiedemann, pediatra alemán, n. en Kiel.] Síndrome EMG: **e**xónfalos-**m**acroglosia-**g**igantismo; complejo malformativo familiar de herencia no aclarada con onfalocele, eventualmente con prolapso visceral, macroglosia muscular, macrosomía connatal o que se instaura después del nacimiento, hipertrofia visceral connatal, eventualmente también hipertrofia del clítoris o pene, incurvación en Y de los lóbulos auriculares muy grandes, y tendencia a la glicolabilidad.

Wildbolz reaction. Reacción de Wildbolz. [H. Wildbolz, urólogo suizo, 1873-1940.] Reacción de autoorina.

Wilde's cords. Cuerdas de Wilde. [Sir W. R. W. Wilde, cirujano irlandés, 1815-1876.] Estrías transversales del cuerpo calloso. ‖ — **incision.** Incisión de W. I. Detrás de la oreja para descubrir la apófisis mastoides.

Wilder's sign. Signo de Wilder. [W. H. Wilder, oftalmólogo norteamericano, 1860-1935.] Movimientos oscilante del globo ocular, en el bocio exoftálmico.

Wildervanck's syndrome, cervico-oculo-acoustic dystrophy. Síndrome de Wildervanck I. Displasia cervicooculofacial; malformaciones familiares, probablemente hereditarias en el sentido del síndrome de Robin y Klippel-Feil, así como sordera laberíntica y parálisis uni o bilateral del nervio motor ocular externo.

Willan's lepra. Lepra de Willan. [R. Willan, médico inglés, 1757-1812.] Psoriasis.

von Willebrand's disease. Síndrome de von Willebrand-Jürgens. Trombocitopatía hereditaria tipo Jürgens, seudohemofilia vascular A: diátesis hemorrágica hereditaria autosómica dominante, con tiempo de hemorragia prolongado, actividad reducida del factor von Willebrand. Como «tipo Äland» también con disminución de la coagulación.

Willett forceps. Fórceps de Willett. [J. A. Willett, obstetra inglés, f. en 1932.] Fórceps para la tracción de la cabeza fetal.

willia. *Willia.* Género de hongos *Hansenula.*

Williams-Beuren syndrome. Síndrome de Williams-Beuren. [J. C. Williams y Alois J. Beuren, cardiólogos, Nueza Zelanda y Gotinga.] Estenosis aórtica supravalvular combinada con anomalías faciales, anomalías dentarias y también microdontia e hipogenitalismo.

Williams tracheal tone. Tono traqueal de Williams. [Ch. J. B. Williams, médico inglés, 1805-1889.] Matidez a la percusión sobre el segundo espacio intercostal en el derrame pleural.

Williamson's sign. Signo de Williamson. [O. K. Williamson, médico inglés contemporáneo.] Disminución tensional en la pierna, respecto al brazo, en el neumotórax y derrame pleural.

Willis's circle. Círculo de Willis. [Th. Willis, anatomista inglés, 1621-1675.] Círculo arterial de la base del cerebro. ‖ — **cords.** Cuerdas de W. Trabécula dural en el seno sagital superior.

Wilm's tumor. Tumor de Wilms. [M. Wilms, cirujano alemán, 1867-1918.] Carcinoma embrionario de riñón.

Wilson's degeneración. Degeneración de Wilson. [S. A. K. Wilson, neurólogo inglés, 1878-1936.] Degeneración hepatolenticular.

Wilson's disease. Enfermedad de Wilson. [W. J. E. Wilson, dermatólogo inglés, 1809-1884.] Dermatitis exfoliativa.

Wilson muscle. Músculo de Wilson. [J. Wilson, cirujano inglés, 1765-1821.] Músculo esfínter de la uretra.

Wimshurst machine. Máquina de Wimshurst. [J. Wimshurst, ingeniero inglés, 1832-1903.] Para la producción de electricidad estática.

window. Ventana. Abertura circunscrita en una superficie.

windowing. Creación de una ventana quirúrgica en la superficie de un hueso.

windpide. Tráquea.

wing. Ala. Estructura que se asemeja al ala de un pájaro.

Winiwarter's operation. Operación de Winiwarter. [A. von Winiwarter, cirujano alemán, 1848-1916.] Colecistoenterostomía.

Winkler's disease. Enfermedad de Winkler. [M. Winkler, médico suizo, 1875-1952.] Condrodermatitis nodular crónica.

Winslow's foramen. Agujero de Winslow. [J. B. Winslow, anatomista francés, 1669-1760.] Agujero epiploico. ‖ — **ligament.** Ligamento de W. L. posterior de la rodilla. ‖ — **pancreas.** Páncreas de W. Apófisis unciforme del páncreas. ‖ — **star.** Estrella de W. Grupo de vasos capilares, origen de las venas vorticosas de la coroides.

wire. Alambre. Estructura de metal flexible usada en traumatología y odontología.

wiring. Fijación por medio de alambre de fragmentos de hueso fracturados.

Wirsung's duct. Conducto de Wirsung. [J. G. Wirsung, médico alemán, 1600-1643.] Conducto pancreático.

withdrawal syndrome. Síndrome de supresión; aparece tras la supresión repentina de un fármaco.

Within-patient (subject) trial. Ensayo intrapaciente (intraindividuo), donde cada individuo recibe todos los tratamientos motivos de ensayo.

Wittmaack-Ekbom syndrome, restless legs. Síndrome de Wittmaack-Ekbom. [Theodor Wittmaack, médico alemán, Karl A. Ekbom, neurólogo sueco.] También llamado síndrome de las piernas inquietas. Cursa con sensación dolorosa intermitente paroxística en piernas, especialmente por la noche y en decúbito, así como parestesias y disestesias en cara externa de la pantorrilla, con la intranquilidad motora que ello provoca. Es de etiología desconocida aunque su aparición se ve favorecida en determinadas situaciones como frío ambiental, anemia o embarazo. Raramente afecta a extremidades superiores.

Witzel's operation. Operación de Witzel. [F. O. Witzel, cirujano alemán, 1856-1925.] Forma de gastrotomía.

WMA. Abreviatura de *World Medical Association*.

Wohlgemuth's test. Prueba de Wohlgemuth. [J. Wohlgemuth, médico alemán, n. en 1874.] Para determinar el grado de insuficiencia renal.

Wolff's body. Cuerpo de Wolff. [K. F. Wolff, anatomista alemán, 1733-1794.] Mesonefros o riñón primitivo.

Wolff's law. Ley de Wolff. [J. Wolff, anatomista alemán, 1836-1902.] Los cambios funcionales óseos se acompañan de alteraciones definitivas en su estructura.

Wolff-Parkinson-White syndrome. Síndrome de Wolff-Parkinson-White. [L. Wolff, cardiólogo norteamericano, n. en 1898; J. Parkinson, médico inglés, nacido en 1885; P. D. White, cardiólogo norteamericano, 1886-1973.] Síndrome de preexcitación.

Wolf-Hirschhorn syndrome. Síndrome de Wolf-Hirschhorn. Conjunto de malformaciones debidas a deleción del brazo corto del cromosoma 4: hipertelorismo, fisuras palpebrales antimongoloides, ptosis palpebral, epicanto, exoftalmos, estrabismo y colobomas uveales.

Wolfring's glands. Glándulas de Wolfring. [F. von Wolfring, oftalmólogo polaco, 1832-1906.] Glándulas conjuntivales.

wolfsbane. Acónito. Extracto de *Aconitum napellus*.

Wollaston's doublet. Doblete de Wollaston. [W. H. Wollaston, médico inglés, 1766-1828.] Sistema óptico para la aberración cromática.

Wolman's disease. Enfermedad de Wolman. Enfermedad por almacenamiento, de herencia autosómica recesiva, acompañada de xantomatosis, debida a un defecto intracelular de lipasa, con depósitos de colesterol y triglicéridos en las vísceras y sistema nervioso, así como calcificación de las suprarrenales. Síntomas semejantes a la enfermedad de Niemann-Pick: vómitos, diarreas, malabsorción, hepatosplenomegalia y fallecimiento antes de los dos años.

womb. Utero.

Woolner's tubercle. Tubérculo de Woolner. [Th. Woolner, escultor inglés, 1826-1892.] *Tuberculum auriculae*.

work-up. Proceder diagnóstico.

World Health Organization (WHO). Organización Mundial de la Salud (MMS). Organización de las Naciones Unidas con el objetivo de conseguir una colaboración internacional de los Estados en el terreno de la Salud Pública. Sede en Ginebra. Organiza la lucha mundial contra las enfermedades infecciosas epidémicas y endémicas, así como contra las toxicomanías; cuida de la mejora del agua potable y del suministro de alimentos; conjuntamente con la UNESCO promociona la educación de la salud y la propaganda de la higiene; INN, que fija las denominaciones internacionales no sujetas a registro de la propiedad.

worm. Gusano. Invertebrados platelmintos, etc.

wormian bones. Huesos wormianos.

wormwood. Absenta. Ajenjo.

Woulfe's bottle. Botella de Woulfe. [P. Woulfe, químico inglés, 1727-1803.] Botella adecuada para hacer pasar gas a través de un líquido.

wound. Herida. Agresión corporal causada por medios físicos, con rotura de la continuidad estructural.

WR. Abreviatura de *Wassermann reaction*.

Wright's method. Método de Wright. [J. H. Wright, patólogo norteamericano, 1871-1928.] Método de irritación de una herida por solución salina hipertónica y despúes isotónica.

Wright's syndrome. Síndrome de Wright. [I. S. Wright, médico norteamericano, n. en 1901.] Síndrome subcoracoideo pectoral mayor.

Wrisberg's cartilage. Cartílago de Wrisberg. [H. A. Wrisberg, anatomista alemán, 1739-1808.] Cartílago cuneiforme de la laringe. ‖ — **ganglion.** Ganglio de W. G. cardiaco magno. ‖ — **ligament.** Ligamento de W. Banda inserta en el ligamento cruzado posterior de la rodilla. ‖ — **nerve.** Nervio de W. N. cutáneo interno menor braquial.

wrist. Muñeca. Región entre el antebrazo y la mano.

wristdrop. Resultado de la parálisis de los músculos extensores de mano y dedos.

wryneck. Tortícolis. (V. *torticollis.*)

Wyburn-Mason syndrome. Síndrome de Wyburn-Mason. Malformaciones arteriovenosas retinianas, proptosis, edema de la papila y parálisis de pares craneales (III, IV y VI).

Wyeth's operation. Operación de Wyeth. [J. A. Wyeth, cirujano norteamericano, 1845-1922.] Desarticulación de la cadena.

Wylie's operation. Operación de Wylie. [W. G. Wylie, ginecólogo norteamericano, 1848-1923.] Acortamiento de los ligamentos redondos por perforación y sutura en la retroflexión del útero.

X

X. Símbolo de unidad de exposición a los rayos X.

xanthelasma. Xantelasma. Placa de xantoma que afecta a los párpados.

xanthemia. Xantemia. Carotinemia.

xanthic. Xántico. Amarillo. ‖ Relativo a la xantina.

xanthine. Xantina. Base amorfa presente en tejidos, cálculos y plantas, F.: $C_5H_4N_4O_2$.

xanthinuria. Xantinuria. Presencia de xantina en orina.

xantho-. Xanto-. Prefijo que significa «amarillo».

xanthochromia. Xantocromía. Coloración amarillenta de la piel o del líquido cefalorraquídeo.

xanthochromatic. Xantocrómico. De color amarillo (aplicado al liquido cefalorraquídeo.)

xanthochromic. Xantocrómico. (V. *xanthocrhromatic.*)

xanthocyanopsia. Xantocianopsia. Facultad de distinguir los colores amarillo y azul.

xanthocystine. Xantocistina. Sustancia del cuerpo muerto.

xanthocyte. Xantocito. Célula que contiene pigmento amarillo.

xanthodontous. Xantodonto. Que tiene los dientes amarillos.

xanthogranuloma. Xantogranuloma. Tumor con las características de xantoma y granuloma.

xanthokyanopsy. Xantocianopsia. (V. *xanthocyanopsia.*)

xanthoma. Xantoma. Pápula, nódulo o placa de color amarillo, en la piel, por depósito de lípidos.

xanthomatosis. Xantomatosis. Exceso de lípidos en el organismo por alteración del metabolismo lípido.

xanthomatous. Xantomatoso. De la naturaleza del xantoma.

xanthomonas. *Xanthomonas.* Género de microorganismos de la familia *Pseudomonadaceae.*

xanthophane. Xantófano. Pigmento amarillo de la retina.

xanthophore. Xantóforo. Cromatóforo que contiene gránulos de pigmento amarillo.

xanthophose. Xantofosis. Fosia amarilla.

xanthophyll. Xantofila. Materia colorante amarilla de las plantas.

xanthoprotein. Xantoproteína. Pigmento anaranjado producido por calentamiento de las proteínas con ácido nítrico.

xanthopsia. Xantopsia. Forma de cromatopsia en que los objetos se ven de color amarillo.

xanthopsis. Xantopsia. Pigmentación amarilla en los cánceres.

xanthopuccine. Xantopucina. Alcaloide de la *Hydrastis canadensis.*

xanthosarcoma. Xantosarcoma. Sarcoma de células gigantes de las aponeurosis y vainas tendinosas.

xanthosis. Xantosis. Degeneración con coloración amarilla.

xanthous. Xantoso. Amarillento.

Xe. Símbolo químico del xenón.

xeno-. Xeno-. Prefijo que significa «extraño».

xenodiagnosis. Xenodiagnosis. Diagnóstico mediante el descubrimiento de la causa en un animal infectado por material procedente de un enfermo.

xenogenesis. Xenogenia. Alternancia de generaciones.

xenogenous. Xenógeno. Exógeno.

xenograft. Xenoinjerto. Injerto de tejido u órgano entre miembros de dos especies diferentes.

xenology. Xenología. Estudio de los parásitos y sus relaciones con los huéspedes.

xenomenia. Xenomenia. Menstruación vicaria.

xenon. Xenón. Elemento gaseoso del aire. Símbolo: Xe.

xenoparasite. Xenoparásito. Parásito externo.

xenophobia. Xenofobia. Temor patológico a lo extranjero.

xenophonia. Xenofonía. Alteración del acento y entonación del lenguaje en una persona.

xenophthalmia. Xenoftalmia. Oftalmia por cuerpos extraños.

xeransis. Xerasia. Desecación.

xero-. Xero-. Prefijo que significa «seco».

xerocheilia. Xeroqueilia. Forma simple de queilitis.

xeroderma. Xeroderma. Sequedad de la piel.

xerogel. Xerogel. Gel que contiene escaso líquido.

xeroma. Xeroma. (V. *xerophthalmia.*)

xeromenia. Xeromenia. Trastornos físicos durante el periodo.

xeromycteria. Xeromicteria. Sequedad de la membrana mucosa nasal.

xerophagia. Xerofagia. Alimentación por alimentos secos.

xerophthalmia. Xeroftalmia. Sequedad de la conjuntiva y la córnea por deficiencia de vitamina A.

xeroradiography. Xerorradiografía. Proceso fotoeléctrico de registro de imágenes radiográficas.

xerosialography. Xerosialografía. Sialografía en la que las imágenes son registradas por la xerografía.

xerosis. Xerosis. Sequedad patológica de la piel, ojo, etcétera.

xerostomia. Xerostomía. Sequedad de la boca por secreción anormal.

xerotic. Xerótico. Caracterizado por sequedad.

xerotripsis. Xerotripsis. Fricción seca.

xiphisternum. Xifisternón. Apéndice xifoides.

xiphocostal. Xifocostal. Relativo al apéndice xifoides y a las costillas.

xiphodidymus. Xifodídimo. Doble monstruo unido por la pelvis y el tórax, con dos piernas generalmente.

xifodynia. Xifodinia. Dolor en el apéndice xifoides.

xiphoid. Xifoide. Apéndice xifoides.

xiphoiditis. Xifoiditis. Inflamación del apéndice xifoides.

xiphopagus. Xifópago. Xifodídimo.

X-linked. Transmitido por genes del cromosoma X.

XO. Símbolo que indica la presencia de un solo cromosoma sexual.

X-ray. Abreviatura de rayos X.

xyloidin. Xiloidina. Sustancia explosiva.

xylol. Xilol. Hidrocarburo líquido.

xylose. Xilosa. Azúcar de madera.

xiloside. Xilosida. Glucósido de la xilosa.

xilosuria. Xilosuria. Presencia de xilosa en la orina.

xylotherapy. Xiloterapia. Tratamiento por la aplicación de madera.

xysma. Xisma. Sustancia floculenta presente en la deposición diarreica de algunos pacientes.

xyster. Xister. Lima o rascador.

WXYZ

Y

Y. Símbolo químico del itrio (*ytrium*).

yahourth. Yogur. (V. *yogurt.*)

yard. Yarda. Medida británica de longitud, equivalente a 86,44 cm.

yaws. Yaws. Pian o frambesia.

Yb. Símbolo químico del iterbio.

yeast. Levadura. Fermento. ‖ **brewer's** —. L. de cerveza.

yelk. Yema de huevo.

yellow. Amarillo. Color primario. ‖ Reactivo que produce color amarillo.

yellows. Forma de leptospirosis canina.

Yeo's treatment. Tratamiento de Yeo. [I. B. Yeo, médico inglés, 1835-1914.] Tratamiento de la obesidad.

yerba. Hierba. ‖ — **santa**. *Eriodyction.*

Yerkes-Bridges test. Prueba de Yerkes-Bridges. [R. M. Yerkes, psiquiatra norteamericano, 1876-1956; J. W. Bridges, psiquiatra canadiense, n. en 1885.] Modificación de la prueba de Binet.

yerli. Calidad refinada del opio turco.

Yersin's serum. Suero de Yersin. [A. E. J. Yersin, bacteriólogo francés, 1863-1943.] Suero antiplaga.

yersinia. *Yersinia.* Género de bacteria gramnegativa de la familia *Enterobacteriaceae.*

yogurt. Yogur. Leche fermentada.

yohimbine. Yohimbina. Alcaloide de propiedades afrodisíacas. F.: $C_{21}H_{26}N_2O_3$.

Yoke. Estructura conectiva.

yolk. Yema de huevo.

Young's operation. Operación de Young. [H. H. Young, urólogo norteamericano, 1870-1945.] Extirpación de las vesículas seminales.

Young's rule. Regla de Young. [Th. Young, médico inglés, 1773-1829.] Método para determinar las dosis medicamentosas en los niños.

Young-Helmholtz theory. Teoría de Young-Helmholtz. [Th. Young; H. L. F. Helmholtz, médico alemán, 1821-1894.] La visión de los colores depende de tres series de fibras de la retina.

y.s. Abreviatura de *yellow spot.*

ytterbium. Iterbio. Metal muy raro de símbolo Yb.

ytrium. Itrio. Metal muy raro de símbolo Y.

Yvon's test. Reacción de Yvon. [P. Yvon, médico francés, 1848-1913.] Para detectar la presencia de un alcaloide.

WXYZ

Z. Símbolo de número atómico.

zacatilla. Zacatilla. Nombre de la cochinilla de mejor calidad.

Zagari's disease. Enfermedad de Zagari. [G. Zagari, médico italiano, 1863-1946.] Xerostomía.

Zaglas' ligament. Ligamento de Zaglas. Segundo ligamento iliotransverso.

Zahn's lines. Líneas de Zahn. [F. W. Zahn, patólogo suizo, 1845-1904.] Arrugas en la superficie de un trombo.

zaire. Forma epidémica de cólera, en Portugal.

Zander apparatus. Aparato de Zander. [J. G. W. Zander, médico sueco, 1835-1917.] Aparato para movilizar el cuerpo.

Zang's space. Espacio de Zang. [C. B. Zang, cirujano alemán, 1772-1835.] Situado entre los dos tendones de origen del esternomastoideo, en la fosa supraclavicular.

Zangemeister's tes. Prueba de Zangemeister. [W. Zangemeister, ginecólog alemán, 1871-1930.] La mezcla de sueros sanguíneos de padre e hijo produce disminución de la permeabilidad a la luz.

Zappert's chamber. Cámara de Zappert. [J. Zappert, médico austriaco, n. en 1867.] Cámara para el recuento de corpúsculos sanguíneos al microscopio.

zaranthan. Endurecimiento del tejido de la mama.

Zaufal's sign. Signo de Zaufal. [E. Zaufal, rinólogo checo, 1833-1910.] Nariz en silla de montar.

zea. Maíz.

zedoary. Zedoaria. Rizoma de la *Curcuma zedoaria*, estimulante aromático y carminativo.

Zeisian glands. Glándulas de Zeis. [E. Zeis, oftálmologo alemán, 1807-1868.] Glándulas sebáceas conjuntivales.

zeism. Zeísmo. Situación producida por ingesta excesiva de maíz. Pelagra.

Zeller's test. Prueba de Zeller. [O. Zeller, médico alemán, contemporáneo.] Para la melanina, en la orina.

Zellweger's syndrome. Síndrome de Zellweger. [Hans Zellweger, pediatra suizonorteamericano, n. en Iowa.] Como síndrome CHR, síndrome cerebrohepatorrenal, una combinación de malformaciones cerebrales, hepatomegalia y riñón poliquís-tico. Clínicamente se manifiesta en forma de intensa hipotonía, ausencia de reflejo de succión y deglución y retraso psicomotor grave.

Zenker's crystals. Cristales de Zenker. [F. A. von Zenker, patólogo alemán, 1825-1898.] Cristales de Charcot-Leyden. ‖ — **degeneration.** Degeneración de Z. D. hialina de los músculos estriados. ‖ — **diverticulum.** Divertículo de Z. D. esofágico, en su unión con la laringe.

Zenker's solution. Solución de Zenker. [K. Zenker, histólogo alemán, f. en 1884.] Solución utilizada para la fijación de tejidos.

zeoscope. Zeoscopio. Aparato para determinar el grado alcohólico de un líquido.

zero order kinetics. Cinética de orden cero. La velocidad de metabolismo es constante e independiente de la cantidad.

Ziegler's operation. Operación de Ziegler. [S. L. Ziegler, oftalmólogo norteamericano, 1861-1926.] Iridectomía en V, para formar una pupila artificial.

Ziehen's test. Prueba de Ziehen. [G. T. Ziehen, neurólogo alemán, n. en 1862.] Explicación de las diferencias entre objetos, en las enfermedades mentales.

Ziehen-Oppenheim disease. Enfermedad de Ziehen-Oppenheim. [G. T. Ziehen; H. Oppenheim, neurólogo alemán, 1858-1919.] Distonía muscular deformante.

Ziehl-Neelsen's method. Método de Ziehl-Neelsen. [F. Ziehl, bacteriólogo alemán, 1857-1926; F. K. A. Neelsen, bacteriólogo alemán, 1854-1894.] Método de colocación para el bacilo tuberculoso.

Ziemssen's treatment. Tratamiento de Ziemssen. [H. W. von Ziemssen, médico alemán, 1829-1902.] Inyecciones subcutáneas de sangre desfibrinada en la anemia.

Zieve's syndrome. Síndrome de Zieve. Anemia hemolítica autoinmune y pancreatitis con hígado esteatósico o con cirrosis hepática e hiperlipidemia en individuos alcohólicos.

ZIG. Abreviatura de *zoster immune globulin*.

Zimmerlin's atrophy. Atrofia de Zimmerlin. [F. Zimmerlin, médico suizo, 1858-1932.] Atrofia muscular progresiva hereditaria.

Zimmermann's corpuscles. Corpúsculos de Zimmermann. [D. W. Zimmermann, histólogo alemán, 1861-1935.] Eritrocitos cuya hemoglobina se ha disuelto. Plaquetas.

zinc. Cinc. Metal de símbolo Zn, utilizado en medicina.

zincalism. Cincalismo. Intoxicación por cinc.

Zinn's artery. Arteria de Zinn. [J. G. Zinn, anatomista alemán, 1727-1759.] Arteria central de la retina. ‖ — **circle.** Círculo de Z. Anillo de arterias de la esclerótica, alrededor de la entrada del nervio óptico. ‖ — **ligament.** Ligamento de Z. Anillo tendinoso, origen de los músculos oculares. ‖ — **zonule.** Zónula de Z. Porción de la membrana hialoide adyacente a los márgenes de las lentes.

Zinsser inconsistency. Inconsistencia de Zinsser. [H. Zinnser, bacteriólogo norteamericano, 1878-1940.] Falta de paralelismo entre la sintomatología anafiláctica local y sistémica.

zirconium. Circonium. Elemento metálico raro, de símbolo Zr.

Zn. Símbolo químico del cinc.

zoacanthosis. Zoacantosis. Dermatitis por retención de restos animales.

zoanthropy. Zoantropía. Alineación mental en la que el paciente se cree un animal.

zoescope. Zoescopio. Estroboscopio.

zoic. Zoico. Relativo a la vida animal.

Zollinger-Ellison syndrome. Síndrome de Zollinger-Ellison. [R. M. Zollinger, médico norteamericano, n. en 1903; E. H. Ellison, médico norteamericano, n. en 1918.] Tumor de las células no beta del páncreas, con úlcera duodenas.

Zöllner's lines. Líneas de Zöllner. [J. C. F. Zöllner, físico alemán, 1834-1882.] Serie de líneas dispuestas de forma peculiar, empleadas para el examen de la vista.

zomotherapy. Zomoterapia. Tratamiento de diversas enfermedades por medio de dieta, jugo muscular o plasma.

zona. Zona. Area, región. ‖ Herpes zoster.

zone. Zona. (V. *zona.*)

zonesthesia. Zonestesia. Sensación de constricción en cintura.

zonifugal. Zonífugo. Que se aparta de una zona.

zonipetal. Zonípeto. En dirección hacia una zona.

zonule. Zónula. Zona pequeña.

zonular. Zonular. Relativo a una zónula.

zonulitis. Zonulitis. Inflamación de la zónula ciliar.

zonulotomy. Zonulotomía. Incisión de la zónula ciliar.

zooblast. Zooblasto. Célula animal.

zoochemistry. Zooquímica. Estudio de las reacciones químicas en el tejido animal.

zoodynamics. Zoodinámica. Fisiología animal.

zooerastia. Zooerastia. Animalismo.

zoogeny. Zoogenia. Desarrollo y evolución de los animales.

zoogeny. Zoogonía. Producción de animales.

zoography. Zoografía. Tratado descriptivo de los animales.

zoohormone. Zoohormona. Hormona animal.

zooid. Zooide. Semejante a un animal.

zoolagnia. Zoolagnia. Atracción sexual animal.

zoology. Zoología. Biología animal.

zoomania. Zoomanía. Amor patológico hacia los animales.

zoonite. Zoonito. Metámera cerebrospinal.

zoonomy. Zoonomía. Biozoología.

zoonosis. Zoonosis. Enfermedades de animales que pueden ser transmitidas.

zoopathology. Zoopatología. Patología animal.

zoophagus. Zoófago. Que se alimenta con productos animales.

zoophilism. Zoofilismo. Amor por los animales.

zoophobia. Zoofobia. Temor patológico por los animales.

zoophysiology. Zoofisiología. Fisiología animal.

zoophyte. Zoófito. Animal intermediario.

zooprophylaxis. Zooprofilaxis. Profilaxis aplicada a los animales.

zoosperm. Espermatozoo.

zoospermia. Zoospermia. Presencia de espermatozoos vivos en el semen.

zoospore. Zoospora. Espora con cilios.

zoosterol. Zoosterol. Esterol de origen animal.

zootomy. Zootomía. Disección de animales.

zootoxin. Zootoxina. Sustancia tóxica de origen animal.

zootrophic. Zootrófico. Relativo a la nutrición de los animales.

zoster. Zoster. Herpes zoster.

zosteriform. Zosteriforme. Semejante al herpes zoster.

Zr. Símbolo químico del circonio.

Zuckerkandl's body. Cuerpos de Zuckerkandl. [E. Zuckerkandl anatomista alemán, 1849-1910.] Masas aberrantes de tejido adrenal, cercanas a la aorta. Paraganglio aórtico. ‖ — **fascia.** Fascia de Z. F. retrorrenal.

zwitterion. Nombre de un ion cargado positiva y negativamente.

zwölffingerdam. Duodeno.

zygaphophysis. Apófisis cigomática.

zygion. Zigión. Punto craniométrico en cada extremo del diámetro cigomático.

zygodactyly. Cigodactilia. Sindactilia.

zygoite. Cigocito. Cigoto.

zygoma. Cigoma. Proceso cigomático temporal. ‖ Arco cigomático.

zygomatic. Cigomático. Relativo al cigoma.

zygomaticofacial. Cigomaticofacial. Relativo al cigoma y a la cara.

zygomaticofrontal. Cigomaticofrontal. Relativo al cigoma y al hueso frontal.

zygomaticomaxillary. Cigomaticomaxilar. Relativo al cigoma y el maxilar.

zygomaticotemporal. Cigomaticotemporal. Relativo al cigoma y el hueso temporal.

zygomaxillare. Cigomaxilar. Punto craniométrico en el extremo inferior de la sutura cigomática.

XYZ

zygosis. Cigosis. Unión sexual de dos organismos unicelulares.

zygosperm. Cigosperma. (V. *zygospore.*)

zygosphere. Cigosfera. Uno de los gérmenes que forman la cigospora.

zygospore. Cigospora. Cigoto.

zygostyle. Cigostilo. Ultima vértebra caudal.

zygote. Cigoto. Célula que resulta de la unión de dos gametos, masculino y femenino.

zymase. Cimasa. Enzima.

zymasis. Cimasis. Excreción de la sustancia activa de una enzima, por presión hidráulica.

zyme. Enzima. ‖ Agente patógeno productor de una enfermedad enzimática.

zymogen. Cimógeno. Precursor de una enzima.

zymogenesis. Cimogénesis. Formación de una enzima a partir de un cimógeno.

zymoid. Cimoide. Semejante a una enzima.

zymolysis. Cimólisis. Digestión por una enzima.

zymonema. Cimonema. Especie de hongos.

zymophore. Cimóforo. Grupo de átomos en la molécula de una enzima, del que depende su efecto específico.

zymoprotein. Cimoproteína. Proteína con poder catalítico.

zymose. Cimosa. Invertina.

zymosis. Cimosis. Fermentación.

zymotic. Cimótico. Relativo a la cimosis.

WXYZ